ARCHIV
FÜR KLINISCHE UND EXPERIMENTELLE
DERMATOLOGIE

KONGRESSORGAN DER
DEUTSCHEN DERMATOLOGISCHEN GESELLSCHAFT

UNTER MITARBEIT VON

E. BIZZOZERO (TURIN), H. BOAS (KLAMPENBORG BEI KOPENHAGEN), H. G. BODE (GÖT-TINGEN), R. M. BOHNSTEDT (GIESSEN), W. BURCKHARDT (ZÜRICH), N. DANBOLT (OSLO), J. FELKE (WIESBADEN), F. FLARER (PADUA), C. F. FUNK (REGENSBURG), J. GAY PRIETO (MADRID), TH. GRÜNEBERG (HALLE), J. HÄMEL (HEIDELBERG), F. HERRMANN (NEW YORK), G. HOPF (HAMBURG), W. JADASSOHN (GENF), H. JÄGER (LAUSANNE), M. JESSNER (NEW YORK), W. KALKOFF (FREIBURG), E. KEINING (MAINZ), PH. KELLER (AACHEN), J. KIMMIG (HAMBURG), FR. KOGOJ (ZAGREB), J. KONRAD (INNSBRUCK), W. LEIPOLD (BADEN-BADEN), P. LINSER (TÜBINGEN), L. MARTINOTTI (BOLOGNA), A. M. MEMMESHEIMER (ESSEN), M. MONACELLI (ROM), A. MUSGER (GRAZ), E. NATHAN (NEW YORK), J. REENSTIERNA (STOCKHOLM), G. RIEHL (WIEN), ST. ROTHMAN (CHICAGO), E. A. SAINZ DE AJA (MADRID), FR. SCHMIDT-LA BAUME (BADEN-BADEN), H. TH. SCHREUS (DÜSSELDORF), H. SCHUERMANN (BONN), M. B. SULZBERGER (NEW YORK), J. TAPPEINER (WIEN), E. VOLLMER (BAD KREUZNACH), J. VON KENNEL (KÖLN)

HERAUSGEGEBEN VON

O. GANS
FRANKFURT/M.

H. GOTTRON
TÜBINGEN

O. GRÜTZ
BONN

S. HELLERSTRÖM
STOCKHOLM

A. MARCHIONINI
MÜNCHEN

G. MIESCHER
ZÜRICH

G. A. ROST
BERLIN

W. SCHÖNFELD
HEIDELBERG

H. W. SIEMENS
LEIDEN

A. WIEDMANN
WIEN

REDIGIERT VON

O. GANS   A. MARCHIONINI   G. MIESCHER   W. SCHÖNFELD

213. BAND
BERICHT ÜBER DIE 25. TAGUNG
DER DEUTSCHEN DERMATOLOGISCHEN GESELLSCHAFT

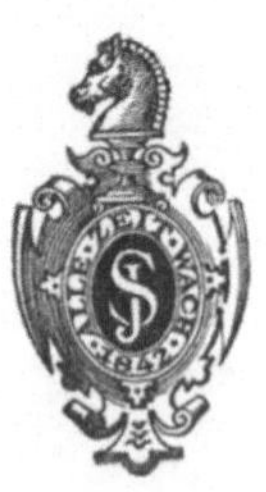

Springer-Verlag Berlin Heidelberg GmbH

1961

VERHANDLUNGEN DER DEUTSCHEN DERMATOLOGISCHEN GESELLSCHAFT

FÜNFUNDZWANZIGSTE TAGUNG

IN GEMEINSCHAFT MIT DER TAGUNG DER
DEUTSCHEN GESELLSCHAFT FÜR ALLERGIEFORSCHUNG
GEHALTEN ZU HAMBURG VOM 18. BIS 22. MAI 1960

IM AUFTRAG DER DEUTSCHEN
DERMATOLOGISCHEN GESELLSCHAFT
HERAUSGEGEBEN VON

J. KIMMIG - HAMBURG
LEITER DER TAGUNG
UNTER MITARBEIT VON

A. WISKEMANN UND J. J. HERZBERG

MIT 316 TEXTABBILDUNGEN
(ABGESCHLOSSEN AM 6. JUNI 1961)

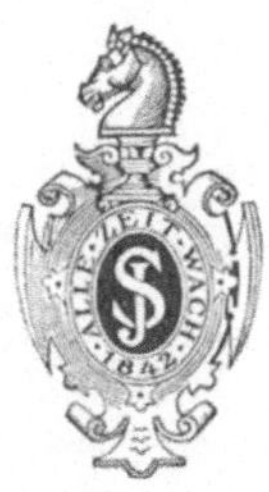

Springer-Verlag Berlin Heidelberg GmbH
1961

Springer-Verlag Berlin Heidelberg

ISBN 978-3-662-30547-8   ISBN 978-3-662-30546-1 (eBook)
DOI 10.1007/978-3-662-30546-1

Softcover reprint of the hardcover 1st edition 1961

Inhaltsverzeichnis

Eröffnungssitzung

Donnerstag, den 19. Mai 1960

Ansprachen

Erste wissenschaftliche Sitzung

Donnerstag, den 19. Mai 1960
Vormittags

I. Thema
Gefährdung durch ionisierende Strahlen

Seite

Kurzvorträge zum I. Thema

Zweite wissenschaftliche Sitzung

Freitag, den 20. Mai 1960

Vormittags

II. Thema

Nebennierenrindenhormone

Nachmittags

Kurzvorträge zum II. Thema

Dritte wissenschaftliche Sitzung

Sonnabend, den 21. Mai 1960

Vormittags

III. Thema
Allergie

Weitere Kurzvorträge zum III. Thema: Allergie

Symposion 1

Donnerstag, den 19. Mai 1960
Nachmittags

Zur Ätiologie, Diagnose und Therapie der Besnier-Boeck-Schaumannschen Krankheit

Symposion 2

Donnerstag, den 19. Mai 1960
Nachmittags

a) Die Physiologie der Mastzelle
b) Klinik und Therapie der Mastocytosen

Symposion 3

Freitag, den 20. Mai 1960
Nachmittags

Die neuzeitliche Erkennung und Behandlung der Dermatomykosen unter besonderer Berücksichtigung der Therapie mit Griseofulvin

Symposion 4

Sonnabend, den 21. Mai 1960

Nachmittags

Die klinische Bedeutung der Biochemie des Spermaplasmas

Symposion 5

Sonnabend, den 21. Mai 1960
Abends

Neuere Erkenntnisse über das Klinefelter-Syndrom

Symposion 6

Sonntag, den 22. Mai 1960
Vormittags

Zur Ätiologie und Therapie der nichtgonorrhoischen Urethritis

Freie Vorträge

Donnerstag, den 19. Mai 1960
Nachmittags

Freitag, den 20. Mai 1960
Nachmittags

Bild-Demonstrationen

Sonntag, den 22. Mai 1960
Vormittags

Klinische Demonstrationen

Mit 11 Textabbildungen

Vorsitzender: J. Kimmig-Hamburg, Schriftführer: J. J. Herzberg-Hamburg

I. Aus der Universitäts-Hautklinik und Poliklinik Hamburg-Eppendorf
(Direktor: Prof. Dr. Dr. J. Kimmig)

Seite

II. Aus der Hautabteilung des Allgemeinen Krankenhauses Hamburg-Heidberg
(Chefarzt: Prof. Dr. G. HOPF)

Eröffnungssitzung

Donnerstag, den 19. Mai 1960

im großen Vortragssaal der Kunsthalle

Vormittags

Eröffnungsrede von O. Gans-Frankfurt a. M.

Meine Damen und Herren!

Der Vorsitzende der Deutschen Dermatologischen Gesellschaft hat traditionsgemäß die Ehre, die Tagung unserer Gesellschaft zu eröffnen und Sie alle herzlich willkommen zu heißen.

Zunächst darf ich an dieser Stelle die offiziellen Vertreter der hohen Behörden begrüßen, die sich freundlicherweise eingefunden haben, um an der feierlichen Eröffnung unserer Tagung teilzunehmen.

Ich begrüße insbesondere die Herren:

Senator Dr. BIERMANN-RATJEN (Kultur- und Schulbehörde), Medizinaldirektor Dr. JANIK (Gesundheitsbehörde), den Rektor der Universität, Magnifizenz Professor Dr. BRUNNER, Spektabilität Professor Dr. SAUTTER, Dekan der medizinischen Fakultät.

Ich darf an dieser Stelle der Freien und Hansestadt Hamburg, vor allem Senat und Bürgerschaft für die freundliche Aufnahme, Ihnen allen für Ihr Erscheinen verbindlichst danken.

Ich begrüße ferner die Herren der chemisch-pharmazeutischen und medizinisch-technischen Industrie, die so erfolgreich bemüht gewesen sind, eine Ausstellung ihrer Erzeugnisse uns hier zur Ansicht vorzulegen. Ich möchte auch Ihnen an dieser Stelle für diese Mitarbeit und Ihre tatkräftige Unterstützung verbindlichst danken; daneben insbesondere auch jenen Firmen, die uns durch Geldspenden so großzügig geholfen haben, diesen Kongreß würdig zu gestalten und einer Reihe von wirtschaftlich schwächer gestellten Kolleginnen und Kollegen den Besuch der Tagung zu ermöglichen.

Die Gegenwart so vieler hervorragender Männer und Frauen ist für unsere Gesellschaft und für unser Fach eine große Auszeichnung und ein ganz besonderer Ansporn.

Eine, wie ich annehmen möchte, besonders erinnerungsreiche Vorgeschichte schwebt über dieser, der 25., d.h. der Silber-Jubiläumstagung der Deutschen Dermatologischen Gesellschaft hier in Hamburg. Es sind fast 40 Jahre verflossen, seit im Jahre 1921 die 12. Tagung — und damit überhaupt die erste Tagung der DDG in Hamburg — stattfand, 2 Jahre nach Eröffnung der Hamburger Universität.

Unter dem Vorsitz des ehrwürdigen, damals 73 jährigen THEODOR VEIEL aus Stuttgart und dem bei der älteren Generation auch heute noch unvergessenen, damals 66 jährigen EDUARD ARNING als Tagungsleiter stand diese Tagung mit den Hauptreferaten von NONNE, FINGER, KYRLE, SACHS und KAFKA: Syphilis und Liquor, von ROST: die Abortiv-behandlung der Syphilis, und schließlich von W. KOLLE: Über die chemotherapeutische Aktivierung der Salvarsan-Präparate ganz im Rahmen der Lues-Forschung. Es war dies eine, wie mir noch heute scheint, sehr eigenartige Themenwahl an der Stätte, die durch den Dermatologen PAUL GERSON UNNA Weltruf erlangt hatte. Blitzartig be-leuchtet wird die ganze damalige „Politik" unter den deutschen Dermato-logen durch eine Bemerkung des ersten Vorsitzenden VEIEL in seiner Begrüßungsansprache: „Daß ich einen so hervorragenden Forscher wie UNNA heute zum ersten Male in unserer Mitte begrüßen kann, ist mir eine besondere Freude." Es geschah dies 32 Jahre nach Gründung der DDG.

Mit jenen hervorragenden Repräsentanten der deutschen Dermatolo-gie verglichen, mögen Ihnen der heutige Tagungsleiter und selbst der Vor-stand der DDG als Jünglinge vorkommen. Die meisten der Teilnehmer jener Tagung sind von uns gegangen; die wenigen, nicht mal ein Dutzend, noch heute mit uns hier versammelten, darf ich in alter Freundschaft namentlich begrüßen:

Es sind dies die Herren MEYER, WIECHMANN und ZIMMERN aus Ham-burg, BAUM, damals Berlin, FRÜHWALD-Leipzig, GOTTRON-Berlin, GRÜTZ-Kiel, HELL-Kiel, MIESCHER-Zürich, SCHÖNFELD-Greifswald, SIEMENS-Breslau.

Als aktive Teilnehmer an jener Tagung von 1921 stehen der Vor-sitzende und der Schriftführer unserer Gesellschaft heute hier vor Ihnen; damals als jüngste Privatdozenten Gäste in P. G. UNNAS Dermatologi-cum. Einige, wie ich erwähnen darf, unvergessene Tage voll der Hoffnun-gen, Entwürfe, Träume, wie sie junge Privatdozenten damals wie heute in sich tragen.

Es knüpfen sich noch einige andere Jubiläen an diese Tagung. P. G. UNNA hatte gerade 1 Jahr vorher seinen 70. Geburtstag gefeiert und damit — wie er damals erzählte — das halb so alte Jubiläum der Ein-führung des Ichthyols, jenes Heilmittels, das ihm ans Herz gewachsen war, nicht nur wegen der Erfolge, die SCHWENINGER mit diesem Präparat bei den rheumatischen Beschwerden des alternden Fürsten Bismarck erzielte.

Es ist fast ein halbes Jahrhundert vergangen, seitdem ich von ASCHOFF kommend als junger Assistent das Glück hatte, mit P. G.

UNNA zu arbeiten. Durch ihn wurde damals in die dermatologische Forschung in Ergänzung zur Histologie die Biochemie eingeführt, jene Forschungsrichtung, die erstmals von ihm — wenn auch mit beim damaligen Stand unseres Wissens unzulänglichen Methoden — angewandt, sich zu ihrer heutigen Bedeutung auch für die Dermatologie entwickelt hat.

Verzeihen Sie, meine verehrten Zuhörer, diese persönliche Note, jedoch auch hier gilt jener vor Martin Luthers Zeit schon sprichwörtliche und deshalb von ihm zur Übersetzung des Urtextes Matth. 12, 34 gewählte Ausdruck: „Wes das Herz voll ist, des gehet der Mund über." (Sendbriefe vom Dolmetschen, § XIV, 1530.)

Der heutigen Tagung kommt noch eine ganz besondere Bedeutung zu: Wir haben die Ehre und Freude der tätigen Teilnahme der Deutschen Gesellschaft für Allergieforschung. Wir sind ihrem Vorstand und ihren Mitgliedern ganz besonders dankbar für diese Ehrung, die implicite zeigt, daß in der Allergieforschung die Dermatologen ein Wort mitzusprechen haben. Diese Tatsache erscheint selbstverständlich, wenn man sich daran erinnert, daß allergische Symptome und allergische Forschung zuerst an der äußeren Haut beobachtet bzw. ausgeführt werden konnten, — denken wir nur an den Namen von PIRQUET. Zum anderen aber freut es uns ganz besonders, weil wir eine Reihe guter Freunde unter den Mitgliedern und im Vorstand der Gesellschaft für Allergieforschung unser eigen nennen dürfen. Ich möchte betonen, daß unsere Tagung durch die Beteiligung der Allergieforscher eine ganz besondere Note erhält.

Ferner begrüße ich — auch im Namen ihres Mitgliedes in unserem wissenschaftlichen Beirat, Herrn Kollegen HOLZAMER — die Herren Vertreter der Vereinigung niedergelassener Dermatologen Deutschlands, die wir, wie immer in den letzten Jahren, heute die Freude haben, so zahlreich unter uns zu sehen.

Ich begrüße schließlich — zuletzt aber nicht weniger herzlich — die anwesenden Mitglieder der Nordwestdeutschen, der Rheinisch-Westfälischen und der Südwestdeutschen Dermatologischen Vereinigungen. Ich komme dieser Aufgabe um so erfreuter nach, da ich sehe, in welch großer Zahl Sie unserer Einladung nach Hamburg gefolgt sind. Ich wende mich ferner an unsere Kollegen aus dem deutschen Osten. Ihnen gilt unser herzlicher Willkommensgruß. Wir freuen uns, daß Sie hierher gekommen sind, um einige Tage an unseren Verhandlungen teilzunehmen, und ich hoffe, daß auch Sie von diesen Verhandlungen einiges Rüstzeug für Ihre Tätigkeit mit nach Hause nehmen.

Ich muß mir versagen, an dieser Stelle die Vertreter der Wissenschaft, insbesondere der dermatologischen Wissenschaft des In- und Auslandes im einzelnen zu begrüßen. Mit einer Ausnahme! Wir haben die Ehre, den Präsidenten des Internationalen Dermatologen Kongresses in Stockholm und Zentral-Sekretär des Internationalen Komitee der Dermatologen, Herrn Professor SVEN HELLERSTRÖM zu begrüßen. Ihm und seiner Gattin, sowie den so zahlreich erschienenen Kollegen aus dem Ausland gilt unser ganz besonderer Gruß. Es ist eine große Ehre und Freude, sie alle herzlich willkommen zu heißen.

Anläßlich eines solchen Jubiläums, wenn auch nur des silbernen Jubiläums, ist es natürlich, sich auf die verflossene Zeit zu besinnen. Es spiegelt sich nämlich in der Geschichte der Dermatologie in Deutschland die geistige und auch die politische Entwicklung unserer Tage wider insofern als, wie ich schon an anderer Stelle ausführte, die Deutsche Dermatologische Gesellschaft es sich immer zur Ehre gerechnet hat, nicht nur die zum deutschen Staatsgebiet gehörigen, sondern auch die deutschsprechenden ausländischen Dermatologen bei ihren Tagungen in ihrer Mitte begrüßen zu dürfen. Es liegt hier eine Vorwegnahme der Entwicklung vor, wie wir sie in den Bestrebungen zur Integration, zur engeren Zusammenarbeit innerhalb des europäischen Kulturkreises zur Zeit mit großem Bangen, aber auch mit großen Hoffnungen erleben.

Die Deutsche Dermatologische Gesellschaft war und ist also eine im Grunde über unbeständige politische Grenzen weit hinaus reichende Einrichtung. Es ist die Gesellschaft, in welcher sich die deutschsprechenden Dermatologen vereinigt haben. Damit ist, wie ich glaube, die Grundlage des Bestehens unserer Gesellschaft viel treffender gekennzeichnet. Bei unserer letzten Tagung in Düsseldorf hat der damalige Rektor der Medizinischen Akademie, Seine Magnifizenz Prof. Dr. PANSE auf diese Tatsache hingewiesen, indem er anführte, „wie weit bis zum ersten Weltkrieg das Gebiet reichte, in dem die deutsche Sprache Geltung hatte und in dem eine deutsche dermatologische Gesellschaft in der Gewißheit tagen konnte, immer ein Echo und das Empfinden, innerer Zusammengehörigkeit zu wecken. Ländergrenzen trennten uns damals auch, aber es waren keine Grenzen hinsichtlich der Einheit und Gemeinsamkeit der Medizin und der Forschung". Hoffen wir, daß diese Einheit und diese Gemeinsamkeit, wie sie Europa jetzt auf wirtschaftlichem Gebiet anstrebt, in ihrem Rahmen nicht nur der Medizin, sondern überhaupt der Forschung eine gemeinsame Basis verschaffen kann.

Sie finden als Einlage in Ihrem Kongreßführer eine Zusammenstellung der früheren Tagungen der Deutschen Dermatologischen Gesellschaft. Ich will auf die Einzelheiten der dort im Laufe dieser von 1889 bis jetzt, d.h. über einen Zeitraum von 70 Jahren, vorgetragenen und bearbeiteten Hauptthemen nicht eingehen. Lesen Sie bitte selbst dort nach. Sie werden dabei nicht nur die Namen hervorragender deutschsprechender Dermatologen treffen, die einigen von uns noch persönlich, den meisten wohl heute nur noch aus der Tradition und der Literatur in Erinnerung sind, sondern Sie werden sich auch davon überzeugen, welch weiten Weg die dermatologische Forschung in diesen 70 Jahren zurückgelegt hat. Ich glaube nicht zu übertreiben, wenn ich sage, daß sie in diesen 70 Jahren Zeugnis davon abgelegt hat, daß die Dermatologie es verdient, ein gleichberechtigtes Mitglied im Rahmen der großen Schwesternschaft der medizinischen Sonderdisziplinen zu sein, daß sie es nicht nur verdient, sondern daß sie sich diesen Platz durch die Leistungen unserer Vorgänger, durch deren wissenschaftliches Streben mit Recht erworben hat und mit Recht da steht, wo wir sie heute stehen sehen. Ich erwähnte vorhin MAX NONNE, den leider vor wenigen Monaten verstorbenen hochbetagten, aber geistig auch als 99jähriger noch höchst lebendigen Nestor der Hamburger Ärzteschaft wie auch der deutschen medizinischen Wissenschaft. NONNE war in jenen Jahren unser unentbehrlicher, gleichzeitig ein weltbekannter Ratgeber auf dem Gebiete der Neuro-Lues. Ich erinnere an seine heute noch grundlegenden Referate auf unserer 11. Tagung in Wien 1913 über den damaligen Standpunkt in der Lues-Paralyse-Frage. Ich darf darauf hinweisen, daß erst im gleichen Jahre — 1913 — NOGUCHI den endgültigen Beweis für die Spirochaeta pallida als Erreger der Neuro-Lues, insbesondere der Paralyse, geführt hatte. Das obenerwähnte, von NONNE gemeinsam mit FINGER, KYRLE, SACHS und KAFKA 1921 auf der Hamburger Dermatologen-Tagung erstattete Referat über Syphilis und Liquor setzte eine Art von Schlußstein darunter. Es ist seitdem ein weiter Weg zurückgelegt worden und wir, die wir heute hier versammelt sind, können nichts Besseres und Verdienstvolleres tun, als in der Erinnerung an jene Forscher unseren tiefgefühlten Dank zum Ausdruck zu bringen.

MAX NONNE ist es aber nicht allein, dessen Heimgang wir zu beklagen haben. Unser Kongreß steht im Schatten des Todes einer Reihe in der gesamten Dermatologie hochgeschätzter Forscher und Ärzte. Mitten aus ihrer Arbeit sind diese verehrten und schwer entbehrlichen Kollegen uns entrissen worden. Von unseren Ehrenmitgliedern starben: Dr. FELIX BAUMANN-Düsseldorf, Prof. Dr. ULRICH EBBECKE-Bonn, Prof. Dr. H. HAXTHAUSEN-Kopenhagen, Prof. Dr. WILHELM LUTZ-Basel, Prof. Dr. EMIL MEIROWSKY-Indianapolis, Prof. Dr. L. M. PAUTRIER-Straßburg und ERICH HOFFMANN-Bonn, jene unvergeßliche, schillernde Persönlichkeit, himmelhochjauchzend — zu Tode betrübt, von Feinden gehaßt, von Freunden geliebt. —

Von unseren Mitgliedern verließen uns in den Jahren 1958—1960: Dr. JAN ANTONI-Hamburg, Dr. Gustav BAUM-Freital i. Sa., Prof. Dr. CARLOS CARDENAL-Barcelona, Dr. HEINZ LOHEL-Halle a. d. Saale, Dr. STEFFI ULICZKA-Frankfurt am Main, Dr. E. WANKMÜLLER-Erfurt.

Wir beklagen ihr Hinscheiden, das wir als einen großen Verlust empfinden, und ich bitte Sie, sich zum ehrenden Andenken an die verstorbenen Kollegen von Ihren Sitzen zu erheben. Ich danke Ihnen.

Darf ich nun zunächst über den Stand unserer Gesellschaft berichten:

Die Zahl der Mitglieder betrug bei Ende des 24. Kongresses in
Düsseldorf im Jahre 1958 . . . .   629 Mitglieder
Davon sind gestorben . . . .   10 Mitglieder
ausgetreten. . . . .   2 Mitglieder
unbekannt verzogen . . . .   7 Mitglieder
____
Somit verbleiben . . . .   610 Mitglieder
zu welchen noch . . . .   27 neue Mitglieder
sowie . . . .   3 Ehrenmitglieder
____
gekommen sind, so daß die Gesellschaft heute . . 640 Mitglieder zählt.

Eine besondere Note gewinnt unsere Hamburger Tagung durch den
Beschluß des Komitees zur Verleihung der Karl Herxheimer-Plakette,
diese heute wiederum einem Bewährten in der Dermatologie zu über-
reichen. Diese Plakette wurde als bleibende Erinnerung an diesen großen
Lehrer der Dermatologie gestiftet, aber auch als Mahnung an die kommenden Generationen, die Bedeutung dieses Mannes wachzuhalten und
zur Nacheiferung anzuspornen.

Zu unserer großen Freude ist unser langjähriges Mitglied und Ehren-
mitglied, Herr Prof. Dr. GUIDO MIESCHER-Zürich, heute Teilnehmer an
dieser Tagung. Ja, er ist nicht nur Teilnehmer, sondern ich bin sicher, er
wird — fast hätte ich gesagt gewohnheitsmäßig — unsere Arbeit durch
sein Referat auch heute sehr aktiv fördern. Gewohnheitsmäßig sagte ich
und es ist nicht übertrieben!

Lieber Herr Kollege MIESCHER, es ist hier nicht der Ort, um Ihre Ver-
dienste um unsere Wissenschaft eingehend zu würdigen. Die Ergebnisse
Ihrer Forschungsarbeit sind aus der Dermatologie nicht mehr weg-
zudenken und ohne diese Ihre Referate wäre der geistige Gehalt unserer
Veröffentlichungen ein sehr viel ärmerer gewesen. Sie haben seit 1921
regelmäßig an unseren Tagungen teilgenommen, seit 1927 haben Sie auf
8 (!) Kongressen der DDG unsere Kenntnisse durch Ihre ausgezeichneten
Vorträge bereichert. Nämlich in den Jahren 1927, 1937, 1939, 1949, 1953,
1956, 1958 und nun 1960, wo Sie gemeinsam mit Prof. Dr. LETTERER sprechen
werden über: Abgrenzung des allergischen und toxischen Geschehens in
morphologischer und funktioneller Sicht.

Aber nicht nur deswegen — sicherlich nicht allein deswegen — hat
das Komitee für die Verleihung der Herxheimer-Plakette einstimmig be-
schlossen, Ihnen diese Auszeichnung in diesem Jahre zu verleihen.

Diese Plakette wird, wie Sie wissen, alle 2 Jahre an einen Meister im
Bereiche der Dermatologie vergeben, der sich durch seine menschlichen
Qualitäten und seine wissenschaftlichen Forschungen besonders bewährt
und ausgezeichnet hat.

Dem Komitee und mir selbst hat diese Verleihung an Sie eine ganz besondere Freude gemacht. Nehmen Sie, sehr verehrter Herr Kollege, unsere herzlichsten Glückwünsche entgegen.

Eine Reihe Namen von als Forscher, als Ärzte, als Dermato-Venerologen berühmter Männer knüpfen sich an unseren heutigen Tagungsort: JULIUS ENGEL-REIMERS, der Leiter und — wenn ich mich recht erinnere — Begründer der dermatologischen Abteilung v. St. Georg; als „Polizeiarzt" beliebt und gefürchtet, geistiger Vater eines heute noch wertvollen, leider aber lange vergriffenen „Atlas der Geschlechtskrankheiten" (1908).

Sein Nachfolger EDUARD ARNING, berühmt durch seine untadelige, wie wir damals in EPPENDORF sagten, englische Haltung sowohl wie seine Lepra-Forschungen auf Hawai, H. C. PLAUT, ein hochverehrter in der Stille wirkender Gelehrter, ein Pilzforscher von Weltruf, ferner ERNST DELBANCO, Schüler von P. G. UNNA und wohlwollender Förderer seiner oft viel jüngeren Mitschüler; an KAFKA, berühmt durch seine Entdeckung der Lipoid-Antikörper als des aktiven unspezifischen Elementes bei der „positiven" Wassermannschen Reaktion.

Und gar erst das medizinische Eppendorf im Jahre 1913! Damals wie heute die hervorragende hanseatische Forschungs- und Heilstätte mit Männern von Weltruf: Eugen FRÄNKEL der Pathologe, MAX NONNE, LUDOLF BRAUER der Internist, W. KÜMMELL der Chirurg, H. SCHOTTMÜLLER, PAUL WICHMANN, und darin mit je 16 (oder waren es 12?). Betten für männliche und weibliche Hautkranke in dem bekannten, noch heute bestehenden Pavillon-Stil erbaut — ich weiß nicht mehr war es Nr. 6 und Nr. 13, Herr KIMMIG berichtigt mich, es war Nr. 55 und 42 — die Hautabteilung P. G. UNNAS.

Ein halbes Jahrhundert ist seitdem vergangen! Ein großes Gebäude, bis zum letzten nicht nur mit Krankensälen und Behandlungs-, sondern auch Forschungseinrichtungen ausgestattet, steht heute die Hamburger Universitäts-Hautklinik da. Dieses unter dem zielbewußten Planer und hervorragenden Organisator ALFRED MARCHIONINI begonnene Haus, dessen wissenschaftlicher Ruf als Heil- und Forschungsstätte, getreu der Überlieferung des „alten UNNA" nach langjährigem Schlaf erneuert und gewaltig gefördert wird durch JOSEF KIMMIG, den wir uns glücklich schätzen, heute als Tagungsleiter hier zu begrüßen. Gleichzeitig darf ich ihm und seinen Mitarbeitern danken für die große Arbeit, die zur Vorbereitung dieser Tagung geleistet wurde. Herr KIMMIG und seine Arbeitskraft bürgen uns für einen erfolgreichen Verlauf der Tagung.

Der Düsseldorfer Kongreß behandelte im Jahre 1958 als wissenschaftlich wichtige Themen: die elektronenoptische Struktur der Haut, die Dokumentation in der Dermatologie, den Stand der Fermentforschung auf dem Gebiete der Dermatologie, Physiologie und Pathologie

der männlichen Fertilität und Therapie ihrer Störungen, Gruppenspezifität in der Allergie, Chronizität beim Ekzem und die Röntgendiagnostik
in der Dermatologie.

Hier in Hamburg wollen wir erörtern:

> als   *I. Hauptthema:* Gefährdung durch ionisierende Strahlen,
> als *II. Hauptthema:* Nebennierenrindenhormone,
> als *III. Hauptthema:* Allergie

und daneben die *Symposien:*

1. Zur Ätiologie, Diagnose und Therapie der Besnier-Boeck-Schau-
mannschen Krankheit,
2. Mastocytosen,
3. Die neuzeitliche Erkennung und Behandlung der Dermatomykosen
unter besonderer Berücksichtigung der Therapie mit Griseofulvin,
4. Die klinische Bedeutung der Biochemie des Spermaplasmas,
5. Neuere Erkenntnisse über das Klinefelter-Syndrom,
6. Zur Ätiologie und Therapie der nichtgonorrhoischen Urethritis,
und schließlich die für uns als Dermatologen so wichtigen Krankendemonstrationen.

Die auf der 22. Tagung in Frankfurt a.M. notgedrungen eingeführte,
auch auf der 23. und 24. Tagung in Wien bzw. Düsseldorf bewährte Einteilung mit parallel laufenden Vorträgen haben wir beibehalten müssen,
sehr gegen den Wunsch mancher unserer Kongreßteilnehmer. Schon auf
der ersten Hamburger Tagung im Jahre 1921 äußerte sich Hofrat VEIEL
in seiner Eröffnungsrede über diese „von vielen Seiten beanstandete
Dreiteilung des Congresses". Das Lokalkomitee „sei sich darüber klar,
daß dieser Schritt nur ein Notbehelf und Ausnahmezustand sei, er solle
keineswegs vorbildlich für weitere Congresse sein". Nun, seitdem haben
sich die Zeiten und die Arbeitsmethoden geändert. Die Entwicklung der
Grundlagenforschung hat auch auf die Dermatologie — man möchte
sagen — wie ein Katalysator gewirkt. Daß die Ergebnisse wissenschaftlich dermatologischer Arbeit zwar an Quantität zugenommen, dafür aber
an Qualität nicht gelitten haben, davon werden Sie sich, des bin ich
sicher, auch auf dieser Tagung überzeugen. Es wird auch in Zukunft ohne
diese „Dreispurigkeit" nicht möglich sein, so viele Vorträge in so wenig
Zeit und mit so viel Gewinn für uns alle zu einem erfolgreichen und
befriedigenden Ende zu bringen.

Nunmehr erkläre ich die 25., die silberne Jubiläums-Tagung der
Deutschen Dermatologischen Gesellschaft in Hamburg für eröffnet.
Bevor ich Sie, lieber Herr Kollege KIMMIG, bitte, die Leitung der wissen-
schaftlichen Tagung zu übernehmen, darf ich den Herren Begrüßungs-
Rednern das Wort geben. Ich bitte zunächst Herrn Senator Dr. BIER-
MANN-RATJEN.

Begrüßungsansprache von Herrn Senator Dr. Hans H. Biermann-Ratjen

Meine sehr verehrten Anwesenden!

Ich habe den ehrenvollen Auftrag, Ihnen zur Eröffnung Ihres Kongresses die herzlichsten Grüße des Senats der Freien und Hansestadt Hamburg zu überbringen und ferner auch die besonderen Grüße meines Kollegen, des Herrn Hochschulsenator Landahl, welcher leider infolge Ortsabwesenheit Sie heute nicht selbst begrüßen kann.

So müssen Sie vorliebnehmen mit dem Kultursenator. Aber da man mit Recht nicht nur von ärztlichem Können, sondern auch von ärztlicher *Kunst* spricht, habe ich ein Recht darauf, mich Ihnen ebenso verbunden zu fühlen wie den Vertretern der anderen Künste, denn eine Kunst im hohen Sinne ist Ihr Beruf ja wirklich. Gottlob kann keine Spezialisierung und Mechanisierung der ärztlichen Wissenschaft und ihrer Methoden die persönliche Intuition und die schöpferische Phantasie des einzelnen Arztes und Forschers ersetzen.

Die Geschichte Ihrer Spezialwissenschaft bietet ein gutes Beispiel für die stürmische und unaufhaltsame Entwicklung der medizinischen Wissenschaft. Noch vor zehn Jahren ein Zweig der Inneren Medizin und eingestellt auf die früher so gefürchtete Lokalbehandlung der Haut, ist die Dermatologie durch die modernen Forschungsergebnisse zu einer Disziplin geworden, in der sie unter dem Blickwinkel der Haut als eines Organs des Gesamtorganismus gesehen und ausgeübt wird. Hier hat also die Spezialisierung nicht nur zur Abtrennung eines Wissenschaftszweiges geführt, sondern auch zu seiner Vervollkommnung und Abrundung.

Hinzu tritt die Erforschung der Allergie, einer für den Laien besonders unheimlichen, aber auch interessanten Leidensgruppe. Es ist überaus merkwürdig, daß es sich um Erkrankungen handelt, die auf Grund irgendeines harmlos scheinenden mechanischen Reizes durch den Körper selbst entwickelt werden.

Ich breche diese wissenschaftlichen Betrachtungen ab, da das, was ich etwa jetzt noch sagen könnte, gewiß nicht mehr von mir selbst stammen würde, — darum nur noch einiges Wenige über das Wort „Symposion", mit dem Sie traditionell Ihre Aussprachen im intimeren Fachkreise zu benennen pflegen. Dieses Wort trägt zugleich einen heiter-gemütlichen Charakter, wenn ich auch nicht anzunehmen wage, daß Sie während Ihrer Aussprache die Becher kreisen lassen, wie weiland die alten Griechen. Aber da mir als Gastgeber auch Ihr leibliches und seelisches Wohl am Herzen liegt, so darf ich Ihnen allen als Teilhabern der Symposien auch einige entspannende, erholende Stunden wünschen in unserer frühlingsgrünen Stadt— einen freundlichen Ausblick aus Ihrer eigenen Forschungswelt in das Leben und Treiben zu Wasser und zu Lande, das wir unseren

Gästen zu bieten haben. Und lassen Sie nicht nochmals fast 40 Jahre verstreichen, ehe Sie wieder zu uns kommen! Wie unendlich lange das her ist, ersehen Sie aus der Tatsache, daß der damals Ihrer Tagung präsidierende Professor Arning ein Freund und Kollege meines Großvaters, des damaligen Chefarztes des Marienkrankenhauses, war. Bitte sorgen Sie dafür, daß nicht erst einer meiner Enkel sich genötigt sieht, Sie wieder zu begrüßen unter Bezugnahme auf mich, den dann längst zur Sage verschollenen zweiten Großvater!

Somit denn nochmals Willkommen, recht fruchtbare Arbeit, und statt des Abschiedes die Hoffnung auf ein baldiges Wiedersehen!

Begrüßungsansprache des Dekans der Medizinischen Fakultät, Herrn Professor Dr. H. Sautter

Herr Senator, Magnifizenz, Herr Präsident, meine sehr verehrten Damen und Herren!

Ich habe die Ehre und Freude, auch noch im Namen der Medizinischen Fakultät der Universität Hamburg einige Grußworte an diesen großen Kongreß zu richten.

Sie begehen heute, wie wir hören, das 25jährige Bestehen der Deutschen Dermatologischen Gesellschaft und beabsichtigen, Ihrer Tagung durch die Gemeinsamkeit mit der Deutschen Gesellschaft für Allergieforschung ein besonderes Gepräge zu geben. Es zeigt mir dies, daß auch Sie, wie alle älteren und großen Fachgesellschaften sich vor die Frage und Notwendigkeit gestellt sehen, für den Charakter Ihrer Zusammenkünfte neue Wege zu suchen; sind doch die Zahlen der Teilnehmer sowie der Umfang der zu behandelnden aktuellen Probleme so enorm angewachsen, daß man mit der alten das gesamte Fachgebiet umfassenden Form der Jahreskongresse nicht mehr auskommt. Dies bringt auch mit sich, daß eine fruchtbare wissenschaftliche Erörterung und Durchdringung eines umrissenen Themas in der Regel nur vor einem begrenzten Teilnehmerkreis, etwa im Rahmen eines Symposions oder eines Roundtable-Gesprächs möglich ist, während der Gehalt und Sinn der Fortbildung mehr den regionalen Tagungen oder eigenen Veranstaltungen vorbehalten sein dürfte.

Daß eine zwischen der Deutschen Dermatologischen Gesellschaft und der Gesellschaft für Allergieforschung gemeinsame Tagung von besonderem Gewinn sein wird, liegt einmal in dem breiten wissenschaftlichen und klinischen Kontakt zwischen diesen beiden Disziplinen begründet. Zum anderen kann ich dies aber auch aus eigener Erfahrung vorhersagen; hat doch vor einiger Zeit auch die Deutsche Ophtalmologische

Gesellschaft, und zwar anläßlich ihres 100 jährigen Bestehens, zusammen mit der Gesellschaft für Allergieforschung Geburtstag gefeiert und einen überaus fruchtbaren Kongreß abgehalten. Außerdem bieten aber auch die Person Ihres Tagungsleiters, unseres verehrten Kollegen KIMMIG, und die Arbeitsweise seiner Klinik die Gewähr dafür, daß gerade diese gemeinsame Thematik einen vollen Erfolg bringen dürfte. Und schließlich wird auch noch das schöne, schon von meinen Vorrednern gepriesene Hamburg, das um diese Jahreszeit seine höchsten Reize zu entfalten pflegt, das Seine zu einer glückhaften und denkwürdigen Tagung beitragen. So möchte es mir fast überflüssig erscheinen, wenn auch ich noch Ihren zweiten Hamburger Kongreß mit meinen aufrichtigen Wünschen begleite.

Erste wissenschaftliche Sitzung

Donnerstag, den 19. Mai 1960

Vormittags

Vorsitzender: J. KIMMIG-Hamburg

Ehrenvorsitzende: S. HELLERSTRÖM-Stockholm, P. CERUTTI-Neapel,
O. GANS-Frankfurt/M., G. MIESCHER-Zürich

I. Thema

Gefährdung durch ionisierende Strahlen

Referate

1. G. Schubert-Hamburg: Die derzeitige Strahlenbelastung des menschlichen Erbgutes. Mit 3 Textabbildungen.

Wenn ich heute die Ehre habe, vor Ihnen meine sehr verehrten
Herren Kollegen von der Dermatologie, über die derzeitige Strahlengefährdung des menschlichen Erbgutes durch ionisierende Strahlungen
zu sprechen, so möchte ich zunächst meiner Freude Genugtuung darüber
Ausdruck geben, daß unsere beiden Fachdisziplinen — die Dermatologie
und die Gynäkologie — sich stets ihrer Verantwortung bei der Handhabung ionisierender Strahlenarten bewußt geblieben sind. Das beweisen
die zahlreichen Beiträge, die gerade unsere beiden Fachgebiete seit jeher
für die Weiterentwicklung der Radiologie geliefert haben. Das beweist
letztlich diese Tagung, die eines der zentralsten Probleme der gesamten
Biologie und Medizin, nämlich die Frage der Strahlenschäden und des
Strahlenschutzes, in den Vordergrund ihres wissenschaftlichen Programm-
mes gestellt hat.

Es ist jetzt mehr als 20 Jahre her, seit mein Lehrer TIMOFÉEFF-
RESSOVSKY mir den Auftrag gab, die Frage der „Erbschädigungen"
durch ionisierende Strahlungen unter medizinischen Gesichtspunkten
entsprechend dem damaligen Stand der klassischen Genetik zu diskutieren. 20 Jahre sind im modernen wissenschaftlichen Leben eine lange
Zeit und trotzdem: nur selten einmal haben sich wissenschaftliche Grund-
anschauungen als so stabil erwiesen wie unsere damaligen Vorstellungen
über Wesen und Bedeutung der genetischen Strahlenschäden. Durch die
Schaffung neuer Energiequellen, der Kernenergien, sind diese Auffassungen allerdings besonders aktuell geworden. Dennoch dürfte es im

Rahmen dieses kurzen Vortrages nicht möglich sein, ein abgerundetes Bild über das qualitative und vielleicht sogar quantitative Problem der genetischen Strahlenschädigungen beim Menschen zu entwerfen. Ein derartiges Bild müßte notwendigerweise die zahlreichen Unsicherheiten und Unzulänglichkeiten verdecken, mit denen praktisch alle Aussagen auf dem Gebiet der Humangenetik behaftet sind. Ich betrachte es vielmehr als meine Aufgabe, die physikalischen und biologischen Gegebenheiten bei der Einwirkung ionisierender Strahlungen auf den Menschen abzuwägen und dadurch Schwierigkeiten aufzuzeigen, die allen exakten quantitativen Angaben über die Größe der Erbschädigungsgefahren entgegenstehen und die letztlich zu dem unglückseligen Streit der Meinungen in der Öffentlichkeit geführt haben.

Was ist zunächst aus experimentellen, statistischen Daten und aus Analogieschlüssen vom Tierversuch her bekannt? Seit den Untersuchungen des Amerikaners MULLER wissen wir, daß die erbtragenden Strukturen einer Zelle — die Chromosome mit den Genen — bei allen tierischen und pflanzlichen Lebewesen besonders strahlenempfindlich sind. Eine Strahlenschädigung der Erbsubstanz manifestiert sich als praktisch bleibende, irreversible Veränderung der erbtragenden Strukturen, als sogenannte *Mutation*. Die uns hier allein interessierenden Mutationsvorgänge in den Keim- oder Fortpflanzungszellen sind deshalb von besonderer Konsequenz, weil die Auswirkungen eines Strahlenschadens auf alle nachkommenden Generationen weitergegeben werden, im Gegensatz zu den somatischen Mutationen, die sich lediglich in den Somazellen des betreffenden Organismus auswirken.

Es gibt verschiedene Arten von Mutationsvorgängen am Erbmaterial, die auch spontan, d.h. ohne erkennbare äußere Einflüsse — nur eben wesentlich seltener — auftreten können. Nach ihrer Genese unterscheidet man (Tab. 1) Punktmutationen, Chromosomenumbauten und Veränderungen der Chromosomenzahl. Die jeweiligen Folgen derartiger Erbänderungen sind für das einzelne Individuum und dessen Nachkommenschaft sehr unterschiedlich. Die meisten strahleninduzierten Punktmutationen werden recessiv vererbt, d.h. sie manifestieren sich nicht am bestrahlten Individuum und meist auch nicht bei den unmittelbaren Nachkommen, sondern erst in späteren Generationen, wenn zwei gleichartig belastete Individuen sich miteinander paaren.

Je nach dem phänotypischen Effekt unterscheidet man verschiedene Manifestationstypen: Letalfaktoren, Semi- oder Subletalfaktoren, Detrimentals („Geschädigte") und sichtbare Mutationen, die irgendeine morphologische Struktur ihres Trägers verändern. Diese phänotypisch abgeleiteten Mutationen verteilen sich beliebig unter den verschiedenen Mutationsarten, so können z.B. dominante Letalfaktoren sowohl durch Punktmutationen als auch durch die einzelnen Chromosomenumbauten hervorgerufen werden. Punktmutationen stellen nur insofern eine Ausnahme dar, als sie gehäuft zu sichtbaren Veränderungen des Phänotyps führen.

Alle diese mehr oder minder schwerwiegenden Auswirkungen strahleninduzierter Mutationsprozesse findet man in gleicher Weise bei allen daraufhin untersuchten tierischen und pflanzlichen Lebewesen. Nach den Erfahrungen der experimentellen Genetik handelt es sich dabei in der überwiegenden Mehrzahl der Fälle (bis zu 99,9%) um pathologische

Tabelle 1. *Gliederung der Mutationen*

Nach ihrer Genese:

    A. Somatische Mutationen
    B. Mutationen an den erbtragenden Strukturen
       Punkt (Gen)-Mutationen
       Chromosomen-Mutationen
          (Stückausfall, Duplikation, Inversion, Translokation)
       Chromosomenzahl-Mutationen
          (Haploidie, Polyploidie, Aneuploidie)

Nach ihrem phänotypischen Effekt:

       Letalfaktoren, Semiletalfaktoren, Subletalfaktoren
       Vitalitäts-Mutationen, Detrimentals („Geschädigte")
       Sichtbare Mutationen

Nach ihrer Durchschlagskraft:

       Dominante Mutationen
       Recessive Mutationen
       Intermediäre Mutationen

Merkmalsformen oder zumindest um Faktoren, die irgendwie die *Lebenstüchtigkeit* des Organismus beeinträchtigen und damit den *biologischen Wert* ihrer Träger vermindern. Sie werden bei dominanten Faktoren stets in Erscheinung treten; es gibt aber auch recessive Faktoren, die sogar in heterozygotem Zustand und in geeigneter Genkombination eine Merkmalsbildung beeinflussen können und z.B. eine geringere Lebenserwartung hervorrufen können. Aus der Einheitlichkeit der Grundvorgänge bei Mutationsprozessen folgt demnach, daß jede Erbänderung praktisch gleichbedeutend mit einer Erbschädigung ist, gleichgültig, ob es sich um Einzeller, um niedere Pilze, um Pflanzen, um Tiere oder um den Menschen handelt.

Wohl das fundamentalste Ergebnis der Drosophila-Genetik liegt in der immer wieder bestätigten Tatsache, daß die Häufigkeit strahleninduzierter Punktmutationen direkt proportional mit der Dosis der einwirkenden ionisierenden Strahlung anwächst — auch im Bereiche sehr kleiner Dosen und praktisch unabhängig von der zeitlichen Verteilung der wirksamen Dosis. Wie die klassischen Untersuchungen (Abb. 1) von TIMOFÉEFF-RESSOVSKY zeigen, verläuft die Dosiseffektkurve (nach Abzug der spontanen Mutationsrate) durch den Nullpunkt des Koordinatensystems. Das bedeutet aber nichts anderes, als daß ein unterer Schwellenwert für die zur Mutationsauslösung notwendige Dosis, also eine unschädliche Minimaldosis nicht vorhanden ist. Jede noch so kleine, anscheinend unschädliche Strahlendosis kann Punktmutationen herbeiführen. Es gibt keinen Erholungsfaktor für die veränderte Gen- oder Chromosomenstruktur. Bei wiederholten Bestrahlungen summiert sich auch die Wirkung der einzelnen Strahlendosen, selbst wenn sie noch so verdünnt oder verzettelt verabfolgt werden. Die einzelnen Mutationen summieren sich aber nicht nur im Laufe des gesamten Fortpflanzungsalters eines Menschen, sondern auch innerhalb der folgenden Generationen und verschlechtern damit das Erbbild einer Population, die bereits nach allen Richtungen hin mit negativen Erbfaktoren durchsetzt ist.

In diesen Ergebnissen, die zunächst bei Bestrahlungen mit Röntgen- und Radiumstrahlen gewonnen wurden,

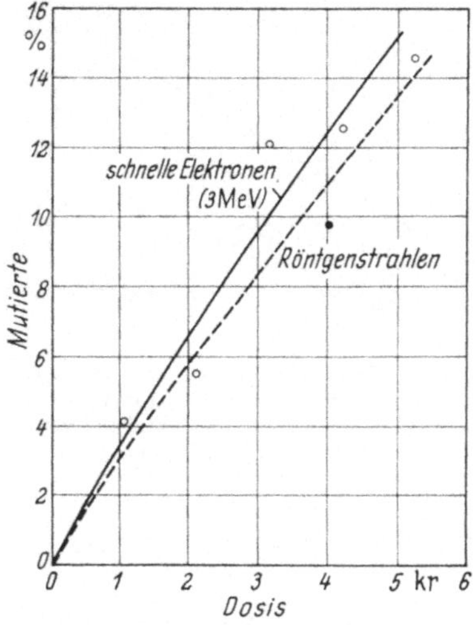

Abb. 1
Raten recessiv-geschlechtsgebundener Letalfaktoren nach Bestrahlung mit Röntgenstrahlen (nach TIMOFÉEFF-RESSOVSKY) und schnellen Elektronen von 3 MeV (SCHUBERT u. Mitarb.)

liegt also die Besonderheit der genetischen Strahlenwirkung und die Schwere der Gefährdung des Erbgutes durch ionisierende Strahlen. Das trifft auch für alle anderen Strahlenarten zu. Unsere Untersuchungen mit den ultraharten Strahlungen der Elektronenschleuder haben sie — wie ebenfalls aus der Abb. 1 hervorgeht — in vollem Umfang bestätigt.

Bei Chromosomenmutationen nimmt die Dosiseffektkurve einen etwas anderen Verlauf. Wie die Abb. 2 zeigt, ergeben die Chromosomenmutationen einen steiler ansteigenden Kurventyp. Bei niederen Dosen ist demnach die Wahrscheinlichkeit des Auftretens von Chromosomenmutationen geringer als die von Punktmutationen.

In neuester Zeit hat das Ehepaar RUSSELL auch bei der Maus versucht, Dosis-Wirkungs-Beziehungen an sieben Genen mit einem ausreichenden Tiermaterial aufzustellen (Abb. 3). Dabei wurden einerseits Kurzzeitbestrahlungen mit 80 r/min Röntgenstrahlen und andererseits Langzeitbestrahlungen von 8—9 Wochen Dauer mit 100 r/Woche Gammastrahlen einer Kobaltquelle durchgeführt. Bei Kurzzeitbestrahlungen ergibt sich auch bei der Maus die bereits bekannte lineare Dosis-abhängigkeit der Punktmutationen wie bei den entsprechenden Droso-philamutationen, wenn man von dem Kurvenabfall bei hohen Dosen ab-sieht, der durch die größere Wahrscheinlichkeit des Absterbens mutierter Zellen bedingt ist. Bei protrahierten Bestrahlungen erhalten wir jedoch eine flacher verlaufende Kurve, es werden also bei chronischen Strahlen-belastungen etwas weniger Mutatio-nen nachgewiesen als bei kurzzeitiger Bestrahlung. Da wir es hier mit einem Ergebnis an einem Säugetier zu tun haben, ist es möglich, einen Vergleich zu den Verhältnissen beim Menschen zu ziehen. Eine Über-schlagsrechnung ergibt, daß eine $4^1/_2$ Jahre lang eingestrahlte Jahres-Gesamtdosis von je 20 r nach den Erfahrungen der Maus somit eine Zunahme der Mutationshäufigkeit beim Menschen um das $2^1/_2$fache er-geben würde. Man mag daraus er-sehen, wie verhältnismäßig leicht bei einer Strahlenbelastung des Menschen Dosen erreicht werden können, die genetisch bedeutungs-voll sind und nicht mehr als wir-kungslos abgetan werden können, auch wenn das bestrahlte Individuum im Bereich seiner somatischen Zellen nichts von diesen Dosen verspürt.

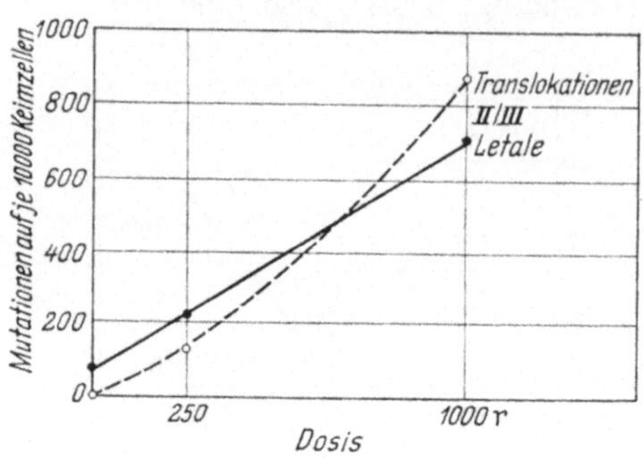

Abb. 2. Dosisabhängigkeit von recessiven Letalmutationen auf dem X-Chromosom (——) und von einem Chromosomenumbau zwischen zwei Autosomen (Translokation - - -)

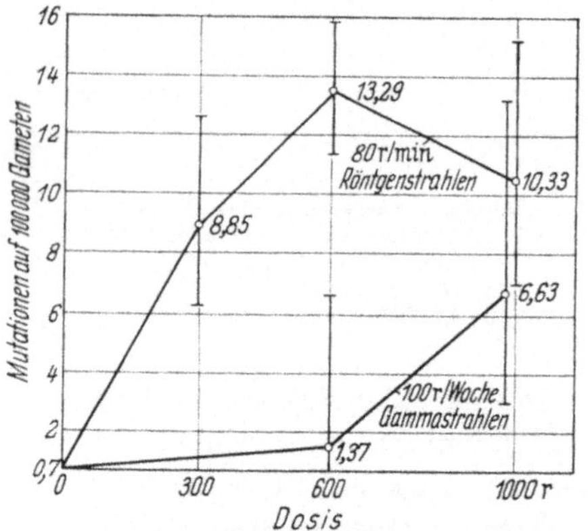

Abb. 3. Mutationsraten einzelner recessiver sichtbarer Faktoren bei Mäusen nach kon-zentrierter Röntgenbestrahlung (80 r/min) und verdünnter γ-Bestrahlung (100 r/Woche) der Spermatogonien. (Nach Russell u. Russell 1958)

Was besagen in diesem Zu-sammenhang die bisherigen strahlen-genetischen Feststellungen am Men-schen? Verständlicherweise können genetische Einsichten über Strahlenfolgen nur an einer sehr umfang-reichen Individuenzahl gewonnen werden, daher sind Mitteilungen über genetische Strahlenwirkungen etwa nach Strahlenunfällen einzelner Per-sonen in diesem Zusammenhang nicht zu verwerten. Der Nachweis strahleninduzierter Mutationen kann vorerst nur auf der Grundlage dreier Phänomene erfolgen:

1. auf Grund einer Zunahme von fetalen Mißbildungen, von Fehl- und Totgeburten, falls unter der Bestrahlung dominante Letalfaktoren induziert werden,

2. an Hand einer Veränderung des Geschlechtsverhältnisses bei der Geburt, wobei sich geschlechtsgebundene Letalfaktoren auswirken und

3. durch das gehäufte Auftreten von bekannten erblichen Defekten.

Untersuchungen über die Mißbildungshäufigkeit, sowie die Fehl- und Totgeburtenrate, sind insbesondere bei der Nachkommenschaft von Röntgenärzten und Röntgenassistentinnen vorgenommen worden. Auch nach den Atombombenexplosionen in Japan hat man ähnliche Erhebungen an kurzzeitig strahlenexponierten Personen angestellt. In beiden Fällen liegen gewisse Hinweise auf die genetischen Bedingtheiten dieser Schäden vor, streng beweisend sind die gewonnenen Zahlenergebnisse jedoch nicht, weil sich Störfaktoren verschiedener Art in einem eigentlich nicht erwarteten Umfang bemerkbar machen. Schließlich sind in den letzten Jahren von einem französischen Arbeitskreis zahlreiche Krankengeschichten von Patienten durchgearbeitet worden, bei denen eine Beckenbestrahlung aus therapeutischen Gründen durchgeführt wurde. Tatsächlich fanden sich in der Nachkommenschaft deutliche Abweichungen vom normalen Geschlechtsverhältnis, die auf das Vorhandensein von strahleninduzierten Letalfaktoren im X-Chromosom schließen lassen. Einen analogen Effekt konnten NEEL u. SHULL auch bei den Nachkommen strahlenexponierter Frauen in Nagasaki, nicht dagegen in Hiroshima, nachweisen. Auch hier sind Eltern- und Kinderzahlen doch nicht groß genug, um die Letalmutationen mit voller Sicherheit für die Verschiebung des Geschlechtsverhältnisses verantwortlich machen zu können.

Mit allem Nachdruck soll aber gerade an dieser Stelle betont werden, daß die eben zitierten spärlichen und kaum beweiskräftigen Ergebnisse *unter keinen Umständen* zu dem umgekehrten Schluß berechtigen, damit sei die genetische Unbedenklichkeit selbst verhältnismäßig hoher Strahlendosen erwiesen. Das wäre ein verhängnisvoller Irrtum, denn in jedem Falle konnte nur die erste Generation bestrahlter Eltern auf genetische Folgen untersucht werden. Aus allgemeinen genetischen Gesetzmäßigkeiten kann sich ein Großteil der Mutationen — falls sie überhaupt faßbar sind — erst in späteren Generationen bemerkbar machen.

Die Tatsache der für derartige Untersuchungen am Menschen durchweg zu geringen Individuenzahlen hat im Grunde genommen etwas Tröstliches: Trotz aller im Menschen schlummernden selbstzerstörerischen Triebe hat er bis heute die ionisierenden Strahlungen noch nicht in einem derartigen Umfange an seinesgleichen mißbraucht, daß der Genetiker für seine Zwecke ausreichend Zahlenmaterial vorfände. Es ist überflüssig hinzuzufügen, daß der Genetiker über nichts unglücklicher wäre, als wenn diese Situation sich änderte.

Immerhin aber hat die menschliche Bevölkerung infolge verschiedener Umwelteinflüsse mit einer Mutationssteigerung zu rechnen, deren Ausmaß das spontane, unvermeidliche Mutationsgeschehen übersteigt. Es ergibt sich demnach die Frage: Wie groß ist die gegenwärtige durchschnittliche Strahlenbelastung in einzelnen Bevölkerungsgruppen? Bekanntlich unterliegt jedes pflanzliche und tierische Lebewesen — also auch der Mensch — einer ständigen Bestrahlung mit kosmischen und terrestrischen Strahlungen sowie mit einer körpereigenen Strahlung durch die im Körper vorhandenen radioaktiven Substanzen. Die Tab. 2

Tabelle 2

Strahlenbelastung der Keimdrüsen in einer Gegend mit durchschnittlicher Grundstrahlung

Herkunft der Strahlung	Dosis in Milliröntgen (mr) pro Jahr
Äußere Strahlenquellen	
Kosmische Strahlung (in Meereshöhe)	28
Boden- und Umgebungsstrahlung	43
Natürliche Radioaktivität der erdnahen Schichten	1
Innere körpereigene Strahlenquellen	
Kalium 40	20
Kohlenstoff 14	1
Radon und Zerfallsprodukte	2
Totale Grundstrahlung pro Jahr	95 mr
pro Generationszeit von 30 Jahren	$\sim$ 3000 mr = 3 r

gibt darüber Auskunft, mit welchen Strahlendosen wir im einzelnen je nach ihrer Herkunft zu rechnen haben. Danach beträgt die durchschnittliche Strahlenbelastung der Organismen durch die gesamte Grundstrahlung etwa 100 Milliröntgen (mr) pro Jahr. Im allgemeinen pflegt man die Strahlenbelastung des Menschen nicht in Jahresdosen anzugeben, sondern auf den ganzen Zeitraum zu beziehen, in dem die Fortpflanzung erfolgt. Da das Durchschnittsalter der Eltern bei der Geburt ihrer Kinder etwa bei 28 Jahren liegt, rechnet die Strahlenbiologie mit 30 Jahren als der sogenannten *Generationszeit*. Die natürliche Strahlenbelastung des Menschen während der gesamten Generationszeit liegt somit in der Größenordnung von 3000 mr oder 3 r. Es dürfte jedoch erwähnenswert sein, daß es in der indischen Provinz Travanshore-cochin einen Küstenstrich mit stark thoriumhaltigem Monacitsand gibt, dessen Bevölkerung den Wert von 3 r nicht erst in 30 Jahren, sondern bereits in 3 Jahren erreicht.

Wir müssen die natürliche Umweltstrahlung als unvermeidbar hinnehmen, ohne sie willkürlich abschwächen oder verstärken zu können. Deshalb können alle *zusätzlichen* Strahlenbelastungen auf die Grundstrahlung bezogen und in Prozenten der natürlichen Belastung angegeben werden. Einen guten Überblick über die gesamte heute wirksame genetische Strahlenbelastung einer Bevölkerung liefert ein Bericht des British Medical Research Council aus dem Jahre 1956 (Tab. 3). Wie diese sicherlich noch recht unzulänglichen Erhebungen erkennen lassen, ist die Strahlenbelastung der Keimdrüsen bei der diagnostischen Strahlenanwendung bei weitem am höchsten; sie vermehrt die natürliche Strahlenbelastung um etwa 22 %. Gegenüber den Belastungen durch die medizinische Strahlenanwendung treten alle anderen Strahlenquellen, wie z.B. die Leuchtzifferblätter unserer Armbanduhren, die Armaturen-

Tabelle 3. *Aufgliederung der zivilisatorischen Strahlenbelastung der Gonaden in Relation zur Grundstrahlung für die Bevölkerung von Großbritannien*

Strahlenquelle	Geschätzter Wert für die Gonadendosis in Prozent der natürlichen Strahlenbelastung (Grundstrahlung)	
Natürliche Belastung		100
Röntgendiagnostik	wenigstens	22
Strahlentherapie		—
Röntgenapparate in Schuhgeschäften		0,1
Leuchtzifferblätter		1
Fernsehempfänger	weniger als	1
Höhenflüge	unbedeutend	
Berufliche Exposition in Radiologie und Industrie	wenigstens	1,6
Fall-out von Testexplosionen	weniger als	1

bretter von Flugzeugen oder Fernsehempfänger, in den Hintergrund. Selbst bei Einbeziehung des Fall-outs nach Atombombenexplosionen erscheinen die mannigfachen Möglichkeiten einer zusätzlichen Gonadenbelastung in quantitativer Hinsicht auf den ersten Blick nicht sehr bedeutungsvoll, weil sie mit insgesamt 20—30 % der natürlichen Umweltstrahlung — oder anders ausgedrückt — rund 1 rem (*Röntgen equivalent man*) im Verlauf von 30 Jahren — den heute gültigen Wert für die maximal zulässige Strahlendosis von 10 rem bei weitem nicht erreichen. Dabei ist jedoch zu berücksichtigen, daß z.B. bezüglich der radioaktiven Verseuchung durch Atombombenteste nur die *äußere* Bestrahlung berücksichtigt wurde, nicht dagegen die nachwirkende Inkorporation radioaktiven Materials. Die Verseuchung der Atmosphäre mit radioaktiven Partikelchen dürfte aber weiter ansteigen, solange die Tests fortgesetzt werden. Weiterhin dürfte die zunehmende Technisierung unserer Wirtschaft und die vermehrte Anwendung neuer Energiequellen dafür verantwortlich sein, daß die Strahlenexposition immer größerer Bevölkerungsteile für alle Strahlenquellen ständig im Wachsen begriffen ist. Im übrigen basieren die obigen Angaben über die Strahlenbelastung der Bevölkerung Großbritanniens nur auf groben Stichproben, sie

dürften inzwischen auch bereits überholt und von anderen Ländern
ergänzt worden sein.

Etwa zur gleichen Zeit erschien nämlich auch in den USA ein Bericht
über die Strahlenbelastung des Menschen aus allen nur möglichen natürlichen und künstlichen Strahlenquellen. Dabei zeigte sich tatsächlich, daß
die Strahlenbelastung der amerikanischen Bevölkerung bei weitem
größer ist als die der englischen, wobei allerdings die strahlentherapeutischen Maßnahmen mit eingeschlossen sind. In den USA liegt der Wert

Tabelle 4. *Genetisch signifikante Jahresdosis (GSD) in Millirem pro Jahr (mrem/J)
in verschiedenen Ländern*

Land	Jahr	GSD in mrem/J.	Umfang	Art der Berechnung
England und Wales	1954	22	Diagnostik	Kindererwartung
USA	bis 1956	50—140	Diagnostik und Therapie	30 Jahre mittlere Generationsdauer
Australien	vor 1957	28—160	Diagnostik	Kindererwartung (Mittelwerte)
Dänemark	1956	26	„	Kindererwartung nach engl. Zahlen
Frankreich	1957	56,7	„	„
Schweden	1955	37,9	„	Kindererwartung
Bayern	1956	19 (Minimalwert)	„	♂ 35 ♀ 40 Jahre Generationsdauer
Hamburg	1958	22—30	Diagnostik und Therapie	Kindererwartung nach Hamb. Zahlen
Ungarn	1958	61,5	„	30 Jahre mittlere Generationsdauer
Jugoslawien	1958	74	Diagnostik	„

für die Gonadendosis aus diagnostischen und therapeutischen Maßnah-
men zwischen 50 und 140 mrem pro Jahr, er *übersteigt somit* bereits die
Grundstrahlung der natürlichen Umwelt (100 mrem pro Jahr) erheblich.
Inzwischen hat ein wissenschaftlicher Ausschuß der Vereinten Nationen
(1958) weiteres entsprechendes Material aus verschiedenen Ländern
(Australien, Dänemark, Frankreich, Schweden) erhalten, das durch
Mitteilungen unter anderem ungarischer und jugoslawischer Experten auf
dem letztjährigen Internationalen Radiologenkongreß ergänzt wurde.
Alle diese Ergebnisse sind zusammenfassend in der Tab. 4 zusammengestellt. Zu den verläßlichsten Werten der Tabelle gehören die Zahlen
aus Hamburg, die Holthusen zur Feststellung des genetischen Strahlen-
pegels der Hamburger Bevölkerung erarbeitet hat. Zum ersten Male wurden dabei sämtliche diagnostischen und therapeutischen Anwendungen
ionisierender Strahlen, die in unserem Stadtstaat vorgenommen wurden,

über ein ganzes Jahr registriert. Dabei handelt es sich um Erhebungen in einem verhältnismäßig kleinen, aber gut abgrenzbaren Bevölkerungsgebiet, innerhalb dessen sich alle 392 radiologisch arbeitenden Stellen gut erfassen ließen. Wesentliche methodische Schwierigkeiten sind lediglich dadurch begründet, daß die *Technik* der einzelnen radiologischen Maßnahmen von Untersucher zu Untersucher außerordentlich variiert und dementsprechend auch die im Einzelfalle auf die Gonaden einwirkenden Strahlendosen gewissen Schwankungen unterliegen.

Es ist nun zunächst sehr interessant feststellen zu können, daß die Häufigkeit der Strahlenanwendung in einer großstädtischen Bevölkerung besonders groß ist. Jeder Hamburger wird im Durchschnitt alle 15 Monate aus ärztlicher Indikation einem Strahleninsult ausgesetzt. Der Hauptanteil der insgesamt 1,44 Millionen Strahlenanwendungen wird von den diagnostischen Maßnahmen getragen, nur 1,73 $^0/_0$ entfallen dabei auf die Therapie. Bei allen diesen Strahlenmaßnahmen an Patienten fallen für die genetisch signifikante Dosis aber nur solche Gonadendosen ins Gewicht, die auf Personen in generationsfähigem Alter einwirken und auch dann nur unter Berücksichtigung der Zeit, in der noch eine Kindererwartung besteht. Diese altersabhängigen Faktoren der Kindererwartung wurden in der statistischen Erhebung HOLTHUSENS mit berücksichtigt. Dabei stellte sich als entscheidendes Ergebnis heraus, daß der *überwiegende* Teil aller Untersuchungen in einen Lebensabschnitt der Patienten fällt, der für eine genetische Gonadenbelastung nicht in Betracht kommt.

Summiert man nun sämtliche genetisch signifikanten Dosen für die verschiedenen Anwendungsarten der Strahlen in Diagnostik und Therapie, so erhält man die Jahres-Gonadendosis in mrem. Diese liegt für die Hamburger Bevölkerung zwischen 22 und 30 mrem, im Durchschnitt bei rund 27 mrem. Trotz der auf den ersten Blick erstaunlich häufig erscheinenden Strahlenanwendung stellt sich also für Hamburg heraus, daß sämtliche diagnostischen und therapeutischen Maßnahmen die natürliche Umweltstrahlung nur etwa um $^1/_4$ erhöhen. Die durchschnittliche Gonadenbelastung ist in Hamburg also geringer als beispielsweise in den USA, Australien oder Frankreich, wenn auch die einzelnen Statistiken aus methodischen Gründen nur schwer untereinander vergleichbar sind.

Erwartungsgemäß sind es vor allem Röntgenuntersuchungen der Lendenwirbelsäule, des Beckens, der Hüfte und des Oberschenkels sowie Kontrastdarstellungen der Harnwege und des Darmes, die eine nicht unbeträchtliche Strahlenexposition der Keimdrüsen zur Folge haben. Wie groß die Gonadendosen im einzelnen sind, geht aus der Tab. 5 hervor, in der die vorläufigen Meßergebnisse bei der Röntgendiagnostik verschiedener Körperregionen nach den Mitteilungen von SEELENTAG u. Mitarb., bzw. von OSBORN u. SMITH einander gegenübergestellt worden sind. Auch aus diesen Ergebnissen geht die bereits erwähnte starke Streuung der einzelnen Werte je nach der Untersuchungstechnik, der Strahlenqualität und der Filmempfindlichkeit hervor, der die Röntgendiagnostik im Hinblick auf die Gonadenbelastung zukünftig Rechnung tragen muß.

Tabelle 5. *Gonadendosen in der Röntgendiagnostik*
(mr)

Untersuchung	nach Seelentag u. Mitarb.		nach Osborn u. Smith	
	männlich	weiblich	männlich	weiblich
Lungenaufnahme	0,042	0,059	0,36	0,07
Lungendurchleuchtung	1,2	1,28	—	—
Schirmbildaufnahme	0,66	—	0,25	0,15
Abdomen-Übersicht	65	48	69	200
Magen-Darm-Passage	19	150	20	9
Kontrasteinlauf	300	441	40	20
Cholecystographie	9,4	44	1,8	15,6
Pyelogramm i.v.	380	291	486*	1290*
Halswirbelsäule**	1,0	6,8	1,74	0,18
Brustwirbelsäule**	4,5	—	22	15
Lendenwirbelsäule**	62	126	129	713
Becken a.p.	480	242	1100	210
Schädel**	1,12	—	0,8	0,2
Oberschenkel**	107	—	710	210
Kniegelenk	2,0	2,0	3,5	0,6
Zahnstatus	6,5	0,28	4,75	0,8
Salpingographie	—	—	—	1700

* 6 Aufnahmen.
** In 2 Ebenen.

Was nun die Beteiligung meines eigenen Fachgebietes mit seinen spezifisch gynäkologischen Röntgenuntersuchungen anbelangt, so ist zunächst die erfreuliche Tatsache zu registrieren, daß diese Anwendungsarten in Hamburg während eines ganzen Jahres nur bei insgesamt 975 Personen vorgenommen wurden. Das sind weniger als 1 Promille aller Röntgenuntersuchungen überhaupt und weniger als 2 Promille aller Untersuchungen bei Frauen. Nach den Erhebungen von Holthusen (Tab. 6) gliedern sich diese diagnostischen Maßnahmen in 630 röntgenologische Beckenmessungen bei Schwangeren und Schwangerschaftsaufnahmen sowie 345 Röntgenuntersuchungen zur Prüfung der Tubendurchgängigkeit. Bei der Art dieser spezifisch gynäkologischen Untersuchungen erscheint es verständlich, daß selbst die verhältnismäßig niedrige Zahl der röntgendiagnostischen Maßnahmen einen nicht unerheblichen Beitrag zur Gonadenbelastung liefert. Man kann der Tab. 6 entnehmen, daß die genetisch signifikante Jahresdosis bezogen auf die Gesamtbevölkerung Hamburgs nur wenig mehr als $^1/_2$ Milliröntgen beträgt oder — umgerechnet auf die gesamte Generationszeit — rund

10 Milliröntgen. Das sind nur etwa 8 % der genetisch signifikanten Jahresdosis der Frauen. Demgegenüber fällt die fetale Belastung bei Schwangerschaftsaufnahmen stärker ins Gewicht, weil die Kindererwartung der Feten vom Zeitpunkt der Bestrahlung an gerechnet größer ist. Rechnet man die wirksamen Gonadendosen bei Mutter und Fetus zusammen, so gelangt man zu einem Wert, der immerhin 20 % der genetisch signifikanten Jahresdosis bei Frauen darstellt.

Noch ein Wort zu der gegenwärtigen Strahlenbelastung durch atomare Versuchsexplosionen und bei einzelnen Berufsgruppen. Eine Arbeitsgruppe unter Professor RAJEWSKY hat durch Messungen an den verschiedensten Orten der Bundesrepublik festgestellt, daß die bisherigen

Tabelle 6. *Genetisch signifikante Dosen in Millirem pro Jahr von Mutter und Fetus bei geburtshilflich-gynäkologischen Untersuchungen* (nach HOLTHUSEN)

Position	Anzahl	Genetisch signifikante Dosis	
		Mutter	Fetus
Beckenmessung (bei Schwangeren)	93	0,044	0,241
Schwangerschaftsaufnahmen	537	0,32	1,39
Summe	630	0,364	1,63
Prozent der gesamten GSD		1,3 %	6,1 %
Hysterosalpingographie	345	0,20	
Gesamtsumme	975	0,564	1,63

radioaktiven Niederschläge nach Kernexplosionen eine Strahlung aufweisen, welche die natürliche Umweltstrahlung um durchschnittlich 25 % erhöht. Das bedeutet eine zusätzliche Gesamtstrahlenbelastung mit etwa 1 r, bezogen auf die gesamte Generationszeit eines Menschen. Nach amerikanischen Angaben beträgt die Gesamtstrahlenmenge, der die amerikanische Bevölkerung bis heute durch sämtliche kernphysikalischen Detonationen einschließlich der russischen, amerikanischen und britischen Versuche ausgesetzt war, wenig mehr als 100 Milliröntgen. Sicherlich: Dieser Wert entspricht etwa nur der Belastung durch eine Röntgenaufnahme des Thorax. Und trotzdem ist es genetisch nicht gleichgültig, ob nur einzelne oder ob viele Millionen Menschen diese Dosis erhalten.

Die berufsmäßige Tätigkeit in Betrieben, in denen mit Röntgen-, Radiumstrahlen und Radioisotopen gearbeitet wird, birgt zweifellos erhöhte Gefahren in sich. Diese berufsmäßige Strahlenbelastung wurde mit Hilfe einer von LANGENDORFF u. WACHSMANN entwickelten Filmplakettenmethode routinemäßig erfaßt und seit dem Jahre 1952 von DRESEL statistisch ausgewertet. Bei den sehr gründlichen Erhebungen des Arbeitskreises von Prof. LANGENDORFF hat sich dabei herausgestellt, daß Überschreitungen bestimmter Gonadendosen sowohl im Bereich der Medizin als auch in der Industrie recht häufig vorkommen und — wie die

Tab. 7 zeigt — ganz besonders in Betrieben, die mit radioaktiven Stoffen arbeiten. Als besonders strahlengefährdet erweist sich dabei die Gruppe der technischen Angestellten, wie Techniker, technische Assistentinnen, Pfleger und Krankenschwestern. In geringem Abstand folgt dann die

Tabelle 7. *Ergebnisse der Strahlenschutzüberwachung mit Strahlenschutzplaketten der Arbeitsgemeinschaft für Strahlenschutz in Westdeutschland*
(nach Langendorff)

| Jahr | Zahl der Filme | | Gesamt | Dosisgruppe r/Monat | Röntgen-betrieb % | Radio-isotope % |
	Röntgen	Radioisotope				
1957	26905	10606	37511	< 0,12	87,6	82,0
				0,12—0,4	6,6	6,0
				0,4 —1,2	4,0	7,5
				> 1,2	1,8	4,5
1958	35051	19212	54263	< 0,12	91,4	76,6
				0,12—0,4	6,2	16,2
				0,4 —1,2	1,5	4,6
				> 1,2	0,9	2,6

Gruppe der sogenannten qualifizierten Personen mit Hochschulausbildung wie Ärzte oder Diplom-Ingenieure. Bezüglich sehr interessanter Einzelheiten über die berufliche Strahlenbelastung sei hier nachdrücklich auf die monographische Darstellung von Dresel hingewiesen. Aber auch auf dem Gebiet der routinemäßigen Strahlenschutzkontrolle bahnt sich eine erfreuliche Entwicklung an. Wie nämlich Langendorff u. Dresel zeigen konnten (Tab. 8), haben die prozentualen Dosisüberschreitungen der Berufstätigen seit Einführung der Strahlenschutzüberwachung von Jahr zu Jahr abgenommen. Man sollte über diesem erfreulichen Ergebnis allerdings nicht vergessen, daß die Höhe derartiger Strahlenbelastungen für das Einzelindividuum vom erbbiologischen Standpunkt nur schwer vertretbar ist.

Tabelle 8. *Abnahme der prozentualen Dosisüberschreitungen seit Beginn der routinemäßigen Strahlenschutzüberwachung mit Filmen*

Nach Auswertungen der Filmplaketten-Meßstellen der Arbeitsgemeinschaft für Strahlenschutz in Freiburg i. Br. und Erlangen (nach Dresel u. Langendorff 1959)

Jahr	Anzahl der Filme	Prozentuale Überschreitung von 1,2 r/Monat %
1952	3980	7,6
1953	6120	4,3
1954	9057	4,1
1955	14850	4,6
1956	21027	2,8
1957	37511	2,0
1958	54263	1,5

Wir können uns jetzt also ein ungefähres Bild von der durchschnittlichen Gonadenbelastung machen, der jedes heute lebende Individuum ausgesetzt ist. Es ist trotzdem ein falsches Bild, weil es nämlich von der stillschweigenden Voraussetzung ausgeht, daß die Strahlenbelastung einer Population stets gleich bleibt. Das ist aber sicherlich nicht der Fall: vielmehr hat z.B. die Zahl der Röntgenuntersuchungen in den letzten Jahrzehnten rapide zugenommen und wird voraussichtlich auch weiter ansteigen. Es dürfte also ein erheblicher Unterschied sein, ob man die augenblickliche Gonadenbelastung auf die derzeitige Erwachsenengeneration bezieht oder auf die heute geborenen Kinder. HOLTHUSEN hat demnach recht, wenn er zu der Feststellung gelangt, daß wir die gegenwärtige Situation nicht ohne weiteres nach rückwärts projizieren dürfen — und ich möchte hinzufügen — auch nicht in die Zukunft.

Damit aber stellt sich von selbst die Frage nach der *genetischen Bedeutung* einer zusätzlichen Strahlenbelastung, d.h. also nach den Folgen einer Erhöhung der Mutationsrate beim Menschen. An den Anfang unserer Überlegungen sollte man ruhig das Eingeständnis setzen, daß

Tabelle 9. *Schätzung der für die Verdoppelung der Mutationsrate beim Menschen erforderlichen Dosis*

Drosophila	30—50 r	
Maus	50 r (?)	
Mensch	3 r	(niedrigste Schätzung nach NEEL 1954)
	30—40 r	(SCHUBERT 1938)
	80 r	(MULLER 1954)
	150 r	(höchste Schätzung nach NEEL 1954)

wir über die strahleninduzierte Mutationsrate beim Menschen überhaupt nichts wissen. Man kann also allerhöchstens versuchen, aus Messungen der spontanen und strahleninduzierten Mutationsrate bei Versuchsorganismen zunächst auf *die* Bestrahlungsdosis zu schließen, welche die Zahl der vorhandenen spontanen Mutationen *verdoppelt*. Diese sogenannte Verdoppelungsdosis dient heute zahlreichen Experten als Grundlage für die Angabe einer zumutbaren Strahlenbelastung. Es hat sich jedoch gezeigt, daß es grundsätzlich nicht möglich sein dürfte, aus derartigen Berechnungen der Verdoppelungsdosis von einem Objekt auf ein anderes zu schließen. Auf Grund zahlreicher Diskussionen im Arbeitskreis um TIMOFÉEFF habe ich schon vor Jahren eine Abschätzung dieser Verdopplungsdosis versucht. Immer wieder aber habe ich dabei betont, daß alle *quantitativen* Rückschlüsse auf die Verhältnisse beim Menschen nur mit äußerster Zurückhaltung zu bewerten sind.

In der Tab.9 sind einige Schätzungen für die Verdoppelungsdosis beim Menschen wiedergegeben. Dabei ist allerdings zu berücksichtigen, daß die Wahrscheinlichkeit für das Auftreten einer bestimmten Mutation weit über oder weit unter den Durchschnittswerten liegen kann, weil die einzelnen Gene nach den Erfahrungen der Drosophila-Genetik sehr unterschiedlich auf eine Bestrahlung reagieren. Man sieht also, in welchem

Dilemma wir uns befinden, wenn man nach einer Strahlendosis sucht, die dem Menschen gerade eben noch zumutbar ist. Bei dem heutigen Stande unseres Wissens scheint es zweckmäßig zu sein, vorsichtig auszudrücken, daß die Verdopplungsdosis sicher größer ist als 3 r — das ist nämlich der Wert für die Grundstrahlung — und sicher kleiner ist als 100 r.

Tabelle 10

Mutagene Chemikalien aus der Umwelt des Menschen
(nach Versuchen an höheren Organismen)

Chemikalien	Art der Prüfung auf Mutationsauslösung	
	Cytologische Methode	Kreuzungs-Methode
Pflanzenschutzmittel, Wuchsstoffe		
Endothal	+ ?	+
Phenoxy-Essigsäure-Verbindungen	+	
Ceepryn	+	
Hexa-Verbindungen	+	
Maleinhydrazid	+	
Konservierungsmittel, Aromastoffe, Farbstoffe		
Formaldehyd	+	+
Cumarin	+	
Trypaflavin	+	+
Acridinorange	+	+
Pyronin		+
Cytostatica		
Lost-Verbindungen	+	+
Epoxyde	+	+
Urethane	+	+
Triäthylenmelamin	+	+
Ariazin		+
Aminopterin		+
Colchicin	+	+
Endoxan		+
Leukeran		+
Bayer G 4073, E 39 sol.		+
Antibiotica		
Azaserin	+ ?	+
Sarkomycin		+
Alkaloide		
Morphin	+	+ ?
Codein	+	
8-Äthoxycoffein	+	

Diese Vorsicht scheint mir deshalb angebracht, weil eine *zusätzliche* Schädigung des menschlichen Erbgutes auch von *chemischer* Seite droht. Die entscheidende Schwierigkeit für ein Urteil über die strahleninduzierte Mutationsbelastung — die bisher eigenartigerweise immer übersehen wurde — besteht also darin, daß wir bisher nicht in der Lage sind, das Ausmaß der *Gesamtmutationsbelastung* eines Organismus bindend abzuschätzen nicht einmal bei Drosophila geschweige denn beim Menschen. Wir wissen lediglich aus dem Tierexperiment, daß Mutationen bereits durch körpereigene chemische Substanzen, wie sie unter Umständen im normalen und krankhaften Stoffwechsel der Organismen vorkommen, ausgelöst werden können. Weiterhin gibt es in der engeren und weiteren Umwelt des Menschen eine ganze Anzahl von chemischen Stoffen, die in mehr oder minder großem Umfang vom Organismus aufgenommen werden, bei chronischer Einwirkung auch in die Keimzellen gelangen und dadurch möglicherweise dem menschlichen Erbgut gefährlich werden können. Die Tab. 10 enthält eine Aufstellung derartiger Chemomutagene, die z. B. bei der Schädlingsbekämpfung, bei der Wasserhygiene, als freiwillige oder unfreiwillige Zusätze zu den Grundnahrungsstoffen oder als pharmazeutische Präparate Verwendung finden. Daß es sich dabei tatsächlich um hochwirksame mutationsauslösende Stoffe handelt, geht aus

Tabelle 11. *Häufigkeit recessiv-geschlechtsgebundener Letalfaktoren bei Drosophila nach intraabdominaler Injektion verschiedener Cytostatica*

Substanz	Konzentration in Prozent	Zahl der geprüften X-Chromosome	Letal-mutationen in Prozent
N-Lost Tris-(β-chloräthyl)-amin	0,01—0,03	1542	3,2—5,4
Leukeran p-(Bis-β-chloräthyl)-aminophenyl-buttersäure	0,05—0,1	719	6,0—13,0
N-Oxyd-Lost Bis-(β-chloräthyl)-methyl-amin-oxyd	1,0 —2,5	1135	2,8—5,0
Endoxan N,N-Bis-(β-chloräthyl)-N',O-propylenphosphorsäureester-diamid	0,5 —1,0	2153	1,6—5,3
Urethan Äthylurethan	0,3	1394	1,6
Stilbamidin 4,4'-Diamidinostilben	1,0	662	0,6
Bayer G 4073 2,5-Bisäthyleniminobenzochinon-1,4	0,1 bzw. ges. Lös.	1227	1,2—1,4
Bayer E 39 Solubile 2,5-Bis-methoxy-äthoxy-3,6-bis-äthyleniminobenzochinon-1,4	0,001—0,01	2278	1,6—5,6
Bayer DG 428 Thymin-Derivat	0,05—0,1	1675	0,7—2,3
Kontrolle: NaCl	0,75	2817	0,35

unserem eigenen speziellen Beitrag zu diesem Problem hervor. In der Tab. 11 ist eine Reihe moderner Cytostatica verzeichnet, von denen insbesondere das Lost und dessen Derivate Mutationsraten aufweisen, die ein Vielfaches der durchschnittlichen spontanen Letalfaktorrate darstellen. Vergleicht man die Höhe der experimentell ermittelten Mutationsraten mit der Häufigkeit röntgeninduzierter Mutationen, so ergibt sich, daß die Chemomutagenität einiger Cytostatica bei Drosophila einer Letalfaktorrate von 1000 r und mehr entspricht. Wir müssen dabei an die nicht sehr angenehme Möglichkeit denken, daß nicht die mutagenen chemischen Substanzen allein und nicht die ionisierenden Strahlungen allein, sondern beide zusammen wirksam sind und zahlreiche Wechselwirkungen zwischen beiden mutagenen Agentien möglich sind, über deren Ausmaß wir überhaupt noch keine Vorstellung haben.

Als Beispiel für derartige Kombinationswirkungen möchte ich die neuesten Ergebnisse meiner Mitarbeiter Künkel und Rodegra zitieren. Sie konnten bei ihren Untersuchungen über die Möglichkeit eines genetischen Strahlenschutzes bei Bakterien feststellen, daß die beiden Strahlenschutzsubstanzen Cystein und Amino-äthylisothiuronium (AET) für sich alleine zwar keine mutagene Wirkung zeigen. Kombiniert man die Bestrahlung mit einer Verabreichung von Cystein, so läßt sich tatsächlich eine eindeutige *Herabsetzung* der strahleninduzierten Mutationsrate erzielen (Tab. 12). Bei Kombination von Bestrahlung mit dem AET ergibt sich jedoch eine signifikante *Erhöhung* des Mutationseffektes.

Man möge diesem Beispiel entnehmen, wie schwierig es ist, gerade bezüglich der Wechselwirkungen von chemischen Agentien und ionisierenden Strahlungen irgendwelche Voraussagen zu machen. Hier hilft nur das Experiment weiter, wobei man dann noch zu berücksichtigen hat, wieweit daraus Rückschlüsse auf die Verhältnisse beim Menschen erlaubt sind.

Tabelle 12

Mutationsauslösung bei E. coli

(Stamm B/r-II-20 Leuc⁻)

A. Strahleninduzierte Mutationen

(pro 10^8 Überlebende) 40 000 r

	ohne Schutz-substanz	mit Schutz-substanz
Cystein	12 814	6 980
AET	12 727	50 110

B. Prüfung auf Chemomutagenität

	unbehandelte Kontrollen (Spontanrate)	behandelte Kontrollen
Cystein	18	18
AET	18	18

Bei allen unseren Überlegungen über die Bedeutung einer zusätzlichen Mutationsbelastung des Menschen müssen wir schließlich noch einen nicht minder wichtigen Faktor berücksichtigen: nämlich das *Gegenspiel von Mutation und Selektion*, das den gegenwärtigen und zukünftigen Genbestand einer Bevölkerung bestimmt. Schon normalerweise ist die menschliche Bevölkerung einerseits mit einer gewissen Rate spontaner Mutationen der verschiedensten Typen belastet, deren Gesamtzahl innerhalb einer Population durch ihre durchschnittliche Erbstruktur festgelegt ist. Andererseits werden die Merkmalsträger einer Mutation, die eine stärkere oder schwächere Minderung der Vitalität, der Lebenstüchtigkeit des Organismus hervorruft, dadurch ausgemerzt, daß sie schon vor der Geburt sterben oder das fortpflanzungsfähige Alter nicht erreichen. Der Zustand der Vitalität derartiger Konstitutionen bzw. die Größe ihres sogenannten Selektionsvorteils oder -nachteils entscheiden also über das zukünftige Schicksal der Mutationen im Laufe der Generationsreihen. Bei den meisten neuentstehenden Mutationen wird die betreffende Merkmalsänderung nur selten in die nächsten Generationen übertragen: sie erleidet den „genetischen Tod". Man kann errechnen, daß selbst eine geringe Abnahme der Fortpflanzungsfähigkeit genügt, damit diese Neumutation innerhalb weniger Generationen wieder aus der Population verschwindet. Die Selektion vermindert also die Belastung der Bevölkerung mit nachteiligen Erbfaktoren.

Es ergibt sich zwangsläufig, daß die durchschnittliche Erbkonstitution einer Population im Laufe der Generationen nicht starr sein kann, sondern einem ständigen Wechsel unterliegt. Dabei ist das Ausmaß sämtlicher auf das jeweilige menschliche Erbgut entfallenden Mutationen einer feinen Regulierung unterworfen, die durch den Zugang an neumutierten Genen einerseits und den Abgang schädlicher Mutationen durch Ausmerzung ihrer Träger andererseits bestimmt wird. *Dem Mutationsdruck steht also ein Selektionsdruck gegenüber.* Im Laufe der Generationen muß sich ein *Gleichgewichtszustand* einstellen, in dem sich der Zugang neuer Mutationen und die Elimination von Mutationen bzw. ihr Einrücken in die durchschnittliche Erbkonstitution die Waage halten. Voraussetzung für ein derartiges Gleichgewicht sind die Konstanz der spontanen Mutationsrate und die Konstanz der Selektionsbedingungen. Erhöht sich die Mutationsrate oder vermindert sich die Selektion, dann strebt das System einem neuen genetischen Gleichgewicht zu: der Gleichgewichtsspiegel ist erhöht. Die Zeit, innerhalb der das neue Gleichgewichtsniveau erreicht wird, ist von einer ganzen Reihe von Faktoren abhängig, so z.B. von dem Erbgang des mutierten Gens, von der Eliminationsrate der Mutationen und von dem Inzuchtgrad der Bevölkerung.

Eine Verringerung des Selektionsdrucks kann etwa darauf beruhen, daß die Fortschritte der modernen Medizin es ermöglichen, eine größere Anzahl der Träger vitalitätsmindernder Konstitutionen am Leben zu erhalten. Auf diese Weise entstehen die sogenannten *Selektionsnischen.* Man spricht z.B. von einer Insulinnische und bringt damit zum Ausdruck, daß die Zuckerkranken mit Hilfe der medikamentösen Therapie als vollwertige Glieder der menschlichen Gesellschaft über Generationsreihen erhalten werden. Derartige Selektionsnischen sind sicherlich in sehr großer Anzahl vorhanden. Es besteht kein Zweifel darüber, daß die durchschnittliche Erbkonstitution in einer Population dadurch mit zahlreichen nichteliminierten, vitalitätsmindernden Genen oder Genkomplexen belastet ist.

In gleicher Weise muß sich eine Erhöhung der Mutationsrate bei gleichbleibendem Selektionsdruck in einer Zunahme von Erbkranken oder erblich belasteten Individuen in der Bevölkerung auswirken. Da die nachteiligen Erbanlagen unter den neuentstandenen Mutationen bei weitem überwiegen, ist es für die Erhaltung und Weiterentwicklung der Organismengruppen von Wichtigkeit, daß alle Neumutationen durch das Sieb der Selektion hindurchgehen. Das Funktionieren dieses Siebes erfordert naturgemäß Zeit. Ein überstürztes Auftreten neuer Mutationen muß das Sieb der Selektion unwirksam machen und zu einer Überschwemmung der Bevölkerung mit nachteiligen Erbanlagen führen.

Leider aber kennen wir nicht die obere Grenze der Mutationsrate, mit der das Selektionsprinzip eben gerade noch fertig wird. Aber gerade deshalb müssen wir die Gefahr erkennen, welche der Menschheit nicht nur durch die Zunahme der Mutationsrate durch Strahlenbelastungen der verschiedensten Art droht, sondern auch durch die Abnahme des Selektionsdrucks infolge von Zivilisationseinflüssen.

Aus den gleichen Gründen aber wäre es verfehlt, Berechnungen über die Zahlenquote der zusätzlich Erbkranken innerhalb einer Bevölkerung anzustellen und diesen Wert dann vielleicht sogar mit der Zahl der jährlich Unfallverletzten zu vergleichen — wie es tatsächlich geschehen ist —. Dazu sind unsere Kenntnislücken und Schwierigkeiten auf einem so komplizierten Gebiet wie der Humangenetik viel zu groß.

Auf der anderen Seite wäre es verantwortungslos, wollte man sich auf den Standpunkt stellen, daß das Vorhandensein von Mutationen letzten Endes ja den Ausgangspunkt für die Weiterentwicklung der Menscheit darstellt oder daß die Mutationen — falls sie schädlich sind — ja doch der Selektion unterliegen. Gerade weil wir so wenig über die Toleranzgrenze des Menschen für neuentstehende Mutationen wissen und gerade weil eine weitere Abnahme des Selektionsdrucks zu befürchten ist, kann es in diesen Dingen nur einen einzigen Standpunkt geben, nämlich künstliche Strahlenbelastungen aller Art vom Menschen fernzuhalten, soweit das nur immer möglich ist. Alle Genetiker sind sich darüber einig, daß die Angabe einer gewissen Sicherheitsdosis einfach nicht möglich und jede Festsetzung einer höchstzulässigen Dosis letztlich willkürlich ist. Denn jede Strahlung ist unerwünscht, wenn sie irgendeine schädliche Mutation zur Folge hat. Bei der gegenwärtigen Durchsetzung der Bevölkerung mit Erbdefekten aller Art können wir es uns einfach nicht leisten, zusätzliche Erbkrankheiten in Kauf zu nehmen, solange niemand weiß, ob das Sieb der Selektion überhaupt noch ausreichend wirksam ist.

Zweifellos ist also die kontrollierte und unkontrollierte Anwendung ionisierender Strahlenarten mit ganz erheblichen Gefahren für die Erhaltung des Erbbestandes der Menschheit und deren Weiterentwicklung verbunden. Diese Gefahren bürden unserer Generation ein Höchstmaß an Verantwortung auf, weil es nicht nur um die Zukunft eines Volkes, sondern um die Zukunft der Menschheit geht. Alle zivilisierten Länder sollten die Gefahren, die ihnen drohen, rechtzeitig erkennen und gemeinsam versuchen, sie zu meistern.

Literatur

Bertram, C., G. Höhne u. G. Schubert: Genetische Schäden nach Einwirkung zytostatischer Substanzen. Acta Union. int. contra canc. 1959 (im Druck).

Brandt, H. v., u. G. Höhne: Mutationslösung durch schnelle Elektronen eines 6-MeV-Betatrons. Strahlentherapie **90**, 93 (1953).

DRESEL, H.: Die berufliche Strahlenbelastung. Schriftenreihe d. Bundesmin. f. Atomkernenergie, Heft 11 (1960).

FRITZ-NIGGLI, H.: Abhängigkeit der genetischen Strahlenschädigung von Milieufaktoren und Strahlenqualität. (Schätzung der genetischen Strahlengefährdung des Menschen durch radioaktive Isotope.) Bull. Schweiz. Akad. med. Wiss. 14, 550 (1958).

HENKE, H., G. HÖHNE u. H. A. KÜNKEL: Untersuchungen über die mutagene Wirkung einiger Cytostatica. Z. Krebsforsch. 62, 347 (1958).

HOLTHUSEN, H.: Bericht über die genetische Belastung der Bevölkerung durch medizinische Strahlenanwendung. Ber. d. Dtsch. Atomkommission, Arbeitskreis IV/4 Strahlenbiologie, 1959.

KAPLAN, R. W.: Die Gefährdung der Erbanlagen des Menschen durch Strahlen. Naturwissenschaften 16, 433 (1957).

KÜNKEL, H. A., u. H. RODEGRA: Über den Einfluß von AET auf die strahleninduzierte Mutationsrate von Bacterium coli. (In Vorbereitung.)

MULLER, H. J.: The manner of dependence of the permissible dose of radiation on the amount of genetic damage. Acta radiol. (Stockh.) 41, 5 (1954).

MULLER, H. J.: Damage to posterity caused by irradiation of the gonads. Amer. J. Obstet. Gynec. 67, 467 (1954).

MULLER, H. J.: Strahlenwirkung und Mutation beim Menschen. Naturwiss. Rdsch. 9, 4 (1956).

NACHTSHEIM, H.: Häufigkeit und Verbreitung krankhafter Gene in menschlichen Populationen. Die Wirkung der Mutationsrate sowie mutagener Faktoren, des Selektionsdruckes und der Kontraselektion. Münch. med. Wschr. 97, 157 (1955).

NACHTSHEIM, H.: Atomenergie und Erbgut. Münch. med. Wschr. 36, 1283 (1957).

NACHTSHEIM, H.: Strahlengenetik der Säuger. In: Ergebn. d. Strahlenbiologie, Strahlentherapie, Nuklearmedizin und Krebsforschung. 1952—1958. Hrsg. v. SCHINZ, H. R., H. HOLTHUSEN, G. SCHUBERT u.a. Stuttgart: Thieme 1959.

NEEL, J. V., and W. J. SHULL: Human heredity. University of Chicago Press 1954.

NEEL, J. V., and W. J. SHULL: The effect of exposure to the atomic bombs on pregnancy termination in Hiroshima and Nagasaki. Atomic bomb casualty commission, Publ. 461. Washington 1956.

OSBORNE, S. B., and E. E. SMITH: The genetically significant radiation dose from the diagnostic use of x-rays in England and Wales. (Preliminary survey.)

OUGHTERSON, A. W., and S. WARREN: Medical effects of the atom bomb in Japan. New York: McGraw-Hill 1956.

RUSSELL, W. L.: X-ray induced mutations in mice. Symp. Quant. Biol. Cold Spring Harbor 16, 327 (1952).

SCHUBERT, G.: Kernphysik und Medizin. 2. Aufl. Göttingen: Musterschmidt 1948.

SCHUBERT, G.: Genschädigungen und deren biologische Bedeutung. Studium Generale 12, 194 (1959).

SCHUBERT, G.: Die genetischen Auswirkungen atomarer Energien. Beitr. Sexualforsch. 16, 32 (1959).

SCHUBERT, G., u. G. HÖHNE: Auslösung von Chromosomenmutationen bei Drosophila melanogaster durch schnelle Elektronen und Röntgenstrahlen. Strahlentherapie 94, 72 (1954).

SCHUBERT, G., u. A. PICKHAN: Erbschädigungen. Probleme der theoretischen und angewandten Genetik. Leipzig: Thieme 1938.

SEELENTAG, W., D. v. ARNIM, E. KLOTZ u. J. NUMBERGER: Zur Frage der genetischen Belastung der Bevölkerung durch die Anwendung ionisierender Strahlen in der Medizin. II. Teil: Messungen über die bei röntgendiagnostischen Untersuchungen an die Gonaden gelangenden Dosen. Strahlentherapie 105, 169 (1958).

Timoféeff-Ressovsky, N. W., u. K. G. Zimmer: Biophysik I. Das Trefferprinzip in der Biologie. Leipzig: S. Hirzel 1947.
Verschuer, O. von: Zur Genetik des Geschlechts und zur Frage der Strahlenschädigung der Erbanlagen. Ärztl. Fortbild. 9, Nr. 11 (1959).

2. C. G. Schirren-München: Die genetische Strahlenbelastung des Patienten in der Dermato-Röntgentherapie. Mit 26 Textabbildungen.

So lange die Erde bevölkert ist, sind die auf ihr lebenden Menschen einer fortwährenden und sich praktisch immer gleich bleibenden Belastung durch ionisierende Strahlen ausgesetzt. Sie besteht aus der *kosmischen Strahlung* und der *Radioaktivität der Umgebung*. In Erkenntnis der Unabänderlichkeit dieses Strahleneinflusses und im Hinblick auf die praktische Unmöglichkeit eines Schutzes hat man hierfür die Bezeichnung „*natürliche Strahlenbelastung*" gewählt. Sie liegt als mittlere Jahresdosis bei 0,15 rem.

Zu der natürlichen Strahlenbelastung hat sich in den letzten 5 Jahrzehnten in zunächst langsam, in den letzten 15 Jahren aber rascher ansteigendem Umfang eine weitere Belastung mit energiereichen Strahlen gesellt, die durch die Anwendung von Röntgenstrahlen in Medizin und Technik, durch Atombomben-Versuchsexplosionen, sowie durch Reaktoren-Betrieb mit der Erzeugung radioaktiver Produkte usw. bedingt ist, und unter dem Sammelbegriff „*künstliche Strahlenbelastung*" geführt wird. Sie macht nach Muth mit 0,03 rem pro Jahr ca. 20 % der natürlichen Strahlenbelastung aus.

Eine ins einzelne gehende Aufschlüsselung dieser Werte ergibt die bedenkliche Tatsache, daß fast 80 % der künstlichen Strahlenbelastung auf die medizinische Anwendung von energiereichen Strahlen entfallen. Der Hauptanteil hiervon ist durch röntgendiagnostische Maßnahmen bedingt, so daß das Schwergewicht aller Untersuchungen über das Ausmaß künstlicher Strahlenbelastungen in der Medizin bisher auf diesem Sektor der praktischen Strahlenanwendung lag. Erst später begann man sich auch in der Therapie hierfür zu interessieren und stellte mit großer Überraschung fest, daß auch bei relativ weichen Strahlungen zum Teil unerwartet hohe Gonadendosen zu verzeichnen sind.

Die Verfeinerung und Spezialisierung der verschiedenen röntgendiagnostischen und -therapeutischen Methoden hat im Laufe der Entwicklung dazu geführt, daß *somatische Schäden* verhindert oder in vertretbaren Grenzen gehalten werden können. Im Mittelpunkt des Interesses stehen daher heute schädliche Beeinflussungen des menschlichen Erbgutes — also *genetische Strahlenschäden*. Die Frage genetischer Schäden und Belastungen ist um so bedeutsamer, als im Gegensatz zur somatischen Belastung auf genetischem Gebiet mit keiner „unwirksamen Strahlungsdosis" (Rajewsky u. Pohlit) gerechnet werden darf, sondern praktisch die kleinste zusätzliche Strahlendosis an den Generationsorganen von Bedeutung sein kann.

In dieser Situation obliegt auch dem Dermato-Röntgenologen die verantwortungsvolle Verpflichtung, sich über die mit seinem speziellen Fach verbundenen Gefahren für den Patienten klar zu werden und die sich hieraus ergebenden Konsequenzen zu ziehen. Die bisher zur Frage einer genetischen Belastung des Patienten in der Hautröntgentherapie vorliegenden Untersuchungen (SCHIRREN 1953; SULZBERGER, STEWART u. WITTEN 1957; WITTEN, SULZBERGER u. STEWART 1957; STEWART, WITTEN u. SULZBERGER; SCHIRREN, HAUMAYR u. DITTMAR 1958; CROSSLAND 1957; LANDAUER 1957; DOMONKOS u. CAMERON; BORN 1958; SCHIRREN 1958; SCHIRREN, HAUMAYR u. DITTMAR 1959; SCHIRREN 1959[1]; BORN 1959; SCHIRREN 1959[2]; RAJEWSKY u. POHLIT 1959; ALDEN, WEENS u. YOUMANS 1959 u. a.) lassen erkennen, daß es unverantwortlich wäre, vor diesen Tatsachen die Augen zu verschließen und in der traditionellen Überlieferung überholter Vorstellungen fortzufahren.

A. Erfordert die Hautröntgentherapie besondere Schutzmaßnahmen für die Generationsorgane des Patienten?

Die Beantwortung oben aufgeworfener Fragestellung setzt die genaue Kenntnis über die Höhe der mit den einzelnen Bestrahlungsmethoden verbundenen Gonadendosen voraus. Genetische Strahlenbelastungen werden dann zu einem besonders beachtenswerten Faktor, wenn wesentliche Teile des einer Hautröntgenbestrahlung unterzogenen Patientengutes sich noch innerhalb des generationsfähigen Alters befinden, was von verschiedenen Therapeuten eindrucksmäßig bezweifelt wird.

I. Art und Zusammensetzung des dermatoröntgenologischen Patientengutes. Bei der Auseinandersetzung mit dem Problem der genetischen Strahlenbelastung des dermatoröntgenologischen Patienten kommt einer näheren Analyse eines entsprechend großen und auch repräsentativen Patientengutes besondere Wichtigkeit zu.

Um den zum Teil unterschiedlichen Gegebenheiten in einer großen dermatologischen Strahlenabteilung einer Universitätsklinik sowie in der freien Praxis — und zwar sowohl in der dermatologischen wie auch in der röntgenologischen — gerecht zu werden, erfolgte die von uns vorgenommene Auswertung* sämtlicher Patienten, die im Jahre 1958 einer Hautröntgentherapie unterzogen worden waren, für den Großraum München getrennt nach Kranken der *Dermatologischen Universitätsklinik* (im folgenden als *Klinik* bezeichnet) und solchen der *freien Praxis* aller in

---

* Für die freundliche Unterstützung bei der Zusammenstellung sind wir der Kassenärztlichen Vereinigung München, insbesondere aber unserer med.-techn. Assistentin HILDEGARD BUCHE, zu großem Dank verpflichtet.

München niedergelassenen Dermatologen und Röntgenologen (im folgenden als *freie Praxis* bezeichnet).

1. Altersverteilung der 1958 in München bestrahlten Hautpatienten. Die in Tab. 1 gegebene Übersicht über die *Altersverteilung* aller in Klinik und freier Praxis wegen eines Hautleidens röntgenbehandelten Patienten läßt erkennen, daß die oft vertretene Ansicht, fast alle einer Röntgenbehandlung unterzogenen Hautpatienten befänden sich jenseits des generationsfähigen Alters, keineswegs zutrifft.

Tabelle 1

Altersverteilung der 1958 in München bestrahlten Hautpatienten

Alter	Klinik %	freie Praxis %
0—1	23 ⎫	10 ⎫
2—5	4 ⎪ 47%	— ⎪ 39%
6—20	3 ⎪	6 ⎪
21—45	17 ⎭	23 ⎭
46—60	21	29
61—95	32	32

Begrenzt man das *generationsfähige Alter* — über die Schwierigkeiten eines solchen Vorgehens gerade beim männlichen Geschlecht sind wir uns durchaus bewußt — bis zum 45. Lebensjahr, so zeigt sich, daß unter den Klinikpatienten 47% zum Zeitpunkt der Röntgenbestrahlung noch im generationsfähigen Alter waren. Die für die freie Praxis ermittelten Werte mit 39% entsprechen durchaus diesem Ergebnis. Etwa die Hälfte aller im generationsfähigen Alter stehenden röntgenbestrahlten Patienten wurde wegen eines Hämangioms in Strahlenbehandlung genommen!

Das Ansteigen der Prozentzahlen jenseits des 45. Lebensjahres beruht im Klinikpatientengut in erster Linie auf der Zunahme bösartiger Hauttumoren und erst in zweiter Linie in der bevorzugteren Röntgentherapie entzündlicher Dermatosen (Ekzem, Lichen ruber, Psoriasis).

Nach diesen Zahlenunterlagen über die Altersverteilung der in Hautröntgentherapie stehenden Patienten kann es keinem Zweifel mehr unterliegen, daß strahlenschutztechnische Gesichtspunkte für die Gonaden nicht zu vernachlässigen, sondern *von hervorragender Wichtigkeit* sind.

Tabelle 2

Diagnose der 1958 in München bestrahlten Hautpatienten

Diagnose	Klinik %	freie Praxis %
Entzündliche Dermatosen	28	60
Gutartige Tumoren	34	14
Bösartige Tumoren	38	26

2. Diagnose der 1958 in München bestrahlten Hautpatienten. Es ist nicht uninteressant zu verfolgen, wie sich die Zahlenwerte der einzelnen Krankheitsgruppen für die Patienten in Klinik und freier Praxis verhalten:

Während in der Gruppe der *entzündlichen Dermatosen*, zu denen Ekzem, Lichen ruber, Psoriasis, Furunkel, Hidradenitis zu rechnen sind, die Klinik nur 28% ihrer Fälle vereint, finden sich in der freien Praxis mit 60% mehr als doppelt so viele. Dabei wird das Ansteigen vorwiegend durch Fälle der röntgenologischen, nicht durch solche der dermatologischen freien Praxis verursacht (siehe Tab. 2).

Die höheren Werte von 34% bei der Gruppe *gutartiger Tumoren* in der Klinikbehandlung gegenüber nur 14% in der freien Praxis beruht auf einer größeren Überweisungsfrequenz der Hämangiome in „fachklinische Behandlung" gerade aus der röntgenologischen Praxis.

Bemerkenswert ist schließlich, daß die größte Behandlungsgruppe in der Klinik durch die *bösartigen Hautgeschwülste* mit 38% gestellt wird, im Gegensatz zur freien Praxis, bei der es die entzündlichen Dermatosen mit 60% sind. Letzteres hängt ohne Zweifel damit zusammen, daß der Dermatologe viele Fälle aus der Gruppe der entzündlichen Dermatosen auf Grund seiner besonderen lokaltherapeutischen Fachkenntnisse ohne Strahlenanwendung zu beherrschen in der Lage ist.

3. Lokalisation der 1958 in München bestrahlten Dermatosen. Die Strahlengefährdung der Generationsorgane wird schon theoretisch mit geringer werdender Entfernung des Bestrahlungsfeldes zu den Gonaden

Tabelle 3. *Lokalisation der 1958 in München bestrahlten Dermatosen*

Bestrahlungsfeldlokalisation	Klinik %	freie Praxis %
Thorax	12 ⎫	12 ⎫
Bauch — Gesäß — Oberschenkel	11 ⎬ 27%	11 ⎬ 30%
Ano — Genitalregion	4 ⎭	7 ⎭
Kopf	39 ⎫	21 ⎫
Unterschenkel — Füße	11 ⎬ 73%	16 ⎬ 70%
Arme — Hände	23 ⎭	34 ⎭

stärker ansteigen müssen. Während Kopf, Unterschenkel, Füße, Arme und Hände als von den Gonaden weitab gelegene *Bestrahlungslokalisationen* gelten dürfen, verdienen Thorax, Bauch, Gesäß, Oberschenkel und Ano-Genitalregion stark anwachsende Beachtung. Auf die a priori als gefährlicher anzusehende Lokalisation der Gruppe 2 entfallen von den Klinikfällen 27%, während sie bei den Fällen der freien Praxis 30% ausmachen (Tab. 3). Daß unter bestimmten Bedingungen auch Bestrahlungen der Lokalisationen aus der Gruppe 1 zu einer beträchtlichen Gefährdung der Gonaden führen können, wird bei der Erörterung der einzelnen Behandlungsverfahren anzuführen sein (z. B. Kopfepilation, Unterlippenbestrahlung im Sitzen usw.).

4. In der Münchener Klinik 1958 verwendete Strahlenqualitäten. In Tab. 4 konnten nur die in der Klinik verwendeten *Strahlenqualitäten* aufgeführt werden. Die für die freie Praxis zur Verfügung stehenden Unterlagen waren zu unvollständig, als daß sie ausgewertet werden konnten. Das ist um so bedauerlicher, als man eindrucksmäßig die Ansicht gewann, daß die in der freien röntgenologischen Praxis zu ermittelnden

Werte sich wesentlich anders verhalten. Während in der Klinik 74% sämtlicher Patienten — gleichgültig, ob sie wegen einer entzündlichen Dermatose, eines gutartigen oder bösartigen Hauttumors bestrahlt wurden — mit Strahlenqualitäten, deren GHWT 0,6—4 mm betrug, bestrahlt wurden, liegt dieser Qualitätsbereich für die freie röntgenologische Praxis nur bei wenigen Prozent!

Die Auswahl der Strahlenqualitäten in der Klinik erfolgte nach der in den letzten Jahren eingehend diskutierten *Beziehungsregel*, nach der die

Tabelle 4
In der Dermatologischen Klinik München 1958 verwendete Strahlenqualitäten

GHWT in mm	%
0,6—1	12 ⎫
2 —4	62 ⎬ 74%
7 —8	9 ⎭
10 —12	15
18	1
30 —50	1

Tabelle 5
Erforderliche Gesamtdosishöhe bei den 1958 in München bestrahlten Hautpatienten

Gesamtdosis	Klinik %	freie Praxis %
bis 600 r	35	30
650— 2000 r	23	29
2500— 5000 r	7	25
5500— 7000 r	20	8
7500—10000 r und mehr	15	8

Strahlenqualität in GHWT-Millimeter mit der geschätzten Tiefenausdehnung der zu bestrahlenden Dermatose in Übereinstimmung stehen soll (Ebbehøj 1952; Schirren 1958; Goldschmidt, Betetto u. Bonse 1959). Die sich hieraus für die meisten Fälle (nach Tab. 4 74%!) ergebenden geringen Strahlenqualitäten stehen der Mehrzahl der freien Radiologen gar nicht zur Verfügung!

Unter den in Tab. 4 aufgeführten Werten ist die Originalnahbestrahlungsapparatur, die wir seit Einführung der Berylliumröhre in der dermatologischen Röntgentherapie für überholt und unangebracht halten, nur noch in wenigen Fällen vorhanden.

Wie unsere weiteren Untersuchungen zeigen werden, besitzt das Problem der verwendeten Strahlenqualität insofern eine zentrale Stellung, als mit Ansteigen der Qualität eine in gleicher Weise ansteigende Gonadendosis verbunden ist (Born 1958; Sulzberger u. Mitarb.). Gerade diese Tatsache darf bei der praktischen Durchführung der Hautröntgentherapie nicht übersehen werden.

5. Erforderliche Gesamtdosishöhe der 1958 in München bestrahlten Hautpatienten. Wenn auch die Aufschlüsselung aller 1958 bestrahlten Hautpatienten nach den verabreichten *Gesamtdosen* nur begrenzten Wert besitzt und lediglich einen grob orientierenden Überblick vermittelt, zeigen die in Tab. 5 aufgeführten Ergebnisse das gute Übereinstimmen der Verhältnisse in Klinik und Praxis bis zu Gesamtdosen 2000 r, während sich darüber hinaus beträchtliche Abweichungen ergeben, die vor allem durch das unterschiedliche technische Vorgehen bei der Krebsbehandlung bedingt sind. In der freien röntgenologischen Praxis erfolgt deren Behandlung auch heute noch vorwiegend unter Halbtiefen- und Tiefentherapiebedingungen, bei denen Gesamtdosen über 5000 r erfahrungsgemäß nur selten verabreicht werden.

Zusammenfassend läßt sich über die Art und Zusammensetzung eines repräsentativen Querschnittes des dermatoröntgenologischen Patientengutes feststellen:

1. Strahlengenetischen Belastungen kommt in der Dermatoröntgenologie erhöhte Bedeutung zu, da $^1/_3$ bis fast die Hälfte aller Patienten, bei denen eine Hautbestrahlung vorgenommen wird, sich im generationsfähigen Alter befindet.

2. Bei rein dermatoröntgenologischer Indikationsstellung zur Bestrahlung von 1. entzündlichen Dermatosen, 2. gutartigen und 3. bösartigen Hautgeschwülsten ergibt sich ein Häufigkeitsverhältnis von etwa 1:1:1, während es sich bei vorwiegend röntgenologischer Indikationsstellung auf etwa 4:1:2 verschiebt.

3. Etwa $^1/_3$ aller bestrahlten Dermatosen ist an für die Gonadenbelastung gefährlichen Körperregionen lokalisiert, so daß strahlenschutztechnische Überlegungen von besonderer Bedeutung sind.

4. Über $^2/_3$ aller in Anpassung der Strahlenqualitäten an die jeweilige Tiefenausdehnung der Dermatosen bestrahlten Dermatosen lassen sich mit Gewebehalbwerttiefen bis 4 mm bestrahlen, wodurch schon rein theoretisch eine Reduzierung der Gonadenbelastung möglich wird.

II. Höhe der Strahlenbelastung der Gonaden bei den einzelnen dermatologischen Bestrahlungsmethoden ohne Bleischutz. Die im folgenden aufgeführten Zahlen über die *Höhe der Strahlenbelastung der Generationsorgane* bei den verschiedenen dermatologischen Bestrahlungsmethoden wurden mit dem Kondiometerverfahren* mit Kondensatorkammern [Technische Einzelheiten siehe C. G. SCHIRREN, N. HAUMAYR u. R. DITTMAR, Strahlentherapie **108**, 127 (1959)] gewonnen. Als Meßort wurde bei männlichen Patienten der Hodenbereich, bei weiblichen Patienten das hintere Scheidengewölbe gewählt. Damit dürfte den wahren Lokalisationsgegebenheiten am ehesten entsprochen sein (SEELENTAG 1958). Die Messungen wurden zum Teil gemeinsam mit HAUMAYR u. DITTMAR durchgeführt, zum Teil im Anschluß daran an einem größeren Patientengut und bei besonderen Fragestellungen auch an Wasser- und Wasser-Paraffinphantomen fortgesetzt**.

Die aufgeführten Ergebnisse sind im wesentlichen Durchschnittswerte. Sie wurden, soweit nicht ausdrücklich anders erwähnt, bei

---

* Firma Physikalisch-Technische Werkstätten Dr. Pychlau, Freiburg i.Br.

** Für tatkräftige Unterstützung sind wir der ehrw. Schwester MELLA HOISS zu großem Dank verpflichtet.

üblicher Einstellung am Patienten unter Benutzung von strahlenundurchlässigen Tubussen gefunden und sollen das Ausmaß der Gonadendosis, falls kein spezieller Bleischutz der Generationsorgane erfolgt, demonstrieren. Auf die Frage der Abhängigkeit der Gonadendosis von der gewählten Bleischutztechnik wird gesondert unter C eingegangen werden.

Die in den folgenden Abbildungen aufgeführten Meßergebnisse stellen vorwiegend Näherungswerte über die Höhe der Gesamtdosis bei dieser oder jener Bestrahlungsmethode dar und sollen dem Betrachter die Größenordnung des Gefährdungsgrades vor Augen führen.

Bereits geringgradige Änderungen in der Einstellungstechnik, insbesondere das Abweichen des Zentralstrahles in Richtung auf die Generationsorgane, können einen erheblichen Anstieg der Gonadendosis verursachen. Damit entsprechen die Verhältnisse hier durchaus denjenigen bei der Röntgendiagnostik, bei denen ein so erfahrener Spezialist auf dem Gebiet der Gonadendosisbestimmung wie Seelentag (1960) eine Schwankungsbreite von zum Teil mehreren 100% in Abhängigkeit von der jeweiligen Technik konstatiert.

Es wäre also z.B. falsch, aus Abb.5 ablesen zu wollen, daß bei der Tumorbestrahlung am Kopf mit 7000 r immer gerade 2 mr an die Hoden gelangen. Wird bei sorgloser Einstellung z.B. eines Parietalfeldes der Zentralstrahl durch falsche Lagerung des Patienten in Richtung Gonaden gerichtet und liegt zudem noch ein großes Bestrahlungsfeld vor, so kann der Wert von 2 mr um ein Erhebliches überschritten werden!

Die im folgenden aufgeführten Werte der Gonadendosen wurden, soweit nicht ausdrücklich anders betont, bei der Bestrahlung mit zwei Weichstrahlgeräten* sowie einem Originalnahbestrahlungsgerät nach Chaoul** gefunden.

Die Meßanordnung, insbesondere die jeweilige Lokalisation, an der die Messungen vorgenommen wurden, entspricht den auf dem letzten Internationalen Kongreß für Radiologie gemachten Vorschlägen, wie sie für Deutschland auch von Holthusen empfohlen wurden. Hiernach ist es üblich, stets die mit der Kondensatorkammer *an* den Generationsorganen ermittelten Dosen *ohne jeden Abzug* anzugeben, obwohl selbstverständlich die bedeckende Scrotalhaut bzw. die Entfernung vom hinteren Scheidengewölbe zu den Ovarien zu einer Veränderung der Werte führen kann. Um vergleichbare und vor allem auch reproduzierbare Werte zu erhalten, haben wir daher — unter Berücksichtigung obiger Empfehlungen — die wirklich gemessenen Dosen ohne Abzug angegeben. Jedoch ist aus jedem Wert die benutzte Strahlenqualität ersichtlich.

---

* Typ „Dermopan" der Siemens-Reiniger-Werke, Erlangen.
** Hersteller Siemens-Reiniger-Werke.

Die technischen Strahlenbedingungen waren folgende:

1. Weichstrahlgeräte (Dermopan)

Nr.	Spannung kV	Filterung	HWS mm	GHWT	
				FHA 15 cm mm	FHA 30 cm mm
1	14,5	∅	0,6 Cellon	0,6	1
2	29	0,4 mm Al	0,3 Al	3	4
3	43	0,7 mm Al	0,6 Al	7	8
4	50	1,0 mm Al	0,9 Al	10	12
5	50	2,0 mm Al	1,4 Al	12	18
6	50	∅	0,1 Al		2 (FHA 2 m)

2. Nahbestrahlungsgerät nach Chaoul (Monopan)

Nr.	Spannung kV	Filterung	HWS mm	FHA mm	GHWT mm
1	60	0,2 Cu	0,2 Cu	1,5	4
2	60	0,2 Cu	0,2 Cu	3,0	8
3	60	0,2 Cu	0,2 Cu	5,0	12

Im einzelnen ergeben sich folgende Verhältnisse:

1. Entzündungsbestrahlung. Entzündungsbestrahlungen bei Ekzem, Lichen ruber, Psoriasis sowie Pyodermien (Furunkel [Gesicht!], Hidradenitis) werden mit kleinen Einzel- und geringen Gesamtdosen vorgenommen. Die erforderliche GHWT beträgt zumeist nur bis 4 mm; lediglich in der Gruppe der Pyodermien kann sie darüber liegen (ca. GHWT 10—12 mm).

In Abb. 1 sind die auf eine Gesamtdosis von 3×100 r $= 300$ r bezogenen Gonadendosen für den Mann bei Bestrahlungen an den verschiedenen Körperlokalisationen mit GHWT 4 mm und einem Felddurchmesser, der an keiner Stelle unter 15 cm beträgt, wiedergegeben. Die in Klammern gesetzten Zahlen entsprechen den Werten bei einer GHWT 12 mm und zeigen deutlich den Anstieg der Gonadenbelastung bei härter werdender Qualität. So steigt z.B. die Gonadenbelastung von 15 mr bei einer Entzündungsbestrahlung mit 3×100 r am Oberbauch mit einer GHWT von 4 mm auf 42 mr an, falls die Strahlenqualität auf eine GHWT 12 mm erhöht wird.

Die bei Bestrahlungen an den Extremitäten — mit Ausnahme der proximalen Oberschenkelabschnitte — sowie am Kopf auftretende Gonadenbelastung läßt sich praktisch völlig durch Bleiabdeckung aufheben. Anders verhält es sich mit Bestrahlungen an Thorax und Bauch, sowie in unmittelbarer Nähe der Generationsorgane. Hier erreicht ein Teil der Gonadendosis die Testes — und noch viel mehr die Gonaden der

Frau — *von innen her*, und zwar um so stärker, je härter die Qualität der verwendeten Strahlung ist, je größer das Bestrahlungsfeld gewählt wird und je näher das Bestrahlungsfeld an den Gonaden liegt.

Das zeigen insbesondere die Verhältnisse bei der *Analbestrahlung* (Abb. 2). Wird die Bestrahlung ausschließlich mit einem der Haut fest

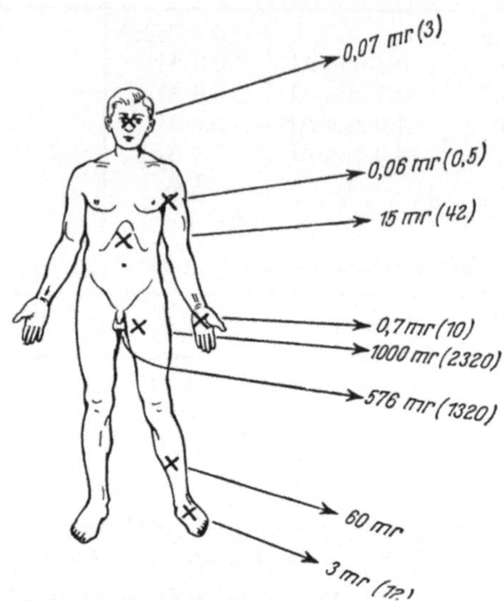

Abb. 1. Strahlenbelastung der Testes bei *Entzündungsbestrahlungen* mit 3 × 100 r ohne Bleischutz bei GHWT 4 mm, 12 mm ( )

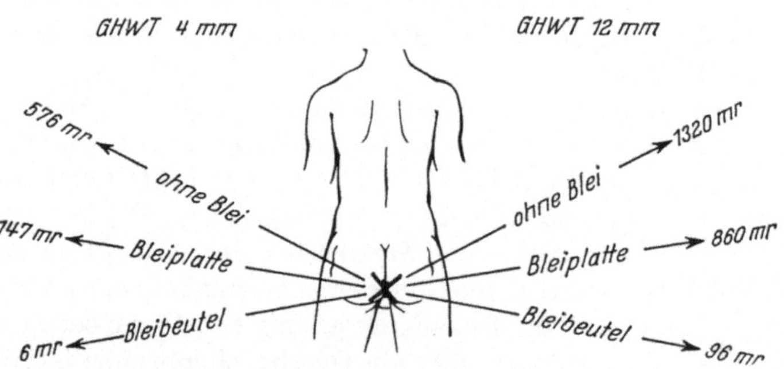

Abb. 2. Strahlenbelastung der Testes bei *Entzündungsbestrahlungen* (3 × 100 r) der *Analregion* in Abhängigkeit von der jeweiligen *Bleischutztechnik*

anliegenden Bleitubus vorgenommen, so erreichen bei einer GHWT 4 mm auf 300 r noch 576 mr, bei einer GHWT 12 mm sogar 1320 mr die Hoden. Deckt man bei Lagerung des Patienten in Knie-Stirnlage einfach eine Bleiplatte über den gesamten Scrotalbereich, so bleiben bei GHWT 4 mm noch 147 mr, bei GHWT 12 mm sogar 860 mr. Diese Dosis kommt als Streustrahlung aus dem Körper und kann durch bloßes Abdecken nicht ausgeschaltet werden. Benutzt man stattdessen einen das gesamte Genitale umschließenden Bleibeutel, der nur oben eine schmale Öffnung besitzt, so fällt die ursprüngliche Gonadenbelastung ohne Bleischutz bei GHWT 4 mm auf 6 mr ($= 1\,^0/_0$ des ursprünglichen Wertes) und bei GHWT 12 auf 96 mr ($= 7\,^0/_0$)! Diese Bestrahlungssituation demonstriert deutlich, *wie sehr es auf überlegten Strahlenschutz ankommt und wie sinnlos bloßes Abdecken der Gonaden mit einer Bleiplatte sein kann.*

Besondere Verhältnisse können sich bei der Bestrahlung von *weiblichen Patienten* ergeben. Die Annahme, die versteckere Lage der

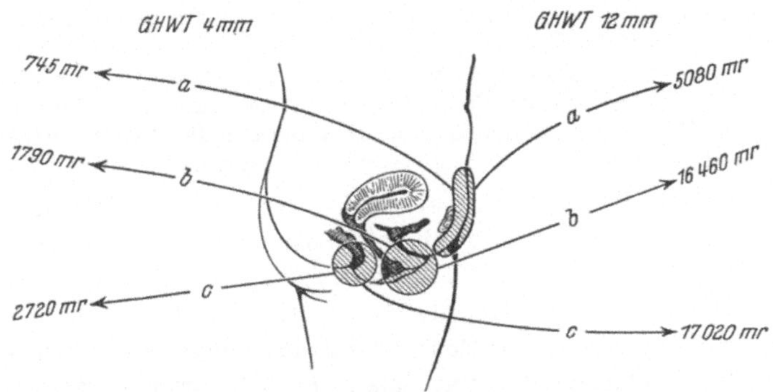

Abb. 3. Strahlenbelastung der *Ovarien* bei *Entzündungsbestrahlungen* mit 3 × 100 r an Unterbauch (*a*), Vulva (*b*) und Anus (*c*)

Ovarien bedinge in jedem Fall einen besseren Schutz, ist falsch. Diese Annahme gilt nur bei Bestrahlungen an gonadenfernen Regionen. Wird die Bestrahlung am Rumpf vorgenommen, so kann die Gonadendosis, die ja hier in erster Linie aus der Streustrahlung im Körper resultiert, *beträchtlich* über den Werten an den Testes liegen.

Abb. 3 gibt die Gonadendosis bei Entzündungsbestrahlungen an *Unterbauch*, *Vulva* und *Anus* mit verschiedenen Qualitäten wieder. Hier werden in Abhängigkeit von der Strahlenqualität Gonadendosen zwischen 745 und 17020 mr bei 3 × 100 r Entzündungsbestrahlung erzielt. Bei der Frau entfällt bei Bestrahlungen in dieser Region jede Möglichkeit eines Strahlenschutzes der Ovarien durch Blei.

Auch die Gonadendosis einer Röntgenbestrahlung am Thorax ändert sich durch das Auflegen einer Bleiplatte auf den Unterbauch nicht wesentlich, da die Ovarien, wie oben ausgeführt, in erster Linie aus dem Körperinnern belastet werden. Die Gonadendosis ist bei GHWT 2—4 mm gering, kann aber bei GHWT 12 mm und großem Feld erheblich werden!

Für die Frau im generationsfähigen Alter kann aus dieser Situation nur die eine Konsequenz gezogen werden: *Röntgenentzündungsbestrahlungen im Bauch-, Ano-Genital- und Lumbo-Sacralbereich sollten unterbleiben oder nur mit Grenzstrahlqualitäten vorgenommen werden!*

2. *Röntgen-Fernbestrahlung der Haut.* Die *Röntgen-Fernbestrahlung der Haut* (Schirren 1954) stellt eine neue, der Tiefenausdehnung generalisierter Dermatosen benignen (Ekzem, Psoriasis, Erythrodermie) und malignen(Mycosis fungoides, Reticulosarkomatose Gottron, hautständige Leukosen) Charakters adäquate Ganzbestrahlungsmethode dar, die sich in siebenjähriger praktischer Erfahrung bewährte und die bis dahin vielfach geübte *Telepanröntgentherapie* (Teschendorf) bei Dermatosen ablöste.

Bei einem FHA 2 m beträgt die GHWT der verwandten Strahlung (50 kV, Berylliumfenster, ⌀ Zusatzfilter) 2 mm, die Dosisleistung liegt mit etwa 20 r/min bei einer Heizstromstärke von 25 mA außerordentlich günstig. Das Verfahren erlaubt die Bestrahlung der gesamten Hautoberfläche aus je einer Feldeinstellung der Körpervorder- und -rückseite. Bei benignen Dermatosen werden Einzeldosen von 50 r bis zu einer Gesamtdosis von 300—600 r verabreicht, bei malignen Reticulosen usw. betragen die Einzeldosen 100 r bis zu Gesamtdosen von etwa 1500 r. (Weitere Einzelheiten der Methodik siehe Schirren in Bd. V/2 des Ergänzungswerkes zum Handbuch der Haut- und Geschlechtskrankheiten 1959.)

Trotz der relativ weichen Strahlung ist der Strahlenschutz der Gonaden bei der Röntgen-Fernbestrahlung der Haut nicht zu vernachlässigen (Schirren 1955; Miescher 1957; Born 1958). Der außerordentlich steile Dosisabfall der Strahlung in der Haut (GHWT 2,0 mm) darf nicht darüber hinwegtäuschen, daß Dosen von Bruchteilen eines Prozentes auch in die tieferen Körperschichten gelangen, hier zwar keinerlei therapeutische Bedeutung besitzen, aber für die genetische Strahlenbelastung erheblich werden können.

Diese Tatsache unterstreicht die bereits getroffene Feststellung, daß es sich bei der Röntgen-Fernbestrahlung der Haut um eine durchaus differente Behandlungsmethode handelt, die eine strenge Indikationsstellung erfordert.

Unsere Meßergebnisse zeigen, daß ein Schutz sowohl bei männlichen als auch bei weiblichen Patienten notwendig ist. Abb. 4 läßt die Gonadendosis bei der Röntgen-Fernbestrahlung der Haut bei männlichen und weiblichen Patienten erkennen, wobei der Gonadenschutz bei Patienten männlichen Geschlechts aus einem Bleibeutel (Miescher 1957), der das gesamte Genitale umschließt, und bei der Frau aus 1 mm starken Bleischilden an Unterbauch und Lumbo-Sacralregion besteht. Die bei weiblichen Patienten in Klammern gesetzte Zahl entspricht der Gonadendosis, die sich ohne jeden Bleischutz ergibt, bei männlichen Patienten gibt sie die Gonadendosis an, die auftritt, wenn statt des allseitig umgebenden Bleibeutels ein einfacher Bleischild, der nur die Vorderseite des Genitales abdeckt, Verwendung findet.

Beim Mann würde die Röntgen-Fernbestrahlung der Haut einer ekzematischen oder psoriatischen Erythrodermie mit einer durchschnittlich notwendigen Gesamtdosis von 500 r (10 × 50 r pro Körperseite) eine genetische Strahlenbelastung von 75 mr bedeuten und etwa der Strahlenbelastung einer Abdomenübersichtsaufnahme (nach SEELENTAG 63 mr) entsprechen.

Die Röntgen-Fernbestrahlung der Haut bei der Frau wegen einer benignen generalisierten Dermatose, die im allgemeinen eine Gesamtdosis um 500 r pro Körperseite erfordert, würde angenähert mit einer genetischen Strahlenbelastung von 425 mr verbunden sein und wäre ohne

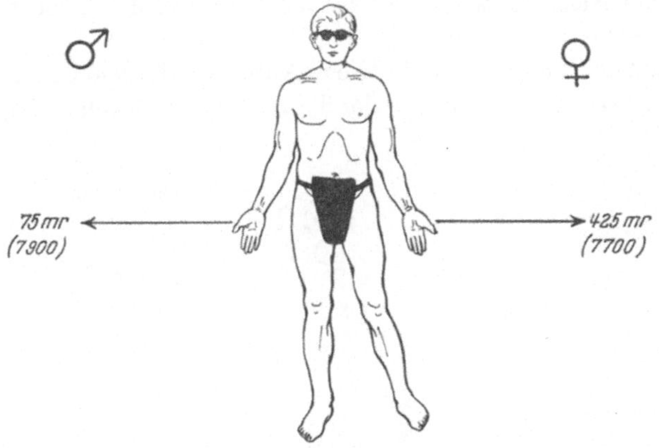

Abb. 4. Gonadenbelastung bei *Rö.-Fernbestrahlung der Haut* mit 10 × 50 r pro Körperseite (GHWT 2 mm) unter Bleischutz. Werte in Klammern: ♂ 7900 mr, falls statt des Bleibeutels nur ein einfacher Bildschild verwendet wird. ♀ 7700 mr, falls keinerlei Bleischutz erfolgt

zwingenden Grund im generationsfähigen Alter nicht ohne weiteres vertretbar. Vergleichsweise sei daran erinnert, daß das Ovar, bei einer i.v. Pyelogrammuntersuchung 290 mr nach den Seelentagschen Untersuchungen erhält.

Röntgen-Fernbestrahlungen der Haut sollten nicht ohne zwingenden Grund vorgenommen werden!

3. Haut-Tumorbestrahlung. Während die Indikation zur Röntgentherapie bei *gutartigen Geschwülsten* der Haut überwiegend bei Jugendlichen und Erwachsenen im generationsfähigen Alter gestellt wird, handelt es sich bei den *bösartigen Geschwülsten* vorwiegend um Patienten jenseits des 40. Lebensjahres. Ausnahmen kommen vor, sind jedoch selten. Die allgemein gegenüber den Verhältnissen bei der Entzündungsbestrahlung wesentlich kleineren Bestrahlungsfelder, deren Durchmesser vorwiegend bei 2—4 cm liegt, bedingen eine geringere Gefährdung der Generationsorgane, die allerdings beim Kind durch die wesentlich engeren Lagebeziehungen wieder verändert werden kann.

Alle im folgenden verzeichneten Werte wurden, soweit nicht anders betont, bei kleinem Felddurchmesser bis zu 4 cm gefunden. Sie entsprechen den Verhältnissen, wie sie sich bei Bestrahlungen ohne Bleischutz ergeben.

Ein Teil der Messungen bei Hämangiomkindern wurden an einem von Wachsmann konstruierten Paraffin-Wasserphantom durchgeführt, das uns freundlicherweise zur Verfügung gestellt worden war. Um möglichst vergleichbare Werte zu erhalten, wurden Kontrollmessungen an Hämangiomkindern vorgenommen, die die Eignung des Phantoms ergaben. Geringe Abweichungen sind möglich.

Das Phantom entsprach in seiner Größe einem 5 Monate alten Säugling. Es bestand aus einer 2 cm starken Paraffingemischhülle, die im Bauchraum mit Wasser, im Brustraum mit Sägemehl gefüllt war. Geringgradige Fehler können sich an einzelnen Lokalisationen aus der Tatsache ergeben, daß keine Knochen einmodelliert waren.

a) Bösartige Hautgeschwülste. Die in Abb. 5 wiedergegebenen Werte entsprechen der Gonadenbelastung der Testes eines Erwachsenen, der wegen

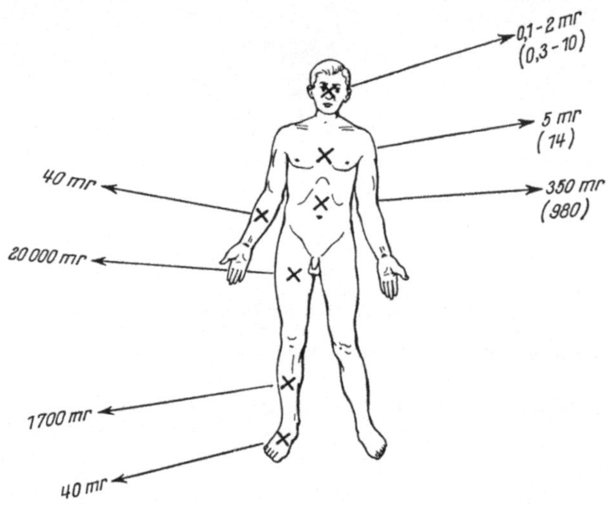

Abb. 5. Strahlenbelastung der Testes bei *Hauttumorbestrahlungen* mit 7000 r ohne Bleischutz bei GHWT 4 mm und 10 mm ( )

eines bösartigen Hauttumors bei einer Feldgröße bis zu 4 cm — mit Ausnahme der Herde an Unter- und Oberschenkel, die 10—15 cm betrugen — bei einer GHWT 4 mm bestrahlt wurde. Die in Klammern gesetzten Werte entsprechen einer GHWT 10 mm. Alle Bestrahlungen wurden unter Weichstrahlbedingungen vorgenommen. Die ermittelten Werte beziehen sich auf eine jeweilige Gesamtdosis von 7000 r. Höhere oder niedere Gesamtdosen lassen sich ohne Mühe rechnerisch ermitteln.

Auch hier zeigen sich ähnliche Verhältnisse, wie sie schon bei der Entzündungsbestrahlung beschrieben wurden. Im Kopf- und Extremitätenbereich sind die Dosen an den Testes bei kleinen Feldern gering, sie steigen bei größer werdendem Feld und härter werdender Strahlung an. In unmittelbarer Nähe der Testes erfolgt eine zum Teil nicht unerhebliche Belastung, die sich auch durch Bleiabdeckung nicht vollständig beseitigen läßt, wie dieses im wesentlichen bei den gonadenfernen Regionen, möglich ist. Hier sei hervorgehoben, daß die Anwendung des *Nahbestrahlungsverfahrens* mit der Chaoul-Röhre eine beträchtliche Steigerung der Gonadendosis mit sich bringt (siehe S. 55).

Die bei weiblichen Patienten ermittelten Dosen liegen bei Bestrahlungen an Kopf und Extremitäten — mit Ausnahme der Oberschenkel — beträchtlich (ca. $^1/_{18}$) unter den bei Männern gemessenen Dosen in Anbetracht der versteckteren Lage der Ovarien. Bei Bestrahlungen am Rumpf ergeben sich gerade umgekehrte Verhältnisse, so daß z.B. die Bestrahlung eines Rumpfhautbasalioms am Unterbauch im generationsfähigen Alter unterbleiben muß.

b) Gutartige Hautgeschwülste. Gutartige Geschwülste der Haut erfordern niedrigere Gesamtdosen als sie bei Malignomen üblich und erforderlich sind. Die bei ihrer Bestrahlung resultierenden Gonadendosen lassen sich

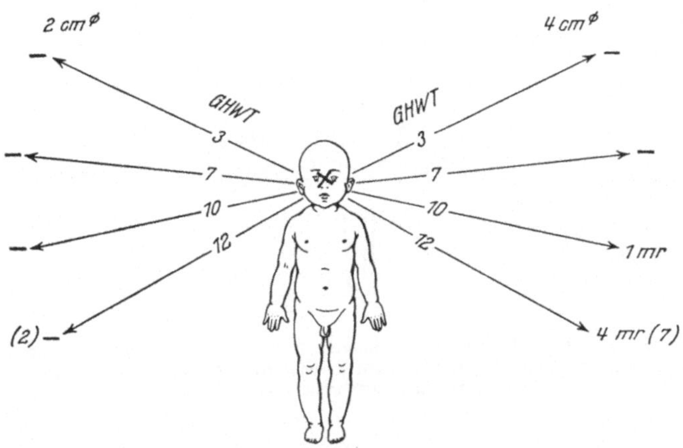

Abb. 6. Belastung der Testes bei *Hämangiombestrahlung* mit 400 r im *Gesicht* (Gonadenentfernung 35 cm). Die in Klammern aufgeführten Werte entsprechen den Gonadendosen bei Anwendung des Nahbestrahlungsverfahrens nach CHAOUL. (GHWT = Gewebehalbwerttiefe der verwendeten Strahlung in mm; ⌀ = Felddurchmesser)

beim Erwachsenen ohne Schwierigkeiten rechnerisch aus Abb. 5 ableiten, so daß auf die Wiedergabe in einer eigenen Abbildung verzichtet werden kann.

Alle Bestrahlungen in unmittelbarer Nähe der Generationsorgane bedingen selbst bei kleinen Feldgrößen oft nicht verantwortbare Gonadendosen!

Besonderes Interesse verdienen strahlentherapeutische Maßnahmen bei *Hämangiomen*, da diese fast ausschließlich im frühesten Lebensalter — ganz überwiegend in den ersten 3—6 Lebensmonaten — vor-

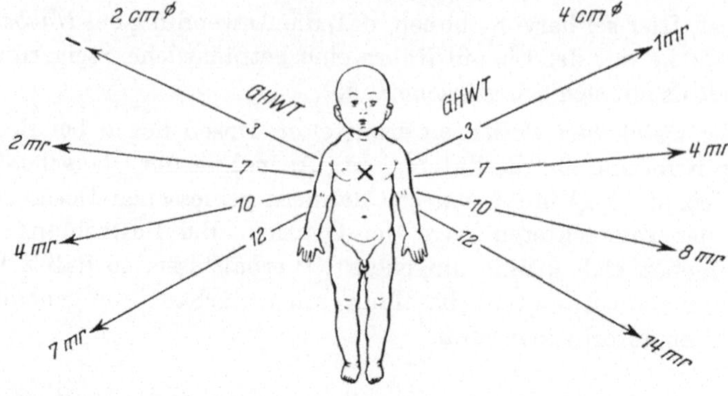

Abb. 7

Belastung der Testes bei *Hämangiombestrahlung* mit 400 r an der *Brust* (Gonadenentfernung 22 cm)

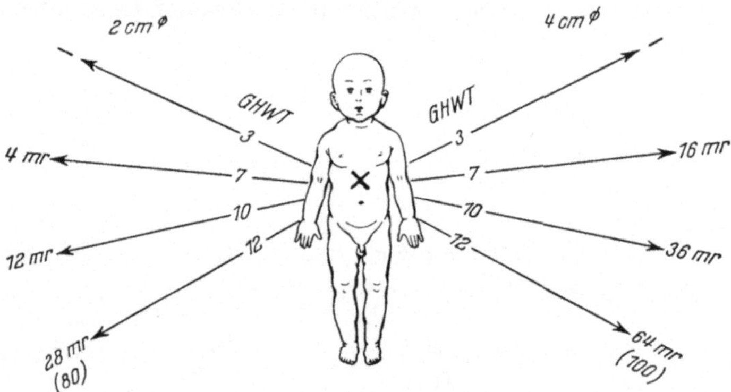

Abb. 8. Belastung der Testes bei *Hämangiombestrahlung* mit 400 r am *Oberbauch* (Gonadenentfernung 17 cm). Die in Klammern aufgeführten Werte entsprechen den Gonadendosen bei Anwendung des Nahbestrahlungsverfahrens nach Chaoul

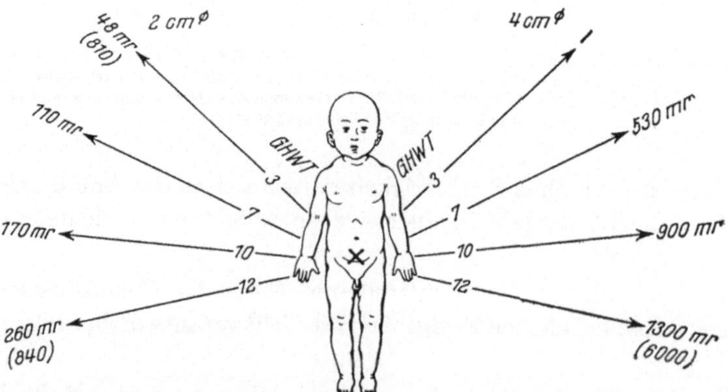

Abb. 9. Belastung der Testes bei *Hämangiombestrahlung* mit 400 r am *Unterbauch* (Gonadenentfernung 8 cm). Die in Klammern aufgeführten Werte entsprechen den Gonadendosen bei Anwendung des Nahbestrahlungsverfahrens nach Chaoul

genommen werden. Die wesentlich engeren Lagebeziehungen aller Bestrahlungslokalisationen zu den Gonaden lassen von vornherein höhere Gonadendosen erwarten als bei Erwachsenen. Der Hämangiombestrahlung kommt insofern besondere Bedeutung zu, als — entsprechend unseren Ausführungen in Teil I — die Indikation zur Häman-

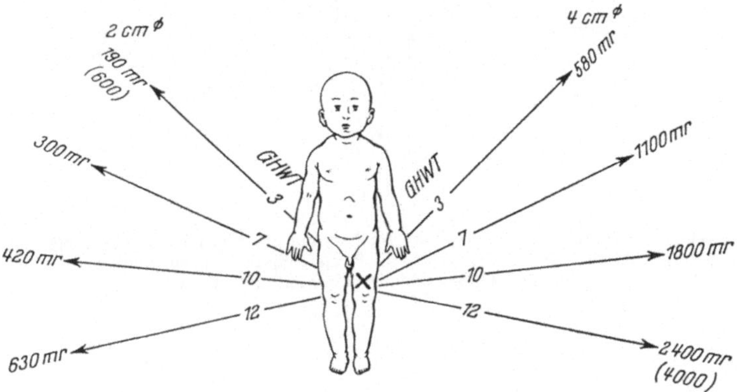

Abb. 10. Belastung der Testes bei *Hämangiombestrahlung* mit 400 r am *Oberschenkel* (Gonadenentfernung 8 cm). Die in Klammern aufgeführten Werte entsprechen den Gonadendosen bei Anwendung des Nahbestrahlungsverfahrens nach CHAOUL

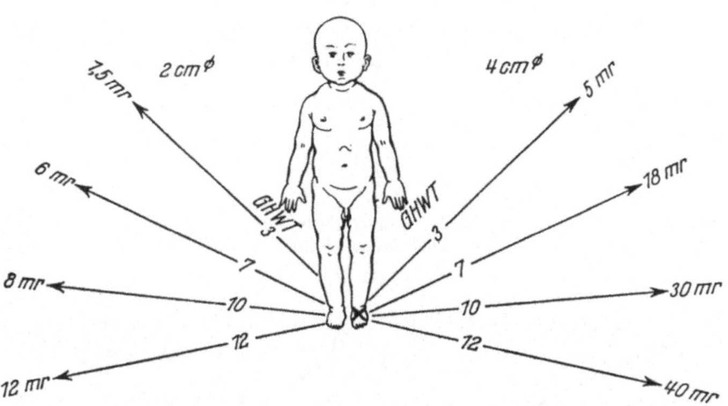

Abb. 11. Belastung der Testes bei *Hämangiombestrahlung* mit 400 r am *Fuß* (Gonadenentfernung 22 cm)

giombestrahlung ca. $^1/_4$ sämtlicher strahlentherapeutischer Maßnahmen am Hautorgan ausmachen dürfte.

Aus den Abb. 6—15 läßt sich die Gonadendosis für Knaben bei den wesentlichen Körperlokalisationen, die einer Hämangiombestrahlung mit 400 r unterzogen werden, ablesen. In allen Fällen wurde das heute auch die Hämangiombehandlung beherrschende Weichstrahlverfahren angewendet. Die an einzelnen Lokalisationen in Klammern dazugesetzten

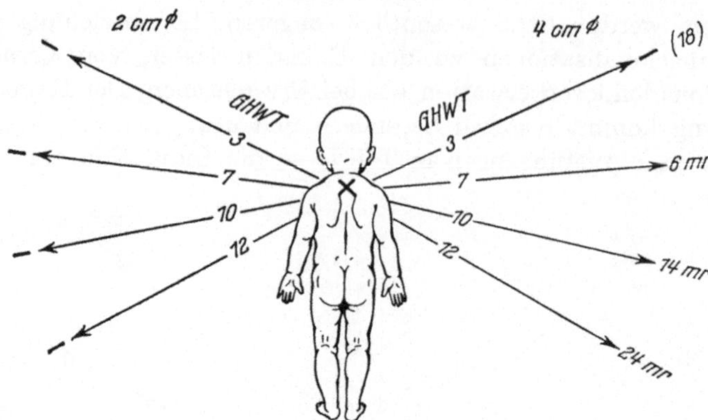

Abb. 12. Belastung der Testes bei *Hämangiombestrahlung* mit 400 r über den *Schulterblättern* (Gonaden-entfernung 22 cm). Die in Klammern aufgeführten Werte entsprechen den Gonadendosen bei Anwendung des Nahbestrahlungsverfahrens nach Chaoul

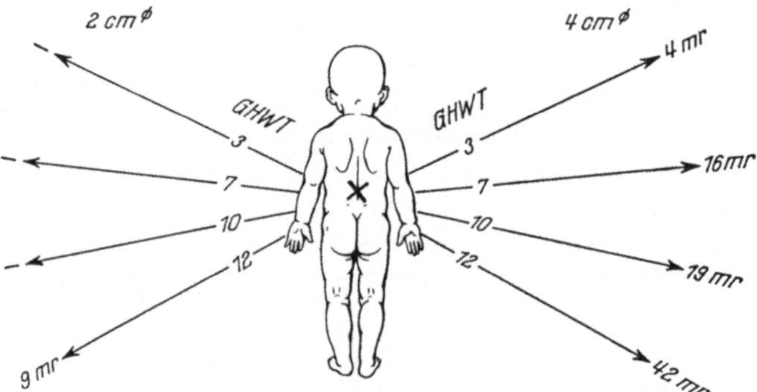

Abb. 13. Belastung der Testes bei *Hämangiombestrahlung* mit 400 r im *Lumbalbereich* (Gonaden-entfernung 17 cm)

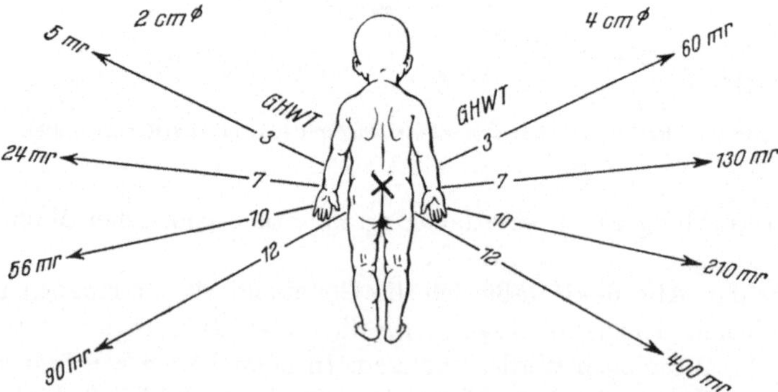

Abb. 14. Belastung der Testes bei *Hämangiombestrahlung* mit 400 r im *Sacralbereich* (Gonaden-entfernung 8 cm)

Ziffern geben die Höhe der Gonadendosis in mr bei Anwendung der Original-Nahbestrahlungsröhre nach CHAOUL an.

Wie bereits oben betont, wurden alle Werte, *ohne daß ein Bleischutz zur Anwendung kam*, gemessen. Die an den Pfeilen neben dem mr-Wert, der die jeweilige Gonadenbelastung bei einer Hämangiombestrahlung mit 400 r angibt, aufgeführten Ziffern 3, 7, 10, 12 stellen die GHWT der jeweils verwendeten Strahlung dar. Wie eingezeichnet, wurden alle Werte bei Feldgrößen von 2 (linke Bildhälfte) und 4 cm (rechte Bildhälfte) Durchmesser ermittelt.

Abb. 16 schließlich gibt einen Überblick über das Verhältnis der Gonadenbelastung bei Knaben und Mädchen.

Erwartungsgemäß steigt die Gonadenbelastung an, 1. je geringer die Entfernung zu den Generationsorganen ist, 2. je größer das Bestrahlungsfeld wird, 3. je härter die verwendete Strahlenqualität ist und 4. je mehr sich der Zentralstrahl bei der Einstellung zu den Gonaden hinneigt.

Während die Dosis an den Gonaden bei Bestrahlungen am *Kopf* (Abb. 6) — an dem 50 % aller Hämangiome vorkommen (PAUR 1958) —

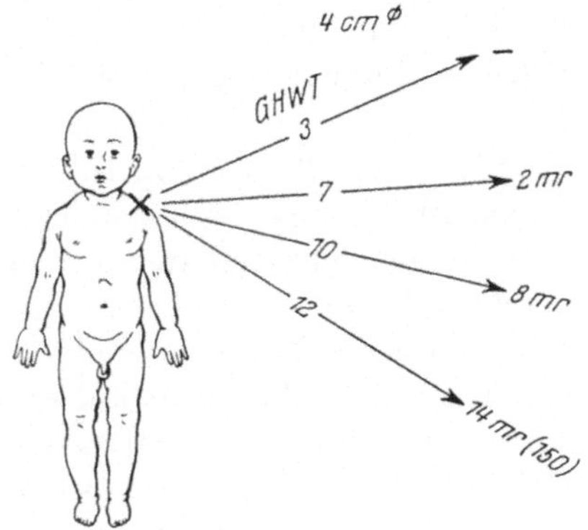

Abb. 15. Belastung der Testes bei *Hämangiombestrahlung* mit 400 r an der *Schulterhöhe* (Gonadenentfernung 30 cm). Die in Klammern aufgeführten Werte entsprechen den Gonadendosen bei Anwendung des Nahbestrahlungsverfahrens nach CHAOUL

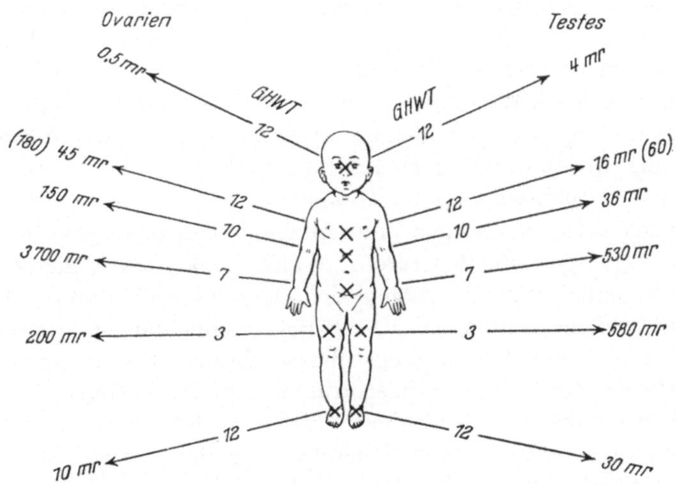

Abb. 16. *Unterschiedliche Belastung* von *Ovarien* und *Testes* bei der Hämangiombestrahlung mit 400 r unter Weichstrahlbedingungen

bei Felddurchmessern von 2 und 4 cm kaum ins Gewicht fällt, wird es sich empfehlen, bei Einstellungen im Bereich des *Thorax* (Abb. 7 und 12) auf Schutzmaßnahmen zu achten. Es darf jedoch nicht übersehen werden, daß diese im gesamten Rumpfbereich nur mit einem geringen Schutzeffekt möglich sind, da nicht unbeträchtliche Teile der Strahlung die Gonaden aus dem Körperinnern erreichen. Soweit entsprechen die Verhältnisse durchaus denen bei der Entzündungsbestrahlung des Erwachsenen.

Die in Abb. 6—16 aufgeführten Werte ergeben zweifellos eine höhere Strahlenbelastung der Gonaden, als gemeinhin angenommen wird. Sie erreicht in unmittelbarer Gonadennähe (Unterbauch Abb. 9, Sacralbereich Abb. 14, Oberschenkelinnenseite Abb. 10) eine Höhe, die strahlentherapeutische Eingriffe nicht mehr rechtfertigt, zumal Schutzmaßnahmen, wie in Teil B ausführlich darzustellen ist, gar keinen oder nur einen sehr bedingten Wert besitzen. Auch hier gilt, daß reines Abdecken praktisch keinen Sinn hat, sondern daß überlegt vorgegangen werden muß. Die Verantwortung des Therapeuten ist gerade in diesem Lebensalter besonders groß!

Daß es — ebenso wie bei der Entzündungsbestrahlung — falsch ist, bei den *Ovarien* „wegen ihrer versteckteren Lage" grundsätzlich eine geringere oder gar eine zu vernachlässigende Strahlenbelastung anzunehmen, geht aus Abb. 16 hervor. Während die Ovarien bei Bestrahlungen an Kopf und Extremitäten geringgradiger belastet werden, verhält es sich bei Bestrahlungen im Bereich von Thorax und Bauch gerade umgekehrt.

4. Röntgen-Epilation des behaarten Kopfes. Von nicht zu vernachlässigender Bedeutung ist ein ausreichender Schutz der Generationsorgane während der *Epilationsbestrahlung,* da die Mehrzahl aller Kopfepilationen in unseren Breitengraden bisher bei Kindern (Mikrosporie) vorgenommen wird. Wenn hieran ohne Zweifel auch die moderne Griseofulvinbehandlung Einschneidendes ändern wird, da die Mikrosporiebehandlung in Zukunft ohne Röntgen-Epilation möglich sein wird, erscheint es zweckmäßig, die im Zusammenhang mit der Röntgen-Epilation des behaarten Kopfes gewonnenen Erkenntnisse festzuhalten, damit sie nicht in Vergessenheit geraten. Die Möglichkeiten stärkerer genetischer Strahlenbelastungen erhöhen sich allein dadurch, daß bei der Epilation zur Erzielung entsprechender Feldüberschneidungen grundsätzlich *ohne* Benutzung von Bestrahlungstubussen bestrahlt wird, was zu einer beträchtlichen Zunahme der Streustrahlung im Raum führt.

Nach unseren Messungen bedeutet die Durchführung einer Epilationsbestrahlung bei ungeschützten Generationsorganen eine erhebliche genetische Strahlenbelastung. Wir fanden an den Testes eines fünfjährigen Knaben bei Durchführung einer vierstelligen Epilation (HWS 0,9 mm Al,

FHA 30 cm) fast 18 r, während bei mit Blei abgedeckten Gonaden lediglich 124 mr die Testes erreichen (siehe Abb. 17).

Die in Abb. 17 aufgeführten Ergebnisse zeigen deutlich das Ausmaß der möglichen genetischen Strahlenbelastung, falls, wie leider vielfach üblich, ohne ausreichenden Bleischutz für die Generationsorgane röntgenepiliert wird. Ein 1 mm starker Bleischutz in Form einer großen Abdeckplatte verbürgt einen guten, die Anwendung eines Bleibeutels bei Knaben einen fast totalen Strahlenschutz. Wenn auch die genetische Strahlenbelastung bei Mädchen wegen der hier versteckteren Lage der Ovarien geringer — die Bestrahlung erfolgt ja am Kopf — sein wird, halten wir auch hier die Abdeckung von Bauch und Thorax durch eine entsprechende Bleiplatte für erforderlich.

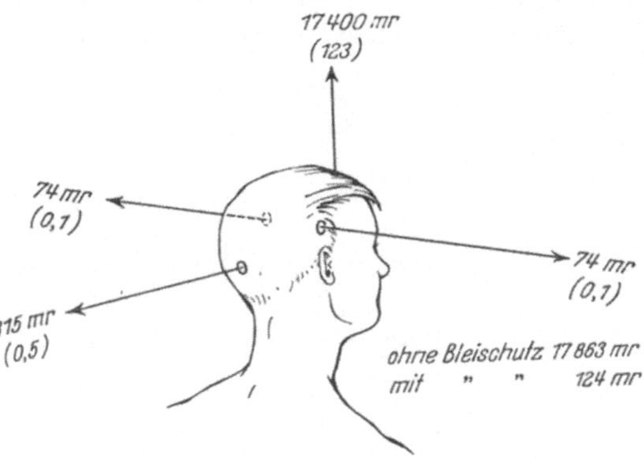

Abb. 17. Gonadenbelastung eines Knaben bei 4 feldriger *Epilationsbestrahlung* mit 375 r (GHWT 12 mm), (Werte in Klammern: Dosen bei Anwendung von Bleischutz)

5. Grenzstrangbestrahlung nach Pautrier. Die *Grenzstrangbestrahlung* nach PAUTRIER ist praktisch die einzige indirekte Bestrahlungsmethode, die sich zur Beeinflussung von Dermatosen — wenn auch nur noch mit einem sehr engen Indikationsbereich — hat behaupten können, während z. B. die Bestrahlung innersekretorischer Drüsen, die Bestrahlung vegetativer Nervenendigungen der Haut nach GOUIN u. BIENVENUE sowie schließlich auch die zu den indirekten Bestrahlungsmethoden zu rechnende Telepanröntgentherapie nach TESCHENDORF heute in der Röntgentherapie von Dermatosen keinerlei Bedeutung mehr besitzen.

Bei der Grenzstrangbestrahlung wird unter Tiefentherapiebedingungen über drei Felder von je 10×15 cm der gesamte Grenzstrang einer Röntgenbestrahlung unterzogen. Als Feld I wird das obere, als Feld II das mittlere und als Feld III das lumbale Rückenfeld bezeichnet. Die Hauptindikationen sind heute noch der ausgedehnte Lichen ruber sowie die progressive diffuse Sklerodermie. Pro Feld liegt die erforderliche Durchschnittsdosis bei zwei- bis dreimal 150—200 r, gelegentlich auch höher.

Den Problemen des Strahlenschutzes in genetischer Hinsicht ist gerade bei der Grenzstrangbestrahlung bisher kaum Beachtung geschenkt worden. Wegen der unmittelbaren Nähe der Generationsorgane haben wir uns fast in allen Fällen, bei denen der Patient sich noch im generationsfähigen Alter befand, vor der Bestrahlung des Lumbalfeldes gescheut. Unsere jetzigen Messungen und Ermittlungen zu dieser Frage haben die Richtigkeit dieser Ansicht in vollem Umfang bestätigt (siehe auch Proppe 1958).

Die genetische Belastung bei der Bestrahlung des oberen und mittleren Grenzstrangfeldes ist noch vertretbar, sie entspricht den Verhältnissen zahlreicher röntgendiagnostischer Eingriffe (Seelentag 1958). Die genetische Belastung bei der Bestrahlung des Lumbalfeldes ist bei

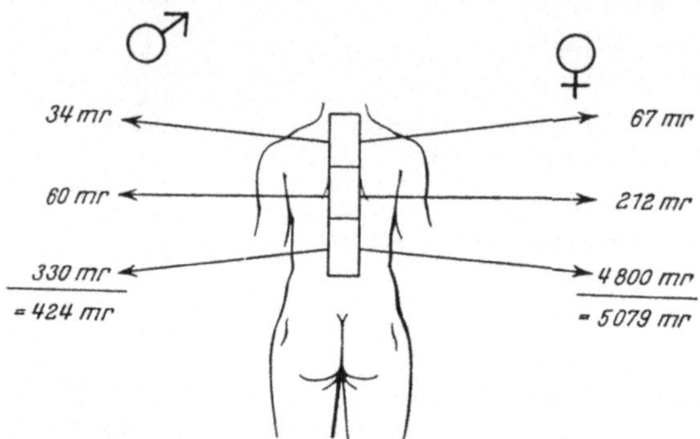

Abb. 18. Gonadenbelastung bei *Grenzstrangbestrahlung* (HWS 0,85 mm Cu) mit 3 × 100 r ohne Bleischutz

der Frau im generationsfähigen Alter nicht verantwortbar und liegt auch beim Manne mit 330 mr/300 r noch zu hoch (Abb. 18).

Die Gonadenbelastung ist bei Frauen bei Bestrahlung aller drei Rückenfelder um mehr als zehnmal höher als bei Männern.

Bleischutz ist bei der Frau praktisch überhaupt nicht durchführbar, beim Mann sollte ein allseitig das Genitale umschließender Bleibeutel angelegt werden.

Man wird also allein aus strahlenschutztechnischen Gründen die Indikation zur Grenzstrangbestrahlung ebenso wie die Auswahl der einzelnen Bestrahlungsfelder nicht leichtfertig oder unüberlegt stellen dürfen, denn bei einer Gesamtdosis von 600 r pro Feld, wie sie durchaus üblich wäre, erreichen die Ovarien fast 17 r!

B. Welche Faktoren müssen beim praktischen Strahlenschutz für die Generationsorgane beachtet werden?

Die in Teil B aufgeführten Unterlagen zeigen mit zum Teil erschreckender Deutlichkeit das Ausmaß der Strahlengefährdung der Generationsorgane bei der praktischen Durchführung der Hautröntgentherapie — gleichgültig, aus welcher Indikationsstellung heraus diese vorgenommen wird —, falls man auch bei scheinbar entfernter gelegenen Bestrahlungslokalisationen strahlenschutztechnische Gesichtspunkte außer acht läßt.

Die nähere Analyse eines als durchaus repräsentativ zu bezeichnenden Krankengutes aus Fachklinik und freier Praxis mit einer Indikation zur Dermato-Röntgentherapie beseitigt den geringsten Zweifel, es handele sich bei diesen einer Hautbestrahlung unterzogenen Kranken fast ausschließlich um solche jenseits des generationsfähigen Alters.

Somit darf als bisheriges Resumée hervorgehoben werden, daß die praktische Durchführung einer Röntgentherapie am Hautorgan auch im Zeitalter der Weichstrahltherapieröhre sehr wohl einer besonderen Beachtung strahlenschutztechnischer Gesichtspunkte bedarf.

Dabei erscheint uns gerade an dieser Stelle der nochmalige Hinweis erforderlich, daß in den meisten Fällen das Problem eines ausreichenden Strahlenschutzes nicht durch die routinemäßig durchgeführte Abdeckung der Gonaden mit einer Bleigummiplatte gelöst werden kann. Vielmehr ist es erforderlich, daß der die Röntgenbehandlung verantwortlich durchführende Dermato-Röntgenologe sich gedanklich eingehend mit jenen Faktoren vertraut macht, die im Einzelfall die Höhe der Gonadenbelastung bedingen, und sich aus diesen Erkenntnissen dem Einzelfall individuell strahlenschutztechnisch anpaßt.

Bei der Erörterung der Möglichkeiten eines befriedigenden Strahlenschutzes ist zu folgenden drei Faktorengruppen Stellung zu nehmen: *1. Technische Faktoren, 2. Faktoren auf Seiten des Patienten, 3. Ausweichen auf radioaktive Substanzen.*

I. Technische Faktoren. Nachstehende Ausführungen werden deutlich machen, wie sehr die Höhe der Gonadendosis im Einzelfall von der Beachtung *technischer Faktoren* abhängig ist und wie wesentlich das Ausmaß derselben durch die Gestaltung dieser technischen Faktoren gemindert werden kann.

1. Verwendete Feldgröße. Die Streustrahlung, die von einem bestrahlten Hautfeld ausgeht, muß logischerweise mit zunehmender Ausdehnung desselben anwachsen, da das durchstrahlte Gewebsvolumen entsprechend größer wird. Somit bedingt ein größeres Hautfeld bei der Röntgenbestrahlung auch eine höhere Gonadenbelastung.

Um welchen Faktor diese Erhöhung zunimmt, zeigen die in Abb. 19 verzeichneten Werte, wie wir sie bei der Röntgenbestrahlung mit einer Strahlenqualität von GHWT 8 mm im Brustbereich finden konnten. Setzt man die bei einer Feldgröße von 3 cm² an den ungeschützten Hoden gemessene Dosis = 1, so erhöht sich diese Dosis bei gleichbleibender Strahlenqualität, aber größer werdendem Feld bei 14 cm² auf das zwei-, bei 50 cm² auf das vier-, bei 100 cm² auf das sechs- und bei 200 cm² auf das zwölffache. Daß dieser Faktor um so schwerwiegender wird, je näher das Bestrahlungsfeld an den Gonaden liegt, ist selbstverständlich! Einsparungen an der Feldgröße führen also eventuell zu einer beträchtlichen Reduzierung der Gonadenbelastung, und zwar sowohl bei den Testes wie auch bei den Ovarien, da auch bei letzteren ähnliche Verhältnisse wie bei den Testes zu erwarten sind. Die Feldgröße sollte stets nur so groß gewählt werden, wie der betreffende Fall es erfordert. Gegebenenfalls wird man neben den das Feld grob begrenzenden Tubus zusätzlich Bleischablonen (z.B. Bleigummi in Winkelform) verwenden.

    2. Verwendete Strahlenqualität. Je *härter* die verwendete *Strahlenqualität* ist, um so *höher* ist die zu erwartende Gonadendosis zu veranschlagen. Diese Tatsache erhellt besonders eindringlich aus den Abb. 6 bis 16. So steigen die an den Testes eines Säuglings bei einer Hämangiombestrahlung am Fuß ermittelten Werte von 5 mr pro 400 r bei einer GHWT 3 mm auf das Achtfache = 40 mr, falls die Bestrahlung bei sonst gleichen Bedingungen mit einer GHWT 12 mm durchgeführt wird, an.

Wird die *Analbestrahlung beim Mann* mit 3 × 100 r und durch den Bleibeutel geschützten Hoden bei einer GHWT von 12 mm statt mit GHWT 4 mm vorgenommen, so erhöht sich die genetische Belastung mit 96 mr auf das 18fache! (Abb. 2).

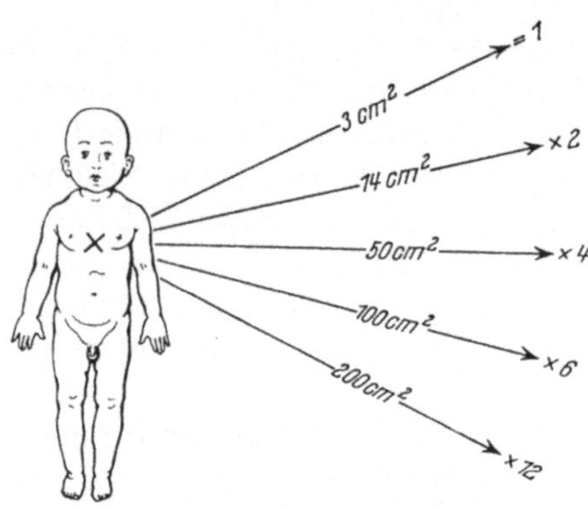

Abb. 19. Ansteigen der Gonadendosis mit *größer werdendem Feld* (GHWT 8 mm) (Hämangiombestrahlung bei Kleinkind). Belastung bei 3 cm² = Faktor 1

Liegen die Gonaden wie bei *Entzündungsbestrahlung im Ano-Genitalbereich der Frau* (Abb. 3) zum Teil im direkten Strahlenkegel, so resultieren ähnliche, jedoch dosismäßig nahezu katastrophale Verhältnisse. Hier ergeben sich z.B. bei der Analbestrahlung mit einer GHWT 4 mm bei 3 × 100 r 2720 mr, bei einer GHWT 12 mm sogar 17 020 mr!

Um so wichtiger muß also die Auswahl adäquater Strahlenqualitäten sein und um so mehr sind die vor der Weichstrahlära für die Hautröntgentherapie üblichen höheren Spannungen zu verwerfen. Entzündungsbestrahlungen z.B. eines Ekzems unter Halbtiefen- oder Tiefentherapiebedingungen, nur weil der Röntgenologe nicht auf weichere Strahlenqualitäten apparativ eingestellt ist, müssen unter Berücksichtigung obiger Tatsache als unverantwortlich bezeichnet werden, zumal ja kurativ die gleichen Ergebnisse mit Weichstrahlen erzielbar sind.

Daß andererseits aber auch im eigentlichen Weichstrahlbereich das Problem der genetischen Strahlenbelastung von beträchtlicher Bedeutung ist, dürften unsere Messungen ausreichend belegt haben.

Daß diese Tatsache andererseits in falscher Überschätzung der zu erwartenden Gefährdung nicht dazu führen darf, in jedem Fall absichtlich mit zu geringer Strahlenqualität zu bestrahlen, sei ausdrücklich betont. Wir halten nach wie vor an der an anderer Stelle ausführlich erörterten Beziehung zwischen Strahlenqualität und Tiefenausdehnung des Hautleidens in den Gewebeschichten der Haut fest und fordern, daß zur Auswahl einer adäquaten Strahlenqualität die geschätzte Tiefenausdehnung der Dermatose mit der GHWT der verwendeten Strahlung in Übereinstimmung stehen soll (s. auch EBBEHØJ).

Aus strahlenschutztechnischen Gründen wird man dieses Verhältnis jedoch gelegentlich unterschreiten müssen, z. B. bei der Entzündungsbestrahlung der Frau im generationsfähigen Alter im Ano-Genitalbereich, bei der Grenzstrahlqualitäten nicht überschritten werden sollten, falls man nicht überhaupt auf strahlentherapeutische Maßnahmen verzichten kann.

Wie ungünstig das *Nahbestrahlungsverfahren* gegenüber dem *Weichstrahlverfahren* abschneidet, geht zur Genüge aus den Abb. 6—16 hervor, wo bei gleicher GHWT der verwendeten Strahlung eine zum Teil 3—10—30fach höhere Gonadendosis bei der Original-Chaoul-Röhre auftritt. Auch aus diesem Grund halten wir z. B. dieses Verfahren zur

Tabelle 6
Gonadenmehrbelastung durch Nahbestrahlung gegenüber dem Weichstrahlverfahren

Lokalisation	Monopan GHWT mm	Gonaden-*mehr*belastung
Augenlid	4	× 30
Nasenflügel	8	× 2
Augenwinkel	12	× 5
Unterlippe	12	× 15
Anus	12	× 8

Hämangiombehandlung für ungeeignet! Entsprechendes ergibt sich auch aus Tab. 6, wo die Mehrbelastung bis zu 30fache Werte erreicht. Je näher die Bestrahlung in der Nähe der Generationsorgane vorgenommen wird, um so nachhaltiger wird sich dieser Faktor auswirken.

3. Richtung des Zentralstrahles. Je mehr der *Zentralstrahl* aus der Richtung der Generationsorgane abgelenkt wird, um so stärker wird die Gonadendosis abfallen, je stärker er jedoch sich zu den Gonaden hinneigt, um so mehr werden sich die Gonadendosen erhöhen.

So ergibt z. B. die Bestrahlung der Unterlippe mit dem Nahbestrahlungsverfahren im Sitzen, bei der erfahrungsgemäß der Zentralstrahl auf die Gonaden gerichtet ist, eine über 300fach höhere Gonadenbelastung, als wenn die Bestrahlung im Liegen mit heruntergeklappter und entsprechend fixierter (was im Sitzen nicht ohne weiteres möglich ist, und daher in der Praxis oft unterbleibt!) Unterlippe erfolgt.

In gleicher Weise kann sich z. B. die Gonadendosis bei einer Bestrahlung im oberen Thoraxbereich beträchtlich erhöhen, wenn statt der Claviculatregion die gesamte Schulterregion von oben her bestrahlt wird und damit zwangsläufig der Zentralstrahl direkt auf die — wenn auch entfernt gelegene — Gonadenregion zeigt (siehe auch Abb. 15). Das zeigt sehr eindeutig auch die Bestrahlung des Parietalfeldes bei der Kopfepilation (Abb. 17), wo über 17 r die Testes eines Knaben erreichen, falls nicht mit Blei abgedeckt wird.

4. Benutzung von Bestrahlungstubussen. Die früher nahezu ausschließlich geübte Bestrahlung von Hautfeldern „frei ausstrahlend" und ohne Feldbegrenzung durch Tubusse verursacht einen so unglaublichen Anstieg der Streustrahlen, daß sich die Gonadendosen sprunghaft erhöhen. Abb. 20 gibt die Verhältnisse für Strahlenqualitäten GHWT 4 und 12 mm deutlich wieder. Wenn wir bei einem Knaben am Thorax ein 10×10 cm großes Feld bestrahlen und die bei GHWT 4 mm auftretende Gonadendosis mit 2,4 mr auf 100 r gleich den Wert $= 1$ setzen, dann steigt dieser Wert bei sonst gleichen Bestrahlungsbedingungen — und obwohl das

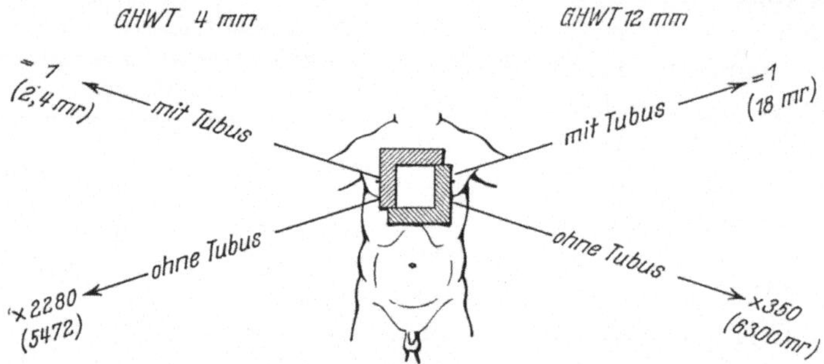

Abb. 20. Strahlenbelastung der Testes eines Knaben bei Thoraxbestrahlung *mit* und *ohne Tubus* (100 r bei GHWT 4 + 12 mm), (Bestrahlungen mit Tubus = Faktor 1)

Feld bei beiden Bedingungen mit Bleigummi auf 10×10 cm abgegrenzt bleibt — um einen Faktor von über 2000, bei GHWT 12 mm wegen der schon primär auch bei Tubusanwendung höheren Gonadenbelastung um einen Faktor von 350!

Hieraus kann nur die eine Konsequenz gezogen werden, daß sämtliche Bestrahlungen *stets unter Verwendung von Bleibegrenzungstubussen*, die fest auf die Haut aufgesetzt werden, erfolgen dürfen. Die von Wucherpfennig seinerzeit inaugurierte Einstellvorrichtung (Abb. 21 und 22), die ein Zentrieren auch ohne Tubus ermöglichen sollte, hat heute keine Berechtigung mehr und muß durch Tubusse aus Blei ersetzt werden.

Besonders wichtig ist das geschlossene Anliegen des Tubus an die Haut, da auch hierdurch eine weitere Reduzierung der Gonadendosis möglich wird, wie eigene Messungen ergeben (siehe auch Born 1958). Ist dieses nicht ohne weiteres möglich, sind zusätzliche Bleigummiplatten zur exakten Abdeckung erforderlich.

5. Oberflächengestaltung des Bestrahlungstisches. Der Bestrahlungstisch sollte grundsätzlich mit einer 1—2 mm starken Bleiplatte belegt sein. Diese verhindert, daß der Patient z. B. im Sitzen bei der Handbestrahlung mit seinen Gonaden schutzlos dem Primärstrahl ausgesetzt ist. Im übrigen ist es zweckmäßiger, den Patienten bei der Bestrahlung der Hände im Sitzen mit den Beinen seitlich zu setzen, ihn also nicht die Beine unter den Tisch strecken zu lassen! (SEELENTAG 1959, BORN 1959).

Tab. 7 läßt erkennen, wie sehr neben der Bleiunterlegung die *Gestaltung der Tischoberfläche* (SULZBERGER u. Mitarb.) von Bedeutung ist. Je nachdem, ob der Tisch aus einer bleigeschützten oder ungeschützten Holz- oder Glasoberfläche besteht, verhält sich die Menge der von ihr ausgehenden Streustrahlung höher oder niedriger. Am zweckmäßigsten ist die Auflegung mit Bleigummi, die man vor jeder Bestrahlung in entsprechender Größe unter die Hände legen kann. Ganz zu verwerfen wäre die Unterlegung der Hände mit einem Roßhaarkissen, wie Tab. 7 demonstriert; hier erhöht sich der Streustrahlenfaktor gegenüber Bleigummi um das sechsfache und bedingt damit auch eine entsprechend höhere Gonadendosis, wie sich experimentell leicht nachmessen läßt. Auch diesem Problem ist bei Bestrahlungen an den Extremitäten ausreichende

Tabelle 7. *Abhängigkeit der Streustrahlenmenge von der Beschaffenheit des Bestrahlungstisches* (Handbestrahlung, 20 × 20 cm, GHWT 12 mm)

Bestrahlungstisch mit 2 cm starker Holzplatte				
Blei-gummi	Glas-platte	Walzblei	Holz	Roßhaar-kissen
= 1	× 2	× 2,3	× 2,5	× 6

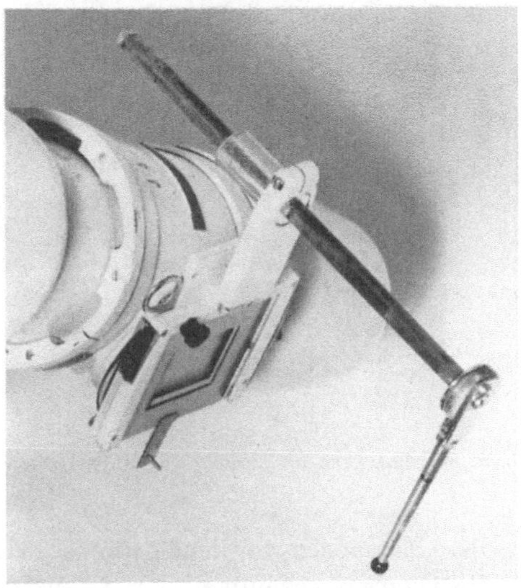

Abb. 21. Oberflächentherapieröhre älterer Bauart mit Einstell- und Zentriervorrichtung nach WUCHERPFENNIG

Beachtung zu schenken. Es ist bei Bestrahlungen an Kopf und Rumpf von untergeordneter Bedeutung.

II. Faktoren auf Seiten des Patienten. *1. Geschlecht des Patienten.* Wie falsch die häufig anzutreffende Ansicht ist, Ovarien seien wegen ihres versteckteren Sitzes viel weniger strahlengefährdet, wurde bereits eingehend bei der Erörterung der Entzündungsbestrahlung, besonders aber bei der Hämangiombestrahlung, dargestellt.

Die Ovarien sind im allgemeinen nur dann als besser geschützt zu bezeichnen, wenn es sich um Bestrahlungen am Kopf und an den entfernter gelegenen Extremitäten handelt.

Sobald die Bestrahlung am Rumpf vorgenommen wird, können sich an vielen Stellen gerade die umgekehrten Verhältnisse ergeben, daß die Ovarien mehr als die Hoden belastet werden, da die Hoden hier anteilsmäßig häufig vor allem durch die Streustrahlung aus dem Körperinnern belastet werden. Die Ovarien aber sind im Körperinnern selbst gelegen und werden durch die Streustrahlung stärker belastet.

Das wird aus Abb. 16 deutlich. Bei der Bestrahlung am Oberbauch werden die Hoden nur zu etwa $^1/_4$ so stark wie die Ovarien belastet, ohne daß letztere etwa im direkten Strahlenkegel des 4 cm-Feldes gelegen sind.

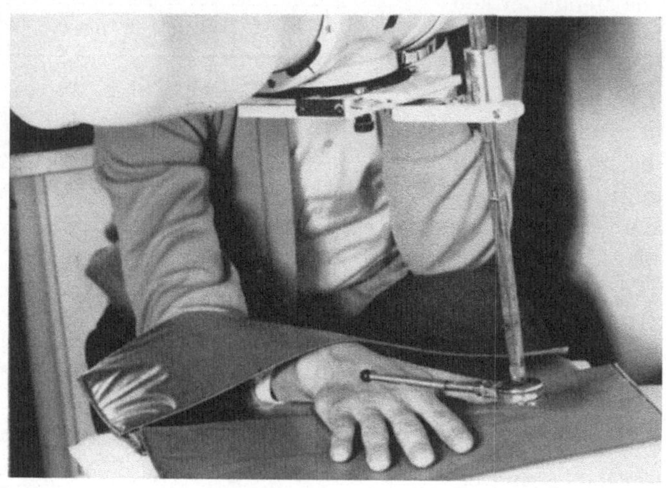

Abb. 22. Feldeinstellung mit Einstell- und Zentriervorrichtung nach Wucherpfennig (ohne Tubus!)

Diese Tatsachen verdienen um so größere Beachtung, als Bleischutz für die Ovarien gegenüber der Streustrahlung aus dem Körperinnern nicht möglich ist. Für die Hoden ist der Schutz in Form eines allseitig umschließenden Bleibeutels einfacher zu lösen.

2. Lokalisation des Bestrahlungsfeldes. Nach den obigen Ausführungen bedarf es kaum noch der Erwähnung, daß die Strahlenbelastung der Gonaden sehr wesentlich von der *Lokalisation des Bestrahlungsfeldes* und dessen Entfernung zu den Gonaden abhängig ist. Eine zusammenfassende Übersicht vermittelt Abb. 23, die die Verhältnisse an einem Knaben bei einer Hämangiombestrahlung darstellt.

Wird diese am Kopf vorgenommen und die hier auftretende Gonadendosis = 1 gesetzt, so erhöht sich der Faktor im Thoraxgebiet um das 3-, am Oberbauch um das 21-, am Unterbauch um das 325- und an den Oberschenkelinnenseiten um das 600fache, falls hier keine Bleiabdeckung der Gonaden erfolgt. Ähnliche Verhältnisse, wenn auch durch die veränderten Größenverhältnisse entsprechend verschoben, ergeben sich für den Erwachsenen.

Allgemein darf also aus Abb. 23 abgeleitet werden, daß bei zunehmender Nähe der Gonaden zum Bestrahlungsfeld erhöhte Wachsamkeit strahlenschutztechnischen Problemen gegenüber am Platze ist.

Strahlentherapeutische Eingriffe in unmittelbarer Nähe der Generationsorgane haben im generationsfähigen Alter, falls keine zwingende Indikation besteht und kein ausreichender Schutz möglich ist, zu unterbleiben!

3. Anwendung des Bleischutzes. Bleiabdeckungen können stets nur dann einen wirklichen Schutz bedeuten, *wenn sie in sinnvoller Weise erfolgen.* So bedeutet z.B. die bloße Abdeckung des Unterbauches allein wenig, wenn eine großfeldrige Bestrahlung am Oberbauch vorgenommen wird und kann höchstens zur unberechtigten Beruhigung des Therapeuten beitragen, da diese Abdeckung keinerlei Einfluß auf die Streustrahlung im Körperinnern nehmen kann.

Die Verhältnisse im einzelnen zeigt Abb. 24, die an einem kindlichen Phantommodell gewonnen wurden, das an der bezeichneten Lokalisation mit 400 r einer GHWT 10 mm bestrahlt wurde. Abdeckung selbst der Testes bei Rumpfhautbestrahlungen führen nur zu einer unwesentlichen Verminderung der Streustrahlbelastung, wäh-

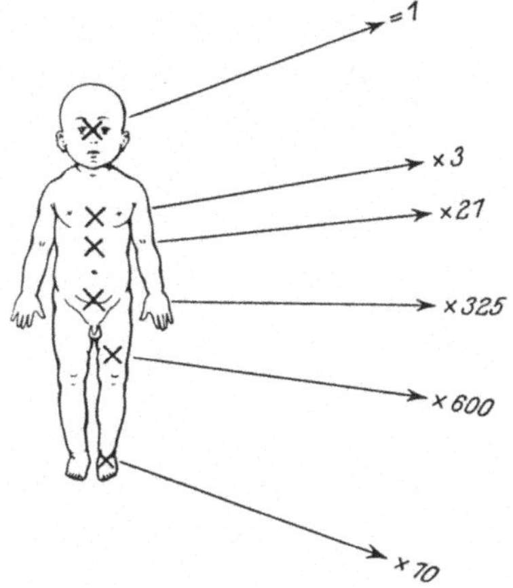

Abb. 23.
Zunahme der *Gonadenbelastung* in Abhängigkeit der Bestrahlungsfeldlokalisation von der *Gonadenentfernung* (GHWT 12 mm) (Hämangiombestrahlung bei Knaben) (Gesichtsbestrahlung = Faktor 1)

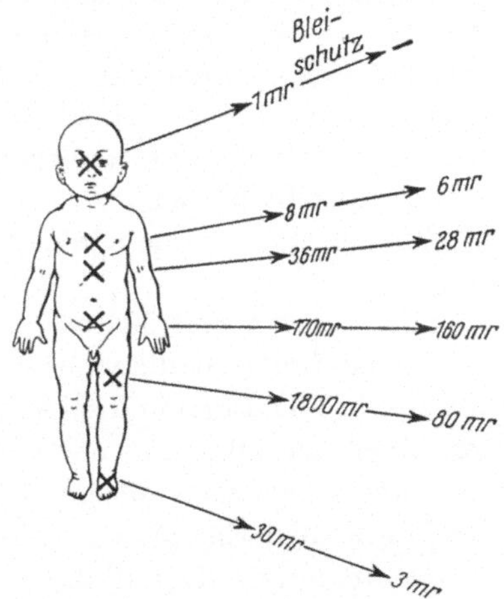

Abb. 24. *Beeinflussung der Dosishöhe* an den Testes durch *Bleiabdeckung* (GHWT 10 mm) (Hämangiombestrahlung)

rend diese bei Extremitätenbestrahlungen sehr beachtlich sein kann. Würde man allerdings einen Bleibeutel anlegen und damit von einer reinen Bleiplattenabdeckung der Hoden von oben her Abstand nehmen, so wäre eine beträchtliche Minderung der Gonadendosis auch bei Rumpfbestrahlungen für männliche Patienten die Folge. Die meisten Zahlenwerte würden auf bedeutungslose Werte absinken. Das ist bei den Ovarien nicht möglich, wie bereits oben ausgeführt wurde.

Abb. 25 erläutert den Wert von Bleiabdeckungen bei Bestrahlungen der Sacralregion des Mannes auch bei weichen Strahlenqualitäten.

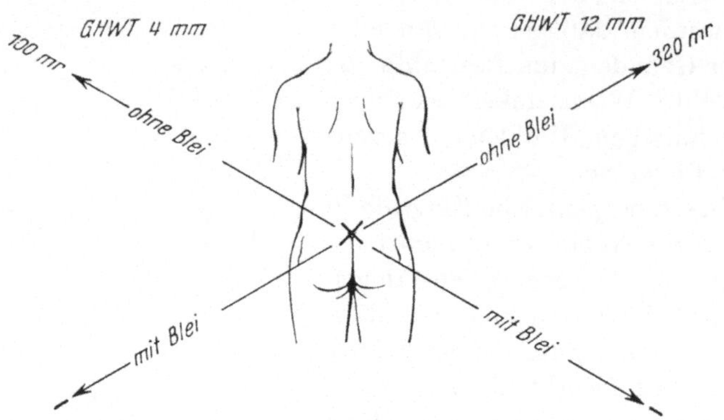

Abb. 25. Strahlenbelastung der *Testes* bei *Sacralbestrahlung* mit und ohne Bleischutz
(Felddurchmesser 15 cm)

III. Ausweichen auf radioaktive Substanzen. Die volle Erkenntnis des Ausmaßes einer Gonadengefährdung könnte bei verschiedenen Lokalisationen dazu führen, daß sich die Frage erhebt, ob nicht im Einzelfall ein Ausweichen auf radioaktive Substanzen von Vorteil ist. Die sich für die Belastung der Gonaden ergebenden Verhältnisse sollen im folgenden dargestellt werden.

Im einzelnen kämen in Betracht: 1. α-Strahler, 2. β-Strahler, 3. γ-Strahler.

1. α-Strahler. Seit 50 Jahren erfreut sich das Thorium X (Th. X) bei der Behandlung oberflächlicher Dermatosen wegen seiner kurzen Halbwertszeit (3,64 Tage) und seiner geringen Eindringtiefe ins Gewebe (mittlere Reichweite 0,1 mm) besonderer Beliebtheit. Dabei wird jedoch vielfach übersehen, daß neben der α-Strahlung (auf die von der insgesamt frei werdenden Energie ca. 99 % entfallen) auch β- und γ-Strahlen (aus den weiteren Zerfallsprodukten Thorium B und C stammend) entstehen, die zwar therapeutisch anteilsmäßig unbedeutend sind, deren mögliche Auswirkung auf die Generationsorgane aber keineswegs gleichgültig sein kann.

Die von uns zur weiteren Klärung dieser Frage durchgeführten Untersuchungen* sollten das volle Ausmaß der γ-Strahlenbelastung bei der Anwendung von Th. X aufklären und vor einer zu leichtsinnigen Hand-

---

* Ausführliche Veröffentlichung in: Med. Klin. **1960**, 7.

habung mit dieser Substanz warnen. Das gesamte Problem besitzt um so größere Aktualität, als viele der mit Th. X behandelten Patienten Säuglinge und Kleinkinder sind.

Meßtechnik. Alle Messungen wurden an mit unterschiedlicher Dosierung beschickten Th. X-Arasollack, so wie er seit Jahrzehnten vom behandelnden Arzt bei den Herstellerfirmen bezogen wird, durchgeführt. Die Dosierungen lagen bei 4000 e.s.E. in 2 cm³, 2000 e.s.E. in 1,5 bzw. 1,0 cm³, 1500 e.s.E. in 1 cm³, 1000 e.s.E. in 1,0 cm³, 500 e.s.E. in 1 cm³ und 250 e.s.E. in 1,0 cm³ Lack.

Während des ersten Teils der Untersuchungen wurden die Messungen an stationär aufgenommenen Patienten vorgenommen. Es handelte sich um Kinder, die in üblicher Weise wegen asymmetrischer planer Hämangiome im Gesicht und an den Extremitäten mit Th. X-Lack behandelt wurden. Die Messungen erfolgten 12- bzw. 24 stündlich. Auf die strahlenschutztechnische Überwachung der unmittelbaren Nähe (Bett usw.) sowie der Körper- und Bettwäsche wurde besonderer Wert gelegt — ein Vorgehen, das sich später als aufschlußreich herausstellte!

Aus Gründen einer besseren Reproduktion der einzelnen Meßorte und -werte wurden die gleichen Messungen an Körpermodellen wiederholt. Als Streukörper diente ein entsprechend geformter Block von wasseräquivalentem Cellon, auf dessen Oberfläche das Th. X in 100 (10 × 10 cm) bzw. 200 (14 × 14 cm) cm² großer Fläche aufgetragen wurde. Der Block besaß eine Stärke von 6 cm. Gemessen werden konnte sowohl in planparalleler Entfernung vom Behandlungsfeld als auch unterhalb des Feldmittelpunktes.

Der wesentliche Teil der Messungen erfolgte mit dem Radiameter FH 40 der Firma Frieseke & Höpfner, Erlangen. Das Gerät dient zur Messung von γ-Strahlen und zum Nachweis von β-Strahlen. Es ist überhandflächengroß und besitzt an seiner Stirnseite ein Geiger-Müller-Zählrohr hoher Empfindlichkeit, dessen Zählrohrblende auch eine alleinige Erfassung von γ-Strahlen ermöglicht. Die geeichte Anzeigeskala ist annähernd logarithmisch (Bereich I: 0—25 mr/Std, Bereich II: 0—1 r/Std). Die Genauigkeit der Anzeige beträgt ± 10 %. Die Eichkontrolle verdanken wir der Freundlichkeit von Dr. phil. nat. E. BUNDE von der Isotopenabteilung des Instituts für physikalische Therapie und Röntgenologie (Direktor: Prof. Dr. H. v. BRAUN-BEHRENS) der Universität München.

Die vergleichsweise geringe Dosisleistung der γ-Strahlung des Th. X erlaubte auch Messungen in größerer Nähe des Behandlungsfeldes, ohne daß die hier gefundenen Werte als zu niedrig aufgefaßt werden müssen (Kontrolle Dr. E. BUNDE). Zur Überprüfung der mit obigem Gerät gefundenen Werte wurden Kontrollmessungen mit einem Kondiometer (Fa. Dr. Pychlau, Freiburg i. Br.) in Verbindung mit zylindrischen Kammern unternommen. Die Werte entsprachen einander. Die Meßgenauigkeit des Verfahrens darf unter Berücksichtigung der aufgeworfenen Fragestellung, ob sich beim Umgang mit Th. X-Lack für den Patienten eine beachtenswerte γ-Strahlenbelastung seiner Gonaden ergeben kann, als voll ausreichend bezeichnet werden*.

Zur Ermittlung der γ-Strahlung in seitlicher Entfernung vom Bestrahlungsfeld wurden in genau definierten Distanzen vom Rand des Feldes Meßpunkte festgelegt. Diese betrugen bei Anwendung des FH 40-Gerätes 5, 15, 30 und 50 cm³ — und zwar gemessen vom Feldrand des quadratischen Behandlungsfeldes bis zur Stirnfläche des Zählrohres. Alle Messungen wurden planparallel ausgeführt. Es wurde jeweils der r- bzw. mr-Wert pro Stunde ermittelt und hieraus der jeweilige Tagesdurchschnitt graphisch errechnet. Der 4- bzw. 8-Tagewert ergab sich durch einfache Addition der

---

* Wir sind Dr. phil. nat. E. BUNDE für eingehende Beratung zu größtem Dank verpflichtet.

einzelnen Tagesdurchschnittswerte. Beim Kondiometermeßverfahren wurde die Dosis während des gesamten Zeitablaufs des Versuches mitgemessen.

Zur Erfassung der unter den mit Th. X-Lack behandelten Felder auftretenden γ-Strahlung wurden Messungen in 8 mm bzw. 60 mm Phantomtiefe unter dem

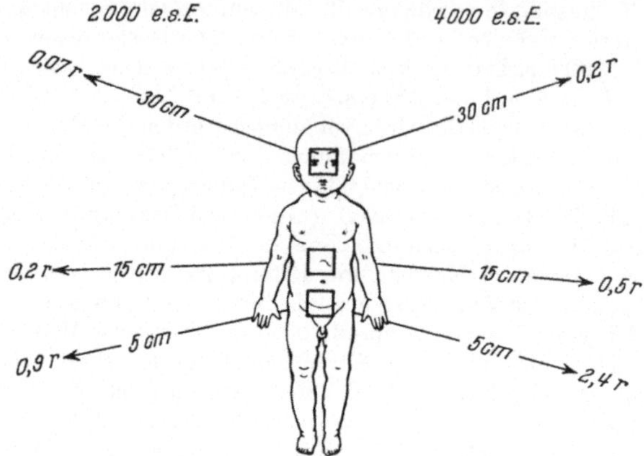

Abb. 26. *Gamma-Strahlenbelastung* der Testes bei *Thorium X*-Anwendung in Abhängigkeit der Entfernung des Behandlungsfeldes von den Gonaden (in 4 Tagen) (2000 e.s.E. 1 cm³ auf 100 qm² Fläche, 4000 e.s.E./2 cm² auf 200 cm³ Fläche)

Feldzentrum angestellt. Auch hier wurden mit verschiedenen Meßverfahren korrespondierende Werte gefunden.

Ergebnisse. Aus der Vielzahl der Einzeluntersuchungen besitzen die in Abb. 26 aufgeführten Ergebnisse das größte Interesse, da sie hinsichtlich der Dosierung (2000 e.s.E. pro cm³/100 cm² Feldfläche) dem in der Praxis üblichen Vorgehen entsprechen. Bei niedriger Dosierung und bei kleineren Feldflächen ergeben sich geringe Werte, umgekehrt steigen die Werte entsprechend an.

Mindestens in gleicher Weise erschreckend hohe Werte konnten wir unter dem Behandlungsfeld in wasseräquivalenter Phantonmasse feststellen (Tab. 8).

Tabelle 8
Gammastrahlenbelastung der unter einem mit Thorium X behandelten Hautfeld gelegenen Gewebeschichten
(4 Tage)

Tiefe	4000 e.s. E. (200 cm²)	2000 e.s. E. (100 cm²)
8 mm	12 r	5,2 r
60 mm	1,5 r	1 r

Die Tiefenangaben des Phantoms entsprechen zugleich dem Abstand von der Th. X-Feldoberfläche zur Stirnfläche des Zählrohres im Phantomblock. Die am Patienten ermittelten Werte entsprechen zugleich dem Abstand von der Th. X-Feldoberfläche zur Stirnfläche des Zählrohrs im Phantomblock.

Die am Patienten gemessenen Werte sind den Ergebnissen bei den Modellfeldern vergleichbar. Von Wichtigkeit erscheint jedoch der Hinweis, daß bei Behandlungen, die an den Extremitäten vorgenommen werden, nicht mehr ohne weiteres übersehbare Verhältnisse in der Dosisbelastung der Gonadenregion auftreten können, je nachdem, ob z. B. der Arm kopfwärts oder gonadenwärts z. B. während des Schlafes usw. liegt.

Teile des an sich auf der Haut gut haftenden Th. X-Lackes können durch Flüssigkeitseinwirkung usw. in die Bett- und Körperwäsche verschleppt werden. So fanden wir z. B. in dem abgelegten Jäckchen eines Säuglings eine γ-Dosis von 1,5 mr/Std.

Bei allen Messungen an Patienten und Modellen lag der Instrumentenausschlag des Zählrohres bei Vorschaltung der auch für β-Strahlen durchgängigen Blende um $300-400^0/_0$ über den γ-Werten.

Die zur Ermittlung der γ-Strahlendosis bei der Anwendung von Thorium X-Lack vorgenommenen Untersuchungen ergaben wesentlich höhere Werte, als gemeinhin bei Benutzung dieser vielfach als reiner α-Strahler bezeichneten Substanz angenommen wurde. Die γ-Strahlenbelastung in unmittelbarer Nähe der Gonaden kann so beträchtlich sein, daß vor der Anwendung von Thorium X-Lack in dieser Region bei Patienten im generationsfähigen Alter beiderlei Geschlechts dringend gewarnt werden muß.

Da Thorium X sehr häufig bei Säuglingen und Kleinkindern wegen planer Hämangiome in Feldgrößen von $100-200$ cm² benutzt wird, muß diesem Problem auch bei ausgedehnten Gesichtsbehandlungen, noch mehr aber bei der Behandlung an Armen und Beinen, besondere Beachtung geschenkt werden.

So beträgt bei einem $2-3$ Monate alten Säugling die Entfernung von der Wangenmitte bis zu den Gonaden nur ca. 20 cm! Außerdem darf nicht übersehen werden, daß Thorium X-Behandlungen bei planen Hämangiomen pro Fall in der Regel $5-6$ mal in mehrwöchigen Intervallen vorgenommen werden, so daß sich zunächst nicht so sehr ins Gewicht fallende Einzelwerte leicht zu nicht unbeträchtlichen Endwerten summieren können.

Die Anwendung von Thorium X bei Ekzemen usw. in unmittelbarer Nähe der Gonaden (Scrotum [!], Unterbauch usw.), die früher „wegen der geringen Eindringtiefe der α-Strahlung" gerne vorgenommen wurde, kann heute nicht mehr vertreten werden!

Daß die *Verschleppungsgefahr* radioaktiver Substanz als weiterer bedenklicher Faktor mit seinen Folgen nicht übersehen werden darf, sei hier nur angedeutet. Ob die Resorption radioaktiver Zerfallsprodukte in diesen Vehikeln größer als bei Benutzung des Lackes ist, bedarf noch weiterer Klärung. Schließlich soll noch daran erinnert werden, daß sich bei entsprechend großer Patientenfrequenz — wir beobachteten Institute, bei denen jeweils am Thorium X-Behandlungstag über 30 Patienten abgefertigt wurden — und unbedachten Vorgehens auch der Therapeut selbst sich einer γ-Strahlung aussetzt. Zumal bereits die von den

Firmen bisher verschickten Packungen eine nicht zu unterschätzende Dosisleistung an der Verpackungsoberfläche aufweisen.

Insgesamt betrachtet, ist also das Ausweichen auf den „α-Strahler" Thorium X zur Verminderung der genetischen Strahlenbelastung eine durchaus zweiseitige Maßnahme*.

2. β-Strahler. Unter den sogenannten „β-Strahlern" kommt in der dermatologischen Strahlentherapie dem Yttrium-90 bzw. der Verbindung mit dessen Muttersubstanz in Form des Strontium-90-Yttrium 90-Trägers die größte Bedeutung zu. Die begrenzte Reichweite der Corpuscularstrahlen des Yttrium-90 bei 2,26 MeV — die Energie der β-Strahlen der Muttersubstanz Strontium 90 beträgt nur 0,5 MeV und ist therapeutisch bedeutungslos, da sie nahezu vollständig von der Metalleinfassung des Trägers absorbiert wird — erlaubt eine für Dermatosen mit sehr geringer Tiefenausdehnung (bis ca. 1—1,5 mm) optimale Strahlenbehandlung. Da die GHWT dieser Strahlung nur gut 1 mm beträgt, muß sie aus strahlenschutztechnischen Gründen besonders geeignet erscheinen.

Zwei Tatsachen sind hierbei von Wichtigkeit, die gerne übersehen werden:

1. Auch Yttrium-90 besitzt einen, wenn auch mit $3^o/_{oo}$ nicht sehr großen Anteil γ-Strahlung mit einer Energie von 1,7 MeV.

2. Die von Yttrium-90 erzeugte Bremsstrahlung liegt bei einer mittleren Energie der Elektronen von 80-90 keV (Mehl, zit. nach E. Bunde) ist also beträchtlich höher als die in der Dermatoröntgentherapie heute bevorzugten Strahlungen ($74^o/_o$ aller Patienten unserer Klinik wurden nach Tab. 1 1958 mit GHWT 0,6—4 mm bestrahlt!).

Beide Tatsachen lassen in Übereinstimmung mit eigenen orientierenden Messungen eine Sorglosigkeit beim Umgang mit Strontium-Trägern nicht am Platze sein. So halten wir es z.B. für unverantwortlich, wenn der Therapeut — wie das leider sehr häufig zu beobachten ist — den Strontium-Träger ohne eigenen Bleischutz auf die Haut des Patienten appliziert. Nach Anger (1960) beträgt die Gonadenbelastung des Arztes bei Benutzung des mit 4×50 mC beschickten Strontiumschlittens 25 mr/Std. Wir glauben, daß die hier ermittelte Dosis noch zu gering angesetzt ist, jedoch sind eigene Untersuchungen noch nicht vollständig abgeschlossen. Den besten Strahlenschutz gewährt bei größerer Patien-

---

* *Nachtrag bei der Korrektur:* Die in der Zwischenzeit vom Gesetzgeber gemachten Auflagen für die weitere Verwendung von Thorium X-Lack in der freien Praxis sind so erheblich und kostenaufwendig, daß es zweckmäßig erscheint, daß die Dermatologie sich freiwillig (Schirren 1960) von dieser für Patient und Arzt in ihrer Gefährlichkeit bisher weit unterschätzten Behandlungsmethode distanziert, wie dies auf der von Prof. Dr. Kimmig veranstalteten Sitzung der Hamburger Dermatolog. Gesellschaft zum Ausdruck kam (siehe auch Schirren, C. G.: Hautarzt **1961**, 65).

tenfrequenz eine leicht herstellbare Bleischutzkanzel (BUNDE), bei seltener vorgenommenen Bestrahlungen wird eine Bleischürze genügen.

Somit darf zum Problem der Anwendung von β-Strahlern abschließend festgestellt werden, daß die von mehreren Seiten heute praktizierte Sorglosigkeit nicht ganz am Platze ist, wenngleich z. B. das Ausmaß der reinen γ-Strahlenbelastung wegen der kürzeren Bestrahlungszeit mit dem Strontium-90-Yttrium-90-Träger für den Patienten wesentlich geringer als beim Thorium X sein dürfte, dafür aber das ärztlich-technische Personal erheblich mehr gefährdet ist.

Die maximale Reichweite der β-Strahlen bis 8 mm verbietet die Anwendung am Scrotum direkt über den Testes!

An γ-Strahlenbelastung in der Umgebung eines 5 mC-Strontium-90-Yttrium-90-Trägers fanden wir in seitlicher Entfernung bei gleicher Meßanwendung wie beim Thorium X in 15 cm Entfernung noch 70 mr/Std, in 30 cm 7 mr/Std und in 50 cm 2,7 mr/Std.

3. γ-Strahler. Die strahlengenetische Belastung des Patienten — aber auch des ärztlich-technischen Personals — beträgt bei der Anwendung von *γ-Strahlen* ein Vielfaches von der bei der Anwendung von Röntgenstrahlen. Das gilt in gleicher Weise für Kobalt wie für Radium. Unter diesen Gesichtspunkten sind γ-Strahler unter anderem bei der Hämangiombehandlung und bei der Bestrahlung der Induratio penis plastica absolut kontraindiziert.

Wie gefährlich die Anwendung von radioaktivem Kobalt in der vor einigen Jahren gebräuchlichen „plastischen Masse" ist und wie sehr die Applikationsmethode zur Verseuchung unserer Bestrahlungsabteilungen führen kann, haben die bislang gesammelten Erfahrungen zur Genüge gezeigt.

C. Schlußfolgerungen

Die zur Frage einer Strahlenbelastung der Generationsorgane des Patienten bei der praktischen Durchführung der Hautröntgentherapie vorgenommenen Erhebungen und Untersuchungen lassen erkennen, daß diesem Problem heute erhebliche Bedeutung zukommt. Das Ausmaß der bei den verschiedenen Bestrahlungsmethoden in der Dermato-röntgentherapie auftretenden Gonadendosen liegt zum größten Teil weit über dem Erwarteten.

Die wesentlichen Gesichtspunkte, die sich aus vorliegender Arbeit ergeben, sind folgende:

1. Das dermatologische Patientengut setzt sich zu nicht unbeträchtlichen Teilen aus noch im *generationsfähigen Alter* stehenden Individuen zusammen, so daß der Frage genetischer Strahlenbelastung entsprechende Beachtung geschenkt werden muß.

2. Die *Höhe der Gonadendosis* wächst,

a) je größer das zu bestrahlende Hautfeld ist,

b) je härter die verwendete Strahlenqualität ist,

c) je mehr der Zentralstrahl auf die Gonaden gerichtet ist,

d) je näher das Bestrahlungsfeld an den Gonaden liegt,

e) falls ohne bleigeschützten Bestrahlungstubus bestrahlt wird.

3. Bleischutz der Gonaden ist bei beiden Geschlechtern *gut möglich*

a) bei Bestrahlungen am Kopf,

b) bei Bestrahlungen an den oberen Extremitäten,

c) bei Bestrahlungen an den distalen Abschnitten der unteren Extremitäten.

Er kann hier in Form einer einfachen Bleiabdeckung erfolgen.

4. Bleischutz der Gonaden ist bei beiden Geschlechtern nur *bedingt* bei Bestrahlungen am Rumpf *möglich*, da die aus dem Körperinnern stammende Streustrahlung durch einfache Bleiabdeckungen nicht zu beeinflussen ist.

Hier kann bei männlichen Patienten nur die Anlegung eines das gesamte äußere Genitale umschließenden Bleibeutels zu einem befriedigenderen Schutz führen, falls Feldgröße, Strahlenqualität, Lokalisation usw. eine entsprechend hohe Belastung erwarten lassen.

Die Verwendung weicher Strahlenqualitäten bei Bestrahlungen am Rumpf vermag die Gonadenbelastung erheblich zu mindern.

5. Strahlenschutztechnischen Problemen ist *bei Kindern* wegen der wesentlich engeren Lagebeziehungen jeder Bestrahlungslokalisation zu den Gonaden erhöhte Aufmerksamkeit zu schenken.

6. Unter den *radioaktiven Substanzen* kommt dem gemeinhin als „ungefährlich" angesehenen Thorium X wegen der begleitenden γ-Strahlung besondere Beachtung zu. Die γ-Strahlenbelastung kann bei Anwendung in Nähe der Generationsorgane ein so beträchtliches Ausmaß erreichen, daß sich die Anwendung von Thorium X verbietet.

Der als β-Strahler häufig benutzte Strontium-90-Yttrium-90-Träger kann für den Patienten, besonders aber für das ärztlich-technische Personal, strahlenbelastend werden, so daß auf ausreichenden Schutz zu achten ist.

γ-Strahler besitzen für die dermatologische Strahlentherapie heute praktisch keine Bedeutung mehr. Die mit ihm verbundenen Gonadendosen dürften um ein Erhebliches über denen bei der Anwendung von Röntgenstrahlen sein.

7. *Die genaue Kenntnis der im einzelnen bei den verschiedenen Bestrahlungsmethoden zu erwartenden Gonadenbelastungen und der Möglichkeiten ihrer Verhinderung oder wesentlichen Reduzierung versetzen den Dermato-Röntgenologen in die Lage, seine Strahlenbehandlung für den Patienten ungefährlich zu gestalten.*

Strahlenpanik auf seiten des Arztes und unnötige Beunruhigung des Patienten sollten daher unterbleiben!

Es bleibt abschließend nochmals festzustellen, daß das Ausmaß der genetischen Strahlenbelastung des Patienten in der Dermato-Röntgentherapie Jahrzehnte hindurch zweifellos unterschätzt worden ist. Die Beurteilung des vollen Ausmaßes derselben gestaltet sich deswegen so außerordentlich schwierig, weil die Wissenschaft trotz aller Bemühungen bisher nicht in der Lage ist, bindende Aussagen über die genetisch noch zulässige Strahlendosis zu machen. NACHTSHEIM, einer unserer erfahrensten Strahlengenetiker, stellte hierzu noch 1959 resigniert fest: „Wir tappen noch vollständig im Dunkeln!"

Solange wir diese Situation nicht überwunden haben, kann für den Strahlentherapeuten ebenso wie für den Strahlendiagnostiker nur die eine Forderung gelten: *Bei jeder strahlentherapeutischen Maßnahme muß die Gonadendosis so niedrig wie irgend möglich gehalten werden!* Es gilt, den $80^0/_0$-Anteil der Medizin an der gesamten künstlichen Strahlenbelastung des Menschen zu reduzieren, um das menschliche Erbgut vor einem Übermaß an schädlichen energiereichen Strahlen zu schützen. Die Recessivität der überwiegenden Mehrzahl strahlenbedingter Genmutationen wird frühestens in 20—30 Geschlechterfolgen, also in rund 600 bis 1000 Jahren, Antwort auf die Frage geben, ob die in der Medizinischen Wissenschaft heute vertretenen Erkenntnisse und die aus ihnen abgeleiteten Forderungen und Maßnahmen richtig waren.

Literatur

ALDEN, H. S., H. ST. WEENS and H. D. YOUMANS: Arch. Derm. Syph. (Chicago) **79**, 159 (1959).

ANGER, R.: Derm. Wschr. **141**, 115 (1960).

BODE, H. G.: Disk. Hamb. Dermat. Gesellsch. 26. 11. 1960.

BORN, W.: Z. Haut- u. Geschl.-Kr. **24**, 330 (1958).

BORN, W.: Dermatologica (Basel) **7**, 38 (1958).

BORN, W.: Arch. klin. exp. Derm. **211**, 350 (1960).

BUNDE, E.: Persönl. Mitteilung 1959.

CHROSSLAND, P. M.: J. Amer. med. Ass. **165**, 647 (1957).

DOMONKOS, A., and G. H. CAMERON: Arch. Derm. Syph. (Chicago) **76**, 694 (1957).

EBBEHØJ, E.: Arch. radiol. (Stockh.) **36**, 17 (1951).

FUCHS, G., u. J. HOFBAUER: Strahlentherapie **111**, 297.

GOLDSCHMIDT, H., M. BETETTO u. G. BONSE: In: Ergänzungswerk zum Handbuch der Haut- und Geschlechtskrankheiten, Bd. V/2. Strahlentherapie von Hautkrankheiten. Herausgegeben von MARCHIONINI, A., u.C. G. SCHIRREN. Berlin, Göttingen, Heidelberg: Springer 1959.

HOLTHUSEN, H.: Strahlentherapie **104**, 317 (1957).

HOLTHUSEN, H.: Dtsch. med. Wschr. **1960**, 537.

KIMMIG, J.: Disk. Hamb. Dermat. Gesellsch. 26. 11. 1960.

LANDAUER, R. S.: Arch. Derm. Syph. (Chicago) **76**, 699 (1957).

MEHL: zit. nach E. BUNDE.

MIESCHER, G.: IX. Internat. Dermat. Kongreß 1957, Stockholm.

PAUR, O.: Inaugural-Dissertation. Univ. München 1958.

PROPPE, A.: In Dermatologie und Venerologie von H. A. GOTTRON und W. SCHÖN-FELD, Bd. II/1. Stuttgart: Thieme, 1958.

RAJEWSKY, B., u. POHLIT: In: Ergänzungswerk zum Handbuch der Haut- und Geschlechtskrankheiten, Bd. V/2. Strahlentherapie von Hautkrankheiten. Herausgegeben von MARCHIONINI, A. , u. C. G. SCHIRREN. Berlin, Göttingen, Heidelberg: Springer 1959.

SCHIRREN, C. G.: Hautarzt 1953, 160.

SCHIRREN, C. G.: In: Handbuch der Haut- und Geschlechtskrankheiten. Ergänzungswerk, Bd. V/2. Herausgegeben von MARCHIONINI, A., u. C. G. SCHIRREN. Berlin, Göttingen, Heidelberg: Springer 1959.

SCHIRREN, C. G.: In: Strahlenforschung und Krebsbehandlung von MEYER, H., u. J. BECKER. München, Berlin: Urban & Schwarzenberg 1960.

SCHIRREN, C. G.: In: Fortschritte der praktischen Dermatologie und Venerologie, Bd. 3. Berlin, Göttingen, Heidelberg: Springer 1960.

SCHIRREN, C. G.: IX. Internat. Kongreß f. Radiologie 1959. Kongreßbericht, S. 274. Stuttgart: Thieme 1959.

SCHIRREN, C. G.: Med. Klin. **1960**, 7.

SCHIRREN, C. G.: Hautarzt **1961**, 65.

SCHIRREN, C. G.: Vortr. Hamb. Dermat. Gesellsch. 26. 11. 1960.

SCHIRREN, C. G., N. HAUMAYR u. R. DITTMAR: Strahlentherapie **108**, 127 (1959).

SEELENTAG, W.: Persönliche Mitteilung 1960.

SEELENTAG, W., D. v. ARNIM, F. KLOTZ u. J. NUMBERGER: Strahlentherapie **105**, 169 (1958).

SEELENTAG, W., E. SEELENTAG-LUPP u. E. KLOTZ: Strahlentherapie **111**, 435 (1960).

STEWART, W., V. WITTEN and M. B. SULZBERGER: J. invest. Derm. **30**, 237 (1958).

SULZBERGER, M. B., W. STEWART and V. WITTEN: Dermatologica (Basel) **115**, 433 (1957).

United Nations Scientific Commitee on the effect of atomic radiation. Arch. Derm. Syph. (Chicago) **75**, 579 (1957).

WACHSMANN, F.: Persönliche Mitteilung 1960.

WISKEMANN. A.: Vortr. Hamb. Dermat. Gesellsch. 26. 11. 1960.

WITTEN, V., M. B. SULZBERGER and W. SULZBERGER: J. invest. Derm. **28**, 187 (1957).

WITTEN, V., M. B. SULZBERGER and W. STEWART: Arch. Derm. Syph. (Chicago) **76**, 683 (1957).

3. G. Wagner-Kiel (zur Diskussion eingeladen): Genetische Strahlenbelastung in der Dermato-Röntgentherapie. Mit 4 Textabbildungen.

Herr SCHIRREN hat in seinem Referat die Frage der genetischen Strahlenbelastung durch die dermatologische Röntgentherapie vom dosimetrischen Sektor her erschöpfend dargestellt, so daß zu diesem Aspekt kaum noch etwas zu sagen bleibt; vielleicht nur noch der ergänzende Hinweis, daß bei derartigen Messungen in der Regel in etwas simplifizierender Weise die Gonadendosis beim männlichen Geschlecht mit der Dosis identifiziert wird, die an der Scrotaloberfläche gemessen wird.

Eigene Untersuchungen der Strahlendurchlässigkeit von Scrotalhaut
unter den Bestrahlungsbedingungen der Stufen I—IV des Dermopan sowie
der dermatologischen Großfeldtechnik mit ungefilterten 50 kV-Beryllium-
fenster-Strahlungen und Focus-Haut-Abständen von 90 cm bzw. 2 m
(Abb. 1) lassen jedoch erkennen, daß je nach Strahlenqualität sehr
unterschiedliche, zum Teil ganz erhebliche Beträge dieser Strahlungen
schon in der Haut des Hodensackes steckenbleiben und gar nicht an die
Testes gelangen. Es wäre daher richtiger, von ,,Gonadendosis'' erst nach

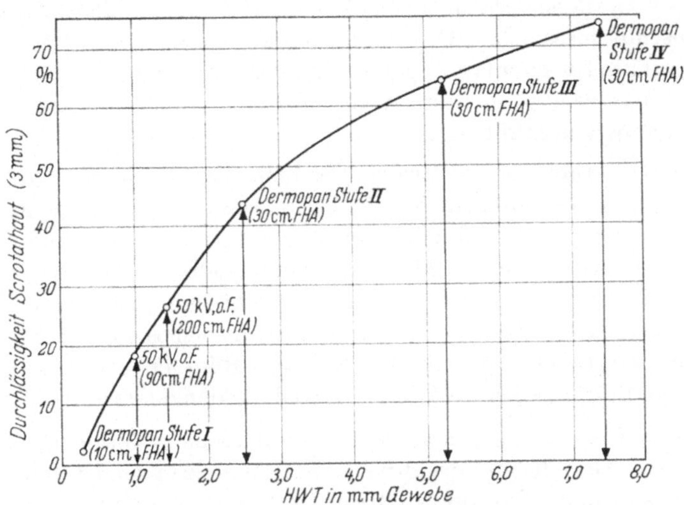

Abb. 1. *Die Durchlässigkeit von Scrotalhaut (Dicke = 3,0 mm)* für verschiedene in der dermatologischen
Röntgentherapie gebräuchliche Strahlenarten

Anlegung jeweils entsprechender Korrekturfaktoren für die Scrotal-
hautabsorption an die an der Körperoberfläche ermittelten Meßwerte zu
sprechen.

Über die genetische Bedeutung ionometrisch ermittelter Meßwerte
wird heute in zunehmendem Maße diskutiert. Als Vergleichsbasis dienen
dabei von Expertenkomitees — wie beispielsweise dem britischen
Medical Research Council, der National Academy of Science (USA) oder
der Internationalen Kommission für Strahlenschutz (ICRP) — als
,,maximal zulässige Dosen'' empfohlene Richtwerte. Man darf dabei aber
nicht übersehen, daß diese Richtwerte in der Regel Bezug nehmen auf die
Strahlenbelastung der Gesamtbevölkerung bzw. bestimmter Bevölkerungsgruppen. Die pro Kopf der Bevölkerung berechneten Maximaldosen sind
typische statistische Durchschnittszahlen, die beispielsweise schon die
Bedeutung des Lebensalters hinsichtlich der genetischen Gefährdung
unberücksichtigt lassen und im Prinzip in fataler Weise an das Beispiel der
Errechnung des Tabakverbrauches pro Kopf der Bevölkerung erinnern,

was schon vor Jahren WAGEMANN zu seinen sarkastischen Bemerkungen über den „Zigarre rauchenden Säugling" Anlaß gab. Von derartigen, für die Gesamtbevölkerung geltenden Richtwerten auf die genetische Gefährdung des Einzelindividuums zurückzuschließen, ist nicht gestattet. Da nach den heutigen Vorstellungen der Genetiker wahrscheinlich schon eine einzige, das Keimplasma in bestimmter Weise treffende Ionisation in der Lage ist, eine genetische Mutation auszulösen, kann es für das Einzelindividuum streng genommen überhaupt keine „Toleranzdosis" geben. Um zu dieser Erkenntnis zu kommen, bedarf es allerdings keiner Strahlenschutzmessungen. Diese können logischerweise nur dazu dienen, Anhaltspunkte für populationsgenetische Berechnungen zu liefern, wofür allerdings gleichzeitig auch die Anzahl belasteter und unbelasteter Personen bekannt sein müßte.

Wenn weiterhin bei der Erörterung biologischer Strahlenwirkungen unter Bezugnahme auf eine physikalische Dosis — wie sie ja auch als Ergebnis von Strahlenschutzmessungen vorliegt — direkte quantitative Beziehungen zwischen in r-Einheiten luftionometrisch bestimmten Dosen und der Stärke der dadurch ausgelösten Schädigung des biologischen Objektes hergeleitet werden, so sind gegen ein solches Vorgehen, wenigstens für den Bereich der in der Dermato-Röntgentherapie üblichen Strahlenqualitäten, noch weitere prinzipielle Bedenken anzumelden.

Aus den Darstellungen der Größe des Massenabsorptionsquotienten verschiedener Gewebe im Verhältnis zu Luft, wie sie in den letzten Jahren von SPIERS, JOHNS, LAUGHLIN, BIRK, BALZ und WACHSMANN u. a. veröffentlicht wurden, ist bekannt geworden, wie stark die Strahlenabsorption von beispielsweise Knochen und Fettgewebe sowohl untereinander als auch gegenüber Luft im Bereich von Röhrenspannungen unterhalb 50 kV differiert. Angaben über die Absorptionsverhältnisse in der Haut finden sich wohlgemerkt in keiner dieser Darstellungen; jedoch wird argumentiert, daß die Haut wegen ihrer dicht bei der von Wasser liegenden effektiven Atomziffer hinsichtlich ihrer Absorptionseigenschaften als nahezu wasseräquivalent zu betrachten sei. Daraus wird weiter gefolgert, daß analog dem über den ganzen Bereich der heute technisch darstellbaren Röntgenstrahlenskala annähernd gleichbleibenden Massenabsorptionsverhältnis von Luft zu Wasser auch das Absorptionsverhältnis von Luft zu Haut als konstant anzusehen und somit die bei Verwendung geeigneter wellenlängenunabhängiger Meßkammern luftionometrisch gemessene Dosis als Maß für die Stärke der biologischen Hautreaktion geeignet sei.

Die aus der effektiven Atomziffer abgeleitete Schlußfolgerung von der Parallelität zwischen luftionometrisch gemessener Dosis und biologischer Reaktion der Haut war jedoch schon nicht in Einklang zu bringen mit der alten Erfahrung, daß die *Erythemdosis* bei weichen Strahlen niedriger liegt als bei harten. Aus der Analogie zu den Erfahrungen beim Erythem hätte man eigentlich erwarten sollen, daß auch die Epilationsdosis im Bereich weicherer Strahlungen niedriger liegen würde als bei härteren. Die Gründe, warum das übersehen worden ist, brauchen hier nicht erörtert zu werden. Inzwischen ist aber aus der klinischen Erfahrung klar geworden, daß anstatt der früher für nötig gehaltenen ca. 300 r im Weichstrahlbereich bereits mit etwa 200 r „an der Papille" epiliert werden kann. WACHSMANN findet das zwar „überraschend"; aber es steht fest, und wir haben uns wiederholt davon überzeugen können, daß der Epilationseffekt unter den angegebenen Bedingungen sicher reproduzierbar ist. Im Gegenteil, bei der Epilation nach der sogenannten Ebbehøjschen Regel, also mit einer Strahlenqualität, deren Halbwerttiefe der Schichttiefe der Haarpapillen entspricht, haben wir bezüglich des Wiederwachsens der Haare eine unerwartet starke Hemmwirkung beobachtet.

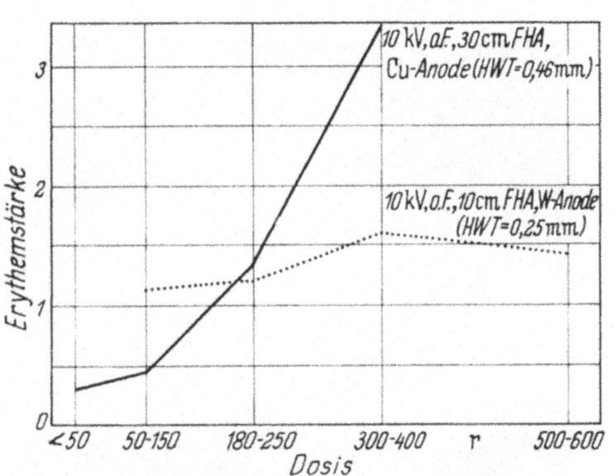

Abb. 2. Unterschiedliche Dosisabhängigkeit der Erythemreaktion (8 Tage nach Bestrahlung)

Offenbar sind also bei der bisherigen Betrachtung der Epilationswirkung der Röntgenstrahlen nicht alle Umstände, die dabei intervenieren, berücksichtigt worden.

Gemeinsam mit STUTZER durchgeführte ausgedehnte Erythemversuche unter Weichstrahlbedingungen passen ebenfalls nicht in das Vorstellungsschema von der Parallelität zwischen in r-Einheiten gemessener Dosis und biologischer Hautreaktion. Wie aus Abb. 2 ersichtlich ist, kann sich trotz sehr ähnlicher Bestrahlungsbedingungen hinsichtlich Röhrenspannung, Filterung und Halbwerttiefe in der biologischen Reaktion der Haut ein sehr unterschiedlicher Gang mit der Dosis in r-Einheiten ergeben. Die beiden im Beispiel angewandten Strahlungen unterscheiden sich allerdings dadurch, daß die von der Dermopan-Röhre gelieferte eine reine Bremsstrahlung ist, während das Bremsspektrum der Kupfer-Anoden-Röhre von einem erheblichen Anteil an Kupfer-K-Linien (Quantenenergie ca. 8,9 keV) überlagert wird. Die zur Charakterisierung einer Therapiestrahlung üblichen Kennwerte (wie Spannung, Filterung und Halbwerttiefe) reichen im vorliegenden Falle nicht aus, den unseres Erachtens für die differente Hautreaktion wesentlichsten Unterschied zwischen beiden Strahlungen, nämlich die quantenenergetisch andersartige Zusammensetzung ihres Gesamtspektrums, zu erfassen.

In gemeinsam mit dem Pathologen Goerttler begonnenen tierexperimentellen Untersuchungen haben wir, um über die Rolle der räumlichen Verteilung der Strahlendosis in der Haut eine bessere Vorstellung zu gewinnen, ein biologisches Objekt von ca. 0,3 mm Dicke (nämlich den 51 Std lang bebrüteten Hühnerembryo) gewählt. Diese Keimlinge liegen bei in unserer Bestrahlungsanordnung eröffneter Eischale stets auf ihrer linken Seite unmittelbar unter der Eihaut, so daß

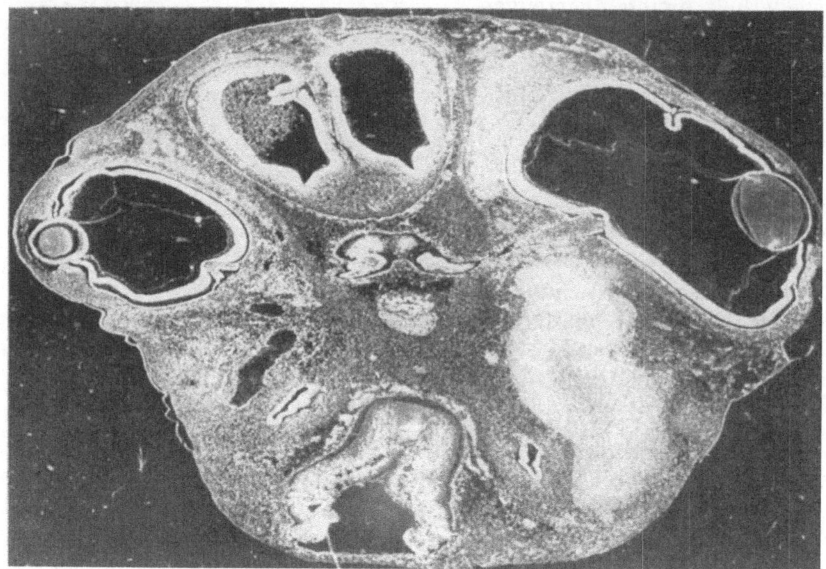

Abb. 3. Asymmetrische Mißbildung der Kopfanlage eines Hühnerkeimlings nach Bestrahlung mit der Stufe III des Dermopan

die rechte Körperseite der Strahlungsquelle zugewandt, die linke dagegen davon abgewandt ist. Die in Cellon als einem Gewebsmodell mit der effektiven Atomziffer 7.43 gemessenen Dosisabfallkurven der bisher für die Bestrahlungsexperimente verwandten Dermopan-Stufen II bzw. III unterscheiden sich in den ersten 0,3 mm Gewebe kaum. Die Halbwerttiefen beider Strahlungen sind im Vergleich zur Dicke des bestrahlten Objektes so groß, daß eine ziemlich homogene Durchstrahlung der Keimlinge zu erwarten gewesen wäre. Dennoch haben wir, wie der histologische Schnitt durch die Ebene der Augenanlagen (Abb. 3) in instruktiver Weise zeigt, mit beiden Strahlungen stark asymmetrische Mißbildungen erzeugt.

Darüber hinaus ist die Größe und zeitliche Verteilung der Absterberaten — wie Abb. 4 erkennen läßt — im Hinblick auf die nur sehr geringen Dosisabfalldifferenzen beider angewandten Strahlungen auffallend unterschiedlich.

Um auch vom physikalischen Sektor her nähere Einblicke in die Absorptionsverhältnisse von Weichstrahlgemischen in der Haut zu gewinnen, haben wir weiterhin szintillationsspektrographische Untersuchungen mit einem Impulshöhen-Analysator begonnen. Mit Hilfe dieses Meßverfahrens gelingt es, die in der Bestrahlungspraxis ja stets vorliegenden Strahlengemische spektral zu zerlegen und in Form eines quantenenergetischen Spektrums aufzuschreiben.

Vergleicht man unter diesen Bedingungen die Filterwirkung von Scrotalhaut und Aluminium, so zeigt sich, daß praktisch über den ganzen Bereich der von der Weichstrahltherapie ausgenutzten Quantenenergien eine 2 bis 3 mm dicke Scrotalhaut etwa

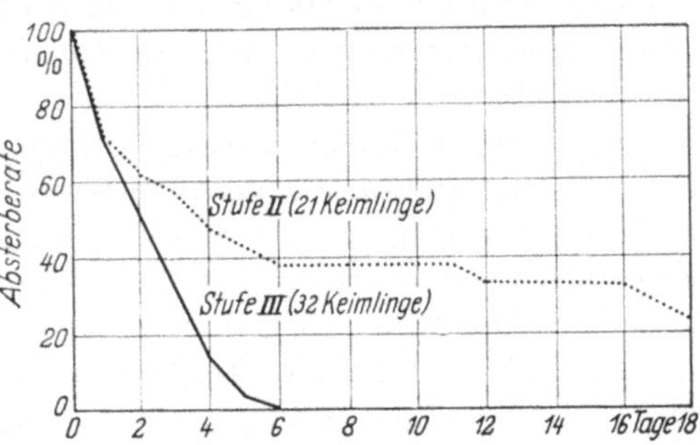

Abb. 4. Vergleich der Absterberaten von mit Dermopan Stufe II bzw. III bestrahlten Hühnerkeimlingen (Oberflächendosis = 700—800 r)

gleich stark filtert wie 0,3 mm Aluminium. Da Aluminium die Atomziffer 13, Haut aber eine effektive Atomziffer von nur 7,3 besitzt, wäre zum langwelligen Teil des Spektrums hin eine zunehmende Absorptionsdifferenz anzunehmen gewesen. Das ist aber — soweit die bisherigen, allerdings erst orientierenden Messungen gezeigt haben — nicht bzw. in sehr viel geringerem Ausmaße als erwartet der Fall. Offenbar ist es im Weichstrahlbereich nicht mehr zweckmäßig, den Betrachtungen über die Gewebsabsorption eine effektive Atomziffer zugrunde zu legen, weil dabei die strukturell unterschiedliche Verteilung der für die Strahlenabsorption in der Haut wesentlichen Elemente — wie Phosphor (Atomziffer 15), Schwefel (Atomziffer 16), Kalium (Atomziffer 19) und Calcium (Atomziffer 20) — nicht berücksichtigt wird. Man muß aus dem beobachteten Phänomen schließen, daß die Haut für die weiche Röntgenstrahlung keineswegs ein homogenes Filter ist, sondern die Absorption derselben vorwiegend in punktuell zu denkenden Reaktionsorten, nämlich den Lageorten von Elementen höherer Ordnungszahl, erfolgt.

Diese Beispiele aus der eigenen Beschäftigung mit dem Gebiet der Weichstrahlen werden hier nur deshalb demonstriert, um daran zu zeigen, daß die bisherigen Vorstellungen von der Strahlenabsorption im Gewebe zumindest für den Weichstrahlbereich offensichtlich zum Teil revisions- bzw. ergänzungsbedürftig sind. Die luftionometrisch ermittelte Dosis in r-Einheiten ist zur physikalischen Charakterisierung der Strahlenmenge zwar keineswegs überflüssig, aber ihrer Beziehung zum reaktiven Verhalten der Haut liegt im Weichstrahlbereich keine einfache Proportionalität zugrunde. Daher dürften auch auf die r-Einheit bezogene Meßwerte kein eindeutiges bzw. ausreichendes Maß für die Größe der genetischen Strahlenschädigung im Weichstrahlgebiet sein. Hinsichtlich der quantitativen Beurteilung der genetisch schädigenden Wirkung dieser Strahlengemische erscheint mir daher so lange Zurückhaltung geboten, bis wir über die Größe ihrer Absorption im Gewebe mehr wissen, als es heute noch der Fall ist. Zu diesen für das Problem der genetischen Strahlengefährdung letztlich sehr viel wesentlicheren Erkenntnissen können aber, unter was für äußeren Umständen auch immer gewonnene meßtechnische Untersuchungen allein niemals führen; vielmehr müssen vor allem klinische Beobachtungen gewonnen werden. Was not tut, ist die quantitative Erfassung beobachtbarer Reaktionsunterschiede auf unterschiedlich zusammengesetzte Strahlengemische. Der Ausspruch des amerikanischen Biologen Brues, daß auf wahrscheinlich keinem anderen Gebiet der öffentlichen Gesundheitsfürsorge ein solcher Wust von physikalischen Informationen einer derartigen Dürre an klinischen Erfahrungen gegenübersteht, sollte uns doch zu denken geben.

Das Verhalten des Arztes seinem von ihm mit energiereichen Strahlungen behandelten Patienten gegenüber kann von all diesen Überlegungen nicht berührt werden. Hier ist in jedem Einzelfalle allergrößte Umsicht zu verlangen. Wenn die zahllosen, in den letzten Jahren veröffentlichten Meßergebnisse tatsächlich dazu beigetragen haben sollten, daß die Strahlentherapie betreibenden Ärzte mehr Sorgfalt auf eine exakte Abdeckungstechnik, vor allem der Generationsorgane, und bessere Fokussierung der Strahlung allein auf die zu behandelnde Körperstelle verwenden als bisher, dann waren sie trotz aller hier vorzubringenden Bedenken hinsichtlich ihres erkenntnistheoretischen Wertes doch wertvoll genug.

Noch ein anderes Moment sei am Rande erwähnt. Es wird oft genug übersehen, daß es neben den energiereichen Strahlen noch zahlreiche andere Schädigungsquellen für unser Keimgut gibt. Solche, das Keimplasma schädigende Faktoren sind beispielsweise lokaler Sauerstoffmangel der Generationsgewebe, Ultraviolettlicht, Blei, Quecksilber, chemische Mutagene, wie Narkotica, Rauschgifte (wahrscheinlich auch Alkohol und Nicotin), und für das männliche Geschlecht insbesondere die Wärmeschäden des Hodens.

Derartige Wärmeschäden können durch die mannigfaltigsten Umstände ausgelöst werden; sie sind in besonderer Weise gegeben beim Vorliegen von Hodendystopien, Leistenhernien und Varicocelen. Schon seit 1891 weiß man auf Grund der Tierexperimente des Italieners Piana, daß eine Rückverlegung der Testes in die Bauchhöhle zu Tubulusschäden bis zu völliger Tubulusatrophie führen kann. Durch künstliches Fieber läßt sich ein Absinken der Spermienzahl experimentell erzeugen. Nach fieberhaften Infekten fällt die Spermienzahl in durchschnittlich 40 Tagen auf einen Minimalwert ab, um sich erst danach allmählich wieder zu normalisieren.

Auch von außen kommende Temperaturerhöhungen können eine beträchtliche Rolle spielen. Beispielsweise ist es bekannt, daß bei in den Tropen lebenden Europäern die Potentia generandi häufig herabgesetzt ist. Auf die Gefahr der Infertilität bei Autogenschweißern hat Heinke aufmerksam gemacht. Weiter sind in diesem Zusammenhang heiße Bäder, Kurzwellendiathermie der Genitalien sowie das Tragen von Suspensorien zu erwähnen. Doepfmer untersuchte zwei Patienten, die auf ärztliches Anraten hin wegen Varicocelen 3 bzw. 1 Jahr lang ein Suspensorium getragen hatten. Der erste zeigte eine komplette Azoospermie, beim zweiten normalisierte sich der Spermabefund erst $^1/_2$ Jahr nach Ablegen des Suspensoriums.

Die Schweden Ehrenberg, v. Ehrenstein und Hedgran stellten 1957 fest, daß sowohl bei „trainierten Nudisten“ als auch sonstigen Personen die Scrotaltemperatur in nacktem und bekleidetem Zustand um durchschnittlich 3,3° C differierte. Sie schlossen aus ihren Untersuchungen, daß die menschliche Mutationsrate durch die heute üblichen eng anliegenden Unterhosen um ca. 85 $^0/_0$ gesteigert werden dürfte und damit die durch unsere Bekleidungsgewohnheiten bedingte keimplasmatische Gefährdung der Menschheit wahrscheinlich um das 100- bis 1000fache größer ist, als die Gefährdung durch die aus medizinischer Indikation erfolgende Anwendung energiereicher Strahlungen.

Alle diese Dinge sollten nicht übersehen werden, wenn man die Bedeutung der dermatologischen Röntgentherapie bezüglich ihrer populationsgenetischen Schädlichkeit in ihren Proportionen einigermaßen zutreffend abschätzen will.

4. J. Becker-Heidelberg: Das akute Strahlensyndrom.

Die Patho-Physiologie der Strahlenkrankheiten ist ein noch völlig im Fluß befindliches Forschungsgebiet, das der Medizin und Naturwissenschaft auch in Zukunft noch viele Aufgaben stellen wird. Daraus leitet sich die Forderung nach einer engeren Zusammenarbeit der einzelnen medizinischen Fachgebiete ab, da nur durch gemeinsame experimentelle und klinische Arbeit weitere Fortschritte auf dem Gebiete der Erkennung und Behandlung der akuten Strahlenverletzungen und Krankheiten zu erwarten sind. Wenn auch einzelne Symptome der sogenannten Strahlenkrankheit den radiologisch tätigen Ärzten schon seit Jahrzehnten bekannt waren, so erlangte das Krankheitsbild des „akuten Strahlensyndroms" in der klinischen Medizin erst in den letzten 15 Jahren seine Eigenständigkeit. Heute verstehen wir unter dem Begriff des „akuten Strahlensyndroms" die Summe von Krankheitserscheinungen, die dann auftreten, wenn der Organismus als Ganzes oder auch ausgedehnte Körperpartien von außen oder von innen heraus akut von einer einmaligen massiven Dosis energiereicher Strahlen getroffen werden. Der Symptomenkomplex der „akuten Strahlenkrankheit" kann sowohl durch Röntgen- und γ-Strahlen, als auch — unter bestimmten Bedingungen — durch Elektronen, Protronen oder Neutronen ausgelöst werden. Für Beginn, Schwere und Verlauf sind neben der zeitlichen Verteilung vor allem die Strahlenart und Strahlendosis sowie eine Reihe weiterer Faktoren, wie z.B. zusätzliche mechanische oder chemische Schäden und sonstige individuelle Momente, von Bedeutung.

Das Krankheitsbild erhält ein gänzlich anderes Gesicht, je nachdem es sich um die Einwirkung einer durchdringenden γ-Strahlung oder um eine von außen wirkende β-Strahlung handelt oder ob beide zusammenwirken und damit Hautläsionen zu den inneren Organschäden hinzutreten, die im Sinne eines Kombinationsschadens den Krankheitsverlauf wesentlich erschweren.

In Hiroshima und Nagasaki hat es sich gezeigt, daß nach Ganzkörperbestrahlungen das Überleben oder der letale Ausgang einerseits vom Schweregrad der Organschädigungen und deren Folgen, wie z.B. Infektionen und Blutungen, abhängig war, andererseits aber das klinische Bild durch zusätzliche thermische und mechanische Verletzungen erheblich kompliziert wurde.

Die Hoffnungslosigkeit der damaligen Situation und die Ohnmacht der Ärzte diesem Geschehen gegenüber hat in weiten Kreisen den Eindruck hinterlassen, daß dem „akuten Strahlensyndrom" nur eine geringe klinische Bedeutung zukommt, da eine sinnvolle Therapie ohnedies kaum möglich erscheint. Dieser Pessimismus dürfte heute nicht mehr seine volle Berechtigung haben, insbesondere, seitdem sich die Hoffnung abzeichnet, daß durch biologische Mittel, zumindest bei einem Teil der Opfer, eine gerichtete Therapie möglich ist.

Seit den Ereignissen in Japan 1945 hat sich auf dem Gebiete der Strahlenerkrankungen eine eigene medizinische Forschungsrichtung entwickelt, die im Tierexperiment, vor allem an Großtieren, die einzelnen Symptome bis zu ihrer Ursache verfolgt und dadurch die Grundlage für eine gerichtete Therapie am Menschen schafft. Für den Menschen existieren bis heute nur unvollkommene Informationen über die Höhe der Letaldosis. Auf Grund der jüngsten Berichte über Strahlenunfälle ist es wahrscheinlich, daß die mittlere Letaldosis zwischen 250 und 750 rad liegt.

Wenn wir uns nun gewissermaßen als Modellfall des „akuten Strahlensyndroms" die Totalbestrahlung eines Menschen mit γ-Strahlen darzustellen versuchen, so ist ein solcher Fall seitens der Hautbeteiligung recht uninteressant, denn in den meisten Fällen von energiereicher γ-Strahlung wird bei diesen Geschädigten nicht einmal ein Erythem beobachtet. Das ist auch weiter nicht verwunderlich, denn die Entstehung des Erythems ist mehr eine Frage der Strahlenenergie als der Strahlendosis. So kann es bei großen Dosen energiearmer Strahlen zu einem starken Erythem ohne schwere Allgemeinerscheinungen kommen, während andererseits eine große Dosis energiereicher Strahlen nur ein geringes Erythem hervorzurufen braucht. Da es nach einem Strahleninsult meist nicht möglich ist, die genaue Dosis zu eruieren, kann es Unfallsituationen geben, bei denen einem Früherythem immerhin eine orientierende Bedeutung zukommt. Je nach der erhaltenen Dosis kommt es auch nach von außen wirkender γ-Strahlung zu temporären Epilationen innerhalb von 2 Wochen nach der Strahlenexposition, wenn im Bereich der Haarbulbi Dosen der Größenordnung von 250—350 rad zur Wirkung gekommen sind. Es kann jedoch nicht genug betont werden, daß die Dosisangaben nach einem Strahlenunfall — so wichtig sie auch sein mögen — für den behandelnden Arzt nur grob-orientierenden Charakter haben können, da sich die therapeutischen Maßnahmen ausschließlich auf den klinischen Verlauf gründen müssen.

Bei Strahlendosen unter 100 rad Ganzkörperbestrahlung mit energiereichen γ- oder Röntgenstrahlen findet man normalerweise keine klinisch eindeutig verwertbaren Veränderungen. Dadurch erübrigt sich in den meisten Fällen eine Therapie. Ob nach diesen Dosen Spätfolgen in Form von gehäuft vorkommenden malignen Erkrankungen wie Carcinome, Sarkome oder Leukämien auftreten können, läßt sich für den Menschen bis heute nicht mit Sicherheit sagen.

Allen höheren Strahlendosen gemeinsam sind die sogenannten Frühreaktionen, die schon kurze Zeit nach der Strahlenbelastung einsetzen und sich zunächst in Form von Allgemeinerscheinungen zeigen. Störungen wie Schwindelgefühl, Übelkeit, Erbrechen und Kopfschmerzen ähneln denen bei Schiffs- und Flugreisen, bei Autofahrten oder auch bei Schwangerschaften und lassen sich am ehesten auf eine Reaktion des vegetativen Nervensystems zurückführen.

Der alten strahlentherapeutischen Erfahrung, daß bei der Symptomatologie der „Strahlenkrankheit" das Nervensystem, zumindest das vegetative, unmittelbar beteiligt ist, stand lange Zeit die auf morphologischer Beobachtung basierende Ansicht entgegen, daß das Nervensystem sehr strahlenresistent sei, so daß man sich meistens damit begnügte, von

sekundären Störungen unbestimmt toxischer Natur zu sprechen. Erst in
neuerer Zeit häufen sich die Fakten, die dafür sprechen, daß das Nervensystem auch bei kleineren Dosen unmittelbar betroffen ist. Behandlungsmöglichkeiten in diesem Stadium bestehen vor allem in Ruhe und in der

Tabelle

	unter 100 rad	ca. 100—500 rad	ca. 500—900 rad	über 900 rad
Verlaufs-form		*„Hämatologische Form"*	*„Gastrointestinale Form"*	*„Neuro-logische Form"*
Symptomatik	Übelkeit (?) Schwäche, sonst unauf-fällig	*Zu Beginn:* Übelkeit, Er-brechen, evtl. Durchfälle *Nach 3 bis 14 Tagen:* Infektion (Leukopenie), Blutung (Thrombo-penie), evtl. Anämie	*Zu Beginn:* Übelkeit, Erbre-chen, Durchfälle, Exsiccose, Infektion *Später:* Hämopoetische Insuffizienz	*Zu Beginn:* Übelkeit, Er-brechen *Nach weni-gen Stunden* Schwere cerebrale Erscheinun-gen, Krämpfe
Lebens-erwartung	nicht unmittelbar beeinflußt	*Ohne Therapie:* Tod in 60 Tagen bei 50 % möglich *Mit Therapie:* Überleben möglich	*Ohne Therapie:* Tod in 60 Tagen wahrscheinlich *Mit Therapie:* Überleben bei 10—20 % möglich	*Ohne und mit Therapie:* Überleben unwahr-scheinlich
Therapie	nicht erforderlich	Ruhe, geeignete Diät, Blutplätt-chen-Trans-fusionen, Anti-biotica	Ruhe, Diät, Elek-trolytinfusionen, Blutplättchentrans-fusionen, Anti-biotica (bei Ver-sagen der Mark-regeneration homo-loges Knochen-mark)	Elektrolyte, sonst bisher unbekannt

Hebung der psychischen Reaktionslage des Patienten. Es sind dies Maßnahmen, die keinesfalls unterschätzt werden dürfen. Jedoch ist vor un-
bedachter Verwendung von solchen Sedativa zu warnen, von denen
nachgewiesen ist, daß sie die regenerativen Vorgänge in den äußerst
empfindlichen Organsystemen beeinträchtigen können.

Diese mehr „vegetativen" Erscheinungen klingen in Abhängigkeit
von der Dosis ab. Nach geringen Dosen bleibt die Strahlenwirkung dann
ohne wesentliche Folgen. Bei der sogenannten *hämatologischen Form* des

„akuten Strahlensyndroms" kommt es nach einem oft symptomarmen Intervall von 2—3 Wochen im Zusammenhang mit dem Auftreten von Infektionen oder Blutungen zu neuer klinischer Symptomatik, auf die ich noch eingehen werde. Bei Strahlendosen, die zur sogenannten *gastrointestinalen Form* führen, dauert das symptomarme Intervall nur Stunden bis Tage, bis es im Zusammenhang mit der Schädigung der Mucosa des Gastrointestinaltraktes zu schweren und schwersten Diarrhöen kommt, die durch Elektrolyt- und Wasserverlust sowie durch das Auftreten bis dahin apathogener Darmkeime in den meisten Fällen zum Tode der betroffenen Personen führt. Bei der sogenannten *neurologischen Form*, die beim Menschen so ausgeprägt erst beim Strahlenunfall in Los Alamos 1958 beobachtet wurde und bei dem die Strahlendosis auf über 1000 rad geschätzt wurde, kommt es nach wenigen Stunden zu schweren Elektrolytverschiebungen und Krämpfen, die dann einen raschen Tod verursachen.

Die Form des „akuten Strahlensyndroms", die heute durch eine aktive Therapie zum Teil erfolgreich behandelt werden kann, ist die „hämatologische". Die Erkennung und die therapeutische Beherrschung der Blutbildungsstörung ist daher von großer, oft lebensentscheidender Bedeutung.

Das Knochenmark als Bildungsstätte für Blutzellen ist durch Regulationsvorgänge offensichtlich stets bestrebt und in der Lage, gewisse Schäden zu kompensieren. Praktisch gesehen bedeutet dies, daß auch bei geschädigtem Mark noch längere Zeit ein normales peripheres Blutbild aufrecht erhalten werden kann. Der endliche Zusammenbruch der blutzellbildenden Knochenmarkfunktion nach einer massiven Straleneinwirkung kann dann allerdings unter Umständen sehr plötzlich erfolgen.

Auf Grund der Zirkulationsdauer einmal gebildeter Blutzellen ist auch bei vollständigem Neubildungsblock ein Absinken der Blutzellzahlen unter Normalwerte erst nach Tagen oder Wochen zu erwarten, mit Ausnahme der Lymphocyten, die nach Bestrahlung, aber auch nach unspezifischen Reizen rasch aus dem peripheren Blut verschwinden. Aus diesen Gründen kann einer Blutbilduntersuchung in den ersten 2—3 Tagen nach einer fraglichen Strahlenexponierung kein direkter diagnostischer und prognostischer Wert zukommen. Dagegen kann eine nach dem Strahleninsult vorgenommene Knochenmarkuntersuchung bereits nach wenigen Stunden eindeutig verwertbare Hinweise geben. Mein Mitarbeiter FLIEDNER konnte z. B. bei dem Oak Ridge-Unfall 1958, bei dem acht Personen betroffen waren, eindeutig zeigen, daß 12 Std nach dem Unfall im Knochenmarkausstrich bereits morphologische Veränderungen im Sinne von Mitosestörungen und Zellabnormitäten wahrnehmbar waren.

Die Hauptgefahren der „hämatologischen Form“ des „akuten Strahlensyndroms“ liegen in den möglichen Infektionen und in der Blutungsbereitschaft. Mit Infektionen ist vor allem vom Ende der zweiten Woche an zu rechnen. Diese stehen im Zusammenhang mit dem Darniederliegen der Abwehrkräfte, bedingt vorwiegend durch die mangelnde Neubildung weißer Blutzellen.

Die Blutungsneigung entwickelt sich mit dem Abfall der Blutplättchen, der bei der typischen Verlaufsform nach ca. 28 Tagen ein Minimum erreicht. Es zeigen sich dann je nach dem Grad der Thrombopenie petechiale oder flächenhafte Blutungen in größere Hohlräume oder auch in die Haut. Diese Art von Petechien und Hautblutungen sind nicht mehr die Folge einer direkten Strahlenbelastung, sondern ursächlich auf die Knochenmarkschädigung zurückzuführen.

Durch Frischblut- und Blutplättchentransfusionen kann es gelingen, die Thrombocytenzahl auf Werten zu halten, die das Einsetzen der Blutungen verhindern. Die Infektionen lassen sich gewöhnlich durch Antibiotica über längere Zeit hinweg beherrschen.

Da die spontane Regenerationskraft des Knochenmarkes auch bei an sich letalen Strahlendosen nicht prinzipiell gestört ist, muß es die Aufgabe der symptomatischen Therapie sein, den Organismus über die akuten Gefahren hinwegzubringen, bis das eigene Knochenmark erneut die Zellproduktion übernehmen kann. Aus tierexperimentellen Untersuchungen ist es bekannt, daß erst supraletale Dosen eine spontane Regenerationsfähigkeit des Markes verhindern. Es erscheint daher notwendig, die therapeutischen Möglichkeiten zu erforschen, die auch in jenem Dosisbereich wirksam sind, bei dem eine spontane Regeneration der Blutbildungsstätten nicht erfolgt, sondern möglichweise erst durch die Übertragung von Vitalfaktoren induziert werden kann.

Aus diesen Gründen ist daher nach einem Strahlenunfall die Feststellung von größter Bedeutung, ob eine Knochenmarkspontanregeneration möglich oder unwahrscheinlich ist. Ergeben die Untersuchungen des Knochenmarkes in den ersten 15 Tagen keinerlei Anzeichen für Regenerationsversuche, so ist eine Spontanregeneration fraglich.

In diesen Fällen, die im dosismäßigen Grenzgebiet zwischen der „hämatologischen“ und „gastrointestinalen“ Form liegen dürften, muß über die bereits erwähnte symptomatische Überbrückung der hämopoetischen Insuffizienzerscheinungen hinaus eine Übertragung von gesundem Knochenmark erwogen werden.

Markzelltransplantationen sind weder einfach noch ungefährlich, vor allem wegen der sogenannten *Zweiterkrankung*, die von Mathé als „sekundäres Syndrom“ bezeichnet und durch immunologische Unverträglichkeitsreaktionen hervorgerufen wird, wobei Hauterscheinungen in Form von hartnäckigen Dermatitiden im Vordergrund stehen. Nur dann, wenn zu erwarten ist, daß keine Spontanregeneration des Knochenmarkes erfolgt, ist der Versuch einer Marktransplantation gerechtfertigt, da dann auch die antikörperbildenden Gewebe darniederliegen. Bei dem typischen Verlauf der „hämatologischen" Form setzt die Spontanregeneration im Mark zwischen dem 21. und 28. Tage ein und ist am Wiederaufstieg des Mitose-Index im Knochenmark erkennbar. Nach 28 Tagen, wenn die Blutzellzahlen ihr Minimum erreichen und für den Patienten die Gefahr der Infektionen und Blutungen am größten ist, ist bei normalem Verlauf die Spontanregeneration des Knochenmarkes im Gange. Sie wird dadurch erkennbar, daß jenseits des 30. Tages in allen Zellsystemen eine Erholung einsetzt.

Erstmalig wurde eine Marktransplantation beim Menschen 1958 durch die französischen Ärzte Mathé und Jammet anläßlich eines Strahlenunfalles von sechs Jugoslawen an fünf Kranken ausgeführt. Nur bei einem Patienten, der dann an den Bestrahlungsfolgen starb, waren keine regeneratorischen Anzeichen im Blutbild zu erkennen. Die nach knapp 4 Wochen erfolgte Marktransfusion konnte den letalen Ausgang in diesem Falle nicht verhindern. Bei den übrigen vier mit Marktransfusionen behandelten Patienten setzte die Erholung der Blutzellen nicht eher ein wie beim unbehandelten Fall. Aus diesem Grunde ist es unsicher, ob die Markübertragung einen entscheidenden Einfluß auf die Erholung des hämopoetischen Systems hatte. Nachgewiesen wurde jedenfalls, daß die übertragenen Zellen eine Zeitlang im Empfänger funktionstüchtig waren.

Es muß jedoch davor gewarnt werden, bei der unkomplizierten „hämatologischen" Form des „akuten Strahlensyndroms" Marktransfusionen kritiklos zu verwenden, solange durch symptomatische Maßnahmen gleiche Erfolge möglich sind.

Zwischen 500 und 900 rad liegt beim Menschen der Dosisbereich, bei dem ein Überleben heute noch unwahrscheinlich ist. Da in diesem Stadium zunächst die Schädigung des Gastrointestinaltraktes das Bild beherrscht, spricht man von der „intestinalen Form" des „akuten Strahlensyndroms". Die Ursache dieses klinischen Bildes, bei dem Übelkeit, Erbrechen, Durchfall sowie hochgradiger Wasserverlust mit Verminderung des Plasmavolumens zunächst im Vordergrund steht, geht auf den völligen Verlust des intestinalen Epithels zurück.

Die bisher einzig mögliche Therapie in diesem Stadium ist eine weitgehende Ruhigstellung des Darmes und laufende Infusionen von Elektrolyten und Plasma in der Hoffnung, daß eine Spontanregeneration der Darmepithelien einsetzt. Aber auch, wenn es gelingt, die anfänglichen Schäden, die zur sogenannten „intestinalen Form" führten, zu überwinden, so kommt der Patient später dennoch in das Stadium der „hämatologischen Form", die in dieser Situation aber sehr schwierige strahlenhämatologische Probleme stellt.

Bei Strahlendosen über 1000 rad stehen die Schädigungszeichen des Nervensystems im Vordergrund des klinischen Bildes. Die sogenannte „neurologische Form" ist durch Tremor, Krämpfe und Bewußtseinsverlust charakterisiert. Eine Therapie ist in diesen Fällen beim Menschen bis heute erfolglos geblieben.

Neben der Strahleneinwirkung von außen durch γ- oder Röntgenstrahlen kann sich die *Inkorporierung* radioaktiver Elemente ebenfalls als Ganzkörperbestrahlung auswirken und bedeutet für den ärztlichen Strahlenschutz ein recht ernstes Problem. Bei Einverleibung oder Inhalation von radioaktiven Stoffen scheint die richtige Therapie in der frühzeitigen Beschleunigung der Diurese zu liegen. Die Anwendung von verschiedenen Chelatbildnern ist noch im experimentellen Stadium. Diese sind aber die besten, zur Zeit verfügbaren Mittel und sollten angewandt werden, da jede Dosisreduktion von inkorporierten Strahlern von großem Wert ist.

Kommt es neben einer Strahleneinwirkung auf den gesamten Organismus durch penetrierende energiereiche Strahlen zu einer *Kontamination* mit radioaktiven Isotopen, so entsteht ein Kombinationsschaden, dessen auffälligste Kennzeichen die Symptome an der Haut und an den Haaren sind. Als erstes Zeichen stellt sich in wenigen Stunden ein vorübergehendes Brennen und Jucken, zusammen mit einem Erythem an den unmittelbar geschädigten Hautpartien ein. Nach einem symptomfreien Intervall kommt es dann nach 15—20 Tagen zu schweren Hauterscheinungen mit Epilation, Dermatitis und Dermolyse bis hin zu schweren Ulcerationen.

Zusammenfassung

Die Haupterscheinungsbilder des „akuten Strahlensyndroms" zeigen sich vor allem, je nach der Strahlendosis, in den Veränderungen der blutbildenden Organe, in Störungen des Magen-Darm-Kanals und des vegetativen Nervensystems.

Therapeutische Möglichkeiten bestehen vor allem bei der sogenannten „hämatologischen Form". Die Behandlung besteht vorwiegend in der symptomatischen Überbrückung der Gefahren der Pancytopenie des Blutes mit Blutplättchentransfusionen und Gaben von Antibiotica.

Das reine „akute Strahlensyndrom" kann in seinem Verlauf neben traumatischen und thermischen Schäden durch zusätzliche Kontamination der Haut mit radioaktiven Isotopen bzw. ihrer Inkorporation kompliziert werden. Die Gefahren dieser Komplikation liegen vor allem in der erhöhten Infektionsbereitschaft, welche den gesamten Ablauf der „akuten Strahlenkrankheit" begleitet. Je höher die γ-Strahlendosis und je ausgedehnter die durch Kontamination geschädigten Hautareale sind, desto mehr wird die eine Komponente die andere beeinflussen. Dagegen führen

Kontaminationen der Haut mit β-Strahlern allein *nicht* zu dem Bild des „akuten Strahlensyndroms".

In Zukunft wird eine „akute Strahlenkrankheit" fast ausschließlich die Folge eines Unfalles oder einer Katastrophe sein, wobei neben den rein therapeutisch-ärztlichen Fragen auch solche versicherungs- und sozial-medizinischer Gesichtspunkte eine besondere Rolle spielen werden.

Die Behandlung von Strahlenkranken soll möglichst in speziell dafür ausgerüsteten Abteilungen durch in den verschiedensten klinischen Fächern ausgebildete und strahlenbiologisch qualifizierte Ärzte erfolgen.

Unser ganzes Dasein wird in den kommenden Jahrzehnten im Zeichen der Gewinnung von Atomenergie stehen. Die Nutzbarmachung dieser Energie für industrielle, naturwissenschaftliche und medizinische Zwecke muß allerdings voraussetzen, daß ein in jeder Beziehung ausreichender Schutz für die mit dieser Energie arbeitenden und forschenden Menschen zur Verfügung steht, und hierfür sollte kein Preis zu hoch sein.

5. H. Langendorff-Freiburg i. Br., Heiligenberg: Chemisch-biologischer Strahlenschutz.

Zu den Hauptproblemen der Radiobiologie gehört die Frage nach den Möglichkeiten einer Beeinflussung von Strahlenreaktionen durch äußere Faktoren. Lange Zeit hat man fast ausschließlich versucht, durch physikalische Faktoren wie Temperatur, Zeit, Strahlenart und anderes die Strahlenempfindlichkeit eines biologischen Objektes herabzusetzen oder zu steigern und auf diese Weise den Effekt einer Bestrahlung zu verändern. Erst in neuerer Zeit ist man dazu übergegangen, auch chemische Stoffe einzusetzen, um dieses Ziel zu erreichen.

Die Versuche mit chemischen Substanzen waren zunächst fast ausschließlich auf das praktische Ziel ausgerichtet, das Ausmaß einer biologischen Strahlenreaktion zu reduzieren, wenn nicht sogar ihre Entwicklung völlig zu verhindern. Fußend auf gewissen, von der Strahlenchemie entwickelten Vorstellungen, suchte man chemische Verbindungen zu finden, die den von der Strahlenchemie inaugurierten Vorstellungen entsprachen. Erst in den letzten Jahren hat man damit begonnen, sich eingehender mit den strahleninduzierten biochemischen und chemischen Vorgängen im biologischen Objekt zu beschäftigen und auf Grund der hierbei gewonnenen Erkenntnisse eine mehr gezielte Forschungsarbeit zu betreiben.

Bei meinen Ausführungen, die einen Überblick über den gegenwärtigen Stand der Untersuchungen auf dem hier kurz skizzierten Arbeitsgebiet unter gleichzeitiger Berücksichtigung eigener Resultate geben sollen, möchte ich nun nicht nur über einige besonders hervorzuhebende Schutzstoffe und ihre biologische Wirksamkeit sprechen, sondern zugleich auch noch einiges über die Vorstellungen sagen, die man sich heute von ihrem Eingreifen in die strahleninduzierten Reaktionsvorgänge macht.

Die Auswahl und die Entwicklung von neuen Strahlenschutzsubstanzen wurde zunächst von der Vorstellung beeinflußt, daß beim biologischen Objekt für das Zustandekommen eines Bestrahlungseffektes sehr ähnliche Prozesse eine Rolle spielen wie bei der Bestrahlung von verdünnten, wäßrigen Lösungen. Bestrahlt man z. B. eine verdünnte wäßrige Enzymlösung in Gegenwart von Sauerstoff, dann entstehen OH- und HO_2-Radikale, die an die Enzym-Moleküle herandiffundieren und mit diesen reagieren. Da bei solchen Versuchen der Zusatz eines Fremdstoffes, wie z. B. von Glucose, Glycin, Gelatine und ähnlichem, zur Enzymlösung genügt, um die für die Inaktivierung des Enzyms erforderliche Reaktionsenergie zu reduzieren, richtete man bei entsprechenden radiobiologischen Untersuchungen zunächst sein Augenmerk auf solche chemischen Körper, die entweder besonders leicht mit den bei einer Bestrahlung entstehenden Radikalen des Wassers reagieren oder auf solche, die den Sauerstoffpartialdruck in der Zelle durch Bindung von molekularem Sauerstoff herabsetzen und damit die Möglichkeit einer Entstehung von Radikalen vermindern.

Gewisse strahlenchemische Versuche von Barron und von Dale wiesen darauf hin, daß vor allem die prosthetischen Sulfhydrilgruppen von SH-Enzymen durch die Bestrahlungsprodukte des Wassers erheblich in Mitleidenschaft gezogen werden. Es lag daher nahe anzunehmen, daß es durch Zufuhr von chemischen Körpern mit freien SH-Gruppen gelingen müßte, die bei einer Bestrahlung im biologischen Objekt entstehenden Radikale wie auch Peroxyde weitgehend abzufangen und damit die Ionenausbeute für die Inaktivierung der lebenswichtigen SH-Enzyme zu reduzieren.

Von dieser Vorstellung ausgehend, versuchte erstmalig Patt (1949) durch eine intraperitoneale Verabreichung von Cystein an Mäuse und Ratten die strahlenbedingte Mortalität bei diesen Tieren zu beeinflussen. Das Ergebnis war, daß etwa 40 % der mit Cystein vorbehandelten Tiere die Bestrahlung mit einer subletalen Dosis überlebten, während die unbehandelten, jedoch bestrahlten Kontrolltiere bereits in der Zeit zwischen dem 11. und 14. Tage nach der Bestrahlung zugrunde gingen.

Die weiteren, sich an diese Untersuchung von Patt anschließenden Arbeiten bestätigten nicht nur dieses Resultat, sondern ließen zugleich erkennen, daß auch noch andere Thiolverbindungen die Strahlenempfindlichkeit eines Organismus herabzusetzen vermögen, vorausgesetzt, daß sie einen ähnlichen Molekülaufbau wie das Cystein aufweisen.

Der von unserem Arbeitskreis vertretenen Auffassung, daß nur solche chemischen Substanzen wirksam sind, die sowohl eine freie SH- als auch NH_2-Gruppe aufweisen, schien zunächst die Tatsache zu widersprechen, daß mit zwei voneinander recht verschiedenen chemischen Körpern, nämlich dem S-β-Aminoäthylisothiuronium (AET) und dem α-Homocysteinthiolacton, die beide keine freie SH-Gruppe besitzen, sich gleichfalls ähnlich hohe Überlebensraten wie mit Verbindungen der Cystein-Cysteamin-Reihe erreichen ließen. Eingehendere Untersuchungen lehrten jedoch, daß es im bestrahlten Organismus sehr rasch zu einer Umsetzung dieser Stoffe und damit zu der Entstehung von freien SH-Gruppen kommt, so daß sich die beiden Substanzen gut in die Reihe der wirksamen Thiolverbindungen einordnen lassen.

Im Unterschied hierzu bestätigte sich nicht die Annahme, daß nur solche Verbindungen in der Lage sind, die Strahlenresistenz zu erhöhen, die einen ähnlichen Molekülaufbau wie das Cystein aufweisen. Vielmehr wurden in der Folgezeit noch viele andere Substanzen aufgefunden, die gleichfalls die Strahlenempfindlichkeit eines Versuchstieres zum Teil sogar recht beträchtlich zu reduzieren vermögen.

Ganz allgemein lassen sich zur Zeit folgende vier Gruppen von Schutzsubstanzen unterscheiden:

1. S-haltige Verbindungen wie z.B. Cystein, Cysteamin;

2. pharmakologisch aktive Verbindungen wie z.B. Tryptamin, Serotonin;

3. Verbindungen mit besonderem Wirkungscharakter wie z.B. Thioharnstoff;

4. Vitamine und Hormone wie z.B. Vitamin B_6, Sexualhormone.

Als wirksam werden hierbei nur solche Verbindungen betrachtet, die nach vorheriger Gabe und einer daran anschließenden Bestrahlung mit einer letalen oder subletalen Dosis eine signifikante Erhöhung der Überlebensrate gegenüber nichtvorbehandelten, bestrahlten Kontrolltieren ergeben. Allen bisher untersuchten Schutzstoffen ist gemeinsam, daß sie unter diesen Bedingungen nur eine relativ geringe Wirkungsdauer aufweisen, die einen zeitlichen Abstand zwischen Verabreichung und Bestrahlung von mehr als 1 Std nicht zulassen, wenn ein maximaler Schutzeffekt erzielt werden soll.

Es überraschte daher, daß sowohl bei einer peroralen Verabreichung von AET als auch nach einer solchen von HCT dann sehr viel längere Wirkungszeiten zu beobachten waren, wenn die Tiere mit der LD_{50} bestrahlt wurden. In diesem Falle zeigte das AET selbst noch nach 6 Std nahezu seine volle Schutzwirkung, während dies beim HCT für einen Zeitraum bis zu etwa 3 Std festgestellt werden konnte. Die kürzere Wirkungsdauer des HCT im Vergleich zu der des AET wird jedoch dadurch aufgewogen, daß HCT besser als das AET vom Organismus vertragen wird.

Nur in geringem Maße wurde bisher der Einfluß von chemischen Substanzen auf die Strahlenempfindlichkeit einzelner Organe und Gewebe geprüft. Soweit bisher Ergebnisse vorliegen, wurde festgestellt, daß histologisch erfaßbare Frühschäden bei geschützten Tieren in gleichem Maße wie bei ungeschützten Kontrolltieren auftreten. Dagegen kommt es unter Cysteaminschutz bei Milz und Thymus sehr rasch zu einer Erholung vom Strahleninsult. Ähnliches gilt auch für die Leber, wenn als Maß ihrer Schädigung die Hemmung der Nucleinsäure-Synthese gewählt wird.

Sehr wenig bekannt ist bisher über die Wirkung von Schutzkörpern bei lokalen Bestrahlungen, insbesondere gilt dies bei einer solchen der Haut. Dazu kommt, daß die wenigen hierüber vorliegenden Angaben nicht völlig widerspruchsfrei sind. Ein wesentlicher Grund hierfür dürfte darin bestehen, daß vielfach nicht die gleichen Reaktionen betrachtet wurden oder die Beobachtungszeiten sehr verschieden waren. Soweit einigermaßen vergleichbare Untersuchungen vorliegen, kann gesagt werden, daß sich mit Thiolverbindungen auch bei der Haut eine gewisse Resistenzsteigerung erreichen läßt. So fanden z. B. Forssberg nach subcutaner Injektion von Cystein beim Meerschweinchen, Herve nach Einbringen von Cysteamin durch Iontophorese in die Rattenhaut, Lothe u. Devik bei einer Durchströmung des Kaninchenohres während der Bestrahlung mit Cysteamin einen guten Effekt hinsichtlich der Entstehung von Entzündungen und Epilation. Keinen günstigen Effekt beobachteten Peruzzi u. Corsi beim Menschen bei Verwendung von Cysteamin im Hinblick auf die Entstehung eines Erythems und Pigmentierung. Wechselnde Resultate erzielte in neuester Zeit Fogh bei Verwendung von Cysteamin-Vaseline. Dagegen konnten Walter u. Slome nach einer Vorbehandlung der Haut mit AET beim Meerschweinchen keinen Effekt feststellen, wenn sie das Auftreten von Ulcera bei den geschützten Tieren mit dem bei ungeschützten Kontrolltieren verglichen. In diesem Zusammenhange ist zugleich zu erwähnen, daß das Auftreten von Tumoren durch eine Cysteamingabe vor der Strahleneinwirkung nicht gehemmt wird, wohl aber die Entstehung von Leukämien.

Die Frage nach der Beteiligung des Nervensystems am Zustandekommen einer biologischen Strahlenwirkung veranlaßte uns, Substanzen auf ihre Wirksamkeit hin zu prüfen, von denen bekannt ist, daß sie einen Einfluß auf das Zentralnervensystem ausüben. Unsere Untersuchungen konzentrierten sich dabei vor allem auf das Serotonin und andere biogene Amine. Die hierbei erzielten Ergebnisse lassen erkennen, daß ganz besonders die Zufuhr von Serotonin die Strahlenempfindlichkeit eines Organismus herabsetzt. Während bei einer Verabreichung wirksamer

Thiolverbindungen und einer Bestrahlung mit einer subletalen Dosis bei Mäusen und Ratten nur selten höhere Überlebensraten als 50% erreicht werden konnten, beträgt die Überlebensrate bei Mäusen nach Serotoningabe bis zu 96%, wenn gleiche Versuchsbedingungen eingehalten werden.

Die besonders große Wirksamkeit des Serotonins spiegelt sich auch noch darin wider, daß wir Mäuse wiederholt mit einer nahezu tödlich wirkenden Dosis nach vorheriger Applikation von Serotonin bestrahlen konnten, ohne daß eine wesentliche Verminderung der Überlebensrate eintrat. So überlebten z.B. von Mäusen, die dreimal mit 810 r bestrahlt wurden, 75% den Strahleninsult, während von den nicht vorbehandelten Tieren nur 4% die einmalige Bestrahlung mit 810 r überstanden.

Hinzu kommt, daß sich die männlichen, mit Serotonin behandelten und mit einer Strahlendosis von insgesamt 2430 r belasteten Tiere einige Monate nach der dritten Bestrahlung weitgehend fertil erwiesen. Bei einer Paarung dieser Tiere mit unbestrahlten weiblichen Mäusen erhielten wir Nachkommen, die wir in strenger Bruder-Schwester-Inzucht weiterzüchteten. Das Ergebnis dieses Versuches bestand darin, daß bei etwas reduzierter Wurfgröße normale Nachkommen erhalten wurden, unter denen sich nur ganz wenige Mutationen fanden.

Wenn ich mich nun noch kurz der Frage nach dem Wirkungsmechanismus der verschiedenen Schutzkörper im Organismus zuwende, so muß ich hier zunächst die strahlenchemischen Untersuchungen von ELDJARN u. PIHL erwähnen, da ihre Versuche in vitro recht wesentlich zu einer Klärung des Problems beigetragen haben. Nach den Auffassungen von ELDJARN u. PIHL bildet ein dem Organismus zugeführter SH-Schutzkörper, wie z.B. das Cysteamin mit den Proteinen, gemischte Disulfide. Diese Tatsache kann bedeuten, daß freie SH-Gruppen eines Protein-Moleküls für eine gewisse Zeit dem Angriff der bei einer Bestrahlung entstehenden Radikale entzogen werden, vorausgesetzt, daß die Bestrahlungswirkung auf dem Wege über Radikale als Energieüberträger zustande kommt.

Gegen eine solche Auffassung in dieser allgemeinen Form haben sich in der letzten Zeit jedoch recht gewichtige Einwände finden lassen. Man neigt daher heute wieder mehr dazu, die Mehrzahl der Bestrahlungseffekte auf eine direkte Wirkung der strahlenden Energie auf besonders empfindliche Bausteine der lebenden Materie zurückzuführen. Für diesen Fall muß dann angenommen werden, daß der Schwefel in der Seitenkette des gemischten Disulfides als Elektronendonator wirksam wird. Bei gleichzeitiger Abspaltung des Schutzkörperrestes wird damit die zunächst an beliebiger Stelle des Target-Moleküls entstandene Elektronenlücke wieder ausgefüllt.

Für die Richtigkeit dieser Annahme sprechen vor allem die kürzlich von GORDY veröffentlichten Untersuchungsergebnisse. GORDY konnte nämlich mit Hilfe der Elektronen-Spin-Resonanz nachweisen, daß sich die wirksamen Schutzkörper Cystein und Cysteamin sehr rasch mit gewissen freien SH-Gruppen der Proteine vereinigen, sowie, daß gemischte Disulfide nach Bestrahlung eine veränderte paramagnetische Resonanzabsorption zeigen.

Die Befunde von Eldjarn u. Pihl sowie die von Gordy deuten darauf hin, daß der primäre Strahlenschaden weniger als die Folge einer Einwirkung von Radikalen auf gewisse Elementarbausteine der lebendigen Substanz betrachtet werden kann, als vielmehr als eine Trefferwirkung zu betrachten ist. Damit nähern wir uns wieder früheren Vorstellungen über das Zustandekommen einer biologischen Strahlenwirkung, die den Ausgangspunkt dafür in einer Störung bzw. Inaktivierung eines lebenswichtigen Moleküls sahen.

Nimmt man an, daß das Molekül zum katalytischen System der Zelle gehört, dann wird ohne weiteres verständlich, daß meist nur eine sehr geringe Menge an Schutzsubstanz erforderlich ist, um den Bestrahlungseffekt zu reduzieren.

Eine Stütze für diese Arbeitshypothese sehen wir unter anderem darin, daß es uns möglich war, durch eine Verabreichung von Pyridoxal-5-Phosphat, d.h. dem stoffwechselaktiven Anteil des Vitamin B_6 in Anwesenheit von ATP oder AMP einen ebenso großen Schutzeffekt wie nach Serotoningabe zu erzielen. Als Co-Ferment von etwa 25 in der Zelle vorkommenden Fermenten katalysiert das Pyridoxal-5-Phosphat unter anderem auch die Dekarboxylierung des 5-Hydroxytryptophans zu Serotonin, wie es auch als Kynureninase das Kynurenin in Anthranilsäure bzw. das 3-Hydroxykynurenin in 3-Hydroxyanthranilsäure umwandelt. Es erscheint somit nicht ganz ausgeschlossen, daß bei einer Bestrahlung unter anderem dieser für den Lebensablauf einer Zelle wichtige Katalysator geschädigt wird und daß es dann als Folge davon zu einer Entgleisung im Tryptophanabbau kommt, die eine irreversible Schädigung, wenn nicht sogar den Tod der Zelle nach sich zieht.

Eine Schädigung des Enzyms Kynureninase läßt einen Anstieg des Kynurenins und eine vermehrte Bildung von Xanthurensäure im Organismus erwarten. An Hand von Ausscheidungsuntersuchungen konnten wir nun in Übereinstimmung mit den Ergebnissen von Hartweg nachweisen, daß nach einer Bestrahlung von Mäusen oder Ratten in zunehmendem Maße Xanthuren- wie auch Kynureninsäure im Urin auftritt.

In diesem Zusammenhange erhebt sich zugleich auch die Frage, ob sich dann nicht durch eine Zufuhr von Pyridoxal-5-Phosphat nach erfolgter Bestrahlung auch ein therapeutischer Effekt erzielen läßt.

Wiederum gemessen an der Überlebensrate von Mäusen konnten wir feststellen, daß etwa 35—40% von den bestrahlten Tieren dann am Leben bleiben, wenn sie nach einmaliger Bestrahlung mit 810 r mit Pyridoxal-5-Phosphat + ATP behandelt werden. Wir sind uns hierbei im klaren, daß wir damit noch keineswegs das Problem der therapeutischen Behandlung eines Strahlenschadens gelöst haben, wie wir uns auch bewußt sind, daß im Pyridoxal-5-Phosphat sicherlich nicht der einzige Angriffspunkt für die Strahlen in der Zelle gesehen werden darf. Immerhin kann in dem erhaltenen therapeutischen Effekt eine gewisse Bestätigung der klinischen Beobachtung gesehen werden, daß nach Vitamin B_6-Gabe die Erscheinungen des Strahlenkaters günstig beeinflußt werden.

Darüber hinaus deutet das Resultat darauf hin, daß es vielleicht eines Tages möglich ist, einen Strahlenschaden medikamentös erfolgreich zu behandeln, wenn auch dieses Ziel noch in sehr weiter Ferne liegen dürfte.

Zusammenfassend darf somit festgestellt werden, daß die Aussichten für eine Prophylaxe wie auch für eine Therapie des Strahlenschadens unter Zuhilfenahme geeigneter chemischer Stoffe durchaus nicht ungünstig zu beurteilen sind. Eine wichtige Voraussetzung für den angestrebten Effekt ist allerdings die genaue Kenntnis der Elementarvorgänge, die sich während und nach einer Strahleneinwirkung im Organismus abspielen und damit ein gezieltes Eingreifen des Arztes ermöglichen.

6. H.-G. Bode-Göttingen: **Die Behandlung der Strahlenentzündung und der Strahlenfolgen in dermatologischer Sicht.**

(Manuskript nicht eingegangen)

7. K. Schuchardt-Hamburg: **Die operative Behandlung der Strahlenfolgen.** Mit 40 Textabbildungen.

Einen lokalen Strahlenschaden an der Körperoberfläche zu behandeln, sei es, daß dieser die Haut allein oder auch darunter gelegene Gewebsschichten oder Organe betrifft, ist an sich keine primär chirurgische Aufgabe. Sie wird in der Regel von Ärzten anderer Fachrichtungen, in erster Linie von Dermatologen und Röntgenologen an den Chirurgen herangetragen. Aus der jeweilig gegebenen Situation ergeben sich die verschiedenen zu ihrer Beseitigung oder zumindest Besserung geeigneten chirurgischen Maßnahmen.

Es kann sich dabei um die Folgezustände nach einmaliger Überdosierung oder Verabfolgung größerer Strahlenmengen in Form einer *akuten Strahlenentzündung* handeln, die zu schmerzhaften Hautgeschwüren und nachfolgenden narbigen Kontrakturen oder zur Bildung einer atrophischen funktionell-untüchtigen Haut mit irreversiblen geweblichen

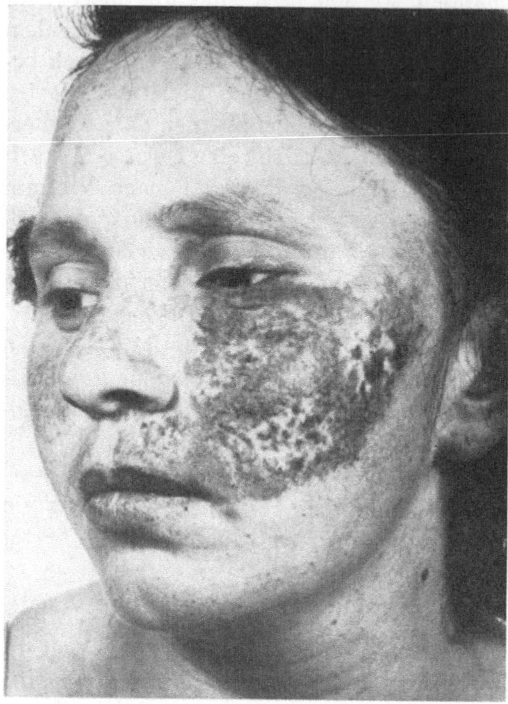

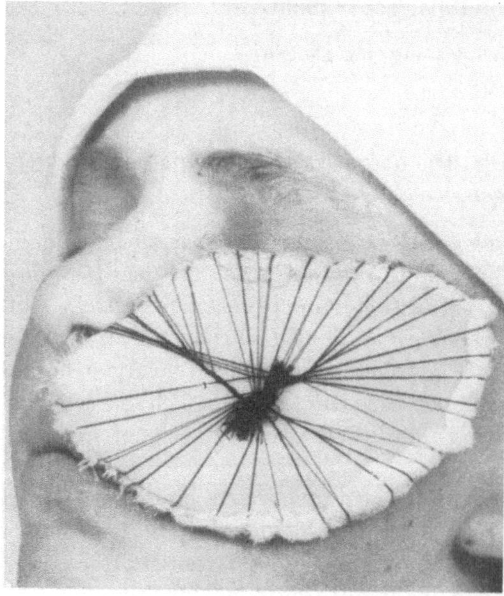

Abb. 1 und 2

Schädigungen führen kann, als deren äußere Anzeichen Atrophie, Haarlosigkeit, Trockenheit, Pigmentverschiebungen, Teleangiektasien und Fibrose bekannt sind.

Weiter kann es sich um die nach Einwirkung kleiner Dosen über lange Zeit, oft erst im Laufe von 10—15 Jahren, sich entwickelnde *chronische Strahlendermatitis* handeln, deren fatale Neigung zur malignen Entartung stets zu befürchten ist.

Ferner kann es sich um *strahlenbedingte Wachstumsstörungen des Skeletsystems* handeln. Ich erinnere in diesem Zusammenhang an die deletären Folgen, die schon durch kleine Dosierungsfehler bei der Radiumtherapie großer Hämangiome der Gesichtshaut am wachsenden Gesichtsschädel hervorgerufen werden können, zumal doch die Bestrahlung meistens schon im ersten Lebensjahr stattfindet.

Schließlich weise ich noch auf *Defektbildungen* hin, die bei der Strahlentherapie maligner Tumoren entstehen können und die vom Strahlentherapeuten bei der erforderlichen Radikalbehandlung nicht selten bewußt in Kauf genommen werden müssen.

Um bei der Vielfalt dieser möglichen und chirurgisch zu behandelnden Strahlenfolgen eine gewisse Ordnung herzustellen, erscheint es mir zweckmäßig, von der klinischen Diagnose auszugehen, welche die Indikation zu einer Strahlentherapie ergeben hat.

Dadurch komme ich zu einer Gruppeneinteilung der von mir plastisch-chirurgisch behandelten Fälle von Strahlenfolgen.

Bei der Besprechung dieser Fälle werde ich bemüht sein, Ihnen die Methoden der Wiederherstellungschirurgie, ihre Möglichkeiten und Grenzen zu erläutern.

Aus der Tatsache, daß ich während der letzten 15 Jahre fast ausschließlich im Gesichts-Kieferbereich

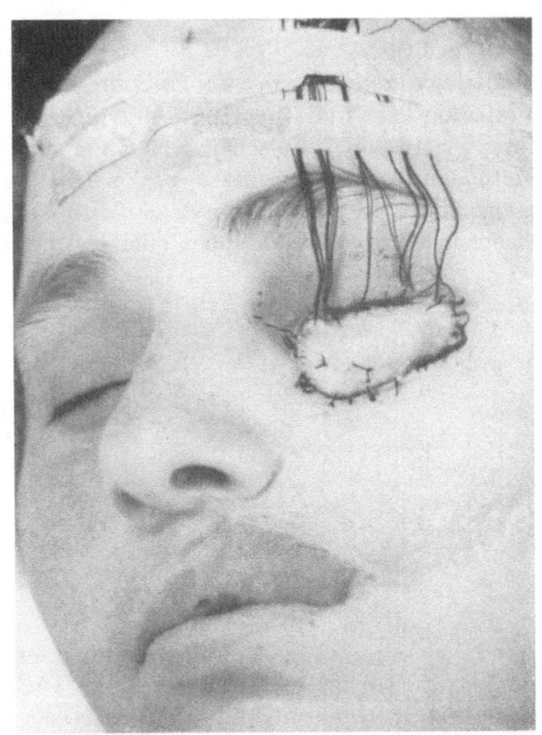

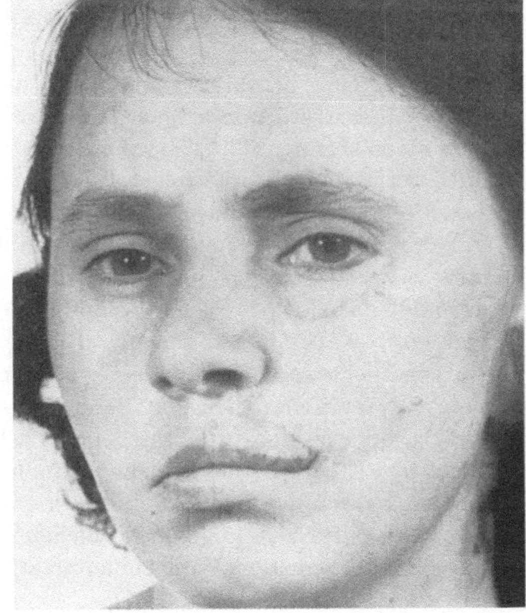

Abb. 3 und 4

Abb. 1—4. Naevus flammeus des Unterlides, der Wange und der Oberlippe. Zustand nach Radiumbehandlung. Durch Spalthauttransplantation wurde in der ersten Operation die befallene Wangenhaut ersetzt. In zwei nachfolgenden Operationen wurde der Ersatz der Lid- und der Oberlippenhaut vorgenommen. Die Anheilung der Spalthauttransplantate an der Wange und Oberlippe wurde durch Druckverbände mit eingeschlossenen Paladonplatten gesichert. Mit den nach der Einnähung des Hauttransplantates am Unterlidrand langgelassenen und an der Stirn fixierten Fäden wurde das Unterlid während der Anheilung des Transplantates in Spannung gehalten (Einzelheiten siehe Text)

chirurgisch tätig war, ergibt es sich, daß ich vorwiegend Beispiele aus diesem Gebiet und nur vereinzelt solche aus anderen Körperregionen bringen werde.

Bei der ersten Gruppe der zu besprechenden Fälle handelt es sich um Patienten mit radiotherapeutisch vorbehandelten Naevi flammei. Zu ihrer plastisch-chirurgischen Korrektur stehen uns grundsätzlich zwei Methoden des Hautersatzes zur Verfügung: die durch freie Hauttransplantation und die durch gestielte Lappen. Letztere können entweder in Form von Nahlappen oder von Fernlappen verwendet werden.

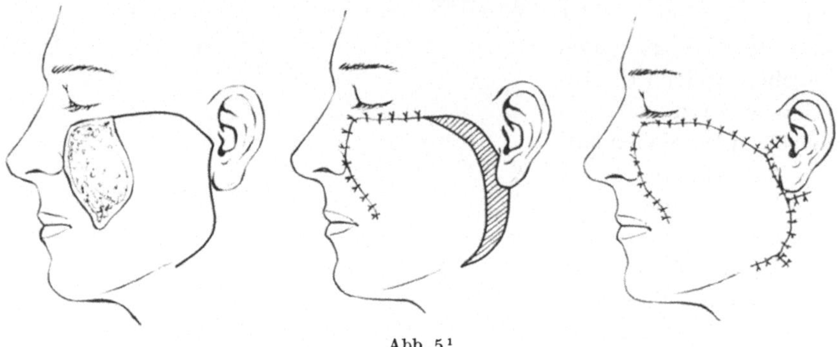

Abb. 5[1]

Für den funktionellen und ästhetischen Erfolg der freien Hauttransplantation ist im allgemeinen die Dicke des Transplantates von wesentlicher Bedeutung. Bekanntlich lassen sich die besten Ergebnisse durch die Verpflanzung von Haut in voller Dicke erzielen. Die störungsfreie Anheilung eines Vollhauttransplantates setzt jedoch ein gut vascularisiertes subcutanes Gewebe am Pflanzungsort voraus. Hiermit ist bei tiefreichenden Strahlenschädigungen der Haut meistens nicht zu rechnen. Daher ist es in derartigen Fällen ratsam, anstatt eines Vollhautlappens einen sogenannten „Spalthautlappen" (Split skin graft) zu verwenden, der in seinem ästhetischen Effekt dem Vollhautlappen nur wenig nachsteht. Seine vorzügliche Einheilungstendenz beruht bekanntlich darauf, daß bei der Ablösung, die am besten mit einem sogenannten Dermatom vorgenommen wird, das in der Cutis gelegene Gefäßnetz eröffnet wird, so daß alsbald organische Verbindungen mit dem Gefäßsystem des Pflanzungsortes zustande kommen.

In dem zuerst gezeigten Fall einer 25 jährigen Frau bestand ein ausgedehnter Naevus flammeus im Bereich des II. Trigeminusastes links (Abb. 1). Die Patientin wurde im 11. und 12. Lebensjahr mit Radium behandelt. Das Ergebnis der Strahlenbehandlung ist deutlich an den eingetretenen Narbenbildungen zu erkennen.

Ich halte es für zweckmäßig, in solchen Fällen die Lid- und Lippenplastik gesondert von dem Wangenhautersatz vorzunehmen, um auf diese

---

[1] Zeichnungen von Dr. E. Schuchardt.

Weise Ektropien infolge narbiger Schrumpfung nach Möglichkeit zu verhüten.

Ich habe daher in diesem Falle zunächst ausschließlich die befallene Wangenhaut excidiert und ersetzt. Das vom Oberschenkel entnommene Spalthauttransplantat von etwa 1 mm Dicke wurde mit einem Verband versorgt, der durch Knüpfen der nach der Einnähung langgelassenen Fäden fixiert wurde (Abb. 2). Der Verband besteht aus einer mit Borsalbe imprägnierten einschichtigen Gazelage, mit der die Haut bedeckt und über die eine Gazekompresse gelegt wird, in die zur Versteifung eine dünne Platte aus Blei oder Kunststoff von der Größe des Transplantates eingewickelt worden ist.

Die zur Einheilung des Transplantates am Unterlid benötigte Spannung wurde dadurch erzielt, daß die bei seiner

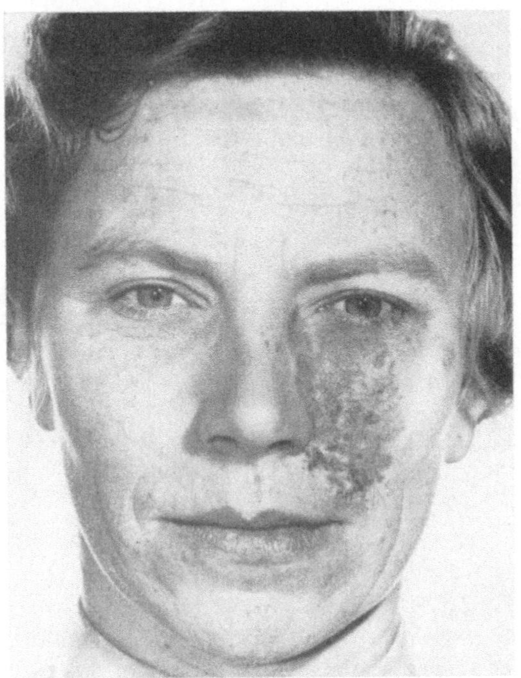

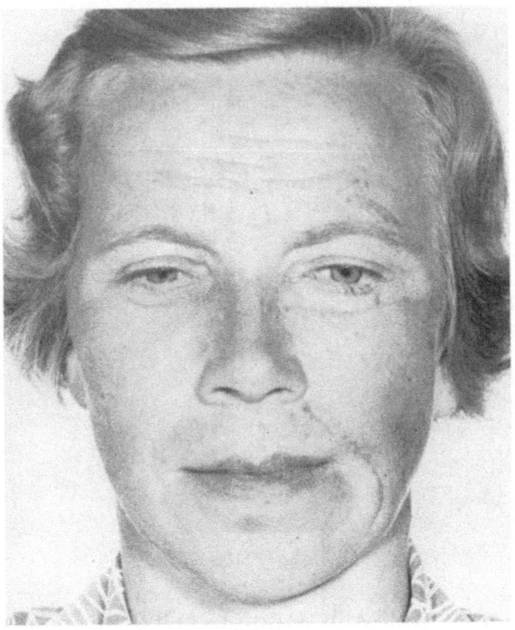

Abb. 5 — 7. Radiotherapeutisch vorbehandelter Naevus flammeus der li. Wange. Zuerst wurde die Wangenhaut excidiert und der Defekt durch einen Rotationslappen gedeckt (siehe Strichzeichnung). Die Unterlidhaut wurde durch ein aus der postauriculären Region entnommenes Vollhauttransplantat ersetzt

Abb. 6 und 7

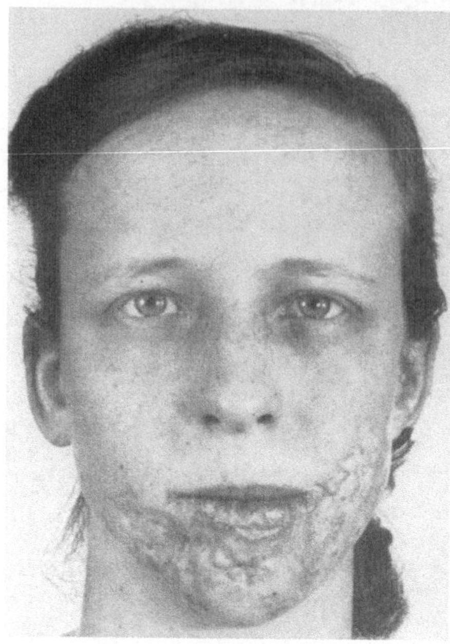

Abb. 8

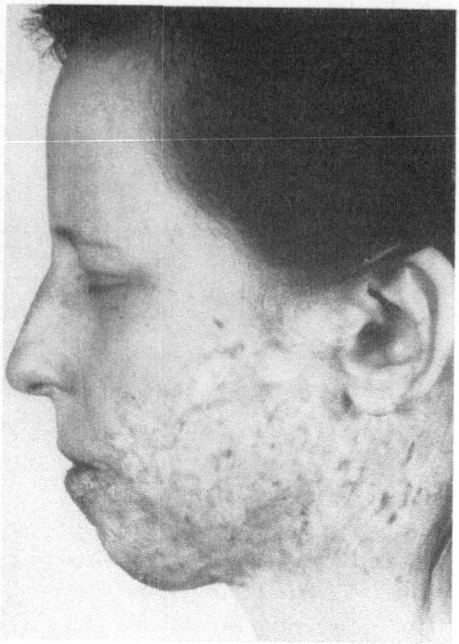

Abb. 9

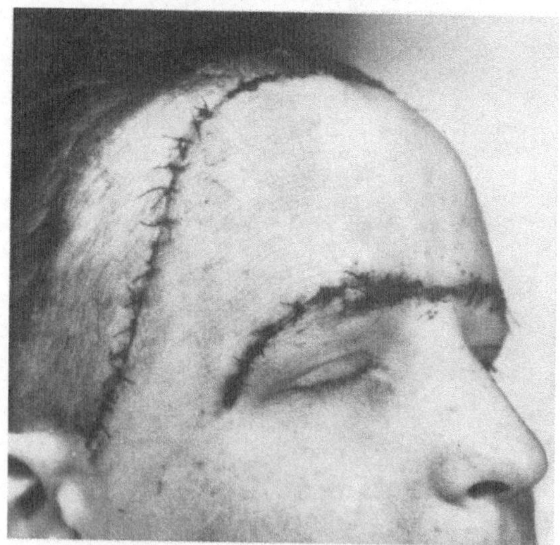

Abb. 10

Einnähung am Unterlid langgelassenen Fäden mittels eines Heftpflasterstreifens an der Stirn fixiert wurden (Abb. 3).

Bei dem in einem dritten Operationsakt vorgenommenen Ersatz der Haut an der linken Oberlippe kam die gleiche Verbandstechnik zur Anwendung wie bei der Wangenplastik.

Das Ergebnis der operativen Behandlung, das die Patientin durchaus zufriedenstellte, gibt Abb. 4 nur unvollkommen wieder. Es erscheint auf dem Schwarzweiß-Foto genau genommen besser als in Wirklichkeit, da die mit der freien Hauttransplantation im Gesicht meistens verbundene Farbdifferenz zwischen Transplantat und der gewachsenen Gesichtshaut nicht erkennbar ist. Leider lassen sich mit der freien Hauttransplantation im Gesicht ästhetisch einwandfreie Ergebnisse mit einiger Sicherheit nur erzielen, wenn zur Defektdeckung Haut aus der postauriculären Region verwendet wird. Hier können jedoch nur relativ kleine Transplantate ent-

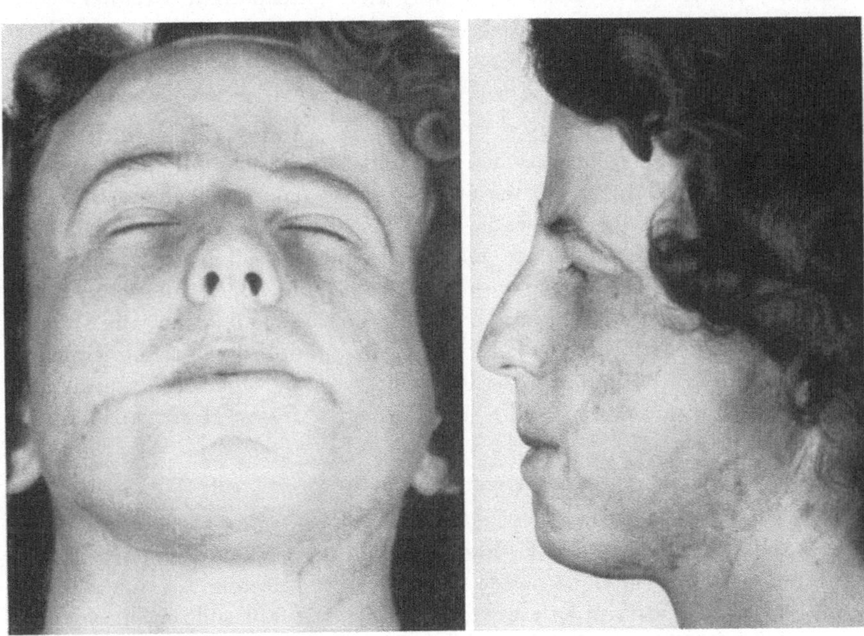

Abb. 11 Abb. 12

Abb. 8—12. Zustand nach Strahlentherapie eines ausgedehnten Naevus vasculosus. Ersatz der Wangen-, Unterlippen- und Kinnhaut durch einen brückenförmigen Stirnhautlappen

nommen werden, so daß sich dieses Vorgehen auf entsprechend kleine Plastiken beschränkt.

Wenn irgend möglich, wird man zum Ersatz von Gesichtshaut auf die freie Hauttransplantation verzichten und versuchen, mit der Nahlappenplastik auszukommen. Die Lappenplastik ist zur Beseitigung von Strahlenschäden der Gesichtshaut besonders indiziert, wenn es sich nicht nur um den Ersatz der Hautdecke, sondern zugleich auch darunter gelegener Gewebsschichten handelt.

Als ein typisches Beispiel für einen Wangenhautersatz mittels eines Nahlappens möchte ich Ihnen den folgenden Fall demonstrieren: Es handelt sich dabei um eine 39jährige Frau mit einem Naevus flammeus, Abb. 5. Die Patientin wurde vom 2. Lebensjahr an mit verschiedenen

Mitteln behandelt: Elektropunktur, Quarzlichtbestrahlung, Kohlensäureschnee und schließlich mit Radium- und Röntgenbestrahlungen. Auch mit der Radiotherapie konnte kein befriedigendes Resultat erzielt werden. Man erkennt noch deutlich ihre Spuren in Form von atrophischen pigmentarmen Hautbezirken.

Ich habe in einem ersten Operationsakt den größten Teil der befallenen Wangenhaut unter Schonung der Unterlidhaut excidiert und den dadurch entstandenen Defekt durch Verschiebung der seitlichen Wangenhaut in Bogenrichtung nach Imré gedeckt. Das Prinzip des operativen Vorgehens geht aus den auf Abb. 5 wiedergegebenen Strichzeichnungen hervor.

Die vorzüglichen ästhetischen Ergebnisse, die sich mit der Lappenverschiebung in Bogenrichtung erzielen lassen, beruhen einerseits darauf, daß ortsständiges Gewebe zur Defektdeckung benutzt wird, andererseits aber darauf, daß man bei günstiger Placierung der Ablösungsschnitte des Lappens — in diesem Falle am vorderen Ansatz der Ohrmuschel und im Bereich natürlicher Gesichtsfalten am Augenwinkel und unterhalb des Unterlides — unauffällige Narben erzielen kann. Die Unterlidhaut wurde in einer zweiten Operation durch ein aus der postauriculären Region entnommenes freies Hauttransplantat ersetzt.

Das Ergebnis der operativen Behandlung ist auf Abb. 7 wiedergegeben.

Handelt es sich um den Ersatz großer Hautbezirke der mittleren und unteren Gesichtsregion, so bietet sich als Entnahmestelle für die Bildung von gestielten Hautlappen die Stirnhaut an. Sie läßt sich besonders gut und ohne Gefahr der Ernährungsstörung in Form beiderseits in der Temporalregion gestielter Brückenlappen verwenden. Ein solcher Lappen wurde in dem auf den Abb. 8 und 9 dargestellten Fall verwendet. Es handelt sich um eine 27jährige Patientin mit ausgedehnten Narbenbildungen im Bereich der linken Wange, Unterlippe, des Kinns, der rechten Wange und der rechten Halsseite. Die Hautveränderungen sind das Resultat einer im Kleinkind-Alter vorgenommenen Radiumbehandlung eines ausgedehnten Naevus vasculosus. Wegen der Tiefe der in das subcutane Gewebe reichenden Narben schien mir der Ersatz der strahlengeschädigten Haut durch freie Hauttransplantation in diesem Falle nicht günstig, insbesondere deswegen nicht, weil sich damit infolge der Schrumpfung des Transplantates meistens keine gute Lippenform erzielen läßt.

Da in diesem Falle der benötigte Stirnhaut-Muskellappen außergewöhnlich breit gebildet werden mußte, wurde er vor seiner Verlagerung zunächst lediglich umschnitten, vom Periost abgelöst und wieder eingenäht (Abb. 10). Unmittelbar nach der Einnähung des Lappens im Kinnbereich wurde der Entnahmedefekt an der Stirn durch ein Spalthauttransplantat gedeckt, es heilte unter Bildung eines kleinen nekrotischen Bezirkes an der rechten Stirnseite ein. Die sich hier im Verlaufe der Sekundärheilung bildende Narbe war jedoch in keiner Weise störend. Bemerkenswert ist noch, daß die offene Wundfläche an dem freischwebenden Lappenstiel mit einem Spalthauttransplantat versorgt worden war. Es ist dieses ein Verfahren, das wir stets verwenden, um Wundsekretionen und Infektionsgefahren zu vermeiden. Abb. 11 und 12 geben das Endergebnis der Plastik wieder. Die Lappenstiele wurden in den Schläfenbereich zurückverlagert. Zur Verstärkung der Kinnprominenz wurde ein Stück Rippenknorpel eingepflanzt und die Lippen-Kinnfurche durch Fettexcision und nachfolgende Druckbehandlung mittels einer Kunststoffplatte markiert.

Manchmal ähnliche Aufgaben, oftmals aber auch schwierigere, werden dem Chirurgen bei der Beseitigung von Strahlenfolgen nach der Behandlung von Hämangiomen gestellt. Einerseits handelt es sich dabei nicht nur um Schädigungen des Hautgewebes, sondern auch der tiefer gelegenen Gewebsschichten, wie subcutanes Fettgewebe, Muskulatur und Stützgewebe. Andererseits wird der ursprüngliche Gewebsschaden noch durch Wachstumsverminderung verstärkt, da, wie bereits oben erwähnt, die Hämangiombehandlung mit Radium meistens schon im ersten Lebensjahr vorgenommen wird.

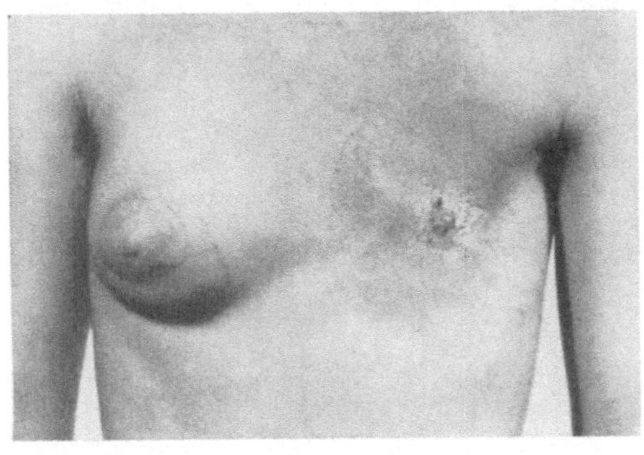

Abb. 13

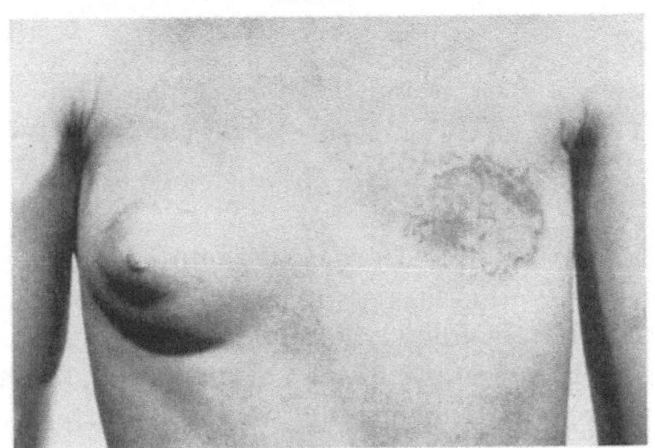

Abb. 14

Abb. 13 und 14. Zustand nach Röntgenstrahlenbehandlung eines kleinen Hämangioms der li. Brustwarze im Kindesalter. Ersatz der strahlengeschädigten Haut durch ein vom Oberschenkel entnommenes Spalthauttransplantat

Aus diesen verschiedenen Gründen lassen sich die Strahlenfolgen nach Hämangiombehandlung oft nur mit großer Mühe und nicht selten auch nur unvollkommen beseitigen.

Als ein Beispiel hierfür möchte ich den Fall eines 15jährigen Mädchens anführen, bei dem im Kleinkindalter ein zehnpfennigstückgroßes Hämangiom im Bereich der linken Brustwarze mit Röntgenstrahlen be-

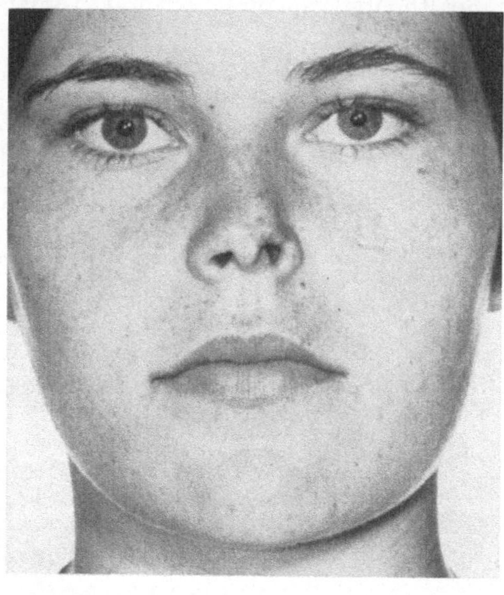

Abb. 15

handelt worden war. Außer der völligen Aplasie der linken Brustdrüse fand sich ein Röntgenoderm, dessen Größe einen Durchmesser von etwa 10 cm hatte und in dessen Zentrum sich trophische Ulcerationen gebildet hatten (Abb. 13).

Der Ersatz der strahlengeschädigten Haut konnte leicht mit einem vom Oberschenkel entnommenen Spaltlappen durchgeführt werden (Abb. 14). Problematisch hingegen blieb die ästhetische Wiederherstellung der Brust, für die, nach den während der letzten Jahre von amerikanischen Plastikchirurgen gesammelten Erfahrungen, die Implantation eines Ivalon-Körpers in Frage kommen könnte.

Relativ einfach ließ sich der Strahlenschaden an der Nasenspitze und am linken Nasenflügel bei einem 18jährigen Mädchen beseitigen, der durch Radiumspickung und nachfolgende Röntgenbestrahlung eines Hämangioms entstanden war (Abb. 15). Zur Wiederherstellung der Nase habe ich eine Stiellappenplastik aus der linken Wange nach eigener Methode durchgeführt. Den Zustand acht Tage nach der Einnähung eines Haut-Fettlappens aus der Nasolabialfalte gibt die Abb. 16 wieder. Das Resultat der Plastik ist auf Abb. 17 erkennbar.

Der ebenfalls durch Radiotherapie eines Hämangioms in der linken Wange entstandene Hautschaden war unauffällig und bedurfte keiner Behandlung.

Strahlenfolgen nach der Radiumbehandlung von Hämangiomen der Lippe habe ich des öfteren beobachtet. Sie sind selbstverständlich bis zu einem gewissen Grade unvermeidbar und müssen im Interesse einer radikalen Therapie in Kauf genommen werden. Die von mir gelegentlich dabei beobachteten Schädigungen des Kiefers und der Zähne sollten aber bei entsprechender Vorsicht (Bleiplattenschutz) zu verhüten sein.

Aus der Fülle der Verfahren zur Lippenplastik nach Strahlenschädigung möchte ich zwei Möglichkeiten herausgreifen und sie an Hand von mir operierter Fälle demonstrieren.

In dem 1. Fall handelt es sich um ein 15jähriges Mädchen, bei dem ein Oberlippenhämangiom im Alter von 4 Monaten durch Radiumspickung von der Schleimhaut aus behandelt worden war. Die Patientin kam in dem auf Abb. 18 wiedergegebenen Zustand zur Behandlung. Der Oberlippendefekt entsprach in Form und Größe etwa einer unvollständigen Hasenscharte.

Die Lippenplastik wurde mit einem „Wellenschnitt" in der äußeren Haut nach der alten Methode von DIEFFENBACH durchgeführt. Durch zwei Schnitte, die den linken bzw. rechten Nasenflügel umkreisten und sich in der Mitte unterhalb des

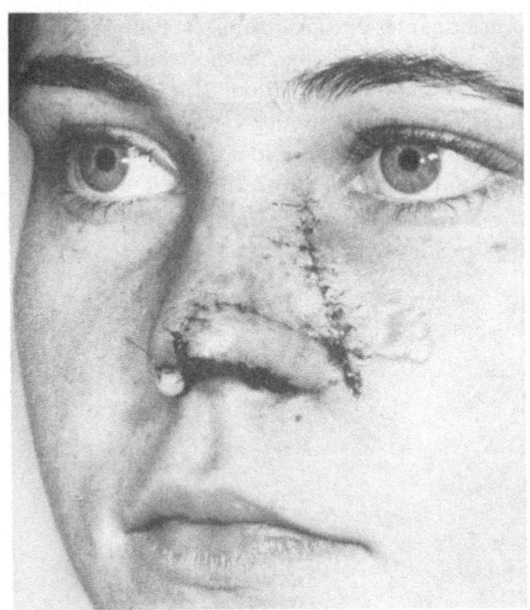

Abb. 16

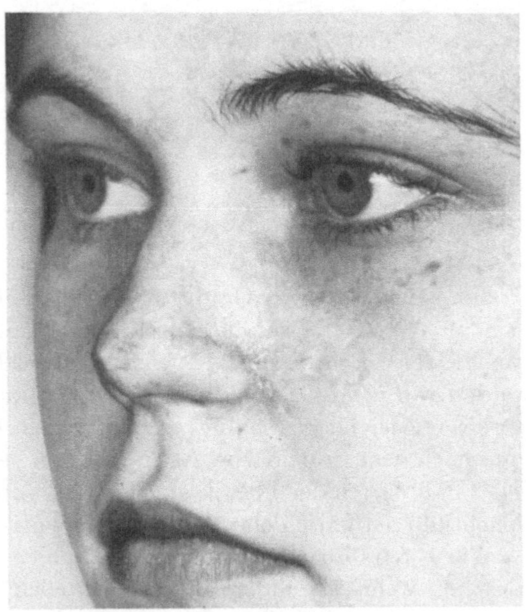

Abb. 17

Abb. 15—17. Strahlenschaden nach Radiumspickung eines Hämangioms an der Nasenspitze und am li. Nasenflügel. Wiederherstellung des Nasenflügels durch einen gestielten Lappen aus der Nasolabialgegend

7*

Ansatzes des Nasenseptums vereinigten und zusammen bis zum Lippenrot verliefen, wurden zwei Rotationslappen aus der Oberlippe gebildet. Die Beweglichkeit dieser Lappen wurde vergrößert durch Schleimhautschnitte im rechten und linken Mundvorhof und Ablösung der Weichteile vom Oberkiefer. Die Rotationslappen wurden nach medial und unten gedreht und durch Schichtnaht miteinander vereinigt. Auf diese Weise ließ sich, wie aus Abb. 19 hervorgeht, eine ausreichend lange und prominente Oberlippe bilden.

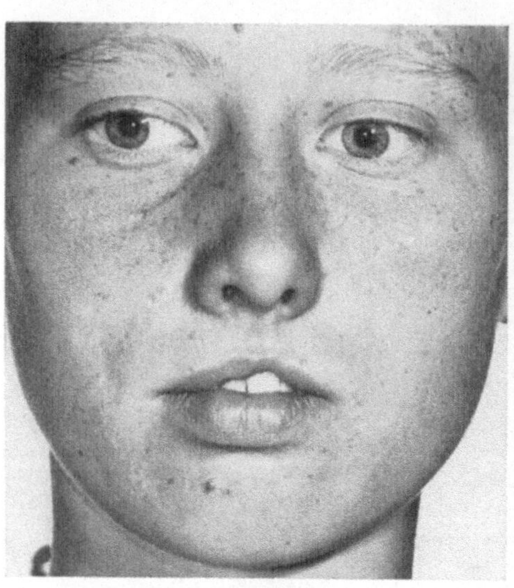 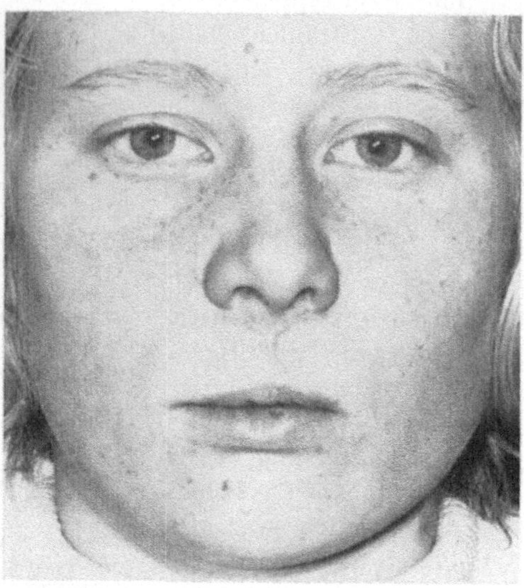

Abb. 18Abb. 19

Abb. 18 und 19. Hypoplasie der Oberlippe nach Radiumspickung eines Hämangioms von der Schleimhaut aus. Plastische Korrektur nach einer Methode von Dieffenbach (Einzelheiten siehe Text)

Um einen stärkeren Grad von Strahlenschaden handelt es sich bei dem auf Abb. 20 dargestellten 8 jährigen Mädchen, bei dem ein Hämangiom an der Oberlippe im 4. Lebensmonat mit Röntgenstrahlen behandelt worden war. Zur plastischen Korrektur ist das atrophische Oberlippengewebe ungeeignet. Deshalb wurde hierzu ein Drehlappen aus der Unterlippe nach dem Prinzip von Abbé-Neuber verwendet (Abb. 21 und 22). Das 2 Jahre nach der Plastik angefertigte Foto (Abb. 23) läßt das funktionell und ästhetisch einwandfreie Ergebnis erkennen.

Wie bereits oben erwähnt, sind Strahlenschäden besonders schwerwiegend, wenn sie außer den Weichteilen auch darunter gelegenes Stützgewebe einschließen. Dieses war bei der nachfolgend gezeigten 16 jährigen Patientin (Abb. 24) der Fall. Sie wurde geboren mit einem Hämangiom im Kinnbereich, das man 3 Wochen später durch Radiumspickung behandelt hatte. Es gelang zwar die völlige Beseitigung des

Hämangioms, doch kam es zu ausgedehnten Hautnarben und infolge Wachstumshemmung zu einer Hypoplasie des Kinns. Die plastische Korrektur dieser Entstellung ließ sich nur durch Verwendung eines Rund-

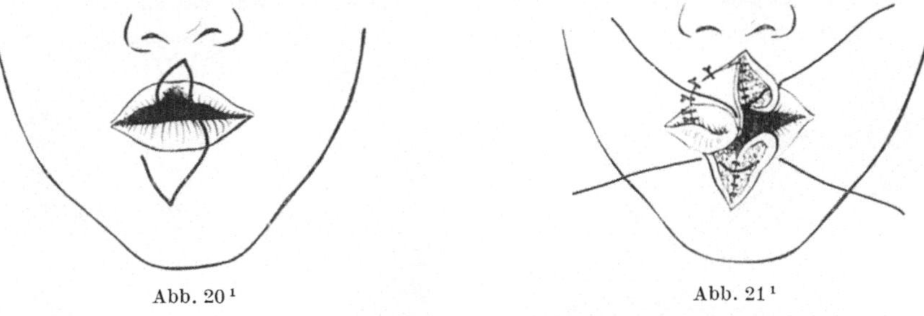

Abb. 20[1]   Abb. 21[1]

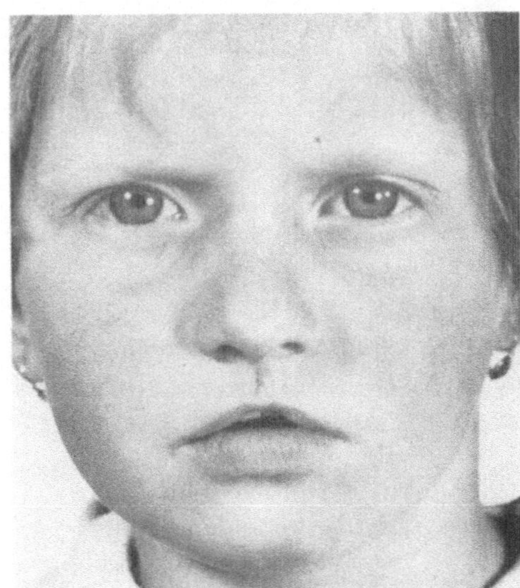

Abb. 22

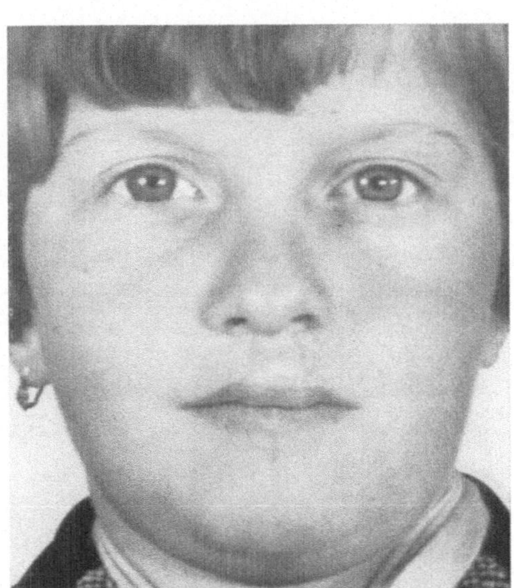

Abb. 23

Abb. 20—23. Hypoplasie der Unterlippe und Röntgenoderm nach Radiumbehandlung eines Hämangioms. Plastische Korrektur der Oberlippe mit einem gestielten Lappen aus der Unterlippe (Methode ABBÉ-NEUBER)

stiellappens ermöglichen, der zur Vermeidung sekundärer Narbenbildung an der linken Flanke gebildet und mit dem linken Oberarm transportiert wurde (Abb. 25). Das 2 Jahre nach Beendigung der Plastik angefertigte Foto (Abb. 26) läßt ein ästhetisch einwandfreies Ergebnis erkennen, durch das die anspruchsvolle Patientin voll befriedigt werden konnte.

Die Rundstiellappenplastik ist zur Beseitigung von ausgedehnten, tiefreichenden Gewebsdefekten im Gesicht nach Radiotherapie oft unentbehrlich. Sie wurde auch bei der auf Abb. 27 gezeigten 15 jährigen Patientin angewendet. Bei dieser handelte es sich um ein Hämangiom, das

---

[1] Zeichnungen von Dr. E. SCHUCHARDT.

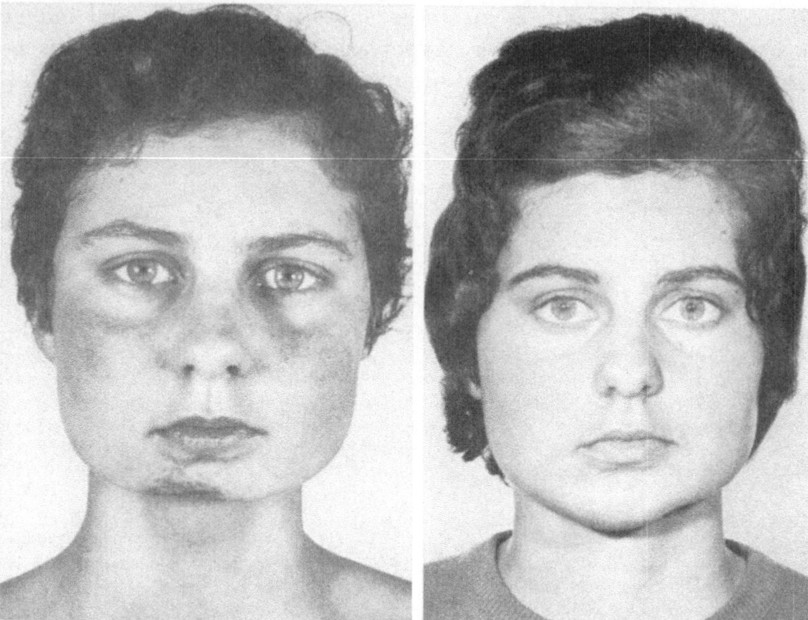

Abb. 24   Abb. 26

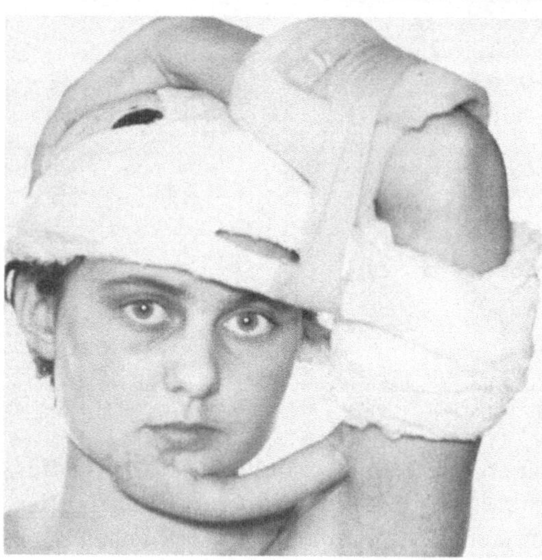

Abb. 25

Abb. 24—26. Hypoplasie des Kinns und Röntgenoderm nach Radiumspickung eines Hämangioms 3 Wochen nach der Geburt. Plastische Wiederherstellung des Kinns mit einem an der Flanke gebildeten und mit dem li. Oberarm transportierten Rundstiellappen

die gesamte linke Wange ergriffen hatte und das im Kleinkindesalter mit Radiumspickung behandelt worden war. Die narbig veränderte Haut und die Wangenhypoplasie sind auf den Abbildungen deutlich erkennbar. Man sieht hierauf auch das unbefriedigende Ergebnis einer alio loco zur Beseitigung des Unterlidektropiums durchgeführten Plastik mit einem gestielten Lappen aus der Schläfe. Besonders störend empfand es die Patientin, daß sie den Mund infolge narbiger Verkürzung der Oberlippe nicht schließen konnte. Zum Ersatz des destruierten bzw. fehlenden Wangengewebes wurde, wie bei dem zuvor gezeigten Fall, ein Rundstiellappen von der Flanke gebildet, in einem zweiten Operationsakt in den linken Oberarm verpflanzt und etwa 8 Wochen später mit diesem zur Wange transportiert (Abb. 28). Mit dieser Rundstiellappenplastik konnten eine gut gewölbte Wange und eine genügend lange Oberlippe gebildet und das Unterlidektropium völlig beseitigt werden (Abb. 29).

Im Laufe der letzten 15 Jahre wurden uns auch mehrere Patienten überwiesen, bei denen es nach Radiotherapie von Naevus pigmentosus zu Strahlenschädigungen der Haut und des subcutanen Gewebes gekommen war. Erwartungsgemäß hatte die Strahlenbehandlung nicht zu einer Beseitigung der Naevi, wohl aber zu einem Strahlenschaden der Haut geführt. Die sich in den einzelnen Fällen ergebenden chirurgischen Aufgaben sind nicht wesentlich verschieden von denen, die bereits oben bei der plastischen Korrektur von Strahlenschädigungen nach Radiotherapie von Naevi flammei beschrieben worden sind. Ich verzichte daher in dieser Darstellung aus Platzmangel darauf, die Fälle, über die ich in meinem Vortrag berichtet habe, im einzelnen zu beschreiben.

Mit weit größerer Verantwortung als die vorstehend beschriebene chirurgische Behandlung von Strahlenschäden nach Radiotherapie benigner Tumoren, belastet den Chirurgen die Beseitigung von Strahlenschäden, die sich infolge von Radiotherapie maligner Tumoren ergeben. Handelt es sich hierbei doch häufig darum, nicht allein das strahlengeschädigte Gewebe, sondern auch noch vielleicht verbliebene Tumorreste zu beseitigen.

In allen Fällen von radiotherapeutisch vorbehandelten Spinaliomen und auch Basaliomen nehmen wir unmittelbar vor oder während der Operation eine oder mehrere Probeexcisionen vor. Wenn eine intra operationem durchgeführte histologische Untersuchung Zweifel aufkommen läßt, ob die Radikalexstirpation gelungen ist, verzichten wir auf die sofortige plastische Deckung des Defektes. Wir lassen die operativ gesetzte Wunde granulieren oder decken sie gegebenenfalls mit einem dünnen Hauttransplantat provisorisch ab. Dieses Vorgehen hat seinen Grund darin, daß wir einerseits ein sich bildendes Rezidiv möglichst frühzeitig erkennen, andererseits aber die endgültige plastische Wiederherstellung, für die es oft nur einmal eine günstige Möglichkeit gibt, in ihrem Enderfolg nicht gefährden.

Wenn immer jedoch das Risiko gering erscheint, und das ist der Fall, wenn es sich lediglich um ein Strahlenulcus nach klinisch offenbar erfolgreicher Radiotherapie eines Basalioms handelt, führen wir die sofortige plastische Deckung durch.

Hierfür zwei Beispiele, die sich im wesentlichen nur durch die Art der plastischen Deckung voneinander unterscheiden.

Bei dem auf Abb. 30 gezeigten 60 jährigen Patienten handelte es sich um ein Basaliom der Nasenhaut, das mit 6000 r bestrahlt worden war.

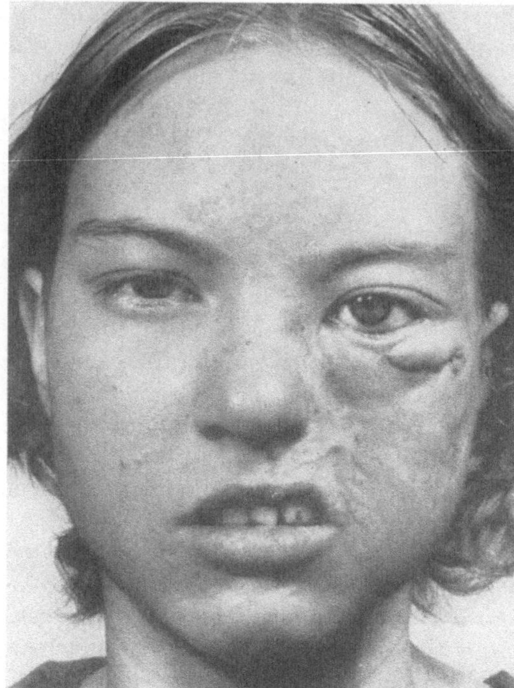

Abb. 27

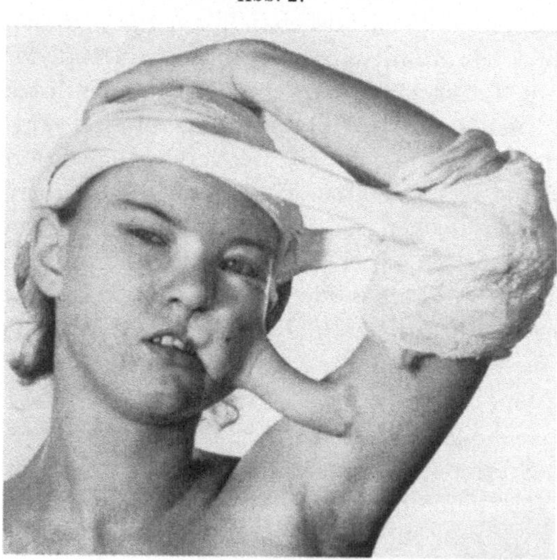

Abb. 28

Nach der Bestrahlung bildete sich ein Röntgenoderm, das schließlich ulcerierte. Unter der Diagnose „Röntgenschaden" wurde der Patient uns zur chirurgischen Behandlung überwiesen. In einer Voroperation wurde ein Haut-Fett-Muskellappen aus der rechten Stirnseite brückenlappenförmig vorgebildet. In einer zweiten Operation wurde der bestrahlte Hautbezirk bis auf das Periost des Os nasale excidiert und der vorbereitete Lappen nach Durchtrennung der lateralen Brücke und Spaltung der Haut über der Glabella in den Defekt eingelagert. Den Zustand nach der Einheilung des Lappens zeigt die Abb. 31. Einige Wochen später wurde der Lappen durchtrennt und sein Stiel zur Stirn zurückverlagert. Das Ergebnis der chirurgischen Behandlung gibt die Abb. 32 wieder.

Die Berechtigung des geschilderten operativen Vorgehens, d. h. Excision und primär-plastische Deckung, wurde durch die intra operationem durchgeführte histologische Untersuchung des Gewebes und postoperativ durch Serienschnitte bestätigt, durch die lediglich strahlengeschädigtes Gewebe, aber keine Tumorzellen nachgewiesen werden konnten.

Bei dem auf Abb. 33 dargestellten Patienten handelte es sich um ein Rezidiv eines Basalioms nach Radiotherapie. Auf Grund des klinischen Befundes glaubten wir jedoch, eine Radikalexcision des vom Tumor befallenen, einschließlich des strahlengeschädigten Gewebes und die primäre Dekkung des dadurch entstehenden Defektes in einer Operation durchführen zu können. Zur Plastik wurde in diesem Falle eine eigene Modifikation der Wangenrotation von ESSER benutzt. Die Schnittführung ist auf Abb. 34 erkennbar. Der zu excidierende Haut-Fettbezirk ist durch Strichelung markiert. Der Kreis in der Mitte des umgrenzenden Rotationslappens stellt den Bezirk dar, der unberührt und mit der Unterlage verbunden bleibt und durch den die Ernährung der Randbezirke des Rotationslappens gesichert ist. Nach weit im Gesunden vorgenommener, tief reichender Excision des strahlengeschädigten ulcerierten Gewebes wurde der mediale

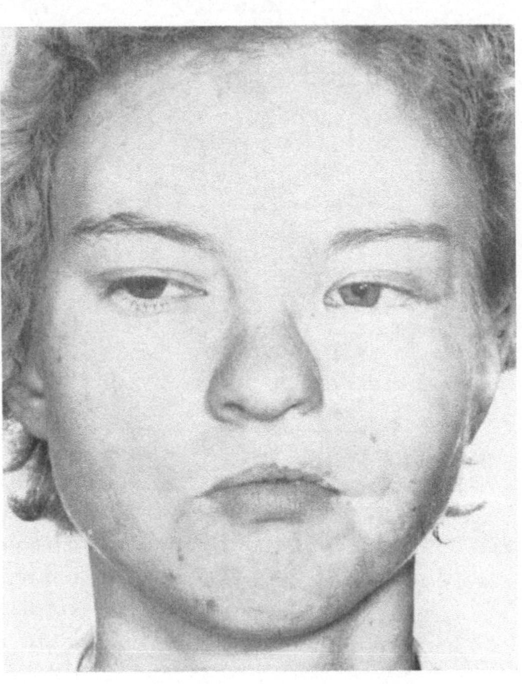

Abb. 29

Abb. 27—29. Hypoplasie der li. Wange und Röntgenoderm nach Radiumbehandlung eines ausgedehnten Hämangioms der Wange im Kleinkindesalter. Zustand nach alio loco durchgeführter Unterlidplastik. Ersatz des gesamten Wangengewebes durch einen mit dem Oberarm transportierten Rundstiellappen von der Flanke

Anteil des Rotationslappens in den Defekt verlagert. Der am Hinterrand des Rotationslappens verbliebene Sekundärdefekt ließ sich durch Excision Burowscher Dreiecke verkleinern, so daß der Rotationslappen insgesamt völlig spannungslos eingenäht werden konnte (Abb. 35). Das Ergebnis der operativen Behandlung ist auf Abb. 36 dargestellt. Die sorgfältige Untersuchung des excidierten Gewebes mittels Serienschnitten ergab zwar Reste eines Basalioms, ließ jedoch erkennen, daß der Tumor offenbar im Gesunden entfernt worden war.

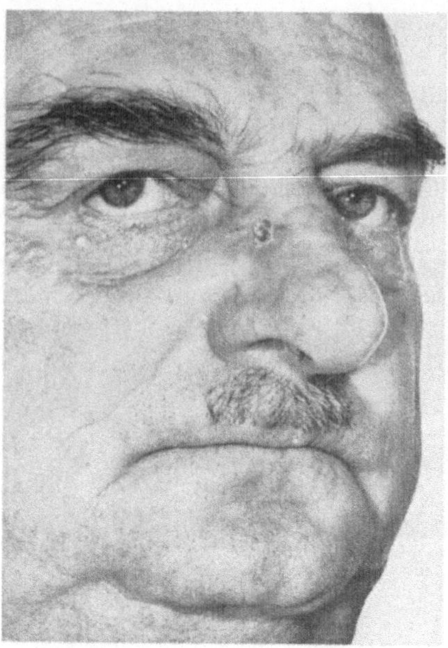

Abb. 30

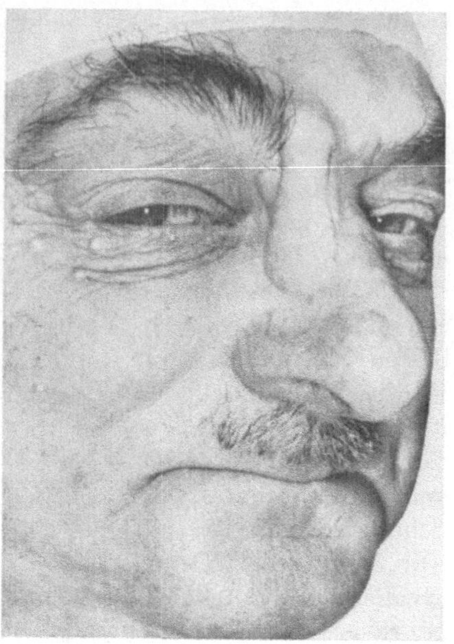

Abb.31

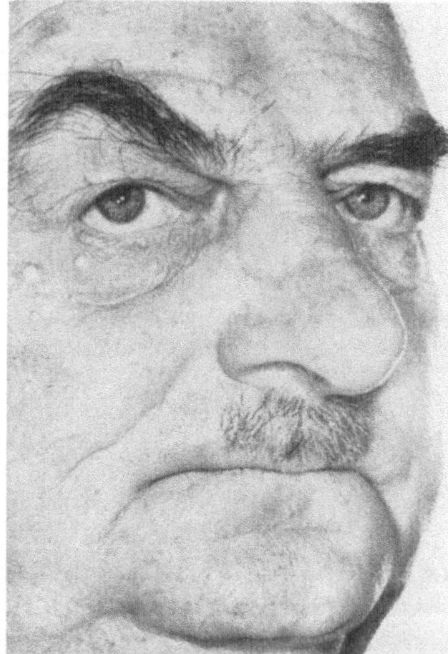

Abb. 32

Abb.30—32. Röntgenoderm der Nasenhaut nach
Beseitigung eines Basalioms durch Röntgen-
bestrahlung. Ersatz der strahlengeschädigten
Haut durch einen Stirnhautlappen

So relativ einfach das operative Vorgehen ist, wenn es sich um die Beseitigung von Strahlenschäden und von Basaliomrezidiven handelt, die in der Haut gelegen sind, so schwierig kann jedoch die chirurgische Aufgabe sein, wenn das von der Haut ausgehende Basaliom in die Tiefe wuchernd den Knochen erreicht hat.

Hierfür ein Beispiel: Es handelt sich um eine 69 jährige Frau, die an einem vor 25 Jahren an der Schläfe entstandenen und allmählich wachsenden Basaliom litt. 2 Jahre, bevor sie 1958 zur chirurgischen Behandlung überwiesen wurde, wurde eine exzessive Röntgenbestrahlung nach Chaoul von fünf Feldern aus durchgeführt. Es stellte sich jedoch keine Heilung ein, und die

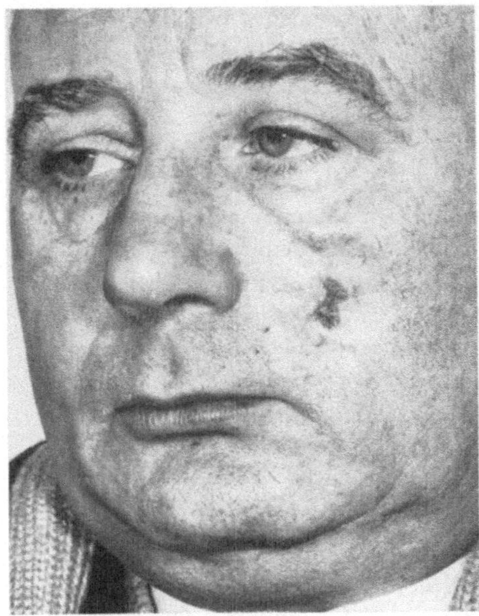

Abb. 33

Abb. 33—36. Röntgenoderm nach Röntgenbestrahlung
eines Basalioms der Wangenhaut (Rezidiv). Radikalexcision und plastische Deckung des Defektes durch
Wangenrotation nach ESSER in der Modifikation von
SCHUCHARDT

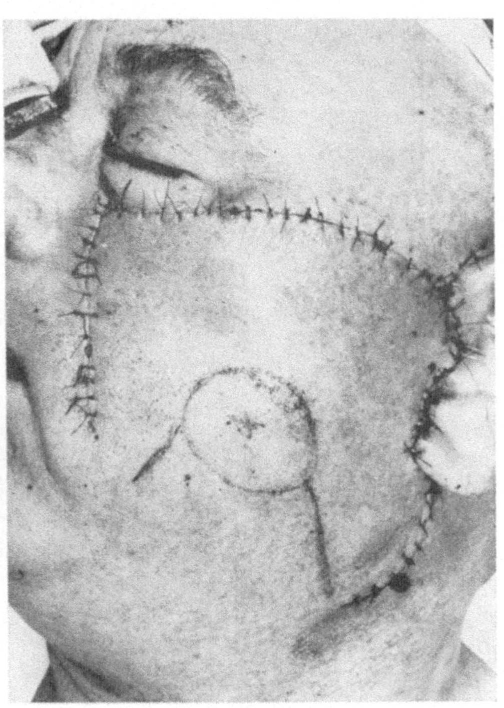

Abb. 35

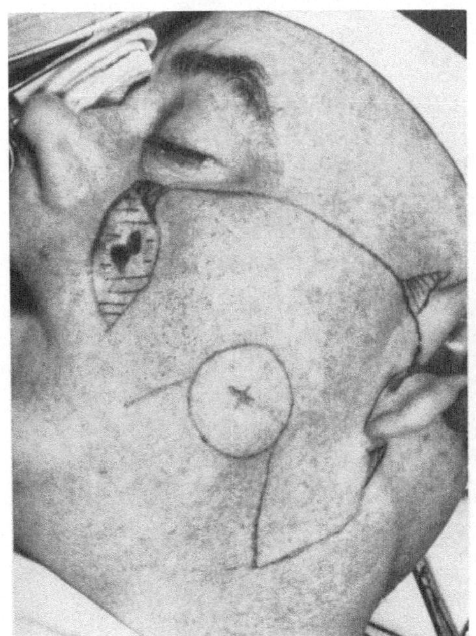

Abb. 34

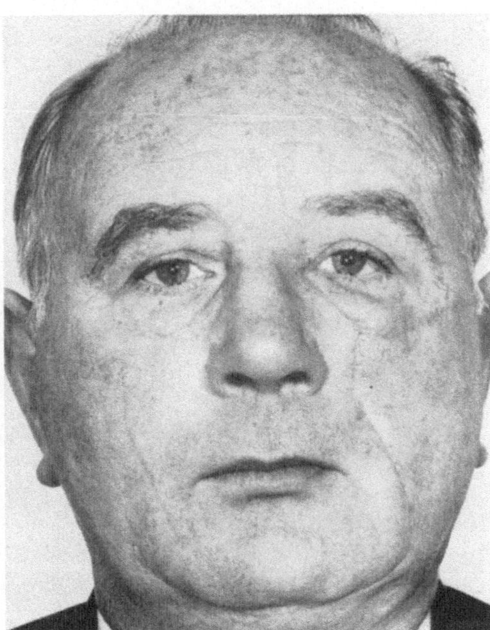

Abb. 36

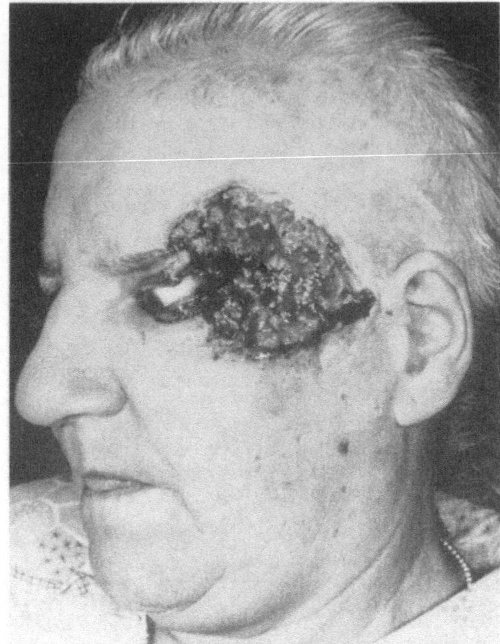

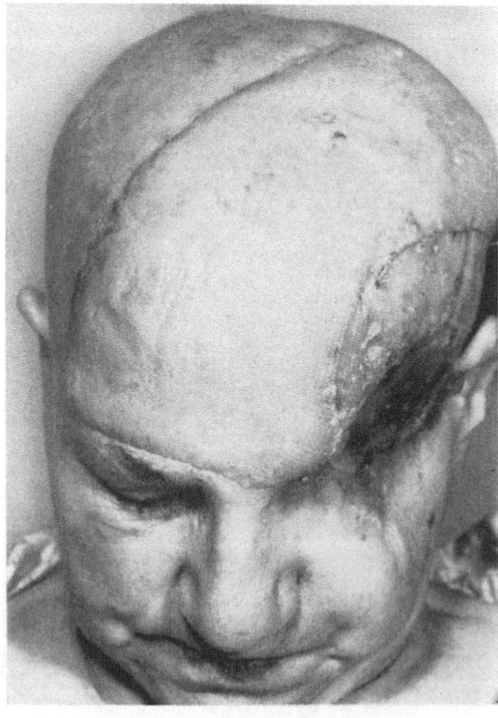

Abb. 37 und 38

Patientin wurde mit dem auf Abb. 37 sichtbaren Ergebnis zur chirurgischen Behandlung aufgenommen. Die radikale Entfernung des Tumors machte eine Exenteratio orbitae, die Resektion des oberen und seitlichen Orbitalrandes, des lateralen Teiles des Keilbeins sowie eine partielle Knochenresektion an der Schädelbasis notwendig, wodurch die Dura kleinhandtellergroß freigelegt werden mußte. Die Abdeckung der Dura gelang mit einem gestielten Periostmuskellappen aus der Temporal- und Parietalgegend. Der postoperative Verlauf war komplikationslos. Die granulierende Wundfläche wurde später mit einem brückenlappenförmig vorgebildeten (Abb. 38) und schließlich in der Hinterhauptgegend gestielten Hautmuskellappen gedeckt (Abb. 39). Der dadurch in der Schädeldecke entstandene Sekundärdefekt wurde mit einem freien Hauttransplantat vom Oberschenkel versorgt. Das Ergebnis der Behandlung gibt Abb. 40 wieder. Mittels einer in unserem Laboratorium hergestellten, an einer Brille befestigten Epithese und einer Perücke konnte der Patientin ein ästhetisch einwandfreies Aussehen wiedergegeben werden.

Meine Damen und Herren, ich bin am Ende meiner Ausführungen und Demonstrationen[1]. Ich hoffe, daß es mir gelungen ist, den in der plastischen Chirurgie Unerfahrenen einen Begriff von ihren Möglichkeiten und Grenzen bei der Behandlung von Strahlenfolgen und den auf diesem Gebiet selbst Tätigen einige operationstechnische Anregungen gegeben zu haben.

---

[1] Sie konnten in dieser Veröffentlichung aus Raummangel nur unvollständig wiedergegeben werden.

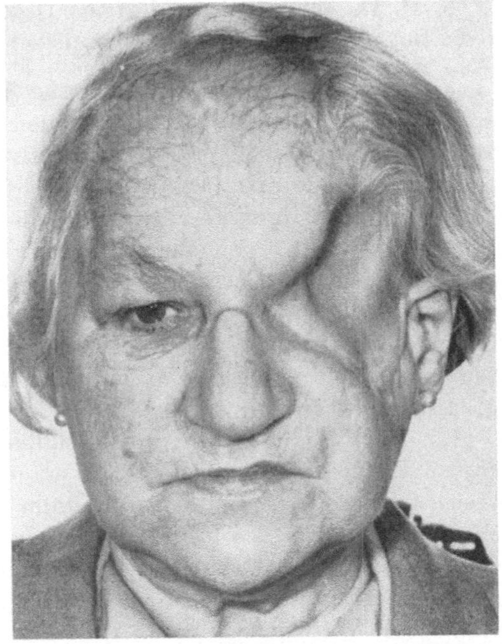

Abb. 39

Abb. 37—40. Basaliom der Orbita, Stirn und Schläfe. Zustand nach erfolgloser Röntgentherapie. Radikalchirurgische Entfernung mit Exenteratio orbitae und Deckung eines Duradefektes mittels gestielten Periost-Muskellappens aus der Temporal- und Parietalgegend. Hautersatz durch einen gestielten Kopfhautlappen. Herstellung eines ästhetisch einwandfreien Aussehens durch eine an einer Brille befestigte Epithese

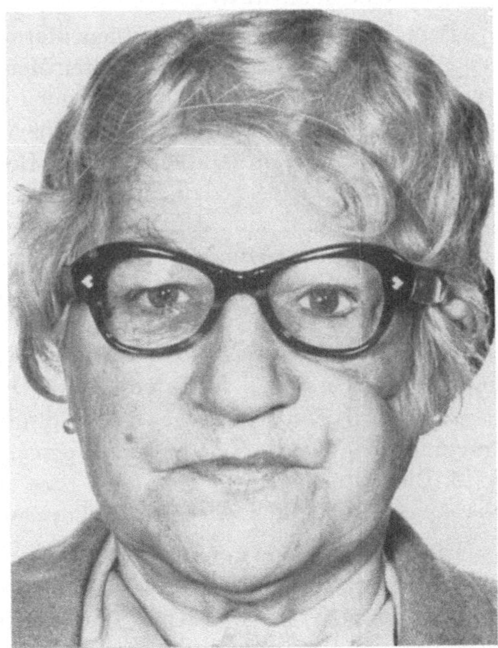

Abb. 40

8. H. Th. Schreus-Düsseldorf (zur Diskussion eingeladen): **Zur operativen Behandlung von Röntgenspätschäden.**

Wenn auch mit konservativen Methoden oft befriedigende Ergebnisse selbst bei ulcerösen Röntgenspätschäden erzielt werden können, führt auf der anderen Seite nur die operative Beseitigung eines röntgengeschädigten Gewebsbezirkes zu einer echten Heilung.

Zur Erzielung optimaler Resultate müssen sowohl die Kenntnisse der Strahlenbiologie wie auch der operativen Technik vorausgesetzt werden. Nur wenn man sich über Grad und Ausdehnung des Schadens, besonders zur Tiefe hin, klar ist, kann auch die geeignete chirurgische Behandlungsmethode ausgewählt werden. Ihre optimale Anwendung setzt nun wiederum ein besonderes Maß an Erfahrung und Geschicklichkeit bei plastischen Eingriffen voraus.

Ein Blick auf bekannte Dosenabfallkurven läßt ohne weiteres den großen Unterschied der Absorption erkennen, der zwischen modernen Weichstrahlapparaturen, denen Radium und Isotopenstrahler gleichzusetzen sind, und den harten Strahlungen der Tiefentherapie besteht. In den meisten Fällen kommt man deshalb bei Weichstrahlspätschäden mit freien Transplantationen aus, während die Domäne der Hartstrahlschäden die Verschiebeplastiken darstellen. Selbstverständlich kommt es neben der qualitativen Berücksichtigung der schuldigen Bestrahlung auch auf das Quantitative an.

Bei mit astronomischen Röntgenziffern mit der Chaoul- oder Schreus-Apparatur (Dermopan) nahbestrahlten Melanomen kann z. B. bis in Tiefen von mehreren Zentimetern ein für chirurgische Zwecke unbrauchbares Gewebe angetroffen werden. Glücklicherweise ist bei diesen Fällen im Gegensatz zur Tiefentherapie meist die Breitenausdehnung des Bestrahlungsfeldes gering, so daß besondere Verhältnisse für die operative Indikationsstellung und Durchführung vorliegen.

Folgende, aus der plastischen Chirurgie bekannte Operationsmöglichkeiten bieten sich nun in Anpassung an vorstehende allgemeine strahlenbiologische Überlegungen an:

1. Die Exstirpation des strahlengeschädigten Gewebes mittels Kaltkaustik und Verschluß des entstehenden Defektes.

2. Exstirpation des geschädigten Gewebes mit dem Messer und Übertragung freier Hautlappen auf das Operationsgebiet.

3. Die verschiedenen Methoden der Dehnungs- Verschiebe-, und Verlagerungsplastiken, der Rundstiellappenplastiken sowie der Z-Plastik.

Die erste Methode kommt in der Hauptsache bei kleinfeldrigen, hoch überdosierten, oft nur sklerosierten, meist aber torpide ulcerierten Röntgenschäden in Betracht. Wir verwenden dazu gerne die von WUCHERPFENNIG angegebene kaltkaustische Schlinge, die es gestattet, ohne Behinderung durch Blutungen das erkrankte Gebiet schichtweise abzutragen oder auszuschälen. Voraussetzung für ein gutes Arbeiten ist ein genügend leistungsfähiges Kaltkaustikgerät und Schlingen aus dünnen Drähten, die ein Arbeiten mit niedriger Spannung ermöglichen. Die Methode eignet sich, wie gesagt, besonders gut bei den hochdosierten Kleinfeldern. Ihr Nachteil ist, daß man auf einen primären Wundverschluß verzichten muß. Die Granulationsbildung erfolgt aber meist sehr schnell und so ausgiebig, daß durchaus befriedigende Endresultate erzielt werden können. Dies gilt besonders für bedeckt getragene Körperpartien oder funktionell schwierige Gebiete, wie z.B. Ulcera in der Umgebung des Anus.

Flächige Röntgen-Narben nach nicht allzu krasser Überdosierung relativ weicher Strahlungen, wie sie in der Diagnostik und Dermotherapie verwendet werden, eignen sich außerordentlich gut zur freien Hautlappenplastik nach OLLIER-THIERSCH oder Dermatomlappen. Man ist erstaunt, mit welcher Bereitwilligkeit diese biologisch sehr genügsamen Hautlappen in selbst extrem schlecht ernährte Hautgebiete einheilen. Als wesentlich erachte ich die Infektionsprophylaxe dabei, die mit einem Breitbandantibioticum, ja sogar mit oraler Gabe von Sulfonamiden ausreichend durchgeführt werden kann. Unter den zahlreichen von mir ausgeführten Plastiken habe ich nur ein einziges Mal eine größere Wundinfektion erlebt, die zu erneutem Eingriff zwang. Dabei stellte sich heraus, daß der erste Eingriff unvollständig ausgeführt worden war. In Anbetracht der Tatsache, daß strahlengeschädigtes Gewebe besonders leicht der Infektion anheimfällt, beweist dieser Fall im Grunde nur die Richtigkeit der vorgetragenen Auffassung.

Aus dem gleichen Grunde sind große und tiefe Röntgenschäden in der Hauptsache auch nur durch Plastiken mit gut ernährtem Hautmaterial, also gestielten Lappen, mit Aussicht auf Erfolg zu versorgen. Da jeder Fall individuell verschieden gelagert ist, kann im Rahmen eines kurzen Referates nicht auf Einzelheiten eingegangen werden. Der Vortrag wird durch Bilder von verschieden gelagerten Fällen erläutert.

Donnerstag, den 19. Mai 1960

Nachmittags

Diskussion der Referate
und Kurzvorträge zum I. Thema

Vorsitzender: J. KIMMIG-Hamburg

Ehrenvorsitzende: W. JADASSOHN-Genf, H. W. SIEMENS-Leiden,

O. GRÜTZ-Bonn, J. TAPPEINER-Wien, H. G. BODE-Göttingen

Aussprache

P. Hesse-Weimar: zu den Vorträgen SCHUBERT, SCHIRREN, WAGNER, BECKER, LANGENDORFF

Der Ausdruck „Spontanmutationen" ist zu vermeiden, da es solche sicherlich nicht gibt. Sollten sie wirklich „spontan" sein, so hieße dieses: das Wunder zu verkünden. Wahrscheinlich erfolgen sie durch die kosmische Strahlung und die Umgebungsstrahlungen. — Herr SCHIRREN zeigte eine Statistik, nach welcher von den entzündlichen Dermatosen in der Klinik 28 % und in der freien Praxis 60 % bestrahlt wurden. In Hinsicht auf letzteren Tatbestand müssen wir unsere Aufmerksamkeit darauf lenken, daß immer noch zu viel bestrahlt wird. So ist die Strahlentherapie für den überwiegenden Teil der Ekzeme völlig entbehrlich, besonders, da ja Rückfälle nach ihr ebenso wie nach jeder anderen Therapie eintreten können. — Herr BECKER sagte, daß die Infektionen beim akuten Strahlensyndrom (hämatogenes Stadium) durch das Darniederliegen der Abwehrkräfte durch Schädigung der Leukocyten zustande kämen; gewiß spielen aber auch die Störungen der Symbiose (Mensch plus Bakterien) eine Rolle, wobei nervale Faktoren von besonderer Bedeutung sind. Hierfür spricht auch der hohe Anteil der Schutzwirkung des Serotonins, worauf Herr LANGENDORFF hinwies; das Serotonin ist ein Hormonoid des ZNS.

G. G. Wendt-Marburg: zum Vortrag SCHUBERT

Über das Problem der Strahlenschäden an den menschlichen Erbanlagen ist in den letzten Jahren viel geschrieben worden. Tatsächlich können wir die Strahlendosen, die aus den verschiedenen Quellen den Menschen treffen, heute exakt messen und können auch die sogenannte Keimzellendosis recht genau angeben. Die zur Beurteilung der Strahlenschäden an den Erbanlagen entscheidende Frage aber lautet: *Wieviele Mutationen löst eine bestimmte Keimzellendosis ionisierender Strahlen aus?*

Zur Beantwortung dieser Frage aber fehlt uns noch jegliche Grundlage. Es gibt bis heute nicht einmal einen schlüssigen Beweis dafür, daß ionisierende Strahlen beim Menschen überhaupt Mutationen auslösen.

Will man Grundlagen zur Beurteilung dieses Problems gewinnen, so ist man auf Untersuchungen am Menschen selbst angewiesen. Dabei ist es zunächst erforderlich, eine allgemeine Vorstellung vom Verhalten der Mutationsrate menschlicher Gene zu gewinnen. Dies kann geschehen, in dem man geeignete pathologische Erbmerkmale aus dem gesamten Bundesgebiet vollständig sammelt. Die Ausdehnung der Untersuchung auf das gesamte Bundesgebiet ist unerläßlich, wie STROBEL und VOGEL an einem statistischen Modell überzeugend nachgewiesen haben. An einer wesentlich kleineren Ausgangspopulation kann man den doch entscheidenenden Trend in der Mutationsrate nicht statistisch sichern.

Nach einem von NACHTSHEIM, VOGEL und mir entworfenen Konzept läuft seit $1^1/_2$ Jahren die Materialsammlung für derartige Untersuchungen mit finanzieller Unterstützung aus Bundesmitteln an. Es gibt nur sehr wenige menschliche Erbkrankheiten, die für Untersuchungen über den Trend in der Mutationsrate geeignet sind. In der folgenden Liste sind diejenigen Merkmale zusammengestellt, die nach unserer Meinung noch am ehesten den Anforderungen an ein solches Test-Gen entsprechen oder bei denen sich ein Versuch jedenfalls lohnt.

1. Aniridie, 2. Doppelseitiges Retinoblastom, 3. Kongenitale zonulare Katarakt, 4. „Lattice type" der Hornhautdystrophie, 5. Epidermolysis bullosa simplex, 6. Keratoma palmare et plantare, 7. Dariersche Krankheit, 8. Keratosis follicularis spinulosa decalvans (SIEMENS), 9. Achondroplasie, 10. Osteogenesis imperfecta, 11. Neurofibromatosis, 12. Marfan-Syndrom, 13. Die kindliche Beckengürtelform der Muskeldystrophie, 14. Die anhidrotische ektodermale Dysplasie, 15. Oslersche Erkrankung, 16. Monilethrix, 17. Amylogenesis imperfecta (Opalescent dentine).

Nachdem ich am Modell der Huntingtonschen Chorea zeigen konnte, daß es grundsätzlich möglich ist, eine Erbkrankheit aus dem Bundesgebiet vollständig zu sammeln, haben wir jetzt in Marburg zunächst mit der Sammlung der dermatologischen Diagnosen unserer Gesamtliste begonnen. Gleichzeitig läuft für einige Diagnosen eine Erfassung über die schulärztliche Untersuchung an. Der Hauptausschuß ihrer Gesellschaft hat die Unterstützung unseres Vorhabens empfohlen. Ich kann hier in der Diskussion nicht auf technische Einzelheiten der Materialsammlung eingehen. Einen ausführlichen Hinweis finden Sie im Kongreßheft der Zeitschrift f. Haut- u. Geschlechtskrankheiten. Lassen Sie mich abschließend nur noch das bisherige Ergebnis aufzeigen: Dank der überaus freundlichen Bereitschaft aller angesprochenen Kliniksdirektoren und Kollegen zur Unterstützung unseres umfangreichen Vorhabens konnten wir aus den Kliniken in Bonn, Düsseldorf, Frankfurt, Gießen, Hamburg, Mainz, Marburg, München, Regensburg und Tübingen insgesamt bisher sammeln:

Epidermolysis bullosa	178 Fälle
Keratoma palmare et plantare	371 Fälle
Dariersche Krankheit	128 Fälle
Keratosis follicularis spinulosa decalvans (SIEMENS)	3 Fälle
Neurofibromatose	527 Fälle
Anhidrotische ektodermale Dysplasie	5 Fälle
Oslersche Krankheit	59 Fälle
Monilethrix	22 Fälle

Wir sind in keinem Falle an klinischen Einzelheiten oder an einzelnen Familien wissenschaftlich interessiert. Vielmehr überlassen wir gern die von uns erstellten umfangreichen Stammbäume den Kliniken oder Kollegen zur eigenen wissenschaftlichen Verwertung. Ich möchte Sie höflichst auch an dieser Stelle um weitere Unterstützung des Marburger Programmes bitten.

A. Proppe-Kiel; **J. Kimmig**-Hamburg

W. Leppin-Hamburg: Zu den von Herrn Prof. SCHUBERT projizierten genetisch signifikanten Gonadendosen, die aus der Statistik von Prof. HOLTHUSEN entnommen sind, möchte ich als dessen Assistent noch einige einschränkende Bemerkungen machen:

Die größte Ungenauigkeit bei der Berechnung derartiger Dosen liegt in der Schätzung der tatsächlich bei den einzelnen Anwendungen vorhandenen Gonadendosen. Sie sind einmal meßtechnisch nicht einfach zu bestimmen, wie die große Streubreite derartiger Werte in der Literatur zeigt. Zum zweiten schwanken sie in noch stärkerem Maße durch die unterschiedliche Röntgentechnik der verschiedenen Untersucher.

Aus unserer Arbeitsgruppe hat deshalb Herr LEETZ eine Formel entwickelt, die es gestattet, näherungsweise aus den physikalischen Faktoren die Gonadendosis für die einzelnen Expositionsgruppen zu ermitteln. Mit dieser Formel hoffen wir, einen vertretbaren Mittelwert für die tatsächlich in Hamburg aufgestrahlten Gonadendosen zu bekommen, indem wir bei einem repräsentativen Querschnitt die Techniken erfragt haben. Wahrscheinlich werden sich auf Grund dieser Maßnahmen die mitgeteilten und hier projizierten Werte noch etwas erhöhen.

W. Leppin-Hamburg (Mit 1 Textabbildung): Herr Dr. SCHIRREN hat in seinem Referat erwähnt, daß die Berücksichtigung des mittleren generationsfähigen Alters von 30 Jahren bei der Betrachtung genetischer Dosen nicht ausreichend sei, daß

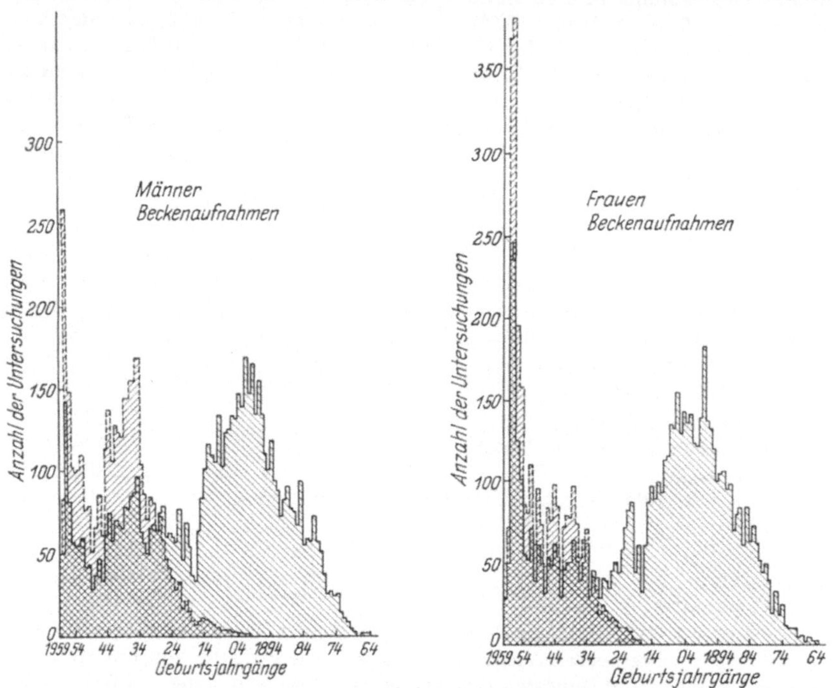

Abb. 1 Altersverteilung für die Röntgenuntersuchung des Beckens

man, insbesondere bei Männern, auch noch zwischen 45 und 50 Jahren mit Fortpflanzung rechnen müsse. Dazu möchte ich folgendes einwenden:

Die genetische Wirkung einer aufgestrahlten Gonadendosis hängt davon ab, wie oft die dadurch erzeugten Mutationen auf die Nachkommen weitergegeben werden, d.h. die Kindererwartung ist der bewertende Faktor, mit dem die effektive Gonadendosis multipliziert werden muß. Nun ist die vom Alter abhängige Kindererwartung in den Altersstufen von 35—45 Jahren zwischen Männern und Frauen gar nicht so sehr unterschiedlich. In den höheren Altersgruppen, bei denen die Kindererwartung der Frauen auf- und absinkt, ist die der Männer sehr klein. Die Verhältnisse mögen im folgenden an einem praktischen Beispiel gezeigt sein (siehe Abb. 1). Dargestellt ist eine Einzelposition (Beckenaufnahme) aus dem Material der

Hamburger Statistik. Auf der Abszisse sind die einzelnen Geburtsjahrgänge aufgetragen. Die Höhen der einfach schraffierten Felder zeigen die Anzahlen der Untersuchungen innerhalb der einzelnen Jahrgänge. Die Höhen der kreuzschraffierten Felder geben über den einzelnen Jahrgängen ein Maß für das Produkt aus Anzahl und dem bewertenden Faktor der Kindererwartung in dem betreffenden Jahrgang. Es zeigt sich, daß bei den Männern die Fläche, die von den Jahrgängen 19—04 gebildet wird (bei den Frauen Kindererwartung 0), gegenüber der gesamtschraffierten Fläche verschwindend klein ist. Selbst diese kleine Fläche würde man berücksichtigen müssen, wenn es sich darum handelte, Schäden von den Kindern der Bestrahlten fernzuhalten. Die Gefahr, durch die hier in Rede stehenden Gonadendosen erkennbare Erbschäden bei den direkten Nachkommen hervorzurufen, liegt aber nur mit ganz verschwindend kleiner Wahrscheinlichkeit vor. (Medikamentöse Behandlungen dürften sehr oft gleich große mutagene Wirkungen haben. In beiden Fällen rechtfertigt der medizinische Nutzen den Eingriff.) Daß Gonadendosen in einer Größenordnung, die direkte faßbare Erbschäden wahrscheinlich machen, vermieden werden müssen, braucht nicht besonders erwähnt zu werden. Es handelt sich tatsächlich darum, die Aufsummierung der Mutation in der Erbmasse der *Bevölkerung* zu verhindern. Insofern ist das Festhalten an dem mittleren generationsfähigen Alter (zwischen 28 und 30 Jahren) sowie die überindividuelle statistische Betrachtung wohl gerechtfertigt.

H. Th. Schreus-Düsseldorf

Kh. Woeber-Bonn: zum Vortrag SCHIRREN

1. Halten Sie die von Ihnen inaugurierte und propagierte Röntgen-Fernbestrahlung der Haut für die allgemeine Strahlenpraxis oder nur für ausgewählte Institute und Kliniken für geeignet?

2. Glauben Sie, unter Bezugnahme auf Ihre Ausführungen im Handbuch der Haut- u. Geschlechtskrankheiten, Band V, 2, S. 618, daß beim freistehenden Weichstrahlgerät (Dermopan) und horizontalen Strahlengang und unter Verwendung einer Bleischürze mit 0,8 mm Pb-Wert bei einer täglichen Exposition von 30 min unter diesen Bestrahlungsbedingungen beim ärztlich-technischen Personal ein genügender Strahlenschutz auch für die Gonaden gewährleistet ist, so daß nach dem derzeitig gültigen Gesetz eine forensische Entscheidung nicht zu fürchten ist?

C. G. Schirren-München (Schlußwort): Die von Herrn WAGNER gemachten Ausführungen sind zur Frage der Absorption von Röntgenstrahlen aus dem Weichstrahlbereich in der Haut außerordentlich interessant. Daß sie gerade von radiobiologischer Seite — zumindest in den sich ergebenden Konsequenzen, z.B. für die Höhe der Epilationsdosis im Weichstrahlbereich — nicht voll anerkannt oder im Zweifel gesetzt worden sind, hat der Vortragende bereits selbst erwähnt. Für die zur Diskussion stehenden, von uns mitgeteilten Gonadendosen sind sie jedoch insofern ohne Bedeutung, als die von uns angewendete Meßtechnik und die Wiedergabe des ermittelten Wertes ohne korrigierenden Abzug, jedoch unter Angabe der verwendeten Strahlenqualität den Empfehlungen des letzten Internationalen Radiologenkongresses entspricht, wie sie auch von HOLTHUSEN für Deutschland als verbindlich bezeichnet wurden.

Die z.B. den Hoden treffende Dosis ergibt sich in den gezeigten Abbildungen für jede der angeführten Bestrahlungsbedingungen zwanglos aus der Höhe der ermittelten Gonadendosis und der jeweils benutzten Strahlenqualität in GHWT. Eine direkte Umrechnung jedes einzelnen Wertes auf die Herdoberfläche, wie Herr WAGNER vorschlägt, widerspräche den internationalen Abmachungen und wäre zudem auch insofern unbefriedigend, als sie ja nur die Verhältnisse an der Hodenoberfläche wiedergibt, nicht aber im Bereich des gesamten Hodens, der ja — wie

Tabelle. *Strahlendosis am Weichstrahlgerät während der Röntgen-Fernbestrahlung der Haut (50 kV, 25 mA, Berylliumfenster, ohne Filter)*
für das ärztlich-technische Personal

Nach SCHIRREN, HAUMAYR und DITTMAR. Werte = mr pro Bestrahlungsminute
(Die Toleranzdosis pro Tag für die Generationsorgane beträgt in Deutschland 25 mr, in USA 10 mr!)

Art der Gerätaufstellung	Horizontaler Strahlengang				Vertikaler Strahlengang			
	vor dem Bleifenster	hinter dem Bleifenster	hinter dem Schalttisch (Gonaden)	Bleischürze (0,8 mm Pb) über den Gonaden	vor dem Bleifenster	hinter dem Bleifenster	hinter dem Schalttisch (Gonaden)	Bleischürze (0,8 mm Pb) über den Gonaden
Gerät in Bestrahlungsbox	41	0,001		—	120	0,002		—
Gerät frei im Raum stehend	41	0,19	0,12	—	120	0,38	0,2	—

bereits im Referat selbst ausgeführt — eine Dicke von 2—3 cm aufweist. Gerade bei der Benutzung von Weichstrahlqualitäten wird die zum Bestrahlungsfeld hin gelegene Hodenseite stärker belastet werden als die abgewendete Hodenseite. Dieser Faktor erscheint uns bedeutsamer, als die von Herrn Wagner angeführte unterschiedliche Absorption der Strahlung im Scrotalbereich.

Bei den Gonadendosen der Frau würden die Verhältnisse noch schwieriger, da ja der Meßwert im hinteren Scheidengewölbe keineswegs identisch mit der Lage der Ovarien ist, eine entsprechende Subtraktion oder Addition der im Scheidengewölbe ermittelten Werte — zusätzlich auch noch die jeweilige Körperseite, an der die Bestrahlung vorgenommen wurde — zu berücksichtigen wäre, wobei allerdings die Frage, aus welchem Ovar das eventuell zur Befruchtung kommende Ei stammt, unbeantwortet bleiben müßte.

Aus all diesen Gründen hat die Strahlenschutzkommission auf dem Internationalen Kongreß empfohlen, beim Mann die Werte unmittelbar neben dem Scrotum, bei der Frau die im hinteren Scheidengewölbe, bei beiden allerdings unter Hinzufügung der Strahlenqualität, als Gonadendosis zu bezeichnen. Andernfalls wird eine Meßgenauigkeit vorgetäuscht, die in Anbetracht der von uns ausführlich erörterten Schwierigkeiten nicht vorhanden sein kann!

Im übrigen muß abschließend aber nochmals betont werden, daß derjenige, der sich bei der Frage der genetischen Strahlenbelastung zu sehr an den einzelnen Zahlenwert klammern will — und darauf würde im Grunde der Vorschlag von Herrn Wagner hinausgehen — die eigentliche Problemstellung und den Sinn des Referates verkennt. Es kommt nicht darauf an, daß der praktizierende Dermatoröntgenologe z. B. aus Abb. 1 entnimmt, bei der Bestrahlung eines Ekzems am Oberbauch erreichen die Gonaden des Mannes bei 3×100 r genau 320 mr! Dieser Wert kann nur im Sinne einer Größenordnung orientieren! Ob es 250—300—320 oder gar 400 mr sind, ist letztlich nicht so entscheidend. Die Schwierigkeit der Einzelmessung in Abhängigkeit von Körpergröße, Feldgröße, Richtung des Zentralstrahles usw. erlaubt in keinem Fall absolut verbindliche Zahlenwerte. Entscheidend ist allein — wie im Referat ausführlich betont — die Tatsache, daß das Ausmaß der strahlengenetischen Belastung des Patienten auch im Weichstrahlbereich größer ist als bisher angenommen wurde, und daß Schutzmaßnahmen nicht außer acht gelassen werden dürfen. Wieweit dieser zu einer vollständigen Aufhebung der genetischen Strahlenbelastung oder nur zu einer unbefriedigenden Reduzierung derselben führt, wurde zu Genüge im Referat selbst dargestellt.

Zu Leppin: Das statistisch angenommene generationsfähige Alter bis zum 30. Lebensjahr darf in der praktischen Strahlentherapie auf das Einzelindividuum nicht ohne weiteres übertragen werden, da im Einzelfall die Möglichkeit einer Zeugung bzw. Empfängnis auch jenseits des 30. Lebensjahres besteht.

Zu Hesse: Die häufigere Bestrahlung des Ekzems in der freien Praxis gegenüber der Klinik geht nach unseren Untersuchungen ganz eindeutig zu Lasten der freipraktizierenden Röntgenologen, nicht aber der Dermatoröntgenologen.

Zu Woeber: Da das vom vorbereitenden Ausschuß dieses Kongresses aufgestellte Thema „Genetische Strahlenbelastung des *Patienten*" lautet, blieben die das ärztlich-technische Personal betreffenden Probleme unberührt. Über die von Herrn Woeber speziell angeschnittenen Strahlenschutzverhältnisse für das Personal bei der Röntgen-Fernbestrahlung der Haut haben wir ausführlich im Strahlentherapieband des Ergänzungswerkes zum Handbuch der Haut- und Geschlechtskrankheiten in unserem Beitrag: Totalbestrahlung, Röntgen-Fernbestrahlung der Haut und indirekte Bestrahlungsmethoden zur Beeinflussung von Dermatosen auf S. 618 berichtet. — Wie die aus diesem Beitrag entnommene Tabelle zeigt, empfiehlt sich der Einbau eines Weichstrahlgerätes in eine eigene Bestrahlungsbox, in zwingenden Fällen wird man sich in der freien Praxis mit dem Tragen einer Bleischürze aushelfen können, falls Röntgen-Fernbestrahlungen der Haut nur selten vorgenommen werden.

G. Pliess-Hamburg: Wie Herr Prof. Langendorff bereits hervorhob, zeigen die sogenannten Strahlenschutz-Substanzen eine recht unterschiedliche Wirkung auf den lokalisierten Strahlenschaden. In Untersuchungen zusammen mit Herrn Franke vom Strahleninstitut der Universität Hamburg fanden wir an der ständig wachsenden Incisorbasis der Ratte keinerlei Schutzwirkung von Serotonin. Auch Cystein kann in hoher Dosis nicht den Kernzerfall der basalen Pulpenzellen verhindern. Dagegen übt es eine gewisse Schutzwirkung auf die nur wenige 100 μ daneben liegenden jungen Dentinoblasten aus. Bei dem AET erwähnte Herr Prof. Schubert eine vierfache Steigerung der Strahlen-induzierten Mutationsrate bei Drosophila. Wir untersuchten ein Derivat des AET und fanden an der Zahnbasis eine sehr unterschiedliche Wirkung:

Der Kernzerfall wird gesteigert, während die jungen Dentinoblasten bis zu einem gewissen Grade geschützt werden. — In einer anderen Untersuchungsreihe konnten wir nachweisen, daß die Wirkung des Cytostaticums TEM durch kleine Dosen Cystein verstärkt wird. — Der Ablauf des radiochemischen Prozesses dürfte wesentlich durch den aktuellen Stoffwechselzustand der Zellen bedingt sein. Dieser ist es letzten Endes, der die Art und den Grad der Strahlenreaktion der Zelle entscheidend determiniert. Der zellspezifischen Antwort auf den Strahleneinfall dürfte auch eine zellspezifische Reaktion auf die sogenannten chemischen Strahlenschutzmittel entsprechen. So ist es nicht verwunderlich, daß das gleiche Strahlenschutzmittel auch strahlensensibilisierend wirken kann. Aus dem Nachweis, daß sich ein Strahlenschutzmittel in bestimmten Organen, etwa den Testes anreichert, kann noch nicht auf eine Schutzwirkung gegen Strahleneinfall geschlossen werden, es sei denn, sie würde experimentell erwiesen.

Ich darf mir daher die Frage an Herrn Prof. Langendorff erlauben, welche lebensentscheidenden Funktionen bzw. Funktionssysteme des Allgemeinorganismus durch die verschiedenen erwähnten chemischen Strahlenschutzsubstanzen in der Weise beeinflußt werden, daß eine Lebensverlängerung resultiert.

S. G. Blohm-Stockholm: Nach der Theorie von Prof. LANGENDORFF wirken die Schutzstoffe so, daß kovalente Bindungen mit Eiweiß ausgebildet werden. Ist diese Theorie richtig, so muß offenbar eine Möglichkeit vorhanden sein, daß eine Ausbildung von Allergie stattfinden kann, indem Vollantigene im Sinne von Eisen und Landsteiner ausgebildet werden.

H. Langendorff-Heiligenberg: Bisher ist nur wenig darüber bekannt, welche Zellen und Gewebe besonders durch die verabreichten Schutzsubstanzen geschützt werden. Da nach letaler oder subletaler Bestrahlung der „Knochenmarktod" im Unterschied zum sogenannten „Darmtod" bei den bestrahlten Tieren im Vordergrund des Geschehens steht, dürfte vor allem das Knochenmark durch die wirksamen Substanzen geschützt werden. Mit einiger Gewißheit läßt sich dies vom Serotonin sagen. Weiter wissen wir, daß durch Cysteamin die strahlenbedingte Hemmung der DNS-Synthese in der Leber stark reduziert wird, dagegen nicht in Thymus und Milz. Ganz allgemein gilt, daß geschützte Tiere in den ersten Tagen nach der Bestrahlung einen etwa ebensogroßen Strahlenschaden ihrer Organe und Gewebe zeigen wie die nichtvorbehandelten Kontrolltiere. Erst etwa vom 3. Tage nach der Bestrahlung beginnt dann z.B. bei den mit Cysteamin vorbehandelten Tieren eine verstärkte Regeneration der geschädigten Organe.

Kh. Woeber zum Vortrag BODE:

Frage: Liegen nach Ihrer Information bisher einwandfreie und vergleichende Beobachtungen darüber vor, daß unter lokaler oder parenteraler Gabe von NNR-Präparaten bei stark bestrahlten Hauttumoren (z.B. malignen Melanomen) eine objektive Verminderung der Strahlenreaktion und eine subjektive Besserung der Beschwerden des Patienten eintreten?

Bei der physikalischen Behandlung von Röntgenspätschäden haben sich nach unseren bisher etwa zwölfjährigen Beobachtungen und Erfahrungen neben der Niederfrequenztherapie, die eine Hyperämie durch temporäre Gefäßerweiterungen bewirkt, die Ultraschallwellen, besonders in der Form des Impulsschalls, bewährt. Es gelingt hierbei — im Gegensatz zu den Ultrakurzwellen oder Mikrowellen — die weitgehend unerwünschte thermische Belastung des Gewebes durch physikalische Therapeutica hintanzustellen und die mechanische Komponente, die eine Auflockerung des indurierten und sklerosierten röntgenbestrahlten Gewebes verursacht, in den Vordergrund der Therapie zu stellen.

Es gelang uns mit dieser Therapie, alle bisher anfallenden Röntgen-Spätfolgezustände der Haut mit ulcerativen Veränderungen zur Heilung zu bringen und damit — sofern überhaupt notwendig — eine günstige Ausgangslage für eine eventuelle chirurgisch-ästhetische Nachbehandlung zu schaffen. Die Ultraschallbehandlung muß allerdings konsequent über längere Zeit mit längeren Pausen und von einem qualifizierten ärztlichen Hilfspersonal ausgeführt werden, um zu einem Erfolge zu führen. (Einzelheiten der Technik in „Dermatologie und Venerologie". Stuttgart: Thieme Verlag, Band 2/2.)

J. Kimmig-Hamburg: Ich empfand persönlich, daß die Therapie mit adrenocorticotropem Hormon (dem Hydrocortison, Prednison, Prednisolon) und seinen Derivaten etwas zu kurz kam. Die leichteren Schäden, auch die leichteren Ulcera beherrschen wir heute doch mit Nebennierenrindenhormonen oder mit adrenacorticotropem Hormon in einem Ausmaß, wie es früher nicht der Fall war. Es muß lange genug gegeben werden.

A. Wiskemann-Hamburg zum Vortrag Bode: Eigenen Tierversuchen zufolge läßt sich die Röntgenstrahlenentzündung der Haut durch eine hochdosierte ACTH-Therapie abfangen. Sofort im Anschluß an die Bestrahlung der Hinterschenkel von Meerschweinchen mit 2000 und 4000 r, 1 mm GHWT, subcutan verabreicht, unterdrücken 6 E Depot ACTH/kg und Tag Erythem und Ulcus solange, wie das Hormon gegeben wird. Nach 6—8 wöchiger Behandlung bleibt die Strahlenentzündung auch nach Absetzen des Medikamentes aus. Wird mit der Behandlung bereits 24 Std vor der Bestrahlung begonnen, so genügen 0,6 E/kg Körpergewicht.

[Ausführliche Veröffentlichung in: Strahlentherapie **112**, 188 (1960)].

H.-J. Heite-Marburg zum Vortrag Bode: Die erwähnte Beschleunigung der Resorption von radioaktivem Natrium im röntgenbestrahlten Feld entspricht einer Verkürzung der Quaddelresorptionszeit, auf die in einem Eigenreferat genauer eingegangen wird. Die alleinige Messung der QRZ ist allerdings mehrdeutig; eine Verkürzung braucht keineswegs eine vermehrte Durchblutung (wie in einem Erythema) zu bedeuten; hier wird vielmehr die Spreading-effekt-ähnliche Wirkung der Röntgenstrahlen wirksam sein.

H. Th. Schreus-Düsseldorf zum Vortrag Bode: Bei schweren Verbrennungen hat sich die Fermenttherapie mit Histaminase, besonders in der ersten toxischen Phase, in zunehmendem Maße als lebensrettend erwiesen. Da manche Beobachtungen darauf hindeuten, daß bei schweren Strahlenschäden verwandte Toxine auftreten, wird es vielleicht lohnend sein, auch mit diesem Ferment einmal Untersuchungen anzustellen. Ein erster orientierender Test mit Mäusen und Meerschweinchen hat allerdings keine sicheren Ergebnisse gebracht.

L. Zukschwerdt und **H. Kirschner**-Hamburg zum Vortrag Schuchardt: Es wird auf die Besonderheiten der tiefgreifenden Strahlenveränderungen und ihrer Folgen im Bereiche des Thorax hingewiesen. Die Besonderheit der Lokalisation bedingt oft tiefgreifende Zerstörungen von Rippen, Lungenperikard und Sternum. Als erste operative Maßnahme muß ohne Rücksicht auf die Größe des entstehenden Defektes das gesamte veränderte Gewebe abgetragen werden. Danach erfolgt die Bildung des für die Anheilung der Verschiebeplastik so wichtigen gesunden Mutterbodens durch Umklappmuskelplastik aus dem gegenseitigen M. pectoralis oder eines Teiles der Bauchmuskeln. Darüber wird dann der Hautverschiebelappen gesetzt. Bisher konnten so acht Fälle des bisher als inkurabel angesehenen Leidens erfolgreich behandelt werden. Ein Fall wird demonstriert.

W. Jadassohn-Genf: Teilt mit, daß es an seiner Klinik gelungen ist, beim Dinitrochlorbenzolekzem des Meerschweinchens unter bestimmten Bedingungen einwandfrei einen „Kombinationsschaden" histologisch nachzuweisen.

Kurzvorträge zum I. Thema

9. C. De Stefano-Neapel: Möglichkeiten und Grenzen der freien Hauttransplantate bei den Radiodermitiden.

Vorausgehend möchte ich klarstellen, daß, wenn wir von Radiodermitis im Rahmen der Reparationschirurgie sprechen, die chronische Radiodermitis damit gemeint ist, das heißt eine Krankheit, die in gewissem Sinne stabilisiert ist und deren Läsionen bereits irreversibel sind

in ihren beiden häufigsten Formen: die dystrophische und die ulcero-
nekrotische Form. Die akute Radiodermitis in ihrer frühzeitigen Form
(Vorreaktion von Holzknecht, Frühreaktion von Köhler, Präreaktion
von Béclère) oder in der erythematösen Form verschiedenen Grades
interessiert nicht vom chirurgischem Standpunkt aus.

Der chirurgische Eingriff muß in jedem Fall „in der totalen Exstirpation des geschädigten Gewebes bestehen und in der unmittelbaren Substitution durch gesundes Gewebe, das vom Patienten selbst stammt und
ihm zum Heile gereicht" (Sanvenero-Rosselli).

Die unentbehrliche Grundbedingung ist daher die vollständige Abtragung des gesamten kranken Gewebes: das geschädigte Gewebe muß
als eine Art Neoplasie aufgefaßt werden und daher großzügig entfernt
werden. Häufig ist bei den Strahlenschäden nach mehr oder weniger an-
gezeigter Therapie und mit mehr oder weniger korrekter Technik nicht
nur die Haut geschädigt, sondern auch die unterliegenden Gewebe:
Knochen, Knorpel, Gelenke, Sehnenscheiden etc., so daß die Aus-
schneidung in die Tiefe reichen muß, bis man zum sicher gesunden Gewebe
gelangt.

Es ist leicht verständlich, daß die Indikation über die Art der
Reparation des Substanzverlustes nach Entfernung des radiumdermiti-
schen Gewebes in jedem Einzelfalle verschieden ist, wenn man den besonderen Erfordernissen der Funktion und der Kosmetik Rechnung
trägt in bezug auf Sitz und Ausdehnung der Läsion.

Man kann kein einheitliches Kriterium aufstellen, da die sich bieten-
den Umstände Fall für Fall so verschieden sind.

Alle Feinheiten der plastischen Chirurgie (freie Hautimplantationen,
tubuläre Hautlappen, gestielte Hautlappen, Rotations- und Gleit-
plastiken etc.) haben ihre eigene Indikation an bestimmten Stellen und
unter bestimmten Umständen. Die einfachste Methode, die leicht und
rasch ausgeführt werden kann und für den Patienten das geringste Un-
behagen verursacht, bleibt immer die freie Einpflanzung von Hautlappen verschiedener Stärke je nach Fall, von der dünnsten dermo-
epidermischen Schicht bis zum totalen Hauttransplantat von Wolfe.
Die Möglichkeiten freie Transplantate zur Deckung des Operations-
defektes nach Abtragung des radiodermitischen Gewebes zu verwenden, bleiben auf gewisse Anwendungsmöglichkeiten begrenzt, wenn diese
auch seit den ersten Versuchen von Allan Porter bis heute enorm ge-
stiegen sind. Welches sind diese Möglichkeiten? Als Richtlinie möchte ich
sagen, daß das freie dermo-epidermische Transplantat in jenen Zonen
indiziert ist, wo nach Abtragung der geschädigten Decke eine Unterhaut-
schicht bleibt, bestehend aus Fett oder Muskel-Aponeurosen, über den
tieferliegenden Knochen, Knorpel und Gelenksstrukturen. Außerdem ist

die Methode dann indiziert, wenn die offene residuale Wunde zu groß ist, um eine lokale Rotationsplastik oder eine Gleitplastik aus den umliegenden Hautlappen zu ermöglichen; diese letzten Lösungen sind immer vorzuziehen, auf Grund des besseren ästhetischen Resultates bei allen jenen Fällen, wo die Realisierung dieser Therapieart möglich ist.

Ein weiterer wichtiger und zu berücksichtigender Faktor ist die Funktion, die der zu deckenden Hautzone obliegt: wenn es sich um ein Organ handelt, das Beanspruchungen, kleinen doch häufigen Traumen unterworfen wird, wo also funktionelle Arbeits- oder Belastungsaufgaben für das entfernte Gewebe vorhanden waren, so ist es sicherlich vorzuziehen, anstatt ein freies dermo-epidermisches Transplantat zu verwenden, die Übertragung eines gestielten Hautlappens aus mehr oder weniger nahe gelegenen Hautgebieten durchzuführen. In allen jenen Fällen, bei denen man nach großzügiger Abtragung des radiodermitischen Gewebes auch eine Verminderung der Vitalität des unterliegenden Gewebes vermutet, ist das freie Transplantat sicher nicht die günstigste Lösung, sondern man greift zu den gestielten oder tubulären Hautlappen, die außer der Zufuhr eines gesunden Deckgewebes auch als biologische Stimulatoren wirken mit sicherlich vorteilhafter Wirkung auf die feinsten Strukturen.

Dies sind in großen Zügen die Möglichkeiten und Grenzen der freien Transplantierungen zur Behandlung der Radiodermitiden: Möglichkeiten und Grenzen jedoch — man beachte es — im Sinne einer definitiven Lösung der Reparationsfrage.

Persönlich bin ich der Meinung, daß eingedenk der Tatsache, daß sich der an chronischer Radiodermitis Leidende wegen seiner übermäßigen, unerträglichen Schmerzen an den Chirurgen wendet, es unbedingt angezeigt ist, in jedem schwereren Falle zur Abtragung des geschädigten Gewebes und zur unmittelbaren Deckung mit einem freien dermo-epidermischen Transplantat zu schreiten, ohne im ersten Augenblick die oben erwähnten Umstände zu berücksichtigen.

Nur zu einem späteren Zeitpunkt, wenn sich die Deckung aus funktionellen oder kosmetischen Gründen als unzulänglich erweisen sollte, wird man zu anderen Maßnahmen greifen, an denen die plastische Chirurgie reich ist. Wir werden so den dreifachen Vorteil erleben, das kranke Gewebe entfernt zu haben und damit die Entwicklung des Leidens aufgehalten zu haben, den Patienten von unsagbaren Schmerzen befreit zu haben und noch die nötige Zeit erübrigt zu haben, um jene Aufgaben zu lösen, die eine definitive Heilung der zu reparierenden Zone garantieren.

Außer den oben genannten Vorteilen wird uns dieses Verfahren die sicher kostbare Möglichkeit geben, durch konstante klinische Kontrolle das vollständige Auslöschen des Prozesses zu verfolgen.

10. A. R. Cofano-Neapel: Über die Anwendung von Strahlen niederer Voltspannung in der Teleröntgentherapie.

Die hohen Prozentsätze, die wir an einer Statistik von Tausenden von Fällen erhielten, machen uns zu überzeugten Befürwortern der Strahlungen niederer Voltspannung (< 50 kV), welche im Vergleich zu jenen mittlerer Härte den großen Vorteil bieten, daß sie mit dem Maximum ihrer Energie auf die gewünschte Tiefe eingestellt werden können, so daß die Verwirklichung einer richtigen *cutanen Schichttherapie* ermöglicht wird, was bei hohen Spannungen nicht erreichbar ist.

Bis vor nunmehr 3 Jahren hatten wir in der Teleröntgentherapie noch nie weiche Strahlen angewandt, in der Meinung, es handle sich um ein absolut negatives Element, sei es auf Grund der Beibehaltung der Einheitlichkeit des Beleuchtungsfeldes, sei es auf Grund des Effektes der Strahlungsintensität in r/min und des großen Abstandes zwischen der Strahlenquelle und dem zu bestrahlenden Objekt. Jedoch nach dem Bericht von MARCHIONINI und SCHIRREN zum Thema der cutanen Strahlungstherapie auf dem letzten nationalen Kongreß der SIDES, der an unserer Klinik in Neapel abgehalten wurde, begannen wir auch die Teleröntgentherapie mit weichen Strahlen anzuwenden in der Hoffnung, uns von den üblichen Anlagen der Tiefenstrahlung freimachen zu können und damit auch von allen Einschränkungen, Kontraindikationen, Unsicherheiten und Gefahren, die die Technik der Bestrahlung auf Entfernung mit sich bringt.

Die schädlichen Wirkungen der harten Strahlen auf die hämolymphopojetischen Organe auf Grund ihrer Tiefenwirkung sind bekannt, und es besteht keinerlei Zweifel darüber, daß alle Gegenmaßnahmen: minimale Einzeldosen, maximale Aufteilung der Dauer, segmentäre Bestrahlung, häufigste klinische Kontrollen und Laboratoriumsuntersuchungen usw. die Gefährlichkeit der Teleröntgentherapie wohl gewissermaßen vermindert haben, jedoch sicher nicht dazu beigetragen haben, die Popularität besonders unter den Dermatologen zu fördern, welche zum Großteil das Ausmaß der möglichen Gefahren zu riskant beurteilten und es heute noch tun und dies bei klinischen Fällen, die auch durch andere, vielleicht weniger wirksame, doch sicher ungefährlichere und weniger riskante Therapien bekämpft oder doch kontrolliert werden können.

Seit wir eine Fensterröhre aus Beryllium anwandten, haben sich unsere sämtlichen vorhergehenden Einwände als grundlos erwiesen, da bei einer Spannung von 50 kV ohne jegliches Filter der Wert der GHWT bei einem Abstand von 2 m nur 1,9 mm beträgt, so daß man keinerlei Gefahr läuft, die dem dermo-epidermischen Sektor unterliegenden Gewebe zu schädigen. Folglich werden alle Vorsichtsmaßnahmen praktisch überflüssig sowie auch die vorher unbedingt notwendigen Kontrollen, um einem Schaden von seiten der harten Strahlen auf die empfindlichen Organe vorzubeugen.

Die hohe Intensität der Strahlung in r/min, die eine Verabfolgung der Einzeldosis in wenigen Minuten ermöglicht, an Stelle der erforderlichen Stunden mit den üblichen Röntgenröhren, erleichtert die Handhabung der Technik ungemein; und da man nicht nur mehr maximale Dosen von 1—10 r, sondern von 50—80 und mehr verabreichen kann, ergibt sich der zweifache Vorteil der sicheren quantitativen Wirksamkeit der Einzeldosis und der raschen Erreichung der Gesamtdosis. Weiterhin muß noch betont werden, daß die Homogenität der Strahlung perfekt ist und daß der Projektionskegel weit genug ist, um einen normal großen Menschen ganz zu beleuchten.

Nachdem nun die Technik der Bestrahlung auf Entfernung in das übliche Geleise einer x-beliebigen physiotherapeutischen Behandlung eingefahren ist, verdient sie es viel öfter als früher nicht nur bei Systemkrankheiten oder besonders schweren generalisierten Schädigungen angewandt zu werden, sondern auch bei einer großen Anzahl von gewöhnlichen Dermatosen, deren Ausbreitung auf der Haut eine Strahlenbehandlung mit zahllosen und daher oft nicht durchführbaren, multiplen und eng miteinander verbundenen Feldern erfordern würde.

Unter Anwendung einer Spannung von 50 kV und bei einer Distanz von 2 m, ohne Filter, behandelten wir 52 teils ambulante Patienten und teils Kranke aus den Sälen der Klinik. Sie litten an folgenden Krankheiten: *generalisierte oder erythrodermische Psoriasis, Mycosos fungoides in prätumoraler Phase, Reticulosis, Lichen ruber planus, Prurigo, Erythrodermien* usw.

Um eine zu intensive Jonisierung der Raumluft zu vermeiden, wurde eine eigene Kabine mit Bleiwänden und anti-X-Scheiben eingerichtet, welche auch eine Absaugvorrichtung und einen Zerstäuber besitzt, die mit der Außenluft in Verbindung stehen und daher eine rasche Eliminierung der verseuchten Luft garantieren.

Die von uns erzielten therapeutischen Resultate können im großen und ganzen als ausgezeichnet bezeichnet werden, besonders bei den Formen von Prurigo, bei den Erythrodermien und bei den dermatitischen Bildern der Mycosis fungoides.

Am Anfang unserer Versuche wandten wir Einzeldosen von 30—40 r an, jedoch in der Folge, gestützt auf die vollkommene Negativität aller klinischen Kontrollen und aller Laboratoriumsuntersuchungen, erhöhten wir die Strahlendosis bis zur Erreichung von Einzeldosen von 80—100 r und von Gesamtdosen von 800—1000 r (Mycosis fungoides, Reticulosis etc.).

Da es hier nicht angebracht ist auf statistische Einzelheiten einzugehen, möchten wir uns darauf beschränken, zwei Beobachtungen wiederzugeben, die uns besonders interessant erscheinen und die die Bedeutung der Filtration bzw. den Wirkungsmechanismus betreffen.

Einige Forscher zogen es vor, trotz Anwendung einer Fensterröhre aus Beryllium die austretenden Strahlen mit 1 mm Al zu filtrieren, da sie jene ohne Filter, durch 50 kV erzeugte, als zu oberflächlich betrachteten.

Persönlich stimmen wir mit dieser Ansicht nicht überein, da sich aus den mit einem Universal-Dosimeter Siemens durchgeführten Kontrollen ergab, daß bei einer Filterung von nur 1 mm, unter Beibehaltung der Spannung von 50 kV, der Wert der GHWT von 1,9 mm auf 3 cm übergeht. Auf diese Weise erfaßt man nicht nur die Epidermis, sondern auch alle darunterliegenden Gewebe und geht damit praktisch wieder einen Schritt zurück, wobei man Gefahr läuft, wiederum in jene Zweifel und Reserven zu verfallen, aus denen uns die Anwendung der filterfreien Strahlen glücklich erlöst hatten.

Die zweite Beobachtung betrifft wie erwähnt den Wirkungsmechanismus. Wenn man auch in bezug auf die Teleröntgentherapie mit harten Strahlen immer noch über die direkte oder indirekte Wirkung diskutiert, so kann man in bezug auf die weichen Strahlen ohne weiteres behaupten, daß der Wirkungsmechanismus ein direkter ist, da bei allen unseren Patienten, wie Schirren und andere beobachteten, die eigens abgeschirmten Hautsektoren keinerlei Vorteil aus der Behandlung zogen und die daraufliegenden Läsionen unbeeinflußt blieben, sei es vom subjektiven wie auch vom objektiven Gesichtspunkt aus.

11. J. Horáček und M. Černíková-Brünn: Der Einfluß von Strahlung auf Lipoide des menschlichen Hauttalges.

Der Zweck der vorliegenden Arbeit war, den Einfluß der einzelnen Komponenten der äußeren Umgebung auf die Zusammensetzung der Lipoide der menschlichen Hautoberfläche zu beurteilen. In dieser Versuchsreihe haben wir eine direkte Einwirkung von einigen äußerlichen Faktoren auf die bereits auf der Hautoberfläche gebildete Lipoidschicht studiert. Hierher gehören auch die Erscheinungen „spontaner Degeneration" des Hauttalges in situ, des sogenannten Alterns, wie wir es bereits früher beschrieben haben[2].

Es wurde der Einfluß der Wärme, des Dauerspektrums der Sonnenstrahlung, der kurz- und langwelligen ultravioletten Strahlungen, der weichen Röntgenstrahlung und der β-Strahlungen studiert. Weiter wurden der Einfluß des mit Wasserdampf gesättigten Milieus bewertet und die entsprechenden Kontrollen durchgeführt.

Das Hautoberflächenfett wird auf zweierlei Weise abgenommen. Einerseits durch Auflegen im Vorhinein 3×12 cm großer Streifen extrahierten Filtrierpapiers auf eine Dauer von 2 Std auf die Haut der Stirne (nach Miescher u. Schönberg[3]), andererseits durch Abwischen der Rückenhaut mit einem entfetteten Wattebausch. Geringe quantitative Unterschiede der einzelnen Komponenten in den Proben von den verschiedenen Körperstellen schadeten uns beim Durchführen unserer Experimente in keiner Weise. Nach Extraktion des Papierstreifes oder des Wattebausches mit einem Gemisch von Chloroform und Methanol wurde eine Menge von 10—60 mg Hautfett für Versuchszwecke gewonnen. Durch Abwischen erhalten wir eine größere Menge von Hautfett, die Jodzahl ist niedriger und der Gehalt an freien Fettsäuren ist etwas höher.

Ein Indicator der Veränderungen der lipoiden Teile der Hautoberfläche war die Feststellung der Jodzahl sowie die Menge der freien Fettsäuren. Zwecks Feststellung der Jodzahl des Hautfettes wurde die Methode nach ROSENMUND u. KUHNHENN[4] in Semimikrodurchführung modifiziert. Die ursprünglichen Autoren bestimmten diese Methode für eine Menge von Lipoiden von ungefähr 40 mg. Bei einer detaillierten Untersuchung der Bedingungen stellten wir fest, daß die Methode bis zu einer Menge von 10 mg verwendbar ist, worauf der Fehler der Methode sich bedeutend vergrößert unter den selbstverständlichen Umständen, daß sie bei niedrigeren Jodzahlen weiter zunimmt und bei höheren sich verringert.

Zur Feststellung von freien Fettsäuren benützten wir unsere eigene Modifikation der Schmidt-Nielsenschen Titrationsmethode[5]. Die Titration mit Tetramethylammonium-Hydroxyd (0,01-N in Äthylalkohol) auf Thymolblau als Indicator ergab verläßliche Resultate (Fehler 3—5%). Die Titration wurde in einer Stickstoffatmosphäre durchgeführt, das Mischen war elektromagnetisch.

Das eigentliche Experiment kann je nach den einzelnen untersuchten Faktoren in mehrere Gruppen eingeteilt werden. Die erste Probe wurde sofort analysiert, die zweite wurde dem Einfluß des untersuchten Faktors unterworfen. Das mit Hilfe des Wattebausches gesammelte Fett wurde aufgeteilt und der zweite Teil den untersuchten Faktoren unterworfen. Bei der Feststellung der Kontrollwerte wurde auch der zweite Teil gleichzeitig, ohne Wirkung der untersuchten Einflüsse, analysiert.

Der Einfluß der Wärme und der Feuchtigkeit wurde dadurch bewiesen, daß die Probe einer Wärme von 20—80° C im Höpplerschen Thermostat von 4 Std aufgestellt wurden. Der Thermostat wurde vorher mit Wasserdampf gesättigt.

Eine weitere Probengruppe wurde ununterbrochen während einer Dauer von 2 Std von 11 bis 13 Uhr im Mai in einer Höhe von 260 m über dem Meeresspiegel dem Einfluß der Sonnenstrahlen ausgesetzt.

Die Wirkung der Strahlen der Kohlenbogenlampe wurde durch Bestrahlen der Probe in einer Entfernung von 1 m während 1 Std festgestellt. (Dicke des Kohlenstiftes 1,5 cm, 55 V, 30 A.)

Die ultraviolette Strahlung von einer Wellenlänge von etwa 360 mμ wurde mit Hilfe einer Quecksilberlampe mit Woodschem Filter bewerkstelligt. Das Hautfett wurde für die Dauer von 1 Std bei einer Entfernung von 25 cm der Strahlung ausgesetzt.

Die ultraviolette Strahlung von einer Wellenlänge von 260 mμ wurde mit Hilfe einer germiciden Quecksilberlampe Marke Philips bewerkstelligt. Das Hautfett wurde während der Dauer von 9 Std (mit Rücksicht auf die geringe Intensität — siehe weiter) bei einer Entfernung von 1 m bestrahlt.

Die weichen Röntgenstrahlen (BUCKY) wurden so angewendet, daß sich die Menge um 9000 r bewegte. (10 kV, 10 mA, FD 10, in der Luft, ohne Filter.)

Die β-Strahlen wurden von Strontium^{-90} in einer Dosis von 9000 rep angewandt. Der Strahler war 3 cm vom Objekt entfernt.

Der Vergleich der angewandten Quellen ultravioletter Strahlungen (Sonne, Kohlenbogenlampe, Quecksilberlampe und germicider Quecksilberlampe), wurde durch Messen ihrer Lichtintensität ohne Filter und bei einer Wellenlänge von etwa 360 mμ mittels eines Vakuumthermoelementes der Fa. Zeiss bestimmt[1]. Die Werte wurden vom Galvanometer Interflex abgelesen. Die Intensität wurde bei der gleichen Entfernung und unter gleichen Bedingungen, unter denen das Hauttalg bestrahlt wurde, gemessen (siehe Tab. 1).

Die Tab. 1 zeigt, daß die zur Bestrahlung der Probe von Lipoiden angewandte Lichtmenge bei allen Quellen ultravioletter Strahlungen fast

Tabelle 1. *Die Intensität der Quellen der ultravioletten Strahlung*

Quelle	Gemessene Intensität, mA		Dauer der Bestrahlung, Std	Gesamtmenge der Strahlung
	ohne Filter	bei 360 mμ		
Sonne	32,0	0,19	2	0,38
Kohlenbogenlampe	21,0	0,30	1	0,30
Quecksilberlampe	8,0	0,31	1	0,31
Germicide Lampe	0,05	0,035	9	0,32

die gleiche ist, sofern es sich um die Region der Wellenlänge von etwa 360 mμ (Woodsches Filter) handelt. Eine geringere Intensität wurde durch ein entsprechendes Erhöhen der Dauer der Bestrahlung ausgewogen, so daß die resultierende Lichtmenge fast konstant war. (Die letzten Werte in der Tabelle.)

Für die Charakteristik der Quellen sind ferner die ersten Werte in der Tab. 1, welche durch Messen aller Wellenlängen der Quelle gewonnen wurden, wichtig. Das Fallen der Werte stimmt mit der fallenden Wirkung der entsprechenden Quellen überein.

Resultate

Bei der Bewertung der Resultate in der Kontrollgruppe wurde festgestellt, daß bei zwei nacheinander folgenden Abnahmen von Proben die Jodzahl bei der zweiten Probe etwas größer als bei der ersten ist, was darauf hinweist, daß bei der ersten Abnahme sich auf der Stirne trotz Abwischens mit Äther noch Reste „alten" Fettes von einer geringeren Zahl doppelter Bindungen befinden.

Aus den Resultaten in der unter Einfluß von Feuchtigkeit und Wärme bestrahlten Gruppe ersieht man, daß der Einfluß von Wärme und Feuchtigkeit ohne Einfluß auf die Jodzahl bleibt. Auch die Bestrahlung des Hautfettes durch Buckys Strahlung und durch Bestrahlung von Strontium$-$[90] verursachte keine Änderung der Jodzahl.

Dagegen verursachte die Bestrahlung durch das Licht der Quecksilberlampe mit Woodschen Filter (360 mμ) ein sichtbares Fallen der Jodzahl, genauso wie die Bestrahlung mit der Kohlenbogenlampe und der Sonne, wogegen die Bestrahlung bei einer Wellenlänge von 260 mμ ziemlich ohne Einfluß blieb. Als ein Beispiel werden die bei Bestrahlen mit Kohlenbogenlicht erzielten Resultate angeführt (Tab. 2).

In gleicher Weise war die durchschnittliche Verringerung bei Bestrahlung durch die Sonne 19,29, bei der Quecksilberlampe 13,79 und bei der germiciden Lampe 1,33, wie aus der zusammenfassenden Tab. 3 ersichtlich ist.

Soweit es sich um das Studium der freien Fettsäuren nach Einwirkung der studierten Einflüsse bei gleichen Proben sowie bei der Jodzahl handelt, wurde in keiner Gruppe eine nachweisbare Veränderung der Werte gefunden. Die freien Fettsäurewerte vergrößerten sich

Tabelle 2

Die Veränderungen der Jodzahl des Hautfettes nach der Bestrahlung mit der Kohlenbogenlampe

Laufende Nummer	Jodzahl vor der Bestrahlung	Jodzahl nach der Bestrahlung	Differenz
1	89,6	77,3	12,3
2	95,5	73,5	22,0
3	81,4	67,3	14,1
4	88,3	72,9	15,4
5	92,4	86,5	5,9
6	90,0	86,5	3,5
7	85,4	72,5	12,9
8	73,7	58,4	15,3
9	80,2	60,6	19,6
10	86,0	65,0	21,0

Durchschnittliche Verringerung 14,20

nur in vereinzelten Fällen, wahrscheinlich im Zusammenhang mit der abweichenden Zusammensetzung des Hautfettes einiger Patienten. Diese Anomalien beabsichtigen wir weiter zu verfolgen. Größtenteils

Tabelle 3. *Die durchschnittlichen Veränderungen der Jodzahl und der freien Fettsäuren nach Bestrahlung von verschiedenen Strahlungsquellen*

Quelle	Veränderungen der Jodzahl		Veränderungen der Fettsäuren	
	Ausmaß der Veränderungen	Durchschnittliche Veränderung	Ausmaß der Veränderungen	Durchschnittliche Veränderung
Sonne	+0,1 bis —35,4	—19,29	0 bis +3,0	+0,3
Kohlenbogenlampe	—3,5 bis —22,0	—14,20	+0,8 bis +5,1	+2,2
Quecksilberlampe	—1,3 bis —25,3	—13,79	+0,2 bis +1,9	+1,5
Germicide Lampe	+9,6 bis — 5,9	— 1,33	o 0	0
Buckys Strahlungen	+6,1 bis — 7,4	0	0	0
Strahlungen von Strontium	+8,2 bis — 7,8	0	0	0
Wärme und Feuchtigkeit	+0,2 bis + 4,6	+ 3,9	0	0
Kontrollen	—1,1 bis + 8,3	+ 2,4	0	0

(Spalten "Durchschnittliche Veränderung": Vereinzelte Veränderungen)

blieb jedoch die Menge der freien Fettsäuren im Hauttalg durch die studierten Faktoren unbeeinflußt.

Die als Beispiel angeführte Tab. 4 führt die Veränderungen nach Einwirkung des Kohlenbogenlichtes an.

Besprechung

Wie aus den angeführten Resultaten hervorgeht, hatte von allen beobachteten physikalischen Einflüssen bei gegebenen Experimentalbedingungen nur die ultraviolette Strahlung eine Wirkung auf den Hauttalg ausübt, ausgedrückt durch eine Verringerung der Jodzahl. Aus diesem Grunde wurde auch den Wirkungen der ultravioletten Bestrahlung der größte Teil unserer Aufmerksamkeit gewidmet.

Der Grund der gemachten Beobachtungen war das Interesse, den Grund für die Veränderungen der Lipoide der Hautoberfläche durch eine Reihe physikalischer und physikalisch-chemischer Einflüsse, besonders der Strahlen zu unterscheiden.

Tabelle 4

Die Veränderungen der freien Fettsäuren im Hauttalg nach Einwirkung des Kohlenbogenlichtes

Laufende Nummer	Freie Säuren vor der Bestrahlung, %	Freie Säuren nach der Bestrahlung, %	Differenz
1	25,5	21,3	− 4,2
2	16,2	15,3	− 0,9
3	12,1	18,2	+ 6,1
4	21,8	31,8	+10,0
5	26,4	28,7	+ 2,3
6	20,9	22,8	+ 1,9
7	20,2	33,1	+12,9
8	11,7	14,2	+ 2,5
9	18,1	20,4	+ 2,3
10	10,8	9,5	− 1,3
	Durchschnittliche Veränderung:		+ 3,14

In der Mitteilung haben wir gezeigt, daß die Jodzahl ein ziemlich feiner Indicator der Veränderungen unter Experimentalbedingungen ist; besonders die Sonnenstrahlen, weniger die Ausstrahlungen der Quarzlampe und noch weniger kurzwellige ultraviolette Strahlen verringern die Jodzahl des Lipidgemisches des Hautfettes.

Der Einfluß von Feuchtigkeit, Wärmestrahlung, weichen X-Strahlungen und β-Partikeln auf die Jodzahl wurde in unseren Experimenten nicht nachgewiesen.

Die Menge der freien Fettsäuren im Hautfett wird dagegen unter den angeführten Bedingungen praktisch weder von ultravioletten Strahlungen (wirksam im Falle der Jodzahl) noch von der Wärme, den weichen Röntgenstrahlen und den Ausstrahlungen des Strontium-⁹⁰, beeinflußt. Die Ursachen einer zeitweiligen Erhöhung der Menge freier Fettsäuren werden Gegenstand weiterer Forschungen bilden. Aus den Resultaten geht daher hervor, daß unter den studierten Bedingungen es in einem größeren Maße weder zur Dekomposition noch zu einer ausgedehnteren Befreiung von Säuren aus Glyceriden oder anderen Verbindungen kommt.

Es muß jedoch festgestellt werden, daß die Äquivalenz der Intensität der benutzten Quellen ultravioletter Strahlungen (Sonne, Quecksilberlampe und Kohlenbogenlampe) bloß ungefähr festgestellt wurde, da eine entsprechende Art genauer Wertung nicht zugänglich war. Es ist daher möglich, daß bei Anwendung anderer Strahlungsmöglichkeiten (entweder Änderung der Entfernung oder Dauer der Bestrahlung) das wechselseitige Verhältnis der festgestellten Wirkungen der verschiedenen ultravioletten Strahlungsquellen etwas verändert erscheint. Zweifelsohne bleibt jedoch die ultraviolette Strahlung weit vor den übrigen studierten Faktoren, was die Größe der verursachten Veränderungen in der Zusammensetzung des menschlichen Hautfettes anbelangt.

Zusammenfassung

Veränderungen, welche durch die Wirkung bestimmter Einflüsse in den Lipoiden der Hautoberfläche in vitro hervorgerufen werden, wurden studiert. Veränderungen der Jodzahl sowie die Menge freier Fettsäuren wurden verfolgt. Die Wirkung der Wärme, Feuchtigkeit, natürlicher Sonnenstrahlen, des Kohlenbogenlichtes, langwelliger und kurzwelliger ultravioletter Strahlung, weicher Röntgenstrahlung und der β-Partikeln (Sr^{90}) wurde bewertet.

Es wurde festgestellt, daß die Werte der Jodzahl nach Einwirkung von Sonnenstrahlen und dem Kohlenbogen ganz bedeutend, weniger jedoch von langwelligen ultravioletten und noch weniger von kurzwelligen ultravioletten Strahlen beeinflußt werden. Der Einfluß der Feuchtigkeit, der Wärmestrahlen, weicher Röntgenstrahlen und β-Partikeln wurde innerhalb der Verträglichkeitsgrenzen für den lebenden Organismus nicht nachgewiesen. Die Menge der freien Fettsäuren blieb unter geprüften Umständen fast unbeeinflußt.

Literatur

[1] HERČÍK, F.: Od atomu k životu, S. 82. Praha 1946.
[2] HORÁČEK, J.: Bratisl. lék. listy **33**, 687 (1953).
[3] MIESCHER, Q., u. A. SCHÖNBERG: Bull. Schweiz. Akad. med. Wiss. **1**, 101 (1944).
[4] ROSENMUND, K. W., u. W. KUHNHENN: Z. Untersuch. Nahr.- u. Genußmitt. **46**, 154 (1923); siehe auch Hoppe-Seyler's Handbuch der physiologisch- u. pathologisch-chemischen Analyse, X. Auflage, III. Band, S. 907.
[5] SCHMIDT-NIELSEN, K.: C. R. Lab. Carlsberg, Sé. chim. **24**, 233 (1942).

12. H. Sieler-Leipzig: Zur Gonadenbelastung bei Behandlung kindlicher Hämangiome mit Radium oder Chaoultechnik.

Jeder strahlentherapeutisch tätige Arzt muß heute strenger denn je entscheiden, ob bei gutartigen Affektionen der Haut, im speziellen bei Hämangiomen von Kindern, die Anwendung ionisierender Strahlen angängig ist oder ob andere therapeutische Methoden denselben oder einen besseren Effekt enthalten. Diese Überlegungen sind sehr bedeutungsvoll, um eine zu umgehende Strahlenbelastung der Gonaden einer Einzelperson oder größerer Populationsanteile zu vermeiden. Nun spielt zwar die Röntgendiagnostik unter den verschiedenen Faktoren, die eine Strahlenbelastung der menschlichen Gonaden bedingen, die wichtigste Rolle, aber der Einfluß strahlentherapeutischer Maßnahmen auf die menschlichen Gonaden darf trotzdem nicht vernachlässigt werden. Die Bedeutung der Belastung der menschlichen Gonaden durch ionisierende Strahlen liegt auf genetischem Gebiet, da durch ionisierende Strahlen Alterationen im Erbgefüge ausgelöst werden können, die zu 98% stets negativer Art sind. Eine Schwellendosis für die Erbänderung gibt es nicht, da bereits ein Strahlenquant wirksam werden kann. Die vollkommene Lösung des Problems wäre zweifellos, bei kindlichen Hämangiomen weitgehend auf *eingreifende*, strahlentherapeutische Maßnahmen zu verzichten. Dieser Weg ist durchaus gangbar.

Unter Würdigung der von SCHIRREN angegebenen, für die praktischen Belange völlig ausreichenden Differentialdiagnostik der Hämangiome und unter Berücksichtigung deren Lokalisation, wie noch auszuführen sein wird, kann eine Differentialtherapie im speziellen Fall abgeleitet werden.

Die Einteilung der Hämangiome erfolgt nach SCHIRREN

1. in die planen Naevi teleangiectatiei
2. in die cavernösen Hämangiome (Cavernome).

In der ersten Gruppe sind besonders die Naevi flammei von therapeutischer Bedeutung. Bei diesen Erscheinungen als nicht echten Blastomen liegt lediglich eine konstante Hyperämie bei Gefäßhyperplasie und Erweiterung der Gefäße vor. Die Behandlung dieser Male mit ionisierenden Strahlen ist äußerst undankbar, da diese Gefäßmale keine ausreichende Strahlensensibilität aufweisen. Man soll sich hüten, bei diesen Gebilden mit der Strahlentherapie etwas erzwingen zu wollen, da sonst Haut- und Gonadenbelastung sehr große Ausmaße annehmen. Nach unseren Erfahrungen scheint die Anwendung der Dermopanapparatur noch am passendsten zu sein (Stufe 2, ED 100 r, Intervall 4 Wochen, GD bis 3000 r). Mit dieser Bestrahlungsmethode kann erforderlichenfalls auch eine Großflächentherapie betrieben werden, was mit der Chaoulapparatur bzw. mit Radium nicht möglich ist. Die Strahlenschutzbelange können bei der vorgeschlagenen Methodik als weitgehend erfüllt gelten.

Die Cavernome sind blastomatöser Natur, sie sind unterzuteilen in die planoruberösen Cavernome mit himbeerartiger Epidermis und in die intracutan gelegenen Cavernome ohne Veränderung der Epidermis. Bei diesen Gefäßgeschwülsten kann die Anwendung der Nahbestrahlungstechnik nach Chaoul oder die Applikation von Ra (Moulage oder Punktur) diskutiert werden. Bei Anwendung einer der beiden Bestrahlungsmethoden dürfen aber die Forderungen des Strahlenschutzes nicht vernachlässigt werden.

Bei wegen Cavernomen bestrahlten Kleinkindern führten wir systematisch Messungen der Gonadendosen durch. Das Alter der Kinder lag zwischen 3 Monaten bis zu 3 Jahren. Die topographische Einteilung der Cavernome erfolgte dabei im Hinblick auf die praktische Zielsetzung lediglich abschnittsweise: 1. Kopfhalsbereich, 2. obere Thoraxgrenze bis zum Nabel, 3. Nabel bis Knie, 4. Knie bis Fußsohle. Für die Messung der Gonadendosen stand ein Strahlenschutzprüfgerät vom Typ SPG-3 des Transformatoren- und Röntgenwerkes Dresden zur Verfügung. Es handelt sich hierbei um ein leicht transportables Zählrohrgerät mit Mittelwertanzeige und Skaleneichung in $\mu r/sec$. Das Gerät ist sowohl für die Dosisleistungsmessung von Röntgenstrahlen als auch für die Dosisleistungsmessung von γ-Strahlen geeignet. Das an einem pistolartigen Handgriff gehaltene Zählrohr wurde bei Knaben in der Gegend des Scrotums zwischen die Oberschenkel geschoben, bei Mädchen legten wir es knapp über der Symphyse der Haut des Unterbauches in Projektion des MacBurneyschen bzw. Lanzschen Punktes auf. In gleicher Weise wurde die Technik zur Gonadendosismessung auch von LÖSSL und von HARTUNG beschrieben. Wenn es auch so nicht möglich ist, die Dosisleistung an den Ovarien selbst zu bestimmen, so darf doch wohl in erster Näherung angenommen werden, daß zwischen den gemessenen Werten und den reellen Ovarialdosen vor allem bei Chaoulbestrahlung eine Korrelation von etwa 10:1 besteht. In jedem Falle wurde die Zählrohrachse so gerichtet, daß sie mit der Direktstrahlung etwa einen rechten Winkel bildete, damit das Zählrohr immer im maximalen Querschnitt getroffen wurde.

Die Ra-Behandlung von Cavernomen erfolgte mit Nadeln, die 1 oder 2 mg Ra SO_4 enthalten und mit 0,5 mm Platiniridium gefiltert sind. Die größte applizierte Menge betrug in einzelnen Fällen 8 mg. Meistens wurden weniger als 5 mg gelegt. Routinemäßig betrug die Liegedauer 42 Std, meist weniger. Die Dosierung erfolgte empirisch und wurde den jeweiligen Befunden angepaßt, wobei die Tendenz herrschte, mit möglichst niedrigen Dosen auszukommen. Die Kennzeichnung der applizierten Strahlenmenge erfolgte in mgh, diese Angaben werden für die praktischen Belange als ausreichend erachtet. Für die Gonadendosismessung ergeben sich hieraus keine Nachteile. Die liegenden Radiumpräparate können wegen der Distanz von den Keimdrüsen im wesentlichen als punktförmige Strahlenquelle angesehen werden.

Auf Tab.1 sind die Gonadendosen nach Radiumbehandlung kindlicher Cavernome dargestellt. Einmal werden, eingeteilt nach Körperabschnitten, die gemessenen, minimalen und maximalen absoluten Keimdrüsenwerte bezogen auf die jeweils verabfolgten, in mgh dosierten Cavernomdosen angegeben. Schließlich werden, ausgehend von den unterschiedlichen, gemessenen absoluten Keimdrüsendosen, theoretische

9*

Gonadendosen, bezogen auf eine Cavernomdosis von 100 mgh aufgeführt, um die von uns ermittelten Werte auf einen gemeinsamen Nenner zu bringen und die Dosisbeziehung übersichtlicher zu gestalten. Diese theoretischen Gonadenwerte zeigen besonders deutlich, welche verhältnismäßig hohe Keimdrüsenbelastung bei der Radiumapplikation im Bereiche der unteren Hälfte des Körperstammes und der Oberschenkel resultiert, während bei einer Radiumapplikation außerhalb der gedachten

Tabelle 1. *Gonadenbelastung bei Radiumbehandlung kindlicher Hämangiome* (nach Messungen in der Radiologischen Klinik der Universität Leipzig)

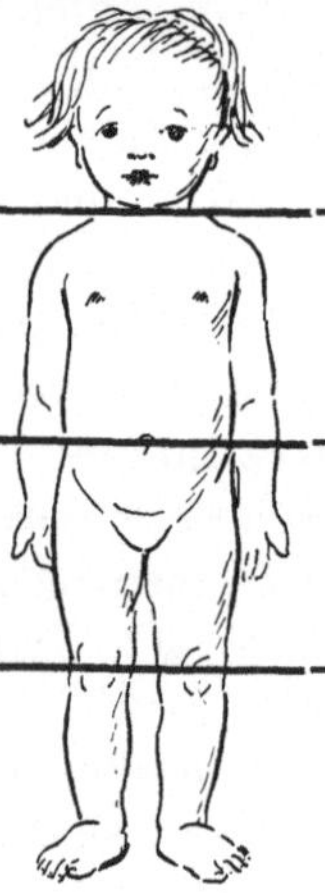

	Jungen			Mädchen		
	I mgh	II r	III r	I mgh	II r	III r
	a) 56 b) 172	0,02 0,84	0,04 0,49	42 132	0,05 0,29	0,12 0,22
	a) 15 b) 168	0,03 1,0	0,2 0,6	42 168	0,09 2,72	0,21 1,63
	a) 23 b) 104	0,05 6,74	0,22 6,48	178 252	0,11 8,62	0,62 3,43
	a) 84 b) 168	0,36 0,73	0,43 0,43	168	1,82	1,08

Spalte I   in den einzelnen Körperbereichen applizierte absolute Ra-Dosis in mgh a) Minimalwert, b) Maximalwert,
Spalte II davon abhängige, gemessene Gonadendosis,
Spalte III auf 100 mgh umgerechnete, relative Gonadendosis.

Begrenzungslinie oberhalb der Nabelhöhe und unterhalb der Kniegelenke die relativen Gonadendosen deutlich geringer sind.

Die Person, die das Kind während einer Chaoulbestrahlung eines Cavernoms fixieren muß, ist wie das Kind strahlengefährdet bzw. einer gewissen Gonadenbelastung ausgesetzt.

Uns scheint bei Chaoulbestrahlung eines Cavernoms zwecks Vermeidung nicht erforderlicher Tiefen- und Raumdosen aber auch zwecks Vermeidung einer unnötigen Strahlenbelastung der Halteperson und des zu behandelnden Kindes nur noch die Benutzung der Tuben I—IV (FHA 1,5—3,0 cm) statthaft. Mit dieser Strahlung werden gute Effekte erzielt, andererseits ist diese Strahlung weniger durchdringend als die der Tuben 5—10. Die PTH von 5% liegt bei Tubus IV etwa in 50 mm Gewebstiefe, bei Tubus 8 bereits etwa bei 65 mm Gewebstiefe. Dabei hat sich uns folgender Behandlungsmodus bewährt: ED 100 r, Intervall 4 Wochen, Gesamtdosis zwischen 1000—2000 r, durchschnittlich 1500 r.

Über die mögliche Strahlenbelastung einer Halteperson bei Verwendung des Tubus IV zur Behandlung kindlicher Cavernome gibt die folgende Tab. 2 Auskunft. Auf dieser werden zunächst die Freiluftwerte

Tabelle 2. *Gemessene bzw. berechnete Freiluftwerte bei lotrechter Einstellung eines strahlenden Chaoultubus IV, FHA 3 cm Felddurchmesser 2,5 cm, GHWT 7—8 mm*

E	I			II			III	
	a μr/sec	b bei 100 r	c bei 1500 r	a μr/sec	b bei 100 r μr	c bei 1500 r	μr/sec	Tubus mit Bleigummi-rand μr/sec
20	172	1,72 mr	25,8 mr	24,32	243,2	3,78 mr		
40	45,9	459 μr	7,17 mr	10,8	108	1,68 mr		
80	22,9	229,5 μr	3,58 mr	0,6	6	102 μr		
100	7,6	76 μr	1,19 mr	0,48	4,8	72 μr	12	7,5
200	3,06	30,6 μr	153 μr	0,24	2,4	36 μr	3,5	0,8
300	1,53	15,3 μr	228 μr	0,18	1,8	27 μr	0,5	0,1
400	1,53	15,3 μr	228 μr	0,12	1,2	18 μr	0,1	—

E = Entfernung von Chaoul-Rohr in Zentimetern,
I = Freiluft,
II = hinter Bleigummischürze mit Bleigleichwert von 0,2 mm $\varnothing$
    a) Werte in μr/sec,
    b) auf 100 r berechnete Werte,
    c) auf 1500 r berechnete Werte,
III = von SCHIRREN bei Verwendung von Tubus VIII, FHA 5 cm Felddurchmesser 4,5 cm, GHWT 13 mm angegebene Werte.

bei lotrechter Einstellung eines strahlenden Chaoulrohres dargestellt. Wir verwendeten dazu den Chaoultubus IV (FHA 3 cm, Felddurchmesser 2,5 cm, GHWT 8 mm). SCHIRREN hat seine Messungen mit Tubus VIII (FHA 5 cm, Felddurchmesser 4,5 cm) durchgeführt. Die von ihm festgestellten Werte sind auf dieser Tabelle gleichfalls enthalten. Schließlich werden die Strahlenmengen hinter einer Bleigummischürze mit einem Bleigleichwert von 0,2 mm in verschiedener Distanz von einem lotrechten, strahlenden Chaoultubus angegeben. SCHIRRENS Werte sind bei

134 H. SIELER:

gleicher Entfernung mit unseren, hinter einer Bleigummischürze gemessenen Werten etwa ähnlich. Letztlich ist aus unseren Meßwerten hinter einer Bleigummischürze abzuleiten, daß die Belastung einer Halteperson bei Anwendung des Tubus IV nicht sehr hoch ist, wenn diese sich
mindestens in 40 cm Entfernung vom strahlenden Tubus IV befindet.
Diese Belastung ist gering selbst wenn man als Verdoppelungsdosis der

Tabelle 3. *Gonadenbelastung bei Chaoul-Bestrahlung kindlicher Cavernome unter Verwendung des Tubus IV mit FHA 3 cm, 2,5 cm Felddurchmesser, GHWT 8 mm*
(nach Messungen in der Radiologischen Klinik der Universität Leipzig)

	Jungen			Mädchen				
	E	I	II mr	E	I	C µr	II mr	D mr
	a) 43 b) 38	229,5 µr 459 µr	3,5 6,9	a) 31 b) 24	306 µr 1,22 mr	30,6 100	4,7 18,3	0,47 1,83
	a) 38 b) 14	459 µr 2,45 mr	6,9 36	a) 14 b) 7	2,4 mr 7,2 mr	240 720	36 108	3,6 10,8
	14	1,8 mr	27	a) 14 b) 7	1,8 mr 7,2 mr	180 720	27 108	2,7 10,8
				a) 30 b) 15	765 µr 1,48 mr	76,5 148	11,47 22,2	1,15 2,22

I Gemessene oder berechnete Dosis über den Gonaden bei 100 r,
II Gemessene oder berechnete Dosis über den Gonaden bei 1500 r,
   a) Minimalwert im jeweiligen Bereich, berechnet auf 100 r bzw. 1500 r,
   b) Maximalwert im jeweiligen Bereich, berechnet auf 100 r bzw. 1500 r,
C Geschätzter Annäherungswert an den Ovarien bei Cavernomdosis von 100 r,
D Geschätzter Annäherungswert an den Ovarien bei Cavernomdosis von 1500 r,
E Entfernung des Cavernoms von Meßstelle über den Gonaden in Zentimetern.

Mutationsrate mit KAPLAN 3 r annimmt. Allerdings soll man immer
daran denken, jegliche Gonadenbelastung so gering wie möglich zu halten
oder zu vermeiden, da die Strahlenbelastung jeglicher Einzelperson
ohnehin ständig in Zunahme begriffen ist.

Die Gonadendosen der Kinder bei Chaoulbestrahlung der Cavernome sind in der Tab. 3, eingeteilt nach Körperabschnitten, dargestellt.
Dabei sind die gemessenen bzw. berechneten minimalen und maximalen
Werte über den Gonaden in r, bezogen auf die ED von 100 r und bezogen auf die GD von 1500 r, angegeben. Wiederum fällt auf, daß die

Gonadenbelastung dann besonders zunimmt, wenn sich das zu bestrahlende Cavernom in Meßpunktnähe befindet. Diese niedrigen Werte an den Gonaden, die zumal an den Ovarien mit nur $^1/_{10}$ der über den Gonaden gemessenen Dosen eingeschätzt werden, sollten trotz ihrer anscheinenden Geringfügigkeit zumal im Vergleich zur Gonadenbelastung bei Radiumbehandlung kindlicher Cavernome dennoch nicht vernachlässigt werden. Im Gonadenbereich ist tunlichst jede unnötige Belastung zu vermeiden. In diesem Bezirk ist mit jedem Milliröntgen zu geizen, da im Laufe des generationsfähigen Lebensabschnittes eines Menschen sowieso weitere Strahlenbelastungen medizinischer und nicht medizinischer Art erfolgen werden. Denn jeglicher Strahleninsult wird von den Genen als unauslöschliches Engramm bewahrt, jegliche eingefallene Strahlung, die die Gene getroffen hat, wird kumuliert.

Versucht man aus unseren Messungen Schlußfolgerungen für die strahlentherapeutische Praxis zu ziehen, so ergibt sich, daß eine Strahlenapplikation bei Cavernomen unter Chaoulbedingungen oder mit Radium an der unteren Hälfte des Körperstammes und an den Oberschenkeln vermieden werden sollte. An Händen und Unterarmen erscheint Behandlung der Cavernome mit diesen Methoden nur zweckmäßig, wenn die Arme für die Bestrahlungsdauer gonadenfern über dem Kopf oder in maximaler Abduktion fixiert werden können. Mitunter kann die Ra-Applikation auch an der oberen Hälfte des Körperstammes sowie an den Unterschenkeln und an den Füßen zu bedenklichen Gonadendosen führen. An diesen Körperteilen sollte die Liegedauer des Ra möglichst nicht 50 mgh überschreiten, während im Kopf-Halsbereich 100 mgh vertretbar erscheinen.

Der Verzicht auf die Bestrahlung von Cavernomen in der Region zwischen Nabel und Kniegelenken dürfte wohl nicht allzu schwer fallen, da hier kosmetische Gesichtspunkte zurücktreten und man sich dabei aus Strahlenschutzgründen mehr auf die Selbstheilungstendenz von Cavernomen verlassen sollte, was PROPPE u. HAUSS vor einiger Zeit wieder betonten.

Wenn die Eltern der mit Cavernomen behafteten Kinder eine therapeutische Aktivität wünschen oder wenn diese wegen schneller Größenzunahme des Cavernoms angebracht ist, sollte man sich dennoch einer strahlentherapeutischen Zurückhaltung aus Strahlenschutzgründen für eine eventuell erforderliche Halteperson und das zu behandelnde Kind befleißigen. Im Vordergrund der Bestrahlungsmaßnahmen stehen heute die β-Strahler, bei deren Anwendung auf Grund der endlichen, geringen Reichweite dieser Strahlen eine Gonadenbelastung nicht zu befürchten ist. Bei himbeerartigen Cavernomen können durch Vereisung mittels Kohlensäureschnee sehr gute Erfolge erzielt werden. Bei Durchführung dieser Behandlungsmethode kann man, ohne Schäden befürchten zu müssen, entgegen mancher in der Literatur geäußerten Meinung, „stückeln“, d.h. mehrere Vereisungsfelder entweder simultan oder fraktioniert aneinandersetzen. Erforderlichenfalls kann mit einem Acetonkohlensäurebreigemisch auch eine Großflächentherapie und eine Art Moulagenbehandlung erfolgen. Es sei in voller Absicht an diese als veraltet angesehene Vereisungstherapie erinnert, die mitunter effektvoller als die Strahlenbehandlung ist, ohne daß dabei eine fragwürdige Strahlenbelastung resultiert.

Bei tiefsitzenden Cavernomen mit intakter Epidermis sollte im Hinblick auf den Strahlenschutz öfters von der Möglichkeit der operativen Entfernung Gebrauch gemacht werden. Kompressionsbestrahlung mit dem Chaoulrohr wird zwar in der Literatur empfohlen, ist aber wenig erfolgversprechend, da die Kinder trotz Halteperson unter der Röhre nicht still liegen und somit der Erfolg in Frage gestellt wird. Diese Art der Cavernome ist allenfalls noch ein Indikationsgebiet für die Ra-Punktur, die hier bedingt empfohlen werden kann.

Zusammenfassung

Es werden die Ergebnisse von Gonadendosismessungen bei Behandlung kindlicher Cavernome mit der Chaoulapparatur und mit Radium berichtet, wobei sich z.T. bedenkliche Dosiswerte ergaben, wenn sich die behandelten Hämangiome zwischen Nabellinie und Kniehöhe befanden. Im Gebiet zwischen Nabel und Knie sollte man tunlichst auf die Strahlenapplikation zur Behandlung von Cavernomen verzichten. Ausweichmethoden zur Vermeidung einer radiogenen Gonadenbelastung werden angegeben.

Literatur

Hartung, K.: Med. Klin. **53**, 1209 (1958).
Kaplan, R. W.: Naturwissenschaften **44**, 433 (1957).
Lössl, H. J.: Strahlentherapie **103**, 614 (1957).
Proppe, A., u. H. Hauss: Med. Kosm. Heft 11, 310 (1957).
Schirren, C. G.: In: Fortschr. prakt. Dermatol. Venerl., Bd. II, S. 168. Herausgegeben von Marchionini, A., u. C. G. Schirren. Berlin, Göttingen, Heidelberg: Springer 1955.
Schirren, C. G. Hautarzt **4**, 160 (1953).

13. H. Gartmann und **W. Höfs**-Leipzig: **Zur Steigerung der Röntgenstrahlenempfindlichkeit von bösartigen Hautgeschwülsten durch Wasserstoffperoxydsalbe.**

Das Bestreben, eine strahlensparende kombinierte Sauerstoff-Röntgentherapie bösartiger Hautgeschwülste zu betreiben, beruht auf einer Reihe klinischer Erfahrungen, auf experimentellen Untersuchungen —

vor allem über die primäre Schädigung der Zellatmung als Krebsursache (WARBURG) und über den Einfluß von Sauerstoff auf Tumorzellen — sowie auf Beobachtungen der Abhängigkeit strahlenbiologischer Reaktionen von der Durchblutung und vom Wasser- und Sauerstoffgehalt des Gewebes.

Besonders bemerkenswert sind hierbei die experimentell gesicherten Tatsachen, daß zwischen dem unterschiedlichen Sauerstoffverbrauch verschiedener Gewebe und ihrer Röntgensensibilität eine direkte Beziehung besteht (GANS) und daß die Strahlentoleranz tierischer wie pflanzlicher Gewebe durch Minderung des O_2-Angebotes erhöht (HOLTHUSEN; LACASSAGNE u. LATARJET; REINHOLZ u. AURAND u.a.), durch Steigerung der O_2-Zufuhr aber verringert werden kann (GRAY u. Mitarb.; GRÜSSNER u. WIELAND). Als Ursache dafür vermutet man einen chemischen Nebeneffekt der Röntgenstrahlen, die infolge ihrer ionisierenden Fähigkeiten bei Anwesenheit von gelöstem Sauerstoff im Gewebswasser zur Entstehung von Hydroperoxyl-Radikalen führen (vgl. LANGENDORFF und EBERT). Auf Einzelheiten der Beteiligung radiochemischer Zwischenprodukte bei strahlenbiologischen Reaktionen kann in diesem Rahmen nicht eingegangen werden.

Die hohe Strahlentoleranz sauerstoffarmer biologischer Objekte läßt daran denken, eine unerwünschte Strahlenresistenz durch Sauerstoffzufuhr zu durchbrechen. GRAY u. Mitarb. schlugen deshalb vor, bei strahlenresistenten Tumoren den Sauerstoffgehalt des Gewebes künstlich zu erhöhen. Das technische Problem lösten HULTBORN u. FORSSBERG, indem sie die Röntgentherapie von Hauttumoren mit gleichzeitiger Sauerstoffbeatmung der Kranken kombinierten. Zur Umgehung der Grenzen, die einer Sauerstoffanreicherung des Gewebes auf dem Blutwege schon normalerweise, besonders aber bei schlecht vascularisierten Tumoren gesetzt sind, bedienten sich v. SAAL und DALICHO der subcutanen Sauerstoffinsufflation der Geschwulst und ihrer Umgebung und kombinierten diese Methode bei ulcerierten Hauttumoren mit lokalen Sauerstoffduschen. Bei 32 derartig behandelten Basaliomen und Pflasterzellcarcinomen benötigten sie 3000 r, also etwa die Hälfte der von ihnen bisher verwandten durchschnittlichen Strahlengesamtdosis.

Trotz mehrfacher Erprobung dieser Methode, die sich technisch einfach, sauber und komplikationslos gestaltete, konnten sich weder die Kranken noch wir uns mit der täglichen Applikation eines umschriebenen Hautemphysems von 20—60 cm³ O_2 befreunden.

Zu gleicher Zeit wurde uns eine Methode von LUDEWIG bekannt, bei der es gelingt, durch epicutane Auftragung einer 15—30 %igen Wasserstoffperoxydlösung Sauerstoff ins Gewebe einzubringen — 1 cm³ 30 %iges Wasserstoffperoxyd vermag etwa 100 cm³ Sauerstoff abzugeben —, so daß sich lokaler Sauerstoffmangel für längere Zeit beheben läßt. Einzelheiten finden sich in den Arbeiten von Hauschild, Ludewig u. Mühlberg, Ludewig sowie Sprung u. Ludewig. Im Gegensatz zur subcutanen Sauerstoffinsufflation wird bei epicutaner Anwendung das Gas in Form kleinster Bläschen in sämtlichen Hautschichten verteilt und gelangt außerdem reichlich in die Hautcapillaren.

Hauschild, Börngen u. Ludewig ist es gelungen, durch ein geeignetes (zum Patent angemeldetes) Verfahren, hochprozentiges Wasserstoffperoxyd auch in Salbenform stabil und wirksam zu erhalten, so daß für den klinischen Gebrauch eine einfache, dem Kranken weniger unangenehme Art der Sauerstoffanreicherung des Gewebes zur Verfügung steht. Dabei handelt es sich um eine Salbe auf Lanettebasis mit einem direkten Gehalt von 20% Wasserstoffperoxyd unter Verwendung von Perhydrol „Merck" (30%) und bestimmten Stabilisatoren. Der p_H-Wert liegt bei 5—6. Niedere p_H-Werte sind nur dann zu fürchten, wenn dem Wasserstoffperoxyd Säure zur Stabilisierung zugesetzt wird.

Höfs u. Ludewig haben in tierexperimentellen Voruntersuchungen am Kaninchenohr gezeigt, daß der geringe gewebsdestruierende Effekt einer fraktionierten Nahbestrahlungsserie (Chaoul) durch Kombination mit 20%iger Wasserstoffperoxydsalbe vor jeder Einzelbestrahlung bis zur Gewebsnekrose gesteigert werden kann. In Abwandlung der Versuche von Langhof u. Schwenke, die am Kaninchenohr die strahlentoleranzsteigende Wirkung einer lokal erzeugten Hypoxie demonstrierten, kompensierten Höfs u. Ludewig die Hypoxie mit dieser Salbe soweit, daß eine gesteigerte Strahlenempfindlichkeit resultierte. Nachdem Höfs vor 1 Jahr über erste Ergebnisse mit der Kombination von Wasserstoffperoxydsalbe und Röntgenstrahlen berichtete, verfügen wir jetzt über Erfahrungen an 106 auf diese Weise behandelten bösartigen Hautgeschwülsten (94 Basaliome, 8 Pflasterzellcarcinome, 4 Praecancerosen).

Vor jeder Einzelbestrahlung (täglich 500 r bei 60 KV, 5 mA, 5 cm FHA) wurde eine knapp bleistiftdicke Schicht der 20%igen Wasserstoffperoxydsalbe auf den Tumor und — je nach Lokalisation — bis 1 cm über seine Ränder hinaus aufgetragen und 15 min belassen. Nach Entfernung der Salbe wird bestrahlt.

Die nach der Applikation auftretende, von eigenartigen Sensationen begleitete Weißfärbung der Haut ist keine Verätzungsfolge, sondern eine reversible Veränderung, die auf einer Ablagerung von Gasblasen in allen Hautschichten beruht. Bei sachgemäßer Anwendung der Salbe ist keine Schädigung zu befürchten.

Wir erzielten folgende Ergebnisse: Sofern der Tumor nicht bereits erodiert oder ulceriert zur Behandlung kam, setzte die exsudative Strahlenreaktion im Durchschnitt nach einer Gesamtdosis von 4300 r ein. In Einzelfällen war sie schon bei 2000 r erreicht, in anderen trat sie erst bei 6500 r in Erscheinung.

Bei etwa 3600 Basaliomkranken, die wir in den letzten 6 Jahren ausschließlich nach Chaoul bestrahlt haben, trat die exsudative Reaktion durchschnittlich bei 6000 r Gesamtdosis ein. Wir führten dann die Bestrahlung unter Berücksichtigung der Struktur und Lokalisation des Tumors bis zu 8000—9000 r fort. Im Hinblick auf die mit dieser Dosierung gesicherte Rezidivfreiheit setzten wir vorläufig die kombinierte Sauerstoff-Röntgenbestrahlung nicht bei eingetretener exsudativer Reaktion ab, sondern bis zu einer durchschnittlichen Gesamtdosis von 7000 r fort. Wir möchten dabei nicht verschweigen, daß es knotige Basaliome gibt, die trotz Kombinationstherapie eine höhere Gesamtdosis von 9000 r erfordern.

In diesem Zusammenhang ist auf folgendes hinzuweisen. Beim Stoffwechsel der tierischen Zelle fungiert als wichtigstes sauerstoffübertragendes System das Cytochromsystem, welches aus der Cytochromoxydase und den Cytochromen a, b und c besteht. Der Cytochromoxydase obliegt es, als Sauerstoffaktivator über das Cytochrom a das vom Wasserstoff der intermediären Stoffwechselprodukte reduzierte Cytochrom c zu oxydieren. Cytochromoxydase und die Cytochrome a und b sind in den Mitochondrien der Zellen festgebunden.

Untersuchungen von Seeger haben ergeben, daß normale Zellen, die zahlreiche Mitochondrien enthalten, eine starke Cytochromoxydase-Aktivität besitzen, während Krebszellen eine schwammige Auflockerung und Verminderung der Mitochondrien aufweisen und eine nur mehr oder minder normale Cytochromoxydasereaktion geben. Infolge der Strukturänderung der Mitochondrien kommt es zu hochgradiger Schädigung bzw. Zerstörung der Oxydationsfermente und damit zu verminderter Zellatmung. Seeger beobachtete ferner, daß in normaler gesunder menschlicher Haut die Mitochondrien der Zellen des Stratum germinativum und der untersten Schicht des Stratum spinosum eine stark positive Cytochromoxydase-Reaktion geben, während in den übrigen Zellen des Stratum spinosum nur noch ganze vereinzelte Mitochondrien oxydasepositiv sind und die Zellen des Stratum granulosum negativ reagieren. Seine Untersuchungen von Geschwülsten der menschlichen Haut ergaben, daß in den Zellen von Basaliomen ein prozentual weniger starker Cytochromoxydasemangel herrscht als in den Zellen von Pflasterzellcarcinomen, die bis zu 80—90 % cytochromoxydasegestört sind.

Möglicherweise besteht in den Zellen der verschiedenen Basaliome ein unterschiedlicher Mangel an Cytochromoxydase, der die wechselnde Toleranz dieser Tumoren gegenüber der kombinierten Sauerstoff-Röntgentherapie erklären könnte. Es wäre vorstellbar, daß bei stärkerem

Mangel an Cytochromoxydase die Geschwulstzellen durch Röntgenstrahlen und gleichzeitige Sauerstoffzufuhr leichter geschädigt werden.

Wenngleich eine Einsparung von 1000 oder 1500 r bei der Nahbestrahlung von Hautgeschwülsten kein sehr bemerkenswerter Erfolg zu sein scheint, so möchten wir doch auf Grund der bisherigen Ergebnisse die kombinierte Sauerstoff-Röntgentherapie von bösartigen Hauttumoren, bei der die Haut durch epicutane Applikation von Wasserstoffperoxydsalbe mit Sauerstoff beschickt wird, weiterer Erprobung für wert erachten.

Allerdings weisen wir abschließend darauf hin, daß der Wirkungsmechanismus dieser Kombinationstherapie nicht allein durch Sauerstoffabgabe ins Tumorgewebe erklärt werden soll. WARBURG hat neuerdings wiederholt betont, daß die Röntgenstrahlen durch nichts anderes als durch das als Folge der Strahlenwirkung entstandene Zellgift Wasserstoffperoxyd die Krebszellen selektiv schädigen, weil Krebszellen weniger Katalase enthalten als normale Zellen. Er konnte ferner zeigen, daß die Gärungshemmung, die in den Krebszellen bei Bestrahlung mit Röntgenstrahlen auftritt, nur durch Wasserstoffperoxyd erzeugt wird, während bei anaerober Bestrahlung keine Gärungshemmung zu finden ist.

Die Frage, ob an unserer Form der Sauerstoff-Röntgenbehandlung auch eine unmittelbare Schädigung der Tumorzellen durch das direkt aufgetragene Wasserstoffperoxyd beteiligt ist, wird erst dann zu beantworten sein, wenn zum Vergleich eine genügend hohe Anzahl von Hautgeschwülsten ausschließlich mit Wasserstoffperoxyd-Auftragungen behandelt worden ist. Freilich müßte es sich dabei um solche Tumoren handeln, die aus echten Krebszellen mit partiell-anaerober Stoffwechsellage und Katalasemangel aufgebaut sind. So dürften sich unter Umständen neue Gesichtspunkte für die Behandlung bösartiger Hautgeschwülste ergeben.

Literatur

CRABTREE, H. G., and W. CRAMER: A. R. Imp. Cancer Res. Fd 11, 103 (1934).

EBERT, M.: Strahlentherapie 97, 71 (1955).

GANS, O.: Dtsch. med. Wschr. 49, 16 (1923).

GRAY, L. H., A. D. CONGER, M. EBERT, S. HORNEY and O. C. A. SCOTT: Brit. J. Radiol. 26, 638 (1953).

GRÜSSNER, R., u. H. WIELAND: Strahlentherapie 100, 241 (1956).

HAUSCHILD, W., R. LUDEWIG u. G. MÜHLBERG: Naunyn-Schmiedeberg's Arch. exp. Path. Pharmak. 235, 51 (1958).

HÖFS, W.: Dtsch. Gesundh.-Wes. 14, 1813 (1959).

HÖFS, W., u. R. LUDEWIG: Derm. Wschr. 139, 353 (1959).

HOLTHUSEN, H.: Pflügers Arch. ges. Physiol. 137, 1 (1921).

HULTBORN, K. A., u. A. FORSSBERG: Acta radiol. (Stockh.) 42, 475 (1954).

LACASSAGNE, A., et E. LATARJET: C. R. Soc. Biol. (Paris) 137, 413 (1943).

LANGENDORFF, H.: Strahlentherapie 88, 164 (1952).

LANGHOF, H., u. W. SCHWENKE: Hautarzt 7, 272 (1956).

LUDEWIG, R.: Z. ges. exp. Med. 130, 343 (1958).

REINHOLZ, F., u. K. AURAND: Strahlentherapie **94**, 646 (1954).
SEEGER, P. G.: Dtsch. Gesundh.-Wes. **14**, 893 (1959).
SPRUNG, H. B., u. R. LUDEWIG: Z. ges. inn. Med. **13**, 661 (1958).
WARBURG, O.: Arch. Geschwulstforsch. **6**, 7 (1953).
WARBURG, O.: Naturwissenschaften **46**, 25 (1959).
WARBURG, O., u. E. HIPLER: Z. Naturforsch. **7**b, 193 (1952).
WARBURG, O., K. GAWEHN u. A. W. GEISSLER: Z. Naturforsch. **12**b, 393 (1957).
WARBURG, O., W. SCHRÖDER, H. S. GEWITZ u. W. VÖLKER: Z. Naturforsch. **13**b, 591 (1958).
WARBURG, O., W. SCHRÖDER, H. S. GEWITZ u. W. VÖLKER: Naturwissenschaften **45**, 192 (1958).

Aussprache

G. Leonhardi-Frankfurt a. M.: Nimmt Bezug auf die Warburgsche Theorie und regt an, durch Drosselung der Durchblutung das Einströmen von Katalase-reichen Erythrocyten in den Tumor und damit die Zerstörung des zugesetzten oder sich durch Bestrahlung bildenden H_2O_2 zu verhindern.

Kh. Woeber-Bonn: Die vom Autor berichteten verbesserten therapeutischen Ergebnisse bei O- bzw. O_2-Zufuhr lassen sich in etwa vergleichen mit den Untersuchungen, die wir bei Zuführung einer Hyperthermie während der Röntgenbestrahlung erreicht haben (siehe Strahlentherapie, Band 82 und Band 85). Es scheint somit verständlich und unter gewissen Einschränkungen auch gegenseitig vertretbar, eine erhöhte Radiosensibilität durch eine Hyperthermie oder eine vermehrte O- bzw. O_2-Zufuhr zu erreichen. Eine einwandfreie Klärung des Wertes beider Methoden ist jedoch nur durch tierexperimentelle Untersuchungen zu erreichen.

J. Kimmig-Hamburg: Organische Peroxydverbindungen sind besser als H_2O_2 wegen der Permeabilität.

H. Sieler-Leipzig (Schlußwort) zu LEONHARDI: Durch Drosselung der Durchblutung wird der strahlentherapeutische Effekt verringert. Zum Vorschlag von Herrn WOEBER, die Strahlentherapie durch Wärme zu intensivieren: Bei Bronchial-Ca hat sich dieser Vorschlag leider nicht bewährt.

14. H.-J. Heite-Marburg a. d. Lahn: **Über die „Spreading"-Effektähnliche Sofortwirkung der Röntgenstrahlen an der Haut.** Mit 7 Textabbildungen.

In den letzten Jahren konnte gezeigt werden, daß mittels der methodisch sehr einfachen Messung der Quaddelresorptionsgeschwindigkeit Einblicke in die Gefäßpermeabilität der Haut gewonnen werden können. Der Mehrdeutigkeit einer gefundenen Änderung der Quaddelresorptionszeit kann man dadurch begegnen, daß man der zu injizierenden Quaddelflüssigkeit Fluorescein Natrium beimischt und neben der tastbaren Quaddelzeit (QRZ) gleichzeitig die Zeit bis zum Verschwinden einer unter der UV-Lampe sichtbaren Fluorescenz (FLZ) bestimmt (vgl. HEITE u. Mitarb.).

Obwohl die systematische Messung der Quaddelresorptionszeit (GUGGENHEIMER u. HIRSCH; ALDRICHE u. McCLURE) nahezu 40 Jahre alt ist und auf alle möglichen Krankheitszustände mit diagnostischem oder wissenschaftlichem Ziel angewendet wurde, fehlen, soweit wir sehen, Untersuchungen über eine etwaige Änderung der QRZ im röntgenbestrahlten Feld. In Untersuchungen an Meerschweinchen, die auf der depilierten Rückenhaut auf der einen Seite unter Nahbestrahlungsbedingungen in etwa talergroße Felder bestrahlt worden waren und auf der anderen Seite zur Kontrolle unbestrahlt blieben, wurde der Einfluß

verschiedener Röntgendosen zwischen 125 r und 4000 r bis zu 64 Tagen nach der Bestrahlung untersucht. Abb. 1 zeigt den Einfluß einer Einzeitbestrahlung von 4000 r: sofortiges Absinken der QRZ vom Normalwert von ca. 21 min auf etwa 5 min. Die Fluorescenzzeit ändert sich demgegen-

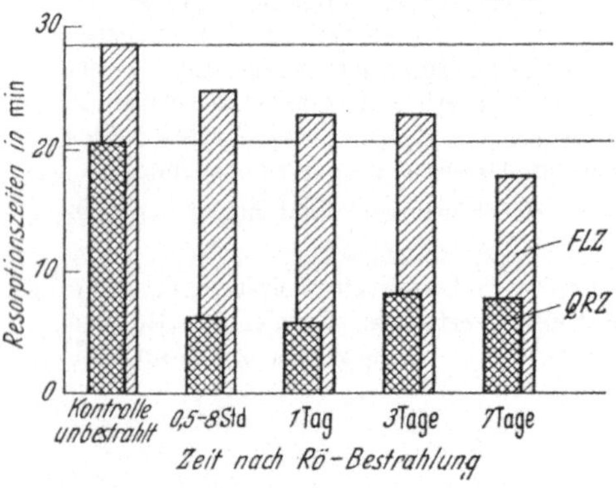
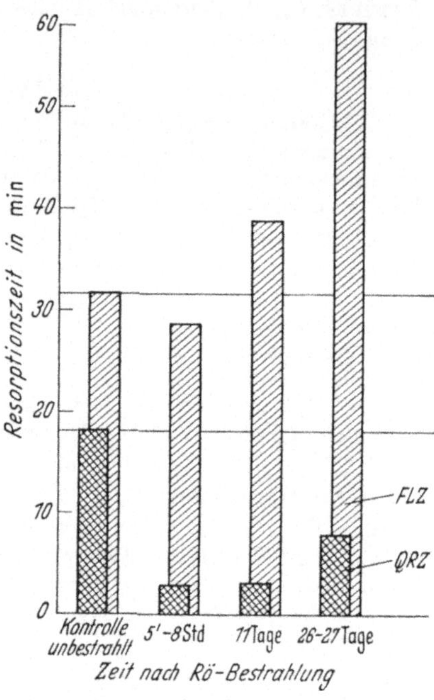

Abb. 1. Einfluß von 4000 r auf *QRZ* und *FLZ* (Durchschnitte aus 6 Meerschweinchen)   Abb. 2. Einfluß von 2000 r auf *QRZ* und *FLZ* (Durchschnitte aus 5—6 Meerschweinchen)

über relativ wenig. Diese QRZ-Verkürzung bleibt für die Beobachtungsdauer von 7 Tagen erhalten; dann wurde der Versuch abgebrochen, da die einsetzende erosive Reaktion eine weitere QRZ und FLZ-Bestimmung unmöglich machte.

In Abb. 2 findet sich eine ähnliche QRZ-Verkürzung nach einer Einzeitbestrahlung von 2000 r. Daneben ist, beginnend am 11. Tage und stark ausgeprägt nach etwa 26—27 Tagen, ein erhebliches Ansteigen der Fluorescenzzeit nachweisbar. Auch die Dosis von 1000 r (vgl. Abb. 3) ist in gleichem Sinne wirksam: Unmittelbar nach der Bestrahlung starke Verkürzung der QRZ, während die FLZ zunächst unverändert bleibt; nach etwa 14 Tagen ist eine Tendenz zum Wiederanstieg der QRZ nachweisbar; 64 Tage nach der Röntgenbestrahlung hat die QRZ den Normalwert wieder erreicht, während die FLZ nunmehr über den Ausgangswert angestiegen ist. Den Einfluß von 500 r zeigt die Abb. 4: hier wurde eine besondere Tiergruppe eingesetzt, um zu prüfen, ob unmittelbar nach der Röntgenbestrahlung bereits ein Absinken der QRZ nachweisbar ist (vgl.

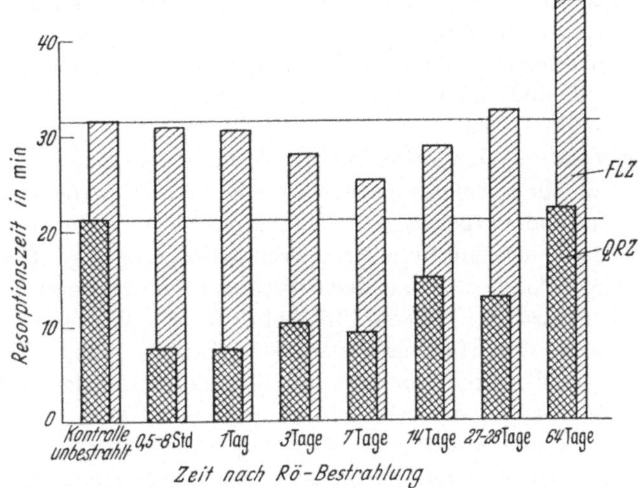

Abb. 3. Einfluß von 1000 r auf *QRZ* und *FLZ* (Durchschnitte aus 6—7 Meerschweinchen)

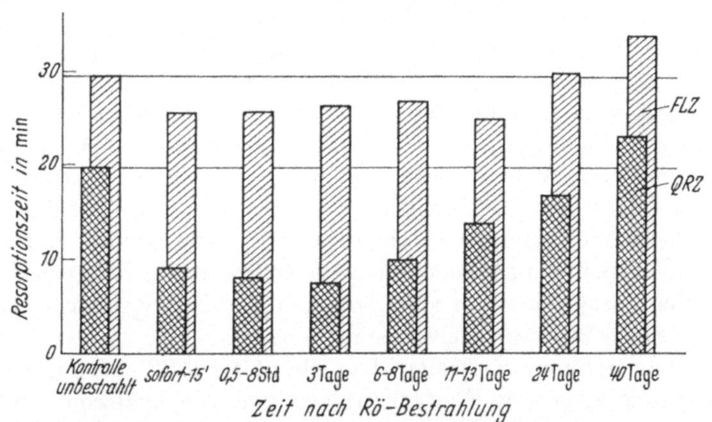

Abb. 4. Einfluß von 500 r auf *QRZ* und *FLZ* (Durchschnitte aus 7—11 Meerschweinchen)

2. Säulengruppe der Abbildung). Nach Beendigung der Röntgenbestrahlung vergeht unvermeidbar eine gewisse Zeit bis zur intracutanen Injektion der Fluorescein-Kochsalzlösung und bis zum Verschwinden der tastbaren Quaddel. Eine Verkürzung der QRZ auf Werte unterhalb von 50 % des Ausgangswertes ist aber auch dann eindeutig nachweisbar, wenn die intracutane Fluorescein-Kochsalzinjektion unmittelbar nach Beendigung der Röntgenbestrahlung erfolgt. Die Senkung der QRZ ist daher eine

unmittelbar nach der Bestrahlung einsetzende Sofortwirkung. Beim rückblickenden Vergleich der bisher gezeigten Abb. 1—4 ist die Intensität dieser QRZ-Beschleunigung eindeutig dosisabhängig.

In Abb. 5 wird gezeigt, daß auch noch geringere Dosen, z. B. 250 r und 125 r die QRZ erheblich senken; das sind bereits Dosen, wie man sie klinisch zur sog. „Entzündungsbestrahlung" verwendet oder auch bei der Ekzemtherapie bewährt sind. Die Dosisabhängigkeit der Wirkung wird daran deutlich, daß bei niedriger Röntgendosis die QRZ-Verkürzung schneller reversibel wird.

Bei der Deutung der aufgezeigten Befunde muß man wohl davon ausgehen, daß ein normales Gewebe Wasserverschiebungen einen gewissen Widerstand entgegensetzt, die pathologisch schnelle Quaddelresorption, also einen funktionellen Gewebsschaden anzeigt. Recht ähnliche Wirkungen kann man mit der örtlichen Injektion eines hyaloronidasehaltigen Präparates erzielen. In Abb. 6 ist die Wirkung einer örtlichen Injektion des Handelspräparates „Kinetin" (eine Einheit in 0,2 cm³) dargestellt. Auch hier tritt sehr schnell eine starke Verkürzung der QRZ ein, während die FlZ sich kaum ändert. Diese Wirkung hält mehrere Tage an und ist erst nach 3—5 Tagen reversibel. Es liegt daher auch nahe, die Wirkung der Röntgenstrahlen im Sinne eines Spreadingähnlichen Effektes zu deuten. Eine solche Wirkung hatten wir gemeinsam mit CERTA bereits 1955 berichten können, wobei wir allerdings den Gewebsinnendruck als Kriterium für den Spreading-Effekt benutzten. Damals konnte gezeigt werden, daß Röntgenstrahlen und hyaloronidasehaltige Präparate in ihrer Wirkung auf den Gewebsinnendruck sich gegenseitig nicht steigern; wir hatten deshalb einen unterschiedlichen Wirkungsmechanismus vermutet und daher nur von einem Spreading-*ähnlichen* Effekt der Röntgenstrahlen gesprochen. Auch an Hand der intracutanen Ausbreitung von chinesischer Tusche (PRODI u. MICELI) sowie von Trypanblau (KISELEV) konnte ein Spreading-Effekt der Röntgenstrahlen nachgewiesen werden. Dies konnte allerdings von NOOJIN u. PRAYTOR sowie PRAYTOR nicht bestätigt werden.

Es erhebt sich nun die Frage, ob an Hand der QRZ eine gegenseitige Wirkungssteigerung von Röntgenstrahlen und von hyaloronidasehaltigen Präparaten nachweisbar wird. Dies wurde in Versuchen der Abb. 7 geprüft. Leider ist das Ergebnis angesichts der hierbei unvermeidlichen Streuung zwischen den einzelnen Tieren nicht so eindeutig erwünscht. Es geht jedoch einwandfrei daraus hervor, daß unter dem Einfluß von Kinetin plus Röntgenstrahlen die QRZ-Verkürzung nicht stärker ausfällt als unter Kinetin alleine. Auch die Regeneration dieses funktionellen Gewebsschadens benötigt unter der Einwirkung beider Noxen nicht längere Zeit als unter einer Noxe alleine. Es läßt sich auch hier also keine gegenseitige Wirkungssteigerung nachweisen. Man wird daher wohl vermuten dürfen, daß Kinetin und Röntgenstrahlen auf Grund unterschiedlicher Wirkungsmechanismen eine QRZ-Verkürzung bewirken. Zur möglichen Deutung der gefundenen Ergebnisse sei mit Vorbehalt folgender Gedankengang aufgezeigt. Die fast fehlende oder nur sehr geringfügige Veränderung der FLZ läßt vermuten, daß die Filtrationsgröße nur wenig oder gar nicht verändert ist. Demnach müßte also eine beschleunigte Resorption darauf beruhen, daß entweder die Rückresorption vom Interstitium in den venösen Teil der Capillargefäße erleichtert und begünstigt wird; oder dadurch, daß die Diffusion, das „Versickern"

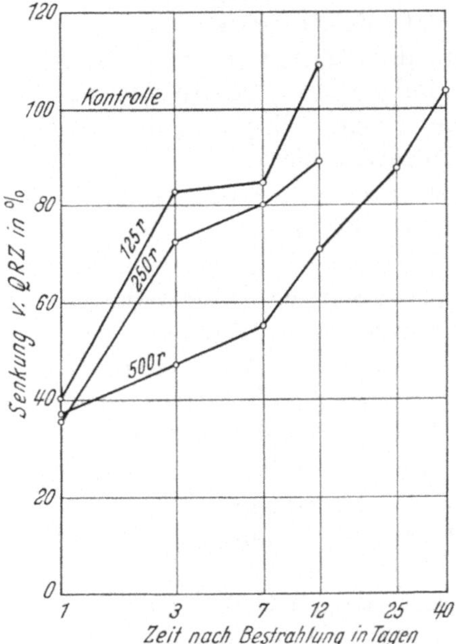

Abb. 5. Senkung der tastbaren *Q RZ* durch Röntgenstrahlen bei Meerschweinchen

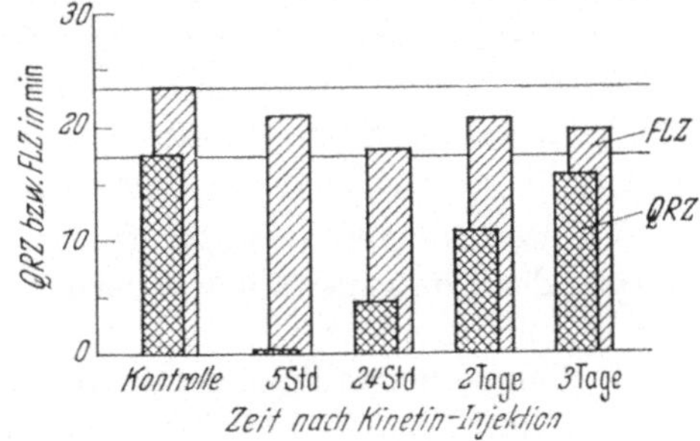

Abb. 6. *Q RZ* und *FLZ* nach örtlicher Injektion von 1 E „Kinetin" (Mittelwerte von 5—10 Meerschweinchen

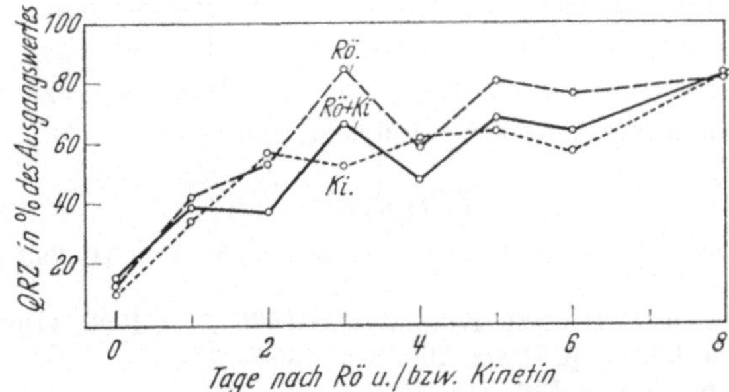

Abb. 7. Regeneration der Gewebsbarriere nach Kinetin-Injektion im röntgenbestrahlten Feld (2000 r) [(Mittelwerte von je 5 bzw. 10 Tieren)]

in den interstitiellen Spalträumen begünstigt wird. Letztere Möglichkeit konnte seinerzeit an Hand des Hautinnendruckes geprüft werden; wie erinnerlich, war in Untersuchungen gemeinsam mit CERTA eine Regeneration des anfänglich gesenkten Hautinnendruckes innerhalb von 12, längstens 24 Std festgestellt worden. Demgegenüber hält der mittels der QRZ meßbare Spreading-Effekt wesentlich länger an. 24 Std nach der Röntgenbestrahlung läßt sich daher die verkürzte QRZ nicht mehr befriedigend durch einen sogenannten „Diffusionseffekt" deuten; letzterer hätte sich auch an Hand des Hautinnendruckes nachweisen lassen müssen. Man darf daher wohl eher annehmen, daß die Röntgenstrahlen eine Permeabilitätserhöhung, eine Auflockerung der kleinen Gefäße bewirken und daß diese Veränderung bevorzugt im venösen Teil des kleinen Gefäßsystems eintritt und zu einer bevorzugten Begünstigung der Rückresorption, wesentlich weniger der Filtration führt.

Diese Deutung der Sofortwirkung auch recht kleiner Röntgendosen als Spreading-ähnlichem Effekt führt zu keinerlei Widersprüchen mit der klinischen Erfahrung. Ein Großteil der klinisch-dermatologischen Bestrahlungsindikationen unter dem Gesichtspunkt der Entzündungsbestrahlung, z. B. bei Furunkeln, Abscessen, ekzematösen Veränderungen usw., lassen sich als Spreading-Effekt der Röntgenstrahlen zwanglos erklären. Es muß weiteren Untersuchungen vorbehalten bleiben, ob es in allgemeinerem Sinne erlaubt ist, die sogenannte Entzündungsbestrahlung als eine sogenannte „Spreading-Bestrahlung" zu bezeichnen.

Unter anderen Bedingungen erscheint die Spreading-ähnliche Wirkung der Röntgenstrahlen durchaus nicht sonderlich erwünscht. Bei der Bestrahlung eines malignen Melanoms ist der Gedanke unangenehm, daß die Röntgenbestrahlung bereits in niedrigen Dosen unmittelbar nach der Bestrahlung zu einer Gewebsauflockerung führt und die „Barriere" des gesunden Gewebes gegen interstitielle Flüssigkeitsverschiebungen gestört ist. Hier drängt sich der Verdacht auf, daß unter niedrigen Röntgendosen, die die metastatische Potenz der Tumorzellen noch nicht ausreichend schädigten, eine Metastasierung begünstigt oder gar provoziert wird. Diese Frage erscheint wichtig genug, um durch ergänzende experimentelle Untersuchungen weiter geklärt zu werden.

Literatur

ALDRICHE, C. A., and W. B. McCLURE: J. Amer. med. Ass. **81**, 293 (1923); **82**, 1425 (1923).
GUGGENHEIMER, H., u. P. HIRSCH: Klin. Wschr. **1926**, 704; **1927**, 1198.
HEITE, H.-J.: Arch. klin. exp. Derm. **206**, 216 (1957).
HEITE, H.-J.: Derm. Wschr. **136**, 845 (1957).
HEITE, H.-J., u. H. CERTA: Strahlentherapie **99**, 583 (1956).
HEITE, H.-J., u. C. P. SCHRADER: Derm. Wschr. **136**, 851 (1957).
HEITE, H. J., u. C. P. SCHRADER: Klin. Wschr. **1957**, 292.
HEITE, H.-J., u. K. F. WEBER: Derm. Wschr. **133**, 441, 478 (1956).
KISELEV, P. N.: Vestn. Rentgenol. Radiol. **1953**, 5:3.
NOOJIN, R. O., and H. B. PRAYTOR: Arch. Derm. Syph. (Chicago) **63**, 191 (1951).
PRAYTOR, H. B.: Arch. Derm. Syph. (Chicago) **66**, 506 (1952).
PRODI, G., and R. MICELI: Proc. Soc. exp. Biol. (N. Y.) **88**, 472 (1955).

Aussprache

C. G. Schirren-München: Die sehr interessanten Untersuchungen haben überzeugend die Verkürzung der Quaddelresorptionszeit durch Röntgenstrahlen demonstriert. Aus dieser verkürzten Quaddelresorptionszeit auf eine die Ausschwemmung von Melanomalignomzellen durch die Röntgenbestrahlung begünstigende Wirkung rückzuschließen, erscheint nicht berechtigt. Gegen diese Annahme von Herrn Heite spricht eine Heilungsquote von über 60% beim Melanomalignom im Stadium I (Primärtumor ohne klinisch wahrnehmbare Metastasen) durch die Röntgentherapie (siehe auch Miescher; Schirren u. Woldan). Würden die Heiteschen Überlegungen zutreffen, dürfte ein so hoher Prozentsatz von Heilungen — wie er beim elektrochirurgischen Vorgehen in gleicher Höhe im Stadium I erreicht wird (Miescher; Sylvén) — unmöglich sein.

Im übrigen sollte bei dem Problem der Tumorzellenausschwemmung nicht übersehen werden, daß unsere bisherigen Erkenntnisse hierzu noch recht dürftig sind. Es sei hier auf neuere Arbeiten (Soost u. a.) verwiesen, die z. B. bei gynäkologischen Carcinomen in einer auffallend hohen Zahl von Fällen Krebszellen im strömenden Blut beschreiben, ohne daß Metastasen klinisch nachweisbar waren. Die Zahl der im strömenden Blut nachweisbaren Tumorzellen stieg nach operativen Eingriffen am Tumor sprunghaft an! Dieses Problem bedarf auch beim Melanomalignom einer subtilen Überprüfung. Eigene Untersuchungen hierzu sind angelaufen.

H.-J. Heite-Marburg (Schlußwort): Der Auffassung von Herrn Schirren kann nicht zugestimmt werden. Bisherige Statistiken über die Erfolge der Röntgenbestrahlung im Vergleich zur sogenannten „elektro-chirurgischen" Behandlung haben die Frage einer Provokation der Metastasierung nicht beantworten können. In solchen Statistiken sind allzuleicht Fehler enthalten, z. B. diagnostische Irrtümer. Ferner muß die Gewähr gegeben sein, daß keine Lokalanaesthesie verwendet wurde, sondern in Narkose operiert wurde. Durch Injektion von Novocain wird eine Gewebsveränderung gesetzt, die mancherlei Ähnlichkeit mit dem Spreading-Effekt hat. Man muß es daher durchaus für möglich halten, daß auch hierdurch, wie durch die Röntgenbestrahlung, eine Metastasierung provoziert wird.

15. K.-H. Kärcher-Heidelberg: **Die Bedeutung der Salbengrundlage bei der Behandlung der Strahlenreaktion der Haut.**

Die Frage nach der optimalen Lokalbehandlung der therapiebedingten Strahlenreaktion ist seit Bestehen der Röntgentherapie immer wieder in zahlreichen Arbeiten aufgeworfen worden und die Vielzahl der Versuche, hier eine Verbesserung der Ergebnisse zu erzielen, zeigt, daß die Resultate offenbar noch nicht zufriedenstellend waren. Als Ursachen der Strahlenreaktion wurden von Ellinger das Histamin bzw. von Daniellopolu das Acetylcholin angeschuldigt. Andererseits werden Permeabilitätsänderungen der Zellenmembranen sowie Änderungen des p_H-Wertes als auch der Fermentaktivitäten des Gewebes ursächlich angenommen. Einen bedeutenden Einfluß auf die Strahlenreaktion der Haut hat zweifellos die Veränderung der Blutzufuhr, wie dies aus Experimenten von Langhof und Schwenke über die Veränderung der Strahlensensibilität am Kaninchenohr hervorgeht. Zahlreiche Versuche durch

Lokaltherapeutica die Hautreaktion zu dämpfen, gingen besonders von Wirkstoffen aus, die einen Einfluß auf die entzündliche Reaktion nehmen sollen. Es sei hier nur das Cystein, Hydrocortison, Prednisolon, Kamille-wirkstoffe sowie Vitamin A und Bepanthen erwähnt. Wichtig erscheint der Hinweis auf die Experimente mit verschiedenen Externa. So fanden französische Autoren eine unterschiedliche Heilungsgeschwindigkeit der Hautreaktion bei Behandlung mit Vaseline, Triglycerid-Salbe und einem Ferment. Das Triglycerid übertraf die Vaseline um das Doppelte. Diese Beobachtungen stimmen mit unseren eigenen Untersuchungen überein. Bei experimentellen Untersuchungen an Albino-Kaninchen wurden auf die Mitte der Löffel zweimal 6000 r im Abstand von 3 Tagen appliziert und sofort nach Beginn der Bestrahlung das eine Ohr mit Puder, Vaseline einer WO-Grundlage sowie einer OW-Grundlage behandelt. Die Bestrah-lung erfolgte in Form der Nahbestrahlung nach Chaoul, das unbehan-delte Ohr diente als Kontrolle. Die Reaktionsunterschiede waren so deut-lich, daß bereits nach Ablauf von 14 Tagen der Puder den anderen Be-handlungsmitteln weit überlegen war. Die Reaktion war in diesem Falle wesentlich geringer als bei den fetthaltigen Salbengrundlagen. Am besten schnitt hier die fettarme OW-Emulsion ab. Bei Fortsetzung der Versuche mit Zusatz von Wirkstoffen, wie Hydrocortison und Azulen, konnten wir die Beobachtung machen, daß weniger der incorporierte Wirkstoff als die angewandte Grundlage von entscheidender Bedeutung auf die ablaufende Strahlenreaktion war. Der indifferente Puder war Hydrocortison-Salben sowie den Azulen-Salben fetthaltiger Natur deutlich überlegen. In der Abheilungsphase erweisen sich dann Emulsionen mit geringem Fett-gehalt von Vorteil gegenüber den fetthaltigen Grundlagen. Hier ist dann ein Zusatz von Hydrocortison günstig zur Dämpfung der Begleit-entzündung.

Zusammenfassend kann gesagt werden, daß zur Prophylaxe und Behandlung des Strahlenerythems bei Röntgenbestrahlungen sinn-gemäß ein Puder wesentlich besser wirksam ist als eine Fettsalbe. Erst im Abheilungsstadium ist die Anwendung einer Emulsion auf OW-Basis eventuell mit Zusatz von Azulen oder Hydrocortison sinnvoll. (Auto-referat.)

Aussprache

H.-J. Heite-Marburg: Die Ergebnisse von Herrn KÄRCHER konnten in eigenen tierexperimentellen Untersuchungen am Stanzlochtest im röntgenbestrahlten Feld des Kaninchenohres bestätigt werden. Kohlenwasserstoffe (Vaselin-Paraffin) haben eine starke wundheilungsverzögernde Wirkung. Unter den Salbengrundlagen tie-rischer Provenienz haben die Oberflächenfette (Adeps lanae) ebenfalls eine deutlich wundheilungshemmende Wirkung, während die Depot- und Gewebsfette (Kaninchen-fett, Schweineschmalz) eine wundheilungshemmende Wirkung vermissen lassen.

Dies kann verständlich werden, wenn man bedenkt, daß der Hauttalg wohl physiologisch für die intakte Haut ist, aber in einem Wundmilieu als unphysiologischer Fremdkörper wirken muß, durchaus im Gegensatz zu den Depotfetten.

D. Perschmann-Stuttgart: Wie wichtig die Art der zusätzlichen Salbenbehandlung bei der Bestrahlungsbehandlung von Carcinomen ist, kann ich aus eigener Erfahrung berichten. Ich gebrauche bei der fraktionierten Bestrahlung nach Chaoul immer Borvaseline und benötige dabei selten mehr als etwas über 6000 r insgesamt. Nach den Ausführungen von Herrn KÄRCHER über seine Versuche glaube ich ableiten zu können, daß ich gerade durch die von mir bisher immer angewandte Borvaseline mit wenigen Röntgenstrahlen auskam. Auch Herrn HEITES Ausführungen über Kumulationswirkungen sprechen doch im gleichen Sinne.

W. Jadassohn-Genf: Es wäre vielleicht von Interesse zu untersuchen, ob eine Beziehung besteht zwischen dem von KÄRCHER festgestellten Salbeneffekt und dem acanthogenen Effekt der Salben. Vaseline hat einen starken acanthogenen Effekt, der allerdings bei verschiedenen Vaselinen verschieden ist.

16. A. Wiskemann-Hamburg: Die Beeinflussung entzündlicher Hautreaktionen durch Salben. Mit 2 Textabbildungen.

Insbesondere bei percutaner Bestrahlung tieferliegender Prozesse stellt die entzündliche Hautreaktion eine höchst unerwünschte Strahlenfolge dar. Seit den Anfängen der Röntgentherapie ist man daher bemüht,

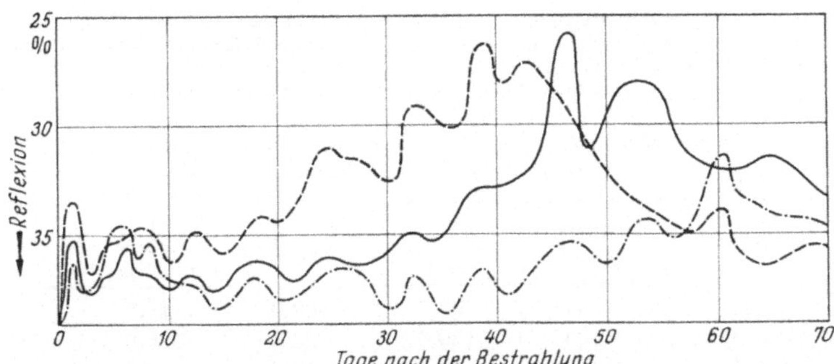

Abb. 1. Rötungsablauf nach 1200 r, 4 mm GHWT unter täglicher Behandlung mit Azulonsalbe — — — — und Silazulonsalbe — · — · — im Vergleich zum unbehandelten Kontrollfeld ———

Erythem und exsudative Reaktion der Haut zu unterdrücken. Zu diesem Zwecke werden Salbenzubereitungen mit antiphlogistisch wirksamen Zusätzen empfohlen und in der strahlentherapeutischen Praxis auch häufig verwendet.

Wir haben uns in den letzten Jahren bemüht, die Wirkung derartiger sogenannter Strahlensalben auf das Röntgenerythem zu messen. Als Maß des Erythemgrades bestimmten wir die Minderung der Grünreflexion der Haut nach BODE.

In den ersten Versuchen verwendeten wir ein 1938 von HENSCHKE u. SCHULZE angegebenes einfaches Reflexionsmeßgerät. Wir verfolgten bei drei Patienten den gesamten Erythemablauf nach Einzeitbestrahlung an

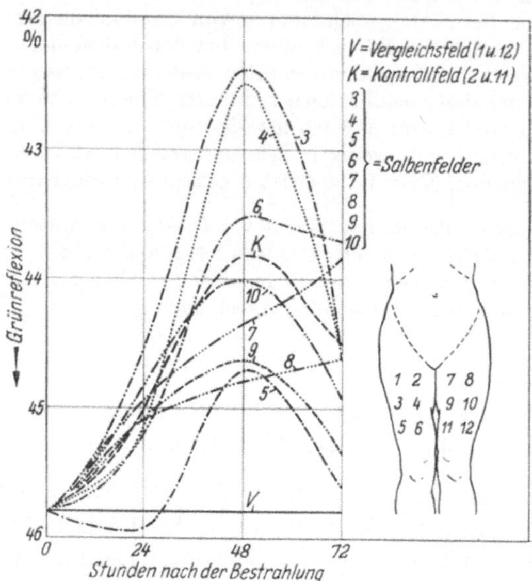

Abb. 2. Anordnung der Bestrahlungsfelder, der unbestrahlten und unbehandelten Vergleichsfelder und der bestrahlten, aber unbehandelten Kontrollfelder. Die durch Reflexionsmessung 24, 48 und 72 Std nach der Bestrahlung erhaltenen Rötungskurven sind auf einen konstanten Vergleichswert und einen gemeinsamen Ausgangswert umgerechnet worden

Tabelle 1. *Mittlerer Rötungsgrad der mit Salben nachbehandelten Haut am 2.—3. Tage nach Bestrahlung mit 1000 r*

Ohne Be-handlung	Silazulonsalbe	Hydrocorti-sonsalbe 1%	Resochin-Diphosphat-salbe	Prednisolon-salbe 0,5%	Prednisolon-salben-grundlage	
	93,1	55,1	93,1	100,0	117,2	
	113,3	123,3	150,0	193,3	186,6	
	124,4	93,3	77,7	88,8	124,4	
	104,1	87,5	83,1	91,6	150,0	
	147,9	92,9	65,4	92,8	103,5	
	88,8	77,7	100,0	127,7	88,8	
	84,9	31,2	72,3	62,3	90,6	
	68,6	25,7	50,0	118,9	146,5	
	48,6	45,4	57,2	59,0	34,0	
	109,0	46,6	138,8	79,9	133,2	
100%	98%	68%	89%	99%	117%	Mittel-werte

den Oberschenkelstreckseiten mit 1200 r mit dem Siemens-Dermopan-gerät, 4 mm GHWT unter dem Einfluß verschiedener, erstmals unmittelbar *nach* der Bestrahlung aufgetragener Salben. Um reine Rötungskurven zu erhalten, wurde die pigmentbedingte Minderung der Rotreflexion nach der Formel von BODE u. WITTE in Abzug gebracht.

Durch zwei bekannte im Handel befindliche Strahlensalben wurde der Erythemgrad gegenüber dem bestrahlten, aber unbehandelten Kontrollfeld verstärkt. Das gleiche gilt für eine 1%ige Hydrocortisonsalbe. Von zwei azulenhaltigen Salben reizte eine mit silikonhaltiger Grundlage nicht, sondern zeigte einen schwach antiphlogistischen Effekt (Abb. 1).

Da die einzelnen Kurvenpunkte nicht unerheblich streuen und den Rötungsablauf nur im großen erkennen lassen, benutzten wir bei weiteren Versuchen den genauer arbeitenden Reflexionsmesser Elrepho der Firma Zeiss, Oberkochen. Zur Messung des Erythems verzichteten wir auf die umstrittene rechnerische Eleminierung des Pigmentanteiles und bestimmten die Minderung der Grünreflexion am 1.—3. Tag nach der Bestrahlung, bevor eine Hyperpigmentierung er-

Tabelle 2. *Mittlerer Rötungsgrad der vor- und nachbehandelten Haut am 2.—3. Tage nach Bestrahlung mit 1000 r*

Ohne Behandlung	Silazulonsalbe	Hydrocortisonsalbe 1%	Resochin Diphosphatsalbe	Prednisolonsalbe 5%	Prednisolon-Salbengrundlage	Silazulon-Salbengrundlage	Tschamba Fii	Tromms-dorff	Raderma	Trijod-thyronin	Mittelwerte
	33,0	19,0	63,6	75,8	148,3	35,0	56,2	60,6	41,2	47,5	
	68,8	37,1	125,0	136,6	163,3	33,8	135,7	102,8	42,7	142,8	
						108,6					
						114,3					
	50,0	57,1	96,8	108,8	91,1	135,7	135,0	92,8	107,3	96,4	
	107,3	57,4	92,3	70,8	125,0	140,0	81,0	78,2	112,5	62,0	
	94,0	130,2	93,1	92,8	103,5	70,0	64,5	106,2	83,9	54,8	
	35,0	16,1	123,3	83,3	111,5	19,3	107,7	29,0	161,5	92,3	
	138,5	84,5	120,0	151,9	150,3	115,4	101,9	153,8	99,8	160,9	
	137,6	103,2	62,5	79,9	79,9	68,6	146,5	122,1	81,3	130,2	
	93,6	150,0	68,8	65,8	45,4	110,0	173,2	19,6	105,8	159,8	
	174,5	157,3	50,0	66,6	66,6	57,2	132,0	173,2	74,9	54,5	
100%	93%	81%	90%	93%	108%	101%	113%	104%	91%	100%	Mittelwerte

kennbar wurde. Auf einen gemeinsamen Ausgangswert bezogen, verlaufen die Kurven einigermaßen parallel. Die Auswertung erfolgte nach den Angaben von Tronnier für das UV-Erythem. Es muß jedoch betont werden, daß wir bei Leermessungen vor der Bestrahlung nicht immer die geforderte Konstanz der Reflexionswerte erreichten (Abb. 2).

Bei Einzeitbestrahlung mit 1000 r 1 mm GHWT wurden bei je zehn Versuchspersonen die in den Tab. 1 und 2 angegebenen Werte gewonnen. Die Einzelergebnisse differieren beträchtlich. Sie gruppieren sich in allen Fällen um den Wert der unbehandelten Felder $= 100\%$. Für größere Versuchsreihen stellten sich nicht genügend Freiwillige zur Verfügung.

Den orientierenden Versuchen zufolge wird das Röntgenfrüherythem durch keine der vor oder nach der Bestrahlung erstmals aufgetragenen Salben entscheidend abgeschwächt. Bei wochenlanger Behandlung ist bei einigen Zubereitungen gegenüber dem unbehandelten Feld sogar mit einer Verstärkung der entzündlichen Strahlenreaktion zu rechnen.

Literatur

Bode, H. G.: Strahlentherapie **51**, 81 (1934).
Bode, H. G., u. E. Witte: Strahlentherapie **76**, 627 (1947).
Henschke, U., u. R. Schulze: Strahlentherapie **63**, 236 (1938)
Tronnier, H.: Strahlentherapie **104**, 146 (1957).

Zweite wissenschaftliche Sitzung

Freitag, den 20. Mai 1960

Vormittags

Vorsitzender: W. Jadassohn-Genf

Ehrenvorsitzende: T. Putkonen-Helsinki, N. Danbolt-Oslo,
A. Proppe-Kiel, E. Sklarz-London, J. Kimmig-Hamburg

II. Thema

Nebennierenrindenhormone

Referate

**17. J. Kühnau-Hamburg: Die allgemeine Physiologie der Neben-
nierenrinde und ihre Untersuchungsmethoden.**

(Manuskript nicht eingegangen)

**18. L. Weißbecker-Karlsruhe: Die pathologische Physiologie der
Nebennierenrinde und ihre Untersuchungsmethoden. Mit 4 Textabbildungen.**

Die Nebennierenrinde besteht aus drei Zonen, deren jede bestimmte
spezifische Hormone produziert. Das einzige bisher bekannte Hormon der
Zona glomerulosa ist das Mineralocorticoid Aldosteron, die wichtigsten
Hormone der Zona fasciculata sind das Glucocorticoid Cortisol und das
weniger kohlenhydrataktive Corticosteron. Die Zona reticularis enthält
unter anderem das Nebennierenandrogen Dehydroisoandrosteron, Oestrogene und Gestagene, möglicherweise 17-Oxyprogesteron. Jede Hormonproduktion ist eine geregelte Größe. Regelfaktoren sind entweder die
tropen Hormone des Hypophysenvorderlappens oder andere zum Teil
noch unbekannte Faktoren. Während die Hormonproduktion der Zonae
fasciculata und reticularis vom adrenocorticotropen Hormon der Hypophyse, dem ACTH, gesteuert wird, ist die Regulation der Aldosteronproduktion noch ungeklärt. ACTH steigert die Bildung von Delta-5-
Pregnenolon, einer hormonal inaktiven Vorstufe des Cortisol. Spezifische
Fermente der Zona fasciculata synthetisieren daraus Cortisol bzw.
Corticosteron, wahrscheinlich unter Zwischenschaltung des androgen-
aktiven 17-Oxyprogesteron. ACTH und Cortisolproduktion steuern sich

gegenseitig, d.h. je höher der Cortisolspiegel im Blut, desto geringer die ACTH-Produktion, und je niedriger der Cortisolspiegel, desto stärker die ACTH-Bildung und -Ausschüttung. So kann z.B. bei Cortisolmangel beim Morbus Addison oder beim adrenogenitalen Syndrom der ACTH-Gehalt im Blut bis zum 30fachen der Norm ansteigen. Umgekehrt sistiert bei einem Cortisolüberschuß, z.B. beim Cushing-Syndrom, die ACTH-Produktion fast völlig. Für ACTH gilt also wie für alle tropen Hormone, daß es durch ein unter seinem Einfluß vermehrt oder vermindert gebildetes spezifisches Hormon gesteuert wird.

Nicht jede Dysfunktion der Nebennierenrinde kann auf eine Störung dieses Regelkreises ACTH-Cortisol bezogen werden, denn Cortisol ist zwar leistungserhaltend, lebenserhaltend ist aber Aldosteron, das nicht direkt zu diesem System gehört. Die dritte, innerste Zone der Nebennierenrinde, die Zona reticularis, enthält Hormone, die weder direkt die Leistungsfähigkeit noch das Leben erhalten. Hierzu gehören die Nebennierenandrogene, wahrscheinlich vom Typ des Dehydroisoandrosteron, in geringen Mengen Oestrogene und möglicherweise 17-Oxyprogesteron. ACTH steigert zwar die Produktion dieser Hormone, aber diese Hormone hemmen nicht regulativ die ACTH-Produktion. Deshalb ist zu diskutieren, ob nicht diese Reticularishormone am Ende Umwandlungsprodukte der Fasciculatahormone seien. Die scheinbar so einfachen regulativen Beziehungen zwischen Rindenhormonproduktion und Hypophysenvorderlappen sind also — abgesehen vom System ACTH-Cortisol — gar nicht so klar, sondern sehr komplex. Der Begriff Nebennierenrindeninsuffizienz ist demnach höchst vage, wenn nicht definiert wird, welche Teile der Rindenfunktion ausgefallen sind. Deshalb unterscheidet sich die Symptomatik bei Ausfall der gesamten Nebennierenrindenfunktion wesentlich von der bei ACTH-Mangel und damit Ausfall der Fasciculatafunktion. Isolierter ACTH-Mangel, z.B. bei der seltenen partiellen Hypophysenvorderlappeninsuffizienz, ist nicht lebensbedrohlich, Funktionsausfall der gesamten Nebennierenrinde dagegen ist absolut tödlich. So sichert auch bei komplettem Ausfall des Hypophysenvorderlappens, z.B. nach Hypophysektomie oder beim Sheehan-Syndrom, die autonome Funktion der Zona glomerulosa eine vita minima.

Pathophysiologisch entscheidend ist bei der Nebennierenrindeninsuffizienz also nicht nur ein gesamter oder partieller Funktionsausfall der Nebennierenrinde, das Krankheitsbild kann ebenso gut durch einen ACTH-Mangel bei einer Hypophysenvorderlappenläsion oder — wie wir später sehen — durch eine gestörte Neurokrinie bestimmt sein. Bei Läsion der Nebennierenrinde sprechen wir von primärer totaler oder primärer partieller Nebennierenrindeninsuffizienz. Als totale Nebennierenrindeninsuffizienz, als Morbus Addison, bezeichnen wir das Krankheitsbild

nach doppelseitiger Adrenalektomie oder nach Zerstörung von mindestens 90 %₀ des gesamten Nebennierenrindengewebes, d. h. aller dreier
Zonen. Partielle Nebennierenrindeninsuffizienz bedeutet dagegen Ausfall
bestimmter Hormone einer oder zweier der drei Zonen. Es gibt zwei
Formen einer partiellen primären Nebennierenrindeninsuffizienz: Die
erste Form, isolierter Mangel der Fasciculatahormone, manifestiert sich

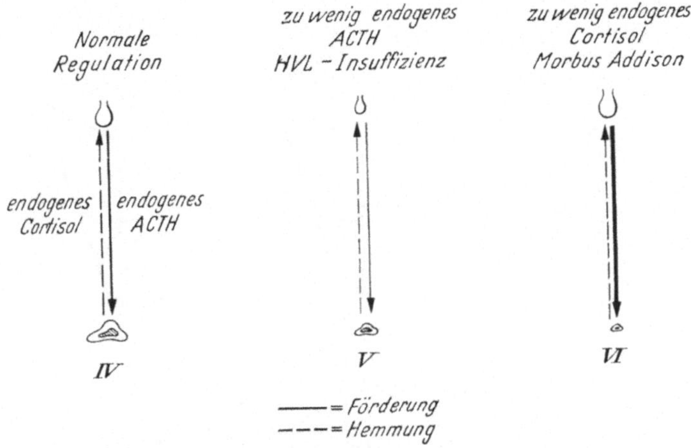

Abb. 1. Regulationsstörung bei hormonaler Insuffizienz

klinisch als adrenogenitales Syndrom. Hierbei ist infolge eines genotypischen spezifischen Fermentmangels die Cortisolsynthese aus den
Vorstufen unmöglich. Die zweite Form ist der Hypoaldosteronismus, d. h.
die Funktion der Zona glomerulosa fällt isoliert aus. Über die Pathogenese wissen wir noch nichts. Isolierte Insuffizienz der Zona reticularis
wurde bisher noch nicht beschrieben, ein indirekter Hinweis auf die engen
Beziehungen zwischen der Funktion der Zonae fasciculata und reticularis.

Eine sekundäre Nebennierenrindeninsuffizienz ist die Folge einer
partiellen oder totalen Hypophysenvorderlappeninsuffizienz. Auf den
ACTH-Mangel reagieren die Zonae fasciculata und reticularis mit einer
Unterfunktion (siehe Abb. 1). Auch die Folgezustände nach längerer
Behandlung mit Steroiden vom Cortisontyp sind als eine Form der
sekundären Nebennierenrindeninsuffizienz aufzufassen. Steigert man
nämlich exogen den Blutspiegel der Glucocorticoide, so wird regulativ die
ACTH-Produktion gebremst. Fasciculata und Reticularis beantworten
diesen ACTH-Mangel mit einer Atrophie und einem Funktionsstillstand.
Setzt man eine Therapie mit diesen Hormonen abrupt ab, so resultiert
eine partielle sekundäre Nebennierenrindeninsuffizienz mit durchaus
umschriebener klinischer Symptomatik. Denn abhängig von der Höhe
der Dosis und der Dauer der Behandlung brauchen diese Zonen bis zu

14 Tagen, um völlig zu regenerieren und wieder normal zu funktionieren. Deshalb sollten nach längerer Therapie die Hormone vom Cortisontyp niemals abrupt abgesetzt werden. Entweder sollte man sich mit fallenden Dosen ausschleichen oder die Rindenzonen mit ACTH wieder aktivieren.

Wenig definiert ist die tertiäre Nebennierenrindeninsuffizienz. Bei diesem Krankheitsbild sind Hormonproduktion und -regulation intakt, die Endorgane sprechen aber nicht adäquat auf die Hormone an. Analoge

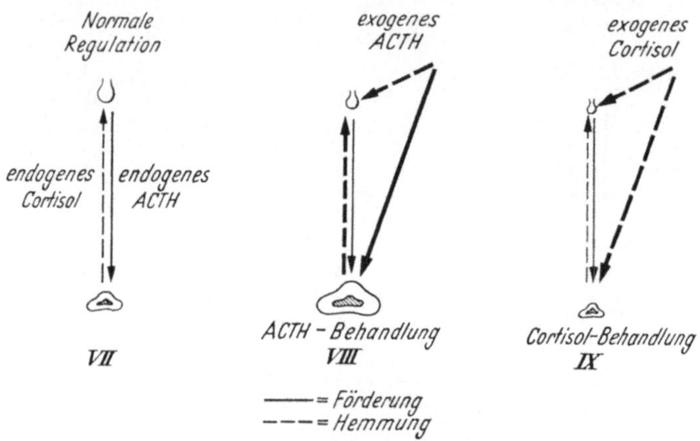

Abb. 2. Regulationsstörung bei Hormontherapie

Krankheitsbilder sind z. B. der renale Diabetes insipidus, bei dem die Nierentubuli nicht auf Adiuretin ansprechen, oder der Pseudohypoparathyreoidismus, bei dem die Niere nicht auf das Parathormon reagiert. Eine tertiäre Nebennierenrindeninsuffizienz beobachten wir, wenn in der Peripherie wirkungsbedingende Faktoren fehlen. Derartige Substanzen sind z. B. Natrium, Eiweiß, Wasser, Schilddrüsenhormone und andere. Je nachdem, welcher dieser Faktoren fehlt, wechselt die Symptomatik.

Nach den bisherigen Vorstellungen sind diese drei Formen der Nebennierenrindeninsuffizienz die theoretisch möglichen. Seitdem aber bekannt ist, daß es ein übergeordnetes neurokrines System gibt, das die ACTH-Produktion reguliert, seitdem müssen auch Störungen der Neurokrinie als mögliche Ursache einer partiellen Nebennierenrindeninsuffizienz berücksichtigt werden.

Außer dem Regelkreis Hypophyse—Nebennierenrinde korreliert der Regelkreis Hypothalamus—Hypophyse das Nebennierenrinden-System. Bestimmte hypothalamische Areale produzieren eine Substanz, die die ACTH-Produktion steuert. Dieser sogenannte Corticotropin-releasingfactor — CRF — ist ein Polypeptid, das konstitutionell dem Vasopressin sehr nahe steht. CRF ist ein Neuroinkret, das über das hypothalamisch-hypophysäre Pfortadersystem in die Hypophyse gelangt und dort die ACTH-Produktion steigert. Wenn auch das ACTH-Cortisol-System eine Grobsteuerung der Nebennierenrindenfunktion garantiert, so ist eine Feinsteuerung ohne CRF unmöglich. Deshalb beobachten wir bei bestimmten Krankheiten des Diencephalons Adaptationsstörungen des ACTH-Nebennierenrindensystems. Dann entspricht bei Belastungen die Reaktion nicht der Reizintensität. Obwohl der Corticotropin-releasing-factor physiologisch und pathophysiologisch sehr wichtig für den gesamten Regelkreis ist, wurde bis jetzt noch kein Krankheitsbild beschrieben, das eindeutig durch einen isolierten Ausfall dieses Inkretes zu erklären wäre.

Unter den gleichen regulativen Gesichtspunkten wie die Pathophysiologie der Unterfunktion müssen wir auch die Pathophysiologie der Überfunktion betrachten. Der primären Unterfunktion entspricht die primäre Überfunktion der Nebennierenrinde, d.h. die Störung ist primär im Rindengewebe lokalisiert. Auch hier muß zwischen partieller und totaler Überfunktion unterschieden werden. Partielle Mehrproduktion eines Hormones oder einer Hormongruppe kommt wesentlich häufiger vor als ein totaler Hypercorticismus. Von dem Gewebe jeder der drei Zonen können inkretorisch aktive, gutartige Adenome oder hormonbildende Carcinome ausgehen. Vermehrte Produktion von Fasciculata-hormonen verursacht das Cushing-Syndrom. Pathogenetisch entscheidend für das Krankheitsbild ist die Vergiftung mit Cortisol, Corticosteron oder beiden Hormonen. Die gleiche Symptomatik beobachten wir nach längerer Überdosierung von Hormonen des Cortisontyps, — als Nebenerscheinung der Steroidtherapie heutzutage gar nicht so selten. Die Tumoren der Nebennierenrinde sind fast immer unabhängig von der hypophysär-hypothalamischen Steuerung. Der Tumor reagiert ebensowenig auf den regulativ maximal gesenkten ACTH-Spiegel mit einer verminderten Produktion wie auf exogen zugeführtes ACTH mit einer gesteigerten Bildung. Diese Autonomie ist ein wichtiges differential-diagnostisches Merkmal.

Reagiert ein Patient mit den Symptomen einer Nebennierenrinden-überfunktion auf ACTH mit einer Mehrproduktion von Corticosteron oder Cortisol, so ist ein Rindentumor als Ursache des Leidens mit großer Wahrscheinlichkeit auszuschließen. Tumoren, die isoliert Cortisol oder Corticosteron bilden, sind relativ selten. Häufig werden außer den Fasciculatahormonen auch die der Zona reticularis, vor allem Dehydroisoandrosteron und 17-Oxyprogesteron vermehrt gebildet. Dann ist das Krankheitsbild nicht allein durch die typischen Stoffwechselwirkungen der Fasciculatahormone, sondern auch durch den virilisierenden Effekt der Reticularishormone charakterisiert.

Als Connsche Krankheit bezeichnet man den Symptomenkomplex bei isolierter Überproduktion von Aldosteron, bei hormonaktiven Tumoren von Glomerulosagewebe. Mischformen des Cushing-Syndroms und der Connschen Krankheit wurden in letzter Zeit häufiger beschrieben.

Tumoren des Reticularisgewebes können — abhängig von dem Hormon, welches sie vermehrt bilden — virilisieren (Androgene) oder

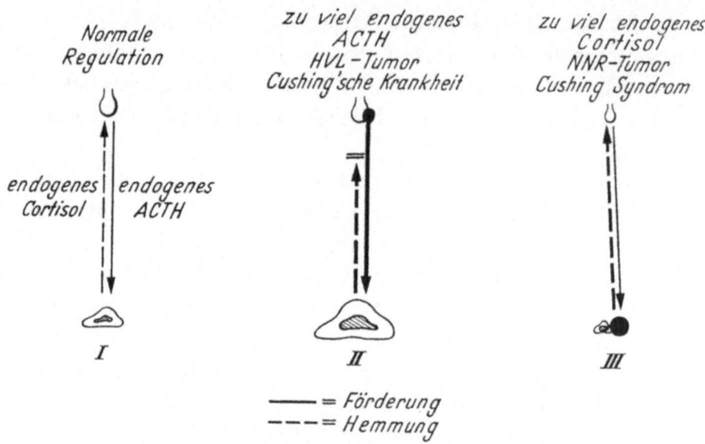

Abb. 3. Regulationsstörung bei hormonaler Überfunktion

feminisieren (Oestrogene). All diese Tumoren können auch von Nebennierengewebe außerhalb des Organs, d. h. von versprengten Nebennierenrindenkeimen ausgehen. Erinnert sei an Tumoren aus Nebennierenrindengewebe in den Nieren, den Ovarien, Testes usw. Ob auch bestimmte Thymustumoren mit der Symptomatik des Cushing-Syndroms aus metaplasiertem Nebennierenrindengewebe bestehen, ist noch nicht geklärt. Wenn wir hier die Pathophysiologie der Nebennierenrindenüberfunktion diskutieren, dürfen wir nicht übersehen, daß Nebennierenrindenadenome bei verschiedensten anderen nicht endokrinen Krankheiten sehr häufig Zufallsbefunde sind und daß in diesen Fällen die Symptomatik keineswegs durch eine Überfunktion charakterisiert ist. Genaue Hormonanalysen beweisen dann, daß diese Adenome endokrin inaktiv sind.

Entsprechend unserer Systematik der Unterfunktion ist die sekundäre Nebennierenrindenüberfunktion hypophysärer Genese, d. h. es wird vermehrt ACTH gebildet. Dieses Krankheitsbild bezeichnen wir als Morbus Cushing (siehe Abb. 3). Die früher so klare Konzeption von der Pathophysiologie des Morbus Cushing, basierend auf der Tumorgenese, ist in dieser Form nicht mehr zu vertreten. Ein umschriebener basophiler Tumor ist nur sehr selten nachweisbar. Die Tumorgenese ist nur für die seltenen Hypophysencarcinome bewiesen. Der Morbus Cushing soll durch eine Mehrproduktion von ACTH charakterisiert sein. Reaktiv hypertrophieren die Zonae fasciculata und reticularis und bilden vermehrt Hormone. Da der überhöhte Cortisolspiegel die ACTH-Produktion offensichtlich nicht hemmt, scheint sie autonom und unabhängig vom Reglersystem zu sein. Genauere Untersuchungen haben aber bewiesen, daß diese Hypothese nicht ganz stimmt: die Hormone vom Cortisontyp können — wenn auch nicht immer und meist nur vorübergehend — die gesteigerte ACTH-Produktion beim Morbus Cushing doch hemmen. Dem entspricht, daß ACTH-Belastung zusätzlich die Funktion der Rinde steigert. Damit ist zunächst nur bewiesen, daß die Nebennierenrinde ebenso wie der Hypophysenvorderlappen noch regulativ ansprechbar sind, denn die Hormone vom Cortisontyp, vor allem die hochwirksamen, synthetischen, wie Dexamethason, können durchaus die gesteigerte ACTH-Produktion beim Morbus Cushing hemmen. Dieses regulative Verhalten — leicht nachzuweisen durch Steroidanalyse — ist ein wichtiges differentialdiagnostisches Kriterium gegenüber dem Cushing-Syndrom, denn hier hemmt Dexamethason z.B. die Hormonproduktion nicht. Damit ist also bewiesen, daß der Hypophysenvorderlappen beim Morbus Cushing nicht absolut autonom ACTH produziert, sondern noch an der Regulation teilnehmen kann. In der ursprünglichen Form ist also die Konzeption von der Pathogenese und Pathophysiologie des Morbus Cushing nicht aufrechtzuerhalten. Diskutiert wird, daß der Stellwert des Systems sich auf ein höheres Niveau einreguliert hat. Eine andere Hypothese geht davon aus, daß der Morbus Cushing keine primär hypophysäre, sondern eine diencephale Störung sei, daß primär vermehrt CRF gebildet werde. Eine dritte Konzeption, die hier in Hamburg von Herrn Voigt mit guten Gründen diskutiert wird, geht von einer ähnlichen Pathogenese wie beim adrenogenitalen Syndrom aus. Die Zona fasciculata soll — eventuell infolge einer Fermententgleisung — Hormone bilden, die zwar dem Cortisol ähnliche Eigenschaften haben, aber ACTH nicht mehr zu hemmen vermögen, so daß reaktiv ACTH dauernd vermehrt gebildet wird. Zweifelsohne ist die Hypophysenfunktion pathogenetisch entscheidend für den Morbus Cushing, denn Hypophysektomie oder Hypophysenbestrahlung können die Krankheit bessern oder heilen, während die so häufig vorgeschlagene partielle Adrenalektomie nur vorübergehend die Krankheit bessert. Da die vermehrte ACTH-Produktion durch die partielle Adrenalektomie nicht beeinflußt wird, kann ein Dauererfolg auch nicht erwartet werden, denn das Restgewebe wird in den meisten Fällen regenerieren und erneut hyperplasieren.

Ob es analog der tertiären Rindeninsuffizienz auch eine tertiäre Überfunktion gibt, ist noch nicht bewiesen. Pathogenetisch wäre eine gesteigerte Ansprechbarkeit der Erfolgsorgane auf normale Hormondosen anzunehmen. Man hat beim idiopathischen Hirsutismus sehr lange und sorgfältig nach endokrinen Dysfunktionen gesucht, ohne eine derartige Störung zu finden. Für die Hypothese einer genotypischen Überempfindlichkeit der Endorgane, d.h. der Sekundärbehaarung, lassen sich gute Argumente anführen. Daß doppelseitige Adrenalektomie den Hirsutismus bessert, spricht keineswegs gegen die Hypothese der tertiären Nebennierenrindenüberfunktion.

Auf der Systematik des Hypophysenvorderlappen-Nebennierenrinden-Systems basieren zahlreiche Untersuchungsmethoden, um den Funktionszustand des Regelkreises und die Pathophysiologie der entsprechenden Krankheiten zu analysieren. Grundsätzlich muß zwischen direkten und indirekten Methoden unterschieden werden, d.h. zwischen dem direkten Nachweis einer vermehrten oder verminderten Hormonproduktion und dem indirekten Schluß aus weniger spezifischen Funktionsproben. Exakte Analyse der Nebennierenrindenhormone setzt ein gutes Laboratorium voraus. Durch bestimmte Gruppenreaktionen lassen sich die Ketosteroide nach ZIMMERMANN erfassen. Sie sind Steroidmetaboliten, die sich bei der Frau ausschließlich von den Hormonen der Zona reticularis und Um- und Abbauprodukten der Fasciculata-Hormone ableiten. Beim Manne sind die Ketosteroide teilweise Umwandlungsprodukte des Testosteron. Die Ergebnisse der Ketosteroidbestimmung nach ZIMMERMANN wurden zunächst überbewertet. Die Reaktion war die erste brauchbare überhaupt, um routinemäßig Metaboliten der Steroidhormone nachweisen zu können. Zweifellos ist von niedrigen Ketosteroidwerten auf eine Unterfunktion der Zona reticularis oder eine ungenügende Stimulation durch ACTH zu schließen. Beim Morbus Addison sind die Ketosteroidwerte ebenso niedrig wie bei der Hypophysenvorderlappeninsuffizienz. Niedrige Ketosteroidwerte sind aber keineswegs immer beweisend für eine Unterfunktion der Zona fasciculata. Wenn sich die Aktivität beider Zonen auch meist gleichsinnig verhält, so gibt es doch zahlreiche Ausnahmen, die den Wert der Reaktion deshalb einschränken. Bei Männern ist die Ketosteroidbestimmung zur Funktionsdiagnostik nur beschränkt verwertbar, da mit der Reaktion auch die Testosteronproduktion erfaßt wird. Die Ketosteroide werden meist im Harn bestimmt. Die Blutwerte sind klinisch-diagnostisch nicht aufschlußreicher als die Harnwerte. Entscheidend für die Diagnose, den Therapieerfolg und die Differenzierung von einem virilisierenden Nebennierenrindentumor ist die Ketosteroidbestimmung beim adrenogenitalen Syndrom. Beim angeborenen adrenogenitalen Syndrom sind die Ketosteroide stark vermehrt. Ersetzt man mit Hormonen vom Cortisontyp die ausgefallene Cortisolsynthese, so hemmt man damit die ACTH-Produktion. Da nun der starke ACTH-Reiz entfällt, werden die Androgene nicht mehr vermehrt gebildet, die Ketosteroidausscheidung sinkt dementsprechend ab. Eine Dauereinstellung des adrenogenitalen Syndroms ist

ohne ständige Kontrolle der Ketosteroidausscheidung nicht möglich.
Der Patient ist nur dann voll substituiert, wenn die Werte im Harn im
unteren Normbereich liegen, also bei 6—10 mg in 24 Std (Abb. 4).
Cortison beeinflußt die Ketosteroide dagegen nicht bei virilisierenden
Rindentumoren, da diese autonom produzieren. Hier besteht ja weder
ein Cortisolmangel noch ein ACTH-Überschuß.

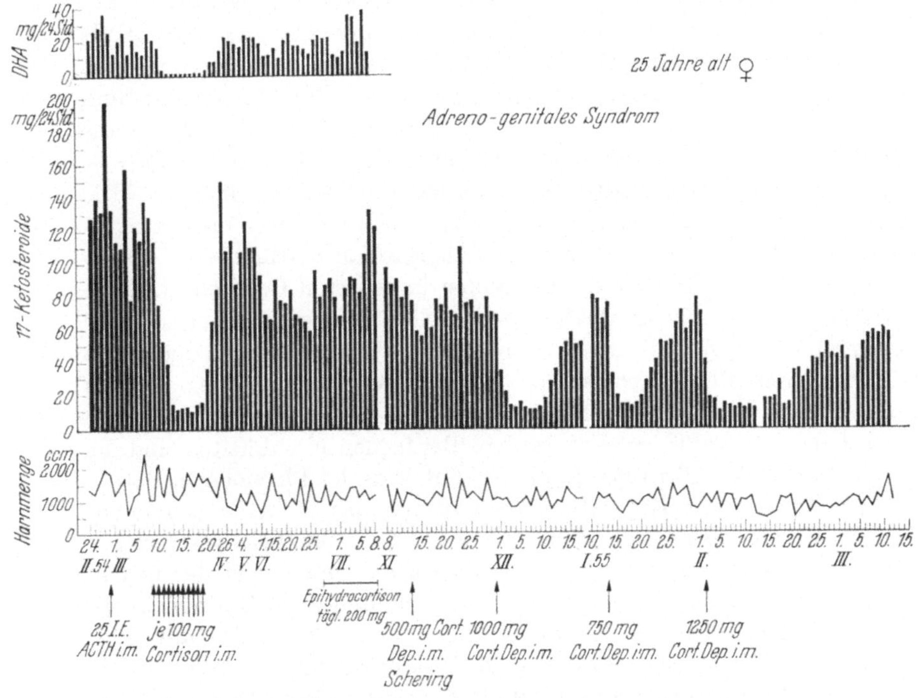

Abb. 4. Regulation der Ketosteriodbildung bei Corticoidbehandlung

Die Bestimmung des Dehydroisoandrosteron nach PATTERSON bzw.
DIRSCHERL und ALLEN liefert keine wesentlich neuen Erkenntnisse, die
über die mit der Ketosteroidbestimmung gewonnenen hinausgehen. Sie
ist nur wichtig zur Differenzierung der Hyperplasie von Tumoren.
Manche Tumoren, vor allem Nebennierenrindencarcinome, bilden vermehrt Dehydroisoandrosteron.

Wesentlich wichtiger und aufschlußreicher als die Ketosteroidreak-
tion ist die Bestimmung der Corticoide. Nur 0,5—2% der nativen
Fasciculatahormone werden unverändert durch den Harn ausgeschieden
.Mit den Gruppenreaktionen erfaßt man also fast nur Metaboliten. Von
den verschiedenen Methoden zur Corticosteroidbestimmung ist die nach

Porter u. Silber mit Phenylhydrazin-Schwefelsäure die gebräuchlichste. Mit weiteren, gut brauchbaren Methoden werden nach Umwandlung der Corticosteroide in 17-Ketosteroide die gesamten 17-Ketosteroide nach Norymbergski, mit Molybdänphosphorsäure nach Staudinger oder mit Tetrazolinium bestimmt. Alle diese Methoden sind unspezifisch, d. h. mit ihnen werden nur bestimmte, zum Teil noch nicht einmal funktionell entscheidende Gruppen des Steroidmoleküls nachgewiesen. Die biologische Aktivität wird mit diesen Reaktionen nicht bestimmt. Abhängig von der Fragestellung wird man die eine oder andere Methode anwenden, routinemäßig wird man sich für eine bestimmte Methode entscheiden. Diese Bestimmungen genügen meist für Diagnostik und Differentialdiagnostik, eine feinere Differenzierung ist allerdings ohne chromatographischen Nachweis einzelner, definierter Metaboliten — besonders bei wissenschaftlicher Fragestellung — nicht möglich. Die Normalwerte jeder Methode sind mit denen einer anderen nicht zu vergleichen. Auch die in verschiedenen Laboratorien bestimmten Normalwerte einer gleichen Methode schwanken in gewissen Grenzen, d. h. die absoluten Zahlen sind nur bedingt zu vergleichen. Vergleichbar sind nur die Ergebnisse von Funktionsproben, d. h. die Verschiebungen der Werte in Harn und Blut nach entsprechenden Belastungen. Der Morbus Cushing kann wohl am zuverlässigsten vom Cushing-Syndrom durch eine Funktionsanalyse differenziert werden. Bei beiden Krankheiten sind die Corticosteroide im Harn fast immer erhöht. Aus der Physiologie, Pathophysiologie und dem Regulationsmechanismus des ACTH-Nebennierenrinden-Systems lassen sich verschiedene Ausschlußfunktionsproben ableiten. Belastet man einen „Cushing-Patienten" mit einem der neuen, synthetischen, physiologischerweise nicht vorkommenden Hormone, z. B. Dexamethason, Fluorhydrocortison oder Triamcinolon, also mit Substanzen, die nicht durch die übliche Corticoidbestimmung erfaßt werden, so lassen sich die beiden Formen gut differenzieren. Senkt Dexamethason die Corticoidausscheidung nicht, so spricht das gegen eine hypophysäre Genese und für einen autonomen Rindentumor. Gehen die Corticoidwerte dagegen deutlich zurück, so ist ein peripherer Tumor unwahrscheinlich, dann muß die Rindenüberfunktion sekundär entstanden sein. Senkt Dexamethason auch noch zusätzlich die Ketosteroidausscheidung, dann ist an der hypophysären Genese nicht zu zweifeln. Umgekehrt steigen nach einer ACTH-Belastung die Corticoid- und Ketosteroidwerte im Harn bei der hypophysären Form an, während bei der primären Form der Rindenüberfunktion ACTH die Ausscheidung nicht beeinflußt. Mit der Pregnantriolbestimmung werden die Metaboliten des 17-Oxyprogesteron, der Vorstufe von Cortisol und Corticosteron erfaßt. Die Werte sind beim adrenogenitalen Syndrom stark erhöht, da infolge des Fermentdefektes Oxyprogesteron nicht weiter zu Cortisol synthetisiert werden kann.

Normale 17-Ketosteroid- und Corticoidwerte in Harn und Blut sind aber nicht beweisend für eine intakte Funktion des Hypophysen-Nebennierenrinden-Systems. In seltenen Fällen sind beim Morbus Cushing oder beim Cushing-Syndrom weder die Corticosteroide noch die Ketosteroide vermehrt. Dann muß das Krankheitsbild durch Hormone ausgelöst sein, die den üblichen Gruppenreaktionen entgehen. Die Bestimmung der Corticoide im Blut bedeutet für die Diagnose und Differentialdiagnose keinen wesentlichen Fortschritt. Die verschiedenen Modifikationen der Methode nach PORTER u. SILBER mit Phenylhydrazin-Schwefelsäure sind zwar hinreichend genau, bringen uns aber diagnostisch nicht viel weiter als die Harnanalyse. Nur bei spezieller Fragestellung kann die Blutbestimmung indiziert sein. Auch für die Diagnose und Differentialdiagnose der primären und sekundären Rindeninsuffizienz genügt meist die Harnanalyse, und auch hier ist die Corticoidbestimmung der Ketosteroidanalyse überlegen. Wenn auch beim Morbus Addison — entsprechend unserer Definition — alle Hormongruppen aller Zonen ausfallen, so können doch gelegentlich die Steroidwerte in Harn und Blut noch im unteren Normbereich liegen, besonders dann, wenn intaktes Restgewebe noch über eine gewisse Funktionsreserve verfügt. Deshalb schließen niedrig normale oder mäßig erniedrigte Steroidwerte im Harn oder im Blut eine Nebennierenrindeninsuffizienz nicht aus. Während bei der sekundären Rindeninsuffizienz nach einer ACTH-Belastung, vor allem nach wiederholter Injektion oder nach Depot-ACTH die Corticoide in Blut und Harn ansteigen, reagieren sie bei der primären Insuffizienz nicht.

Wenn schon die direkten Untersuchungsmethoden nur cum grano salis verwendbar und die Funktionsanalysen auch nicht absolut beweisend sind, so sollten die indirekten Proben nur mit großer Vorsicht und Kritik verwertet werden. Die Ergebnisse des Thorntestes oder des Testes mit Depot-ACTH, d.h. Verschiebungen der Eosinophilen im Blut nach ACTH-Belastung sind nur dann voll beweisend, wenn auch die Steroide im Harn und Blut entsprechend mit reagieren. Zahlreiche Störfaktoren schränken den Wert des Eosinophilentestes ein. Als Suchmethode genügt der Eosinophilentest dagegen. Ausgangswerte über 100 Eosinophile im Milliliter und unter 400 im Milliliter sind die Grundvoraussetzung für eine normale Reaktion, d.h. für einen mehr als 50% Abfall nach ACTH-Belastung. Deshalb ist der Test bei allergischer Eosinophilie ebenso wenig brauchbar wie bei einer Eosinopenie. Weiterhin versagt er bei Hypothyreose, perniciöser Anämie und Nephrose. Und gerade diese Krankheiten können manchmal differentialdiagnostisch Schwierigkeiten bereiten. Bei oberflächlicher Beobachtung ist die Symptomatik des Morbus Addison leicht mit der bei perniciöser Anämie zu verwechseln. Dem gleichen Irrtum fiel bereits THOMAS ADDISON, der Entdecker des

Morbus Addison, teilweise zum Opfer. Auch durch die physiologische Inkonstanz der Eosinophilenzahlen im Blut — sie schwanken im biologischen Rhythmus außerordentlich stark — können positive Ergebnisse vorgetäuscht werden. Reagieren die Eosinophilen auf eine ACTH-Belastung nicht nach den ersten 4—6 Std, sondern erst auf wiederholte ACTH-Belastungen oder Depot-ACTH und auch dann noch verspätet, d.h. nach 9—12—15 Std, dann spricht das für eine sekundäre Nebennierenrindeninsuffizienz, eine Hypophysenvorderlappeninsuffizienz. Während der Eosinophilentest zur Differentialdiagnose von Rindeninsuffizienzen noch einigermaßen brauchbar ist, versagt er meist bei der Analyse von Rindenüberfunktionen. Bei diesen Krankheiten sind sowieso die Ausgangswerte meist zu niedrig. Bei normalen Ausgangswerten ist der Test positiv, wenn es sich um einen Morbus Cushing handelt, denn dann reagiert die Rinde auf eine ACTH-Belastung noch mit einer Mehrproduktion. Handelt es sich aber um ein Cushing-Syndrom, so ändern sich die Werte nicht. Warum die Eosinophilen im Blute unter dem Einfluß der Rindenhormone weniger werden, ist noch nicht geklärt. Wahrscheinlich wandern sie aus der Blutbahn in das Gewebe.

Eine weitere indirekte, aber noch unzuverlässigere Funktionsprobe, mit der vor allem die Cortisolaktivität getestet werden soll, ist die Glucosebelastung, d.h. die Auswertung des Staub-Traugottschen Versuches. Da die Glucocorticosteroide die Gluconeogenese, d.h. die Glykogenbildung aus Aminosäuren steigern und die Zuckerverwertung hemmen, gleicht die Blutzuckerkurve bei Rindenüberfunktion einer diabetischen. Bei Rindenunterfunktion verläuft sie ausgesprochen flach, ja selbst hypoglykämische Werte sind nicht selten. Dann verhindert der Cortisolmangel, daß die Wirkung des kompensatorisch vermehrt ausgeschütteten Insulin ausgeglichen wird. Der Einfluß der Fasciculatahormone auf den Kohlenhydratstoffwechsel läßt sich weiterhin durch eine Insulinbelastung prüfen. Bei Cortisolüberschuß senkt Insulin den Blutzucker kaum oder gar nicht, während bei einer Rindeninsuffizienz selbst nach kleinen Dosen der Blutzucker bis zu bedrohlichen hypoglyämischen Werten absinken kann. Deshalb ist eine Insulinbelastung bei begründetem Verdacht auf eine Nebennierenrindeninsuffizienz kontraindiziert. Gleichzeitige Belastung mit Insulin und Glucose nach Engel-Scott ist wesentlich gefahrloser und genau so aufschlußreich.

Mit dem Eosinophilentest und den Funktionsproben, die den Kohlenhydrathaushalt untersuchen, erfassen wir isoliert die Funktion der Zona fasciculata. Mit den Testen, die den Elektrolyt- und Wasserhaushalt prüfen, erfassen wir dagegen Funktion und Wirkung der Glomerulosa- und Fasciculatahormone. Wohl ist Aldosteron das entscheidende Mineralocorticoid, aber die Glucocorticosteroide beeinflussen Mineral- und Wasserhaushalt gleichsinnig, lediglich quantitativ wesentlich weniger intensiv. Da die alten Methoden — Kaliumbelastung, Natrium- oder Wasserentzug — ungenau und für den Patienten besonders bei einer Nebennierenrindeninsuffizienz sehr gefährlich sind, werden sie heute nicht mehr angewandt. Einfach und zuverlässig, mehrdeutig, aber gefahrlos ist die Testung des Wasser- und Elektrolythaushaltes durch den Volhardschen Verdünnungs- und Konzentrationsversuch. Der Addison-Patient z.B. vermag weder den Harn zu verdünnen noch ihn zu konzentrieren. Das Volumen der einzelnen Halbstundenportionen unterscheidet sich bei diesen Patienten nicht wesentlich, das spezifische Gewicht schwankt nur geringfügig um 1007—1010. Nach 100 mg Cortison i.m. oder 30 mg Prednison oral reagiert der Patient völlig normal. Bei der Rindenüberfunktion kann der Patient nicht mehr verdünnen. Er retiniert Wasser und scheidet kleine Portionen eines relativ konzentrierten Harnes aus. Diese Versuchsanordnung leistet das gleiche und ist weniger anstrengend und umständlich als der früher häufig angewandte Robinson-Kepler-Power-Test, der die Diurese mit der Harnstoff- und Chlorclearence korreliert. Als letzte und modernste Methode sei kurz noch die Aldosteronbestimmung erwähnt. Als recht umständliche Methode ist sie nur wenigen Speziallaboratorien vorbehalten. Sie erlaubt eine Differenzierung des Hyperaldosteronismus (Connsche Krankheit) vom Hypoaldosteronismus, aber keine Rückschlüsse auf die Pathogenese. Es gibt zahlreiche Krankheiten mit sekundärem Hyperaldosteronismus, Krankheiten, die sich primär unabhängig von einer Nebennierenaffektion entwickeln.

Meine Damen und Herren, Physiologie und Pathophysiologie der Nebennierenrindenfunktion sind außerordentlich komplex. Es gibt wohl keinen Bereich des Organismus, in den diese Hormone nicht irgendwie eingreifen. Aber bis heute noch wissen wir nichts über den Wirkungsmechanismus. Wenn ich hier besonders die regulativen Probleme der Pathophysiologie hervorhob und zu deuten versuchte, so deshalb, weil sie dem Kliniker für Diagnose und Therapie mehr geben als eine Analyse intermediär-metabolischer Vorgänge, die mehr den Theoretiker interessieren. Unter diesem regulatorischen Aspekt werden diagnostische und therapeutische Probleme in relativ klare Vorstellungen aufgelöst, in Vorstellungen, die unserem klinischen Handeln sehr nützlich sind.

19. Th. Grüneberg-Halle: Die Therapie der Hautkrankheiten mit Nebennierenrindenhormonen. Mit 10 Textabbildungen.

Es gibt in unserem Fachgebiet kaum eine Affektion, bei der ACTH oder Corticosteroide in der einen oder anderen Form nicht schon angewendet worden wären. Von planen Warzen bis zu malignen Geschwülsten, vom Erythema solare bis zu lebensbedrohenden Dermatosen unbekannter Ätiologie, von harmlosen Mykosen bis zur Tuberkulose der Haut und — im venerischen Bereich — von der therapieresistenten Gonorrhoe bis zur Syphilis aller Stadien fehlt wohl kein Krankheitsbild. Gewiß war eine umfangreiche und vielseitige Erprobung der neuen Hormonpräparate im Hinblick auf ihre aufsehenerregende Wirksamkeit und die Unzulänglichkeit unserer therapeutischen Möglichkeiten bei zahlreichen Hautkrankheiten durchaus gerechtfertigt. Aber der literarische Niederschlag dieser Erprobungen — er ist kaum noch zu übersehen — hat doch für die praktische Dermatologie ein völlig falsches Bild ergeben.

Die *Gefahren der Corticosteroidbehandlung* — ihnen ist ein besonderes Referat gewidmet — sind namentlich bei unzulänglich kontrollierter Anwendung so groß, *daß man sie nur für die Erkrankungen heranziehen sollte, die nicht ebensogut mit ungefährlicheren und dabei weitaus billigeren Mitteln beeinflußt werden können.*

In der mir zu Verfügung stehenden Zeit wird es nur mehr möglich sein, in tabellarischer Übersicht und unter Beschränkung auf wichtig erscheinende Einzelfragen das gestellte Thema zu behandeln. Es sind im deutschen Schrifttum in letzter Zeit eine ganze Reihe zusammenfassender Arbeiten über die Corticosteroidtherapie erschienen (Fabry jr.; Grässer; Korting; Lapière; Lützenkirchen; Nasemann u. Sturde; Robinson jr.; Schneider; Sevin u. Ledig; Tappeiner u.a.). Insbesondere ist auf den Ergebnisbericht von Schreiner im Zentralblatt hinzuweisen, dessen umfangreiches Literaturverzeichnis eine gute Orientierung ermöglicht.

An der Entwicklung der Rindentherapie ist die Dermatologie bereits in den ersten Anfängen beteiligt gewesen. Das antirheumatische Prinzip von Rindenextrakten wurde an der Psoriasis arthropathica erwiesen, viele Jahre ehe man Cortison kannte (Grüneberg; Riehl jr. u.a.). Die beiden ersten bekannt gewordenen Fälle (Universitäts-Hautklinik Halle) wurden auf Grund persönlicher Information durch Wadel von Schittenhelm auf der Rheuma-Tagung 1937 (Verh. dtsch. Ges. inn. Med. 1937, 3) kurz erwähnt. Das corticotrope Prinzip des Hypophysenvorderlappens (Collip, Anderson, Thompson [August 1933], Anselmino, Hoffmann u. Herold [Dezember 1933]) ist zum erstenmal bei der Psoriasis therapeutisch angewandt worden (Grüneberg 1934). Die weitere Entwicklung ist durch die Verdrängung der Rindenextrakte nach Swingle u. Pfiffner durch das erste synthetisch gewonnene Rindenhormon *Desoxycorticosteron* (Cortexon) gekennzeichnet. Es stellte durch seine antiinflammatorische bzw. antirheumatische Wirkungslosigkeit die bisherigen Ergebnisse der Rindentherapie auf dermatologischem Gebiet ernstlich in Frage. Einen Überblick über den damaligen Stand des Nebennierenrindenproblems gibt die Monographie von Thaddea „Die

Nebenniereninsuffizienz und ihr Formenkreis", in der die dermatologischen Indikationen nur kurz gestreift werden. Wenn in jüngster Zeit auch noch (vgl. Ergebnisbericht SCHREINER) diese oder jene dermatologische Indikation für DOCA-Präparate vertreten wurde (Rosacea, Acne vulgaris und andere), so hat es praktisch doch nur noch geringe Bedeutung. Von dem am stärksten mineralwirksamen *Aldosteron*,

Cortison

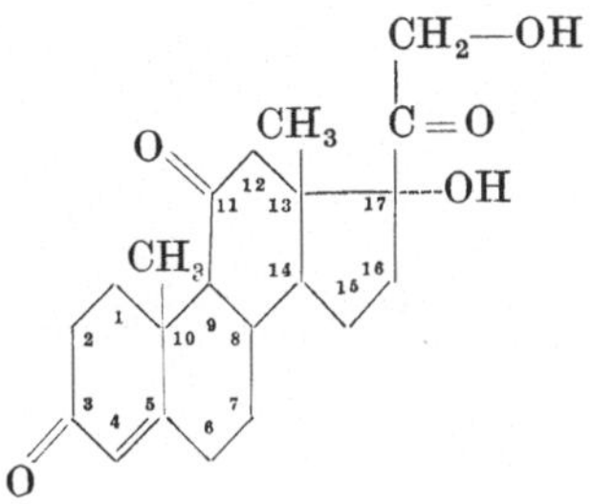

Hydrocortison

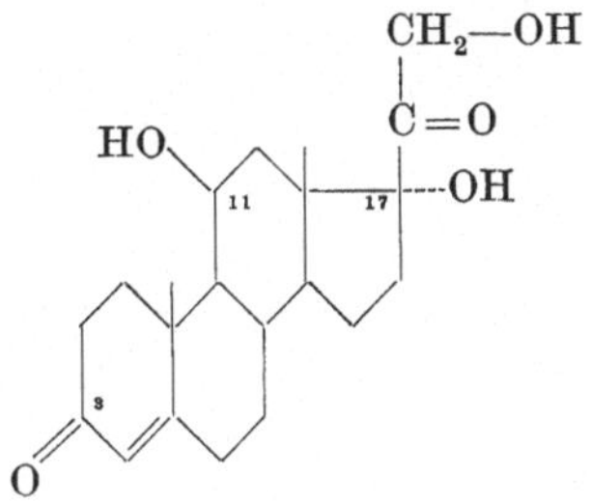

Prednison

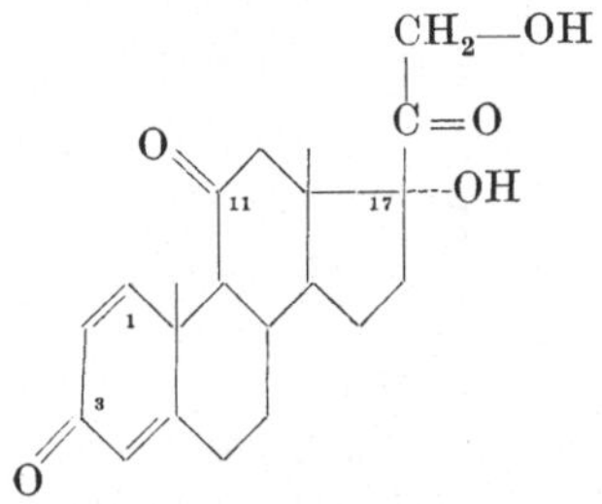

Δ^1-Hydroxy-11-dehydrocorticosteron

Prednisolon

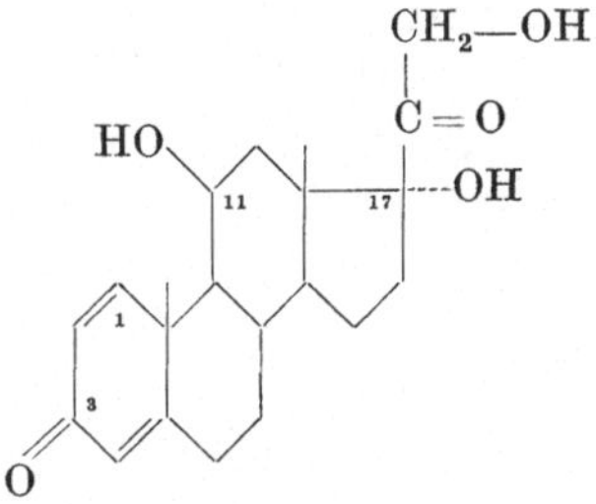

Δ^1-17-Hydroxycorticosteron

Abb. 1

dessen Totalsynthese erst 1955 geglückt ist, dürfte es nach neueren Erfahrungen (KOCZOREK u. Mitarb.) in Zukunft möglicherweise auch bei der Behandlung des Morbus Addison verdrängt werden.

Uns interessieren jetzt, vom übergeordneten ACTH abgesehen, nur die Glucocorticoide oder — besser gesagt — die aus dem *Cortison* und *Hydrocortison* (Cortisol) entwickelten, in der Wirksamkeit gesteigerten und durch Ausschaltung gewisser unerwünschter Nebenwirkungen qualitativ verbesserten Derivate, das *Prednison*, *Prednisolon* und die fluorierten und methylierten (bzw. hydroxylierten) Corticosteroide (Abb. 1 und 2).

Durch Dehydrierung an den C-Atomen 1 und 2 mit konsekutiver Doppelbindung entstanden aus Cortison und Hydrocortison zwei Verbindungen, bei denen der antiinflammatorische Effekt verstärkt, die störende natriumretinierende Wirkung der beiden klassischen Hormone jedoch wesentlich verringert ist. Die Einführung des Prednison und Prednisolon in die Therapie war demgemäß ein großer Fortschritt, weil er eine wesentliche Verringerung des therapeutischen Risikos brachte.

Hydrocortison

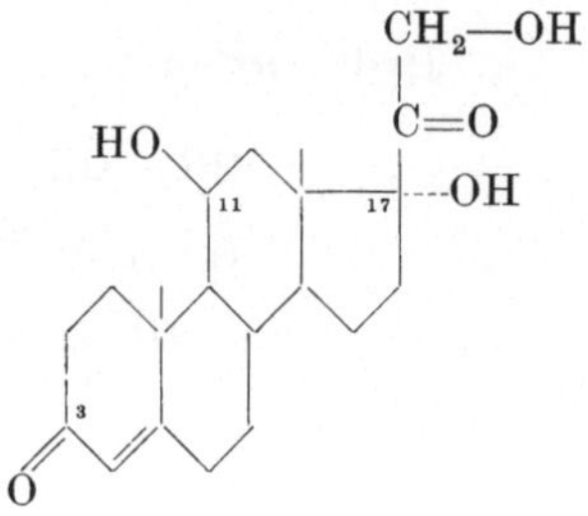

9α-Fluor-hydrocortison

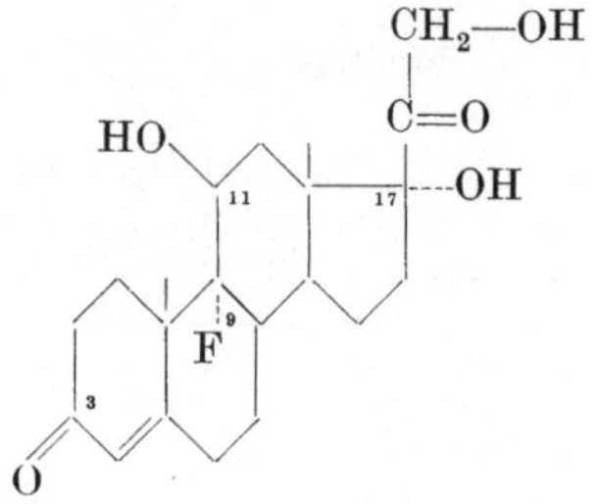

Prednisolon

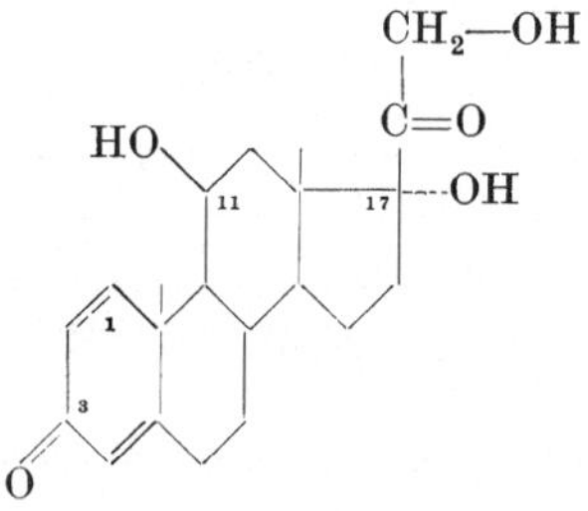

6α-Methylprednisolon

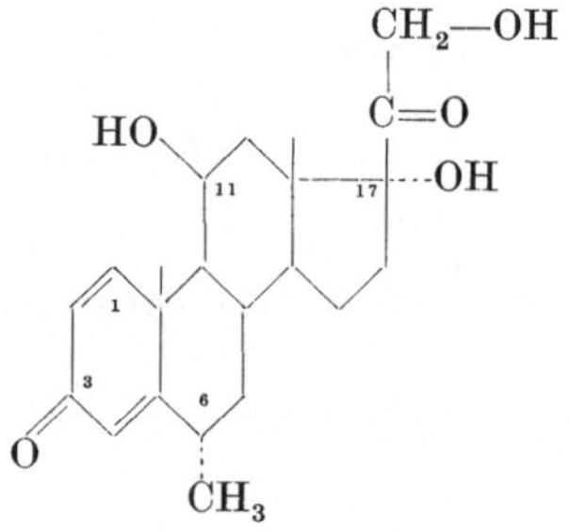

Triamcinolon

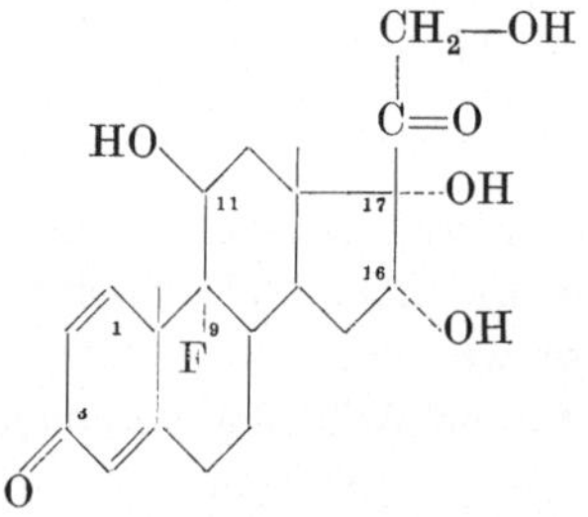

16α-Hydroxy-9α-Fluorprednisolon

Dexamethason

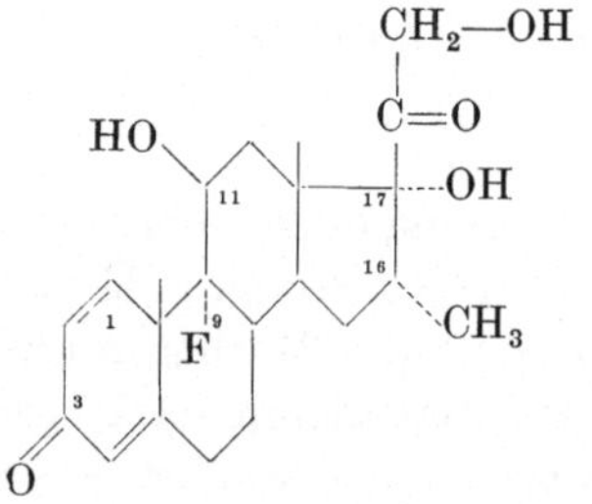

16α-Methyl-9α-Fluorprednisolon

Abb. 2

Die Fluorierung an C_9 ergab eine weitere sehr beträchtliche Wirkungssteigerung, aber leider auch eine um das Vielfache gesteigerte Elektrolytwirkung, besonders beim Hydrocortison. Beim Prednisolon liegen die Verhältnisse in dieser Hinsicht günstiger. Bewährt hat sich auch eine

Methylierung an C_6, besonders beim Prednisolon (Urbason). Einen entscheidenden Fortschritt brachte dann die Kombination der Fluorierung des Prednisolon an C_9 mit einer Hydroxylierung an C_{16}, das Präparat *Triamcinolon* (Delphicort, Volon) und ihm folgte die Entwicklung eines noch weitaus wirksameren Derivats durch Ersatz der Hydroxylgruppe an C_{16} durch eine Methylgruppe. Es ist das *Dexamethason* genannte 16α-Methyl-9α-Fluor-Prednisolon, das als Millicorten, Fortecortin und unter

Tabelle 1. *Äquivalenz-Tabelle*

Antiinflammatorische Wirkung (bezogen auf Cortison)	Anfangsdosen in mg	Erhaltungsdosen in mg
Cortison	1	200	50
Hydrocortison (Cortisol)	1—1,25	200	50
Prednison	3—5	20—40	10
Prednisolon	3—5	20—40	10
6α-Methylprednisolon	3—5	32	8
9α-Fluorhydrocortison	10—15		
Triamcinolon	6	16—32	8
Dexamethason	20—35	3—6	1—2
	[190 (KANOF u. BLAU)]		

Tabelle 2. *ACTH-Präparate bekannter Firmen*

ACTH (Corticotropin) = Adrenocorticotropes Hormon des HVL

Acethropan	(Hoechst)	Depot-Acethropan	(Hoechst)
ACTH	(Schering)	ACTH-Depot	(Schering)
Cibacthen	(Ciba)	Cibacthen-Gel	(Ciba)
Cortiphyson	(Promonta)	Cortiphyson-Depot	(Promonta)
Cortrophine	(Organon)	Cortrophine-Z	(Organon)

anderer Bezeichnung im Handel ist. Das Dexamethason hat eine geringere Mineralwirkung als das Prednison, das in dieser Hinsicht ja schon einen ganz bedeutenden Fortschritt darstellte, und soll außerdem trotz des außergewöhnlich starken antiinflammatorischen Effekts die ACTH-Produktion nicht in dem Ausmaße wie das Triamcinolon hemmen (vgl. BEIGLBÖCK). Dies wäre als auffällig zu registrieren, weil stärker wirksame Präparate in dieser Hinsicht auch entsprechend ungünstiger abzuschneiden pflegen.

Es ist nicht möglich, hier auf die Frage der unterschiedlichen Ergebnisse der einzelnen Corticosteroidderivate bei verschiedenen tierexperimentellen Testen (Granulomtaschentest, Glykogenspeichertest etc.) einzugehen. Wesentlich wichtiger sind die Unterschiede in der antiinflammatorischen Wirkung und die sich daraus ergebenden unterschiedlichen Dosierungen (Tab. 1).

Die nächsten Tabellen (Tab. 2 und 3) geben einen Überblick über die wichtigsten zur Verfügung stehenden pharmazeutischen Präparate. Dabei sind auch ACTH und Rindenextrakte mit aufgeführt. Die Extrakte sollten auch heute noch in geeigneten Fällen Berücksichtigung finden, da sie relativ harmlos sind. Wir haben allerdings nach intensiver Rindenstimulation (Rö.-Reizbestrahlung, ACTH) auch ungünstige

Tabelle 3. *Nebennierenrindenextrakte und Corticosteroidpräparate bekannter Firmen* (unvollständige Übersicht)

NNR-Extrakte		**DOCA = Desoxycorticosteron als Acetat** (Cortexon)
Cortidyn	(Promonta)	Cortenil (Hoechst)
Cortineurin	(Nordmark)	Cortiron (Schering)
Pancortex	(Henning)	Doca (Organon)
		Percorten (Ciba)
		Desoxycorticosteronacetat (Jenapharm)
Cortison		**Hydrocortison (Cortisol)**
Adreson	(Organon)	Hydro-Adreson (Organon)
Cortison	(Ciba)	Hydrocortison (Ciba)
Cortison	(Dembach-Roussel)	Hydrocortison (Dembach-Roussel)
Cortison	(Hoechst)	Hydrocortison (Hoechst)
Cortone	(Knoll)	Hydrocortone (Knoll)
Incortin	(Merck)	Incortin H (Merck)
Scheroson	(Schering)	Scheroson F (Schering)
		Ficortril (Pfizer)
Prednison		**Prednisolon**
Cortisid	(Boehringer-Mannheim)	Deltacortil (Pfizer-Boehringer Ingelheim)
Ultracorten	(Ciba)	Ultracorten H (Ciba)
Cortidelt	(Dembach-Roussel)	Hydrocortidelt (Dembach-Roussel)
Keteocort	(Desitin)	Keteocort H (Desitin)
Hostacortin	(Hoechst)	Hostacortin H (Hoechst)
Decortin	(Merck)	Decortin H (Merck)
Di-Adreson	(Organon)	Di-Adreson F (Organon)
Cortancyl	(Roussel)	Hydrocortancyl (Roussel)
		Scherisolon (Schering)
6α-Methylprednisolon		**Dexamethason**
Urbason	(Hoechst)	Dexascheroson (Schering)
		Fortecortin (Merck)
Triamcinolon		Millicorten (Ciba)
Delphicort	(Lederle)	Oradexon (Organon)
Volon	(Heyden)	Dectancyl (Roussel)
		Dexy-Cortidelt (Dembach-Roussel)

Effekte (Exacerbation von Gelenkerscheinungen und andere) beobachtet, möglicherweise infolge Beeinträchtigung regulativer Rindenfunktionen durch allzu starke Stimulierung.

Über spezielle Erfahrungen mit einzelnen Corticosteroiden sind in den letzten Jahren zahlreiche Arbeiten erschienen, von denen einige, die sich nicht nur auf eine bestimmte Erkrankung beziehen, hier genannt seien: TAPPEINER u. WODNIANSKY; LINDEMAYR (Cortison); SIDI u. Mitarb.; REIN u. BODIAN; ROBINSON jr.; PEISER u. WEYER (Prednison); CRIEP; MEYHÖFER; Therapeutische Umfrage: SULZBERGER, WITTEN, CORN-BLEET, BARSKY, MALKINSON, BRAUN-FALCO (Prednison u. Prednisolon); ZIERZ u. KISSLING; KENDALL u. HART; FEINBERG u. Mitarb.; REIN u. Mitarb.; KANEE; MONTAGNANI (Triamcinolon); KELLING u. HOLZMANN, ZINA u. BONU; CERUTTI; KANOF u. BLAU (Dexamethason).

Eine den Dermatologen besonders bewegende Frage ist die *Lokalbehandlung mit Corticosteroiden*. Die Hydrocortisonsalben sind den Cortisonsalben, die enttäuschten, erheblich überlegen. Nach LINDEMAYR ist eine $1^0/_0$ige Hydrocortisonsalbe als optimal anzusehen. Zwischen freiem Alkohol und Acetat beständen nur geringe Unterschiede, was auch FRANK u. Mitarb. u. a. bestätigen. Ein umfangreicher Erfahrungsbericht liegt von ROBINSON u. ROBINSON vor (418 Fälle). Das Hydrocortisonacetat (in Schüttelmixtur und Salbe) erwies sich unter $1^0/_0$ als wirkungslos und bei Alopecia areata, Lichen ruber planus, Acne vulgaris, Pityriasis rosea und Lupus erythematodes chronicus als wertlos. Das gilt übrigens auch für die Psoriasis vulgaris, während wir selbst beim chronischen Erythematodes, soweit er leicht akutisiert ist, doch manchmal recht Gutes gesehen haben. Eine lohnende Indikation ist auf jeden Fall die Verhinderung überschießender Granulationen und der Keloidnarbenbildung bei Verbrennungen. Auch beim Morbus Fox-Fordyce hat sich Hydrocortisonsalbe bewährt (MEYHÖFER), wie ja überhaupt lokalisierte pruriginöse Affektionen neben dem Formenkreis des Ekzems die Hauptindikation der Corticosteroidsalben bilden.

Die Ansprechbarkeit läßt allerdings im Laufe der Behandlung nach. Ferner hat sich ergeben (ZEISEL, HORNSTEIN u. SCHMIDT), daß von einer Involutionswirkung des Hydrocortisons auf die Epidermis bei mit 2,5 bzw. $1^0/_0$iger Salbe behandelten Ekzemen nicht die Rede sein kann. So lehrt ja auch die klinische Erfahrung, daß man doch schließlich Teer anwenden muß, vor allem natürlich, wenn es sich um stärker licheninfizierte Herde handelt. KLÄRNER wies auf die starke Rezidivneigung nach Absetzen der Salbe hin, was wohl allgemein bestätigt werden kann. Nach OBERSTE-LEHN sind bestimmte Regionen nachhaltiger zu beeinflussen als andere (z. B. Augenlider, Ohren, Rima ani).

Sehr wesentlich ist das Problem der Resorption. SCOTT u. KALZ haben mit an C_{14} markierter Hydrocortisonsalbe diese Frage geprüft. Die Salbengrundlage erwies sich dabei als bedeutungslos. In hyperkeratotischen und licheninfizierten Bereichen erfolgte das Eindringen langsamer. Bevorzugter Weg war der Follikel. In der Basalschicht war nach 2 Std zeitweilige Konzentration festzustellen. MALKINSON u. FERGUSON bestimmten die Ausscheidung an C_{14} markierten Hydrocortisons im Urin. Nach stärkerer initialer Resorption erfolgte dann eine Speicherung. Das Maximum der Ausscheidung wurde erst nach 24 Std erreicht. Nach Smith u. Rosenberg läßt aber die 17-Keto- und 17-Hydroxycorticosteroid-Ausscheidung darauf schließen, daß bei Applikation in Salbenform keine nennenswerten Hormonmengen resorbiert werden. Das haben im übrigen auch Halter u. Schäfer bei ihren Rattenversuchen trotz relativ großer beschickter Flächen und relativ großer extern angewandter Wirkstoffmengen nachgewiesen.

Inman konnte im Halbseitenversuch eine Gleichwertigkeit $^1/_4^0/_0$iger Prednison- und $1^0/_0$iger Hydrocortisonsalbe konstatieren. Besonders gute Resultate sind mit 9α-Fluor-Hydrocortison- bzw. -Prednisolonsalben zu erzielen. Die fluorierte Hydrocortisonsalbe ist zehnmal wirksamer als eine Salbe mit nichtfluoriertem Hydrocortison. Wegen der überaus starken Mineralwirksamkeit der 9α-fluorierten Präparate sollte man bei Schwangeren, Hypertonikern, Herz- und Nierenkranken vorsichtig sein und Anwendung auf größeren Flächen vermeiden, obwohl die allgemeine Verträglichkeit gut beurteilt wird (Hewitt u. Mitarb. u. a.). Stärkere Resorptionsneigung ist im Anal- und Genitalbereich beobachtet worden (Lyndian).

Schoog-Lützenkirchen, Tommasi u. a. wiesen auf gute Ergebnisse einer Prednisolontrimethylacetatsalbe (Ultracortenol) hin. Goldberg hatte gute Resultate bei Anwendung der 6-Methyl-Prednisolon-Salbe (Medrol). Hewitt u. Mitarb. konnten sich von einer grundsätzlichen Überlegenheit des Triamcinolon (Triamcinolon-Acetonid) auch bei der lokalen Ekzemtherapie überzeugen. Auch bei großflächiger Anwendung traten keine Ödeme auf. Weitere Arbeiten liegen von Crowe u. Mitarb., Smith u. Mitarb. u. a. vor. Daß Shelley, Harun u. Pillsbury wohl bei interner Triamcinolonbehandlung von 60 Psoriatikern ausgezeichnete Erfolge hatten, mit lokaler Anwendung 0,5 und $1^0/_0$iger Salbe jedoch nichts erreichen konnten, sei abschließend erwähnt.

Der Erfolg oder Mißerfolg einer Corticosteroidsalbentherapie hängt vor allem beim Ekzem — das ist eigentlich eine Selbstverständlichkeit — sehr wesentlich von der verwendeten Salben*grundlage* ab. Kalz u. Scott, die elf verschiedene Vehikel von stark fettenden Basen bis zu Carbowachs und Lotiones prüften, Wagner u. a. haben darauf hingewiesen, und Jung-Grimm u. Siebert haben die Zweckmäßigkeit der Anwendung einer fettfreien Pudersuspension (Esiderm H) in bestimmten Fällen auch bei lokaler Hormontherapie in Erinnerung gebracht. Nach den Erfahrungen der Ekzembehandlung sollte man mehr Wert auf die richtige Salbengrundlage als auf die Entscheidung für das eine oder andere der genannten Hormonderivate legen. Die Ausschaltung primärer und sekundärer bakterieller bzw. mykotischer Besiedelungen ist gewiß außerordentlich wichtig. Im Hinblick auf die unterschiedliche Verträglichkeit der den Salben beigegebenen Antibiotica oder antibakteriellen Stoffe möchten wir aber einer von uns selbst jeweils gewählten Kombination zusatzfreier Hormonsalbe mit antibakteriellen Farbstofflösungen entschieden den Vorzug geben. Darum lehnen wir auch komplizierte Kombinationen, bei denen die Corticosteroide nur noch eine fast symbolische Beigabe darstellen, gänzlich ab. Daß auch die Corticosteroide selbst eine Unverträglichkeit bedingen können, beweist eine Beobachtung von BURCKHARDT: Hydrocortisonacetat rief ein Kontaktekzem hervor.

Die folgende Tabelle (Tab. 4) ist eine *Zusammenstellung einiger bekannter Salben*. Eine recht gute Übersicht brachte WEYER im Jahre 1958.

Die Domäne der *Corticosteroid-Kristall- bzw. -Mikrokristallsuspensionen* (Tab. 5) ist die *Lokalbehandlung*, bei der es ja darauf ankommt, daß keine schnelle Resorption eintritt. Wasserlösliche Präparate sind dazu ungeeignet. Auch die Dermatologie profitiert von diesen Präparaten (Lichen chronicus simplex, Lichen ruber hypertrophicus, Prurigo Hyde, Granuloma eosinophilicum faciei und andere). Wegen der technischen Schwierigkeit der Injektion in festes Gewebe empfehlen AARON u. Mitarb. eine „vibrierende Punktion" mit einem „Conway Dermojector". Hervorzuheben ist die Injektionsbehandlung der Keloide, deren kosmetisches Ergebnis in den meisten Fällen zufriedenstellend zu sein scheint (ASBOE-HANSEN u. Mitarb. u. a.) und der Alopecia areata bzw. maligna (KALKOFF u. MACHER; DOMONKOS; KLINGMÜLLER; RISSE-SUNDERMANN u. a.). Es werden täglich, später ein bis zweimal wöchentlich und schließlich in noch größeren Abständen Quaddeln gesetzt. KALKOFF u. MACHER gaben pro die im ganzen 50 mg Hydrocortisonacetat. Haarwachstum zeigte sich immer nur im Bereich der Injektionsstellen. KORTING u. Mitarb. haben im Hinblick auf Ergebnisse elektronenmikroskopischer Untersuchungen bei Ratten (bis zur Nekrose reichende Reaktionsausfälle am Bindegewebe) und klinische Beobachtungen mit Recht die Frage aufgeworfen, ob bei dieser interfokalen Therapie nicht unspezifisch eine nützliche Gewebsreaktion in Gang gesetzt wird, da ja auch mit befriedigendem Erfolg von lokalen Injektionen von Reizkörpern (Omnadin, Milch, Plenosol und andere) Gebrauch gemacht werde. Das schließt eine zusätzliche hormonale Wirkung natürlich nicht aus.

Auch der *i.v. Notstandstherapie* — durch entsprechende Veresterung konnte echte Wasserlöslichkeit von Hydrocortison, Prednisolon und Triamcinolon erreicht werden — wird man sich auf dermatologischem Gebiet bei gegebener Gelegenheit mit großem Nutzen bedienen (akuter Schock, akute anaphylaktische Purpura, schwere toxische Zustände etc.). Hinsichtlich dieser Therapieform sei auf eine kürzlich erschienene Arbeit von TILLING verwiesen, die einen guten orientierenden Überblick gibt.

In der folgenden Tabelle (Tab. 6) sind die auf dermatologischem Gebiet in Frage kommenden *Indikationen für die Corticosteroidbehandlung*

Tabelle 4

Corticosteroid-Salben und ähnliche Präparate (Lotio, Spray) bekannter Firmen
(unvollständige Übersicht)

A. Hydrocortison

einfach		mit Zusätzen wie Neomycin, Chloramphenicol u. ä.	
Hydrocortisonsalbe	(Hoechst)	Hydrocortimycinsalbe	(Mondial)
Hydrocortisonsalbe	(Merck)	Scheroson F comp.	(Schering)
Hydro-Adreson-Salbe	(Organon)	Scheroson F-Lotio	(Schering)
Hydrocortisonsalbe	(Roussel)	Terracortril-Salbe	(Pfizer)
Ficortril-Salbe	(Pfizer)	Litraderm comp.	(Desitin)
Ficortril-Lotio	(Pfizer)	Saframycin-Hydrocortison-	
Ficortril-Spray	(Pfizer)	Salbe	(Roussel)
Litraderm	(Desitin)	Corti-Flexiole	(Dr. Mann)
Scheroson F-Salbe	(Schering)		

B. 9α-Fluorhydrocortison

einfach		mit Zusatz von Neomycin, Bacitracin	
Scherofluron-Salbe	(Schering)	Scherofluron comp.	(Schering)
		Bactifludron-Salbe	(Knoll)

C. Prednison

mit Chloramphenicolzusatz
Paraxin-Cortisid-Salbe (C. F. Boehringer)

D. Prednisolon

einfach		mit Zusätzen wie Neomycin u. ä.	
Decortin-H-Salbe	(Merck)	Decortin-H-comp.-Salbe	(Merck)
Deltacortril-D	(Pfizer)	Deltacortril-D-comp.	(Pfizer)
Hydrocortidelt-Creme	(Demb. Roussel)	Combison-Salbe	(Hoechst)
Hostacortin-H-Salbe	(Hoechst)	Combison-Spray	(Hoechst)
Hydrocortancyl-Salbe	(Roussel)	Batracortinsalbe	(Gewo)
Ultracorten-H-Salbe	(Ciba)	Linola H comp.	(Dr. Wolff)
Ultracortenol-Salbe	(Ciba)		

E. Triamcinolon

Volon-A-Salbe	(v. Heyden)
Volon-A-Creme	(v. Heyden)
Volon-A-Lotio	(v. Heyden)

F. Dexamethason

einfach		mit Zusatz von Neomycinsulfat	
Fortecortin-Salbe	(Merck)	Fortecortin comp. Salbe	(Merck)

G. Salben mit Corticosteroiden als Zusatz

Neohexamon-Salbe	(Beiersdorf)	Jadit-P-Salbe	(Hoechst)
Pruriderm-H-Salbe	(Desitin)	Jadit-P-Spray	(Hoechst)
Polycid-Salbe	(Grünenthal)	Teer-Xanyl-Salbe	(Diwag)
Lichensa-Cortison	(Hädensa)	Ichtho-Cortin	(Ichthyol)
Tumeson-Salbe	(Hoechst)	und viele andere	

zusammengestellt. Absolute Indikation besteht jedoch selbst unter den lebensbedrohenden Dermatosen nur bei sehr wenigen. Die Anerkennung der Indikation ist meist nur im Sinne eines vertretbaren therapeutischen Versuchs bzw. als ultima ratio ohne Aussicht auf entscheidenden oder gar anhaltenden Erfolg zu verstehen. Das sei einschränkend hinzugefügt.

Die Corticosteroidtherapie wird auch in der Dermatologie weitaus überwiegend nicht im Sinne der *Substitution*, sondern unter Ausnutzung

Tabelle 5

Corticosteroid-Kristall-Suspensionen und wäßrige Lösungen von Corticosteroiden

Lokale Injektionstherapie		*Intravenöse Notstandstherapie*	
Hydrocortison-Suspens.	(Hoechst)	Hostacortin-H-solubile	(Hoechst)
Hostacortin-H-Suspens.	(Hoechst)	Hydrocortison Roussel	intravenös
Scheroson-F-Suspens.	(Schering)	Di-Adreson-F aquosum	(Organon)
Scherisolon-Suspens.	(Schering)	Scherisolon solubile	(Schering)
Scherofluron-Suspens.	(Schering)	Solu-Decortin H	(Merck)
Decortin-H-Suspens.	(Merck)	Solu-Fortecortin	(Merck)
Hydro-Adreson-Suspens.	(Organon)		
Di-Adreson-F-Suspens.	(Organon)		
Ultracortenol	(Ciba)		
Hydrocortancyl-Suspens.	(Roussel)		

eines antiflammatorischen, antiallergischen bzw. antitoxischen *pharmakodynamischen Effekts* ausgeübt. Das bedeutet einen nicht ungefährlichen Eingriff, der via Hypophyse (Bremsung der ACTH-Produktion) die Nebennierenrinde zur Atrophie und die endogene Corticosteroidbildung bis auf eine der ACTH-Steuerung nicht unterliegende basale Restproduktion zum Erliegen bringt. Die therapiebedingte Rindenfunktionsstörung, die schon durch relativ niedrige Dosen in wenigen Tagen zustande kommt, besteht in den ersten 2—3 Tagen nach Absetzen der Behandlung in absoluter Nichtansprechbarkeit und danach noch bis zu 90 Tagen in stark vermindertem Ansprechen, wobei die einem eigenen Regulationssystem unterliegende Aldosteronproduktion nicht mit betroffen ist.

Das bedeutet in der ersten Phase bei hinzukommendem stress akute Lebensgefahr, aber auch in der zweiten Phase, falls sich der Steroidbedarf plötzlich erhöht, einen nicht ungefährlichen Mangel adaptiver Fähigkeit. Dieser Mangel ist zugleich auch der Grund dafür, daß durch Corticosteroide günstig beeinflußte, aber kausal nicht behobene Erkrankungen nunmehr rezidivieren, und zwar meist sogar in verstärkter Form. Das gilt nicht nur für die sogenannten Kollagenosen, die sich dabei möglicherweise auch noch qualitativ ausweiten, z.B. durch Übergang

Tabelle 6. *Indikationstabelle*

Vitale Indikation	Akuter Notstand	Schwere chronische Erkrankungen	Therapieresistente Erkrankungen	Lebensverlängerung bzw. Euthanasie
Pemphigus vulgaris [P. foliaceus, vegetans, erythematosus (Senear-Usher)] Parapemphigus (Alterspemphigus) *Dermatomyositis* (akute Form) Sklerodermia progressiva Lupus erythematodes acutus Lupus erythematodes chron. exacerbatus Periarteriitis nodosa Sclerema neonatorum	Schwere Arzneiexantheme (Salvarsan-, Gold-Dermatitis in Kombination mit BAL) Schwere Kontakt-Dermatitiden und Kontakt-Ekzeme, ausgedehnte, stark pruriginöse konstitutionelle Ekzeme (kurzfristig!) Stevens-Johnson-Syndrom (insbesondere bei Kindern bzw. bei Augenbeteiligung) Schwere Aphthosis Verbrennungen in Schockphase (kein ACTH!) Waterhouse-Friedrichsen-Syndrom (infektiös-toxische Purpura) Gangränöse Purpura Postoperative Gangrän Pyoderma gangraenosum Stark neuralgischer Herpes zoster und Zoster ophthalmicus	*Dermatitis exfoliativa Wilson-Brocq* *Sekundäre Erythrodermien* (Ekzem, Psoriasis und andere) Erythrodermia ichthyosiformis Prämykotische Mycosis fungoides *Psoriasis arthropathica* (in erster Linie akutere Fälle) *Psoriasis pustulosa* Morbus Boeck (in Kombination mit Tuberkulostatica) vor allem im akuten Stadium, bei Augenbeteiligung und im Kindesalter Lepra-Reaktion Lepra der Augen Morbus Letterer-Siwe, Morbus Hand-Schüller-Christian Eosinophiles Granulom der Knochen	Panniculitis nodularis non suppurativa (Pfeifer-Weber) Christian) Parapsoriasis varioliformis acuta Generalisiertes Granuloma annulare Lichen ruber exanthematicus Lokal therapieresistente Psoriasis vulgaris Purpura Schoenlein-Henoch und verwandte Affektionen Idiopathische u. Begleit-Thrombopenien Thrombotische Thrombopenie Purpura hyperglobulinaemica? Purpura macroglobulinaemica (Waldenström)? Cheilitis granulomatosa(Miescher) Hydroa vacciniformia, Orchitis u. Epididymitis (zur Vermeidung der Infertilität) Adreno-genitales Syndrom („Adrenalektomie" durch Corticosteroide)	Maligne Tumoren Brustkrebs (Tumorbeeinflussung durch hormonale „Adrenalektomie") Reticulose, Reticulosarkomatose Lymphatische Leukämie Mycosis fungoides (Tumorstadium) [maximale Dosen!] Lymphogranulomatose

arthritischer Erscheinungen in Arteriitis bzw. Periarteriitis. Ich verweise auf die interessante Arbeit von GEYER aus der I. Medizinischen Universitätsklinik Wien zu diesem Problem.

Auch wir Dermatologen kennen die verstärkten Reaktionen mit Abwandlung des Bildes, z. B. bei progressiver Sklerodermie, bei Psoriasis (Übergang in exsudative bzw. pustulöse Form) und anderen Dermatosen. Ein vorsichtiges Ausschleichen der Corticosteroidbehandlung

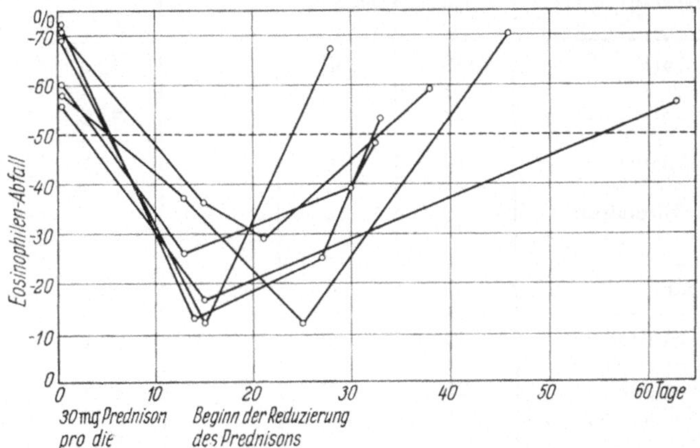

Abb. 3. Thorn-Teste von sechs Patienten eines mit Prednison behandelten Psoriatiker-Kollektivs

ist daher die wichtigste Voraussetzung für eine gewisse Dauerhaftigkeit des therapeutischen Erfolges. Es ist viel darüber diskutiert worden, ob zum Abschluß einer Corticosteroidbehandlung ACTH gegeben werden müsse. Bei langsamem Abbau mit schließlichem Übergang zu nur einmalig verabfolgter Tagesdosis, wie es von KIMMIG empfohlen wurde, ist nach unseren Erfahrungen eine ACTH-Stimulierung nicht notwendig. Die Thorn-Test-Ergebnisse — bezüglich der Durchführung sei auf meine Angaben auf dem Deutschen Dermatologen-Kongreß in Wien verwiesen — eines mit Prednison behandelten Psoriatiker-Kollektivs unserer Klinik beweisen das (Abb. 3).

Sicher haben wir es oft auch nicht mit therapiebedingten, die Hauterkrankung primär mit verursachenden oder zu ihr konsekutiv hinzukommenden und ihren Ablauf rückwirkend mit bestimmenden relativen Rindeninsuffizienzen zu tun. Ich habe das seinerzeit für die Psoriasis vulgaris geltend gemacht und von SCHREINER ist das neuerdings auf Grund eingehender Eosinophilen-Testungen mit ACTH und Cortison für die Mehrzahl der Neurodermitis-Fälle angenommen worden. Nach unseren Erfahrungen ist aber ganz allgemein bei entzündlichen Hauterkrankungen relativ häufig eine Herabsetzung der Ansprechbarkeit der Nebennierenrinde auf ACTH zu konstatieren. Dafür sprechen die

Ergebnisse der vor der Behandlung bei einer Reihe verschiedener Dermatosen systematisch durchgeführten Thorn-Teste (Tab. 7)[1].

Es lassen sich ja auch bei primären und sekundären Erythrodermien relativ oft mehr oder weniger deutliche Zeichen von Addisonismus fest-

Tabelle 7

Krankheit	Zahl der Fälle	Zahl der positiven Teste	Zahl der negativen Teste	Teste in %	
				positiv	negativ
Psoriasis vulgaris	179	130	49	72,6	27,4
Psoriasis arthropathica	18	15	3	83,3	16,6
Psoriasis n. Angina	16	10	6	62,5	37,5
Psoriasis (erythroderm. Form)	2	2	—		
Eczema vulgare	80	50	30	62,5	37,5
Eczema constitutionale	52	34	18	65,4	34,6
Pemphigus-Gruppe (P. vulg., foliac., veget.)	21	17	4	80,9	19,0
Dermatitis herpetif. Duhring	20	12	8	60,0	40,0
Parapemphigus	8	6	2	75,0	25,0
Lichen ruber planus	17	13	4	76,4	23,5
Lupus erythemat. chronicus	6	6	—		
Mycosis fungoides	3	3	—		
Erythrodermie (Wilson-Brocq)	3	1	2		
Dermatomyositis	3	—	3		

stellen (starke Pigmentierung, Hypotonie, Adynamie, Gastroenteritis, Lymphknotenhyperplasie und andere).

---

[1] Es handelt sich um ein Kollektiv, bei dem im Rahmen meiner Untersuchungen zum Thema Psoriasis und Nebennierenrinde der Thorn-Test in der Regel mehrfach kontrolliert wurde. Die Durchführung war einem Speziallaboratorium der Klinik übertragen und erfolgte bei absoluter Ruhigstellung des Patienten. Durch die von uns gewählte intravenöse Applikationsform des ACTH wurden durch unterschiedliche Resorption bedingte Fehler ausgeschaltet. Bei dieser Handhabung hat sich uns der Thorn-Test nun schon seit mehr als 5 Jahren als weitgehend zuverlässige und für eine rationelle Corticosteroidbehandlung unentbehrliche Methode zur Prüfung der Rindenfunktion erwiesen.

Zu beachten ist, daß schon geringfügige, physikalisch oder chemisch ausgelöste erythematöse Reaktionen imstande sind, die Rindenfunktion in Mitleidenschaft zu ziehen. Es sei auch auf die Häufigkeit negativer Thorn-Teste bei der Psoriasis acuta nach Angina verwiesen. Beeinträchtigung der Rindenfunktion und bakteriell-toxische Einwirkung auf die Haut dürften dabei zur Manifestation der psoriatischen Diathese Veranlassung geben. KIMMIG verordnet deswegen geringe ACTH- oder Prednisondosen unter antibiotischem Schutz, und zwar mit bestem Erfolg (zit. SCHREINER).

Es kommt eben darauf an, die Corticosteroid-Therapie *der Pathogenese entsprechend*, die, soweit möglich, jeweils zu analysieren ist, sinnvoll und nicht schematisch anzuwenden. Bei dermatologischen Affektionen, bei denen eine Rindenunterfunktion vorliegt — der Thorn-Test gibt ja weitgehend zuverlässige Auskunft darüber — ist eine substitutiv angepaßte Corticosteroidtherapie, nicht aber eine pharmakodynamische Intensivbehandlung zur schnellen Unterdrückung des Entzündungsprozesses erforderlich. Wir haben in solchen Fällen auch von vorsichtig gesteigerter ACTH-Behandlung (z.B. bei Psoriasis arthropathica, Erythrodermie) Gutes gesehen. Es trifft nicht zu, daß ein negativer Thorn-Test ACTH-Anwendung auf jeden Fall ausschließt. Bei akuter Gefahr, bzw. wenn schon mit stärkster Stimulation der Rinde zu rechnen ist (Verbrennungsschock!), wird allerdings nur substitutiv eingegriffen werden dürfen.

Mit Corticosteroiden ist beim *adrenogenitalen Syndrom*, dem eine wohl enzymatisch bedingte Störung der Glykocorticosteroid-Produktion zugrunde liegt, die so ausgeprägt ist, daß die dadurch hervorgerufene ACTH-Mehrproduktion nur mehr verstärkte Androgenausschüttung zur Folge hat, Normalisierung dieser Dysregulation zu erreichen, sofern es sich nur um Hyperplasie und nicht um einen Tumor der Rinde handelt. Dabei gehen auch die dermatologischen Symptome des Virilismus, Hypertrichosis und Acne, derentwegen oft zuerst der Hautarzt aufgesucht wird, recht gut zurück. Zur Klärung der Situation muß zunächst einmal geprüft werden, ob unter Cortisonbelastung die erhöhte 17-Ketosteroidausscheidung zurückgeht oder nicht, was für das Vorliegen eines Tumors sprechen würde und entsprechende therapeutische Konsequenzen hätte.

Von mehr theoretischem Interesse ist für den Dermatologen die Frage, ob die Corticosteroide Hautkrankheiten nur über den Gefäß-Bindegewebsapparat beeinflussen, oder ob auch an der *Epidermis* selbst ein unmittelbarer Effekt ausgelöst wird. In diesem Zusammenhang sind vor allem die tierexperimentellen Untersuchungen von STUDER, MIESCHER, JADASSOHN u. Mitarb., BERRES u. POLEMANN, RAHRIG u. a. zu nennen, die bei verschiedenen Tierarten den Einfluß auf ruhende und zur Proliferation gebrachte Epidermis geprüft haben. Die Ergebnisse waren bei Ratte, Meerschweinchen und Maus nicht einheitlich. HEITE u. ROMMEL

12*

stellten bei percutaner und subcutaner Anwendung von Hydrocortison auch bei Meerschweinchen eine antiacanthotische Wirkung fest, die von anderen Autoren nach parenteralen Cortison- bzw. ACTH-Injektionen vermißt worden war.

In der dermatologischen Literatur finden sich zahlreiche Hinweise auf eine *unterschiedliche Wirkung von ACTH und Corticosteroidpräparaten*. Das kann nicht überraschen, weil ACTH hinsichtlich seiner Wirksamkeit von dem Funktionszustand der Rinde und bei längerer Medikation auch von genügender Zufuhr von Vitamin C abhängig ist, und weil es nicht nur *ein* Corticosteroid, sondern ein möglicherweise oft recht verschiedenes „Rindensteroid-Spektrum" mobilisiert. Außerdem aber ist daran zu denken, daß es auch direkt an der Haut anzugreifen imstande ist.

Man hat namentlich in früheren Jahren nach intensiver ACTH-Behandlung erhebliche Pigmentierungen festgestellt und das als Folge starker Verunreinigung der Präparate mit dem melanocytenstimulieren-den Hormon (MSH) aufgefaßt. Neueste Untersuchungen (Harris u. Roos; Harris u. a.) haben aber ergeben, daß es auch selbst eine melano-cytenstimulierende Wirkung hat, da die für diesen Effekt erforderliche spezifische Aminosäurensequenz in dem N-terminalen Tridekapeptid-fragment des ACTH ebenfalls enthalten ist. Die melanocytenstimulierende Aktivität ist aber 100—200fach geringer als die des α- und β-MSH. Eine Pigmentbildung anregende Wirkung könnte bei der Therapie verschie-dener Dermatosen (z.B. Psoriasis vulgaris) eine nicht unwichtige Rolle spielen. Addison- und ACTH-Pigmentierungen werden durch Corti-costeroide zur Rückbildung gebracht. Uns gelang das jüngst auch bei einer ausgedehnten Melanodermitis toxica mit Prednison.

Es ist verschiedentlich von einer ACTH-Beeinflussung entzündlicher Hautreaktionen durch ACTH-Salben berichtet worden (Kalz u. Scott u. a.), neuerdings von Csoka u. Kelemen.

Mein Mitarbeiter Schwartze konnte in der Haut 8 Tage lang mit ACTH-Salbe behandelter Meerschweinchen gegenüber der nur mit der Salbengrundlage behandelten Kontrollstelle eine signifikante Aktivitäts-steigerung der Glycyl-l-Tyrosin-Dipeptidase feststellen. Die Unter-suchungen werden noch mit anderen Substraten ergänzt werden.

Und nun noch einige Ergänzungen zu den *wichtigsten Indikationen der Corticosteroidbehandlung!* Sie sind eingeengt durch gefährliche Neben-wirkungen, die sich allerdings durch geeignete Maßnahmen vorbeugend in gewissem Umfange vermeiden lassen: Tuberkulose- bzw. Infekt-aktivierung, oft in larvierter Form, profuse Blutungen bzw. Perforation von Ulcera ventriculi bzw. duodeni, verstärkte Neigung zu Thrombose und Embolie, diabetogener Effekt, Hypertension, Osteoporose, Ödem-bildung, Psychosen und andere. Salzarme Diät, Flüssigkeitsbeschränkung, fettarme, eiweißreiche Kost, eventuell Präventivbehandlung mit anabol wirkenden Steroiden, Verabfolgung antacider Präparate, gegebenenfalls Zugabe von Insulin, Antibiotica bzw. Tuberculostatica und andere sind geeignete bzw. notwendige Gegenmaßnahmen. Man war im Hinblick auf tierexperimentelle Ergebnisse (Fruchtschädigung) vielfach geneigt, die *Schwangerschaft* als Gegenindikation der Steroidbehandlung anzusehen. Es liegen inzwischen genügend klinische Erfahrungen vor, die die Gültigkeit der tierexperimentellen Ergebnisse beim Menschen nicht bestätigen, doch ist Vorsicht bezüglich der Anwendung sehr hoher Dosen im ersten Schwangerschaftstrimester geboten (HÜTER).

Den unbestritten größten Fortschritt hat die Corticosteroidbehandlung in unserem Fachgebiet hinsichtlich der *Pemphigusbehandlung* gebracht. War früher die Situation praktisch hoffnungslos, so ist es jetzt möglich, durch Dauermedikation das Leben um viele Jahre in gutem oder durchaus erträglichem Zustand zu verlängern. Entgegen einer verschiedentlich geäußerten Ansicht dürfte eine Rindeninsuffizienz beim Pemphigus pathogenetisch keine Rolle spielen. Gerade er verlangt sehr hohe Anfangsdosen (SULZBERGER, LEVER u. a.), wenn Blasenstop erzielt werden soll. Dabei pflegt es nach unseren Erfahrungen, sofern nur lange genug intensiv behandelt wurde, bei Absetzung nicht zu verstärkten Rezidiven wie bei anderen Dermatosen, sondern allenfalls nach mehr oder weniger langer Zeit zu abgeschwächten Rückfällen zu kommen. Ein sehr eindrucksvoller Fall der französischen Literatur wurde blasenfrei, nachdem es unter Moranyl zu einem Addison gekommen war. Dabei ist die Ansprechbarkeit der Rinde auf ACTH bei diesem so schweren Krankheitsbild entgegen aller Erwartung nach unseren jahrelangen Testerfahrungen primär überraschend gut. Es ist auch zu beachten, daß sich gerade auch der Pemphigus hinsichtlich des Schwangerschaftseinflusses ganz wesentlich von anderen, auf Rindentherapie gut ansprechende Erkrankungen (chronische Polyarthritis, Psoriasis vulgaris, Morbus Boeck und andere) unterscheidet. Es wäre möglich, daß für den therapeutischen Erfolg weniger der antiinflammatorische pharmakodynamische Effekt, als die Unterdrückung einer qualitativen, nicht quantitativen Fehlleistung der Rinde maßgebend ist. Diese Frage bedarf allerdings noch sehr eingehender steroidchemischer Bearbeitung. Unter der ACTH- und Corticosteroidbehandlung kommt es zu einer Abwandlung des Krankheitsbildes in Richtung Dermatitis herpetiformis (kleinere blasige Elemente, eventuell Gruppierung, Juckreiz). Es ist darauf schon vereinzelt hingewiesen worden (ITO u. INABO; GRÜNEBERG; SEMMOLA). Dabei bleibt der histologische Charakter der Veränderungen (abgesehen von quantitativer Abschwächung) erhalten (intraepidermaler Blasensitz, ballonierende Degeneration), wandelt sich also nicht in gleicher Richtung ab. KAMINSKY u. Mitarb. sprechen von Umwandlung des üblichen Bildes in den Typ Pemphigus Senear-Usher (TAPPEINER).

Daß Schleimhauterscheinungen besonders schwer zu beeinflussen sind, dürfte hinreichend bekannt sein. Das gilt auch für den benignen Schleimhaut-Pemphigus.

Der *Parapemphigus* rechtfertigt, da es sich bei an sich günstigerer Prognose um meist ältere und dadurch gefährdete Kranke handelt, den massiven Corticosteroideinsatz des echten Pemphigus nicht, bei der *Dermatitis herpetiformis* kommt er noch weniger in Frage, weil chemotherapeutisch (Sulfapyridin, Germanin und andere) etwas zu erreichen ist und die Corticosteroide allenfalls zusätzlich benötigt werden. Sie kann nach Schreiner als durch ACTH besser beeinflußbar gelten, ist aber, da es sich relativ häufig um eine Deuteropathie handelt, hinsichtlich therapeutischer Aussichten nicht zuverlässig zu beurteilen.

Bei *Herpes gestationis* ist eine Rindentherapie unbedingt zu empfehlen, bei der *Epidermolysis bullosa hereditaria* dagegen kaum ein lohnender Effekt zu erwarten (Lewis u. Mitarb.; Pierini u. Mosto; Hadida u. Mitarb.; Timsit u. a.).

Die Frage der Corticosteroidtherapie des Pemphigus und verwandter Affektionen ist nunmehr soweit abgeschlossen, daß bezüglich weiterer Einzelheiten auf den Ergebnisbericht von Schreiner und die neuesten Lehrbücher verwiesen werden kann. Ich möchte abschließend nur noch betonen, daß die Dauermedikation des echten Pemphigus, für die sich Prednison und Prednisolon sehr gut eignen, im Interesse möglichst geringer Gefährdung nicht auf völlige Erscheinungsfreiheit abgestellt werden sollte.

Auch bezüglich der *Kollagenosen* ist beriets eine abschließende Beurteilung möglich. Noch am günstigsten schneiden hier wohl *Dermatomyositis* und *progressive Sklerodermien* ab, und zwar um so besser, je akuter die Erscheinungen sind. Bei der Dermatomyositis muß nach Schuermann u. Hornstein hoch genug dosiert und lange genug behandelt werden, aber auch dann stände „Heilung" „völligem Versagen" gegenüber. Das kann im Hinblick darauf, daß es sich auch bei der Dermatomyositis gar nicht so selten um Zweiterkrankung handelt, nicht überraschen. Die progressive Sklerodermie läßt sich mit Corticosteroiden zweifellos etwas besser als mit anderen Behandlungsmethoden beeinflussen. Korting empfiehlt aber — nach unseren Erfahrungen zu recht — große Zurückhaltung und Vorsicht (schwache Dosierung!) zur Vermeidung fibrinoid-nekrotisierender Krankheitsumwandlung. Auf jeden Fall läßt sich die Progredienz aufhalten. Man hat das Auftreten von Nierengefäßveränderungen mit der Hormontherapie ursächlich in Beziehung bringen wollen. Hannigan u. Mitarb. haben bezüglich eines eigenen Falles dieser Auffassung nicht zustimmen können. Bei der *Sclerodermia circumscripta* wenden wir Corticosteroide nicht an, beim *Scleroedema adultorum* ist kaum ein Erfolg zu erwarten, während das *Scleroderma neonatorum* gut anzusprechen pflegt (KORTING: derzeit Methode der Wahl).

Während in der Tübinger Klinik die Mehrzahl der Dermatomyositis-Kranken auf Prednison und ACTH recht prompt ansprachen und unter Umständen mit geringer Erhaltungsdosis über Monate erscheinungsarm blieben, war dies bei keinem Kranken mit *akutem Erythematodes* der Fall (KORTING). Es wird deshalb nur eine diskontinuierliche Anwendung zur Überbrückung von Notfallssituationen empfohlen. Dagegen wurde von internistischer Seite (SCHOEN) die dramatische Wirkung von ACTH, Cortison, Prednison bzw. Prednisolon besonders in den akuten Phasen des Lupus erythematodes acutus und der Periarteriitis nodosa den, wenn überhaupt nachweisbaren, nur geringen Erfolgen bei der Dermatomyositis und progressiven Sklerodermie gegenübergestellt. Die therapeutisch-prognostische „Rangliste" fällt also recht verschieden aus.

Auf jeden Fall haben sich die Erfolge beim akuten Erythematodes seit der Einführung von Prednison und Prednisolon gebessert (BOLLET u. Mitarb. u. a.). Von 14 Kranken, die von älteren Steroiden auf Triamcinolon umgestellt wurden, reagierten 7 besser auf dieses Präparat (DUBOIS). Die Entwicklung der Steroidtherapie wird aber wohl kaum dazu führen, daß die Prognose des akuten Erythematodes und der anderen Kollagenosen sich allgemein wesentlich ändert. Die besondere Gefährdung der von akutem Lupus erythematodes Befallenen durch eine Schwangerschaft läßt sich durch Corticosteroidtherapie meist ausgleichen. Es liegen Berichte über einen im wesentlichen ungestörten Graviditätsverlauf mit Geburt gesunder Kinder vor (ARJE u. Mitarb.; DEGOS u. Mitarb.; CRAPS u. a.). Bei der *Periarteriitis nodosa* und anderen allergisch-hyperergischen Gefäßerkrankungen vermag nur eine langfristige, durch intermittierend gegebene Prednison-Prednisolon-Stöße ausreichend dosierte Behandlung die am Gefäßsystem angreifende Noxe in ihrer Auswirkung abzufangen (FREYSCHMIDT). Dabei ist zu bedenken, daß gerade das Auftreten dieser Erkrankung verschiedentlich nach langer Corticosteroidbehandlung aus anderen Gründen beobachtet wurde.

Die *Erythrodermien* sind naturgemäß recht unterschiedlich zu beurteilen, aber sicher sind die Erfolge der Corticosteroidbehandlung beim Wilson-Brocq, bei ekzematösen, psoriatischen und auch arzneimittelbedingten Erythrodermien, sofern nur die Noxe ausgeschaltet bzw. für ihre Ausschwemmung gesorgt wird (BAL), recht gut. Daß hier besonders mit der Notwendigkeit einer *substitutiv* gestalteten Steroidtherapie gerechnet werden muß und demgemäß im Interesse der Beständigkeit des therapeutischen Erfolges pharmakodynamische Schnelleffekte besser zu vermeiden sind, wurde bereits erwähnt. Erythrodermien spezifischer Art (Reticulose, lymphatische Leukämie, Mycosis fungoides und andere) müssen im allgemeinen wesentlich höher dosiert behandelt werden, während die bei diesen Erkrankungen auftretenden unspezifischen erythrodermischen Reaktionen möglicherweise auch auf eine schwächere Dosierung ansprechen.

In diesem Zusammenhang sei auf günstige Berichte über die Beeinflussung der *Erythrodermia ichthyosiformis congenitalis* hingewiesen (Jablonska u. Mitarb. [bullöse Form]; Jaeger u. Mitarb.; Essigke).

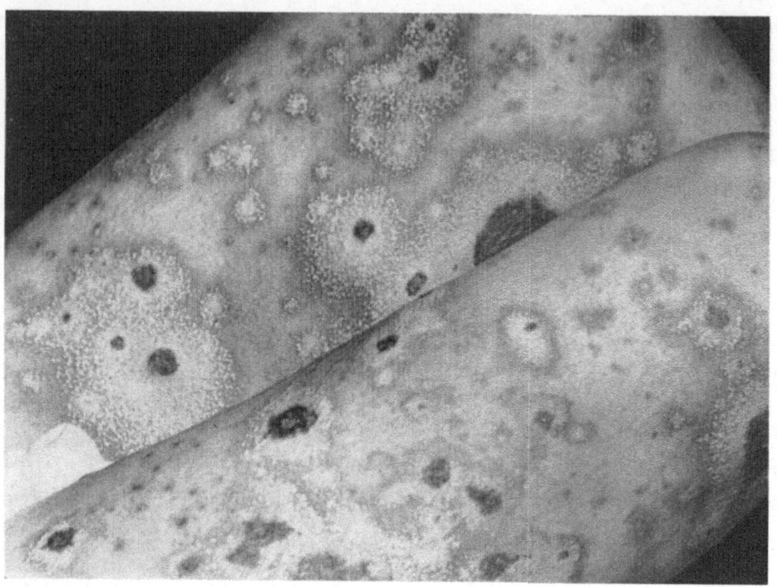

Abb. 4. Psoriasis pustulosa zu Beginn der Behandlung

Hanssler erzielte bei Ichthyosis congenita gravis durch konsequente längerdauernde Cortisonbehandlung völlige Abheilung.

Selbstverständlich ist die vulgäre *Psoriasis* keine Indikation für die Anwendung hochwirksamer Corticosteroidpräparate, obwohl sich in einem ungewöhnlich hohen Prozentsatz der Fälle rasche Abheilung erzielen läßt. Schon nach Absetzen treten sofort Rückfälle ein. Außerdem sind die Nebenwirkungen bei der erforderlichen Dosierung zu stark (Greenlee u. Epstein [viermal 4 mg Triamcinolon pro die: neun von zwölf Fällen nach 4 Wochen fast völlig abgeheilt], Lofferer u. Plasun [16—32 mg Triamcinolon pro die: bei 22 von 27 Fällen überzeugender therapeutischer Effekt], Walch [12—16 mg Triamcinolon pro die: bei zehn von zwölf Fällen schlagartiger Rückgang. Erhaltungsdosis 2 bis 8 mg] und andere). Braun-Falco, der bei 17 mehr akuten Psoriasisfällen mit Triamcinolon innerhalb von 2—3 Wochen teilweise sehr weitgehende Rückbildung erzielen konnte, stellte histochemisch als einen

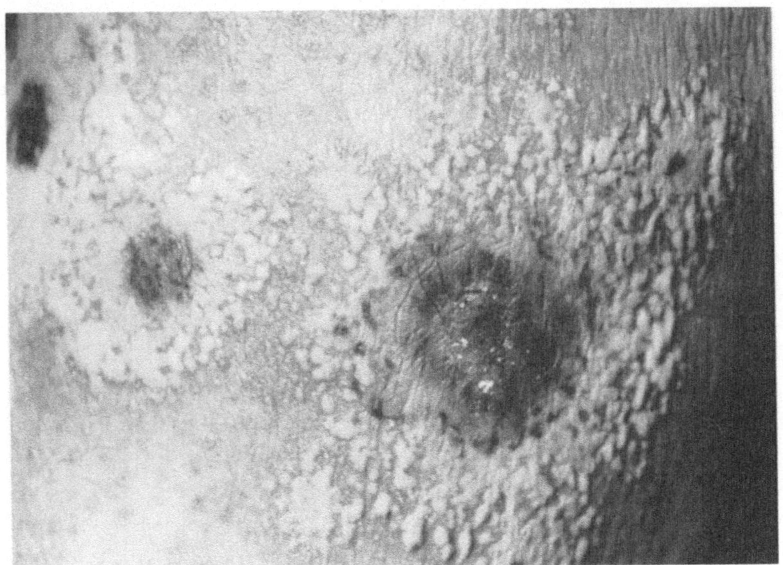

Abb. 5. Einzelherde

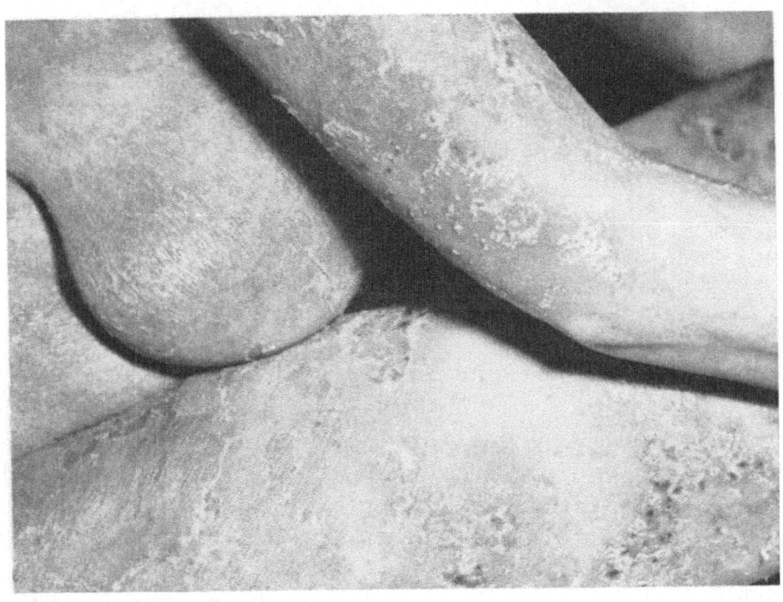

Abb. 6. In Abheilung

der eindrucksvollsten Befunde den schnellen Wiederaufbau der subcornealen Intermediärzone (Barriere) fest.

Gut ist die Wirkung der Corticosteroide bei der *Psoriasis pustulosa* und der *Psoriasis arthropathica*, die nach unseren Erfahrungen hinsichtlich der Rezidivneigung der Gelenkerscheinungen wesentlich günstiger als die chronische Polyarthritis abzuschneiden pflegt. Aber es kommt

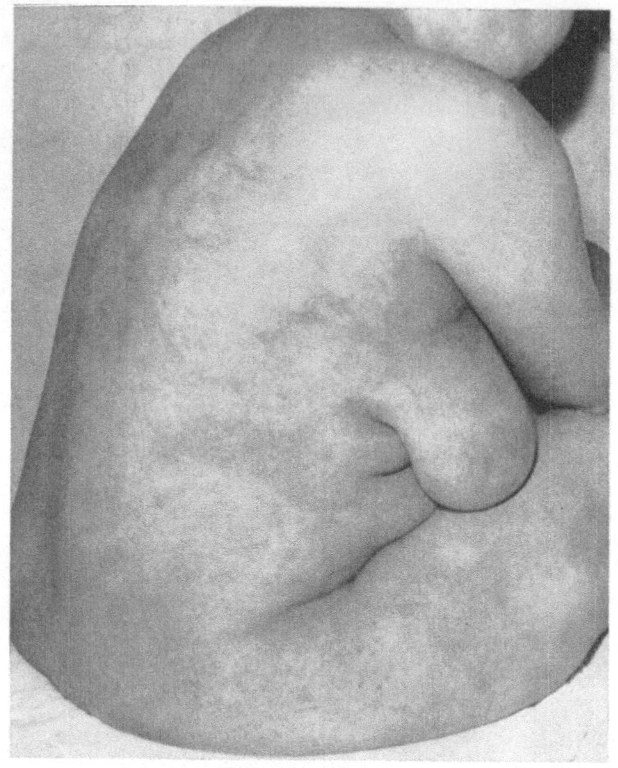

Abb. 7. Vorübergehende völlige Abheilung (Erhaltungsdosis 20 mg Prednison)

darauf an, vorsichtig tastend die für den einzelnen Fall geeignete Dosierung zu ermitteln. Auch hier sollte unbedingt auf Schnelleffekte verzichtet werden. Die etwas schlechtere Beeinflußbarkeit chronischer Fälle entspricht der Feststellung, daß die antiinflammatorische Wirkung der Corticosteroide ganz allgemein vor allem bei akuten Entzündungsvorgängen zur Geltung kommt (Abb. 4—7).

Wir sahen eine Ps. pustulosa arthropathica, die erst beim Abbau einer anderwärts über mehrere Monate durchgeführte Prednisonkur pustulös geworden war und dann bei wesentlicher Erhöhung der Dosis zur Abheilung kam. Unter einer relativ hohen Erhaltungsdosis kam es schließlich zu einer tödlichen Komplikation (Perforation eines tuberkulösen Darmgeschwürs). Nach unseren Erfahrungen ist die *Akrodermatitis continua suppurativa* (HALLOPEAU) der Corticosteroidtherapie gegenüber fast völlig refraktär.

Bezüglich der Wirkung der Corticosteroide bei *allergischen Vorgängen* liegen zahlreiche, recht widerspruchsvolle Ergebnisse vor. Immerhin sieht man jetzt etwas klarer. Wohl scheinen sie durch Hemmung der phagocytierenden Tätigkeit mesenchymaler Phagocyten, Involution der Plasmazellen und des lymphatischen Gewebes, also durch Beeinflussung der

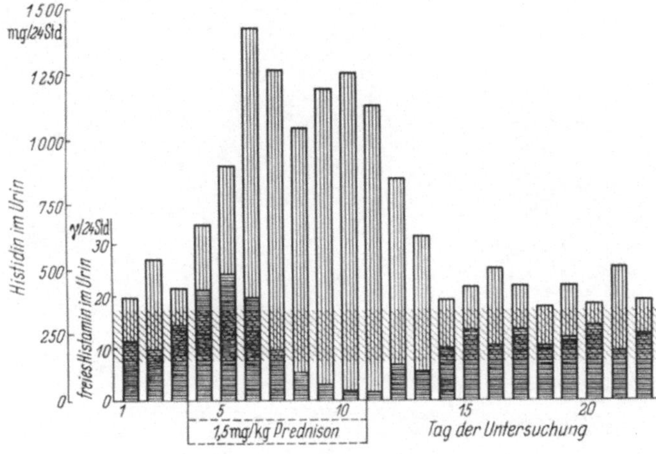

Abb. 8. (Nach DIECKHOFF)

für die Antikörperproduktion wichtigen Zellelemente, deren Bildung in gewissem Umfange dämpfen zu können. Diese Wirkung dürfte aber größenordnungsmäßig ganz zurücktreten gegenüber einer Hemmung der Biosynthese von Histamin aus Histidin, das vermehrt ausgeschieden wird (Abb. 8), und einer starken Herabsetzung der Reaktionsfähigkeit des mesenchymalen Gewebes, so daß die Auswirkungen der Antigen-Antikörperreaktion dadurch aufgehoben oder doch wesentlich abgeschwächt werden.

Auch die *epidermalen Testreaktionen* lassen sich bei geeigneter Dosierung völlig aufheben, sie flammen aber nach Absetzen des Corticosteroids wieder auf, und zwar besonders stark, wenn an anderer Stelle das Antigen erneut appliziert wird. Wird ihr Auftreten von vornherein verhindert, kommen sie nach Beendigung der hormonalen Beeinflussung doch noch mehr oder weniger deutlich zum Vorschein. Natürlich sind die Ergebnisse auch von der Dauer der Behandlung abhängig. Die Unterdrückung ekzematöser Reaktionen durch Corticosteroide entspricht also keineswegs dem soliden Effekt der üblichen Behandlungsmethoden. Mit feuchten Umschlägen oder indifferenten Salben werden sie vielleicht etwas langsamer, aber, wenn weitere Irritation unterbleibt, auch definitiv zur Rückbildung gebracht.

Die größte Gefahr beim Ekzem besteht aber zweifellos darin, daß die scheinbare Vereinfachung der Therapie dazu verleitet, auf exakte ursächliche Analysierung zu verzichten und durch Dauermedikation eines bequem anwendbaren Präparates unter Umständen schweren Schaden

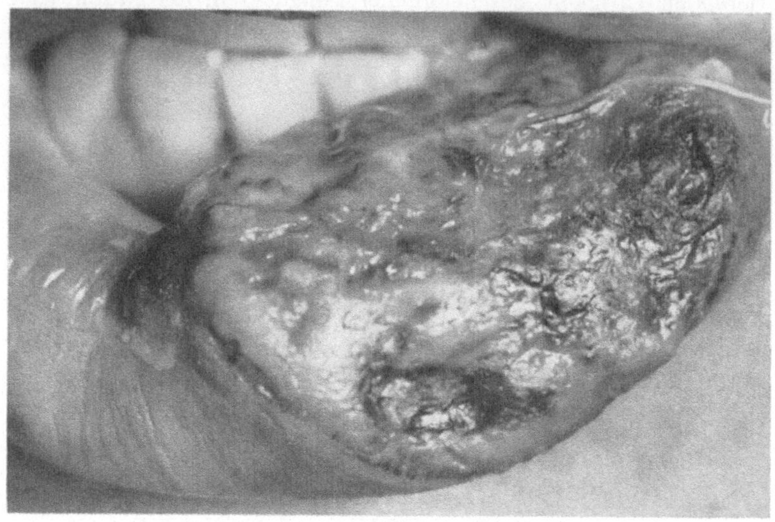

Abb. 9. Syphilitischer Primäreffekt der Unterlippe

anzurichten. Das gilt auch für die *chronische Urticaria*. Nur bei schweren Ekzemen in kritischer Situation ist ein kurzfristiger Einsatz von Corticosteroiden gerechtfertigt, zumal ja bei allzu abruptem Absetzen mit verstärkten Rückfällen zu rechnen ist.

Die Corticosteroide haben auch eine *antitoxische Wirkung*, die in Ergänzung antibiotischer Behandlung bei schweren Infektionen ausgenutzt wird. Dazu ist auch im dermatologischen Bereich Gelegenheit gegeben. So kann bei schweren, nekrotisierenden infektiösen Prozessen, die antibiotisch nicht zu beherrschen sind — sie dürften nur zum Teil einer Hyperergie entsprechen —, ein Versuch mit Prednison oder einem anderen Steroid die entscheidende Wendung bringen. Schuermann u. Hornstein haben das bei einer *pcstoperativen progressiven Gangrän*, einem meist unaufhaltsam um sich greifenden jauchigen Prozeß, der selbst mit höchsten Dosen breit wirkender Antibiotica nicht beeinflußt wird, feststellen können. Sie gaben viermal 5 mg Prednison peroral und weiter dreistündlich je 5 mg für weitere 5 Tage, vom 4. Tag an Achromycin und dann Erythromycin dazu und reduzierten vom 6. Tag an die Prednisonmenge. Dabei kam es zu rascher Abheilung.

Auch ist verschiedentlich über gute Erfolge mit Corticosteroiden bei *gangränösen Pyodermien* berichtet worden (BLUEFARB u. Mitarb.; MICHEL u. PELLERET; CALDWELL; BECKE u. ROSE u. a.).

Wir hatten durch Zufall Gelegenheit, uns an einem großen *Unterlippen-Schanker* mit sehr starker Schwellung der Umgebung und der regionären Lymphknoten von einer schlagartig einsetzenden, doch wohl anti-

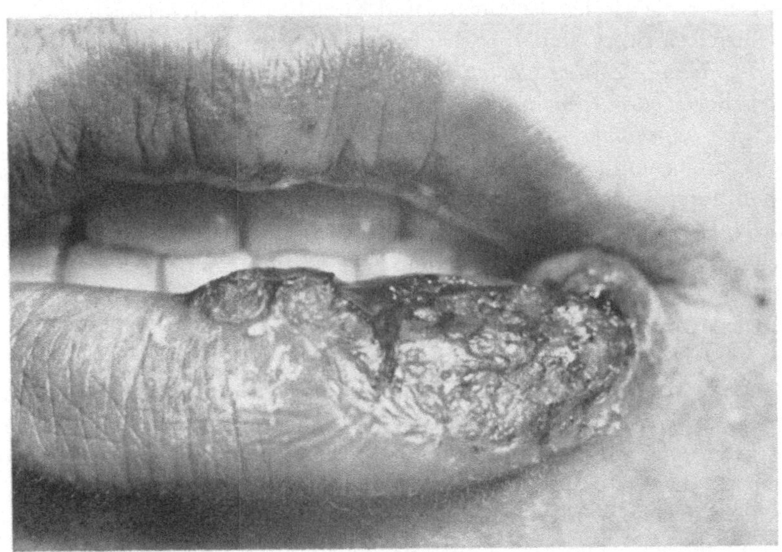

Abb. 10. Sofortige Abschwellung innerhalb 48 Std unter Prednison (30 mg pro die)

toxischen Prednisonwirkung zu überzeugen. Schon nach 2 Tagen — inzwischen erfolgte die Klärung der Diagnose — war ein wesentlicher Rückgang festzustellen (Abb. 9 und 10).

Bei einer Patientin mit einem *hämorrhagisch-nekrotischen nodösen Bakterid*, das auf antibiotische Therapie nicht recht ansprach, wirkte Prednison ebenfalls vorzüglich. Dagegen sahen wir bei einer *Panniculitis* nach vergeblicher Behandlung mit verschiedenen Antibiotica unter ACTH vorübergehend ein septisches Bild entstehen. In der Literatur finden sich recht unterschiedliche Angaben über die Wirksamkeit der Corticosteroide bei dieser Erkrankung.

Zum Abschluß noch einige Bemerkungen zu den übrigen in den Tabellen genannten Indikationen! Die auch dem Dermatologen vielfach zufallende Purpura-Form, die *Purpura Schoenlein-Henoch* (bzw. verwandte Bilder) wird hinsichtlich der Erfolge der Corticosteroidbehandlung sehr verschieden beurteilt. Positiver bzw. zurückhaltend positiver Beurteilung (z. B. in einer neueren internistischen Arbeit [FLEISCHHACKER]) und auch im dermatologischen Schrifttum stehen, insbesondere von pädiatrischer Seite, völlig negative Urteile gegenüber. So haben Dieckhoff u. Theile insgesamt gesehen weder den Verlauf, noch Rezidive und vor allem nicht das Auftreten einer Glomerulonephritis verhindern können. Inwieweit die *thrombotische Thrombocytopenie* und andere Formen der *Thrombopenien* mit mehr oder weniger Aussicht auf Erfolg einer Corticosteroidbehandlung unterzogen werden können, muß internistisch-pädiatrischer Erfahrung und Entscheidung überlassen bleiben.

Beachtenswert sind die Erfolgsberichte beim *Morbus Letterer-Siwe*, *Morbus Hand-Schüller-Christian* und *Eosinophilen Granulom der Knochen*. Auch bei *Hydroa vacciniformia* sind gute Resultate erzielt worden. Die *Cheilitis granulomatosa* (Miescher) läßt sich nach unseren Erfahrungen recht gut beeinflussen, und eine Corticosteroidbehandlung bzw. -Zusatzbehandlung von *Mumps-Orchitis* und *Orchitiden* bzw. *Epididymitiden anderer Art* ist im Interesse verbesserter Chancen für die Erhaltung bzw. Sicherung der Fertilität auf jeden Fall sinnvoll und wird von uns seit Jahren — eindrucksmäßig mit gutem Erfolg — durchgeführt.

Der Dermatologe hat auch früher schon unbewußt Rindentherapie betrieben (Eigen- und Fremdbluttherapie, Reizkörpertherapie und andere als stress wirkende Methoden). Inzwischen ist auch die cortisonartige bzw. corticosteroideinsparende Wirkung so mancher Medikamente bestätigt oder doch wahrscheinlich gemacht worden (Salicylsäure, Aspirin, Insulin, INH, Vitamin D und andere). Man sollte sich dieser doch wesentlich weniger gefährlichen Methoden stets erinnern, statt sich als „moderner" Therapeut auf eine leicht allzu intensiv wirkende, die Ausgleichsmechanismen des Organismus überfordernde und darum gefahrenbelastete Hormontherapie von unzweifelhaft großem Wert *routinemäßig* einzustellen.

Literatur

Aaron, J.-N., I. Kantor and H. Stromeyer: A. M. A. Arch. Derm. **77**, 576 (1958).

Anselmino, K. J., Fr. Hoffmann u. L. Herold: Klin. Wschr. **1933**, 1944; **1934**, 209.

Arje, S. L., and K. B. Bachman: Obstet. Gynec. **1954**, 524.

Asboe-Hansen, G., u. H. Brodthagen: Acta derm.-venereol. (Stockh.) **36**, 213 (1956).

Becke, R. F. A., and T. F. Rose: Med. J. Aust. **46**, 633 (1959); ref. Zbl. Haut- u. Geschl.-Kr. **105**, 116 (1960).

Beiglböck, W.: Wien. med. Wschr. **1959**, 585.

Berres, H. H., u. G. Polemann: Z. Haut- u. Geschl.-Kr. **14**, 194 (1953).

Bluefarb, S. M., and H. H. Rodin: A. M. A. Arch. Derm. Syph. **71**, 750 (1955).

Bollet, A. J., St. Segal and J. J. Bunim: J. Amer. med. Ass. **159**, 1501 (1955).

Braun-Falco, O.: Derm. Wschr. **137**, 97 (1958).

Braun-Falco, O.: Acta histochem. (Jena) **8**, 350 (1959).

Burckhardt, W.: Hautarzt **1959**, 42.

Caldwell, I.: Brit. J. Derm. **67**, 315 (1955).

Cerutti, P.: Minerva med. (Torino) **50**, 917 (1959); ref. Zbl. Haut- u. Geschl.-Kr. **104**, 155 (1959).

COLLIP, ANDERSON u. THOMPSON; zit. nach ANSELMINO, HOFFMANN u. HEROLD: Klin. Wschr. **1934**, 209.

CORNBLEET, TH., u. S. BARSKY: Derm. Wschr. **137**, 90 (1958).

CRAPS, L.: Arch. belges. Derm. **15**, 182 (1959).

CRIEP, L. H.: J. Allergy **37**, 220 (1956).

CROWE, F. W., T. B. FITZPATRIK, S. A. WALKER and R. OLSON:J. invest. Derm. **31**, 297 (1958).

CSOKA, J., u. Z. S. KELEMEN: Z. Haut- u. Geschl.-Kr. **27**, 322 (1959).

DEGOS, R., J. DELORT et R. LABET: Bull. Soc. franç. Derm. Syph. **61**, 337 (1954).

DIECKHOFF, J., u. L. THEILE: Allergie u. Asthma **5**, 245 (1959).

DOMONKOS, A. N.: A. M. A. Arch. Derm. Syph. **75**, 461 (1957).

DUBOIS, E. L.: J. Amer. med. Ass. **167**, 1590 (1958).

ESSIGKE, G.: Ärztl. Wschr. **1958**, 534.

FABRY jr., H.: Z. Haut- u. Geschl.-Kr. **23**, 118 (1957).

FEINBERG, S. M., A. R. FEINBERG and E. W. FISHERMAN: J. Amer. med. Ass. **167**, 58 (1958).

FLEISCHHACKER, H.: Regensburger Jb. ärztl. Fortbild. **1959**, 348.

FRANK, L., C. STRITZLER and J. KAUFMAN: A. M. A. Arch. Derm. Syph. **71**, 117 (1955).

FREYSCHMIDT, P.: Med. Welt **1960**, 251.

GEYER, G.: Dtsch. Arch. klin. Med. **205**, 84 (1958).

GOLDBERG, L. C.: Antibiot. Med. **5**, 372 (1958).

GRÄSSER, F.: Hautarzt **1955**, 241.

GREENLEE, M. R., and W. L. EPSTEIN: A. M. A. Arch. Derm. Syph. **79**, 350 (1959).

GRÜNEBERG, TH.: Klin. Wschr. **1933**, 1908.

GRÜNEBERG, TH.: Arch. Derm. Syph. (Berl.) **172**, 45 (1934); **173**, 1 (1935); **175**, 638 (1937).

GRÜNEBERG, TH.: Zur Hormonbehandlung des Pemphigus. In: W. GERTLER: Neuere Ergebnisse auf dem Gebiet der praktischen Dermatologie. Berlin: Verlag VEB Volk u. Gesundheit 1957.

HADIDA, E., et ED. TIMSIT: Bull. Soc. franç. Derm. Syph. **63**, 41 (1956).

HALTER, K., u. P. SCHÄFER: Z. Haut- u. Geschl.-Kr. **23**, 193 (1957).

HANNIGAN, CH. A., M. HOPKINS-HANNIGAN and E. L. SCOTT: Amer. J. Med. **20**, 793 (1956).

HARRIS, J. I., and P. ROOS: Biochem. J. **71**, 434, 445 (1959).

HARRIS, J. I.: Biochem. J. **71**, 451 (1959).

HANSSLER, H.: Dtsch. med. Wschr. **1957**, 1733.

HEITE, H. J., u. F. ROMMEL: Derm. Wschr. **138**, 1005 (1958).

HEWITT, J., P. RICHON, J. J. MEYER et P. DESVIGNES: Bull. Soc. franç. Derm. Syph. **63**, 140 (1956).

HEWITT, J., L. RICHON, J. J. MEYER DE SCHMID et P. DESVIGNES: Bull. Soc. franç. Derm. Syph. **65**, 594 (1958).

HÜTER, K. A.: Dtsch. med. Wschr. **1959**, 2153.

INMAN, P.: Brit. J. Derm. **71**, 211 (1959).

ITO, K., u. K. INABO: Bull. Pharmaceut. Res. Inst. (Osaka) **7**, 40 (1954); ref. Zbl. Haut- u. Geschl.-Kr. **94**, 97 (1956).

JABLONSKA, S., E. SIDI, G. R. MELKI et M. HINCKY: Bull. Soc. franç. Derm. Syph. **62**, 316 (1955).

JADASSOHN, W., R. PAILLARD u. R. BRUN: Experimentelles zur Frage der Wirkung von Hormonen auf die Haut. In R. SCHUPPLI: Aktuelle Probleme der Dermatologie. Basel, New York: S. Karger 1959.

JAEGER, H., J. DELACRÉTAZ et H. CHAPIUS: Dermatologica (Basel) **110**, 377 (1955).

JUNG-GRIMM, H.: Derm. Wschr. **138**, 1189 (1958).

KALKOFF, K. W., u. E. MACHER: Hautarzt **1958**, 441.

KALZ, F., and A. SCOTT: A. M. A. Arch. Derm. Syph. **73**, 355 (1956).

KALZ, F., and A. SCOTT: J. invest. Derm. **26**, 165 (1956).

KAMINSKY, A., L. JAIMOVICH u. F. J. BOSQ: Hautarzt **1960**, 77.

KANEE, B.: Canad. med. Ass. J. **79**, 748 (1958).

KANOF, B., and S. BLAU: A. M. A. Arch. Derm. Syph. **80**, 198 (1959).

KELLING, H. W., u. H. HOLZMANN: Z. Haut- u. Geschl.-Kr. **28**, 59 (1960).

KENDALL, P. H., and M. F. HART: Brit. med. J. **1959**, 682.

KIMMIG, J.: zit. nach SCHREINER: Zbl. Haut- u. Geschl.-Kr. **104**, 89 (1959).

KLÄRNER, CH.: Ärztl. Wschr. **1955**, 513.

KLINGMÜLLER, G., u. E. REEH: Arch. klin. exp. Derm. **201**, 574 (1955).

KOCZOREK, KH. R., J. K. G. RIECKER, M. EICKE u. H. P. WOLFF: Dtsch. med.
Wschr. **1959**, 1134.

KORTING, G. W.: Medizinische **1958**, 969.

KORTING, G. W.: Zbl. Haut- u. Geschl.-Kr. **96**, 76 (1956).

KORTING, G. W., H. HOLZMANN u. K. KÜHN: Arch. klin. exp. Derm. **209**, 288
(1959).

LAPIÈRE, S.: Hautarzt **1958**, 145.

LEVER, W. F.: Fortschritte in der Diagnose und Behandlung des Pemphigus. In:
MARCHIONINI, A.: Fortschritte der praktischen Dermatologie und Venerologie,
Bd. II, S. 118 (1955).

LEWIS, I. C., E. M. STEVEN and J. FARQUHAR: Arch. Dis. Child. **30**, 277 (1955); ref.
Zbl. Haut- u. Geschl.-Kr. **94**, 319 (1956).

LINDEMAYR, W.: Wien. klin. Wschr. **1956**, 997; **1958**, 666.

LOFFERER, O., u. R. PLASUN: Derm. Wschr. **140**, 750 (1959)

LÜTZENKIRCHEN, A.: Arch. Derm. Syph. (Berl.) **195**, 459 (1953).

LÜTZENKIRCHEN, A.: Med. Klin. **1903**, 318; **1958**, 2080.

LYNDIAN, K.: Münch. med. Wschr. **1957**, 487.

MALKINSON, F. D.: Derm. Wschr. **137**, 92 (1958).

MALKINSON, F. D., and E. H. FERGUSON: J. invest. Derm. **25**, 281 (1955).

MEYHÖFER, W.: Derm. Wschr. **136**, 1153 (1957).

MEYHÖFER, W.: Z. Haut- u. Geschl.-Kr. **17**, 362 (1954).

MICHEL, P.-J., et J. PELLERET: Bull. Soc. franç. Derm. Syph. **63**, 241 (1956).

MIESCHER, G.: Bull. Schweiz. Akad. med. Wiss. **8**, 80 (1952).

MONTAGNANI, A.: Dermatologica (Basel) **1958**, 244.

NASEMANN, TH., u. H.-C. STURDE: Therapiewoche **1954**, 39.

OBERSTE-LEHN, H.: Zbl. Haut- u. Geschl.-Kr. **95**, 174 (1956).

PEISER, B., u. H. WEYER: Dtsch. med. J. **1956**, 495.

PIERINI, D. O., y S. J. MOSTO: Arch. argent. Derm. **5**, 167 (1955); ref. Zbl. Haut- u.
Geschl.-Kr. **94**, 319 (1956).

RAHRIG, H.: Dissertation „Über die Beeinflussung des Akanthose-Testes durch das
adrenocorticotrope Hypophysenvorderlappenhormon (ACTH)" Halle 1958.

REIN, R., and E. L. BODIAN: A. M. A. Arch. Derm. Syph. **73**, 378 (1956).

REIN, CH. R., P. FLEISCHMAJER and A. L. ROSENTHAL: J. Amer. med. Ass. **165**,
1821 (1957).

RIEHL jr., G.: Arch. Derm. Syph. (Berl.) **177**, 252 (1938).

RISSE-SUNDERMANN, A.: Dtsch. med. Wschr. **1960**, 584.

ROBINSON jr., H. M.: Therapiewoche **1955**, 630.

ROBINSON jr., H. M.: J. Amer. med. Ass. **158**, 473 (1955).

ROBINSON, H. M. jr., and R. C. V. ROBINSON: J. Amer. med. Ass. **155**, 1213 (1954).

SCOTT, A., and F. KALZ: J. invest. Derm. **26**, 149 (1956).

SCHNEIDER, W.: Dtsch. med. Wschr. **1959**, 2219.

Schoen, R.: Münch. med. Wschr. **1958**, 1409.

Schoog-Lützenkirchen, A.: Münch. med. Wschr. **1958**, 1974.

Schreiner, H. E.: Ergebnisbericht Zbl. Haut- u. Geschl.-Kr. **104**, 89 (1959).

Scnreiner, H. E.: Hautarzt **1960**, 113.

Schuermann, H., u. O. Hornstein: Chirurg **1959**, 371.

Schuermann, H., u. O. Hornstein: Dermatomyositis (Polymyositis). In: Gottron-Schönfeld: Dermatologie u. Venerologie, Bd. II/1. Stuttgart: Verlag Georg Thieme 1958.

Semmola, L.: Rass. Derm. Sif. **9**, 381 (1956).

Sevin, W., u. R. Ledig: Z. Haut- u. Geschl.-Kr. **19**, 265 (1959); **22**, 177 (1957).

Shelley, W. B., J. S. Harun and D. M. Pillsbury: J. Amer. med. Ass. **167**, 959 (1958).

Sidi, E., J. Bourgeois-Spinasse et A. Reinberg: Presse méd. **1956**, 964.

Siebert, G.: Medizinische **1959**, 1621.

Smith, C. C., and A. P. Rosenberg: J. invest. Derm. **25**, 67 (1955).

Smith jr., J. G., R. J. Zawisza and H. Blank: A. M. A. Arch. Derm. Syph. **78**, 643 (1958).

Studer, A.: Z. ges. exp. Med. **121**, 410 (1953).

Studer, A., u. J. R. Frey: Dermatologica (Basel) **104**, 578 (1952).

Sulzberger, M. B.: Über die Anwendung von ACTH und Cortison in der Dermatologie. In: Marchionini, A.: Fortschritte der praktischen Dermatologie u. Venerologie, II. Band, 114. Berlin, Göttingen, Heidelberg: Springer 1955.

Sulzberger, M. B., u. V. H. Witten: Derm. Wschr. **137**, 89 (1958).

Swingle, W. W., and J. J. Pfiffner: Amer. J. Physiol. **96**, 153, 180 (1931).

Tappeiner, S.: Wien. klin. Wschr. **1954**, 237.

Tappeiner, J., u. P. Wodniansky: Klin. Med. (Wien) **1956**, 271.

Thaddea, S.: Die Nebennierenrindeninsuffizienz und ihr Formenkreis. Stuttgart: Verlag Ferdinand Enke 1941.

Tilling, W.: Münch. med. Wschr. **1959**, 2362.

Tommasi, V.: Dermatologica (Napoli) **8**, 229 (1957).

Wagner, W.: Münch. med. Wschr. **1959**, 2153.

Walch, J.: Dermatologica (Basel) **118**, 244 (1959).

Weyer, H.: Z. Haut- u. Geschl.-Kr. **25**, 78 (1958).

Zeisel, H., O. Hornstein u. K. Schmidt: Dtsch. med. Wschr. **1956**, 1011, 1016.

Zierz, P., u. W. Kiessling: Z. Haut- u. Geschl.-Kr. **26**, 39 (1958).

Zierz, P., u. W. Kiessling: Derm. Wschr. **141**, 130 (1960).

Zina, G., e G. Bonu: Minerva med. (Torino) **50**, 921 (1959).

20. H. E. Bock-Marburg: Nebenwirkungen der Therapie mit Nebennierenrindenhormonen. Mit 24 Textabbildungen.

Solange die Entkoppelung von glucotrop-metabolen und antientzündlichen Steroidwirkungen sowie die Entflechtung von Entzündungshemmung und Infektions-, Osteoporose- und Ulcusbegünstigung nicht weitergetrieben sind, solange auch die Bremswirkung der Corticoidtherapie auf den Hypophysenvorderlappen mit all ihren Auswirkungen (auch auf Schilddrüse, Gonaden usw.) nicht besser dosierbar und der jeweilige Grad der exogen induzierten, endogen bewirkten Nebennierenrindeninaktivität am Krankenbett nicht einfacher und zuverlässiger abschätzbar sind, werden wir mit unerwünschten Nebenwirkungen zu rechnen haben, da sich Krankheit und Therapie auf gleitend veränderlichem Terrain abspielen.

Die therapeutischen Erfolge mit Nebennierenrindensteroiden (NNRST) grenzen an das kaum Erhoffbare, müssen aber oft teuer erkauft werden.

Bei einer akuten Leukose (46jährige Patientin) konnten wir zwar vier Remissionen von 169, 134, 101 und 24 Tagen und insgesamt eine

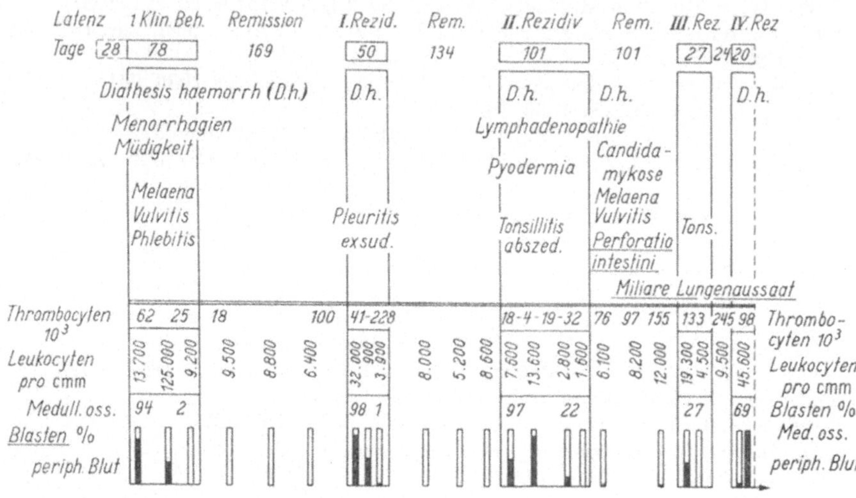

Abb. 1. Ja. A. ♀ 46 J. akute Leukose

Laufzeit von 2 Jahren erreichen, aber die Kranke mußte in dieser Zeit Phlebitis, Pleuritis exsudativa, Pyodermien, Candidamykose, nekrotisierende Vulvitis und Perforation mehrerer Intestinalgeschwüre, schließlich sogar eine Miliartuberkulose bewältigen (Abb. 1).

Abb. 2 zeigt unsere eigenen, mit den sogenannten „alten" Steroiden (Cortison, Hydrocortison, Predniso[lo]n) einerseits, mit den neuen Steroiden (Triamzinolon, 6-Methylprednisolon, Dexamethason) andererseits, in 139 bzw. 101 Behandlungsperioden beobachteten Nebenwirkungen. Unerwünschte Nebenwirkungen, wie Blutdruckanstieg, thromboembolische Komplikationen, psychische Alterationen haben wir mit den neuen Steroiden seltener erlebt. Auch Gewichtsanstieg ist leichter zu vermeiden, dagegen sahen wir von den vegetativen und mikrozirkulatorischen Reaktionen (Flushbildung, Schweißausbrüche, Erythema, Mikroblutungen, Unruhe) nicht weniger, sondern im Gegenteil mehr als mit den alten Steroiden. Gastrointestinale Beschwerden (nicht Ulcera!) wurden merkwürdigerweise auch unter den neueren Steroiden häufig gesehen. Osteoporose und Muskeleinschmelzung werden uns später noch beschäftigen.

Überschätzen wir solche Zahlen nicht! Beobachtungsgabe, Beobachtungsrichtung und Beobachtungsgründlichkeit sind sehr verschieden. Oft sind auch die Beobachtungszeiten für das neueste Präparat zu kurz im Vergleich zu den längeren früheren Beobachtungsperioden, so daß bei der Begrenztheit des Überblicks, den der Einzelne gewinnen kann, je nach der zu vorsichtig oder zu dreist gewählten Dosierung manche Nebenwirkung in schiefem Lichte erscheint. Die Feststellung

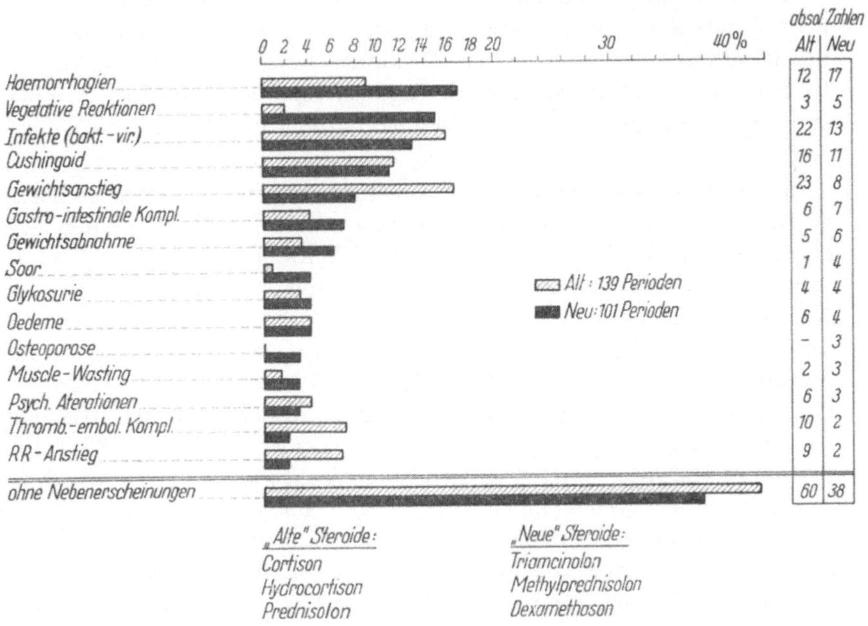

Abb. 2. Nebenerscheinungen unter Steroidtherapie

von Nebenwirkungen ist auch psychologisch mitbedingt. Je länger die Steroidentwicklung geht, um so mehr hat man gelernt, auf Nebenwirkungen zu achten. Wenn mir heute ein neues Präparat angeboten wird, so interessiert mich besonders die Nebenwirkungsquote, um an ihr abzuschätzen, ob sich ein Steroidwechsel lohnt. Es ist auch ein Unterschied in der Häufigkeit und Art der Nebenwirkungen nach dem Krankengut verschiedener Fachkliniken feststellbar, nach stationärer und ambulanter Therapie und auch danach, ob Menschen zum ersten Mal ein NNR-Steroid bekommen oder ob chronisch Kranke — wie z. B. Rheumatiker mit primär chronischer Polyarthritis (p. ch. P.) — über Jahre in wechselnder Aufeinanderfolge mit jeweils neuen Steroiden behandelt wurden.

Es ist bekannt, daß im Falle einer Wirkungsabschwächung von Rindensteroiden bei protrahierten oder wiederholten Kuren der Übergang auf ein neues Steroid mitunter wieder einen therapeutischen Effekt erkennen läßt. Darum ist auch der Stand-

13*

punkt von Dameshek, der bei Blutkrankheiten nur ein Standardcorticoid, Prednison, kennt, nicht ohne Einschränkung zu teilen. Auch ich empfehle dem Praktiker, sich möglichst auf ein Standardsteroid, ich würde zu Prednisolon raten, einzustellen und nur in Ausnahmefällen davon abzuweichen, wenn entsprechende Kontraindikationen gegeben sind, z.B. Verdacht auf Ulcusbildung, zu große Körperfülle, unangenehme psychische Auswirkungen des Prednisolons. 6-Methylprednisolon kann bei Hämolysezuständen z.B. erfolgreicher sein als Prednisolon, wie wir bei lymphatischer Leukämie sahen.

Bei den schmerzhaften oder gefährlichen Leiden, die mit Steroiden behandelt werden, steht meist nur ein kleiner Teil der tatsächlich Behandelten zu einer verläßlichen Wirkungs- und Nebenwirkungsauswertung im Sinne Martinis zur Verfügung; man ist dann auf Sammelstatistiken angewiesen, deren Ergebnisse in vieler Beziehung zweifelhaft sind.

Es wird im folgenden *nicht* auf Nebenwirkungen bei der *Substitutionstherapie* endokriner Mangelerkrankungen mit NNR-Hormonen eingegangen. Es werden auch nicht die Nebenwirkungen von *Mineralocorticoiden* wie Aldosteron, Corticosteron und die mineralocorticoiden Nebenwirkungen von ACTH, Cortison, Hydrocortison dargestellt. Es werden auch nicht die Nebenwirkungen bei örtlicher Therapie mit Steroidinjektionen oder Salben behandelt, zumal Allgemeinwirkungen nur von ungewöhnlich großen Dosen von Hydrocortison bei intra- oder paraartikulärer Gabe und von Fluoroprednisolon bei großflächiger Salbenanwendung erwartet werden könnten. Auch allergische Reaktionen, wie sie — selten — einem ungenügend gereinigten ACTH, oder — häufiger — dem Depot-Stoff zuzuschreiben sind und bei örtlicher NNR-Steroidsalbenanwendung auch durch Methylcellulose als Trägersubstanz bewirkt sein können, interessieren in unserem Zusammenhang nicht.

Zu den *Nebenwirkungen* der Steroidtherapie mit NNRST darf nicht nur gerechnet werden, was *unmittelbare* Folge ist, sondern auch das, was durch die obligate Koppelung mit Antibioticaprophylaxe oder -therapie *mittelbar* resultiert. Das dermatologische Beobachtungsgut von Gibbs u. Sulzberger läßt ohne Steroide und ohne Antibioticabehandlung 2,6%, mit Antibioticatherapie allein 7,3% Staphylokokkeninfekte erkennen, während bei Steroidbehandlung allein 11,9% und bei Steroid- plus prophylaktischer Antibioticagabe sogar 45,1% *Staphylokokkeninfekte* bemerkt wurden. Wir sehen bei der Therapie akuter Leukosen, wo wir lange Zeit sehr hoch dosieren, die Entwicklung bakterieller Resistenzen gegen verschiedene Antibiotica, wir sehen tiefgreifend veränderte Floren und, da die Steroide ihrerseits eine mykosefördende Wirkung haben, Summationseffekte, die als schwere mittelbare Steroidnebenwirkung bekannt und beachtet sein müssen.

Daß *Unterschiede* in den Nebenwirkungen von Präparat zu Präparat und von Mensch zu Mensch, von Krankheit zu Krankheit vorkommen, wird verständlich, wenn wir die Abb. 3 beachten. Zufuhr (Eigenproduktion und Fremdzufuhr), Bindungsverhältnisse und Blutspiegel, Metabolisierung in Leber und Geweben, vor allem am Verbrauchsort, und schließlich Ausscheidungsgröße (Nierenfunktion!) sind wichtige — variable — Größen. Die Glucocorticoide werden im allgemeinen an α-Globulin „Transcortin" gebunden transportiert (nur bei großem Überfluß wird Albuminbindung möglich). Man glaubt, daß es sich beim transcortingebundenen Steroid um eine inaktive zirkulierende Steroidreserve handelt, während das ungebundene Steroid leicht in den extracellulären Raum und in die Organe abströmt. Die Verbrauchsgröße in den Geweben kann wechseln. Hyperthyreose und Hypoglykämie bewirken einen außerordentlich gesteigerten Verbrauch, in ruhenden Geweben ist er kleiner als „vor Ort" bei Entzündung. Die Stoffwechselung der Steroide in der Leber ist bei intakter oder geschädigter Leber sehr verschieden. Unterschiede in der Metabolisierung von Dexamethason und Prednisolon sind bekannt geworden.

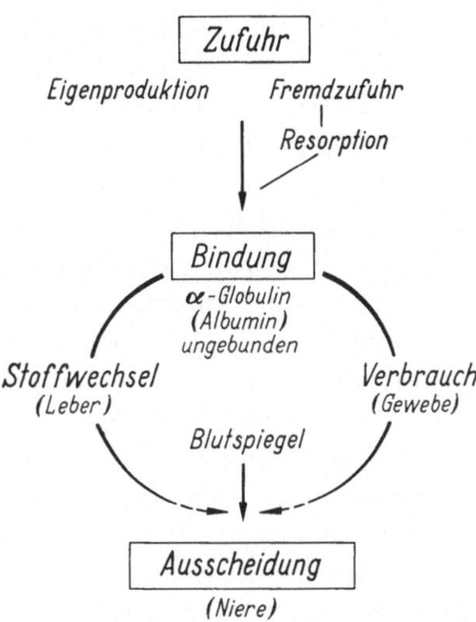

Abb. 3. Unterschiede der NNR Steroidnebenerscheinungen sind abhängig von Zufuhr, Bindung, Metabolisierung, Verbrauch und Ausscheidung

Da es nicht nur vermeidbare, sondern auch unvermeidbare NNR-Steroidnebenwirkungen gibt, müssen gewisse Voraussetzungen der *Pharmakotherapie mit Steroiden*, die oft mit weit über der Steroidproduktion eines Gesunden liegenden Dosen arbeitet, daher die Hypophyse

Tabelle 1. *NNR-Steroid-Nebenwirkungen*
vermeidbar — unvermeidbar, a) medikamenteigentümlich, b) krankheitseigentümlich, c) konstellationseigentümlich

1. *Indikation* falsch
  a) falsche Diagnose
  b) oberflächliche Zustandsdiagnose
  c) ungenügende Bedeutungsdiagnose
2. *Dosierung*
  a) zu hoch
  b) zu lange
	3. *Überwachung* mangelhaft
	  maskierende Therapie
	  demaskierende Therapie
	4. *Absetzmodus* fehlerhaft
	5. *Steroidauswahl* falsch
	6. *Steroidzufuhrform* unzweckmäßig

blockiert und die Nebennieren inaktiviert, stets gegenwärtig sein (siehe Referat WEISSBECKER). Bei *Auftreten von Nebenwirkungen* sollte man sich 1. fragen: War die *Indikation* falsch, infolge falscher Krankheitsdiagnose, zu oberflächlicher Zustandsdiagnose oder ungenügender Bedeutungsdiagnostik? 2. War die gewählte *Dosis* zu hoch oder wurde sie zu lange gegeben. Eine gute Faustregel lautet: Bei Langzeitbehandlung halte man sich möglichst unterhalb der Cushingoidschwellendosis, d. h. möglichst unterhalb von 10 mg Prednisolon, 8 mg Triamzinolon oder 2 mg Dexamethason innerhalb von 24 Std. Eine zweite Regel lautet: Man überprüfe immer wieder, ob wirklich eine Langzeitbehandlung erforderlich ist, und wenn ja, ob nicht durch Kombination mit anderen Heilmitteln Steroid eingespart werden kann. Bei Auftreten von NNR-Steroidnebenwirkungen frage man sich 3., war die *Überwachung* genügend sorgfältig? Man bedenke dabei, daß die NNR-Steroidtherapie ebenso eine maskierende ist, die große Perforationen von Intestinalorganen, Blutungen, Peritonitiden bis zur Unerkennbarkeit abschwächen kann, daß NNR-Steroidtherapie aber auch eine demaskierende Behandlungsform ist, die ruhende Infekte aufflackern und sich verbreiten läßt, z.B. Miliartuberkulose. Besondere Sorgfalt ist Nebenhöhlenaffektionen, Pyelonephritis, Cholecystitis und Cholangitis, Appendicitis, Bronchiektasen, Empyemresthöhlen, Herdinfektionen der Zähne, Prostatitis, alten Verwundungen, Knochenherden usw. zuzuwenden. 4. Werden Nebenwirkungen oft durch fehlerhaften *Absetzmodus* herbeigeführt? Eine nur zehntägige Behandlung mit insgesamt 100, höchstens 200 mg Prednisolon bedarf nicht unbedingt einer ACTH-Abschlußgabe, obwohl eine solche nach eigenen Erfahrungen mit 3×40 E Depot-ACTH nicht schadet (falls es sich nicht um Kranke mit drohender oder manifester kardialer Dekompensation handelt), dagegen sollte eine Steroidtherapie, die länger als 14 Tage gedauert hat, nach ganz langsamer, ausschleichender Drosselung der Steroiddosen mit abschließenden ACTH-Gaben beendet werden. Es ist eine Frage, ob die wichtigen Untersuchungen von KRACHT an Tieren auch beim Menschen wirklich eine ACTH-Abschlußgabe überflüssig machen. Ödemzustände und Kreislaufüberfüllungssymptome, sowie Ödembildung nach Abschluß einer Steroidtherapie kommen auch ohne ACTH-Gabe vor. Wir sahen einen solchen Rebound-Effekt mit leichtem Lungenödem nach Dexamethason und hätten die Erscheinungen, falls ACTH gegeben wäre, sicher darauf bezogen. ACTH macht eine Stimulierung der Gesamtnebennierenrinde, also auch des Corticosterons und des Cortisols (Hydrocortison), die selbst — wie Cortison — eine beträchtliche mineralocorticoide Wirkung entfalten. 5. Muß bei Nebenwirkungen gefragt werden, ob die *Steroidauswahl* falsch war? Eine allgemeine Regel lautet, daß übergewichtige Menschen mit zuviel Appetit am besten Triamzinolon bekommen, während Menschen, deren Appetit und Gewicht man zu steigern wünscht, am besten Prednisolon oder Dexamethason bekommen. Menschen, deren Psyche man möglichst wenig zu tangieren wünscht, gebe man Triamzinolon oder

6-Methylprednisolon, Menschen, deren Optimismus und Euphorie man anregen will, gebe man Prednisolon oder Dexamethason. Einen Hypophysenvorderlappenhemmeffekt haben alle NNR-Steroide, vielleicht ist er am stärksten beim Dexamethason. Dem Dexamethason sollen auch besondere anti-ödematöse Wirkungen eigen sein. Bei der Verhinderung von Spontanhypoglykämien scheint Prednison besser als Dexamethason und viel besser als 6-Methylprednisolon geeignet. Hypoglykämiesymptome sind oft noch vor dem Blutzuckeranstieg beseitigt (FRAWLEY). Bei Acnebildung ist 6-Methylprednisolon, bei Psoriasis Triamzinolon zu bevorzugen, wenn — aus zumeist anderen Krankheitsgründen eine NNR-Steroidtherapie angezeigt ist. Triamzinolon ist ungeeignet, wenn die Patienten konsumierende Krankheiten haben; das sogenannte Muskelschwundsyndrom vorwiegend im Beckenbereich, am Quadriceps femoris und am Ileopsoas (Treppensteigen!), „muscle-wasting", kann aber auch bei anderen Steroiden beobachtet werden. Die abnorm starke calciummobilisierende und -ausscheidende Wirkung des Dexamethasons, die bei Hypercalcämiezuständen (z. B. Morbus Boeck) gern therapeutisch ausgenutzt wird, ist bei kleiner Dosierung anscheinend nicht stärker als bei den anderen Steroiden; bei der Notwendigkeit hoher Steroidgaben über lange Zeit sollte primär kein Dexamethason gegeben werden, vor allem nicht bei älteren oder unbeweglichen Kranken mit Osteoporosetendenz.

6. Können Nebenwirkungen durch unzweckmäßige *Steroidzufuhrform* bedingt sein. Wo nur ein Gelenk entzündet ist, ist es ausreichend, Hydrocortisan lokal zu injizieren, ohne den ganzen Körper zu überschwemmen. Die i.v. Dosierung von Prednisolon (Ampullen zu 25 mg), von 6-Methylprednisolon (Ampullen zu 20 mg) und Dexamethason (Ampullen zu 4 mg) verführt leicht zu abnorm hohen Tagesdosen. Dosen von 3 oder 4 × 25 mg Prednisolon sind berechtigt bei akuten Notfallsituationen (Maximalstress, Schock, thyreotoxe Krise) oder aus vitaler Indikation (z. B. bei manchen schwersten Allgemeinintoxikationen oder — sogar — Infektionen, z. B. wie Meningitis). Sie sind als protrahierte Gaben aber völlig überflüssig und gefährlich. Das i.v. Dexamethason hat sich meinem Oberarzt GROSS als weniger wirksam erwiesen als das dosisgleich peroral gegebene. — ACTH hat seine Indikation, wenn es sich darum handelt, die gesamte Nebenniere anzuregen, also bei Abschluß einer Behandlung oder bei Hypophyseninsuffizienz. ACTH ist kontraindiziert, wenn die Nebennierenrinde leistungsunfähig oder bereits maximal beansprucht ist. Am schnellsten wirkt in der akuten Notfallsituation des Schocks oder des Maximalstress aus theoretischen und praktischen Gründen Hydrocortison, praktisch reicht aber Prednisolon völlig aus. Man bedenke, daß im endogenen Rhythmus der Nebennierenhormonbildung — wie KÜHNAU soeben demonstriert hat — ab 3 Uhr nachts eine Mehrproduktion beginnt, die gegen 12 Uhr mittags wieder abzunehmen

pflegt. (Diese der natürlichen Wachheit und Müdigkeit etwa angepaßte, vielleicht auch von der Verbrauchsseite her gesteuerte Produktion kann unter mannigfachen pathologischen Umständen modifiziert sein.) Im allgemeinen ist es unzweckmäßig, über Nacht große Dosen zu geben. Man sollte sie mehr auf die ersten zwei Drittel des Tages konzentrieren.

Prednisolon, Triamzinolon, Dexamethason, 6-Methylprednisolon haben ihre Hauptwirkungen — nach einer aus didaktischen Gründen etwas zu prononcierten Einteilung —, als „Glucocorticoide" und nur

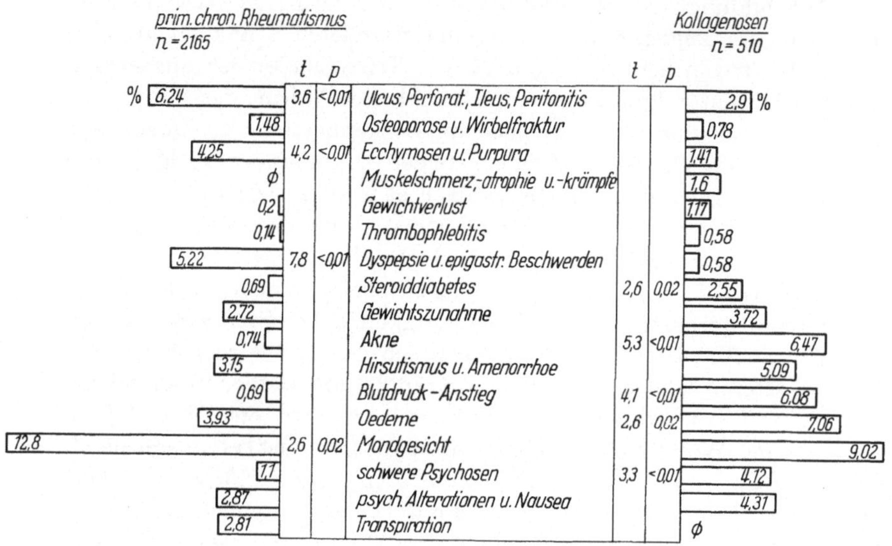

Abb. 4. Häufigkeit und statistische Signifikanz der Nebenerscheinungen bei rindensteroidbehandelten Rheumatikern und Kollagenosen

ganz geringfügige Nebenwirkungen auf dem Elektrolytgebiet wo die Mineralo- oder Halosteroide ausschließlich oder hauptsächlich wirken. Von diesen physiologischen Haupt- und Nebenwirkungen soll hier nicht die Rede sein, sondern von den im allgemeinen unerwünschten Nebenwirkungen der — heute mit dem Ziel antiphlogistischer, antiallergischer, antitoxischer Wirkung — in der Praxis verwendeten Glucocorticoide. Uns interessiert das, was dem Arzt beachtenswert, dem Patienten gefahrbringend ist. Es gibt unbedeutende und bedeutende, die Anglo-Amerikaner sprechen von minor- und major-Nebenwirkungen. Es gibt vermeidbare und unvermeidbare, sie können dem Überfluß oder dem Mangel an exo- oder endogenen Steroiden entstammen; besonders gefährlich ist das Vakuum nach (oder schon beim) Absetzen der NNRSt-Therapie. Stets sollte man sich fragen, ob die Nebenwirkungen ausschließlich oder überwiegend a) *medikamenten*eigentümlich, b) *krankheits*eigentümlich, c) *konstellations*-eigentümlich sind. Mein Vortrag soll die

Wichtigkeit konditionaler Momente, der Konstellation, für die Nebenwirkungen erkennen lassen. Daraus folgt zugleich, daß der Arzt sowohl in der Anamnese wie bei der Befunderhebung und im Verlauf auf das sorgfältigste untersuchen und beobachten muß. Eine eigene Literaturzusammenstellung von 2165 Fällen primär chronischer Polyarthritis und von 510 Kollagenosen (Abb. 4) läßt erkennen, daß Unterschiede in der Häufigkeit der Nebenwirkungen vorhanden sind. P. ch. P.-Kranke bekommen häufiger Mondgesicht, epigastrische, auch Ulcus-Komplikationen, Ekchymosen, Purpura, während Erythematodeskranke unter Behandlung mit

Tabelle 2. *Zeichen und Symptome bei Kranken mit primär-chronicher Polyarthritis (rheumathoid-arthritis) mit und ohne Hypercortisonismus*
SLOCUMB, C. H., et al.: Proc. Mayo Clin. **32**, 227 (1957)

	Rheumatische Arthritis		
	hormonale Therapie		nichthormonale Therapie %₀ bei 105 Patienten
	chronischer Hypercortisonismus %₀ bei 128 Patienten (Gruppe 3)	nichtchronischer Hypercortisonismus %₀ bei 166 Patienten (Gruppe 2)	(Gruppe 1)
L. E. Zellen im Blut	14	5	5
Fieber	42	41	33
Albuminurie	36	20	30
Reaktion auf Transfusion	35	7	9
Leukopenie	17	7	6
Encephalopathie	9	2	1
Phlebitis	8	4	2
Ecchymosen	13	3	0
Gelenkdestruktionen	72	44	44
Periphere Neuritis	2	0	0

verschiedenen Steroiden mehr Steroid-Diabetes, Acne, Blutdrucksteigerung, Ödeme und Psychosen aufweisen. Unter diesem Blickwinkel ist es besonders interessant, daß DUBOIS unter 6-Methylprednisolongaben bei 78 Erythematodesfällen weniger Acne, weniger Steroid-Diabetes und weniger Ödeme sah als unter anderer Prednisteroidmedikation. Im allgemeinen ist bisher wohl zu wenig darauf geachtet worden, welche Rolle Krankheit und Konstellation spielen, man hat zu sehr die Steroide allein angeschuldigt. Besonders bemerkenswert erscheint mir eine von SLOCUMB aufgestellte Tabelle (Tab. 2), die zeigt, daß primär chronische Polyarthritiker, die unter hormonaler Steroidtherapie einen chronischen Hypercortisonismus entwickeln, mehr LE-Zellphänomene, mehr

Leukopenien, mehr Ekchymosen, mehr Thrombophlebitiden, mehr Encephalopathien und Transfusionsreaktionen erkennen lassen als p. ch. P. ohne chronischen Hypercortisonismus (mit oder ohne Steroidtherapie). Diese zur allgemeinen Mesenchymreaktion hinneigende Tendenz scheint konstellationsbedingt zu sein. — Die Wichtigkeit der Konstellation zeigt sich bei dem nephrotischen Symptomenkomplex, bei dem wir einmal keine Steroidwirkung, manchmal eine direkte Steroidwirkung im Sinne der Diurese, manchmal aber auch erst einen post.

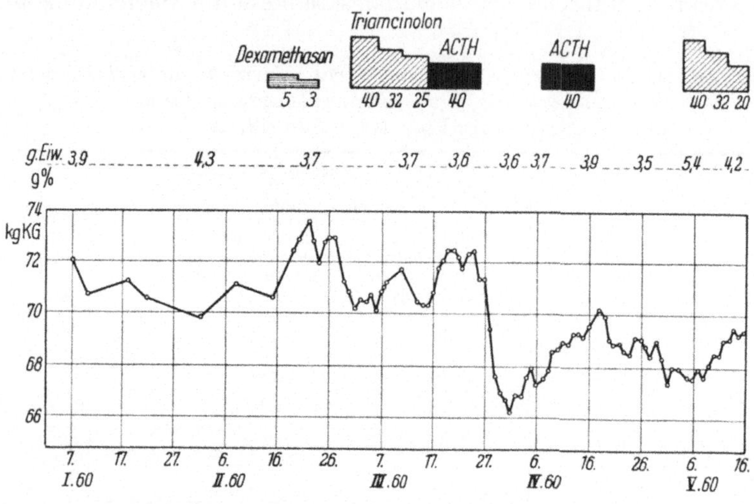

Abb. 5. Loch. J. 20 J. Diagnose: Nephrot. Syndrom

therapeutischen Effekt in Form einer Auslaß- oder „Entziehungsdiurese" sehen. Abb. 5 zeigt, daß Dexamethason durchaus nicht ödemausschwemmend wirkt, Triamzinolon einmal ausschwemmend, einmal retinierend, daß ACTH einmal typisch als starkes, das zweite Mal als schwaches Diureticum in der Entziehungsphase wirkt. Bei Nephrose- und bei Asthma-Kindern sei man mit Dauertherapien in hoher Dosierung sehr vorsichtig, weil ein Wachstumsstillstand eintreten kann (zum Glück wird er im allgemeinen nach Absetzen wieder aufgeholt). — Konstellationseigentümlichkeiten spielen wohl auch bei der nicht immer vorhersehbaren Beeinflussung des Haarwachstums durch Steroide eine Rolle. Im allgemeinen treten bei Langzeittherapien mit Prednisondosen von 10—15 mg Hirsutismus und diffuse Lanugobehaarung auf. Nach PERLOFF bewirken aber Dosen von 7,5—15 mg täglich bei primär vorhandenem Hirsutismus einen deutlichen Rückgang, wenn es sich um Menschen mit erhöhter Androgenproduktion, vor allem mit hohen C 19 O_2-Fraktionen handelt. Natürlich ist die Frage, wo hier die Grenze zwischen gesund und krank zu ziehen ist, berechtigt.

Magen-Darmulcera. Im allgemeinen rechnet man bei Erwachsenen mit 4—6% Ulcusvorkommen, nach Sektionsstatistiken bis zu 12%. Ein gleich hoher Prozentsatz von 12% wird von hochspezialisierten Gastroenterologen mit Hilfe klinischer und röntgenologischer Diagnostik gefunden. Frauen sind — mit 1,9% — weniger häufig befallen als Männer — mit 5,8% Ulcus-ventriculi-Bildung —. Eine summarische Statistik aus eigenen und Literaturangaben ergibt unter einer NNR-Steroidbehandlung etwa 13,5% Ulcusvorkommen. Ob primär chronische Rheumatiker mehr oder weniger zu Ulcus neigen als die Durchschnittsbevölkerung,

Tabelle 3. *Ergebnisse gastrointestinaler Röntgenkontrollen bei einer Gruppe Rheumatiker und Nichtrheumatiker*
Nach KAMERER, W. H., et al.: Arthritis Rheumat. 2, 122 (1958)

	Gesamt	Ulcusbildung		Lokalisation	
		Anzahl	%	Magen	Duodenum
Rheumatiker Corticosteroidtherapie	117	36	31	31	5 (2♂ 3♀)
Rheumatiker *keine* Corticosteroidtherapie	33	3	9	2	1
Nicht-Rheumatiker	37	2	5	2	0

Von 22 ♂ Rheumatikern entwickelten 6 = 27% ein pept. Ulcus.
Von 95 ♀ Rheumatikern entwickelten 30 = 32% ein pept. Ulcus.

wird verschieden beurteilt. Es gibt Literaturangaben über (eine allerdings verhältnismäßig kleine Anzahl!) 683 unbehandelte Rheumatiker mit nur 4,7% Ulcusbildung. Es gibt aber auch Untersuchungen von KAMERER, die bei Rheumatikern ohne Corticosteroidtherapie bereits 9% Ulcusbildung ergeben, bei Nichtrheumatikern nur 5%. Die Zahlen von 33 bzw. 37 Fällen sind für ein allgemein verbindliches Urteil wohl zu klein. Interessant ist aber, daß KAMERER unter 117 corticoidbehandelten Rheumatikern 31% mit Ulcusvorkommen hatte und daß Männer und Frauen etwa gleichhäufig betroffen waren (Tab. 3). Wenn die Zahlen unserer eigenen Zusammenstellung (1959) auch verhältnismäßig klein sind, so reichen sie doch wahrscheinlich aus, um zu zeigen, daß Triamzinolon und 6-Methylprednisolon betreffs Ulcusvorkommen günstiger abschneiden als die anderen Prednisteroide und ACTH plus Cortison. Das sind aber nur summarische statistische Ergebnisse, deren Verwertung im Einzelfall auch einmal enttäuschen kann. Hyperaciditätsbeschwerden können bei verschiedenen Patienten unter ganz verschiedenen Steroidpräparaten mehr oder weniger häufig auftreten. Wir müssen Individualtherapie betreiben. BOLAND sah unter striktem Ulcusregime fünf von sechs nach Dexamethasonbehandlung röntgenologisch festgestellten Ulcera ausheilen; beim 6. Patienten war ein präpylorisches Ulcus röntgenologisch zwar kleiner geworden, aber ein neues Duodenalulcus zusätzlich entstanden. Darauf angeordnete Umstellung auf Prednisolonbehandlung führte nach 8 Wochen zu keiner Heilung dieser beiden Ulcerationen. Ob man durch Antacidaverschreibung und Diätregelung die Ulcusgefahr ganz bannen kann, bleibt offen. Sicher sollte man Ulcuskandidaten oder Ulcusrekonvaleszenten nur unter dringenden Umständen — und stets mit besonderer Verordnung von Diät und Antacida — einer Steroidbehandlung unterziehen. Die Verantwortung des Arztes ist deswegen besonders groß, weil diese Ulcera im Falle der Blutung oder Perforation mitunter kaum klinische Erscheinungen machen. Jeder steroidbehandelte Patient sollte einen Ausweis bei sich tragen, auf dem Grundkrankheit, sowie Art und Form der Steroidbehandlung verzeichnet sind — denn jeder Zusatzstress (Trauma, Infektionskrankheit, Operation) erfordert nicht nur Weitergabe, sondern Dosiserhöhung! — Gastrointestinale Reaktionen auf Corticosteroide sind bei Kindern ungewöhnlich (GOLDMAN).

Perforationen sind auch bei *Colitis ulcerosa* zu fürchten, doch erinnere man sich, daß sie nicht nur steroid-, sondern auch überwiegend krankheitseigentümlich sind. In der Prästeroidära ergeben sich aus einer Sammelstatistik 5,3, aus einer speziellen Statistik 2,5% Colonperforationen, während in der Steroidära von PALMER u. KIRSNER nur 0,84% Colonperforationen gesehen wurden.

Tabelle 4. *Colonperforationen bei Colitis ulcerosa chron.*
Nach PALMER, W. L., and J. B. KIRSNER: Ann. N. Y. Acad. Sci. **82**, 924 (1959)

Prästeroidära			
1929—1951	Sammelstatistik	5,3%	1697 Behandelte
1930—1949	PALMER u. KIRSNER	2,5%	400 Behandelte
Steroidära			
1950—1957	einschließlich ACTH	0,84%	240 Behandelte

Steroid- *und* konstellationsabhängig ist offenbar die thromboembolische Komplikation, die als Hypothek auf mancher Steroidtherapie lastet, vor der auch die Verwendung der modernsten Steroide nicht schützt. Untersuchungen von RUSSEK u. ZOHMANN haben nahegelegt, daß Thromboembolien an Kreislaufkranken im Gegensatz zu den Verhältnissen bei Leukämien (GROSS u. LUDWIG) und bei Colitis ulcerosa (BOCK) nicht häufig eintreten. Neben Höhe und Dauer der Zufuhr spielen wohl die Begleiterscheinungen und entzündlichen Vorgänge der zugrundeliegenden Krankheit eine wesentliche Rolle.

Steroid-Diabetes. Konstellativ ist auch die diabetogene Wirkung der Glucocorticoide. Im allgemeinen ist die Insulinreserve selbst der diabetisch Belasteten so groß, daß bei mittlerer Dosierung ein Steroiddiabetes nicht zum Ausbruch kommt. Der Prädiabetiker bekommt eher Hyperglykämie und Glucosurie, manche Fälle bekommen nur eine herabgesetzte Nierenschwelle. Bei Hepatitisbehandlung sollen bis zu 13% Glucosurien unter Steroidtherapie auftreten.

Tabelle 5

Modif. nach: FRAWLEY, T. F., and Mitarb.: Ann. N. Y. Acad. Sci. 82, 868 (1959)

	KH-Potenz		Biologische Halbwertzeit min
	Tier	Mensch	
Hydrocortison	1	1	95—120
Prednisolon	3—5	4	177—200
6-Methylprednisolon	10—16	5	188
Triamzinolon	36	5	
Dexamethason	17	30	170—210

Tabelle 6

Nach PRAWLEY, KISTLER and SHELLEY: Ann. N. Y. Acad. Sci. 82, 868 (1959)

		Insulinmangel	Glucocorticoid-überfluß
KH	Hyperglykämie	+	+
	Leberglykogen	—	+
	Serumlaktat Serumpyruvat	—	+
F	Lipogenese	—	?
	Ketonkörper	+	—
	Cholesterin	+	?
E	Proteïdogenese	—	—

Die „Kohlenhydratpotenz" der verschiedenen Glucocorticoide ist bei Tier und Mensch verschieden. Das ist eine Warnung vor der gedankenlosen Übertragung von Tierversuchen auf den Menschen. Da beim Menschen die KH-Potenz (Tab. 5) den üblichen Dosierungsgepflogenheiten parallel geht, sind keine starken Präparateunterschiede in der Therapie zu erwarten, zumal auch die biologischen Halbwertszeiten der neueren Steroide etwa übereinstimmen (bei Triamzinolon waren sie mir nicht zugänglich) (Tab. 5). Abgesehen davon, daß Glykosurie und Diabetes nicht identisch sind, ist festzustellen, daß auch die Situation des Insulinmangels und des Glucocorticoidüberschusses im Kohlenhydrat- und Fetthaushalt unterschiedlich sind, wie Tab. 6 zeigt. Im allgemeinen ist der sogenannte Steroid-Diabetes eine zwar beachtenswerte, aber unerhebliche Nebenwirkung. Wenn er auch beim schweren Diabetiker sehr gefährlich werden kann, so ist doch laufend an der Höhe der Zuckerausscheidung und der Blutzuckersteigerung seine Bedeutung leicht abzuschätzen. Man sollte vor allem beim Altersdiabetes nicht ängstlich

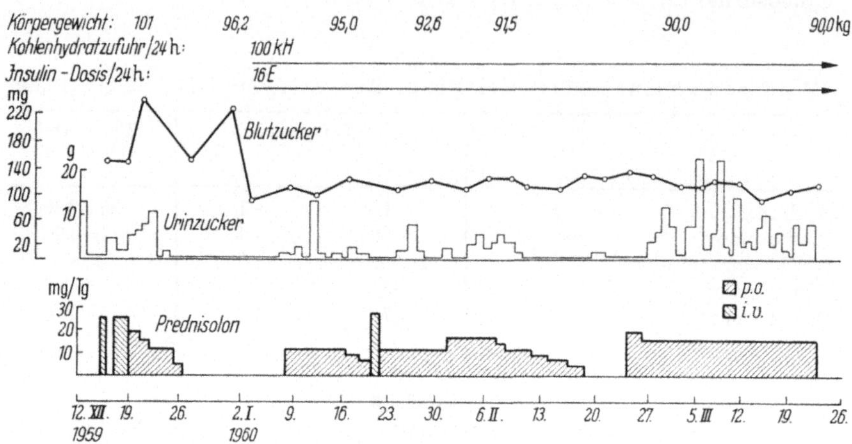

Abb. 6. Usb. Chr. männl. 74 J. Bedeutung der Prednisolontherapie bei der Rehabilitation eines
Apoplektikers mit Altersdiabetes

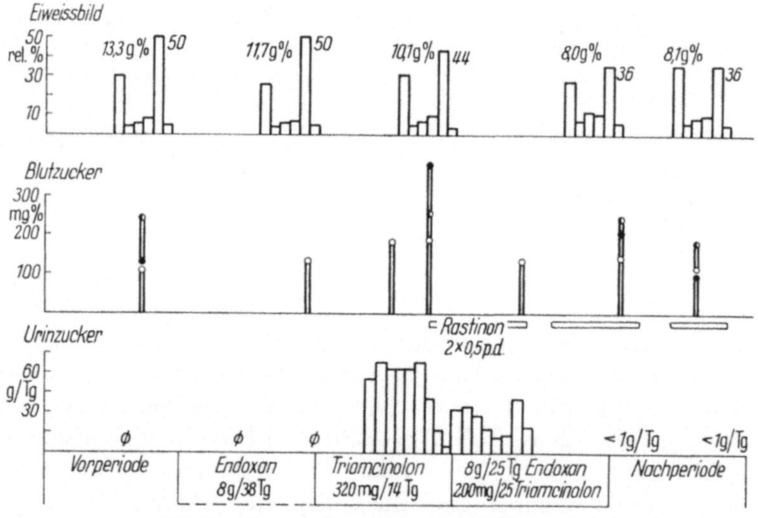

Abb. 7. γ-Plasmocytom ♂ 53—54 J. Latenter Diabetes

sein und dadurch vielleicht einmalige Rehabilitationschancen unter
Nebennierenrindensteroiden verpassen (Abb. 6).

Die Entquellung malacischer Hirnherde und die steroidbedingte Euphorie durch
Prednisolon haben wir bei dem Fall eines 74 jährigen *Altersdiabetikers* erfolgreich
eingesetzt, der wieder Geh- und Geschäftsfähigkeit sowie Kontrolle über Stuhl und
Urin erwarb. Auslaßperioden zeigten stets Verschlechterung, Wiederaufnahme der

Therapie schnelle Besserung. Die Kohlenhydratausscheidungsspitzen am Ende der Kurve sind Diätfehlern zuzuschreiben, die der Patient eingestand.

Abb. 7 zeigt, daß wir auch bei einem 53 jährigen Patienten mit Gamma-Plasmocytom trotz eines *latenten Diabetes* keine Bedenken hatten, eine Triamzinolon-

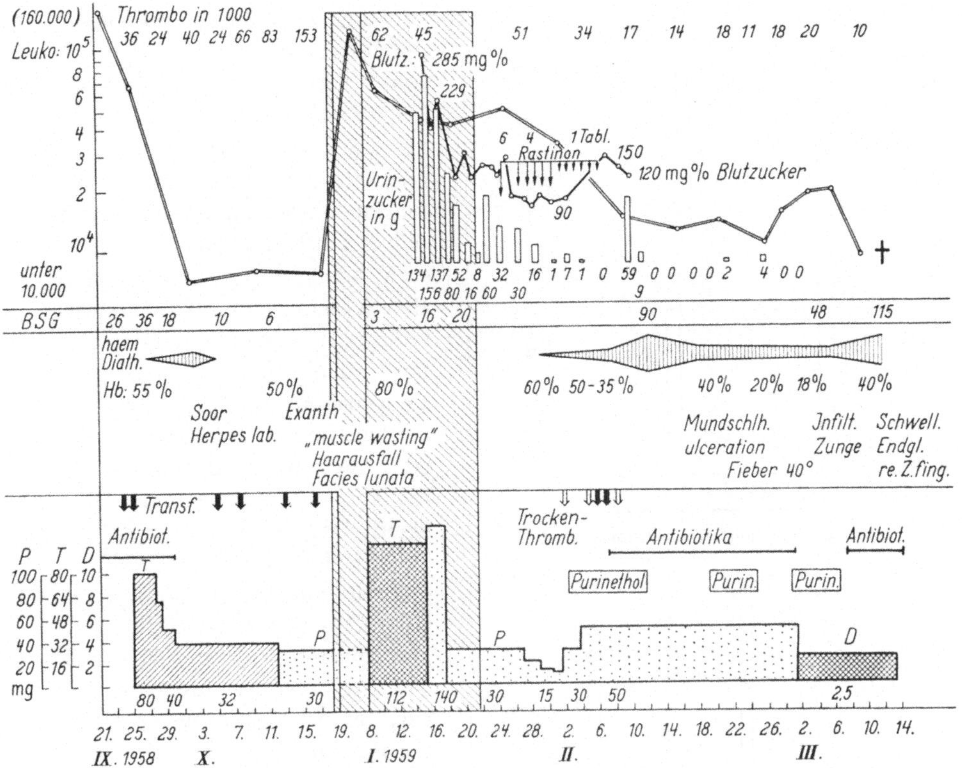

Abb. 8. Völk. J. 30 J. weibl. Akute Leukose. Steroiddiabetes bei hoher Triamcinolondosierung. Später „musclewasting", Haarausfall, Mondgesicht

Therapie mit 320 mg in 14 Tagen und anschließend eine kombinierte Endoxan-Triamzinolon-Periode von 25 Tagen mit 200 mg Triamzinolon (also Tagesdosen von 8 mg Triamzinolon) durchzuführen. Das Serumeiweißbild des Patienten hat sich erheblich gebessert (Verminderung von 13,3 g-% auf 8,1 g-% Gesamteiweiß) und die pathologische Gamma-Fraktion ist von 50 auf 36% zurückgegangen, wobei der Patient für Monate wieder arbeitsfähig wurde.

Andererseits kann (Abb. 8) auch beim *diabetisch Nichtbelasteten* eine hohe Steroiddosierung, wie sie die akuten Leukosen erfordern, zu schwerer diabetischer Situation führen.

Bei dieser 30 jährigen Patientin sahen wir unter der durch die Leukämie bedingten hochdosierten Triamzinolontherapie 285 mg-% Blutzucker und 156 g Zuckerausscheidung in 24 Std, sowie Soor und Herpes labialis auftreten, später kam auch das sogenannte „musclewasting" neben Haarausfall und der Facies lunata zum Ausdruck.

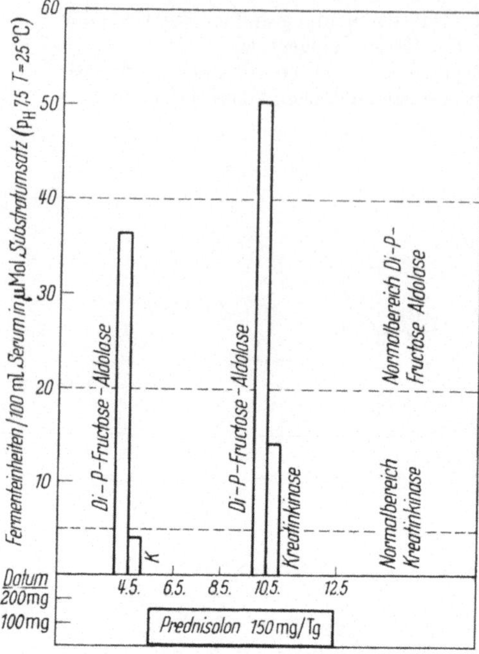

Abb. 9. Brigitte Henn. *Retothel-Sarkom*

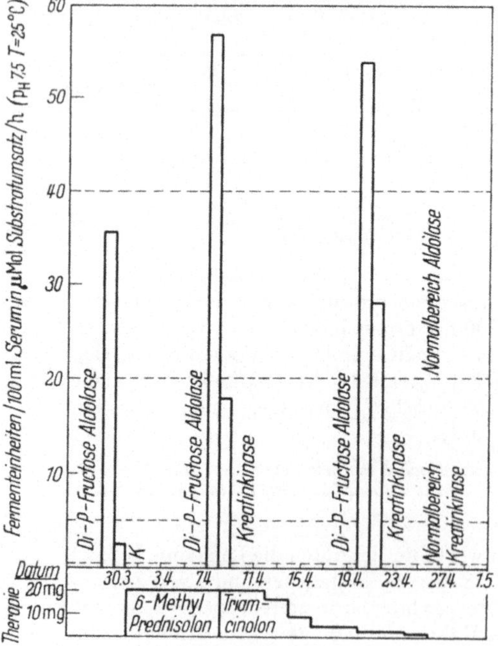

Abb. 10

Steroidmyopathie. Unter der Steroidtherapie sehen wir Menschen, die Kohlenhydrate verschwenden, solche, die Knochensubstanz auslaugen, und solche, die Muskelsubstanz einschmelzen. Letzteres hat man am deutlichsten zuerst beim Triamzinolon als Besonderheit bemerkt und als „musclewasting" beschrieben. Dem Patienten kommt sein Muskelverschleiß am stärksten beim Treppensteigen zum Bewußtsein. Der musculus rectus femoris, die Beckenmuskulatur, vor allem die Glutäal- und Ileopsoasmuskulatur sind erheblich davon betroffen. Sicher ist die Muskeleinschmelzung nicht allein dem Triamzinolon eigen, sie kommt auch bei Prednisolon und bei Dexamethason vor. Zur Zeit behandele ich einen Osteomyelosklerotiker mit Dexamethason, der seit dieser Therapie über besondere Quadriceps-femuris-Schwäche klagt, die ihm das Treppensteigen beschwerlich oder zeitweise unmöglich macht. — Im Zeitlupentempo kennt man das Symptom vom Cushing-Syndrom her. Man hat verschiedene Versuche zu seiner Erklärung gemacht. Muskelschwund ist verständlich bei gesteigerter Gluconeogenie und bei kataboler Eiweißstoffwechselwirkung. Auch der Albuminbestand des Körpers und

Abb. 10. Gertrud Pla. primär chron. Polyarthritis rheumatica. Musclewasting und Wirbelcaries. Anstieg der Kreatinkinasewerte des Serums unter 6-Methylprednisolon und — stärker — unter Triamcinolon

der Osteoidbestand des Körpers nehmen dabei ab. PERKOFF, SILBER, TYLER, CARTWRIGHT u. WINTROBE, die schon nach 40 mg Prednison in 3 Wochen Muskelschwund sahen, haben versucht, den Mechanismus durch Kreatin-Kreatininbestimmung im Serum und Urin zu erfassen. Uns schien im Anschluß an die aufschlußreichen Serumtransaminasebestimmungen beim Zerfall von infarzierter Herzmuskulatur der Versuch einer Fermentbestimmung im Serum aufschlußreicher. Mein Mitarbeiter LÖHR hat dabei nicht die erst in Aussicht genommenen SGOT-, SGPT- und MDH-Serumfermentspiegel, sondern den Serumspiegel eines muskeleigenen Enzyms, der Kreatinkinase gewählt, der beim Normalen 0—5 E beträgt, und außerdem die Diphospho-Fructose-Aldolase-Werte im Serum bestimmt, und er hat damit in eindrucksvoller Weise nachweisen können, daß nicht nur Triamzinolon, sondern auch andere Glucosteroide Erhöhungen verursachen können. Wir möchten sie mit dem steroidbedingten Muskelverschleiß korrelieren. Abb. 9 zeigt, daß Tagesgaben von 150 mg Prednisolon bei einem Retothelsarkom eine beträchtliche Steigerung der Kreatinkinase und der Diphospho-Fructose-Aldolase bewirken. Noch aufschlußreicher ist Abb. 10, bei der 6-Methylprednisolon (Tagesgaben von 20 mg) einer Medikation von anfangs 20, später 4 mg Triamzinolon gegenübergestellt sind. Bei der 63 jährigen primär-chronischen Polyarthritikerin, die zugleich eine Wirbelcaries hatte, führte 6-Methylprednisolon nach 7 Tagen zu einer erheblichen Steigerung der Kreatinkinase und zu einer noch erheblicheren der Diphospho-Fructose-Aldolase. Die mit absteigenden Dosen von Triamzinolon fortgesetzte Therapie führte nach 14 weiteren Tagen zu einer weiteren Steigerung der Kreatinkinase sowie zu einem gewissen Abfall der noch immer erhöhten Diphospho-Fructose-Aldolase. Die Kreatinkinase ist ein streng muskelspezifisches Enzym, während die geprüfte Aldolase zwar am reichlichsten in der Skeletmuskulatur, aber doch auch in anderen Geweben und in den Blutzellen enthalten ist. Überschlagsweise (und wegen der Kleinheit des bisher vorliegenden Krankengutes nur vorläufig) haben LÖHRS Berechnungen ergeben, daß bei Tagesgaben von 50 mg Prednisolon etwa 1,1 g, von 20 mg Triamzinolon etwa 2,8 g und von 8 mg Dexamethason etwa 1,2 g Muskulatur innerhalb von 24 Std eingeschmolzen wurden (während die unvergleichlich höhere Gabe von 40 mg Dexamethason zu sogar 3,4 g Muskelschwund führte).

Steroid-Osteopathie. Während die Steroidmyopathie durch ihre Funktionseinschränkung sehr frühzeitig auffällt, ist die Steroid-Osteopathie viel heimtückischer und bei der Langzeitbehandlung auch mit kleinen und mittleren Gaben von Steroiden zu befürchten. Es mag wiederholt werden, daß Dexamethason in hohen Dosen besonders viel Calcium mobilisiert und über die Niere ausscheidet, so daß es bei hypercalcämischen Morbus-Boeck-Kranken zwar erwünscht, bei allen anderen Krankheitszuständen, vor allem älterer oder schwerbeweglicher Menschen, aber gefährlich ist.

Abb. 11 zeigt einen solchen Fall von Calciumverschwendung unter sehr hoher Dexamethasonbehandlung. Die Tagesausscheidung von 37 mg Calcium im Urin stieg

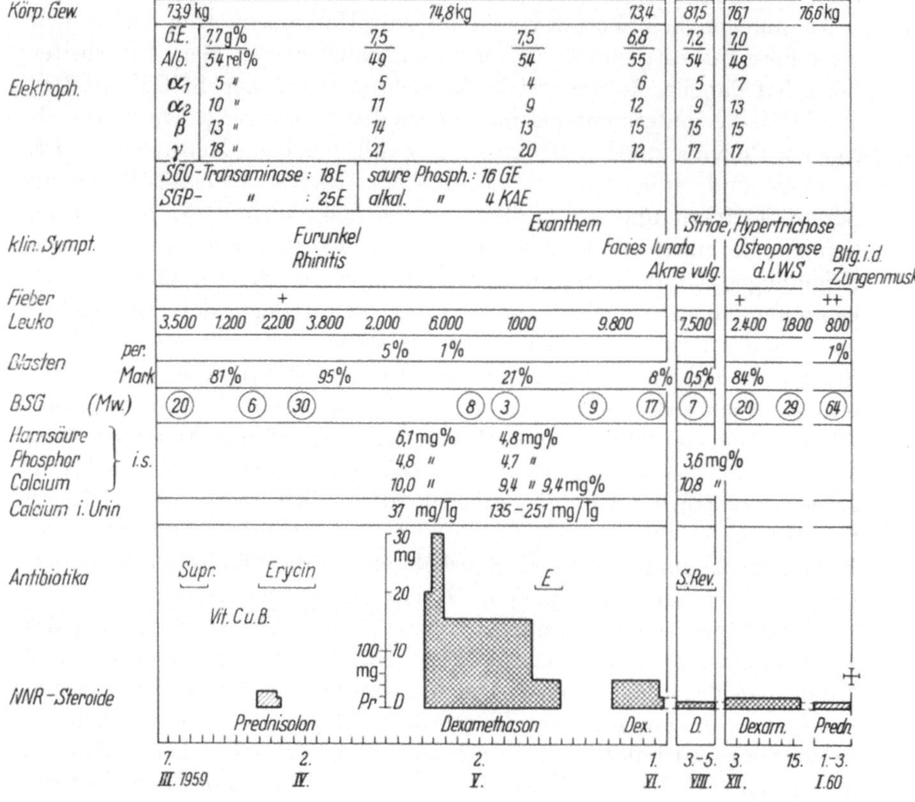

Abb. 11

Neu. H. männl. 31 J. Akute Leukose. Calciummehrausscheidung unter hoher Dexamethason-Therapie

unter Dexamethason nach wenigen Tagen einer 16 mg betragenden Tagesgabe auf 135 und 251 mg. Das Serum-Calcium sank dabei von 10 auf 9,4 mg-%, um später wieder auf 10,8 mg-% anzusteigen.

Die Unverläßlichkeit der Serumcalciumspiegel für unsere Fragestellung ist bekannt. Die Bedeutung der Urincalciumausscheidung ohne Messung der Stuhlausscheidung darf nicht überschätzt werden, selbst wenn die strenge Forderung nach 72 stündiger calciumfreier Vorperiode erfüllt ist. Diese fast 33 jährige Patientin mit akuter Leukose entwickelte schon nach 4 Wochen eine facies lunata, litt erheblich unter Acne vulgaris; später zeigte sie auch nach Verminderung der Dosen auf 2 mg Hypertrichose und Osteoporose.

Spontanfrakturen und Wirbelkompressionen sind nichts ungewöhnliches bei langfristiger oder sehr hoch dosierter Steroidtherapie. Daß es aber falsch ist, aus einem „post hoc" immer ein „propter hoc" zu machen, mögen die Röntgenbilder 12 und 13 lehren, die ich der Freundlichkeit von Herrn Dr. WESKI, Hannover, verdanke, mit dem ich den Fall gemeinsam behandeln konnte.

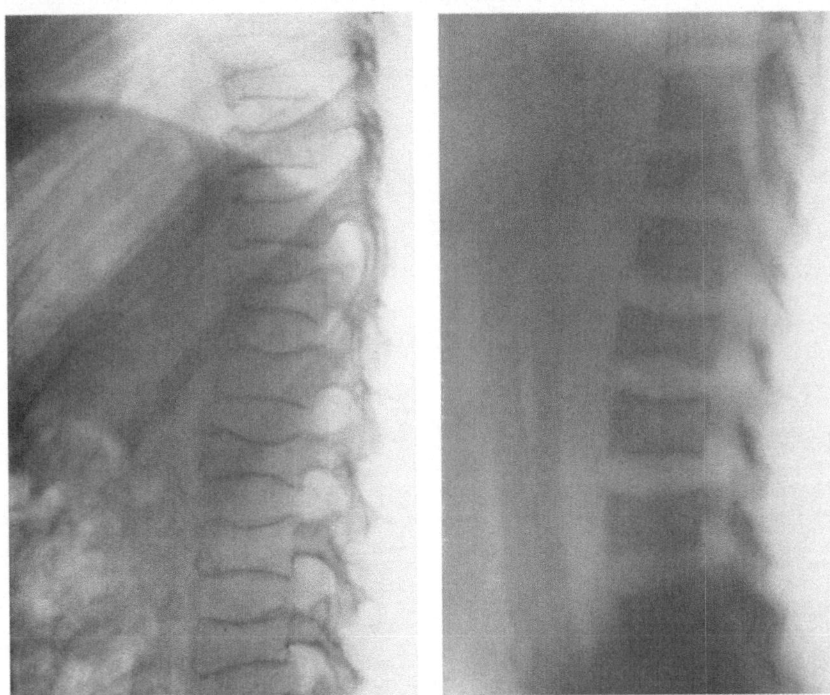

<table>
<tr><td>Abb. 12</td><td>Abb. 13</td></tr>
</table>

Abb. 12. und 13. WS Rö-Bilder einer akuten Leukose

Es handelt sich um einen 7jährigen Jungen mit einer schweren akuten Leukose, die ohne Steroidbehandlung nicht, mit Steroidbehandlung aber 17 Monate lang bei hämatologisch zum Teil sehr günstiger Situation zu halten war. Hätten wir nicht ein Röntgenbild vom 21.1.1958 gehabt (*vor* der Steroidtherapie!), hätten wir das am 28. 4. 1958 angefertigte Röntgenbild Nr. 12 mit seiner schweren Fischwirbelbildung und erheblichen Verschmälerung einzelner Wirbel sicher auf die Steroidtherapie bezogen. Die Abb. 13 zeigt aber, daß es sich hier um eine primär das Knochensystem der Wirbelsäule besonders stark in Mitleidenschaft ziehende akute Leukose gehandelt hat, die übrigens auch mit akuten Schmerzen und mit vollständiger Bewegungsblockierung im Bereich der Wirbelsäule begonnen hatte.

Es ist sicher ratsam, vor Beginn einer NNR-Steroidtherapie Röntgenaufnahmen, wenigstens der Wirbelsäule, der Oberschenkel und der Oberarme machen zu lassen. Der Osteoporosierungsgefahr selbst versucht man

durch reichliche Gabe von Eiweiß (Käse, Quark, Milch, eventuell Blut-
transfusionen), durch gelegentliche Gaben von Vigantol (alle 4 Wochen
10—20 mg in Einzeldosen von 5 mg p.o.) und unter Umständen durch
Zufuhr von anabolem Hormon (Dianabol 25 mg täglich per os oder Durabolin wöchentlich 50 mg i.m.) zu steuern. — Wie sehr die Frage der rin-
densteroidbedingten Calciummehrausscheidung mit dem Urin konstellativ bedingt ist, vom Erkrankungsgrundprozeß, seiner momentanen

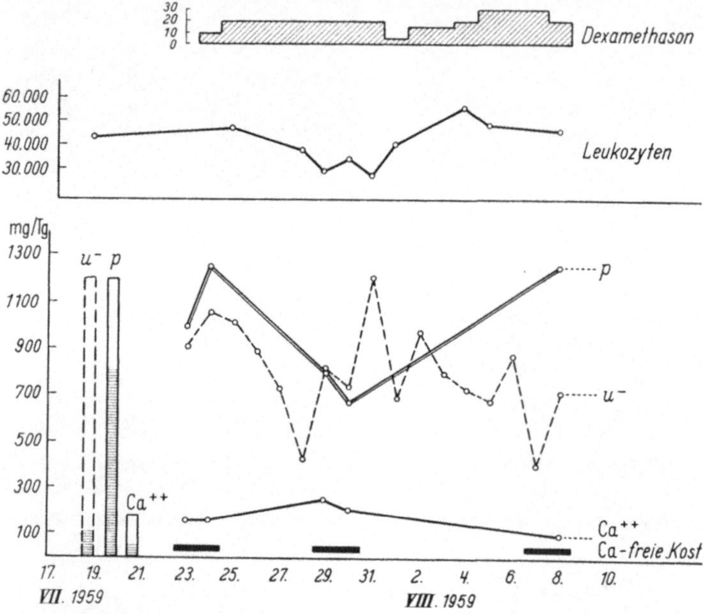

Abb. 14. Vesp. Hans, 36 J. Diagnose: Paramyeloblastose. Bei erster Dexamethasontherapieperiode
Erhöhung, bei zweiter Periode Verminderung der Calciumausfuhr im Urin

Beeinflussung z. B. und anderen Gegebenheiten abhängt, kann die Kurve
eines 36jährigen Patienten lehren.

Das erste Mal kam unter 20 mg Dexamethason eine deutliche Steigerung der
Calciumausscheidung im Urin bei Senkung der Phosphorwerte zustande, während
in einer zweiten Periode sogar unter stufenweise erhöhter Dexamethasongabe nur
eine Verminderung der Calciumausfuhr beobachtet werden konnte und die Pho-
sphatausscheidung mit dem Urin beträchtlich zunahm. Die punktierte Kurve zeigt
das Verhalten der Harnsäureurinausscheidung an, deren Höhe mit der Granulo-
poesebeeinflussung zu korrelieren ist. Ich verdanke diese Analysenwerte dem Leiter
des klinischen Laboratoriums der Medizinischen Klinik, meinem Mitarbeiter
Dr. M. EGGSTEIN.

Steroidpsychosen. Die Nebenwirkungen einer Steroidbehandlung sind
sicher verschieden je nach dem Krankengut, das behandelt wird. Nerven-
kliniker, die mit Steroiden in mittleren Dosen zu behandeln pflegen,
sehen auffallend wenig Thrombosen, weniger als interne Kliniker, die

infektiöse und hämatologische Fälle meist unter hoher und sehr hoher Dosierung langfristig behandeln müssen. Die psychischen Nebenwirkungen sind auch nach dem zugrunde liegenden psychischen Muster und nach dem Differenzierungsgrad der Patienten verschieden. Im ganzen sind die depressiven Veränderungen, die am Anfang der Cortisonära mehrfach zu Suiciden geführt haben, heute unter den moderneren Präparaten wohl wesentlich seltener geworden. Die psychischen Nebenwirkungen (Übersichtsreferat von D. v. ZERSSEN) scheinen mir noch nicht genügend studiert, gerade weil COBB neuerdings wieder festgestellt hat, daß nahezu alle Patienten auf ACTH oder Cortison mit Euphorie und vermehrter Aktivität reagieren, um dann meist nach Tagen oder Wochen in das Stadium des gleichmäßigen Wohlbefindens zu gelangen. Rastlosigkeit und Überaktivität, Sprechlust und Mitteilungsbedürfnis kommen bei den neueren Steroiden häufiger vor als depressiv gefärbte Stimmungen. Manchmal erweisen sich diese Nebenwirkungen als Vorteil in der Behandlung; es gibt aber auch einen Grad von Antriebssteigerung und sprunghafter Launenhaftigkeit, der pathologisch wirkt und durch seine ständige Gefahr, in depressive Verstimmung umzuschlagen, gefährlich ist. Es bestehen zwischen den einzelnen Steroiden Unterschiede. Es ist aber nicht richtig zu behaupten, daß Triamzinolon und Dexamethason frei von psychischen Einflüssen seien.

Abb. 15 stammt von einer 18 jährigen an akuter Leukämie erkrankten Patientin, die nach der Umstellung von Prednisolon auf Triamzinolon die Symptome des Pseudotumor cerebri mit völliger Ratlosigkeit und psychotischer Gemütsverfassung zeigte, was ein zweites Mal in leichterer Form reproduziert werden konnte. Im übrigen zeigt diese Kurve die Schwierigkeit, eine langdauernde Prednisolonbehandlung (1. linker Kurvenabschnitt) abzuschließen. Mit der Verminderung der Prednisolondosen traten Entziehungsfiebersteigerungen beträchtlicher Art auf, die auch durch zweimalige ACTH-Zugabe (30 E intravenös) nicht gebessert werden konnten, bis erneut eine hohe Prednisolondosierung gewählt wurde. Auch ein zweites Mal sahen wir mit der Verminderung der Prednisolondosen Temperaturen auftreten, mit der Wiedererhöhung verschwinden. — Diese Patientin zeigte übrigens auch in „regelwidriger" Weise unter Triamzinolon Gewichtszunahme und Wasserretention.

Psychosen sind keine unbedingte Indikation zum Absetzen jeglicher Steroidtherapie, sondern nur eine Gegenindikation gegen die Erhöhung der Dosen. Im übrigen ist zu bedenken, daß Psychosen z. B. bei Erythematodes als ein in 20—30 $^0/_0$ vorkommendes krankheitseigenes Symptom, also völlig unabhängig von einer Steroidtherapie, bekannt sind. O'CONNOR sah die Psychosen des Erythematodes oft bei Erhöhung der Steroiddosen über das gewöhnliche Maß auftreten. Während im allgemeinen dem Dexamethason eine geringe psychische Wirkung zugeschrieben und von vielen als Vorteil — ähnlich wie beim Triamzinolon — hervorgehoben wurde, beurteilt HOLLANDER die psychische Wirkung des Dexamethasons anders: Hinsichtlich Appetit und hinsichtlich geistiger

Prozesse sieht er „die größten Stimulationswirkungen der ganzen Corti-
sonfamilie" beim Dexamethason. Wenn man sein Augenmerk darauf
richtet, findet man tatsächlich unter Dexamethason sehr oft psychische
Stimulierung, leider auch Schlaflosigkeit, über die viel Steroidbehandelte
klagen. Daß Dexamethason keine Psychosen machen könne, ist sicher
falsch.

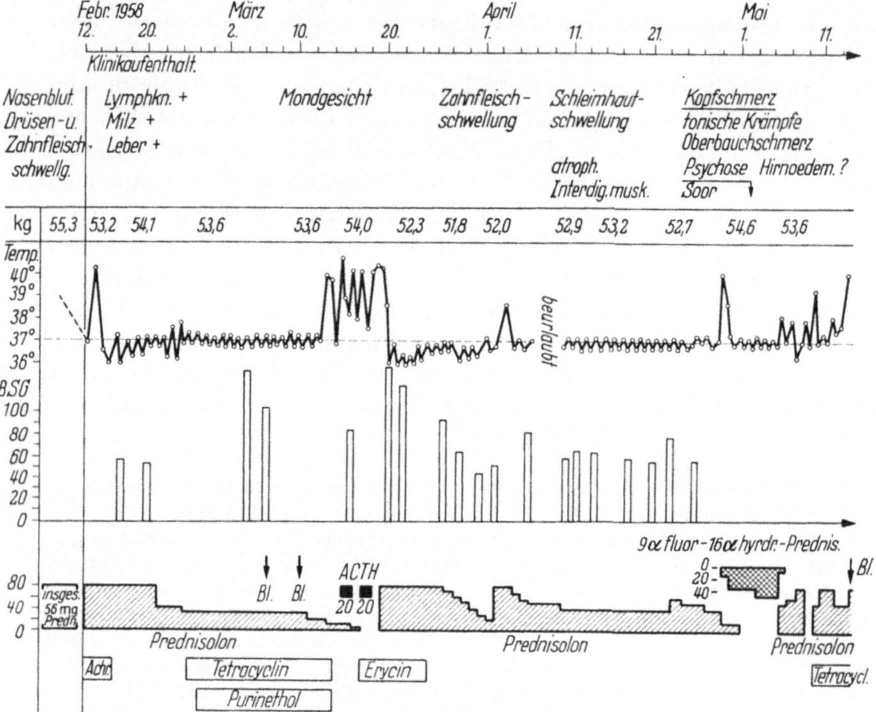

Abb. 15. Wi. U., weibl., 18 J. Akute Leukose. Hirnödem unter dem Bilde des Pseudotumor cerebri unter Triamcinolon

Steroid-Rheumatismus. HENCH, der Begründer der Steroidtherapie
des Rheumatismus, schreibt: „Chronischer Hypercortisonismus, der nur
leicht und unbemerkt auftreten kann, führt oft zu Symptomen an der
Skeletmuskulatur, die fälschlicherweise für rheumatische Schübe oder
hormonal escapes, um den Ausdruck von Dr. SLOCUMB zu gebrauchen,
angesehen werden. Der Zustand des Patienten verschlechtert sich fort-
während, da die Dosen erhöht anstatt gesenkt werden. Diese Symptome
an der Skeletmuskulatur sehen einem psychogenen Rheumatismus sehr
ähnlich. Sie sind mit erhöhter psychomotorischer Aktivität und cycli-
schen Veränderungen im körperlichen und seelischen Zustand des Patienten verbunden. Er schwankt beständig hin und her zwischen geistiger

Stimulation und Depression, zwischen physischer Energie und rascher Ermüdung. Aber trotz der subjektiven Klagen des Patienten und der allgemeinen Verschlimmerung des Krankheitsbildes, hält die objektive Eindämmung der rheumatischen Entzündung an, eine wichtige diagnostische Tatsache." Eine kurze Differenzierung wird in Tab. 7 gegeben.

Tabelle 7. *Unterscheidung der Symptome an der Skeletmuskulatur bei Hypercortisonismus und bei einem PCP-Schub*

	PCP-Schub	Hypercortisonismus
Zeichen von Gelenk-entzündung	verstärkt	keine wirkliche Zunahme; rheumatische Entzündung noch hormonal unterdrückt
Symptome	Lokalisierung und Charakter wie bei rheumatischer Exacerbation	Diffus: allgemeine Überempfindlichkeit und Hyperalgesie, tiefer Schmerz in Armen und Beinen, nicht vorwiegend in den Gelenken lokalisiert
Wirkung von		
Ruhe	oft verschlimmernd	nützlich
physikalischer Therapie	im allgemeinen nützlich	wird schlecht ertragen
Acetylsalicylsäure, Kodein	lindernd	geringe Wirkung
Cortison		
Reguläre Dosis	inadäquat	vorübergehende Besserung
Erhöhte Tagesdosis	oft prompt	progressive Verschlimmerung
Sorgfältig reduzierte Tagesdosis	Verschlimmerung (wenn der Schub anhält)	progressive Besserung

PCP = Primär-chronische Polyarthritis.

Bei der NNR-Steroidtherapie gibt es Vermehrungs- und Verminderungsnebenwirkungen, Plus- und Minus-, Crescendo- und Decrescendo-Effekte. Diese Tatsache macht bei allen polyalgischen (myalgischen, polyarticulären und manchmal auch neuralgischen) Beschwerden die größten diagnostischen Schwierigkeiten. Steroid-Rheumatismus wird diagnostiziert, wenn unter laufender Steroidtherapie rheumaähnliche polyalgische Beschwerden auftreten. Es ist bemerkenswert, daß BUKANTZ (New York Akademie) Steroid-Rheumatismus nicht nur bei Rheumatikern, sondern auch bei Allergikern ohne jede vorhergehende Gelenkerkrankung auftreten sah. Nur vorsichtigste Reduzierung der Steroiddosen kann einen solchen Zustand bessern.

Nicht alles ist aber „Steroid-Rheumatismus". Es kann sich auch darum handeln, daß die Steroiddosis durch Gewöhnung oder andersartige Wandlung des Milieus nicht mehr ausreicht, z.B. weil Hyperthyreose oder Hypoglykämie zu größerer Schwundrate der Plasmasteroide führen oder weil stress-bedingter Mehrbedarf vorliegt, sei er nun psychisch, traumatisch, infektiös, operativ oder anders bewirkt, oder weil

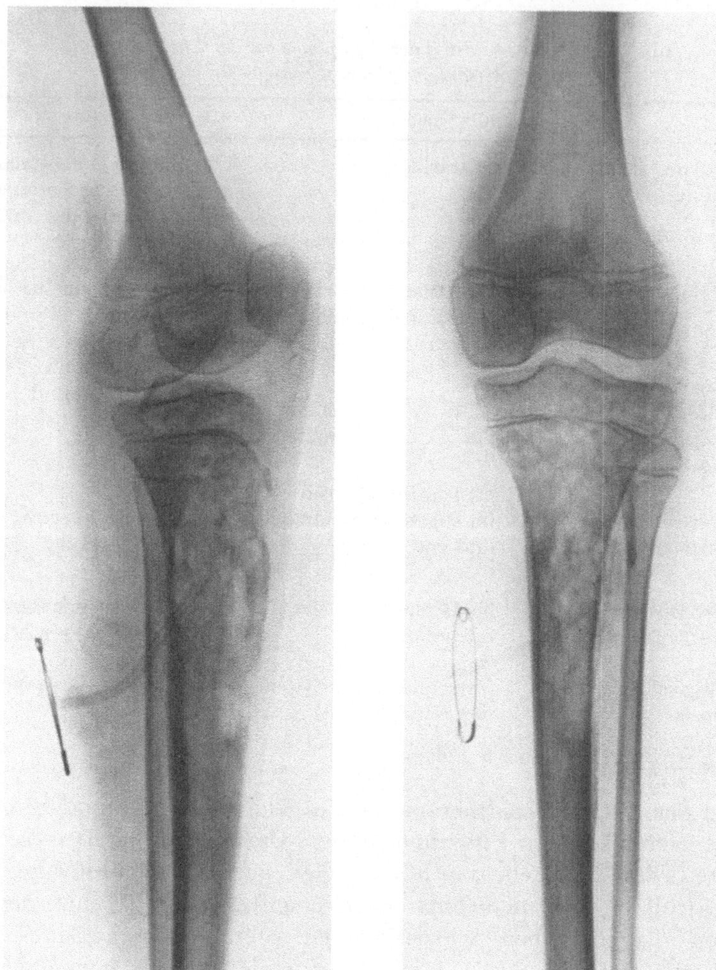

Abb. 16. Rö-Bilder Herrm. H. W., männl., 11 J. Osteomyelitis, eitrige Lungenmetastasen, enorm gesteigert durch fehlangewandte NNR-Steroidtherapie

trotz der Steroidtherapie ein neuer echt rheumatischer Schub aufgetreten ist. Man muß aber auch nachprüfen, ob sich nicht etwa unter der Steroidwirkung infektiöse Prozesse ausgebreitet haben, die durch ihre Metastasierung in Knochen, Periost oder Muskulatur Schmerzen verursachen.

Bei zu brüskem Rückgang der Steroidtherapie können Arthralgien auftreten, die in den Bereich der *Panmesenchymitis* — erstmals von SLOCUMB und seinen Mitarb. beschrieben — gehören.

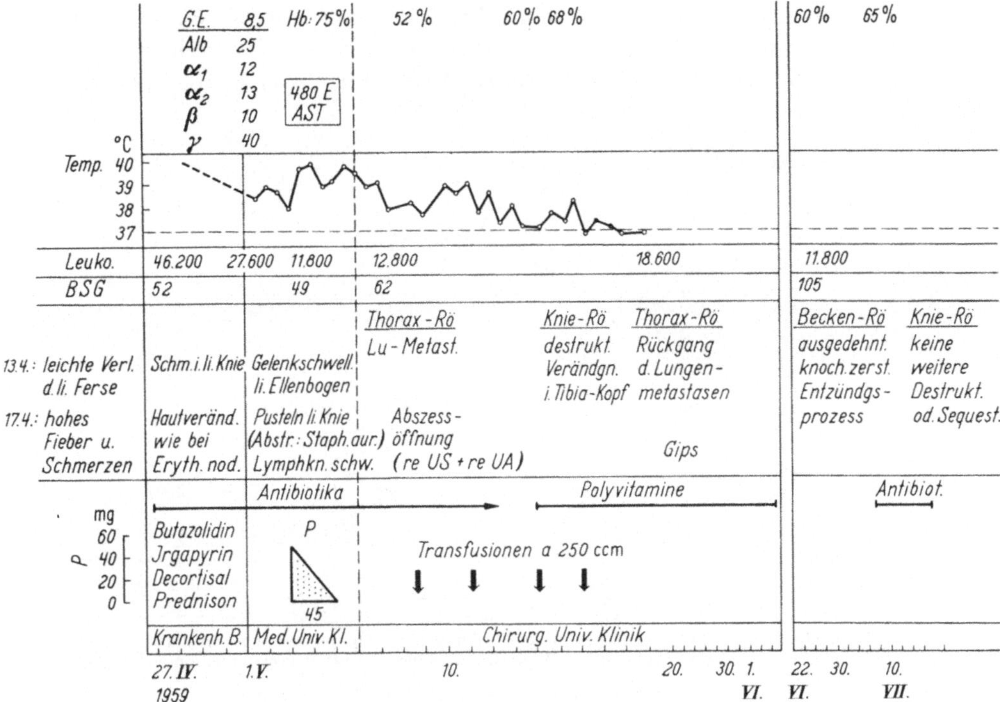

Abb. 17. Verlaufskurve Herrm. H. W., männl., 11 J. Osteomyelitis, eitrige Lungenmetastasen, enorm gesteigert durch fehlangewandte NNR-Steroidtherapie

Für die Praxis ist es am wichtigsten, die Diagnose zu überprüfen, wenn polyalgische Erscheinungen unter Steroidtherapie auftreten. Wie gefährlich die Fehlannahme eines echten Rheumatismus sein kann, wenn in Wirklichkeit eine bakteriämische Staphylokokken-Osteomyelitis vorliegt, zeigt das Röntgenbild eines 11 jährigen Knaben.

Die Verlaufskurve Abb. 17 zeigt, daß eine (im Hinblick auf Erythema nodosum und Antistreptolysintiter von 480 E) vielleicht verständliche, bei einer Leukocytose von 46 200 aber eigentlich nicht vertretbare Diagnose Polyarthritis rheumatica gestellt wurde und daß daraufhin mit Steroiden behandelt wurde. Es lagen multiple osteomyelitische Eiterungen vor. Nach vorsichtiger Reduzierung der Dosen übergaben wir den Patienten dem Chirurgen (Prof. SCHWAIGER).

Abb. 18 zeigt den Fall eines *Steroid-Rheumatismus* unter Dexamethasonbehandlung. Es handelt sich um eine 64 jährige akut Leukämiekranke, die nicht nur heftigste Schmerzen „in allen Gelenken und Muskeln" bekam, sondern noch die weitere Besonderheit zeigte, daß bei 5800 Plättchen in Kubikmillimeter Blut eine *Venenthrombose* der Wade und später auch eine hämorrhagische Infarktpneumonie eintrat.

NN R-Steroidtherapie und Infektion. Während es keinem Zweifel unterliegt, daß akut bedrohliche Infektionen, die durch ihre Örtlichkeit lebensgefährlich sind, unter Steroidtherapie einen wunderbaren Umschwung zum Besseren erfahren können, wie z. B. Meningitis, Mediastinitis, Angina ludovici, Waterhouse-Friderichsen-Syndrom, Panophthalmie, darf doch die grundsätzliche Infektionsgefährdung durch NNRST nicht unterschätzt werden. Bakterien, Viren, Pilze, Hefen, Histoplasma,

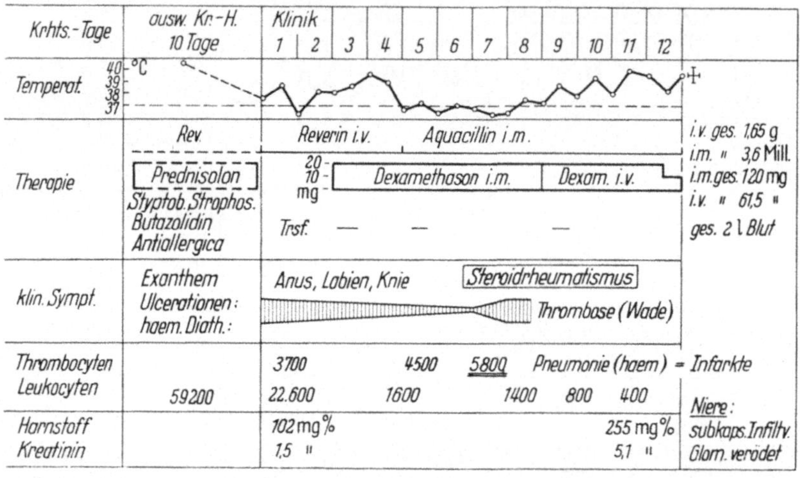

Abb. 18

Tr. K., weibl., 64 J. Akute Leukose. Steroidrheumatismus, Thrombosen und Infarktpneumonie bei hochdosierter Dexamethasontherapie. Venenthrombosierung trotz schwerster Thrombocytopenie

Amöben sind zu bedenken, auch Malaria kann aufflackern. Beiglboeck geht so weit, Pilzinfektionen generell als eine Kontraindikation zu bezeichnen. Bei Virusinfekten sei man äußerst zurückhaltend. Multiple Sklerose kann sich unter Steroiden erheblich verschlechtern. Steroidbehandlung ist bei Masern nur bei Masernencephalitis, bei Mumps nur bei schwerer Mumpsorchitis (ich würde hinzufügen auch Meningoencephalitis) und bei infektiöser Mononucleose nur in der ersten Woche bei schwerer Erkrankung, ebenfalls bei Hepatitis nur in schweren Fällen erlaubt. Nicht genügend bekannt ist die Tatsache, daß Varicellen eine Kontraindikation gegen Steroidtherapie jeder Art darstellen (Haggerty u. Eley), da sie sonst schwer nekrotisierend werden können. — Wir sahen zwei Patientinnen, die in ihrem Krankenzimmer wochenlang nebeneinander lagen. Beide hatten eine Lymphogranulomatose. Eine Patientin bekam unter einer Cytostaticabehandlung einen schweren Herpes zoster. 20 Tage später bekam die unter Endoxan und Prednisolon stehende Nachbarin eine schwere Varicelleninfektion, die hämorrhagisch wurde und unter Hinzukommen einer frischen lobären Pneumonie ad exitum führte. —

Bei Lymphogranulomatose kommen auch ohne NNR-Steroidtherapie seltenste Infektionen des Nervensystems vor (Torulameningitis, Listeriose, Toxoplasmose, Nocardiose), wie DAIMOND beschrieben hat. — Herpes simplex tritt sehr oft unter Steroidbehandlung auf; man sieht ausgesprochen verzögerte Heilungen, auch unter bloßer Lokalbehandlung. Herpes corneae stellt eine absolute, Herpes zoster am Auge eine relative Kontraindikation dar.

Eine Infektionsbegünstigung bei *örtlicher* Anwendung von Steroidsalben oder Injektionen in der Dermatologie ist nicht zu fürchten; auch Wunden heilen im allgemeinen unter einer Steroidzugabe nicht wesentlich langsamer. Dagegen ist bei jeder Steroidtherapie mit dem Ausbruch präexistenter Infektionen zu rechnen, in Sonderheit mit generalisierter Tuberkulose oder mit Herdverschlechterung. Bei Tuberkulose selbst kann man Steroide anwenden, wenn man die Zeit der Steroidtherapie auf maximal 3 Wochen beschränkt und wirksame Tuberculostatica anwenden kann. Gerade von dermatologischer Seite ist immer wieder vor einer zu niedrigen Anfangsdosierung gewarnt worden. Das gilt auch für die Tuberkulose-Therapie. Doch sollte man genügend hohe Dosen von Antibiotica bzw. Tuberculostatica hinzufügen. Bei akuter Notfallssituation, z.B. Meningitis tbk., sind 3×25 mg Prednisolon i.v. eine erlaubte Initialdosis. Man erinnere sich, daß jenseits der vierfachen Optimaldosis sichere Verschlechterungen gesehen werden können. — Handelt es sich aber nur darum, die Allgemeinsituation eines Schwertuberkulosekranken durch Entgiftung, Appetitanregung und Euphorisierung zu bessern, reichen Dosen von 30—40 mg Prednisolon p.o. aus, die man (wie bei der üblichen Hepatitis-Stoß-Behandlung) täglich um 5 mg senkt. Es ist erstaunlich, welche Besserung auch Asylierungsfälle dabei erfahren.

Daß steroidbehandelte Hepatitiden in 20 % Rückfälle haben, ist ein Hinweis, mit dieser Therapie nur in wirklichen Notfällen zu arbeiten.

Die Nebenwirkungsgefahren einer Nebennierenrinden-Hormontherapie bei Infektionen werden deshalb oft unterschätzt, weil trotz Vermehrung der Bakterien und der weiten Ausbreitung von Mikroorganismen, z.B. bei bakteriellen Pneumonien, bei Typhus abdominalis, bei subakuter bakterieller Endokarditis, die klinische Symptomatik günstiger erscheint. Bei Steroidtherapie ohne, bzw. ohne gezielten Antibioticaschutz, ist besondere Vorsicht am Platze.

Steroide und Gefäßkrankheiten. Eine Steroidtherapie ist bei Krankheiten, die zu Gefäßverschlüssen führen, immer risikoreich, wenn auch nicht absolut kontraindiziert. Die günstigen Erfolge in der Behandlung von Periarteriitis nodosa und Hypersensitivitätsangiitis sind unverkennbar. Andererseits ist unter gedrosselter oder nach abgesetzter Steroidtherapie auch ein als *Panmesenchymitis* bezeichneter Zustand mit vermehrten Gefäßaffektionen beschrieben worden. — Die zu schnelle Abheilung panarteriitischer Prozesse unter Steroidtherapie wird bei Periarteriitis nodosa mit Recht gefürchtet. Drei Abbildungen zeigen die Hände einer Periarteriitis-nodosa-Kranken im Abstand von je 2 Tagen: unter Steroidtherapie kam es zu Nekrotisierungen. — Auch bei Amyloidosen ist die NNR-Steroidbehandlung sehr zu fürchten, weil die Gefäßveränderungen meist stärker und nicht besser werden.

Beim nephrotischen Syndrom, bei dem immer mit der Möglichkeit zu rechnen ist, daß es sich um eine Verlaufsform oder um eine Phase subchronischer Glomerulonephritis handelt, müssen regelmäßige Blutdruckkontrollen gemacht werden, wenn man sich zu einer Steroidbehandlung entschlossen hat. Steigt der diastolische Druck kontinuierlich an, muß Therapie abgesetzt, zumindest äußerst reduziert werden. Ich habe größte Bedenken, die akute Nephritis mit Rindensteroiden zu behandeln,

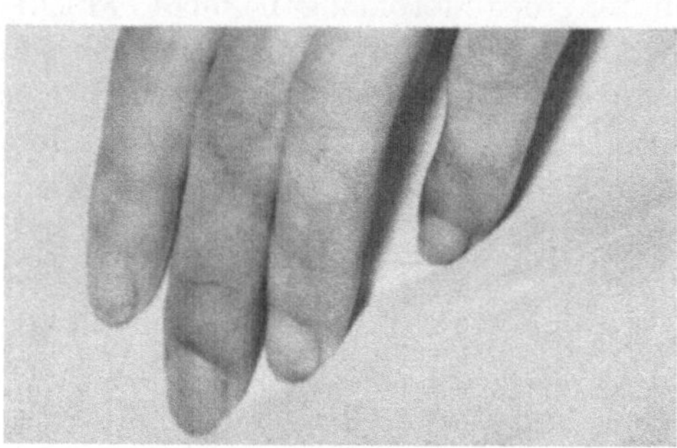

Abb. 19. Rasch fortschreitende schwere Störung der Fingerdurchblutung unter NNR-Steroidtherapie bei einer P. nodosa-Kranken

obwohl mir bekannt ist, daß Kinderkliniker gute Erfolge bei akuter Nephritis beschreiben konnten. STEGEN behandelte Vergleichsgruppen von 25 bzw. 26 Kindern mit und ohne 1 mg Prednison pro Kilogramm Körpergewicht für 10 Tage und sah in der prednisonbehandelten Gruppe deutliche Besserung der akuten Nephritis.

Leukocyten und Fieber unter Steroidtherapie. Zu den Nebenwirkungen der Steroidtherapie gehört auch die Fehldeutung von Fieberkurven und Leukocytenzahlen. Es wird oft vergessen, daß NNR-Steroide nicht nur zu einer Eosinopenie, d.h., zu einer Verdrängung der Eosinophilen und gelegentlich zu einem Lymphocytenzerfall führen, sondern daß sie vor allem eine Ausreifungs- und Ausschleusungsakzentuierung des Knochenmarks bewirken. So kommen Leukocytosen zustande, die den Unkundigen oft zur Suche nach Infekten veranlassen, wo keine vorhanden sind. Abb. 22 zeigt, daß diese (mit Eosinopenieneigung verbundene) Polynucleosetendenz und Linksverschiebung wesentlich stärker wird, wenn das Knochenmark durch einen vorausgehenden pneumonischen oder die Granulopoese sonst reizenden bakteriellen Infekt „präpariert" ist. Im zweiten Teil der Kurve sehen wir, daß die Leukocytose viel höher ansteigt (23000) und, daß eine Linksverschiebung bis zu 3 % Myelocyten, 3 % Jugendlichen, 17 % Stabkernigen erfolgt, wo vorher nur eine Leuko-

cytose von maximal 11 000 mit 3 %₀ Stabkernigen erreicht wurde. Die
klinische Deutung wird oft noch dadurch erschwert, daß auch die Blutsenkung in diesen Fällen längere Zeit erhöht bleibt. Natürlich darf bei

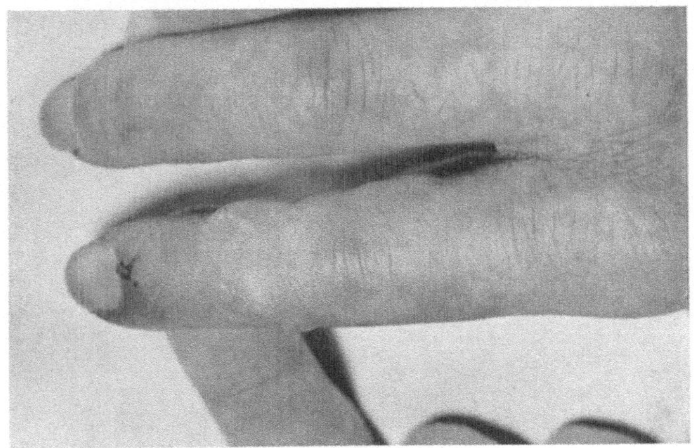

Abb. 20

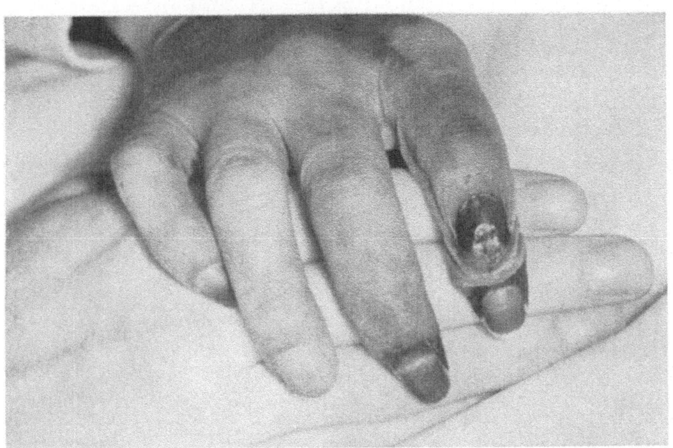

Abb. 21

Abb. 20 und 21. Rasch fortschreitende schwere Störung der Fingerdurchblutung unter NNR-Steroidtherapie bei einer P. nodosa-Kranken

solchen Zuständen nie auf eine intensive Infektionssuche verzichtet
werden.

Abb. 23 zeigt uns neben einem leichten Steroiddiabetes unter Prednisolon ein leichtes Fieber, das nach Absetzen der in diesem Fall hohen
Prednisolongaben trotz ACTH-Abschluß beträchtliche Höhe erreicht
und nicht auf eine Kombination von Penicillin + Streptomycin, sondern

nur auf eine Steroidwiederzufuhr anspricht, um nach erneutem Absetzen, erneut aufzuflackern und durch eine dritte Prednisolongabe wieder

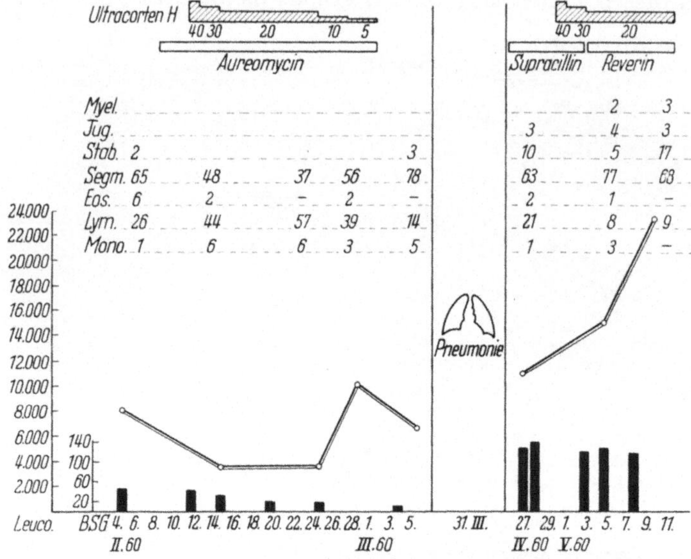

Abb. 22. Knot. Elfr. 39 J. Diagnose: Cholostatische Hepatose

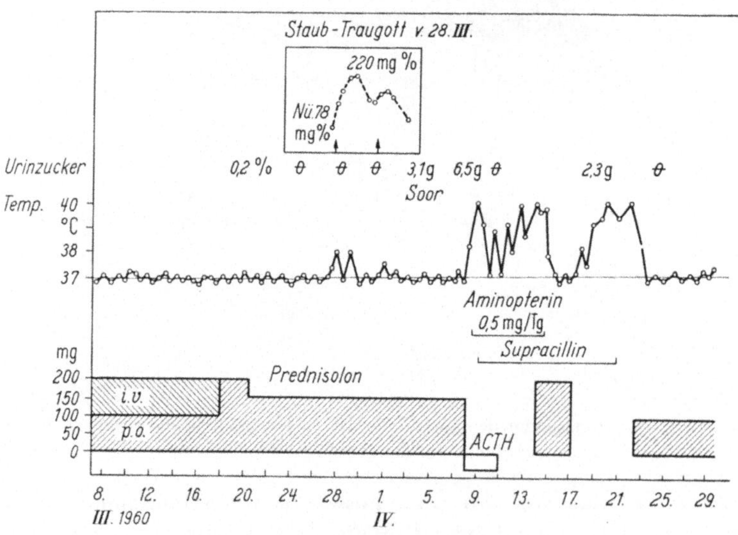

Abb. 23. Ko., E. ♀. 39 J. Akute Leukose. Steroidentziehungsfieber

gesenkt zu werden. Ein solches „Steroid-Entziehungsfieber" ist dosisabhängig, denn im letzten Teil der Prednisolontherapie (Abb. 24) ist das Fieber durch 15 mg nicht, wohl aber durch 20 mg Prednisolon — wie im ersten Teil der Prednisolonmedikation — zu unterdrücken, ganz unabhängig von der nebenherlaufenden Isonicotinsäurehydrazid- und Antibiotica-Therapie. Es handelt sich in diesem Fall um eine 39jährige Patientin mit cavernöser Tuberkulose, die durch die Steroidbehandlung beträchtlich gebessert wurde.

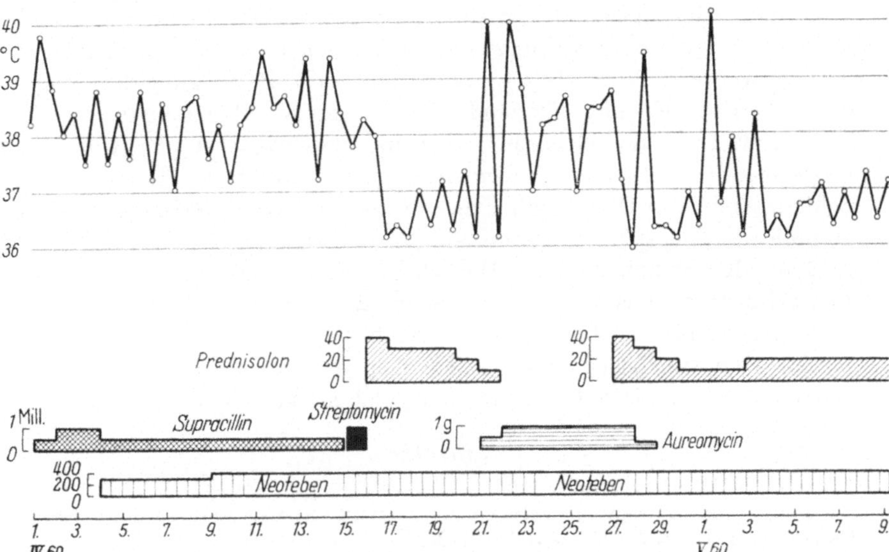

Abb. 24. Waa. A., 39 J. Diagnose: Cavernöse L. Tbc. Fiebersenkung nur durch erhöhte Gaben von Prednisolon erreichbar

Die *pharmakodynamische Corticoidtherapie*, deren Nebenwirkungen ich zu besprechen hatte, hat eine Reichweite von den großen humoralen Steuerungsorganen und Regelungseinrichtungen unseres Organismus bis zu den intracellulären Stoffwechselvorgängen. Infolgedessen hat sie eine riesige Indikationsbreite. Es gibt auch nur wenige absolute Kontraindikationen: florides Magen-Darmulcus, schwere Osteoporose, schweren Diabetes, Infektionen ohne bekannte Heilmittel, einige Psychosen. Man muß aber ständig eine Reihe von Sicherungsmaßnahmen ergreifen und bei großer klinischer Assoziationsbereitschaft mit einer Fülle unerwarteter Möglichkeiten rechnen. Dem Optimismus der Schlagworte antiphlogistisch, antiallergisch, antitoxisch, antipyretisch steht das Memento proinfektiös, prodiabetisch, proulcerös, proosteoporotisch, promyopathisch gegenüber.

Ich sah meine Aufgabe nicht darin, einen Katalog der Nebenwirkungen aufzustellen, sondern Ihnen eine Wirklichkeit der Nebenwirkungen aus einem gesamtklinischen internistischen Aspekt zu geben.

Sicher sind die Nebenwirkungen verschieden je nach Krankengut, Dosierung und Behandlungsdauer. Stets aber ist eine Rindensteroidtherapie, in welcher Form sie auch erfolge, anzusehen als eine Behandlung mit dem „Morphium der Entzündung", d. h., behaftet mit den Gefahren von Nebeneffekten und Sucht.

Wenn man ein Referat über Nebennierenrinden-Steroidtherapie und ihre Nebenwirkungen hält, so darf man meines Erachtens auch zwei indirekte Steroidnebenwirkungen nicht übersehen, die für den Arzt gefährlich werden können: Es ist erstens die falsche Beruhigung des Arztes durch die Retouche und schönende Färbung der Krankheitsbilder, so daß im rosigen Licht der Genesung erscheint, was zunächst nur Aufschub bedeutet. Eine viel größere Nebenwirkung ist die zweite, die diagnostische Schludrigkeit und Oberflächlichkeit, zu der eine so allumfassende, alles umhüllende Therapie verführen kann.

Nach Konfuzius hat der Mensch dreierlei Wege klug zu handeln, 1. Nachdenken, das ist der allerbeste, 2. Nachahmung, das ist der leichteste, und 3. Erfahrung, das ist der bitterste.

Sie, verehrte Kolleginnnen und Kollegen, mehr auf dem einen oder anderen der Wege jeweils ein Stück zu geleiten, war mein Bemühen.

Literatur

Allanby, K. D.: Lancet **1957**, 1105.
Baumer, A., G. Menkhaus, G. Birk u. H. Portheine: Med. Welt **19**, 1034 (1960).
Behrman, H. T.: J. Amer. med. Ass. **172**.
Beiglböck, W.: Wien. klin. Wschr. **1959**, 585.
Beiglböck, Fortschr. Med. **4**, 97 (1960); **5**, 121 (1960).
Bock, H. E.: Verh. dtsch. Ges. inn. Med. 65. Kongreß 125 (1959).
Bock, H. E.: In: Hansen: Allergie. Stuttgart 1957.
Boland, E. W.: Ann. N. Y. Acad. Sci. **82**, 887 (1959).
Bukantz, S.: Ann. N. Y. Acad. Sci. **82**, 972 (1959).
Bunim, J. J., R. L. Black et al.: Arthritis Rheumat. **1**, 313 (1958).
Cobb, M.: J. nerv. ment. Dis. **130**, 96 (1960).
Daimond, H. D.: Missouri Med. **54**, 945 (1957).
Dameshek, W.: Ann. N. Y. Acad. Sci. **82**, 924 (1959).
Doll, R., and S. A. Jones: Med. Res. Council Spec. Rept., Ser., 276 (1951).
Dubois, E. L.: J. Amer. med. Ass. **167**, 1590 (1958).
Frawley, Th. F., H. J. Kistler and Th. Shelley: Ann. N. Y. Acad. Sci. **82**, 868 (1959).
Geiser, J D.: Praxis **16**, 396 (1960).
Geyer, G.: Verh. dtsch. Ges. inn. Med. 65. Kongreß Wiesbaden 1959.
Gibbs, R. C., and M. B. Sulzberger: J. Amer. med. Ass. **172**, 11 (1960).
Goldman, L.: Ann. N. Y. Acad. Sci. **82**, 994 (1959).
Gross, R., u. H. Ludwig: Klin. Wschr. **34**, 1117 (1956).
Haggerty, R. J., and R. C. Eley: Pediatrics **18**, 160 (1956).
Hartung, E. F.: J. Amer. med. Ass. **167**, 973 (1958).
Hench, P. S.: Docum. rheum. Geigy **5**, 5 (1954).
Henderson, L. L.: J. Allergie **24**, 245 (1953)
Hollander, J. L.: Arthritis Rheumat. **2**, 513 (1959).

Hollander, J. L.: J. Amer. med. Ass. **172**, 306 (1960).

Kammerer, W. H.: Arthritis. Rheumat. **1**, 122 (1958).

Kracht, J.: Nordwestdeutsche Ges. inn. Med. 1958.

Lichtwitz, A., D. Hioco et C. Gresle: Sem. Hôp. Paris **35**, 1581 (1959).

Liddle, G. W.: Metabolism **7**, 405 (1958).

Neustadt, D. H.: J. Amer. med. Ass. **170**, 1253 (1959).

Palmer, W. L., and J. B. Kirsner: Ann. N. Y. Acad. Sci. **82**, 947 (1959).

Papageorgiu, A.: Dtsch. med. J. **6**, 166 (1959).

Perloff, W. H., H. E. Hadd, B. J. Channick and J. H. Nodine: Hirsutism A. M. A. Arch. intern. Med. **100**, 981 (1950).

Perloff, W. H., H. E. Hadd, B. J. Channick and J. H. Nodine: J. Amer. med. Ass. **167**, 2041 (1948).

Perkoff, G. T., R. Silber, F. H. Tyler, G. E. Cartwright and M. M. Wintrobe: Amer. J. Med. June, 891 (1959)·

Peterson, R. E.: Ann. N. Y. Acad. Sci. **82**, 846 (1959).

Riley, C. M.: Ann. N. Y. Acad. Sci. **82**, 957 (1959).

Romanski, M. J.: J. Amer. med. Ass. **170**, 1179 (1959).

Rose, B., E. McGarry and A. Knight: Ann. N. Y. Acad. Sci. **82**, 913 (1959).

Russek, H. J., and B. L. Zohmann: Amer. Heart J. **47**, 653 (1954).

Scheiffarth, F.: Verh. dtsch. Ges. inn. Med. 65. Kongreß, Wiesbaden 1959.

Schermuly, W.: Strahlentherapie **110**, 393 (1959).

Slater, J. D. H., P. F. Heffron, A. Vernet and J. D. N. Nabarro: Lancet No. 7065, 173 (1959).

Slocumb, C. H.: Amer. Int. Med. **46**, 831 (1957).

Slocumb, C. H.: Proc. Mayo Clin. **28**, 655 (1953).

Stegen, G.: J. Amer. med. Ass. **172**, 81 (1960).

Stoughton, R. B.: J. Amer. med. Ass. **170**, 1311 (1959).

Tamm, J.: Nordwestdtsch. Kongr. inn. Med. 1958.

Tilling, W.: Ärztl. Wschr. **11**, 704 (1956).

Tilling, W., H. Brunner, u. F. J. Horster: Verh. dtsch. Ges. inn. Med. 66. Kongreß 1960.

Voit, K., u. A. Gamp: Der Rheumatismus. Stuttgart 1958.

Voit, K., u. W. Tilling: Ärztl. Wschr. **10**, 184 (1959).

Zerssen, D. v.: Z. psycho-som. Med. **3**, 172 (1957).

Zierz, P., u. W. Kiessling: Z. Haut- u. Geschl.-Kr. **26**, 39 (1959).

21. G. W. Korting-Tübingen (zur Diskussion eingeladen): **Nebennierenrindenhormone**. Mit 4 Textabbildungen.

Für den Kliniker wie für den Arzt der ambulanten Praxis erbringt gerade die Kenntnis gewisser, auch seltener Nebenwirkungen der Steroidtherapie unter Umständen wesentliche Fingerzeige für die Entscheidung, *welchem* Corticosteroid bei der einen oder anderen Hautkrankheit von vornherein der Vorzug zu geben ist, wenn wir in diesem Zusammenhang davon absehen wollen, daß gegebenenfalls bei der gleichen Dermatose von Fall zu Fall beträchtliche dahingehende Individualunterschiede in Erscheinung treten können. So wird man beispielsweise bei nur noch palliativ versorgbaren Tumorkranken (siehe Kallenbach) vor allem von der hervorragenden Hypophysenhemmwirkung des Dexamethason Gebrauch

machen, die sich bereits einige Tage nach Therapieaufnahme, also weitaus
schneller als beim Prednison, an der cushingoiden Entwicklung des Fett-
polsters abzeichnet. Oder man wird in der ausgeprägt calciopriven Wirkung des Dexamethason vielleicht eine besondere Indikation für die
übliche, z.B. mit INH kombinierte Steroidtherapie der Sarkoidose er-
blicken dürfen (Jesserer u. Kotzaurek), während man demgegenüber
bei Personen mit blauen Skleren mit Rücksicht auf die bei ihnen ohnehin
gegebene Neigung zu Spontanfrakturen mit der Verabreichung besonders
calciopriver Steroide zurückhaltend sein wird (vgl. Jesserer).

Viel zu wenig bekannt, wenn auch wohl wirklich selten, sind sodann
Muskelschwäche und Muskelgewebsschädigungen im Gefolge der Cortico-
therapie. Derartige Beobachtungen sind zwar ebenso nach Prednison
(Harman; Perkoff u. Mitarb.) wie nach Dexamethason (Walton),
hauptsächlich aber doch nach Triamcinolon (Williams; MacLean u.
Schurr; Dubois; Freyberg u. Mitarb.; Neustadt) gemacht worden,
wobei die Störungen vermutlich durch eine Änderung des Kalium-
gehaltes im Muskelgewebe oder aber durch das in 9 α-Stellung im Steroid-
gerüst vorhandene Fluoratom zustande kommen. Auf jeden Fall sollten
diese bisherigen Mitteilungen über eine Schädigung der Muskelfasern
nach Art einer Myositis oder muskulären Dystrophie von vornherein eine
Kontraindikation zur Anwendung speziell des Triamcinolon in der
Therapie der Dermatomyositis darstellen.

Wie schon betont, besitzen im Vergleich zu den früheren Verbindungen Cortison, Cortisol, Prednison und Prednisolon die neuen Corticosteroide eine stärkere ACTH-bremsende Wirksamkeit, wobei für den
klinisch beobachtenden Arzt schwer zu sagen ist, ob diesbezüglich dem
äquivalent dosierten Triamcinolon oder Dexamethason intensivere
Effekte zukommen. Wenn auch Voit u. Tilling annehmen, daß die
ACTH-Depression nach Dexamethason nicht das Ausmaß erlangt wie
nach Triamcinolon und ähnlicherweise Duchaine, Spapen u. Jacques —
entgegen z.B. Geyer — eine stärkere Hypophysenwirksamkeit des
Triamcinolon annehmen, so haben wir doch mehrfach sicher beobachtet,
wie unter Dexamethason rasch entwickelte hypophysäre Züge (Gewichtszunahme, Stiernackenfettsucht, Steroidacne usw.) nach Umschalten auf
vergleichbare Triamcinolondosen rasch zurückgingen. Andererseits soll
die Quote der Magengeschwüre unter Triamoinolon geringer sein als unter
den früheren Corticoiden (Sherwood, Epstein u. Buckley). Nicht
geringer indessen ist — immer Äquivalentdosen vorausgesetzt — die
diabetogene Nebenwirkung des Triamcinolon, was entgegen Scheiffarth
u. Zicha betont sei. Sahen wir doch erst kürzlich eine gefährliche Entgleisung eines Diabetes mellitus bei einem Psoriatiker, der von anderer
Seite trotz des bekannten Diabetes wegen seiner Schuppenflechte mit
Triamcinolon behandelt worden war (vgl. auch Siede u. Klamp).

Die stärkere Hypophysenwirksamkeit des Dexamethason gegenüber den anderen heute in erster Linie therapeutisch üblichen Corticosteroiden ist ferner an seiner nach unserer Meinung intensiveren eosinopenischen Wirksamkeit ablesbar, wenn man mit MAYR u. MONCORPS den seit SCHWARZ (1914) bekannten Beziehungsmechanismus zwischen Adrenalfunktion und Eosinophilenzahl hauptsächlich auf zentrale bzw. vagotone Tonusverschiebungen beziehen will.

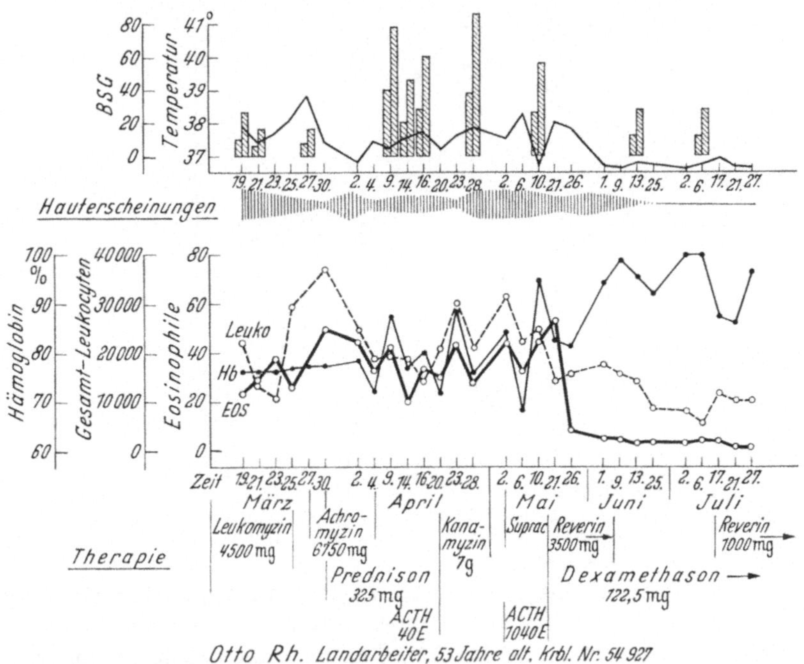

Abb. 1. Eosinophile retikuläre Erythrodermie. Keine Beeinflussung der hohen Bluteosinophilie durch Prednison, sofortige Normalisierung derselben durch Dexamethason

Hierfür ein typisches Beispiel: Ein 53jähriger Landarbeiter, der in den letzten Jahren bei Betreten seines Pferdestalles stärkere asthmoide Beschwerden verspürt, wird mit einer Erythrodermie vom Scheitel bis zur Sohle und gewisser hyperkeratotischer Note an Handtellern und Fußsohlen in die Klinik aufgenommen, wobei dem histologischen Substrat nach eine eosinophile retikuläre Erythrodermie zu diagnostizieren ist. Das vorhandene Hauterscheinungsbild läßt sich, wie auf der zusammenfassenden Darstellung des Krankheitsverlaufes zu sehen ist, praktisch ebensowenig wie die gleichzeitige Bluteosinophilie von bis zu 48 % durch Prednison beeinflussen, um erst bei Anwendung von Dexamethason schlagartig und dauerhaft abzufallen (Abb. 1).

15*

Bei der durch Dexamethason auslösbaren Eosinopenie ergeben sich, was weiterhin beachtenswert erscheint, deutliche Unterschiede in Abhängigkeit von dessen Zuführungsart, die nicht nur die Resorptionsgeschwindigkeit, sondern auch den Resorptionsendeffekt betreffen, wie es etwa noch ausgeprägter vom Adrenalin oder Strophanthin her bekannt ist: Bei 31 Hautkranken wurde neben jeweils zwei Leerbestimmungen (nach Art des Thorn-Tests) der Eosinophilen-Abfall nach 1 mg Dexamethason per os und — im Vergleich hierzu — nach intramuskulärer

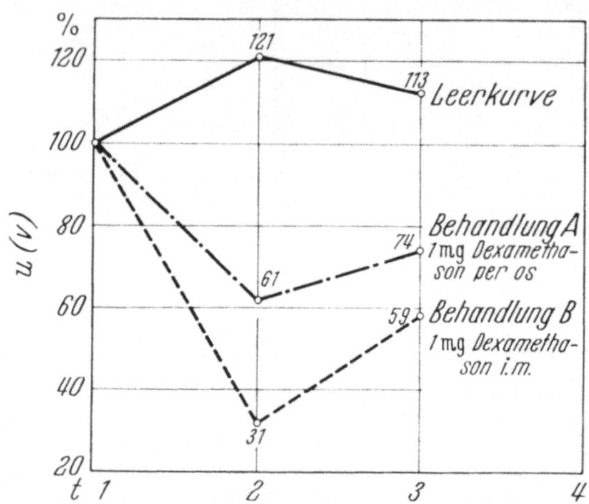

Abb. 2. Unterschiede der Bluteosinopenie nach oraler und intramuskulärer Dexamethason-Verabfolgung: nach 3 Std um 30%, nach 4 Std immer noch um 15% stärkerer Eosinophilenabfall bei intramuskulärer gegenüber peroraler Zufuhr dieses Corticoids

Zufuhr der gleichen Dosis bestimmt. In statistisch gesicherter Weise führt 1 mg Dexamethason bei intramuskulärer Applikation zu einem beachtlich größeren Eosinophilen-Abfall als die orale Zufuhr der gleichen Menge dieses Corticosteroids. Dieser durchschnittliche Unterschied beträgt, wie die Abb. 2 zeigt, nach 3 Std 30%, nach 4 Std immer noch 15% (Holzmann u. Korting).

Waren wir auf diese unseres Erachtens bemerkenswerten Unterschiede von der klinischen Beobachtung aus gestoßen, daß die therapeutische Rückwirkung des Dexamethason auf ein z. B. bullöses Hauterscheinungsbild quantitativ durchaus deutlich von der oralen oder intramuskulären Zufuhr abhängen konnte, so fiel zum anderen bei der interpolierten Verabfolgung eines anabolen Wirkstoffes (4-Chlor-Testosteron-Acetat = „Steranabol") ebenfalls bereits klinisch eine interferierende Wirkung gegenüber der Corticosteroidbasistherapie auf. Dieser polare Effekt eines minimalen Androgens war bei einem bis zur völligen Blasenfreiheit nosostatisch unterdrückten Schleimhautpemphigus wiederholt reproduzierbar, während derartige Gegenwirkungen z. B. bei zwei Fällen mit seborrhoischer Erythrodermie nicht so deutlich zu erhalten waren. Kann man auch in mancher Hinsicht eine weitgehend gleichsinnige Wirkung der Corticoide und Androgene wie z.B. auf das Bindegewebe (klinisches Beispiel: progressive Sklerodermie, Lebercirrhose) annehmen, so verhalten sich andererseits hinsichtlich des Eiweißstoffwechsels die Corticoide bekanntlich katabol, d.h. entgegengesetzt zu den anabolen Andro-

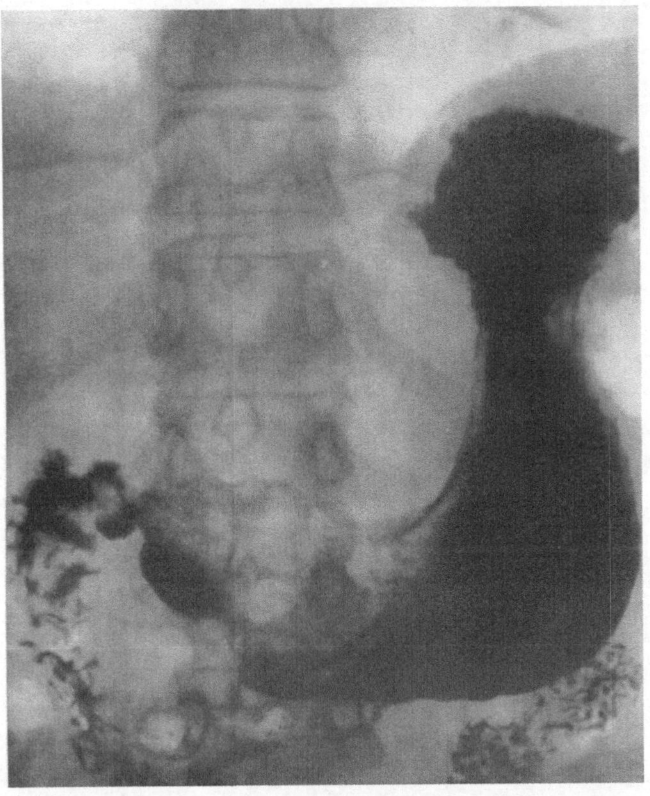

Abb.3a. 49jährige Patientin mit Pemphigus vulg., nach insgesamt 18 g Prednison per os kleinapfelgroßes Ulcus an der großen Magencurvatur

genen. LISELOTTE SCHÖNFELD konnte bereits 1951 über die Negativierung eines vorher positiven Thorn-Tests bei Ratten mittels Follikelhormon berichten. Später haben vor allem ANDERS, GAHLEN, STÜTTGEN über die Verkleinerung des Eosinopenie-Quotienten (nach Verabfolgung von Adrenalin) durch *heterologe* Sexualhormone berichtet. An der Tübinger Klinik führen derzeit HOLZMANN und ich eine größere Untersuchungs-Reihe durch, die bisher erkennen läßt, daß bei Männern in ca. 50 % (15 von 30 Versuchspersonen) durch 50 mg Testoviron i.m. eine Eosinophilen-steigerung von ca. 50 % auslösbar ist, die aber eine am Folgetage durch

1 mg Dexamethason i.m. hervorgerufene Eosinopenie nicht verhindert. Gegenwärtig soll geprüft werden, ob die gleichzeitige Gabe beider Hormone die antagonistisch-eosinotropen Effekte aufhebt oder nicht. Auf jeden Fall bestätigen bereits diese Eindrücke im experimentellen

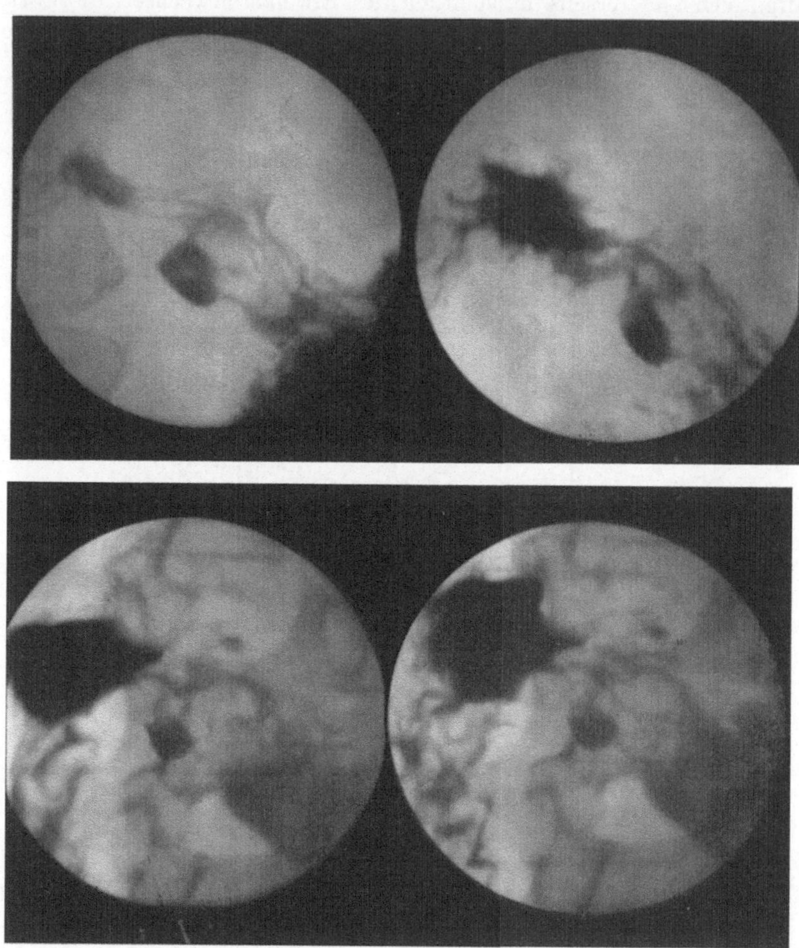

Abb. 3 b. Unter Aufrechterhaltung der bisherigen Steroiddosis, aber unter gleichzeitiger Veratfolgung von 195 mg Testosteron und 12 mg Oestradiol nach etwa 4 Monaten Rückbildung des Ulcus auf Daumennagelgröße und nach weiteren 4 Wochen nur noch präpylorische Restnarbe nachweisbar

Untersuchungsgang die vorher angeführte klinische Beobachtung von Interferenzen der nosostatischen Corticoideinwirkung mit einer — z.B. im Hinblick auf die Gefahr der Osteoporose erforderlichen — anabolen Androgenzufuhr. Als kasuistischer Beleg für diese eben erörterten Zusammenhänge oder deutlicher gesagt: antagonistischen Mechanismen zwischen Corticosteroiden und Sexualhormonen seien hier noch die Magenröntgenaufnahmen einer Kranken mit Pemphigus vulgaris vorgeführt, bei welcher nach Verabfolgung von insgesamt 18 g Prednison und 1,2 g Triamcinolon ein großes Ulcus ventriculi festgestellt wurde, welches unter Beibehaltung der bisherigen Corticosteroiddosen innerhalb von 4 Monaten unter Magenschonkost und nach Verabfolgung von insgesamt 3 cm³ Primodian-Depot (= 195 mg Testosteron und 12 mg Oestradiol) narbig abheilte (Abb. 3).

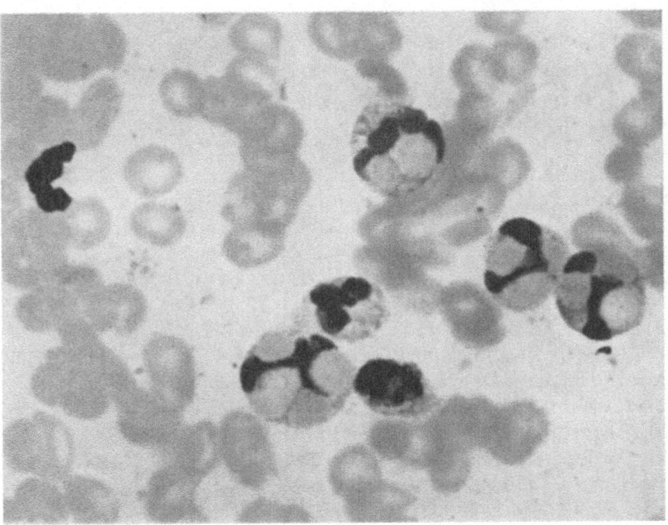

Abb. 4. Hochgradige Erythrophagocytose (Induktionsverfahren wie bei Lupus ery.-Zellphänomen) die nach einmaliger Verabfolgung von 5 mg Dexamethason i.m. nicht mehr nachzuweisen war

Näher zu verfolgen wäre in Zukunft vielleicht auch die Wirkung der Corticoide, und so im besonderen des Dexamethason, auf dermatologisch wichtige *immunbiologische Phänomene*. Kann man heute doch bereits aussagen, daß mittels Dexamethason das Lupus ery.- Zellphänomen, wie übrigens auch die renale Symptomatologie dieses Leidens, nicht zu unterdrücken ist. Hingegen konnten wir bei einem ungewöhnlichen Krankheitsbild, welches im wesentlichen Felty-artig aus einer primär-chronischen Polyarthritis, beachtlichen Leber- und Milzbeteiligung und darüber hinaus anulären, mäßig schuppenden Erythemen zusammengesetzt war, innerhalb von 24 Std die im peripheren Blutausstrich induzierte und fast in jedem Blickfeld nachweisbare Erythrophagocytose (Abb. 4) mittels 5 mg Dexamethason i.m. negativieren, während andererseits der Latex-Test auch auf die Dauer hin nur geringfügig zu senken, aber nicht vollständig zu negativieren war.

So mögen denn diese spärlichen Paralipomena zu den vorangehenden umfassenden Hauptreferaten mit dazu dienen, die Weite und Tiefe des Neulandes aufzuzeigen, welches der mit den Corticosteroiden umgehende klinische Arzt eben betreten hat.

Literatur

ANDERS, I., W. GAHLEN u. G. STÜTTGEN: Klin. Wschr. **31**, 703 (1953).

DUBOIS, E. L.: J. Amer. med. Ass. **167**, 1590 (1958).

DUCHAINE, J., R. SPAPEN et M. JACQUES: Presse méd. **1959**, 1386.

FREYBERG, R. H., C. A. BERNTSEN jr. and L. HELLMAN: Arthritis Rheumat. **1**, 215 (1958).

GEYER, G.: Verh. dtsch. Ges. inn. Med. 171 (1959).

HARMAN, J. M.: Lancet I, 887 (1959).

HOLZMANN, H., u. G. W. KORTING: Arch. klin. exp. Derm. (im Druck).

JESSERER, H.: Med. Klin. **1959**, 2218.

JESSERER, H., u. R. KOTZAUREK: Klin. Wschr. **37**, 285 (1959).

KALLENBACH, H.: Med. Klin. **54**, 1963 (1959).

MACLEAN, K., and P. H. SCHURR: Lancet I, 701 (1959).

MAYR, J. K., u. C. MONCORPS: Virchows Arch. path. Anat. **264**, 774 (1927).

NEUSTADT, D. H.: J. Amer. med. Ass. **170**, 1253 (1959).

PERKOFF, G. I., R. SILBER, F. H. TYLER, G. E. CARTWRIGHT and M. M. WINTROBE: Amer. J. Med. **26**, 891 (1959).

SCHEIFFARTH, F., u. L. ZICHA: Medizinische **1959**, 1737.

SHERWOOD, H., J. J. EPSTEIN and W. E. BUCKLEY: J. Allergy **31**, 21 (1960).

SIEDE, W., u. A. KLAMP: Dtsch. med. Wschr. **1960**, 333.

SCHÖNFELD, L.: Klin. Wschr. **29**, 780 (1951).

SCHWARZ, E.: Ergebn. allg. Path. path. Anat. **17**, 137 (1914).

VOIT, K., u. W. TILLING: Ärztl. Wschr. **14**, 184 (1959).

WALTON. C. H. A.: Canad. med. Ass. J. **81**, 724 (1959)

WILLIAMS, R. S.: Lancet I, 698 (1959).

Aussprache

W. Schneider-Augsburg: zum Vortrag GRÜNEBERG

Wahl der Grundlage galenisch oft mehr vom Antibioticum als vom Steroid abhängig. Hinweis auf Kombination der antientzündlichen Wirkung bei lichtbedingten Krankheitsbildern mit „schattengebundenem" Lichtschutz, z. B. mit Tumeson oder Esiderm und anderem.

W. Schneider-Augsburg: zum Vortrag BOCK

Es gibt Beobachtungen, daß unter frühzeitigem Corticoideinfluß aus Zoster Varicellen wurden. Dagegen sollen die Steroide, wenn auch entbehrlich, nicht absolut kontraindiziert sein. Es wurden dagegen bei Varicellen unter Steroideinfluß schwere nekrotisierende Verläufe beobachtet.

H. E. Bock-Marburg

E. Sklarz-London: zum Vortrag BOCK

Weist den Herpes zoster betreffend darauf hin, daß wegen der erhöhten Tendenz zu Narbenbildungen bei Herpes zoster ophthalmicus die Anwendung von Steroiden sowohl allgemein als auch lokal kontraindiziert ist.

Freitag, den 20. Mai 1960

Nachmittags

Kurzvorträge zum II. Thema

Vorsitzende: H. Gottron-Tübingen, P. Jordan-Münster

Ehrenvorsitzende: R. M. Bohnstedt-Gießen, W. Jadassohn-Genf,
C. E. Sonck-Åbo, H. G. Piper-Erfurt

22. P. Cerutti-Neapel: Erwägungen hinsichtlich der Corticosteroidtherapie bei einigen Hautkrankheiten.

In bezug auf die Corticosteroid-Therapie können wir, nach Meinung der meisten Autoren (Lapière; Sulzberger; Huriez u. a.), die Dermatosen in drei Klassen einteilen, und zwar:

1. Hautkrankheiten mit gewöhnlich akutem Verlauf, deren Ursache bekannt ist und meistens ausgeschaltet werden kann, mit allergischer oder toxisch-allergischer Pathogenese, bei denen die Steroidtherapie morbistatisch wirkt und allein oder in Verbindung mit anderen therapeutischen Maßnahmen imstande ist, die Heilung der Dermatose herbeizuführen.

2. Hautkrankheiten mit vorwiegend chronischem oder rezidivierendem Charakter, die meist ohne Lebensgefahr für den Patienten verlaufen, aber besonders resistent gegenüber den üblichen Behandlungsmaßnahmen sind, und bei denen die Steroidtherapie einzig und allein als morbistatische Therapie wirkt.

3. Schwere Hautkrankheiten mit ungünstiger Prognose, bei denen die Steroidtherapie im allgemeinen morbistatisch wirkt und bei denen man auf eine Lebensverlängerung hoffen darf, vielleicht durch Jahre und mit Perioden scheinbarer klinischer Heilung.

Im ersten Fall wird die Steroidtherapie gewöhnlich durch kurze Zeit angewandt, im zweiten und dritten durch eine lange oder sogar sehr lange Zeit.

In diesem Referat möchte ich mich darauf beschränken, nur über Kranke zu berichten, die in diesen letzten 3 Jahren an der Klinik von Neapel lagen und an Dermatosen der oben angeführten zweiten und dritten Gruppe litten. An diesen eigens ausgewählten Fällen konnten unsere Untersuchungen mit größter Genauigkeit ausgeführt werden. Die Anzahl der Fälle ist 73, davon waren 42 Männer und 31 Frauen.

Die Patienten wurden fast ausnahmslos der Steroidtherapie auf oralem Wege unterzogen unter Anwendung des Prednisons, des Prednisolons, des Triamcinolons und des Dexamethasons. Nur bei zwei Fällen griffen wir zum Prednisolon auf intramuskulärem Wege. Im allgemeinen kann man sagen, daß die Delta- und Fluorderivate des Cortisons (Verbindung E) und des Hydrocortisons (Verbindung F) eine größere therapeutische Wirkung mit einer geringeren Toxicität verbinden, besonders was den Wasser- und Mineralstoffwechsel betrifft. Eine Einzeldosis von 25 mg Cortison entspricht 20 mg Hydrocortison, 5 mg Prednison oder Prednisolon, 4 mg Triamcinolon oder 0,5 mg Dexamethason. Wir teilen daher die Meinung jener nicht restlos, die die therapeutische Wirkung des Triamcinolons jener des Prednisons vollkommen gleichsetzen (Villa), wenigstens was die Wirkung auf die Hautkrankheiten betrifft, während wir die therapeutische Wirkung des Dexamethasons siebenmal höher einschätzen als jene des Triamcinolons. Da die üblichen Cortisonpräparate im Handel für Erwachsene in ihren Einzeldosen den obigen Gewichtsmengen entsprechen, können wir uns in unserer Abhandlung, wenn wir von täglichen Gesamtdosen sprechen, auf die Anzahl der verabreichten Tabletten beziehen, gleichwie um welches Derivat es sich auch handelt.

Unsere Statistik weist zehn Fälle von *Pemphigus vulgaris* auf, in seinen verschiedenen klinischen Erscheinungsformen. Wir begannen die Behandlung immer mit hohen Dosen von 8—10 Tabletten und mehr und für die Dauer auch von Monaten. Sobald die Haut und Schleimhautschädigungen verschwunden waren, gingen wir mit der Dosierung zurück bis zu Erhaltungsdosen von 4—2 Tabletten täglich. Die Abart des Pemphigus mit fast ausschließlich oder vorwiegend Schleimhautschädigungen zeigte sich als die resistentere gegen die der Cortisontherapie, während man die schnellsten und dauerhaftesten Erfolge mit niedrigeren Dosen beim Pemphigus vegetans, beim seborrhoischen Pemphigus und beim Pemphigus foliaceus erzielte. Einige unserer Kranken befinden sich schon seit 1 oder 2 Jahren mit niedrigsten Erhaltungsdosen in einem Zustand fast vollkommener klinischer Heilung und sind imstande, ihrer normalen Tätigkeit nachzugehen, so daß man wirklich behaupten kann, daß die ungünstigere Prognose beim Pemphigus zumindest sehr gemildert erscheint. Nur die Zukunft wird uns zeigen, ob man bei manchem Fall eine definitive Heilung wird erreichen können und in welchem eventuellen Prozentsatz in bezug auf die Statistik.

Zwei Fälle von *leichtem Pemphigus familiaris von Hailey-Hailey* kamen innerhalb von 2 Monaten zur Abheilung mit nicht allzu hohen Cortisondosen.

Bei acht Fällen von *Dermatitis herpetiformis Duhring* erreichten wir günstige Resultate mit Maximaldosen von 12—14 Tabletten täglich, rascher als beim Pemphigus, indem wir die täglichen Verabreichungen reduzierten und ziemlich schnell auf kleine Erhaltungsdosen übergingen. Die Rückfälle sind häufig, doch ist es leicht, eine gute und auch ausgezeichnete Verfassung der Haut wiederherzustellen.

Die malignen Formen der *Psoriasis*, wie die Psoriasis arthropatica, die pustulöse Psoriasis und die erythrodermische Psoriasis (14 Fälle) sind, unserer Meinung nach, unbedingte Indikationsstellungen für die Cortisontherapie. Gute Resultate erhält man leichter mit nicht sehr lange verabreichten Maximaldosen von 10—12 Tabletten täglich bei den erythrodermischen Formen, weniger leicht bei Formen mit krankhaften Gelenkschädigungen und noch weniger leicht bei der Psoriasis pustulosa vom Typ von Zumbusch. (Bei einem unserer Fälle von Psoriasis pustulosa konnte man auch durch relativ hohe Erhaltungsdosen rasche Rückfälle nicht verhindern, so daß man auf Grund des Auftretens von Sekundärerscheinungen und geringer Wirkung der Therapie zu anderen therapeutischen Mitteln greifen mußte.) Wir unterzogen der Steroidtherapie auch Kranke mit Psoriasis vulgaris, die jedoch besonders resistent gegenüber den üblichen Behandlungsmethoden waren, und solche mit generalisierten oder fast generalisierten Formen. Rasche und ausgezeichnete Resultate erhielt man innerhalb kurzer Zeit mit niedrigen Dosen von 4—6 Tabletten täglich. Doch ist die Wirkung eine rein morbistatische, so daß die Rückfälle fast unmittelbar darauf folgen, und wir haben den Eindruck, daß die Steroidkur mit der Zeit die Krankheit gegenüber allen anderen Therapien resistenter macht. Wir empfehlen daher die Anwendung des Cortisons bei der Psoriasis vulgaris nur in Ausnahmefällen und nur in Verbindung mit den üblichen therapeutischen Mitteln.

Bei anderen Formen von Erythrodermie, außer der genannten postpsoriatischen und jener vorwiegend toxisch-allergischen, kann man hervorragende und rasche Resultate mit nicht sehr hohen Dosen erzielen, d. h. mit höchstens 6—8 Tabletten täglich.

Bei unserer Statistik handelt es sich in der Mehrzahl um Erythrodermien, die auf ein atopisches Ekzem folgten, oder um Epidermitiden durch abnormale und gesteigerte mikrobische oder medikamentöse Reaktivität.

In unseren Gegenden ist das Vorkommen des akuten und subakuten *Erythematodes* nicht häufig. Bei zwei Fällen erreichten wir auch mit hohen Dosen von 16—20 Tabletten täglich nur eine vorübergehende Besserung, und im Laufe weniger Jahre starben die Patienten. Hingegen erzielten wir gute Resultate beim chronischen Erythematodes mit Maximaldosen von 8—10 Tabletten täglich, eine Kur die immer mit anderen lokalen und allgemeinen Maßnahmen verbunden wurde.

Bei zwei Fällen von *Poikilodermatomyositis* mit chronischem Verlauf verzeichnete man erhebliche Besserung und fast vollständiges Verschwinden der klinischen Erscheinungen mit Maximaldosen von 15—16 Tabletten täglich und mit kleinen Erhaltungsdosen, die lange Zeit hindurch verabreicht wurden.

Die *cutanen Reticulosen* (9 Fälle, davon 4 mit Mycosis fungoides, 2 mit cutaner Histioleukämie, 1 mit Morbus Hodgkin und 2 mit Hämoangioendotheliom von Kaposi) sind Krankheiten, die von der Steroidtherapie wenig Vorteil erzielen. Hohe Dosen, die in unserer Statistik bis zu 20 Tabletten täglich gehen, erwirken wohl einen fast vollkommenen Rückgang der Hauterscheinungen, jedoch sind die Komplikationen der Spezialtherapie viel häufiger als bei anderen Dermatosen und die Rückfälle treten innerhalb kurzer Zeit auf; außerdem stellt sich sehr schnell eine Therapieresistenz gegenüber dieser und anderen Behandlungsformen ein. Wir beurteilen daher die Steroidtherapie als ein zu unserer Verfügung stehendes Hilfsmittel, um in Verbindung mit anderen Medikamenten ein längeres Überleben des Kranken zu erreichen.

Nach unserer Erfahrung muß die morbistatische Wirkung der Corticosteroide dauernd durch die Anwendung von Präparaten unterstützt werden, die eine antiphlogistische Wirkung haben, wie z.B. das Vitamin D_2 und das Natriumsalicylat, bei allen schweren Dermatosen mit toxischallergischer Pathogenese oder das Chlorochin bei den Krankheiten der Pemphigusgruppe und beim Erythematodes. Diesen Mitteln muß man alle Behandlungsarten anschließen, die von Fall zu Fall ihre besondere und bekannte Indikation haben. Nur auf diese Weise kann sich die einfache morbistatische Wirkung des Cortisons, wenn nicht immer so doch häufig, in eine vollständigere Heilwirkung verwandeln.

Sulzberger ist der Ansicht, daß die Steroidtherapie nicht von der Anwendung der hypophysären Corticotropine begleitet sein muß. Immerhin ist es unsere Meinung, und diejenige der meisten Autoren, daß man das ACTH zweimal wöchentlich in Dosen von 20—70 E verabreichen soll, je nach Intensität der angewandten Steroidtherapie. Auf diese Weise stimuliert man die Nebenniere, vermeidet Erscheinungen einer Nebennieren-Insuffizienz nach Absetzen der Kur und fügt zu einer Substitutionstherapie eine physiologische Reiztherapie hinzu.

Unter den verschiedenen Cortisonderivaten und ihren entsprechenden Einzeldosen, von denen wir eingangs sprachen, ist unserer Erfahrung nach das Triamcinolon das wirksamste auf die Hauterscheinungen. Immerhin empfiehlt es sich, bei langen oder sehr langen Kuren und bei schweren Formen die verschiedenen Präparate zu wechseln. Bei einzelnen Fällen war es von Vorteil, die Verabreichung von Prednisolon auf intramuskulärem Wege einzuschalten, an Stelle der viel häufiger angewandten oralen Therapie mit Prednisonderivaten oder Fluoroderivaten.

Eine genaue Untersuchung des Patienten vor Beginn der Behandlung vom anamnestischen, klinischen und biochemischen Gesichtspunkt aus und die eventuellen prophylaktischen Vorsichtsmaßnahmen, die daraus entspringen können, schützen den Arzt vor den bekannten Zwischenfällen der Steroidtherapie.

Abgesehen von den leichteren und leicht bekämpfbaren Nebenerscheinungen der Cortisontherapie, waren bei unseren Kranken die septischen Komplikationen nicht selten, so daß wir öfters die Verabreichung der Steroidpräparate mit Gaben von Antibioticis kombinierten und somit die „Antibiocorticotherapie" realisierten, die von Comél u. Huriez vorgeschlagen wurde.

Schwerere, doch seltenere Komplikationen entstanden durch plötzliches Versagen des Kreislaufs bei einem Patienten, bei einer anderen Patientin durch diffuse Osteoporose und endlich bei weiteren zwei Fällen durch weitgehend motorische Parese der unteren Extremitäten, eine Komplikation, die in der Literatur noch nicht erwähnt ist und über die meine Assistenten Montagnani und Pisani berichten werden.

23. H. Walther-Pforzheim: Zur peroralen Corticosteroidtherapie (Abgrenzung der Indikationen, Nebenwirkungen, Blutbildbeeinflussung).

Selbst die relativ wenigen Jahre, die seit der Einführung der Corticosteroide in die Dermatotherapie vergangen sind, lassen klar die Grenzen dieser vorwiegend innerlich erfolgreichen Behandlungsmöglichkeiten erkennen. Sie sind vor allem darin gegeben, daß besonders generalisierte und bullöse Dermatosen damit angegangen werden sollten und daß diese Therapie nur gezielt und lediglich über einen kürzeren Zeitraum angewandt werden sollte.

Im Laufe der letzten Jahre wurden uns von der Forschung eine Reihe neuer Corticosteroide zur Verfügung gestellt, die für die perorale Behandlung dermatologischer Erkrankungen eine wesentliche Bereicherung brachten. Gleichzeitig haben sich aber auch damit die Möglichkeiten erweitert, eine gezielte und damit optimale Behandlung einzelner Krankheitsbilder durchzuführen, da die verschiedenen Corticosteroide, von denen ich hier Prednison, Dexamethason, Methylprednison und Triamcinolon anführen möchte, trotz ihrer gemeinsamen Eigenschaften doch gewisse Unterschiede in Wirkungsstärke, Wirkungsspektrum und vor allem in bezug auf die Nebenwirkungen aufweisen.

Das Gros der dermatologischen Erkrankungen, die auf eine Corticosteroidbehandlung ansprechen, erfordert nur eine kurze und damit relativ ungefährliche Corticosteroidverabreichung.

Hierher gehört die große Ekzemgruppe, bei der generalisierte, subakute, chronisch-lichenifizierte Formen und endogene Ekzeme sowie ekzematöse Erythrodermien im Vordergrund stehen. Es folgen Arzneimittelexantheme (besonders bullös-hämorrhagische), Fälle von Erythema exsudativum multiforme (bullös-hämorrhagisch), Kontaktdermatitiden, sowie der Lichen ruber planus, bei dem jedoch eine mäßige Beeinflussung festzustellen war.

Werden nun die dieser Feststellung zugrunde liegenden Kranken-
beobachtungen kurz analysiert, so ist festzustellen, daß sich Prednison
in Form von dem allgemein gut verträglichen und preislich günstigen
Keteocort bei 101 Kranken obiger Indikationen gut bewährte; in 59,4%
war die Wirkung sehr gut, gut in 18,81%, mäßig in 14,85% und ohne
Erfolg blieben 6,93%.

Anders liegen die Verhältnisse bei Erkrankungen, bei denen eine längere Zeit, unter Umständen eine Dauertherapie mit Corticosteroiden notwendig ist. Hierher gehören Pemphigus vulgaris, die generalisierte
Psoriasis vulgaris (besonders die erythrodermische und pustulöse Form),
die Periarteriitis nodosa, Dermatitis herpetiformis Duhring, akuter
Erythematodes, Dermatomysitis, Erythrodermie en plaques disseminées
Brocq sowie die schwere Rosacea.

Die Auswahl des Präparates ist hier im Hinblick auf die nicht nur
dosis-, sondern auch zeitabhängigen Nebenwirkungen von ausschlag-
gebender Bedeutung. Beim Prednison macht sich vor allem die Tendenz
zur Wassereinlagerung und Natriumretention unliebsam bemerkbar, die
zu Ödemen und zu Blutdrucksteigerung führen kann und Kreislaufbela-
stungen mit sich bringt. Auch die psychische Stimulierung, die zum Ausbruch latenter Psychosen führen kann, ist eine unliebsame Begleiterscheinung der Prednisontherapie. Beim Dexamethason, das zunächst durch
seine geringe Dosierung besticht, ist die Hypophysenhemmung noch stärker gesteigert als sein therapeutischer Effekt und auch bei geringster
Dosierung tritt eine komplette Nebennierenrindenhemmung auf, die
auch nach Absetzen noch Wochen und Monate bis zur vollen Erholung
braucht. Daneben besteht eine ausgesprochen Calcium eliminierende Wirkung, die im Verein mit dem allen Corticosteroiden eigenen katabolen
Effekt zu einer erhöhten Osteoporosegefahr führt. Für die Behandlung
des adrenogenitalen Syndroms ist die hohe Hypophysenhemmung des
Dexamethasons ein Vorteil. Die im Tierversuch relativ geringe Beeinflussung des Zuckerhaushalts durch diese Substanz hat sich in der Praxis
nicht voll bestätigen lassen, worauf Fiegel u. Kelling besonders hinweisen.

Triamcinolon in Form von Volon ist dadurch gekennzeichnet, daß es
im Gegensatz zu den übrigen Präparaten eine natrium- und wassereli-
minierende Wirkung besitzt, die Psyche nicht stimuliert und wie Bock
herausstellte, eine sehr geringe Magenulcusquote hat. Daneben scheint
Volon eine spezielle Hautaffinität zu haben und es ist das einzige Corticosteroid, das bei der Psoriasis zu echten Remissionen der Hauterscheinungen führt. Während bei internen Erkrankungen, besonders bei der Polyarthritis, die Dosisrelation Dexamethason zu Triamcinolon zu Prednison
0,7:4:5 beträgt, verschiebt sich in unserem Fachgebiet dieses Verhältnis,
und es entsprechen 0,7 mg Dexamethason 2,5 mg Triamcinolon oder

5 mg Prednison. Durch diese Dosisreduktion ergibt sich mit Volon gerade bei der langfristigen Therapie eine weitgehende Reduzierung der Nebenwirkungen. Im Vergleich mit anderen Corticosteroiden erwies sich bei den zuletzt genannten Indikationen die Behandlung mit Volon als wirksamer und mit wenigen Nebenerscheinungen belastet. In Anlehnung an die Mitteilung von ZIERZ u. KIESSLING betrug die durchschnittliche Anfangsdosis 24 mg/die. Objektiv war bald ein Abblassen der Erytheme, eine Austrocknung bei umschriebenem oder flächenhaften Nässen und ein Abschwellen von entzündlichen Ödemen, sowie ein Sistieren von Bläschen und Blasenschüben bemerkbar; subjektiv war vor allem ein fast schlagartiges Nachlassen des quälenden Juckreizes feststellbar.

Der Einstellung der individuellen Erhaltungsdosis muß besondere Beachtung gewidmet werden. Ein schematisches Vorgehen ist gerade auf dem Gebiet der Corticosteroidtherapie zu vermeiden. Als therapeutisches Ziel, vor allem bei der Langzeit- und Dauertherapie muß ins Auge gefaßt werden, mit einer minimalen Dosis ein Maximum an therapeutischen Effekten bei möglichst geringen Nebenwirkungen zu erzielen. Jeder Patient, der längere Zeit Corticosteroide erhält, muß sorgfältig überwacht und kontrolliert werden. Bei Vorliegen von relativen Kontraindikationen, wie Magenerkrankungen, besonders peptischen Ulcera, latentem Diabetes mellitus, psychiatrischen Erkrankungen, chronischen und akuten Infekten, besonders Tbc etc., ist eine besonders sorgfältige Überwachung notwendig und der mögliche Nutzen gegen eventuelle Therapieschäden abzuwägen. Wie notwendig in der Praxis diese eigentlich selbstverständlichen Therapierichtlinien beachtet werden sollten, illustrieren folgende Beispiele aus dem eigenen Krankengut:

Eine 58jährige Frau bekam wegen einer chronisch-rezidivierenden Sinusitis über ein halbes Jahr lang täglich 20 mg Decortin, ohne daß sich die Stirnhöhlenbeschwerden besonders besserten. Bekanntlich können die Cortisonderivate nicht nur die Anfälligkeit gegen Bakterien, sondern auch gegen die Pilze steigern, was bei der betreffenden Patientin neben einem beginnenden Cushing-Syndrom zu einer Candida-Mykose, vor allem unter den Brüsten, führte. — Noch viel unverständlicher ist hinsichtlich der Medikationsdauer die zweite Beobachtung. Hierbei bekam eine 42jährige, jetzt sehr adipöse Patientin wegen eines seborrhoischen Gesichtsekzems seit annähernd 3 Jahren (!) von ihrem Hausarzt Corticosteroide per os. Selbst die immer stärker ins Auge fallende Adipositas, sowie das Vollmondgesicht und die Striae bildeten keinen Grund dafür, die orale Prednisonzufuhr einzustellen. Auch wurde die ganzen Jahre über kein Facharzt zugezogen. Die erste hautfachärztliche Untersuchung erfolgte erst jetzt auf Veranlassung des Landessozialgerichtes. — Eine weitere Kranke nimmt wegen eines Paraffinoms völlig erfolglos seit über einem Jahr laufend Corticosteroide verschiedener Firmen ein. Erst das

Auftreten von Nierenkomplikationen schufen hier einen Wandel. — Auch dürfte die Urticaria pigmentosa kein Indikationsgebiet sein, wie eine jüngst gemachte Beobachtung zeigt, die ohne Erfolg die andernorts verordneten Corticosteroide einnahm. — Dasselbe trifft für die chronisch-rezidivierende Urticaria zu; auch hier wurde die Tablettenzufuhr erst nach dem Auftreten von Nierenkomplikationen eingestellt.

Wenn die genannten fünf Fälle auch sicherlich Einzelfälle darstellen, so dürften sie doch zeigen, wie notwendig es ist, daß die Corticosteroid-anwendung möglichst in die Hand des Facharztes gehört, der sich über die Grenzen der Indikation und die Kontraindikation im klaren ist, um ein Optimum an therapeutischen Effekten mit der geringstmöglichen Gefahr für den Patienten zu gewährleisten.

Was nun die Frage der Blutbildbeeinflussung durch Corticosteroide betrifft, so ist es eine allgemeine Eigenschaft dieser Verbindungen, die normale Leukocyten- und Thrombocytenzahl zu vermehren, eine Eigenschaft, die besonders bei der Behandlung allergischer Agranulocytosen oder Thrombopenien zum Ausdruck kommt. Aus eigenen Beobachtungen, ebenso wie aus den Hinweisen der Literatur geht jedoch hervor, daß weder aus dem Blutbild noch aus dem Rückgang der BSG wesentliche Therapiehinweise zu entnehmen sind. Ein übergroßer Anstieg der Leukocytenwerte bietet nur für das Auftreten einer infektiösen Komplikation einen Hinweis.

Zusammenfassend betrachtet ist zu sagen, daß bei der kurzfristigen Stoßbehandlung sich uns das Prednison in Form von Keteocort besonders bei leichten und mittelschweren Dermatosen bewährt hat, während Triamcinolon in Form des Volon für schwere generalisierte Haut-erkrankungen und bei der Psoriasis vulgaris (Erytrodermie und pust. Form) einen raschen Rückgang der Beschwerden erzielt und auf Grund seiner geringeren Nebenwirkungen für die Langzeit- und Dauertherapie das derzeit geeigneteste Präparat sein dürfte. Selbstverständlich ist jede monatelange Therapie genauestens zu überwachen und die Er-haltungsdosis muß genau eingestellt und in kürzeren Zeitabständen kon-trolliert werden, um Nebenwirkungen möglichst zu vermeiden. Eine Blutbildkontrolle sollte sich vor allem auf die Leukocytenwerte be-schränken; die bei manchen Dermatosen vorhandenen zahlreichen Eosinophilen nehmen meist parallel mit dem Rückgang der Haut-erscheinungen merklich ab.

Literatur

Bäumer, A., G. Menkhaus, G. Birk u. H. Portheine: Med. Welt 19, 1034 (1960).
Dziuba, K.: Medizinische 21, 786 (1956).
Fiegel, G., u. H. W. Kelling: Münch. med. Wschr. 41, 1787 (1959).
Foelsche, W., u. K. Krug: Z. ges. inn. Med. 24, 1016 (1958).
Hansen, H. G.: Medizinische 1958, 191.

Ivanyi, I.: Med. Mschr. **11**, 711 (1959).

Kelling, H. W., u. H. Holzmann: Z. Haut- u. Geschl.-Kr. **28**, 2, 59 (1960).

Kimmig, I.: Berl. Med. **11**, 1, 23 (1960).

Korting, G. W.: Medizinische **1959**, 2211.

Krug, K.: Medizinische **1959**, 1608.

Lodge, Eric: Lancet **1959**, 186.

Lofferer, O., u. R. Plasun: Derm. Wschr. **140**, 27, 750 (1959).

Meyhöfer, W.: Derm. Wschr. **136**, 43, 1153 (1957).

Mundt, E.: Medizinische **1959**, 1139.

Schneider, W.: Dtsch. med. Wschr. 50, 2219 (1959).

Schlotter, E.: Hautarzt **10**, 173 (1959).

Schreiner, H. E.: Hautarzt **11**, 113 (1960).

Siegenthaler, W., G. Siegenthaler u. U. Isler: Medizinische **1958**, 2019.

Sulzberger, M., u. V. H. Witten u. A. W. Kopf: Hautarzt 9, 490 (1958).

Walther, H.: Zur peroralen Corticosteroidtherapie einiger Dermatosen, Z. Haut-Geschl.-Kr. **29**, 2, 57 (1960).

Weissbecker, L.: Mkurse ärztl. Fortbild. 8, 369 (1954).

Zierz, P., u. W. Kiessling: Z. Haut- u. Geschl.-Kr. **26**, 2, 39 (1959).

Aussprache

Th. Grüneberg-Halle: Die Corticosteroidbehandlung hat nach unseren Erfahrungen bei mit Psoriasis kombinierter Polyarthritis allem Anschein nach einen wesentlich günstigeren Effekt als bei der chronischen Polyarthritis ohne Psoriasis. Dies wurde hinsichtlich der Rezidivneigung in meinem Referat bereits kurz ausgeführt. Es kommt aber darauf an, daß die Psoriasis arthropathica nicht zu intensiv behandelt wird und die Dosen vorsichtig abgebaut werden.

O. Braun-Falco-Mainz: Unterstreicht die Ausführungen von Grüneberg bezüglich einer vorsichtig dosierten Corticoidtherapie bei Psoriasis. Die überlegene Wirkung von Triamcinolon ist nach histochemischen Untersuchungen[1] auf dessen epidermotropen Effekt zu beziehen. Als Indikationen gelten nicht nur Psoriasis arthropathica, Psoriasis pustulosa und psoriatische Erythrodermie, sondern auch die akut- bzw. subakut-exanthematischen Formen, die sich an Tonsillitis bzw. Angina anschließen. Hier führt bereits eine niedrig dosierte (8—12 mg/die) Triamcinolontherapie zu rascher Abheilung.

24. R. Haensch-Wuppertal: Auswirkungen der Corticosteroide auf das Bluteiweißbild und ihre Bedeutung. Mit 4 Textabbildungen.

Geht man der Frage nach den Auswirkungen der Corticosteroidtherapie auf das Serumeiweißbild nach, so dürften bestimmte Voraussetzungen nicht unberücksichtigt gelassen werden: Die Corticosteroide differieren hinsichtlich ihres Effektes auf den Eiweißstoffwechsel. Höhe der Dosierung, Zeitfaktor und durch den Hormoncharakter bedingte Empfindlichkeitsschwankungen, Anpassungserscheinungen und Gegenregulationen spielen eine Rolle. Aber auch das Serumeiweißbild ist durch

---

[1] Acta histochem. (Jena) **8**, 350 (1959).

mannigfaltige Einflüsse variabel. Die Möglichkeit, Auswirkungen der Corticoide auf das Serumeiweißbild zu erkennen, bieten insbesondere solche Dermatosen, bei denen Ausdehnung, Chronizität und Schwere zu ausgeprägter Dysproteinämie geführt haben.

Das Verhalten der Serumproteine unter der Corticoidbehandlung bei einem Patienten mit einer *Mycosis fungoides* (Abb. 1): In der fast zwei-monatigen Periode vor der Corticoidanwendung hat die anfangs bereits vorhandene γ-Hyperglobulinämie noch zugenommen. Erst mit dem Beginn der Prednisontherapie setzt ein eindrucksvoller Rückgang der γ-Globuline und korrespondierend die Zunahme der Albumine ein. Dieser hält auch nach Übergang auf Triamcinolon weiter an und geht klinisch mit einer Rückbildung der Tumoren und Besserung des Allgemeinbefindens einher, hält monatelang an, um sich schließlich zu erschöpfen. — Zunächst sei nur darauf hingewiesen, daß sich der Gesamteiweißgehalt des Serums gleichbleibend normal hält.

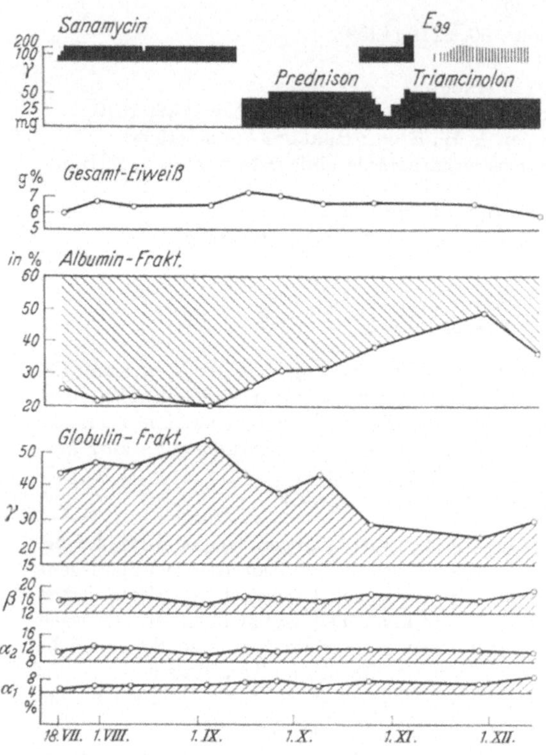

Abb. 1. *Mycocis fungoides.* Erst mit dem Einsetzen der Corticoidtherapie Rückgang der γ-Hyperglobulinämie und Zunahme der Albumine

Bei einem *Pemphigus vulgaris* (Abb. 2) ist der Rückgang der α-Globuline auf Antibiotica- und Lokaltherapie zurückzuführen. Die relativ hochdosierte Prednisontherapie aber wirkt sich auch hier in einem Rückgang der für den Pemphigus charakteristischen γ-Globulinvermehrung aus. Bei Reduzierung der Dosis kommt es zu einem neuen Blasenschub. Die daraufhin wieder gesteigerte Prednisondosis führt zu klinischer Besserung und erneuter Abnahme der inzwischen wieder angestiegenen γ-Globuline. Das gleiche wiederholt sich einige Wochen später nochmals, wobei der Behandelnde sich sogar veranlaßt sah, das Corticoid zu wechseln. Das hinreichend bekannte Wechselspiel zwischen Dosisverminderung und erneuter Verschlechterung kommt demnach deutlich auch in dem Verhalten der γ-Globulinfraktion zum Ausdruck, d. h., ihr Verhalten ist prognostisch zu werten und gibt einen Anhalt für die erforderliche Dosierung.

Der Verlauf bei einer *Psoriasis pustulosa* (Abb. 3): Zunächst keine Behandlung mit Corticosteroiden. Ständige Verschlechterung. Erst mit dem Einsetzen der Prednisontherapie tritt die Wende zur Besserung ein: Rückgang der hochfieberhaften Temperaturen. Rückgang der erhöhten γ-Globuline, Zunahme der erheblich verminderten Albumine und des Serumeiweißgehaltes, aber unbeeinflußt bleiben die erheblich vermehrten α_1- und α_2-Globuline.

Als letztes Beispiel: Über fast 1 Jahr wurde der Verlauf bei einer *Reticulosarkomatose* — Erythrodermie, flächenhafte Infiltrate und zahlreiche Tumoren — verfolgt (Abb. 4). Das Einsetzen der Prednisontherapie führte

Abb. 2. *Pemphigus vulgaris.* Prognostisch-therapeutische Bedeutung des Serumproteinbildes. Der infolge wiederholt reduzierter Corticosteroiddosis wechselhafte Verlauf kommt im Verhalten der γ-Globulin-Fraktion zum Ausdruck

Abb. 3. *Psoriasis pustulosa.* Erst mit dem Beginn der Prednisontherapie Rückgang der vermehrten γ-Globuline. Aber unbeeinflußt bleiben beide α-Globulin-Fraktionen

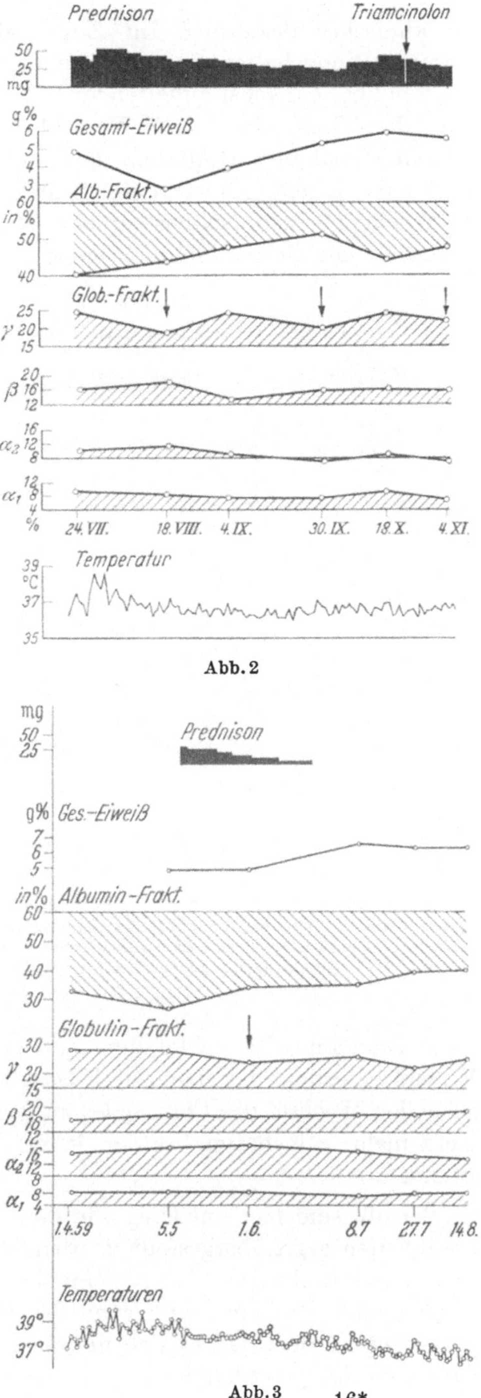

zu klinischer Besserung. Im Eiweißbild: Zunahme des reduzierten Serumproteingehaltes und der Albumine, Rückgang der vermehrten γ-Globuline. Zunächst anhaltender Effekt, auch bei Wechsel des Corticosteroides. Dann einsetzende Verschlechterung, erkennbar an einer γ-Globulinzunahme und Albuminrückgang. Sie kann durch Dosissteigerung nochmals abgefangen werden. Schließlich weitere Verschlechterung. Rückkehr zu Prednison bringt eine Remission: Die Albumine steigen nochmals an, die γ-Globulinvermehrung geht zurück. Aber schließlich

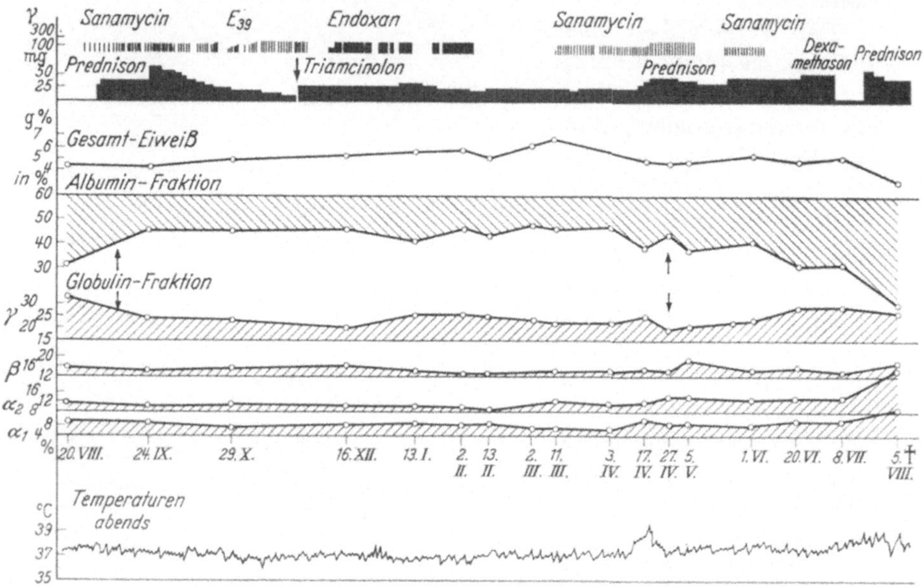

Abb. 4. *Reticulosarkomatose*. Mit Beginn der Prednisontherapie bei zunächst auch anhaltender klinischer Besserung: Zunahme des reduzierten Serumproteingehaltes und der Albumine, Rückgang der starken γ-Globulinvermehrung. Später wechselvoller Verlauf mit durch erhöhte Dosierung bewirkten Remissionen: aber schließlich erschöpft sich die Corticoidwirkung

unter Zunahme der γ-Globuline und Albuminabfall laufend klinische Verschlechterung, der man durch Dosissteigerung, auch durch vorübergehenden Wechsel des Corticoides zu begegnen sucht, die aber letztlich nicht mehr aufgehalten werden kann. Es ist zu einer Resistenz gekommen.

Bewußt sind hier nur einige, in ihrer Genese unterschiedliche Hautkrankheiten gegenübergestellt worden. Wenn auch die Möglichkeit von Spontanschwankungen bzw. -remissionen stets in Betracht gezogen werden muß, so kann auf Grund des Wirkungseintrittes kaum daran gezweifelt werden, daß es sich um einen *corticoidspezifischen Effekt auf das Serumeiweißbild* handelt.

1. Dieser besteht in einer Reduzierung der vermehrten grobdispersen *γ-Globuline.* Eine γ-Globulinerhöhung ist aber fast stets auf eine Reaktion, auf eine verstärkte Aktivität des reticuloendothelialen Systems zurückzuführen. Es sind genügend Anhaltspunkte vorhanden, die die Annahme rechtfertigen, daß der depressorische Effekt der Corticosteroide auf die γ-Globuline über eine Einwirkung auf das reticulo-endotheliale System zustande kommt, wobei der γ-Globulin-Rückgang als Ausdruck einer pharmakologischen, nicht etwa einer hormonalen Beeinflussung der an der Globulinsynthese mitwirkenden Gewebe aufzufassen ist.

2. Diesem Rückgang der γ-Globuline steht die Zunahme der vorher verminderten *Albumine* gegenüber, die dem einseitig-inversen Regulationsmechanismus dieser Proteine folgt.

3. Zur Frage der Beeinflussung erhöhter α-Globulinfraktionen durch eine Corticoidtherapie: Es ist bekannt, daß eine Vermehrung der α-Globuline stets dann gefunden wird, wenn akutentzündliche oder nekrobiotische Vorgänge ablaufen, also in den Fällen, wo alleinige Corticoidtherapie meist kontraindiziert oder nur in Kombination mit Chemotherapeutica oder Antibiotica durchführbar ist. Abnahme der α-Globuline, aber auch — wie demonstriert — Zunahme unter Corticoidtherapie kann eintreten. Die Gefahr der Infektaktivierung zwingt zu Zurückhaltung. Die aufgeworfene Frage ist daher von klinischer Seite nur schwer zu beantworten. Vielmehr ist der Wert des Befundes einer starken α-Globulinzunahme darin zu sehen, daß er zu einer kritischen Überprüfung der Corticoidindikation Anlaß gibt.

4. Hinsichtlich des *Eiweißstoffwechsels* könnte bei der Höhe der Dosierung mit negativen Auswirkungen, eventuell einer Eiweißverarmung, weniger bei Prednison als bei Dexamethason infolge des katabolen und antianabolen Effektes gerechnet werden. Das Verhalten der Gesamtproteinwerte gibt hierfür keine Hinweise. Im Gegenteil, wir sahen nicht allein dort eine Zunahme des Serumproteingehaltes, wo die Hypoproteinämie — wie beim Pemphigus vulgaris — exsudativ bedingt war, sondern auch bei konsumierenden Krankheiten, bei denen durch die Corticoidtherapie Remissionen erreicht werden konnten.

25. H. Tronnier-Biberach/Riss: **Weitere Untersuchungen über die Beeinflussung der Wirkung lokal angewendeter Nebennierenrindenhormone.** Mit 6 Textabbildungen.

Über die Beeinflussung der extremen Wirksamkeit von Hydrocortison durch Modifikationen am C 21-Atom sowie über die unterschiedliche Wirksamkeit von corticosteroidhaltigen Salben in Abhängigkeit von der verwendeten Grundlage konnten wir kürzlich berichten. Weitere ergänzende Untersuchungen und deren Ergebnisse sollen nachstehend dar-

gestellt werden. Aus technischen Gründen wurden für diese Untersuchungen nur von den vier entwickelten Testen der Histamin- und Nico-

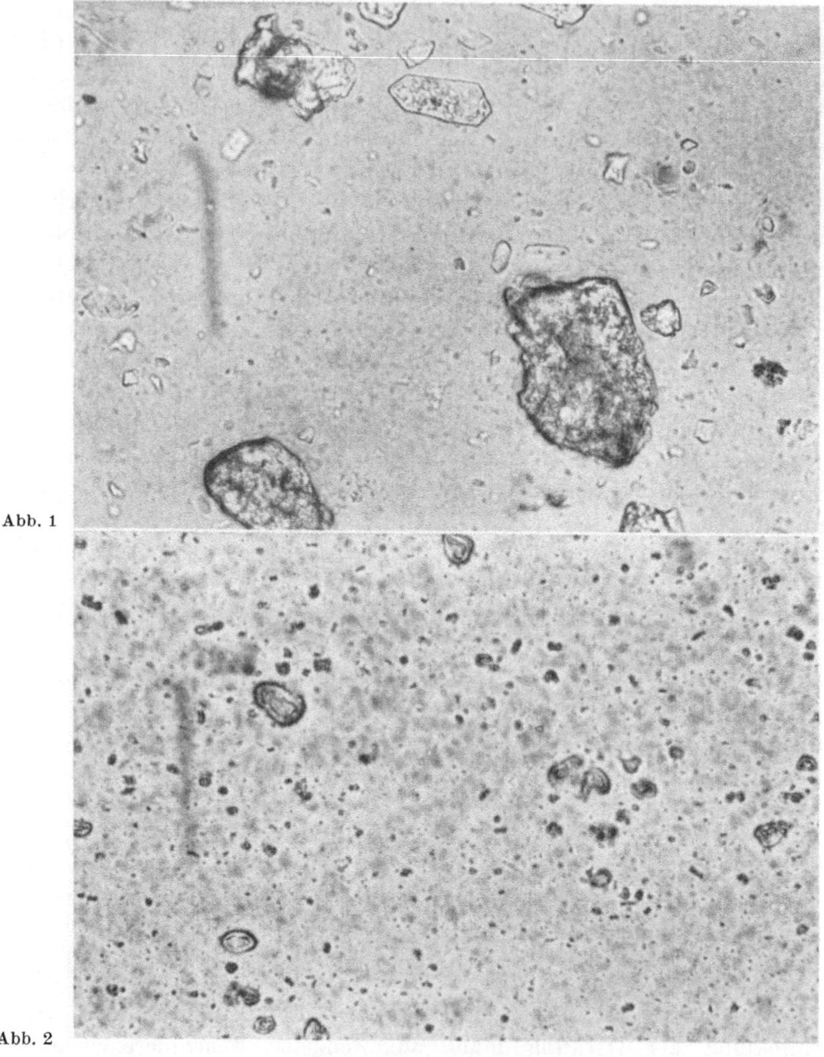

Abb. 1

Abb. 2

Abb. 1. Salbenausstrich mit kristallinem Bis-(hydrocortison-21)-phthalat von einer mittleren Teilchengröße von 30 μ

Abb. 2. Salbenausstrich mit mikronisiertem Bis-(hydrocortison-21)-phthalat von einer mittleren Teilchengröße von 5 μ

tinsäureestertest angewandt. Auf Einzelheiten der Methodik sei nicht
eingegangen und auf die ausführliche Darstellung in den Berufsdermatosen [8, 25 (1960)] verwiesen.

Zunächst einmal soll über den Einfluß der Teilchengröße der Corticosteroide in der Salbengrundlage auf die Wirksamkeit der Salben berichtet werden. Diese Untersuchungen wurden mit Salben durchgeführt, die 1°/₀ Bis-(hydrocortison-21)-phthalat enthielten. Als Grundlage fand eine W/O-Emulsion Verwendung. In der Abb. 1 ist ein Salbenausstrich dargestellt, der das Bis-(hydrocortison-21)-phthalat in kristalliner Form mit einer mittleren Teilchengröße von 30 μ enthält.

Die Salbe, in Abb. 2 im Ausstrich dargestellt, enthält den gleichen Wirkstoff mikronisiert, wodurch sich die mittlere Teilchengröße auf 5 μ verringer hat.

Das Ergebnis der Erythemhemmung mit beiden Salben im Histamin- und Nicotinsäureestertest ist in der folgenden Abb. 3 dargestellt.

Dabei wurde das Kontrollerythem an der unbehandelten Haut jeweils gleich 100°/₀ gesetzt. In beiden Testen findet sich bereits eine Abnahme der Erythemreaktion durch die Anwendung der Salbengrundlage, die in der Größenordnung zwischen 8 und 10°/₀ liegt. Während sich für die Rezeptur, die das Steroid in kristalliner Form enthält, im Histamintest nur ein kaum die Fehlergrenze überschreitender Effekt findet, beträgt die Abnahme der Reaktion im Nicotinsäureestertest immerhin gegenüber der Salbengrundlage 7°/₀.

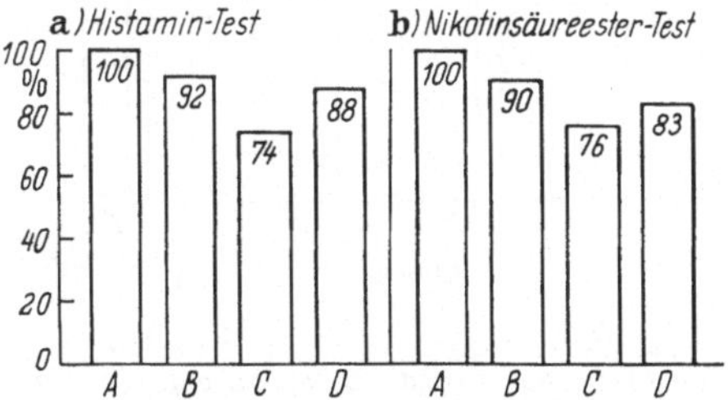

Abb. 3. Einfluß der Teilchengröße auf die Wirkung von Bis-(hydrocortison-21)-phthalathaltigen Salben im Histamin- und Nicotinsäureestertest (bezogen auf die unbehandelte Haut als Kontrolle = 100°/₀) *A* unvorbehandelte Haut; *B* Salbengrundlage; *C* Salbe mit 1°/₀ Bis-(hydrocortison-21)-phthalat 5 μ; *D* Salbe mit 1°/₀ Bis-(hydrocortison-21)-phthalat 30 μ

Sehr viel deutlicher wird die Erythemhemmung jedoch, wenn das Bis-(hydrocortison-21)-phthalat in der mikronisierten Form eingesetzt wird. Gegenüber der unbehandelten Haut beträgt die Erythemhemmung etwa 25°/₀, gegenüber der mit Salbengrundlage behandelten Kontrolle ungefähr 15°/₀. Es kann also festgestellt werden, daß die Teilchengröße des eingesetzten Corticosteroids für dessen Wirksamkeit in externen Zubereitungen eine nicht unerhebliche Rolle spielt.

Es waren ergänzend noch Untersuchungen mit einer Grundlage angestellt worden, in der der Wirkstoff zur Lösung gebracht werden konnte. Die ermittelte Wirkung dieser Rezeptur entsprach etwa derjenigen, die für die Salbe mit mikronisiertem Wirkstoff gewonnen werden konnte. Allerdings fiel in der Versuchsreihe die große Streuung in den Meßwerten auf, wofür dann als Ursache eine zunehmende Kristallisation des Wirkstoffes in der Grundlage ermittelt werden konnte.

In einer zweiten Versuchsreihe soll nun über den möglichen Einfluß von Zusatzstoffen, insbesondere Emulgatoren, zu der Salbengrundlage auf die Wirksamkeit der Rezeptur berichtet werden. Während der Prüfung und Entwicklung einer Rezeptur, die ebenfalls 1% Bis-(hydrocortison-21)-phthalat enthielt, fiel auf, daß eine Versuchscharge sowohl in den experimentellen als auch in den praktischen klinischen Testen nur eine geringe Wirkung erkennen ließ.

Die Überprüfung der Rezeptur und die Variation der einzelnen Inhaltsstoffe ergab nun, daß ein bestimmter aus galenischen Gründen in einer Konzentration von 0,1% der Grund-

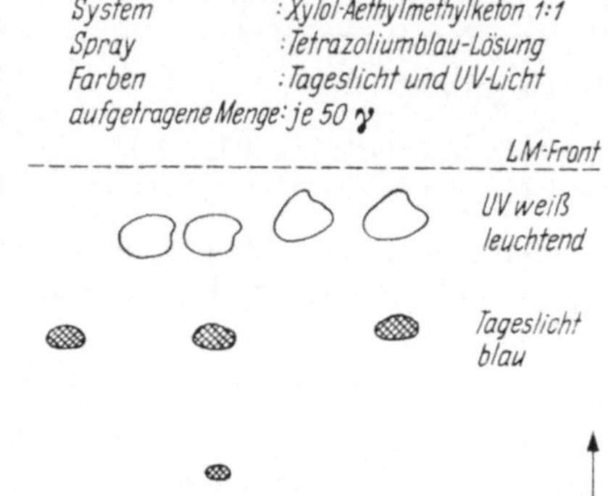

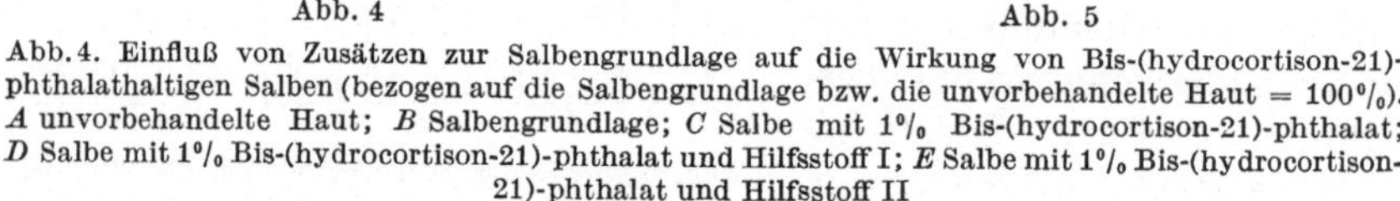

Abb. 4   Abb. 5

Abb. 4. Einfluß von Zusätzen zur Salbengrundlage auf die Wirkung von Bis-(hydrocortison-21)-phthalathaltigen Salben (bezogen auf die Salbengrundlage bzw. die unvorbehandelte Haut = 100%). *A* unvorbehandelte Haut; *B* Salbengrundlage; *C* Salbe mit 1% Bis-(hydrocortison-21)-phthalat; *D* Salbe mit 1% Bis-(hydrocortison-21)-phthalat und Hilfsstoff I; *E* Salbe mit 1% Bis-(hydrocortison-21)-phthalat und Hilfsstoff II

Abb. 5. Dünnschichtchromatogramm von Bis-(hydrocortison-21)-phthalat mit und ohne Hilfsstoffen. *A* Bis-(hydrocortison-21)-phthalat; *B* Hilfsstoff I; *C* Bis-(hydrocortison-21)-phthalat und Hilfsstoff I; *D* Hilfsstoff II; *E* Bis-(hydrocortison-21)-phthalat und Hilfsstoff II

lage zugeführter Hilfsstoff für diese Abschwächung der Wirkung verantwortlich war. Blieb dieser Zusatzstoff aus den Rezepturen heraus oder wurde er durch einen anderen ersetzt, war die volle Wirksamkeit der Rezepturen erhalten. In der Abb. 4 sind hierzu die Ergebnisse der zugehörigen Histamin- und Nicotinsäureesterversuche dargestellt worden.

Es findet sich wieder für die normale Salbe eine etwa 25%ige Erythemhemmung gegenüber der unbehandelten Kontrolle. Im Histamintest wird die Wirkung der Salbe durch Zusatz des erwähnten Hilfsstoffes I praktisch völlig aufgehoben, während beim Austausch dieses Stoffes gegen einen anderen Hilfsstoff die Wirkung vollständig erhalten bleibt. Ganz ähnlich sind die Ergebnisse im Nicotinsäureestertest, auch hier findet sich kein Unterschied mehr zwischen wirkstoffhaltiger Salbe mit Zusatz des Hilfsstoffes I und der Grundlage, während die Salbe ohne diesen Zusatz oder mit dem Hilfsstoff II praktisch die gleiche Wirksamkeit erkennen läßt. Ein auf Grund dieser Ergebnisse durchgeführtes Dünnschichtchromatogramm (Abb. 5) läßt nun erkennen, daß es tatsächlich durch diesen Hilfsstoff ganz offenbar zu einer chemischen Veränderung der Steroidverbindung gekommen ist; denn es findet sich, wenn Steroid und dieser Zusatz zusammen aufgetragen sind, die Ausbildung eines neuen Fleckes der offenbar nicht durch den Hilfsstoff allein bedingt ist. Durch den Austauschstoff allein oder nach seinem Einsatz zusammen mit dem Steroid (Hilfsstoff II) fehlt diese Veränderung.

Zusammenfassend kann festgestellt werden, daß selbst kleine Mengen von Zusatzstoffen, die aus galenischen oder sonstigen Gründen (z. B. antimikrobielle Wirkstoffe) in corticosteroidhaltigen Salben eingesetzt werden, eine wesentliche Änderung der Wirksamkeit hervorrufen können. In dem vorliegenden Falle lag offenbar eine chemische Reaktion zwischen dem Steroid und diesem Zusatzstoff vor. Es ist also nicht ohne entsprechende Prüfungen möglich, etwas über die Wirksamkeit von Corticosteroiden in beliebigen Grundlagen auszusagen, besonders dann nicht, wenn Emulgatoren oder desinfizierende Zusätze in der Rezeptur vorgesehen sind.

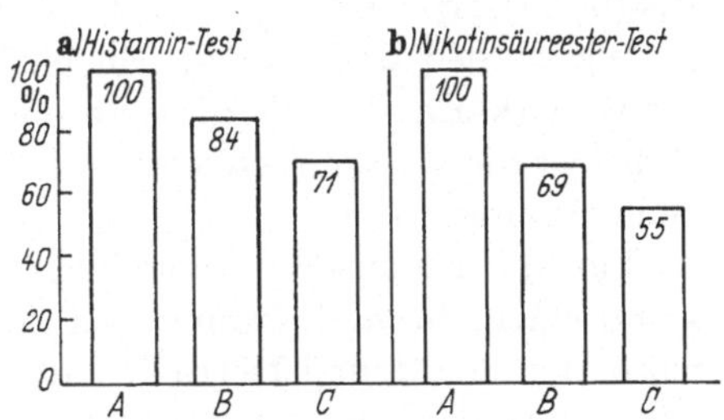

Abb. 6. Vergleich der Wirkung von Phthalsäureestern des Hydrocortisons und Prednisolons zum Prednisolon (freier Alkohol) im Histamin- und Nicotinsäureestertest (bezogen auf die Wirkung von 0,25% Prednisolon [freier Alkohol] = 100%). *A* Salbe mit 0,25% Prednisolon (freier Alkohol); *B* Salbe mit 1% Bis-(hydrocortison-21)-phthalat; *C* Salbe mit 0,25% Bis-(prednisolon-21)-phthalat

In früheren Untersuchungen war aufgefallen, daß unter den am C 21-Atom modifizierten Hydrocortison-Verbindungen das Bis-(hydrocortison-21)-phthalat bei lokaler Anwendung die beste Wirkung hatte. Inzwischen an anderer Stelle durchgeführte Untersuchungen haben ergeben, daß die bessere Wirkung sich vor allem in einem rascheren Wirkungseintritt und einer höheren Initialwirkung bemerkbar macht. Es war nun die Frage, ob auch andere Corticosteroide, wenn sie in gleicher Weise modifiziert werden, einen besseren entzündungshemmenden Effekt in externen Zubereitungen aufweisen würden. Es wurde deshalb ein Bis-(prednisolon-21)-phthalat hergestellt und in den gleichen Salbengrundlagen gegen Bis-(hydrocortison-21)-phthalat und Prednisolon (freier Alkohol) geprüft. Dabei wurde entsprechend der höheren Wirksamkeit des Prednisolons gegenüber dem Hydrocortison ein Vergleich 0,25%iger Prednisolonsalben gegen 1%ige Hydrocortisonsalben vorgenommen. Das Ergebnis zeigt die Abb. 6.

Hierbei wurden die Erythemwerte für die 0,25%ige Prednisolon-Alkohol-Salbe in beiden Testen gleich 100% angenommen. Es zeigt sich, wie dies auch früher bereits festgestellt werden konnte, daß 1% Bis-(hydrocortison-21)-phthalat in beiden Testen eine deutlich stärkere Wirkung hat. Noch besser ist jedoch die Wirkung der Salbe mit 0,25% Bis-(prednisolon-21)-phthalat. Während also, wie in früheren Untersuchungsreihen gezeigt werden konnte, 1%ige Hydrocortison-Alkohol-Salben wirksamer sind als 0,25%ige Prednisolon-Alkohol-Salben, erwiesen sich 0,25%ige Bis-(prednisolon-21)-phthalat-Salben den 1%igen Bis-(hydrocortison-21)-phthalat-Salben überlegen. Es kann somit festgestellt werden, daß auch die Bis-phthalate anderer Steroidverbindungen besser wirksam sind als diese Verbindung in Acetat- oder Alkoholform. Dabei ist die Wirkungssteigerung beim Prednisolon sogar noch höher als beim Hydrocortison.

Für die chemische Herstellung der Steroidverbindungen und der Dünnschichtchromatogramme sei Herrn Dr. Heider und für die galenische Unterstützung Herrn Dr. Röthing gedankt.

26. W. Böke-Münster: Experimentelle Untersuchungen über die Wirkung der lokalen Corticoid-Applikationen am Auge.

Die Nebennierencorticoide werden seit etwa 10 Jahren auch in der Ophthalmologie in großem Ausmaße angewandt. Sie haben auf dem Gebiet der entzündlichen Augenerkrankung eine wesentliche Erweiterung unserer therapeutischen Möglichkeiten gebracht und die Prognose entscheidend gebessert. Der antiphlogistische Corticoideffekt ist am Auge klinisch überzeugend nachzuweisen; die eigentlichen Ursachen dieser Wirkung, d.h. die Vorgänge im einzelnen, sind aber auch hier noch weitgehend unklar. In eigenen Untersuchungen haben wir uns bemüht, die Angriffsorte der Corticoide im Augengewebe auf experimentellem Wege darzustellen. Erlauben Sie mir, über einige unserer Ergebnisse kurz zu berichten.

1. Der Einfluß der Corticoide auf die *Antikörperproduktion* ist immer wieder diskutiert worden. Um die Verhältnisse am Auge zu prüfen, haben wir Kaninchenaugen über einige Wochen lokal mit Cortison vorbehandelt und während dieser Zeit das Auge durch Injektion von Bakterienvaccinen (Bacterium enteritidis Breslau) in die Vorkammer sensibilisiert. Die verschiedenen Augengewebe (Uvea, Cornae, Sklera) wurden dann präpariert, extrahiert; die gewonnenen Gewebsextrakte wurden einer entsprechenden antigenhaltigen Verdünnungsreihe zugesetzt. Das mit Cortison vorbehandelte Gewebe — insbesondere die Uvea — ließ einen deutlich verminderten Antikörpergehalt gegenüber solchem Hornhautgewebe erkennen, das nicht unter Cortisoneinfluß stand. Zu gleichen Ergebnissen war zuvor auch schon Schwab gekommen, d.h. durch Cortison-Applikation wird auch im Auge die Antikörperproduktion

reduziert. Wir sind allerdings nicht der Ansicht, daß der antiphlogistische Corticoideffekt am Auge allein durch eine Hemmung der Antikörperbildung erklärt werden könnte.

2. Daß die Corticoide nicht primär auf die *Gefäßwand* einwirken — wie anfangs vermutet wurde — läßt sich am Auge besonders deutlich zeigen. Wenn wir Patienten oder Versuchstiere eine Fluorescein-Natriumlösung i.v. injizieren, erscheint der Farbstoff einige Minuten später auch in der Vorderkammer des Auges und kann hier quantitativ erfaßt werden. Schnelligkeit und Intensität der Fluorescein-Ausscheidung im Auge ist dabei ein Indicator für die Permeabilität der Capillaren des Ciliarkörpers. Wir haben solche Untersuchungen vergleichsweise am normalen und entzündeten Auge jeweils mit und ohne Corticoidvorbehandlung angestellt.

Dabei ergab sich, daß an nicht entzündeten Augen die Fluorescein-Ausscheidungskurven unabhängig vom Cortisoneinfluß praktisch gleich verlaufen. Dagegen ist am entzündeten Auge ein deutlicher Cortisoneffekt im Sinne einer Capillarabdichtung zu erkennen. Diese von anderen Untersuchern bestätigten Ergebnisse zeigen, daß die Corticoide nicht primär des Capillarsystem des Ciliarkörpers an sich beeinflussen, sondern erst über die Hemmung des Entzündungsvorganges wirksam werden.

3. Zweifellos greift der Cortisoneffekt tief in den mesenchymalen Gewebsstoffwechsel ein. Wir haben unsere Aufmerksamkeit besonders auf das Verhalten der *Grundsubstanzen* gerichtet, an denen die Hornhaut außerordentlich reich ist. An der normalen und in Entzündung begriffenen Hornhaut wurden metachromatische Färbungen mit Methylenblau vorgenommen. Die Untersuchungen führten zu folgenden Ergebnissen:

Die normale Grundsubstanz der Hornhaut zeichnet sich durch einen fibrillären Aufbau aus, die stark entzündete Hornhaut läßt dagegen eine erhebliche Aufquellung der Grundsubstanz erkennen. Demgegenüber ist das morphologische Bild der mit Cortison behandelten Hornhautentzündung sowohl vom normalen als auch entzündlichen Zustand deutlich zu unterscheiden.

Mit großer Regelmäßigkeit fanden wir unter Cortisoneinfluß eigenartige Verdichtungslinien und granuläre Formationen, die eine beständige Orthochromasie aufweisen. Nach sehr langer Vorbehandlung von normalem, also nichtentzündlich verändertem Hornhautgewebe mit Cortisonpräparaten, fanden wir die metachromatische Reaktion stärker ausgeprägt als in nicht vorbehandelten Vergleichspräparaten.

Eine Deutung dieser Befunde ist schwer. Eine ausführliche Darlegung der Problematik ist mir aus zeitlichen Gründen nicht möglich. Wir möchten jedoch aus unserer Untersuchung im ganzen schließen, daß der Corticoideinfluß hier zu einer histochemisch faßbaren „Gewebsumstimmung" geführt hat, die möglicherweise mit dem Polymerisationszustand des Gewebes zusammenhängt. Einzelheiten zu dieser Fragestellung haben wir an anderer Stelle ausführlich veröffentlicht.

Unter anderem spielen sich jedenfalls die entscheidenden Corticoid-effekte im mesenchymalen Gewebsstoffwechsel selbst ab, die Einzelheiten dieser Vorgänge sind aber auch für das Auge heute noch weitgehend unklar.

Literatur

BÖKE, W.: Der Einfluß der Nebennierencorticoide auf die entzündlichen Reaktionen des Auges — zwanglose Abhandlung aus dem Gebiet der Augenheilkunde, Bd. 21. Leipzig: Thieme Verlag 1960.
SCHWAB, F.: Albrecht v. Graefes Arch. Opthal. **159**, 1 (1957).

Aussprache

O. Braun-Falco-Mainz: Die gezeigten Abbildungen lassen in der Tat daran denken, daß die Veränderungen innerhalb der Grundsubstanz durch Depolymerisationsvorgänge bedingt sind. Obwohl sämtliche Faserstrukturen Fixationsartefakte darstellen, sind diese doch in Abhängigkeit vom Polymerisationsgrad der sauren Mucopolysaccharide morphologisch unterschiedlich. Hochpolymere saure Mucopolysaccharide liefern bei Fixierung Faserstrukturen, wie SCHMIDT-MATTHIESEN zeigte, während depolymerisierte einen mehr verwaschenen, schleierartig-homogenen Aspekt liefern. — Da in der Cornea vorwiegend sulfatierte saure Mucopolysaccharide (Chondroitin-Sulfat, Keratosulfat) vorkommen, sollte man die Metachromasie nicht bei p_H 4,5, sondern einem niedrigeren p_H prüfen, um eine größere Spezifität der Reaktion auf saure Mucopolysaccharide zu sichern. Es wird angefragt, ob das Maximum der Methylenblaubindung unter den gegebenen Versuchsbedingungen sich geändert hat.

W. Böke-Münster (Schlußwort): $p_H = 4,5$ wurde von uns als isoelektrischer Punkt ermittelt, indem die optimale Metachromasie erzielt werden konnte. Unter p_H 3,5 trat in der normalen Cornea keine Methylenblaubindung mehr im Gewebe auf; bei experimenteller Keratitis sahen wir dagegen auch bei niedrigerem p_H-Wert noch eine basophile Gewebsreaktion. Die Metachromasie selbst ist demgegenüber in der entzündlich veränderten Cornea etwas in den alkalischen Bereich (bis zu $p_H = 9,5$) verschoben.

27. J. Kracht-Hamburg: Hemmung und Restitution der corticotropen Partialfunktion des Hypophysenvorderlappens durch Glucocorticoide*. Mit 1 Textabbildung.

Eine längere pharmakologische Therapie mit Glucocorticoiden hat als unausbleibliche Nebenwirkung sekundäre Nebennierenrindenatrophie zur Folge. Ihre klinische Bedeutung liegt in der Möglichkeit des posttherapeutischen Hypocorticismus in Form der latenten Rindeninsuffizienz bzw. der in Verbindung mit Belastungssituationen auftretenden

---

* Mit Unterstützung der Deutschen Forschungsgemeinschaft.

Krise. Das Zustandekommen der Rindeninvolution durch Cortisone beruht auf dem bekannten Rückkoppelungs- bzw. feed-back-Mechanismus des Hypophysen-Nebennierenrinden-Systems. Die ACTH-Sekretion und folgerichtig auch Produktion und Sekretionsrate der Nebennierenrinde werden danach durch den Plasma-Cortisolspiegel reguliert. Zusätzlich muß biologisch stark aktiven synthetischen Steroiden wahrscheinlich eine direkte nebennierenrindenhemmende Wirkung[5] im Sinne der Adrenostaticis, dem ACTH ein auf die Hypophyse gerichtete extraadrenale Teilfunktion zuerkannt werden. Exogenes ACTH vermag die endogene ACTH-Sekretion zu hemmen, die damit unter anderem auch vom ACTH-Spiegel im Blut reguliert wird[3]. Die Restitution der therapeutisch bedingten Nebennierenatrophie wird damit bei Mensch und Tier weniger ein lokal adrenocorticales Problem, als eine Frage der Neumobilisierung sistierender corticotroper Eigenleistungen. Vergleichende ACTH-Bestimmungen an Leichenhypophysen und klinische Studien mit dem Adrenostaticum Su 4885 zur Frage von ACTH-Reserven nach Corticoid-Langzeittherapie ergaben für den Menschen in der Mehrzahl der Fälle keine Abweichungen von der Norm bzw. nur im Einzelfall nach langwährender hochdosierter Hormongabe Hinweise für einen Produktionsstop an Corticotropin[2]. Im Experiment kamen wir zu folgenden Ergebnissen:

Auf Corticoide reagiert die Nebenniere mit einer Größen- und Gewichtsminderung sowie meßbaren Kernschrumpfung aller drei Zonen, vornehmlich der funktionstragenden Z. fasciculata. Hormonentzug führt bei der Ratte auf Grund hoher corticotroper Eigenaktivität zu einer schnellen Restitution der Rindenstruktur und eventuell zu einem überschießenden Effekt im Sinne des Reboundphänomens[1a,b, 4a,b]. Hieraus folgert, daß mit Hormonentzug verbundene Hyposteroidämie ACTH-mobilisierend wirkt und die corticoidatrophische Rinde auf endogenes ACTH sofort wieder anspricht. Um so mehr überrascht das längere Zeit nach Hormonentzug konstante Untergewicht der Nebenniere. Wir nehmen an, daß hierfür trotz zweifellos vorhandener corticotroper Wachstumsimpulse (erhöhte Mitosenrate) die laufende Eliminierung von Speicherprodukten verantwortlich ist, können aber das Fehlen eines übergeordneten Nebennierenwachstumsfaktors nicht ausschließen.

Ein direkter, das endogene ACTH-bremsender Einfluß von zugeführtem Corticotropin wird nach kombinierter Verabreichung von Cortisonen + ACTH bei ACTH-Überschuß deutlich. Bei hoher Ausgangslage von Nebennierenrindengewicht und Kerngröße der Z. fasciculata resultiert nach Hormonentzug ein progredienter Abfall zur unteren Grenze der Norm, der nicht anders als mit der schon erwähnten Hemmung corticotroper Eigenleistung durch exogenes ACTH zu erklären ist. Atrophieprophylaxe mit kombinierten ACTH-Gaben stellt — wie wir auch an

anderer Stelle darlegten[4c] — somit keinen Vorteil bei Bemühungen um
eine nach Hormonentzug wieder normal funktionierende Rinde dar.
Ansätze hierfür ergeben sich dagegen in diskontinuierlichen Corticoidgaben[4d,e]. Das Prinzip dieses Vorgehens besteht darin, Corticoide in
Intervallen zuzuführen und sich hyposteroidämische Phasen während
der Pausen zur Mobilisierung corticotroper Eigenleistungen zunutze zu
machen. Diese können sich dann positiv, d. h. hemmend auf die sekundäre
Rindenatrophie auswirken. Dieses auch an der Klinik von Kimmig[6]
geübte Verfahren hat den Vorteil, daß pro Zeiteinheit kleinere Corticoid-
dosen erforderlich werden, die Nebennierenrindenatrophie zeitlich und
quantitativ retardiert wird und weitere Nebenwirkungen ausbleiben
können.

Die nebennierenatrophisierende Wirkung verschiedener Cortisonderivate* steht nach eigenen Befunden an der Ratte (Acetatform i.m.,
Tabletten) im allgemeinen in annähernder Dosisäquivalenz zur therapeutischen Wirksamkeit. Die spontane Restitution der Rinde nach
Hormonentzug tritt nach 6-Methylprednisolon oder Dexamethason ebenso schnell ein wie nach Cortison oder Prednisolon. Überschußleistungen
im Sinne des Reboundphänomens sind dabei nicht obligatorisch. Bei der
experimentellen Ermittlung von Dosiswirkungsäquivalenten ergaben
sich Unterschiede bezüglich der Applikationsart von Acetaten einerseits
und in der Wirkungsintensität von Hemisuccinaten andererseits. Es
zeigte sich, daß sich die Acetatform von Prednisolon oder 6-Methyl-
prednisolon p. o. hinsichtlich Katabolismus und Nebennieren-atrophi-
sierender Wirkung um den Faktor 10 schwächer wirksam erweist als nach
i.m. Gaben. Hierfür dürften im wesentlichen Resorptions- und Abbau-
faktoren verantwortlich sein. Das Hemisuccinat von Prednisolon,
6-Methylprednisolon und Dexamethason ist bei i. m. und oraler Verabfolgung dagegen in gleichen Dosen gleich wirksam. Bei beiden Applikations-
formen zeigt sich jedoch eine weit schwächere Wirkung des Prednisolon-
und 6-Methylprednisolonbernsteinsäurehalbesters gegenüber den entsprechenden Acetatverbindungen. Eine eindeutige Nebennierengewichts-
minderung wird mit beiden Verbindungen (i.m. appliziert) erst bei
25—50facher Dosis des Acetats erreicht, bei oraler Gabe ist hierzu die
etwa dreifache Acetatmenge erforderlich. Histologisch ist aber die NNR
nach Anwendung derart hoher Dosen noch keineswegs vollständig oder
regelmäßig involviert, so daß zur Erreichung einer tatsächlichen Rückbildung der NNR noch höhere Hemisuccinatdosen anzusetzen sind.
Effektive Werte von 5 mg Hemisuccinat gegenüber 0,1—0,2 mg Kristall-
suspension liegen weit über der für Steroidkonjugate zu veranschlagenden
Wirkungsminderung von 25% gegenüber dem freien Alkohol. Dexa-

---

* Für die Überlassung der Cortisonderivate und Steroidester danken wir der
E. Merck, A. G., Darmstadt, und den Farbwerken Hoechst, Frankfurt-Höchst.

methason-Hemisuccinat erweist sich bei oraler und i.m. Anwendung im
Vergleich zum Prednisolon- und 6-Methylprednisolon-Hemisuccinat als besonders wirksam; für die Hypophysenhemmwirkung dieser Verbindungen
ist das Dosisäquivalent von <500:1 einzusetzen (Abb. 1). Auf Tabletten-
basis ist Dexamethason dagegen „nur" um das 40—70fache wirksamer

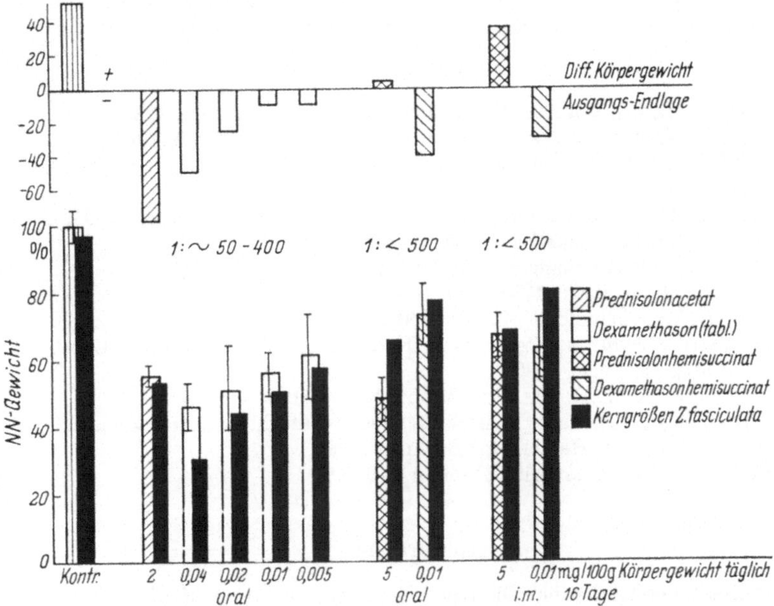

Abb. 1. Dosis — Nebennierenatrophie — Äquivalente von Prednisolon — Dexamethason (i.m. — oral)

als Prednisolon, was mit den Angaben der Literatur etwa übereinstimmt.
Untersuchungen über das Verhalten des Dexamethasonacetats stehen
noch aus. Alle in der Literatur auffindbaren Dosisäquivalente für Predni-
solon-Dexamethason werden quantitativ von für Hemisuccinate gefundenen Relationen in den Schatten gestellt. Die besondere Effektivität des
Dexamethasonbernsteinsäurehalbesters ist aber nicht absoluter Art,
sondern im wesentlichen auf die schwache Hypophysenhemmwirkung
von Prednisolon und Methylprednisolon-Hemisuccinat zurückzuführen,
daneben dürften sich der verzögerte Abbau des aus dem Esterdepot
entlassenen Anteils und schließlich auch direkt NNR-hemmende Eigenschaften dieser Verbindung auswirken. Da aber eine schnelle therapeutische Wirkung gerade der Solu-Form erwünscht ist, wurde diese
Verbindung nicht in die Therapie eingeführt. Zufriedenstellende Erklärungen für die weitgehend fehlende Hemmwirkung von Prednisolon- und
6-Methylprednisolon-Hemisuccinat auf das Hypophysen-Nebennieren-
rindensystem stehen noch aus. Es ist zu berücksichtigen, daß aktive

Steroide durch Veresterung in ihrer biologischen Wirkung modifiziert werden können[7]. Derartige Dissoziationen der biologischen Wirkung von Steroidestern im Vergleich zur Muttersubstanz könnten auch den vorliegenden Befunden ansatzmäßig zugrunde liegen. Sie sind unter therapeutischen Bedingungen dann erwünscht, wenn die therapeutische Wirkung erhalten oder gesteigert, vor allem aber Nebenwirkungen vermindert werden. Dies ist ein Ziel moderner Steroidforschung.

Literatur

[1a] HERRMANN, M., u. G. WINKLER: Naturwissenschaften **45**, 267 (1958).

[1b] HERRMANN, M., u. G. WINKLER: Acta neuroveg. (Wien) **20**, 38 (1959).

[2] HOLUB, D. A., J. W. JAILER, J. I. KITAY and A. G. FRANTZ: J. clin. Endocr. **19**, 1540 (1959).

[3] KITAY, J. I., D. A. HOLUB and J. W. JAILER: Endocrinology **64**, 475 (1959).

[4a] KRACHT, J.: Naturwissenschaften **45**, 61 (1958).

[4b] KRACHT, J.: Endokrinologie **35**, 290 (1958).

[4c] KRACHT, J.: Medizinische **1959**, 106.

[4d] KRACHT, J.: Endokrinologie **39**, 80 (1960).

[4d] KRACHT, J.: 6. Sympos. dtsch. Ges. Endokrinol., S. 302. Berlin, Göttingen, Heidelberg: Springer 1960.

[5] SCHÖNBERG, D., u. J. R. BIERICH: Mschr. Kinderheilk. **108**, 188 (1960).

[6] SCHREINER, H.-E.: Diskuss. Bemerk. 6. Sympos. dtsch. Ges. Endokrinol. S. 307. Berlin, Göttingen, Heidelberg: Springer 1960.

[7] TAMM, J.: Habilitationsschrift. Hamburg 1960.

Aussprache

L. Weissbecker-Karlsruhe: Die rasche Erholung der Rindenfunktion nach Absetzen der Rindenhormone bei der Ratte — gemessen an histologischen Kriterien — ist nicht ohne weiteres auf die Verhältnisse beim Menschen übertragbar.

Die NNR der Ratte bildet nur Corticosteron, das die ACTH-Produktion viel weniger hemmt als Cortisol, das beim Menschen ja $^4/_5$ der Rindenhormonproduktion ausmacht. Die regulativen Beziehungen zwischen ACTH und dem jeweils gebildeten Rindenhormon sind zumindest quantitativ und damit auch zeitlich nicht vergleichbar; zudem ist bekannt, daß nach hochdosierter Langzeittherapie mit Hormonen vom Cortisontyp es nach dem Absetzen bis zu 2 Wochen dauert, bis zur vollen anatomischen und funktionellen Restitution der NN-Rinde. Das läßt sich durch intermittierende ACTH-Stöße bei gleichzeitiger Corticoidanalyse und Eosinophilentestung leicht nachweisen. Unter diesen Aspekten scheint eine intermittierende Corticoidtherapie — auch mit zwischengeschalteten ACTH-Stößen — zumindest für den Menschen nicht sehr sinnvoll.

Zur Frage der Prednisonhemisuccinate:

Es ist doch erstaunlich, wie wenig man klinisch von der i.v. Applikation sieht. Selbst bei mehrfacher täglicher Applikation sinkt die Corticoidexkretion kaum ab, der hypophysenhemmende Effekt muß aber sehr gering sein im Gegensatz zum deutlichen Effekt gleich hoher oraler Gabe der nicht veresterten Form. I.v. Injektion verursacht keine Eosinpenie im Gegensatz zu oraler Gabe von gewöhnlichem Prednison. Auch die Glucosurie beim Diabetiker nimmt nach i.v. Hemisuccinat nicht sicher zu, ebenfalls im Gegensatz zu oraler Gabe. Es fragt sich, ob nicht bei i.v. Injektion der Ester zu rasch wieder ausgeschieden wird und ob er eventuell nicht oder nur zum kleinen Teil in eine wirksame Form übergeführt wird. Die Frage berührt die Ergebnisse von Herrn Kracht nur indirekt, da er ja die Hemisuccinate i.m. gab. Die Wirkungsbedingungen mögen dann andere sein.

J. Kracht-Hamburg (Schlußwort): Mit Herrn Weissbecker bin ich darin einig, daß Ergebnisse an der Ratte nicht ohne weiteres auf die Verhältnisse beim Menschen übertragen werden können. Die eigenen Untersuchungen stellen Modellversuche dar. Die Abschwächung der sekundären Nebennierenrindenatrophie durch diskontinuierliche Corticoidgaben muß wohl mit der Mobilisierung endogener corticotroper Impulse in hyposteroidämischen Phasen während der Intervalle erklärt werden. Weitere Hinweise für tatsächlich dissoziierte Effekte der Hemisuccinate ergeben sich aus dem Vergleich des Grades an Hypophysenhemmwirkung einerseits und der antiphlogistischen Wirkung von Prednisolon- und 6-Methylprednisolonhemisuccinat im Granulomtaschentest andererseits. Letztere ist nur etwa dreimal so schwach wie jene des freien Alkohols. Hieraus ist zu folgern, daß die Hemisuccinatverbindungen an sich wirksam sind.

28. A. Montagnani und M. Pisani-Neapel: Über einige Zwischenfälle im Laufe therapeutischer Anwendung von Steroidpräparaten.

Jede Krankheit, oder noch besser jeder Kranke, reagiert in ganz besondere Weise auf die Behandlung mit Steroidpräparaten. Während bei einigen Krankheitsfällen die nötige tägliche Hormonmenge nur eine kleine Dosis über kurze Zeit sein kann, so muß bei anderen Krankheiten oder bei anderen Kranken die erforderliche Menge desselben Medikamentes enorm hoch sein und die Verabreichung sich lange hinziehen, um dasselbe Resultat zu erzielen.

Dies abgesehen von den bekannten Sekundärerscheinungen der Steroidtherapie, die andererseits seltener und bedeutungsloser geworden sind nach der Synthese und Anwendung der letzten Präparate (Triamcinolon und Dexamethason). Diese Note verfolgt den Zweck, über zwei Zwischenfälle im Laufe einer Cortisontherapie zu berichten, die während der Behandlung einiger Pemphiguskranker und eines Falles von Mycosis fungoides auftraten. Letzterer war vom Typ Alibert-Bazin.

Zu unserer Rechtfertigung möchten wir nur daran erinnern, daß bei diesen Kranken der Tod den üblichen Ausgang darstellte und auch heute noch darstellt, so daß jedes Wagnis einer massiven Therapie, wenn diese dahin gerichtet ist, so schwere Krankheiten aufzuhalten oder zu bessern, verantwortet werden kann. Vielleicht ist es auch nützlich, daran zu erinnern, daß, genau wie bei den Sekundärerscheinungen durch Steroidpräparate, zusätzliche Therapien, Reduktion oder Unterbrechung der hormonellen Therapie genügen, um die Kontrolle wieder herzustellen. Bei den von uns besprochenen Formen können jedoch eine Reduktion der Dosis oder ein plötzliches Absetzen der Hormone nicht nur zu einem Wiederaufflackern der ursprünglichen Symptomatologie führen, sondern dieselbe noch verschlechtern, auf Grund einer corticosurrenalen Krise.

Im Laufe der Behandlung von zahlreichen Pemphiguskranken und Fällen von Mycosis fungoides, die an unserer Klinik im vergangenen Vierteljahr durchgeführt wurden, beobachteten wir bei zwei Fällen sehr hohe Hyperglykämie und Glykosurie mit den Charakteristiken eines richtigen Steroiddiabetes und bei anderen zwei Fällen eine neurologische Symptomatologie, die durch Parese der unteren Extremitäten gekennzeichnet war.

Fall Nr. 1. D. S. M., 46 J. leidet seit 2 Jahren an vulgärem Blasenpemphigus. Im Laufe der Zeit unterzog sie sich unregelmäßigen Behandlungscyclen mit Prednison. Die Maximaldosis betrug 40 mg pro die über 6 Tage. Während die Kranke mit Erhaltungsdosen behandelt wurde (10 mg pro die) traten Hyperglykämie (1,62 g-$^0/_{00}$) und Glykosurie (15,15 g-$^0/_{00}$) auf; die glykämische Belastungskurve war deutlich pathologisch.

Fall Nr. 2. D. D. E., 49 J. leidet seit 7 Jahren an Mycosis fungoides. Seit dem Aufnahmetag in die Klinik und für die Dauer eines Jahres wurde der Patient einer Dauertherapie unterzogen, und zwar zuerst mit Prednison, dann mit Dexamethason und zum Schluß mit Triamcinolon. Die Maximaldosen waren: Prednison: 40 mg pro die über 20 Tage; Dexamethason: 7,5 mg pro die über 15 Tage; Triamcinolon: 56 mg pro die über 18 Tage. Während der Verabreichung dieses letzten Präparates beobachtete man Hyperglykämie (2,16 g-$^0/_{00}$) und Glykosurie (60 g-$^0/_{00}$), Polydipsie, Pollakisurie, Polyurie und Gewichtsabnahme.

Fall Nr. 3. A. C., 65 J. leidet seit 2 Monaten an vulgärem Blasenpemphigus der Haut. Er wurde kontinuierlich behandelt, und zwar zuerst mit Prednison (Maximaldosis 80 mg pro die über 20 Tage), dann mit Dexamethason (Maximaldosis 4 mg pro die über 15 Tage), endlich mit Triamcinolon (Maximaldosis 40 mg pro die über 8 Tage). In dieser letzten Periode trat eine Parese der Beine auf.

Fall Nr. 4. D. G. R., 47 J. leidet seit 3 Jahren an Schleimhautpemphigus und seit 3 Monaten an ausgedehnten Eruptionen von Blasenelementen an der Haut. Die Behandlung war kontinuierlich mit Triamcinolon und erreichte die Maximaldosis von 80 mg pro die über 40 Tage. Im Laufe dieser Therapie entstand eine Parese der unteren Extremitäten und Muskelhypotonie mit Sehnenareflexie.

Aus diesen schematisch geschilderten Fällen können wir einige Schlüsse ziehen. Vor allem ist unser Prozentsatz an Steroiddiabetes weitaus geringer im Vergleich zu den Berichten anderer Autoren; die Hyperglykämie sowie auch die Glykosurie traten plötzlich auf und die Glykosurie war der Glykämie nicht proportional.

Beim Fall Nr. 1 war die Glycoidstörung im ganzen nicht sehr hoch, jedoch ist die Tatsache interessant, daß sie in dem Moment auftrat, als die Steroidtherapie auf Erhaltungsdosen reduziert wurde (10 mg pro die). Auf Grund der bekannten Unfähigkeit des Insulins den hohen Zuckerwert zu kompensieren, verabreichten wir dieser Kranken sowie auch dem darauffolgend beschriebenen Fall ein antidiabetisches Sulfonamidpräparat, das die Glykämie nahezu normalisierte und die Glykosurie zum Verschwinden brachte.

Beim Fall 2 war der gestörte Zuckerstoffwechsel auffallender und verband sich mit einer deutlichen klinischen Diabetes-Symptomatologie. Diese Phänomene traten im Laufe einer massiven Steroidtherapie auf.

Aus dem Vergleich der Daten dieser zwei Kranken kann man vielleicht schließen, daß die Wirkung der Steroidhormone auf den Zuckerstoffwechsel eingreifender für das Prednison als für das Triamcinolon ist, sei es wegen einer Wechselwirkung der Hormone mit dem Insulin, sei es wegen einer schädigenden Wirkung auf die β-Zellen des Pankreas oder einer ausgelösten Reduktion der peripheren Glykolyse, sei es auch auf Grund einer Herabsetzung des Nierenfilters gegenüber der Glucose.

Die Nebenwirkungen der Cortisone auf die psychosensorische Sphäre sind bekannt. Sicherlich weniger häufig und geläufig sind jene auf das Nervensystem des Bewegungsapparates. Die Ursache dieser Störungen wird im allgemeinen in der Literatur auf die toxische Wirkung der Steroide auf die Nervenzellen zurückgeführt.

Der Fall 3, der eine Kranke betrifft, die sich unserer Beobachtung entzog, da sie praktisch von der Hautkrankheit geheilt war, gab uns nicht die Möglichkeit Besonderheiten zu registrieren: immerhin begann bei dieser Kranken die schmerzhafte und paretische Symptomatologie der unteren Extremitäten im Laufe der Behandlung mit Triamcinolon; da jedoch dieser Therapie eine Behandlung mit Prednison und Dexamethason vorausgegangen war, können wir nicht mit Sicherheit feststellen, welchem der drei Präparate die toxische Wirkung zuzuschreiben ist.

Was die letzte Patientin betrifft, so stellte sich die nervöse und muskuläre Symptomatologie an den unteren Extremitäten als ziemlich schwer heraus, sei es was den klinischen Befund betrifft, sei es auch was die Dauer anbelangt. Nur als uns das Verschwinden der Haut- und Schleimhauterscheinungen eine langsame und progressive Reduktion der Triamcinolondosen erlaubte, begleitet von Vitamingaben mit antineuritischer Wirkung und anderen Hilfsmaßnahmen, konnte man die Wiederaufnahme der motorischen Tätigkeit an den unteren Extremitäten beobachten. Diese Wiederaufnahme bestätigt uns, daß die Wirkung der Steroide auf die Zellen, Ganglien und Nervenfasern effektiv eine toxische und der Schaden reversibel ist.

Aus der reichhaltigen Literatur über die Sekundärerscheinungen durch Cortisone ist uns keine Beobachtung über Zwischenfälle von diesem Typ bekannt.

29. G. Veltman-Bonn: Zur Frage einer Beeinflussung der Nebennierenrinde durch das Isonicotinsäurehydrazid. Mit 6 Textabbildungen.

Die Vielzahl der klinischen Symptome, die im Laufe der letzten Jahre in auffallender Häufung unter der Isonicotinsäurehydrazid-Medikation beobachtet und beschrieben worden sind, bestärkt immer mehr die Vermutung, daß dem IHN außer seiner sicheren tuberculostatischen Wirkung offenbar noch eine weitere unspezifische Wirkung zukommt. Es würde zu weit führen, in diesem Rahmen nochmals die zahlreichen bekannten und hierher gehörigen Symptome einzeln aufzuführen. Sie werden am ehesten unter dem Begriff des sogenannten Cushingoids beziehungsweise dem klinischen Bild eines oligo-symptomatischen Cushing-Syndroms zusammengefaßt. Wir haben in eigenen früheren Arbeiten wiederholt auf diese Zusammenhänge aufmerksam gemacht und in tierexperimentellen Untersuchungen den Nachweis geführt, daß unter der Behandlung mit INH gewisse Veränderungen der Nebenniere (Gewicht, Zellkerndurchmesser der zona fasciculata der Nebennierenrinde, Lipoidgehalt und Ausschüttungsgrad der NNR) und des Hypophysenvorderlappens (Verhalten der hauptsächlichen Zelltypen der Adenohypophyse) auftreten, die auf eine INH-bedingte Beeinflussung des hypophysär-interrenalen Systems schließen lassen. Wie wir uns diesen Einfluß auf das System Hypophyse-Nebenniere vorzustellen haben, ist allerdings bis heute noch nicht geklärt.

Die Cushing-ähnlichen Symptome können wohl nur durch erhöhte Blutspiegelwerte der NNR-Hormone bedingt sein. Dieser Vermehrung der Corticosteroide im Blut können indessen die verschiedensten Ursachen zugrunde liegen:

1. Es kommt durch das INH zu einer direkten Beeinflussung der der Hypophyse übergeordneten hypothalamischen Regionen, wodurch nun ihrerseits die diesen nachgeordnete Hypophyse — sei es auf nervalem oder auf humoralem Wege — und weiter durch die vermehrte ACTH-Ausschüttung die NNR stimuliert werden, was eine vermehrte Corticosteroidausschüttung zur Folge hat.

2. Das INH bewirkt eine direkte Stimulierung der Hypophyse im Sinne einer vermehrten ACTH-Produktion und damit eine vermehrte Ausschüttung der NNR-Hormone.

3. Die INH-Medikation bewirkt einen ACTH-ähnlichen Effekt an der NNR, so daß es ebenfalls dadurch zu einer Vermehrung der Corticosteroide kommt.

4. Das INH zeigt ein Cortison-ähnliches bzw. ein die Wirksamkeit der Corticosteroide steigerndes Verhalten.

Entsprechend den hier aufgezeigten Möglichkeiten, sind nun je nach den verschiedenen Vorstellungen an den entsprechenden Erfolgsorganen auch verschiedenartige, pathologisch-anatomisch und vor allem funktionelle Veränderungen zu erwarten. Ebenso werden wir in Abhängigkeit von dem funktionellen Verhalten der Hypophyse und der Nebenniere bei der Bestimmung der Steroide im Blut und im Urin verschiedene Werte erhalten, die uns möglicherweise Rückschlüsse auf den Angriffspunkt des INH gestatten. So würde z. B. bei einer ACTH-ähnlichen Wirkung des INH nach unseren heutigen Kenntnissen eine Zunahme der 17-Ketosteroide sowie der sogenannten 17 ketogenen Steroide zu erwarten sein, während ein Cortisonähnlicher Effekt des INH eher eine Verringerung der Nebennierenrindenhormone bewirken müßte. Aufgabe dieser Untersuchungen war es daher, auf Grund der Ergebnisse wiederholter Bestimmungen der 17-Ketosteroide sowie der sogenannten ketogenen Steroide im Urin vor und während einer INH-Medikation zur Klärung der Frage beizutragen, in welcher Weise das INH auf den Hormonhaushalt wirkt.

Zu diesem Zwecke werden die 17-Ketosteroide und die 17 ketogenen Steroide nach der Methode von NORYMBERSKI-GIBSON u. NORYMBERSKI bestimmt. Diese Methode beruht auf der Umwandlung bestimmter 17-Oxycorticosteroide (17, 20, 21-Triole, 17, 21 Diol-20 Ketone und 17, 20 Glycole) in 17-Ketosteroide mit Hilfe von Natriumwismutat. Diese werden dann zusammen mit den ursprünglich im Urin vorhandenen 17-Ketosteroiden als sogenannte totale 17-Ketosteroide nach der Callow-Zimmermannschen Methode bestimmt. Nach Abzug der nochmals außerdem gesondert bestimmten eigentlichen 17-Ketosteroide von diesen totalen 17-Ketosteroiden erhält man dann die sogenannten 17 ketogenen Steroide, aus denen man, mit gewissen Einschränkungen, die unter anderem durch die technischen Schwierigkeiten sowie durch die große physiologische Schwankungsbreite an sich bedingt sind, Rückschlüsse auf die Funktion der Nebenniere ziehen kann. Für die Durchführung der Reaktion benutzten wir das Natriumwismutat der Fa. ,,The British Drug Houses'', das nach einer Arbeit von E. DICZFALUSY u. a. am zuverlässigsten sein soll. Selbstverständlich wurde auf das vollständige Sammeln einer möglichst gleichmäßigen 24 Std-Urinmenge besonderer Wert gelegt. Auch versuchten wir unter der INH-Medikation in den ersten 2—3 Wochen in möglichst kurzen Abständen zahlreiche Einzelbestimmungen durchzuführen, um so nach Möglichkeit auch einzelne Tagesschwankungen zu erfassen.

Nachdem wir zunächst 2—3 Werte vor Beginn der INH-Medikation bestimmt hatten, wurden einmal bei denjenigen Patienten Bestimmungen durchgeführt, bei denen das INH wegen einer vorliegenden Hauttuberkulose angewandt wurde. Außerdem machten wir aber auch die gleichen Bestimmungen in der gleichen Anordnung bei solchen Patienten, bei denen auch ohne Vorliegen einer Hauttuberkulose bei normalen Anfangswerten eine INH-Medikation durchgeführt werden konnte. Es sollte dadurch ausgeschlossen werden, daß gegebenenfalls auftretende Veränderungen der Werte unter der INH-Behandlung auf eine Besserung der Hauttuberkulose zurückgeführt werden könnten, was gelegentlich als Ursache dieser passageren Cushing-Symptome angegeben wird.

Bei manchen Patienten kombinierten wir die Neoteben-Behandlung außerdem noch mit einer hochdosierten Vitamin C-Therapie. Wir gingen dabei von dem Gedanken aus, daß ein Gleichbleiben der 17-Ketosteroide

und der 17 ketogenen Steroide möglicherweise auf eine vorausgegangene
Erschöpfung der NNR-Produktion zurückgeführt werden müßte, die durch
eine hochdosierte perorale Vitamin C-Zufuhr ausgeglichen werden sollte.

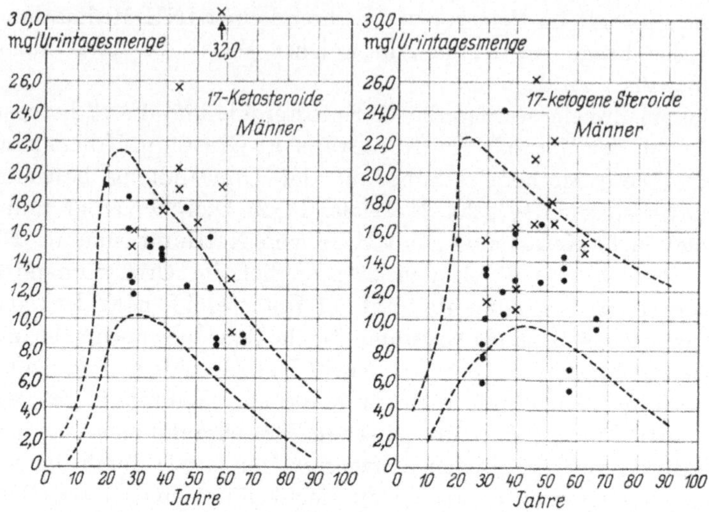

Abb. 1. Werte der 17-Ketosteroide und der 17 ketogenen Steroide unbehandelter gesunder Männer

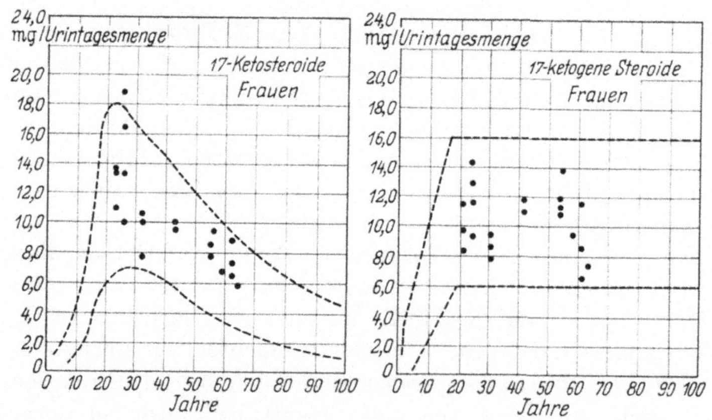

Abb. 2. Werte der 17-Ketosteroide und der 17 ketogenen Steroide unbehandelter gesunder Frauen

Und schließlich führten wir eine größere Zahl von Bestimmungen bei
solchen Patienten durch, bei denen mit größter Wahrscheinlichkeit mit
normalen Nebennierenverhältnissen gerechnet werden konnte.

In Abb. 1 und 2 haben wir die bei der letzteren Gruppe ermittelten
Werte in ein der Arbeit von Levell, Mitchelu u. a. entnommenes
Schema über die physiologische Schwankungsbreite der 17-Ketosteroide

und der 17 ketogenen Steroide bei Männern und Frauen der verschiedenen Altersstufen eingezeichnet. Ihre Streuung entspricht durchaus der angegebenen Schwankungsbreite und befindet sich in Übereinstimmung mit den aus der Literatur bekannten Normalwerten.

Insgesamt führten wir bei 18 Patienten mit einer Hauttuberkulose und bei sechs Patienten ohne Hauttuberkulose eine mehr oder weniger lange dauernde INH-Behandlung durch. Wir zeigen in folgendem einige Beispiele von Patienten, bei denen sich über einen verhältnismäßig langen Zeitraum relativ häufig Bestimmungen durchführen ließen. Hierbei ergab sich unter Berücksichtigung der den zur Zeit gebräuchlichen Methoden anhaftenden Fehlerbreite folgendes Bild:

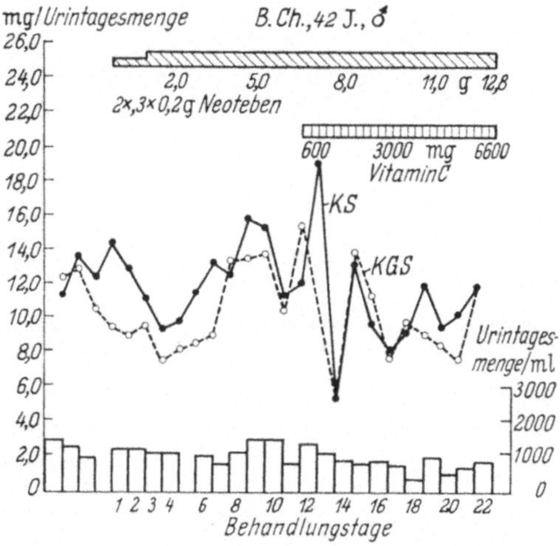

Abb. 3. Das Verhalten der Werte der 17-Ketosteroide und der 17 ketogenen Steroide unter der Behandlung mit INH (Neoteben) und Vitamin C bei einer gesunden Versuchsperson

Weder bei den Patienten, die ohne Tuberkulose INH erhalten hatten (Abb. 3), noch bei den Patienten, denen wegen einer Hauttuberkulose INH verabreicht worden war (Abb. 4, 5, 6) ließ sich eine regelmäßige Zunahme der 17-Ketosteroide sowie der 17 ketogenen Steroide feststellen. Im Gegenteil, wir haben nach dem Verlauf der gesamten Werte in den einzelnen Kurven den Eindruck, daß diese nicht nur nicht gleichbleiben, sondern im ganzen eher abnehmen. Wenn dieser Rückgang auch in Anbetracht der großen physiologischen Schwankungsbreite zunächst nicht statistisch gesichert erscheint, so ist die abnehmende Tendenz in den Kurven doch so auffallend, daß man sie nicht übersehen kann.

Diese Ergebnisse stehen zu der klinischen Symptomatologie insofern in einem gewissen Gegensatz, als diese doch eher an eine vermehrte Funktion der NNR, einen Hypercortizismus, denken lassen. Allerdings haben wir in unseren früheren Arbeiten auch wiederholt auf deutliche

regressive Veränderungen an der Nebenniere und Hypophyse hingewiesen, die uns seinerzeit sogar dazu veranlaßten, eine initiale chemische
Ausschaltung der Hypophyse durch das INH mit nachfolgender gegen-

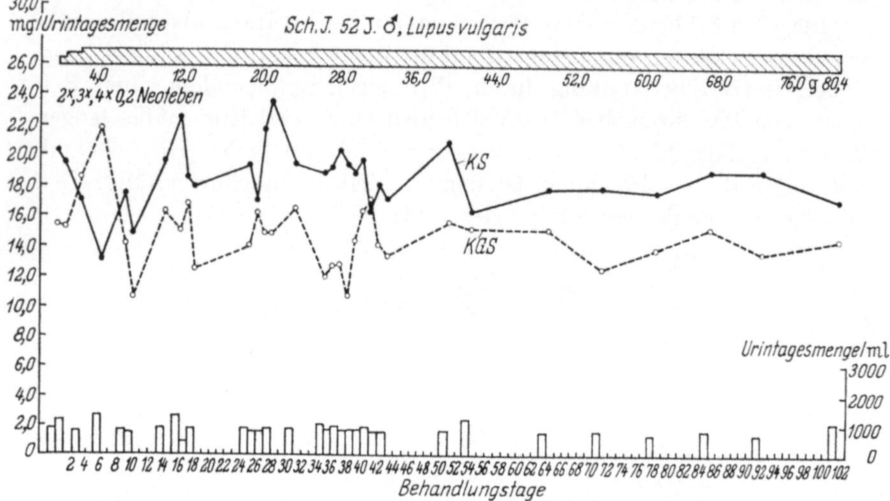

Abb. 4. Das Verhalten der Werte der 17-Ketosteroide und der 17 ketogenen Steroide unter der
Behandlung mit INH (Neoteben) bei einem Patienten mit Tbc. cutis luposa

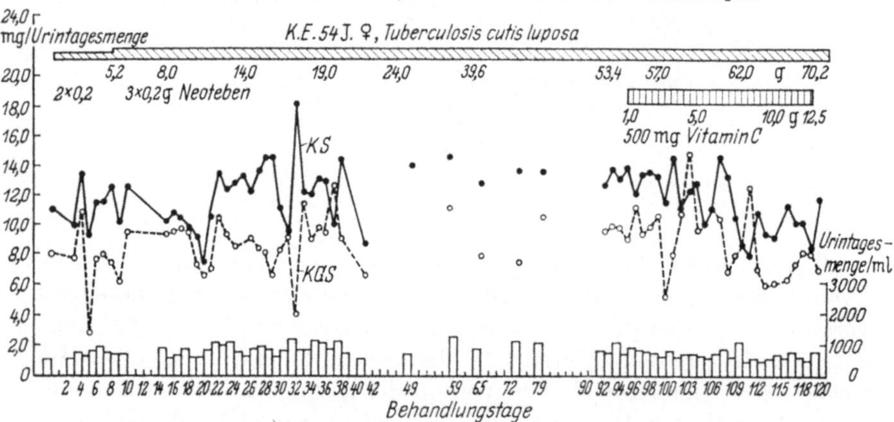

Abb. 5. Das Verhalten der Werte der 17-Ketosteroide und der 17 ketogenen Steroide unter der
Behandlung mit INH (Neoteben) und Vitamin C bei einer Patientin mit Tbc. cutis luposa

regulatorischer Bewegung (progressive Transformation) und schließ-
licher Normalisierung der Befunde bzw. einer weiter fortschreitenden
regressiven Transformation anzunehmen. Als Zeitpunkt und Ursache der
Entstehung der Cushing-ähnlichen Bilder war dann die Zeit der gegen-
regulatorischen Phase (der progressiven Transformation) angenommen
worden. Hierbei wäre allerdings zu fordern, daß während der Zeit der

progressiven Transformation eine vermehrte Ausscheidung der 17-Ketosteroide und der 17 ketogenen Steroide im Urin vorliegt, die wir jedoch bei unseren Untersuchungen nicht gefunden haben.

Dies kann einmal daran liegen, daß diese feineren Differenzen einer geringen Vermehrung der Corticosteroide mit den heute üblichen Bestimmungsmethoden und ihrer verhältnismäßig großen Fehlerbreite nicht regelmäßig und ausreichend erfaßt werden konnten. Es ist aber auch möglich, daß die Ursachse der klinischen Symptome gar nicht mit

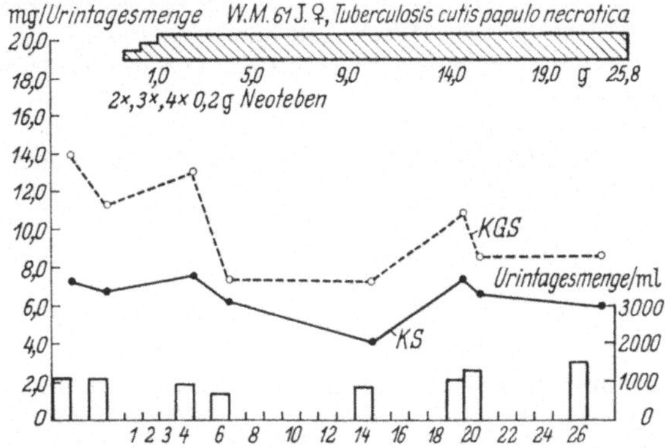

Abb. 6. Das Verhalten der Werte der 17-Ketosteroide und der 17 ketogenen Steroide unter der Behandlung mit INH (Neoteben) bei einer Patientin mit Tbc. cutis papulo-necrotica

der angenommenen progressiven Transformation zusammenhängt, deren Bedeutung von uns möglicherweise zu hoch eingeschätzt wurde, sondern daß es sich um die Folge eines Cortison-ähnlichen Effektes des INH handelt.

Zur Erklärung der Entstehung dieser Cortison-ähnlichen Wirkung bieten sich — wenn man diese nicht direkt auf das INH beziehen will — die Ergebnisse der Untersuchungen von WIESEL an. Dieser fand, daß die Inaktivierung des Cortisons, das nach dreistündiger Inkubation mit Lebergewebsstückchen in einer sauerstoffhaltigen Atmosphäre zu 88—89% abgebaut wird, durch Hinzufügen von INH in der gleichen Zeitspanne unter gleichen Bedingungen auf 18% vermindert ist, INH also in vitro die Inaktivierung des Cortisons hemmt. Das würde bedeuten, daß einerseits der Cortisonspiegel im Blut ansteigt, andererseits jedoch hierdurch und — entsprechend den unter der Cortisonbehandlung auftretenden Veränderungen — an Hypophyse und Nebenniere jene regressiven Veränderungen gefunden werden, die dann auch die langsam absinkenden Werte unserer Kurven bedingen. Dem INH käme hier also weniger ein direktes Cortison-ähnliches, als vielmehr ein die Wirksamkeit des Cortison steigerndes Verhalten zu. Eine solche Deutung böte uns eine zwangslose Erklärung für die Cushing-ähnlichen Symptome und den gleichzeitigen Rückgang der Werte der 17-Ketosteroide und der 17 ketogenen Steroide als Beitrag zur Aufklärung des unspezifischen Wirkungsmechanismus des INH.

Literatur

Diszfalusy, E., L. O. Platin, G. Birke, Sh. C. Ingall and J. K. Norymberski: Acta endocr. (Kbh.) **27**, 275 (1958).

Gibson, G., and J. K. Norymberski: Ann. rheum. Dis. **13**, 59 (1954).

Levell, M. J., F. L. Mitchell, C. G. Paine and A. Jordan: J. clin. Path. **10**, 72 (1957).

Norymberski, J. K., R. D. Stubbs and H. F. West: Lancet **27**, 1276 (1953).

Veltman, G., u. G. Bahrs: Ärztl. Wschr. **10**, 751, 1000 (1955).

Veltman, G.: Acta derm.-venereol. (Stockh.), Proc. 11th Internat. Congr. Dermat., Stockholm 1131, 1957.

Wiesel, L. L.: Amer. J. med. Sci. **232**, 412 (1956).

Wiesel, L. L., A. S. Barritt and Ch. J. Scheid: Amer. J. med. Sci. **232**, 415 (1956).

Aussprache

J. Kimmig-Hamburg: Frage: Reagieren 17-Ketosteroide mit Isonicotinsäurehydrazid?

G. Veltman-Bonn: Solche Untersuchungen wurden bisher nicht durchgeführt.

30. G. Weber-Mainz: **Der Einfluß von Triamcinolon auf Fermentmechanismen bei parakeratotischer Verhornung.**

Im Bestreben, unsere bisherigen experimentellen Ergebnisse über fermentative Stoffwechselvorgänge der menschlichen Epidermis [11,12,17—20] auf eine breitere Basis zu stellen, befaßten wir uns mit dem enzymatischen Mechanismus der Verhornung. Eine Möglichkeit zur Durchführung dieser Untersuchungen schien im vergleichenden Studium physiologischer und pathologischer Verhornungsvorgänge gegeben.

Da die Gewinnung ausreichenden Untersuchungsmaterials der klinisch praktisch invisiblen Orthokeratose auf große technische Schwierigkeiten stößt, wurde als Ausgangsmaterial Callus verwandt; als Vergleichsobjekt für die physiologischen Verhornungsmechanismen wählten wir die spontan abgestoßene Hornschicht sechs verschiedener Reptilienarten: Vipera russeli, Boa amaralis, Bananenschlange, Bitis arietans, Crotalux atrox und Stutzechse*.

Zum Studium pathologischer Verhornungsvorgänge wurden spontan abgestoßene Schuppen einer Erythrokeratodermia figurata variabilis herangezogen. Weiteres Ausgangsmaterial bildeten Schuppenlamellen von Ekzemen im Stadium squamosum, obgleich diese wegen der häufigen

---

* Für die freundliche Überlassung danken wir Herrn Prof. Dr. Grzimek, Frankfurt am Main.

Untermischung mit parakeratotischen Schuppen nicht als reine Ausdrucksform der Hyperkeratose zu bewerten sind. Als wesentlichstes Studienobjekt diente schließlich die Psoriasisschuppung. Wenngleich beim Ekzem und auch bei der Psoriasis im histologischen Bild Hyperkeratose neben Parakeratose aufgefunden werden können, so verschieben sich doch bekanntlich die Quantitäten beider Verhornungsarten bei der Psoriasis zugunsten der Parakeratose. Diese histologisch jederzeit demonstrierbaren quantitativen Unterschiede zwischen Hyperkeratose und Parakeratose gewinnen an Bedeutung bei möglicherweise vorzufindenden Stoffwechselunterschieden.

Bei der Bestimmung im wäßrigen Hornschichtextrakt beschränkten wir uns bisher auf solche Enzyme und Substrate, deren Nachweis in den Epidermiszellagen bereits geführt worden war[16,17,19], um zugleich damit Unterschiede im Stoffwechsel normaler und pathologisch veränderter Epidermis erfassen zu können. Allerdings möchte ich in diesem Zusammenhang nicht auf die Feststellung verzichten, daß unsere biologischen Untersuchungsergebnisse im Schuppenmaterial nicht als Ausdruck eines Stoffwechselgeschehens in der Schuppe zu interpretieren sind, sondern lediglich ein Bild von den enzymatischen Vorgängen in den tieferen Epidermisschichten vermitteln. Indessen bleibt die Frage offen, ob es durch eine Ferment- und Substratanalyse im Schuppenextrakt gelingt, den komplexen Mechanismus der pathologischen Verhornung zu erfassen. Wahrscheinlicher ist, daß diese wie andere Untersuchungen — so beispielsweise autoradiographische oder histologische Methoden — stets nur einen Ausschnitt des pathologischen Geschehens wiedergeben.

Der Nachweis, auf dessen methodische Einzelheiten wir bereits verschiedentlich eingegangen sind[11,12,18–20], erstreckte sich auf Fermente und Substrate der glykolytischen Kette. Darüber hinaus wurden zwei mit der glykolytischen Kette und dem Citronensäurecyclus in Beziehung zu setzende Transaminasen sowie die am Citronensäurecyclus mitwirkende Apfelsäuredehydrogenase bestimmt. Letztere hat insbesondere dadurch an Bedeutung gewonnen, daß aus dem Citronensäurecyclus die Isocitronensäuredehydrogenase, ferner Bernsteinsäuredehydrogenase und Fumarase in der Epidermis aufgefunden wurden[1–3,6–8].

Vergleicht man die in der Tabelle wiedergegebenen Enzymaktivitäten und Substratkonzentrationen in den verschiedenen Hornschichtmaterialien, so zeigt sich, daß bei physiologischer Verhornung bei Mensch (Callus) und Tier (Reptilien) keines der angeführten Enzyme oder Substrate aufzufinden ist. Nicht zuletzt dieser Befund unterstreicht die Berechtigung von der orthokeratotischen Hornschicht als einem „toten" Material zu sprechen. Vergleicht man hiermit wiederum die hyperkeratotische Hornschicht der Erythrokeratodermia figurata variabilis, so ist der Unterschied offensichtlich. Wenngleich die Fermente und Substrate in ihrer Aktivität und Konzentration mit Ausnahme der Milchsäure bei dieser Dermatose in Meßbereichen nachzuweisen sind, die denen des normalen Bluserums entsprechen, so liegen doch sämtliche der gefundenen Werte unterhalb jener Konzentrationen, die man für gewöhnlich in der normalen Epidermis antrifft.

Tabelle. *Fermentaktivität und Substratkonzentration in der Hornschicht* (bezogen auf 10 mg Gesamt-N) von

	Callus	Reptilien	Erythrokeratodermia figurata variabilis	Eczema squam.	Psoriasis Triamcinolon	
					vor	nach
Aldolase	0	0	8	93	290	284
Brenztraubensäure/y	0	0	14	11	43	48
Milchsäuredehydrogenase	0	0	13	520	1982	2887
Milchsäure/y	0	0	422	303	128	469
α-Ketoglutarsäure/y	0	0	7		6	7
Glutaminsäure-Brenztraubensäure-Transaminase	0	0	16	73	110	103
Glutaminsäure-Oxalessigsäure-Transaminase	0	0	13	553	460	615
Glutaminsäure	0	0	4	31	354	361
Äpfelsäuredehydrogenase	0	0	125	763	16499	17733

Eine weitere Steigerung der Enzym- und Substratkonzentration zeigt sich in den Hornlamellen schuppender Ekzeme. An dieser Aktivitätsvermehrung sind in erster Linie Aldolase, Milchsäuredehydrogenase und Glutaminsäure-Oxalessigsäure-Transaminase beteiligt. Aber auch die Glutaminsäure-Brenztraubensäure-Transaminase und Äpfelsäuredehydrogenase erwiesen sich als erhöht. Eklatant ist die Zunahme der Enzymaktivität und Substratkonzentration bei der unbehandelten Psoriasis. Dies trifft vor allem für den Vergleich mit der physiologischen Verhornung zu. Aber auch die Gegenüberstellung mit der Erythrokeratodermia figurata und dem Eczema squamosum läßt einige, dafür aber beträchtliche Unterschiede erkennen. Hiermit gemeint ist die Aktivitätszunahme der Aldolase, Milchsäuredehydrogenase, der Glutaminsäure und besonders der Äpfelsäuredehydrogenase. Die höchste überhaupt bisher von uns gemessene Konzentration an Äpfelsäuredehydrogenase mit 59 780 Aktivitätseinheiten wurden übrigens in den Schuppen einer psoriatischen Erythrodermie beobachtet.

Vergleicht man nun die Fermentaktivität und Substratkonzentration in der Hornschicht am Beispiel eines Patienten mit einer Psoriasis in der Eruptionsphase vor enteraler Behandlung mit Triamcinolon und 14 Tage später, so ergeben sich hieraus Differenzen für die Milchsäuredehydrogenase, Milchsäure, Glutaminsäure-Oxalessigsäure-Transaminase und weniger deutlich für die Äpfelsäuredehydrogenase.

Die Reproduktion dieses Fermentmusters gelang allerdings bisher nur in vier Fällen, was möglicherweise dem Umstand zuzuschreiben ist, daß nach klinischen Gesichtspunkten die Auswahl eines geeigneten Kollektivs nur schwer zu realisieren ist. — Soweit unsere Befunde.

Welche Schlußfolgerungen lassen sich aber aus diesen Ergebnissen ziehen? Wenn dies überhaupt möglich ist, dann mit der unerläßlichen Einschränkung, daß jede Aussage nur als Arbeitshypothese für ein Problem gewertet werden kann, das heute noch weitgehend ungelöst erscheint.

Betrachtet man die Meßergebnisse in den verschiedenen Hornschichtmaterialien, dann läßt sich aus den quantitativen Unterschieden der Fermente und Substrate auf den Typ der Verhornung schließen. Während in Callus weder Fermente noch Metaboliten nachzuweisen sind, treten diese in der hyperkeratotischen Hornschicht der Erythrokeratodermie in Erscheinung. Hiervon wiederum ist durch eine weitere Enzymanreicherung die Hyper- und Parakeratose beim Ekzem zu unterscheiden, die ihrerseits von der nochmals bedeutsamen Fermentkonzentrationserhöhung der psoriatischen Schuppung abgetrennt zu werden vermag. Besonders scheint uns der Vergleich zwischen Ekzem und Psoriasis bedeutungsvoll, da man geneigt ist, Parakeratose mit Parakeratose zu identifizieren, was nach diesen enzymatischen Untersuchungen insofern nicht zutrifft, als Enzymaktivitätssteigerungen wie sie für Psoriasisschuppen als typisch bezeichnet werden können, beim Ekzem nicht nachweisbar waren.

Welche Aussage erlauben aber die Enzymverschiebungen bei Psoriasis unter Triamcinolon?

Geht man von den histochemischen Veränderungen aus, die BRAUN-FALCO[2] in Psoriasisherden unter enteraler Triamcinolon-Behandlung konstatierte, dann gilt für unseren Beobachtungskreis als auffälligstes Symptom die Verminderung von Glykogen in der Epidermis abheilender Psoriasis. Unterstellt man, daß diese Glykogenverminderung durch eine Glykogenolyse zustandekommt, dann ergeben sich mit unseren Untersuchungen korrespondierende Aussagen, die allerdings durch weitere in experimenteller Bearbeitung befindliche Substrat- und Fermentnachweise noch unter Beweis zu stellen sind. Wiederum nur hypothetisch können wir folgern, daß der Abbau von Glykogen über die glykolytische Kette, deren Existenz in menschlicher Epidermis als sicher anzunehmen ist[4,5,9,10], zu einer Anreicherung an Brenztraubensäure führt. Würde nun ein Teil der Brenztraubensäure durch Milchsäuredehydrogenase in Milchsäure überführt, so läge hierin eine Deutung für die beobachtete Aktivitätszunahme der Milchsäuredehydrogenase und der Anreicherung an Milchsäure. Ein weiterer Anteil an Brenztraubensäure wird möglicherweise in den Citronensäurecyclus eingeschleust und von hier aus durch

Glutaminsäure-Oxalessigsäure-Transaminase unter Bildung von Glutaminsäure der Eiweißsynthese überstellt.

Literatur

[1] BAAR, H. G.: Schweiz. Z. allg. Path. **20**, 164 (1957).

[2] BRAUN-FALCO, O.: Acta histochem. (Jena) 8, 350 (1959).

[3] CRUICKSHANK, C. N. D., F. B. HERSHEY and C. LEWIS: J. invest. Derm. **30, 33** (1958).

[4] GANS, O.: Dtsch. med. Wschr. **1923**, 16.

[5] GLASENAPP, J. v., u. G. LEONARDI: Arch. Derm. Syph. (Berl.) **196,** 319 (1953).

[6] GRIESEMER, R. D., and E. GOULD: J. invest. Derm. **25**, 383 (1955).

[7] HERSHEY, F. B., CH. LEWIS jr. u. C. N. D. CRUICKSHANK: Fed. Proc. **17**, 1:1 (1958).

[8] HERSHEY, F. B., and B. J. MENDLE: Surg. Forum **5**, 745 (1954).

[9] LEONHARDI, G., u. G. K. STEIGLEDER: Akt. Probl. Derm. **1**, 47 (1959).

[10] STÜTTGEN, G., u. H. WÜST: Arch. klin. exp. Derm. **206**, 403 (1957).

[11] WEBER, G.: Derm. Wschr. **137**, 257 (1958).

[12] WEBER, G.: Derm. Wschr. **137**, 737 (1958).

[13] WEBER, G.: Vortrag 24. Kongr. Dtsch. Derm. Ges. September 1958.

[14] WEBER, G.: Klin. Wschr. **37**, 234 (1959).

[15] WEBER, G.: Arch. klin. exp. Derm. **208**, 362 (1959).

[16] WEBER, G.: Vortrag Medizin. Ges. Mainz, 21. 11. 1958.

[17] WEBER, G.: Vortrag Medizin. Ges. Mainz, 10. 7. 1959.

[18] WEBER, G., u. H. THEISEN: Arch. klin. exp. Derm. **208**, 93 (1959).

[19] WEBER, G., u. H. THEISEN: Arch. klin. exp. Derm. **208**, 459 (1959).

[20] WEBER, G., u. I. WILDNER: Derm. Wschr. **138**, 767 (1958).

Aussprache

O. Braun-Falco-Mainz: Die Ausführungen des Redners unterstreichen die heute verschiedenenorts ventilierten epidermotropen Wirkungen von Triamcinolon. Sie lassen ebenfalls daran denken, sofern auch histochemische Untersuchungen Anhaltspunkte liefern, daß die Verhornungsstörung von eminenter Bedeutung ist in der Genese der Psoriasis. Die Bernsteinsäuredehydrogenase-Aktivitätszunahme in der Epidermis bei beginnender Psoriasis, wie sie von NEUMANN betont wurde, ist sicher nur symptomatischer Natur und bleibt stets unter der Reaktionsstärke, wie sie beispielsweise in der äußeren Wurzelscheide normalerweise gefunden wird.

31. H. E. Schreiner-Hamburg: **Dexamethason, klinisch und experimentell.** Mit 4 Textabbildungen.

Das Ziel der Arbeit war festzustellen, ob der klinische Einsatz von Dexamethason Vorteile gegenüber anderen Corticoiden bietet und wie er sich im Tierexperiment auswirkt.

Die klinische Wirkung wird verglichen mit Prednison allgemein mit 1:6 bis 1:10 angegeben. Zu Beginn der Erprobung waren uns diese Wirkungsäquivalente allerdings noch nicht bekannt. Wir behandelten mit Dexamethason poliklinisch hauptsächlich Neurodermitiker, und zwar sowohl die uns seit langem bekannten Dauerpatienten als auch neu anfallende schwere Fälle. Alle Patienten wurden zusätzlich lokal mit einer

0,2—0,4%igen Hydrocortison- bzw. 0,02—0,04%igen Triamcinolon-Salbe behandelt.

Die notwendige initiale Tagesdosis war in 45% der Fälle 0,5, in 50% 1,0 und nur in 5% 1,5 mg. Bei 65% der Patienten konnte diese Dosis nach spätestens 1 Woche verringert oder ganz abgesetzt werden, nur bei 10% war sie länger als 1 Monat notwendig. Bei akuten Exacerbationen war die fast immer ausreichende Routinebehandlung: 3 Tage 1,0 + 4 Tage 0,5 mg, dazu Lokalbehandlung. Aus der Zahl der weiteren mit Dexamethason behandelten Patienten mit den verschiedensten Dematosen müssen wir nur noch eine Pemphiguspatientin erwähnen, die uns seit 5 Jahren bekannt ist. Sie hatte bis dahin immer 20 mg und mehr Prednison pro Tag gebraucht. Auf Dexamethason umgesetzt kam sie lange Zeit mit 0,75—1,0 mg aus.

Es soll und darf dadurch nun nicht der Eindruck entstehen, als sei Dexamethason in jedem Fall das Corticoid der Wahl. Wir möchten im Gegenteil annehmen, daß man eine um so unterschiedlichere Reaktion bei verschiedenen Krankheitsbildern und sogar bei den verschiedenen Patienten erwarten kann, je stärker das Molekül von dem des Hydrocortisons abgewandelt ist. Wir haben z.B. auch drei Patienten, die klinisch und im Eosinophilentest auf Dexamethason nur sehr wenig reagierten, während ihre Reaktion auf Prednison völlig normal war.

Die höchste bisher an der Hamburger Klinik stationär gegebene Tagesdosis waren 25 mg i.v. Sie wurde ohne irgendwelche Beschwerden vertragen. Die bisher höchsten Gesamtdosen waren 298,5 mg in 98 und 500 mg in 200 Tagen. In beiden Fällen handelte es sich um Frauen in der Menopause, die zudem bettlägerig waren. Bei beiden kam es zu Wirbelkörpereinbrüchen. Interessant ist außerdem, daß die eine dieser Patientinnen bei früheren Klinikaufenthalten cyclothyme Verstimmungen gezeigt hatte, von denen unter der Dexamethasonbehandlung nichts zu bemerken war.

In einem Fall traten nach 135 mg Dexamethason in 20 Tagen gegeben, dann abrupt abgesetzt, Schüttelfrost, Gelenkschmerzen und schlechtes Allgemeinbefinden auf. Der Patient, der lange in den Tropen war, glaubte einen schweren Malariaanfall zu haben. Die Erscheinungen verschwanden schlagartig nach 25 mg Prednisolon i.v.

Experimentell wurde in zwei Versuchsreihen an Ratten die Wirkung von 10 mg Prednisolon mit der von 0,5 bzw. 0,25 mg Dexamethason/kg/Tag verglichen. Die erste Versuchsreihe umfaßte 14 Tage Therapie, 14 Tage stufenweise absetzen und 60 Tage Nachbeobachtung, die zweite 28 Tage Therapie, 21 Tage Absetzen und 12 Wochen Nachbeobachtung.

Schon während der Therapie gingen von den Dexamethasontieren der 0,5-Reihe vier, der 0,25-Reihe fünf Tiere ein, während von den Prednisolontieren nur zwei der ersten Reihe eingingen.

Im Körpergewicht differierten die unbehandelten Kontrolltiere und die unter Prednisolon stehenden nur unwesentlich (Abb. 1). Die Dexamethasontiere der 0,5 mg-Reihe verloren bis nach dem völligen Absetzen an Gewicht, die der 0,25 mg-Reihe blieben während dieser 7 Wochen praktisch auf dem Ausgangsgewicht stehen. Danach stieg in beiden Reihen das Gewicht steil an, und zwar auffallend steil bei den höher dosierten Tieren.

In den Hypophysen aller Tiere nahmen die basophilen Zellen unter der Therapie prozentual zu. Sie fielen nachher bzw. schon während des Absetzens bis zur Norm oder tiefer ab und stiegen in den folgenden Wochen wieder an. Man kann also auch in der Hypophyse von einem „Reboundphänomen"sprechen. Die eosinophilen Zellen verhielten sich genau spiegelbildlich (Abb. 2).

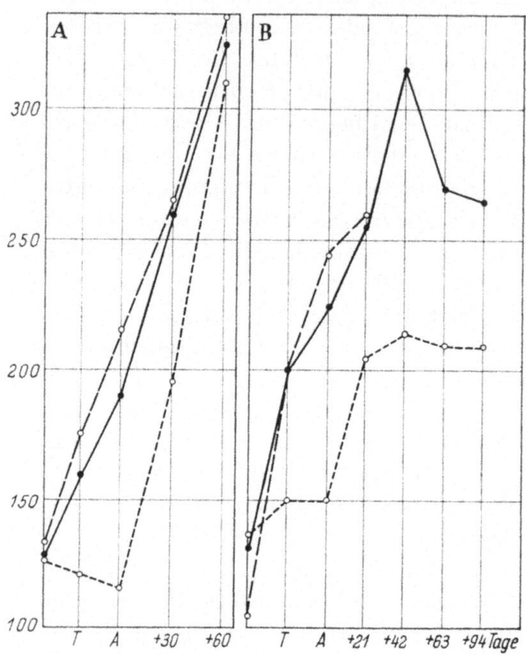

Abb. 1. Gewichtskurven: — — Kontrollen; —— Prednison 10,0 mg/kg; – – – Dexamethason. A 0,5 mg/kg; B 0,25 mg/kg

Die Kerndurchmesser der Z. fasciculata der NNR verringern sich unter 0,5 mg Dexamethason wesentlich stärker als unter 10 mg Prednisolon. Sie sind unter der längeren Therapie noch mehr reduziert, selbst in der geringer dosierten Reihe. Das Reboundphänomen zeigt sich bereits unmittelbar nach dem Absetzen ganz deutlich, doch kommt es nach der länger andauernden Therapie bis zur 9. Woche in der Prednisolon-Reihe zu einem zweiten Abfall der Kerndurchmesser. Nach Dexamethason ist in dieser Reihe das Reboundphänomen nicht so ausgeprägt, der Durchmesser der Kerne nimmt nur langsam wieder zu (Abb. 3).

Fassen wir die Erkenntnisse aus den klinischen und experimentellen Untersuchungen zusammen, so kommen wir zu folgenden Schlüssen:

1. Die bei der Neurodermitis notwendige Dexamethason-Dosis liegt bei 0,5—1,5 mg/Tag. Da die entsprechende Prednisolon-Dosis im allgemeinen mit 20 mg angenommen wird, liegt diese entweder zu hoch oder das Wirkungsäquivalent ist höher als bisher angegeben wurde.

2. Der Einfluß von Dexamethason auf den Stickstoff und Ca-Ph-Haushalt ist offenbar doch erheblich stärker, als man zunächst annahm.

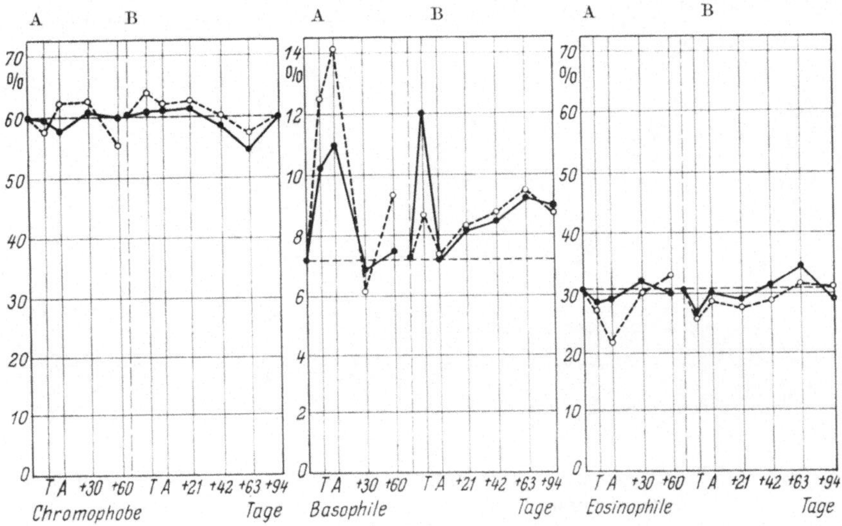

Abb. 2. Prozentuale Verteilungen der Zellen in den Hypophysen. ——— Prednison 10,0 mg/kg; - - - - Dexamethason. A 0,5 mg/kg; B 0,25 mg/kg

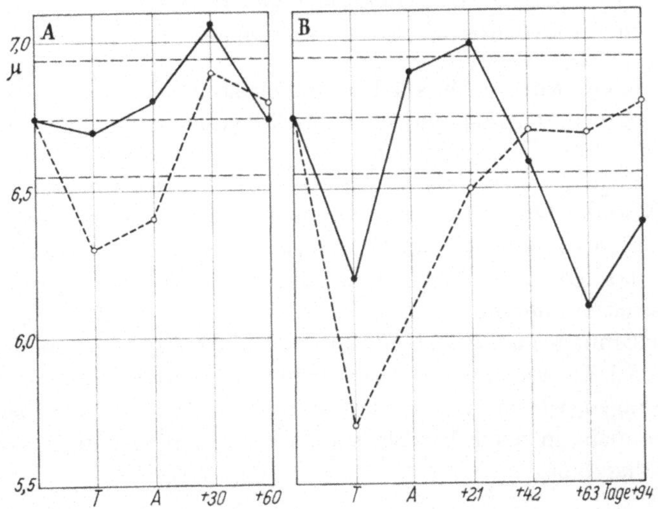

Abb. 3. Kerndurchmesser der Z. fasciculata. ——— Prednison 10,0 mg/kg; ———— Dexamethason. A 0,5 mg/kg; B 0,25 mg/kg

Er ist im Tierversuch sicher stärker als der einer 40fachen Prednisolon-Dosis. Die beobachteten Wirbeleinbrüche bei Patienten lassen die An-nahme gerechtfertigt erscheinen, daß es beim Menschen ähnlich ist.

3. Eine Langzeittherapie mit Dexamethason erscheint uns daher zu gewagt. Wir lehnen sie ab.

4. Die Zellveränderungen in der Hypophyse werden bei kurzer Therapie auch mit sehr hohen Dexamethason-Dosen, obwohl sie ungleich stärker sind als die einer 20fachen Prednisolon-Dosis, in relativ kurzer Zeit wieder ausgeglichen.

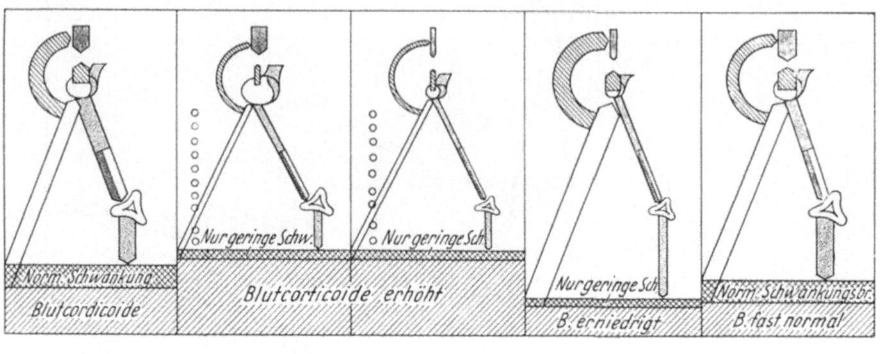

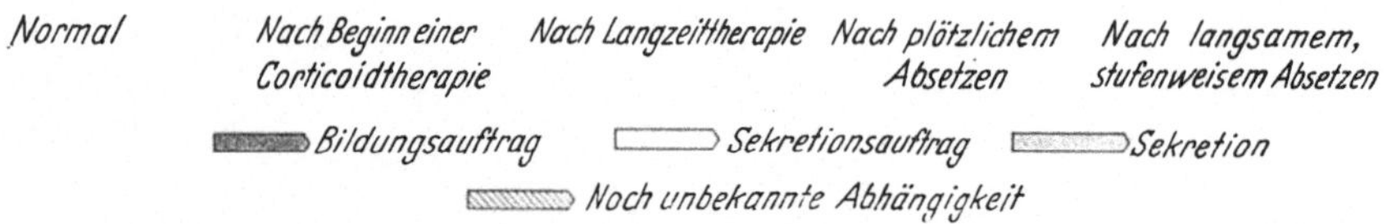

Abb. 4. Die Adaptation von Hypophyse und NNR auf Corticoidtherapie und deren Absetzen

5. Die NNR wird noch stärker ruhiggestellt, als nach den Zellverschiebungen in der Hypophyse anzunehmen ist; es kommt allerdings auch hier in relativ kurzer Zeit zur offenbar völligen Restitution.

6. Das langsame, stufenweise Absetzen der Corticoide erscheint uns dafür die Voraussetzung. Eine nachträgliche Behandlung mit ACTH, sei es vor Beendigung der Corticoidtherapie, sei es nachher, ist falsch, da sie die durch das langsame Absetzen bereits wieder in Gang gekommene Hypophyse erneut hemmt.

Das Zusammenspiel zwischen Blutcorticoidspiegel, Hypophyse und Nebennierenrinde stellen wir uns auf Grund dieser und vorangegangener Untersuchungen, wie in Abb. 4 dargestellt, vor. Danach spielt sich die Adaptation nicht in der NNR ab, sondern im Bereich von Hypophyse und Hypothalamus.

Aussprache

Th. Grüneberg-Halle: Die Verwendung inflammatorisch stark wirksamer Corticosteroide erhöht die Gefahr hinsichtlich der Aktivierung von Infektionen. Das bedeutet bei Tuberkulose Gefährdung der Umgebung. In der letzten Zeit sind von zwei Fällen unserer Klinik (Lupus erythematodes subacutus, Psoriasis pustulosa), die später ad exitum kamen (areaktiv verlaufende Lungentuberkulose mit Darmbeteiligung), Übertragungen erfolgt (Stationsärztin bzw. Stationsschwester).

Dritte wissenschaftliche Sitzung

Sonnabend, den 21. Mai 1960

Vormittags

Vorsitzender: E. Letterer-Tübingen

Ehrenvorsitzende: O. Gans-Frankfurt/M., K. Hansen-Heidelberg
W. E. Ehrich-Philadelphia

III. Thema

Allergie

Referate

32. Eröffnung der Sitzung durch E. Letterer.

Herr Präsident der Deutschen Dermatologischen Gesellschaft!
Meine sehr verehrten Mitglieder und Gäste der Dermatologischen und der Gesellschaft für Allergieforschung!

Meine Damen und Herren!
Als derzeitiger Vorsitzender der Deutschen Gesellschaft für Allergieforschung kommt mir die Ehre zu, die diesjährige Tagung unserer Gesellschaft, die wir auf Einladung der Deutschen Dermatologischen Gesellschaft diesmal gemeinsam hier in Hamburg abhalten dürfen, zu eröffnen und Sie sowie die Mitglieder unserer Gesellschaft herzlich zu begrüßen. Besonders schließe ich in diesen Gruß die Kollegen und Mitglieder der Deutschen Allergiegesellschaft aus den abgetrennten Gebieten unseres Vaterlandes ein, an ihrer Spitze den Herrn Vorsitzenden der ostdeutschen Gesellschaft für Allergieforschung, Herrn Prof. Kleinsorge, Jena. Zu einer besonderen Freude und Ehre wird es uns, daß so viele Gäste aus dem Ausland an dieser unserer Tagung teilnehmen.

Ihnen allen, meine Damen und Herren, gilt mein Gruß!
Mein erstes Wort sei ein Wort des Dankes an Sie meine Herren Dermatologen, insbesondere an Sie, Herr Kollege Gans, daß Sie uns Anregung und Einladung zu gemeinsamer Tagung haben zukommen lassen, und an Sie, Herr Kollege Kimmig, der Sie uns diesen Kongreß in so vortrefflicher Weise vorbereitet haben. Ich bin gewiß, daß wir einen in jeder Hinsicht erfolgreichen Verlauf dieses Tages vor uns haben.

Danken möchte ich auch den Herren Referenten dieses Vormittages, die sich der nicht unerheblichen Mühe unterzogen haben, unsere Ver-

18*

handlungen mit wichtigen Referaten zu bereichern; vor allem meinem Fachkollegen Herrn Prof. Ehrich-Philadelphia, der durch seine Anwesenheit und sein Referat der Bedeutung der funktionellen Morphologie in der Allergieforschung ihr besonderes Gewicht verleiht. Aber auch den Herren Miescher, Feldberg, Nilzén und Gronemeyer gilt mein Dank nicht weniger für die wertvollen Referatbeiträge aus ihren Arbeitsgebieten, die wir als Gegenstück zu unserer primär morphologisch ausgerichteten Sicht zu erwarten haben.

Meine Damen und Herren! Wir Pathologen schätzen uns glücklich, hier in einem Kreise Meinungsaustausch pflegen zu können, der uns aus, ich möchte sagen, endogenem Bedürfnis der morphologischen Betrachtungs- und Forschungsweise verbunden ist und der uns nicht nur mit einer morphologisch ausgerichteten Dermatologie, sondern zugleich mit so vielen Vertretern dieses Faches in Kontakt bringt, deren Arbeitsbereich in einer morphologisch fundierten Dermatopathologie ihr wesentliches Fundament hat.

Von diesen Beziehungen der Dermatologie zur Pathologie abgesehen ist es ein noch Weiteres, das uns als Allergologen die heutige gemeinsame Tagung zu einer wertvollen und gewinnbringenden Begegnung werden läßt. Denn es ist doch unter allen Organen gerade die Haut, die so häufig und so betont zum Substrat allergisch-hyperergischer Reaktionen wird. Und so sind unsere Beziehungen zu dieser Disziplin und ihren Vertretern ganz besonders enge.

Meine Damen und Herren! Eine Gesellschaft für Allergieforschung hat in ihrer intermediären Stellung zwischen wesentlichen und großen Disziplinen der Medizin eine immer etwas relativistische Existenz. Denn, wenngleich selbständig und aus sich heraus lebensfähig, bedarf sie doch eines noch viel engeren Kontaktes mit den großen Disziplinen der Medizin, weil Allergie und Allergieforschung — wie übrigens auch noch andere — überhaupt kein Fach für sich sein kann; denn allergische Reaktionsweisen und die damit verbundenen Krankheitsmanifestationen sind eben Reaktionsweisen bestimmter Lebensvorgänge unter bestimmten Bedingungen und als solche auch in alle praktischen und theoretischen Disziplinen der Medizin gehörig. Aus dieser Situation geht aber hervor, daß eine Gesellschaft für Allergieforschung der tätigen Mitarbeit anderer Disziplinen ständig und noch mehr als andere bedarf, nicht nur im Sinn gelegentlicher gemeinsamer Tagungen, sondern auch im Sinn einer tätigen Mitgliedschaft in den Bereichen unserer Gesellschaft. Sie bei dieser heutigen Gelegenheit hierum zu bitten, ist mir, meine Damen und Herren, ein besonderes Anliegen.

Damit wünsche ich Ihrer und unserer gemeinsamen Tagung einen erfolgreichen Verlauf und erkläre unsere Sitzung für eröffnet.

33. E. Letterer-Tübingen: Abgrenzung des allergischen und toxischen Geschehens in morphologischer und funktioneller Sicht. Mit 20 Textabbildungen.

Aus dem Kreise der Deutschen Gesellschaft für Dermatologie ist an Herrn Kollegen Miescher und an mich der Wunsch herangetragen worden, über die Möglichkeit der Unterscheidung zwischen toxischen und allergischen Reaktionen in morphologischer und funktioneller Hinsicht zu berichten. Ich darf offen bekennen, daß mir der Entschluß, diesem betont vorgetragenen Wunsch zu entsprechen, nicht ganz leicht gefallen ist; denn es wird die Behandlung von Problemen verlangt, die apriori einer positiven Lösung kaum zugeneigt zu sein scheinen.

Herr Miescher und ich entschlossen uns, auf eine Aufteilung des Themas in Sach- und Organgebiete zu verzichten und unabhängig voneinander, er als Kliniker und ich als Morphopathologe, zur Sache zu berichten.

Unser Bemühen berührt eine Problematik, die so alt ist wie die morphische Krankheitslehre selbst, insofern als gefragt wird, ob und inwieweit aus den gestaltlichen Änderungen, die im Verlauf einer krankhaften Reaktion an Zellen und Geweben eintreten, auf eine bestimmte bzw. auf die Ursache der Krankheit geschlossen werden kann. Mit anderen Worten: wir fragen, ob die Abwandlung der regelhaften Morphe (Orthomorphe) ein Äquivalent für die Causa eines krankhaften Zustandes oder Vorganges sein kann. Solche Versuche sind in verschiedenen Varianten schon in der vorbakteriologischen Zeit gemacht worden, wie die Schriften von Morgagni[35] und von Bichat[8] zeigen, um mit der Bakteriologie Robert Kochs und seiner Schule ihre besondere Bedeutung für die Infektionskrankheiten zu bekommen, insofern als das in seiner jeweils besonderen Morphe zumeist schon lang bekannte Krankheitsbild nun auf einen bestimmten bakteriellen Erreger ursächlich zurückführbar wurde, ja sogar noch mehr — man konnte bei manchen Infektionskrankheiten, wie z. B. der Tuberkulose, aus den morphischen Veränderungen allein auf den als Ursache in Frage kommenden Erreger schließen, ohne ihn jeweils am Krankheitsort bakterioskopisch oder kulturell nachweisen zu müssen. Indes ist die damit in Erscheinung tretende „*Spezifität*" des morphischen Reaktionsbildes in Wirklichkeit doch keine Realität. Denn wenn *generell* gefordert wird, aus der Morphe auf Krankheitsursachen gesichert schließen zu können, so verliert der Begriff der „Spezifität" eben seine Realität, er wird vielmehr zum Glauben, für den der Wunsch der Vater des Gedankens bleibt.

Diese reelle Unmöglichkeit solcher Beziehungen läßt sich schon aus einer Gegenüberstellung der ungeheuer großen Zahl von Ursachen mit den engbegrenzten Möglichkeiten des Organismus, mit Hilfe seiner cellulären und geweblichen Substrate zu reagieren, erkennen. Denn *Zellen* können an sich nur anabiotisch mit Stoffwechselsteigerung, Wachstum und Teilung oder katabiotisch mit Dystrophie, Nekrobiose und Nekrose und im Sonderfall mit Lyse reagieren. Das *Gewebe* im Sinne der Primitiveinheit, des *Histion*[25,23], also eines Komplexes aus Grundsubstanzen, Fasern, Zellen, Nerven und Gefäßen, reagiert als synergistische Einheit mit allen seinen Anteilen zusammen. Dabei spielen die Blutgefäße, das heißt wiederum deren Primitiveinheit, die *Endstrombahn* im Sinne von RICKER[40], die integrierende Rolle. Sie reagiert funktionell mit Änderung ihrer Strömungsgeschwindigkeit im Sinn der Beschleunigung oder der abgestuften Verlangsamung. Im Grund sind diese Reaktionen an allen Orten, gleichgültig, ob es sich um Organparenchyme, um Bindegewebe oder um die Haut handelt, immer dieselben. Fassen wir sie zusammen, so können die Zellen Anabiosen und Katabiosen, die Grundsubstanzen und Fasern Lockerung und Festigung ihrer physikalischen Beschaffenheit, das heißt ihres Sol- und Gelzustandes, die Endstrombahnen Aktivierung oder Störung ihrer Funktion und deren Folgen, also geänderte Diapedese zeigen.

Diesem primitiven Bild der Reaktionsmöglichkeiten von Zellen und Geweben steht die Unzahl verschiedenster Ursachen, die reizend und mit dem Reiz infolge seiner Inadäquanz auch schädigend wirken können, gegenüber, und so ist das Verhältnis von Ursachenqualitäten zu Reaktionsqualitäten durchaus umgekehrt proportional.

Wenn es schon damit fraglich erscheint, ob eine reelle Unterscheidung zwischen toxischer und allergischer Reaktion zu machen überhaupt möglich ist, so bestärkt die Relationspathologie Gustav RICKERS[40] die schon vorhandenen Zweifel noch mehr. Seine aus bioptischen Experimenten an den Endstrombahngefäßen gewonnenen Erfahrungen zeigen, daß es *nicht* die *Qualität* des Reizes, sondern dessen *Quantität* und *Dauer* ist, welche den charakteristischen Reizungserfolg erzeugt. Ich gebe hier bewußt nicht auf die von RICKER[40] in den Vordergrund aller Betrachtung und Befunddeutung gestellte Behauptung ein, daß eine Reizübertragung auf Endstrombahnen und Zellen nur auf dem Nervenweg möglich sei. Abgesehen davon, daß ich ihr nicht beipflichte, erscheint sie uns heute gar nicht mehr als der wichtigste Punkt in der Rickerschen Konzeption. Seine neurale Theorie ist Hypothese geblieben, seine experimentellen Beobachtungen aber sind Tatsachen, denen in Deutung und Sicht der Nachuntersucher[18,19,32,33,37,45] zwar gewisse Relativitäten anhaften, die im grundsätzlichen aber dennoch zutreffen. Sie führen zu der für uns wichtigen Feststellung, daß der Unterschied zwischen toxischer und allergischer Reaktion eben nur im Hinblick auf die *Reizstärke* und *nicht* auf die *Reizqualität* definiert werden kann. Was wir unter Reizstärke zu verstehen haben, ist für die toxische Reaktion der chemischen Natur und der Konzentration der toxischen Substanz gleichzusetzen. Für die hyperergisch-allergische Reaktion ist das, was wir dort unter Reizstärke verstehen, schwieriger zu definieren, weil ihre Faktoren viel komplexer sind. Hier muß der Grad der Sensibilisierung gegenüber einem bestimmten Antigen, repräsentiert durch die Menge der gebildeten Antikörper, die unspezifische Umstimmung des Gewebes nach dem vorangegangenen Reiz, die Menge, Konzentration und chemische Beschaffenheit des Antigens der Vorbehandlung von maßgeblichem Einfluß auf die Reaktionsstärke werden.

Die toxische Reaktion ist die Folge eines *einmal* wirkenden Schadens an Zellen, Endstrombahnen oder Nerven, die allergisch-hyperergische aber ist eine Umstimmungsreaktion, das heißt erworbene Andersempfindlichkeit hier im Sinne der erworbenen *Reaktionssteigerung*. Dennoch kann das Reaktions*bild* kein anderes werden, weil dem lebenden Substrat eben nur die oben erläuterten beschränkten Reizbeantwortungsmöglichkeiten zur Verfügung stehen. Auch KALBFLEISCH[20] hat in seinem gedankenreichen Frankfurter Referat 1937 sich schon zu der Meinung bekannt, daß das morphische Bild keine Anhaltspunkte dafür bieten kann, ob ein Reizbeantwortungsvorgang nach Sensibilisierung oder einfach toxisch zustande gekommen ist. Er zitiert dort schon die Feststellung MIESCHERS[33,34], daß auch toxische Reize wie Salzsäure und Crotonöl an der Haut zum Status spongiosus und zur vesiculösen Entzündung der Epidermis führen können und ein so entstandenes Ekzem also sicherlich nicht allergischer Natur sein kann. Manche Dermatologen wie GOTTRON[14] stehen der allergiebedingten Genese des Ekzems überhaupt ablehnend gegenüber.

Im Rahmen einer Untersuchung wie der unseren sollten auch einige Aussagen über den Begriffsinhalt dessen gemacht werden, was wir unter toxischer und allergischer Reaktion überhaupt verstehen wollen. Fragen wir, was ein Gift sei, so erinnern wir uns an das Wort von PARACELSUS[4,39]: „Wenn Ihr jedes Gift recht auslegen wollt — was ist, das nit Gift ist? Alle Ding sind Gift und nichts ist ohne Gift. Allein die *Dosis* macht, daß ein Ding kein Gift sei".

Was die Allergie betrifft, so haben wir bei einem Vergleich toxischer und hyperergisch-allergischer Reaktionen hier natürlich in erster Linie die Antigen-Antikörper-Allergie im Auge, ohne damit die dysregulative[25-27,43], also jene auf vorangehender Umstimmung der Gewebe beruhenden verstärkten, aber trotzdem nicht auf Antigen-Antikörperkontakt zurückführbaren Reaktionen, wie das Shwartzman-Sanarelli-Phänomen, zu vergessen. Die *primär* gegebene Überempfindlichkkeit, also das was wir eigentlich Idiosynkrasie nennen, bleibt zunächst einmal außer Betracht.

Treten wir nun an das Substantielle unseres Auftrages heran, so werden wir im Hinblick auf die Reaktionen selbst zwischen *cellulären* und geweblichen unterscheiden. Die Zelle kann sowohl für sich allein wie über den Weg der Endstrombahn reagieren oder durch die schon besprochenen Folgen der reagierenden Endstrombahn geschädigt werden.

Während toxisch bedingte Reaktionen an isolierten Einzelzellen und Zellverbänden schon vor Jahrzehnten in großer Zahl experimentell geprüft wurden und besondere Vergiftungssymptome spezieller Gifte zur Unterscheidung von Blut-, Nerven-, Gefäß- oder Protoplasmagiften geführt haben, ohne daß damit für das Generelle des Vergiftungsvorganges besondere Erkenntnisse gewonnen worden wären, hat man sich in der experimentierenden Allergieforschung nur langsam und erst in den letzten Jahren vermehrt an die Zelle herangetastet. Bis dahin stand das Experiment am Gesamttier mit dem Beispiel des anaphylaktischen Schocks und das Gewebe mit dem Beispiel des Arthus-Phänomens oder der anaphylaktischen Entzündung anderer Gewebsorte wie bei der Serumkrankheit oder dem Rheumatismus im Vordergrund. Heute fragen wir, wieweit Zellen als sensibilisierte oder nicht sensibilisierte Einzelzellen durch eine Allergiereaktion geschädigt werden können.

Hierzu gibt es eine ganze Reihe von Einzelergebnissen, die ebenso wie die toxisch bedingten im besonderen zu betrachten hier nicht der Ort ist. Was für uns im Augenblick von Wichtigkeit ist, ist der *Vergleich* einer toxischen und einer allergischen Reaktionsschädigung an der Zelle, ihre Unterschiede und ihre Gemeinsamkeiten. Wo gibt es diese, wo gibt es jene? Man muß der Organisation der Zelle entsprechend zwei verschiedene Orte der Schadensmanifestation an ihr unterscheiden: Die Zelloberfläche mit ihrer *Membranfunktionswirkung* und das *Zellinnere*. Die Wirkung eines Stoffes an der Oberfläche mit ihren Membranpotentialen und die Wirkung desselben Stoffes im Zellinnern sind etwas Verschiedenes. Aber die Oberflächenwirkung ist für die toxischen und allergischen Reaktionen *gleich*. Es ist nur entscheidend, ob die aus hydrophoben und hydrophilen Lipoideiweißlamellen aufgebauten Oberflächenstrukturen, die den Stoffdurchtritt abhaltend oder durchlassend regulieren, einen heranflutenden Schadensstoff zurückhalten oder ihm den Eintritt in die Zelle gestatten, unter Umständen mit Schädigung der Membran. Oft genügt die Membranschädigung allein, um die Zelle an deren Folgen zugrunde gehen zu lassen. Ist der Giftstoff einmal ins Innere der Zelle eingetreten, so sind je nach seiner chemischen Beschaffenheit zahlreiche Möglichkeiten vorhanden, sich an ihren Substraten und ihrer inneren Organisation auszuwirken. Zu den dort schädigungsbereiten Strukturen gehören die Mitochondrien, die selbst wieder Membranen besitzen, das Ergastoplasma und der Golgi-Apparat. Zuweilen sind es auch die SH-Brücken zwischen den Proteinfadenmolekülen, die blockiert oder zerstört werden und so zur Unterbrechung der Stoffwandelung in der Zelle führen. Letztere ist zum Beispiel beim Sublimat der Fall, außerdem

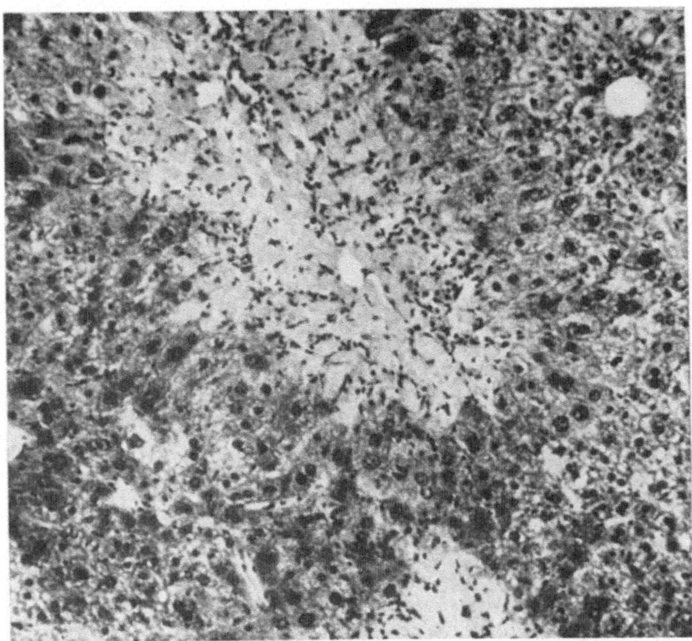

Abb. 1. Zentrale Nekrose in einem Leberläppchen nach Tetrachlorkohlenstoffvergiftung. Maus. 46 Std HE. Präparat Dr. GÖSSNER

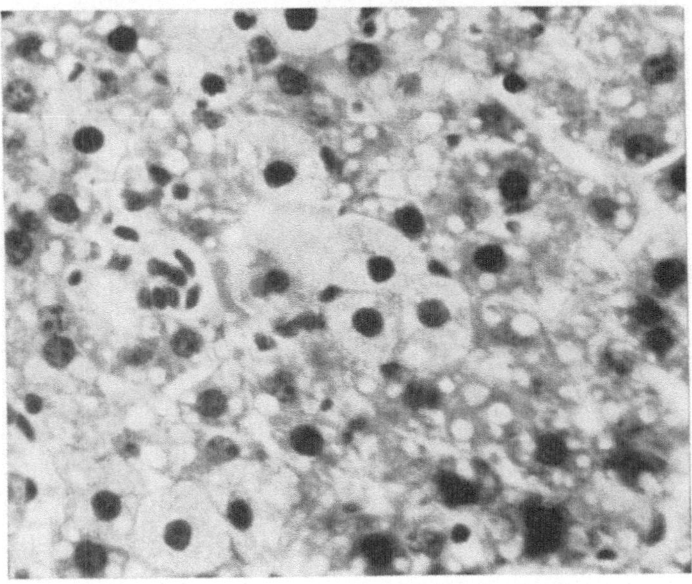

Abb. 2. Vacuoläre Degeneration von Leberzellen. Ratte. 11 Std nach Tetrachlorkohlenstoff. Präparat Dr. GÖSSNER

haben Tetrachlorkohlenstoff, Blausäure, E 605[1], Diphtherietoxin und andere ihre bestimmten Schädigungsweisen vorwiegend an den Mitochondrienmenbranen und den dort lokalisierten Enzymen. Selbst subletale Dosen von Cyaniden unterbrechen die Oxydationen und führen zu typischen Schädigungsbildern[6] (Abb. 1—4).

Da wir heute zwischen submikroskopischer und molekularer Struktur in der Zelle einen grundsätzlichen Unterschied kaum mehr machen

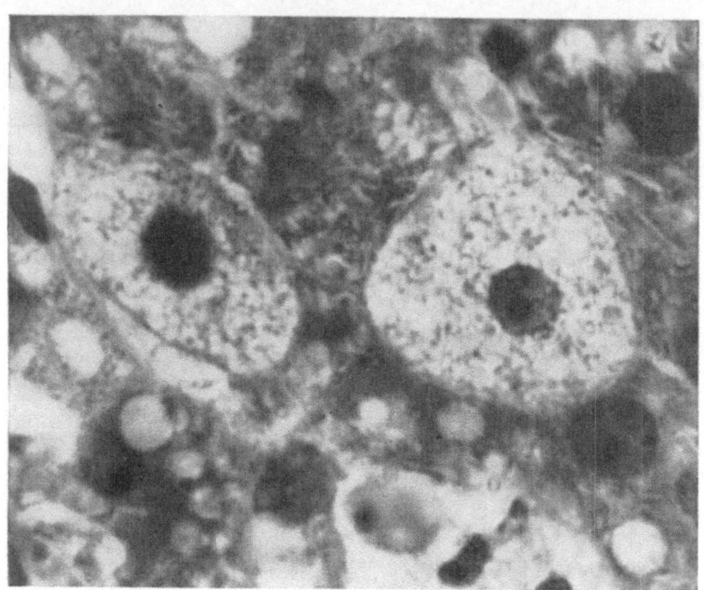

Abb. 3. Starke Vergrößerung von vacuolär degenerierten Zellen. Präparat Dr. GÖSSNER

können, so wird eine in der molekularen Struktur durch chemisch-toxische Einwirkungen entstandene Schädigung, wenn sie nicht durch Regulationsvorgänge ausgleichbar ist, im Laufe des Stoffwechselgeschehens unter Umständen ziemlich schnell in die Molekülstruktur sich multiplizieren, um aus dieser heraus in die submikroskopische und dann in die mikroskopische Struktur mit bestimmten Schädigungsbildern einzutreten. Damit hat aber — und darauf sei besonders hingewiesen — das nur in der Molekularstruktur lokalisierbar Chemisch-Spezifische dann längst wieder aufgehört zu sein und die für bestimmte Gifte spezifischen Schäden an dieser erscheinen, durch Stoffwechselvorgänge in der Zelle multipliziert, nun generell als uncharakteristische Schäden der submikroskopischen und mikroskopischen Struktur. Dazu gehören Zerstörungen des Ergastoplasma, der Mitochondrienmembranen, die sogenannte trübe Schwellung und fettig-nekrobiotische Dekomposition der Zelle. Auf diese Weise kommt es zu Quellung und Entquellung, zu

Chromatolyse und Pyknose und zu Gerinnung des Cytoplasmas bei der Koagulationsnekrose der Zelle. Wenn die lytischen Zellenzyme aktiviert werden, kann auch Lyse eintreten.

Es ist nun eine alte Erfahrung, daß eine Zelle jede fast beliebige Änderung ihres Milieus mit der Änderung der Relation ihrer K- und Na-Ionen beantwortet, das heißt die Oberflächenreizung wirkt sich dahin aus, daß Kaliumionen die Zelle verlassen, während Natriumionen in sie ein-

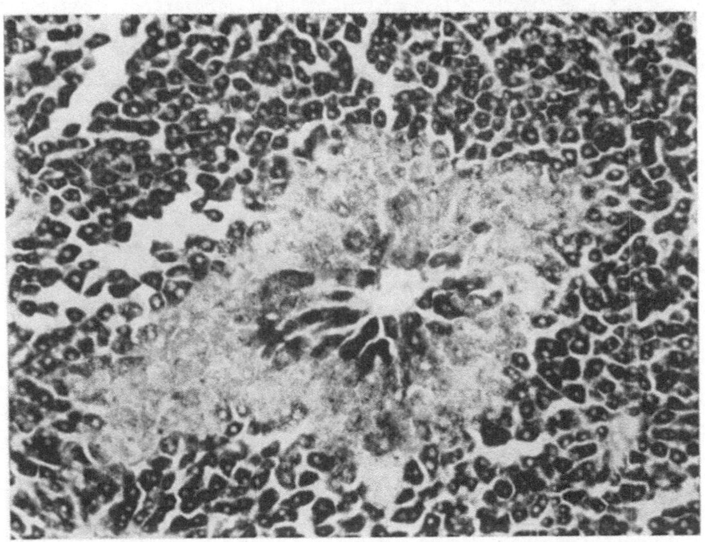

Abb. 4. Verlust von Esterase in den zentralen Abschnitten eines Leberlappens. Ratte. 12 Std nach Tetrachlorkohlenstoffvergiftung. Präparat Dr. GÖSSNER

treten[21,22]. Mit dem Eintritt von Natrium kommt es zugleich zum Eintritt von Wasser in die Zelle, und es wird dadurch ein Zustand erzeugt, den wir mit trüber Schwellung bzw. mit körniger Trübung bezeichnen. Geringe Grade können durch die Regulationsmechanismen der Zelle selbst ausgeglichen werden, an stärkeren geht sie zugrunde. Mit dem Eintritt von Wasser und der Verschiebung osmotischer Gleichgewichte treten dann auch Stoffe aus der Zelle aus. Mitochondrien und endoplasmatisches Reticulum gehen unter Umständen zugrunde (Abb. 5 und 6).

Hier ist der Augenblick, der den schon angestrebten Vergleich zwischen toxischer und allergischer Reaktion an der Zelle nun möglich macht. Untersuchungen von GOLDBERG, BARROW u. GREEN[15] haben gezeigt, daß ein bemerkenswerter Unterschied zwischen der banalen toxischen Schädigung der Einzelzelle durch Schwermetalle, bakterielle Toxine usw. gegenüber derjenigen besteht, die von Zellantikörpern auf isolierte Zellen ausgeht. Während die üblichen Giftstoffe auch im Zellinnern schon bald die schon geschilderten Schäden setzen (GREEN[16] u.

Mitarb. haben sie in Form der Schwellung und Vacuolenbildung sowie im Verlust der Basophilie infolge Ausströmens der Ribosenucleotide aus der Zelle gesehen), tritt diese Folge bemerkenswerterweise an der Ascitestumorzelle, die als Modellobjekt diente, bei der einfachen Zugabe von Krebszellantiserum *nicht* ein. Es kommt zwar zu Umgestaltungen an der Zelloberfläche mit Bildung von pseudopodienartigen Fortsätzen, die mit

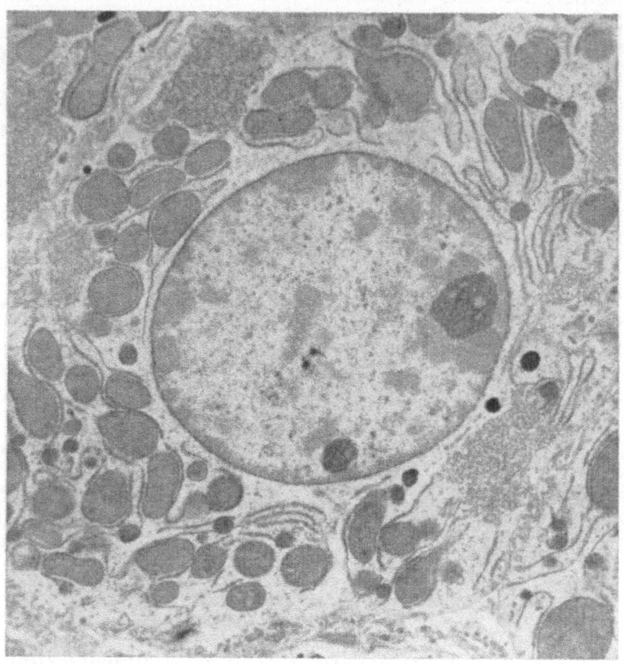

Abb. 5. Elektronenoptische Aufnahme einer Leberzelle mit Kern, Ergastoplasmaschläuchen und Mitochondrien. Aufnahme Dr. Caesar. Vergr. 7500 mal

denen anderer Zellen sich verbinden, und so ein morphisches Äquivalent für die bei diesen Reaktionen häufige Agglutination der Zellen abgeben. Aber erst der Zusatz von Komplement macht die Zellmembran durchlässig, indem ein funktioneller Durchlaß eintritt, wobei die Zelle elektronenoptisch intakt bleibt. Aber jetzt tritt der Antikörperkomplementkomplex ins Innere der Zelle und bewirkt die geschilderten morphischen Schäden. Fast gleichartige Beobachtungen haben Schär u. Meier[42] an Erythrocyten, Leukocyten und Hühnerosteoblasten gemacht, wenn es sich um zellständige Antikörper handelt. In Versuchen mit Zellen, die aus mit Serum sensibilisierten Kaninchen stammten, soll es nach Rich[41], Aronson[3] und Buckley[11] keine der geschilderten Veränderungen geben. Neuere Untersuchungen unter anderem von Werner[46] zeigen eine vermehrte Vacuolenbildung an den Leukocyten eines sensibilisierten Tieres, wenn man seinem Blut das Antigen der Vorbehandlung zusetzt. Ich kann dies aus eigener Beobachtung bestätigen. So können wir also sagen: Erst das Komplement macht das Globulin des Antikörpers zum Gift im Sinne der oben geschilderten Wirkung banaler Gifte, denn erst durch seine Wirkung kommt es zur Zellschwellung, zur Aufnahme von Natrium

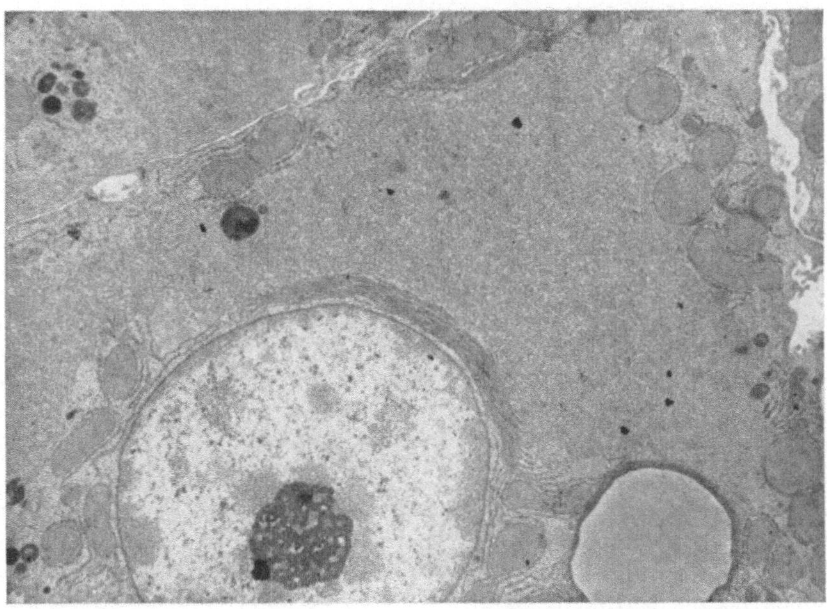

Abb. 6. Elektronenoptische Aufnahme. Leberzellen nach Diphtherietoxinvergiftung. Meerschweinchen. Verlust der Mitochondrien oder deren Innenmembranen, Verlust und Umgestaltung von Ergastoplasmaschläuchen. Aufnahme Dr. CAESAR. Vergr. 7500 mal

und Verlust von Kalium und Ribosenucleotiden des Zelleiweißes. Dem Komplement selbst kommen Esteraseeigenschaften zu. Untersuchungen von FISCHER u. HAUPT[13] machen es wahrscheinlich, daß es sich dabei um Lysolecithin handelt. Der Antigen-Antikörperkomplex aktiviert offenbar in der Zelle vorhandene hydrolytische Enzyme, wodurch die weitgehende Destruktion im Inneren bei noch erhaltener Zellmembran sich erklärt. Grundsätzlich gleiche Beobachtungen sind an Zellkulturen z. B. von LUMSDEN[31], BASSERMANN[5], BESSIS[7] u. a. an Leukocyten aus tuberkulösen Tieren bei Zusatz von Tuberkulin gemacht worden.

Fassen wir also zusammen, so können wir sagen: das morphische *Endbild* im Licht- wie im Elektronenmikroskop ist sowohl für den banalen Giftschaden wie für den anaphylaktisch-allergischen Schaden das *gleiche*. Die Dynamik und die Art und Weise der Wirkung ist aber verschieden. Für den anaphylaktischen Zellschaden ist die Mitwirkung von Komplement, um den Antikörper erst zum Gift zu machen, notwendig, zum Gift, das geeignet ist, mikroskopische und submikroskopische Struktureinheiten zu zerstören. Die Schädigung der Zelle hat zwei Phasen der Wirkung, die erste an der Zelloberfläche bzw. deren Membran, die zweite im Zellinnern, und die Schadenswirkung kann unter Umständen schon in der ersten Phase zum Stillstand kommen.

Damit können wir die Zelle als Substrat für einen toxischen und allergischen Strukturschaden verlassen, um am Gewebe die beiden Reaktionsarten zu vergleichen. Nach allem war wir eingangs vom Theoretischen her festgestellt hatten, ist kaum zu erwarten, daß im Bereich des Morphischen Unterschiede sich finden lassen werden. Die im *Gewebe* reagierenden Substrate sind Zellen und Endstrombahnen. Die Zellen haben wir als reagierende Einzelindividuen besprochen. Die allergisch-hyperergische Reaktion und die unmittelbare Giftwirkung verlaufen am Gewebe mit der gleichen Symptomatik: Strömungsverlangsamung in der Endstrombahn bis zur Stase mit ihren Folgen, der flüssigen Ausschwitzung und der zelligen Auswanderung; bei langanhaltender Stase folgt die Nekrose des Gewebes in der gleichen Weise wie bei der ischämischen Sperre. Daß ein Exsudat infolge der Aktivierung proteolytischer Enzyme[32] schädigend auf Zellen, Fasern und Grundsubstanzen wirken kann, ist uns aus der Lehre von der Entzündung bekannt. Im übrigen wird der Strombahnstörung ein mehr oder weniger starker Parenchymschaden folgen, und so wird die Gewebezelle auf zweierlei Weise, entweder über die Strombahn oder unmittelbar aus dem Säftemilieu heraus betroffen. Dann aber wird es ganz von der Reizstärke abhängen, wie der Erfolg des Reizes aussieht. Um ein einigermaßen eindrucksvolles Bild und dem in der Morphologie nicht Geübten eine Vorstellung von den Dingen zu vermitteln, scheint es mir besser, diesmal die Erscheinungen hinsichtlich ihrer Folgen nicht primär von der Morphe, sondern sekundär von der Ursache her zu vergleichen. Dafür einige Beispiele.

Wenn man Ruhrendotoxin[28,29] im Experiment auf seine gewebliche Schadenswirkung untersucht, so stellt sich heraus, daß es in direkter Weise auf die Schleimhautepithelzellen des Darmes überhaupt nicht, sondern nur indirekt auf diese infolge seiner starken Störfähigkeit für den geweblichen Capillarkreislauf wirkt. Ein besonders gutes Modell, dies zu zeigen, ist Harnblasenschleimhaut[29]. Bringt man das *Endo*toxin oder den lebenden Erreger in die Harnblase, so kommt es zu einer enormen Ektasie der Capillaren und erst als deren Folge zu Epithelschäden in einer Art von Status spongiosus mit Entzündung und Nekrose. Die gleiche Wirkung hat das *Ekto*toxin der Diphtherie (Abb. 7—9).

Es ist nun aber auch möglich, an der Harnblasenschleimhaut eine anaphylaktische Reaktion dadurch zu erzeugen, daß man in geeignetem zeitlichem Abstand Fremdserum in die Harnblase des Meerschweinchens instilliert[44]. Nach genügend hoher Sensibilisierung stellt sich eine starke vasculäre anaphylaktische Reaktion ein, und die Schleimhaut zeigt histologisch einschließlich der sekundär geschädigten Epithelien das

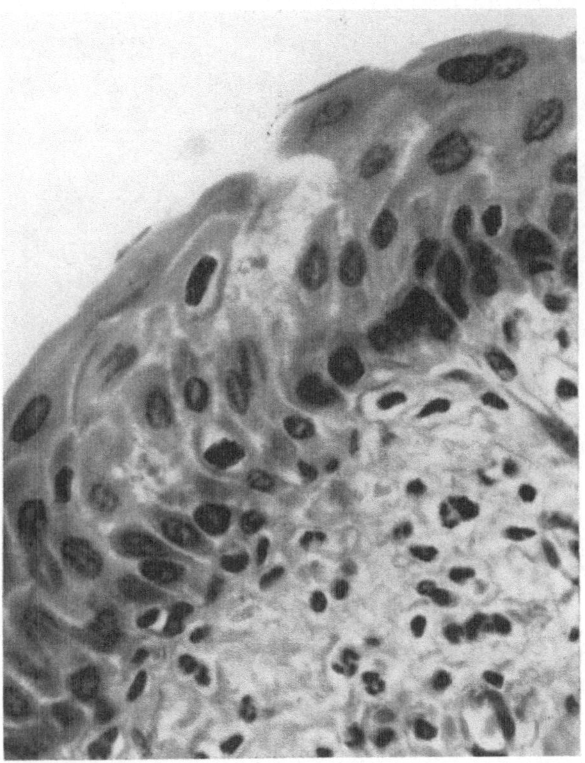

Abb. 7. Instillation von Ruhrtoxin in die Harnblase des Meerschweinchens. Tötung nach 8 Std. Status spongiosus und Leukocyteninfiltration in der Submucosa, Untergang von Epithelzellen

gleiche Bild wie bei Ruhr- und Diphtherietoxin. Die folgenden Bilder mögen Sie davon überzeugen.

So gibt es also keine morphische Spezifität, sondern nur eine Entsprechung zwischen Reaktion und Reizstärke, wobei der gleiche Reizstoff je nach seiner Konzentration und je nach der oft wechselhaften Empfänglichkeit am gleichen Individuum verschiedene Reaktionen auslöst.

Sehen wir von den cellulär-dystrophischen Schäden in diesen Fällen ab, so gehört die zweite Gruppe der Reaktionsarten der *Entzündung* an.

Von der Reizstärke hängt es aber ab, ob die Entzündung bei intensiver Reizstärke mehr dem exsudativen oder, wenn abgeschwächt, dem proliferativen Symptomenkomplex zugeneigt ist. Das läßt sich gut am Arthus-Phänomen zeigen. Ist der Titer hoch, dann tritt bei gleicher Antigenmenge die Reaktion sehr bald und stark mit erheblichen exsudativen Entzündungssymptomen ein, während niederer Titer, also bei wenigen freien

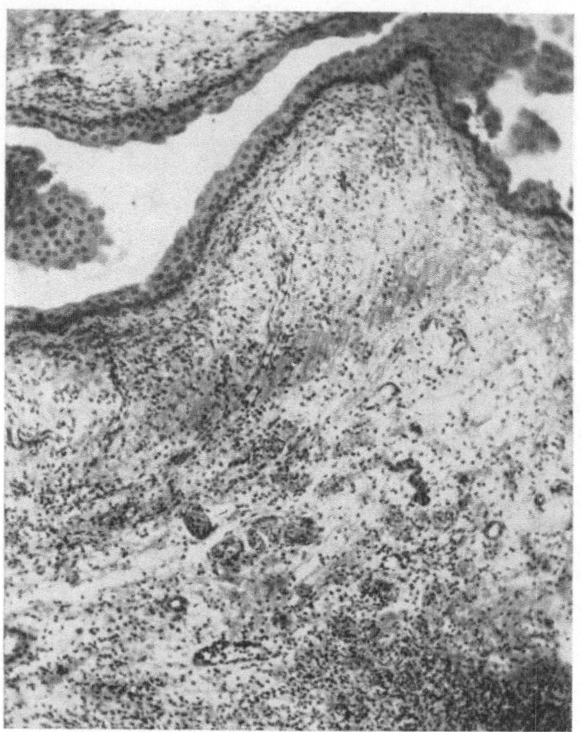

Abb. 8. Anaphylaktische Entzündung in der Harnblasenschleimhaut des Meerschweinchens. Intraperitoneale Sensibilisierung 6 Std nach intravesicaler Instillation des Antigens

Antikörpern im Blut, nur eine großzellige Proliferation entsteht [27] (Abb. 10 und 11). Vergleiche auf dem Gebiet der Infektionskrankheiten können uns hier zu gewissen Einsichten verhelfen. Wenn ich das Mycobacterium tuberculosis gleich als erstes zur Exemplifizierung meiner Ansichten heranziehe, so gibt es eigentlich kein besseres Beispiel, um zu zeigen, daß toxisch und allergisch in ihrer Morphe nicht zu trennen sind, als *die* Gewebsreaktion, die wir einen Tuberkel nennen. Die oft geäußerte Behauptung, der Tuberkel als epitheloides Knötchen sei eine allergische Reaktion des Gewebes, ist in dieser absoluten Form falsch [3]. Auch die Erstreaktion des Gewebes auf den Erreger ist unter geeigneten Bedingungen ein epitheloides

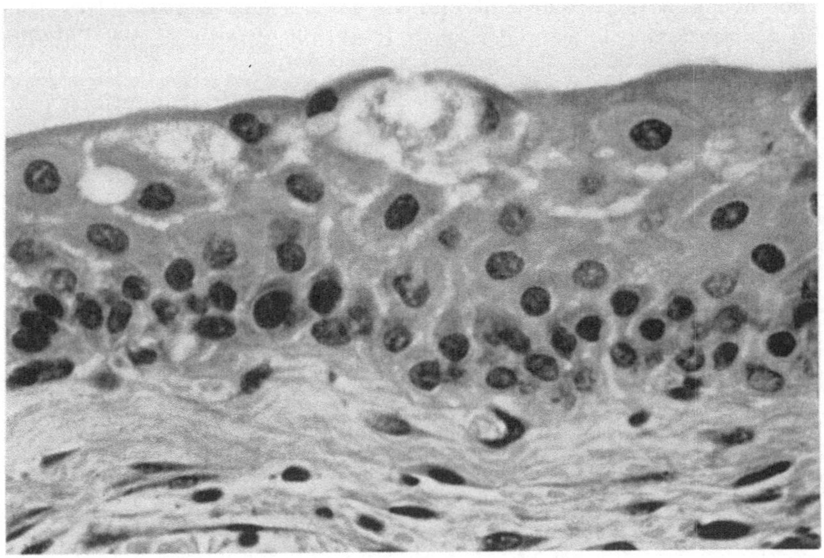

Abb. 9. Meerschweinchen. Intraperitoneale Sensibilisierung vor 28 Tagen. 0,8 cm³ Serum intravesical als Erfolgsinjektion. Schocktod. Vacuoläre Degeneration in der oberen Epithelschicht der Harnblase und Status spongiosus. Vergr. 850 mal

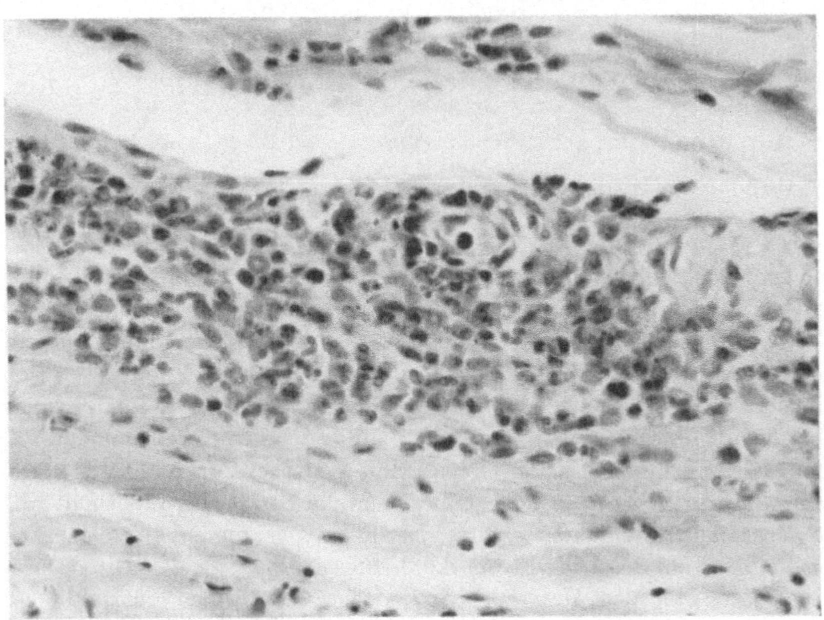

Abb. 10. Arthus-Phänomen, Kaninchenhaut. Sensibilisierungstiter, Titer 1 : 4500, Verdünnung des Antigens 1 : 500. Excision nach 24 Std. Zahlreiche Leukocyten am Reaktionsort

Knötchen und in diesem Fall und als solches eine toxische Reaktion. Zur Manifestation einer allgerischen Reaktionsweise wird der Tuberkel erst, wenn er nach wiederholter Erregerinoculation oder in der Tuberkulinprobe schneller und auf noch viel geringere Reizquantitäten hin entsteht. Das Allergische liegt hier wie auch anderswo eben *nicht* in der *Morphe*, sondern in der *Dynamik*, in diesem Fall in der Schnelligkeit der

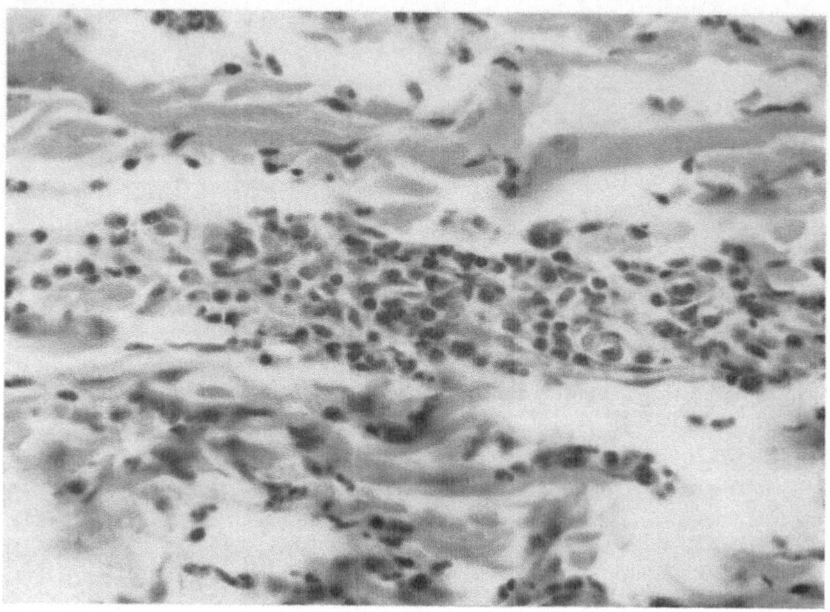

Abb. 11. Arthus-Phänomen, Kaninchenhaut, gleiches Tier. 1 : 10000 Antigenverdünnung, nach 24 Std. Es fehlen die Leukocyten, die Reaktion ist lymphohistiomonocytär

zelligen Verdauung der bakteriellen Inhaltsstoffe und der ihr folgenden rascheren Entwicklung der tuberkuliden Gewebsreaktion.

Im grundsätzlichen gilt das auch für das Rheumagranulom, nur mit dem Unterschied, daß die Reizstärke der A-Streptokokken primär zu viel stärkeren, das heißt leukocytären Reaktionen führt, als später unter dem Schutz einer gewissen Immunität, unter der sich das Rheumagranulom in der Form des Aschoff-Geipelschen Knötchens ausbildet. Vor kurzem hat Böhmig[9] eine schöne experimentelle Studie veröffentlicht, die zu den gleichen Schlüssen kommt. In diesem Zusammenhang bemerken wir, daß sowohl der Dick-Streptokokkentest wie der Schick-Diphtherietoxin-Test[23] an der Haut primär-toxische Reaktionen entzündlicher Natur sind und mit Allergie nichts zu tun haben. Begleitproteine können allerdings zu allergischen Reaktionen führen, aber je gereinigter, also haptenartiger bakterielle Toxine sind, um so schlechter werden sie für

Antikörperbildung geeignet. Sonst wäre es ja einfach, in einem Experimentum crucis toxische und allergische Reaktionen auf das gleiche Agens zum Vergleich zu bringen. Ich habe trotzdem versucht, ein solches anzustellen und will Ihnen den Erfolg vorführen. Gewisse gramnegative Erreger enthalten stark toxisch wirkende Leibessubstanzen, die WESTPHAL[10,24,47] als Lipopolysaccharide charakterisiert und hochgereinigt hat. Der gleiche Stoff wird als Pyrexal therapeutisch angewandt. Wenn wir Kaninchen mit dem Bakterienlipopolysaccharid als Hapten und Schweineserum als

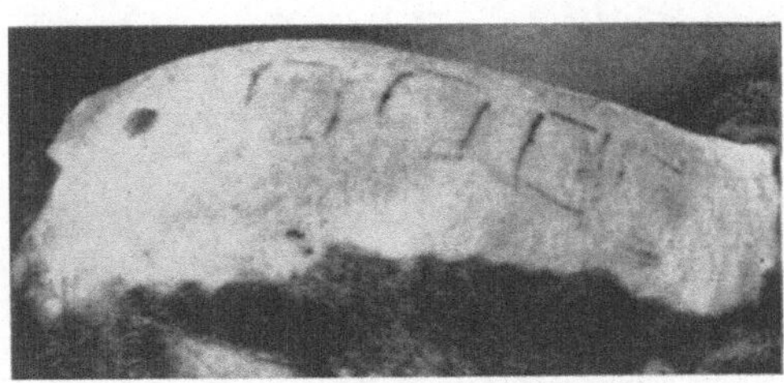

Abb. 12
Lipopolysaccharidinjektion intradermal am Kaninchen. 50, 30, 20 und 10 γ von links nach rechts. Nach 30 Std

Schlepper zugleich immunisierten, haben wir nach 16 Tagen eine ganz feine Trübung durch Lipopolysaccharid bei 1:1 gegenüber Kaninchenserum und gute Präcipitation von 1:8000 gegenüber Schweineserum

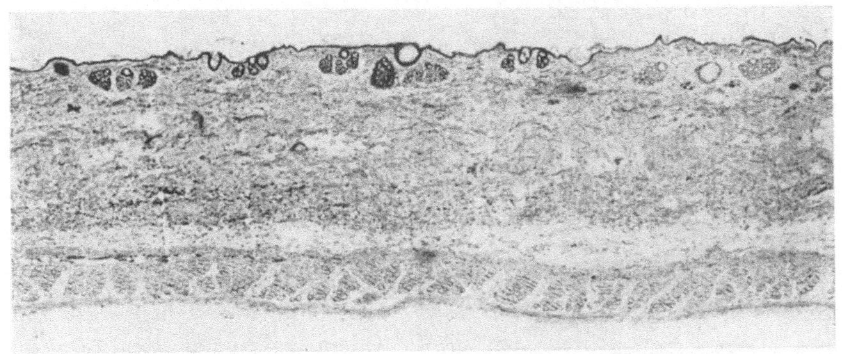

Abb. 13. Histologisches Bild zu Abb. 12 (2,5 γ am Normaltier). Vergr. 34 mal

gefunden. Injiziert man einem so sensibilisierten Tier intradermal eine sonst unterschwellige Dosis von Lipopolysaccharid, dann erhält man mit dieser eine deutliche ödematöse, aber nicht hämorrhagische Quaddel. Die folgenden Bilder werden Ihnen die intradermale Reaktion der Kaninchenhaut am Normal- und am sensibilisierten Tier zeigen. Mit höheren Dosen (10—30 γ) erhält man nach 48 Std eine toxische, hingegen nach vorangehender Sensibilisierung mit unterschwelligen Dosen (1—3 γ) schon nach der weit kürzeren Zeit von 24 Std eine viel stärkere und in diesem Fall also anaphylaktische Reaktion. Vergleicht man die Reaktionen,

19*

so läßt sich weder in ihrem makroskopischen noch ihrem mikroskopischen Erscheinungsbild ein qualitativer Unterschied finden (Abb. 12—17).

Der Vergleich läßt sich noch weiter führen; denn man kann mit diesem Lipopolysaccharid auch ein Shwartzman-Sanarelli-Phänomen erzeu-

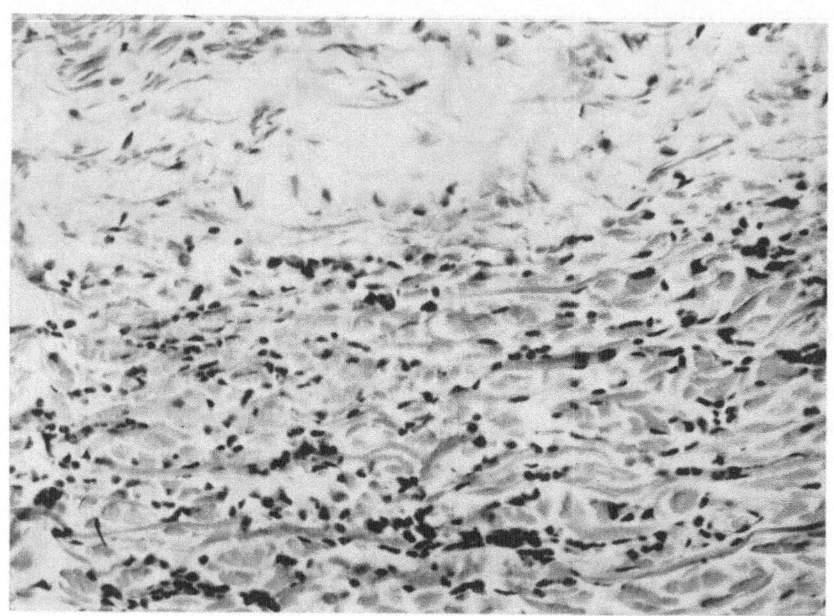

Abb. 14. Starke Vergrößerung (285mal) aus Abb. 13

gen [2,12,17]. 25 γ intradermal und 100 γ pro Kilogramm nach 20 Std i.v. erzeugen ein Shwartzman-Sanarelli-Phänomen. Das Bild dieser Reaktion zeigt alle typischen Eigenschaften desselben. Verglichen mit der einfachtoxischen, fast nur Ödem zeigenden Reaktion ist sie quantitativ am stärksten und unterscheidet sich von den übrigen durch das Hinzutreten der Hämorrhagie. Grundsätzlich ist aber in der Gewebsreaktion kein Unterschied zwischen diesen drei Reaktionen, wie auch kein wesentlicher Unterschied zwischen Arthus-Phänomen und Shwartzman-Sanarelli-Phänomen ist. Es wird also bei Anwendung des gleichen Reizstoffes immer nur die Art und Weise der Vorbehandlung und der Dosis zum Merkmal der Unterscheidung und nicht das celluläre und vasculäre Gewebsbild (Abb. 18—20),

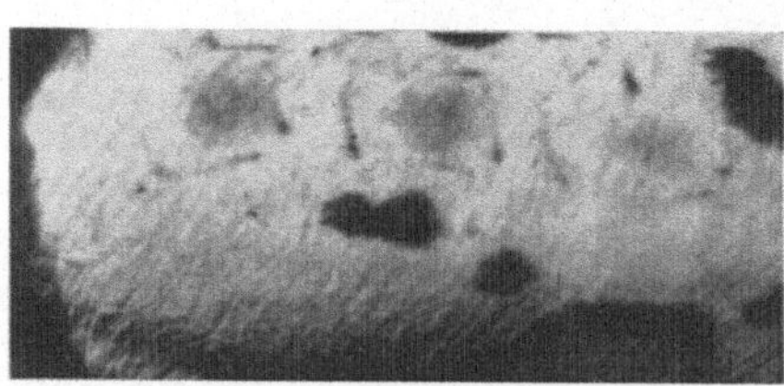

Abb. 15. Mit Schweineserum als Schlepper gegen Lipopolysaccharid sensibilisiertes Tier, 3 γ, 2 γ, 1 γ intradermal. Aufgenommen nach 24 Std. Nach kurzer Zeit erheblich stärkere Reaktion

Wenn wir vom Gesichtspunkt der Infektionskrankheit das Ganze betrachten, so kann man sagen, daß der Erreger, mit dem der Organismus unter den natürlichen Bedingungen eines Infektes sich auseinander-

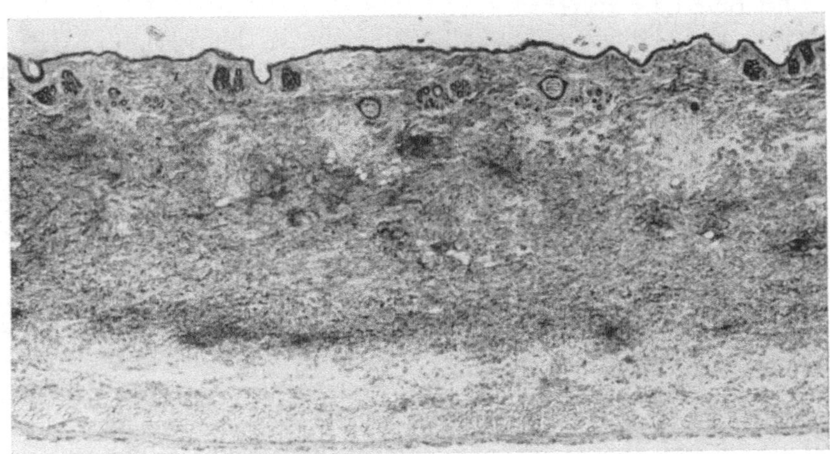

Abb. 16. Histologisches Bild zu Abb. 15. Viel stärkere Entzündung, starke Hautschwellung (3 γ am sensibilisierten Tier). Vergr. 34 mal

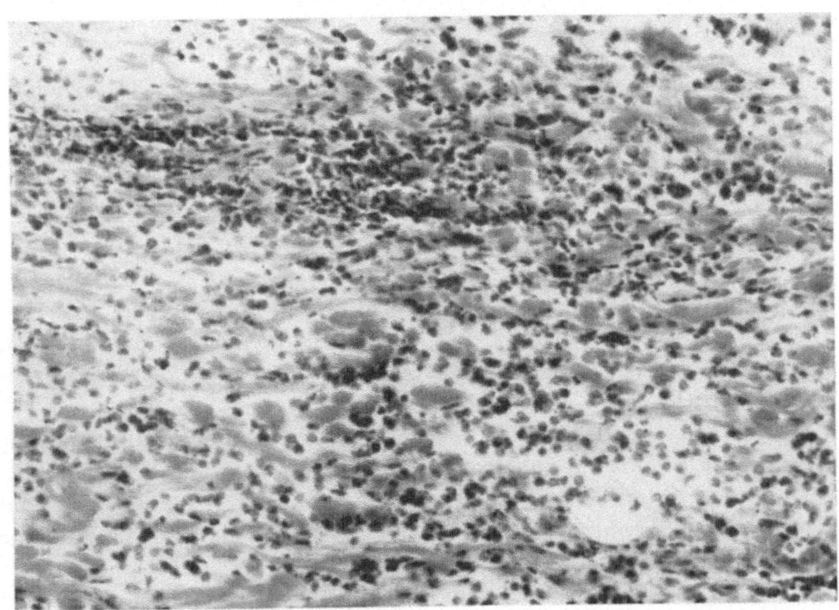

Abb. 17. Starke Vergrößerung aus Abb. 16 (285 mal)

setzen muß, mit seinen Endo- und Ektotoxinen und mit den Eiweiß-substanzen der Bakterienzelle zusammen eine Gewebsreaktion bewirkt.

Diese nennen wir *toxisch*. Bakterienzelleneiweiß als Antigen wirkt als Schlepper für das als Hapten anzusehende Toxin, und nun entwickelt sich über die zunächst gesteigerte Empfindlichkeit, das heißt die Sensibilisierung oder Hypersensitivität hinaus der Zustand des mehr oder weniger vollständigen Schutzes, der Immunität. Ein erneuter Kontakt mit dem Toxin allein oder zusammen mit dem Erregerzelleneiweiß

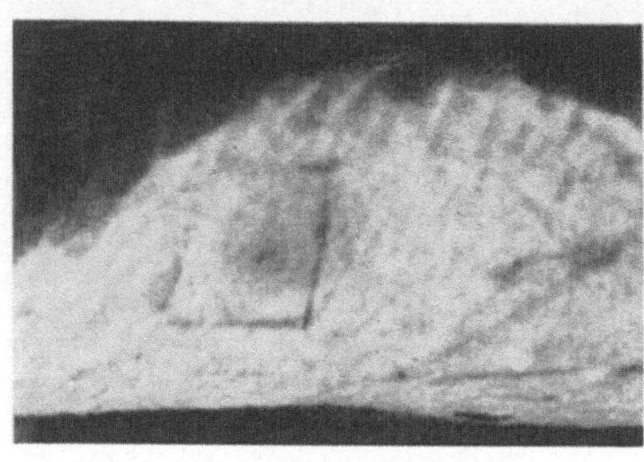

Abb.18. Shwartzman-Sanarelli-Phänomen. Intracutan 25 γ Lipopolysaccharid, nach 20 Std 360 γ i.v. Nach 21 Std getötet

wird nun eine Reaktion bedingen, deren Bild völlig vom Grade der Hypersensitivität abhängt; aber es genügen viel geringere Quantitäten des Reizstoffes, das heißt kleinere Reizstärken, um die gleiche Reaktion zu bewirken. Das nennen wir schlechthin *allergisch*, wir sollten sagen hyperergisch, und es überwiegt im Reaktionsbild dann das Exsudativ-Reizentzündliche, d. h. das Anaphylaktische. Im Zustand der relativen Immunität werden wieder größere Mengen benötigt, um überhaupt eine Reaktion eintreten zu lassen. Dann überwiegt das resorptiv-entzündlich-großzellig-proliferative Bild. Das aber sind wie gesagt Manifestationen der Immunität, im begrifflichen Sinne ebenfalls noch erworbene Andersempfindlichkeit, wir könnten sagen immunoallergisch bzw. immunohyperergisch.

Zusammenfassende Schlußsätze:

1. Zwischen toxischer und allergischer Reaktion kann im Hinblick auf das morphische Bild der Reaktionen kein grundsätzlicher Unterschied gemacht werden.

2. Die allergisch-hyperergische Reaktion bringt an der Zelle das gleiche Schadensbild zustande wie irgendein organisches oder anorganisches Gift, das Allergen wird aber erst durch die Mitwirkung des Komplementes zum Toxoallergen.

3. Für das Gewebe ist die Endstrombahn im Sinne von Ricker das die Reaktion bestimmende Substrat.

4. Für das Gewebe spielt nicht die Qualität der reizgebenden und schädigenden Substanz, sondern nur die *Reizstärke* die ausschlaggebende Rolle für die Morphe der Reizfolge.

5. Die Reizstärke des Toxins ist abhängig von dessen chemischer und physikalischer Konstitution; für die allergische Reaktion aber von der durch die Sensibilisierung und die beginnende Antikörperbildung eingetretenen Umstimmung. Somit hat der Begriff Reizstärke eine bedeutsame Relativitätskomponente.

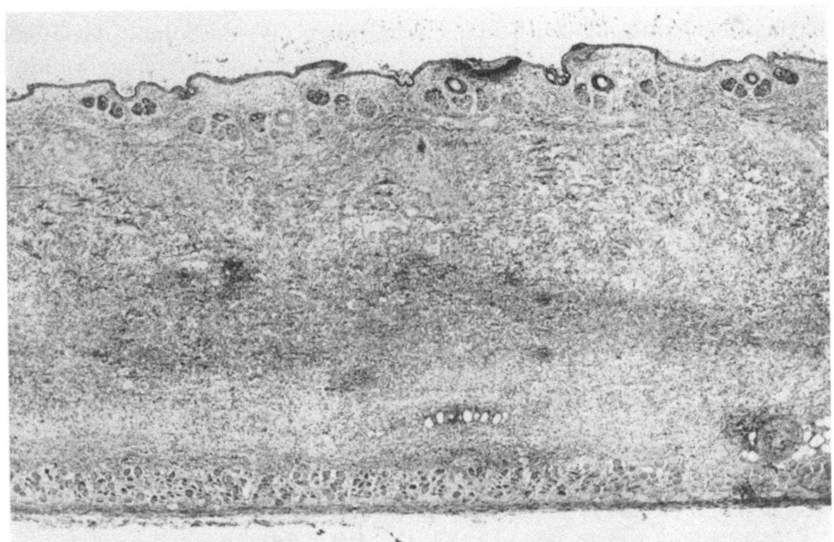

Abb. 19. Mikroskopisches Bild zu Abb. 18. Vergr. 26 mal

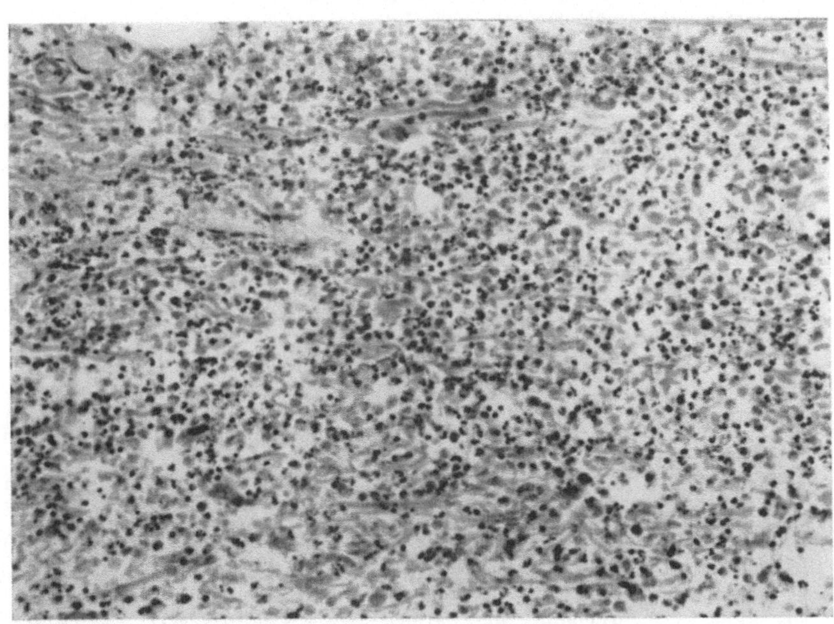

Abb. 20. 240fache Vergrößerung aus Abb. 19

6. Das Querschnittsbild einer Reaktion, gesehen in ihrer morphischen Erscheinung läßt keinen unterscheidenden Schluß auf toxische oder allergisch-hyperergische Natur zu. Nur das Längsschnittbild, das heißt die

Berücksichtigung der zeitlichen Verhältnisse (Wiederholung der Reaktion, zeitlicher Abstand derselben, Konzentration der angewandten Stoffe im Sinne der Reizstärke) lassen eine Aussage über primär toxische oder allergisch-hyperergische Art der Reaktion zu.

7. Mit anderen Worten: es gibt keine morphische Spezifität in Abhängigkeit von der Ursache oder umgekehrt. Es gibt nur eine *Individualspezifität*, das heißt eine solche, welche an Konstitution und Erlebensvorgeschichte des *Individuums* hinsichtlich seiner Berührung mit toxischen und antigenfähigen Substanzen gebunden ist, und nur diese läßt letztlich Schlüsse auf die Art einer Reaktion zu.

Literatur

[1] Adebahr, G.: Arch. Toxikol. 18, 107 (1960).

[2] Apitz, K.: Z. ges. exp. Med. 89, 699 (1933).

[3] Aronson, J. D.: J. Immunol. 25, 1 (1933).

[4] Aschner, B.: Paracelsus. Sämtliche Werke. Jena: Fischer 1926—1932.

[5] Bassermann, F.: Beitr. Klin. Tuberk. 112, 409 (1954).

[6] Becker, V.: Grundl. d. Med. u. Naturw., Bd. II.

[7] Bessis, M., et J. Tabuis: Rev. Hémat. 9, 127 (1954).

[8] Bichat, X.: Anatomie générale. Paris 1801.

[9] Böhmig, R.: Z. Immun.-Forsch. 119, 1—94 (1960).

[10] Braun, O. H., O. Lüderitz, E. Schäfer u. O. Westphal: Z. Hyg. Infekt.-Kr. 142, 522 (1956).

[11] Buckley, J., S. M. Buckley and R. Gey: Bull. Johns Hopk. Hosp. 84, 195 (1949).

[12] Eichenberger, E., M. Schmidhauser-Kopp u. H. Horni: Schweiz. med. Wschr. 85, 1190, 1212 (1955).

[13] Fischer, H., u. J. Haupt: Naturwissenschaften 47, 137 (1960).

[14] Gottron, H., in: Jaensch, Konstitution u. Erbbiol. Leipzig 1934.

[15] Green, H., P. Barrow and B. Goldberg: J. exp. Med. 1959, 110, 699.

[16] Goldberg, B., and H. Green: J. exp. Med. 1959, 109, 505, 511.

[17] Heinlein, H.: Z. Hyg. Infekt.-Kr. 127, 748 (1948).

[18] Horstmann, W.: Zieglers Beitr. 115, 529 (1955).

[19] Illig, H.: Verh. dtsch. Ges. Path. 37, 371 (1954).

[20] Kalbfleisch, H.: Verh. dtsch. Ges. Path. 30, 102 (1937).

[21] King, D. W., S. R. Paulson, N. L. Puckett and A. T. Krebs: Amer. J. Path. 35, 575, 835 (1959).

[22] King, D. W., S. R. Paulson, N. C. Hannaford and A. T. Krebs: Amer. J. Path. 35, 369 (1959).

[23] Kuhns, W. J., and A. M. Pappenheimer jr.: J. exp. Med. 95, 363, 375 (1952).

[24] Larson, C. L., E. Ribi, K. C. Milner and J. E. Lieberman: J. exp. Med. 111, 1 (1960).

[25] Letterer, E.: Lehrbuch der allg. Pathologie, S. 15/19. Stuttgart: Thieme 1959.

[26] Letterer, E.: Dtsch. med. Wschr. 78, 759—768 (1953).

[27] Letterer, E.: Die allergisch-hyperergische Entzündung. In: Handbuch der allg. Path. (Büchner, Letterer, Roulet). Bd. VII/1. Berlin, Göttingen, Heidelberg: Springer 1956.

[28] Letterer, E.: Virchows Arch. path. Anat. 312, 673 (1944)

[29] Letterer, E., u. G. Seybold: Z. Hyg. Infekt.-Kr. 129, 466 (1949).

30 Letterer, E.: In: Krauss-Deist: Die Tuberkulose, 2. Aufl., S. 6. Stuttgart: Enke.
31 Lumsden, C. E.: In: Grabar-Miescher: Immunpathologie, S. 262. Basel: Schwabe.
32 Masshoff, W., W. Graner u. H. Hellmann: Virchows Arch. path. Anat. 317, H. 1/2 (1949).
33 Miescher, G.: Schweiz. med. Wschr. 66, 790 (1936).
34 Miescher, G.: Arch. Derm. Syph. (Berl.) 173, 117 (1935).
35 Morgagni, J. B.: De sedibus et causis morborum per anatomen indigatis. 1765—1767.
36 Nordmann, M.: In: Ergebn. d. Kreisl.-Forsch., Bd. 4. Dresden u. Leipzig: Th. Steinkopff 1933.
37 Nordmann, M., u. F. Speckmann: Z. ges. exp. Med. 84, 74 (1932).
38 Nordmann, M., u. H. Reuys: Z. Kreisl.-Forsch. 21, 103 (1929).
39 Peukert, W. E.: Paracelsus. Aus seinen Schriften. Sammlung Dieterich, Leipzig, Band 83.
40 Ricker, G.: Relationspathologie. Pathologie als Naturwissenschaft. Berlin: Springer 1924.
41 Rich, A. R., and M. R. Lewis: Bull. Johns Hopk. Hosp. 50, 115 (1932).
42 Schär, B., u. R. Meier: Schweiz. Z. allg. Path. 14, 618 (1951).
43 Schnitzer, A.: Int. Arch. Allergy 16, Nr. 1—2 (1959).
44 Siess, M.: Virchows Arch. path. Anat. 318, 476 (1950).
45 Tittel, S.: Z. ges. exp. Med. 113, 698 (1944).
46 Werner, M., u. P. Wachholz: Int. Arch. Allergy 12, 223 (1958).
47 Westphal, O., O. Lüderitz, E. Eichenberger u. W. Keiderling: Z. Naturforsch. 7 b, 536 (1952).

34. G. Miescher-Zürich: Abgrenzung des allergischen und toxischen Geschehens in morphologischer und funktioneller Sicht. Mit 3 Textabbildungen.

Die Behandlung des Themas verlangt als erstes eine Präzisierung der Begriffe. Unter toxisch verstehen wir einen die Integrität des lebenden Gewebes auf direktem Wege störenden Reiz, dessen Wirksamkeit allein von der Intensität des Reizes abhängig ist. Allergisch nennen wir einen Vorgang, der auf dem Zusammentreffen von Antigen und einem darauf abgestimmten Antikörper beruht. Die toxische Reaktion ist obligat und unspezifisch, die allergische Reaktion ist an bestimmte Voraussetzungen gebunden und im höchsten Grade spezifisch.

Die allergische Reaktion hat demnach bedingten, die toxische unbedingten Charakter.

Nach dieser heute allgemein anerkannten Trennung in toxisch und allergisch, noch ein Wort zu dem immer noch viel mißbrauchten Epitheton allergisch. v. Pirquet hat das Wort geprägt, um zwei Erscheinungen, nämlich Überempfindlichkeit und Immunität, auf den gemeinsamen

Nenner „veränderte Reaktionsfähigkeit" zu bringen. Der Passus aus seiner 1906 erschienenen Arbeit lautet folgendermaßen:

„Wir brauchen ein neues, allgemeines nicht präjuzierendes Wort für die Zustandsänderung, die der Organismus durch die Bekanntschaft mit irgendeinem organischen, lebenden oder leblosen Gifte erfährt. Der Geimpfte verhält sich gegenüber der Lymphe, der Syphilitiker gegenüber dem Syphilisvirus, der Tuberkulöse gegenüber dem Tuberkulin, der mit Serum Injizierte gegenüber dem Serum anders als ein Individuum, welches mit den betreffenden Agens noch nicht in Berührung gekommen ist; er ist deswegen noch weit entfernt, unempfindlich zu sein. Alles was wir von ihm sagen können ist, daß seine Reaktionsfähigkeit geändert ist. Für diesen allgemeinen Begriff der veränderten Reaktionsfähigkeit schlage ich den Ausdruck „Allergie" vor.

Als Doerr die Beschränkung des Begriffes Allergie auf Antigen-Antikörperreaktionen forderte, bestand noch die Schwierigkeit, daß bei andern ebenfalls als allergisch imponierenden Phänomenen, wie die Infektionsallergie und die ekzematöse Allergie Antikörper oder ein entsprechendes Prinzip, sei es im in vitro- oder im Übertragungsversuch noch nicht nachgewiesen worden waren. Diese Lücke hat sich inzwischen durch die mit den Namen Landsteiner und Haxthausen verbundene Entdeckung der Übertragungsmöglichkeit der Reaktionsbereitschaft mit Lymphocyten geschlossen. Die Doerrsche Defination als abgrenzendes und bindendes Kriterium hat erst dadurch ihre Berechtigung erhalten, wenn auch zuzugeben ist, daß der Antigen-Antikörpermechanismus noch manche ungelöste Probleme enthält.

Die allergische Reaktion ist auf dieser Basis strikte abzugrenzen von andern komplexen Reaktionsformen wie das Schwarzman-Sanarelli-Phänomen, die photodynamischen Reaktionen, die hormonell-dysregulativen Reaktionen, wie sie Tonutti experimentell erzeugt hat, ferner das Phänomen des „biotropisme" (Milian), die alle das Antikörperprinzip nicht enthalten, auf anderen Mechanismen beruhen und unspezifischer Natur sind.

Im Gegensatz dazu gehören die Phänomene der Parallergie (Moro-Keller) und Metallergie (Urbach) — zwei Ausdrücke, welche mehr Verwirrung schaffen, als daß sie nützen — und auch die durch den Mechanismus eines bedingten oder gebahnten Reflexes (Pawlow) ausgelösten Reaktionen trotz ihrer scheinbar geringeren Spezifität zum Gebiet der Allergie, da ihr Zustandekommen an das Vorhandensein einer allergischen Reaktionsbereitschaft gebunden ist. Jede Einteilung nach andern Gesichtspunkten führt zu Widersprüchen. So ist z.B. die von Dupperat vorgeschlagene Einteilung in eine allergie exsudative (wozu unter anderem Ekzem und Urticaria gerechnet werden), eine allergie nécrotisante (Kochsches-Phänomen, Arthus-Phänomen und andere) und eine allergie granulomateuse mit einer rheumatoiden und tuberkuloiden Unterform klinisch zwar verständlich, pathogenetisch aber völlig irreführend.

Die Definierung der Allergie als Antigen-Antikörperreaktion führt im Hinblick auf die phänomenologischen Folgen konsequenterweise zu den zwei Hauptformen der Allergie

1. die pathogene, (phlogogene, cytotoxische, hyperergische) Allergie — vielfach mit ,,Allergie" gleichgesetzt — (siehe unten) und in der Folge auch von uns so bezeichnet, mit ihren beiden Unterformen der pathogenen Allergie vom ,,Soforttypus" und der pathogenen Allergie vom verzögerten oder ,,Spättypus".

2. die apathogene ,,phylakogene" (antitoxische, antimikrobische, bakteriotrope) Allergie, auf die ich in meinen Ausführungen nicht eintreten werde.

Die Beziehung der Allergie zur Immunität ergibt sich aus der Überlegung, daß Allergie eine Reaktionsform und Immunität einen Zustand (Unempfänglichkeit) bezeichnet. Unter den Voraussetzungen der Immunität, spielt der Antigen-Antikörpermechanismus die entscheidende Rolle. Daß noch andere Faktoren (unspezifische Schutzvorrichtungen) im Spiele sind, dürfen wir nicht übersehen.

In der Immunitätsforschung wird der Begriff ,,allergisch" heute im Gegensatz zu DOERR noch weiter eingeengt. Die Immunoreaktionen, worunter die Antigen-Antikörperreaktionen verstanden werden, zerfallen in die phylakogenen (antitoxischen, antimikrobiellen, antiviralen), in die indifferenten und in die pathogenen Immunoreaktionen, und nur auf diese letzteren wird die Bezeichnung allergisch angewendet. Die Allergie umfaßt demnach nur noch die Gesamtheit der pathogenen Antigen-Antikörperreaktionen. Auch mit dieser Definition, die sich in der Praxis ja schon lange eingebürgert hat, kann man ohne Zwang einig gehen. Denn auch sie schafft klare Grenzen, worauf es in erster Linie ankommt. Die oft benützten Ausdrücke Hypergie (im Sinne verstärkter Abwehr) und Überempfindlichkeit (im Sinn erhöhter Empfindlichkeit) verlieren dadurch ihre Berechtigung, denn sie erzeugen nur Unklarheiten (v. ALBERTINI). Eine weitere Einschränkung des Allergiebegriffes durch Ausklammerung der Anaphylaxie bietet dagegen keine Vorteile, weder in theoretischer noch in praktischer Beziehung.

Nach dieser der Präzisierung der Begriffe dienenden Einleitung wenden wir uns unserer eigentlichen Aufgabe zu: Wie lassen sich toxisches und allergisches Geschehen voneinander abgrenzen, oder mit andern Worten, auf Grund welcher funktioneller und morphologischer Kriterien erkennen wir einen Vorgang als toxisch oder als allergisch? Auf die Gefahr hin, schon oft Gesagtes zu wiederholen und damit offene Türen einzurennen, gebe ich in einer Tabelle eine Zusammenstellung der wichtigsten Unterscheidungsmerkmale.

Dazu ist folgendes zu sagen:

1. In funktioneller Sicht. Der Allergiker reagiert quantitativ und qualitativ anders als der Nichtallergiker. Bei nichttoxischen Allergenen ist die Exposition (Testung) beweisend, sofern andere komplexe Reaktionen nicht in Frage kommen (z.B. entzündliche Reaktion auf langwelliges UV bei Vorhandensein eines photodynamischen Sensibilisators im Gewebe, wie z.B. Furocumarin als Ursache der Wiesengrasdermatitis).

Tabelle

	Toxisch	Allergisch
Bereitschaft zur Reaktion	besteht a priori	wird durch einen oder wiederholte Kontakte mit der Noxe nach einer Latenzzeit erworben
idiodispositioneller Einfluß	gering	ausgesprochen
Auslösung	obligat, nur von der Intensität der Noxe abhängig	nicht obligat, an das Vorhandensein von Antikörpern gebunden
Schwellenbereich	relativ eng begrenzt	innerhalb weiter Grenzen schwankend
Chemospezifität	unspezifisch	spezifisch (Gruppenspezifität)
Verhalten bei wiederholter Einwirkung	Gewöhnung innerhalb enger Grenzen möglich	sowohl Zunahme wie Abnahme der Empfindlichkeit bis zur völligen Reaktionslosigkeit, letzteres vom Reaktionstypus abhängig
Reaktionsbild	von der Noxe abhängig, polymorph	von der Noxe unabhängig dem Typus der Reaktionsbereitschaft entsprechend monomorph

Wenn es sich um toxische Allergene handelt, so erlaubt in der Regel die tiefer liegende Reaktionsschwelle und zum Teil auch das Reaktionsbild die allergische Natur der Reaktion zu erkennen. Hierbei ist zu berücksichtigen, daß auch beim Nichtallergiker mit einer erheblichen Streuung der Schwellenwerte gerechnet werden muß. Besonders bei Wirkung der Noxe von der Oberfläche aus spielen eine Reihe von Resistenz-beeinflußenden Faktoren eine Rolle, welche zum Teil konstitutionell verankert sind, wie z.B. das Alkalinentralisationsvermögen, (BURCKHARDT) zum Teil von äußeren Umständen abhängen, wie die Anpassung der Hornschichtdicke an den Grad der äußern (mechanischen, chemischen, aktinischen etc.) Belastung. Es ergeben sich dadurch Streuungen von erheblicher Breite, welche in Konzentration des Reizstoffes ausgedrückt, zwei Zehnerpotenzen und darüber umfassen können. Die größte Streubreite ergibt das von der Hornschichtdicke weitgehend abhängige UV-Erythem (MIESCHER 1).

Bei der Umgehung der Hornschicht durch intracutane Einverleibung der Noxe engt sich der Schwellenbereich für toxische Wirkung erheblich ein, wenn auch hier Faktoren, welche Verdünnung, chemische Umsetzung und Abtransport der Noxe bestimmen, die selber wieder von Disposition und Peristase abhängig sind (hormonelle, neurovegetative Steuerung und andere), einen Einfluß auf Schwellenwert und Reaktionsgröße ausüben.

Das wichtigste funktionelle Unterscheidungsmerkmal ist die Chemospezifität der Reaktionsbereitschaft, wobei auf der Basis chemischer Verwandtschaft oft scheinbar ganz verschiedene Stoffe reaktionsauslösend wirken können. Der Reaktionsbereich kann sich dadurch erheblich erweitern, ohne daß das Prinzip der Spezifität durchbrochen wird (Gruppenspezifität).

Ein funktioneller Unterschied zwischen toxischem und allergischem Geschehen manifestiert sich auch im Verhalten bei Wiederholung des Reizes. Bei allen allergischen Vorgängen kann die Wiederholung sowohl zu einer Steigerung der Sensibilisierung und damit einer Senkung der Reaktionsschwelle als auch zu einer Abnahme der Sensibilisierung bis zu einer weitgehenden Desensibilisierung führen. Dies gilt sowohl für Reaktionen vom Soforttypus wie vom Spättypus, letzteres allerdings nach den bisherigen als vorläufig zu betrachtenden Erfahrungen nur bei Reaktionen vom Tuberkulintypus, während eine Desensibilisierung beim Ekzem bis auf Ausnahmen bisher nicht gelungen ist.

Bei toxischen Wirkungen kommen zwar Gewöhnungserscheinungen vor, so bei Gewöhnung an Nicotin, Alkohol, Morphin, Arsen und andere. Der Anpassungsbereich ist aber nur gering. Ausgesprochene Gewöhnung kommt nur bei Einwirkung einer Noxe auf die Hautoberfläche zustande und zwar dann, wenn die anpassungsfähige Hornschichtbreite (reparatorische Hyperkompensation) eine Rolle spielt. Eine bis zur totalen Unempfindlichkeit führende Gewöhnung zeigt die Reaktion auf kurzwelliges UV, indem die Hornschichtbreite bei systematisch fortgesetzten Bestrahlungen Werte erreichen kann, welche eine UV-Reaktion praktisch ausschließen (MIESCHER 1). Im gleichen Sinn wie die Lichtgewöhnung, wenn auch in viel geringerem Maß, können sich aber, wie wir zeigen konnten, die Schwellen für chemische Gifte wie Chrysarobin, Salzsäure, Kaliumoxyd, nicht aber z. B. für Crotonöl verschieben (MIESCHER 3).

Bei der engen Verbundenheit der Zusammensetzung des Blutes mit den normalen und pathologischen Vorgängen im Organismus lassen sich Verschiebungen der einzelnen Werte (Neutrophile, Eosinophile, Thrombocyten) bis zu einem gewissen Grad verwerten, wobei für akutes allergisches Geschehen vor allem das Absinken der Polynucleären (leukopenischer Index, leukoklasische Krise) und der Blutplättchen (thrombopenischer Index) spricht. Doch ist die Verwertbarkeit nur bedingt, indem auch nicht allergische Ereignisse (Schock, Stresswirkung) analoge Verschiebungen zur Folge haben können. Nach vergleichenden Untersuchungen von Storck et al., bei medikamentösen Allergien hat sich der thrombopenische Index (Abfall der Thrombocyten um wenigstens 15% des Ausgangswertes in den ersten $1^1/_2$ Std) als der brauchbarste Test erwiesen, wenn ihm auch keine absolute Beweiskraft zukommt.

Während Eosinophile als lokale Reaktionskomponente nur im Anfangsstadium anaphylaktischer Reaktionen auftreten, sind sie im Blut besonders bei sich wiederholenden allergischen Reaktionen vom anaphylaktischen Typus oft vermehrt. Allein die Eosinophilie hat nicht die Bedeutung eines für allergisches Geschehen allein charakteristischen Symptoms, wie das oft fälschlicherweise angenommen wird, da sich auch bei Resorptionsvorgängen nicht allergischer Natur entstehen und selbst hohe Grade annehmen kann.

Am eindruckvollsten geht das aus den Versuchen von Esselier et al. hervor. Durch subcutane und i.m. Injektion von Mandelöl beim Meerschweinchen kommt es zu Mikroembolien in der Lunge und schon nach einer Latenzzeit von 6—10 Std zu einer lokalen Gewebseosinophile im Lungenparenchym. Bei wiederholten Ölinjektionen tritt vom 6. Tag an eine Bluteosinophilie hinzu, welche nach der 3. Woche ihren höchsten Wert erreicht. Dasselbe beobachteten Löffler et al. beim Menschen, indem bei täglicher Injektion von Mandelöl am 6. Tag flüchtige Lungeninfiltrate mit Eosinophilen im Sputum auftraten und vom 10. Tag an eine Bluteosinophilie, welche Werte bis 83% erreichte, und mit einer Knochenmarkeosinophilie einherging.

Von Interesse ist ferner, daß nicht nur bei der genuinen Urticariaquaddel Eosinophile in- und außerhalb der Gefäße angetroffen werden, sondern auch nach intracutaner Injektion von Histamin, Pilocarpin, Atropin, Morphin (Berger; W. Jadassohn).

2. In morphologischer Sicht. Während in funktioneller Sicht Exposition und Testung in der Regel eine klare Trennung zwischen toxischem und allergischem Geschehen erlauben bzw. toxisches Geschehen ausschließen lassen, sofern die auslösende Noxe bekannt ist, stößt die Abgrenzung nach morphologischen Kriterien auf große, zum Teil unüberwindliche Schwierigkeiten, vor allem dann, wenn die Beurteilung auf einen einzigen Ausschnitt im zeitlichen Ablauf einer Reaktion bzw. des Krankheitsvorganges angewiesen ist.

Im makroskopischen Bild vermag, wenn ich die dermatologischen Aspekte berücksichtigte, weder die Einzelefflorescenz (Quaddel, Vesikel, Makel) noch ihre Gesamtheit, noch die Plötzlichkeit des Auftretens mehr auszusagen, als daß mit der Möglichkeit einer allergischen Genese gerechnet werden muß, so daß die Stützung dieser Vermutung noch weiterer Kriterien bedarf. (Anamnese, Testung, mikroskopisches Bild.)

Wie sehr man sich bei der Deutung morphologischer Aspekte täuschen kann, beweist der Irrtum Hebras, der die Reaktion auf Crotonöl als Paradigma einer ekzematösen Reaktion seinen Untersuchungen über die Genese des Ekzems zugrunde gelegt hat.

Wichtiger ist die Analyse der histopathologischen Vorgänge. Dabei ist zu berücksichtigen, daß die Pathomechanik entzündlicher Reaktionen sich immer noch im Stadium der Grundlagenforschung befindet und von einer völligen Abklärung noch weit entfernt ist. Das gilt für die durch einen einfachen Gewebsschaden ausgelösten Vorgängen und in noch vermehrtem Maße für die Kinetik der Antigen-Antikörper-Reaktionen. In beiden Fällen treten gefäßaktive und zum Teil leukotaktisch wirkende Substanzen der verschiedensten Art auf, wobei außer Histamin, Hydroxytryptamin, „slow reacting substances", Proteasen, Abbauprodukte der Proteolyse (Polypeptide, Polysaccharide) zur Diskussion stehen, und die Frage, was primär, was sekundär ist, selbst noch der Abklärung bedarf.

Die im histologischen Bild sichtbare gewebliche Antwort auf den Reiz setzt sich infolgedessen bei allen entzündlichen Reaktionen, ob sie obligat-toxischer, ob sie allergischer Natur sind, aus denselben Grundelementen zusammen: Gefäßerweiterung, Ödem, zellige Infiltration aus Leukocyten und Rundzellen in der Initialphase und Äußerungen der reticuloendothelialen Aktivität in der anschließenden reparatorischen Phase.

Wenn schon qualitative Unterschiede nicht bestehen, so läßt die Unterschiedlichkeit der Ausgangssituation solche quantitativer Art vor allem bei Berücksichtigung des zeitlichen Ablaufes erwarten. In dieser Beziehung ergibt vor allem das Bild der Anfangszustände im Zeitraum der ersten 24 Std einige Anhaltspunkte.

Im Bild der toxischen Reaktion imponiert, oft schon frühzeitig erkennbar, der Schaden an Zellen und Geweben. Die Reaktion des Gefäßapparates ist außerordentlich verschieden. Sie kann stürmisch einsetzen oder sich nur ganz allmählich entwickeln. Die zellige Infiltration kann gering sein oder schon frühzeitig erhebliche Maße annehmen. Die toxischen Reaktionsbilder von Oberflächenwirkungen illustrieren das auf besonders einprägsame Weise. In bezug auf die Epidermis lassen sich nach den bisherigen Erfahrungen folgende Typen unterscheiden (MIESCHER 2):

1. Flächenförmige achromische Nekrose, deren Tiefenausdehnung in der Epidermis von der Intensität der Wirkung abhängt. Keine Andeutung von Spongiose. Beispiele: Reaktion auf Senfpflaster, Pinen, Wärme.

2. Flächenförmige Nekrose mit vacuolärem Zerfall der Epithelzellen, wobei pseudospongiotische Bilder entstehen können — Beispiel: Reaktion auf kurzwelliges UV, phototoxische Lichtreaktionen.

3. Von der Oberfläche ausgehende Blasen- und Pustelbildung mit Dissoziation und partiellem Untergang der Epidermiszellen (Kernpyknose, Achromie). Beispiele: Sublimat, Dimethylsulfat, Crotonöl).

4. Akantholytische Dissoziation der anfänglich noch gut erhaltenen Epithelzellen, wodurch es zu ausgedehnten intraepidermalen blasigen Spaltbildungen kommt, die von dissoziierten Zellen erfüllt sind. Kein intracelluläres Ödem der benachbarten Epithelpartien. Beispiel: Cantharidenpflaster.

5. Subcorneale Bildung von Blasen und Blasensystemen durch spongiotische Dissoziation der Epithelzellen, deren Kern pyknotisch schrumpft, Einwanderung von Rundzellen in die Blasenräume, während Leukocyten fehlen oder stark zurücktreten. Beispiel: ekzematoider Typus der Reaktion auf Crotonöl.

Nach der obigen Darstellung ergibt sich eine außerordentliche Manigfaltigkeit der toxischen Reaktionsbilder, was sich ohne weiteres durch die verschiedene Natur der Noxe, ihre physikalischen und chemischen Eigenschaften erklärt. Ein Merkmal ist allem gemeinsam: Die Entwicklung und Abstufung des Schadens von der Oberfläche nach der Tiefe entsprechen dem Intensitätsgefälle der Noxe, ob der Schaden kontinuierlich die ganze Oberfläche ergreift oder bloß fleckförmig sich entwickelt.

Weniger charakteristisch und je nach Art und Intensität der Noxe wechselnd, ist das entzündliche Reaktionsbild der Cutis. Die Beteiligung der einzelnen Entzündungskomponenten: Gefäßerweiterung, Exsudation, Ödem, Austritt und Auswanderung von neutrophilen polynucleären Leukocyten, Vermehrung rundzelliger Elemente ist außerordentlich wechselnd. Die Leukocyten beherrschen in der Regel das Bild der Initialphase. Sie können aber schon nach 24 Std im cutanen Bild zurücktreten, während in diesem Zeitpunkt die geschädigten Zonen in der Epidermis von ihnen reichlich durchsetzt sind. Rundzellige Elemente treten manchmal schon frühzeitig in Erscheinung und könenn nach 24 Std zu nicht unbeträchtlichen perivasculären Infiltraten führen. Das sehen wir z.B. bei Reaktionen auf Dimethylsulfat und auf Salzsäure.

Betrachten wir im Gegensatz dazu die allergischen Reaktionen, so ist der Primärvorgang das Zusammentreffen von Antigen mit dem darauf abgestimmten Antikörper mit seinen Folgen. Hier ergibt sich in bezug auf die Voraussetzungen zwischen den beiden Formen der pathogenen Allergie, derjenigen vom Sofort- und derjenigen vom Spättypus — so müssen wir wenigstens heute annehmen — ein grundlegender Unterschied: Im ersten Fall sind es die im Gewebe vorhandenen Antikörper, welche in Reaktion treten, was den sofortigen Eintritt der Reaktion erklärt. Bei der verzögerten Reaktion fehlt eine akute Initialphase zum Teil wohl darum, weil der Antikörper (bzw. das Antikörperprinzip) entweder nur in geringer Menge im Gewebe vorhanden ist oder fehlt (Ekzem?), so daß erst durch den Zustrom der antikörperhaltigen Lymphocyten die Voraussetzung für die Antigen-Antikörper-Reaktion mit ihren Folgen gegeben ist. In diesem Sinn sprechen unter anderem die bekannten Transplanationsversuche HAXTHAUSENS an eineiigen Zwillingen, wobei das Transplanat des Spenders die Reaktionsweise des Empfängers annimmt, ferner die starke Abschwächung der Reaktion auf Dinitrochlorbenzol und auf Tuberkulin durch Vorbehandlung allergischer Tiere mit antilymphocytärem Immunserum (INDERBITZIN).

Der sich in den histologischen Bildern manifestierende Reaktionsablauf steht mit solchen Voraussetzungen durchaus im Einklang. Bei der Sofortreaktion erscheint als erstes schon wenige Minuten nach der Einwirkung des Antigens ein Ödem als Folge erhöhter Gefäßdurchlässigkeit, welchem bei massiven Reaktionen (Arthusphänomen) Leukocytenanreicherung und Leukocytenaustritt aus den Gefäßen, worunter anfänglich reichlich Eosiniphile, in kurzem Abstande folgt. Hinzu kommen die durch den Arteriolenkrampf bedingten zirkulatorischen Störungen mit ihren Folgen (Stase, Nekrose). Der akuten exudativen folgt die resorptiv-reparatorische Phase mit einer Vermehrung monocytärer und histiocytärer Elemente.

Bei Reaktionen vom Spättypus fehlt die akute exsudative Phase. Die Reaktionen werden klinisch erst nach einer Latenzzeit von 12 und mehr Stunden manifest, wobei allerdings im histologischen Bild die ersten Veränderungen früher, schon nach wenigen Stunden sichtbar werden. Bei beiden Formen, der Reaktion vom Tuberkulintypus wie derjenigen vom ekzemallergischen Typus, treten Lymphocyten von Anfang an in den Vordergrund.

Bei der Reaktion von Tuberkulintypus, deren Kenntnis wir fast ausschließlich Untersuchungen über den Ablauf der Tuberkulinreaktion verdanken, kommt es zu einer rasch zunehmenden perivasculären Ansammlung monocytärer Zellen, worunter auch reichlich Lymphocyten besonders im Bereich der Gefäße der Follikel, der Schweißdrüsen und in der Adventitia kleinerer Arterien und Venen, welche schon nach 12 Std und erst nach 24 Std ein sehr beträchtliches Ausmaß annehmen können. Das Verhalten der Gefäße selbst ist im allgemeinen unauffällig, die Exsudation gering. Bei kräftigen Reaktionen und regelmäßig in der näheren Umgebung der Injektionsstelle erscheinen im Beginn neutrophile Polynucleäre in wechselnder Menge.

Eigene Untersuchungen über die Reaktionsvorgänge in der Frühphase bei Trichphytin- und Epidermophytinreaktionen sowie bei Reaktionen auf Staphylokokken- und Streptokokkentoxin haben ein damit vollständig übereinstimmendes Bild ergeben: massive Rundzellinfiltrate vor allem auch im Bereich der perifollikulären Gefäße und selbst in den adventitiellen Scheiden von kleineren Arterien und Venen; Leukocyten nur bei stärkeren Reaktionen oder im unmittelbaren Bereich der Injektionsstelle, zuweilen kombiniert mit Symptomen der Schädigung des kollagenen Gewebes. Das Ödem ist meist gering, dagegen trifft man oft stark erweiterte Lymphgefäße (Miescher 5).

Bei ekzemallergischen Reaktionen beginnt der Vorgang, wie neuere, die zeitlichen Verhältnisse berücksichtigenden Untersuchungen am Menschen (Miescher 4); Charpy; Bandmann) und Tier (Epstein u. Kligman; Fisher u. Cooke) ergeben haben, schon nach 2—3 Std mit

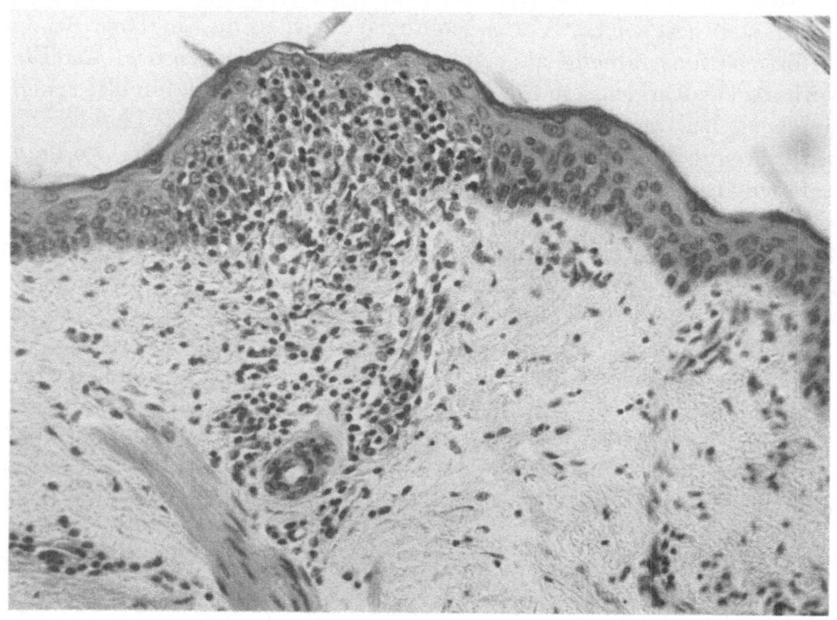

Abb. 1. Epicutane Reaktion auf 5% Ichthyolsalbe nach 12 Std

perivasculärem Ödem und dem Austritt und der Vermehrung von Rundzellen hauptsächlich Lymphocyten, welche nach der Epidermis wandern und sich zwischen ihre Zellen einschieben (Abb. 1). An diesen Stellen kommt es durch Auseinanderweichen der Zellen unter Entwicklung eines intercellulären Ödems zu der charakteristischen von Lymphocyten durchsetzten umschriebenen Spongiose, die in den basalen Zellagen beginnt, sich oberflächenwärts ausbreitet und schließlich zu dem klinisch sichtbaren Ekzembläschen führt.

Bei beiden Formen der verzögerten Reaktion spielen somit die Lymphocyten eine in die Augen springende Rolle, und es ist dieses Verhalten eine Stütze für die Vorstellung, daß sie die eigentlichen Reaktionsvermittler sind. Es besteht dabei die Möglichkeit, daß sie nicht bloße Überträger des Antikörpers an die Gewebsstelle sind, sondern selbst mit dem im Gewebe lokalisierten Antigen in Reaktion treten.

So erklären METAXAS u. METAXAS-BUEHLER den positiven Ausfall der Tuberkulinreaktion bei intravenös mit Lymphocyten passiv sensibilisierten Meerschweinchen, wegen der fehlenden Latenzzeit, als direkte Folge der Einwirkung des Tuberkulins auf die sensibilisierten Lymphocyten.

Aus den bisherigen Darstellungen geht hervor, daß die allergischen Grundphänomene charakteristische Initialphasen aufweisen, wobei die Sofortreaktion durch das akut einsetzende Ödem, die Spätreaktion durch die reichliche monocytäre Infiltration ausgezeichnet sind. Im Gegensatz dazu steht bei der toxischen Reaktion schon frühzeitig die Zellschädigung und eine dadurch bedingte Zuwanderung von Polynucleären im Vordergrund, während Exsudation und Auswanderung monocytärer Elemente je nach der schädigenden Noxe sehr verschiedenes Ausmaß annehmen können.

Es besteht kein Zweifel, daß auf Grund solcher Kriterien mangels spezifischer Strukturen keine sichere Abgrenzung zwischen allergischem und toxischem Geschehen möglich ist, daß aber unter der Voraussetzung, daß es sich um Anfangsstadien handelt, den Befunden die Bedeutung eines unter Umständen wertvollen Indices zukommen kann.

Als Sonderfall verdient das Initialstadium der ekzem-allergischen Reaktion hervorgehoben zu werden, indem bisher noch kein toxischer Reaktionsvorgang gefunden worden ist, welcher mit einer umschriebenen tiefen lymphocytären Spongiose beginnt. Die der ekzem-allergischen Reaktion am nächsten kommende ekzematoide Form der Reaktion auf Crotonöl nimmt ihren Anfang subcorneal, und einzelne Epithelzellen zeigen schon sehr frühzeitig (6—8 Std) Erscheinungen von Schädigung vor allem Kernpyknose (BANDMANN). Dem Bild der ekzem-allergischen Frühreaktion muß demnach eine gewisse Spezifität zuerkannt werden, doch kann wie bei allen morphologischen Gegegenheiten der weitere Ausbau unserer Kenntnisse toxischer Reaktionen die Beweiskraft auch dieses Kriteriums umstoßen.

Wenn das Bild einer Reaktion auf dem Höhepunkt seiner Entwicklung steht, ist mit der Möglichkeit oder der Wahrscheinlichkeit zu rechnen, daß sich bereits Vorgänge eingeschaltet haben, welche das initiale Bild verwischen, sei es sekundäre Nekrose und vor allem reparatorisch-granulomatöse Vorgänge, die sowohl bei allergischen wie bei toxischen Reaktionen sich an das primäre Ereignis anschließen und selbst nicht wesentlich voneinander abweichen. In solchen Stadien kann die Interpretation auf große Schwierigkeiten stoßen und zu Deutungen verleiten, in welchem die Hypothese in der Regel einen nur zu breiten Platz einnimmt.

Erlaubt schon das Bild der allergischen Grundphänomene nicht mit Sicherheit, auf die Pathogenese zu schließen, so wird die Aufgabe noch wesentlich schwieriger, wenn es gilt, im histologischen Bild entzündlicher

20*

Krankheiten allergisches Geschehen zu erkennen. Denn allergische Vorgänge stellen oft nur Teilvorgänge dar, so daß im Krankheitsbild neben allergischen auch obligat-toxische Vorgänge auftreten können, sei es unabhängig voneinander (z. B.Toxinwirkung von Mikroben), sei es als Folgeerscheinung. Ich greife einige wenige Beispiele heraus, wobei ich mich als Dermatologe wiederum auf das Gebiet der Haut beschränke.

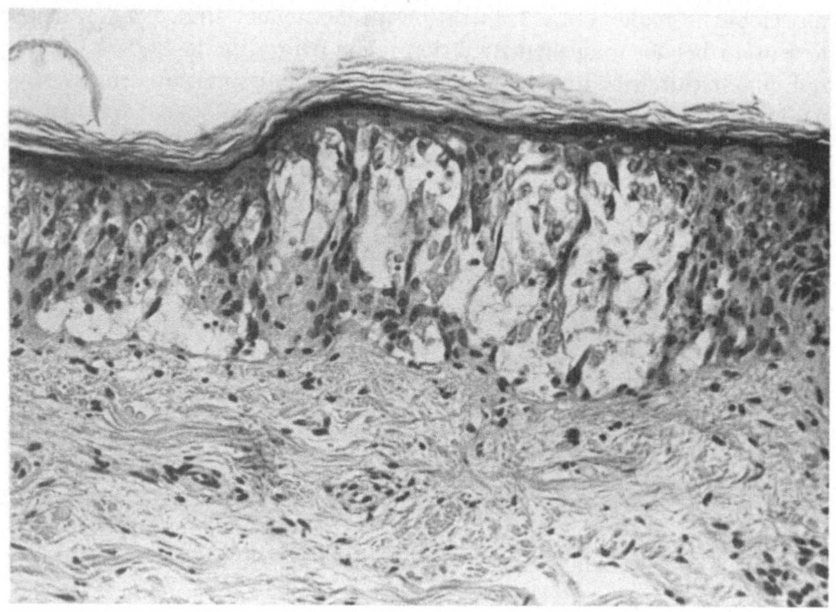

Abb. 2. Phototoxische Reaktion (Aktivator: Meladinin) auf langwelliges UV nach 48 Std

Eines der umstrittensten Probleme unseres Faches stellt das Ekzem in seinen verschiedenen Formen dar. Nur in einem Teil der Fälle läßt sich als Ursache eine ekzem-allergische Reaktionsbereitschaft auf einen Kontaktstoff nachweisen. In andern Fällen und auch beim scheinbar eigengesetzlichen Zustand des chronischen Ekzems fehlt dieser Nachweis. Das histologische Bild der chronischen Zustände ist polymorph und schwer zu deuten, dagegen findet man in Momenten der Exacerbation mit Regelmäßigkeit die tiefe lymphocytäre Spongiose, sofern es gelingt, den Vorgang in seiner ersten Phase zu erfassen. Dies spricht für einen ekzem-allergischen Mechanismus als Grundprinzip. Die im histologischen Bilde solcher Ekzeme häufig subcornealen spongiotischen Bläschenräume, die CIVATTE für das charakteristische Kriterium aller Ekzeme hält, entsprechen morphologisch den bei der Crotonölreaktion beschriebenen Bläschen und verraten eine toxische Genese, vermutlich bedingt durch banale dem Oberflächenmilieu entstammende Noxen. Die Kombination

von ekzem-allergischen und toxischen Veränderungen im Bilde von
Kontaktreaktionen ist nichts Ungewöhnliches und wird dann angetroffen,
wenn bei Prüfung eines primär-toxischen Ekzematogens im Bereich der
toxischen Schwelle getestet wird (MIESCHER 2).

Die Befunde isolierter tiefer lymphocytärer Spongiosen beim Ekzem
haben demnach die Bedeutung von wichtigen Indizien, nicht von Beweisen. Sie regen zu weiteren Nachforschungen an, sie ersetzen sie nicht.

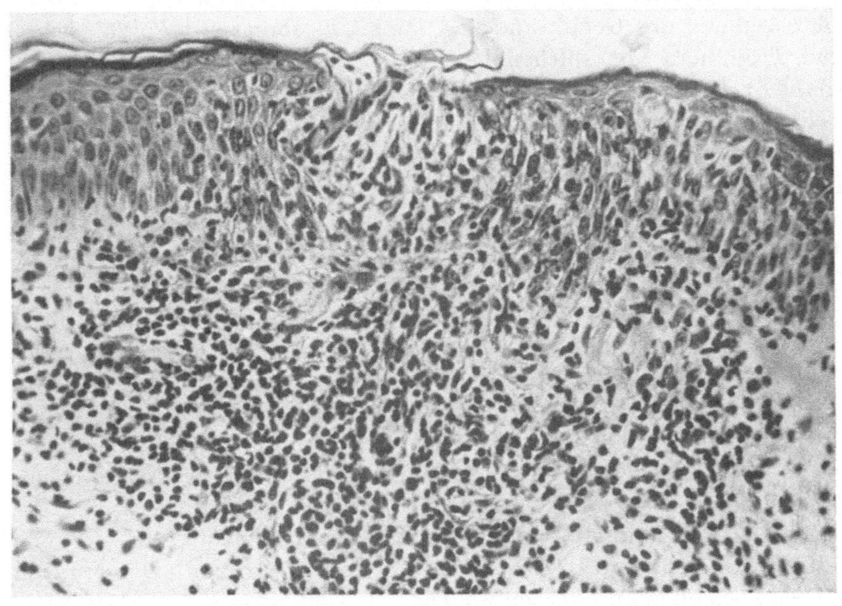

Abb. 3. Photoallergische Reaktion auf langwelliges UV nach 24 Std bei Patient mit ekzematoider
Lichtdermatose

Unter den Wirkungen des Lichtes haben wir neben den phototoxischen Reaktionen auch solche kennengelernt (EPSTEIN, BURCKHARDT),
welche auf einem photoallergischen Mechanismus beruhen: Umwandlung
eines im Gewebe befindlichen, photodynamisch aktiven Stoffes (Medikament, Metabolit noch unbekannter Natur) in ein Antigen, wobei die
auslösende Strahlung im Bereich des langwelligen UV und der sichtbaren
Strahlen liegt (lichtbedingte Arzneiexantheme, polymorphe Lichtdermatosen). Eine entsprechende Exposition führt entweder zu ekzematoiden
oder zu urticariellen Reaktionen. In solchen Fällen erlaubt der Vergleich
einer durch Lichtexopsition erzeugten Reaktion, mit einer phototoxischen
Reaktion ohne Zwang im histologischen Bild die allergische Natur der
Reaktion zu erkennen, wenn man Frühstadien wählt. Die Abb. 2 und 3
illustrieren die Reaktionsbilder einer phototoxischen und einer

photoallergischen Reaktion nach 24 Std, wobei sofort der starke Unterschied in der Beteiligung monocytärer Elemente in die Augen fällt.

Eine noch nicht geklärte Frage stellen Ätiologie und Pathogenese der von Ruiter als Arteriolitis allergica bezeichneten maculösen, hämorrhagischen und nodulären Eruptionen dar, zu welchen auch die Purpura rheumatica Schönlein gehört. Das histologische Bild des akuten Schubes ergibt ein von den Arteriolen, Venolen und Capillaren ausgehenden Entzündungsprozeß, wobei das auffallendste Merkmal eine oft dichte Durchsetzung der Gefäßwand und ihrer Umgebung mit Polynucleären und Trümmern von solchen besteht. (Leukoklasisches Mikrobid, Miescher 6). In manchen Fällen erhält man durch Testung erythematopapulöse hämorrhagische Reaktionen auf Mikrobenextrakte (Staphylokokken, Streptokokken, Colibakterien etc.), und es lassen sich als Ausgangspunkt Infektherde nachweisen (G. Miescher; Storck; P. Miescher). In mehreren Fällen ist es P. Miescher gelungen mit den gesamten Leukocyten des Blutes beim Menschen eine lokale passive Sensibilisierung zu erzeugen. Liegt ein allergischer Reaktionsmechanismus vor und welchem Typus gehört er an? Die Testung spricht für allergisches Geschehen, der späte Eintritt der Reaktion läßt an eine Reaktion vom Tuberkulintypus denken. Die massive Beteiligung der Leukocyten im Reaktionsbild steht einer solchen Deutung im Wege. Handelt es sich um eine Kombination einer allergischen mit einer toxischen Komponente bei besonders toxischem Charakter des Antigens oder einer erhöhten Toxinempfindlichkeit des Patienten oder um eine Kombination zweier Reaktionstypen des anaphylaktischen und des infektionsallergischen, zumal in solchen Fällen gelegentlich auch Sofortreaktion erhalten werden (Storck). Diese Fragen bleiben noch offen und werden wohl erst eine definitive Klärung erfahren, wenn die experimentelle Erzeugung einer solchen vasculär-allergischen Reaktionsbereitschaft gelingt (siehe auch Spier u. Röckl).

Ob dieser Beweis bei einer weiteren Form einer allergischen Vasculitis, der Periarteriitis nodosa auf Grund der bisherigen Erfahrungen (experimentellen Serumkrankheit) bereits als erbracht angesehen werden darf, und ob diese interessante Reaktionsform als ein in der Wand größerer Gefäße sich abspielendes anaphylaktisches Phänomen aufgefaßt werden kann (Rich; v. Albertini u. a.), soll hier nicht diskutiert werden. Mit der allergischen Vasculitis der kleineren Gefäße und auch mit dem Arthus-Phänomen hat sie die Exsudation und die starke leukocytäre Beteiligung gemein.

Noch nicht geklärt ist die Frage, ob die ätiologisch determinierten Granulome auf allergischen Mechanismen beruhen, ob es eine besondere granulomatöse Form der Allergie gibt, oder ob es sich um einen unter bestimmten Voraussetzungen zustande kommenden obligaten Vorgang handelt. Im letzteren Sinn sind die granulomatösen Bildungen aufzufassen, welche im Auslaufgebiet einer allergischen Entzündung als die unspezifische Folgeerscheinung einer spezifischen Reaktion auftreten (LETTERER). Ob beim Arthusphänomen eine granulomatöse Spätreaktion bei Wegfall der akutexsudativen Phase wegen geringen Antikörpergehaltes einen selbständigen Charakter besitzt oder ob die Vorgänge der ersten Phase bloß unterschwellig verlaufen, bliebe noch abzuklären.

Vom besonderem Interesse und reich an Unbekannten ist das Problem der Genese der epitheloidzelligen Granulome bei Tuberkulose, Lepra, Morbus Boeck etc. Gegen eine ausschließlich allergische Genese spricht die Tatsache, daß epitheloidzellige Formationen auch auf nicht allergische Basis entstehen können. So erhält man, wie schon LEWANDOWSKI 1916 gezeigt hat, durch Injektion abgetöteter Tbc-Bacillen epitheloidzell- und riesenzellhaltige Granulome lange bevor eine immunbiologische Umstimmung stattgefunden haben kann. Dasselbe ist der Fall, wenn bloß die Phosphatidsäuren des Tuberkelbacillus eingespritzt werden (SABIN, ROULET). Vergleicht man jedoch damit das Verhalten tuberkulöser Individuen, dann ergeben sich erhebliche quantitative Unterschiede, indem bei bestehender Tuberkulose (auch durch BCG. — Bacillen) die Epitheloidzellbildung viel massiver ausfällt (SABIN; RITCH; GERBER).

Dies spricht dafür, daß in der Genese zwei Faktoren im Spiele stehen: Ein resorptives Geschehen von obligatem Charakter im Sinne des Abbaus und der Verdauung und eine das quantitative Ausmaß dieses Geschehens beeinflussende immunbiologische Komponente. Über die Art ihrer Wirksamkeit bestehen nur Vermutungen: Rascher Abbau der Mikroben (RITSCH), Entwicklung und Anreicherung phosphatidhaltiger Antikörper (REFVEM).

Auch bei den pathogenetisch noch nicht geklärten Silikomen und Berylliomen, die histopathologisch dem Morbus Boeck sehr nahe stehen, kann die Vorstellung, daß es sich um obligate Resorptionsgranulome handelt, nicht befriedigen. Bedeutsam ist die relative Seltenheit der Granulome, wenn man berücksichtigt, wie leicht z.B. bei Verletzungen Silicatstaub in die Haut gelangen kann; bedeutsam sind ferner die oft jahrelangen Intervalle zwischen Verletzung und Entwicklung des Granuloms, wobei einige solcher Fälle später den Charakter des Morbus Boeck angenommen haben (DEGOS; MIESCHER u. OTT). Alles das deutet auf die Mitwirkung einer allergischen Komponente hin.

Das Problem hat durch die Untersuchungen von SHELLEY u. HURLEY über die Zirkonium-Granulome einen völlig neuen Aspekt erhalten. Die Tatsache, daß bei Verwendung eines zirkoniumhaltigen desodorierenden Stiftes bei einzelnen Individuen Papeln auftreten, die sich als epitheloidzellige Granulome erweisen, veranlaßte die Autoren zu einem Versuch bei gesunden Probanden, durch regelmäßiges Einreiben des Stiftes die granulomätöse Reaktion zu erzeugen. Dies gelang unter 50 Probanden zweimal. Diese beiden erwiesen sich in der Folge als sensibilisiert. Die intracutane Injektion $(0,02\ cm^2)$ einer $1\ ^0/_{00}$ bis $^1/_{10}\ ^0/_{00}$ Lösung von Natrium-Zirkonium-Lactat erzeugte nach einigen Tagen bei diesen Probanden, sowie bei vier andern Personen mit spontanen Zirkoniumgranulomen eine nicht entzündliche Papel, welche persistierte und zwischen der dritten bis sechsten Woche histologisch die charakteristische epitheloidzellige Struktur aufwies. Zur Erzeugung der Reaktion genügten schon Mengen von $0,2\ \gamma$! Die Reaktion erwies sich als reizspezifisch. Die Injektionen von Berylliumsulfat und Siliciumgel verliefen negativ. Es besteht kein Zweifel, daß eine Reaktion vorliegt, welche die Züge allergischen Geschehens aufweist und auf einer noch ungeklärten Pathogenese beruht. Ihre Aufklärung sowie auch die Prüfung der Reaktionsverhältnisse (Suche nach dem wirksamen Antigen) bei den Berylliomen, Silikomen und andern epitheoidzelligen Granulomen (Morbus Boeck) bleibt der Zukunft vorbehalten. Die Befunde von Shelly u. Hurley beweisen jedenfalls, daß die Grenzen des Allergiebereiches noch nicht als definitiv betrachtet werden dürfen.

Der tour d'horizon ist beendet. Die Ausführungen stellen nur einen fragmentarischen Beitrag aus der Sicht des Dermatologen dar.

Aus dem Gesagten geht hervor, daß die Trennung des Allergischen vom Toxischen, was erkenntnistheoretisch und praktisch von großer Bedeutung ist, die genaue Kenntnis der allergischen und toxischen Reaktionsvorgänge in funktioneller und in morphologischer Sicht erfordert, ein Gebiet das noch keineswegs erschöpft ist und des weiteren Ausbaus bedarf. Bei Erkennung allergischen Geschehens werden stets die funktionellen Kriterien (Abweichung im Verhalten von der Norm, Spezifität der Reaktionsbereitschaft, Antikörpernachweis) entscheidend sein. Die morphologischen Merkmale vermitteln wichtige Anhaltspunkte, besonders wenn man die Anfangsstadien berücksichtigt. Beweisend sind sie nicht. Wie auf allen Gebieten ist mangelnde Kritik ein gefährlicher Feind des Fortschrittes.

Ich schließe darum mit den Worten von Claude Bernard,

Il faut douter, fuir les idées fixes et toujours garder sa liberté d'esprit.

Literatur

Albertini, A. v.: Schweiz. Z. allg. Path. **17**, 1 (1954).

Bandmann, H. J.: Hautarzt **11**, 258 (1960).

Berger, W., u. F. J. Lang: Z. Hyg. Infekt.-Kr. **113**, 206 (1932).

Burckhardt, W.: Dermatologica (Basel) **83**, 63 (1941).

Charpy, J., A. Stahl et P. Y. Castelain: In „Le mécanisme physiopathologique de l'Eczéma" von Charpy, p. 39. Paris: Masson et Cie. 1954.

Degos, R.: Brit. J. Derm. **66**, 304 (1954).

Doerr, R.: Arch. Derm Syph. (Berl.) **150**, 509 (1926).

Duperrat, B.: Bull. Soc. franç. Derm. Syph. **57**, 32 (1950).

Epstein, W. L., and A. M. Kligman: J. invest. Derm. **33**, 231 (1959).

Epstein, St.: J. invest. Derm. **2**, 43 (1939).

Esselier, A. F., H. R. Marti, L. Morandi and K. Wagner: Int. Arch. Allergy **3**, 279 (1952).

Fisher, J. P., and R. A. Cooke: J. Allergy **29**, 411 (1958).

Gerber, H. R.: Arch. klin. exp. Derm. **205**, 628 (1958).

Jadassohn, W.: Arch. Derm. Syph. (Berl.) **166**, 458 (1932).

Inderbitzin, Th.: Int. Arch. Allergy **8**, 150 (1956).

Letterer, E.: Die allergisch-hyperergische Entzündung, Handbuch Allg. Path. von Büchner, Letterer u. Roulet, Bd. VII/I, p. 497. Berlin, Göttingen, Heidelberg: Springer 1956.

Löffler, W., A. F. Esselier, G. de Meyer u. A. Morandi: Schweiz. med. Wschr. **82**, 777 (1952).

Metaxas, M. N., and M. Metaxas-Buehler: J. Immunol. **75**, 333 (1955).

Miescher, G.: (1) Strahlentherapie **35**, 403 (1930).

Miescher, G.: (2) Arch. Derm. Syph. (Berl.) **173**, 117 (1935).

Miescher, G.: (3) Arch. Derm. Syph. (Berl.) **177**, 35 (1938).

Miescher, G.: (4) In „Le mécanisme physio-pathologique de l'Eczéma" von J. Charpy, p. 29. Paris: Masson et Cie. 1954.

Miescher, G.: (5) Dermatologica (Basel) **112**, 392 (1956).

Miescher, G.: (6) Arch. klin. exp. Derm. **206**, 135 (1957).

Miescher, G.: (7) Zur Pathogenese des Ekzems. Proc. 10 th. Congr. int. Derm. London 1952 (Brit. med. Ass.).

Miescher, G.: (8) Dermatologica (Basel) **144**, 345 (1957).

Miescher, G., u. F. Ott: Minerva derm. (Torino) **34**, 331 (1959).

Miescher, P.: Schweiz. med. Wschr. **87**, 1339 (1957).

Pirquet, C. v.: Allergie, Münch. med. Wschr. **53**, 1457 (1906).

Ritch, A. R.: The Pathogenesis of Tuberculosis, 2. Aufl. Springfield: C. C. Thomas 1950.

Roulet, F.: Die infektiösen „spezifischen" Granulome, Handb. Allg. Path., Büchner, Letterer u. Roulet, Vol. VII/I, p. 325. Berlin, Göttingen, Heidelberg: Springer 1956.

Ruiter, M.: Dermatologica (Basel) **97**, 265 (1948).

Sabin, F. E.: zit. nach Gerber.

Shelley, W. B., and H. J. Hurley: Brit. J. Derm. **70**, 75 (1958).

Spier, H. W., u. H. Röckl: Fortschr. prakt. Dermatologie und Venerologie **3**, 98 (1960).

Storck, H.: Dermatologica (Basel) **102**, 197 (1951).

Storck, H.: Arch. Derm. Syph. (Berl.) **200**, 257 (1955).

Storck, H., P. Bigliardi, H. Brenn u. R. Hoigné: Schweiz. med. Wschr. **83**, 692 (1953).

35. W. E. Ehrich-Philadelphia: Eigenschaften und Bildung humoraler und zellständiger Antikörper*. Mit 16 Textabbildungen.

Meine sehr verehrten Damen und Herren!

Zunächst möchte ich Ihnen herzlich dafür danken, daß Sie mir Gelegenheit gegeben haben, an Ihrer schönen Tagung hier in Hamburg

---

* Die kleingedruckten Abschnitte wurden beim Vortrag dieses Referates aus Zeitmangel fortgelassen.

teilnehmen zu dürfen. Ich würdige dies um so mehr, als Sie es mir damit ermöglicht haben, alte Freunde und eine mir altvertraute Stadt wiederzusehen.

Da es mir leider nicht möglich ist, in einem kurzen Vortrag eine vollständige Übersicht über den heutigen Stand der Antikörperforschung zu geben, werde ich mich darauf beschränken, die wichtigsten Ergebnisse besonders der letzten Jahre zu besprechen. Wenn ich diese teilweise etwas einfacher darstellen werde, als sie es tatsächlich sind, so bitte ich das damit zu entschuldigen, daß ich mich bemühen wollte, dieses etwas schwierige Gebiet so klar wie möglich darzustellen.

Doch bevor ich auf diese Ergebnisse eingehe, möchte ich zunächst erklären, warum es für uns Ärzte wichtig ist, humorale und zellständige Antikörper auseinanderzuhalten.

Wie schon Herr MIESCHER angedeutet hat, unterscheiden wir sofortreagierende und spätreagierende Allergien. Klinische Beispiele der sofortreagierenden Allergien sind Heufieber, Asthma und die Serumkrankheit. Beispiele der spätreagierenden Allergien sind gewisse Hautausschläge, die Tuberkulinreaktion und die sogenannten bakteriellen Allergien. Während die sofortreagierenden Allergien durch humorale Antikörper bedingt sind und daher durch Serum übertragen werden können, beruhen die spätreagierenden Allergien auf zellständigen Antikörpern, die nur durch Zellen transferiert werden können. Bitte, beachten Sie, daß bei Agammaglobulinämie sofortreagierende Allergien nicht vorkommen. Dies beruht offenbar darauf, daß die humoralen Antikörper alle dem Gammaglobulinsystem angehören. Spätreagierende Allergien kommen hingegen auch bei Agammaglobulinämie vor. Hieraus ergibt sich, daß die zellständigen Antikörper keine Gammaglobuline sein können.

Doch nun zu den *Eigenschaften* dieser beiden Antikörperarten: Zunächst die *humoralen* Antikörper.

Untersucht man humorale Antikörper zonenelektrophoretisch, so findet man sie hauptsächlich in der langsamen γ_2-Fraktion oder in der schnelleren γ_1-Fraktion, doch sollen einige auch in der β- und selbst in der α-Fraktion vorkommen. Die schnellere γ_1-Fraktion wurde früher auch als β_1- oder T-Fraktion bezeichnet.

Analysiert man die Antikörper immunoelektrophoretisch, so treten sie als γ, β_2A- und β_2M-Globuline auf. Wie SCHULTZE (1960) ausgeführt hat, gibt es serologisch auch noch andere dem γ-Globulinsystem angehörende Antikörper. Doch harren diese noch der näheren Definierung.

Untersucht man die Antikörper mit der Ultrazentrifuge, findet man leichte Antikörper mit einer Sedimentationskonstante von 7 S oder einem Molekulargewicht von etwa 160000 und schwere Antikörper mit einer Sedimentationskonstante von 19 S oder einem Molekulargewicht von etwa 1 000 000. Die schweren Antikörper werden auch als Makroglobuline bezeichnet.

Zu den schweren Antikörpern gehören vor allem die Blutgruppenisoagglutinine, die Kälteagglutinine, die heterophilen Antikörper, die Wassermannantikörper, die Typhusagglutinine, und die hautsensibilisierenden Antikörper, welche als Reagine bekannt sind.

Wie DEUTSCH u. MORTON (1956) und KUNKEL u. Mitarb. (1957) kürzlich gezeigt haben, lassen sich die schweren Antikörper mit einer Sedimentationskonstante von 19 S mittels *Sulfhydrylverbindungen* in je sechs leichte γ-Globuline mit einer Sedimentationskonstanten von je 7 S zerlegen. Man nimmt daher an, daß die schweren Antikörper aus je sechs leichten γ-Globulinen bestehen, welche durch Disulfidbindungen zusammengehalten werden. Diese leichten γ-Globuline sind jedoch keine gewöhnlichen γ-Globuline oder Antikörper. Dies geht schon daraus hervor, daß sie etwa viermal so viel Carbohydrat enthalten als die gewöhnlichen γ-Globuline und sie serologisch gewöhnlich unwirksam sind (KUNKEL 1957, 1960).

Verdaut man schwere Antikörper mittels *proteolytischer* Fermente, kann man grundsätzlich andere Resultate erzielen.

Jedenfalls haben PETERMANN u. PAPPENHEIMER (1941) angegeben, daß sie auf diese Weise die leichten γ-Globuline in zwei weitere Untereinheiten zerlegen konnten, nämlich in ein größeres Teilchen mit einer Sedimentationskonstanten von 5,2 S und ein kleineres Teilchen mit einer sehr viel geringeren Sedimentationskonstanten. Während das letztere Teilchen serologisch völlig unwirksam war, präcipitierte das größere Teilchen pro Milligramm Stickstoff zweimal so viel Antigen als das Makroglobulin, aus dem es hergestellt wurde. Aus dieser Beobachtung geht deutlich hervor, daß die leichten γ-Globuline keineswegs als die kleinsten Antikörpereinheiten angesehen werden dürften.

Vergleicht man die Ergebnisse der physikalischen Antikörperforschung untereinander, so kann man feststellen, daß die gewöhnlichen leichten Antikörper zonenelektrophoretisch sowohl unter den langsamen γ_2- und den schnellen γ_1-Globulinen angetroffen werden und daß sie immunoelektrophoretisch als γ- und β_2A-Globuline imponieren. Die schweren Antikörper hingegen sind zonenelektrophoretisch hauptsächlich schnell wandernde γ_1-Globuline, während sie immunoelektrophoretisch zu den β_2M-Globulinen gehören. Im übrigen finden sich keine konstanten Beziehungen (KUNKEL 1960; SCHULTZE 1960).

Wenn wir somit sagen können, daß die kumoralen Antikörper alle dem γ-Globulinsystem angehören, so darf uns das jedoch nicht dazu verleiten, anzunehmen, wie das noch GRABAR (1950) und CAMPBELL (1953) getan haben, daß alle γ-Globuline Antikörper sind. Daß dies nicht angängig ist, geht schon daraus hervor, daß die Myelomglobuline, die Waldenström-Makroglobuline und die Bence-Jones-Proteine zwar dem γ-Globulinsystem angehören, sie mit den Antikörpern, wie heute allgemein anerkannt wird (Schultze 1960), jedoch nichts zu tun haben. Dies geht auch daraus hervor, daß es Fälle von Antikörpermangelsyndrom gibt, welche zwar normale γ-Globuline, aber keine Antikörper bilden können (Barandun u. Mitarb. 1959).

Chemische Untersuchungen der verschiedenen Komponenten des γ-Globulinsystems haben ergeben, daß Antikörper, welche sich bei Elektrophorese und in der Ultrazentrifuge gleichartig verhalten, gewöhnlich auch chemisch miteinander übereinstimmen, und daß sie sich auch von ihren normalen Geschwistermolekülen, welche keine Antikörper sind, in keiner Weise unterscheiden lassen. Auf der anderen Seite weichen langsame und schnelle, und leichte und schwere Antikörper, wie normale und pathologische γ-Globuline, nicht nur, wie bereits erwähnt, in ihren Kohlenhydraten, sondern auch in ihren Aminosäuren nicht unerheblich voneinander ab.

Ausgezeichnete Zusammenstellungen über die physikalischen und chemischen Eigenschaften der humoralen Antikörper finden sich bei Westphal (1957), Kunkel (1960) und Schultze (1960).

Nun ein paar Worte über die *serologischen* Eigenschaften der humoralen Antikörper.

Wie sie alle wissen, unterscheiden wir präcipitierende und nicht-präcipitierende Antikörper. Während der anaphylaktische Schock und die Arthusreaktion durch präcipitierende Antikörper vermittelt werden, beruhen Heufieber und Asthma auf nicht-präcipitierenden Antikörpern.

Zu den präcipitierenden Antikörpern gehören außer den Präcipitinen auch die Agglutinine, Antitoxine, Lysine und Opsonine, während die nicht-präcipitierenden Antikörper seit Cooke u. Mitarb. (1935) in hautsensibilisierende Antikörper oder Reagine und in blockierende Antikörper eingeteilt werden. Die letzteren haben ihren Namen daher, daß sie das Antigen daran verhindern, mit dem hautsensibilisierenden Antikörper zu reagieren.

Um das unterschiedliche Verhalten der präcipitierenden und nicht-präcipitierenden Antikörper dem Verständnis näherzubringen, ist vorgeschlagen worden, die präcipitierenden Antikörper als komplett oder bivalent und die nicht-präcipitierenden als inkomplett oder univalent anzusehen.

Wie links in Abb. 1 zu sehen ist, kann man sich die Präcipitation von Antigen und Antikörper so vorstellen, daß die multivalenten Antigenmoleküle durch bivalente Antikörper zu immer größeren Komplexen zusammengekettet werden, bis schließlich ein sichtbarer Niederschlag entsteht. Diese Netzwerk- oder Gittertheorie der Präcipitation erfreut sich heute allgemeiner Anerkennung.

Haben die Antikörper aber nur *eine* Valenz, können sie zwar mit ihrem Antigen reagieren, doch können sich, wie bei B zu sehen ist, keine Netze bilden und bleibt daher die Präcipitation aus.

Während sich die *hautsensibilisierenden* unvollständigen Antikörper bekanntlich nach der von Prausnitz u. Kuestner (1921) angegebenen

Methode durch Einspritzung in normergische Haut und nachfolgender Prüfung mit dem Antigen mühelos nachweisen lassen, kann man die *blockierenden* Antikörper dadurch aufzeigen, daß man, wie bei C zu sehen ist, zunächst bivalente Antikörper gegen die blockierenden Antikörper herstellt, und diese dann mit den univalenten Antikörper-Antigen-Komplexen zusammenbringt. Auf diesem Prinzip beruht, wie Ihnen sicher bekannt ist, der für die Blutbanken so wichtige Coombs Test.

Während die meisten Immunologen heute annehmen, daß die klassischen Antikörper mindestens bivalent sind, wird das Vorkommen univalenter Antikörper vielfach bezweifelt (CAMPBELL 1948; KABAT 1953; PAPPENHEIMER 1953; BOYD 1956; HAUROWITZ 1958; LEHON 1959; PORTER 1960). Wie PAPPENHEIMER (1953) ausgeführt hat, könnte die Uni-

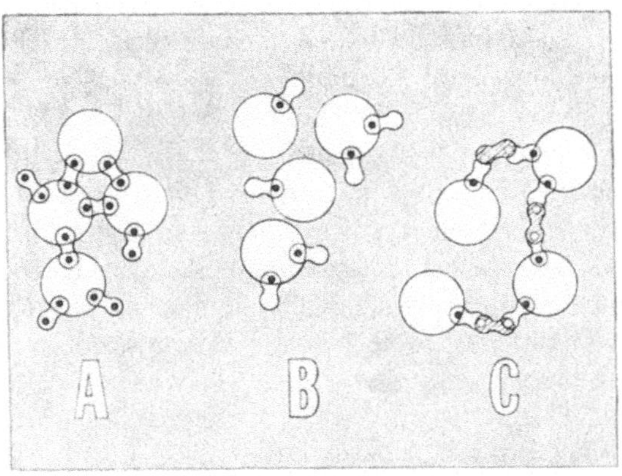

Abb. 1. Netzwerk- oder Gittertheorie der Antigen-Antikörperreaktion. Antigen wird durch bivalente Antikörper präzipitiert (*A*), während univalente Antikörper wirkungslos sind (*B*). Die letzteren können aber durch bivalente Antikörper gegen die univalenten Antikörper niedergeschlagen werden (Coombs Test) (*C*)

valenz dadurch vorgetäuscht werden, daß die reaktiven Bezirke an der Oberfläche des Antikörpermoleküls durch Verbindung mit unspezifischen Serumbestandteilen maskiert würden, während HAUROWITZ (1958) ihre Besonderheit auf mögliche hydrophile „Exo"gruppen oder auf einen Überschuß von positiv oder negativ geladenen Teilchen zurückgeführt hat.

Eine umfassende Übersicht über die univalenten Antikörper ist von SCHMIDT (1954) vorgelegt worden.

Elektrophoretische und ultrazentrifugale Untersuchungen haben ergeben, daß die präcipitierenden Antikörper sowohl unter den leichten wie den schweren Komponenten des γ-Globulinsystems angetroffen werden, während die nicht-präcipitierenden, hautsensibilisierenden Reagine hauptsächlich schnell wandernde, schwere, γ_1- oder γ_2M-Globuline, und die blockierenden Antikörper langsam wandernde leichte γ_2- oder β_2A-Globuline sind (KUHNS 1959; LEHON 1959; RAYNAUD 1959). Die letzteren Befunde passen gut zu der Beobachtung, daß die blockierenden Antikörper die Placenta passieren, die hautsensibilisierenden Antikörper aber von ihr zurückgehalten werden (CHASE 1958; KUHNS 1959).

Außer diesen mehr grundsätzlichen Unterschieden zwischen den humoralen Antikörpern gibt es auch geringere Unterschiede, die deshalb nicht weniger wichtig zu sein brauchen. So ist es seit langem bekannt, daß Antikörper zu Beginn der Immunisierung im allgemeinen weniger stark

mit ihrem Antigen reagieren, aber mehr spezifisch sind, während sie
später sehr viel stärker reagieren, aber weniger spezifisch sind.

Die serologische Einheitlichkeit und Verschiedenheit der humoralen Antikörper
ist besonders durch Kabat (1953) und Talmage (1959) eingehend besprochen worden. Talmage kam zu dem Schluß, daß diese Antikörper eine unteilbare Einheit
bilden, nicht weil sie sich zu ähnlich sind, sondern weil sie so verschiedenartig sind.

Wir kommen jetzt zu den Eigenschaften der *zellständigen* Antikörper.

Diese unterscheiden sich von humoralen Antikörpern, wie bereits
erwähnt, dadurch, daß man sie weder im Serum noch in irgendwelchen
anderen Körperflüssigkeiten darstellen kann. Wohl aber lassen sie sich,
wie zuerst durch Landsteiner u. Chase (1942) gezeigt wurde, dadurch
nachweisen, daß mit ihnen behaftete Zellen spätreagierende Allergien
von allergischen auf normergische Tiere übertragen können.

Da es bisher nicht gelungen ist, diese Körper aus den Zellen zu isolieren
ist über ihre physikalisch-chemischen Eigenschaften nichts bekannt. Da
sie nicht nur durch lebende Zellen, sondern auch durch mechanisch oder
osmotisch zerstörte Zellen (Lawrence 1954, 1955; Jeter u. Mitarb.
1954, 1957; Cummings u. Mitarb. 1956; Freedman u. Mitarb. 1957) und
selbst durch Extrakte übertragen werden können, die zuvor mit Desoxyribonuclease, Ribonuclease, oder Desoxyribonuclease und Trypsin
behandelt wurden, schloß Lawrence (1955, 1958, 1959), daß es sich bei
diesem „Übertragungsfaktor" weder um Nucleoprotein noch um Eiweiß
handeln könne. Daß dieser Faktor nicht zum γ-Globulinsystem gehört,
wurde gleichzeitig dadurch erwiesen, daß spätreagierende Allergien, wie
bereits erwähnt, auch bei Agammaglobulinämie vorkommen.

Wenn wir die zellständigen Antikörper trotz dieser Ergebnisse als
Antikörper auffassen müssen, so geht das schon daraus hervor, daß sie
durch Antigene erzeugt werden und sie mit diesen ebenso spezifisch
reagieren, wie humorale Antikörper.

Wie man sich zellständige Antikörper im *einzelnen* vorstellen soll, ist
ungewiß. Lawrence (1959) ist der Meinung, daß die Überführung der
spätreagierenden Allergien vielleicht durch den „Eindruck" bedingt ist,
„welchen die Bakterien in den biosynthetischen Eigenschaften der
undifferenzierten Mesenchymzellen des allergischen Donor hinterlassen."
Dieser vorsichtig formulierte Satz ist wohl dahin zu verstehen, daß
Lawrence der Meinung ist, daß es sich bei dem Überführungsfaktor
vielleicht um die Wirkung induzierender Substanzen im Sinne Spee-
manns handelt. Diese Vorstellung stimmt damit überein, daß die Überempfindlichkeit viele Jahre bestehen bleiben kann, obgleich die überführenden Zellen offenbar nur wenige Tage am Leben bleiben.

Fassen wir diese Erkenntnisse kurz zusammen, können wir mit
Sicherheit sagen, daß es zellständige Antikörper gibt. Ob diese schon in
den überführenden Zellen vorhanden sind oder ob diese Zellen nur den

Apparat enthalten, welcher dann im Empfänger ihre Bildung herbeiführt, kann zur Zeit noch nicht entschieden werden.

Wir kommen jetzt zur *Bildung* der Antikörper.

Zunächst die Zellen, welche die *humoralen* Antikörper bilden.

Wenn es vor 5 Jahren noch darum ging, zu beweisen, daß es die von dem Hamburger Dermatologen UNNA so meisterhaft beschriebenen

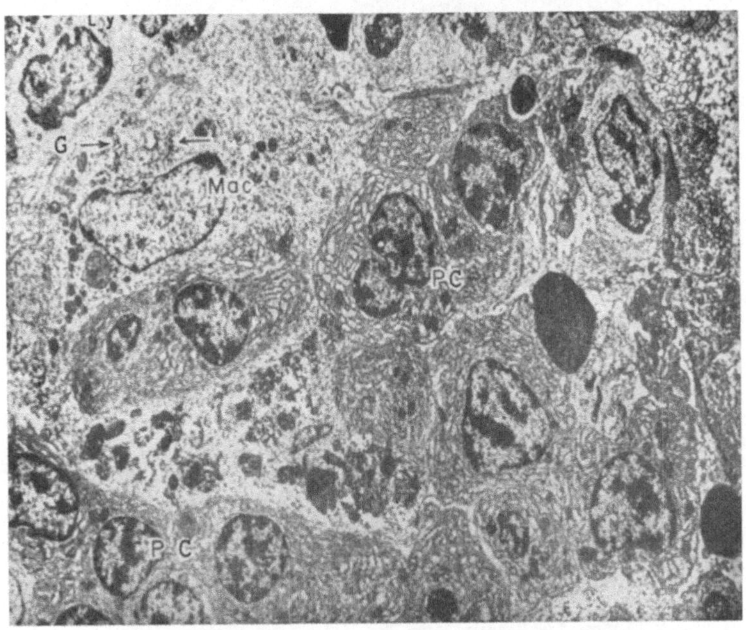

Abb.2. Plasmazellen mit stark ausgebildetem Ergastoplasma (*PC*) in einer antikörperbildenden Milz
(MOVAT u. WILSON 1959)

Plasmazellen sind, welche diese Antikörper bilden, können wir heute mit Befriedigung feststellen, daß sich diese Lehre überall durchgesetzt hat. Ohne Plasmazellen keine humorale Antikörperbildung.

Zu den Befunden, welche stark für die plasmacelluläre Lehre sprechen, ja gar nicht anders ausgelegt werden können, gehören gewisse morphologische, klinische und besonders experimentelle Beobachtungen.

Wie zuerst durch CASPERSSON (1939, 1941) und BRACHET (1940, 1942) gezeigt wurde, ist das Cytoplasma von Zellen, welche Eiweiß für Export bilden, durch reichlich *Ribonucleinsäure* ausgezeichnet.

Wie allgemein bekannt ist, besitzen Plasmazellen reichlich Cytoplasma mit reichlich pyroninophiler Ribonucleinsäure, während Lymphocyten nur sehr spärlich Cytoplasma enthalten und Ribonucleinsäure bei ihnen fast völlig fehlt.

Wie zuerst durch Dalton u. Mitarb. (1950) und Bernhard u. Mitarb. (1952) gezeigt wurde, ist das Cytoplasma von Zellen, welche Eiweiß für Export bilden, elektronenmikroskopisch durch den Besitz eines den Mikrosomen entsprechenden *endoplasmatischen Reticulums* oder *Ergastoplasmas* ausgezeichnet.

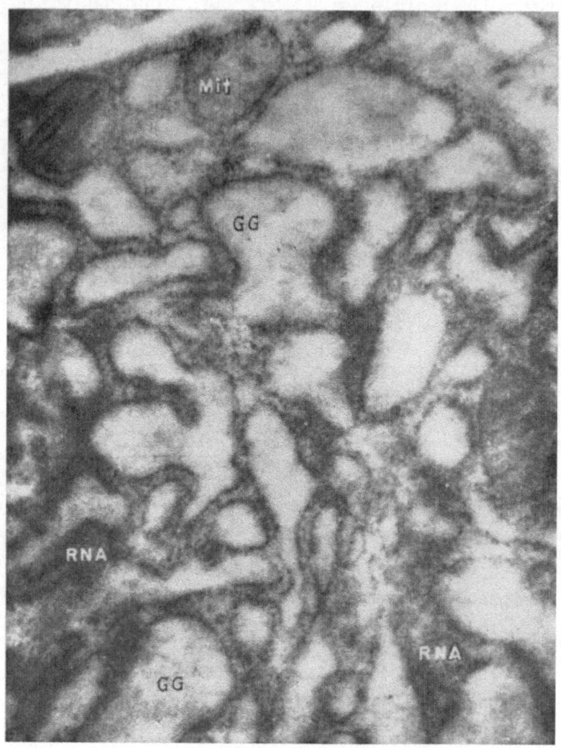

Abb. 3. Ergastoplasma einer Plasmazelle auf der Höhe der Antikörperbildung (Movat u. Wilson 1959)

Wie sodann Braunsteiner u. Mitarb. (1953, 1955) nachgewiesen haben, und auf dieser mir von Movat überlassenen Abb. 2 deutlich zu sehen ist, enthalten die hier mit PC bezeichneten Plasmazellen ein stark ausgebildetes Ergastoplasma, während der hier mit MAC bezeichnete Makrophag kein Ergastoplasma besitzt.

Die mir ebenfalls von Movat überlassene Abb. 3 zeigt das Ergastoplasma auf der Höhe der Antikörperbildung. Wie deutlich zu sehen ist, sind die Kanälchen nun mit einer Substanz angefüllt, die von Movat u. Wilson (1959) mit Recht als Antikörper-γ-Globulin gedeutet wurde.

Bei Lymphocyten auf der anderen Seite ist, wie schon Braunsteiner u. Mitarb. (1953, 1955) gezeigt haben, von einem Ergastoplasma nichts zu bemerken.

Wir kommen nun zu den *klinischen* Befunden, welche stark für die plasmacelluläre Lehre sprechen.

Zu diesen gehört zunächst die zuerst von BING u. PLUM (1937) gemachte Beobachtung, daß jede Vermehrung der Gammaglobuline mit einer mengenmäßig vergleichbaren Vermehrung der Plasmazellen im Knochenmark, in der Milz und in den Lymphknoten einhergeht.

Umgekehrt geht bei Neugeborenen und bei Agammaglobulinämie, wie GORMSEN (1950) und GOOD u. CAMPBELL (1950) gezeigt haben, die

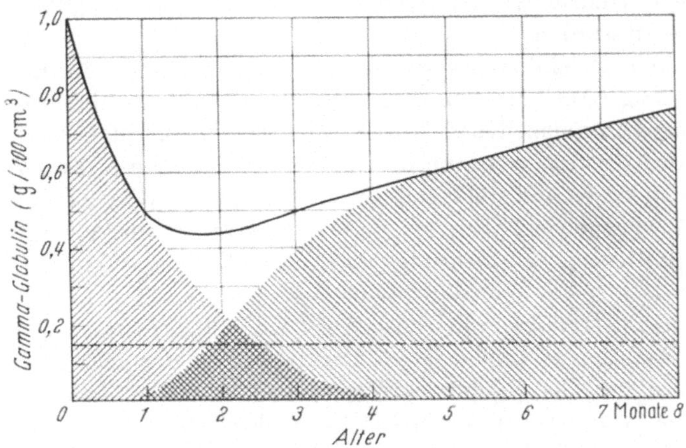

Abb. 4. Das Verhalten von γ-Globulin und Antikörpern bei einem a-γ-globulinischen Neugeborenen einer normalen Mutter (punktierte Linie) und bei einem normalen Neugeborenen einer a-γ-globulinischen Mutter (voll ausgezogene Linie) (GOOD u. ZAK 1956)

Unfähigkeit, Antikörper oder andere γ-Globuline zu bilden, mit dem *Fehlen* von Plasmazellen einher, während die Reticuloendothelien und Lymphocyten hierbei gewöhnlich normal oder vermehrt sind (BARANDUN u. Mitarb. 1959; GITLIN u. Mitarb. 1959).

Die von GOOD u. ZAK (1956) vorgelegte Abb. 4 zeigt Ihnen die Bildung von Antikörpern und γ-Globulinen bei agammaglobulinischen Neugeborenen normaler Mütter und bei normalen Neugeborenen agammaglobulinischer Mütter. Wie sie sehen können (punktierte Linie), verschwindet bei agammaglobulinischen Kindern normaler Mütter das durch die Placenta aufs Kind überführte γ-Globulin in wenigen Monaten fast völlig aus dem Blut. Die voll ausgezogene Linie zeigt umgekehrt die Verhältnisse bei einem *normalen* Kind von einer *agammaglobulinischen* Mutter. Wie Sie sahen, begann bei diesem Kind die γ-Globulinbildung nach 4 Wochen. Bei einem anderen Kinde begann sie in der 8. Woche. Isoagglutinine traten zuerst im 2. Monat auf, Antikörper gegen Salmonella im 3. Monat. Gleichzeitig mit den γ-Globulinen erschienen im Knochenmark und in den Lymphknoten die ersten Plasmazellen.

Wir kommen jetzt zu den *experimentellen* Ergebnissen, welche als Stütze der plasmacellulären Lehre angesehen werden können.

Hierher gehört zunächst die Beobachtung, daß auch alle *experimentelle* Erzeugung von Antikörpern mit der Bildung von Plasmazellen einhergeht. Diese zuerst durch BJØRNEBOE u. GORMSEN (1941) an immunisierten Kaninchen und durch FAGRAEUS (1948) in Milzkulturen nachgewiesene Verhalten ist seither immer wieder bestätigt worden. Daß dies auch für allergische Zustände, wie die Serumkrankheit und das Arthusphänomen, zutrifft, ist in eindrucksvoller Weise durch MORE u. MOVAT (1956, 1959, 1960) erwiesen worden.

Während nach einmaliger Einspritzung eines gelösten Antigens oft nur eine mäßige Antikörperbildung zu bemerken ist und diese nur von einer mäßigen Plasmazellvermehrung begleitet ist, kommt es nach einer zweiten oder dritten sogenannten „Booster"einspritzung oft zu einer sehr viel schnelleren und stärkeren Antikörperbildung. Wie COONS u. Mitarb. (1955) angegeben haben, ist diese mit einer geradezu explosionsartigen mitotischen Vermehrung von Plasmazellvorstufen vergesellschaftet.

Wie SCHULTZ (1959) kürzlich ausgeführt hat, läßt sich diese sogenannte *sekundäre* Reaktion zwanglos dadurch erklären, daß das gelöste Antigen auf der Oberfläche der bereits antikörperbildenden Zellen, oder in ihrem Inneren, eine Antigen-Antikörperreaktion auslöst und die Zellen dadurch zur Teilung bringt. Daß diese Erklärung Beachtung verdient, geht schon daraus hervor, daß es PERLMANN (1957) geglückt ist, Ova durch gegen sie gerichtete Antikörper pathogenetisch zur Teilung zu bringen. Wie mir McGOVERN kürzlich erzählt hat, kann man auch Blutgefäßendothelien durch spezifisch gegen sie gerichtete Antikörper zu geradezu explosionsartiger Teilung anregen.

Diese These würde es auch erklären, warum die sekundäre Reaktion offenbar nur durch gelöstes Antigen erzeugt werden kann (DIXON 1951). Während eine Eiweißlösung mit den antikörperbildenden Zellen sofort und unmittelbar in Beziehung treten mag, müssen Bakterien und andere corpusculäre Antigene zuvor durch Phagocyten in Lösung gebracht werden, wobei stark wirkende Konzentrationen offenbar nicht entstehen.

Während die bisher angeführten morphologischen, klinischen und experimentellen Beobachtungen zwar alle für die plasmacelluläre Lehre sprechen, im besten Falle aber nur als indirekte Beweise angesehen werden können, sind zuletzt auch *direkte* Beweise vorgelegt worden.

Bringt man lymphoide Zellen aus antikörperbildenden Lymphknoten auf einem Objektträger mit den Bakterien zusammen, mit welchen diese Zellen stimuliert wurden — in diesem Falle waren es Typhusbacillen — so kommt es, wie wir schon vor 10 Jahren gezeigt haben (1950), zur Agglutination dieser Bakterien an der Oberfläche gewisser Zellen (Abb. 5). Lymphocyten sind hieran nicht beteiligt.

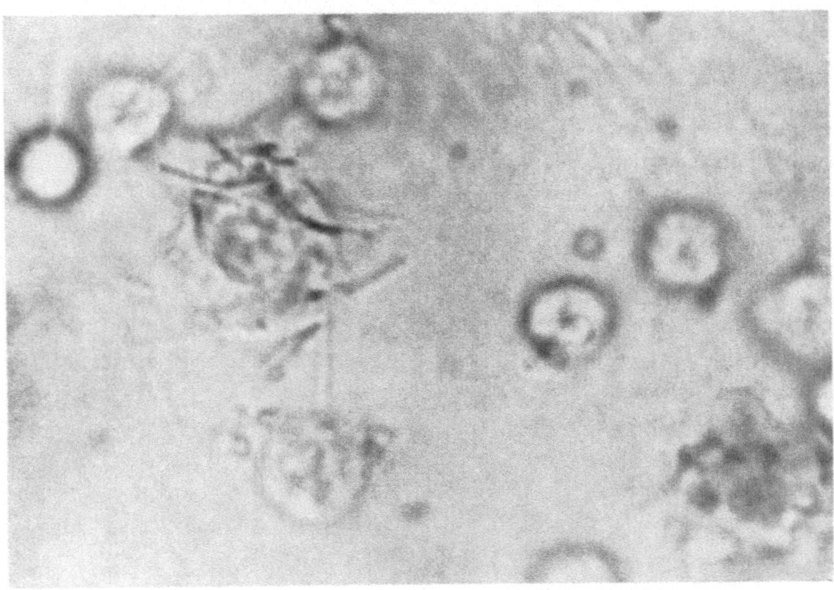

Abb. 5. Agglutination von Typhusbacillen durch antikörperbildende Plasmazellen (REISS, MERTENS
u. EHRICH 1950)

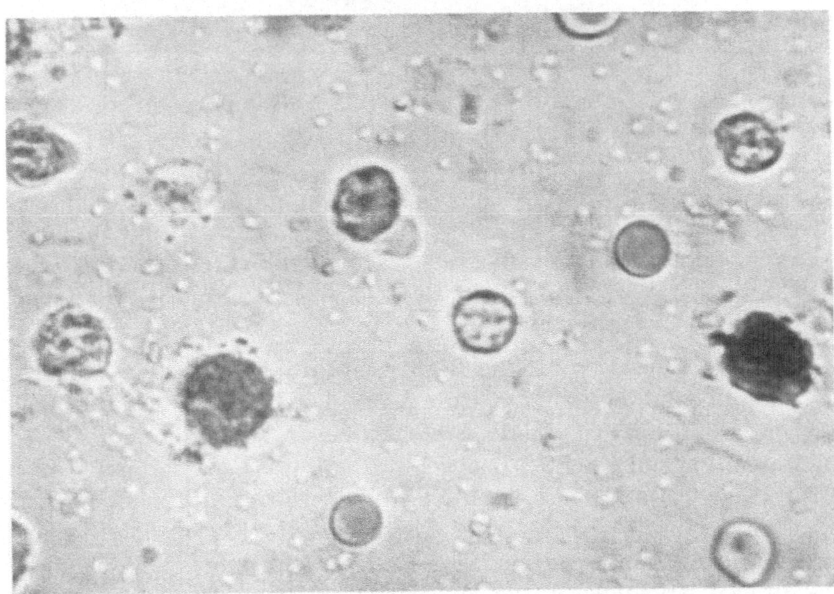

Abb. 6. Agglutination von Brucella-Bacillen durch antikörperbildende Plasmazellen (REISS, MERTENS
u. EHRICH 1950)

Abb. 6 zeigt Agglutinationen von Brucellabacillen, welche sehr viel
kleiner und daher für Versuche dieser Art besser geeignet sind. Wiederum

21*

sehen Sie, daß die agglutinierenden Zellen alle wie Plasmazellen aussehen, während Lymphocyten und Makrophagen völlig unbeteiligt sind.

Später haben wir festgestellt (1955), daß bei gleichzeitiger Einspritzung von Typhus- und Brucellabacillen einige Plasmazellen ausschließlich Typhusbacillen, andere ausschließlich Brucellabacillen, und

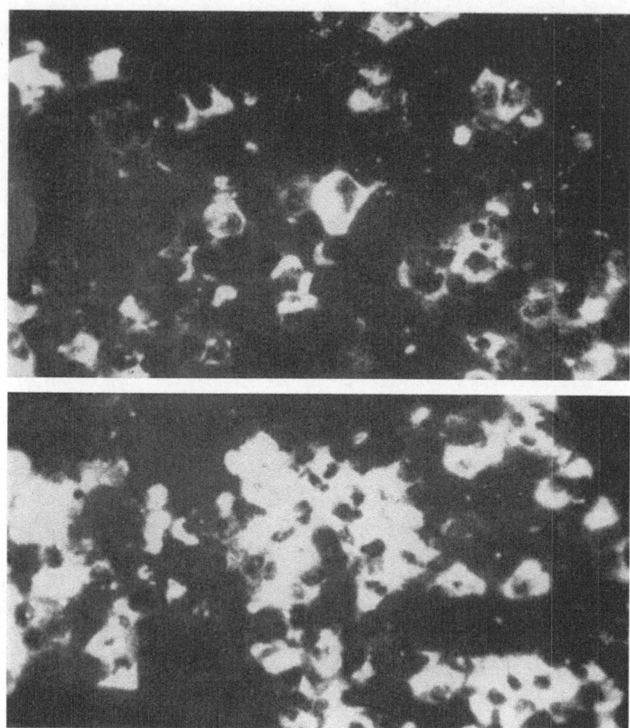

Abb. 7. Durch Coons Fluorescenzmethode dargestellte Antikörper in Plasmazellen von Lymphknoten 3 Tage (oben) und 4 Tage (unten) nach einer zweiten Antigeninjektion (LEDUC, COONS u. CONNELLY 1955)

wieder andere überhaupt keine Bacillen agglutinierten. Diese Beobachtung wurde dahin ausgelegt, daß nicht nur die Antikörper, sondern auch die vom Antigen induzierten Plasmazellen bereits spezifisch sind.

Unsere 1950 mitgeteilten Beobachtungen wurden später durch COONS u. Mitarb. (1955) in höchst eleganter Weise bestätigt. Indem sie Gefrierschnitte von antikörperbildenden Geweben zunächst in einer Lösung ihres Antigens badeten und sie dann in eine Lösung von spezifisch gegen das Antigen gerichteten Antikörper einlegten, der zuvor mit Fluoresceinisocyanat fluorescierend gemacht war, konnten sie feststellen, wie auf Abb. 7 zu sehen ist, daß Fluorescenz nur in Plasmazellen in der roten Milzpulpa und in den Marksträngen der Lymphknoten auftrat, Antikörper also nur in Plasmazellen nachweisbar wurden.

Da sich ihre Methode an Schnitten ausführen läßt, konnten Coons u. Mitarb. (1955) weiter beobachten, daß die Antikörper zuerst in unreifen Plasmoblasten auftraten, ihre höchste Konzentration aber erst in reifen Plasmazellen erreichten. Sie schlossen wie wir, daß Antikörper offenbar ähnlich wie Hämoglobin während der Differenzierung oder Reifung der sie bildenden Zellen synthetisiert wird.

Bezüglich der Lymphocyten sagte Coons, daß er nicht ausschließen könne, daß sie an der Antikörperbildung unbeteiligt seien, doch falls sie hieran teilnähmen, ihr Beitrag äußerst gering sein müsse.

Im Jahre 1958 hat Coons angegeben, daß sich auch mit seiner Methode nach Einspritzung von zwei verschiedenen Antigenen ähnlich wie bei unseren Agglutinationsversuchen nur ein Antikörper per Plasmazelle nachweisen ließ. Plasmazellen, welche zwei verschiedene Antikörper enthielten, ließen sich nicht mit Sicherheit beobachten.

Eine neue sehr elegante Methode zum Nachweis der Antikörperbildung durch einzelne Zellen ist schließlich durch Nossal (1958, 1959) vorgelegt worden. Wurden Kaninchen gegen Geißelantigene von Salmonella hochimmunisiert und Zellen aus ihren Lymphknoten dann einzeln in eigens hierfür angefertigten Kammern mit lebenden Typhusbacillen zusammengebracht, ließ sich im Falle einer Antikörperbildung Lähmung der Geißeltätigkeit direkt beobachten. Während 7 Tage nach der ersten Injektion nur $2-3\%$ der einzeln geprüften Zellen Antikörperbildung zeigten, betrug diese Zahl 6 Tage nach der zweiten Injektion 14%. Von 93 histologisch identifizierten antikörperbildenden Zellen konnten 83 als Plasmazellen und 8 als Plasmoblasten identifiziert werden.

Wurden die Tiere mit zwei verschiedenen Geißelantigenen gleichzeitig immunisiert, ließen sich wie bei unseren und Coons Versuchen lähmende Antikörper nur gegen ein oder das andere Geißelantigen nachweisen. Das gleichzeitige Vorkommen von beiden Antikörpern in ein und derselben Zelle wurde nicht beobachtet.

Auf Grund dieser verschiedenen Befunde können wir es heute als sicher ansehen, daß die humoralen Antikörper durch Plasmazellen gebildet werden. Sie treten zuerst in Zellen auf, welche als Plasmoblasten zu bezeichnen sind. Ihre höchste Konzentration wird aber erst in den reifen Plasmazellen gefunden.

Nun gibt es aber auch heute noch Autoren, welche angeben, daß die humoralen Antikörper durch *Reticuloendothelien* oder durch *Lymphocyten* gebildet werden, während andere zwar ihren Ursprung aus den Plasmazellen anerkennen, im übrigen aber annehmen, daß diese aus den Reticuloendothelien oder Lymphocyten hervorgehen und daß somit das „gesamte reticuloendotheliale System" an der Antikörperbildung beteiligt sei (Fagraeus 1948; Dixon u. Mitarb. 1957; Taliaferro 1957; Cottier u. Barandun 1959; Neil u. Dixon 1959).

Worauf ist dieser Widerspruch zurückzuführen?

Bezüglich der Reticuloendothelien liegt die Antwort auf der Hand, nämlich daß hier eine Verwechslung mit dem undifferenzierten Mesenchym vorliegt.

Es ist zuzugeben, daß die Arbeiten meines Lehrers ASCHOFF über das reticuloendotheliale System schwer zu verstehen sind, doch hat er in seiner bekannten Abhandlung in den Ergebnissen der inneren Medizin und Kinderheilkunde im Jahre 1924 klar zum Ausdruck gebracht, daß er damit nicht *alle* Reticulumzellen und Endothelien gemeint hat, sondern nur *jene*, die sich durch „*die Intensität, die Häufigkeit der Phagocytose*" von ihren Geschwistern unterschieden. Ähnlich hat er 1925 im Handbuch der Krankheiten des Blutes (SCHITTENHELM) betont, daß, was diese Zellen gemeinsam haben, ist nicht ihre morphologische Gestalt, sondern „eine gewisse grundsätzliche Ähnlichkeit in bezug auf Phagocytose und Speicherung". ASCHOFFS reticuloendotheliales System ist daher, wie ASCHOFF voll anerkannt hat, im Grunde das gleiche wie METSCHNIKOFFS Makrophagensystem. Beide Systeme sind funktionelle Begriffe.

Die Frage, ob die Reticuloendothelien oder Makrophagen voll differenzierte Endzellen sind oder ob sie noch prospektive Potenzen besitzen, ist von ASCHOFF meines Wissens nicht besprochen worden. Wie ich anderswo ausgeführt habe, spricht schon die hohe, nach heutiger Anschauung auf Genwirkung beruhende enzymatische Differenzierung dieser Zellen dafür, daß sie, wie auch MAXIMOW (1926) gemeint hat, hochentwickelte Endformen sind, welche ebenso wie andere Blut- und Bindegewebszellen ständig aus dem undifferenzierten Mesenchym neugebildet werden. Jedenfalls ist mir keine Tatsache bekannt, die dafür spricht, daß die Reticuloendothelien oder Makrophagen noch prospektive Potenzen besitzen.

Wie das reticuloendotheliale System ist aber auch das *undifferenzierte Mesenchym* ein funktioneller Begriff. Wie besonders HERZOG (1914 bis 1925) ausgeführt hat, sind diese bereits von MARCHAND (1889—1924) entdeckten, morphologisch recht unscheinbaren Elemente dadurch gekennzeichnet, daß sie „zu sehr verschiedener Weiterentwicklung fähig sind". Im Netz und in den Lymphknoten werden sie, wie HERZOG sich ausgedrückt hat, zu „retikulären Elementen", welche sich zu Makrophagen weiterentwickeln können. Im Jahre 1926 sind diese Zellen auch durch MAXIMOW anerkannt worden. Wie HERZOG, betonte er, daß sie weder mit den Fibrocyten noch mit den Makrophagen verwechselt werden dürften.

Um diese Beziehungen ganz klar zu machen, habe ich sie in Abb. 8 nochmal schematisch zusammengefaßt. Links im Bilde sehen Sie die Entwicklung des undifferenzierten Mesenchyms über fixe Reticuloendothelien und über freie Monocyten zu freien Histiocyten. Rechts im Bilde sehen Sie die Entwicklung des undifferenzierten Mesenchyms über Plasmoblasten zu Plasmazellen, während in der Mitte die Entwicklung der Lymphocyten dargestellt ist. Ob die kleinen Lymphocyten Endformen sind oder ob es sich bei ihnen um undifferenzierte Mesenchymzellen handelt, welche zu Monocyten oder Plasmazellen werden können, läßt sich, wie wir sehen werden, heute noch nicht entscheiden.

Kehren wir jetzt zur Antikörperbildung zurück, so ist darauf hinzuweisen, daß alle Versuche, in Reticuloendothelien oder Makrophagen (EHRICH u. Mitarb. 1946; COONS 1955) die Bildung humoraler Antikörper nachzuweisen, restlos gescheitert sind. Umgekehrt hat man gefunden, daß beim Antikörpermangelsyndrom das reticuloen-

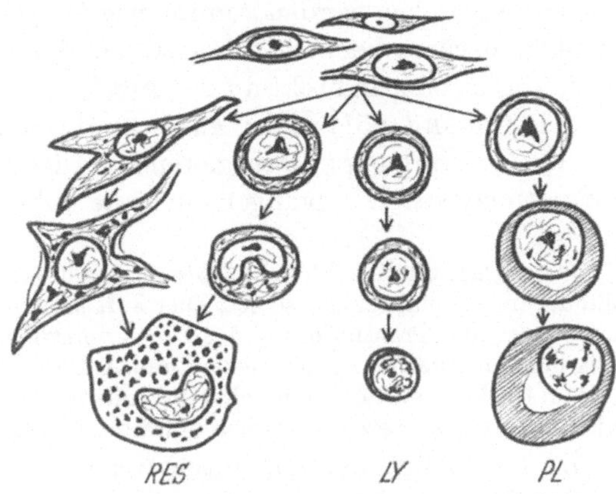

Abb. 8. Schematische Darstellung der Entwicklung von undifferenzierten Mesenchymzellen zu Lymphocyten (*LY*), Plasmazellen (*PL*) und über fixe Reticuloendothelien und freie Monocyten zu Histiocyten (*RES*)

dotheliale System morphologisch und funktionell gewöhnlich gut entwickelt ist, Antikörper oder andere Globuline jedoch nicht gebildet werden.

Wenn somit, wie auch von WISSLER u. Mitarb. (1957) und BURNET (1958) zugegeben, keine Anhaltspunkte dafür bestehen, daß die Reticuloendothelien oder Makrophagen Antikörper zu synthetisieren vermögen, so bedeutet das natürlich noch nicht, daß sie an der Antikörperbildung unbeteiligt sind. Wie wiederholt gezeigt wurde, zerlegen sie Bakterien und andere corpusculäre Antigene in gelöstes, zur immunologischen Wirkung fähiges Antigen, besteht ihre Funktion also in der *Vorbereitung* von Antigen.

Ob auch *gelöstes* Antigen der Vorbereitung durch Makrophagen bedarf, ist noch nicht sicher. Versuche mit fluorescierendem Eiweiß (COONS u. Mitarb. 1942—1955), und mit Echtsäureblau (McMASTER u. KRUSE 1951) oder radioaktivem Jod konjugiertem Eiweiß (DIXON u. Mitarb. 1951) haben ergeben, daß gelöstes Antigen von den verschiedensten Zellen mühelos aufgenommen wird, mit Farbe gekoppeltes oder stark jodiertes Eiweiß aber nur noch von Reticuloendothelien phagocytiert werden kann.

Befunde dieser Art, wie die Beobachtung, daß Blockade des reticuloendothelialen Systems nur durch corpusculäres Antigen erzielt werden kann (WISSLER u. Mitarb. 1957), sprechen dafür, daß gelöstes Eiweiß möglicherweise auch ohne Makrophagen wirken mag.

Während die Rolle der Reticuloendothelien bei der Antikörperbildung in ihren Grundzügen somit geklärt erscheint, liegen die Dinge bei den *Lymphocyten* nicht so einfach.

Nachdem die lymphocytäre Theorie vor einigen Jahren noch als erledigt angesehen werden konnte, werden gewisse Ergebnisse von Transplantationsversuchen neuerdings wieder dahin ausgelegt, daß die Lymphocyten direkt oder indirekt an der Antikörperbildung teilnehmen.

Wie CHASE (1951) und HARRIS u. HARRIS (1951) gezeigt haben, wird bei der Übertragung spätreagierender Allergien von allergischen Gebern auf normergische Empfänger auch die Bildung von Antikörpern transferiert.

Wie seither durch zahlreiche Untersucher bestätigt wurde, tritt die Antikörperbildung im Empfänger um so schneller auf, je mehr Zeit zwischen Immunisierung des Gebers und Transferierung der Zellen verstrichen ist. Die kürzeste Zeitspanne zwischen Immunisierung des Gebers und Antikörperbildung im Empfänger betrug 4 Tage. Die kürzeste Zeit, in welcher die Zellen des Gebers die Fähigkeit, Antikörperbildung zu transferieren, erwerben konnten, betrug 2—4 Tage (SPAERK 1959).

Zu den Zellgemischen, durch welche Antikörperbildung übertragen werden kann, gehören peritoneale Exsudatzellen, Milz- und Lymphknotenzellen, Ductus thoracicus-Zellen und Blutleukocyten (CHASE 1951; HARRIS u. HARRIS 1951; WESSLEN 1952; LAWRENCE 1959).

Verschiedene Beobachtungen sprechen dafür, daß die übertragenen Zellen im neuen Wirt mindestens ebenso große Antikörpermengen produzieren als im Geber. Bei den erwähnten Versuchen von DIXON u. Mitarb. (1957) betrug 3—4 Tage nach Transferierung peritonealer Exsudatzellen und nachfolgender erneuter Stimulierung mit Antigen (sekundäre Reaktion) die Antikörperstickstoffkonzentration im Serum 23,0 γ/ml, während sie sich nach Übertragung von Lymphknotenzellen auf nur 20,4 γ/ml belief. Wie weitere Berechnungen zeigten, produzierte jede überführte Zelle in dieser Zeit mindestens 200 Millionen Moleküle Antikörper, was ungefähr der Hälfte ihres feuchten Gewichtes entsprach.

Daß die durch Zellen übertragene Antikörperbildung eine Funktion der transferierten Zellen ist, die Antikörper also nicht durch Zellen des Empfängers gebildet werden, ist dadurch erwiesen, daß sich diese Antikörperbildung auch auf zuvor bestrahlte Tiere (HARRIS u. Mitarb. 1954) und auf Neugeborene (STERLE 1955) übertragen läßt, obgleich diese von sich aus nicht in der Lage sind, Antikörper herzustellen.

Daß die durch Zellen übertragene Antikörperbildung nicht auf Tätigkeit des Empfängers, sondern auf Synthese durch transferierte Zellen beruht, geht weiter daraus hervor, daß Empfänger, denen sofort nach Einspritzung antikörperbildender Zellen eine „Booster"dose des Antigens gegeben wird, mit einer sehr viel stärkeren Antikörperbildung reagiert, also eine sekundäre Reaktion eintritt (DIXON u. Mitarb. 1957), und daß auch nicht-stimulierte Milz- und Lymphknotenzellen erwachsener Tiere in Neugeborenen oder bestrahlten Empfängern Antikörper bilden können, falls man sie durch Antigen dazu anregt, sie diese Fähigkeit aber bereits nach 1—4 Tagen verlieren (STERZL 1957, 1958, 1959; DIXON u. Mitarb. 1959).

Was ist die Natur der Zellen, durch welche die übertragene Antikörperbildung vermittelt wird?

Wie bereits erwähnt wurde, wird wieder vielfach angenommen, daß es die Lymphocyten sind, welche diese Antikörperbildung übertragen, die Lymphocyten daher als Bildner der Antikörper zu betrachten sind (Dixon u. Mitarb. 1957, 1959).

Hierzu ist zunächst zu sagen, daß die früher für die lymphocytäre Lehre angeführte Tatsache, daß Röntgenbestrahlung, welche Lymphocyten zerstört, auch die primäre Antikörperbildung unterbindet, falls sie 6—24 Std vor der Antigenzufuhr verabfolgt wird (Craddock u. Lawrence 1948; Dixon u. Mitarb. 1951, 1952; Taliaferro 1957), daß diese Tatsache ihre Beweiskraft verloren hat, seit bekanntgeworden ist, daß, wie bereits erwähnt, eine gleiche Reaktionslosigkeit auch bei Neugeborenen beobachtet wird, obgleich bei ihnen die Lymphocyten intakt erscheinen, und seitdem gezeigt worden ist, daß durch Bestrahlung unterbundene Antikörperbildung ohne Zufuhr von Lymphocyten lediglich durch Verabfolgung von Nucleinsäuren (Taliaferro u. Jaroslow 1958) oder Desoxynucleoprotein (Braun 1960) wiederhergestellt werden kann.

Auch die Tatsache, daß bei Waldenströms Makroglobulinämie im Knochenmark öfters atypische lymphoide Zellen überwiegen, kann kaum als Stütze der lymphocytären Theorie angesehen werden, da in diesen Fällen auch die Makroglobuline atypisch sind, und die lymphoiden Zellen, wie auch Kunkel (1960) betont hat, sehr wohl pathologische Plasmazellen sein mögen.

Sodann ist hierzu zu sagen, daß es sich bei den übertragenen Zellentests um *Gemische* allermöglicher Zellen gehandelt hat. Differentialzählungen durch Dixon u. Mitarb. (1957) ergaben, daß ihre peritonealen Exsudate im Durchschnitt 71% Makrophagen, 13% Granulocyten, 12% Lymphocyten und 1% Plasmazellen enthielten, während ihre Lymphknotenzellen aus 88% Lymphocyten, 8% Makrophagen und 3% Plasmazellen zusammengesetzt waren. Ähnlich fanden Eisen u. Mitarb. (1959) unter ihren Lymphknotenzellen $80-85\%$ kleine Lymphocyten und 10% größere mononucleäre Zellen.

Schließlich ist zu bemerken, daß alle Versuche, aus *plasmazellfreien* Lymphocytengemischen Antikörper zu extrahieren, wie bereits 1955 ausgeführt, restlos gescheitert sind und daß wir, die wir die Bildung von Antikörpern in Schnitten oder an einzelnen Zellen *direkt* studiert haben (Ehrich u. Mitarb. 1950, 1955; Coons u. Mitarb. 1955; Nossal 1959), niemals eine Agglutination oder Präcipitation von Antigen durch Lymphocyten gesehen haben.

Wenn trotzdem immer wieder von Antikörperbildung durch Lymphocyten die Rede ist, so kann daher nicht länger gemeint sein, daß der kleine Lymphocyt selbst Antikörper synthetisiert, sondern man kann wohl höchstens postulieren, daß er eine undifferenzierte Mesenchymzelle ist, welche sich nach Reizung durch Antigen in eine antikörperbildende Plasmazelle umwandelt.

Nach den Beobachtungen von Dixon u. Mitarb. (1957, 1959) werden die transferierten Zellen, welche die ersten 2 Tage überleben, während der folgenden 3—4 Tage durch Plasmazellen ersetzt. Vom dritten Tage ab enthielten die sich entwickelnden Plasmazellen mittels Coons Fluorescenzmethode nachweisbare Antikörper.

Wenn Dixon aus diesen Beobachtungen geschlossen hat, daß die Plasmazellen bei solchen Versuchen von der übertragenen Lymphocyten abstammen, die Lymphocyten also undifferenzierte Mesenchymzellen sind, so muß diese Möglichkeit zwar zugegeben werden, doch ist es ebenso gut möglich, daß die beobachteten Plasmazellen aus Plasmoblasten oder Präplasmocyten hervorgingen, welche mit den Lymphocyten zusammen transferiert waren. Da das von ihnen benutzte Ausgangsmaterial 1—3% Plasmazellen enthielt und sie eine halbe Milliarde Zellen transferierten, kann man sich leicht ausrechnen, daß mit diesen Zellen 5—15 Millionen Plasmazellen übertragen wurden. Da Plasmoblasten und Präplasmocyten von ihnen nicht erwähnt wurden, ist anzunehmen, daß diese hierbei nicht mitgezählt wurden, die Zahl der übertragenen plasmacellulären Elemente also beträchtlich größer war.

Daß die von Dixon u. Mitarb. beobachteten Plasmazellen wahrscheinlich *nicht* aus Lymphocyten, sondern aus Plasmoblasten oder Präplasmocyten hervorgingen, kann daraus geschlossen werden, daß sich bei ihren Übertragungsversuchen im Gegensatz zur gewöhnlichen primären oder sekundären Antikörperbildung (Coons u. Mitarb. 1955; Wissler u. Mitarb. 1957) keinerlei Mitosen nachweisen ließen. Falls die Lymphocyten undifferenzierte Mesenchymzellen wären, sollte man annehmen, daß ihre Entwicklung zu Plasmazellen nicht ohne ihre Teilung vor sich gehen könnte.

Die Frage, ob die Lymphocyten undifferenzierte Mesenchymzellen sind, wie heute vor allem Rebuck (1955) und Braunsteiner (1959) annehmen, oder ob sie als Endzellen aufzufassen sind, welche vielleicht im Nucleinstoffwechsel eine wichtige Rolle spielen, wie Wagner und ich vor 10 Jahren vorgeschlagen haben, und sie daher bei der Antikörperbildung möglicherweise als Cofaktoren wirksam sind, läßt sich heute noch nicht entscheiden. Für die letztere Möglichkeit läßt sich anführen, daß, wie bereits erwähnt, durch Röntgenbestrahlung unterdrückte Antikörperbildung durch Nucleinsäuren wiederhergestellt und Antikörperbildung außer durch lebende Zellen auch durch Nucleoprotein übertragen werden kann.

Ich komme jetzt zu den Bildungsstätten der *zellständigen* Antikörper. Da hierüber wenig bekannt ist, kann ich mich kurz fassen.

Wie ich bereits ausgeführt habe, können *spätreagierende Allergien* auch durch zerstörte Zellen und selbst durch mittels Nucleasen und Proteasen verdaute Extrakte auf normergische Empfänger übertragen werden.

Da die Transferierung der *Antikörperbildung* hingegen an *lebende* Zellen oder zumindest an *Nucleoprotein* (STERZL 1958) gebunden ist, muß man annehmen, daß es sich hierbei um zwei grundsätzlich verschiedene Vorgänge handelt, die zwar gleichzeitig ablaufen können, im übrigen aber voneinander unabhängig sind. Da Kranke mit Agammaglobulinämie zwar zellständige Antikörper bilden und empfangen können, aber unfähig sind, humorale Antikörper herzustellen, muß man jenen Recht geben, welche daraus schließen, daß es sich bei der Bildung humoraler und zellständiger Antikörper auch um *genetisch* verschiedene Vorgänge handeln muß.

Dies bringt mich zu der letzten Frage, die ich noch mit Ihnen besprechen muß, nämlich, *wie man sich die Bildung der Antikörper durch Zellen im einzelnen vorstellen soll*. Da bezüglich der zellständigen Antikörper in dieser Beziehung nichts bekannt ist, kann ich mich hierbei auf die humoralen Antikörper beschränken.

Wie Ihnen vielleicht bekannt ist, unterscheiden wir heute selektive und induktive Theorien. Das Musterbeispiel der *selektiven* Theorien ist die Ihnen allen bekannte Seitenkettentheorie von EHRLICH (1899, 1910). Nach dieser kürzlich durch JERNE (1955), BURNET (1957) und TALMAGE (1957) neubelebten und von ihnen modifizierten Lehre beruht die Antikörperbildung auf einer *Regeneration im Überschuß* der normalerweise im Organismus enthaltenen natürlichen Antikörper oder der sie produzierenden Zellen nach ihrem Verbrauch durch ihre Reaktion mit dem spezifischen Antigen. Die von BURNET (1957) hierfür benutzte Bezeichnung Clone — er spricht von einer Clone-Bildung — besagt weiter nichts, als daß die bei der Regeneration entstehenden Gruppen von Plasmazellen aus einer asexuell durch Mutation entstandenen Mutterzelle entsprungen sind.

Wenn sich die selektiven Theorien der Antikörperbildung keiner großen Beliebtheit erfreuen, so ist das wohl vor allem darauf zurückzuführen, daß sie nicht mit der Tatsache vereinbar sind, daß der Organismus, wie besonders LANDSTEINER (1945) gezeigt hat, auch gegen Kunststoffe mühelos Antikörper bilden kann, obgleich diese in der Natur überhaupt nicht vorkommen, eine Selektion natürlicher Antikörper hierbei also ausgeschlossen werden kann. Auch ist gegen BURNETS Clone-Theorie eingewandt worden (LEDERBERG 1958), daß man, um jede mögliche Antikörperbildung zu erklären, annehmen müsse, daß es Billionen von Clones gäbe, dies aber höchst unwahrscheinlich sei.

Die meisten Forscher halten es daher heute mit den *induktiven* Theorien.

Nach diesen Theorien ist die Antikörperbildung dadurch bedingt, daß das Antigen die normale γ-Globulinbildung so modifiziert, daß das hierbei entstehende Eiweiß strukturell oder elektrostatisch der Oberfläche des Antigens komplementär angepaßt ist (BREINL u. HAUROWITZ 1930; ALEXANDER 1931; MUDD 1932).

Bekanntlich stellt man sich die Bildung von γ-Globulin und anderen Eiweißkörpern mit Beadle (1959) und Tatum (1959) heute so vor, daß die in den Kernen enthaltenen, aus Desoxyribonucleinsäure bestehenden Gene die Synthese der später in den Mikrosomen (Plasmagenen) lokalisierten Ribonucleinsäure bewirken und diese schließlich für die Herstellung der fertigen Eiweißkörper verantwortlich ist.

Auf Abb. 9 sehen Sie den ersten Schritt dieser Synthese, nämlich die Bildung der Ribonucleinsäure (RNS) durch die in den Kernen enthaltene replizierbare, d. h. der Selbstteilung fähigen Desoxyribonucleinsäure. Oben im Schema sehen Sie einige Glieder der gewöhnlich mehrere 1000 Einheiten langen DNS-Kette. Wie hier angedeutet ist, besteht diese Kette aus verschiedenen Kombinationen der vier als Adenyl-, Guanyl-, Cytidyl- und Thymosinsäure bekannten Nucleotiden.

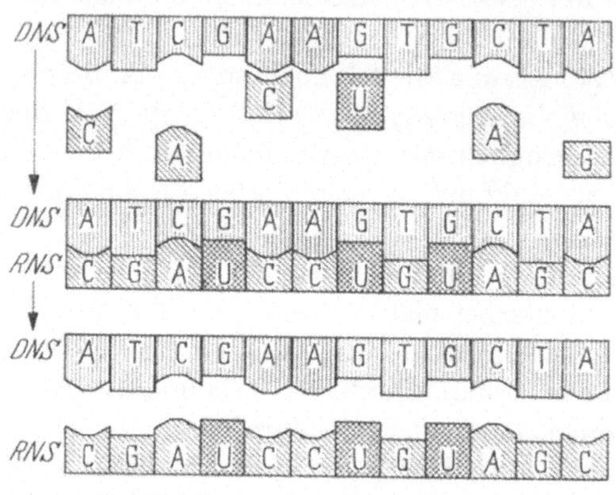

Abb. 9. Die Bildung von Ribonucleinsäure (*RNS*) durch Desoxyribonucleinsäure (*DNS*)

Die Bildung der Ribonucleinsäure beginnt damit, daß sich im Kernsaft umherschwimmende Nucleotide in die hierbei als Templat, Matrize oder Gußform wirkende DNS-Kette einpassen und sie schließlich durch Nuclease zu einer der DNS-Kette komplementären RNS-Kette zusammengeschmiedet werden.

Wie hier angedeutet ist, unterscheidet sich RNS von DNS dadurch, daß sie anstelle von Thymosinsäure Uridylsäure enthält. Auch ist sie offenbar keiner Replizierung mehr fähig.

Wie seit Caspersson (1939) und Brachet (1940) bekannt ist und neuerdings durch Isotope bestätigt werden konnte (Allfrey u. Mirsky 1955), sammelt sich die im Kern gebildete Ribonucleinsäure wenigstens teilweise zunächst in den Nucleolen an, um danach ins Cytoplasma ausgestoßen zu werden.

Nach Altmann (1955) kann dies, wie auf der von Altmann vorgelegten Abb. 10 deutlich zu sehen ist, durch die schon von Berg (1932) beschriebene Ausstoßung ganzer Nucleolen erfolgen. Nach Gay (1960) ist die Ausscheidung jedoch gewöhnlich mehr subtiler Natur, und zwar treten, wie rechts oben auf der von ihr geborgten elektronenmikroskopischen Aufnahme (Abb. 11) zu sehen ist, kleine Bläschen durch die Kernwand durch, welche dann, wie auf ihrer Abb. 12 schematisch dargestellt,

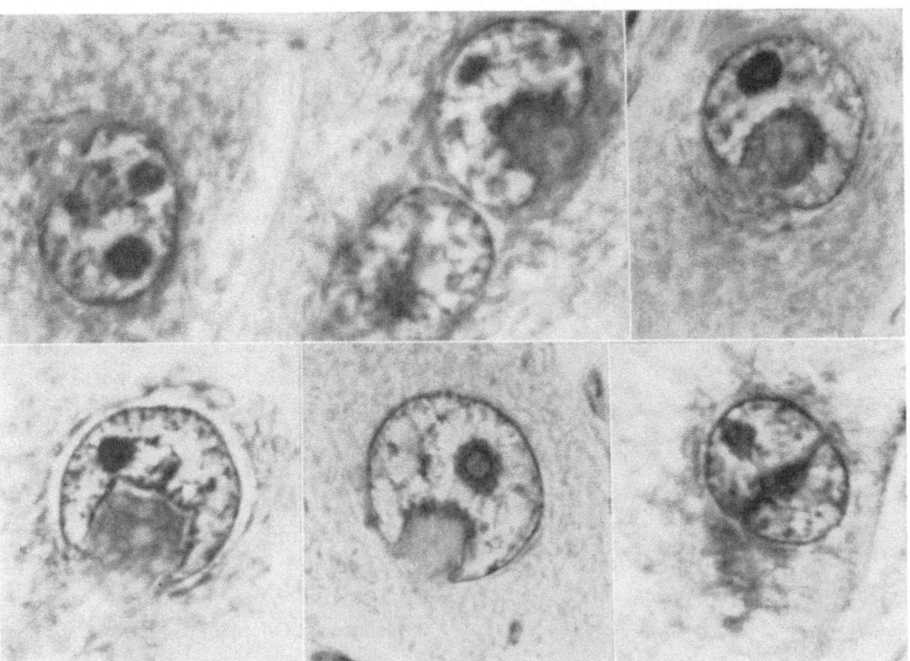

Abb. 10. Ausstoßung ribonucleinsäurehaltiger Nucleolarsubstanz ins Cytoplasma (ALTMANN 1955)

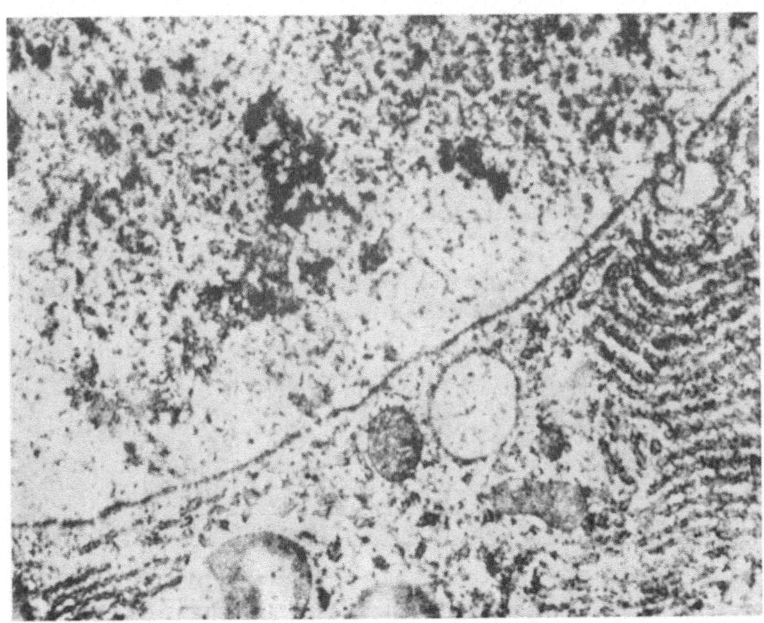

Abb. 11. Ausscheidung von im Kerne gebildeter ribonucleinsäurehaltiger Substanz durch die Kernmembran (GAY 1960)

zu den Lamellen werden, die wir bereits als endoplasmatisches Reticulum oder Ergastoplasma kennengelernt haben.

Der nächste Schritt der Synthese der Eiweißkörper erfolgt dann, ähnlich wie die Bildung der Ribunocleinsäure, wie auf Abb. 13 zu sehen ist, indem nun *diese Säure* als Templat oder Matrize wirkt und sich passende *Aminosäuren* (AS) auf ihr festsetzen. Da die Sequenz von vier verschiedenen Nucleotiden hierbei die spezifische Folge von den 20 im menschlichen Eiweiß vorkommenden Aminosäuren bestimmen muß, hat Crick (1958) ausgerechnet, daß dies nur möglich ist, wenn immer drei Nucleotide, wie auf diesem Schema angegeben ist, die Position von je einer Aminosäure bestimmen (Hoagland 1959). Nachdem die Peptidkette durch Proteasen zusammengeschmiedet ist, wird sie schließlich von der Matrize abgelöst und auf bisher unbekannte Weise zu ihrer verwickelten dreidimensionalen Form gefaltet.

Während Eiweiß für Export gewöhnlich erst im Cytoplasma, nämlich in den Mikrosomen entsteht, läßt es sich gelegentlich schon in den Nucleolen nachweisen.

Die auf Abb. 14 abgebildeten Zellen sind Plasmazellen von einem Fall von multiplen Myelom. Beachten Sie bitte, daß eine Reihe dieser Zellen Paraprotein, das ist pathologisches γ-Globulin in ihren Nucleolen enthalten.

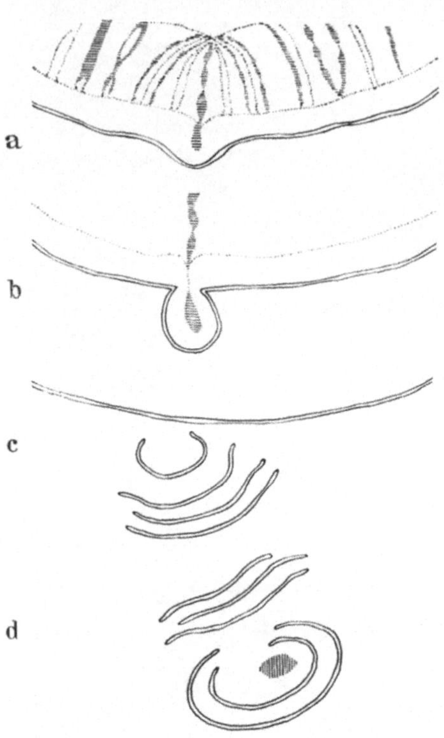

Abb. 12. Schematische Darstellung der Ribonucleinsäureausscheidung durch die Kernmembran und der durch sie bedingten Ergastoplasmabildung (Gay 1960)

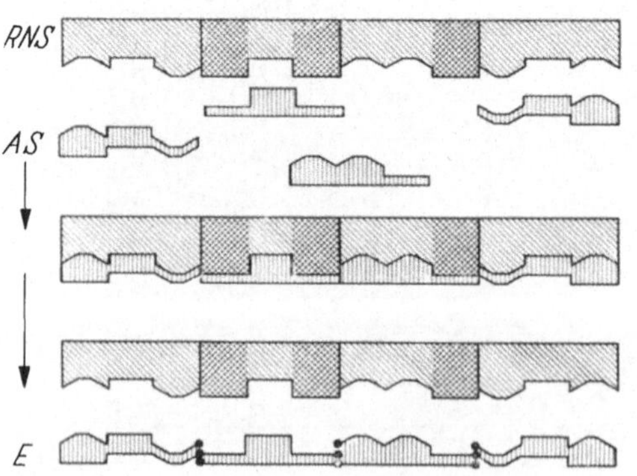

Abb. 13. Die Bildung von Eiweiß (*E*) aus Aminosäuren (*AS*) durch Ribonucleinsäure (*RNS*)

Auf dieser von COONS geborgten Abb. 15 sehen Sie eine antikörperbildende Plasmazelle, deren Nucleole durch seine Fluorescenztechnik dargestellten spezifischen Antikörper enthält.

Wenn wir bedenken, daß die hier entwickelte Vorstellung durch experimentelle Daten wohlbegründet ist, können wir mit HOAGLAND (1959) annehmen, daß die Spezifität der Eiweißkörper durch die Spezifität

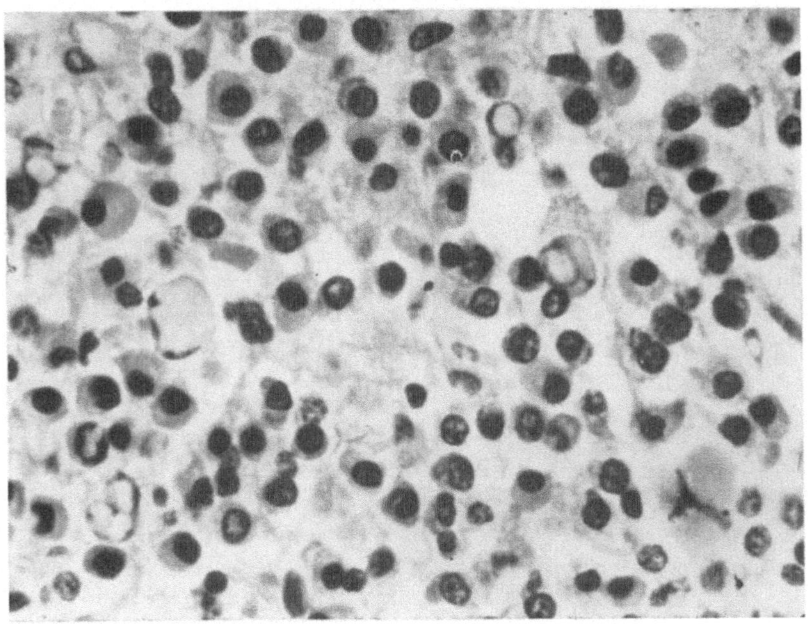

Abb. 14. Paraproteinbildung in Nucleolen von Plasmazellen eines multiplen Myeloms (EHRICH 1956)

der Ribonucleinsäure und diese wiederum durch die Spezifität der in den Genen enthaltenen Desoxyribonucleinsäure bedingt ist, daß mit anderen Worten der Organismus für jedes im Körper vorkommende Eiweiß ein besonderes Gen enthält.

Doch kehren wir jetzt zur Antikörperbildung zurück, nämlich zu der Frage, *auf welcher Stufe der γ-Globulinbildung dieses Eiweiß zu einem Antikörper modifiziert wird.*

Wie wir sehen werden, gibt es Theorien, welche die Induktion erst an den Polypeptidketten angreifen lassen, während sie nach anderen Theorien bereits im Stadium der Ribo- oder Desoxyribonucleinsäurebildung wirksam ist.

PAULING (1940), HAUROWITZ (1953) und KARUSH (1958, 1959), welche annehmen, daß die Induktion erst *nach Bildung der Peptidketten* eintritt, haben postuliert, daß das Antigen dadurch wirksam ist, daß es normales

γ-Globulin während oder nach seiner Ablösung von der Ribonucleinsäure-kette in eine dem Antigen komplementäre Form überführt.

Der Einwand von Burnet u. Fenner (1949) und Dixon (1957), daß Theorien dieser Art die Gegenwart von Antigen während der Antikörperbildung voraussetzen, nach unserem heutigen Wissen aber anzunehmen sei, daß das Antigen frühzeitig verschwände, hat heute keine Beweiskraft mehr, da in den letzten 10 Jahren zahlreiche Beobachtungen mitgeteilt wurden, welche zu zeigen scheinen, daß nicht nur gewisse

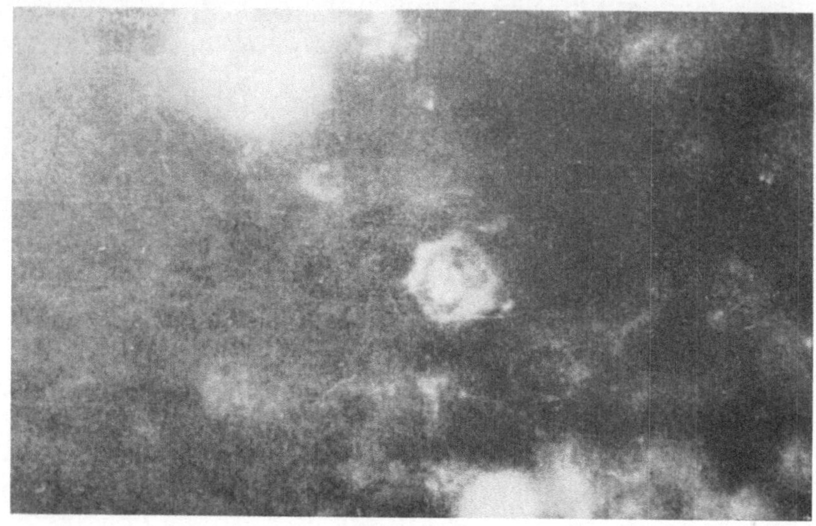

Abb. 15. Durch Coons Fluorescenzmethode dargestellte Antikörper in den Nucleolen einer antikörper-bildenden Plasmazelle (Coons 1958)

Polysaccharidantigene (Heidelberger 1953), sondern auch Eiweißantigene lange Zeit in wirksamer Form im Körper aufbewahrt werden können (Felton 1949; Coons 1950; Haurowitz u. Mitarb. 1952, 1953; McMaster u. Kruse 1950; Garvey u. Campbell 1957; Schultze 1960).

Wohl aber ist gegen diese Theorien einzuwenden, daß sie nicht zu erklären vermögen, wie ein einziges Antigenmolekül in kurzer Zeit hundert Tausende, wenn nicht Millionen Antikörpermoleküle (Monod 1959) erzeugen kann, und warum das in enger räumlicher Beziehung zum Antigenmolekül entstehende Antikörpermolekül nicht mit diesem verhaftet bleibt, sondern von den Plasmazellen ins umgebende Milieu ausgeschieden wird. Auch erklärt diese Theorie nicht, warum die Antikörperbildung mit Neubildung der Plasmazellen einhergeht und diese nur je ein Antikörper erzeugen können.

Wir kommen jetzt zu den Theorien, nach welchen das Antigen bereits an den *Nucleinsäuren* angreift.

Während Campbell (1951) glaubt, daß sich das Antigen oder Teile davon mit der im Cytoplasma enthaltenen *Ribonucleinsäure* verbinden und diese dazu veranlaßt, spezifisch gegen das Antigen gerichtete Antikörper zu bilden, nehmen Coons (1957), Novelli u. Demoss (1957), Schweet u. Owen (1957) und Schultz (1959) mit uns (1955) an, daß das Antigen bereits an der *Desoxyribonucleinsäure der im Kerne enthaltenen Gene* angreift. Wir haben diese unsere Theorie daher als *genetische* Theorie der Antikörperbildung bezeichnet (1955).

Wie Schweet u. Owen (1957) ausgeführt haben, kann man sich diese Induktion so vorstellen, daß an Desoxyribonucleinsäure gebundenes

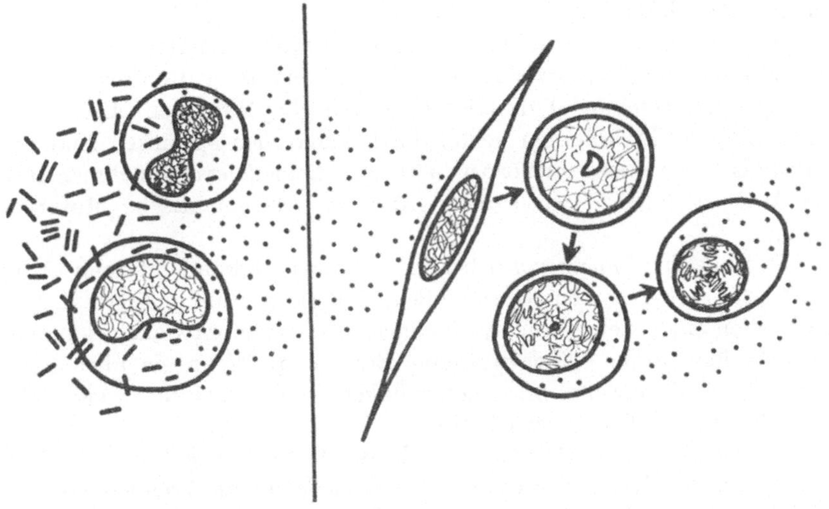

Abb. 16. Diagrammatische Darstellung der genetischen Theorie der Antikörperbildung (Ehrich 1955)

Antigen oder Antigenteile bei der Replizierung dieser Säure während der Zellteilung die Bildung einer neuen Desoxyribonucleinsäure verursachen und diese nicht nur durch Induktion einer neuen Ribonucleinsäure spezifische Antikörper zu bilden vermag, sondern auch auf Tochterzellen übertragen werden kann, man also berechtigt ist, von induzierter somatischer Mutation zu sprechen.

Für die genetische Theorie läßt sich anführen, daß man heute allgemein annimmt, daß für die Bildung chemisch verschiedener Eiweißkörper die Gegenwart verschiedener Desoxyribonucleinsäurematrizen notwendig ist, und daß die Bildung von Antikörpern einer mitotischen Neubildung von Plasmazellen bedarf. Auch spricht für diese Theorie, daß die Zahl der Antikörper, die jede Zelle bilden kann, begrenzt ist, die Induktion der Antikörperbildung also frühzeitig während der Reifung dieser Zellen erfolgen muß, sie jedenfalls in späteren Stadien nicht mehr stattfinden kann.

Meine Damen und Herren, ich bin nun am Ende meiner Ausführungen. Doch bevor ich schließe, sei es mir gestattet, unsere heutigen Vorstellungen von der Antikörperbildung noch einmal kurz zusammenzufassen.

Wie auf diesem stark vereinfachten Schema (Abb.16) zu sehen ist, werden Bakterien oder andere corpusculäre Antigene zunächst durch Makrophagen und vielleicht auch polymorphkernige Leukocyten in serologisch wirksame Antigenmoleküle umgearbeitet. Ob dies auch für gelöstes Antigen zutrifft, ist zwar noch nicht bekannt, doch gibt es Gründe, welche dafür sprechen, daß dies auch ohne Vorbereitung durch Phagocyten wirken kann.

Die Antigenmoleküle induzieren dann im undifferenzierten Mesenchym die Bildung von Plasmazellen, welche während ihrer Reifung ähnlich wie bei der Haemoglobulinbildung durch Erythrocyten Antikörper synthetisieren. Da offenbar schon die Plasmazellen spezifisch sind, sie jedenfalls nur je einen Antikörper zu bilden scheinen, ist anzunehmen, daß das Antigen dadurch wirksam ist, daß es eine somatische Mutation erzeugt.

Die Rolle der *Lymphocyten* bei der Antikörperbildung ist noch völlig ungeklärt. Sollte es sich herausstellen, daß sie undifferenzierte Mesenchymzellen sind, welche sich zu Plasmazellen weiterentwickeln können, bedürfte ihre Rolle keiner weiteren Erklärung. Wenn sie aber Endformen sind, die nur ein kurzes Leben haben, könnte man ihnen vielleicht die Rolle eines Cofaktors zuschreiben.

Unter den ungelösten Fragen, welche die Antikörperbildung betreffen, ist die nach der Natur der Lymphocyten vielleicht die brennendste. Da zur Zeit mehrere Forschergruppen mit Entschlossenheit daran arbeiten, diese Frage zu lösen, und wir jetzt Methoden haben, mit welchen diese Frage erfolgreich angegriffen werden kann, können wir damit rechnen, daß wir in absehbarer Zeit wissen werden, welche Rolle den Lymphocyten bei der Antikörperbildung zukommt.

Literatur

ALEXANDER, J.: Some intracellular aspects of life and disease. Protoplasma (Wien) **14**, 296 (1931/32).

ALLFREY, u. MIRSKY, 1955: zit. bei NOVELLI u. DEMOSS 1957.

ALTMANN, H. W.: Zur Morphologie der Wechselwirkung von Kern und Zytoplasma. Klin. Wschr. **33**, 306 (1955).

ALTMANN, H. W.: Allgemeine morphologische Pathologie des Cytoplasmas, Handb. allg. Path. Vol. II/1, p. 419. Berlin, Göttingen, Heidelberg: Springer 1955.

ASCHOFF, L.: Das retikuloendotheliale System. Ergebn. inn. Med. **26**, 1 (1924).

ASCHOFF, L.: Morphologie des retikuloendothelialen Systems, Handbuch der Krankheiten des Blutes (Schittenhelm), p. 473. Berlin 1925.

BARANDUN, S., K. STAMPFLI, G. A. SPENGLER u. G. RIVA: Die Klinik des Antikörpermangelsyndroms. Helv. med. Acta **26**, 163 (1959).

BEADLE, G. W.: Genes and chemical reactions in neurospora. Science **129**, 1715 (1959).

BERG: 1932, zit. bei ALTMANN 1955.

BERNHARD, W., 1952: zit. bei ALTMANN 1955.

BING, J., u. P. PLUM: Serum proteins in leukopenia. Acta med. scand. 92, 415 (1937).

BJORNEBOE, M., u. H. GORMSEN: Untersuchungen über das Vorkommen von Plasmazellen bei experimenteller Hyperglobulinaemie. Klin. Wschr. 19, 314 (1941).

BOYD, W. C.: Fundamentals of immunology. New York: Intersc. Publ., Inc. 1956.

BRACHET, J.: La détection histochimique des acides pentose nucléiques. C. R. Soc. Biol. (Paris) 133/4, 88 (1940).

BRACHET, J.: La localisation des acides pentoses nucléiques dans les tissus animaux et les œufs d'amphibiens en voie de développement. Arch. Biol. (Liège) 53, 207 (1942).

BRAUNSTEINER, H.: Physiologie und Physiopathologie der weißen Blutzellen. Stuttgart: Thieme 1959.

BRAUNSTEINER, H., K. FELLINGER u. F. PAKESCH: Ergebnisse und Probleme histologischer Untersuchungen im Elektronenmikroskop. Klin. Wschr. 31, 357 (1953).

BRAUNSTEINER, H., K. FELLINGER u. F. PAKESCH, 1955: zit. bei BRAUNSTEINER 1959.

BREINL, F., u. F. HAUROWITZ: Chemische Untersuchung des Präzipitates aus Hämoglobin und Anti-Hämoglobin-Serum und Bemerkungen über die Natur der Antikörper. Hoppe-Seylers Z. physiol. Chem. 192, 45 (1930).

BURNET, F. M.: A modification of Jerne's theory of antibody production using the concept of clonal selection. Aust. J. Sci. 20, 67 (1957).

BURNET, F. M.: Diskussionsbemerkung. J. cell. comp. Physiol. 52, Suppl. 1, 63 (1958).

BURNET, F. M.: The clonal selection theory of acquired immunity. Nashville: Vanderbilt Univ. Press 1959.

BURNET, F. M., and F. FENNER, The production of antibodies. Melbourne: Macmillan 1949.

CAMPBELL, D. H.: Some speculations on the significance of formation and persistence of antigen fragments in tissues of immunized animals. Blood 12, 589 (1957).

CASPERSSON, T.: The relations between nucleic acid and protein synthesis. Boston: Cambridge Univ. Press 1947 and 1951.

CASPERSSON, T.: Cell growth and cell function. New York: Nortin & Co. 1950.

CASPERSSON, T., u. J. SCHULTZ: Pentose nucleotides in the cytoplasm of growing tissues. Nature (Lond.) 143, 602 (1939).

CHASE, M. W.: Development of antibody following transfer of cells taken from lymph nodes of sensitized or immunized animals. Fed. Proc. 10, 404 (1951).

CHASE, M. W.: The allergic state, Bacterial and mycotic infections of man (Dubos). Philadelphia: Lippincott 1958.

CHASE, M. W., and O. A. WAGNER: Quantity and quality of diphtheria antitoxin appearing after transfer of cells taken from immunized rabbits. Fed. Proc. 16, 639 (1957).

COOKE, R., J. BARNARD, S. HEBALD and A. STULL: Serological evidence of immunity with coexisting sensitization in a type of human allergy (hay fever). J. exp. Med. 62, 733 (1935).

COONS, A. H.: Diskussionsbemerkung. J. cell. comp. Physiol. 50, Suppl. 1, 221 (1957).

COONS, A. H.: The cytology of antibody formation. J. cell. comp. Physiol. 52, Suppl. 1, 55 (1958).

COONS, A. H., H. J. CREECH, R. N. JONES and E. BERLINER: Demonstration of pneumococcal antigen in tissues by use of fluorescent antibody. J. Immunol. 45, 159 (1942).

Coons, A. H., E. H. Leduc and J. M. Connolly: Studies on antibody production I. J. exp. Med. **102**, 49 (1955).

Cottier, H., u. S. Barandun: Morphologische Pathologie des Antikörpermangelsyndroms. Helv. med. Acta **26**, 461 (1959).

Craddock, C. G., and J. S. Lawrence: The effect of roentgen irradiation on antibody formation in rabbits. J. Immunol. **60**, 241 (1948).

Crick, F. H. C., 1958: zit. bei Jungblut, P. W., u. F. Turba: Proteinsynthese in Lebermikrosomen, in Dynamik des Eiweißes, S. 102. Berlin, Göttingen, Heidelberg: Springer 1960.

Cummings, 1956: zit. bei Lawrence 1959.

Dalton, A. J., 1950: zit. bei Altmann 1955.

Deutsch, H. F., and J. I. Morton: Dissociation of human serum macroglobulins. Science **125**, 600 (1957).

Dixon, F. J.: Characterization of the antibody response. J. cell. comp. Physiol. **50**, Suppl. 1, 27 (1957).

Dixon, F. J., J. C. Roberts and W. O. Weigle: Quantitative aspects of antibody responses of transferred lymph node and peritoneal exudate cells. Fed. Proc. **16**, 649 (1957).

Dixon, F. J., D. W. Talmage and S. C. Bukantz: Radiosensitive and radioresistant phases in antibody production. Fed. Proc. **10**, 407 (1951).

Dixon, F. J., D. W. Talmage and P. H. Maurer: Radiosensitive and radioresistant phases in the antibody response. J. Immunol. **68**, 693 (1952).

Dixon, F. J., W. O. Weigle and M. P. Deichmiller: The duration of responsiveness of lymph node cells transferred to adult homologous recipients. J. Immunol. **82**, 248 (1959).

Ehrich, W. E.: Die cellulären Bildungsstätten der Antikörper. Klin. Wschr. **33**, 315 (1955).

Ehrich, W. E.: Die Entzündung. Handb. Allg. Path., Vol. VII/I. Berlin, Göttingen, Heidelberg: Springer 1956.

Ehrich, W. E., T. N. Harris and E. Mertens: The absence of antibody in the macrophages during maximum antibody formation. J. exp. Med. **83**, 373 (1946).

Eisen, H. N., E. Helmreich and M. Kern: Metabolic activities of isolated lymph node cells, in Mechanisms of hypersensitivity (Shaffer et al.), p. 477. Boston: Little, Brown & Co. 1959.

Fagraeus, A.: Antibody production in relation to the development of plasma cells, Ess. Akt. Stockholm 1948.

Felton, L. D.: The significance of antigen in animal tissues. J. Immunol. **61**, 107 (1949).

Freedman, Fisher u. Cooke 1957: zit. bei Lawrence 1959.

Garvey, u. Campbell 1957: zit. bei Campbell 1957.

Gay, H.: Nuclear control of the cell. Sci. Amer. **202**, 126 (1960).

Gitlin, D., P. A. M. Gross and C. A. Janeway: The gammaglobulins and their clinical significance. New Engl. J. Med. **260**, 21, 72, 121, 170 (1959).

Good, A. R., and B. Campbell: Relationship of bone marrow plasmacytosis to the changes in serum gammaglobulin in rheumatic fever. Amer. J. Med. **9**, 330 (1950).

Good, A. R., and S. J. Zak: Disturbances in gammaglobulin synthesis as „experiments of nature". Pediatrics **18**, 109 (1956).

Gormsen, H.: Investigation of the role of plasma cells as antibody producers. Sang **21**, 483 (1950).

Grabar, P.: Immunochemistry. Ann. Rev. Biochem. **19**, 453 (1950).

Harris, T. N., and S. Harris: Formation of agglutinins to Shigella Paradysenteriae by transfer of lymph node cells. Fed. Proc. **16**, 643 (1957).

HARRIS, S., and T. N. HARRIS: Transfer of cells from lymph nodes of rabbits following regional injection of antigens. Fed. Proc. **10**, 409 (1951).

HARRIS, S., T. N. HARRIS and M. B. FARBER: Studies on the transfer of lymph node cells. J. Immunol. **72**, 148, 161 (1954).

HAUROWITZ, F.: Theories of antibody formation, in: The nature and significance of the antibody response (PAPPENHEIMER), p.3. New York: Columbia Univ. Press 1953.

HAUROWITZ, F.: Summary in Serological and biochemical comparison of proteins (Cole), p. 113. New Brunswick: Rutgers Univ. Press 1958.

HAUROWITZ, F., and C. F. CRAMPTON: The fate in rabbits of intravenously injected I^{131}-Iodoovalbumin. J. Immunol. **68, 73** (1952).

HEIDELBERGER, M.: Persistence of antibodies in man after immunization, in: The nature and significance of the antibody response. p. 90. New York: Columbia Univ. Press 1953.

HERZOG, G.: Über adventitielle Zellen und über die Entstehung von granulierten Elementen. Verh. dtsch. path. Ges. **17**, 562 (1914).

HERZOG, G.: Über die Bedeutung der Gefäßwandzellen in der Pathologie. Klin. Wschr. **2**, 730 (1923).

HERZOG, G.: Experimentelle Zoologie und Pathologie. Ergebn. allg. Path. path. Anat. **21**, 182 (1925).

HOAGLAND, M.: Nucleic acids and proteins. Sci. Amer. **201**, 55 (1959).

JERNE, N. K.: The natural-selection theory of antibody formation. Proc. nat. Acad. Sci. (Wash.) **41**, 849 (1955).

JETER 1954, 1957: zit. bei LAWRENCE 1959.

KABAT, E. A.: The unity and diversity of antibodies, in: The nature and significance of the antibody response (PAPPENHEIMER), p. 102. New York: Columbia Univ. Press 1953.

KAPLAN, M. H., A. H. COONS and H. W. DEANS: Localization of antigen in tissue cells. J. exp. Med. **91**, 15 (1950).

KARUSH, F.: Structural and energetic aspects of antibody—hapten interactions, in: Serological and biochemical comparisons of proteins (Cole), p. 40. New Brunswick: Rutgers Univ. Press 1958.

KARUSH, F.: Quantitative measurement of heterogeneity among antibodies, in: Mechanisms of hypersensitivity (SHAFFER et al.), p. 19. Boston: Little, Brown & Co. 1959.

KARUSH, F.: Diskussionsbemerkung, in: Mechanisms of hypersensitivity (SHAFFER et al.), p. 55. Boston: Little, Brown & Co. 1959.

KUHNS, W. J.: Certain forms of hypersensitivity in man mediated by antigen-antibody reactions, in: Cellular and humoral aspects of the hypersensitive states (LAWRENCE), p. 535. New York: Hoeber-Harper 1959.

KUNKEL, H. G.: Macroglobulins and high molecular weight antibodies, in: The plasma proteins (PUTMAN), Vol. I, p. 279. New York: Acad. Press 1960.

LANDSTEINER, K.: The specificity of serological reactions, Cambridge 1946.

LANDSTEINER, K., and M. W. CHASE: Experiments on transfer of cutaneuos sensitivity to compounds. Proc. Soc. exp. Biol. (N.Y.) **49**, 688 (1942).

LAWRENCE, 1954, 1955, 1958: zit. bei LAWRENCE 1959.

LAWRENCE, H. S.: Delayed hypersensitivity and the behavior of the cellular transfer system in animal and man, in Mechanisms of hypersensitivity (SHAFFER et al.), p. 453. Boston: Little, Brown & Co. 1959.

LAWRENCE, H. S.: The transfer of hypersensitivity of the delayed type in man, in: Cellular and humoral aspects of the hypersensitive states (LAWRENCE), p. 279. New York: Hoeber-Harper 1959.

Lederberg, J.: Genetic approaches to somatic cell variation: summary comment. J. cell. comp. Physiol. **52**, Suppl. 1, 383 (1958).

Leduc, E. H., A. H. Coons and J. M. Connolly: Studies on antibody production II. J. exp. Med. **102**, 61 (1955).

Lehon, A. H.: The detection and nature of nonprecipitating antibodies in allergic sera, in: Mechanisms of hypersensitivity (Shaffer et al.), p. 61. Boston: Little, Brown and Co. 1959.

Marchand, F.: Untersuchungen über die Einheilung von Fremdkörpern. Beitr. path. Anat. **4**, 1 (1889).

Marchand, F.: Über die Herkunft der Lymphocyten und ihre Schicksale bei der Entzündung. Verh. dtsch. path. Ges. **16**, 5 (1913).

Marchand, F.: Die örtlich reaktiven Vorgänge. Handb. allg. Path. 4/1, 78 (1924).

Maximow, A.: Über undifferenzierte Blutzellen und mesenchymale Keimlager im erwachsenen Organismus. Klin. Wschr. **5**, 2193 (1926).

McGregor, D. D., J. W. Steiner and H. Z. Movat: Plasma cell maturation in Arthus lesions of lymphocyte—depleted rabbits. Arch. Path. (Chicago) (im Druck).

McMaster, P. D., and H. Kruse: Persistence in mice of certain foreign proteins and azoprotein tracer antigens derived from them. J. exp. Med. **94**, 323 (1951).

Monod, J.: Antibodies and induced enzymes, in: Cellular and humoral aspects of the hypersensitivity states (Lawrence), p. 628. New York: Hoeber-Harper 1959.

More, R. H., and H. Z. Movat: Cellular and intercellular changes in the Arthus phenomenon. Arch. Path. (Chicago) **67**, 679 (1959).

Movat, H. Z., and D. R. Wilson: The fine structure of plasma cells in relation to their function. Canad. med. Ass. J. **81**, 154 (1959).

Mudd, S.: A hypothetical mechanism of antibody formation. J. Immunol. **23**, 423 (1932).

Neil, A. L., and F. J. Dixon: Immunohistochemical detection of antibody in cell-transfer studies. Arch. Path. (Chicago) **67**, 643 (1959).

Nossal, G. J. V.: Antibody production by single cells. Brit. J. exp. Path. **39**, 544 (1958); **40**, 118, 301 (1959).

Novelli, G. D., and J. A. Demoss: The activation of amino acids and concepts of the mechanism of protein synthesis. J. cell. comp. Physiol. **50**, Suppl. 1, 173 (1957).

Pappenheimer, A. M.: Valence of antibodies, in: The nature and significance of the antibody response (Pappenheimer), p. 111. New York: Columbia Univ. Press 1953.

Pappenheimer, A. M., M. Scharff and J. W. Uhr: Delayed hypersensitivity and its possible relation to antibody formation, in: Mechanisms of hypersensitivity (Shaffer et al.), p. 417. Boston: Little, Brown & Co. 1959.

Pauling, L.: A theory of the structure and process of formation of antibodies. J. Amer. chem. Soc. **62**, 2640 (1940)

Perlmann, 1957: zit. bei Schultz 1959.

Petermann, M. L., and A. M. Pappenheimer: The action of crystalline pepsin on horse anti-pneumococcus antibody. Science **93**, 458 (1941).

Porter, R. R.: Gammaglobulin and antibodies, in: The plasma proteins (Putnam) Vol. I, p. 241. New York: Acad. Press 1960.

Raynaud, M.: Heterogeneity of diphtheria antitoxin, in: Mechanisms of hypersensitivity (Shaffer et al.), p. 27. Boston: Little, Brown & Co. 1959.

Rebuck, J. W., and J. H. Crowley: A method for studying leucocytic functions in vivo. Ann. N.Y. Acad. Sci. **59**, 757 (1955).

Reiss, E., E. Mertens and W. E. Ehrich: Agglutination of bacteria by lymphoid cells in vitro. Proc. Soc. exp. Biol. (N.Y.) **74**, 732 (1950).

Schmidt, H.: Natur und Verhalten von unvollständigen Antikörpern im allgemeinen. Schweiz. Z. allg. Path. **17**, 400 (1954).

Schultz, J.: Antigens and antibodies as cell phenotypes. Science **129**, 937 (1959).

Schultze, H. E.: Bildung der Antikörper, in: Dynamik des Eiweißes, S. 146. Berlin, Göttingen, Heidelberg: Springer 1960.

Schweet, R. S., and R. D. Owen: Concepts of protein synthesis in relation to antibody formation. J. cell. comp. Physiol. **50**, Suppl. 1, 199 (1957).

Spaerk, J. V.: Antibody production by homotransplanted cells in the neonatal recipient. Acta path. microbiol. scand. **46**, 206 (1959).

Sterzl, J.: The transfer of antibody formation by means of nucleoprotein fractions to non-immunized recipients. Folia Biologica (Praha) **2**, 21 (1956).

Sterzl, J., 1957: zit. bei Schultze 1960.

Sterzl, J., 1958: zit. bei Lawrence 1959.

Sterzl, J.: Presence of antigen—a factor determining the duration of antibody formation by transferred cells. Nature (Lond.) **183**, 547 (1959).

Taliaferro, W. H.: General introduction: synthesis and degradation of antibody. J. cell. comp. Physiol. **50**, Suppl. 1, 1 (1957).

Taliaferro u. Jaroslow, 1958: zit. bei Porter 1960.

Talmage, D. W., 1957: zit. bei Schultz 1959.

Talmage, D. W.: Immunological specificity. Science **129**, 1643 (1959).

Talmage, D. W.: Qualitative differences in antibodies, in: Mechanisms of hypersensitivity (Shaffer et al.), p. 3. Boston: Little, Brown & Co. 1959.

Tatum, E. L.: A case history in biological research. Science **129**, 1711 (1959).

Wagner, B., and W. E. Ehrich: Adenosinase, adenase and xanthine oxidase of lymphoid tissues. Fed. Proc. **9**, 347 (1950).

Wesslen, T.: Passive transfer of tuberculin hypersensitivity by viable lymphocytes from the thoracic duct. Acta tuberc. scand. **26**, 38 (1952).

Westphal, O.: Immunochemie, in: Physiologische Chemie (Flaschenträger u. Lehnartz), Vol. II/II/b, p. 894. Berlin, Göttingen, Heidelberg: Springer 1957.

Wissler, R. W., F. W. Fitch, M. F. LaVia and C. H. Gunderson: The cellular basis for antibody formation. J. cell. comp. Physiol. **50**, Suppl. 1, 265 (1957).

36. W. Feldberg-London: **Allergische Reaktionsmechanismen.** Mit 6 Textabbildungen.

Der Titel „Allergische Reaktionsmechanismen" hat mir zuerst Kopfschmerzen bereitet. Worüber hat man gedacht, das ich sprechen solle? Man kann das Thema so verschieden auffassen, daß ich Angst bekam und nicht recht wußte, wo anfangen und wie auswählen. Aber ich glaube, ich habe eine Lösung gefunden.

Loewi[1] hat einmal den Studenten geraten, sie sollten nur lesen, was für sie wichtig sei; und wenn sie wissen wollten, was für sie wichtig sei, könne er ihnen folgendes sagen: Es mag geschehen, daß man trotz aller Bemühungen gewisse Dinge zu behalten, sie immer wieder vergißt. Ist das der Fall, so ist das ein Zeichen dafür, daß sie wahrscheinlich nicht wichtig für einen sind. Denn es beweist, daß sie einen nicht interessieren.

---

[1] Vortrag, den Loewi im Mai 1948 in Richmond Area Center gehalten hat.

Und was einen nicht interessiert, ist meistens auch nicht wichtig für einen.

Also werde ich nur erzählen, was mir wichtig erscheint, oder, um es ehrlicher auszudrücken, was mich an den allergischen Reaktionsmechanismen besonders interessiert.

Ich bin der Auffassung, daß alle allergischen Erscheinungen Reaktionen auf Stoffe sind, die in den Geweben entweder freigesetzt oder gebildet werden. Diese Auffassung kann meiner Ansicht nach gar nicht weit genug gefaßt werden. Menkin (1950, 1956) hat sie auf alle Gewebsreaktionen des Entzündungsvorganges angewendet. Und viele allergische Reaktionen wirken ja auch wie Teilerscheinungen eines Entzündungsvorganges. Machen wir uns diese Auffassung zu eigen, und sehen wir jede allergische Reaktion als eine Reaktion auf pharmakologisch wirksame Stoffe an, so stellt sich das Problem in zwei einfachen Fragen dar. Um was für Stoffe handelt es sich? Und wie werden sie in den Geweben freigesetzt oder gebildet?

Es sind fünf Stoffe, über die ich sprechen werde. Drei — Histamin, 5-Hydroxytryptamin (Serotonin) und Heparin — kommen normalerweise in den Geweben vor, vornehmlich in den Mastzellen. Bei einigen Tierarten kommen Histamin und 5-Hydroxytryptamin in größeren Mengen auch in den Blutelementen vor, besonders in den Blutplättchen. Die anderen beiden Stoffe sind „SRS-A" und ein Polypeptid, Bradykinin, bzw. eine Gruppe von Polypeptiden, die Plasmakinine. Diese Stoffe kommen normalerweise nicht in den Geweben vor; sie werden erst durch enzymatische Vorgänge gebildet, und zwar zu dem Zeitpunkt, wo sie ihre Wirkung ausüben.

Histamin

Die Möglichkeit, daß Histamin eine Rolle bei der Anaphylaxie spielt, wurde vor 50 Jahren zum ersten Mal erwogen. Wir feiern also gewissermaßen ein 50jähriges Jubiläum. Es ist interessant zu sehen, wie sich die Probleme in diesem Zeitraum entwickelt haben.

Im Jahre 1910 erschien im Journal of Physiology die klassische Arbeit von Dale u. Laidlaw über die pharmakologischen Wirkungen von Histamin. Der Name Histamin war damals noch nicht geprägt. Es wurde die chemische Bezeichnung, nämlich β-Imidazoläthylamin, angewendet. Der Schlußsatz dieser Arbeit, der sich mit der Ähnlichkeit der Histaminwirkungen und den Erscheinungen des anaphylaktischen Schockes befaßt, lautet übersetzt ungefähr folgendermaßen: „Diese Ähnlichkeit alleine reicht nicht aus, um auf ihr theoretische Überlegungen aufzubauen, und wir wollen uns heute damit zufrieden geben, als einen interessanten und möglicherweise bedeutsamen Punkt festzuhalten, daß die unmittelbaren Erscheinungen, die nach Injektion eines an sich unwirksamen

Eiweißes bei einem Tier auftreten, das gegen das Eiweiß sensibilisiert worden ist, in vieler Hinsicht den Erscheinungen einer β-Imidazoläthylaminvergiftung gleichen". — So fing es an.

In den folgenden Jahren wurde auf Grund dieser Arbeit von verschiedenen Seiten, in Deutschland besonders von BIEDL u. KRAUS (1911, 1912) und von ARONSON (1912) Histamin als die Substanz angesehen, die im anaphylaktischen Schock wirksam sei. Doch darüber, wie das Histamin entstehe, waren die Meinungen geteilt. Die meisten Autoren nahmen damals an, daß das Histamin durch proteolytische Spaltung aus dem Antigen entstehe. Diese Ansicht ist falsch. SCHILD (1936b) hat später einmal experimentell nachgewiesen, daß die maximalen Histaminmengen, die bei der Antigenspaltung entstehen können, viel zu klein sind. Zum Beispiel könnten aus 1 μg Hühnereiweiß theoretisch nur 0,018 μg Histamin entstehen, doch wurden durch 1 μg Hühnereiweiß 0,15 μg Histamin aus der durchströmten Meerschweinchenlunge freigemacht.

Heute wissen wir, daß Histamin ein natürlicher Bestandteil zahlreicher Gewebe ist und in ihnen durch die Antigen-Antikörperreaktion freigemacht wird. Diese Ansicht wurde zuerst von LEWIS (1927) und DALE (1929) klar formuliert.

Der experimentelle Nachweis über das Freiwerden von Histamin[1]

Um Ihnen einen Eindruck zu vermitteln, wie gesichert diese Ansicht ist, habe ich einmal festgestellt, wie groß die Zahl der Arbeiten ist, in denen das Freiwerden von Histamin durch die Antigen-Antikörperreaktion experimentell nachgewiesen worden ist. Ich habe 49 Arbeiten gefunden und die Namen der Autoren in chronologischer Folge in der Tabelle auf S. 346 aufgeführt. Der Nachweis ist beim Hund, Meerschweinchen, Kaninchen, Katze, Ratte, Hähnen, Kücken, Affen und Menschen erbracht worden.

Beim Hund ist die Leber das Schockorgan. Wurde die Leber eines sensibilisierten Hundes in den Kreislauf eines nicht sensibilisierten Hundes eingeschaltet, so traten bei diesem nach der Antigen-Injektion Fernwirkungen an vielen glatten Muskeln auf, die sich kontrahierten. Es wurde also aus der sensibilisierten Leber ein Stoff in die Blutbahn abgegeben. Das ist der Befund der ersten Arbeit (1).

Es liegen elf weitere Arbeiten über den Hund vor. Nach Auslösen des anaphylaktischen Schockes tritt Histamin in der Lymphe des Ductus thoracicus, im Lebervenenblut und im zirkulierenden Blut auf, während der Histamingehalt der Leber abnimmt (2, 7, 8, 14, 17, 24, 28). Die Abnahme betrifft besonders das Histamin der Mitochondrienfraktion (36).

---

[1] Die in diesem Abschnitt angegebenen Zahlen in Klammern beziehen sich auf die Referenznummern der Tabelle auf S. 346.

Tabelle
Arbeiten in denen das Freiwerden von Histamin experimentell nachgewiesen wurde

Jahr	Namen der Autoren	Referenz-nummer im Text
1925	MANWARING, HOSEPIAN, O'NEILL and MOY	1
	MANWARING, HOSEPIAN, ENRIGHT and PORTER	2
1927	LEWIS	3
1929	KALK	4
1932	BARTOSCH, FELDBERG and NAGEL	5, 6
	DRAGSTEDT and GEBAUER-FUELNEGG	7
	GEBAUER-FUELNEGG and DRAGSTEDT	8
	SPINELLI	9
1933	BARTOSCH, FELDBERG and NAGEL	10
1934	DALY and SCHILD	11
1935	BARTOSCH	12
	DALY, PEAT and SCHILD	13
1936	DRAGSTEDT and MEAD	14
	SCHILD	15
	UNGAR and PARROT	16
1939	CODE	17
	SCHILD	18
1940	DRAGSTEDT, ARELANO and LAWTON	19
	DRAGSTEDT, ARELANO, LAWTON and YOUMANS	20
	KATZ	21
1941	KATZ	22
	KATZ and COHEN	23
	OJERS, HOLMES and DRAGSTEDT	24
	ROSE and BROWNE	25
1942	KATZ	26
1949	MCINTIRE, ROTH and RICHARDS	27
	SCROGGIE and JAQUES	28
1950	CARRYER and CODE	29
1951	ROCHA E SILVA, BIER and ARONSON	30
	SCHILD, HAWKINS, MONGAR and HERXHEIMER	31
1952	FELDBERG and SCHACHTER	32
	MONGAR and SCHILD	33
1953	SCHACHTER	34
	ALBERTY	35
	COPENHAVER, NAGLER and GOTH	36
1955	HUMPHREY and JAQUES	37
1956	LECOMTE and BEAUMARIAGE	38
1957	LECOMTE, BEAUMARIAGE and SALMON	39
	WAALKES, WEISSBACH, BOZICEVICH and UDENFRIEND	40, 41
	MOTA	42
1958	SANYAL and WEST	43
	LECOMTE and BEAUMARIAGE	44
	PATON	45
1960	BROCKLEHURST	46
	MOTA and ISHII	47
	GIERTZ and SCHMUTZLER	48
	AUSTEN and BROCKLEHURST	49

Wenn auch beim Hunde die Leber das Schockorgan ist, so beteiligen sich andere Organe am Freiwerden von Histamin. Wurden z.B. Hautlappen sensibilisierter Hunde von der Arterie aus durchströmt, so wurde nach Durchströmen mit Antigen Histamin in der aus der Vene abfließenden Flüssigkeit nachgewiesen (34). Ebenso wurde Histamin in *in vitro*

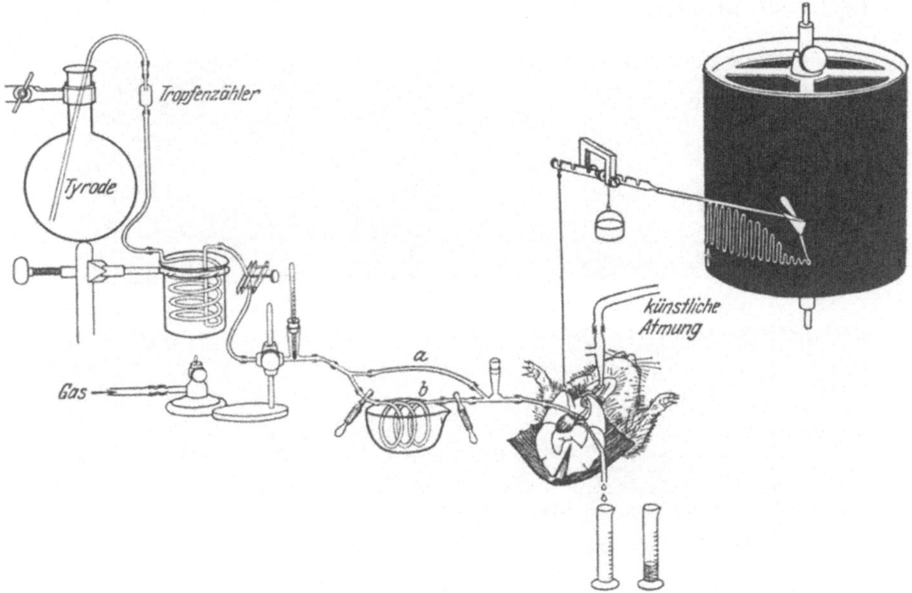

Abb. 1. Versuchsanordnung zur Durchströmung der isolierten Meerschweinchenlunge (BARTOSCH, FELDBERG u. NAGEL 1932)

Versuchen aus suspendierten Blutkörperchen und Blutplättchen freigesetzt (21, 22, 37).

Beim Meerscheinchen ist die Lunge das Schockorgan. Die Tiere gehen an einer anaphylaktischen Lungenstarre, am Bronchospasmus, zugrunde. Der Schock wird bei diesen Tieren oft als experimentelles Asthma bezeichnet.

Ich kann der Versuchung nicht widerstehen, Ihnen zwei Abbildungen der frühen Versuche von BARTOSCH, NAGEL und mir (5 und 6) zu zeigen. Wir durchströmten die Lungen sensibilisierter Meerschweinchen, wie dies die Abb. 1 zeigt. Die Lunge wurde künstlich beatmet. Nach Zusatz von Antigen zur Durchströmungsflüssigkeit trat Lungenstarre ein, die Lunge kollabierte nicht mehr. Die dabei abfließende Flüssigkeit wurde aufgefangen und die Glasspirale damit gefüllt. Nun wurde eine nicht sensibilisierte Lunge, die nicht auf das Antigen reagiert, durchströmt.

Wurde die Flüssigkeit in der Glasspirale durch diese Lunge geschickt, trat trotzdem Lungenstarre ein, wie dies Abb. 2 zeigt.

Der wirksame Stoff in der aufgefangenen Flüssigkeit war Histamin. Gleichzeitig nahm der Histamingehalt der Lunge ab. Diese Ergebnisse sind vielfach bestätigt worden, und zwar auch bei passiver Anaphylaxie, sowie bei Durchströmung der Lungen mit Anaphylatoxin (9, 10, 11, 12, 13, 15, 30, 46, 48).

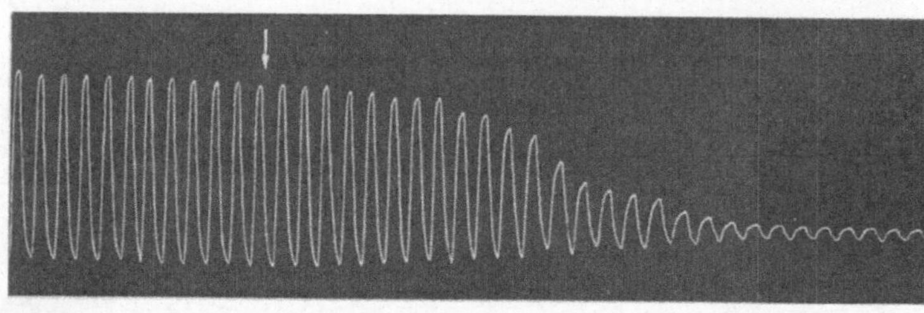

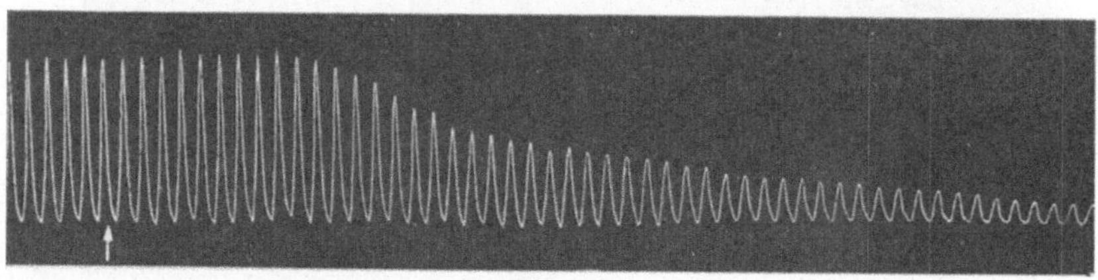

Abb. 2. „Humorale" Übertragung der anaphylaktischen Lungenstarre mit der in Abb. 1 angegebenen Versuchsanordnung. Die Kurven geben die Atemexkursionen der Meerschweinchenlunge wieder. Obere Kurve: anaphylaktische Lungenstarre nach Zusatz von Antigen (Pfeil) zur Durchströmungsflüssigkeit. Die während der Lungenstarre abfließende Flüssigkeit wurde aufgefangen. Untere Kurve: Lungenstarre einer nicht sensibilisierten Lunge, die bei Durchströmen mit dieser Flüssigkeit (Pfeil) erhalten wurde (BARTOSCH, FELDBERG u. NAGEL 1932)

Während die letzten beiden Abbildungen einen der ersten Versuche an durchströmten Meerschweinchenlungen wiedergegeben, ist die Abb. 3 der neuesten Arbeit von BROCKLEHURST (46) entnommen. Die Versuchsanordnung war im Prinzip dieselbe. In der Abbildung gibt die Abszisse die Zeit in Minuten nach Antigenzusatz wieder und die Ordinate links den Histamingehalt in μg/min in der abfließenden Flüssigkeit. Die unterbrochene Linie zeigt den zeitlichen Ablauf des Freiwerdens von Histamin. Wenn man die Zeit berücksichtigt, die das Antigen braucht, um in die Lunge zu gelangen und die Zeit, die die Flüssigkeit braucht, um aus der Lunge abzufließen, kommt man zu dem Ergebnis, daß es sich um einen explosiven Vorgang handelt.

Eine andere, in den letzten Jahren oft benutzte Versuchsanordnung besteht darin, kleine Gewebsstücke sensiblisierter Meerschweinchen in physiologischer Salzlösung zu suspendieren. Nach Antigenzusatz diffundiert das freiwerdende Histamin in die Suspensionsflüssigkeit und wird in dieser nachgewiesen. Mit dieser Methode wurde gezeigt, daß besonders große Mengen Histamin aus der Lunge und aus den Gefäßwänden der Aorta und der großen Venen freiwerden. Die Resultate sind in den Arbeiten 16, 18, 33, 46 und 49 enthalten.

Das Freiwerden von Histamin ist auch an isolierten glatten Muskelpräparaten — Uterus, Colon, Dünndarm — nachgewiesen worden (35,45).

Die Versuchsanordnung am Dünndarmpräparat bestand darin, in einem Bad zwei Darmstücke aufzuhängen, und zwar eines von einem gegen Hühnereiweiß sensibilisierten und eines von einem nicht sensibilisierten Meerschweinchen. Nach Zusatz von kleinen Mengen Hühnereiweiß zur Badflüssigkeit kam es zuerst zu

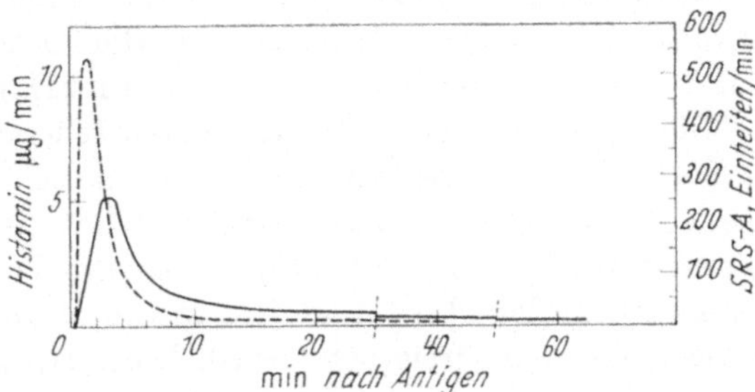

Abb. 3. Histamin (unterbrochene Linie) und SRS-A (fortlaufende Linie) in der Flüssigkeit, die nach Auslösen der anaphylaktischen Lungenstarre aus einer durchströmten, sensibilisierten Meerschweinchenlunge abfließt. Das Antigen wurde der Durchströmungsflüssigkeit beim Nullpunkt zugesetzt (BROCKLEHURST 1960)

einer kräftigen Kontraktion des sensibilisierten Präparates. Das gegen Hühnereiweiß unempfindliche Präparat fing nach einiger Zeit aber auch an sich zu kontrahieren und seine Kontraktion wurde durch ein Antihistamin aufgehoben.

Weiter wurde gezeigt, daß Histamin aus den Blutplättchen sensibilisierter Meerschweinchen *in vitro*, nach Zusatz von Antigen frei wird, und daß es *in vivo* nach Auslösen des anaphylaktischen Schockes zu einem Anstieg im Bluthistamin kommt (17).

Beim Kaninchen liegen insofern besondere Verhältnisse vor, als das Blut ein besonders histaminreiches Gewebe darstellt. Wird dem Blut sensibilisierter Tiere *in vitro* Antigen zugefügt, so steigt der Histamingehalt des Plasmas an. Dasselbe Ergebnis wurde mit passiver Anaphylaxie erzielt (19, 21, 25, 27, 29, 40, 46). Das Histamin scheint aus allen Blutelementen zu stammen, denn ein positives Ergebnis wurde sowohl mit gewaschenen Leukocyten als auch — wenn auch in geringerem Grade — mit gewaschenen Erythrocyten erzielt (29). Der größte Teil des Histamins stammt jedoch wahrscheinlich aus den an Histamin reichen Blutplättchen. Denn wurden diese in Plasma suspendiert, das Antikörper enthielt, so wurden nach Zusatz von Antigen große Mengen Histamin freigesetzt (37, 40). Wenn trotzdem so viele Autoren im anaphylaktischen Schock des Kaninchens eine Abnahme von Histamin im Gesamtblut gefunden haben, so ist das darauf zurückzuführen, daß im Schock die Blutplättchen in der Lunge abgefangen werden. Dies führt zu einem Anstieg im Histamingehalt der Lunge (40, 43). Im Gegensatz zum Gesamtblut steigt der Histamingehalt im Plasma an (34, 40).

Aber auch beim Kaninchen ist das Freiwerden von Histamin aus durchströmten Organen — Haut, Leber, Lunge, Darm — nachgewiesen worden (34, 46), und das Freiwerden in diesen Organen muß zum Teil mit für den Histaminanstieg im Plasma verantwortlich sein, der im anaphylaktischen Schock auftritt. Denn er tritt auch dann auf, wenn der Schock an Kaninchen ausgelöst wird, die vorher mit Reserpin behandelt waren und deren Blutplättchen hierdurch ihr Histamin verloren hatten (41).

Die Befunde an *Ratten* sind widersprechend. Nach Mota (42) kommt es nach Auflösen des anaphylaktischen Schocks zu einem Histaminanstieg im Plasma. Anaphylatoxin übt diese Wirkung nicht aus. Weiterhin fanden Mota u. Ishii (47) in *in vitro*-Versuchen an isolierten Gewebsstücken der Haut und des Mesenteriums, daß nach Zusatz von Antigen Histamin freigesetzt wird. Diese Befunde stehen im Gegensatz zu denen von Brocklehurst (1960), dem es nicht gelang, durch Zusatz von Antigen aus durchströmten Lungen, Lebern und hinteren Extremitäten sensibilisierter Ratten Histamin nachzuweisen. Über das Verhalten der Mastzellen nach Auslösen des anaphylaktischen Schockes liegen ebenfalls widersprechende Befunde vor. Nach Mota (1957) sowie Mota u. Ishii (1960) kommt es in den Mastzellen zu denselben Veränderungen wie nach Einwirkung von Histaminliberatoren, während Sanyal u. West (1958) keine derartigen Veränderungen fanden.

Die Katze eignet sich nicht für Anaphylaxieversuche. Sie zeigt eine primäre Überempfindlichkeit gegen artfremdes Eiweiß. Wurde Pferdeserum i.v. injiziert, stieg der Histamingehalt des Plasmas an. Wurden Hautlappen durchströmt, so trat nach Zusatz von Pferdeserum in der abfließenden Flüssigkeit Histamin auf (34).

Bei den *Vögeln*, wenigstens bei Hähnchen, ähneln die Erscheinungen des anaphylaktischen Schockes denen, die nach i.v. Injektion von Histamin auftreten. Der einzige Nachweis für das Freiwerden von Histamin besteht darin, daß bei Hähnchen der Histamingehalt der Lunge und der Dünndarmwand im anaphylaktischen Schock stark abnimmt (38, 44). Derselbe Befund wurde bei Kücken erhoben (39).

Für den *Affen* liegt ein Befund vor. Wurde die Lunge sensibilisierter Affen durchströmt, so trat nach Antigenzusatz Histamin in der abfließenden Flüssigkeit auf (46).

Und zum Schluß die für de*n Menschen* vorliegenden Befunde. In den Arbeiten 3 und 4 wurde gezeigt, daß bei Patienten mit Dermographismus, eine Reizung größerer Hautpartien am Rücken zu Erscheinungen führte, wie sie nach kleinen, subcutanen Histamininjektionen auftreten: Röte des Gesichtes, Anstieg der Hauttemperatur, Blutdrucksenkung und, wie Kalk so schön nachwies, eine saure Magensaftsekretion.

Außerdem wurde bei Patienten, die gegen Jakobskreuzkraut allergisch waren, das Freiwerden von Histamin im Blut und in der Haut nachgewisen (23, 26). Zusatz von Jakobskreuzkrautpollen zum Blut *in vitro*, führte zu einem Histaminanstieg im Plasma. Die Versuche an der Haut wurden folgendermaßen angestellt. Durch Cantharidin wurde eine Blase gesetzt, die tote Haut wurde entfernt und ein mit physiologischer Salzlösung gefüllter kleiner Trichter umgestülpt auf die entblößte Hautstelle gebracht. Wenn vorher Pollen in die Hautstelle intradermal injiziert wurde, trat Histamin in der Flüssigkeit auf (27).

Und schließlich Versuche an isoliertem Lungengewebe von Asthmapatienten, denen aus anderen Gründen ein Lungenlappen entfernt wurde. Es handelte sich um Patienten, die gegen Pollen allergisch waren und bei denen die Allergene klinisch identifiziert waren. Wurden kleine Stücke von Lungengewebe in physiologischer Salzlösung suspendiert oder gesunde Teile von der Arterie aus durchströmt, so verursachten die spezifischen Allergene ein Auftreten von Histamin in der Suspensionsflüssigkeit bzw. in der abfließenden Durchströmungsflüssigkeit (31, 46).

Das sind die experimentellen Beweise für das Freiwerden von Histamin. Die Frage ist, wie wird es frei?

Der Mechanismus des Freiwerdens von Histamin

Trotz zahlreicher Untersuchungen wissen wir darüber heute beinahe ebensowenig, wie vor 30 Jahren. Heute wissen wir, daß das durch die Antigen-Antikörperreaktion aus den Geweben freigesetzte Histamin, sofern wir vom Blut absehen, im wesentlichen aus den Mastzellen stammt. Es befindet es sich in der Mitochondrienfraktion oder in den Granula dieser Zellen. Die Fragestellung lautet somit nicht mehr, wie wird Histamin aus den Geweben frei gemacht, sondern, welche Wirkungen, biochemische und andere, übt die Antigen-Antikörperreaktion auf die Mastzellen aus, so daß diese ihr Histamin verlieren?

Wir kennen heute eine große Zahl verschiedenartiger Stoffe, die die Fähigkeit haben, Histamin aus den Mastzellengranula frei zu machen, die sogenannten Histaminliberatoren. Der bekannteste und am besten untersuchte ist die Verbindung 48/80. Es war naheliegend, daran zu denken, daß auch bei der Antigen-Antikörperreaktion ein Histaminliberator gebildet, freigesetzt oder aktiviert würde und für das Freiwerden von Histamin aus den Mastzellen bei der Anaphylaxie verantwortlich sei. Doch sind alle Bemühungen, Beweise für diese reizvolle Ansicht zu erbringen, vergeblich gewesen.

Bei näherem Zusehen ergeben sich auch viele Unstimmigkeiten zwischen Antigen und chemischen Histaminliberatoren. Zum Beispiel zeigen die verschiedenen Tierarten in der Empfindlichkeit gegen Histaminliberatoren große Unterschiede, die sich nicht in der Empfindlichkeit gegen Anaphylaxie widerspiegeln (Krantz, Carr, Bind u. Cook 1948; Halpern 1956; Halpern, Liacopoulos u. Briot 1956). Wie Halpern (1960) z. B. hervorhebt, lassen sich beim Menschen, bei Hunden, Katzen und Ratten, aber nicht bei Kaninchen, Meerschweinchen und Mäusen, durch Injektion vieler Histaminliberatoren mit niedrigem Molekulargewicht leicht die klinischen Erscheinungen einer Histaminvergiftung hervorrufen — bei einigen der hochmolekularen Liberatoren sind die Unterschiede noch ausgesprochener. Ovomucoid ist nur bei Ratten wirksam, und ebenso Dextran, obgleich gewisse Dextranpräparate auch bei einem hohen Prozentsatz von Menschen auf Histamin beruhende Erscheinungen hervorrufen. Tween 20 und Polyvinylpyrrolidon verursachen nur bei Hunden Schocksymptome und Anaphylatoxin bewirkt nur beim Meerschweinchen ein massives Freiwerden von Histamin. Diese Unterschiede lassen sich heute noch nicht erklären.

Weiter haben Mongar u. Schild (1957 a und b) gezeigt, daß zahlreiche antipyretische Stoffe, Jodacetat, Cyanid und Sauerstoffmangel, das Freiwerden von Histamin durch Antigen hemmen, das Freiwerden durch die chemischen Liberatoren dagegen verstärken. Diese Versuche wurden an Meerschweinchen angestellt. Bei Ratten scheint der Unterschied dagegen nicht zu bestehen (Mota u. Ishii 1960). Auch die Temperatur beeinflußte nach Mongar u. Schild das Freiwerden von Histamin durch Antigen anders, als die Freisetzung durch den chemischen Liberator Octylamin. Der Mechanismus des Freiwerdens von Histamin durch chemische Histaminliberatoren muß somit ein anderer sein als der, der bei der Anaphylaxie wirksam ist.

Die grundsätzliche und noch unentschiedene Frage ist die: liegt dem Freiwerden von Histamin bei der Antigen-Antikörperreaktion ein enzymatischer Vorgang oder eine einfache physikalische Veränderung zugrunde? Bei enzymatischen Vorgängen denken wir vor allem an proteolytische und lipoidspaltende Enzyme. Bei physikalischen Veränderungen an erhöhte Membranpermeabilität oder Verdrängung des Histamins von den Zellreceptoren durch Stoffe, die eine stärkere Affinität für diese haben.

Eine Theorie ist die von Höbgerg u. Uvnäs (1955). Sie nehmen an, daß die Antigen-Antikörperreaktion an den Mastzellen eine Lecithinase aktiviert, so daß es zum Auflockern der Mastzellengranula kommt, die dann ihr Histamin verlieren. Für diese Theorie führen sie an, daß von 30 untersuchten Enzymen nur Lecithinase A die Fähigkeit hatte, Mastzellen zu degranulieren.

Mongar u. Schild nehmen an, daß das Freiwerden von Histamin bei der Anaphylaxie, im Gegensatz zum Freiwerden durch die chemischen Liberatoren, ein Energie erfordernder Vorgang ist, und dadurch zustande kommt, daß die Vereinigung von Antigen und Antiköprer zu einer kurzdauernden Aktivierung eines Enzyms führt. Über die Natur dieses Enzyms, über sein Substrat, sowie über die Frage, wie das Enzym das Histamin frei macht, äußern sich die Autoren nicht. Der große Vorteil ihrer Theorie liegt darin, daß sie das unterschiedliche Verhalten von Antigen und chemischen Liberatoren klarlegt, den Boden der Tatsachen nicht verläßt und unsere Unwissenheit nicht verschleiert.

Der Einfluß von Ionen auf das Freiwerden von Histamin bei der Antigen-Antikörperreaktion läßt sich auch mit der Auffassung vereinen, daß diesem Phänomen ein enzymatischer Vorgang zugrunde liegt. Calcium ist für das Freiwerden von Histamin notwendig (HUMPHREY u. JAQUES 1955; MONGAR u. SCHILD 1957; SCHILD 1958). Andererseits wird das Freiwerden durch zuviel Calcium oder Magnesium sowie durch Oxalat und Citrat gehemmt. Die Wirkung der Ionen ist analog ihrer Wirkung auf die Blutgerinnung. Die Wirkung des Citrats soll nicht auf dem Ausfällen von Calcium beruhen (McINTIRE, ROTH u. RICHARDS 1949; ROCHA E SILVA 1952; HUMPHREY u. JAQUES 1955).

Die Theorie, die heute im Vordergrund der Diskussion steht, besagt, daß das Freiwerden von Histamin durch die Aktivierung eines proteolytischen Enzyms zustande komme. Vertreter dieser Theorie sind vor allem UNGAR, ROCHA E SILVA und CRAPS und INDERBITZIN. Die Theorie nimmt an, daß die Antigen-Antikörperreaktion eine Protease im Plasma und in den Geweben aktiviert. Die Protease ist Fibrinolysin oder Plasmin, seine inaktive Vorstufe Profibrinolysin oder Plasminogen. Aktivierung kann unter anderem durch Kinasen erfolgen.

Welche Tatsachen sprechen für diese Theorie und welche Argumente werden gegen sie vorgebracht?

Für die Theorie wird angeführt, daß die proteolytischen Enzyme Trypsin und Papain Histamin aus den Geweben freimachen, daß Trypsin glatte Muskeln kontrahiert und, einem Tier i.v. injiziert, Schocksymptome verursacht (ROCHA E SILVA 1940; ROCHA E SILVA u. ANDRADE 1943; McINTIRE, ROTH u. SPROULL 1950; HUMPHREY u. JAQUES 1955), daß Trypsin sowie Streptokinase, ein Proteaseaktivator, in die Ratten- oder Meerschweinchenhaut injiziert, die gleichen Gefäßveränderungen hervorruft wie die, die bei allergischen Cutanreaktionen auftreten (CRAPS u. INDERBITZIN 1957).

Diesen Befunden werden folgende Argumente entgegengestellt. Histamin ist nicht durch Peptidbindung in den Geweben gebunden, darum ist nicht anzunehmen, daß proteolytische Enzyme für sein Freiwerden verantwortlich sind. Weiter dürfen wir nicht vergessen, daß Trypsin und Papain weder im Blut noch intracellular, außer Trypsin im Pankreas, vorkommen. Dem Freiwerden von Histamin durch diese Enzyme ist darum keine große Bedeutung beizumessen. Auch beeinflussen Hemmstoffe des Trypsins, wie der Soyabohnen-Trypsinhemmstoff, das Freiwerden von Histamin durch Antigen nicht, der Soyabohnen-Trypsin-hemmstoff hemmt dagegen das Freiwerden durch Trypsin.

Für die Theorie wird weiter angeführt, daß die Antigen-Antikörper-reaktion eine Protease im Serum aktiviert. Das ist eine unbestrittene Tatsache, die bereits vor 45 Jahren von Jobling, Petersen u. Eggstein (1914) und Bronfenbrenner (1914, 1915) festgestellt wurde. Neueren Datums sind die Versuche von Rocha e Silva, Andrade u. Teixeira (1946), die nach Auslösen des anaphylaktischen Schockes beim Hunde eine erhöhte proteolytische Wirkung im Plasma nachwiesen und diese mit dem Freiwerden von Histamin in Beziehung brachten. Aber auch in den Geweben kommt es zur erhöhten proteolytischen Wirksamkeit. Ungar u. Darmgaard (1955) wiesen dies an Gewebschnitten von Meerschwein-chenlungen nach. Sie fanden eine gute Übereinstimmung zwischen der erhöhten proteolytischen Wirksamkeit und dem Freiwerden von Hist-amin. Außerdem wurden nach Auslösen des Schockes oder der cutanen Arthusreaktion große Mengen von Protease im Urin gefunden (Ungar 1947, 1953, 1956). Interessant ist die Beobachtung von Hayashii (1956), daß Zusatz von Antigen zu Gewebskulturen sensibilisierter Monocyten eine erhöhte proteolytische Wirksamkeit im Medium herbeiführt. Zu erwähnen ist auch, daß große Mengen von Proteasen in der Haut ver-schiedener Tiere (Beloff u. Peters 1945) und in der Lunge (Dannen-berg u. Smith 1955) nachgewiesen worden sind. Im Hinblick auf die Tatsache, daß die Mastzellen der Sitz eines großen Teils des Gewebs-histamins sind, ist die Feststellung interessant, daß sie ein Enzym mit chymotrypsinartiger Wirkung (Bendtit 1956) sowie eine Leucinpeptidase (Braun-Falcon u. Salfeld 1959) enthalten. Ein besonders entscheiden-der Befund ist der, daß Fibrinolysin und Kinase Histamin aus Geweben frei machen. Ungar u. Darmgaard wiesen dies an Gewebsschnitten nach, und Rocha e Silva u. Aronson (1952) machten dieselbe Beobach-tung für Fibrinolysin an durchströmten Meerschweinchenlungen.

Auch diese Befunde sind nicht unwidersprochen geblieben. Nach McIntire, Roth u. Sproull (1952) ist Fibrinolysin nur ein sehr schwa-cher und unregelmäßig wirkender Histaminfreisetzer. Auch konnte keine Übereinstimmung zwischen dem Freiwerden von Histamin und der Proteaseaktivierung gefunden werden. Hinzu kommt, daß Fibrinolysin den isolierten Meerschweinchendarm nicht kontrahiert (Schachter 1956) und daß Streptokinase, bei Meerschweinchen i.v. injiziert, keine Schock-symptome auslöst (Roth 1956).

Wie lautet somit der Urteilsspruch über die Theorie? Mir gefällt am besten die Formulierung von Humphrey (1959). „Nicht bewiesen" sagt er, — aber im Sinne der schottischen Rechtsprechung, d.h. das Verfahren soll wieder aufgenommen werden, wenn neues Beweismaterial vorliegt.

Das war im Jahre 1959. Eine Wiederaufnahme des Verfahrens mag sich schon bald als notwendig erweisen, da neuere Befunde von AUSTEN u. BROCKLEHURST (1960) zu beweisen scheinen, daß dem Freiwerden von Histamin durch Antigen die Aktivierung eines chymotrypsinartigen Enzyms zugrunde liegt. Die Autoren arbeiteten bei HUMPHREY und fanden, daß spezifische Substrate und Hemmstoffe des Chymotrypsins das Freiwerden von Histamin hemmen. Zum Beispiel verursachte Indol, ein äußerst wirksamer Hemmstoff des Chymotrypsins, in 0,5 molarer Konzentration eine über 50% Hemmung und in 2 molarer Konzentration eine vollständige Hemmung. In diesem Zusammenhang ist es interessant, daß BENDITT, wie bereits erwähnt, in den Mastzellen — aus denen ja das freiwerdende Histamin zum größten Teil stammt — ein chymotrypsinartiges Enzym nachgewiesen hat. Ist eine Aktivierung von Chymotrypsin oder eines chymotrypsinartigen Enzyms der Mechanismus, durch den die Antigen-Antikörperreaktion Histamin frei macht? Das ist eine Frage, die heute noch nicht beantwortet werden kann.

Die Bedeutung des Histamins für die anaphylaktischen Erscheinungen

Viele anaphylaktische und allergische Erscheinungen beruhen unzweifelhaft auf dem Freiwerden von Histamin. Diese Feststellung braucht nicht mehr im einzelnen erörtert zu werden. Das Problem ist heute ein anderes. Wir haben erkannt, daß Histamin als Wirkstoff allergischer Reaktionen nur eine beschränkte Rolle spielen kann.

Die Frage, die wir zu beantworten haben, ist, welche Erscheinungen können wir auf das freiwerdende Histamin zurückführen? Selbstverständlich nur die, die sich durch Histamin reproduzieren lassen. So selbstverständlich ist das aber gar nicht, denn eine histaminartige anaphylaktische Erscheinung, braucht nicht unbedingt auf Histamin oder auf Histamin alleine zu beruhen. Andere Stoffe können an ihr beteiligt sein. Betrachten wir unter diesem Gesichtspunkt die Kontraktionen glatter Muskeln und die erhöhte Gefäßdurchlässigkeit in der Haut.

Es gibt zum mindesten ein glattes Muskelpräparat, das auf Antigen anders als auf Histamin reagiert. Das ist der Rattenuterus. Er kontrahiert sich auf Antigen (KELLAWAY 1930), wird durch Histamin dagegen gewöhnlich erschlafft; nur unter gewissen Bedingungen läßt sich auch durch Histamin eine Kontraktion erzeugen (ABEL u. MACHT 1919; KATZ 1930; TUM SUDEN 1934; PRATT 1935). Doch ist das unterschiedliche Verhalten so ausgesprochen, daß die anaphylaktische Reaktion bei diesem Muskel nicht auf Histamin beruhen kann.

Aber selbst die glatten Muskeln, die sich auf Antigen und auf Histamin kontrahieren, zeigen Unterschiede im Verhalten der Kontraktion, die darauf hinweisen, daß Histamin nicht, oder nicht der alleinige Wirkstoff der anaphylaktischen Kontraktion sein kann. Glatte Muskeln

23*

können gegen Histamin unempfindlich gemacht werden ohne ihre Kontraktionsfähigkeit für Antigen zu verlieren. Dies wurde zuerst von Schild festgestellt. Er zeigte, daß der Meerschweinchenuterus nach großen Histamindosen gegen Histamin unempfindlich wurde, sich in diesem Zustand aber auf Antigen kontrahierte (Schild 1936c). Seitdem sind weitere Beobachtungen mit Antihistaminica gemacht worden. Ich habe 13 Arbeiten gefunden, in denen gezeigt wurde, daß anaphylaktische oder allergische Kontraktionen glatter Muskeln gegen Antihistaminica viel resistenter sind als gleich starke Histaminkontraktionen. Beim *Meerschweinchen* wurde dies für die anaphylaktische Bronchokonstriktion (Oppenheimer, Rennick u. Pellet 1947; Meier u. Bucher 1949; Kallos u. Kallos-Deffner 1951; Friebel 1953; Alberty 1959) und für die Kontraktion des Darmes gezeigt (Meier u. Bucher 1949; Alberty u. Schiede 1953; Green 1953; Paton 1958; Geiger u. Alcers 1959), bei der *Maus* für die Kontraktion des Uterus (Fink u. Rothlauf 1955), beim *Kaninchen* für die Kontraktion der Lungenarterien (Reuse 1949), beim *Hunde* für die Kontraktion der glatten Muskelsphincter an den Lebervenen (Reuse 1953) und beim *Menschen* für die allergische Bronchokonstriktion isolierter Bronchialkettenpräparate, die aus resezierten Lungenlappen von Asthmatikern hergestellt wurden. An diesen Präparaten fanden Schild, Hawkins, Mongar u. Herxheimer (1951), daß es um die allergische Bronchialkonstriktion abzuschwächen einer ca. 2000fach stärkeren Konzentration von Antihistaminica bedurfte, als zur Hemmung einer gleich starken Histaminkontraktion notwendig war.

Wie sollen wir diese Unterschiede deuten? Ich glaube nicht, daß Dales Unterscheidung zwischen „intrinsic" und „extrinsic" Histamin hier hilft. „Intrinsic" Histamin ist Histamin, welches in so nahem Kontakt mit der reagierenden Zelle frei wird, vielleicht sogar innerhalb der Zelle, daß ein Antihistaminicum seine Wirkung nicht verhindern kann. „Extrinsic" Histamin ist von außen zugeführtes oder in den Blutgefäßen zirkulierendes Histamin. Nun setzt aber die Antigen-Antikörperreaktion Histamin gar nicht aus den Muskelfasern selber, sondern aus den Mastzellen frei. Eine gewisse Diffusion muß also stattfinden, so daß der Begriff „intrinsic" Histamin nicht zutrifft. Hinzukommt, daß die Antigen-Antikörperreaktion auch nicht an den Muskelfasern selber stattzufinden scheint, wie dies aus den Versuchen von Warren u. Dixon (1940) mit radioaktiv markiertem Antigen hervorgeht. Die Autoren fanden, daß beim Meerschweinchen im anaphylaktischen Schock das markierte Antigen in der Lunge vornehmlich im Bindegewebe und nicht in den Bronchialmuskeln fixiert wurde. Wir wissen nicht, ob das Antigen in den Mastzellen des Bindegewebes fixiert wurde, von denen damals noch nicht bekannt war, daß sie der Sitz des freiwerdenden Histamins sind.

Eine andere Erklärungsmöglichkeit bestünde darin, auf DALES ursprüngliche Auffassung zurückzugreifen, wonach die Verbindung von Antigen mit zellständigen Antikörpern eine kolloidale Veränderung an den Grenzmembranen der Muskelfaser hervorruft, die dann die contractile Substanz aktiviert. Diese Auffassung ist kürzlich von PATON (1958) wieder aufgenommen worden. Gegen sie sprechen aber die eben erwähnten Befunde von WARREN u. DIXON, die es unwahrscheinlich machen, daß die Antigen-Antikörperreaktion an der Oberfläche der Muskelfasern stattfindet.

Mir scheint darum eine dritte Möglichkeit wahrscheinlicher, die den Vorteil hat, daß die glatte Muskulatur den „Glauben an die Pharmakologie" behalten darf. Sie versucht, die gegen Antihistaminica resistenten anaphylaktischen Kontraktionen glatter Muskeln durch die Wirkung anderer Stoffe als Histamin zu erklären. Einige dieser Stoffe werden wir besprechen, andere sind noch unbekannt.

Auch die cutane anaphylaktische Gefäßreaktion läßt sich höchstens zu einem Teil durch freiwerdendes Histamin erklären. Es kommt in der Haut von Kaninchen, Meerschweinchen und Ratten nach intradermaler Antigeninjektion, und zwar sowohl bei passiver als auch bei aktiver Anaphylaxie, zu einer erhöhten Gefäßdurchlässigkeit oder Ödembildung. Diese läßt sich besonders schön veranschaulichen und auswerten, wenn man vorher einen Farbstoff, wie Trypanblau oder Pontaminblau in die Blutbahn injiziert. Der Farbstoff verbindet sich mit den Plasmaproteinen; diese treten am Ort der erhöhten Gefäßdurchlässigkeit aus und färben die Haut blau. Eine lokale Blaufärbung der Haut trat auch nach intradermaler Histamininjektion auf. Während die Histaminwirkung aber durch *spezifische* Antihistaminica verhindert wird, bleibt die anaphylaktische Reaktion erhalten oder wurde, wie z.B. beim Meerschweinchen, nur aufgehoben, wenn ganz geringe Antigendosen injiziert worden waren (LAST u. LOEW 1947; BROCKLEHURST, HUMPHREY, PERRY 1955; INDERBITZIN u. CRAPS 1957; INDERBITZIN 1957; ALBERTY u. TAKKUNEN 1957).

Wurde das Antihistaminicum Promethazin zu den Versuchen an der Meerschweinchenhaut verwendet, so bestand kein Unterschied in der Beeinflussung der Gefäßreaktion auf Histamin und auf Antigen (HALPERN, LIACOPOULOS u. BRIOT 1956; BROCKLEHURST, HUMPHREY u. PERRY 1960). Daraus dürfen wir aber nicht schließen, daß die anaphylaktische Gefäßreaktion an der Meerschweinchenhaut durch Histamin zustande kommt, denn Promethazin ist ein relativ unspezifischer Histaminantagonist.

An der Rattenhaut konnte noch ein weiterer Beweis erbracht werden. Man kann die Rattenhaut leicht so gut wie ganz histaminfrei machen, z.B. durch Vorbehandlung mit dem Histaminliberator 48/80 (FELDBERG u. TALESNIK 1953). Würde die anaphylaktische Gefäßreaktion auf

Histamin beruhen, so dürfte sie in der histaminfreien Haut nicht mehr auftreten. Sie tut es aber (Brocklehurst, Humphrey u. Perry 1955).

Auch für die erhöhte Gefäßdurchlässigkeit bei der Allergie müssen also noch andere Wirkstoffe als Histamin mit verantwortlich sein.

Heparin und metachromatisches Material

Heparin ist viele Jahre vor dem Histamin in den Mastzellen lokalisiert worden. Der Beweis beruht zum Teil darauf, daß Jorpes, Holmgren u. Wilander (1937) einen eindrucksvollen Parallelismus zwischen Heparingehalt und Zahl der Mastzellen feststellen konnten. Später haben Riley u. West (1953) die Lokalisierung des Histamins in den Mastzellen durch einen ähnlichen Parallelismus zwischen Histamingehalt und Zahl der Mastzellen in den Geweben bewiesen. MacIntosh u. Paton (1949) nehmen an, daß in den Mastzellen das basische Histamin an dem sauren Heparin gebunden ist. Das würde leicht erklären, warum Histamin und Heparin oft zugleich frei werden.

Heparin ist für das Ungerinnbarwerden des Blutes verantwortlich, das im anaphylaktischen Schock des Hundes auftritt und zuerst von Biedl u. Kraus (1909) beobachtet wurde. Das Heparin wird aus den Mastzellen der Hundeleber frei gemacht.

Die Leber wurde bereits frühzeitig als Ursprungsort des gerinnungshemmenden Stoffes erkannt. Howell u. Holt (1918) stellten als erste einen gerinnungshemmenden Stoff aus der Leber her und nannten ihn Heparin, um den Ursprungsort zu kennzeichnen. Die Ansicht, daß vermehrtes Freiwerden von Heparin aus der Leber für das Ungerinnbarwerden des Blutes verantwortlich sei, wurde zuerst von Howell (1924) für den Peptonschock und dann von Eagle, Johnstone u. Ravdin (1937) für den anaphylaktischen Schock des Hundes vertreten. Den endgültigen Beweis für diese Ansicht sowie dafür, daß die Mastzellen der Leber der Ursprungsort des freiwerdenden Heparins seien, lieferten die folgenden vier überzeugenden Befunde von Jaques u. Waters (1941) (1). Heparin ließ sich in kristallinischer Form aus dem Blut herstellen, das im anaphylaktischen Schock entnommen wurde (2). Der Heparingehalt des Blutes, der durch Protamin titriert wurde, stieg im anaphylaktischen Schock an, jedoch nicht, wenn die Leber vor Auslösen des Schockes ausgeschaltet wurde (3 und 4). Nach Auslösen des anaphylaktischen Schockes sank der hohe Histamingehalt der Leber auf außerordentlich niedrige Werte ab und die Mastzellen der Leber zeigten typische Veränderungen, wie sie schon vorher von Wilander (1939) für den Peptonschock beschrieben worden waren. Die Mastzellen enthielten nur noch wenige, kleine und schwach färbbare Granula.

Seitdem ist das Freiwerden von Heparin auch in isolierten Hundelebern nachgewiesen worden. Diese wurden von der Pfortader mit Blut durchströmt. Alle Glasgefäße, mit denen das Blut in Berührung kam, wurden vorher mit Silicon überzogen. Wurde dem Blut Pepton zugefügt oder Antigen, wenn es sich um Lebern sensibilisierter Hunde handelte, so trat im abfließenden Blut Heparin auf (ROCHA E SILVA, SCROGGIE, FIDLAR u. JAQUES 1947; SCROGGIE u. JAQUES 1949).

Bei anderen Tieren kommt es nicht zum Ungerinnbarwerden des Blutes. So tritt z. B. beim Meerschweinchen keine und beim Kaninchen nur eine geringe Verlängerung der Gerinnungszeit auf. Trotzdem läßt sich auch bei diesen Tieren nach Auslösen des anaphylaktischen Schockes im Blut ein metachromatischer Stoff nachweisen, der sich wie Heparin extrahieren läßt, das Blut aber nicht ungerinnbar macht (MONKHOUSE, FIDLAR u. BARLOW 1952). Dieser Befund besagt also, daß der metachromatische Stoff in den Mastzellen verschiedener Tiere nicht immer Heparin ist. Es kann sich um einen ähnlichen Stoff handeln, der gleichzeitig mit dem Histamin freigesetzt wird, der aber nicht die Eigenschaft hat, das Blut ungerinnbar zu machen.

5-Hydroxytryptamin (Serotonin)

Der dritte Stoff, der am spätesten in den Mastzellen lokalisiert wurde, ist 5 Hydroxytryptamin (5 HT). Bisher wurde 5 HT aber nur in den Mastzellen von Ratten und Mäusen gefunden (BENDIT, WONG, ARASE u. ROEPER 1955; PARRATT u. WEST 1957 a). Außerdem kommt 5 HT in relativ großen Mengen noch in den Blutplättchen von Kaninchen vor. Eine Million Kaninchenblutplättchen enthalten im Durchschnitt 7,5 Nanogram 5 HT. Die Werte für die Blutplättchen von Ratten, Meerschweinchen und Menschen liegen 20—40 mal niedriger (HUMPHREY u. JAQUES 1954, 1955). Aus dieser Verteilung ergibt sich, daß 5 HT besonders bei Ratten, Mäusen und Kaninchen eine Bedeutung als Wirkstoff allergischer Reaktionen haben könnte.

Es ist aber darauf hinzuweisen, daß 5 HT nicht nur bei diesen drei Tierarten, sondern auch bei anderen Tieren vorkommt, und zwar in gewissen Teilen des Gehirns und in der Mucosa des Magen-Darmkanals. Doch liegen keinerlei Anhaltspunkte dafür vor, daß dieses 5 HT durch die Antigen-Antikörperreaktion frei gemacht wird und für das Zustandekommen allergischer Reaktionen verantwortlich ist.

Beim Menschen spielt 5 HT sicherlich keine Rolle als Wirkstoff allergischer Reaktionen. Es übt beim Menschen auch nicht die Wirkung auf glatte Muskeln und Gefäße aus, die es zu einem geeigneten Wirkstoff dieser Reaktionen machen würde. Zum Beispiel erschlafft 5 HT die Bronchialmuskeln (BROCKHLEURST 1958).

Auch *beim Hunde* hat 5 HT keine Bedeutung für anaphylaktische Erscheinungen. SANYAL u. WEST (1958) fanden im anaphylaktischen Schock keine Abnahme im 5 HT-Gehalt der Leber und Milz — der Histamingehalt nahm ab; 5 HT wurde auch nicht durch Antigenzusatz zu suspendierten Lebergewebsstückchen sensiblisierter Hunde frei gemacht.

Beim Meerschweinchen ist besonders die Frage erörtert worden, ob 5 HT neben dem Histamin eine Rolle für die anaphylaktische Bronchokonstriktion spielt. Herxheimer (1955) verneint dieses, weil die Bronchokonstriktion nicht durch Lysergsäurediäthylamid (LSD), einen Antagonisten von 5 HT, beeinflußt wurde. Derselben Ansicht sind Fink u. Cardner (1956) sowie Brocklehurst (1958 b), weil sie in ihren Versuchen an durchströmten, sensibilisierten Meerschweinchenlungen nach Auslösen der anaphylaktischen Lungenstarre kein 5 HT in der abfließenden Flüssigkeit nachweisen konnten. Auch Weissbach, Waalkes u. Udenfriend (1957) sind dieser Ansicht, weil sie nur kleine Mengen 5 HT (0,2 μg/g) im Lungengewebe fanden; doch enthielt das Lungengewebe die 5 HT bildende Decarboxylase und das 5 HT abbauende Enzym, die Monoaminooxydase. Andererseits schreiben Sanyal u. West (1958) dem 5 HT wenigstens eine untergeordnete Rolle für die Bronchokonstriktion zu, denn sie fanden, im Gegensatz zu den Befunden von Brocklehurst, daß Zusatz von Antigen zu suspendierten Lungenstückchen sensibilisierter Meerschweinchen einen Stoff frei machte, der, wie 5 HT, den isolierten Uterus und Dickdarmmuskel kontrahierte und dessen Wirkung auf diese Präparate durch LSD aufgehoben wurde.

Das Freiwerden eines den Rattenuterus kontrahierenden Stoffes wurde unter ähnlichen Versuchsbedingungen bereits von Campbell u. Nicoll (1940), sowie von Alberty u. Schiede (1953) beobachtet. Doch haben Hawkins u. Rose (1959) kürzlich gezeigt, daß dieser Stoff nicht als Folge der Antigen-Antikörperreaktion frei wird. Er tritt auch spontan in nicht sensibilisierten Lungen auf. Sein vermehrtes Auftreten nach Auslösen der anaphylaktischen Bronchialkonstriktion wird als mechanische Folge der Bronchokonstriktion angesehen, durch die der Stoff aus dem schwammartigen Lungengewebe ausgepreßt wird; denn die Autoren erzielten dieselbe Wirkung durch mechanisches Zusammenpressen der Lungen und nach Auslösen einer Histaminbronchokonstriktion.

Geiger u. Alpers (1959) nehmen dagegen an, daß das 5 HT bei der anaphylaktischen Kontraktion des isolierten Meerschweinchendarmes eine Rolle spielt, weil sie fanden, daß der gegen Antihistaminica resistente Anteil der Kontraktion unterdrückt wurde, wenn der Badflüssigkeit außer einem Antihistaminicum ein Hemmstoff des 5 HT, z. B. LSD oder das weniger spezifische Yohimbin, zugefügt wurde.

Beim Kaninchen wird dem 5 HT zusammen mit dem Histamin eine Bedeutung für die anaphylaktische Bronchokonstriktion zugeschrieben. 5 HT kontrahiert die Bronchialmuskeln und kommt in relativ großen Mengen (2 μg/g) in der Kaninchenlunge vor. Diese enthält auch das 5 HT aufbauende und abbauende Enzym (Weissbach, Waalkes u.

UDENFRIEND 1957). Hinzu kommt, daß das 5 HT der Blutplättchen wahrscheinlich auch für die anaphylaktische Bronchokonstriktion mit verantwortlich ist.

Wir wissen durch die Versuche von HUMPHREY u. JAQUES (1955), daß die Antigen-Antikörperreaktion aus in Plasma suspendierten Kaninchenblutplättchen nicht nur Histamin, sondern auch 5 HT freimacht. Dasselbe Ergebnis erzielten WAALKES, WEISSBACH, BOZICEVICH u. UDENFRIEND (1957a) sowie WAALKES u. COBURN (1960), wenn sie die Antigen-Antikörperreaktion im Gesamtblut vor sich gehen ließen: Im Plasma trat freies 5 HT auf. Dieselbe Reaktion tritt *in situ* nach Auslösen des anaphylaktischen Schockes auf: Im zirkulierenden Blut steigt der 5 HT-Gehalt des Plasmas an. Dies geschieht, obgleich der 5 HT-Gehalt im Gesamtblut abnimmt. Diese Abnahme beruht darauf, daß die Zahl der Blutplättchen im zirkulierenden Blut abnimmt. Die Blutplättchen werden in der Lunge abgefangen. Dies geht daraus hervor, daß der 5 HT-Gehalt der Lunge stark ansteigt (SANYAL u. WEST 1958; WAALKES u. COBURN 1959). Nehmen wir an, daß das 5 HT aus den abgefangenen Blutplättchen frei wird, so ist es leicht sich vorzustellen, daß es am Ort des Freiwerdens auf die Bronchialmuskeln wirkt und somit an der anaphylaktischen Bronchokonstriktion teilnimmt.

Das freie 5 HT, das nach Auslösen des anaphylaktischen Schockes im zirkulierenden Plasma auftritt, stammt ausschließlich aus den Blutplättchen, denn wenn der Schock an Kaninchen ausgelöst wurde, die vorher mit Reserpin behandelt worden waren und deren Blutplättchen dadurch ihr 5 HT verloren hatten, so blieb der Anstieg aus (WAALKES, WEISSBACH, BOZICEVICH u. UDENFRIEND 1957b). Anders verhält es sich mit dem Histaminanstieg im Plasma (siehe S. 349/50).

Beim Pferd liegen möglicherweise ähnliche Verhältnisse vor wie beim Kaninchen. Bereits vor der 5 HT-Ära fanden MOUSSATCHÉ u. CRUZ (1952), daß Zusatz von Antiblutplättchenserum zu einer Suspension von Pferdeblutplättchen zum Freiwerden eines Stoffes führte, der den Meerschweinchendarm kontrahierte, der aber weder Histamin, Acetylcholin, Substanz P oder Kalium war. Der wirksame Stoff könnte 5 HT gewesen sein.

Die Frage, die uns jedoch am meisten interessiert, betrifft die Bedeutung des Mastzellen-5 HT *bei Ratten* und *Mäusen*. Diese Tiere sind gegen Histamin relativ unempfindlich. Spielt bei ihnen vielleicht das 5 HT dieselbe Rolle, die bei anderen Tieren dem Histamin zukommt? Um diese Frage zu beantworten, müssen wir zwischen den sogenannten anaphylaktoiden und den echten anaphylaktischen Erscheinungen unterscheiden.

Anaphylaktoide Erscheinungen. Sie bestehen in einer subcutanen Ödembildung, die eine charakteristische regionale Verteilung aufweist. Es kommt zu einer ödematösen Schwellung an der Schnauze, am Kopf,

an den Ohren, Pfoten, Beinen und am Perineum. Außerdem schwillt die
Zunge an. Diese Erscheinungen treten nach intraperitonealer Injektion
verschiedener Stoffe auf, wie Hühnereiweiß (PARKER u. PARKER 1924;
SEYLE 1937; LEGER, MASSON u. PRADO 1947; HALPERN u. BRIOT 1950).

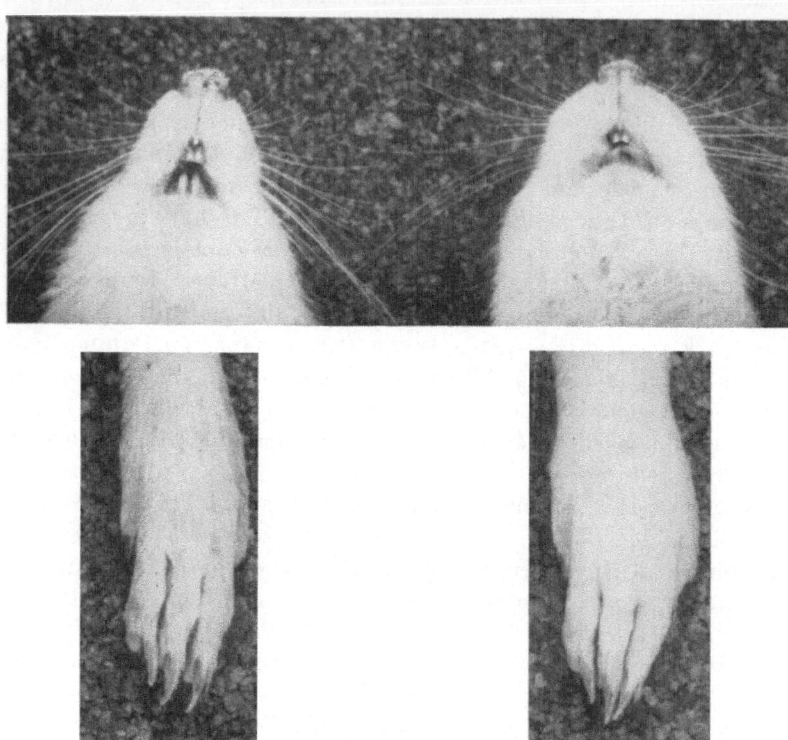

Abb. 4. Charakteristisches Ödem der Schnauze und Pfote einer Ratte nach intraperitonealer Injektion
von 48/80. Links Kontrolltier, rechts injizierte Ratte

Dextran (VOORHOER, BAKER u. PULASKI 1951; MORRISON, BLOOM u.
RICHARDSON 1951) und der Verbindung 48/80 (FELDBERG u. TALESNIK
1953). Das wirksame Prinzip im Hühnereiweiß ist das Ovomucoid
(LEGER u. MASSON 1948). Abb. 4 zeigt die Ödembildung an der Schnauze
und an den Pfoten der Ratte nach intraperitonealer Injektion von 48/80.

Wir müssen uns klar sein, daß alle diese Stoffe nicht nur Histamin,
sondern auch 5 HT aus den Mastzellen frei machen. Dies haben BHAT-
TACHARYA u. LEWIS (1956) zuerst für 48/80 gezeigt. Sie schlugen vor, an
Stelle von „Histaminliberatoren" den Ausdruck „Mastzellenentleerer"
(mast cell depleters) zu benutzen. Es fragt sich nun, welcher der beiden
Stoffe, Histamin oder 5 HT, ist für die auftretenden Erscheinungen verantwortlich? Im wesentlichen ist es 5 HT, wie ROWLEY u. BENDITT

(1956) zuerst gezeigt haben. PARRATT u. WEST (1956, 1957c, 1958) und DOEPFFNER u. CERLETTI (1958) haben ihre Befunde bestätigt und erweitert. Die Beweise für die Ansicht sind dreifach.

1. 5 HT hat die Fähigkeit, noch in hohen Verdünnungen (1:1 Million) Ödem hervorzurufen, wenn es Ratten und Mäusen intradermal injiziert wird. Histamin übt diese Wirkung erst bei einer 200fach stärkeren Konzentration aus.

2. Das durch 5 HT hervorgerufene Ödem läßt sich durch seine spezifischen Antagonisten Dibenamin und Brom-LSD (Bol) verhindern. Diese verhindern auch die Ödembildung nach Hühnereiweiß und Dextran und reduzieren stark die Ödembildung nach 48/80. Antihistaminica, die die Ödembildung von intradermalem Histamin verhindern, haben diese Wirkung nicht. Wurden Hemmstoffe für 5 HT und Histamin gemeinsam gegeben, z.B. Dibenamin und Neoantergan, so wurden alle Ödeme verhindert.

3. Ein besonders schöner Beweis ist der folgende. Es gibt Stoffe, die nur Histamin frei machen, wie z.B. Polymixin B. Und es gibt Stoffe, wie Reserpin, die nur das 5 HT aus den Mastzellen zum Verschwinden bringen. Bei Ratten, die durch Reserpin ihr 5 HT verloren hatten, kam es nach intraperitonealer Injektion von Hühnereiweiß, Dextran und 48/80 entweder nicht mehr zur Ödembildung oder nur zu einem leichten, unregelmäßigen Ödem. Nach Polymixin-Vorbehandlung blieb die Ödembildung dagegen erhalten (PARRATT u. WEST 1957b).

Die entscheidende Rolle bei der Ödembildung kommt somit dem 5 HT zu. Das freiwerdende Histamin spielt nur eine untergeordnete Rolle. Daß es nicht ganz unwirksam ist, geht auch daraus hervor, daß intraperitoneal injiziertes Polymixin B, welches nur Histamin frei macht, zu intensiver Gefäßerweiterung in der Haut und zu geringfügigem Ödem führt (PARRATT u. WEST 1957b).

Alle die Stoffe, die wie Hühnereiweiß, Dextran und Verbindung 48/80 bei intraperitonealer Injektion Ödembildung verursachen und Histamin und 5HT aus den Mastzellen freisetzen, zeigen noch eine weitere Reaktion, die mit zum anaphylaktoiden Symptomenbild gehört. Bevor es zur Ödembildung kommt, kratzen sich die Ratten heftig mit den Vorderpfoten im Gesicht. Da intradermales Histamin beim Menschen Jucken bewirkt, ist es naheliegend, daran zu denken, daß das Kratzen die Reaktion auf einen Juckreiz ist. Aber wer kann sagen, was die Ratten fühlen, wenn sie sich kratzen? Das kann Jucken oder eine andere Sensation sein. Beim Menschen bewirkt 5HT auf die entblößte Dermis gebracht eine intensive Schmerzreaktion (ARMSTRONG, DRY, KEELE u. MARKHAM 1952, 1953). Die Frage lautet nun: ist es das freiwerdende Histamin oder das freiwerdende 5HT, was die zum Kratzen führende Hautsensation verursacht. Die folgenden Beobachtungen von PARRATT u. WEST (1957c) sprechen dafür, daß beide Stoffe eine Rolle spielen, das 5 HT wahrscheinlich aber eine größere Rolle als das Histamin.

Für das 5 HT spricht, daß das Kratzen sehr reduziert war, wenn Hühnereiweiß oder Dextran Ratten injiziert wurde, die mit Reserpin vorbehandelt waren, dagegen nicht, wenn die Injektion an Ratten vorgenommen wurde, die mit Polymycin B vorbehandelt waren.

Für das Histamin spricht, daß intraperitoneal injiziertes Polymycin B Kratzen verursacht und daß die Vorbehandlung mit Reserpin das Kratzen auf Hühnereiweiß und Dextran nicht völlig aufhebt[1].

Echte anaphylaktische Erscheinungen. Ratten und Mäuse müssen getrennt betrachtet werden, da zum mindesten ein Befund am Uterus vorliegt, aus dem hervorgeht, daß die Wirkstoffe für die anaphylaktischen Erscheinungen bei beiden Tierarten möglicherweise nicht dieselben sind.

Bei der Ratte kommt dem 5 HT keine oder höchstens eine untergeordnete Rolle für die erhöhte Gefäßdurchlässigkeit zu, die bei der cutanen aktiven und passiven Anaphylaxie auftritt. Dies steht im Gegensatz zu der entscheidenden Rolle, die 5 HT für das anaphylaktoide Ödem spielt. Die erhöhte Gefäßdurchlässigkeit der cutanen Anaphylaxie wird durch den spezifischen Hemmstoff Brom-LSD nicht verhindert und tritt auch bei Ratten auf, die durch Vorbehandlung mit Reserpin und der Verbindung 48/80 ihr 5 HT (und ihr Histamin) verloren haben (INDERBITZIN u. CRAPS 1957; SANYAL u. WEST 1958; BROCKLEHURST, HUMPHREY u. PERRY 1960).

Auch die anaphylaktische Kontraktion des Rattenuterus beruht nicht auf 5 HT, obgleich der Uterus gegen 5 HT sehr empfindlich ist; doch wird die anaphylaktische Kontraktion, im Gegensatz zur 5 HT-Kontraktion, durch LSD nicht verhindert (BROCKLEHURST 1958). Zu derselben Schlußfolgerung kamen SANYAL u. WEST (1958) bezüglich der Erscheinungen des anaphylaktischen Schockes der Ratte, da sie fanden, daß bei Ratten, die gegen Histamin und 5 HT durch Mepyramin und Brom-LSD geschützt waren und die außerdem ihr Mastzellen-5 HT durch Vorbehandlung mit Reserpin verloren hatten, der Schock in voller Stärke auftrat.

---

[1] In einem 1953 gehaltenen Vortrag (FELDBERG 1954) vertrat ich die Ansicht, daß die anaphylaktoiden Erscheinungen bei Ratten und Mäusen — die Ödembildung und die das Kratzen auslösende Hautsensation — auf freiwerdendem Histamin beruhe, obgleich Histamin in die Haut injiziert diese Erscheinungen nicht reproduziert. Der Gedanke war, daß freiwerdendes Histamin (intrinsic Histamin) anders wirke als von außen zugeführtes Histamin (extrinsic Histamin). Diese Ansicht war falsch. Damals wußten wir aber nicht, das 5 HT Ödem hervorruft und daß die sogenannten Histaminliberatoren auch 5 HT aus den Mastzellen frei machen. Trotzdem — es zeigt, wie vorsichtig man sein muß, eine Reaktion auf einen Stoff zurückzuführen, wenn dieser nicht dieselben Wirkungen bei künstlicher Zuführung ausübt, selbst wenn sein Freiwerden bei der Reaktion experimentell erwiesen ist.

Nur WEISSBACH, WAAKLES u. UDENFRIEND (1957) schreiben dem 5 HT eine Rolle bei der Anaphylaxie der Ratte zu. Sie nehmen an, daß die anaphylaktische Bronchokonstriktion auf 5 HT beruht, weil es im Lungengewebe in relativ großen Mengen (2 μg/g) vorkommt. Die Lunge enthält auch die 5 HT aufbauende Decarboxylase und die abbauende Monoaminoxydase. Diese Tatsache allein ist aber nicht ausreichend, um dem 5 HT diese Rolle zuzuschreiben, um so mehr, als es SANYAL u. WEST (1958) nicht gelang, 5 HT aus suspendierten Lungenstückchen sensibilisierter Ratten durch Antigen frei zu machen.

Bei Mäusen läßt sich zum mindesten eine anaphylaktische Reaktion durch 5 HT befriedigend erklären: die Kontraktion des isolierten Uterus. Dieses Präparat kontrahiert sich auf kleinste Dosen von 5 HT, und FINK (1956) hat gezeigt, daß Hemmstoffe des 5 HT, wie LSD und Reserpin, die anaphylaktische Kontraktion verhindern. Sie verhält sich somit anders als die anaphylaktische Kontraktion des Rattenuterus. Es wäre interessant zu wissen, ob dieser Unterschied generell für die anaphylaktischen Erscheinungen der beiden Tierarten zutrifft und ob dem 5 HT bei der Maus vielleicht die Rolle zukommt, die das Histamin bei der Anaphylaxie des Meerschweinchens spielt. WEISSBACH, WAAKLES u. UDENFRIEND (1957) nehmen dies für die anaphylaktische Bronchokonstriktion der Mäuselunge an, weil sie in ihr große Mengen von 5 HT sowie von den Enzymen gefunden haben, die 5 HT bilden und abbauen. Doch haben diese Autoren, wie bereits erwähnt, dieselben Befunde für die Rattenlunge erhoben.

Dennoch sieht es so aus, als ob bei der Maus 5 HT ein Wirkstoff für den anaphylaktischen Schock sei. Denn sowohl WEISER (1957) wie auch FOX, EINBINDER u. NELSON (1958) fanden, daß LSD und Reserpin den anaphylaktischen Schock bei der Maus verhindern. Wie wir gesehen haben, wurde für den anaphylaktischen Schock der Ratte das entgegengesetzte Resultat gefunden. Diese Befunde sind deshalb so interessant, weil sie zeigen, daß für gleichartige allergische Reaktionen selbst nahe verwandter Tiere, wie Ratten und Mäuse, verschiedene Wirkstoffe in Frage kommen können.

SRS-A

SRS ist im Englischen die Abkürzung für „slow reacting substance", ein Ausdruck der zum ersten Mal in einer Arbeit von KELLAWAY und mir benutzt wurde (1938).

Ich erinnere mich gut, als ich 1936 zu KELLAWAY nach Australien kam und er mir einen Tag nach unserer Landung ungefähr folgendes sagte: „Viele Schlangengifte ähneln in ihren Wirkungen den anaphylaktischen Erscheinungen. Vielleicht machen Schlangengifte auch Histamin aus den Geweben frei. Könnten wir nicht versuchen, mit derselben Versuchsanordnung, die Sie mit Bartosch u. Nagel bei der Anaphylaxie benutzt haben, festzustellen, ob Schlangengifte ebenfalls Histamin frei machen?"

Also durchströmten wir Meerschweinchenlungen sowie andere histaminreiche Organe verschiedener Tiere; an Stelle von Antigen injizierten wir Schlangengifte und prüften die abfließende Flüssigkeit am isolierten Meerschweinchendarm. Die Flüssigkeit enthielt Histamin, das eine schnelle Kontraktion verursachte, und einen zweiten Stoff, der eine viel langsamere Kontraktion hervorrief — a slow reacting, smooth musclestimulating substance (Feldberg u. Kellaway 1938; Feldberg, Holden u. Kellaway 1938). Das ist aus Abb. 5 ersichtlich.

Das durchströmte Organ war die Affenlunge; das Schlangengift war Cobragift. Die Abbildung zeigt die Wirkung der Flüssigkeit auf den Meerschweinchendarm. Der erste, steile Anstieg beruht auf dem Histamin. Der zweite, protrahierte Anstieg, der nach Auswaschen und während der Histaminerschlaffung einsetzt, ist durch den langsam kontrahierenden Stoff, SRS, bedingt.

Schlangengifte sind Enzyme, und SRS wird durch enzymatische Spaltung des Lecithins in den Geweben gebildet. Man kann SRS in großen Mengen gewinnen, indem man *in vitro* Cobragift auf Plasma, Gewebsbrei oder Lecithin einwirken läßt. Kürzlich hat W. Vogt (1957) gezeigt, daß SRS eine aus dem Lecithin abgespaltene ungesättigte Fettsäure, aber nicht die Ölsäure ist.

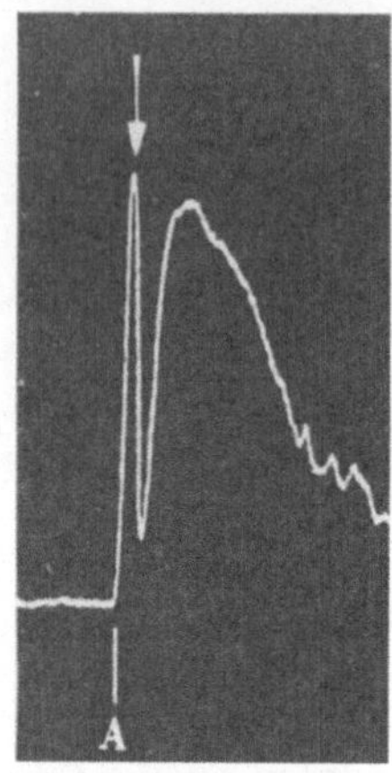

Abb. 5

Wirkung von 0,04 ml Flüssigkeit, die aus einer durchströmten Affenlunge nach Zusatz von Kobraschlangengift aufgefangen wurde, auf das in 3 ml suspendierte Meerschweinchendarmpräparat (Feldberg u. Kellaway 1938)

In unseren Versuchen mit Schlangengiften wollten wir eigentlich nur wissen, ob sie, ähnlich wie es bei der Antigen-Antikörperreaktion der Fall ist, Histamin frei machen. Unerwarteterweise, oder wenn Sie wollen, als eine Art Nebenprodukt, stellte sich dabei heraus, daß SRS gebildet wurde. Der nächste Schritt bestand darin, daß Kellaway u. Trethewie (1940) den Spieß umdrehten, und nun wissen wollten, ob SRS auch bei der Antigen-Antikörperreaktion gebildet würde.

Also wurden wiederum Lungen von Meerschweinchen durchströmt, aber diesmal Lungen von sensibilisierten Tieren. Die nach Antigenzusatz abfließende Flüssigkeit wurde am isolierten Meerschweinchendünndarm geprüft. Abb. 6 zeigt das Ergebnis. Die Kontraktion war protrahiert, wie A und D zeigen, im Gegensatz zu den Histaminkontraktionen. Die Autoren fanden weiterhin, daß Extrakte einer durchströmten Lunge erst nach Auslösen der anaphylaktischen Lungenstarre den Stoff SRS enthielten, nicht aber vorher, oder nur in Spuren. Also wird SRS erst bei der Antigen-Antikörperreaktion gebildet. Er ist wahrscheinlich nicht mit dem durch Schlangengifte gebildeten Stoff identisch. BROCKLEHURST (1960) hat ihn darum als SRS-A bezeichnet. Der Buchstabe A steht für Anaphylaxie.

Die Schwierigkeit in den Versuchen von KELLAWAY u. TRETHEWIE bestand darin, die Histaminwirkung von der SRS-Kontraktion abzutrennen. BROCKLEHURST (1960) hat diese Schwierigkeit dadurch überwunden,

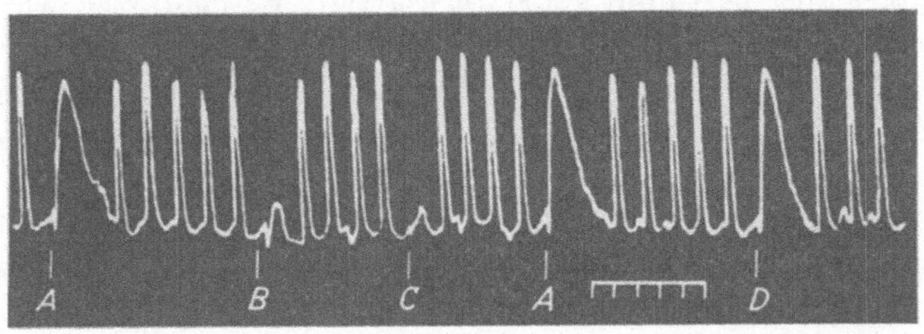

Abb. 6. Kontraktionen des Meerschweinchendarmpräparates auf Histamin (unbezeichnet), auf Flüssigkeit, die aus einer durchströmten, sensibilisierten Meerschweinchenlunge vor (*B*) und nach (*A* und *D*) Auslösen der anaphylaktischen Lungenstarre aufgefangen wurde und auf 4 mg Hühnereiweiß, dem verwendeten Antigen (*C*). Zeitsignal in Minuten (KELLAWAY u. TRETHEWIE 1940)

daß er Antihistaminica benutzte. Diese machen den Meerschweinchendarm gegen Histamin unempfindlich, schwächen die SRS-A-Kontraktion dagegen nicht ab. Abb. 3, die zur Hälfte bereits beim Freiwerden von Histamin besprochen wurde, zeigt in der fortlaufenden Linie die Mengen SRS-A, die aus durchströmten Meerschweinchenlungen nach Antigenzusatz im venösen Abfluß auftreten. Die Ordinaten geben die Mengen SRS-A pro Minute in willkürlichen Einheiten wieder. Eine Einheit ist die Menge, die eine ungefähr gleichstarke Kontraktion wie $0{,}005-0{,}07\ \mu/\mathrm{g}$ Histamin hervorruft. Die Abszisse ist die Zeit in Minuten nach Antigenzusatz. Im Vergleich zum Histamin tritt SRS-A in nachweisbaren Mengen in der abfließenden Flüssigkeit verzögert, aber für eine längere Zeit auf. Ähnliche Befunde erhielt BROCKLEHURST an durchströmten Lungen sensibilisierter Kaninchen, Affen und Menschen. Weiter wies BROCKLEHURST die Bildung von SRS-A in Suspensionen kleiner Gewebsstücke von zahlreichen Geweben sensibilisierter Meerschweinchen nach. In einigen Geweben bestand ein Parallelismus zwischen dem Freiwerden von Histamin und der Bildung von SRS. Zum Beispiel wurden große Mengen beider Stoffe aus Lungengewebe und aus dem Gewebe der großen Gefäße erhalten. Der Parallelismus bestand aber nicht für alle Gewebe.

Ich erwähnte beim Histamin, daß BROCKLEHURST Gelegenheit hatte, Lungenlappen von zwei asthmatischen Patienten zu durchströmen. Nach Zusatz der spezifischen Allergene zur Durchströmungsflüssigkeit trat in der abfließenden Flüssigkeit nicht nur Histamin sondern auch SRS-A auf.

Und wenn er von den nicht für die Durchströmung benutzten Teilen des Lungenlappens Ketten isolierter Bronchialringe in physiologischer Salzlösung aufhing und dann der Lösung das spezifische Allergen zusetzte, kontrahierten sich die Bronchialringe, und Histamin und SRS-A diffundierten in die Badflüssigkeit.

Was die Natur von SRS-A angeht, so wissen wir mit Sicherheit nur, daß es sich um eine saure Substanz handelt (Charlwood u. Gordon 1958), daß es aber bestimmt keine ungesättigte Fettsäure ist, wie es von Vogt für die durch Schlangengift entstehende SRS angenommen wurde. Nach Brocklehurst handelt es sich möglicherweise um ein Lipopolysaccharid. Seine Bildung wird durch einen enzymatischen Vorgang erklärt.

Wir hatten gesehen, daß die asthmatische Bronchialkonstriktion gegen Antihistaminica resistent ist und daraus geschlossen, daß Histamin daher nicht der alleinige Wirkstoff sein kann. Die SRS-A-Bronchialkonstriktion ist gegen Antihistaminica resistent und SRS-A wird besonders reichlich im Lungengewebe bei der Antigen-Antikörperreaktion gebildet. Ihm könnte somit die Rolle des gegen Antihistaminica resistenten Wirkstoffes für die allergische Bronchokonstriktion beim Menschen zukommen.

Plasmakinine, Bradykinin

Die Stoffe, um die es sich hier handelt, sind pharmakologisch wirksame Polypeptide, die durch enzymatische Spaltung der Globuline entstehen. Die ersten grundlegenden Untersuchungen aus den Jahren 1928 bis 1933 stammen von Frey, Kraut u. Werle. Sie zeigten, daß Extrakte aus Pankreas, Pankreassaft, Harn oder Blut nach intravenöser Injektion beim Hunde, eine Blutdrucksenkung hervorriefen. Das wirksame Prinzip wurde Kallikrein genannt, doch waren sich die Autoren damals nicht darüber im klaren, daß das, was sie injizierten, gar kein blutdrucksenkender Stoff, sondern ein Enzym war, das erst durch Wirkung auf die Plasmaglobuline und Bildung eines Polypeptids seine blutdrucksenkende Wirkung erhielt.

Diese Erkenntnis kam erst, nachdem Rocha e Silva, Beraldo u. Rosenfeld (1949) gezeigt hatten, das Trypsin und gewisse Schlangengifte durch ihre Einwirkung auf Plasmaglobulin ein Polypeptid bildeten, daß den Blutdruck senkte und glatte Muskeln kontrahierte. Diesem Polypeptid gaben sie den Namen Bradykinin, um damit zu kennzeichnen, daß seine kontrahierende Wirkung auf glatte Muskeln ein langsam verlaufender Vorgang ist — im Gegensatz zur schnellen Histaminkontraktion. Das durch Kallikrein gebildete Polypeptid ist entweder mit dem Bradykinin identisch oder ihm sehr ähnlich. Ihm wurde der Name Kallidin gegeben (Werle u. Berek 1950; Werle, Kehl u. Koebke 1950).

Holdstock, Mathias u. Schachter (1957) konnten keinen Unterschied in den untersuchten pharmakologischen Reaktionen und chemischen Eigenschaften zwischen dem durch Einwirkung von Speichelkallikrein erhaltenen Kallidin und durch Einwirkung von Trypsin erhaltenen Bradykinin feststellen. Trotzdem, solange wir nicht wissen, ob Bradykinin und Kallidin identisch sind und ob überhaupt verschiedene Polypeptide mit ziemlich gleichen pharmakologischen Eigenschaften gebildet werden können, ist es nützlich, den vorgeschlagenen Sammelnamen, Plasmakinine, beizubehalten. Oder, um auch die wirksamen Polypeptide, die nicht aus den Plasmaglobulinen entstehen mit einzuschließen, wie z.B. die, die im Drüsensack der Wespe vorkommen (Jaques u. Schachter 1957; Schachter u. Thain 1957), den noch weitgehenderen Ausdruck Kinine zu gebrauchen. Bradykinin und Kallidin sind somit individuelle Namen, Plasmakinin und Kinin Sammelnamen.

Enzyme, die Plasmakinine bilden, kommen in aktiver Form im Speichel und Harn, und in inaktiver Form im Blut, Pankreas und anderen Geweben vor. Sie heißen Kallikrein und Plasmin. Nach Werle (1955) ist das Kallikrein des Blutes nicht mit dem Kallikrein des Speichels oder des Pankreas identisch. Es ist auch nicht mit der Plasmaprotease Plasmin identisch. Wir hätten somit im Blut zwei plasmakininformende Enzyme bzw. deren Vorstufen: Kallikrein mit Kallikreinogen und Plasmin mit Plasminogen. Dieser zur Zeit noch in manchen Einzelheiten unklare Fragenkomplex ist eingehend von Lewis (1960) erörtert worden. Lewis (1959) konnte auch zeigen, daß die Bildung von Plasmakinin durch Kallikrein (Speichelkallikrein) viel schneller vor sich geht als durch Plasmin. Plasmin ist identisch mit Fibrinolysin.

Soviel über die Nomenklatur. Diese wird sich wahrscheinlich eines Tages wieder vereinfachen, wenn wir erst mehr über die chemische Konstitution der wirksamen Polypeptide wissen; besonders, wenn es sich herausstellen sollte, daß sich nur um ein, zwei oder drei verschiedene Polypeptide handelt.

Ein großer Fortschritt in dieser Richtung ist dadurch erzielt worden, daß es gelungen ist, die chemische Struktur von Bradykinin aufzuklären (Elliott, Lewis u. Horton 1960b; 1961) und es synthetisch darzustellen (Boissonas, Guthmann, Jaquenoud, Konzett u. Stürmer 1960). Ursprünglich hatten Elliott, Lewis u. Horton angenommen, daß Bradykinin aus acht Aminosäuren besteht. Ihre neueren Untersuchungen, die auf der unterdessen gelungenen Synthese basiert, haben gezeigt, daß Bradykinin, d.h. das wirksame Polypeptid, das durch Einwirkung von Trypsin auf Plasmaglobulin entsteht, neun Aminosäuren enthält. Eine Aminosäure, Prolin, kommt dreimal vor; zwei, Arginin und Phenylalanin, kommen zweimal vor. Die beiden endständigen Aminosäuren sind Arginin. Durch Abspaltung einer Arginingruppe durch Chymotrypsin verliert das Polypeptid seine pharmakologischen Wirkungen. Die Struktur des Bradykinins ist:

Arg. Pro. Pro. Gly. Phe. Ser. Pro. Phe. Arg.

Sein Molekulargewicht ist 1131.

Die pharmakologischen Wirkungen, die früher mit unreinen Präparaten erhalten wurden (Holton u. Holton 1952; Armstrong, Jepson, Keele u. Stewart 1957; Holdstock, Mathias u. Schachter 1957; Schachter 1960), sind mit dem reinen Peptid neu untersucht worden (Elliott, Horton u. Lewis 1960a).

Bradykinin kontrahiert verschiedene glattmuskelige Präparate, erweitert die Gefäße und erhöht ihre Durchlässigkeit. Es bewirkt Leukocytenauswanderung und erzeugt heftige Schmerzempfindung, wenn es auf die durch Cantharidin entblößte Haut gebracht oder intradermal injiziert wird. Eine außerordentlich starke gefäßerweiternde Wirkung wurde auch beim Menschen festgestellt (Fox, Goldsmith, Kidd u. Lewis 1960).

Die Gründe, warum dieses Peptid einen so idealen Wirkungsstoff für anaphylaktische und allergische Reaktionen darstellen würde, sind dreifach:

1. Seine hohe Wirksamkeit.

2. Die Tatsache, daß die Wirkungen auf glatte Muskeln und Gefäße gegen Antihistaminica und Hemmkörper des 5HT resistent sind. Wir haben ja gesehen, daß dieses für verschiedene anaphylaktische und allergische Erscheinungen ebenfalls zutrifft.

3. Die Leichtigkeit, mit der dieses Peptid bzw. diese Peptide im Organismus entstehen können. Denn Plasmin bzw. die Plasmakinin formenden Enzyme können durch enzymatische Aktivatoren, Kinasen des Blutes und der Gewebe aktiviert werden. Aktivierung kann weiter durch einfache physikalische Veränderungen ausgelöst werden, wie z.B. wenn Plasma mit Glas in Berührung kommt (Armstrong, Jepson, Keele u. Stewart 1957; Margolis 1958) oder wenn es verdünnt wird (Schachter 1956).

Obgleich somit alle Vorbedingungen gegeben sind, liegen bis heute jedoch erst wenige experimentelle Beweise vor, die die Bedeutung dieser Polypeptide bei physiologischen und pathologischen Vorgängen klarstellen. Es wird ihnen eine Rolle für die funktionellen Hyperämien (Hilton u. Lewis 1955), für die Gefäßreaktionen der Entzündung und für gewisse allergische Erscheinungen zugeschrieben.

Die Bedeutung der Polypeptide für Entzündungserscheinungen ist von verschiedenen Seiten hervorgehoben worden. Menkin (1950, 1956) hat den Gedanken als erster experimentell verfolgt. Er wurde von Spector (1951) aufgenommen. Dieser fand, daß bei der peptischen Verdauung von Fibrin zahlreiche Polypeptide entstehen, die die Fähigkeit haben, erhöhte Durchlässigkeit der Gefäße und Leukocytenauswanderung hervorzurufen. Es handelte sich um Polypeptide, die aus 8—14 Aminosäuren bestehen. Ursprünglich nahm SPECTOR an, daß viele Polypeptide für die Entzündungsreaktionen in Frage kommen; neuerdings (1960) neigt er der Ansicht zu, daß hierfür bei jeder Tierart nur ein- oder zwei Peptide von Bedeutung sind. ELLIOTT, LEWIS u. HORTON (1960 a) weisen darauf hin, daß wir im Bradykinin, infolge seiner charakteristischen pharmakologischen Wirkungen, einen idealen Wirkstoff für die Reaktionen, besonders die Gefäßreaktionen, im Anfangsstadium der Entzündung haben.

In diesem Zusammenhang muß erwähnt werden, daß nicht nur den Polypeptiden, sondern auch den Globulinen eine Rolle bei den Entzündungsreaktionen zugeschrieben wird. Es handelt sich hier um Globuline mit enzymatischer Wirkung. Diese werden, ebenso wie die Plasmakinin formenden Enzyme, durch einfache physikalische Veränderungen, z.B. Verdünnen von Serum, aktiviert und wirken noch in kleinsten Mengen auf die Gefäße und erhöhen ihre Durchlässigkeit (WILHELM, MILES, MACKAY 1955; SPECTOR 1957; MILL, ELDERS, MILES u. WILHELM 1958). Die genaue Beziehung dieser Stoffe zu den plasmakininformenden Enzymen bedarf der Klärung.

Was nun die Bedeutung der Plasmakinine für die Erscheinungen der Anaphylaxie angeht, so liegt ein Befund von BERALDO (1950) vor, der fand, daß beim Hunde nach Auslösen des anaphylaktischen Schockes ein Stoff im Blut auftrat, der wie Bradykinin wirkte. Die Mengen waren gering und ihm wurde höchstens eine untergeordnete Rolle für die Erzeugung der Schocksymptome zuerteilt. Abgesehen von dieser Arbeit habe ich in der Literatur nur noch eine Angabe gefunden, die eventuell auf Bildung von Plasmakinin bei allergischen Reaktionen hindeuten könnte. Ich erwähnte bereits den Versuch von KATZ u. COHEN (1942) an der Haut von Patienten, die gegen Jakobskreuzkraut allergisch waren. Sie brachten mit Hilfe eines umgestülpten Trichters kleine Mengen Flüssigkeit auf eine entblößte Hautstelle. Nach der Polleneinwirkung enthielt die Flüssigkeit nicht nur Histamin, sondern auch einen Stoff, der, wie Bradykinin, eine langsame Kontraktion des Meerschweinchendarmes bewirkte. Es ist möglich, aber nicht bewiesen, daß es sich um Plasmakinin gehandelt hat.

Es kann einen einfachen Grund geben, warum nicht mehr Beweise für die Plasmakininbildung bei der Antigen-Antikörperreaktion vorliegen: mit der enzymatischen Bildung geht gleichzeitig eine enzymatische Zerstörung einher. Inkubiert man z.B. plasmakininformende Enzyme mit Plasmaglobulin und entnimmt alle 30 sec Proben der Mischung zur Prüfung am Meerschweinchendarm, so findet man, daß die Wirkung der ersten Proben zunimmt, dann aber abnimmt, und daß die Proben schließlich wieder wirkungslos werden. Das beruht darauf, daß die Plasmaglobuline eine Peptidase enthalten, die die gebildeten Plasmakinine sofort nach ihrem Entstehen weiter abbaut und unwirksam macht. Selbst wenn also durch die Antigen-Antikörperreaktion in den Geweben Plasmakinine gebildet werden, so bedarf es besonderer Vorsichtsmaßregeln, um sie vor ihrer Zerstörung zu erfassen und nachzuweisen.

Dem Fehlen sicherer Beweise für die Bildung von Plasmakininen bei anaphylaktischen und anderen allergischen Reaktionen, steht die gewichtige Tatsache gegenüber, daß anaphylaktische Reaktionen mit erhöhter proteolytischer Wirksamkeit im Plasma und in den Geweben einhergehen, d. h. es kommt zur Aktivierung von Plasmin oder Fibrinolysin, jenem Enzym, das durch seine Einwirkung auf Plasmaglobulin zur Bildung von Plasmakinin führen muß. Wenn die Bedeutung der Proteasewirkung, wie wir ausgeführt haben, auch für das Freiwerden von Histamin nicht bewiesen ist, so wird das Auftreten erhöhter proteolytischer Wirksamkeit selber nicht bestritten. Ihm könnte durch Bildung wirksamer Polypeptide bei gewissen anaphylaktischen und allergischen Erscheinungen eine Rolle zukommen. Hier ist ein weites und vielversprechendes Gebiet, über das in den kommenden Jahren sicherlich viel gearbeitet werden wird.

Ich habe mich in meiner Übersicht auf die sogenannten Sofortreaktionen beschränkt; und ich mußte das tun, denn über die Wirkstoffe der chronischen allergischen und anaphylaktischen Veränderungen liegen leider bisher keine sicheren experimentellen Befunde vor. Doch glaube ich, daß sie in gleicher Weise erklärt werden müssen.

Literatur

ABEL, J. J., and D. I. MACHT: Histamine and pituitary extract. J. Pharmacol. exp. Ther. **14**, 279—293 (1919).

ALBERTY, J.: Versuche über den Anteil von Histamin am anaphylaktischen Asthma sowie Beobachtungen über Auslösung und Verhalten der Asthma- und Kreislaufsymptome anaphylaktischer Schockfragmente des Meerschweinchens. Int. Arch. Allergy **14**, 162—204 (1959).

ALBERTY, J., u. M. SCHIEDE: Untersuchungen über die anaphylaktische Reaktion des isolierten Meerschweinchendarmes. Arch. int. Pharmacodyn. **96**, 28—44 (1953).

ALBERTY, J., and R. TAKKUNEN: Der Anteil von Histamin an der anaphylaktischen und der durch einen chemischen Histaminfreisetzer hervorgerufenen vasculären Hautreaktion. Int. Arch. Allergy **10**, 285—304 (1957).

ARMSTRONG, D., R. M. L. DRY, C. A. KEELE and J. W. MARKHAM: Pain-producing actions of tryptamine and 5-hydroxytryptamine. J. Physiol. (Lond.) **117**, 70—71P (1952).

ARMSTRONG, D., R. M. L. DRY, C. A. KEELE and J. W. MARKHAM: Observations on chemical excitants of cutaneous pain in man. J. Physiol. (Lond.) **120**, 326—351 (1953).

ARONSON, H.: Weitere Untersuchungen über Anaphylatoxin und Bakteriengift. Berl. klin. Wschr. **49**, 642—646 (1912).

AUSTEN, K. F., and W. E. BROCKLEHURST: Inhibition of the anaphylactic release of histamine from chopped guinea-pig lung by chymotrypsin substrates and inhibitors. Nature (Lond.) **186**, 866 (1960).

BARTOSCH, R.: Über die Herkunft des Histamins bei der Anaphylaxie des Meerschweinchens. Klin. Wschr. **14**, 307—308 (1935).

BARTOSCH, R., W. FELDBERG u. E. NAGEL: Das Freiwerden eines histaminähnlichen Stoffes bei der Anaphylaxie des Meerschweinchens. Pflügers Arch. ges. Physiol. **230**, 129—153 (1932a).

BARTOSCH, R., W. FELDBERG u. E. NAGEL: Die Übertragung der anaphylaktischen Lungenstarre auf die Lunge normaler Meerschweinchen. Pflügers Arch. ges. Physiol. **230**, 674—679 (1932b).

BARTOSCH, R., W. FELDBERG u. E. NAGEL: Weitere Versuche über das Freiwerden eines histaminähnlichen Stoffes aus der durchströmten Lunge sensibilisierter Meerschweinchen beim Auslösen einer anaphylaktischen Lungenstarre. Pflügers Arch. ges. Physiol. **231**, 616—629 (1933).

BELOFF, A., and R. A. PETERS: Observations upon thermal burns. The influence of moderate temperature burns upon a proteinase of skin. J. Physiol. (Lond.) **103**, 461—476 (1945).

BENDITT, E. P.: An enzyme in mast cells with some properties resembling chymotrypin. Fed. Proc. **15**, 507 (1956).

BENDITT, E. P., A. L. WONG, M. ARASE and E. ROEPER: 5-Hydroxytryptamine in mast cells. Proc. Soc. exp. Biol. (N. Y.) **90**, 303—304 (1955).

BERALDO, W. T.: Formation of bradykinin in anaphylactic and peptone shock. Amer. J. Physiol. **163**, 283—289 (1950).

BHATTACHARYA, B. K., and G. P. LEWIS: The release of 5-hydroxytryptamine by histamine liberators. Brit. J. Pharmacol. **11**, 202—208 (1956).

BIEDL, A., and R. KRAUS: Experimentelle Studien über Anaphylaxie. Wien. klin. Wschr. **22**, 363—370 (1909).

BIEDL, A., u. R. KRAUS: Die Kriterien der anaphylaktischen Vergiftung. Dtsch. med. Wschr. **37**, 1300—1303 (1911).

BOISSONNAS, R. A., ST. GUTTMANN, P.-A. JAQUENOUD, H. KONZETT u. E. STÜRMER: Experientia (Basel). Synthesis and biological activity of peptides related to bradykinin. **16**, 326 (1960).

BRAUN-FALCO, O., and K. SALFELD: Leucine aminopeptidase activity in mast cells. Nature (Lond.) **183**, 51—52 (1959).

BROCKLEHURST, W. E.: The action of 5-hydroxytryptamine on smooth muscle. In: 5-Hydroxytryptamine, pp. 172—176. Ed.: Lewis, G. P. London: Pergamon Press 1958a.

BROCKLEHURST, W. E.: Histamine and other mediators in hypersensitivity reactions. IIIe Congrès International d'Allergologie, Paris, p. 361—376 (1958b).

BROCKLEHURST, W.: The release of histamine and formation of a slow-reacting substance (SRS-A) during anaphylactic shock. J. Physiol. (Lond.) **151**, 416—435 (1960).

BROCKLEHURST, W. E., J. H. HUMPHREY and W. L. M. PERRY: The role of histamine in cutaneous antigen-antibody reactions in the rat. J. Physiol. (Lond.) **129**, 205—224 (1955).

BROCKLEHURST, W. E., J. H. HUMPHREY and W. L. M. PERRY: Cutaneous antigen-antibody reactions in the rat. J. Physiol. (Lond.) **150**, 489—500 (1960).

BRONFENBRENNER, J.: Proteolytic enzyme is not specific. Proc. Soc. exp. Biol. (N.Y.) **12**, 3—4 (1914).

BRONFENBRENNER, J. J.: The nature of anaphylatoxin. Studies on immunity II. J. exp. Med. **21**, 480—492 (1915).

CAMPBELL, D. H., and P. A. NICOLL: Studies on in vitro anaphylaxis and release of an active non-histamine material from sensitized guinea-pig lung. J. Immunol. **39**, 102—112 (1940).

CARRYER, H. M., and C. F. CODE: Release of histamine during hemolytic reactions in the blood of rabbits. Proc. Soc. exp. Biol. (N.Y.) **73**, 452—455 (1950).

CHARLWOOD, P. A., and A. H. GORDON: Electrophoresis in a density gradient. Biochem. J. **70**, 433—438 (1958).

CODE, C. F.: The histamine content of the blood of guinea-pigs and dogs during anaphylactic shock. Amer. J. Physiol. **127**, 78—93 (1939).

COPENHAVER, J. H., M. E. NAGLER and A. GOTH: The intracellular distribution of histamine. J. Pharmacol. exp. Ther. **109**, 401—406 (1953).

CRAPS, L., and P. T. INDERBITZIN: Anaphylaxie cutanée et protéolyse. Dermatologica (Basel) **114**, 218—231 (1957).

DALE, H. H.: Some chemical factors in the control of the circulation. Lecture III. Local vasodilator reactions—Histamine (cont'd.). Acetylcholine—Conclusions. Lancet No. **216**, 1285—1290 (1929).

DALE, H. H., and P. P. LAIDLAW: The physiological action of β iminazolyl ethylamine. J. Physiol. (Lond.) **41**, 318—344 (1910).

DALY, I. DE BURGH and H. SCHILD: Inactivation by histaminase preparations of the histamine-like substance recovered from lungs during anaphylactic shock. J. Physiol. (Lond.) **88**, 3—5P (1934).

DALY, I. DE BURGH, S. PEAT and H. SCHILD: The release of a histamine-like substance from the lungs of guinea-pig's during anaphylactic shock. Quart. J. exp. Physiol. **25**, 33—59 (1935).

DANNENBERG, A. M., and E. L. SMITH: Proteolytic enzymes of lung. J. biol. Chem. **215**, 45—53 (1955).

DOEPFFNER, W., and A. CERLETTI: Comparison of lysergic acid derivates and antihistamines as inhibitors of the edema provoked in the rat's paw by serotonin. Int. Arch. Allergy **12**, 89—97 (1958).

DRAGSTEDT, C. A., and E. GEBAUER-FUELNEGG: Studies in Anaphylaxis. I. The appearance of a physiologically active substance during anaphylactic shock. Amer. J. Physiol. **102**, 512—519 (1932).

DRAGSTEDT, C. A., and F. B. MEAD: Further observations on the nature of the active substance ("Anaphylatoxin") in canine anaphylactic shock. J. Immunol. **30**, 319—326 (1936).

DRAGSTEDT, C. A., M. RAMINEZ DE ARELANO and A. H. LAWTON: The relationship of histamine to anaphylaxis in the rabbit. Science **91**, 617—618 (1940).

DRAGSTEDT, C. A., M. RAMINEZ DE ARELANO, A. H. LAWTON and G. P. YOUMANS: Passive sensitisation on rabbit's blood. J. Immunol. **39**, 537—542 (1940).

EAGLE, H., C. G. JOHNSTON and I. S. RAVDIN: On the prolonged coagulation time subsequent to anaphylactic shock. Bull. Johns Hopk. Hosp. **60**, 428—438 (1937).

ELLIOTT, D. F., E. W. HORTON and G. P. LEWIS: Actions of pure bradykinin. J. Physiol. (Lond.) **153**, 473—480 (1960a).

ELLIOTT, D. F., E. W. HORTON and G. P. LEWIS: The isolation of bradykinin — a plasma kinin from ox blood. Biochem. J. **78**, 60—65 (1961).

ELLIOTT, D. F., G. P. LEWIS and E. W. HORTON: The structure of bradykinin—a plasma kinin from ox blood. Biochem. Biophys. Res. Comm. **3**, 87—91 (1960b).

FELDBERG, W.: On some physiological aspects of histamine. J. Pharm. (Lond.) **6**, 281—301 (1954).

FELDBERG, W., H. F. HOLDEN and C. H. KELLAWAY: The formation of lysocithin and of a muscle-stimulating substance by snake venoms. J. Physiol. (Lond.) **94**, 232—248 (1938).

FELDBERG, W., and C. H. KELLAWAY: Liberation of histamine and formation of lysocithin-like substances by cobra venom. J. Physiol. (Lond.) 94, 187—226 (1938).

FELDBERG, W., and M. SCHACHTER: Histamine release by horse serum from skin of the sensitized dog and nonsensitized cat. J. Physiol. (Lond.) 118, 124—134 (1952).

FELDBERG, W., and J. TALESNIK: Reduction of tissue histamine by compound 48/80. J. Physiol. (Lond.) 120, 550—568 (1953).

FINK, M. A.: Anaphylaxis in the mouse: possible relation of the Schultz-Dale reaction to serotonin release. Proc. Soc. exp. Biol. (N.Y.) 92, 673—675 (1956).

FINK, M. A., and C. E. GARDNER: Anaphylaxis in guinea-pig. Improbability of release of serotonin in the Schultz-Dale reaction. Proc. Soc. exp. Biol. (N.Y.) 97, 554—557 (1956).

FINK, M. A., and M. V. ROTHLAUF: In vitro anaphylaxis in the sensitized mouse uterus. Proc. Soc. exp. Biol. (N. Y.) 90, 477—480 (1955).

FOX, C. L., JULIA M. EINBINDER and C. T. NELSON: Comparative inhibition of anaphylaxis in mice by teroids, tranquilizers and other drugs. Amer. J. Physiol. 192, 241—246 (1958).

FOX, R. H., R. GOLDSMITH, D. J. KIDD and G. P. LEWIS: Bradykinin as a vasodilator in man. J. Physiol. (Lond.). (In press) (1960).

FREY, E. K., u. H. KRAUT: Ein neues Kreislaufhormon und seine Wirkung. Naunyn-Schmiedeberg's Arch. exp. Path. Pharmak. 133, 1—56 (1928).

FREY, E. K., H. KRAUT u. F. SCHULTZ: Über eine neue innersekretorische Funktion des Pankreas. Naunyn-Schmiedeberg's Arch. exp. Path. Pharmak. 158, 334—347 (1930).

FREY, E. K., u. E. WERLE: Kallikrein im inneren und äußeren Pankreassekret. Klin. Wschr. 12, 600—601 (1933).

FRIEBEL, H.: Über die Prüfung von Antihistaminkörper am tierexperimentellen Asthma. Naunyn-Schmiedeberg's Arch. exp. Path. Pharmak. 217, 35—42 (1953).

FRIEBEL, H.: Über spezifische Anwendungsbereiche des durch Histamin und Antigen hervorgerufenen Meerschweinchenasthmas bei der Arzneimittelprüfung. Naunyn-Schmiedeberg's Arch. exp. Path. Pharmak. 218, 98—99 (1953).

GEBAUER-FUELNEGG, E., and C. A. DRAGSTEDT: Studies in Anaphylaxis. II. The nature of a physiologically active substance appearing during anaphylactic shock. Amer. J. Physiol. 102, 520—526 (1932).

GEIGER, W. B., and H. S. ALPERS: Mechanism of the Schultz-Dale reaction. J. Allergy 30, 316—328 (1959).

GIERTZ, H., u. W. SCHMUTZLER: Über die Freisetzung von Wirkstoffen aus der isolierten Meerschweinchenlunge im anaphylaktischen und Anaphylatoxin-Schock. Naunyn-Schmiedeberg's Arch. exp. Path. Pharmak. 238, 103—104 (1960).

GREEN, A. F.: The antagonism of histamine and the anaphylactic response by phenylpyridylallylamines. Brit. J. Pharmacol. 8, 171—176 (1952).

HALPERN, B. N.: Histamine release by long chain molecules. In: Histamine, pp. 92—123. Ciba Foundation Symposium. Ed.: Wolstenholme, G. E. W. & O'Connor, Cecilia M. London: J. & A. Churchill Ltd. 1956.

HALPERN, B. N.: Histamine and processes of histamine liberation. In Fundamentals of Modern Allergy. Ed.: S. J. Prigal. New York, Toronto, London: McGraw-Hill Book Company Inc. 1960.

HALPERN, B. N., et M. BRIOT: Étude pathogénique et thérapeutique du syndrome oedémateux provoqué chez le rat par l'ovalbumine. Arch. int. Pharmacodyn. 82, 247—296 (1950).

HALPERN, B. N., P. LIACOPOULOS et M. BRIOT: Aspects qualitatifs et quantitatifs de l'antagonisme des antihistaminiques de synthése a l'égard de l'histamine, des substances histamino-liberatrices et de la réaction anaphylactique. C. R. Soc. Biol. (Paris) **150**, 313—316 (1956).

HAWKINS, O. F., and L. ROSA: Some observations on the release of a substance active on the cat's uterus from guinea-pig's lung during anaphylactic shock. Int. Arch. Allergy **14**, 312—324 (1959).

HAYASHI, H.: Review concerning trigger mechanism of allergic inflammation. Mie med. J. **6**, 195—218 (1956).

HERXHEIMER, H.: The 5-hydroxytryptamine shock in the guinea-pig. J. Physiol. (Lond.) **128**, 435—445 (1955).

HILTON, S. M., and G. P. LEWIS: The mechanism of functional hyperaemia in the submandibular gland. J. Physiol. (Lond.) **129**, 253—271 (1955).

HÖGBERG, B., and B. ÜVNAS: The mechanism of the disruption of mast cells produced by compound 48/80. Acta. physiol. scand. **41**, 345—369 (1957).

HOLDSTOCK, D. J., A. P. MATTHIAS and M. SCHACHTER: A comparative study of kinin and bradykinin. Brit. J. Pharmacol. **12**, 149—158 (1957).

HOLTON, F. A., and P. HOLTON: A vasodilator activity of spinal roots. J. Physiol. (Lond.) **118**, 310—327 (1952).

HOWELL, W. H.: The purification of heparin and its presence in blood. Amer. J. Physiol. **71**, 553—561 (1924/25).

HOWELL, W. H., and E. HOLT: Two new factors in blood coagulation—heparin and pro-antithrombin. Amer. J. Physiol. **47**, 328—341 (1918/19).

HUMPHREY, J. H.: Biochemical aspects of reactions in hypersensitive responses. From a Symposium on Cellular and Humoral Aspects of the Hypersensitive States, pp. 1—35. Ed. H. Sherwood Lawrence. London: Cassel 1959.

HUMPHREY, J. H., and R. JAQUES: The histamine and serotonin content of the platelets and polymorphnuclear leucocytes of various species. J. Physiol. (Lond.) **124**, 305—310 (1954).

HUMPHREY, J. H., and R. JAQUES: The release of histamine and 5-hydroxytryptamine (serotonin) from platelets by antigen-antibody reactions (in vitro). J. Physiol. (Lond.) **128**, 9—27 (1955).

INDERBITZIN, T.: Das Problem der allergischen Reaktionsmechanismen. Int. Arch. Allergy **9**, 146—188 (1957).

INDERBITZIN, P. T., et L. CRAPS: Le role de l'histamine et de la sérotonine (5-hydroxytryptamine) dans la pathogénie de l'augmentation de la perméabilité capillaire cutanée d'origine anaphylactique. Dermatologica (Basel) **114**, 208—218 (1957).

JAQUES, R., and M. SCHACHTER: The presence of histamine, 5-hydroxytryptamine and a potent slow contracting substance in wasp venom. Brit. J. Pharmacol. **9**, 53—58 (1957).

JAQUES, L. B., and E. T. WATERS: The identity and origin of the anticoagulant of anaphylactic shock in the dog. J. Physiol. (Lond.) **99**, 454—466 (1941).

JOBLING, J. W., W. F. PETERSEN and A. A. EGGSTEIN: The mechanism of anaphylactic shock. Studies on Ferment Action. XXIII. J. exp. Med. **22**, 401—417 (1915).

JORPES, J. E., H. HOLMGREN u. O. WILANDER: Über das Vorkommen von Heparin in den Gefäßwänden und in den Augen. Z. mikr.-anat. Forsch. **42**, 279—300 (1937).

KALLÓS, P. and, KALLÓS-DEFFNER: Experimentelle und klinische Untersuchungen über die Wirkung des Thephorins. Int. Arch. Allergy **1**, 189—216 (1950/51).

KALK, H.: Zur Frage der Existenz einer histaminähnlichen Substanz beim Zustandekommen des Dermographismus. Klin. Wschr. **8**, 64—66 (1929).

KATZ, G.: zitiert in FELDBERG, W., u. E. SCHILF: Histamin, S. 168. Berlin: Springer 1930.

KATZ, G.: Histamine release from blood cells in anaphylaxis in vitro. Science **91**, 221 (1940).

KATZ, G.: The role of blood cells in the anaphylactic histamine release. J. Pharmacol. exp. Ther. **72**, 22 (1941).

KATZ, G.: Histamine release in the allergic skin reaction. Proc. Soc. exp. Biol. (N.Y.) **49**, 272—277 (1942).

KATZ, G., and S. COHEN: Experimental evidence for histamine release in Allergy. J. Amer. med. Ass. **117**, 1782—1783 (1941).

KELLAWAY, C. H.: The anaphylactic reaction of the isolated uterus of the rat. Brit. J. exp. Path. **11**, 72—80 (1930).

KELLAWAY, C. H., and E. R. TRETHEWIE: The liberation of a slow-reacting smooth muscle stimulating substance in anaphylaxis. Quart. J. exp. Physiol. **30**, 121 to 145 (1940).

KRANTZ, J. C., C. J. CARR, J. G. BIRD and S. COOK: Sugar alcohols. XXVI. Pharmacodynamic studies of polyoxyalkylene derivation of hexilolanhydride partial fatty acid esters. J. Pharmacol. exp. Ther. **93**, 188—195 (1948).

KRAUT, H., E. K. FREY u. E. BAUER: Über ein neues Kreislaufhormon. II. Mitteilung. Hoppe-Seylers Z. physiol. Chem. **175**, 97—114 (1928).

KRAUT, H., E. K. FREY u. E. WERLE: Über die Inaktivierung des Kallikreins. Hoppe-Seylers Z. physiol. Chem. **192**, 1—21 (1930).

KRAUT, H., E. K. FREY u. E. WERLE: Der Nachweis eines Kreislaufhormons in der Pankreasdrüse. Hoppe-Seylers Z. physiol. Chem. **189**, 97—106 (1930).

KRAUT, H., E. K. FREY u. E. WERLE: Über den Nachweis und das Vorkommen des Kallikreins im Blut. VIII. Mitteilung. Hoppe-Seylers Z. physiol. Chem. **222**, 73—99 (1933).

LAST, R. MURIEL and EARL R. LOEW: Effect of antihistamine drugs on increased capillary permeability following intradermal injections of histamine, horse serum and other agents in rabbits. J. Pharmacol. exp. Ther. **89**, 81—91 (1947).

LECOMTE, J., et M. L. BEAUMARIAGE: Rôle de l'histamine dans le choc anaphylactique du coq. Arch. int. Pharmacodyn. **107**, 117—119 (1956).

LECOMTE, J., et M. L. BEAUMARIAGE: Le choc anaphylactique du coq. Rôle de l'histamine dans son déterminisme. Int. Arch. Allergy **13**, 145—180 (1958).

LECOMTE, J., M. L. BEAUMARIAGE et J. SALMON: Déplétion en histamine endogene et réactions allergiques du Poussin. C. R. Soc. Biol. (Paris). **151**, 1045—1047 (1957).

LÉGER, J., and G. MASSON: Studies on egg-white sensitivity in the rat. Ann. Allergy **6**, 131—143 (1948).

LÉGER, J., G. MASSON and J. L. PRADO: Hypersensitivity to egg white in the rat. Proc. Soc. exp. Biol. (N.Y.) **64**, 366—370 (1947).

LEWIS, G. P.: Plasma kinin forming enzymes in body fluids and tissues. J. Physiol. (Lond.) **147**, 458—468 (1959).

LEWIS, G. P.: Pharmacologically active polypeptides derived from plasma proteins. Physiol. Rev. (In press) (1960).

LEWIS, T.: The blood vessels of the human skin and their response. London: Shaw & Sons Ltd. 1927.

MCINTIRE, F. C., L. W. ROTH and R. K. RICHARDS: The in vitro release of histamine from the blood cells of sensitized rabbits: relationship to blood coagulation mechanisms. Amer. J. Physiol. **159**, 332—336 (1949).

MCINTIRE, F. C., L. W. ROTH and M. SPROULL: In vitro histamine release from sensitized rabbit blood cells. Evidence against participation of fibrinolysin. Proc. Soc. exp. Biol. (N.Y.) **73**, 605—609 (1950).

McIntire, F. C., L. W. Roth and M. Sproull: Mechanism of anaphylaxis in the rabbit. Further evidence against plasma protease mechanism. Proc. Soc. exp. Biol. (N.Y.) 81, 691—692 (1952).

MacIntosh, F. C., and W. D. M. Paton: The liberation of histamine by certain organic bases. J. Physiol. (Lond.) 109, 190—219 (1949).

Manwaring,W. H., V. M. Hosepian, J. R. Enright, and F. Porter: Hepatic reactions in anaphylaxis. IX. Effects of dehepatization on the reactions of cartain smooth muscle structures in canine anaphylaxis. J. Immunol. 10, 567—573 (1925a).

Manwaring, W. H., V. M. Hosepian, O'Neill, F. I. and H. B. Moy: Hepatic reactions in anaphylaxis. X. The hepatic anaphylatoxin. J. Immunol. 10, 575—581 (1925b).

Margolis, J.: Activation of plasma by contact with glass: evidence for a common reaction which releases plasma kinin and initiates coagulation. J. Physiol. (Lond.) 144, 1—22 (1958).

Meier, R., u. K. Bucher: Pharmakologie der Antihistaminica. Progr. Allergy 2, 290—328 (1949).

Menkin, V.: Newer Concepts of Inflammation. Springfield: Ch. C. Thomas 1950.

Menkin, V.: Biochemical Mechanisms in Inflammation. Springfield: Ch. C. Thomas 1956.

Mill, P. L., J. M. Elder, A. A. Miles and D. L. Wilhelm: Enzyme like globulins from serum reproducing the vascular phenomena of inflammation. VI. Isolation and properties of permeability factor and its inhibitor in human plasma. Brit. J. exp. Path. 39, 343—355 (1958).

Mongar, J. L., and H. O. Schild: A comparison of the effects of anaphylactic shock and of chemical histamine releasers. J. Physiol. (Lond.) 118, 461—478 (1952).

Mongar, J. L., and H. O. Schild: Inhibition of anaphylactic reaction. J. Physiol. (Lond.) 135, 301—319 (1957a).

Mongar, J. L., and H. O. Schild: Effect of temperature on the anaphylactic reaction. J. Physiol. (Lond.) 135, 320—338 (1957b).

Monkhouse, F. C., E. Fidlar and J. C. D. Barlow: Release of heparin in anaphylactic shock in irradiated and non-irradiated animals. Amer. J. Physiol. 169, 712—720 (1952).

Morrison, J. L., W. L. Bloom and A. P. Richardson: Effect of dextran on the rat. J. Pharmacol. exp. Ther. 101, 27—28 (1951).

Mota, I.: Action of anaphylactic shock and anaphylatoxin on mast cells and histamine in rats. Brit. J. Pharmacol. 12, 453—456 (1957).

Mota, I., and T. Ishii: Inhibition of mast cell disruption and histamine release in rat anaphylaxis in vitro. Comparison with compound 48/80. Brit. J. Pharmacol. 15, 82—87 (1960).

Moussatché, H., and W. O. Cruz: In vitro release by the anti-platelet serum of a substance from the platelets, active on the isolated gut of the guinea-pig. Arch. int. Pharmacodyn. 91, 224—229 (1952).

Ojers, G., C. A. Holmes and C. A. Dragstedt: The relation of the liver histamine to anaphylactic shock in dogs. J. Pharmacol. exp. Ther. 73, 33—37 (1941).

Parker, J. T., and F. Parker: Anaphylaxis in the white rat. J. med. Res. 44, 263—287 (1924).

Parratt, J. R., and G. B. West: Tissue histamine and 5-hydroxytryptamine. J. Physiol. (Lond.) 132, 40—41P (1956).

Parratt, J. R., and G. B. West: 5-Hydroxytryptamine and tissue mast cells. J. Physiol. (Lond.) 137, 169—178 (1957a).

PARRATT, J. R., and G. B. WEST: Release of 5-hydroxytryptamine and histamine from tissues of the rat. J. Physiol. (Lond.) **137**, 179—192 (1957b).

PARRATT, J. R., and G. B. WEST: 5-Hydroxytryptamine and the anaphylactoid reaction in the rat. J. Physiol. (Lond.) **139**, 27—41 (1957c).

PARRATT, J. R., and G. B. WEST: Inhibition by various substances of oedema formation in the hind-paw of the rat induced by 5-hydroxytryptamine, histamine, dextran, egg-white and compound 48/80. Brit. J. Pharmacol. **13**, 65—70 (1958).

PATON, W. D. M.: The relation of histamine liberation to anaphylaxis. IIIe Congrès International d'Allergologie, Paris pp.434—438 (1958).

PRATT, H. N.: Studies of anaphylaxis in the albino rat with reference to diet and histamine. J. Immunol. **29**, 301—317 (1935).

REUSE, J. J.: Antihistaminiques de synthèse et choc anaphylactique chez le lapin. Arch. int. Pharmacodyn. **78**, 363—365 (1949).

REUSE, J. J.: Modifications circulatoires au cours du choc anaphylactique et après administration d'un libérateur d'histamine (Composé 48/80). Arch. int. Pharmacodyn. **93**, 122—125 (1953).

RILEY, J. F., and G. B. WEST: The presence of histamine in tissue mast cells. J. Physiol. (Lond.) **120**, 528—537 (1953).

ROCHA e SILVA, M.: Beiträge zur Pharmakologie des Trypsins I und II. Naunyn-Schmiedeberg's Arch. exp. Path. Pharmak. **194**, 335—361 (1940).

ROCHA e SILVA, M.: Concerning the mechanism of anaphylaxis and allergy. Brit. Med. J. I, 779—784 (1952).

ROCHA e SILVA, M., and S. O. ANDRADE: Histamine and proteolytic enzymes. Liberation of histamine by papain. J. biol. Chem. **149**, 9—17 (1943).

ROCHA e SILVA, M., S. O. ANDRADE and R. M. TEIXEIRA: Fibrinolysis in peptone and anaphylactic shock in the dog. Nature (Lond.) **157**, 801—802 (1946).

ROCHA e SILVA, M., W. T. BERALDO and G. ROSENFELD: Bradykinin. a hypotensive and smooth muscle stimulating factor released from plasma globulin by snake venoms and trypsin. Amer. J. Physiol. **156**, 261—273 (1949).

ROCHA e SILVA, M., O. BIER and M. ARONSON: Histamine release by anaphylatoxin. Nature (Lond.) **168**, 465—466 (1951).

ROCHA e SILVA, M., A. E. SCROGGIE, E. FIDLAR and L. B. JAQUES: Liberation of histamine and heparin by peptone from the isolated dog's liver. Proc. Soc. exp. Biol. (N.Y.) **64**, 141—146 (1949).

ROSE, B., and J. S. L. BROWNE: Studies on the release of histamine from the blood cells of the rabbit by the addition of horse serum or egg albumin in vitro. J. Immunol. **41**, 403—408 (1941).

ROTH, L. W.: Quoted from McIntire — The mechanism of histamine release. p. 420. In Histamine. Ciba Foundation Symp. Ed.: Wolstenholme, G.E.W. & O'Connor, Cecilia M. London: J. & A. Churchill Ltd. 1956.

ROWLEY, D. A., and E. P. BENDITT: 5-Hydroxytryptamine and histamine as mediators of the vascular injury produced by agents which damage mast cells in rats. J. exp. Med. **103**, 399—411 (1956).

SANYAL, R. K., and G. B. WEST: The relationship of histamine and 5-hydroxytryptamine to anaphylactic shock in different species. J. Physiol. (Lond.) **144**, 525—531 (1958).

SCHACHTER, M.: Anaphylaxis and histamine release in the rabbit. Brit. J. Pharmacol. **8**, 412—419 (1953).

SCHACHTER, M.: p. 447 In Histamine. Ciba Foundation Symposium. Ed.: Wolstenholme, G.E.W. & O'Connor, Cecilia M. London: J. & A. Churchill Ltd. 1956.

SCHACHTER, M.: Some properties of kallidin, bradykinin and wasp venom kinin. pp. 232—276. In "Polypeptides which affect smooth muscles and blood vessels". Ed.: M. Schachter. London: Pergamon Press 1960.

Schachter, M., and E. M. Thain: Chemical and pharmacological properties of the potent, slow contracting substance (kinin) in wasp venom. Brit. J. Pharmacol. **9**, 352—359 (1957).

Schild, H.: Histamine release and anaphylactic shock in isolated lungs of guinea-pigs. Quart. J. exp. Physiol. **26**, 165—179 (1936a).

Schild, H.: The origin of the histamine-like substance released in anaphylactic shock. J. Physiol. (Lond.) **86**, 50—51P (1936b).

Schild, H.: The reaction of the guinea-pig's uterus immersed in a histamine solution to histamine and anaphylaxis. J. Physiol. (Lond.) **86**, 51—52 P (1936c).

Schild, H. O.: Histamine release in anaphylactic shock from various tissues of the guinea-pig. J. Physiol. (Lond.) **95**, 393—403 (1939).

Schild, H. O.: Mechanism of anaphylaxis. IIIe Congrès International d'Allergologie, p. 351—360. Paris 1958.

Schild, H. O., D. F. Hawkins, J. L. Mongar and H. Herxheimer: Reaction of isolated human asthmatic lung and bronchial tissue to a specific antigen. Lancet II, 376—382 (1951).

Scroggie, A. E., and L. B. Jaques: The release of histamine and heparin by antigen from the isolated perfused liver of the sensitized dog. J. Immunol. **62**, 103—116 (1949).

Seyle, H.: Studies on adaptation. Endocrinology. **21**, 169—188 (1937).

Spector, W. G.: The role of some higher peptides in inflammation. J. Path. Bact. **63**, 93—100 (1951).

Spector, W. G.: Activation of a globulin system controlling capillary permeability in inflammation. J. Path. Bact. **74**, 67—80 (1957).

Spector, W. C.: Diskussionsbemerkung. In "Progress in the Biological Sciences in Relation to Dermatology", pp. 322. Ed.: A. Rook. Cambridge University Press (1960).

Spinelli, A.: Démonstration de la mise en liberté de substances type hystamine du poumon isolé du cobaye en choc anaphylactique. Boll. soc. ital. int. Microbiol. **4**, 257—261 (1932).

Tum Suden, C.: Reactions of the rat uterus, excised and in situ, to histamine and in anaphylaxis. Amer. J. Physiol. **108**, 416—423 (1934).

Unger, G.: Release of proteolytic enzyme in anaphylactic and peptone shock in vitro. Lancet I, 708—710 (1947).

Ungar, G.: Biochemical mechanism of the allergic reaction. Int. Arch. Allergy **4**, 258—281 (1953).

Ungar, G.: Mechanism of histamine release. In: Histamine. Ciba Foundation Symposium, pp. 431—442. Ed.: Wolstenholme, G. E. W. & O'Connor, Cecilia M. London: J. & A. Churchill 1956.

Ungar, C., and E. Damgaard: Tissue reactions to anaphylactic and anaphylactoid stimuli. Proteolysis and release of histamine and heparin. J. exp. Med. **101**, 1—15 (1955).

Ungar, G., et J. L. Parrot: Recherches sur le choc anaphylactique in vitro. Mise en liberté d'une substance active par le poumon isolé du cobaye sensibilisé. C. R. Soc. Biol. (Paris) **123**, 676—678 (1936).

Vogt, W.: Pharmacologically active substances formed in egg yolk by cobra venom. J. Physiol. (Lond.) **136**, 131—147 (1957).

Voorhees, A. B., H. J. Baker and E. J. Pulaski: Reactions of albino rats to injections of dextran. Proc. Soc. exp. Biol. (N.Y.) **76**, 254—256 (1951).

Waalkes, T. P., and H. Coburn: The role of platelets and the release of serotonin and histamine during anaphylaxis in the rabbit. J. Allergy **30**, 394—407 (1959).

Waalkes, T. P., and H. Coburn: The role of histamine and serotonin during anaphylaxis in the mouse. J. Allergy **31**, 151—161 (1960).

Waalkes, T. P., H. Weissbach, J. Bozicevich and S. Udenfriend: Serotonin and histamine release during anaphylaxis in the rabbit. J. clin. Invest. **36**, 1115—1120 (1957a).

Waalkes, T. P., H. Weissbach, J. Bozicevich and S. Udenfriend: Further studies on release of serotonin and histamine during anaphylaxis in the rabbit. Proc. Soc. exp. Biol. (N.Y.) **95**, 479—482 (1957b).

Warren, S., and F. J. Dixon: Antigen tracer studies and histologic observations in anaphylactic shock of guinea-pigs. Amer. J. med. Sci. **216**, 136—145 (1948).

Weiser, R. S.: Mechanisms of immunologic tissue injury. J. Allergy **28**, 475—488 (1957).

Weissbach, H., T. P. Waalkes and S. Udenfriend: Presence of serotonin in lung and its complication in the anaphylactic reaction. Science **125**, 235—236 (1957).

Werle, E.: The chemistry and pharmacology of kallikrein and kallidin. In „Polypeptides which stimulate smooth muscle", pp. 20—28. Ed.: J. H. Gaddum. Edinburgh: Livingstone 1955.

Werle, E., u. U. Berek: Zur Kenntnis des Kallikreins. Biochem. Z. **320**, 136—145 (1950).

Werle, E., R. Kehl u. K. Koebke: Über Bradykinin, Kallidin und Hypertensin. Biochem. Z. **320**, 372—383 (1950).

Wilander, O.: Studien über Heparin. Skand. Arch. Physiol. **81**, Suppl. 15 (1939).

Wilhelm, D. L., A. A. Miles and M. E. Mackay: Enzyme-like globulins from serum reproducing the vascular phenomena of inflammation. II. Brit. J. exp. Path. **36**, 82 (1955).

37. W. Gronemeyer-Bad Lippspringe: Kritische Stellungnahme zu den diagnostischen Methoden bei allergischen Krankheiten. Mit 8 Textabbildungen.

Eine kritische Stellungnahme zu den diagnostischen Methoden bei allergischen Krankheiten läßt eine Abgrenzung und Beschränkung der Aussage zweckmäßig und erforderlich erscheinen. Die Gründe hierfür sind mancherlei Art. Denn der Allergie als „biologischem Phänomen wie als Krankheit"[21] begegnen wir auf allen Gebieten der klinischen wie theoretischen Medizin. Als ein „Querschnittsfach", wie Jadassohn[18] die Allergieforschung treffend bezeichnet hat, umfaßt sie ein so weiträumiges, in stetem Fluß begriffenes Wissens- und Erfahrungsgebiet, daß ein Überblick — selbst im eigenen Fachgebiet — nicht oder kaum mehr möglich erscheint. — Zum anderen wird das Fundament einer kritischen Stellungnahme durch den Umfang eigener Erfahrungen geprägt, wodurch Ausmaß und Wertigkeit jeder Aussage ihre natürliche Begrenzung erfahren. Und so möchte ich mich — in Übereinstimmung mit dem nachfolgenden Referat von Herrn Nilzén — in meinen Ausführungen beschränken auf folgende diagnostische Methoden:

1. die Anamnese,

2. die Hautproben, soweit sie zur Auslösung der urticariellen Sofort-Reaktion in der klinischen Praxis Anwendung finden, die hierzu erforderlichen Antigen-Extrakte — Methoden und Fehlerquellen — Resultate und Mißerfolge,

3. Provokationsproben zur Ermittlung der Aktualität eines Antigenes.

1. Anamnese. Wenn die Anamnese gemeinhin als Tor zur Persönlichkeit des Kranken betrachtet wird (Löffler[23]) und damit die Grundlage der Individual-Medizin darstellt, so besitzt darüber hinaus die *spezielle allergische Anamnese* die Bedeutung eines diagnostischen Verfahrens primi ordinis, das im Sinne Gustav von Bergmanns[2] dem Wert der in den Naturwissenschaften durch experimentelle und systematische Beobachtungen erhobenen Forschungsergebnissen auch heute noch gleichkommt. Von der Erkenntnis dieses Beobachtungswertes ausgehend, soll die diagnostische Bedeutung der allergischen Spezial-Anamnese betrachtet und dargestellt werden. Denn der anamnestisch zielbewußt forschende Arzt kann — wie uns ein Überblick von ca. 15000 Antigenanalysen gezeigt hat — allein auf Grund einer exakt erhobenen Vorgeschichte bereits oft entscheiden, ob mit Wahrscheinlichkeit eine allergische Entstehungsweise des jeweiligen klinischen Syndroms in Frage kommt oder nicht[33]. Nicht selten kann sogar auf die Durchführung des Antikörpernachweises allein auf Grund der Anamnese verzichtet werden — ja verbietet sogar die Anamnese alle direkten Nachweisverfahren oder macht sie wegen Übernahme eines unnötigen Gefahrenrisikos höchst entbehrlich — oder aber führen einfache Karenz- und Expositionsproben mit dem anamnestisch vermuteten Antigen bereits zu dem gewünschten Erfolg[9,36]. — In ihren Grundfragen unterscheidet sich die allergische Anamnese kaum von dem üblichen Aufbau einer routinemäßig erhobenen Vorgeschichte — sub specie allergiae jedoch beinhalten die anamnestischen Kernfragen eine Reihe höchst bedeutungsvoller Einzelheiten. So gestattet oft erst die geradezu kriminalistische Erhebung eines mosaikartigen Details die Verbindung und Verknüpfung der verschiedenartigsten Auslösungs- und Expositionsmöglichkeiten — wie z.B. bei der so häufig gegebenen „Verlarvung" des Antigenes —, wie Hansen[16] es so treffend bezeichnet hat — bei der ein und dasselbe oder gruppenverwandte, schuldige Antigen trotz vermeintlicher Ausschaltung auf oft sehr versteckten, ja häufig wechselnden Wegen ständig neue Kontaktmöglichkeiten findet. Eine reichhaltige in der Literatur niedergelegte Kasuistik sowie die täglichen Erfahrungen der Praxis bieten hierzu Beispiele in Fülle. — Die große Anzahl möglicher Allergene sowie ihre verschiedenartige Gruppenzugehörigkeit: Inhalations-, Digestions-, Gewerbe- und Arzneimittel-Antigene usf. machen daher ein systematisches Vorgehen mit dem Ziel einer möglichst weitgehenden Erfassung des familiären, des beruflichen wie persönlichen Lebensraumes unerläßlich.

So gut wie niemals gelingt dies durch eine einmalige Exploration. Ferner erfordern die Abklärung der Testergebnisse, der Ablauf und Ausfall von Expositions- und Karenzproben usf. stets die Erhebung einer mehrfachen und gründlichen „Nach-Anamnese". — Eine Erleichterung der zeitraubenden anamnestischen Untersuchung bietet die Benutzung eines Fragebogens, wie er von verschiedenen Autoren (BERGER; ROST; KÄMMERER; GRONEMEYER u. a.) angegeben worden ist — wenngleich er keineswegs dem Arzt die persönliche Aufnahme der Vorgeschichte zu ersparen vermag. Der Vorteil der Fragebogentechnik besteht allein darin, daß der Patient, nachdem durch die Exploration ihm erst einmal die Blickrichtung für die vielfältig möglichen Zusammenhänge eröffnet worden ist, in Ruhe noch einmal die einzelnen Fragen durchdenken, beantworten und ergänzen kann[8]. Mit anderen Worten: die Verwendung eines Fragebogens bedeutet eine Hilfe, aber keinen Ersatz.

Es mag wie eine Selbstverständlichkeit erscheinen, die überragende Bedeutung einer subtilen Anamnese-Erhebung hier zu betonen — und dennoch bedarf die Anamnese als diagnostische Methode dringend der Rehabilitation. Denn wie sieht es in praxi aus? Auf Grund unseres umfangreichen Krankengutes konnten wir die Feststellung machen, daß die Erhebung einer allergischen Anamnese oder sogar gezielter Fragestellungen hinsichtlich einzelner Antigene oder spezieller Expositionsbedingungen nur selten zu verzeichnen sind[33]. Anfangs glaubten wir, daß ein derartiger „anamnestischer Aufwand" dem klinisch und praktisch tätigen Arzt kaum noch zumutbar wäre. Dies scheint jedoch keineswegs die alleinige Ursache zu sein. Wie PETERSON u. Mitarb.[26] in mehrtägigen Besuchen und intensiven Praxis-Studien bei einigen hundert Ärzten feststellen konnten, erhoben überhaupt nur die Hälfte eine „ad hoc"-Anamnese, und gut $^1/_4$ eine grob umfassende Vorgeschichte. Klinische Anamnesen lieferten etwa $10^0/_0$. Den tieferen Grund für die Abwertung der Anamnese als diagnostische Methode sehen wir nicht nur im Zeitmangel und im Fortschritts-Tempo auf fast allen Gebieten der modernen Medizin, sondern vielmehr mit von NEERGARD[25] ganz allgemein darin, daß „die Anamnese durch das organpathologische Spezialistentum zu verkümmern droht". Durch diese betrübliche Tatsache ist die praktisch-klinische Allergieforschung, in der die Anamnese nach wie vor eine Schlüsselstellung besitzt (WILKEN; SALÉN; KÄMMERER; MILNER; WERNER; GRONEMEYER; LINDEMAYR u. a.) in besonderer Weise betroffen.

Daß tatsächlich die subtil erhobene Anamnese von A—Z den roten Faden im Verlauf der Antigen-Analyse darstellt, erweisen in jüngster Zeit MILNER u. TEES[24] durch den hohen Prozentsatz positiver Desensibilisierungsergebnisse von ca. 1200 Fällen, bei denen allein auf Grund der Anamnese das aktuelle Antigen aus einem großen Untersuchungsgut mit positiven Hautreaktionen erkannt werden konnte — ohne Zuhilfenahme und vorherige Anstellung von Provokations- und Expositionsprüfungen. Mit anderen Worten, der Anamnase fällt — wie ich später noch zeigen werde — oft eine wichtige Entscheidung für die Klärung der grundsätzlichen Frage zu, ob eine durch Antikörpernachweis erwiesene Sensibilisierung für das jeweilige Krankheitsbild tatsächlich aktuelle Bedeutung besitzt oder nicht.

Darüber hinaus bestimmt die Anamnese in jedem Fall das Ausmaß, den Ablauf und die Reihenfolge des diagnostischen Programmes. — Sie vermag fernerhin weitgehend unerwünschte und bedrohliche Nebenwirkungen in Diagnostik und Therapie zu verhindern.

Hierin liegt ihre zentrale Stellung als diagnostische Methode bei allergischen Krankheiten begründet.

2. Hautproben. Die Auslösung einer örtlich begrenzten Hautreaktion verdankt — wie bekannt — die Medizin dem seiner Zeit in Manchester tätigen Arzt Blackley[4], der als erster an sich selbst durch Scarifikation der Haut und Betupfen mit Pollen eine örtliche Quaddelbildung beschrieb — allerdings noch ohne sie als Phänomen der lokalen anaphylaktischen Reaktion deuten und einordnen zu können. Auch die ersten Expositionsteste gehen ebenfalls auf Blackley zurück, der durch Aufschnupfen von Pollen und Schimmelpilzsporen (Penicillium) einen inhalativen Provokationsversuch unternahm, um durch direkte und unmittelbare Symptomauslösung die Kausalität der vermuteten Substanzen zu beweisen. Beide Verfahren — wenn auch in verschiedenartigen methodischen Abwandlungen — gelten auch jetzt noch als das Fundament unserer derzeitigen Allergie-Diagnostik. Ihre Bewertung und Beurteilung allerdings war dem Wechsel und Wandel unterworfen und ist auch heutzutage keineswegs einheitlich. Überblickt man an Hand der Literatur die Gründe für die geteilte Wertschätzung der Cutanproben, so beruht diese — abgesehen von einer prinzipiell falschen Ausdeutung und fehlerhaften Bezugsetzung, von der noch die Rede sein wird — auf dem *unterschiedlichen Ausfall* der Hautreaktion. Dieser ist abhängig:

1. Von der angewendeten *Technik*, d.h. ob ein Scratch-, Prick-, Bore- oder Intracutan-Test ausgeführt wird, sowie von ihrer sachgemäßen oder fehlerhaften Durchführung.

2. Von der *Potenz* des Antigen-Extraktes, dem geprüften Verdünnungsgrad, der Sterilität, dem Zusatz unspezifische Reizwirkung verursachender Konservierungsmittel — ferner, ob Gruppen- oder Einzel-Extrakte angewendet wurden.

3. Von der *Natur* des zu prüfenden Allergens, ob Inhalations-, Nahrungsmittel-, Arzneimittel- usf. — mit anderen Worten: ob Antigene mit Protein- bzw. Hapten-Charakter geprüft werden oder ob es sich

unter Umständen um ein sekundäres Partial-Antigen wie etwa bei manchen Nahrungsmittel-Allergien handelt und anderem mehr.

4. Von dem *Applikationsort*, ob am Oberarm — Unterarm — oder in die Rückenhaut getestet wird.

5. Von den individualtypischen, den örtlichen und allgemeinen *Durchblutungsverhältnissen* wie Abkühlung, Erwärmung, latente Neurodermitis, Urticaria factitia etc.

6. Vom *Alter* des Patienten und vom *Beginnalter* der Erkrankung, wie auch von dem jeweilig vorliegenden *Reaktionszustand* — ob Testung im akuten Schub, z.B. während der Pollensaison — oder nach vorausgegangener chronischer Antigen-Exposition (vgl. katamnestische Hautreaktion) — nach vorheriger medikamentöser Behandlung (Antihistaminica-Cortison etc.).

Von der Vielzahl der summarisch gegebenen Stichpunkte, die als verantwortlich für den positiven wie negativen Ausfall von Hautreaktionen wie auch ihre graduelle Ausprägung gelten dürfen, kann ich nur zu einigen etwas ausführlicher Stellung nehmen.

Was die angewendete *Technik* anbetrifft, so gilt der Intracutan-Test als ca. 100mal empfindlicher als der Scratch-Test[30]. Zwischen beiden liegt die Empfindlichkeit des Prick-Testes[20]. Die zumeist vorteilhaft höhere Empfindlichkeit des Intracutan-Testes ist nach dem Urteil vieler Autoren belastet mit dem Risiko anaphylaktischer Nebenreaktionen und einzelner Todesfälle, so daß KÄMMERER[19] sogar sagt: „Zuerst einzig und allein Intracutanproben auszuführen, käme beinahe einem Kunstfehler gleich". Wir selbst benutzen fast ausschließlich den Intracutan-Test und haben sowohl an der Hansenschen Klinik wie in eigenen ca. 15 000 Serienprüfungen mit Antigenen einen wirklich bedrohlichen Zwischenfall nicht erlebt. Allerdings tasten wir uns bei unbekannten Antigenen oder anamnestisch vermutlich hohem Sensibilisierungsgrad oder bei sehr potenten Antigenen wie Ricinus, Nüsse, Samen-Extrakten, Antibiotica etc. in entsprechend hoher Verdünnung vorsichtig an die Reaktionsschwelle[7,13,30] heran und injizieren unter Umständen aus Gründen der Schockbekämpfung zunächst am Arm, statt in die Rückenhaut. Die dem Intracutan-Test eigene, in der Bewertung zu „falsch positiven" Ergebnissen[41] führende zu hohe Empfindlichkeit dürfte den Erfahrenen kaum stören. Infolge der geringeren Schmerzauslösung und des geringeren Reizeffektes auf die reaktionsfreudige kindliche Haut wird der Prick-Test in der kinderärztlichen Praxis mit Recht bevorzugt[41]. Auf weitere Vor- und Nachteile sowie die in dem umfangreichen Schrifttum über die Wahl der Methodik gegebene unterschiedliche Beurteilung möchte ich nicht eingehen, sondern mich auf den Standpunkt von WALZER[35] stellen, wenn er in bezug auf die Hauttestung sagt: „jede Technik ist so gut, wie der Untersucher sie anwendet; ihr diagnostischer Wert beruht vielmehr auf der Fähigkeit des Arztes, seine Ergebnisse richtig zu interpretieren, als auf der Hervorbringung positiver Hautreaktionen". In diesem Sinne auch Samter[32], Wilke-Jensen[41], Hansen[16] und viele andere.

Hinsichtlich der *Antigen-Extrakte* erscheint mir folgendes bemerkenswert: die Potenz eines Extraktes ist weniger abhängig von der Art des Extraktionsmittels, ob mit Cocalösung, Alkohol, gepufferter Kochsalzlösung etc. extrahiert wird, wie Hansen und Berger in vergleichenden Untersuchungen vor Jahren schon haben zeigen können[1]. Wichtiger ist das P_H der Extrakte, das optimal ca. 7,5 betragen soll. Bei 6,5—8,5 beträgt nach van der Bijl[3] der Potenzverlust des Extraktes ca. 10%, während unter 6,0 bzw. über 9,0 unspezifische Hautreaktionen auftreten können. — Die Einbuße der Antigenpotenz infolge mechanischer Sterilisierung durch Seitz- oder Berkefeld-Filter soll ebenfalls nach van der Bijl[3] erheblich sein, und er empfiehlt daher die „chemische" Sterilisierung. Auch wir haben ähnliche Beobachtungen machen können bei der Verwendung verschiedener Porengrößen des Berkefeld-Filters. Eine systematische Durchuntersuchung dieser an sich wichtigen Frage durch andere Autoren ist mir nicht bekannt — erscheint jedoch vordringlich.

Von grundsätzlicher Bedeutung ist die Frage der Verwendung von *Gruppen- oder Einzel-Extrakten*, die eine geteilte Beurteilung erfährt. Dem Bestreben, durch Benützung von Gruppen-Extrakten in einer Sitzung ein möglichst großes Antigen-Spektrum auf die Haut werfen zu können[3,16] steht die Ansicht gegenüber, im allgemeinen nur die einzelnen anamnestisch erforderlichen Antigene zu testen, mit dem Einwand, daß die Anwendung von Gruppen-Extrakten zu „unspezifischen Reaktionen" führt[41,42], was zum Teil — wie wir haben nachweisen können — auf einem Summationseffekt unterschwelliger Antigene beruht. Tab. 1 illustriert die Gegenüberstellung von Gruppen- und Einzel-Extrakten.

Es zeigt sich, daß bei einer summarischen Auswertung von 545 Gruppen-Extrakten mit positivem Reaktionserfolg nur in ca. 50—60% ein oder zwei Einzel-Extrakte der Gruppe bei Aufsplitterung positive Resultate ergeben. Umgekehrt zeigt sich, daß in ca. 15 oder 20% der fraglich oder schwach positiven Gruppen-Reaktionen eine deutlich positive Hautreaktion auf einen der Gruppe zugehörigen Einzel-Extrakt erfolgt. Eine weitere Ungenauigkeit und Fehlerquelle liegt darin begründet, daß die in der Gruppe vorhandenen Einzel-Extraktlösungen sich im Verhältnis ihrer Anzahl gegenseitig verdünnen, was im allgemeinen bei der Auswertung unberücksichtigt bleibt, wie die jahrgangsweise Aufsplitterung der Tierhaar-Gruppe zeigt.

Im Jahre 1955 wurde die positive Gruppen-Reaktion auf Tierhaare durch Anwendung einer Verdünnung 1:100 der jeweils der Gruppen zugehörigen vier Einzel-Extrakte „aufgesplittert". Durch die Zusammenfügung der vier Einzel-Extrakte zum Gruppen-Extrakt vermindert sich nicht nur die Injektionsmenge des Einzel-Extraktes auf $1/4$, sondern tritt gleichzeitig eine Verdünnung des Einzel-Extraktes auf 1:400 ein. Man vergleiche hierzu die differenten Ergebnisse des Jahres 1959 bei Aufsplitterung der Gruppe mit einer Verdünnung 1:1000 des Einzel-Extraktes.

Wir selbst verfahren hinsichtlich der Anwendung von Gruppen-und Einzel-Extrakten ,,sowohl als auch", indem wir anamnestisch verdächtige Antigene außer in der Gruppe mit Einzel-Extrakten prüfen. Da die Anamnese insbesondere beim Asthma bronchiale fehlleiten kann durch

Tabelle 1. *Antigenprüfung mit Gruppen- und Einzel-Extrakten*

Total		Gr.-Extr.	E.-Extr.	Gr.-Extr.+?	E.-Extr. ++ (+++)
545		186	99 = 53,1%	359	64 = 15,0%
Antigen	Anzahl				
Tierhaare	322	123	65 = 52,8%	199	42 = 21,1%
Hanf-Kapok	125	41	26 = 63,4%	84	17 = 20,2%
Wolle, Baumwolle	98	22	8 = (ca. 36%)	76	5 = 6,6%
Jahrgang 1955 → 1:100				——→ 1:100	
Tierhaare	185	68	45 = 66,2%	117	20 = 17,1%
Jahrgang 1959 → 1:1000				——→ 1:1000	
Tierhaare	137	55	20 = 36,4%	82	12 = 14,5%

die gleichzeitige Wirksamkeit mehrerer Antigene, die sich durch örtliche, zeitliche und räumliche Exposition überlagern und sich so der Selbstbeobachtung entziehen[13], halten wir weiter an der Verwendung von Gruppen-Extrakten fest.

Die Verschiedenartigkeit der *Antigen-Natur* hat eine sehr wechselnde Ergiebigkeit der Hautreaktion im positiven wie negativen Sinne zur Folge. So wird allgemein der Testung mit Nahrungsmitteln jeder Wert abgesprochen[29], wofür folgende Tab. 2 nach RINKEL[28] zeugen kann.

Tabelle 2. *Wertigkeit positiver Cutanteste bei Nahrungsmittelallergie*
(nach RINKEL)

4264 positive Nahrungsmittelreaktionen	
,,Falsch" positiv: 3700 = 86,7%	,,Richtig" positiv: 576 = 13,3%
Klinisch sichere Nahrungsmittelallergien: 1291 = 30,3%	
Cutantest negativ: 724 = 56,1%	Cutantest positiv: 576 = 43,9%

Nach RINKEL stehen einer hohen Anzahl ,,falsch positiver" Reaktionen nur etwa 13% richtige Ergebnisse gegenüber, die jedoch im Gesamtkontingent klinisch anderweitig gesicherter Nahrungsmittel-Allergien fast 44% ausmachen. Besonders unergiebig sind die Prüfungen mit Obst,

Gemüsen und den meisten Früchten. Brauchbare Resultate ergeben Fisch, Krebse, Nüsse, Schalentiere und Hülsenfrüchte, manchmal Ei und Milch, wenn ein hoher Sensibilisierungsgrad vorliegt. Aber gerade in diesen Fällen kann man allein auf Grund der Anamnese meist auf die Anstellung direkter Nachweisverfahren verzichten oder empfiehlt es sich sogar. — In ähnlicher Weise liegen die Verhältnisse bei den Arzneimittel-Allergien, jedoch gelingt es manchmal durch Anwendung einer Reihe von Modifikationen[10], z.B. der Serumschienung in vivo und in vitro und Anwendung anderer Kniffe, den Antigen-Nachweis mittels Haut-reaktion zu erbringen. Ich kann auf Einzelheiten nicht eingehen und ver-weise auf die Darstellung von Lindemayr[22], Brown[5] u. a.

3. Was die *prinzipielle Beurteilung* positiver Cutanproben anbetrifft, so ist dabei stets zu berücksichtigen, daß ein durch sie erstellter positiver Antikörper-Nachweis nicht gleichbedeutend mit der *Aktualität* des er-mittelten Antigens für die Auslösung des klinischen Krankheitsbildes ist. Denn positive Hautreaktionen repräsentieren nach Rackemann[27] stets ein „zusammengesetztes Bild" sowohl vergangener wie gegenwärtiger, wie auch zukünftiger Überempfindlichkeiten. Demnach liegt für die bereits erloschenen wie auch für die klinisch noch unterschwelligen Sensibilisierungen ein Zustand vor, der von Salén u. Juhlien-Dann-felt[31] als „latente Allergie", besser und prägnanter von Tuft[34] als „non clinical allergy" bezeichnet worden ist. Umgekehrt schließt eine negative Hautreaktion aus verschiedenen Gründen eine Sensibilisierung nicht aus.

Eine endgültige Abklärung kann nur durch die direkte Prüfung am Manifestations-Organ mit Hilfe von *Provokations-Testen* erfolgen. Ihr Ergebnis ist nicht nur beweisend für die tatsächliche und aktuelle Bedeu-tung des verdächtigen oder vermuteten Antigens, sondern gestattet zugleich, einen Einblick in die effektive Wertigkeit und die gegenseitige Beziehung von Anamnese und Hautreaktion zum Provokations-Test zu erhalten. — Ohne auf die verschiedenen Möglichkeiten der Registrierung einzelner Atemgrößen zur Erfassung einer asthmatischen Dyspnoe ein-gehen zu können, sei es mir gestattet, unsere eigenen Ergebnisse, die wir mit dem von uns angegebenen inhalativen Antigen-Pneumometrie-Test (i.A.P.I.)[12,13] gewonnen haben, hier vorzutragen.

Um das Ausmaß unerwünschter Reaktionen bei der inhalativen Be-lastung mit einem *Antigen-Aerosol* weitgehend zu verhindern, wählten wir anfangs die erste inhalative Belastungsdosis in Anlehnung an die in steigender Antigen-Verdünnung durchgeführte Hauttitration. Die Er-fahrung hat uns jedoch gelehrt, daß dies nicht in jedem Falle erforderlich ist, sondern nur bei unbekannten, neuartigen oder besonders potenten Antigenen wie auch bei Vorliegen eines besonders hohen Sensibilisierungs-grades. Mit Hilfe des Pneumometers von Wyss u. Hadorn[43] wird die Strömungsgeschwindigkeit der Luft durch Messung des Differenzdruckes vor und hinter einer Staublende in einem Blasrohr in Litern pro Sekunde gemessen. Das Gerät ist entsprechend geeicht und empfindlich genug, bei schonendster, eben noch wirksamer Antigen-Inhalation kurzfristige Änderungen des Bronchialwiderstandes vor Auftreten asthmatischer Zustände sicher anzuzeigen. Nach Ermittlung der Ausgangswerte am Pneumometer inhaliert der Patient zunächst als Vor- oder Leer-Test 1 cm³ der Verdünnungsflüssigkeit — meist physiologische Kochsalzlösung —, was in der Regel zu keiner Änderung der

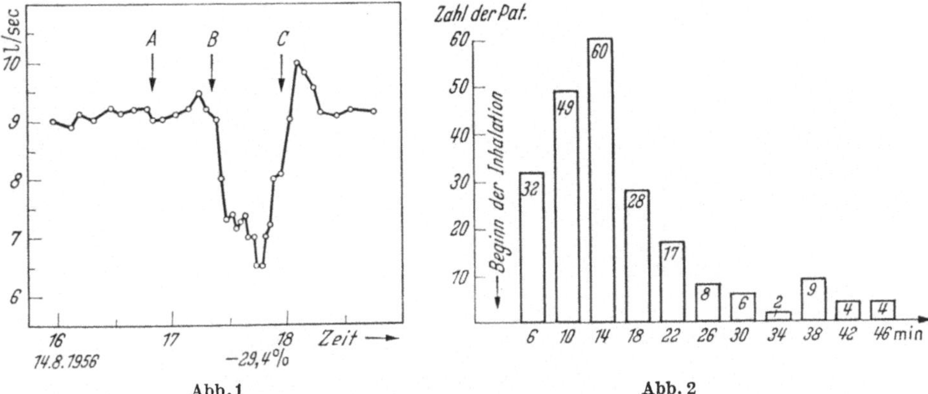

Abb.1   Abb.2

Abb.1. Inhalativer Antigen-Pneumometrie-Test (I.A.P.T.) mit Mehl-Extrakt-Aerosol ↓ Inhalation mit *A* NaCl 0,9% 1 cm³;   *B* Mehlextrakt (1:2 mit NaCl₃ 0,9 verdünnt) 1 cm³;   *C* Aludrin 0,2% 8 Atemzüge

Abb. 2. Zeithäufigkeitsrelation (Höhepunkt der Reaktion an der Bronchialschleimhaut bei 219 Patienten nach Inhalation des spezifischen Antigens im I.A.P.T.)

Atemstoßwerte führt. Bei der anschließenden Antigen-Inhalation erhält der Patient *ohne* Kenntnis des Inhalates 1 cm³ als Aerosol[7] (siehe Abb. 1). Im Vergleich zur Ausprägung der urticariellen Sofort-Reaktion an der Haut mit ihrem Maximum nach ca. 20 min konnten wir durch Aufstellung der Zeit-Häufigkeits-Relation für die Bronchialschleimhaut analoge Verhältnisse nachweisen[13].

Die Vorteile einer technisch so einfachen Funktionsprüfung mit Antigen-Aerosolen gestattet neben methodischen Annehmlichkeiten nicht nur, mehrere Kranke zu gleicher Zeit zu prüfen, sondern unter anderem auch den stets zu fordernden Nachweis der *Pathogenität* eines Antigenes *vor* Beginn einer Desensibilisierungsbehandlung zu erbringen[11] (siehe Abb.3). In bezug auf weitere Einzelheiten verweise ich auf unsere Ausführungen.

Bei Auswertung von 500 Provokations-Testen mit den verschiedensten, vorzugsweise Inhalations- aber auch Nahrungsmittel- und Berufs-Antigenen ergaben sich für das Asthma bronchiale unter Berücksichtigung von Anamnese und Hautreaktion folgende Beziehungen (siehe

Tab. 3): bei eindeutiger Anamnese und gleichzeitig positiver Intracutanreaktion (Gruppe I) konnten wir in 80% die Aktualität des Verdachts-Antigenes mit Hilfe des I.A.P.T. erweisen, in 20% jedoch nicht bestätigen. Ist allein eine positive Hautreaktion *ohne* anamnestischen Bezug vorhanden (Gruppe II), ist erwartungsgemäß auch der Ausfall positiver

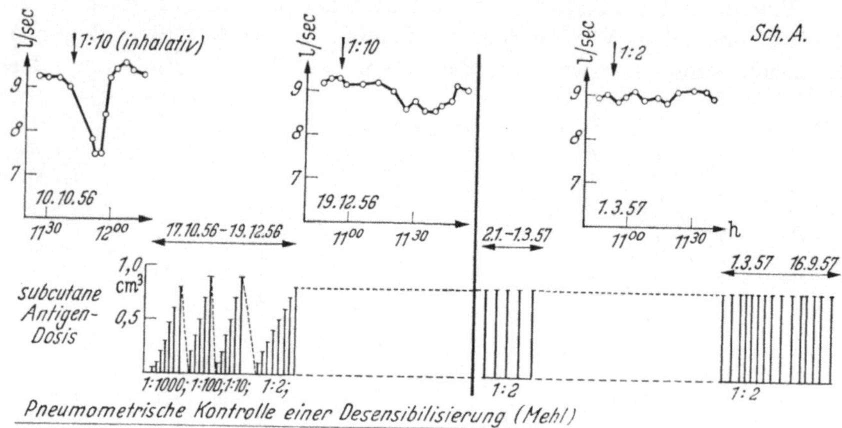

Abb. 3. Pneumometrische Verlaufskontrolle einer Desensibilisierung mit Mehl

Tabelle 3

Wertigkeit und Beziehung von Anamnese und Hautreaktion zum Provokationstest

Gruppe	Anamnese	Haut-Reaktion	Summe	I.A.P.T. +	I.A.P.T. —
I	+	+	133	107 = 80,0%	26 = 20,0%
II	—	+	159	105 = 66,0%	54 = 34,0%
III	+	—	118	69 = 58,5%	49 = 41,5%
IV	—	—	90	48 = 53,3%	42 = 46,7%
	251	292	500		

I = Hinweisende Anamnese (= selbstbeobachtete Anfallsauslösung) in Verbindung mit positiver Hautreaktion, II = Fehlende Anamnese und positive Hautreaktion, III = Hinweisende Anamnese und negative Hautreaktion, IV = Verdächtige Exposition (z.B. gewerbliches Antigen) bei fehlender Anamnese und negativer Hautreaktion. I.A.P.T. = *Inhalativer Antigen-Pneumometrie-Test*

Provokations-Teste geringer. Mit anderen Worten: hinter einer positiven Hautreaktion verbirgt sich das aktuelle Antigen nur in 66%. Noch geringer ist im allgemeinen die Bestätigung der Anamnese bei — oder trotz — fehlender oder fraglicher Hautreaktion durch den Ausfall des I.A.P.T. (Gruppe III = 58,5%).

Neben der Anamnese und Hautreaktion sind wir in unseren Untersuchungen auch von der Exposition ausgegangen und haben Provokations-

Teste auch dann angestellt, wenn aus klinischen oder auch anderen Gründen — z.B. Betriebsuntersuchung — allein die Exposition verdächtig erschien. Diese Gruppe IV, die sich weder durch eine hinweisende Anamnese noch durch eine positive Hautreaktion auszeichnet, ist naturgemäß im Rahmen einer klinischen Analyse kleiner und wird stets auch aus Untersuchungs- und anderen Gründen zahlenmäßig begrenzt bleiben. Sie repräsentiert nur gelegentliche Stichproben. Die ermittelten Zahlen besitzen daher keinerlei systematischen Wert. Trotzdem soll das überraschende Ergebnis, daß auch in dieser Gruppe in fast mehr als 50% ein inhalativer Bronchospasmus auslösbar war, ohne weitere Stellungnahme mitgeteilt sein.

Das Ergebnis einer systematischen Durchuntersuchung in einer Groß-Druckerei soll die Bedeutung der Gruppe IV unterstreichen[14]. 29 mit dem Naßspritzverfahren arbeitende Drucker zeigten folgende Verhältnisse von klinisch stummer zu manifester Sensibilisierung.

Von den 29 Druckern zeigten 9 einen signifikanten Abfall der Pneumometerwerte, der zwischen 15 und 33% des Ausgangswertes lag. Jeder Drucker mit einem positiven inhalativen Antigen-Pneumometrie-Test hat bei der intracutanen Testung ebenfalls positive Reaktionen ergeben. Mit Ausnahme von zwei Druckern fand sich bei den übrigen eine deutliche Übereinstimmung von Hautreaktion und Expositions-Test mit der Anamnese. — Die Zusammenstellung zeigt — ohne auf weitere Einzelheiten einzugehen —, daß allein der inhalative Antigen-Pneumometrie-Test die wichtige Frage nach dem Vorliegen einer manifesten Sensibilisierung im Gegensatz zu einer „non-clinical-allergy" zu beantworten vermag. Hiernach fanden sich unter den 29 Druckern neunmal eine manifeste Sensibilisierung, sechsmal eine stumme, noch apathogene, und in 14 Fällen konnte eine Allergie mit Sicherheit ausgeschlossen werden. Unter ihnen finden sich — worauf es besonders ankommt — unter anderem auch vier Drucker, die die anamnestisch geklagten asthmatischen Beschwerden auf eine Betriebsgebundenheit zurückführten. Hieraus mag die Bedeutung von Expositions-Testen bei der anzustrebenden Einbeziehung berufsbedingter allergischer Erkrankungen der Atmungsorgane in die Liste der entschädigungspflichtigen Berufskrankheiten hervorgehen, als es nicht mit Anamnese und Hauttestung allein, sondern nur durch gleichzeitige Anstellung von Expositionsproben gelingt, der versicherungsrechtlichen Situation zu genügen[6] (Abb. 4).

In gleicher Weise wie an der Bronchialschleimhaut hat WERNER die Beziehungen zwischen dem von ihm modifizierten *intestinalen Expositions-Test* zum Ausfall der Hautreaktion und Anamnese untersucht. Fußend auf den Beobachtungen von ROWE[29], daß Patienten, die innerhalb 1 Std nach Verzehr des Nahrungsmittels konkrete Symptome haben, oft Sofort-Reaktionen der Hautproben zeigen, während bei Fällen mit verzögertem Beschwerdeeintritt nach Stunden oder Tagen ein negativer Reaktionsausfall die Regel ist[15], konnte Werner[39,40] den Nachweis erbringen, daß bei diesen Patienten nach einer 11- bis 14 tägigen Karenzzeit bei einer zweiten Testung positive Hautreaktionen auftreten. Diese erst nach Allergen-Karenz positiven Cutanreaktionen bezeichnet Werner als „katamnestische Hautreaktionen", um ihre Zugehörigkeit zur Karenz-Periode zu kennzeichnen. — Um die Pathogenität sowohl der initialpositiven wie katamnestischen Hautreaktionen zu sichern, führt

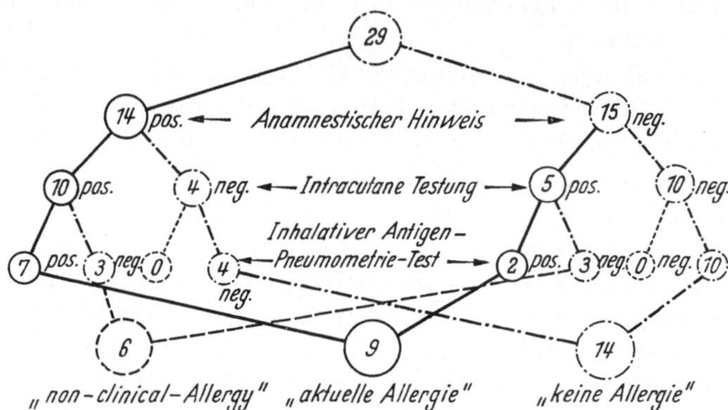

Abb. 4. Das Verhältnis von klinisch stummer zu manifester Sensibilisierung, ermittelt durch den inhalativen Antigen-Pneumometrie-Test in Beziehung zur Anamnese und intracutaner Hautreaktion

Werner[37,38] umschriebene Expositions-Teste am Schleimhautrelief des Jejunum röntgenographisch durch. — Die gezielte Expositions-Probe am Dünndarm von Nahrungsmittel-Allergikern wird folgendermaßen ausgeführt. Der nüchterne Patient erhält durch die mit ihrem Knopf im Duodenum liegende Sonde etwa 50 cm³ Barium-Brei. Nach Verteilung des Kontrastmittels im Duodenum und Jejunum werden Übersichts- und ausgeblendete Aufnahmen von der unbelasteten normalen Schleimhaut dieser Darmabschnitte angefertigt (siehe Abb. 5 und 6).

Anschließend wird das pathogene Nahrungsmittel-Allergen z.B. 100 cm³ Milch oder $^1/_2$ Rührei mit 100 cm³ Wasser im Starmix gemischt und verdünnt durch die Sonde gegeben. 15 min später werden nochmals 50 cm³ Rö.-Kontrastbrei durch die Sonde verabreicht. Bei positivem Ausfall sind Veränderungen der Motilität, des Tonus und des Schleimhautreliefs des Dünndarms anzutreffen im Sinne des „Dünndarm-Durchfalles", einer abschnittsweisen Weitstellung des Darmvolumens, kenntlich durch unzusammenhängende Breiklekse. Die Reliefveränderungen der Schleimhaut sind gekennzeichnet durch Querstellung und Verbreiterung der Schleimhautfalten „Igelung" sowie durch ein unharmonisch,

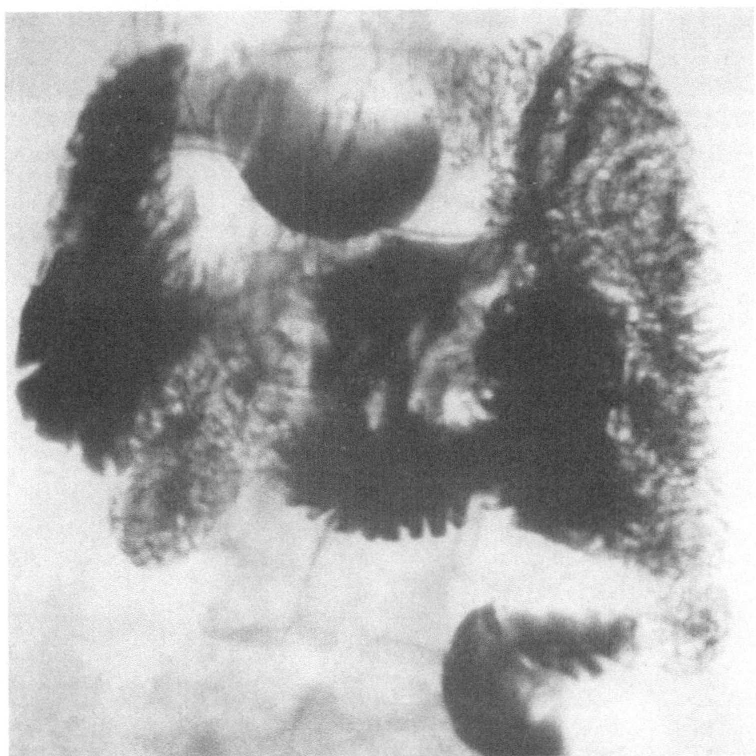

Abb. 5. Übersichtsbild *vor* Antigen-Belastung

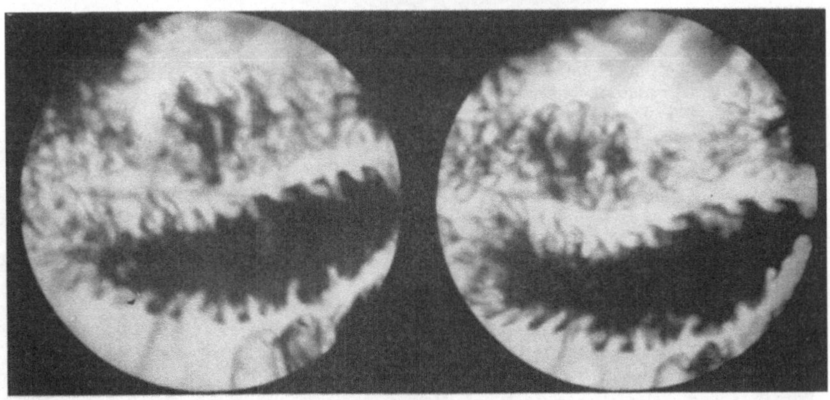

Abb. 6. Schleimhautrelief einer oberen Dünndarmschlinge *vor* Belastung

zerhackt aussehendes, klecksiges Relief als Ausdruck von Schwellungs-
zuständen der Schleimhaut (siehe Abb. 7, 8a und 8b)*.

* Die freundliche Überlassung der Röntgenbilder verdanke ich Herrn Priv.-
Doz. Dr. M. WERNER PINNEBERG.

 W. Gronemeyer:

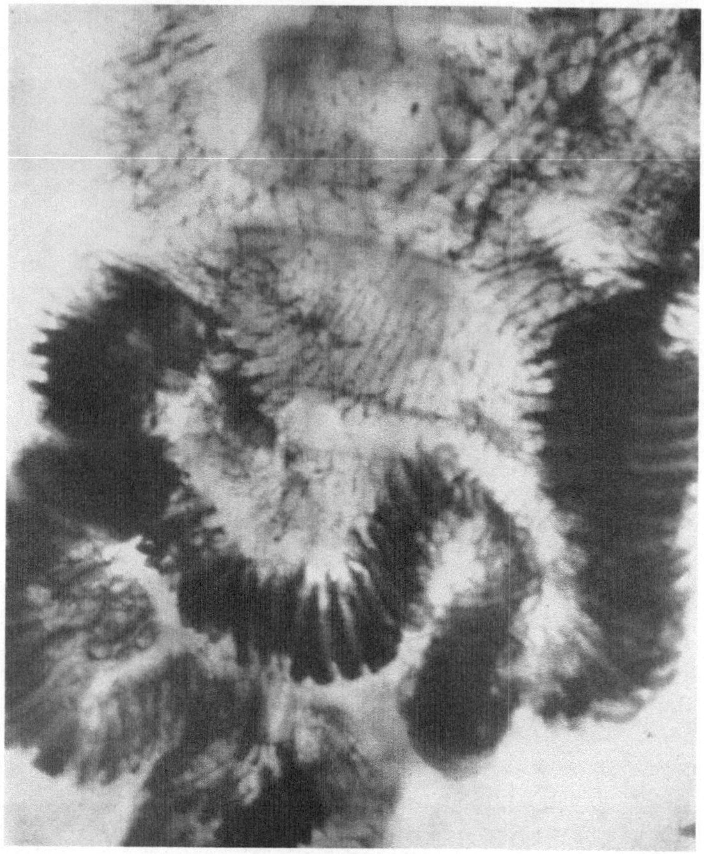

Abb. 7. Übersichtsbild *nach* intraduodenaler Applikation von 25 cm³ Fisch-Extrakt

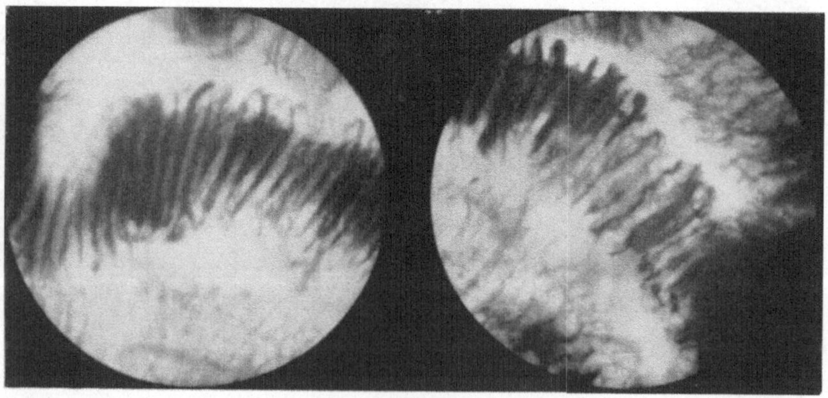

Abb. 8. Schleimhautrelief einer oberen Dünndarmschlinge *nach* intraduodenaler Applikation von 25 cm³ Fisch-Extrakt

Überblicken wir zusammenfassend und abwägend die Wertigkeit der von mir besprochenen, in der Klinik zur Allergiediagnostik angewendeten Methoden, so ergibt sich, daß — isoliert betrachtet — keine von ihnen als ein generell sicheres und brauchbares Diagnosticum gelten kann. Ich habe deswegen darauf verzichtet, die sehr differierenden Wertigkeitsziffern der verschiedenen Autoren zu zitieren. Und dennoch — ein jeder weiß aus der Erfahrung der eigenen Praxis, daß oft diese oder jene Nachweismethode allein genügt, um eine gesicherte pathogenetische Abklärung herbeizuführen. Es ist daher nicht angängig, in der klinischen Allergiediagnostik allein auf Grund von Prozentzahlen eine endgültige Abwertung vorzunehmen, wie z.B. HERXHEIMER[17], wenn er sagt, daß die „Hauttestung beim Asthma völlig unzureichend ist" und seiner Verwunderung darüber Ausdruck gibt, daß die Hautreaktionen sich „noch immer einer gewissen Achtung erfreuen". — Der scheinbar statistischen Wertlosigkeit dieser oder auch anderer von mir nicht erwähnter diagnostischer Methoden steht entgegen die oft überragende Bedeutung für den Einzelfall. Und so möchte ich meine kritische Stellungnahme wie folgt zusammenfassen:

Die Wertigkeit der verschiedenen diagnostischen Methoden bei allergischen Krankheiten liegt begründet in der Rolle, die ihr im „Ensemble" der klinischen Befunde zufällt sowie in der jeweiligen Bedeutung, die sie — bei sorgsamer Abwägung des Für und Wider — für den Individualfall besitzt.

Literatur

[1] BERGER, W., u. K. HANSEN: Studien über allergische Krankheiten. Dtsch. Arch. klin. Med. **173**, 463—468 (1932).

[2] BERGMANN, G. v.: Das Weltbild des Arztes. Berlin: Springer 1943.

[3] BIJL, VAN DER, W. J. F.: Studies on the technique of Skin Testing in Allergy. Leiden: H. E. Stenfert Kroese, N. V. 1960.

[4] BLACKLEY, C. H.: Experimental Researches on the Cause and Nature of Catarrhus Aestivus. London: Baillere, Tindall & Cox 1873.

[5] BROWN, E. A.: Drug Allergy. In Progress in Allergy, Vol. III, p. 500. Basel, New York: S. Karger 1952.

[6] FUCHS, E., W. GRONEMEYER u. I. IVANOFF: Zur Diagnostik und Beurteilung einer Gewerbeallergie („Druckerasthma"). Dtsch. med. Wschr. **81**, 339—342 (1956).

[7] FUCHS, E., W. GRONEMEYER u. I. IVANOFF: Die Ermittlung des aktuellen Antigens mit Hilfe des inhalativen Antigen-Pneumometrie-Testes. Allergie u. Asthma **3**, 235—238 (1957).

[8] GRONEMEYER, W.: Die Bedeutung und Methodik der Allergentestung. Medizinische **42**, 1405—1409 (1954).

[9] GRONEMEYER, W.: Die Behandlung allergischer Krankheiten II. In Allergie, 3. Aufl. S. 320—341. Hrsg. von K. HANSEN. Stuttgart: Thieme 1957.

[10] GRONEMEYER, W.: Arzneimittel-Allergie. In Allergie, Hrsg. von K. HANSEN. Stuttgart: Thieme 1957.

[11] GRONEMEYER, W.: Desensibilisierung als Behandlungsmethode. In Aktuelle Allergiefragen. Hrsg. von D. G. R. FINDEISEN und K. HANSEN, Ergänzungsbände zu Allergie u. Asthma, Bd. 4. Leipzig: Johann Ambrosius Barth (im Druck).

[12] Gronemeyer, W., u. E. Fuchs: Allergischer Bronchospasmus durch Antigen-Aerosole und seine diagnostische Bedeutung. Z. Aerosol-Forsch. **5**, 441—449 (1956).

[13] Gronemeyer, W., u. E. Fuchs: Der inhalative Antigen-Pneumometrie-Test als Standard-Methode in der Diagnose allergischer Krankheiten. Int. Arch. Allergy **14**, 217—240 (1959).

[14] Gronemeyer, W., H. H. Schwarting u. E. Fuchs: Über das sogenannte Druckerasthma. Internist **1**, 75—80 (1960).

[15] Hafter, E.: Praktische Gastroenterologie. Stuttgart: Thieme 1956.

[16] Hansen, K.: Allergie, 3. Aufl. Stuttgart: Thieme 1957.

[17] Herxheimer, H.: Therapie des Bronchialasthma, S. 17—19. Basel, Stuttgart: Schwabe 1956.

[18] Jadassohn, W.: In Occupational allergy. Leiden: H. E. Stenfert Kroese, N. V. 1958.

[19] Kämmerer, H., u. H. Michel: Allergische Diathese und allergische Erkrankungen, S. 226. München: J. F. Bergmann 1956.

[20] Kaufmann, W.: Food-Induced Allergic Illnes in Children. Int. Arch. Allergy **13**, 68—101 (1958).

[21] Letterer, E.: Allergie als Phänomen und als Krankheit. Allergie u. Asthma **5**, 160—173 (1959).

[22] Lindemayr, W.: Zur Diagnostik arzneibedingter allergischer Dermatosen. Arch. Derm. Syph. (Berl.) **200**, 343 (1955).

[23] Löffler, W.: Handbuch d. Inneren Medizin, Bd. IV, 1, S. 233—261. Berlin, Göttingen, Heidelberg: Springer 1956.

[24] Milner, F. H., and E. C. Tees: The importance of the case history in approach to allergy. Practitioner **182**, 585—589 (1959).

[25] Neergard, K. v.: Dynamische Reaktionspathologie. Basel: Benno Schwabe & Co. 1946.

[26] Peterson, O. I.: zit. nach Braun, R. N.: Die gezielte Diagnostik in der Praxis. Stuttgart: Schattauer 1957.

[27] Rackemann, F. M.: Clinical Allergy. New York: Mac Millan 1931.

[28] Rinkel, H. J., T. G. Randolph and M. Zeller: Food Allergy. Springfield, Illinois: Charles C. Thomas 1951.

[29] Rowe, A.: Bronchial Asthma due to Food Allergy. Progress in Allergy, Vol. III, p. 222. Basel, New York: S. Karger 1952.

[30] Salén, E. B.: The Diagnostic and Clinical Importance of the Skin Test. Acta allerg. (Kbh.) **1**, 127—166 (1948).

[31] Salén, E. B., u. C. Juhlin-Dannfelt: Über das Vorkommen von sogenannter latenter Allergie. Acta med. scand. **86**, 505 (1935).

[32] Samter, M.: The Meaning of Skin Tests in Allergy. Illinois med. J. **106**, 349 (1954).

[33] Schwarting, H. H., u. W. Gronemeyer: Die Bedeutung der Anamnese für die Diagnose exogen-allergischer Erkrankungen. Landarzt **35**, 224—228 (1959).

[34] Tuft, L.: Clinical Allergy. Philadelphia: Lea and Febiger 1949.

[35] Walzer, N.: Diagnostic Procedures in Allergy. N. Y. St. J. Med. **55**, 3302 (1955).

[36] Werner, M.: Die Bedeutung der Karenz in der Diagnostik allergischer Krankheiten und für den Nachweis des aktuellen Antigens. Allergie u. Asthma **3**, 24—29 (1957).

[37] Werner, M.: Allergische Reaktionen am Dünndarm, ihre klinischen und diagnostischen Besonderheiten. Verh. dtsch. Ges. inn. Med. **63**, 457—467 (1957).

[38] Werner, M.: Über die Diagnostik allergischer Krankheiten. Kinderärztl. Prax. **26**, 125—134 (1958).

[39] Werner, M.: Über die katamnetische Hautreaktion. Acta allerg. (Kbh.) **14**, 51—65 (1959).

[40] Werner, M., u. H. W. Schübbe: Klinische und experimentelle Untersuchungen über die Intracutantests bei der Allergie des Digestionstraktes. Dtsch. med. Wschr. **82**, 511—515 (1957).

[41] Wilken-Jensen, K.: The Diagnosis of Allergic Diseases. In International Textbook of Allergy, p. 133. Hrsg. von J. M. Jamar, Munksgaard. Copenhagen 1959.

[42] Wilken-Jensen, K.: Tagung der Europ. Akad. f. Allergie, Barcelona, Juni 1960. Leiden: H. E. Stenfert Kroese, N. V. (im Druck).

[43] Wyss, F., u. W. Hadorn: Die Pneumometrie. In Progress in Allergy, Vol. III, p. 290—333. Basel, New York: S. Karger 1952.

38. Åke Nilzén-Stockholm: Kritische Stellungnahme zu den diagnostischen Methoden bei allergischen Krankheiten.

39. S. G. Blohm-Stockholm: Einige kritische Anmerkungen zum Läppchentest. *

Mit Hilfe der Läppchentesttechnik wurden und werden noch heute täglich Untersuchungen darüber angestellt, was mit der Haut geschieht, wenn sie der Einwirkung von Chemikalien ausgesetzt wird. Die Frage hingegen, was mit den Chemikalien während des Ausgesetztseins vor sich geht, scheint wenig Beachtung gefunden zu haben. Es ist aber nicht ganz unwesentlich, diese Vorgänge zu kennen, da die Chemikalien durch die Gegenreaktion der Haut während des Testes entscheidend verändert werden können. Die Veränderung kann so markant sein, daß man es nach der Exponierung mit einer anderen Art von Chemikalien zu tun hat, als die war, die man ursprünglich zum Test verwendet hat. Derartige Veränderungen können im allgemeinen nicht mit den wirklichen Exponierungen, denen z. B. eine Hausfrau oder ein Industriearbeiter ausgesetzt ist, in Verbindung gesetzt werden. Beim Läppchentest wird die Haut auf diese Weise nur einmal aber während einer langen Zeit, z. B. 48 Std, „einem Tropfen" Testlösung ausgesetzt. Unter den tatsächlichen Verhältnissen finden jedoch wiederholte kurze Exponierungen während einer langen Zeitspanne statt, die sich über Wochen und Monate oder noch länger erstrecken kann. Bei diesen Exponierungen, z. B. wenn eine Hausfrau die Hand in eine Waschmittellösung hineinsteckt, ist die Chemikalienbelastung gewöhnlich massiv. Man kann experimentell nachweisen, daß sich bei einem Läppchentest, der mit einer Waschmittellösung in Gebrauchskonzentration ausgeführt wird, rasch eine p_H-Änderung einstellt, wenn der p_H-Wert des Waschmittels ein anderer ist als der der Haut. Bei den tatsächlichen Exponierungen finden derartige markante Veränderungen nicht statt.

---

* Der Vortrag ist früher in ausführlicher Form in Acta derm.-venereol. (Stockh.) **40**, 463 (1960) veröffentlicht worden.

Am Läppchentest kann weiter deswegen Kritik geübt werden, weil hierzu Material, wie z. B. Heftpflaster oder Gummi-Batist und anderes mehr, verwendet wird, das durchaus nicht inert ist. Es können mit ultraviolettem Licht registrierbare Stoffe aus diesem Material herausgelöst werden, deren Spektra das Vorhandensein von chemisch instabilen Produkten aufzeigen. Die exakte Natur dieser herauslösbaren Stoffe ist nicht genau bekannt; unter ihnen ist aber Formaldehyd (Spur) nachzuweisen gewesen.

Ob nun diese Produkte eine Allergie hervorrufende Wirkung besitzen oder nicht, so können sie doch ständig die chemischen Umsetzungen der Testchemikalien beeinflussen und ihre Integrität gefährden.

Wenn man also nachahmen will, was beim Auftreten von z. B. einer Berufshautkrankheit vor sich geht, um deren Natur zu verstehen, muß man somit versuchen, die Haut während einer längeren Zeitspanne kurzen wiederholten Chemikalienbelastungen auszusetzen. Die Exponierung soll ferner mit Chemikalien von technisch relevanter Konzentration erfolgen, die zudem während der Exponierungszeit ihre volle technische Wirkung beibehalten. Der Läppchentest erfüllt diese Anforderungen nicht. Ein wesentlicher Hinderungsgrund für die Durchführung wiederholter Exponierungen mit dem Läppchentest ist ferner der, daß dieser gewöhnlich mit Heftpflaster befestigt wird. Dieses Material reizt die Haut bereits an und für sich, ganz besonders aber bei wiederholtem Anbringen.

Der Ausweg, den ich aus diesem Dilemma heraus gesucht habe, besteht darin, das gesamte zum Test verwendete Material durch solches zu ersetzen, das so inert als möglich ist, sowie das Volumen der Testlösung pro Einheit der Hautoberfläche durch Verwendung eines Näpfchentestverfahrens zu erhöhen.

Die Methode, die ich hierbei herausentwickelt habe, wurde zuerst beim 11. Internationalen Dermatologenkongreß in Stockholm im Jahre 1957 vorgelegt und ist in den Einzelheiten in einer Anzahl von Veröffentlichungen beschrieben worden. Die Testmethode ist dadurch gekennzeichnet, daß eine Anzahl Pyrex-Glasnäpfchen in einer Korkplatte befestigt werden; hierbei steht das offene Ende der Näpfchen ein wenig über die Platte heraus. Man erhält hierdurch eine Kante, die eine wirksame Abdichtung gewährleistet, ohne daß Extrachemikalien angewendet zu werden brauchen. Beim Aufdrucken der Näpfchen auf die Haut entsteht ein gewisses mechanisches Trauma. Umfang und Bedeutung dieses Traumas bei Bewertung der Testreaktion werden weiter untersucht. Das Ganze wird auf der Haut, z. B. auf dem Unterarm oder Bein, mit Hilfe eines Verbandes aus elastischen Bändern festgespannt, die unter Verwendung von Ableitern auf der Haut liegen. Heftpflasterallergiker und sogar Gummiallergiker können mit dieser Methode getestet werden.

Sonnabend, den 21. Mai 1960

Nachmittags

Diskussion der Referate
und Kurzvorträge zum III. Thema

Vorsitzender: E. Letterer-Tübingen

Ehrenvorsitzende: W. E. Ehrich-Philadelphia, K. Hansen-Heidelberg,

W. Feldberg-London

Aussprache

W. Schneider-Augsburg: zum Vortrag Gronemeyer

Testort und Methodik müssen dem Weg der Sensibilisierung angepaßt werden, z.B. epidermale Sensibilisierung geprüft mit Läppchentest, resorptive intracutan (am Gefäßsystem). In einem eigenen Falle versagte die epicutane, intracutane und Injektionsprüfung (400 000 E). Die Inhalation von Penicillin erbrachte dagegen sofort ein mächtiges ödematöses Gesichtserythem, an dem die Patientin (Schwester, Hautstation) lange wechselnd litt. Sie schlief in ihrem Krankenhaus in dem Raum, der am Tage für die Inhalationen benutzt wurde. Auch physikalische Faktoren wie Druck (aufgerolltes Ende eines Gummihandschuhs) und Reibung sowie actinische müssen methodisch berücksichtigt werden.

H.-J. Heite-Marburg: zum Vortrag Gronemeyer

Es wird begrüßt, daß bevorzugt von diagnostischen „Proben" und weniger von „Testen" gesprochen wurde. Der Begriff „Test" wird nicht nur in der Medizin, sondern auch in anderen naturwissenschaftlichen und geisteswissenschaftlichen Disziplinen gebraucht. Er wird hier meistens enger gefaßt und schärfer definiert als in der Medizin. Die Psychologie anerkennt eine „Probe" erst dann als „Test", wenn zuvor die Reproduzierbarkeit und die Spezifität (Validität) geprüft wurde. Die exakteste Definition stammt zweifellos von der mathematischen Statistik. Hierbei prüft ein Test bei vorgegebener Irrtumswahrscheinlichkeit (5, 1 oder 0,1 %, je nach sachlichen Gegebenheiten), ob eine bestimmte These verworfen werden muß. Die Güte (Mächtigkeit, Effizienz) eines mathematischen-statistischen Testes wird definiert mittels des „Fehlers 1. Art" (= Verwerfen einer richtigen Hypothese) und des „Fehlers 2. Art" (= Nichtverwerfen einer falschen Hypothese). Es besteht durchaus die Möglichkeit, zahlreiche diagnostische Proben der Medizin an Hand dieser Kriterien des Fehlers 1. und 2. Art auf ihre Brauchbarkeit zu prüfen. Vielleicht sollte man eine diagnostische Probe erst dann als „Test" bezeichnen, wenn eine solche Überprüfung ihrer Brauchbarkeit erfolgt ist und die Effizienz des „Testes" zahlenmäßig festgelegt werden konnte.

J. Kimmig-Hamburg: zum Vortrag Nilzén

Sie haben beim Thrombocytentest verschiedene Medikamente angegeben. Welche Dosen haben Sie peroral gegeben?

A. Nilzén-Stockholm: Ungefähr $^1/_4$ von der Normaldosis.

H. Ippen-Düsseldorf: zum Vortrag Blohm

Daß sich beim Läppchentest chemisch aktiver Substanzen, wie Formaldehyd, 6 wertigem Chrom, Halogenen oder Hydrazin bereits auf der Haut chemische Umsetzungen abspielen können, ist sicher. Die gleichen Reaktionen treten aber auch bei beruflichem oder anderweitigem Hautkontakt solcher Substanzen ein, so daß die Läppchenprobe selbst ohne Rücksicht auf wesentliche pH-Verschiebungen nicht nur als „konventionelle Methode" in Betracht kommt, sondern den wirklichen Verhältnissen meist am ehesten gerecht wird. Dies trifft im Gegensatz dazu für die Blohmsche Methode großer Testlösungsmengen nur dann zu, wenn entsprechende praktische Verhältnisse, also Arbeiten *in* Lösungen (z. B. beim Waschen von Bekleidung) nachgeahmt werden sollen.

40. **J. R. Frey**-Basel (zur Diskussion eingeladen): **Kontakt-Ekzem und Immunität.**

Definitionsgemäß gehören unter den Begriff der Allergie alle spezifischen Reaktionsveränderungen des Organismus, seien es nun verminderte oder gesteigerte Reaktionen gegen den Stoff, der sie hervorgerufen hat. Demnach gehören hierzu Überempfindlichkeitserscheinungen sowie Zustände erhöhter Verträglichkeit bzw. Immunität, die sich gegen ein spezifisches Antigen richten und sich nach einer 7—9 tägigen Inkubationszeit einstellen.

Diese Zustände gesteigerter oder verminderter Reaktionsfähigkeit beruhen auf der Gegenwart spezifischer Antikörper, die während der genannten Inkubationszeit entstehen. Gewöhnlich sind diese Zustände veränderter Reaktionsbereitschaft von langer, oft lebenslänglicher Dauer und lassen sich durch einen erneuten Kontakt mit dem Allergen, der Test- oder Erfolgsreaktion, nachweisen. Je nach dem Charakter der Testreaktion können die allergischen Zustände in Frühreaktionen von urticariellem Typus und in Spätreaktionen vom Typus der Tuberkulinreaktion unterteilt werden. Streng doktrinär sollten hier noch Zustände der Reaktionslosigkeit genannt werden, die wie ein negativer Schick, die vollkommene Immunität charakterisieren. Die teleologische Bedeutung der Zustände erhöhter Reaktionsbereitschaft ist noch nicht abgeklärt: handelt es sich um Fehlleistungen des Organismus auf unphysiologische Einflüsse oder sind es unvollkommene bzw. nur angedeutete Abwehrmechanismen?

Verständlicher sind uns jene spezifischen Reaktionsveränderungen, bei denen, neben oder mit der Entwicklung einer Überempfindlichkeit, eine vermehrte Resistenz, d. h. eine Schutz- oder Abwehrkomponente entsteht, wie sich dies z. B. im „Kochschen Phänomen" und in der Reinfektion einer Trichopythie zeigt. Hier ist die Zweckmäßigkeit der veränderten Reaktionsbereitschaft deutlicher erkennbar, obwohl diese Resistenzzustände ungenügend sind und deshalb therapeutisch bisher nicht eingesetzt werden konnten.

Von therapeutischer Bedeutung sind jene Zustände verminderter Reaktionsfähigkeit, d. h. gesteigerter Resistenz, die durch künstliche Einverleibung apathogener Bakterien (BCG) oder Viren (Vaccine) zustande kommen und einen mehr oder weniger vollständigen Schutz gegen den antigenverwandten Erreger verleihen. Die hier noch vorhandene Überempfindlichkeitskomponente äußert sich dabei nur noch sozusagen als Begleiterscheinung.

Einen letzten Schritt in dieser Richtung stellt schließlich jener Zustand dar, der z. B. nach adäquater Verabreichung von Diphterietoxoid erreicht wird und sich in einer vollständigen Reaktionslosigkeit, d. h. einem negativen Schick und in einer vollkommenen Immunität gegen Diphterietoxin äußert.

Wir haben alle diese an sich bekannten Tatsachen hier angeführt, um zu zeigen, daß es sich um eine kontinuierliche Serie allergischer Phänomene handelt, in die sich unser Arbeitsgebiet, das Kontaktekzem, unter jene Zustände einreihen läßt, die wir heute nur als Fehlleistungen oder rudimentäre Abwehrmechanismen interpretieren können.

Zwischen Allergien des Früh- und des Spättypus bestehen wohl eindeutige Unterschiede: einer der wichtigsten ist, daß Frühreaktionen durch Bildung von zirkulierenden Antikörpern im Serum entstehen und durch solche passiv übertragbar sind, während die Spätreaktionen auf einem „wie Antikörper wirkenden Prinzip" beruhen, das an lymphoide Zellen gebunden ist.

Die Ergebnisse der neueren Forschung zeigen jedoch immer deutlicher, daß zwischen Früh- und Spätallergie, neben Unterschieden, auch gemeinsame Eigenschaften vorliegen. So können mit einfachen chemischen Körpern nicht nur Kontaktallergien, sondern auch Reaktionsveränderungen des Frühtypus mit zirkulierenden Antikörpern im Serum erzeugt werden, wenn der einfache chemische Körper nicht als solcher, sondern als Proteinkonjugat verabreicht wird. Kontaktekzem hervorrufende, einfache chemische Körper und ihre Bindungen an Eiweiße wurden schon von LANDSTEINER u. Mitarb., in letzter Zeit speziell von EISEN beschrieben. EISEN konnte in Versuchen am Meerschweinchen zeigen, daß durch Injektion in vitro gebildeter Conjugate einfacher chemischer Körper mit Protein keine Kontaktallergie, jedoch im Serum zirkulierende Antikörper auftraten. Kontaktallergie entstand nur nach intracutaner Einverleibung des einfachen chemischen Körpers allein, woraus zu schließen ist, daß die in vitro und die in der Haut gebildeten Conjugate verschieden sind und dem Eiweißanteil des Conjugates eine bedeutende Rolle zukommt.

Für die engen Beziehungen zwischen Allergien des Früh- und Spättypus einerseits und der Immunität andererseits sprechen Versuche mit Diphterietoxoid, einem Antigen mit dem — unter entsprechenden

Bedingungen — alle drei Typen von Reaktionsveränderungen hervorgerufen werden können:

Wird Toxoid in relativ großen Dosen und in großen Zeitintervallen subcutan verabreicht, so entsteht Immunität gegen das Toxin und eine negative Schickreaktion, was auf der Entwicklung von Antitoxin im Serum beruht. Wird das Toxoid nach der Methode von Uhr u. Pappenheimer mit Überschuß von Antitoxin plus Freundschem Adjuvans verabreicht, so entsteht kein Antitoxin, sondern eine Spätallergie, die sich auf erneute Toxinzufuhr durch Spätreaktionen vom Tuberkulintypus äußert. Wird schließlich das Toxoid in kleinen, wiederholten Dosen intracutan gegeben, so entstehen schon nach 4 Tagen Sofortreaktionen von urticarriellem Typus, wobei Antitoxin erst nach 14 Tagen im Serum gefunden wird.

Durch gleichzeitige Verabreichung des Freundschen Adjuvans werden die antigenen Eigenschaften einfacher chemischer Körper sowie von Eiweißen erhöht. Die Intensität der Hautreaktionen wird dadurch verstärkt bzw. die Menge der zirkulierenden Antikörper im Serum vermehrt. Freund und seine Mitarbeiter konnten im Tierexperiment durch Zugabe des Adjuvans sogar körpereigene Gewebe zu Antigenen potenzieren und durch Injektion von Hoden- oder Gehirngewebe plus Adjuvans eine allergische Aspermiogenese bzw. eine Encephalitis erzeugen.

Uns selber ist es gelungen, durch gleichzeitige Inoculation von BCG bei Ratten und Kaninchen Kontaktekzeme auf Dinitrochlorbenzol (DNCB) hervorzurufen, obwohl diese beiden Tierarten bisher als nicht sensibilisierbar gegen einfache chemische Körper galten.

Aus dem Gesagten geht hervor, daß der jeweils erhaltene Reaktionstypus, unter anderem, von den immunochemischen Eigenschaften des Antigens sowie von dessen Verabreichungsart abhängig ist.

Alle diese Betrachtungen führen uns zu folgender Arbeitshypothese: Es dürfte möglich sein, durch immuno-chemische Veränderungen des Antigens die durch seine Einverleibung hervorgerufenen Reaktionen des Organismus in der Weise zu beeinflussen, daß z. B. im Falle des DNCB nicht Kontaktüberempfindlichkeit entstände, sondern daß antitoxinähnliche Antikörper gebildet würden. Es wäre dann zu erwarten, daß bei erneutem Kontakt mit DNCB das Antigen — wie bei der negativen Schickreaktion — neutralisiert würde und somit keine Ekzemreaktion entstünde. In anderen Worten: Es sollte versucht werden, durch immunochemische Veränderungen des Antigens nicht Überempfindlichkeit, sondern Immunität hervorzurufen bzw. erstere in letztere umzuwandeln.

Von diesem Ziele sind wir allerdings noch weit entfernt, da unsere ersten Versuche am Meerschweinchen mit Conjugaten von DNCB mit Diphterietoxoid sowie mit anderen Substanzen keine Veränderungen der Sensibilisierung auf DNCB erbrachten.

Literatur

Cellular and humoral aspects of the hypersensitive states. London: H. S. Lawrence, Kassel & Co., Ltd. 1959.

Frey, J. R., u. H. Geleick: Kontaktekzem bei Ratten und Kaninchen. Dermatologica (Basel) **119**, 294—300 (1959).

Aussprache

W. Jadassohn-Genf erwähnt im Anschluß an die Ausführungen von Frey drei Punkte:

1. Auf Dinitrochlorbenzol sensibilisierte Meerschweinchen lassen sich desensibilisieren.

2. Durch epicutane Kaliumbichromat-Applikationen (+ Netzmittel) konnten wir Meerschweinchen nicht sensibilisieren, doch gelang dies mit Injektionen (+ Freundschem Adjuvans). Die erzielte Überempfindlichkeit war fast nur cutan!

3. Am Internationalen Allergiekongreß in Paris wurde darauf hingewiesen, wie vorsichtig man mit der Deutung von Versuchen mit Diphtherietoxin respective -toxoid sein muß, weil sie verschiedene Allergene enthalten.

E. Letterer-Tübingen: Herr Frey hat gesagt, man solle versuchen, Überempfindlichkeit in Immunität umzuwandeln. Es ist mir nicht ganz klar geworden, ob Sie dabei Überempfindlichkeit und Immunität als zwei verschiedene Zustände ansehen oder die Überempfindlichkeit als den Weg zur Immunität betrachten. Darüber herrschen bei den Allergologen und Immunologen noch sehr getrennte Meinungen. Die eine sieht in der Allergie überhaupt etwas völlig von der Immunität Unterschiedenes, während eine andere Ansicht die Überempfindlichkeit als den Weg zur Immunität betrachtet. Das ist auch meine Ansicht. Ich würde gern von Ihnen hören, wie Sie dazu stehen.

J. R. Frey-Basel: Die Anfrage von Herrn Prof. Letterer: Führt der Weg zur Immunität über die Überempfindlichkeit, möchte ich bejahend beantworten, wie dies durch das Kochsche Phänomen sowie die verkürzte Reinfektion einer Trichophytie illustriert wird.

E. Letterer-Tübingen: Ich stelle fest, daß Herr Frey und ich einig sind.

41. H.-J. Bandmann-München: **Ist die vésiculette primordiale (Civatte) oder die basale Spongiose (Miescher) das erste histologisch erfaßbare epidermale Zeichen eines allergischen Kontaktekzems?** Zu den Vorträgen Letterer und Miescher (ursprünglich als Kurzvortrag angemeldet)*.

Die experimentellen Untersuchungen, welche hier vorgetragen werden, sollen ein Beitrag zur Entscheidung der Frage sein, ob die „vésiculette primordiale" Civattes oder die basale Spongiose Mieschers die erste histologisch faßbare epidermale Veränderung beim durch Läppchentest erzeugten allergischen Kontaktekzem ist.

---

* Die hier erwähnten Versuche wurden ausführlich im „Hautarzt" **11** (1960) unter dem Titel „Beitrag zur Histopathologie allergischer epicutaner Testreaktionen" geschildert. Dort finden sich auch die demonstrierten Abbildungen.

Was unter der einen und der anderen zu verstehen ist, zeigen die bekannten Originalabbildungen der genannten Autoren.

Die Ergebnisse von Civatte und Miescher sind miteinander vergleichbar. Zwar hat Civatte die „vésiculette primordiale" zunächst am genuinen Ekzem gefunden, er schreibt jedoch später, seine Ansicht über die histologische Ekzementwicklung sei genauso für die provozierten, also durch Läppchentest erzeugten, Ekzeme gültig.

Die mikroskopischen Bilder, welche von Excisaten der im Versuch erzeugten Reaktion gewonnen werden, haben gegenüber der histologischen Beschreibung genuiner Läsionen folgende Vorteile: Der Zeitpunkt der Excision ist bestimmbar und das auslösende Ekzematogen ist bekannt.

Es ist möglich, von einem Probanden eine Reihe verschiedener Excisate, die zu verschiedenen Zeiten entnommen wurden, miteinander zu vergleichen.

Man sucht solche Versuchspersonen aus, welche mit einem reinen Allergen sensibilisiert sind, d.h. mit solchen Substanzen, die weder hochkonzentriert noch bei langer epicutaner Verweildauer primär die Haut schädigen.

Eine größere Anzahl von Versuchen ist notwendig, um darzulegen, daß die Ekzemreaktion grundsätzlich gleich, wenn auch in verschieden starker Ausprägung abläuft. Diese ist von einer Anzahl individueller Eigentümlichkeiten abhängig: Von dem Grad der vorhandenen Allergie, von der Hornschichtdicke, von der Einwirkungsfähigkeit des angewandten Allergens, von dem gewählten Testort und von der augenblicklichen nicht nur durch die Allergie bestimmten Reaktionsfähigkeit überhaupt.

All dies wirkt auf den Umfang der auftretenden Erscheinungen und auf den zeitlichen Ablauf. Aber ob früher oder später, ob stärker oder schwächer, die Entwicklung der mikroskopisch faßbaren Veränderungen ist immer dieselbe.

In den basalen Anteilen der Epidermis findet man unabhängig von den natürlichen Öffnungen (Follikeln, Schweißdrüsen) eine umschriebene intercelluläre Auflockerung, die von Lymphocyten durchsetzt ist. Von diesen basalen Nestern aus entwickelt sich die Spongiose allmählich nach oben und aus ihr entwickeln sich später die intraepidermalen Bläschen.

Dieses Bild wurde bei 32 Excisionen, welche innerhalb der ersten 10 Std nach Expositionsbeginn angefertigt wurden, angetroffen:

Nur zweimal fanden wir Veränderungen, die in etwa der vésiculette primordiale entsprachen.

Dabei waren die auslösenden Ekzematogene Ovis und Furacin gewesen. Jedoch ließ sich bei der Reaktion auf Ovis die abgebildete subcorneale Dyschromasie zusätzlich nur an einem Excisat feststellen, die 1 Std später erhaltenen Präparate zeigten wiederum ohne diese Dyschromasie nur die basale Spongiose Mieschers.

Zudem teilte uns SPIER mit, daß Ovis auch toxisch wirken könnte, ein Umstand, der ihm vom Tierversuch her bekannt sei.

Bei dem Furacin zeigte gleichfalls nur eines von fünf Excisaten die subcorneale Läsion, übrigens gemeinsam mit zahlreichen anderen technisch verursachten Artefakten.

Es läßt sich als Ergebnis zunächst zusammenfassend feststellen:

Die basale umschriebene Spongiose MIESCHERS ist ein regelmäßig und früh anzutreffendes Zeichen eines experimentell ausgelösten allergischen Kontaktekzems und das subcorneale Primärbläschen CIVATTES wird bei jenem keineswegs regelmäßig oder obligat aufgefunden.

Wodurch kann die von CIVATTE abgebildete vésiculette primordiale zustande kommen? MIESCHER hat zwei Erklärungsmöglichkeiten zeigen können: Es findet sich 1. bei toxischen, durch Crotonöl, und 2. bei gemischt toxisch-allergischen, beispielsweise durch Terpentin ausgelösten Reaktionen.

Ein weiterer Versuch ergänzt diese Deutung:

Bringt man auf eine abklingende 5 Tage alte allergische epicutane Testreaktion, welche selbst meist nur noch eine Acanthose und perivasculäre vorwiegend lymphocytäre Infiltrate aufweist, zum zweiten Mal für kurze Zeit dasselbe Allergen, so zeigt sich bereits nach kurzer Zeit (5—8 Std) eine starke, über das noch zu erwartende Maß hinausgehende, die gesamte Epidermis durchsetzende Spongiose.

Anders, wenn man auf eine ebensolche abklingende allergische Reaktion für kurze Zeit Crotonöl aufträgt, dann finden sich in den oberen Schichten der Epidermis wiederum die subcornealen Bläschen. Eine Kontrolle ergibt, daß die gleich lange und gleich starke primäre Crotonölreaktion dazu noch nicht in der Lage ist. Parallelen zu der Histologie des genuinen Ekzems und Schlüsse zur Pathogenese werden aus diesem Versuch, der erst durch weitere bestätigt werden muß, bewußt noch nicht gezogen.

Aussprache

W. Jadassohn-Genf (zu BANDMANN): Die histologischen Untersuchungen, so interessant sie sind, spielen für die praktische Verwendung der Ekzemproben keine Rolle.

E. Letterer-Tübingen (Frage an MIESCHER): Es gäbe zu diesem Gesamtkomplex ja außerordentlich viel zu sagen. Ich möchte keinen Begriffsbestimmungskampf jetzt hervorrufen. Aber, wenn Sie sich auf die Terminologie von PIRQUET berufen und die Allergie als eine erworbene Anderempfindlichkeit ansprechen und nur die Antigen-Antikörper-Allergie gelten lassen und alles andere aus diesem Pirquetschen Begriff herausnehmen wollen, dann weiß ich nicht, wo hier die weitere logische Gedankenführung liegt. Der Wortlaut von PIRQUET heißt: „erworbene Andersempfindlichkeit". Die Historie zeigt, daß PIRQUET seinen Begriff „Allergie" immer

weiter ausdehnte, weil auch er schon gesehen hat, daß das biologische Phänomen
eben doch auch zu anderen Gelegenheiten besteht. Sie haben nun gesagt, das
Shwartzman-Sanarelli-Phänomen gehöre nach Ihrer Meinung nicht zur Allergie.
Das wäre eine komplexe Reaktion. Darf ich bitten, mir zu sagen, was Sie unter einer
komplexen Reaktion verstehen. Wenn ich das Arthus-Phänomen analysiere, bei
dem eine Antigen-Antikörper-Reaktion ohne Zweifel vorhanden ist, dann muß ich
vom dynamischen und vom histologischen Standpunkt aus sagen, daß das Arthus-
Phänomen genau so komplex ist wie das Shwartzman-Phänomen.

W. Jadassohn-Genf: zum Vortrag LETTERER

Fragt an, inwiefern man annehmen muß, daß die persistierenden Erscheinungen
beim Arthus-Phänomen sekundär auf die Sofortreaktion zurückzuführen sind oder
ob es sich um eine doppelte Reaktion handelt, Sofortreaktion und Reaktion vom
delayed-Typ.

Eigene Versuche sind nicht beweisend, sprechen aber eher für die zweite Annahme!

E. Letterer-Tübingen: Es macht sich in der Betrachtung der Dinge zwischen
Herrn MIESCHER und mir ein tiefgreifender Unterschied geltend, insofern, als Herr
MIESCHER überzeugt ist, daß er aus dem histologischen Bild, d.h. also aus der
Morphe auf die Ursache schließen kann. Das verneine ich grundsätzlich in bezug auf
die Allergie, denn die Allergie ist ein funktioneller Begriff und nicht ein morphologischer. Ich kann die Allergie niemals aus der Morphe diagnostizieren, sondern
eben nur aus dem Längsschnitt des ganzen Geschehens, so wie ich es in meinen
letzten Schlußsätzen gesagt habe. Wenn mir jemand ein histologisches Präparat vor-
legt und mich fragt, ob das allergisch oder toxisch ist, dann muß ich sagen: Das kann
ich nicht! Das ist eine Überschätzung der Morphologie. Das stammt aus einer Zeit,
in der die Morphologie als die einzige Forschungsmöglichkeit angesehen worden ist.
Dann kam die funktionelle Forschung. Dann hat man — ich erinnere an BERGMANN,
an die sogenannten „historischen Dokumente", als welche die Morphologie bezeichnet wurde — die Morphologie vollkommen unter den Tisch fallen lassen. Heute sind
wir wieder so weit, daß wir eine Verbindung zwischen morphologischer und funktioneller Forschung gefunden haben und hoffentlich noch weiter finden werden. Aber
allein aus dem histologischen Bild kann man auf eine Reaktion wie die Allergie nicht
schließen, denn die Allergie ist ein funktioneller Begriff. Und hier macht sich etwas
geltend, auch was zwischen den Dermatologen — so wie ich das heute mehr erfühlt
habe (möchte ich sagen) und zwischen unseren Anschauungen über Allergie und insbesondere meiner Anschauung deutlich herauskommt: Man geht bei der Dermatologie — natürlich und verständlich — erstmal von der Haut aus und betrachtet die
Veränderungen an der Haut (ich denke auch hier an Herrn BANDMANN) genau lokali-
satorisch und schichtmäßig usw. Das Bild hängt aber doch stark von der Ursache,
vom Ort und von der Stärke des Reizes usw. ab, so daß ich auch hier nicht glaube,
daß man rein aus der Lokalisation irgendeine Unterscheidung machen kann
zwischen toxisch und allergisch. Und wenn wir in dieser Richtung die Dinge betrachten, so möchte ich darauf hinweisen, daß die Allergie eigentlich ihre Konzeption
letzten Endes, wenn wir sie biologisch betrachten, aus der Reizphysiologie holt. Sie
ist die Pathik der Reizbeantwortung und sie beruht auf der anderen Seite auch auf
der Tatsache, daß ein lebendes Substrat das erste Mal anders reagiert als beim
zweiten Mal. Denn das zeigt uns ja die Physiologie schon. Und wenn wir von deren
Gesichtspunkt ausgehen, so ist die Allergie nicht von vornherein eine Krankheit,
sondern ein Phänomen der Reizbeantwortung und insofern primär überhaupt nicht
krankhaft. Es hängt von den Umständen ab, wann sie krankhaft wird. Ich habe

diese Fragen entwickelt, die zur Reizphysiologie entsprechende Beziehung haben. Und das scheint mit die größte Diskrepanz zunächst auch noch in unseren beiden Standpunkten zu sein. Ich fasse den gesamten Begriff der Allergie ganz von der Seite der Orthobiologie auf, die Krankheit aber ist nur eine verschobene Biologie unter besonderen Umständen.

G. Miescher-Zürich: Auf die Fragen und Bemerkungen von Herrn LETTERER möchte ich folgendes antworten:

Was ich unter komplexen Reaktionen verstehe, zu denen auch die allergische Reaktion gehört, geht aus dem Text meines Referates hervor. Es sind Reaktionen, bei welchen im Gegensatz zu einfachen toxischen Reaktionen noch weitere konditionelle Faktoren als integraler Bestandteil eine Rolle spielen: der antigen-spezifische Antikörper bei der allergischen Reaktion, der photodynamisch aktive Stoff bei den phototoxischen Lichtreaktionen, die zweistufige Belastung der Gefäßwand durch das Endotoxin und durch einen kolloidalen Schock beim Shwartzman-Phänomen usw. Man kann das alles dem genauen Wortsinn nach allergisch nennen. Allein man verzichtet dabei auf jenen spezifischen Inhalt, welchen in unserer Vorstellung der Begriff allergisch gewonnen hat.

In bezug auf die Frage, ob aus histologischen Bildern auf die Ursache geschlossen werden kann, stehe ich im Prinzip auf dem gleichen ablehnenden Standpunkt wie Herr LETTERER. Das schließt aber nicht aus, daß einzelne Veränderungen die Bedeutung von Indizien (Verdacht erweckend) besitzen können, ohne als Beweis zu gelten. In diesem Sinn gibt das Studium der allergischen und der toxischen Reaktionen Anhaltspunkte, in erster Linie bei Berücksichtigung der Anfangsstadien.

Die Haut als Objekt der Forschung bietet die großen Vorteile der guten Zugänglichkeit und die Möglichkeit, das Qualitative und Quantitative, den Zeitfaktor und die Begleitumstände weitgehend zu berücksichtigen. Der Dermatologe befindet sich in dieser Beziehung in einer privilegierten Lage. Er verdankt darum der Reaktologie außerordentlich viel.

Daß die Allergie ihre Konzeption aus der Reizphysiologie holt, wer wollte das leugnen? Das Besondere der allergischen Reizbeantwortung ist ihr Zustandekommen über den Weg der Sensibilisierung, d.h. der Bildung reizspezifischer Antikörper. Der Vorgang als solcher gehört in das Gebiet der Orthobiologie, wenn schon der idiodispositionelle Faktor dabei eine ungleich viel größere Rolle spielt als bei obligattoxischen Reaktionen, und dadurch in vielen Fällen einen bedeutenden Einfluß auf das Zustandekommen von Krankheitserscheinungen gewinnt.

C. L. Meneghini-Mailand: zum Vortrag EHRICH

Ganz im Sinne des heute vormittag Gehörten muß ich sagen: Es ist mir an einem nunmehr ausgedehnten Menschengut nie gelungen, die ekzematöse Allergie (beim Kontaktekzem) zu übertragen, weder durch Lymphocyten, noch durch Leukocyten, Hauthomogenate oder wiederholte Transfusionen von 3—400 ml Gesamtblut. Ich bitte Herrn Prof. EHRICH um eine Stellungnahme auf Grund seiner Gesichtspunkte zum kontroversen Problem der Übertragbarkeit der ekzematösen Allergie beim Menschen.

W. Jadassohn-Genf: zum Vortrag MENEGHINI

Wir haben nur Meerschweinchenversuche gemacht, um die Dinitrochlorbenzol-Überempfindlichkeit passiv zu übertragen. Bisher konnten wir nur die cutane Überempfindlichkeit übertragen. Es scheint sehr auf den Sensibilisierungsmodus der Spendertiere anzukommen.

Kurzvorträge zum III. Thema

42. Gösta Hagerman-Lund: Reflexionen über passive Überführung und Lymphocyten bei Cyto-Allergie (spätreagierende Allergie). Mit 5 Textabbildungen.

Zunächst einige Worte zur Terminologie. Die allergologische Terminologie ist teilweise etwas verwirrt. Insbesondere wird der Ausdruck Atopie in verschiedener Bedeutung verwendet. Die Bezeichnung „spätreagierende Allergie" wird abwechselnd sowohl auf die epidermale Kontakt-Allergie *und* den Infekt- oder Tuberkulintypus, als auch nur auf die letztgenannte Allergieform angewandt.

Um diese Verwechslungen und Begriffsverschiebungen zu vermeiden, verwenden wir seit einigen Jahren drei neue Termini, die ohne Übersetzung in jeder Sprache verwendet werden können und nicht schon in wechselnden Bedeutungen vorkommen und die so eindeutig wie nur möglich sind (HAGERMAN 1955, 1956) — siehe Anhang.

Laut Definition ist Sero-Allergie die Form, wo man Antikörper im Serum nachweisen kann. Die sogenannten Atopien gehören also zu dieser Form.

Bei Cyto-Allergie findet man mit den üblichen, einfachen Methoden keine Antikörper im Serum, und man muß annehmen, daß diese hauptsächlich an bestimmte Zellen gebunden sind.

Die eine Form der Cyto-Allergie, die epidermale oder Kontakt-Allergie, führt kaum zu Verwechslungen und bedarf keiner terminologischen Änderung. Die andere Form, den Tuberkulin-Typus, möchte ich lieber als Mikrobin-Allergie bezeichnen. Hier hat man als Merkmal die positive Cutanreaktion auf den betreffenden Mikrobenextrakt, das Mikrobin.

Tabelle

Möglichkeiten der passiven Überführung bei verschiedenen Formen von Cyto-Allergie

Medium	Mikrobin-Allergie (spätreagierende Infektions-Allergie)	Epidermale oder Kontakt-Allergie
Zellfreies Serum	Nein	Nein
Lymphocyten in das Peritoneum (oder i.v.)	Ja	Ja
Lymphocyten direkt in die Haut	Ja	Nein
Reaktionsmöglichkeiten für Antigen mit antikörpertragenden Zellen	Überall sogar in vitro	Nur in der Haut

Bei Mikrobin-Allergie können, wie aus der Tabelle hervorgeht, lymphocytgetragene Antikörper im Prinzip mit dem entsprechenden Mikrobin überall reagieren, sogar unter gewissen Verhältnissen in vitro. Bei Kontakt-Allergie dagegen ist die Reaktion zwischen Allergen und

Antikörper nur in der Haut möglich. Eine echte passive Überführung kann hier nur stattfinden, wenn die antikörpertragenden Lymphocyten direkt oder via Peritoneum in die Blutbahn eingeführt werden, nicht aber, wenn man sie direkt in die zu prüfende Haut injiziert. Und warum dies?

Die Befunde bei Mikrobin-Allergie lassen sich leicht nach üblichen Hypothesen erklären, wie auch aus Abb. 1 hervorgeht.

Als eine mögliche Erklärung der ganz verschiedenen Situation bei Kontakt-Allergie habe ich angenommen, daß der reaktionsfähige, „haptenaffine" Teil der Antikörper an demselben Ende lokalisiert ist, das

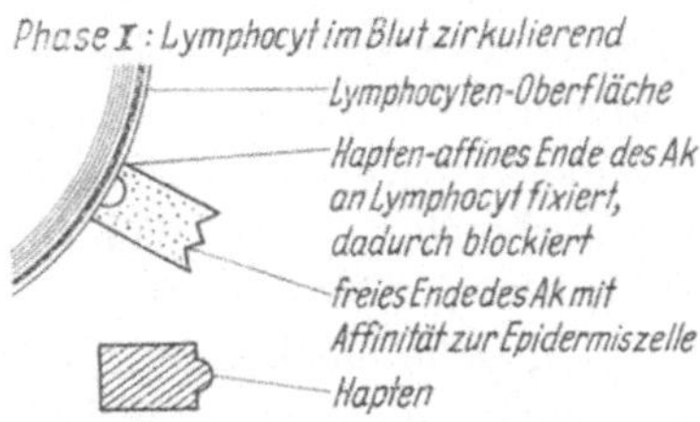

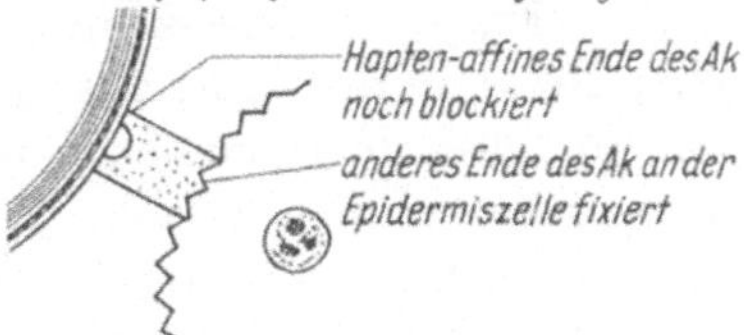

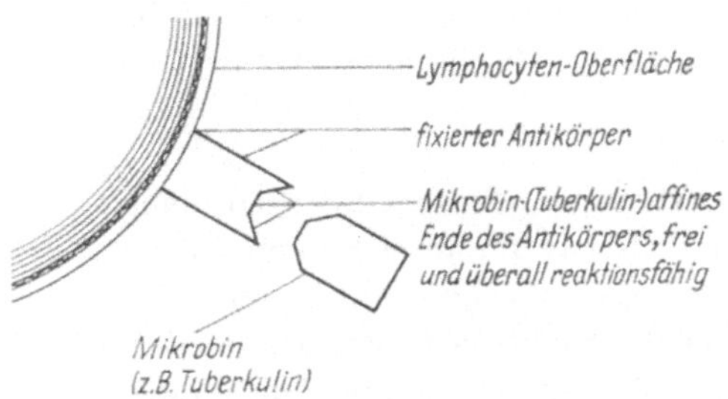

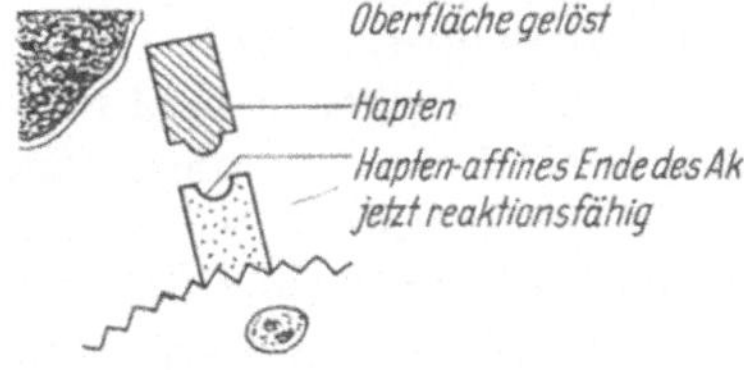

Abb. 1. Möglicher Mechanismus zur Überführung von Mikrobin-Allergie in die Haut

Abb. 2. Möglicher Mechanismus für passive Überführung von Kontakt-Allergie

während des Transportes von der Bildungsstelle in die Haut an die Oberfläche des Lymphocyten fixiert ist. Deshalb ist also das haptenaffine Ende *blockiert,* und es kann keine Reaktion mit dem Hapten stattfinden. Die Theorie setzt auch voraus, daß das andere, freie Ende der Antikörper eine Affinität zu den Epidermiszellen hat, vielleicht gelegentlich auch zu gewissen Coriumzellen. Die Situation geht deutlich aus Abb. 2 hervor.

Wenn nun der Lymphocyt die Haut erreicht, wird bald das freie Ende der Antikörper an eine Epidermiszelle gebunden. Das haptenaffine Ende ist aber noch blockiert, und es kann keine Reaktion mit dem Hapten ausgelöst werden.

Einige Zeit nach der Ankunft des Lymphocyten in der Haut beginnt aber ein Devitalisierungsprozeß, der dazu führt, daß der Antikörper von der Lymphocytenoberfläche freigesetzt wird.

Erst jetzt ist das haptenaffine Ende reaktionsfähig.

Wenn dieser Prozeß einen normalen Verlauf nimmt, also die sensibilisierten Lymphocyten nach und nach vom Peritoneum oder irgendeinem sonstigen injizierten Depot her in die Haut gelangen, wird sich eine Kontakt-Allergie entwickeln. Wenn andererseits eine große Menge von Lymphocyten direkt in die Haut injiziert wird, wird das Injektionstrauma eine Reaktion hervorrufen, und die zahlreichen angezogenen Granulocyten vermögen dann sehr wohl diese komplizierte Ereignisfolge zu unterbrechen, vermutlich indem sie ihrerseits das haptenaffine Ende der Antikörper blockieren.

Die gleiche blockierende Wirkung könnten auch andere Zellen, z.B. die eigenen, nicht sensibilisierten Lymphocyten des Empfängers, ausüben.

Eine Frage von gewissem Interesse ist, ob die injizierten Lymphocyten direkt in die Haut auswandern können oder ihre Antikörper von anderen Zellen übernommen werden und von diesen letzteren in die Haut transportiert werden müssen. Einige persönliche Versuche können diese Frage beleuchten. Mit Acridin-Orange markierte Lymphocyten wurden einem Meerschweinchen injiziert und dann Hautstücke excidiert, in Kälte getrocknet und (nach Paraffinbetten und Schnitten) im Fluorescenzmikroskop studiert.

Nach Beleuchtungswechsel wurde dann in Phasenkontrastbeleuchtung kontrolliert, daß die gefundenen, intensiv fluorescierenden Körper tatsächlich Lymphocyten waren. Diese konnten schon 1 Std nach intravenöser und 2 Std nach intraperitonealer Injektion in der Haut nachgewiesen werden (Hagerman 1954). Mit aller Wahrscheinlichkeit können dann auch die antikörpertragenden Lymphocyten bald nach der Überführung direkt in die Haut auswandern.

Noch ein interessantes Problem ist nun, wie man (in Vergleich zu den frühreagierenden oder Sero-Allergien) die langen Reaktionszeiten bei spätreagierenden oder Cyto-Allergien erklären kann. Auch hier möchte ich eine Theorie vorlegen.

Es ist sehr wahrscheinlich, daß die Kontakt-Allergie dadurch unterhalten wird, daß neue antikörpertragende Lymphocyten unaufhörlich aus der Blutbahn in die Haut auswandern. Die Antikörper werden wahrscheinlich an den Epidermiszellen fixiert und erst dann reaktionsfähig. Beim Fehlen von Antigen werden sie aber nach kurzer Zeit wieder inaktiviert, vielleicht durch Blockierung durch andere Zellen, vielleicht auch durch das Fagocytieren der Antikörper durch Leukocyten, die die Antikörper wieder in die Zirkulation zurückführen, oder aber einfach wegen ihrer kurzen Lebenszeit in der Haut. Das resultierende Antikörperniveau ist also konstant, aber relativ niedrig (Abb. 3). (Diese Auffassung stimmt übrigens gut mit den Erfahrungen aus den Kreuz-Transplantationsversuchen von Haxthausen und anderen überein, wo die oberflächlich transplantierten Hautläppchen in kurzer Zeit den Reaktionstypus des alten Wirtes verloren und den des neuen Wirtes angenommen hatten.)

Wenn ein Antigen (Hapten) in der Haut appliziert wird, reagieren die vorhandenen, reaktionsfähigen Zellen (oder Antikörper) schnell damit (Abb. 4, erste Phase). Die Reaktionsprodukte sind aber noch zu wenig konzentriert, um eine sichtbare Hautreaktion hervorrufen zu können. Mit jeder Stunde wandern aber neue antikörpertragende Lymphocyten aus, deren Antikörper nicht mehr inaktiviert werden, sondern mit dem Überschuß von Antigen reagieren (zweite Phase), bis allmählich die Reaktionsprodukte eine makroskopisch wahrnehmbare Hautreaktion erzeugen können. Die erste Phase erfolgt also schnell, die zweite beträchtlich langsamer.

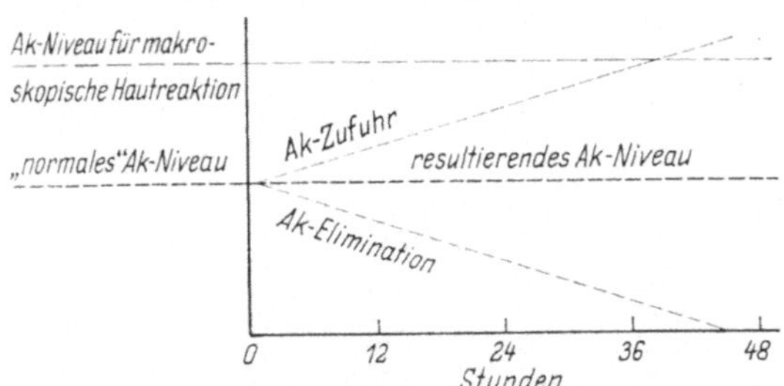

Abb. 3. Antikörper-Niveau der Haut ohne Antigenzufuhr

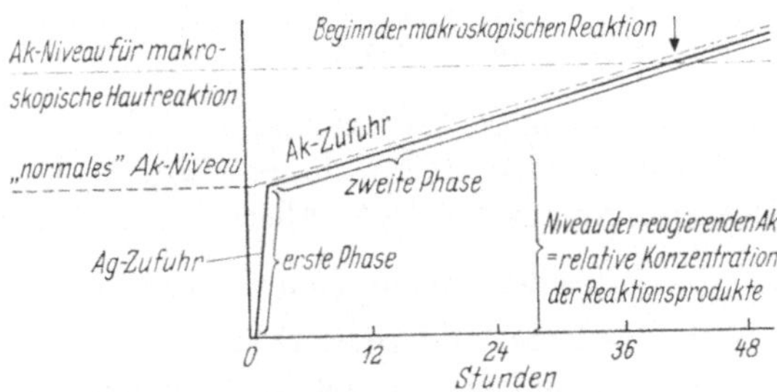

Abb. 4. Niveau der Antikörper und Reaktionsprodukte nach
Antigenzufuhr

Je mehr antikörpertragende Lymphocyten pro Stunde in der Haut ankommen, desto schneller erreicht die Reaktion das makroskopisch wahrnehmbare Stadium.

Man könnte sich aber auch vorstellen, daß unter den freigesetzten Reaktionsprodukten ein spezifisches, lymphocytotaktisches Prinzip vorkommt, das bald so weit in die Tiefe hineindiffundiert, daß die Auswanderung der antikörpertragenden Lymphocyten aus den Hautcapillaren in die Teststellen intensiviert wird.

FISHER u. COOKE sind auch der Meinung, daß die Sensibilisierung eine Chemotaxis in den Lymphocyten herbeiführt, so daß diese sich nach der Antigenzufuhr in den Teststellen ansammeln. PEPYS konnte am Menschen die positive Tuberkulinreaktion durch eine nachfolgende Injektion von Adrenalin völlig verhindern, was er als ein Resultat der verminderten Zufuhr von antikörpertragenden Lymphocyten erklären will. Die schon während der Tuberkulininjektion vorhandenen Lymphocyten reichten offenbar nicht aus, um eine sichtbare Reaktion hervorzurufen.

Endlich fanden METAXAS u. METAXAS-BUHLER nach der passiven
Überführung kleiner Mengen von „tuberkulinsensibilisierten" Lymphocyten, daß multiple Testungen viel schwächere Reaktionen hervorrufen
als ein einziger Test mit derselben Antigenmenge. Jede neue, antigen-
behandelte Stelle muß
hier eine gewisse Menge
der überführten Zellen
attrahieren. Dadurch ver-
ringert sich die Anzahl
Zellen, die für jede Test-
stelle übrigbleibt.

Diese Beobachtungen
weisen also in der Rich-
tung, daß eine spezifische
Lymphocytotaxis eine
wichtige Rolle spielen
kann. Dadurch wird die
Cutanreaktion immer

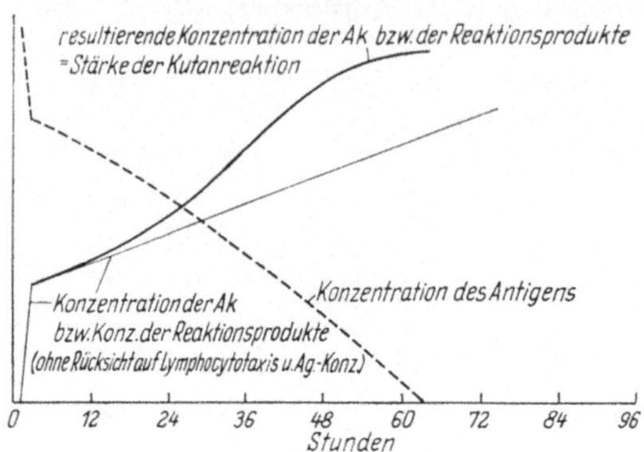

Abb. 5. Einfluß von Lymphocytotaxis und Antigenverbrauch
bzw. -Resorption

mehr beschleunigt, bis das Antigen beinahe verbraucht oder weggeführt
ist (Abb. 5). Mit Hilfe dieser Theorie läßt sich also der langsame
Reaktionsablauf bei Cyto-Allergie ziemlich gut erklären.

Herr Präsident! Sehr geehrte Kollegen!

Als eine Entschuldigung, Ihnen heute mehr Hypothesen als Tatsachen
vorgelegt zu haben, darf ich zum Schluß MARION SULZBERGER zitieren:
„In einer schnell wachsenden Wissenschaft wie der Allergie enthalten die
Spekulationen von heute oft den Keim der Experimente und Entdeckungen von morgen."

Literatur

FISHER and COOKE: J. Allergy 29, 411 (1958).
HAGERMAN, G.: Acta derm.-venereol. (Stockh.) 34, 51 (1954).
HAGERMAN, G.: Acta rheum. scand. 1, 209 (1955).
HAGERMAN, G.: Verh. III. Europ. Allergie-Kongreß, 2, 177 (1956) Florens.
HAXTHAUSEN, H.: Acta derm.-venercol. (Stockh.) 23, 438 (1942); 31, 42 (1951).
METAXAS and METAXAS-BUHLER: J. Immunol. 75, 333 (1955).
PEPYS, J.: Amer. Rev. Tuberc. 71, 49 (1955).
SULZBERGER, M.: Dermatologic Allergy. Springfield: Thomas 1940.

Anhang

Sero-Allergie und Cyto-Allergie, ein Klassifizierungsvorschlag

In der Klassifizierung von Allergien herrscht seit langem eine unangenehme
Verwirrung, die sich auch auf die Diskussion dieses Themas störend auswirkt.

Vor allem wurde die Bezeichnung „Atopie" von den verschiedenen Autoren in
völlig verschiedenem Sinne gebraucht. Wie aus dem folgenden hervorgeht, ist sogar
ihr Schöpfer, COCA selbst, im Zweifel darüber, ob „Atopie" in einem weiteren Sinne,

als bei ihm selbst, zu verwenden wäre, oder ob man den Ausdruck zur Vermeidung fernerer Verwirrung fallen lassen sollte.

Es ist jedoch wenig wahrscheinlich, daß es gelingen könnte, eine einheitliche Verwendung des Wortes Atopie in der ganzen Welt zu erreichen, nachdem es so lange mißbraucht wurde. So ergibt sich die Notwendigkeit, ein ganz neues Wort zu schaffen, daß nie zuvor gebraucht wurde und das überdies ohne Übersetzung international verwendbar ist.

Seit mehreren Jahren verwenden englische und amerikanische Verfasser die Termini „immediate reacting allergy" and „delayed (oder: late) reacting allergy", die nunmehr auf Deutsch in der Form Früh-Allergie bzw. Spät-Allergie auftreten. Diese Termini sind meiner Ansicht nach den früheren weit überlegen, lassen sich aber international nur nach Übersetzung in die einzelnen Sprachen gebrauchen. Das ist ein großer Nachteil, und im übrigen ist „delayed reacting allergy of infection" eine recht komplizierte Bezeichnung.

Auf dem nordischen Allergie-Kongreß in Oslo 1954 schlug ich die Verwendung des Terminus *Sero-Allergie* für alle Formen von Allergie vor, die *Antikörper im Serum* aufweisen, welche sich durch relativ einfache Methoden wie urticariale Haut-teste und den Prausnitz-Küstnerschen Test nachweisen lassen. Die Hauptgesichts-punkte gehen aus der unten folgenden Aufstellung hervor.

Jene Allergien, denen sich gewöhnlich das Hauptinteresse der klinischen Allergisten zuwendet, sollten meiner Klassifikation nach einer Unterrubrik „spontane Sero-Allergien" zugewiesen werden.

Im Gegensatz zu den Sero-Allergien wären die Formen als *Cyto-Allergien* zu klassifizieren, welche *keine Antikörper im Serum* aufweisen (mit einfachen Methoden nachweisbar), bei denen aber *Antikörper an Zellen*, besonders Lymphocyten, *gebunden* zirkulieren. Unter den Cyto-Allergien ließe sich die erste Hauptgruppe in Analogie zu den Wörtern „mikrobin" und „mikrobid", die bereits vor vielen Jahren von den großen Dermatologen SABOURAUD und Josef JADASSOHN benutzt wurden, als „*Mikrobin-Allergie*" bezeichnen. In bezug auf die übrigen Gruppen erteilt die Aufstellung die notwendige Auskunft.

Diese neue Klassifizierung wurde auch in einem Aufsatz „Infection, allergy and the pathogenesis of rheumatic disease" [Acta rheum. scand. 1, 209 (1955)] ange-wendet.

Verschiedene Interpretation des Begriffs „Atopie"

1923 von COCA u. COOKE eingeführt und definiert wie folgt (COOKE 1945):
"A group of allergic diseases that are subject to a common hereditary influence and in which the atopic reagins are often demonstrable."

COCA (1947): "In speaking and writing on allergy a word is needed to designate the immediate wheal-reacting type of spontaneous allergy" — "Atopy should be drafted (for this purpose, or) — should be dropped to avoid further confusion."

Andere Autoren: Erblichkeit sehr zweifelhaft, "atopy" = "immediate reacting allergy".

MIESCHER (1949): "Anafylactic forms of allergy, as urticaria, asthma and neuro-dermitis."

SHELDON, LOWELL u. MATHEWS (1953): verwenden „atopy" beinahe synonym mit „allergy".

MAYER (1954): "Even the most ardent defenders of the concept of atopy dis-agree as to what it entails or excludes."

HAGERMAN (1956): *Sero*-Allergie = induzierte oder spontane Formen von Allergie, die *Antikörper im Serum* aufweisen, welche sich durch relativ einfache

Methoden (urticarielle Hautteste, Prausnitz-Küstner) nachweisen lassen. — „Atopie“ (wenn die Bezeichnung weiter gebraucht werden soll) = erbliche Tendenz, Sero-Allergie zu entwickeln.

Klassifizierung der wichtigeren Formen von Allergien

A. Sero-Allergien: *Antikörper im Serum* (urticarielle Hautteste und Prausnitz-Küstner positiv). Auch zellengebundene Antikörper in dem spezifischen Schockorgan (verschiedenartig bei Species und Individuen).

1. Induzierte Formen. Durch Eiweißinjektionen, ev. absichtlich verursacht.

a) Anaphylaxis. Experimentell an Tieren induziert, oft tödlich; spezifische Antikörper im Serum (z.B. Präcipitine), häufig in vitro nachweisbar. Passive Überführung auch mit nicht präcipitierbaren Antikörpern möglich.

b) Serum-Krankheit. Vermutlich auf besonderen Reaginen beruhend, nachweisbar durch urticarielle Hautteste und passive Überführung, jedoch nicht in vitro. Präcipitine auch häufig vorhanden, vermutlich als Parallelphänomen.

2. Spontane Formen (z.B. Asthma, Heufieber, allergisches Ödem, Prurigo Besnier [atopische Dermatitis]): Reagine im Serum, in gewöhnlichen in vitro-Testen nicht erkennbar; urticarielle Hautteste und passive Überführung jedoch positiv. Oft eine erbliche Tendenz, d.h. eine Familienneigung zu Allergien dieser Gruppe.

B. Cyto-Allergien: *Antikörper im Serum nicht* durch gewöhnliche Teste *nachweisbar*; offenbar mit lebenden Lymphocyten zirkulierend und übertragbar. Allergischer Status erkennbar durch Hautteste von spätreagierendem Typus.

1. Mikrobin-Allergie (= „Allergie des Tuberkulin-Typus“ = „spätreagierende Infektions-Allergie“): Tritt nur nach *Infektion* mit einer sensibilisierenden Mikrobe auf. Positive Hautreaktion („Mikrobinreaktion“) übertragbar mit lebenden Lymphocyten (auch lokal injiziert). Veränderte allergisch-immunologische Reaktionslage (anamnestische Reaktion). Lysis von mehreren Zellentypen bei Kontakt in vitro mit spezifischem „Mikrobin“ (z.B. Tuberkulin). Allergische Streuungsphänomene („Mikrobiden“ oder „Iden“) können auftreten.

2. Epidermale oder *Kontakt-Allergie* (Kontakt-Ekzem): positiver epidermaler (Läppchen-)Test. Passive Überführung gelegentlich möglich mit Lymphocyten (nur systematisch injiziert). Lysis von Zellen durch Antigen in vitro nicht vorhanden.

Auto-Sensibilisierung. Antikörper vermutlich zellengebunden, aber (Begleit-?) Faktoren von möglicher Bedeutung im Serum zu finden. Cyto-Allergie empfehlenswerteste Klassifizierung.

Arzneimittel-Allergie (systematisch hervorgerufen). In einigen Fällen Antikörper im Serum, besonders gegen Protein Antigene, aber häufiger bei üblichen Methoden nicht feststellbar (sekundäre, im Körper produzierte Antigene spielen vermutlich eine Hauptrolle). Klassifikation schwankend, zumindest die fixen Exantheme dürften auf cyto-allergischer Basis stehen.

Idioblaptische (tachykardische) *Allergie* (Coca): Antikörper bisher nicht feststellbar. Cyto-Allergie?

43. F. Gianotti-Mailand: Über die Antigenwirkung der Hautschuppen

Das hauptverantwortliche Antigen für die ekzematöse Sensibilisierung liegt wahrscheinlich in einer Fraktion der Hornsubstanz. Es ist anzunehmen, daß die Allergenaktivität einer einzigen mucoproteischen Substanz zukommt (Stanworth), daß jedoch andere Stoffe als Haptene fungieren und nach Verbindung mit dem Eiweißstoff der Hornsubstanz ein Vollantigen ergeben.

Beim atopischen Ekzem stammt das Hapten wahrscheinlich aus der oberflächlichen Mikrobenflora, beim topischen Ekzem kommen dafür die unzähligen zur Genüge bekannten allergisierenden chemischen Substanzen in Frage. Der ekzematöse Vorgang wäre demzufolge als klinischer Ausdruck der Reaktion zwischen dem gebildeten und an das Ursprungsgewebe fixierten Autoantikörper und dem erwähnten Vollantigen aufzufassen.

Damit würde verständlich:

1. das Auftreten des konstitutionellen atopischen Ekzems erst gegen Ende des 2. Lebensmonats, d.h. sobald das Kind nach einigen Wochen die Fähigkeit erlangt hat, seine eigenen antikorporalen Gammaglobuline zu bilden;

2. die Dauer und Rezivität des atopischen Ekzems auf Grund des Reichtums an mikrobiellen Haptenen (Bakterien, Myceten, Virus) hauptsächlich in den Hautfalten;

3. das vollkommene Fehlen des Ekzems an den Schleimhäuten.

(Autoreferat)

Literatur

Stanworth, D. R.: Int. Arch. Allergy **11**, 170 (1957).

44. C. L. Meneghini und **L. Levi**-Mailand: **Beobachtungen über die Histaminopexie im Blut bei Patienten mit allergischen Hautkrankheiten.** Mit 1 Textabbildung.

Die Beobachtungen von Parrot, Urquia u. Laborde (1952) über das Phänomen der sogenannten Histaminopexie oder die „Kaptation" des Histamins von seiten eines normalen Serums und sein Vorhandensein oder seine Verminderung bei allergischen Patienten und — spezifischer ausgedrückt — bei allergischen Hautkranken (Sidi u. Mitarb.; Pellerat u. Mitarb.; Wodniansky, Tappeiner u. Mitarb.) verdienen wegen ihres Interesses noch weitere Untersuchungen. Nach Parrot u. Mitarb. ist das Serum vom normalen Menschen mit der Fähigkeit ausgestattet, ungefähr 33% Histamin zu fixieren, während das Serum von Allergiekranken diese Fähigkeit nicht besitzt oder höchstens imstande ist, kleinste Mengen von Aminobasen zu fixieren. Es ist klar, daß diese Unterscheidung zwischen gesunden Menschen und Allergiekranken, welche auf einer Laboratoriumsuntersuchung begründet ist, erlauben könnte, einen biologischen Test mit sicherer Auslegung zur Verfügung zu haben, um die Dermatosen mit allergischer Pathogenese von jenen mit allgemein entzündlicher, dysmetabolischer und infektiöser Pathogenese zu unterscheiden.

Auch von einem anderen Gesichtspunkt aus gesehen, könnte der Histamin-Bindungstest eine besondere Bedeutung bei den verschiedenen allergischen Ausdrucksformen — wie z. B. beim konstitutionellen Ekzem und Kontaktekzem, bei der Urticaria und beim Asthma haben, wenn er sich in klarer und eindeutiger Weise verhalten würde.

Es könnte somit auch bei Affektionen, wie z. B. beim Ekzem, ein allgemeines pathogenetisches Bild erwiesen werden, dort wo die immun-allergologischen Proben versagen, welche hingegen bei der Urticaria deutlich klargestellt werden können.

In diesem Zusammenhang erinnern wir an unsere Versuche über die Schwierigkeiten der passiven Übertragung der Ekzemallergie beim Menschen (Meneghini u. Levi), während sie hingegen bei der Nahrungsmittelurticaria und Urticaria nach Medikamenten erreicht werden kann.

Von diesen Voraussetzungen ausgehend, haben wir beabsichtigt, die Veränderungen der Histaminopexie bei einer Gruppe Allergiekranker, welche genauestens ausgewählt waren, nachzuprüfen und diese Veränderungen mit den Histaminwerten des Blutes zu vergleichen, um eventuelle quantitative Zusammenhänge zwischen der Kaptationsfähigkeit eines Serums und seinem Gehalt an Aminobasen festzustellen.

Untersuchungsmaterial und Methodik

Unser Krankenmaterial besteht aus:

Konstitutionelles Ekzem der Jugendlichen Konstitutionelles Ekzem der Erwachsenen	11 Fälle
Diffuses Kontaktekzem mit bekannten Allergenen (Sulfonamide, Kaliumbichromat, Terpentin, Novocain)	8 Fälle
Spontane, eruptive Riesen-Urticaria (auf Lebensmittel- und medikamentöse Allergene)	6 Fälle
Ekzematöse Erythrodermien (sekundäre Erythrodermien nach Kontaktekzem mit bekannten Allergenen)	3 Fälle
Urticaria Pigmentosa	3 Fälle
Verschiedene Fälle	4 Fälle
Kontrollen	13 Fälle

Wir haben uns darauf beschränkt, unsere Untersuchungen nur bei solchen Fällen durchzuführen, welche akute und diffuse Erscheinungen zeigten.

Die Kontrollen wurden an Jugendlichen durchgeführt, welche in ihrer Vergangenheit nie allergische Erscheinungen gezeigt hatten.

Das Histamin-Bindungsvermögen wurde streng nach der Technik von Parrot u. Mitarb. durchgeführt:

Dialyse des Serums während 24 Std mit 9% NaCl; Verwendung terminaler Ileumabschnitte von Meerschweinchen, welche bei $37°$ in Tyrodeflüssigkeit ohne Glucose gehalten wurden; Endverdünnung des Serums auf 5%; Bestimmungen der maximalen Differential-Sensibilitätszone mit schwächsten Histaminlösungen (maximaler Ausfall der Kontraktionsaktivität mit Histaminkonzentrationen zwischen $10^{-6,5}$ und $10^{-6,9}$).

Jedesmal dosierten wir genau das Histaminbindungsvermögen bei Kranken und bei gesunden Kontrollen, um bei jeder Sitzung sofort an Hand des Vergleiches den Unvollkommenheiten in der Variabilität der biologischen Methode vorzubeugen.

In der Mehrzahl der Fälle wurde bei der Dosierung des Histamins im Blut mit Extraktion nach der Methode von CODE und McINTIRE und der biologischen Dosierung am Meerschweinchendarm vorgegangen.

Tabelle 1. *Gesunde*

Kasuistik	Histaminopexie	Histamingrundwerte im Blut γ-% cm³
1. A. B.	15,2	—
2. C. L.	16	—
3. C. D.	18,5	3,97
4. L. L.	19	4,2
5. M. C.	20	6,15
6. T. M.	20	9,04
7. U. S.	20	—
8. P. S.	25	5,42
9. R. T.	26,9	5,06
10. T. S.	28	6,51
11. O. I.	28	4,82
12. F. S.	30	3,25
13. B. O.	33	—

Urticaria pigmentosa

	Histaminopexie	γ-% cm³
M. M.	18,5	2,80
B. A.	20	9,45
D. G.	22	3,68

Varia

	Histaminopexie	γ-% cm³
Eryt. Pol.	20	—
Peliosis Rheu.	25	2,41
Pemphlgus	30	—
Asthma	20	—

Tabelle 2. *Konstitutionelles Ekzem*

	Histaminopexie	Histamin Gamma γ-% cm³
M. A.	12	
L. O.	18	3,43
S. I.	20	
F. R.	20	5,06
G. I.	20,3	5,54
W. R.	20,5	5,06
B. A.	21	4,88
M. A.	22,5	7,2
R. O.	25,9	5,96
M. C.	30	
L. O.	30	

Kontakt-Ekzem

	Histaminopexie	γ-% cm³
P. O.	16	8,44
L. L.	17,3	
R. E.	19	8,14
C. A.	20	4,88
P. O.	22	3,62
C. O.	22	8,44
B. O.	24	6,87
B. U.	28	9,00

Erythrodermia Eczematosa

	Histaminopexie	γ-% cm³
S. A.	17	13,40
C. R.	18	4,2
B. A.	19	4,00

Urticaria

	Histaminopexie	γ-% cm³
M. O.	11	6,33
M. A.	16,6	3,43
L. O.	17	1,81
V. E.	17,3	
B. O.	20	1,38
C. A.	31	3,61

Bemerkungen zu den Resultaten

Die Resultate sind in den Tab. 1 und 2 und in der graphischen Darstellung dargelegt.

Die Gruppe der Kontrollen bietet uns schon zu einigen Bemerkungen Anlaß. Wir stellen vor allem fest, daß das Phänomen der „Histaminkaptation" bei gesunden Personen nachzuweisen geht, aber sein Ausmaß ist verschieden und nicht ganz den von den Franzosen gewollten Resultaten gleichzustellen. Von 14 Kontrollen sahen wir nur bei einem einzigen Falle eine Bindung von 33 %, während diese Zahl für PARROT u. LABORDE den Durchschnittswert für das Bindungsvermögen bedeutet. Hingegen mußten wir bei den Kontrollfällen einige Werte unterhalb von 20 % feststellen, die unseren Durchschnittswert auf 23,30 % herabsinken lassen.

Wir stellen außerdem fest, daß bei den gesunden Personen kein Zusammenhang zwischen Histaminbindungsvermögen und Histamin im Blut besteht; die Eigenschaft der „Pexie" scheint ein Phänomen zu sein, das in jeder Weise unabhängig vom Histaminspiegel der Person ist, während man, wenigstens vom theoretischen Gesichtspunkt aus gesehen, ein größeres Bindungsvermögen in Seren mit geringerem Histaminspiegel erwartet hätte.

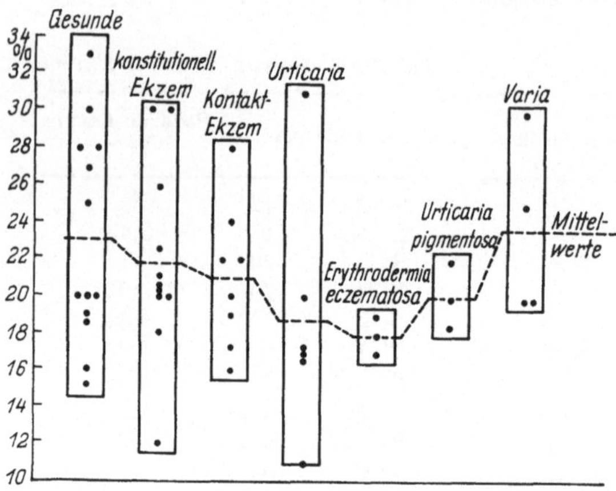

Abb. 1. Graphische Darstellung der Resultate

Dieser fehlende Zusammenhang, wie er aus der Durchsicht der Resultate ersichtlich ist, ist auch deutlich nachweisbar, wenn man für die beiden Serien der Werte die statistische Methode (siehe Formel 1) anwendet.

Formel 1:

$$r = \frac{\Sigma\,(x-\bar{x}) \cdot (y-\bar{y})}{\sqrt{\Sigma\,(x-\bar{x})^2 \cdot \Sigma\,(y-\bar{y})^2}}$$

$x =$ Prozentwert der Histaminopexie,
$\bar{x} =$ Durchschnittswert der Histaminopexie,
$y =$ Werte der Histaminämie,
$\bar{y} =$ Durchschnittswert der Histaminämie.

Die Resultate bei den Gruppen der Hautallergiker (Fälle von Ekzem, Urticaria, Erythrodermie) unterscheiden sich nicht in klarer Weise von den Kontrollen. Die Mittelwerte der Histaminbindung der Kranken, auch wenn sie leicht unterhalb von jenen der Gesunden liegen, erscheinen uns nicht signifikant genug, um eine deutliche Unterscheidung zwischen Gesunden und Allergiekranken vornehmen zu können. Wenn wir auch bei einigen Fällen Befunde mit einer besonders niedrigen Histaminopexie feststellen konnten, so müssen wir doch betonen, daß die Anzahl der Allergiker mit einem nahe der Norm liegenden Bindungsvermögen bemerkenswert ist.

Diese Betrachtung gilt auch für die verschiedenen Gruppen von Allergiekranken, ohne wesentlichen Unterschied für die beiden Arten von Allergie, des Ekzems und der Urticaria.

Mittels der statistischen Prüfung der Resultate (siehe Formel 2) geht hervor, daß kein bemerkenswerter Unterschied zwischen den Mittelwerten der Kontrollen und jener der Kranken besteht.

Formel 2:

$$ t = \frac{\overline{x} - \overline{y}}{\sqrt{\dfrac{\Sigma\,(x-\overline{x})^2 + \Sigma\,(y-\overline{y})^2}{n' + n^2 - 2}}} \cdot \sqrt{\frac{n' \cdot n^2}{n' + n^2}} $$

$x =$ Prozentwert der Histaminbindung der Kontrollen,
$\overline{x} =$ Mittelwert der Histaminbindung der Kontrollen,
$y =$ Prozentwert der Histaminbindung bei Allergikern,
$\overline{y} =$ Mittelwert der Histaminbindung bei Allergiekranken,
$n =$ Zahl der Fälle.

Der fehlende statistische Zusammenhang zwischen Histaminopexie und Histaminämie — der schon bei den Kontrollen festgestellt wurde — gilt auch für die Gruppe der Allergiekranken.

Im übrigen, wenn wir die Histaminämiewerte untersuchen, so stellen wir auch dabei fest, daß eine deutliche Unterscheidung zwischen Allergiepatienten und Gesunden auf einer solchen Basis nicht möglich scheint, außer bei der Gruppe der Urticariafälle, wo wir Histaminämiewerte gesehen haben, die unter der Norm lagen. Es handelt sich um Befunde, welche das bestätigen, was wir schon in anderen Arbeiten berichtet haben.

Auf Grund unserer Befunde können wir abschließend sagen:

1. Das Phänomen der Histaminbindung ist mit der Methode von PARROT und LABORDE u. Mitarb. gut nachweisbar.

2. Es scheint uns nicht, daß es bei allen Fällen als differentialdiagnostisches Kriterium anzuwenden geht, um Fälle mit allergischen Hauterscheinungen von gesunden Personen oder von Personen mit anderen Erkrankungen zu unterscheiden.

3. Es war nicht möglich, einen Zusammenhang zwischen Histaminbindungsvermögen und Histamin nachzuweisen.

Literatur

LABORDE, Cl., J. L. PARROT et D. A. URQUIA: Le pouvoir histaminopexique du serum sanguin. Technique de mesure. Presse méd. **61**, 1151 (1953).

LEVI, L., e C.-L., MENEGHINI: Osservazioni sperimentali in tema di anticorpi e allergia eczematosa da contatto. Minerva derm. (Torino) **34**, (462—463) 1959.

MENEGHINI, C. L., et L. LEVI: Allergie eczemateuse: essais de transport passif. Acta allerg. (Kbh.) **13**, 432—441 (1959).

PARROT, J. L., D. A. URQUIA et C. L. LABORDE: Captation de l'histamine par le sérum sanguin. J. Physiol. (Paris) **44**, 310 (1952).

SIDI, E., A. REINBERG, M. HENCKY et J. BOURGEOIS-SPINASSE: Les variations du pouvoir histaminopexique du sérum sanguin au cours de l'evolution des eczemas de l'adulte. Presse méd. **66**, 343 (1958).

TAPPEINER, J., H. TIERSCHEK u. P. WODNIANSKY: Die Bestimmung der Histaminopexie zur Feststellung des allergischen Terrains. Auswertungsergebnisse bei verschiedenen Dermatosen. Arch. klin. exp. Derm. **207**, 161—167 (1958).

45. P. Wodniansky und H. Ebruster-Wien: Vergleichende Untersuchungen mit dem Prick-Test und der Histaminopexiebestimmung bei allergischen Erkrankungen.

Die Messung der Serumhistaminopexie nach Parrot ermöglicht eine objektive Erfassung des sogenannten allergischen Terrains. Das Histamininaktivierungsvermögen kann unter physiologischen Verhältnissen fast regelmäßig nachgewiesen werden, während es bei Allergikern fehlt oder vermindert ist. Die Untersuchung hat allgemein orientierende Bedeutung und erlaubt keine Schlüsse auf ursächliche Sensibilisierungsphänomene. Jene Antigene, die im Einzelfall spezielle Krankheitsmanifestationen auslösen, müssen auch weiterhin durch Testversuche ermittelt werden. Hier verdient das Prick-Verfahren, eine Kombination der Ritz- und Intracutanprobe, besondere Beachtung. Es dürfte diesen Methoden überlegen sein, weil es bei hinreichender Empfindlichkeit gut differenzierbar, spezifisch, schonend, ungefährlich und einfach ist.

Zur Abgrenzung der differentialdiagnostischen Bedeutung der Histaminopexiebestimmung wurde diese Untersuchung an der I. Universitäts-Hautklinik in Wien bei 74 Asthmatikern durchgeführt und mit den Ergebnissen des Prick-Tests und den anamnestischen Angaben in Vergleich gesetzt.

Bei 56 Patienten fand sich Übereinstimmung im positiven oder negativen Sinne, so daß die allergische Genese 38 mal nachgewiesen und 18 mal ausgeschlossen werden konnte. Die Histaminopexiebestimmung hat in solchen Fällen nur verifizierende Bedeutung. Bei den übrigen 18 Patienten lagen inkongruente Resultate vor.

Die allergische Entstehung der Atembeschwerden blieb nach der Anamnese und der routinemäßigen Prick-Testung viermal fraglich. In elf anderen Fällen konnten gar keine Anhaltspunkte für diese ätiologische Möglichkeit gewonnen werden. Bei diesen 15 Patienten war aber allergisches Terrain vorhanden, da die Histaminopexie fehlte. Eine erweiterte Allergensuche führte auch tatsächlich bei acht Patienten schließlich zur Aufdeckung ursächlicher Antigene. In diesen Fällen kommt der Histaminopexiebestimmung große differentialdiagnostische Bedeutung zu, weil man sich bei fehlendem Captant und negativer Anamnese durch den negativen Ausfall der Cutanproben nicht täuschen lassen darf, sondern eine erweiterte Allergenfahndung einleiten muß.

Bei einem Patienten, der unter Cortison stand, fiel der Prick-Test negativ aus, während der Mangel des histaminopektischen Vermögens unverändert nachgewiesen werden konnte. In zwei anderen Fällen war der Prick-Test eindeutig positiv, während die Histaminopexie fehlte. Für diese abweichenden Ergebnisse fehlt eine befriedigende Erklärung.

Die Histaminopexiebestimmung erscheint nach diesen Untersuchungen als wertvolles differential-diagnostisches Hilfsmittel bei der Abgrenzung allergischer Erkrankungen und sollte bei jeder exakten allergologischen Examination zur Anwendung kommen. Sie darf jedoch nur im Zusammenhang mit anderen Objektivierungsmethoden verwertet werden.

Aussprache

C. L. Meneghini-Mailand (Frage): Ist es möglich auf Grund der Histaminopexie allein differentialdiagnostisch einen Ekzempatienten von einem Gesunden oder von einem anderen dermatologischen Patienten abzutrennen.

P. Wodniansky-Wien: zum Vortrag MENEGHINI

Bei der Untersuchung von Ekzematikern wurden an der I. Universitäts-Hautklinik unterschiedliche Histaminopexiewerte gefunden. Während etwa die Hälfte der Patienten kein Captant aufwies, war es bei der anderen Hälfte normal ausgeprägt.

Im übrigen glauben wir, daß die Histaminopexiebestimmung nur im Zusammenhang mit anderen Objektivierungsmethoden für eine allergische Genese verwertet werden darf, daß sie jedoch unter dieser Voraussetzung als wertvolles diagnostisches Hilfsmittel betrachtet werden kann.

46. F. J. M. Winzenried und G. Vetter-Hamburg: Asthma bronchiale und endogene Psychosen.

Es ist von Internisten und Psychiatern immer wieder beobachtet worden, daß Asthma bronchiale und vitale Verstimmungszustände bei denselben Patienten in einem bestimmten zeitlichen Verhältnis zueinander auftreten. Damit stellte sich die Frage nach einer möglichen Korrelation von umschriebenen psychopathologischen Syndromen zu gut definierbaren körperlichen Erkrankungen. Mit zunehmender Differenzierung allergischer Untersuchungsmethoden wurden gleichzeitig in immer stärkerem Maße pathogenetische Faktoren bekannt. Verbunden mit einem Bedürfnis nach mehrdimensionaler Betrachtungsweise erhoffte man sich von psychologischen Untersuchungen generell und psychoanalytischen Methoden im besonderen eine Erweiterung und Differenzierung pathogenetischer Überlegungen. Die Psychoanalyse und später allgemeiner die sogenannte psycho-somatische Richtung in der Medizin haben diese Fragestellung aufgegriffen und vielfach bearbeitet. Zunächst schien es, als ob die Analyse der an Asthma bronchiale Erkrankten, spezifische Persönlichkeitsmerkmale und Konfliktsituationen pathogenetisch herausstellen könnte. Als sich aber bei zunehmender Erfahrung erwies, daß umschreibbare typische dynamische Trieb- und Konfliktsituationen bei Patienten mit verschiedenartigen körperlichen Erkrankungen zu beobachten waren, wurden weitere konditionale Faktoren in die Überlegungen mit einbezogen. Inzwischen ist mit der Ausdifferenzierung analytischer Methoden sowohl im psychischen als auch im somatischen Bereich aus einem gemeinsamen Anliegen ein Streit um den Primat des einen oder anderen Faktors entstanden.

Erscheint diese Betrachtungsweise für die ganzheitliche Erfassung des „allergiekranken Menschen" noch sinnvoll, so ergeben sich die Grenzen psychologischen Verstehens dort, wo der spezifische Anfallscharakter des Asthma bronchiale und ein psychotischer Einbruch in die Persönlichkeit individuell nicht mehr interpretiert werden können. Gemäß der Eigenart dieser Erkrankungen überwiegen überindividuelle Faktoren wie Endogenität, Heredität, Periodizität, jahres- und lebenszeitliche Manifestationsgipfel. Unsere Untersuchungen zielen darauf ab, diese formalen Kriterien herauszuarbeiten und in Korrelation zueinander zu setzen.

Schon 1872 berichtete Kelp aus psychiatrischer Sicht über einen 28 jährigen Mann, der alternierend an Asthma bronchiale und endogen-depressiven Phasen erkrankt war. Seitdem finden sich vereinzelt in der psychiatrischen Literatur immer wieder ähnliche Mitteilungen. Unter den neueren Arbeiten sind besonders die von Sabbath u. Luce und die breit angelegten Untersuchungen von McAlister u. Hecker erwähnenswert. Sabbath u. Luce fanden bei 32 unausgewählten psychotischen Patienten ein nicht spezifisch koordiniertes Auftreten von Asthma bronchiale und paranoiden Reaktionen, während ein ausgesprochener Antagonismus zu tiefgreifenden endogenen Psychosen festgestellt wurde. Weiter fanden sie, daß bei ihren Patienten während schwerer psychotischer Phasen früher nachweisbare allergische Reaktionen völlig verschwanden und erst wieder mit dem Abklingen der Psychose in Erscheinung traten. Bellak stellte dabei die Frage, ob die Allergensensibilität bei dazu disponierten Patienten spezifisch während der Psychose herabgesetzt oder fehlgeleitet sei oder ob dieses Ensemble einen allgemeinen Ausdruck einer veränderten endogenen vegetativen Konstitution im Zusammenhang mit einer Bereitschaft, an endogener Psychose zu erkranken, bedeute.

Von internistischer Seite haben verschiedene Allergieforscher neben der allergisch-vegetativen Konstitution nach einer Korrelation zu Konstitutionstypen im Sinne von Kretschmer gesucht. Hansen beobachtete, daß der Allergiker häufig „Züge des Cyclikers" trägt: Der phasenhafte Wechsel zwischen allergischen Reaktionen und psychopathologischer, meist depressiver Symptomatik scheine dafür zu sprechen, daß z.B. Asthma und Migräne als Äquivalente einer depressiven Phase auftreten könnten. Eine Häufung abnormer Charaktere in Allergikerfamilien fand Hanhart, wobei sich für ihn allerdings keine eindeutige Zuordnung zu einer bestimmten psychiatrisch-nosologischen Krankheitsgruppe erkennen ließ. Statistische Korrelationsuntersuchungen in dieser Beziehung liegen zur Zeit noch nicht vor. Es scheint aber eine zeitliche Koordination einer endogenen Psychose zu umschriebenen allergischen Erkrankungen möglich zu sein, da eine endogene Psychose im allgemeinen durch Beginn, Verlauf und Ausgang ein umschriebenes, abgrenzbares Krankheitsgeschehen darstellt.

Eine Unterteilung des Asthma bronchiale in endogene, exogene und reaktive Formen ist immer problematisch. Unbestritten ist die überragende Bedeutung der genetischen Anlage zur allergischen Diathese im Sinne einer spezifisch veränderten Reaktionsbereitschaft des gesamten Organismus, eines einzelnen Organs oder Organsystems. Diese wird jedoch in hohem Maße vom Lebensalter, unspezifischen Traumata, vom Hormonhaushalt und vom Grad der Sensibilisierung beeinflußt. Nach WEITZ besitzt jeder Mensch eine wechselhaft hohe Schranke, die allergische Reaktionen verhindert; daraus ergibt sich, daß zwischen dem ätiologischen Faktor, dem Allergen, und dem klinischen Bild kein einfacher und eindeutiger Kausalzusammenhang besteht. Letzteres gilt nach HANSEN besonders für die generalisierte allergische Krankheit, die sich durch eine Polysymptomatik wie zum Beispiel Hepatitis, Quincksches Ödem, Migräne, periodisches Fieber usw. auszeichnet. Die Periodizität der Manifestation einer allergischen Diathese zeigt sich z.B. darin, daß allergische Symptome namentlich an der Haut gehäuft im Prämenstruum nach der Ovulation auftreten und daß sie während bzw. nach den Menses wieder verschwinden. Ähnliches gilt für allergische Reaktionen zur Zeit der Menopause. Im Längsschnitt gesehen ist also die exogene Form ständig der endogenen Ausgangslage korreliert.

Beim Asthma bronchiale ist die intrafamiliäre Variabilität außerordentlich groß. Die hereditär endogenen Formen des Asthma bronchiale treten nach v. HARNACK besonders im frühen Kindesalter, vielfach schon im 1.—3. Lebensjahr, in Erscheinung. Nach HANHART finden sich in den Familien oft stellvertretend für den Asthmaanfall alimentär-allergische Reaktionen, exsudative Reaktionen, Cholecystopathie, Pruritus, Epilepsie, Psychopathie und endogene Psychosen. Eine latente endogene Asthmabereitschaft konnte TIFFENEAU durch experimentelle Untersuchungen mit Phenyldiamin auch bei klinisch „gesunden" Familienmitgliedern nachweisen.

Eine klare Abgrenzung der endogenen zu der psychoreaktiven Form des Asthma bronchiale ist nicht möglich: Einerseits ist nach HANHART das Asthma bronchiale beim Erwachsenen ein hochgradiges Stigma konstitutioneller Nervosität, andererseits leidet nicht jeder konstitutionell Nervöse an Asthma bronchiale. HANSEN lehnt die Ausdeutung der asthmatischen Krankheit und des einzelnen Anfalls als einen psychogenen Effekt im Sinne einer primären, unmittelbaren Ausdrucksbewegung, wie es BUYTENDIJK und CHRISTIAN für die Atmung des Gesunden nachgewiesen haben, ganz ab und schreibt den psychischen Einflüssen lediglich die Rolle einer unspezifischen Erregbarkeitssteigerung zu, die sich als „Gewohnheitsreaktion" im Sinne eines bedingten Reflexes im Anfall manifestiert.

Auf Grund dieser Überlegungen haben wir folgende eigene Untersuchungen angestellt:

Eine Gruppe von 68 Patienten, die innerhalb des Zeitraumes von 1950 bis 1959 mit der Diagnose „endogene Depression" in unsere Klinik aufgenommen wurden und außerdem an Asthma bronchiale erkrankt waren, unterteilte sich in 31 männliche und 37 weibliche Patienten. Zum Vergleich wurde eine weitere Gruppe von 80 Patienten, die wegen eines Asthma bronchiale zu einer Kur in die Nordseeklinik Westerland/Sylt verschickt worden war, nach psychiatrischen Gesichtspunkten untersucht. Das Durchschnittsalter bei der ersten Gruppe betrug 42 Jahre und bei der zweiten Gruppe 38 Jahre.

Ein Vergleich der zwei untersuchten Patientengruppen in bezug auf das erste Auftreten von Asthma bronchiale zeigt übereinstimmend charakteristische Kulminationspunkte. Diese liegen in dem Zeitraum von 1—10 Jahren und 40—50 Jahren. In der Gruppe zwei liegt noch eine dritte Kulminationszeit zwischen dem 20. und 30. Lebensjahr. Es bestehen signifikante Unterschiede für das erste Auftreten einer psychopathologischen Symptomatik zwischen den beiden Gruppen. Ein Anstieg der Erstmanifestation einer Psychose liegt zwischen dem 10. und 20. Lebensjahr und ein zweiter Gipfel zwischen dem 40. und 50. Lebensjahr, während in der Sylter Gruppe vom Kulminationspunkt zwischen dem 1. und 10. Lebensjahr ein kontinuierlicher, zunächst steilerer, dann flacherer Abfall vorliegt. An Verhaltensstörungen kamen bei dieser Gruppe in Frage: Im Kindesalter Enuresis und Enkopresis, Schulversagen, nächtliche Angstparoxysmen, psychomotorische Unruhe, Fortlaufen, Stottern, Schluckneurosen, Nieskrämpfe und Noctambulie; in der Pubertät überwiegen asthenischdepressive Versagungszustände, Schul- und Prüfungsversagen, vorübergehende Leistungsinsuffizienz im Beruf, nervöse Reizbarkeit, Suicidversuche, Selbstbeschädigung, nervöse Magenbeschwerden und Kurzschlußreaktion; die Symptomatik zwischen dem 40. und 50. Lebensjahr ist vorwiegend geprägt durch hypochondrische Verhaltensweisen, Schlafstörungen und Medikamentabusus, migränoide Kopfschmerzen, Neuralgien und klimakterisch-depressive Verstimmung.

An Hand des aufgenommenen Lebenslaufes der Patienten dieser beiden Gruppen wurde mit ihnen die gesamte Asthma-Anamnese vom ersten Auftreten bis zum Zeitpunkt der Untersuchung erarbeitet unter besonderer Berücksichtigung der freien Intervalle (wie lange? in welchem Alter? nach Behandlung oder nach Arbeitsplatzwechsel?) und der Asthmaexacerbation bis zum Status asthmaticus oder gehäufter Anfälle, die eine Unterbrechung der beruflichen Tätigkeit und eine stationäre Behandlung erforderten. Es fiel schon bei der Exploration auf, daß die an einer Psychose Erkrankten außerordentlich große freie Intervalle aufwiesen (5—10—20 Jahre), in denen sie zwar mitunter dysponisch waren, aber keine Anfälle hatten. Setzt man eine ständig (pro Lebensjahrzehnt gerechnet) wechselnde Patientenzahl in Beziehung zu einer ebenfalls ständig wechselnden Zahl von schweren Status-asthmaticus-Fällen pro Lebensjahrzehnt, so ergeben sich bei den beiden Gruppen charakteristische Unterschiede. Es liegt die Zahl der Asthmaexacerbationen bei der Sylter Gruppe ständig über 1, d. h. pro Lebensjahrzehnt kommt statistisch auf jeden Patienten mindestens ein schwerer Status asthmaticus oder eine schwere Anfallsserie. Die Morbiditätsrate steigt bei dieser Gruppe zwischen dem 10. bis 30. Lebensjahr an, fällt dann ab und erreicht einen zweiten Gipfel zwischen dem 50. und 60. Lebensjahr. Bei der Gruppe der Patienten aus unserer Klinik, die an einer endogenen Depression erkrankt waren, liegt die Zahl der Asthmaexacerbationen ständig unter 1 mit Ausnahme des frühen Kindesalters (1—10 Jahre) und dem 50. und 60. Lebensjahr. Statt dessen ist bei dieser Gruppe die Morbiditätsrate der endogenen Depressionen in bezug auf die Patientenzahl ständig über 1, d. h. daß in diesem betreffenden Lebensalter statistisch gesehen auf jeden Patienten mindestens eine Erkrankung an einer endogenen Psychose

einen stationären Aufenthalt erforderten. Stellt man die verschiedenen Morbiditätsquotienten an endogener Psychose schwerem Asthma bronchiale graphisch dar, so ergeben sich zwei Kurven, die ständig gegensinnig zueinander verlaufen mit Ausnahme des frühen Kindesalters und des höheren Lebensalters (50—60 Jahre).

Zusammenfassend kann festgestellt werden, daß diese statistische Untersuchung die klinische Beobachtung bestätigt, daß während einer depressiven Phase einer endogenen Psychose allergische Reaktionen praktisch nicht zu beobachten sind und das Auftreten solcher allergischen Reaktionen mit einer Veränderung der psychopathologischen Symptomatik einhergeht.

47. H.-E. Kleine-Natrop-Dresden: **Odontiatrogene Allergodermien bei Zahnkranken.**

Nachdem wir bereits früher Gelegenheit hatten (Kleine-Natrop), die Zahnbehandlung (in vieler Hinsicht beispielhaft für jede Art Behandlung) als Berufssituation eigener Art zu charakterisieren, auf die möglichen „Allergiebrücken" vom Alltag zum Beruf des Zahnkranken und vom Beruf zum Alltag des Zahnarztes hinzuweisen und auf mehr oder weniger bekannte Antigengemeinschaften zwischen den verschiedenen Gruppen zahnärztlicher Arbeitsstoffe, sollen heute, ebenfalls an der Longe klinischer Beobachtungen, die odontiatrogenen Allergodermien bei Zahnkranken vorgeführt werden.

Mit Rücksicht auf den vorgegebenen zeitlichen Rahmen kann diese Darstellung nur skizzenhaft unter Pointierung durch je ein klinisches Einzelbeispiel erfolgen, wobei es besonders für den Nichtdermatologen zu memorieren gilt, daß bei den klinischen Beispielen zwar die Ursache und der Ablauf des jeweiligen allergischen Geschehens für die zahnärztliche Behandlungssituation ungemein charakteristisch sein können, daß die visuell erfaßbare Morphe der resultierenden Allergodermie hinsichtlich Ätiologie und Pathogenese aber uncharakteristisch bleibt, sich bei weiterer Differenzierung nur morphologischen Kriterien fügt und im Endeffekt in gleicher Form ebensogut durch die Arbeit in einer Bäckerei oder das Einnehmen eines Rheumatismusmittels ausgelöst sein könnte, wie durch eine zahnärztliche Behandlung.

Die Eigenarten der zahnärztlichen Behandlung und ihre Bedeutung für die Entstehung bestimmter Allergodermien, die zur Benutzung des Adjektivs odontiatrogen berechtigen, erhellen nur bei der ätiologischen und pathogenetischen Analyse; das morphologische Bild kann trotz vielfältiger und in anderer Hinsicht vielsagender Varianten keine verbindliche Auskunft darüber geben. Infolgedessen muß auch der vorliegende Bericht mindestens ebensosehr auf das gesprochene bzw. geschriebene Wort als Darstellungsmittel zurückgreifen, wie auf Abbildungen.

Zur Ordnung der zahnärztlichen Arbeitsstoffe wird eine ebenfalls bereits früher verwendete Einteilung benutzt (Tab. 1).

Da Schäden durch Röntgen- und Labormaterial, durch Wasch- und Desinfektionsmittel kaum je den Zahnkranken, sondern fast ausschließlich den Zahnarzt und seine Mitarbeiter treffen, können diese beiden Werkstoffgruppen im vorliegenden Zusammenhang unberücksichtigt bleiben.

Erwähnt werden somit die Stomatologica, die Anaesthetica, die Einlage- und Füllmittel, die Prothetikwerkstoffe, die Abdruckmassen und die Gruppe der Analgetica, Sulfonamide und Antibiotica, wobei die erfahrungsgemäß häufigsten Antigene besonders herausgestellt werden. Die klinischen Beispiele greifen nur auf Allergodermien sensu strictiori zurück; die Stomatitiden als örtliche allergische Kontaktreaktionen bleiben einer gesonderten Besprechung vorbehalten.

In der Gruppe der Stomatologica, die im übrigen eine Reihe Medikamente für spezielle konservative zahnärztliche Eingriffe enthält — sie sind aus Tab. 2[1] ersichtlich — rangieren Mundwässer und Zahnpasten mit ihren vielfältigen Ingredienzien, was Allgemeininteresse *und* Schadensquote angeht, an der Spitze. Das nahezu klassische, einschlägige Beispiel ist das 1923 von JADASSOHN in der Klinischen Wochenschrift beschriebene „Odolekzem"[2] bei einer 38jährigen Frau, die seit 20 Jahren Odolmundwasser und Odolzahnpaste benutzte (KREIBICH). Als wichtigste Allergene kommen die verschiedensten ätherischen Öle in Betracht, aber auch Phenole und Phenolverbindungen (Thymol, Salol), Jod, Perubalsam und Anaesthesin, deren häufige antigene Wirkung in der Dermatologie sattsam bekannt ist. Sie sind nicht zuletzt für die Antigengemeinschaft

---

[1] Die Tab. 2—7 geben nähere Erläuterungen zu den einzelnen Gruppen zahnärztlicher Arbeitsstoffe. In der linken Kolonne sind spezielle zahnärztliche Eingriffe und die wichtigsten Medikamente und Stoffe aufgeführt, in der rechten — kursiv gesetzt — Substanzen, nach deren Anwendung besonders häufig allergische Reaktionen bekannt geworden sind; wo das auch für in der linken Kolonne genannte Stoffe gilt und eine weitere Aufschlüsselung nicht möglich oder nicht notwendig ist, sind deren Bezeichnungen ebenfalls kursiv gesetzt.

Die Auswahl der häufigsten Allergene stützt sich auf die bei SCHUERMANN; SPRENG; ROST, FINDEISEN u. NIEMAND-ANDERSSEN niedergelegten und eigene klinische Erfahrungen.

[2] Das Mundwasser Odol war das erste und wichtigste Erzeugnis der durch K. A. LINGNER gegen Ende des vorigen Jahrhunderts gegründeten Firma „Dresdner Chemisches Laboratorium Lingner". Der Erfolg der Odol-Reklame wurde bekannt und sprichwörtlich. Fast noch mehr Bedeutung, denn als Bahnbrecher der modernen kaufmännischen Werbung, erlangte LINGNER durch seine Pioniertätigkeit für das weltbekannte Deutsche Hygiene-Museum in Dresden.

der Stomatologica mit anderen Gruppen zahnärztlicher Arbeitsstoffe vorrangig verantwortlich zu machen, während die ätherischen Öle mehr noch in das Gebiet der Parfümerie und Kosmetik hineinreichen, wo sie als Sensibilisatoren geläufig sind und unter diesem Gesichtspunkt in den letzten Jahren vor allem durch SIDI und FRIEDERICH bearbeitet und überprüft wurden.

Tabelle 1. *Einteilung der zahnärztlichen Arbeitsstoffe*

Wasch- und Desinfektionsmittel	Prothetik-Werkstoffe
Stomatologica	Abdruckmassen
Anaesthetica	Röntgen- und Labormaterial
Einlage- und Füllmittel	Analgetica, Sulfonamide, Antibiotica

Tabelle 2. *Stomatologica*

Zahnpasten	
Mundwässer	
Medikamente zur Blutstillung und Wundbehandlung	*Nelkenöl, Orangenöl, Citronenöl,*
Medikamente zur Schleimhautdesinfektion	*Menthol, Pfefferminze, Eucalyptus,*
Antiperiodontitismittel	*Kamille, Salbei, Arnica, Campher,*
Ätzmittel	*Eugenol, Ratanhia, Myrrhe, Thymol,*
Medikamente zur Cariesprophylaxe	*Salol, Jod, Rivanol, Perubalsam,*
Haft- und Reinigungsmittel für Prothesen	*Anaesthesin*

In unserer Poliklinik wurde ein 57 jähriger Mann wegen eines seit über 3 Monaten mit geringen Remissionen unverändert bestehenden und jetzt mäßig superinfizierten Ekzems im Mundbereich mit gleichzeitigen rhagadiformen Veränderungen des trocknen Lippenrots vorstellig. Eine erste Grobanalyse brachte keine rechte Klärung der Ekzemgenese, lokale Behandlung mit einer Hydrocortison-Zubereitung nur vorübergehenden Erfolg. Ein erneutes Rezidiv führte zur stationären allergologischen Feinanalyse, wobei der Kranke bei Befragung nach möglicherweise für die Entstehung des Ekzems ursächlich anschuldbaren hygienisch-kosmetischen Maßnahmen bereits aus sich die Vermutung eines Zahnpastenschadens äußerte. Er habe nämlich zu einem Termin, der zeitlich mit dem ersten Auftreten seines Ekzems zusammenfiel, sein Mundpflegeritual insofern verändert, als er nach Jahren wieder auf eine Zahnpastensorte zurückgegriffen habe, die ihm dem Namen nach von früher geläufig gewesen sei, die er damals ständig zu seiner Zufriedenheit benutzt habe und die jetzt neuerlich unter ihrem alten Namen in Handel sei. Trotzdem habe er sie jetzt augenscheinlich nicht vertragen.

Schon der erste Versuch der experimentellen Klärung brachte insofern einen Erfolg, als der Läppchentest mit der inkriminierten Paste positiv ausfiel; es gelang aber weiterhin nicht ein eigentlich schuldiges Ingrediens zu isolieren.

Obschon der Test mit dem nicht-parfümierten, riechstofffreien Pastenkörper negativ blieb, ergaben andrerseits Menthol und Pfefferminzöl, die das Geruchsbouquet der Paste entscheidend bestimmten, keine positiven Reaktionen. Möglicherweise war zur Parfümierung künstliches Menthon benutzt worden, das bekanntlich eine Duftnote in Richtung Pfefferminz-Kampfer-Menthol vermittelt, ohne mit den

Originalsubstanzen chemisch identisch zu sein. Von der Herstellerfirma waren keine genauen Angaben zu erhalten, da sie die Parfümierung aus Gründen der wechselnden Marktlage wiederholt geändert hatte.

Wenn es sich bei diesem Zahnpasta-Ekzem auch um keine odontiatrogene Allergodermie im engeren Sinn handelt, gehört es aber rechtens in den weiteren Rahmen der gewählten vorliegenden Thematik.

Akute allergische Haut- und Schleimhautentzündungen durch Anaesthetica, wobei Novocain und Anaesthesin samt ihren chemischen Verwandten die hauptsächlichen Allergene darstellen (Tab. 3), die überdies auch in den meisten anderen zahnärztlichen Werkstoffgruppen entweder selbst vertreten sind oder auf dem Weg über die gefürchtete

Tabelle 3. *Anaesthetica*

Schleimhaut-Oberflächen-Anaesthetica	
Dentin-Anaesthetica mit Zusätzen von Phenol, Thymol, Äthanol, Äther und ätherischen Ölen	*Anaesthesin* und Verwandte
Injektions-Anaesthetica mit Zusätzen von Suprarenin	*Novocain* und Verwandte

Gruppenallergie — gemeint ist die Para-Gruppe — wirksam werden, sind Dermatologen und Zahnärzten heute gleichermaßen bekannt (Kleine-Natrop). Weniger bekannt ist indessen, daß der Zahnarzt neben den üblichen Injektionsanaesthetica bei chirurgischen Eingriffen relativ oft Schleimhautanaesthetica und Dentinanaesthetica verwendet. Ihre mögliche ursächliche Bedeutung für aufgetretene Schäden bleibt auch dem versierten Explorateur verborgen, solange er nur nach durchgemachten Zahnextraktionen und der ihnen obligat vorausgehenden Injektion fahndet; allerdings wird sie im allgemeinen schon eine routinemäßige Epicutantestung aufdecken, weil auch bei diesen Anaesthetica vorwiegend Novocain oder Anaesthesin als Antigene in Betracht kommen, die ja wegen ihrer allgemein hohen Sensibilisierungsquote fast ausnahmslos bei Routinetests mitgeprüft werden.

Wir behandelten mehrere Wochen einen 52jährigen Kranken wegen eines ursprünglich auf das Gesicht lokalisierten, später generalisierten Ekzems, der angab, schon einmal vor etlichen Jahren mit ähnlichen Erscheinungen stationärer Patient einer Hautklinik gewesen zu sein. Damals sei ihm gesagt worden, sein Ekzem hänge mit der regelmäßigen Benutzung bestimmter Hämorrhoidalzäpfchen zusammen. Deshalb habe er bei der Entlassung auch ein anderes Zäpfchenrezept mitbekommen. Obschon er des weiteren mitteilte, daß er wegen einer chronischen Zahnfleischentzündung schon einige Zeit in zahnärztlicher Behandlung stehe und die Epicutantestung eine Novocainallergie ergab, klärte sich der Zusammenhang zwischen Zahnbehandlung und akutem Ekzem erst nach persönlicher Rücksprache mit dem behandelnden Zahnarzt. Er hatte bei dem Kranken regelmäßig eine Zahnhalspaste (Meyer) verwendet, ein Pulpenanaestheticum mit Tetracain (p-Butylaminobenzoyldimethylaminoäthanol-Hydrochlorid[1]), das im vorliegenden Fall bei bereits bestehender Sensibilisierung ein novocain-allergisches Ekzem verschuldete.

Auch die Anwendung der Einlage- und Füllmittel erfolgt — wie Tab. 4 erkennen läßt — unter den verschiedensten Voraussetzungen und mit recht wechselnden Zielen. Entsprechend groß ist ihre Zahl, entsprechend mannigfaltig sind die als Allergene bekannt gewordenen Stoffe, wenngleich zwischen ihren Spitzenvertretern Arsen und Phenol und den übrigen der Häufigkeit nach eine beachtliche Differenz besteht.

Besondere Beachtung hat in den letzten Jahren das Silberamalgam gefunden (SIDI u. CASALIS; SIDI, CASALIS u. LONGUEVILLE; SPRENG; SPRENGLER; FLECK; GÖTZ u. FORTMANN), das sich trotz mancher Mängel

Tabelle 4. *Einlage- und Füllmittel*

| Devitalisationsmittel
Gangränbehandlungsmittel
Kavitätendesinfizientien
Amputationsmittel
Füllungsmittel, Füllungsschutzmittel
Unterfüllungen
Medikamente zur Wurzelkanalbehandlung
Pulpenschutzmittel | *Arsen, Chorphenol, Formalin, Trikresolformalin, Kreosot, Campher, Thymol, Xylol, Jodoform, Vioform, Menthol, Eugenol, Salicylsäure, Amalgame, Colophonium, Polyacrylate, Porzellanmasse* |

zur endgültigen Füllung präparierter Kavitäten nach wie vor einer weitverbreiteten Beliebtheit erfreut. Dabei scheint sich mehr und mehr herauszukristallisieren, daß frische Amalgamfüllungen erwiesenermaßen akute allergische Reaktionen auslösen können (FLECK; GÖTZ u. FORTMANN), daß aber alte Amalgamfüllungen, auch bei vorhandener Quecksilbersensibilisierung der Haut, durchweg reaktionslos vertragen werden und wohl kaum für die nicht gerade seltene (GÖTZ u. FORTMANN: $98^0/_{00}$ positive Hg-Reaktionen bei Ekzemkranken!) Quecksilberallergie verantwortlich gemacht werden können.

Wir beobachteten eine derartige Situation bei einem 63 jährigen Kranken, den wir mit einem periorbitalen allergischen Ekzem nach offizineller gelber Augensalbe (Unguentum hydrargyri flavum) übernahmen, die bekanntlich 5% gelbes Quecksilberoxyd enthält und nicht selten allergische Kontaktekzeme verursacht. Da die Abheilung der ekzematösen Veränderungen relativ langsam vonstatten ging, wurde der Kranke veranlaßt nebenher sein sehr schadhaftes Gebiß ambulant sanieren zu lassen. Dabei passierte es, daß er eines schönen Tages mit einer ganz massiven Ekzemexacerbation erschien, die bei schon vorhandener Quecksilbersensibilisierung nur als Herdreaktion auf eine wenige Stunden vorher frisch hergestellte Amalgamfüllung gedeutet werden konnte. Eine Reihe vorher bereits vorhandener alter Amalgam-Füllungen hatte das Ekzemgeschehen nicht nachweisbar beeinflußt.

Von den — in Tab. 5 genannten — Prothetik-Werkstoffen stehen derzeit immer noch die Polyacrylate sowie die Metalle und ihre Legierungen im Rampenlicht des Interesses; dabei dürften die in der Zahnmedizin derzeit besonders vieldiskutierten elektrogalvanischen Schäden

---

[1] Rp.: Natr. bicarbonic. 70,0; Tetracain 2,0; Glycerin 10,5; Salbengrundlage ad 100,0. Hersteller: VEB Dentalchemie, Leipzig N 22.

durch Metalle (SPRENG) hinsichtlich ihrer Beziehungen zum Allergie-
problem noch weniger abgeklärt sein, als die vermuteten Kunststoff-
folgen.

Wenngleich die Meinungen über den Allergencharakter der auspolymerisierten Polymethacrylate ebenfalls noch geteilt sind (NYQUIST;
SPRENG; WANNENMACHER), findet sich in der Literatur (WERNER;
FINDEISEN; SIDI; OETTEL) immerhin eine Reihe mit großer Wahrscheinlichkeit nachgewiesener Kunststoff-Allergien. Kaum Zweifel bestehen an

Tabelle 5. *Prothesenwerkstoffe*

Kautschuk	
Polyacrylate	mit Zusätzen von Farbstoffen, Weichmachern und Polymerisations-beschleunigern
	Stahl und Stahllegierungen
Gold	Platin, Palladium, Silber, Kupfer, Zink.

der schädigenden Wirkung des flüssigen Monomeren (OETTEL). Deshalb
wird vielfach versucht, Kunststoff-Allergien durch das Vorhandensein
Restmonomerer zu erklären, wobei man von der erwiesenen Voraussetzung ausgeht, daß unter den Bedingungen der zahnärztlichen Labor-
technik der Kunststoff längst nicht den Polymerisationsgrad des fabrik-
mäßig hergestellten erreicht (SPRENG).

Auf das „Brillenekzem", wie anschließend eins geschildert wird, hat
eben WILDE noch einmal aufmerksam gemacht, allerdings mit dem
Unterschied, daß bei seinen Beobachtungen Sensibilisierung und allergische Antwortreaktion beide durch Brillengestelle aus Kunststoff ausgelöst wurden.

Eine bei uns in Behandlung befindliche 50jährige Kranke litt an einem Gesichts-
ekzem, das besonders perioral und periorbital akzentuiert war. Gleichzeitig klagte
sie über häufiges Brennen im Mund, dabei starkes Durstgefühl und hatte seit langem
Faulecken beidseits. Sie trug eine obere Paladonprothese mit einem Gummisauger.
Diese wurde zunächst entfernt, jedoch blieb das Ekzem unbeeinflußt. Anschließend
wurde auf Grund eines positiv ausgefallenen Läppchentests mit Paladon das Pala-
donoberstück durch eine Kautschukprothese ersetzt. Gleichzeitig wechselte die
Kranke — ungenügend beraten — ihre alte Zellhornbrille (Zellhorn ist eine Nitro-
cellulose!) gegen eine neue aus Plexiglas. Erfolg: Ein Ekzemrezidiv in der typischen
Form des „Brillenekzems". Sowohl beim Plexiglas als auch beim Paladon handelt es
sich um Polymethacrylate, also Polymerisate aus Methacrylsäureestern.

Obwohl in der modernen Prothetik die Variabilität der Abdruckmassen ständig zunimmt und schon zu einer beachtlichen Auswahl geführt hat, scheinen sensibilisierende Eigenschaften bei allen Vertretern
dieser Gruppe kaum ins Gewicht zu fallen. In Tab. 6 ist zu erkennen, daß
in der Literatur keinerlei Abdruckmassen als sensibilisierende, zumindest
als häufig sensibilisierende Substanzen, auffällig geworden sind. Diese
Tatsache erscheint nicht ungewöhnlich, wenn man bedenkt, daß es sich

bei diesen Werkstoffen in den meisten Fällen um chemisch träge Substanzen handelt, bei denen, ihrem Anwendungszweck entsprechend, ausschließlich die gute Verformbarkeit und keine chemisch-pharmakologische Reaktionsfähigkeit irgendwelcher Art interessiert. Wir hatten trotz langjähriger besonderer Obacht auf entsprechende Phänomene nur ein einziges Mal Gelegenheit eine allergische Reaktion, wenn zwar nicht auf ein Abdruckmittel im engeren Sinn, so doch auf einen nicht seltenen Gipszusatz, im Anschluß an eine Abdrucknahme zu beobachten.

Tabelle 6. *Abdruckmassen*

Dental-Wachse
Dental-Gipse mit Zusätzen von ätherischen Ölen
    und Farbstoffen
Abdruckpaste auf Zinkoxydbasis
Alginate
Guttapercha
Xanthilen
Abdruckmasse auf Kunststoffbasis

Von einem Zahnarzt wurde uns ein 34 jähriger Mann vorgestellt, der wegen eines Lückengebisses in Behandlung war, das mit einer oberen Prothese versorgt werden sollte. Sie war bereits angepaßt und befand sich bei einem Techniker in Arbeit. Der Kranke klagte

Tabelle 7. *Analgetica-Sulfonamide-Antibiotica*

Antipyrin	und Verwandte
Barbiturate	und Barbiturat-Abkömmlinge
Penicillin	
Xanthocillin	
Streptomycin	mit Zusätzen von Novocain
Sulfonamide	auch Kombinationen von Sulfonamiden und Antibiotica, sowie addierte Sulfonamide.

seit Beginn der prothetischen Behandlung über ein ihm bisher fremdes Trockenheits- und Rauhigkeitsgefühl der Zunge und der Mundschleimhaut sowie über langsam, aber zusehends mehr werdende ekzematös-entzündliche Hautveränderungen im Mund- und Kinnbereich, deren Beginn er mit dem Beginn der Zahnbehandlung in ursächlichen Zusammenhang brachte. Wir führten zunächst eine epicutane Routinetestung durch, die für die Analyse so ergebnislos blieb, wie die Prüfung der in unserem Antigenfundus vorrätigen Kunststoffe und Abdruckmaterialien. Bei einer nochmaligen Rücksprache mit dem Zahnarzt stellte sich heraus, daß dieser bei der Abdrucknahme einen anderen Gips benutzt hatte, als er ihn sonst gewohnt war. Dieser Gips wollte nicht recht abbinden und bröckelte; der fertige Abdruck fiel unbefriedigend aus, so daß er sofort mit der gleichen Gipssorte wiederholt wurde. Wir erbaten uns eine Probe des Gipses, der stark mit Pfefferminz parfümiert schien: auch damit blieb der Epicutantest negativ. Erst als wir Pfefferminzöl und etliche andere gebräuchliche Zusätze prüften, resultierten positive Reaktionen auf Pfefferminzöl, 20 % in Olivenöl, und Menthol, 5 % in Alkohol, mit gleichzeitiger Herdreaktion des erkrankten Gesichtsbereichs. Menthol ist ein Inhaltsstoff des aus Mentha piperita bzw. Mentha arvensis gewonnenen Pfefferminzöls.

Wenn wir als letztes die Gruppe der Analgetica, Sulfonamide und Antibiotica (Tab. 7) berücksichtigen, schneiden wir damit ein Problem an, das an sich im ärztlichen Arbeitsbereich bedeutungsvoller ist als im zahnärztlichen. Bekannt sind vor allem allergische Ekzeme nach Sulfonamiden und Antibiotica; hingegen ist dem Zahnarzt wohl weniger geläufig, daß auch die von ihm verordneten Analgetica unter allergologischem Aspekt selbst dann nicht unbedingt harmlos sind, wenn sie toxikologisch kaum Bedeutung haben, und daß Ekzeme zwar häufige, aber nicht die einzigen allergischen Manifestationen sind. Wir beobachteten in letzter Zeit auffallend oft fixe Exantheme, die der Zahnarzt schon aus Lokalisationsgründen kaum zu Gesicht bekommt, obwohl zahnärztliche Maßnahmen sicher gar nicht so selten den ersten äußeren Anlaß zu ihrem Entstehen geben. In der überwiegenden Mehrzahl handelte es sich um Antipyrin (= Phenazon-Phenyldimethylpyrazolon)-Exantheme; Antipyrin hat ja im Laufe von mehr als 70 Jahren unter den häufig sensibilisierenden Substanzen eine Spitzenposition erreicht, die zahlenmäßig nur noch mit der des Phenolphthaleins vergleichbar ist (Engelhardt). Ohne Rücksicht darauf ist es nach wie vor wesentlicher Bestandteil vieler Analgetica und Antipyretica.

Aus der Praxis eines Dermatologen erhielten wir eine 23jährige Frau mit einem „Pigmentfleck", z.B. malignes Melanom, zur Diagnostik und eventuellen Nahbestrahlung vorgestellt, die als Herde eines fixen Exanthems vorn an der linken Axillarfalte einen ellipsoiden und über der rechten Clavicula einen ringförmigen Fleck aufwies. Der ellipsoide Fleck hatte eine intensive Brauntönung, die offenbar zusammen mit der unpräzisen Angabe der Kranken, daß er sich in letzter Zeit vergrößere, Ursache für den Bestrahlungswunsch des Kollegen war; der ringförmige war zartrot tingiert und wenig auffällig, so daß die Kranke ihm weder Bedeutung beigemessen, noch ihn mit dem ihr mehr imponierenden „Pigmentfleck" in Zusammenhang gebracht hatte. Das Bild war zunächst auch für uns frappierend, zumal die Beobachtung in den Beginn der erwähnten Serie fiel. Eine gezielte Exploration ergab dann aber, daß die geklagte Vergrößerung nicht kontinuierlich erfolgte, sondern der Fleck manchmal größer, manchmal kleiner war. Die weitere Anamnese — die übrigens gar nicht selten auf einen gewissen Widerstand trifft, wenn man nach regelmäßigem Medikamenten- oder Tablettengebrauch fragt — konnte dann aufdecken, daß die junge Frau seit 3 Wochen oft „Spalttabletten"[1] eingenommen hatte. Grund dafür war eine langwierige zahnärztliche Behandlung, bei der vitale Zähne abgeschliffen werden mußten und der Zahnarzt nach jeder Sitzung zur Einnahme der Tabletten geraten hatte.

Ein oraler Expositionsversuch mit „Spalttabletten" und ein weiterer mit Phenazon fielen positiv aus, womit der Sachverhalt des fixen Antipyrinexanthems bewiesen war.

Zusammenfassung

Im Zusammenhang mit einer nach Gruppen geordneten Übersicht der wichtigsten zahnärztlichen Medikamente und Materialien, in der die erfahrungsgemäß häufigsten Allergene besonders herausgestellt und markiert sind, werden die Allergodermien durch Stomatologica, Anaesthetica, Einlage- und Füllmittel, Prothetik-Werkstoffe, Abdruckmassen sowie auch Analgetica, Sulfonamide und Antibiotica skizziert. Dabei finden

---

[1] Rp.: Phenacetin 0,2; Phenazon 0,1; Aminophenazon 0,05; Coffein 0,05; Benzyl. phenylglykolic. 0,025. Hersteller: VEB Pharmazeutisches Werk Pankow, Berlin-Pankow.

nur Nachbarschafts- und Fernreaktionen Berücksichtigung, nicht aber örtliche Reizungen der Mundschleimhaut. Ausführlicher geschildert werden ein Zahnpasta-Ekzem, eine allergische Reaktion durch ein Pulpenanaestheticum, eine Herdreaktion nach frischer Amalgamfüllung, eine Paladon-Allergie, eine Pfefferminzöldermatitis nach Abdrucknahme mit Dental-Gips und ein fixes Antipyrin-Exanthem, die sämtlich (bis auf das Zahnpasta-Ekzem) bei Kranken in Verbindung mit einer Zahnbehandlung auftraten.

Literatur

ENGELHARDT, A. W.: Hautarzt **11**, 49 (1960).

FINDEISEN, D. G. R.: Asthma bronchiale durch Prothesenfremdstoff im Munde. In: A. SYLLA u. D. G. R. FINDEISEN: Allergie- und Asthmaforschung, Band 1, S. 63. Leipzig: J. A. Barth 1957.

FLECK, M.: Derm. Wschr. **131**, 10 (1955).

FRIEDERICH, H. C.: Unverträglichkeitserscheinungen an der Haut und an den Hautanhangsgebilden durch Hilfsmittel der dekorativen und präparativen Kosmetik. In: H. A. GOTTRON u. W. SCHÖNFELD: Dermatologie und Venerologie, Band II/1, S. 406. Stuttgart: Thieme 1958.

GÖTZ, H., u. I. FORTMANN: Z. Haut- u. Geschl.-Kr. **26**, 34 (1959).

JADASSOHN, J: siehe bei KREIBICH, C.

KLEINE-NATROP, H. E.: Antigengemeinschaften bei zahnärztlichen Arbeitsstoffen, Vortrag anläßlich der 24. Tagung der Deutschen Dermatologischen Gesellschaft in Düsseldorf, 10.—13. Sept. 1958.

KREIBICH, C.: Ekzeme und Dermatitiden. In J. JADASSOHN: Handbuch der Haut- u. Geschlechtskrankheiten, Band VI/1, S. 1, Berlin: Springer 1927.

MEYER, F. O. W.: Zahnärztliche Arznei- und Hilfsmittel. Stuttgart: Deutscher Apotheker-Verlag 1958.

NYQUIST, G.: Acta odont. scand. **10**, Suppl. 9 (1952).

OETTEL, H.: Arch. Toxikol. **16**, 381 (1957).

ROST, G. A., D. G. R. FINDEISEN u. F. NIEMAND-ANDERSSEN: Praktikum der allergischen Krankheiten. Leipzig: J. A. Barth 1958.

SIDI, E.: Verträglichkeit von kosmetischen Präparaten. Heidelberg: Dr. Alfred Hüthig Verlag 1957.

SIDI, E., et F. CASALIS: Bull. Soc. franç. Derm. Syph. **58**, 442 (1951).

SIDI, E., F. CASALIS et R. LONGUEVILLE: Sem. Hôp. Paris **1954**, 1580.

SPRENG, M.: Allergiemöglichkeiten durch zahnärztliche Prothesen. In: A. SYLLA und D. G. R. FINDEISEN. — Allergie- und Asthmaforschung, Band 1, S. 134. Leipzig: J. A. Barth 1957. — Mundhöhle. In: K. HANSEN: Allergie, 3. Aufl., S. 642. Stuttgart: G. Thieme 1957.

SPRENGLER, H.: zit. nach H. SCHUERMANN.

SCHUERMANN, H.: Krankheiten der Mundschleimhaut und der Lippen, 2. Aufl. München, Berlin: Urban & Schwarzenberg 1958.

WANNENMACHER, E.: Pulpaerkrankungen, ihre Diagnostik und Therapie. In O. HOFER, E. REICHENBACH, T. SPRETER V. KREUDENSTEIN u. E. WANNENMACHER: Lehrbuch der klinischen Zahnheilkunde, 2. Aufl., Band II. Leipzig: J. A. Barth 1952.

WANNENMACHER, E.: Dtsch. zahnärztl. Z. **9**, 89 (1954).

WERNER, M.: Allergie u. Asthma **4**, 1 (1958).

WILDE, H.: Derm. Wschr. **140**, 1089 (1959).

48. O. Nejedly und **H. G. Piper**-Erfurt: **Elektropotentiometrische Titration von Waschmitteln als Maß ihrer Hautreizwirkung.** Mit 7 Textabbildungen.

Die Formulierung des Themas mußte bei der Meldung des Titels zunächst allgemein gehalten werden, da in Einzelheiten nicht vorauszusehen war, welche Ergebnisse erzielt würden.

Die pathologische Wirkung der Waschmittel auf die Haut ist eine komplexe und setzt sich aus obligattoxischen sowie gegebenenfalls allergischen Wirkungen zusammen. Die toxische Wirkung ist überwiegend in ihrer Alkalität und ihren fettlösenden und oberflächenaktiven Eigenschaften begründet, wogegen der allergische Schaden ebenfalls in den Syndets, aber auch in den Blankophoren und Parfümierungen zu suchen ist.

In den vorliegenden Untersuchungen wurden Industriereiniger, Wäschewaschmittel, Abwaschmittel und Körperreinigungsmittel zunächst elektropotentiometrisch titriert. Befunde dieser Art wurden schon vor 20 Jahren von Peukert erhoben, jedoch sind seitdem manche neuen Erkenntnisse gewonnen worden. Auch zwingen die sich aus der derzeitigen Teilung Deutschlands ergebenden Verhältnisse zur Wiederholung mancher Untersuchungen.

Es erscheint uns einfacher, aus dem sich bei der elp. Titration ergebenden Kurvenzug wichtige Eigenschaften eines Waschmittels zu ersehen, als Zahlen zu merken. Die noch zu besprechenden Kurven zeigen nämlich, daß Anfangs-p_H und Phenolphthaleinwert nur eine unvollkommene Vorstellung von den wahren Alkalitätsverhältnissen einer zusammengesetzten Lösung vermitteln, da sie z. B. über die Pufferung im schwachalkalischen Gebiet nichts aussagen. Zudem liegt der Umschlagswert des Phenolphthaleins, das meist verwendet wird, mit etwa 8,4 so weit im Alkalischen, daß ein Teil der alkalischen Valenzen in seiner möglichen Einwirkung auf den Säuremantel der Haut unberücksichtigt bleibt, obgleich es bekannt ist, daß auch neutrale Lösungen bei längerem Kontakt einen Einfluß auf den p_H-Wert der Hautoberfläche haben.

Als Vorlage diente bei der elp. Titration stets eine Menge von 125 ml $1^0/_0$iger Lösung, die mit n/2 HCl titriert wurde. Die Messung erfolgte mit der Glaselektrode gegenüber einer Kalomel-Bezugselektrode. Abb. 1 zeigt das Verhalten einiger stark alkalischer Industriereiniger. Bei dem Kurvenzug *2* handelt es sich um ein Gemisch, dessen Zusammensetzung uns in der Rezeptur bekannt war. Wir haben deswegen die einzelnen Substanzen anteilmäßig in der entsprechenden Konzentration titriert und dabei in Abb. 2 darstellen können, aus welchen Einzelkurven sich die Resultante zusammensetzt. Hier fällt auf, daß die oberflächenaktiven Substanzen, nämlich ein Alkylarylsulfonat, sowie ein Emulgator — wie für den mit diesen Dingen Vertrauten nicht anders zu erwarten — in dem Kurvenzug der Resultante völlig untergehen.

Um das zusätzliche Vorhandensein von grenzflächenaktiven Stoffen in den Industriereinigern, über das, wie gesagt, die elp. Titrationskurve nichts aussagt, zu beweisen, haben wir die Oberflächenspannung der

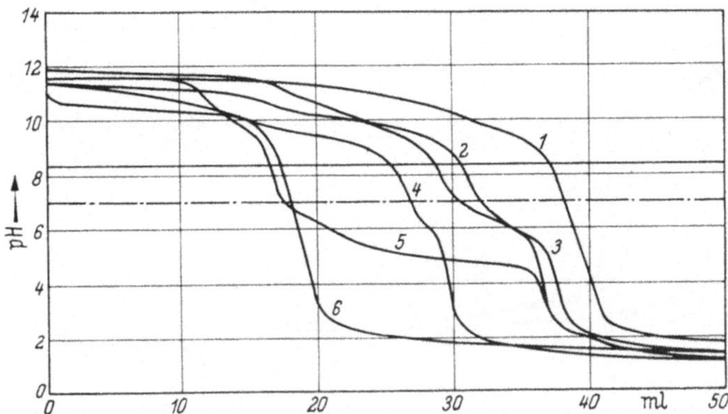

Abb. 1. Industriereiniger: 125 ml einer 1%igen Lösung — titriert mit n/2 HCl. Tropfenzahl m. Stalagmometer (Wasser = 44 Tr.) *1* Siliron K (44); *2* Siliron KE (44); *3* Siliron KS (112); *4* Siliron KZ (129); *5* Grob-Virex (71); *6* Siliron WS (44)

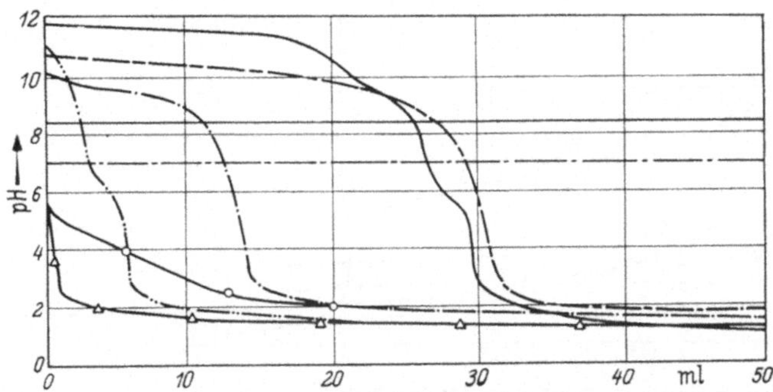

Abb. 2. Industriereiniger und Bestandteile

verwendeten Lösungen mit der Methode des Traube'schen Stalagmometers untersucht und dabei festgestellt, daß einige der alkalischen Industriereiniger eine erhebliche herabgesetzte Oberflächenspannung besitzen, also ihre Aufgabe nicht nur mit Hilfe der Alkalität, sondern auch oberflächenaktiver Substanzen erfüllen. Einige von ihnen scheinen, wie auf Abb. 3 bei der Kurve *4* und den links neben ihr laufenden Kurvenzügen zu erkennen ist, überhaupt ohne Mitwirkung von Alkalien zu arbeiten. Dabei zeigte Lösung 4 eine ganz wesentliche Veränderung der Oberflächenspannung, die beiden links davon laufenden aber nicht. Die ihnen zugrunde liegenden Substanzen enthalten, wie unsere Analyse

28*

ergab, unter anderem *Si, Ch, Cr*, CO_3'' und Hypochlorit. Der Wert einer orientierenden Untersuchung der Oberflächenspannung ergibt sich besonders daraus, daß sich die elp. Kurven nahezu decken.

Die Wäschewaschmittel zeigen bis auf ein Einweichmittel (*2*) eine nur sehr geringe Gesamtalkalität, wenn sie auch zum Teil einen ziemlich

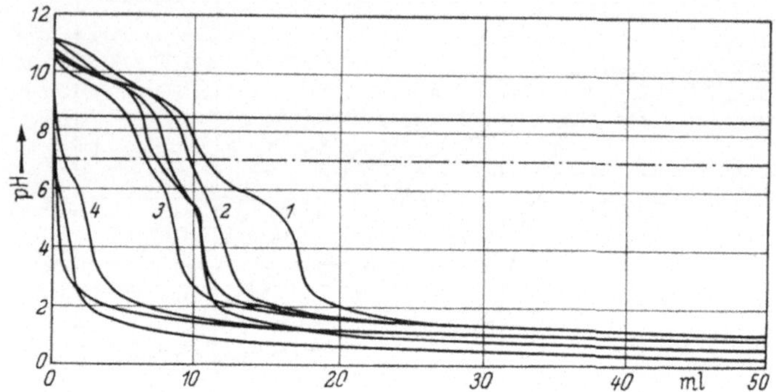

Abb. 3. Industriereiniger: 125 ml einer 1%igen Lösung — titriert mit n/2 HCl. *1* Ampulin (44); *2* Trossilin G (44); *3* Grob-prostanum (85); *4* Grob neutral (93); *5* Orzon (44); *6* Calvasend (44)

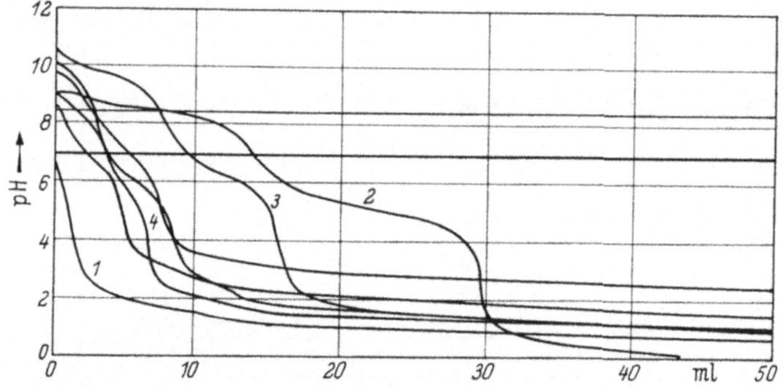

Abb. 4. Wäschewaschmittel: 125 ml einer 1%igen Lösung — titriert mit n/2 HCl. *1* Fit (110); *2* Gemol; *3* Gentina; *4* Persil

hohen Anfangs-p_H-Wert aufweisen. Verschiedentlich findet sich hier ein erheblicher Unterschied zwischen dem Phenolphthaleinwert und der Gesamtalkalität, welche Differenz unseres Erachtens bei der Beurteilung einer möglichen Hautreizwirkung nicht vernachlässigt werden darf. Auch finden sich hier Substanzen, die nach der elp. Titration tatsächlich im sauren Milieu, also ohne jeden Alkalizusatz waschen. Die Verhältnisse sind auf Abb. 4 dargestellt.

Zwei bekannte Scheuermittel finden sich auf Abb. 5. Eins davon dürfte in seiner Gesamtalkalität auch keinesfalls als besonders hautschädigend in Frage kommen, ist aber dafür reich an oberflächenaktiven Substanzen, die mit ihrem fett- und hautfettlösenden Mechanismus die Erklärung für auftretende Schäden geben.

Stückseifen und flüssige Körperreinigungsmittel finden sich auf Abb. 6. Bei ihnen ist heutzutage die Gesamtalkalität möglichst gering gehalten, wenn auch für zwei bekannte Fabrikate neben Kernseife noch recht

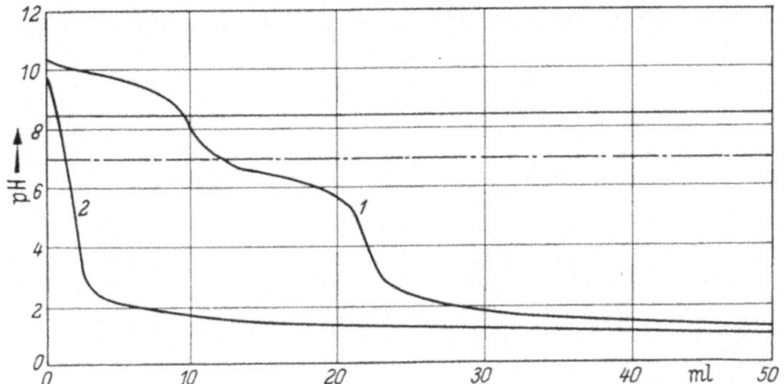

Abb. 5. Scheuermittel: 125 ml einer *1%*igen Lösung — titriert mit n/2 HCl. *1* Imi (101); *2* Ata (57)

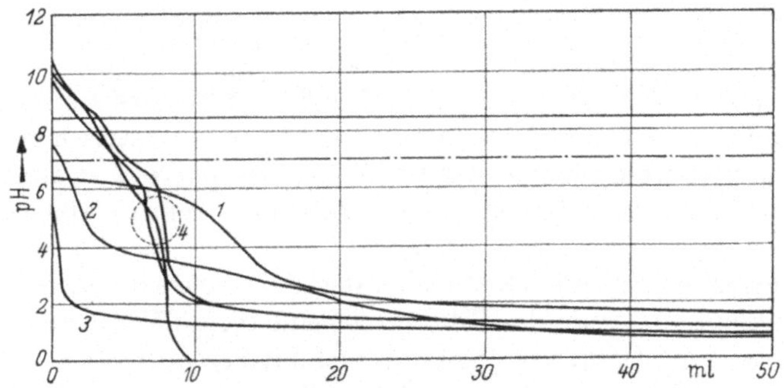

Abb. 6. Stückseifen (Körperreinigungsmittel): 125 ml einer 1%igen Lösung — titriert mit n/2 HCl. *1* Wofacutan; *2* Rivonit; *3* Handwaschpaste; *4* Kernseife und Markenseifen

deutlich in der elp. Kurve im Gegensatz zum Phenolnaphthaleinwert erfaßbar (Kurve *4*). Zwei andere Präparate waschen sauer, ebenfalls die Handwaschpaste.

Auch die Rasierseifen, sowohl als Creme wie im Stück, zeigen noch deutliche Alkalität, während ein Ölhaarwäsche-Shampoon und ein Kopfwaschpulver beide dem Kurvenzug *5* auf Abb. 7 entsprechen und damit keinerlei Alkalität zeigen.

Wir haben die elp. Kurven mit dem Ausfall von Hautreizproben verglichen und dabei gefunden, daß (*wie zu erwarten*) eine weitgehende Parallelität besteht. Diejenigen mit Zusatz von oberflächenaktiven Stoffen zeichneten sich ebenfalls durch besondere Hautreizwirkung aus. Bei schwacher Alkalität und häufig positiven Hautreizproben sollte man auch zunächst nicht gleich und ausschließlich an einen allergischen Mechanismus denken, sondern den Gehalt an oberflächenaktiven Substanzen in Rechnung stellen.

Epicutan-Testungen zeigten bei Laurylsulfat, Alkylaryl-Sulfonaten und anderen grenzflächenaktiven Stoffen erstaunlich häufig positiven Ausfall. Die einfache Bestimmung mit dem Stalagmometer nach Traube

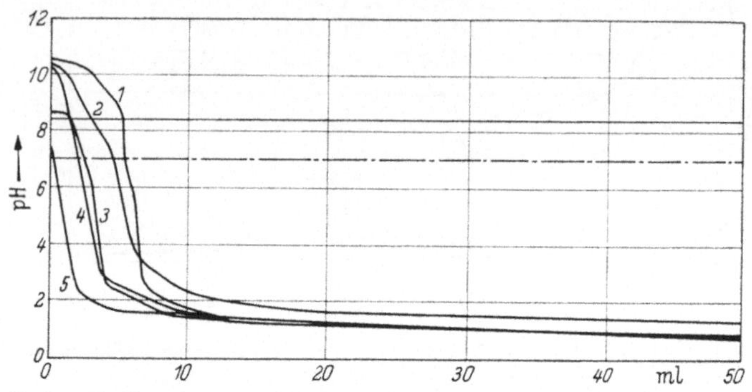

Abb. 7. Rasierseife, Shampoon: 125 ml einer 1%igen Lösung — titriert mit n/2 HCl. *1* Kaloderma; *2* Florena-Creme; *3* Sir-Creme; *4* Kaloderma-Creme; *5* Ei-Shampoon

genügt für unsere Zwecke, wenn auch Ruf darauf hingewiesen hat, daß das tatsächliche Fettemulgiervermögen nicht der theoretischen Oberflächenspannungserniedrigung entspricht und besondere Verhältnisse in den Beziehungen von Waschflotte zu Fett und Hautoberfläche eine Rolle spielen.

Erst wenn Alkalität und Oberflächenspannung sowie die mechanische Einwirkung und die Dauer des Kontaktes keine rechte Erklärung für die beim praktischen Gebrauch eines Waschmittels auftretende Hautreizung geben, sollte die Suche nach einem allergischen Mechanismus einsetzen, wobei vor allem auch Verunreinigungen mit Chromaten zu beachten sind.

49. S. Borelli-München: Berufsbedingte Allergien in der Metallindustrie.

Die nachfolgenden Ergebnisse werden betrachtet unter der Fragestellung, welche Auswirkung hat die Durchführung einer konsequenten berufsdermatologischen Prophylaxe auf die Entstehung von allergisch und toxisch bedingten Dermatosen.

Bei den Arbeitern der Metallindustrie wurde vielfach ein hoher Prozentsatz von gewerblichen Hautkrankheiten festgestellt. Es handelt sich im allgemeinen um drei große Gruppen von Schäden. 1. Kontaktekzeme, degenerative Ekzeme oder toxische Dermatitis. 2. Ölacne bzw. Ölfolliculitis. 3. Tinea. (Die Entscheidung, ob letztere als berufsbedingt oder beruflich verschlimmert bezeichnet werden kann, ist mitunter schwer zu fällen.)

In zwei großen Werken wurden Reihenuntersuchungen an Arbeitern durchgeführt. Es handelt sich um 3007 und 3265, d.h. um 6272 untersuchte Arbeiter.

Zwischen beiden Fabriken bestand ein wesentlicher Unterschied. Das eine Werk (A) hatte seit über 20 Jahren im Rahmen eines sehr sorgfältig durchdachten werkärztlichen Dienstes besonders großen Wert auf die Hautprophylaxe gelegt. Den Arbeitern standen nach Wunsch verschiedene, ihrer Tätigkeit angemessene Prophylactica zur Verfügung. Es existierte eine gewisse Überwachung, daß die Medikamente tatsächlich verwendet werden. Ungeachtet dessen stellt die menschliche Lässigkeit trotzdem immer einen gewissen Unsicherheitsfaktor dar.

Es war um so auffälliger festzustellen, daß im Gesamtergebnis das auf Prophylaxe achtende Werk A kaum halb so viel an Kontaktekzem und Dermatitis bei den Arbeitern erkennen ließ wie Werk B, in dem mit dem dermatologischen Hautschutz gerade begonnen wurde. In Anbetracht der Gleichartigkeit der Arbeitsvorgänge und der Kontaktstoffe wird man diese Erfolge weitgehend den Schutzmaßnahmen zuzuschreiben haben. Von Bedeutung werden die Beobachtungen, wenn man die Abteilungen „Galvanisation" und „Oberflächenveredelung" in beiden Werken vergleicht. Im Werk A waren keine Erkrankungen zu beobachten. Im Werk B betrug der Prozentsatz des Vorkommens von Ekzemen und Dermatitis über 20%. Hinsichtlich der sozialen Bedeutung einer Entwicklung von Allergien gegenüber Chrom und Nickel ist dieses Ergebnis wichtig. Auch in anderen Abteilungen, z.B. denen, die mit Lacken, Farben, Benzin, Verdünnern, Klebstoffen und Dämpfungsmasse arbeiten, war der Unterschied des Befalls mit Berufsdermatosen auffällig.

Zusammenfassung. Es ist unbestreitbar, daß Hautschutzmaßnahmen bislang *nach* der Entstehung von Berufsdermatosen, vor allem von Allergien, praktisch wertlos sind. Demgegenüber ist die Folgerung unserer Untersuchungen, daß bei regelmäßiger Anwendung von Prophylactica eine Verminderung bzw. Vermeidung der *Entwicklung* von beruflichen Hautkrankheiten, auch von Allergien erzielt werden kann, von wesentlicher Bedeutung. Das Problem des gewerblichen Hautschutzes ist im allgemeinen noch nicht befriedigend gelöst. Vor allem bestehen bislang wenig Möglichkeiten seitens der staatlichen Stellen, die Industrie zu einer sinnvollen Prophylaxe obligatorisch anzuhalten. Im Hinblick auf die Vermeidung von Berufskrankheiten und Allergien erscheint das Problem des gewerbedermatologischen Hautschutzes sehr beachtenswert.

50. A. v. Preyss-Münster: Allergie bei neuartigen Textildruckverfahren.

Bei einem Pigmentdruckverfahren mit Hilfe eines Alkydharzes (Imperone Farbwerke Hoechst AG. Frankfurt a. M.) wird eine polyfunktionelle Aminoverbindung (Triäthyleniminphosphinoxyd) mit der Bezeichnung Imperon-P als Vernetzer gebraucht. Dieser Vernetzer weist außer einer erheblichen — bei Tierversuchen aufgefallenen — Toxicität auch sensibilisierende Eigenschaften auf. Es wird über vier in der westfälischen Textilindustrie beschäftigte Patienten berichtet, die sich bei Arbeiten mit dem Imperon-Verfahren eine Allergie gegen den Vernetzer zugezogen hatten. Das Verfahren wird nach mündlicher Mitteilung der Hersteller künftig geändert.

(Autoreferat)

Aussprache

H. Weichardt-Frankfurt a. M.: Die schönen Beobachtungen und Forschungen des Herrn Kollegen VON PREYSS bezüglich des Textildruckverfahrens haben außerordentlich interessiert. Für die Praxis erscheinen mir noch folgende Hinweise wichtig:

Im Vordergrund steht bei all den neuen Verwendungsmöglichkeiten der Kunstharze, so auch im Textildruckverfahren, die Allergiegefahr, vor allem durch die mehr oder weniger sensibilisierenden Härter bzw. Fixierungsmittel (Amine, Imine etc.). Eine besondere Rolle als primäre Noxe spielen jedoch bei all diesen Verfahren zunächst die mitverwendeten Lösungsmittel. Auch im genannten Falle arbeitet man mit einem Benzin-Emulgatoren-System, wie es bei praktisch allen modernen Pigmentdruckverfahren angewandt wird, welches die Haut entfettet und das Eindringen von Allergenen begünstigt.

Dies hat diagnostische und prophylaktische Konsequenzen: *Diagnostisch* in der Frage, ob vorerst nur eine Abnutzungsdermatose infolge Entfettung der Haut vorliegt oder bereits eine Hautallergie besteht. Und hier ein Wink zur epicutanen Testung: Um allergische Reaktionen nicht durch lokale, obligat toxische Reizungen der Härter zu verdecken, genügt nach unseren Erfahrungen eine epicutane Testprobe mit Grenzkonzentrationen von nur $0{,}3$—$0{,}5\%$ Fixierungsmittel in der Druckpaste gelöst. Die fertige Druckpaste enthält auch nicht mehr als 3% Imperon P.

Prophylaxe. Der Kontakt der Haut mit den noch nicht auspolymerisierten Kunstharzmischungen muß weitmöglichst vermieden werden, vor allem aber auch der Umgang mit Lösemittel- und druckpastenhaltigen Putzlappen, welche die Haut entfetten und das Harz in die Poren der Haut transportieren. *Reichliches Händewaschen* ist erforderlich, evtl. in $0{,}5\%$igem Essigwasser, wodurch die zu Allergien führende reaktionsfähige Struktur der Härter zerstört wird. *Haut- und Fingernagelpflege,* damit kein Harz haften bleibt, trägt ebenfalls sehr zur Verhütung von allergischen Hautschäden bei.

Im gleichen Sinne können auch Hautschutzsalben wirken, in dem die auf die Haut gespritzten Verunreinigungen beim Händewaschen leichter beseitigt und die Hände leicht gereinigt werden können. Es genügt eine gut einziehende, abwaschbare Öl-Wasser-Emulsion.

Völlig unbedenklich sind die *auspolymerisierten Reaktionsprodukte.* Niemals sind z. B. auf fertigen Drucken oder Färbungen noch Fixierungsmittelreste zu finden, die bereits auf Grund ihrer chemischen Struktur bei den Prozessen der Textil-veredelung völlig zerstört bzw. zersetzt werden.

Auf Grund unserer Beobachtungen fällt auf, daß sich manche Arbeiter nach anfänglicher Hautreizung an die Einwirkung der Produkte gewöhnen, es unter Umständen zu einer Anpassung der Haut, zu einer Abhärtung, d. h. zu einer Desensibilisierung kommt, und nicht in jedem Falle ein sofortiger Arbeitsplatzwechsel erforderlich war.

A. von Preyss-Münster: Die epicutanen Testungen erfolgten ohne Lösungsmittel (Benzin).

51. W. Dohn-München: Beitrag zur Frage der Antibiotica-Kontaktallergien.

Neomycin allein, in Kombination mit anderen Antibiotica oder als Zusatz zu Corticosteroiden erfreut sich in den letzten Jahren einer zunehmenden Beliebtheit und Verbreitung und gehört zur Zeit neben den Tetracyclinen und den Tyrothricin-Xanthocillin-Gemischen zu den gebräuchlichsten Antibiotica, die lokal zur Anwendung kommen. Allgemein war bis vor kurzem bekannt, daß Neomycin keine oder nur in seltenen Fällen Sensibilisierungserscheinungen macht, was im Schrifttum von zahlreichen Autoren, zum Teil an Hand von größeren Untersuchungsreihen bestätigt worden ist. (Kile u. Mitarb.; Baer u. Ludwig; Sulzberger u. Baer; Kleine-Natrop; Appel; Marchionini u. Röckl; Livingood u. Mitarb.; Forber jr.; Savonna; Johne; Gollnick; Reiter; Sylvest; Matras u. Kohler; Wolfram; Theissen; Böhm u. Johne; Dietz u. Martin; Greenhouse u. Ryle; Schnappka.)

Demgegenüber berichtet Epstein 1956 über zehn Fälle von Kontaktdermatitis nach Neomycin und 1958 bereits über 40 Fälle, die in einem Zeitraum von 2 Jahren beobachtet wurden. 1957 sahen Pirilä u. Wallenius innerhalb 20 Monaten 28 Fälle von Kontaktallergien nach Neomycinanwendung. Sidi u. Mitarb. beschreiben 1958 acht Fälle, Calnan u. Sarkany 14 Fälle innerhalb eines $^1/_2$ Jahres. 1959 berichten Reynolds u. Mitarb. über 28 Patienten, bei denen sie im Laufe von 3 Jahren Kontaktdermatitiden nach Neomycinapplikation beobachten konnten. Diese relativ hohen Zahlen, die im Gegensatz zu den Angaben der überwiegenden Mehrzahl der Autoren stehen, veranlaßten uns, zu prüfen, ob die Überempfindlichkeit gegen Neomycin im Laufe der letzten Jahre durch die immer stärkere Verbreitung dieses Antibioticums zugenommen hat.

Wir haben bis jetzt 738 Ekzematiker routinemäßig mit Neomycin in einer Konzentration von 0,25% in Eucerin epicutan getestet. Lediglich in vier Fällen konnten wir positive Reaktionen beobachten, wobei in

einem der Fälle auch Xanthocillin, Anaesthesin, Marfanil und p-Aminodiphenamin, in einem Fall auch Anaesthesin und in zwei Fällen auch
Anaesthesin und p-Aminodiphenamin positiv reagierten.

Einzelne Autoren (Epstein; Sidi; Calnan u. Sarkany), die gehäuft
Neomycindermatitiden beobachteten, konnten nur — oder — überwiegend bei intradermalen Testungen positive Reaktionen feststellen,
wohingegen die Mehrzahl der Untersucher die Überempfindlichkeit gegen
Neomycin mittels Epicutantest nachweisen konnte. Auch die Höhe der
Konzentration, die wie Calnan u. Sarkany glauben, eine wesentliche
Rolle bei der Epicutantestung spielt, ist unseres Erachtens von untergeordneter Bedeutung. Im Parallelversuch mit 1% Neomycinsulfat
konnten bei denselben Patienten die gleichen Reaktionen beobachtet
werden.

Sicherlich ist die Neomycinüberempfindlichkeit nicht so selten, wie
allgemein angenommen worden ist, aber an Hand unserer bisherigen
Untersuchungen, die noch nicht abgeschlossen sind, glauben wir sagen
zu können, daß in München und seinem Einzugsgebiet sich die Sensibilisierungsquote bei Neomycin im Verhältnis zu den meisten im
Schrifttum vorliegenden Ergebnissen nicht — oder nur unwesentlich —
erhöht hat, obwohl auch in München Neomycin als Lokalantibioticum in
den letzten Jahren wesentlich mehr verordnet wird. Wir möchten daher
Epstein zustimmen, daß die Erfahrungen an tausenden von Fällen die
Wirksamkeit dieses Antibioticums bestätigt haben, daß aber — verglichen mit seinem Wert — das Risiko einer Sensibilisierung nicht groß
genug ist, um von einer Anwendung, dort wo sie notwendig ist, abzusehen.

Das gleiche kann vom Xanthocillin gesagt werden, das sich ebenso
wie Neomycin meist in Kombination mit anderen Antibiotica als Lokal-
therapeuticum einer großen Beliebtheit und Verbreitung erfreut.
Kleine-Natrop ermittelte 1956 bei 1000 Patienten, die mit mehreren
Antibiotica in handelsüblicher Form und Konzentration getestet wurden,
beim Tyrothricin-Xanthocillin in Kombination eine Sensibilisierungsquote von 0,2%, weist aber ausdrücklich auf den damals noch relativ
kleinen Verbreitungsgrad dieser Antibiotica-Kombination hin.

Seit etwa 1956 wurde Tyrothricin-Xanthocillin in unserer Klinik als
Salbe, Gel, meist aber als Puder, vor allem bei kleinen chirurgischen
Eingriffen, bei bisher mehreren tausend Patienten angewendet, wobei
es nur in seltenen Fällen — die von uns nicht registriert wurden — zu
Überempfindlichkeitserscheinungen kam. Auffallend waren allerdings im
Verlauf der letzten Jahre vier Fälle, die im Genitalbereich nach wieder-
holter Tyrocid-X-Puder-Applikation zum Teil schwere nässende Derma-
titiden zeigten.

Seit mehreren Monaten wird bei unseren Ekzematikern (bei denen
nur irgendwie ein Verdacht auf eine Kontaktallergie vorliegt) ein

Antibioticablock, zusammengesetzt aus den derzeit für die Lokaltherapie gebräuchlichsten Antibiotica in der handelsüblichen Konzentration, routinemäßig mitgetestet (Tabelle).

Die Zahlen, die bisher vorliegen, sind zu gering als daß sie irgendwelche bindenden Schlüsse zuließen und werden auch nur interessehalber von uns als vorläufiges Teilergebnis angeführt.

Von den bisher getesteten 340 Patienten reagierten 4 nur auf Xanthocillin, 1 auf Xanthocillin und Furacin, 1 auf Xanthocillin, Penicillin und Streptomycin, 1 auf Xanthocillin, Neomycin und die Paragruppe, 1 auf Xanthocillin und Kal. bichromat, 1 auf Xanthocillin und Quecksilber, 1 auf Xanthocillin, Quecksilber und die Paragruppe und 1 auf Xanthocillin, Furacin, Pellidol, Anaesthesin, Marfanil und Novocain positiv. In allen Fällen, die positive Reaktionen zeigten, ging eine mehr oder minder lange Behandlung mit den verschiedensten Externa voraus (bevor sie in unserer Klinik zur Aufnahme kamen), die zumindest auch auf die Anwendung von Antibiotica schließen lassen. Namen der einzelnen Präparate konnten von den Patienten nicht genannt werden und die Angabe „Penicillinsalbe" gilt schlechthin als Sammelbegriff für Antibiotica. Unter Berücksichtigung, daß diese Zahlen zunächst nur ein kleines Teilergebnis sind, und aller Einschränkungen, die bei der Beurteilung epidermaler Tests angebracht erscheinen, glauben wir doch, daß durch die zunehmende Verbreitung dieses Antibioticums vielleicht eine langsam steigende Sensibilisierungsquote zu erwarten ist. Im Hinblick auf den Wert dieses Antibioticums wird man mehr als bisher auf Überempfindlichkeitsreaktionen bei seiner Anwendung achten müssen, ohne jedoch auf seine Verwendung zu verzichten.

Abschließend wird noch darauf hingewiesen, daß wir weder bei der bis jetzt durchgeführten Testreihe noch davor Reaktionen auf eines der Tetracycline gesehen haben.

Zusammenfassung. Es wird an Hand des vorliegenden Schrifttums und eigener Untersuchungen diskutiert, ob die Sensibilisierungsquote von Neomycin und Xanthocillin, die sich als Lokalantibiotica einer großen Beliebtheit und Verbreitung erfreuen, im Laufe der letzten Jahre zugenommen hat. Unter bisher 738 Ekzematikern, die routinemäßig mit

Tabelle. *Antibioticablock*
(in Euc. anhydric.)

Bacitracin	500 E g^{-1}	
Chloramphenicol		1%
Chlortetracyklin		3%
Neomycinsulfat		1%
Oxytetracyklin		1%
Penicillin	10 000 E g^{-1}	
Polymyxin B		1%
Streptomycin		1%
Tetracyklin		3%
Tyrothricin		$^{1}/_{2}\%$
Xanthocillin		1%
Furacinsol		10%

$0,25\%$ Neomycin epicutan getestet wurden, zeigten vier eine positive Reaktion. Ein seit einigen Monaten routinemäßig mitgetesteter Block, zusammengesetzt aus den elf gebräuchlichsten Lokalantibiotica, zeigte bei bisher 340 Patienten in insgesamt vier Fällen positive Reaktionen auf Xanthocillin allein, oder Xanthocillin und ein oder zwei andere Antbiotica und ein oder mehrere Allergene unserer Standardreihe. Es wird darauf hingewiesen, daß diese Zahlen als vorläufiges Ergebnis keine Schlüsse zulassen, aber künftig mehr als bisher auf Xanthocillinüberempfindlichkeit geachtet werden muß. Reaktionen auf eines der Tetracycline wurde nicht gesehen.

Literatur

Appel, B.: Excerpta med. (Amst.), Sect. 11, 157—159 (1957).

Baer, R. L., u. J. G. Ludwig: Ann. Allergy 10, 136—137 (1952); ref. Zbl. Haut- u. Geschl.-Kr. 82, 346 (1953).

Böhm, C., u. H. O. Johne: Z. Haut- u. Geschl.-Kr. 22, 91 (1957).

Calnan, C. D., and I. Sarkany: Brit. J. Derm. 70, 435—445 (1958).

Dietz, H., u. H. Martin: Z. Haut- u. Geschl.-Kr. 27, 53 (1959).

Epstein, St.: Dermatologica (Basel) 113, 191 (1956).

Epstein, St.: Ann. Allergy 16, 268—280 (1958).

Forbes jr., M. A.: Arch. Derm. Syph. (Chicago) 68, 631—634 (1953).

Gollnick, N.: Z. Haut- u. Geschl.-Kr. 21, 306—312 (1956)

Greenhouse, J. M., and W. C. Ryle: Arch. Derm. Syph. (Chicago) 69, 366—367 (1954); ref. Z. Haut- u. Geschl.-Kr. 90, 9 (1954/55).

Johne, H. O.: Medizinische 1954, 1648.

Kile, R. L., E. Rockwell and J. Schwarz: J. Amer. med. Ass. 148, 339 (1952).

Kleine-Natrop, H. E.: Arch. klin. exp. Derm. 206, 690—699 (1957).

Livingood, C. S., C. E. Head, R. M. Sutter and Fr. B. Engly jr.: Arch. Derm. Syph. (Chicago) 69, 43—57 (1954); ref. Zbl. Haut- u. Geschl.-Kr. 90, 94 (1954/55).

Livingood, C. S., S. Nilasena, W. C. King, R. A. Stevenson and J. F. Mullins: J. Amer. med. Ass. 148, 334—343 (1952).

Marchionini, A., u. H. Röckl: Moderne Antibiotica in der dermat. Praxis, Fortschr. d. prakt. Dermat. Bd. 2, S. 56—77. Berlin, Göttingen, Heidelberg: Springer 1957.

Matras, A., u. J. Kohler: Wien. med. Wschr. 107, 778—781 (1957).

Pirilä, V., u. T. Wallenius: Hautarzt 8, 518 (1957).

Reiter, H. F. H.: Rudolph Bergs Hosp. Kopenhagen, Export-Inform. Lundbeck u. Co.

Reynolds, H., J. F. Hildebrand, C. S. Livingood and R. P. Fosnaugh: Arch. Derm. Syph. (Chicago) 80, 454—460 (1959).

Savona, A.: Dermatologia (Napoli) 5, 129—132 (1954); ref. Zbl. Haut- u. Geschl.-Kr. 89, 246 (1954).

Schnappka, O. L.: Medizinische 1956, 264—265.

Sidi, E., M. Hincky and R. Longueville: J. invest. Derm. 30, 225—231 (1958).

Sulzberger, M. B., and L. Baer: Year-Book of Derm. and Syph. 1953—1954, p. 13 und 1954—1955, p. 103. Editorial command.

Sylvest, B.: Horsens, Export-Inform. Lundbeck u. Co. 1956.

Theissen, H.: Derm. Wschr. 140, 1189 (1959).

Wolfram, St.: Wien. med. Wschr. 109, 188—191 (1959).

Aussprache

P. Behrbohm-Berlin-Adlershof: Der Läppchentest zur Aufdeckung einer Sensibilisierung durch Antibiotica erscheint in seinem Wert fraglich, da nach Epstein, St. von 50 Fällen von Neomycinsensibilisierung nur zehn im Läppchentest ansprachen. Wir führen ja die Prüfung auf Trichophytie-Sensibilisierung auch nicht im Läppchentest durch, weil bei dieser Methode zu wenig positive Resultate zu erwarten sind. Desgleichen ist es problematisch, nur „Kontaktekzem" in einer Reihentestung mit Antibioticis zu testen, da die Sensibilisierung durch Streptomycin, Neomycin als kleinpapulös-vesiculöses Ekzem (gruppiert), als Ekcema flexurarum oder unter dem Bilde des seborrhoischen Ekzems auftreten und somit den Testfällen entgehen.

W. Dohn-München: Es handelt sich bei den von uns getesteten Patienten vorwiegend um Kontaktdermatitiden, aber auch um Unterschenkelekzeme mit und ohne Ulcera. Die Zahlen, die von uns angeführt wurden, sind nur ein Teilergebnis, die epicutane Testung scheint aber durchaus verwertbar, denn auch die Mehrzahl der Autoren, die Neomycin geprüft haben, konnte die Neomycinüberempfindlichkeit mittels Epicutantest nachweisen.

Schoog-Köln: Reagieren die Neomycin-positiven Probanden auch auf Streptomycin? Auf Grund der chemischen Ähnlichkeit wäre auch Kanamycin in die Untersuchungen einzubeziehen.

52. E. G. Weirich-Freiburg i. Br.: **Untersuchungen zum Allergencharakter der Pyrazolfarbstoffe.** Mit 2 Textabbildungen.

A. Grundsätzliches

Im Jahre 1956 stießen wir bei systematischen Untersuchungen über die durch Arzneipyrazoloide (d. h. pharmazeutische Pyrazolderivate) verursachten Allergodermien und Toxikodermien auf die Tatsache, daß es offenbar Textilfarbstoffe geben muß, welche bei Patienten mit einer nachgewiesenen Pyrazolallergie ebenfalls zur Auslösung von Pyrazolexanthemen führen können. Durch die in einem Speziallabor durchgeführte textil- und farbstoffchemische Analyse eines Wäschestücks, welches bei einem früher wegen (arzneibedingten) Pyrazolexanthems bei uns stationär behandelten Patienten akut ein ganz identisches Exanthem ausgelöst hatte, erfuhren wir, daß das betreffende Gewebe mit einem Gemisch zweier Farbstoffpyrazoloide eingefärbt war, und erhielten damit überhaupt erstmals Kenntnis von der Existenz der Pyrazolfarbstoffe als einer chemisch wohldefinierten und technologisch sehr verbreitet genutzten Substanzgruppe. — Als — zunächst nur heuristisch aufgefaßte — Arbeitshypothese nahmen wir eine Gruppenallergie bzw. einen parallergischen Sensibilisierungsmechanismus zwischen den Arzneipyrazoloiden einerseits und den Farbstoffpyrazoloiden andererseits an.

Wie wir im Laufe unserer Nachforschungen feststellen konnten, gehören zahlreiche bekannte Textil-, Kunststoff-, Leder-, Papier-,

Chemiefaser-, Kosmetik- und Lebensmittelfarbstoffe zu den Pyrazolfarbstoffen; ihre wichtigsten europäischen Produzenten sind die Firmen Ciba, Sandoz, Hoechst, Geigy und Bayer.

Viele der technischen Pyrazolfarbstoffe gehören auf Grund ihrer Konstitution gleichzeitig auch zur Gruppe der Azofarbstoffe; sie enthalten also — neben anderen Strukturkomponenten — in ihrem Molekül nicht nur das Pyrazolgerüst, sondern auch eine Azobrücke. Damit ist die Möglichkeit breitgestreuter Gruppensensibilisierungen gegeben, wobei als Parallergene unter anderem auch Paraaminosalicylsäure (und deren Derivate), Paraphenylendiamin, bestimmte Sulfonamide, Lokalanaesthetica, Anthrachinone, Antihistaminica (Antistin) und Phenothiazine (Atosil) außer den Azofarbstoffen selbst in Frage kommen (vgl. Baer, Baer et al.; Lindemayr, Mayer, Mosko et al.; Schulz et al.; Sherman et al.; Sidi u.a.m.). — Die Ursache derartiger Parallergien bzw. Kreuzsensibilisierungen sind bekanntlich entweder

1. die chemische Identität einzelner (allergenaktiver) Komponenten zweier (bzw. mehrerer) in sich komplex zusammengesetzter oder sich aus Grundverbindungen schon primär leicht in diese Komponenten aufspaltender Allergensubstanzen oder

2. intermediäre Abbau- bzw. Umbauprozesse im Organismus oder auf der Haut, wobei durch Strukturänderung der einen oder der anderen Substanz aus zwei ursprünglich chemisch völlig differenten Körpern (wovon nur der eine primär als Sensibilisator wirkte bzw. bekannt ist) sekundär zwei sensibilisations- und reaktionsidentische Allergene entstehen oder aber

3. intermediäre Umbauprozesse, durch welche zwei (bzw. mehrere) konstitutionsdifferente und allergologisch primär inerte Ausgangssubstanzen in eine dritte Substanz übergeführt werden, welche erst das eigentliche, aktive Allergen darstellt (vgl. Baer).

Mayer hat für die aromatischen Paranitro- und Paraamino-Substanzen derartige biochemische Umwandlungswege nachgewiesen, bei denen als Endprodukte einheitlich allergenaktive Chinonverbindungen frei werden.

Naturgemäß ist die Wahrscheinlichkeit des Auftretens einer Parallergie um so größer, je mehr sich die primären (inerten) Allergensubstanzen in ihrer chemischen Konstitution ähneln. Andererseits ist eine Konstitutionsverwandtschaft nicht in jedem Fall auch schon das zuverlässige Indicans für eine entsprechende Allergenverwandtschaft. So stellten wir selbst z.B. fest, daß von drei Patienten mit einer nachgewiesenen Überempfindlichkeit gegen verschiedene der gebräuchlichen Arzneipyrazoloide (Antipyrin, Pyramidon, Isopropylphenazon, Novalgin, Butazolidin, Irgapyrin, Osadrin, Tomanol und das frühere Melubrin sind die wichtigsten Vertreter dieser Gruppe) gegen das Pyrazolsulfoamid Orisul (3-Sulfanilamido-2-phenylpyrazol) primär nur ein Patient ebenfalls eine Sensibilisierung aufwies, daß umgekehrt aber bei zwei Patienten, welche gegen die antipyretischen Arzneipyrazoloide nicht allergisch waren, gegen Orisul eine Überempfindlichkeit bestand. Wegen dieses Sachverhaltes rechnen wir (allergologisch) Orisul vorerst nicht zu den eigentlichen Pyrazoloiden.

Um die angenommene Allergenverwandtschaft zwischen Farbstoff- und Arzneipyrazoloiden bzw. überhaupt den Allergencharakter der Pyrazolfarbstoffe zu beweisen, führten wir — gemeinsam mit K. P. Lange — an unserer Klinik verschiedene allergologische Untersuchungsreihen durch, insbesondere epicutane und intracutane Testungen mit Pyrazolfarbstoffen in Lösung und Substanz (zusammen mit einer Auswahl von Arzneipyrazoloiden, mit Paraphenylendiamin und fallweise auch noch mit einigen anderen Testsubstanzen) und Epicutanteste mit entsprechend eingefärbten Textilproben, letztere teils in der üblichen Weise, teils nach Durchtränkung mit einer schweißisotonen Pufferlösung (Standard-Acetat-Lösung von pH 4,62) und teils auf zuvor oberflächlich traumatisierten Hautpartien.

Hier soll nur über die Ergebnisse unserer Untersuchungen an einem speziellen Kollektiv von insgesamt 100 Personen und mit der Methodik des *Epidermaltestes* (Epicutantestes) und des *Endodermaltestes* berichtet werden. Bei dem sogenannten Endodermaltest (nach WEIRICH) handelt

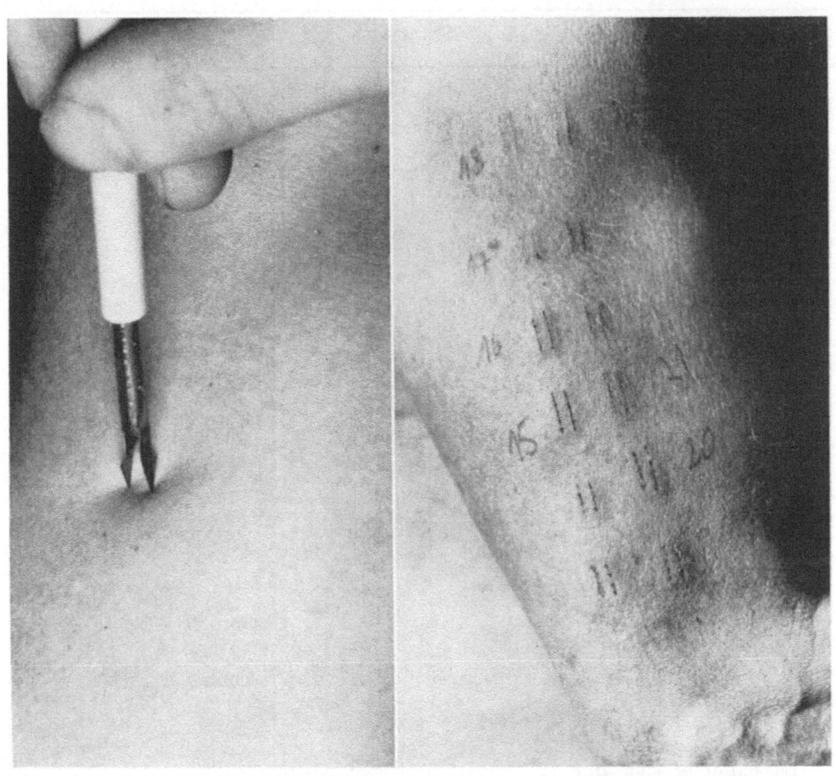

Abb.1   Abb.2

Abb.1. Aufgesetzte Doppel-Lanzette zum Endodermaltest nach WEIRICH
Abb.2. Reaktionsbild des Endodermaltestes nach 30 min (L. F. von Gruppe I)

es sich um einen modifizierten Scarifikationstest, welcher mit zwei, auf einen Spezialhalter in fixem Abstand voneinander streng parallel aufgesteckten (und rasch auswechselbaren) Impffedern (Sonnecken Nr. 901) derart durchgeführt wird, daß 2 cm lange, möglichst tiefe (aber eben noch unblutige) paarweise Hautrisse entstehen; jeder Testsubstanz entspricht ein Rißpaar. (Siehe Abb. 1 und 2.)

Wir testeten mit folgenden Substanzen:

a) Arzneipyrazoloide

1. Antipyrin (5⁰/₀, Lösung in Aquadest),
2. Pyramidon (20⁰/₀, ebenso),

3. Butazolidin (10%, ebenso),
4. Irgapyrin (10%, ebenso).

  b) Paraphenylendiamin
(2%, dispergiert in Vaselinum flavum)
  c) Farbstoffpyrazoloide (Pyrazolfarbstoffe) — (siehe Tab. 1!) —

Tabelle 1. *Liste der zur Testung benutzten Pyrazolfarbstoffe*

Testnr.	Name (nach C. I.)	Nr. nach C. I.	Nr. nach SCHULTZ	Sonstige Bezeichnung
1	Pigment-Rot 37	21205	—	
2	Direkt-Orange 1	22375	747	
3	Säure-Gelb 27	19130	735	
4	Säure-Gelb 17	18965	736	
5	Säure-Gelb 42	22910	—	
6	Säure-Gelb 23	19140	737	
7	Pigment-Orange 13	21100	—	
8	(Benzolicht-Orange GN)	—	—	Bayer N 5214
9	Beizen-Orange 5	—	—	
10	Beizen-Rot 7	18760	—	
11	Säure-Rot 195	—	—	
12	Lösungsmittel-Gelb 17	—	—	
13	Direkt-Gelb 70	—	—	
14	Säure-Gelb 11	18820	732	
15	Säure-Orange 56	22895	—	
16	Säure-Rat 183	18800	—	
19	Säure-Gelb 25	18835	—	
20	Direkt-Gelb 66	25225	—	
21	Direkt-Gelb 15	25229	—	
22	Direkt-Rot 180	24565	—	
23	Direkt-Rot 173	29290	—	
24	Direkt-Blau 135	34290	—	

C. I. = Colour-Index 2nd Edition 1956. SCHULTZ = Schultz-Junius Farbstoff-tabellen 1931.

Es handelte sich um 22 Farbstoffe verschiedener Konstitution. Die Testnummern 17 und 18 waren Kontrollteste ohne Farbstoff.

Sowohl Epi- wie Endodermalteste wurden einheitlich mit den zuvor bei einem Kollektiv gesunder Probanden ermittelten (reizlos vertragenen) Testkonzentrationen vorgenommen:

1. 5%; Lösung in Aquadest; alle wasserlöslichen Pyrazolfarbstoffe außer den Chrom-Komplex-Farben;

2. $2{,}5\%$; Lösung in Aquadest; Chrom-Komplex-Farben (Säure-Rot 183, Säure-Rot 195);

3. 5%; Lösung in Aceton; wasserunlösliche Pyrazolfarbstoffe (Pigment-Orange 13, Pigment-Rot 37; Lösungsmittel-Gelb 17).

Auf die chemischen und technologischen Charakteristica dieser Farbstoffe wird andernorts noch näher eingegangen.

  d) Sonstige Allergene

In entsprechenden Fällen sind die Ergebnisse vorheriger Routine-Testungen mitangeführt.

Das Kollektiv von 100 Personen bestand aus folgenden Probandengruppen:
Gruppe I a: 37 Personen. Völlig Gesunde (Studenten).

Gruppe I b: 21 Personen. Klinikpatienten mit einwandfrei nicht-allergischen Dermatosen und ohne jegliche Allergieanamnese.

Tabelle 2. *Gruppe I. Normergische Probanden (58)*

	Epidermaltest positiv mit	Endodermaltest positiv mit
1. B. W., 78	—	Lösungsmittel-Gelb 17 Direkt-Gelb 66 Direkt-Rot 173
2. T. G., 69	Säure-Gelb 11 p-Phenylendiamin	Säure-Gelb 27 Säure-Gelb 11 Direkt-Gelb 66 Direkt-Gelb 15 Direkt-Rot 173
3. K. F., 63	Säure-Gelb 42 p-Phenylendiamin	— —
4. K. G., 54	Säure-Gelb 23	Säure-Gelb 27
5. H. K., 46	Direkt-Orange 1 Säure-Gelb 27 Benzolicht-Orange GN p-Phenylendiamin	Säure-Rot 195 Säure-Gelb 25
6. B. H., 61	—	Säure-Gelb 27 Säure-Gelb 42 Benzolicht-Orange GN Beizen-Orange 5 Beizen-Rot 7 Direkt-Gelb 70 Säure-Rot 183
7. W. H., 64	Säure-Gelb 11	—
8. L. F., 53	—	Säure-Rot 195 Säure-Orange 56 Säure-Rot 183 Direkt-Gelb 66 Direkt-Gelb 15
9. M. B., 17	—	Direkt-Gelb 66

Gruppe II: 25 Personen. Klinikpatienten; Ekzemkranke *ohne* Allergieanamnese von seiten der Haut oder der inneren Organe bzw. ohne bisher (d. h. vor der Klinikaufnahme) festgestellte spezifische Überempfindlichkeit; Patienten mit endogenem Ekzematoid (Neurodermitis) wurden von dieser Probandengruppe ausgeschlossen, auch wenn der allergologische Befund bei ihnen negativ war.

Gruppe III a: 13 Personen. Klinikpatienten; Allergiker (positive Anamnese von seiten der Haut und/oder der inneren Organe und/oder nachgewiesene Überempfindlichkeit spezifischer Art) bzw. Patienten mit allergieverdächtigen Dermatosen (z. B. endogenes Ekzematoid, Urticaria etc.) oder floriden Allergodermien bei der Klinikaufnahme.

Gruppe IIIb: 4 Personen. Klinikpatienten mit gesichertem Pyrazolexanthem (ausgelöst durch Arzneipyrazoloide).

Bei den Probanden der Gruppe II und III wurden die Testungen erst nach Abheilung der aktuellen Dermatose vorgenommen. Bei einzelnen Probanden wurde nach Ablauf von einigen Wochen bis Monaten die Testung in gleicher Form wiederholt (wobei die Testergebnisse jedesmal völlig oder weitgehend mit denjenigen der ersten Testung identisch waren!).

Tabelle 3. *Gruppe II. Pathergische (allgemeine hautempfindliche) Probanden (25)*

	Epidermaltest positiv mit	Endodermaltest positiv mit
1. Z. A., 68	Beizen-Orange 5 Kaliumbichromat	Säure-Rot 195 Säure-Rot 183
2. H. H., 25	Benzolicht-Orange GN Säure-Gelb 11	Pigment-Orange 37 Säure-Gelb 17 Direkt-Rot 173
3. K. F., 19	—	Säure-Rot 195 Säure-Rot 183
4. S. W., 57	Säure-Rot 195	Direkt-Orange 1 Pigment-Orange 13
5. H. A., 25	Pigment-Orange 13 Säure-Rot 195	Pigment-Orange 13 Benzolicht-Orange GN Beizen-Orange 5
6. S. T., 41	p-Phenylendiamin Kaliumbichromat	Säure-Rot 183
7. W. P., 52	—	Beizen-Rot 7 Säure-Rot 195
8. H. J., 56	Beizen-Rot 7	Beizen-Rot 7 Direkt-Gelb 70
9. K. G., 58	Säure-Gelb 11 Säure-Rot 183	Säure-Rot 183
10. F. A., 62	Pigment-Orange 37 Pigment-Orange 13 p-Phenylendiamin Kaliumbichromat Terpentin Nitrolacke	Pigment-Orange 37 Säure-Rot 183

Die Farbstoffe Nr. 19 bis Nr. 24 (Säure-Gelb 25, Direkt-Gelb 66, Direkt-Gelb 15, Direkt-Rot 173, Direkt-Rot 180 und Direkt-Blau 135) konnten — wegen technischer Verzögerungen beim Bezug der erforderlichen Probemengen — nur bei 28 Probanden der Gruppe 1, 10 Probanden der Gruppe II und 14 Probanden der Gruppe III getestet werden.

B. Ergebnisse

Die Fälle positiver Reaktionen in den einzelnen Probandengruppen sind in den folgenden Tabellen zusammengefaßt. — In Spalte I der

Tabellen werden jeweils die Initialen und das Lebensalter der betreffenden Probanden aufgeführt.

In der Gruppe I zeigten *9 von 58 Probanden = 15,5%* Überempfindlichkeitsreaktionen gegen Pyrazolfarbstoffe. In drei Fällen war gleichzeitig eine Überempfindlichkeit gegen Paraphenylendiamin nachweisbar (siehe Tab. 2).

Tabelle 4. Gruppe III a. Allergische Probanden (13)

	Epidermaltest positiv mit	Endodermaltest positiv mit
1. S. G.,　59	Säure-Rot 195 p-Phenylendiamin Kaliumbichromat Nitrolacke Maschinenöle	Säure-Gelb 27 Säure-Rot 183
2. H. H.,　14	—	Beizen-Rot 7
3. K. G.,　26	Beizen-Rot 7	Pigment-Orange 13 Direkt-Rot 173 Direkt-Blau 135
4. B. J.,　21	—	Pigment-Orange 13 Säure-Gelb 25 Direkt-Gelb 15
5. B. F.,　58	Pigment-Orange 13 Säure-Rot 195 Terpentin Heftpflaster	Säure-Rot 183
6. F. U.,　21	—	Säure-Gelb 42 Pigment-Orange 13 Säure-Rot 195 Säure-Rot 183 Direkt-Gelb 15

Die Sensibilisierungsquote in dieser Gruppe durchaus normergischer Probanden ist erstaunlich hoch. Zu einem geringen Teil mag für dieses Ergebnis das relativ hohe durchschnittliche Lebensalter der positiven Reaktionsgruppe (= 56 Jahre) mitverantwortlich sein.

Es zeigten in Gruppe II *10 von 25 Probanden = 40%* Überempfindlichkeitsreaktionen gegen Pyrazolfarbstoffe (siehe Tab. 3).

Selbstverständlich ist mit an Sicherheit grenzender Wahrscheinlichkeit anzunehmen, daß bei den Probanden Nr. 1, 6 und 10 die Reaktion auf die Farbstoffpyrazoloide vom Typus der Chrom-Komplex-Farben (Säure-Rot 195 und Säure-Rot 183) durch ihre primäre Chrom-Überempfindlichkeit bedingt war. Die ursprüngliche Allergie gegen Chrom-Komplex-Pyrazolfarbstoffe dürfte in diesen und anderen Fällen sekundär die Sensibilisation gegen andere — chromatfreie — Farbstoffpyrazoloide

29*

im Sinne der multivalenten Sensibilisierung gebahnt haben bzw. bahnen.

Es zeigten in der Gruppe IIIa insgesamt *6 von 13 Probanden = 46,1%/0 Überempfindlichkeitsreaktionen gegen Pyrazolfarbstoffe.* Bemerkenswerterweise findet sich in dieser Gruppe nur ein Fall, bei dem gleichzeitig eine Gruppensensibilität gegen Paraphenylendiamin nachzuweisen war. Zur Kontrolle wurde auch bei diesen Patienten die Testung

Tabelle 5. *Gruppe IIIb. Patienten mit Pyrazolexanthemen (4)*

	Epidermaltest positiv mit	Endodermaltest positiv mit
1. Z. F., 69	Pigment-Rot 37 Säure-Rot 183	Pigment-Rot 37 Direkt-Rot 173 Direkt-Orange 1 Pigment-Orange 13 Antipyrin
2. T. B., 38	Säure-Gelb 42 Säure-Rot 195 Antipyrin	Säure-Gelb 27 Säure-Gelb 42 Pigment-Orange 13 Säure-Rot 195 Säure-Gelb 11 Säure-Rot 183 Antipyrin
3. F. J., 64	Säure-Gelb 123	Pigment-Rot 37 Säure-Gelb 23 Pigment-Orange 13 Beizen-Rot 7 Pyramidon
4. S. L., 32	Beizen-Rot 7 Säure-Rot 195 Direkt-Gelb 70 Säure-Rot 183 Kaliumbichromat Antipyrin Pyramidon Irgapyrin	Beizen-Rot 7 Säure-Rot 195 Direkt-Gelb 70 Säure-Rot 183 Antipyrin Pyramidon Irgapyrin

später wiederholt; die Testergebnisse waren jedoch unverändert (siehe Tab. 4).

In der Gruppe IIIb zeigten *4 von 4 Probanden = 100%/0 Überempfindlichkeitsreaktionen gegen Pyrazolfarbstoffe.* — Dieses Ergebnis darf als ein Beleg für die Richtigkeit der eingangs erwähnten Hypothese gewertet werden, daß zwischen Arznei- und Farbstoffpyrazoloide eine Gruppenallergie bestehen kann (siehe Tab. 5).

In der Gesamt-Gruppe III beträgt der Anteil positiver Testreaktionen gegen Pyrazolfarbstoffe *58,8%/0, d.h. sie fanden sich bei 10 von 17 Probanden.*

Zusammengefaßt ergab sich nach unseren Untersuchungen somit folgende *Überempfindlichkeitsquote gegen Farbstoffpyrazoloide:*

Normergische Probanden (Gruppe I/Gesunde):   rund *16%*

Pathergische Probanden (Gruppe II/Hautempfindliche):   *40%*

Allergische Probanden (Gruppe III/Spezif. Überempfindliche): rund *60%*
und davon speziell

Personen mit einer vorhandenen Pyrazolallergie (Gruppe III b):   *100%*

Tabelle 6. *Reaktionsquoten („Überempfindlichkeitsquoten") bei dem untersuchten Personalkollektiv insgesamt und bei dessen beiden Hauptgruppen, aufgeschlüsselt nach den einzelnen Farbstoffpyrazoloiden unseres Testsortiments*

Testnr.	Farbstoff	Positive Reaktionen		
		in % aller Probanden	in % von Gruppe I	in % von Gruppe II + III
1	Pigment-Rot 37	5	1,7	10,0
2	Direkt-Orange 1	3	1,7	4,7
3	Säure-Gelb 27	6	6,8	4,7
4	Säure-Gelb 17	1	—	2,4
5	Säure-Gelb 42	4	3,4	4,7
6	Säure-Gelb 23	2	1,7	2,4
7	Pigment-Orange 13	10	—	23,8
8	Benzolicht-Orange	4	3,4	4,7
9	Beizen-Orange 5	3	1,7	4,7
10	Beizen-Rot 7	7	1,7	14,4
11	Säure-Rot 195	12	3,4	23,8
12	Lösungsmittelgelb	1	1,7	—
13	Dirket-Gelb 70	2	1,7	4,7
14	Säure-Gelb 11	5	3,4	7,2
15	Säure-Orange 56	1	1,7	—
16	Säure-Rot 183	13	3,4	26,2
19	Säure-Gelb 25	4	3,5	4,2
20	Direkt-Gelb 66	8	14,0	—
21	Direkt-Gelb 15	6	7,0	4,2
22	Direkt-Rot 180	—	—	—
23	Direkt-Rot 173	10	7,0	12,5
24	Direkt-Blau 135	4	3,5	4,2

Für die einzelnen Pyrazolfarbstoffe ergeben sich entsprechend die in der Tab. 6 zusammengefaßten Überempfindlichkeitsquoten.

Die *allergenaktivsten* Pyrazolfarbstoffe sind demnach — sofern man als Kriterium hierfür speziell den Kreis der hautempfindlichen bzw. zu allergischen Reaktionen disponierten Personen nimmt — 1. Säure-Rot 183, 2. Säure-Rot 195, 3. Pigment-Orange 13, 4. Beizen-Rot 7 und 5. Direkt-Rot 173.

Allgemein sind daneben die relativ hohen Überempfindlichkeitsquoten gegen 1. Direkt-Gelb 66, 2. Direkt-Gelb 15, 3. Direkt-Rot 173 und

4. Säure-Gelb 27 bemerkenswert. Dabei ist weiterhin zu beachten, daß ein genauer Vergleich der chemischen Konstitution aller, positive Reaktionen beim vorstehenden Kollektiv auslösender, Pyrazolfarbstoffe von der Molekülstruktur her als einzigen gemeinsamen Nenner das Vorhandensein eines Pyrazolringes ergibt. Dies zeigt sich vor allem auch an den positiven Testreaktionen der einzelnen Probanden gegen mehrere, konstitutionsmäßig durchaus unterschiedlich aufgebaute Farbstoffpyrazoloide unseres Sortiments.

C. Schlußfolgerungen

Durch die hier berichteten Untersuchungen wurde nachgewiesen, daß die Farbstoffpyrazoloide eine allergologisch bedeutungsvolle und auch dermatologisch besonders wichtige Allergengruppe darstellen. Einerseits im Hinblick auf ihre außerordentlich große Verbreitung in Textilien, Lebensmitteln, Kosmetica und Gebrauchsgegenständen des täglichen Lebens, anderseits im Hinblick auf die doch relativ hohe Sensibilisationsquote gerade bei (unspezifisch und spezifisch) hautempfindlichen Personen — deren Prozentsatz in der Gegenwart bekanntlich ständig ansteigt — bedürften die Pyrazolfarbstoffe künftig einer stärkeren Berücksichtigung bei allergologischen Untersuchungen und einer speziellen Beachtung im Rahmen der klinischen Diagnostik.

Unsere Untersuchungen erbrachten ferner einen ersten objektiven Beleg dafür, daß zwischen (bestimmten) Arznei- und Farbstoffpyrazoloiden tatsächlich eine Gruppensensibilität bestehen kann bzw. wahrscheinlich ist.

Auf die Problematik des parallergischen Reaktionsmechanismus innerhalb der Gruppe der Pyrazolfarbstoffe und zwischen dieser und den Arzneipyrazoloiden, Paraamino-Substanzen und Azofarbstoffen bzw. auf die Frage nach den biochemischen Ursachen für die Allergenverwandtschaft zwischen diesen, chemisch sehr unterschiedlich aufgebauten Substanzen soll andernorts noch näher eingegangen werden.

Literatur

Ausfürliche Literaturangaben zum Thema finden sich in den folgenden Arbeiten:
LANGE, K. P.: Inaugural-Dissertation. Freiburg i. Br. 1959.
MAYER, R. L.: Progr. Allergy. Bd. IV. Basel, New York 1954.
WEIRICH, E. G.: Hautarzt 8, 145 (1957).
WEIRICH, E. G.: Dtsch. med. Wschr. 82, 1011 (1957).
WEIRICH, E. G.: Germ. med. Monthly 2, 295 (1957).
WEIRICH, E. G., u. K. P. LANGE: Die Pyrazolfarbstoffe und ihre allergologische Bedeutung. Theoretische Grundlagen und Ergebnisse experimenteller Untersuchungen. Ärztl. Forsch. 14, 490 (1960).

Weitere Kurzvorträge zum III. Thema: Allergie

im kleinen Vortragssaal der Kunsthalle.

Vorsitzender: A. Schmidt-Marburg

53. P. Behrbohm-Berlin-Lichtenberg: Zur Sensibilisierung durch Haptene und Vollantigene bei den Reaktionsformen der Neurodermitis.

Schon Vidal hat 1886 bei der Besprechung der Ätiologie seiner komplexen Krankheitseinheit „Lichen" herausgestellt, daß für manche Fälle eine professionelle Ursache erwogen werden muß und ausdrücklich vom Lichen d'origine professionnelle gesprochen. Dieser erscheint besonders in der variété polymorphe und wird von Vidal erwähnt bei Maurern, Wäscherinnen und Fabrikarbeitern, bei Bäckern und Kolonialwarenhändlern. In den seitdem vergangenen Jahrzehnten sind eine größere Anzahl von Fällen professioneller Neurodermitis mitgeteilt worden.

Ich nenne besonders die Arbeiten von R. L. Mayer über Sensibilisierungen der Haut mit der Erscheinungsform des Ekzems und der Neurodermitis und über Sensibilisierungen der Atemwege als Rhinitis und Asthma durch Chrom, Paraphenylendiamin und andere Haptene. Nach diesen klinischen und theoretisch-experimentellen Studien wurden Beobachtungen über Neurodermitis durch das Tragen gefärbter Pelzkragen (R. L. Mayer) und nach Umgang mit Farbfilmentwicklern als Paraphenylendiaminverbindungen von zahlreichen Autoren mitgeteilt (Solovéva; Massmann u. Zschunke; Buckley; De Graciansky u. Mitarb.; Canizares; Castello; Domonkos). Steiner stellte 1929 Fälle von Neurodermitis durch Nickelsalze und Erlenholz vor. Durch Chrom, Nickel, Platin, Antibiotica, Terpentin und andere wurden sowohl Neurodermitis als auch Ekzem und allergische Reaktionen des Respirationssystems in zahlreichen Publikationen mitgeteilt. In gleicher Weise sind durch Mehle bei Müllern und Bäckern, durch Tierhaare, Wolle, Seide und Pollen berufliche und nichtberufliche Sensibilisierungen mit den Reaktionsformen der Neurodermitis beschrieben worden (Zitzke; Koch; K. Linser; Storck; Rowe u. a.).

Wir haben 124 Fälle von Neurodermitis durch Sensibilisierung mit Haptenen und Vollantigenen gesehen und dabei als Sensibilisatoren festgestellt:

Chromverbindungen	71	Antibiotica	5
Nickelverbindungen	13	Terpentin	18
Platinverbindungen	1	Primeln	1
Formalin	5	Mehl	3
„Chinoide Strukturen"	6	Pferdehaare	1

Diese 124 Fälle traten mit folgenden Reaktionsformen auf:

I. akutes exsudatives Ekzem	3
II. eczema flexurarum	
Typ: Ellenbeugen und Kniekehlen	52
Typ: Handgelenke und Sprunggelenke	38
III. kleinpapulös-vesiculös gruppiertes Ekzem	
Typ: lokalisiert, „numulär" (mit und ohne Infiltrat)	29
Typ: generalisiert	11
Typ: dyshidrosiformes Ekzem	14
Typ: seborrhoides Ekzem	6
IV. Prurigo	2
V. Neurodermitis	
Typ: lokalisiert und circumscript	33
Typ: generalisiert	8
Typ: nodularis, verrucosa oder psoriasiformis	2
Typ: Lichen ruber	2
VI. Erythrodermie und dem infiltrativen, prämykotischen Stadium der Mycosis fungoides gleichende Reaktionsform	4

Diese Reaktionsformen entsprechen denen des Vidalschen Lichenbegriffes: der Lichen simplex acutus, der Lichen simplex chronicus partialis und circumscriptus, der Lichen simplex chronicus generalisatus in seiner Hauptform und in der variété prurigo des Lichen simplex chronicus. VIDAL hat neben die Gruppe des Lichen simplex die Gruppe des Lichen polymorphe als Teilglieder seines Lichen-Syndroms gestellt, weil er die nässenden, ekzematisierten Formen dieser Krankheitseinheit sowohl morphologisch herausstellte als auch die Zusammengehörigkeit nach der Pathogenese unterstreichen wollte. Auch BESNIER hat in seiner diathetischen Prurigo die Multiformität dieser chronischen, exazerbierenden, pruriginösen Dermatitis betont. Die von uns gewählte Gliederung der Reaktionsformen der Neurodermitis gleicht weitgehend der von LUTZ und der von GOTTRON und KORTING beim polymorphen endogenen Ekzem vorgenommenen Einteilung.

Die Beobachtung der Kranken über weite Zeiträume machten eine Ordnung nach Reaktionsphasen notwendig.

VIDAL beschrieb die Entwicklung des Lichen simplex chronicus aus dem Lichen simplex acutus. Er erkannte die Bildung des Lichen eczémateux. BROCQ u. JACQUET unterstrichen bei der von ihnen aus neun Fällen und einer Moulage herausgearbeiteten „Neurodermitis", daß sich zu einer Neurodermitis circumscripta ekzematöse Bläschenbildung und Nässen hinzugesellen können (Fälle 10 und 4), im Text zu der benutzten Moulage sind zerkratzte Prurigoknötchen angegeben. Dieser multiforme Charakter der Neurodermitis wird uns noch verdeutlicht dadurch, daß BROCQ u. JACQUET in ihren Fällen 1, 3 und 5 Neurodermitisfälle beschrieben haben, die wir heute als Strumpfhalter- und Nickelekzeme einordenen würden. Für die Bewertung der Reaktionsformen und Reaktionsphasen des Ekzems und der Neurodermitis ist der Crotonölversuch HEBRAS aufschlußreich. HEBRA hat seine Versuchspersonen auch mit Terpentinöl sensibilisiert. Er hat dargestellt, daß die Efflorescenzen entweder als gerötete Papeln oder als Vesikeln entstehen und bestehen bleiben, daß bei der eintretenden Streuung wieder Papeln oder Vesikeln als Anfangsefflorescenzen auftreten und, daß sich zuletzt eine rote, mehr oder weniger infiltrierte, mit Schüppchen bedeckte Stelle zeigt. KREIBICH sagt zum Crotonölversuch HEBRAS: Eczema artificiale geht in Neurodermitis über. Er stellt auf dem Kongreß der Deutschen Dermatologischen Gesellschaft 1923 in München der gewöhnlichen Neurodermitis die Neurodermitis exsudativa zur Seite, die er als Ausdruck einer weiter gesteigerten vasomotorischen Erregbarkeit der Neurodermitis erklärt. Auf dem gleichen Kongreß hat EHRMANN seine Gedanken über die Neurodermitis als mehrphasige Krankheit niedergelegt. Seine Schilderung der Morphogenese der Neurodermitis gleicht der von VIDAL und KREIBICH. Die Zusammengehörigkeit der exsudativen und lichenoiden Phasen demonstriert er am histologischen Präparat. Gleich ihm ordnen SACHS, MILLER u. GRAY auf Grund histologischer Befunde die Neurodermitis, das numuläre Ekzem und die exsudative, lichenoide und discoide chronische Dermatose unter den Begriff der „Neurodermitic reaction". SULZBERGER u. GARBE haben mit dem Hinweis auf die Arbeiten von EHRMANN, KREIBICH u. a. das Krankheitsbild der exsudativen, discoiden und lichenoiden chronischen Dermatose umrissen, die, als Kontaktekzem beginnend, die bezeichneten Reaktionsphasen durchläuft. CANNON, BERNSTEIN und GOEPEL beurteilen etliche Fälle dieser Krankheit als Sensibilisierungsdermatose. Diese Ansicht wird noch deutlicher, wenn wir die Arbeiten von BECKER und RAMEL durchsehen, auf die SULZBERGER u. GARBE, als ihrer Beschreibung vorlaufend, hinweisen. Sowohl BECKER als auch RAMEL betonen, daß es sich bei ihren Fällen um Dermatosen handelt, die sich im Anschluß an professionelle Ekzeme, insbesondere durch Zement und Chromat, durch Nickelsalze oder Anilinabkömmlinge, entwickelt haben. Die exsudativen Formen nennt BECKER Neurodermitis exsudativa oder numuläres Ekzem. RAMEL bezeichnet seine Fälle von Neurodermitis mit den nässenden Phasen oder der sekundären Erythrodermie als „Neuropathic eczema", weil er 1937 die Erklärung für diese Folgedermatose insbesondere der Maurerekzeme, mit dem äußerst langdauernden Verlauf und der Erfolglosigkeit der Therapie auf eine Veränderung der trophischen Zentren des autonomen Nervensystems bezieht. Er unterstreicht den weißen Dermographismus und die niedrigen Blutdruckwerte bei seinen Fällen.

Wir haben häufig den Übergang von einer Reaktionsform in die andere gesehen. Wir sahen die akute exsudative Phase in das eczema flexurarum und danach in die Neurodermitis sich verwandeln; das eczema flexurarum der Hand- und Sprunggelenke in das eczema flexurarum der Ellenbeugen und Kniekehlen; das eczema flexurarum in die Neurodermitis und danach in die Prurigoform; wir sahen Neurodermitisfälle unter dem Bild des Lichen ruber, danach übergehend in die Neurodermitis nodularis, mit ekzematösen Schüben; wir sahen an den Händen und Handgelenken das kleinpapulös-vesiculös gruppierte Ekzem und an den Sprunggelenken die Neurodermitisform; dysidrotische Formen der Handteller und Fußsohlen wechselten in Neurodermitis der Handteller und Handgelenke; wir sahen Fälle von generalisierter Neurodermitis in schwere Erythrodermien übergehen.

Wir haben die Sensibilisierungen bei unseren Fällen sowohl im Läppchentest als auch durch Scarifikationen und Intracutantestungen nachzuweisen versucht. Die Scarifikationen wurden mit folgenden Konzentrationen vorgenommen: Kaliumbichromat 0,1 und 0,05 %; Chrom III-Komplexsalz 1,7 %; Nickelsulfat 1 %; Formalin 0,2 %; oxydierte Ursollösung 0,2 %. Terpentinöl prüften wir intracutan 1 und 5 %.

Bei negativem Läppchentest stellten wir durch die Scarifikationstestung in folgenden Fällen eine spezifische dermale Sensibilisierung fest:

<table>
<tr><td>Chromsensibilisierungen</td><td>10 Fälle</td></tr>
<tr><td>Nickelsensibilisierungen</td><td>2 Fälle</td></tr>
<tr><td>Formalinsensibilisierung</td><td>1 Fall</td></tr>
<tr><td>Streptomycinsensibilisierung</td><td>2 Fälle</td></tr>
<tr><td>Mehlsensibilisierung</td><td>2 Fälle.</td></tr>
</table>

Diese Befunde entsprechen sehr weitgehend denen Epsteins. Wir sind der Auffassung, daß es nicht selten Fälle von Neurodermitis gibt, die durch Sensibilisierung mit Haptenen oder Vollantigenen entstehen und die nach der Morphe nicht von der konstitutionellen Neurodermitis getrennt werden können. Eine Zuordnung zur endogen-konstitutionellen Gruppe der Neurodermitis soll nur dann erfolgen, wenn durch allergologische Untersuchungen eine Sensibilisierung unwahrscheinlich gemacht worden ist.

Literatur

Becker, S. W.: A new interpretation of some so-called positive patch tests. J. Mich. med. Soc. **45**, 65—69, 76 (1946).

Bernstein, E. T.: Exudative discoid and lichenoid chronic dermatosis. A.M.A. Arch. Derm. Syph. **41**, 1185—1197 (1940).

Besnier, E.: Première note et observations préliminaires pour servir d'introduction à l'étude des prurigos diathésiques (dermatites multiformes prurigineuses chroniques exacerbantes et paroxystiques, du type du prurigo de Hebra). Ann. Derm. Syph. (Paris) 3e Série **3**, 634—648 (1892).

Brocq, L., et L. Jacquet: Notes pour servir a l'histoire des névrodermites. Du lichen circumscriptus des anciens auteurs, ou lichen simplex chronique de M. le Dr E. Vidal. Ann. Derm. Syph. (Paris) 3e Série **2**, 97—122, 193—208 (1891).

Buckley, W. R.: Lichenoid eruptions following contact dermatitis: A.M.A. Arch. Derm. Syph. **78**, 454—457 (1958).

Canizares, O.: Lichen Planus-like Eruption Caused by Chemicales Handled in the Processing of Color Film. A.M.A. Arch. Derm. Syph. **79**, 742—744 (1959).

Cannon, A. B.: Allergic dermatitis simulating Lymphoblastoma. A.M.A. Arch. Derm. Syph. **39**, 846—864 (1939).

Cannon, A. B.: Lichenoid Exsudative Discoid Dermatitis. A.M.A. Arch. Derm. Syph. **48**, 668—669 (1943).

Castello, M. J.: Diskussionsbemerkungen zu Canizares.

Domonkos, A. N.: Diskussionsbemerkungen zu Canizares.

Ehrmann, S.: Über die Neurodermitis, Histologie und Klinik. Arch. Derm. Syph. (Berl.) **145**, 142—147 (1924).

Epstein, S.: Contact Dermatitis Due to Nickel and Chromate. A.M.A. Arch. Derm. Syph. **73**, 236—255 (1956).

Epstein, S.: Dermal Contact Dermatitis from Neomycin. Observations On Forty Cases. Ann. Allergy **16**, 268—280 (1958).

Goepel, J.: Das Sulzberger-Garbe-Syndrom Exsudative Diskoide und Lichenoide Chronische Dermatose (EDLCD). Inaugural-Diss. Frankfurt a.M. 1958.

Gottron, H. A.: Lichen simplex chronicus Vidal. In: Dermatologie und Venerologie. Hrsg. von Gottron, H. A., u. W. Schönfeld. Stuttgart: Thieme 1959.

GRACIANSKY, P. DE, ST. BOULLE, P. QUERCY et J.-L. CARDOT: Eruptions lichénoides et lichens plans vrais chez les ouvriers du développement des films en couleurs. Bull. Soc. franç. Derm. Syph. **65**, 498—504 (1958).

HEBRA, F.: Eczem, nässende Flechte (Eczema). In: HEBRA, F., u. M. KAPOSI: Lehrbuch der Hautkrankheiten, zweite Auflage. Erlangen: Enke 1872. Handbuch der speciellen Pathologie und Therapie. Redigiert von RUD. VIRCHOW, Bd. III, 2. Aufl. Erlangen: Enke 1872, 1874.

KOCH, F.: Die gutachtliche Stellung des konstitutionellen Ekzems (Spätexsudatives Ekzematoid Rost). Derm. Wschr. **110**, 383—387 (1940).

KORTING, G.: Zur Pathogenese des endogenen Ekzems. Stuttgart: Thieme 1954.

KREIBICH, C.: Ekzeme und Dermatitiden. In: Handbuch der Haut- und Geschlechtskrankheiten von J. JADASSOHN, Bd. 6. Berlin: Springer 1927.

LINSER, K.: Zur Morphologie des Berufsekzems unter Berücksichtigung des Terrains und der Morphogenese. Dermatologische Studien, Bd. 28, S. 125—139. Leipzig: Barth 1956.

LUTZ, W.: Lehrbuch der Haut- und Geschlechtskrankheiten, 2. Aufl. Basel: Karger 1957.

MASSMANN, W., u. E. ZSCHUNKE: Allergische Hautreaktionen nach Einwirkung von p-Amino-N-diäthylanilin, einem Farbfilmentwickler. Arch. Derm. Syph. (Berl.) **197**, 496—504 (1954).

MAYER, R. L.: Asthma und Ekzem bei den Pelzarbeitern (Ursolasthma, Ursolekzem). Arch. Derm. Syph. (Berl.) **158**, 734—758 (1929).

MAYER, R. L.: Contact Dermatitis versus Atopic Dermatitis. Int. Arch. Allergy **11**, 1—19 (1957).

RAMEL, E.: Neuropathic Eczema. Brit. J. Derm. **49**, 307—320 (1937).

ROWE, A.: Atopic Dermatitis Due to Sensitivity to Pollen. Calif. Med. **91**, 341—343 (1959).

SACHS, W., Ch. S. MILLER and M. B. GRAY: Neurodermitic Reaction. A.M.A. Arch. Derm. Syph. **54**, 397—407 (1946).

SOLOVÉVA, L. V.: Dermatozy ot diétilparafenilendiaminsul'fata i ich profilaktika. Gig. i Sanit. Heft 9, 28—31 (1953).

STEINER, K.: Über die Ergebnisse und den Wert der „funktionellen Hautprüfung" mittels der Läppchenproben bei Hautkranken und bei Haut-„Gesunden". Arch. Derm. Syph. (Berl.) **157**, 600—638 (1929).

STORCK, H.: Ekzem durch Inhalation. Schweiz. med. Wschr. **85**, 608—612 (1955).

SULZBERGER, M. B., and W. GARBE: Nine cases of a distinctive exudative discoid and lichenoid chronic dermatosis. A.M.A. Arch. Derm. Syph. **36**, 247—272 (1937).

VIDAL, E.: Du Lichen (Lichen, prurigo, strophulus). Ann. Derm. Syph. (Paris) 2e Série **7**, 133—154 (1886).

ZITZKE, E.: Beitrag zur Frage der allergischen Natur des Bäckerekzems. Derm. Wschr. **95**, 1009—1023 (1932).

Aussprache

A. Schmidt-Marburg (Vorsitzender): stellt eine Frage.

P. Behrbohm-Berlin-Lichtenberg: Der Nachweis von humoralen Antikörpern nach der Methode von WENDLBERGER wurde von uns in Zusammenarbeit mit GILSENBACH, Institut für Serumprüfung, Berlin-Pankow, eingeleitet. Wir hatten bisher zu wenig Erfahrung, um über diese Untersuchungen etwas aussagen zu können. Die Veröffentlichung dieser Untersuchungen ist vorgesehen.

54. H.-J. Heite-Marburg a. d. Lahn: Katamnestische Erhebungen, klinische Untersuchungen und Testungen zur Spätprognose des Eczema infantum. Mit 11 Textabbildungen.

Untersuchungen über die Spätprognose des frühkindlichen Ekzems begegnen mehrfachen Schwierigkeiten. Zunächst muß man wohl davon ausgehen, daß das Ekzem des Säuglings kein einheitliches Krankheitsbild darstellt. Gottron u. a. haben wiederholt darauf hingewiesen, daß der Begriff „Kinderekzem" vieldeutig ist. Bei einem großen Teil der Kinder mögen echte Erscheinungen eines konstitutionellen endogenen Ekzems vorliegen, dessen enge Beziehungen zu etlichen allergischen Erkrankungen Erwachsener seit den Arbeiten von Rost u. Marchionini, Hellerström, Miescher u. a. bekannt sind. Etliche Kinder mit frühkindlich ekzematoiden Erscheinungen gehören zum Bilde Ichthyosis vulgaris (Woringer); einer anderen Gruppe wurde von Moro nosologische Selbständigkeit eingeräumt und mit der pädiatrischen Bezeichnung „Dermatitis seborrhoides" belegt. Wenn solche Patienten 2 oder 3 Jahrzehnte später nachuntersucht werden, läßt sich an Hand der alten Krankenblätter nicht in allen Fällen zweifelsfrei feststellen, welche dieser drei ekzematösen Säuglingskrankheitsbilder vorgelegen hat.

Die zweite Schwierigkeit, die einer zahlenmäßig korrekten Angabe über die Spätprognose hinderlich ist, besteht in der Erhaltung eines auswahlfreien Nachuntersuchungsgutes. Dies ist nur möglich durch Aufsuchen aller nach Jahrzehnten adressenmäßig noch auffindbaren Patienten in ihren jeweiligen Wohnungen. Diese sehr aufwendige Methode ist unseres Wissens nur von Vowles, Warin u. Apley beschritten worden. Weitere Möglichkeiten zur katamnestischen Erhebung bestehen in der Versendung von Fragebögen bzw. der Einbestellung der Patienten zur Nachuntersuchung in die Klinik (Boddin; Brunsting; Rösch; Woringer; Purdy; Grayson u. Shair). Dadurch kommt aber ein schwer übersehbarer Auswahlfaktor in das bearbeitete Krankengut hinein, denn den Fragebogen werden nur diejenigen beantworten, und einer Einbestellung zur Nachuntersuchung werden nur diejenigen Folge leisten, die sich in besonderem Maße angesprochen fühlen; das dürften vor allem die Allergiker sein, während völlig gesunde Patienten Fragebogen oder Einbestellung viel häufiger achtlos beiseite legen. In Deutschland sind Untersuchungen über die Spätprognose des frühkindlichen Ekzems bisher nicht bekanntgeworden, abgesehen von der Mitteilung von Moro u. Kolb (1910). Die Bearbeitung ist bei uns infolge der kriegsbedingten übergroßen Fluktuation der Bevölkerung schwieriger als in anderen Ländern. Im nordhessischen Raum allerdings liegen die Verhältnisse besonders günstig; zudem war durch die dankenswerte Vorarbeit von Herrn Oehme die Anschriften von Patienten, die 1921—1953 in der Universitäts-Kinderklinik Marburg wegen Säuglingsekzem stationär behandelt worden waren, bekannt. Herr OEHME hat eine Fragebogenauswertung vorgenommen, während wir am gleichen Krankengut Nachuntersuchungen und ambulante Testungen in unserer Klinik durchführten.

Von den 438 angeschriebenen über 14 Jahre alten Probanden erschienen 166 ($= 38\%$) zur Nachuntersuchung[1].

Die Nachuntersuchung der Patienten erstreckte sich auf folgende Einzelerhebungen:

1. Anamnestische Erhebungen

a) Allergische Erkrankungen

b) Unverträglichkeitserscheinungen gegen Wolle, Seife, Heftpflaster;

2. Derzeitig zu erhebende Befunde

a) Derzeitige ekzematöse Krankheitserscheinungen

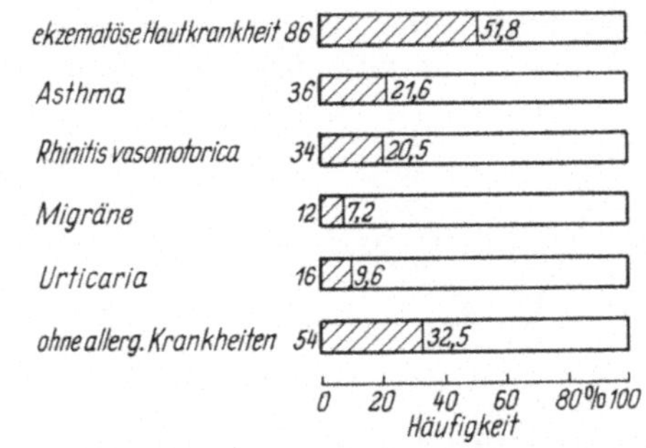

Abb. 1. Häufigkeit allergischer Krankheiten bei 166 Patienten mit Kinder-Ekzem in Anamnese

Tabelle. *Kombination mehrerer allergischer Krankheiten bei 166 Eczema-infantum-Patienten*

	Ekzem	Asthma	Rhinitis	Urticaria
Migräne	6	3	4	1
Urticaria	6	—	1	
Rhinitis	27	14	Ekzem +Asthma +Rhinitis } 15	
Asthma	31			

b) Seborrhoische Stigmata (Seborrhoe des behaarten Kopfes, Acne, Follikulitiden), follikuläre Hyperkeratosen (Spinulosismus, Ichthyosis follicularis usw.) sowie ichthyosiforme Schuppung.

3. Hautfunktionsprüfungen

a) Reaktion auf Nicotinsäure-Benzylester (Rubriment-Probe)

b) Reaktion auf intracutane Injektion von Acetylcholin (5%ig)

c) Reaktion auf intracutane Injektion von Histamin 1:20000.

Abb. 1 zeigt zunächst die Häufigkeit allergischer Fortsetzungskrankheiten bei 166 Patienten mit einem Kinderekzem in der Anamnese: nur etwa $^1/_3$ bleibt also ohne allergische Fortsetzungskrankheiten; unter der letzteren spielen ekzematöse Hautkrankheiten eine hervorragende Rolle. In der Tabelle ist erkennbar, daß drei dieser allergischen Fortsetzungs-

---

[1] Die Deutsche Forschungsgemeinschaft hat diese Untersuchungen dadurch ermöglicht, daß wir den Patienten die Fahrgeldauslagen erstatten konnten. Es stellte sich heraus, daß diese Fahrgelderstattung ein beachtlicher Anreiz für die Probanden war, zur Nachuntersuchung nach Marburg zu kommen. Der Deutschen Forschungsgemeinschaft sei auch an dieser Stelle für die Unterstützung gedankt.

krankheiten — ekzematöse Hauterkrankungen, Asthma und Rhinitis vasomotorica — besonders häufig kombiniert vorkommen. Krankheiten wie Migräne oder Urticaria dagegen bevorzugen eher ein isoliertes Auftreten.

Fragt man nun weiterhin, ob diese allergischen Fortsetzungskrankheiten bevorzugt bei solchen Patienten auftreten, die als Säuglinge eine sogenannte „Dermatitis seborrhoides" aufwiesen oder ein Eczema infantum oder gar eine Ichthyosis vulgaris, so ist eine Aufteilung des Krankengutes erforderlich. Hierbei kann die Ichthyosis vulgaris zahlenmäßig vernachlässigt werden, so daß lediglich die Dermatitis seborrhoides als Alternative auszuschließen ist. Diese Erkrankung gilt als eine typische Dermatose des 1. Trimenons; bei ihr sollen allergische Folgekrankheiten im Gegensatz zum Eczema infantum fast vollständig

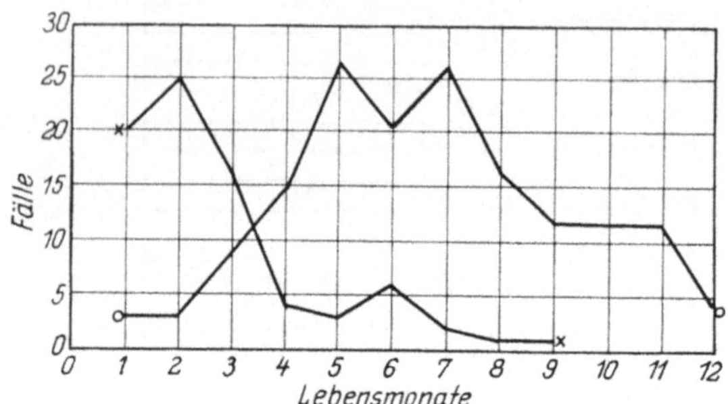

Abb. 2. Manifestationsalter des Eczema infantum (○ 161 Fälle) und der sog. „Dermatitis seborrhoides" (× 79 Fälle) nach J. OEHME

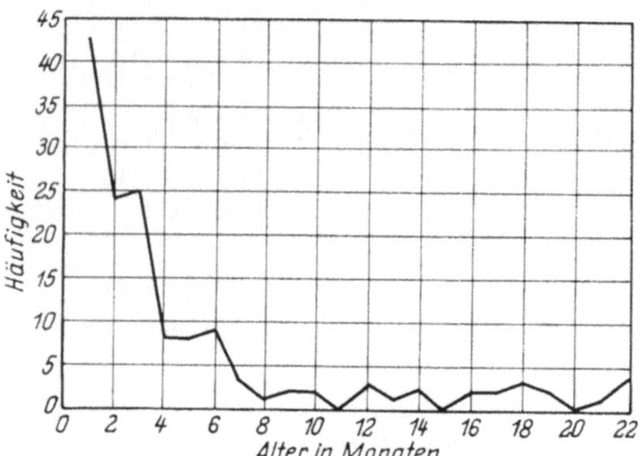

Abb. 3. Beginnalter bei 146 Pat. mit „Kinderekzem"

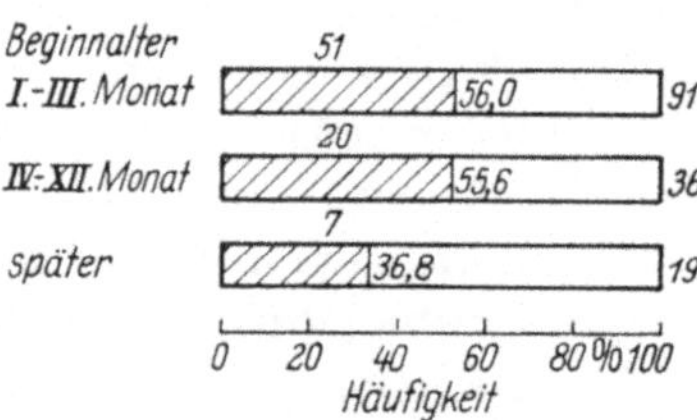

Abb. 4. Häufigkeit ekzematöser Spätmanifestationen in Abhängigkeit vom Beginnalter des frühkindlichen Ekzems

fehlen. Tatsächlich fand OEHME an Hand seiner Fragebogenaktion von 79 Dermatitis seborrhoides-Fällen nur in 2 Fällen allergische Folgekrankheiten, einmal eine Urticaria und einmal ein Asthma.

OEHME fand bei der Fragebogenerhebung die in Abb. 2 dargestellte Häufigkeitsverteilung des Beginnalters bei 161 Patienten von Eczema infantum und 79 Fällen von Dermatitis seborrhoides. Demgegenüber weicht in unserem Nachuntersuchungskrankengut die Häufigkeitsverteilung des Manifestationsalters ekzematöser Erscheinungen erheblich ab (siehe Abb. 3): wir finden eine sehr starke Bevorzugung des 1. Trimenons. Prüft man weiterhin in Abb. 4 die Häufigkeit ekzematöser Spätmanifestationen in Abhängigkeit vom Manifestationsalter des frühkindlichen Ekzems, so schneidet das erste Trimenon keineswegs günstiger ab als das zweite bis vierte. Erst Kinder, deren erste ekzematöse Krankheitserscheinungen im 2. Lebensjahrzehnt auftreten, scheinen eine etwas günstigere Prognose aufzuweisen.

Dieser Befund könnte in zweierlei Weise gedeutet werden: 1. daß das Eczema infantum keineswegs erst im zweiten Trimenon auftritt, sondern

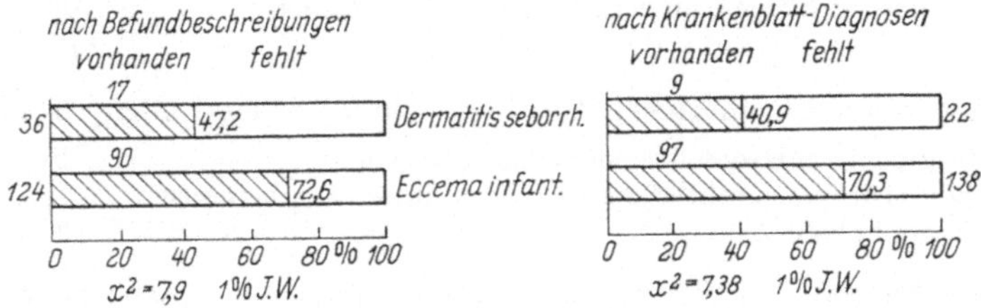

Abb. 5. Allergische Spätmanifestationen

sehr wohl sich bereits im 1. und 2. Lebensmonat mit ekzematösen Krankheitserscheinungen manifestieren kann; 2. daß die Prognose der sogenannten Dermatitis seborrhoides keineswegs so günstig ist, wie z. B. von WORINGER, OEHME u. a. angenommen wird. Bei Überprüfung der Krankengeschichten und beim Vergleich mit der Fragebogenerhebung von OEHME stellte es sich heraus, daß wir einen auffallend kleinen Anteil von Dermatitis seborrhoides-Fällen in unserem Krankengut erfaßt hatten. Viele dieser Fälle hielten einer kritischen Auswertung der Krankengeschichte keineswegs stand. Andere Krankenblätter wiederum — insbesondere solche vor der Veröffentlichung von MORO 1932 — enthielten keine eindeutige Differenzierung. Auf Grund der Befundbeschreibungen läßt sich zwar in vielen Krankengeschichten eine ungefähre nachträgliche diagnostische Einordnung in die Eczema infantum- und die Dermatitis seborrhoides-Gruppe durchführen. Dies führt aber nicht zu einer reinlichen Trennung beider Krankheiten, sondern nur zu einer mehr oder weniger großen Anreicherung des Eczema infantum in der einen und der „Dermatitis seborrhoides" in der anderen Gruppe. Daß trotz dieser unvollkommenen Entmischung ein statistisch signifikanter Unterschied in der Spätprognose deutlich wird (siehe Abb. 5), möchten wir in dem Sinne deuten, daß die gute Spätprognose der Dermatitis seborrhoides zutrifft. Die andere Anschauung aber, daß ekzematöse Ersterkrankungen im ersten Trimenon kein konstitutionelles endogenes Ekzem sein können, erscheint revisionsbedürftig. In unserem Krankengut stehen erstmalige ekzematöse Erscheinungen im ersten Trimenon sehr im

Vordergrund; das Auftreten von ekzematösen Späterkrankungen in 50 %
der Fälle ist eine starke Stütze der Auffassung, daß das konstitutionelle
Eczema infantum sich nicht erst im 4.—5. Monat, sondern sich sehr wohl
schon im 1.—3. Monat manifestieren kann.

Unter den 166 Probanden waren zur Zeit der Nachuntersuchung
89 mal Krankheitserscheinungen nachweisbar.

Typische Neurodermitis (mit lichenifizierten Herden typischer Lokalisation und insbesondere grau-fahlem Hautkolorit)	21 = 12,8 %
Lichenifizierte Ekzeme an Ellenbeugen, Kniekehlen ohne die fahle Blässe des Neurodermitikers	9 = 5,4 %
Lichenifizierte Ekzeme ausschließlich an den Händen	13 = 7,8 %
	43 = 26,0 %

Von anderen ekzematösen Hauterscheinungen sind noch zu nennen:

Ausgesprochen mikrobiell-seborrhoische Ekzeme	5 = 3,0 %
Geringfügige uncharakteristische ekzematöse Erscheinungen anderer Lokalisation	9 = 5,4 %

Weiterhin sind Patienten mit starker Acne, ausgesprochenen Folli-
kullitiden am Rücken und Gesäß oder massiver Seborrhoe in 17 Fällen
(10,2 %) vorhanden.

Ergänzend sei noch das Vorhandensein einer Ichthyosis (einschl.
Eczema ichthyotico) in 10 Fällen (= 6,0 %) zu erwähnen.

Beachtenswert erscheint, daß etwa gleich häufig wie die typische
Neurodermitis lichenifizierte Hauterscheinungen, insbesondere an den
Händen vorkommen. Darunter befanden sich auch drei Patienten, die
uns bereits unter der Diagnose mykotisches Handekzem mit positivem
Pilzbefund bekannt waren.

Erwähnenswert ist, daß in 13 Fällen (= ca. 8 %) die ekzematösen Hand-
erscheinungen zu einer ausgesprochen beruflichen Behinderung führten.
Drei Frauen berichteten über eine Behinderung bei der Hausarbeit; drei
weitere bei beruflicher Tätigkeit als Friseuse, als kaufmännische An-
gestellte in der Lebensmittelbranche und als Lederanstreicher in einer
Schuhfabrik. Die beiden letzteren hatten ihren Beruf wechseln müssen
und sind jetzt als Packerinnen tätig. Unter den sieben Männern fand sich
je ein Beamter und ein kaufmännischer Angestellter, die vorwiegend
Schreib- und Büroarbeiten verrichten. Weitere berufliche Behinderung
war bei einem Drogisten bei Fotoarbeiten vorhanden, bei einem Seemann
bei Anstreicherarbeiten auf dem Schiff, bei einem Former im Umgang
mit Formsand und bei einem Landwirt bei landwirtschaftlicher Arbeit. Es
finden sich also sehr verschiedene Berufe, auch solche (z. B. reine Büroarbeiten), bei denen epidermale Sensibilisierungen überaus selten sind und
bei denen typische Berufsekzeme bisher kaum bekannt sind. Dies unterstreicht die konstitutionelle oder endogene Bedingtheit der in unserem
Nachuntersuchungskrankengut so häufig gefundenen Handekzeme.

Weitere Untersuchung erfolgte an Hand der Nicotinsäureester-Reaktion. Bekanntlich tritt nach Aufpinseln von Rubrimenttinktur auf Unterarm und Rücken bei typischen Neurodermitikern eine paradox anämische Reaktion ein, während das normale Gefäßverhalten in einem primären Erythem besteht. Diese seit BOLTE, FRIDRICH u. AICHINGER, ILLIG u. v. a. bestätigte Reaktion schlägt aber, worauf seltener hingewiesen wurde (vgl. HEITE u. WEBER), stets nach kürzerer oder längerer Zeit in ein Erythem um. Prüft man den Zeitpunkt dieses Umschlagens, so spaltet sich das primär anämisch reagierende Krankengut in

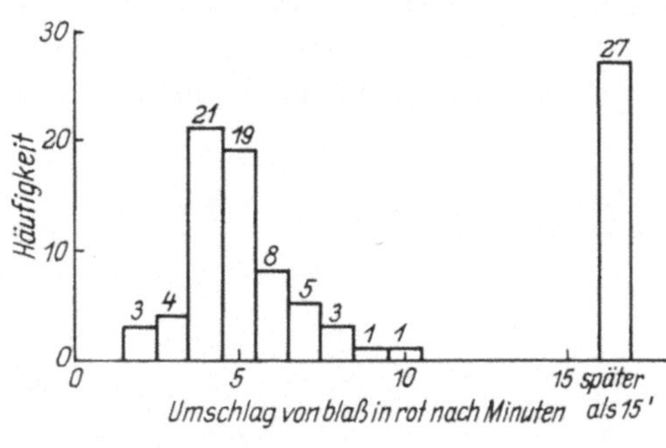

Abb. 6
Dauer der anämischen Rubrimentreaktion bei 92 Probanden

zwei Gruppen auf, mit kurzdauernder anämischer Reaktion (Umschlag zwischen 2 und 10 min) und mit langdauernder anämischer Reaktion (Umschlag tritt innerhalb der Beobachtungszeit von 15 min nicht ein, sondern erfolgt erst nach etwa 30—60 min [vgl. Abb. 6]).

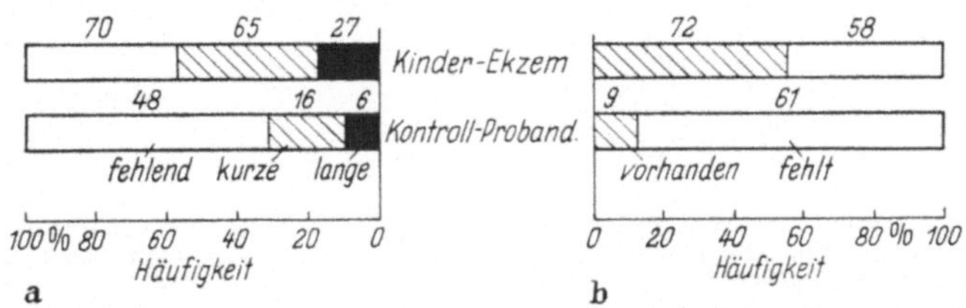

Abb. 7. a Anämische Reaktion auf Rubriment; b Weiß-Reaktion auf Acetylcholin

Des weiteren untersuchten wir die bei Neurodermitikern nicht selten auftretende sogenannte „Weißreaktion" nach intracutaner Acetylcholininjektion (vgl. STÜTTGEN u. KRAUSE). Hierunter ist ein blaß-anämischer Bereich zu verstehen, der zwischen der Quaddel und dem sie umgebenden erythematösen Hof als Zwischenzone eingelagert ist.

Vergleichen wir die Häufigkeit der anämischen Rubrimentreaktion und der Weißreaktion auf Acetylcholin in Abb. 7 bei den Ekzemprobanden und 70 Kontrollprobanden, so ergeben sich recht erhebliche Unterschiede.

Auf Grund der langdauernden anämischen Reaktion wäre mit 27 typischen Neurodermitikern in unserem Krankengut zu rechnen, das sind 16 %. Demgegenüber kommen unter zusätzlicher Berücksichtigung der kurzdauernden anämischen Rubrimentreaktion oder der Weißreaktion

auf Acetylcholin wesentlich höhere Häufigkeiten zustande, nahezu
60 %. Es gilt daher, die Bedeutung der kurzfristigen anämischen Rubrimentreaktion und der Acetylcholin-Weißreaktion und ihre gegenseitige
Zuordnung zu untersuchen. Charakteristisch für den Neurodermitiker ist
ferner nach eigenen Untersuchungen gemeinsam mit FUNK u. ENGEL-
HARDT ein relativ kleiner erythematöser Hof nach intracutaner Histamininjektion. Es zeigt sich an Hand der Abb. 8, in der die Häufigkeitsver-

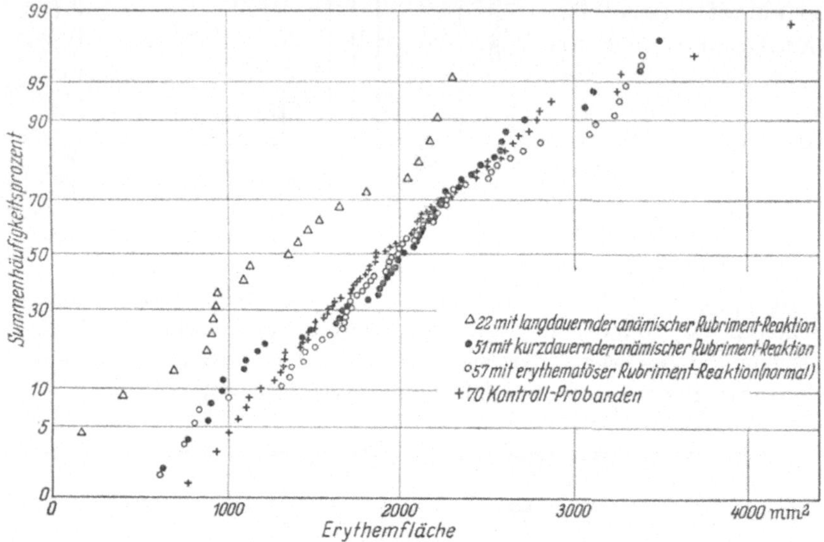

Abb. 8. Häufigkeitsverteilung der Erythemfläche nach intrakutaner Injektion von Histamin 1 : 20 000
bei 130 Eczema infantum-Probanden (Darstellung als Summenlinie im Wahrscheinlichkeitsnetz).
Das Krankengut ist aufgegliedert in: Δ 22 Eczema infantum-Probanden mit langdauernder anämischer Rubrimentreaktion; • 51 Eczema infantum-Probanden mit kurzdauernder anämischer
Rubrimentreaktion; ○ 57 Eczema infantum-Probanden mit erythematöser Rubrimentreaktion;
+ 70 Kontrollprobanden

teilungen der Histaminerythemgröße verschiedener Patientengruppen
zusammengestellt sind, daß nur die langdauernde anämische Rubrimentreaktion diagnostische Bedeutung hat; Patienten mit kurzdauernder
anämischer Reaktion haben die gleiche Histaminreaktionsgröße wie
Kontrollprobanden oder Probanden mit normaler erythematöser
Rubrimentreaktion.

Wenn man nun in Abb. 9 die Häufigkeitsverteilung der Größe des
Histaminerythems einer Formanalyse unterwirft und hierbei die getesteten Ekzemprobanden den Kontrollprobanden gegenüberstellt, so
fällt in einem unteren durch Schraffur gekennzeichneten Bereich ein
besonderer Anteil der Ekzemgruppe auf, der von den Kontrollprobanden
abweicht. Es handelt sich um jenen Anteil, der, knapp 20 % des Gesamt-

krankengutes umfassend, ein auffallend geringes Reflexerythem ausbildet. Übereinstimmend an Hand des klinischen Befundes, der langdauernden anämischen Rubrimentreaktion und eines abweichend kleinen
Histaminerythems findet sich bei etwa 12—15 % der Probanden unseres
Krankengutes eine ausgesprochene Erythemschwäche. Hiermit werden
zweifellos die typischen, in allen ihren klinischen Krankheitserscheinungen ausgesprochenen Neurodermitiker erfaßt.

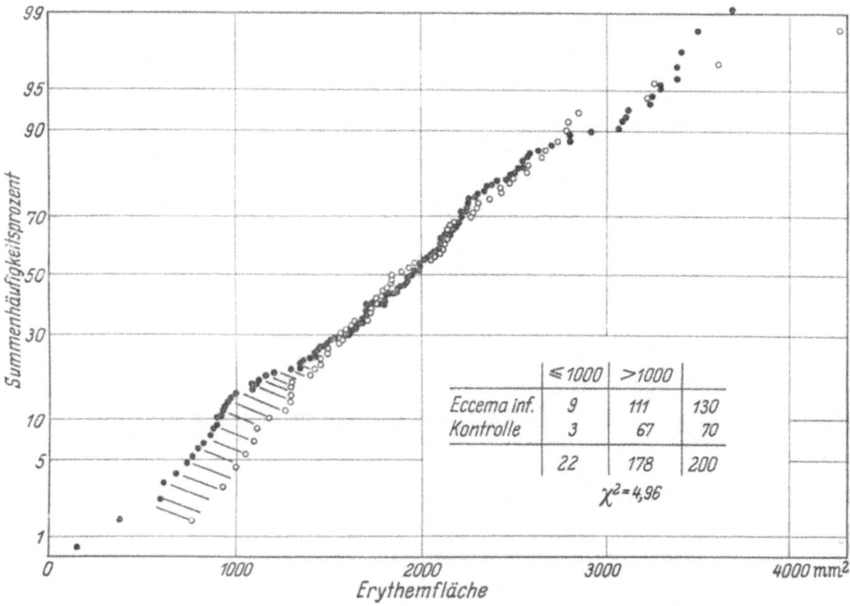

Abb. 9. Größe des Histaminerythems. o 130 Ecz. infant. Probanden; ● 70 Kontroll-Probanden

Von wesentlicher Bedeutung ist aber, daß diese nur einen kleinen
Teil der später an ekzematösen Hauterscheinungen Leidenden in unserem
Krankengut darstellen. Den anamnestischen Erhebungen nach waren
etwa 50 % unserer Patienten noch im späteren Leben Ekzematiker. Den
gleichen Prozentsatz etwa konnten wir bei der Weißreaktion auf Acetylcholin finden. Es fragt sich daher, welche weiteren Kriterien zur Erfassung spätekzematöser Hauterscheinungen in der Eczema infantum-
Gruppe herangezogen werden können. Mit diesem Ziel haben wir einmal
auf das Vorkommen bestimmter Nebenbefunde wie follikulärer Hyperkeratosen, Spinulismus oder Spinulosismus von MONCORPS genannt.
ferner auf Follikulitiden, Acne und ichthyosiformer Schuppung geachtet,
Prüft man an Hand der Abb. 10, wie häufig diese dermatologischen Nebenbefunde in der Ekzem- und Kontrollprobandengruppe vorkommen, so
ergeben sich wieder beachtliche Unterschiede. Insbesondere ist der

Befund des sogenannten Spinulismus, auf den Moncorps wiederholt hingewiesen hat, mit beachtlicher Häufigkeit in der Ekzemgruppe vorhanden. Aber auch die Follikulitiden und ichthyosiforme Schuppung sind signifikant häufiger als bei den Kontrollprobanden.

Als weiteres Kriterium haben wir die Unverträglichkeit gegen Wolle, Seife und Heftpflaster auf Grund sorgfältiger anamnestischer Erhebungen

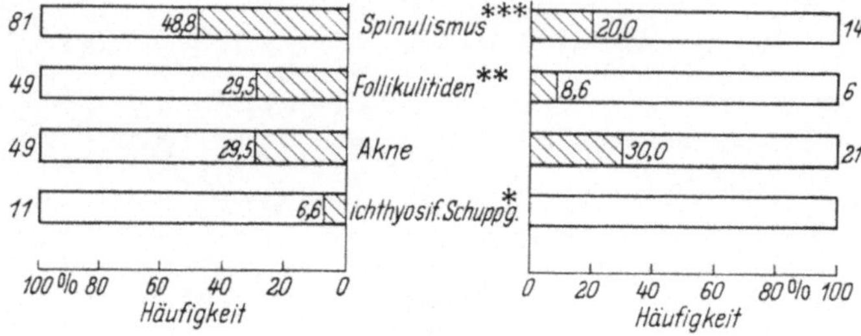

Abb. 10. Häufigkeit von Nebenbefunden, links: 166 Probanden mit Kinder-Ekzem in Anamnese; rechts: Kontrollprobanden. Statistisch signifikante Unterschiede sind mit *, hochsignifikante mit ** oder *** versehen

ausgewertet. Die Abb. 11 stellt die Häufigkeit solcher Unverträglichkeiten bei der Eczema infantum-Gruppe und der Kontrollgruppe gegenüber. Dabei zeigt sich, daß eine der genannten Unverträglichkeiten

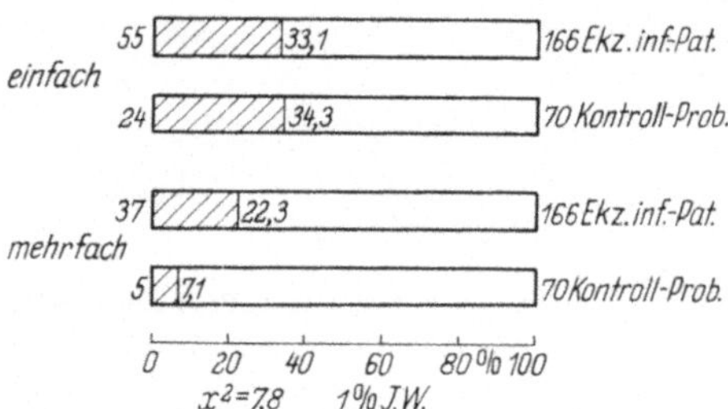

Abb. 11. Häufigkeit von Unverträglichkeit gegenüber Seife-Wolle-Heftpflaster

allein nur von geringer nosologischer Bedeutung ist. Das kombinierte Auftreten von zwei oder mehr solcher Unverträglichkeiten, diese sogenannte „mehrfache Unverträglichkeit", kommt dagegen in der Eczema infantum-Gruppe signifikant häufiger vor als bei den Kontrollprobanden.

Prüft man nun, welche dieser Einzelkriterien miteinander gekoppelt sind, so ergibt sich eine enge Koppelung zwischen kleiner Histaminreaktion, Spinulismus, langdauernder anämischer Rubrimentreaktion, Weißreaktion nach Acetylcholin. Es sind dies alles Patienten, die mehr oder weniger ausgeprägte Stigmata des Neurodermitikers aufweisen. Weiterhin finden sich eine Koppelung von auffallend großem Histaminerythem, Follikulitiden und ichthyosiformer Schuppung; ferner eine

Korrelation zwischen „mehrfacher Unverträglichkeit" und ichthyosiformer Schuppung. Diese Patienten sind in der Minderzahl. Wir möchten dies in dem Sinne interpretieren, daß die mehrfache Unverträglichkeit zu einem beachtlichen Teil durch die Ichthyosis bedingt ist. Ausgesprochen seborrhoische Stigmata, wie ausgesprochene Seborrhoea capitis, großes Histaminerythem, häufige Follikulitiden kommen in unserem Krankengut recht selten vor, so daß sich keine signifikanten Zusammenhänge nachweisen lassen. Wenn also gelegentlich der Gedankengang geäußert wurde, daß als Folgeerkrankung des Eczema infantum neben der Neurodermitis und der Ichthyosis vulgaris auch das seborrhoische Ekzem zu betrachten sei, so findet sich dafür in unserem Nachuntersuchungskrankengut kein verbindlicher Anhalt.

Es erscheint möglich, die große Zahl der einzelnen Kriterien nach den Methoden der Faktorenanalyse einer analytischen Auswertung zu unterziehen, wie dies mit zahlreichen psychologischen Testen geschehen ist. Dieses Verfahren würde die Möglichkeit enthalten, die hinter den einzelnen Kriterien steckenden unabhängigen Ursachenfaktoren genauer zu klären. Es ist jedoch damit zu rechnen, daß — wie bei der faktoriellen Testanalyse der Psychologen — die herausgearbeiteten unabhängigen Einzelfaktoren der Anschaulichkeit entbehren.

Bei Zusammenfassung des anschaulichen Ergebnisses der bisherigen Untersuchungen wäre hervorzuheben, daß das mit allergischen Folgekrankheiten belastete konstitutionelle endogene Ekzem entgegen der bisherigen vielfach geäußerten Anschauung nicht erst nach Ablauf des ersten Trimenon, sondern sich schon im 1. und 2. Lebensmonat erstmalig manifestieren kann. Die allergischen Folgekrankheiten an der Haut bestehen keineswegs immer in einer klassisch ausgeprägten Neurodermitis; vielfach kommen „formes frustes" vor mit wenig ausgeprägten Symptomen, mit normaler Gefäßreaktion und vorwiegend lichenifizierten Erscheinungen an den Händen. Diese vorwiegend durch ihre trockene Haut, follikulären Hyperkeratosen (Spinulismus) an den Streckseiten der Oberarme und Oberschenkel charakterisierten Fälle weisen recht bevorzugt lichenifizierte Handekzeme auf.

Literatur

BODDIN, M.: Med. Klin. **26**, 270 (1930).
BOLTE, O.: Hautarzt **3**, 304 (1952).
BRUNSTING, L. A.: Arch. Derm. Syph. (Chicago) **34**, 935 (1936).
ENGELHARDT, A. W., J. FUNK u. H.-J. HEITE: Arch. klin. exp. Derm. **207**, 339 (1958).
FRIDRICH, H., u. F. AICHINGER: Derm. Wschr. **1950**, 881.
GOTTRON, H. A.: In: ARZT-ZIELER: Die Haut- und Geschlechts-Krankheiten, 1935 II.
GRAYSON, L. D., and H. M. SHAIR: Ann. Allergy **17**, 57 (1959).
HEITE, H.-J., u. F. F. DOERR: Arch. klin. exp. Derm. **204**, 543 (1957).
HEITE, H.-J., u. G. WEBER: Arch. klin. exp. Derm. **204**, 327 (1957).

Hellerström, G.: Fortschritte der Allergielehre, S. 245. Basel 1939.
Illig, L.: Derm. Wschr. **1952**, 753.
Miescher, G.: Arch. Derm. Syph. (Berl.) **188**, 37 (1949).
Moro, E.: Ekzema infantum und Dermatitis seborrhoides. Berlin: Springer 1932.
Moro, E., u. L. Kolb: Mschr. Kinderheilk. **9**, 428 (1910).
Purdy, M. J.: Brit. med. J. No. 4824, 1366 (1953).
Rösch, E.: Das Schicksal des Patienten mit exsudativem Ekzematoid (Rost). Dissertation. Freiburg 1937.
Rost, G. A., u. A. Marchionini: Würzburger Abhandlungen 27 H., 10 (1932).
Stüttgen, G., u. H. Krause: Allergie u. Asthma **3**, 206 (1957).
Vowles, M., R. P. Warin and J. Apley: Brit. J. Derm. **67**, 53 (1955).
Woringer, P.: Mschr. Kinderheilk. **85**, 348 (1940/41).

Aussprache

S. Borelli-München: Unseres Erachtens ist das Ausbleiben einer Rötungsreaktion, d. h. das Fehlen einer sichtbaren Reaktion von Nicotinsäureabkömmlingen bei Applikation auf die Haut bereits von wesentlicher Bedeutung für die Stellung der Diagnose konstitutionelle Neurodermitis. Es wird in diesem Zusammenhang auf die Veröffentlichung von Borelli, Schätz u. Kraft[1] hingewiesen.

H.-J. Heite-Marburg (Schlußwort): Es ist richtig, daß bei statistischer Auswertung der Ergebnisse der Nicotinsäureesterreaktionen nicht nur die primärerythematöse, die kurzdauernde und langdauernde paradox-anaemische Reaktion, sondern auch das völlige Fehlen einer Reaktion berücksichtigt werden muß. In dem berichteten Krankengut war aber eine völlig fehlende Reaktion nicht vorhanden.

55. G. Stüttgen-Düsseldorf: **Resorption und Wirkung lokal applizierter Antiallergica.**

Die Erfolge einer lokalen Therapie sind von der Intensität der Resorption in die verschiedenen Hautschichten abhängig. Unsere Untersuchungen betrafen Antihistamine und Cortison-Derivate. Auf Grund der prinzipiell verschiedenen pharmakologischen Wirkungen dieser Substanzgruppen wurden vergleichende Untersuchungen angestellt, um festzustellen, ob das Spektrum der freigesetzten Wirkstoffe einer allergischen Reaktion durch das eine oder andere Medikament stärker beeinflußt werden kann.

An Hand intracutaner Mischinjektionen wurde die Zeit bestimmt, über die lokal applizierte Medikamente am Orte der Injektion wirksam sind. Sämtliche Untersuchungen wurden mit dem gleichen Antihistamin: 0,75 % N-Dimethylamino-isopropyl-thiophenylpyridylaminhydrochlorid und mit dem gleichen Typ des Cortison-Derivates: Dexamethasonphosphat durchgeführt.

---

[1] Borelli, S., H. L. Schätz u. J. S. Kraft: Dermographismus und vegetativ gefäßwirksame Therapie bei Neurodermitis. Hautarzt **7**, 130 (1956).

Wir hatten uns in vorangehenden Untersuchungen davon überzeugt, daß bei lokaler Anwendung Antihistamine nach etwa 4 Std eine intracutan gesetzte Histaminquaddel um 50 % hemmen und daß die Resorption aus einer 0,01 %igen Dexamethasonsalbe an Hand des Senkens des Blut-Eosinophilen-Spiegels unter Beachtung der Eosinophilen-Tageskurve belegt werden kann. Auf Grund dieser Voruntersuchungen, die Resorptionsfragen betrafen, ist eine Beurteilung einer differenten Wirkung beider Wirkstoffgruppen auf verschiedene Krankheitsbilder zulässig. Untersucht wurden so 15 Fälle einer Urticaria factitia, 3 Fälle einer Kälte-Kontakt-Urticaria, 1 Fall einer Wärme-Kontakt-Urticaria, 12 Fälle einer chronischen Urticaria, sowie 32 Patienten mit einer oder mehreren positiven Läppchenproben in Form eines allergischen Ekzems. Die Vorbehandlung mit Antihistamin-Gel unterdrückte die ödematöse Reaktion der physikalischen *Urticariaformen* wie Urticaria factitia, Kälteurticaria fast vollkommen und hemmte die Erythementwicklung. Im Verhältnis zu einer gleichzeitig gesetzten Histaminquaddel (0,05 cm³ der Verdünnung 1:10000) stellten sich die Quaddeln und Erytheme als Antihistamin-empfindlicher dar als die Beeinflussung der Histaminquaddel selbst.

Chronische Urticaria, die vornehmlich an bevorzugten Orten regelmäßig auftrat, wurde nicht durch die lokale Applikation von Antihistamin-Gelen beeinflußt, zeigte aber ein gutes Ansprechen auf orale Applikation. Es dürfte der Hinweis erlaubt sein, daß zentrale Nebenwirkungen der verwandten Antihistamine oder die höhere Konzentration in tieferen Hautschichten bei oraler Applikation dafür verantwortlich sind.

Bei den angeführten Urticariaformen haben wir niemals einen hemmenden Effekt von Dexamethasonsalben auffinden können.

Ein völlig anderes Bild stellt sich bei der Prüfung der Beeinflussung *allergischer Ekzemreaktionen* dar. Bei 8 stündiger Vorbehandlung des Hautareals, in dem die Hautprüfung durchgeführt wird (Läppchenteste), fand sich eine deutliche Verminderung der ekzematösen Reaktion, die von Antihistaminen nicht erreicht werden konnte. Zu erwähnen ist, daß das verwandte Dexamethason auch einen Einfluß auf die Durchblutung hat, da verschiedene Erythem-bildende Reize durch lokale Dexamethasonanwendung abgeschwächt werden konnten und auch bei der intracutanen Injektion von Dexamethason eine Entwicklung eines anämischen Feldes, welches über 4 Std anhielt, beobachtet werden konnte, im Verhältnis zu einer Injektion Sympathico-mimetischer Substanzen aber relativ spät auftreten.

Bei dem Vergleich einer intracutanen Mischinjektion von Dexamethason und Trichophytin oder Tuberkulin konnte belegt werden, daß im Verhältnis zu den Kontrollquaddeln ohne Dexamethason das Maximum der Hautreaktion, also der geröteten Papeln, mit einer 24 stündigen Verspätung eintrat. Dieses Phänomen, welches wir *Phasenverschiebung*

nannten, setzt voraus, daß die Wirkstoffe der Spätreaktion vom Tuber-
kulintyp im Gewebe länger haften und ihre Aktivität behalten, als das
wasserlösliche Dexamethason in Form des Dexamethason-diäthylamino-
acetat-hydrochlorid. Das Na-Phosphatsalz des Dexamethason wirkt
lokal i. c. wesentlich länger, eine Phasenverschiebung tritt somit nicht auf.

Auf Grund dieser klinisch-experimentellen Versuchsreihen können
wir die Feststellung machen, daß bestimmte Formen einer Hautallergie
ein charakteristisches Spektrum biologischer Wirkstoffe haben müssen,
die im Falle der physikalischen Urticariaformen durch Antihistamine
blockiert werden und bei allergischen Ekzemen durch Cortisonderivate
gehemmt werden können, während bei der allergischen Sofortinjektion
nach intracutaner Testung wiederum Antihistamine sich wirksamer darstellen als Dexamethason und bei der allergischen Spätreaktion Dexamethason einen besseren Effekt als Antihistamin hat. Interessanterweise
zeigen parallele histologische Untersuchungen, daß bei der Spätreaktion
mehr das klinische Bild der geröteten Papel unterdrückt wird, als die
celluläre Infiltration granulomatösen Typs.

Aus unseren Untersuchungen läßt sich ableiten, daß bei lokaler Applikation folgende Relationen zwischen der Reaktionsstärke der Testreaktion, der Konzentration der Wirkstoffe und der Bindungsfähigkeit
im Gewebe bestehen, wobei auch die Affinität des Medikamentes zu
seinem Lösungsmittel bzw. zu seiner Salbengrundlage berücksichtigt
werden muß:

$$\text{Reaktionsstärke} = \frac{\text{Konz. biol. Wirkstoff} \cdot \text{Gewebshaftung}}{\text{Konz. Medikament} \cdot \left(\text{Verteil.quotient} \frac{\text{Grundlage}}{\text{Haut}}\right) / \text{Gewebslösl.}}$$

Vom therapeutischen Gesichtspunkt sind allergische Reaktionen so
lange medikamentös mit dementsprechenden Antagonisten der freigesetzten biologischen Wirksubstanzen zu behandeln, bis diese Wirkstoffe ihre
pharmako-dynamische Aktivität verloren haben oder aus dem Gewebe
verschwunden sind.

**56. R. Wernsdörfer-Erlangen: Untersuchungen über die ätiologische
Bedeutung von Begleitsymptomen bei der allergischen Urticaria.**

Den Formen der Urticaria, die unter dem Einfluß bestimmter Faktoren in jedem Falle und bei jedem Menschen hervorgerufen werden,
stehen diejenigen gegenüber, die als allergische Urticaria nur bei einer
Überempfindlichkeit auftreten. Ihnen schließt sich die Urticaria mit
unsicherer allergischer, exogen (thermisch, mechanisch, photogen) aus-
gelöster Genese und die pathergische Urticaria an.

Wie Fleck feststellt, ist der weitaus größte Teil der Urticariafälle allergisch
bedingt, und die zahlenmäßig am häufigsten beobachtete Form dieser Erkrankung

stellt die akute Urticaria dar. Die Ursache der akuten Form läßt sich durch die Anamnese in der Regel leicht auffinden. Es sind allergische und nichtallergische Auslösung nachzuweisen. Erstere ist meist ursächlich durch Medikamente oder Nahrungsmittel bedingt. Bei letzterer nimmt LINDEMAYR vor allem Intoxikationen auf verdorbene Nahrungsmittel an, die fast immer von schwersten gastrointestinalen Symptomen begleitet sind. Wenn es sich dabei nur um einen, meist schweren Urticariaschub handelt, kann geschlossen werden, daß physikalische oder hormonelle Noxen sowie Würmer oder Inhalationsstoffe kaum für die Auslösung in Frage kommen. Anderseits kann aber ein derartiger Urticariaanfall auch den Verlaufstyp einer chronisch rezidivierenden Urticaria einleiten. LINDEMAYR hat den einzelnen Verlaufstypen der Urticaria verschiedene Ursachengruppen mit einer gewissen Wahrscheinlichkeit zugeordnet und teilt sie in drei Formen ein. Als erste wird die meist durch medikamentöse Allergie oder gastrointestinale Intoxikation bedingte eben genannte akute Urticariaform angeführt. Die zweite Form betrifft die chronisch rezidivierende Urticaria mit schweren Anfällen, die sich unterbrochen von langen Pausen abspielen und meist durch Nahrungsmittelallergie verursacht sind. Beim dritten Verlaufstyp finden sich tägliche oder fast tägliche Urticariaausbrüche vor, die meist auf nichtallergischen Mechanismen beruhen und mit Funktionsstörungen im Magen-Darm-Trakt oder mit Fokalinfekten unter Miteinwirkung psychischer und hormoneller Faktoren einhergehen. LINDEMAYR betont noch, daß diese letztere Form, die bei einer Dauer von über 4 Wochen chronische Urticaria benannt wird, ohne schwerere Allgemeinsymptome verläuft sowie erhebliche therapeutische und vor allem diagnostische Schwierigkeiten bereiten kann. STORK weist darauf hin, daß bei chronischer Urticaria verhältnismäßig oft Fokalinfekte in Kombination mit Reaktionen auf besondere Nahrungsmittel auftreten. Die spezifische Nahrungsmittelempfindlichkeit kann sich dann nach Fokalsanierung zurückbilden. Mitunter wurde auch das Auftreten einer chronischen Urticaria bei Fokalinfekten nach Kälte, Wärmen oder Reiben festgestellt. Es handelt sich dabei offenbar um die Realisation einer latenten Urticaria durch physikalische Einwirkung. Besserungen oder Abklingen der Urticaria nach Fokalsanierung ist dann als Eliminationserfolg aufzufassen. STORK meint im Hinblick auf die bakterielle Allergie, daß empirisch gesehen ein Zusammenhang zwischen Fokalinfekt und chronischen Urticariafällen wohl angenommen werden kann, wenngleich der genaue Mechanismus und zuverlässige Testmethoden mit den entsprechenden Allergenen noch unbekannt sind. Als weiteren ätiologischen Faktor bei der chronischen Urticaria ziehen CERANKE-HÖFERMAYER u. LINDEMAYR den Einfluß psychischer Einwirkungen im Verein mit somatischen Störungen sowie den Effekt hormonaler Dysfunktionen in Betracht. LINDEMAYR betont aber, daß es nicht berechtigt erscheint, die chronische Urticaria als primär psychogene Erkrankung aufzufassen. Dagegen konnte er nachweisen, daß Funktionsstörungen, die im Verdauungstrakt liegen, einen sehr wesentlichen Faktor für das Zustandekommen der chronischen Urticaria darstellen, und bezeichnet als besonders kennzeichnend hierfür das Ergebnis seiner Magensaftproben, Röntgenuntersuchungen und Diätversuche. Der Nachweis des häufigen Auftretens pathogener Keime im normalerweise sterilen Duodenum ergab einen besonders für die Behandlung wichtigen Fingerzeig, diese als einen Hilfsfaktor bei der Entstehung der chronischen Urticaria aufzufassen. Zu erwähnen ist auch, daß ZIEGLER mit neurovegetativen Untersuchungen bei chronischer Urticaria keinen Anhaltspunkt dafür fand, bei dieser Erkrankung eine besondere allgemeine Störung des vegetativen Tonus in Betracht zu ziehen. LINDEMAYR weist noch auf die ungeheure Therapieresistenz und die sich sehr verschlechternden Heilungsaussichten bei längerer Erkrankungsdauer der chronischen Urticaria hin. Auch MÜLLER betont, daß erst nach Erkennung und Vermeidung der speziellen Ursache sichere Therapieerfolge möglich sind und daß besonders bei der chronischen Urticaria eine spezielle Diagnostik auch bei Anwendung moderner Untersuchungsmethoden viele Schwierigkeiten und Versager mit sich bringt. Es ist demnach häufig nicht möglich, Urticariafälle pathogenetisch einzuordnen. Anderseits kann aus einem spontanen Abklingen der Urticariaerscheinungen keineswegs auf die Art der Allergene geschlossen werden. Müller gibt an, daß Spontanheilungen und Remissionen infolge spontaner Desensibilisierung, andersartiger Reaktionslage des Organismus und veränderter Resorptionsverhältnisse des Magen-Darm-Traktes, die im Einzelfall nicht zu beurteilende Faktoren darstellen, bedingt sein können.

Die chronische Urticaria hängt demnach nicht selten von mehreren Noxen ab, die polyätiologisch einzuordnen sind. Dabei ist anzunehmen, daß häufig mehrere Allergene gleichzeitig eine Rolle spielen und die Entstehung der chronischen Urticaria bei einer latenten allergischen Reaktionsbereitschaft durch verschiedene Einflüsse möglich ist. Die Ursachenanalyse hinsichtlich einer allergischen Pathogenese in Form der Testung, des Expositionsversuchs und des Karenzversuchs bringt jedoch, wenn viele ätiologische Faktoren bei der chronischen Urticaria zusammenwirken, meist keine befriedigende Lösung.

Zu dieser Frage der besonders schwierigen Aufklärung ätiologischer Zusammenhänge bei der chronischen Urticaria sollen die im folgenden mitgeteilten Untersuchungsergebnisse einen Beitrag leisten. Unsere Untersuchungen wurden bei 77 stationär behandelten, an chronischer Urticaria erkrankten Patienten — 25 Männer und 52 Frauen — durchgeführt. Das Durchschnittsalter der Kranken belief sich auf 31,6 Jahre (zwischen 13 und 68 Jahren). Die Dauer der Erkrankung reichte von 1 Monat bis zu 20 Jahren — durchschnittliche Dauer 1,7 Jahre. Unsere Patienten mit chronischer Urticaria stellten eine Gruppe von Fällen dar, die weder diagnostisch geklärt, noch therapeutisch günstig beeinflußt werden konnten. Auf Grund dieses Merkmals ließen sie sich aus unserem Krankengut von den akuten und ätiologisch gesicherten Urticariafällen abtrennen und auswählen.

Bei diesen Kranken wurden neben anamnestischen Erhebungen und klinischem Befund folgende Routineuntersuchungen ausgeführt: Blutbild, Blutkörperchensenkungsreaktion, Takata-Reaktion, Cadmiumreaktion, Weltmann-Reaktion, Elektrophorese, Urinuntersuchung (Eiweiß, Zucker, Urobilinogen, Sediment), Stuhluntersuchungen (Parasiteneier), Scarifikationsteste (Arzneimittel, Nahrungsmittel, Inhalationsallergene), Prüfung auf Kälte-, Wärme-, Druck- und Schwitzurticaria, Untersuchung auf Dermatomykosen, Untersuchung auf Fokalherde, Untersuchung der Quaddelresorptionszeit, Bestimmung des Dermographismus.

Der Versuch einer therapeutischen Beeinflussung mit Antihistaminika, ACTH und Cortisonpräparaten zeigte bei den Fällen keinen Erfolg; es gelang lediglich bei 23 Fällen, mit unspezifischer Therapie Besserung der krankhaften Erscheinungen zu erreichen.

Als auffällig wurde festgestellt, daß bei allen Kranken anamnestisch oder klinisch im zeitlichen Zusammenhang mit der chronischen Urticaria Begleitsymptome nachzuweisen waren, die bestimmten Krankheitszuständen zugeordnet werden konnten, wobei einem Patienten jeweils eines oder mehrere dieser Symptome gleichzeitig angehörten. Es ließen sich folgende 11 Gruppen von Krankheitszuständen auffinden:

<table>
<tr><td>1. Magen-Darmerkrankungen</td><td>7. Epidermophytie</td></tr>
<tr><td>2. Erkrankungen der Respirationsorgane</td><td>8. Herz- und Kreislaufkrankheiten</td></tr>
<tr><td>3. Erkrankungen des weiblichen Beckens, des Nierenbeckens und der Blase</td><td>9. Stoffwechselstörungen</td></tr>
<tr><td></td><td>10. Nervöse, endokrine, vegetative und psychische Störungen</td></tr>
<tr><td>4. Pyogene Krankheitszustände</td><td></td></tr>
<tr><td>5. Focuskrankheiten</td><td>11. Hautkrankheiten</td></tr>
<tr><td>6. Allergien</td><td></td></tr>
</table>

Im einzelnen lagen in der jeweiligen Gruppe folgende Symptome vor:

Gruppe 1. In dieser Gruppe ließen sich 45 mal Störungen im Bereich des Magen-Darms nachweisen. Diese zeigten sich als Magenschmerzen, Erbrechen, Bauchbeschwerden, Nachweis einer Hypacidität, einer Gastritis, eines Ulcus ventriculi, Magenoperation, Magen-Darm-Katarrh, Appendektomie, Durchfälle und chronische Obstipation. Es ist anzunehmen, daß es bei diesen Erscheinungen zu einer abwegigen Zusammensetzung der Darmflora gekommen war (LINDEMAYR). Diese Dysbakterie konnte im Sinne eines Herdgeschehens aufgefaßt werden.

Gruppe 2. In dieser Gruppe fand sich sechsmal eine krankhafte Störung, die als chronische Bronchitis, Bronchiektasen, Pleuritis und Pneumonie zu registrieren war. Es erscheint die Auffassung berechtigt, daß für diese Erkrankungen Pneumokokken und Influenza-Diplokokken (BÖHMIG) ursächlich in Frage kommen, die im Sinne einer bakteriell bedingten Herdkrankheit wirksam wurden.

Gruppe 3. Die Erkrankungen dieser Gruppe umfaßten 21 Beobachtungen bei Frauen mit Symptomen, die das Vorliegen von Adnexitis, Fluor albus mit dysmenorrhoischen Erscheinungen, Douglas-Absceß, Entzündungen des Uterus oder der Ovarien sowie von Cystitis und Pyelitis anzeigten. Es handelte sich demnach um bakteriell bedingte Krankheiten, deren Einfluß im Sinne eines Herdgeschehens zu deuten war.

Gruppe 4. Diese Gruppe enthielt zwölfmal Erkrankungen an Furunkel, Furunkulose, Phlegmone, Osteomyelitis und Inquinaldrüsenschwellungen. Bei diesen Krankheitszuständen lag nahe, die Kranken als Herdträger aufzufassen (STORK).

Gruppe 5. In dieser Gruppe ergab sich eine sehr hohe Zahl von Beobachtungen. Es handelt sich 61 mal um Fälle mit Fokalinfektion, die odontogene Herde und Foci im Hals-Nasen-Bereich aufwiesen oder an einer Cholecystitis erkrankt waren. Bei den ersteren wurden neben den sogenannten Granulomen auch Veränderungen am Gebiß registriert, die als Restostitis, Parodontopathie und wurzelbehandelter Zahn (SCHUH) nachzuweisen waren. Im Hals-Nasen-Bereich wurden Herde in den Tonsillen und darüber hinaus auch Tonsillenherde von tonsillektomierten Patienten (RICCABONA), die noch weiterhin Beschwerden nach Art einer Angina tonsillaris hatten, erfaßt. Auch Fälle mit Pharyngitis und Laryngitis gehörten hierher. Fälle mit Herden im Bereiche der Nase zeigten sich als Erkrankungen der Nebenhöhlen, chronische Nasenschleimhautentzündung, Septumdefekt und Nasenpolypen. Die

Bedeutung dieser Fokalherde für die Herdkrankheit ist unbestritten. Sie gilt auch für die Cholecystitis, die ebenfalls bei unseren Fällen vertreten war. Es konnte angenommen werden, daß die Gallenblase dabei hauptsächlich von Bacterium coli und Enterokokken (Fassbender) besiedelt wurde.

Gruppe 6. Diese Gruppe zeigt sechsmal das Vorliegen von Ekzem, Neurodermitis, Quinkeschem Ödem oder rheumatischen Gelenkerscheinungen. Hier kann wohl eine Kombination der Urticaria mit andersartigen allergischen Manifestationen der entsprechenden Krankheiten angenommen werden, der offenbar das gleiche Krankheitsgeschehen zugrunde liegt. Gleichzeitig bestehende Fokalherde im Kopfbereich wurden nachgewiesen.

Gruppe 7. Diese Gruppe beinhaltet elfmal das Vorliegen von Epidermophytieherden. Um diese Fälle im Hinblick auf die Urticaria zu deuten, sei festgehalten, daß eine bestehende Mykose theoretisch eine Art Focus darstellen kann. Die primäre Pilzkrankheit vermag im Sinne eines Summationsfaktors zu reagieren, wenn noch ein zusätzlicher Reiz auf die Haut einwirkt, wie Götz mitteilt, der nachwies, daß bei einer Gruppe von Kranken mit allergischen Grundleiden, wie z.B. Urticaria, in 57 % aller Fälle Pilzinfektionen vorlagen, im Gegensatz zu nur 17 % bei Patienten ohne allergische Anamnese.

Gruppe 8. Diese Gruppe umfaßt elfmal Beobachtungen, die bei den Fällen das Bestehen von Myocarditis, Herzinfarkt, Hochdruck und Kreislaufstörungen ergaben. Es handelte sich dabei um Patienten, die den oberen Altersstufen unseres Krankengutes angehörten. Diese Fälle sind offenbar im Sinne der Auslösung einer pathergischen Urticaria durch pathologische Veränderungen der Kreislauforgane einzuordnen.

Gruppe 9. Die Gruppe enthält vier Beobachtungen von Fällen mit Adipositas und drei mit starker Abmagerung. Es liegt hier nahe, bei diesen Kranken eine pathergische Urticaria auf Grund von krankhaften Stoffwechselveränderungen in Betracht zu ziehen.

Gruppe 10. In dieser Gruppe wurden 15 Beobachtungen zusammengefaßt, die folgende Symptome betrafen: Vegetative Dystonie, Thyreotoxikose, Kopfschmerzen, Gehirnerschütterung, Trigeminusneuralgie, Epilepsie, Otosklerose, nervöse Übererregbarkeit oder Neurose. Für diese Gruppe von Fällen wurde angenommen, daß bei Störungen im vegetativen System, Endokrinium und der Psyche eine ätiologische Beziehung zur Urticaria möglich ist (Fleck).

Gruppe 11. Diese Gruppe zeigt je einen Fall einer der folgenden Hautkrankheiten: Erythematodes chronicus discoides, Psoriasis vulgaris, Acne vulgaris, Rosacea, varicöser Symptomenkomplex, Pityriasis versicolor, Hyperhidrosis palmaris und Lues II. Bei diesen Fällen wurde die medikamentöse Auslösung der Urticaria in Betracht gezogen, wenngleich es nicht gelungen war, eine diagnostische Klärung hinsichtlich eines bestimmten Arzneimittels herbeizuführen.

Bei der Untersuchung unserer 77 Fälle mit Hilfe der Routinemethoden konnten noch folgende Besonderheiten nachgewiesen werden:

1. Leukocytenverminderung unter 6000 bei 75 % der untersuchten Fälle.

2. Blutkörperchensenkungsreaktion erhöht über 30 in der 1. Std bei 70 % der untersuchten Fälle.

3. Quaddelresorptionszeit verkürzt auf den Mittelwert $31,5 \pm 4,5$ min (Mittelwert des Normalwertes bestimmt an 120 gesunden Personen $= 55,5 \pm 1,3$ min).

Überblicken wir die bei der Untersuchung der einzelnen Gruppen gewonnenen Ergebnisse, so zeigt sich, daß bei 77 untersuchten Fällen von chronischer Urticaria als Besonderheit eine auffällig hohe Zahl von

Begleitsymptomen bestand, die sich in elf Gruppen von Krankheitszuständen unterteilen und einordnen ließen. Bei der Untersuchung der einzelnen Gruppen fanden wir, daß es berechtigt erscheint, die Begleitsymptome der Gruppen 1—7 im Sinne eines Herdgeschehens aufzufassen. Es ist demnach hervorzuheben, daß in über der Hälfte aller Gruppen ein vom Herd ausgehender Effekt anzunehmen war, der als Antigen-Antikörperwirkung allergische Erscheinungen auslöste. Die pathogene Wirksamkeit des Focus ist bekanntlich nicht nur an die Erreger gebunden, sondern hängt auch mit den im Herd vorkommenden Allergenen bakterieller und nichtbakterieller Art zusammen, die antigene Substanzen mit dem Erfolg einer Antigen-Antikörperreaktion aussenden. Bei einer Fokalinfektion ist noch das Manifestwerden einer anderweitig bedingten latenten Allergie möglich. Der Begriff Herd umfaßt alle abwegigen lokalen Veränderungen, die sich auf den Organismus allgemein auswirken, wobei bekannt ist, daß der Herd erscheinungsfrei bleiben oder zur klinischen Erkrankung führen kann. Ein einzelner oder aus mehreren Einzelherden zusammengesetzter, chronischer und durch Bakterien verursachter Entzündungsherd mit unvollkommenem Abschluß und dadurch ermöglichter Fernschädigung des Körpers (RÖSSLE) war bei den Fällen der Gruppen 1—7 auf Grund der vorliegenden Krankheitssymptome anzunehmen und als Focus aufzufassen. Die beobachtete auffällige Häufung der beschriebenen Begleitsymptome veranlaßt uns, bei der chronischen Urticaria auf die besondere Bedeutung eines Herdes für ein Sensibilisierungsgeschehen hinzuweisen. Durch unsere Untersuchungen wurden Leukocytenverminderung, erhöhte Blutkörperchensenkungsreaktion sowie verkürzte Quaddelresorptionszeit nachgewiesen. Diese Befunde deuten bei den Fällen der Gruppen 1—7 auf Allgemeinveränderungen im Organismus hin, die die Annahme einer Herderkrankung nahelegen und stützen können.

Für die Therapie der chronischen Urticaria bei unseren Fällen ergibt sich aus den Untersuchungsergebnissen die Konsequenz einer neben unspezifischen Maßnahmen durchzuführenden Herdsanierung. Über den therapeutischen Wert dieser Maßnahme besteht noch keine einheitliche Auffassung. Zu berücksichtigen ist, daß die allgemeine Reaktionslage des Organismus wohl einen wesentlichen Einfluß auf den Erfolg einer Focusentfernung hat. Es sollte demnach in jedem Fall der Versuch einer therapeutischen Beeinflussung durch Herdsanierung unternommen werden, wenngleich die Erfolgsaussichten sehr unsicher erscheinen.

Zusammenfassung

77 Patienten mit chronischer Urticaria, die das Merkmal besaßen, weder diagnostisch geklärt, noch therapeutisch günstig beeinflußt zu sein, wurden aus unserem Krankengut von den akuten und ätiologisch

gesicherten Urticariafällen abgetrennt und ausgewählt. Bei diesen Fällen — 25 Männer und 52 Frauen im Durchschnittsalter von 31,6 Jahren und einer durchschnittlichen Erkrankungsdauer von 1,7 Jahren — ergab sich der Nachweis, daß alle Kranken anamnestisch oder klinisch im zeitlichen Zusammenhang mit dem Verlauf der chronischen Urticaria ein oder mehrere Begleitsymptome aufwiesen. Diese konnten bestimmten, in elf Gruppen einzuteilenden Krankheitszuständen zugeordnet werden. Unsere Untersuchungen zeigten außerdem noch in 75 % der Fälle Leukocytenverminderung und in 70 % erhöhte Blutkörperchensenkungsreaktion sowie allgemein eine signifikante Verkürzung der Quaddelresorptionszeit. An Hand dieser Befunde ließ sich in sieben Gruppen die ätiologische Bedeutung der Begleitsymptome im Sinne eines Herdgeschehens nachweisen.

Literatur

CERANKE-HÖFERMAYER, S., u. W. LINDEMAYR: Hautarzt 5, 460 (1954).
FLECK, M.: Dermatologie und Venerologie, S. 265. Stuttgart: Thieme 1959.
GÖTZ, H.: Akt. Probl. Derm., Bd. I, S. 234. Basel: Karger 1959.
LINDEMAYR, W.: Hautarzt 9, 487 (1958).
LINDEMAYR, W.: Das akute allergische Phänomen, S. 97. Wien: Maudrich 1958.
MÜLLER, E.: Arch. Derm. Syph. (Berl.) 196, 375 (1953).
RICCABONA, A., R. BÖHMIG, H. G. FASSBENDER u. E. SCHUH: X. Jahrestag. d. Deutsch. med. Arbeitsgemeinsch. f. Herdforsch. u. Herdbek., Bad Nauheim 1960. Ärztl. Prax. 12, 993 (1960); ref.: DERLATH, S., u. W. PFEIFFER.
RÖSSLE, R.: Verh. dtsch. Ges. inn. Med. 51, 432 (1939).
STORK, H.: Akt. Probl. Derm., Bd. I, S. 252. Basel: Karger 1959.
ZIEGLER, G.: Akt. Probl. Derm., Bd. I, S. 177. Basel: Karger 1959.

Aussprache

G. Weber-Mainz: Die vom Vortragenden angenommene Bedeutung von Foci für die Entstehung der chronisch-rezidivierenden Urticaria ist nur dann berechtigt, wenn es durch eine Herdsanierung zur Abheilung der Urticaria kommt. — Es wird angefragt, woraus sich die Schwankungsbreite der Quaddelresorptionszeit von $\pm 1,5$ min erklärt, die üblicherweise größer ist. Es wird ferner auf die Bedeutung von Ascariden und Trichocephalus dispar für die Entstehung der Urticaria hingewiesen, die in zwei eigenen Beobachtungsbeispielen zur „Kälteurticaria" geführt hatten. Abheilung der „Kälteurticaria" erfolgte nach Wurmbeseitigung.

W. Hauser-Würzburg: Das eigene Krankengut an chronisch-rezidivierender Urticaria wird seit Jahren stets nach Vorliegen von Foci durchuntersucht, und entsprechende Herde werden saniert. Eine merkliche Beeinflussung des Krankheitsgeschehens ist dabei aber nur selten beobachtet worden. Als Ursache für eine chronisch-rezidivierende Urticaria kommen, wie eigene Beobachtung zeigt, gelegentlich auch Traumen in Frage, z. B. intraartikuläre Frakturen, bei denen neben dem Hämatom der Gelenkerguß durch „Entfremdung des eigenen Eiweißes" Antigencharakter bekommen kann. Entsprechende Beobachtungen sind auch in der Literatur mitgeteilt worden (URBACH).

R. Wernsdörfer-Erlangen (Schlußwort)

57. H. Reich-Münster: **Cuto-lympho-viscerale Granulomatose.** Mit 1 Textabbildung.

Unter dem Namen Cuto-mucoso-viscerale Granulomatose wurden vom Verfasser 1956 (Tagung der Deutschen Dermatologischen Gesellschaft in Wien) Reaktionen vorwiegend granulomatöser Art zusammengefaßt, die einerseits manche Beziehung zu zahlreichen bereits bekannten (chronischen) Granulomatosen (siehe Tafel) haben, andererseits akut-exsudative Züge (Urticaria, Purpura usw.) besitzen. Die genannten Reaktionen spielen sich gleichzeitig bzw. nacheinander an der Haut, an verschiedenen Schleimhäuten und an den Eingeweiden ab. Neben Respirations- und Verdauungstrakt, Leber, Nieren, Milz, Knochenmark usw. sind in hervorragendem Maße auch die peripheren (hautnahen) und zentralen *Lymphknoten* beteiligt. Der letzteren Gegebenheit Rechnung tragen, wurde die 1956 gebrauchte Bezeichnung (Cuto-mucoso-viscerale Granulomatose) nunmehr in den Terminus Cuto-lympho-viscerale Granulomatose umgewandelt.

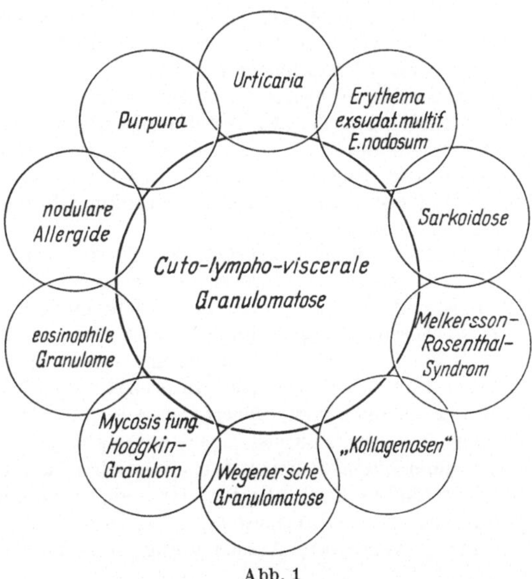

Abb. 1

In der Tafel wurde aus Gründen der Übersichtlichkeit nur ein Teil von bisher bekannten Granulomatosen berücksichtigt. Zu ihnen wäre zusätzlich eine Reihe von „Reaktionen" zu rechnen, die teils vorzugsweise der Inneren Medizin bzw. Pathologischen Anatomie, teils in erster Linie der Dermatologie angehören. In dem Vortrag in Wien wurden genannt:

1. Die Vasculare Allergie von Harkavy.

2. Die Allergische granulomatöse Arteriolitis von Teilum.

3. Die Allergische Granulomatose von Churg u. Strauss bzw. Strauss, Churg u. Zak.

4. Die Allergische granulomatöse Angiitis von Zeek.

5. Die Nodularen dermalen Allergide von Gougerot. Hierzu wären unter anderen zu zählen die Pityriasis lichenoides chronica (namentlich deren hämorrhagisch-nekrotisierende, sogenannte Muchasche Form) sowie das Erythema elevatum diutinum.

6. Die Nodulare Vasculitis von Montgomery, O'Leary u. Barker.

7. Die Hämorrhagischen bzw. Leukocytär-hämorrhagischen bzw. Leukocytoklastischen Mikrobide von Miescher u. Storck.

8. Die Allergische cutane Arteriolitis von Ruiter.

Die genannten Reaktionsformen bilden gewissermaßen die „Peripherie" der Cuto-lympho-visceralen Granulomatose. Zu ihr nunmehr zwei Beispiele:

1. Manfred B., geb. 9. 6. 1939. Krankenbuch-Nr. 148/60. Bei der Mutter des 20jährigen Drehers bestand 1949/50 eine Lungentuberkulose. Eine 16jährige Schwester litt an Bronchialasthma. — Eigene Vorgeschichte: Seit Mai 1958 rezidivierende Urticaria. Befunde April 1960: Derbe urticarielle Schwellungen im Gesicht und an den Armen. Acne vulgaris des Gesichts und Rückens. Exfoliatio areata linguae. *Lymphknoten* beider Achselhöhlen und Leistengegenden bis zu Bohnengröße geschwollen, nicht miteinander verbacken, derb-elastisch, kaum druckschmerzhaft. Bluteosinophil (maximal 39%). Linke Kieferhöhle verschattet. Subacidität. Alt-Tuberkulin intracutan 1:100 ⊖. In einem Leberläppchen (bioptisch) Granulom aus epitheloidzelligen Histiocyten sowie neutro- und eosinophilen Granulocyten. Sonst kein wesentlicher krankhafter Befund.

Epikrise. Die Urticaria sollte in diesem Fall nicht leichthin als banal (oder auch als isoliert bestehend) angesehen werden. In Verbindung mit anderen Gegebenheiten (insbesondere dem Lebergranulom sowie der Lymphknotenvergrößerung) gewinnt sie hier besondere Bedeutung. Eine Sarkoidose hinwiederum läßt sich nicht mit ausreichender Sicherheit feststellen. *Vorläufige* Krankheitsbezeichnung: Cuto-lympho-viscerale Granulomatose.

2. Käthe K., geb. 18. 11. 1896. Krankenbuch-Nr. 499/60. 63jährige Rentnerin in kachektischem Zustand (Bild des chlorotischen Marasmus von Kussmaul u. Maier; eine Periarteritis nodosa konnte aber noch nicht eindeutig nachgewiesen werden). Seit 1912 rezidivierende Lungeninfiltrate. Seit 1925 rezidivierende Oberbauchbeschwerden; ecthymaartige Hauterscheinungen. Seit 1928 Knorpel und Knochen zerstörender granulomatöser Nasenseptumprozeß mit auffällig starker Blutungsneigung; Schwellung der regionalen *Lymphknoten* bis zu Bohnengröße. Jahrzehntelang anderen Ortes einerseits als Lupus vulgaris aufgefaßt und dementsprechend (erfolglos) behandelt, andererseits als tertiäre Lues angesehen; alle diesbezüglichen Reaktionen einschließlich Nelson-Test negativ. Histologisch (mehrfache Probeexcisionen): „unspezifisches Granulationsgewebe". Alt-Tuberkulin intracutan erst bei 1:100 positiv. Volhard: verzögerte Ausscheidung; maximale Konzentration: 1010.

Epikrise. Bezüglich Vorgeschichte und jetziger Befunde ergeben sich zweifellos Hinweise auf die *Wegener*sche (rhinogene) Granulomatose. Ein eindeutiges *Wegener*sches Syndrom konnte aber (bis heute) noch nicht mit ausreichender Sicherheit nachgewiesen werden. *Vorläufige* Krankheitsbezeichnung: Cuto-lympho-viscerale Granulomatose.

Wie aus den beiden Beispielen hervorgeht, beinhaltet der im Thema genannte Terminus keinen eigentlich neuen Krankheitsbegriff. Der Name „Cuto-lympho-viscerale Granulomatose" ist in erster Linie eine praktischen Bedürfnissen Rechnung tragende *vorläufige* Krankheitsbezeichnung. Sie wurde gewählt aus der Notwendigkeit heraus, einem jeweiligen zunächst noch nicht klassifizierbaren Komplex exsudativ-granulomatöser Symptome eine provisorische Synthese zu geben.

Darüber hinaus sollte der zur Diskussion stehende Terminus anregen, auch scheinbar einfache Dinge — wie die Urticaria, die Purpura, das multiforme bzw. nodöse Erythem, das Erythema elevatum diutinum, die Parapsoriasis — unter einem umfassenderen Gesichtspunkt zu begreifen. Praktisch ausgedrückt: auch bei auf den ersten Blick scheinbar auf die Haut beschränkten Prozessen (wie den eben genannten) nach visceraler (einschließlich *lymphonodaler*) Beteiligung zu fahnden.

Für den besonderen Fall der „Kollagenosen" aber möge eines der integrierenden Symptome der Cuto-lympho-visceralen Granulomatose — die *Lymphknoten*-schwellung (und damit die Beteiligung des Endothels bzw. Reticuloendothels sowie der Lymphocyten) — mit Nachdruck darauf hinweisen, daß dem (insbesondere reticulo-lymphocytären) *Zell*moment (gegenüber der im Augenblick vielleicht etwas überbetonten Beteiligung der kollagenen Fibrillen sowie der Grundsubstanz am Krankheitsgeschehen) eine nach wie vor bedeutsame Rolle zukommt.

Literatur

REICH, H.: Arch. klin. exp. Derm. **206**, 229—230 (1957).
TOURAINE, A.: Ann. Derm. Syph. (Paris) **1958**, 348.

Aussprache

H. Krüger-Berlin-Neukölln

J. Lindner-Hamburg: Diese neue Namensgebung erscheint mir nicht glücklich. Sie kommt einer natürlichen Tendenz entgegen, unklare Krankheitsfälle in irgend-ein Schema, in eine Gruppe unterzubringen. Dieser praktische Vorteil steht jedoch in keinem Verhältnis zu den zahlreichen Nachteilen eines derartigen Verfahrens. Man sollte unklare Krankheitsbilder auch als „unklar" bezeichnen und das so lange tun, bis wir mehr wissen. Sonst beruhigen wir uns zu rasch und laufen Gefahr zu meinen, mit einem schönen langen Namen genug zur Klärung getan zu haben. Wir vergessen dann, daß wir ein Fach „Unerledigtes" eingerichtet haben, weil wir ihm einen Namen gaben. Es ist also für den Praktiker, Kliniker und Theoretiker besser, die Ähnlichkeiten eines fraglichen Krankheitsbildes mit den von Herrn REICH auf-gezählten Erkrankungen auszusprechen, also z.B.: „Unklare Hauterkrankung, z.B. Morbus Boeck" oder „. . ." mit Ähnlichkeiten zum Morbus Boeck" usw. Die in Kreisen angeführten, den Mittelkreis mit dem neuen Namen begrenzen-den Erkrankungen sind zum Teil selbst noch unklar oder gar — wie z.B. die so-genannten Kollagenosen — eine diffuse Gruppe von Erkrankungen. Mag diese Begriffsbildung (Kollagenosen) von KLEMPERER seinerzeit berechtigt gewesen sein oder nicht, ihr Gebrauch ist völlig willkürlich geworden, es wird verschiedenes dar-unter verstanden und eine wirkliche, dem Namen entsprechende Erkrankung des Kollagen selbst, ist bisher auch mit den besten biochemischen und elektronen-mikroskopischen Verfahren nicht nachgewiesen worden. Doppelt gefährlich ist es natürlich, eine an sich schon unklare und verschwommene Krankheitsgruppe zur Stützung und Anreicherung einer noch größeren unklaren Gruppe zu machen. Damit ist meines Erachtens keinem geholfen, weder dem Praktiker, noch dem Kliniker oder Theoretiker, am wenigsten dem Patienten.

H. Reich-Münster (Schlußwort)

58. W. Hauser-Würzburg: Cytologische Unterscheidungsmöglichkeiten zwischen allergischen und toxischen Reaktionen.

Die Cytodiagnostik ist in der Dermatologie in den letzten Jahren in einer zunehmenden Entwicklung begriffen. Ich erinnere an den Tzanck-Test und an das LE-Zellenphänomen und neuerdings auch an die Tumordiagnostik. Cytologische Untersuchungen von vesiculösen Dermatosen und insbesondere von Ekzemen sind bislang aber kaum durchgeführt worden. Allein einige Untersuchungen von NEXMAND, BAER und MAYER-JANOWITZ und aus der Würzburger Klinik von FISCHER im Jahre 1952 sind bekanntgeworden. Wir selbst üben diese Methode seit Jahren aus und haben uns davon überzeugen können, daß ihr eine hohe praktische Bedeutung zukommt; daher sei darüber kurz berichtet. Wie aus den histologischen Untersuchungen von BLOCH, JADASSOHN, DARIER, BRUUN und vor allem MIESCHER und CIVATTE u. a. über die Entwicklung des Ekzembläschens hervorgeht, spricht eine lymphocytäre Spongiose für ein allergisches, und eine überwiegende Beteiligung von polynucleären Granulocyten im Bläscheninhalt für ein toxisches Geschehen. Den Lymphocyten kommt dabei, wie verschiedene experimentelle Untersuchungen von CHASE, SCHMID, LAWRENCE, WESSLÉN u. a. gezeigt haben, offenbar eine bedeutende, im einzelnen aber noch nicht näher geklärte Rolle, vielleicht im Sinne eines Antigenbildners oder -überträgers oder als Träger nucleoproteidspaltender Fermente wie es SCHNITZER annimmt usw., zu. Für die Bedeutung der Lymphocyten bei Sensibilisierungsvorgängen sprechen unter anderem auch die tierexperimentellen Untersuchungen von FREY u. WENK, die zeigten, daß beim Kontaktekzem Antikörper unter anderem auch in den regionalen Lymphknoten gebildet werden und daß durch Lymphknotenexstirpation die Entstehung eines Kontaktekzems verhindert wird. Zweifellos spielen auch die Lymphocyten in der Spongiose von Ekzemen eine wesentliche Aufgabe im Rahmen des gegebenenfalls zugrunde liegenden Sensibilisierungsvorganges. Wie weiterhin aus Untersuchungen vor allem von ROBERT, MIESCHER, STORCK und RÖCKL hervorgeht, zeigen sich bei den Ekzemformen, bei denen die Eigenflora wesentlich an der Entwicklung derselben mitbeteiligt ist, Kombinationen von lymphocytärer Spongiose mit Leukocyteneinwanderung neben epidermalen Zellschädigungen. Diese bekannten histologischen Gegebenheiten lassen sich cytologisch in einfacher Weise demonstrieren. Bei Kontaktekzemen finden sich im Bläscheninhalt oder in den Bläschengrundausstrichen bevorzugt lymphomonocytoide Zellen, während bei den seborrhoisch-mikrobischen Ekzemen vorwiegend neutrophile Granulocyten neben lymphomonocytoiden Zellen anzutreffen sind. Man hat mit diesen cytologischen Untersuchungen eine einfache Methode zur Hand, mit Hilfe derer man beide Formen voneinander unterscheiden

kann. Bei den Kontaktekzemen findet man im Durchschnitt auf Grund
unserer Erfahrungen im Laufe der letzten Jahre etwa 70—85 % lympho-
monocytoide Zellen und umgekehrt bei den seborrhoischen Ekzemen
Durchschnittswerte von etwa 70 % neutrophile Granulocyten in den
Bläschen-Grundausstrichen. Diesen cytologischen Untersuchungen kommt
aber nicht allein eine Bedeutung zu in der Unterscheidung der einzelnen
klinischen Bilder, sondern das gleiche gilt auch für die Erkennung echter
Kontaktekzemreaktionen im epicutanen Testverfahren. So haben wir bei
einer Testserie von insgesamt 31 Kranken mit klinisch typischen und
anamnestisch eindeutigen Kontaktekzemen zeigen können, daß die
vesiculösen Epicutantestreaktionen mit den betreffenden beruflichen
oder anderweitigen, meist therapeutischen Substanzen stets ein erhebliches Überwiegen der lymphomonocytoiden Zellen von 56—99,5 %, also
einen Durchschnittswert von 77,8 % aufwiesen. Untersucht wurden dabei
positive vesiculöse Epicutantestreaktionen auf Chromate, wobei es sich
handelte um Maurer, Tüncher usw.; dann Kunstharzlack, Nitrolack,
Ölfarbe, Terpentinöl, ebenfalls bei Tünchern, und die letzte Substanz auch
bei Hausfrauen. An therapeutischen Noxen wurden Anaesthesin, Neomycin, Jodkali, Novocain, Pellidol sowie Perubalsam und Rivanol im
Epicutantest cytologisch untersucht. Zu den gleichen cytologischen
Ergebnissen, charakterisiert durch Überwiegen der lymphomonocytoiden
Zellen, kamen wir bei positiven Epicutantestreaktionen auf Lorbeeröl bei
sogenannten Hutbandkontaktekzemen und auf Nickel bei Strumpf-
halterkontaktekzemen. Untersucht man nun eine Epicutantestreaktionen, bei denen cytologisch ein Vorherrschen der neutrophilen Leukocyten und eine Minderzahl von lymphomonocytoiden Zellen nachzuweisen ist, dann kann man mit hoher Regelmäßigkeit feststellen, daß die
betreffenden Substanzen nicht zu dem vorliegenden Ekzem ätiologisch in
Beziehung gebracht werden können. Bei unseren eigenen Untersuchungen
handelte es sich dabei klinisch in der Regel um seborrhoisch-mikrobische
Ekzeme, und bei genauerer diesbezüglicher Exploration ergab sich, daß
die betreffenden Patienten mit diesen Substanzen nichts zu tun hatten.
Besonders eindrucksvoll sind dann Beobachtungen von mehreren positiven Epicutantestreaktionen, bei denen die cytologischen Untersuchungen teils Bilder, wie wir sie bei den echten Kontaktekzemreaktionen kennen, zeigen und teils ein Vorherrschen der neutrophilen Granulocyten aufweisen. So sahen wir z.B. bei einem 20jährigen Bauhilfsarbeiter eine
vesiculöse Epicutantestreaktion auf Chromate mit Überwiegen der
lympho-monocytoiden Zellen im Bläschengrundausstrich, während vesiculöse Reaktionen auf Anaesthesin und Perubalsam, mit denen der
20jährige bislang glaubhaft nicht in Berührung kam, ein Vorherrschen der
neutrophilen Granulocyten aufwiesen. Wir möchten aus dem uns Bekannten mit Recht vermuten, daß die lympho-monocytoide Reaktion im

Chromattest Hinweis auf eine echte Sensibilisation bei diesem Bauhilfsarbeiter darstellte, während die beiden anderen durch Vorherrschen der neutrophilen Granulocyten ausgezeichneten Reaktionen als sozusagen unspezifisch (im Sinne eines isomorphen Reizeffektes bei seborrhoischem Ekzem) aufzufassen sind und für die Beurteilung des vorliegenden Ekzems ohne Bedeutung sind. Von Interesse ist auch, daß man bei scheinbaren Berufsnoxen, wenn die Betreffenden mit diesen nicht allzulang in Berührung gekommen sind, ebenfalls ein Vorherrschen der neutrophilen Granulocyten in den Ausstrichen beobachten kann, so daß man annehmen darf, daß eine echte Sensibilisation bestenfalls erst in der Entwicklung begriffen ist und daß die toxische Wirkung der betreffenden Substanzen zumindest vorläufig noch im Vordergrund steht. Zweifellos gibt es Substanzen, die erfahrungsgemäß häufig teils ekzematogene, teils toxische Reaktionen ausüben. Darauf hat bereits Nexmand in seinen diesbezüglichen Untersuchungen hingewiesen. Ein analoges Verhalten konnten wir beispielsweise auch beim Pellidol sehen, von dem bekannt ist, daß es teils Ekzemreaktionen, teils auch bullöse, d. h. toxische Reaktionen verursachen kann. Untersucht man nun sogenannte Id-Reaktionen, also Mykide, Pyodermide oder allgemein gesprochen Mikrobide, so findet man in den Bläschengrundausstrichen allein lymphomonocytoide Zellen, während die neutrophilen Granulocyten grundsätzlich zu fehlen pflegen. Bestenfalls finden sich einige eosinophile oder basophile Granulocyten. Dadurch ist das Bild dieser Mikrobide besonders chrakteristisch und es ist möglich, solche Mikrobide von etwaigen Ekzemherden cytologisch abzugrenzen. Überblickt man die Gesamtergebnisse der cytologischen Untersuchungen bei Kontaktekzemen, seborrhoisch-mikrobischen Ekzemen, Epicutantests und den Id-Reaktionen, so ergibt sich bei jenen Prozessen, die offenbar rein allergisch-hyperergische Vorgänge darstellen, ein vollständiges Fehlen der neutrophilen Granulocyten, wie z. B. bei den Mikrobiden. Unter den Ekzemen sind Überempfindlichkeitsreaktionen und damit ein Vorherrschen der lympho-monocytoiden Zellen gegeben bei den Kontaktekzemen, was in gleicher Weise gilt für die zugehörigen Epicutantest-Reaktionen, die ein auf kleiner umschriebener Stelle experimentell ausgelöstes Kontaktekzem repräsentieren. Die seborrhoisch-mikrobischen Ekzeme und in gleicher Weise die unspezifisch ekzematösen Epicutantestreaktionen zeigen ein Überwiegen der neutrophilen Granulocyten. Man hat damit eine einfache und offenbar recht brauchbare Methode für die Beurteilung der verschiedenen Ekzemvorkommen und, was besonders wichtig ist, der spezifischen und unspezifischen Epicutantestreaktionen zur Hand, und man sollte davon reichlich Gebrauch machen.

Aussprache

H. W. Spier-Berlin: Leukocyten-Komponente im Bläscheninhalt bei sicher allergischen Ekzem-Testreaktionen dürfte (nach histolog. Untersuchungen mit DORN) bevorzugt zu erwarten sein a) auffallend früh z. B. bei Ni, ätherischen Ölen, b) falls primär suprabasalständige Bläschen so langsam an die Oberfläche steigen, daß sie der cytologischen Untersuchung erst relativ spät (24—48 Std) zugänglich werden. Im übrigen wäre Anwendung der vom Vortragenden angegebenen Methode auf breiter Basis in Anbetracht der interessanten Korrelationen zur Anamnese wichtig.

W. Hauser-Würzburg (Schlußwort): Für die vorliegenden Untersuchungen wurden die allgemein üblichen Testkonzentrationen (z. B. Chrom 0,5%, Pellidol 2% usw.) verwendet. Eindeutig sind die Befunde eines Überwiegens der lympho-monocytoiden Zellen bei Kontaktekzemreaktionen. Bei Beurteilung jener Reaktionen, die sich durch ein Vorherrschen neutrophiler Granulocyten auszeichnen, sind gewisse Fehlerquellen möglich, die darin gegeben sind, daß die untersuchten Bläschen zu alt sind. Möglichst frühzeitige Untersuchung ist anzuraten. Erfahrungsgemäß ergeben aber Untersuchungen nach 24 bzw. 48 Std brauchbare Ergebnisse.

59. U. Rother und **K. Rother**-Freiburg i. Br.: **Tierexperimentelle Untersuchungen zur Inaktivierung einer Komplement-Komponente in vivo.** Mit 4 Textabbildungen.

Während die Aufklärung der Komplement(C′)-Wirkung bei der Immunhämolyse in vitro in letzter Zeit schnelle Fortschritte gemacht hat, sind über die Rolle des C′ bei anaphylaktischen Reaktionen in vivo nur sehr wenige Anhaltspunkte bekannt. Ein Weg zur Aufklärung der C′-Wirkung in vivo könnte darin bestehen, C′ oder eine seiner Komponenten im lebenden Tier auszuschalten und dann den Einfluß auf experimentelle allergische Erkrankungen zu studieren. Hierfür sind Kaninchen geeignete Versuchstiere. Die einzige einer in-vivo-Inaktivierung zugängliche Komponente ist die 3. (C′3) und zwar mittels Zymosan oder Inulin.

Voraussetzung für solche Versuche ist ein exaktes Nachweisverfahren für Kaninchen-C′3. Wir haben eine solche Methode neu entwickelt (ROTHER, ROTHER u. LEON 1959). Sie beruht im Gegensatz zu den herkömmlichen, mit sogenannten R-Seren arbeitenden Verfahren auf der Lyse von präformierten Komplexzellen EAKaC′$_{1,4,2}$ in EDTA durch KaC′3. Die Komplexzellen entstehen durch die Reaktion sensibilisierter Hammelerythrocyten (EA) mit der 1. (C′1), 4. (C′4) und 2. Komponente (C′2) von Kaninchen—C′ (KaC′) in dieser Reihenfolge. Ihnen fehlt also nur noch C′3 zur Lyse. Bringt man einen Exzeß von EAKaC′$_{1,4,2}$ in Gegenwart von Äthylendiaminotetraessigsäure (EDTA) mit einem Testserum zusammen, so reagiert wegen der durch EDTA erfolgenden Ca^{++}- und Mg^{++}-Bindung nur noch das von bivalenten Kationen unabhängige C′3 mit den Zellen, wobei das Ausmaß der Lyse quantitativ von der im

Testserum vorhandenen Menge C′3 bestimmt wird. Das Verfahren vermeidet wichtige Nachteile der R-Verfahren. Es ist die methodische Grundlage der folgenden Untersuchung.

Zunächst war in in vitro-Versuchen die für die völlige Ausschaltung von C′3 notwendige Zymosanmenge zu ermitteln. Unterschiedliche Mengen einer 2% Zymosansuspension wurden bei 32°C und einer Mg++-Konzentration von $1,5 \cdot 10^{-3}$ molar mit KaC′ inkubiert. Nach 10 min wurden die Röhrchen zentrifugiert und der Überstand mit EA inkubiert. Die erzielte Hämolyse ist dabei als optische Dichte der Hb-Konzentra-

Tabelle

Einfluß unterschiedlicher Zymosanmengen auf die Inaktivierung von KaC′ 3

ml 2% Zymosan pro 0,75 ml KaC′	Schweine-C′3	Optische Dichte
0,05	—	0,065
0,05	+	1,55
0,10	—	0,043
0,10	+	0,927
0,15	—	0,040
0,15	+	1,27
0,20	—	0,040
0,20	+	1,40
0,30	—	0,038
0,30	+	1,34
0,60	—	0,038
0,60	+	1,26
1,00	—	0,038
1,00	+	1,30
0,50 Puffer	—	1,75

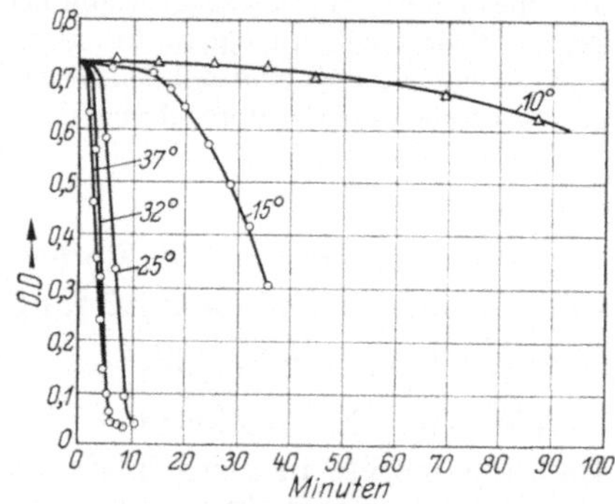

Abb. 1. Einfluß verschiedener Temperaturen auf die Kinetik der Inaktivierung von Kaninchen-C′3 durch Zymosan

tion im Photometer angegeben (siehe Tabelle). Die mit zunehmenden Zymosanmengen abnehmende Hämolyse (Tabelle) ist auf C′3-Inaktivierung zurückzuführen, weil parallele Kontrollreihen mit Zusatz von Schweine-C′3 (siehe Tabelle) eine Erhaltung der übrigen Komponenten C′1, C′4 und C′2 anzeigen Nach dem Ergebnis der Tabelle sind etwa 2,7 mg Zymosan zur Inaktivierung der in 1 ml KaC′ enthaltenen Menge KaC′3 minimal nötig.

Als nächstes wurde die Kinetik der C′3-Inaktivierung durch Zymosan in vitro untersucht. Zymosan wurde bei verschiedenen Temperaturen in den oben ermittelten Mengenrelationen mit KaC′ bei einer Mg++-Konzentration von $1,5 \cdot 10^{-3}$ M inkubiert und die C′3-Inaktivierung laufend verfolgt. Einzelheiten der kinetischen Untersuchungstechnik finden sich bei K. Rother (1960). Das Ergebnis zeigt die Abb. 1. Ähnliche Kurven sind aus den Arbeiten Leons (1957) vom menschlichen C′-System her schon bekannt. Die Verzögerungskurven entsprechen der Komplexität der Reaktion unter Einschaltung von Properdin.

Properdin hat sich bei unseren Untersuchungen weder in vitro noch bei einmaliger Zymosan-Injektion in vivo als limitierender Faktor erwiesen (K. ROTHER 1960), so daß auf Properdinbestimmungen verzichtet wurde.

Bei den in vivo-Versuchen wurde zunächst das normale Verhalten des C′3-Titers bei Kaninchen geprüft. Es weist bei gesunden Tieren größere Schwankungen auf, wie dies auch den Erfahrungen hinsichtlich der Gesamt-C′-Aktivität bei Menschen oder bei Tieren entspricht. Wir haben

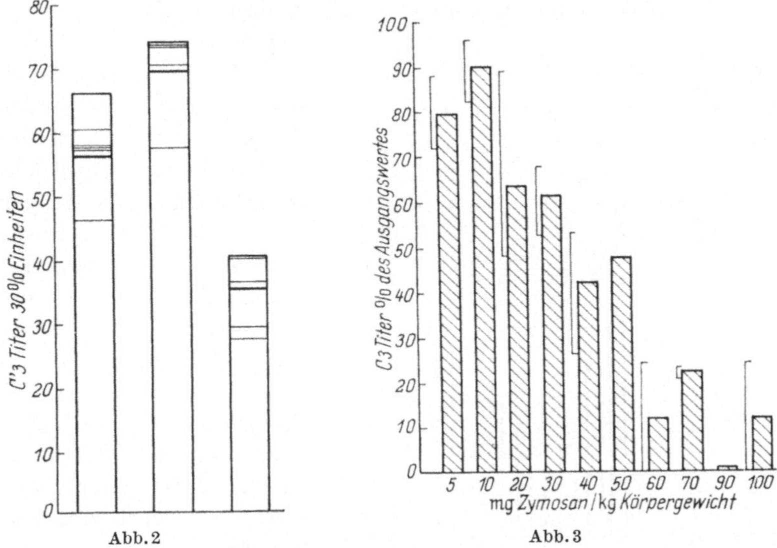

Abb. 2Abb. 3

Abb. 2. Schwankungen des C′3-Titers bei einzelnen Tieren. Die Säulenhöhe am dicken Querstrich gibt den Durchschnittswert des betreffenden Tieres wieder, die dünnen Querstriche die Abweichungen bei fortlaufenden Entnahmen in 6—10 stündigen Abständen

Abb. 3. Prozentuale C′3-Erniedrigung in vivo nach i.v. Injektion verschiedener Mengen Zymosan. Beachte die Möglichkeit vollständigen C′3-Verlustes nach 60, 90 und 100 mg Zymosan/kg Körpergewicht

bei 47 Kaninchen einen durchschnittlichen Wert von 48 E gefunden, als äußere Abweichung nach oben 75 E und nach unten 30 E.

Auch beim einzelnen Tier ist die Titerhöhe nicht konstant. Bei fortlaufenden Untersuchungen in fünf- bis zehnstündlichen Abständen über 3 Tage fanden sich Schwankungen bis maximal $\pm 11^0/_0$ um einen Mittelwert wie dies die nächste Abbildung am Beispiel dreier Tiere darstellt (Abb. 2).

Wir haben nun den Tieren i.v. eine $2^0/_0$ ige Zymosanaufschwemmung in physiologischer Kochsalzlösung injiziert und eine deutliche Absenkung der C′3-Titer gefunden. Das Ausmaß der Absenkung hing ähnlich den in vitro-Versuchen im großen und ganzen von der injizierten Zymosanmenge ab. Um bessere Vergleichsmöglichkeiten zu bieten, ist auf der nächsten Abbildung (siehe Abb. 3) die Senkung des C′3-Titers jeweils in Prozent vom Ausgangswert angegeben. Die Säulen geben die verbleibende

C′3-Aktivität nach der Injektion als Mittelwerte an. Die Streubreite der Reaktion ist aus den beigefügten Klammern ersichtlich. Insgesamt wurden 38 Tiere untersucht, wobei aber nicht für jede geprüfte Zymosanmenge eine gleiche Tierzahl benutzt wurde. Bei 5 mg Zymosan wurden z.B. nur drei Tiere untersucht, bei 20 und bei 40 mg dagegen zehn bzw. acht Tiere.

Bei Verwendung von 5 mg Zymosan pro Kilogramm Körpergewicht fand sich eine Absenkung um nur etwa 10%, die noch im Bereich der physiologischen Schwankungsbreite des Titers liegt. Mit steigenden Zymosanmengen wird der Einfluß immer deutlicher, bis schließlich bei Mengen über 60 mg/kg Körpergewicht eine völlige Inaktivierung eintreten kann. Dies scheint von besonderer Bedeutung, weil es über die Tatsache der Beeinflußbarkeit des C′3-Titers hinaus die prinzipielle Möglichkeit aufzeigt, daß selbst eine völlige Ausschaltung von C′3 mit dem Leben vereinbar ist, was wichtige theoretische und eventuell therapeutische Konsequenzen

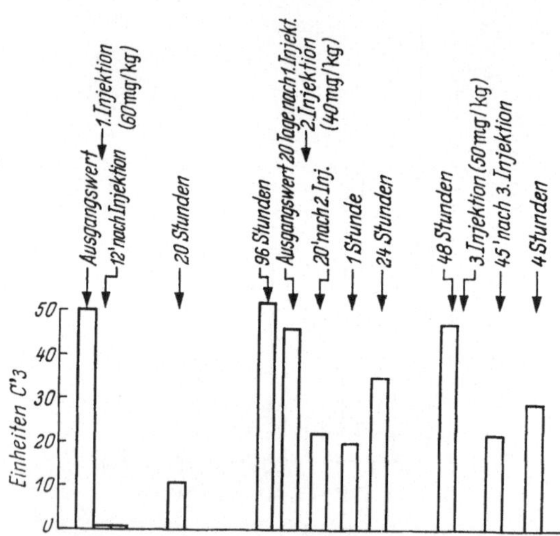

Abb. 4. C′3-Depressionen bei mehrmaliger Zymosan-Injektion. Ordinate: C′3-Einheiten, wiedergegeben durch die Höhe der Säulen. Abzisse: log. Zeit. Das geringe Ansprechen des C′3-Titers nach der 3. Injektion könnte auf Erschöpfung von Zwischenfaktoren beruhen

nach sich zieht. Analoge Ergebnisse erhielten wir nach Injektion von Inulin, nur liegen die quantitativen Verhältnisse dabei etwas anders.

In quantitativer Hinsicht zeigen die Ergebnisse eine nur geringe Abweichung von den Verhältnissen in vitro. Über die Ursachen dieser Abweichung sind nur Vermutungen möglich, wobei man an die suboptimale Magnesiumkonzentration des Blutes sowie an C′3-Depots außerhalb der Zirkulation, an den Extracellulärraum etwa, denken muß. Auch über den Zerfall bzw. die Beseitigung des Zymosans aus dem Kreislauf fehlen uns Unterlagen.

Die Depression hält nur kurz an, schon nach 2—4 Std setzt die Erholung der C′3-Aktivität ein und nach etwa 48—60 Std ist der Ausgangswert wieder erreicht. Eine überschießende Reaktion über den Ausgangstiter hinaus, wie man sie beim Properdin nach Zymosaninjektion bei Mäusen oder Ratten beobachten kann (Pillemer u. Ross 1955), tritt nicht auf.

Auf wiederholte Injektion kommt es jeweils zu neuerlichen C′-Stürzen. Wir haben bis zu vier aufeinanderfolgende Injektionen gegeben. Ein Beispiel für das Verhalten des C′3-Titers bei dreimaliger Injektion von Zymosan gibt die Abb. 4.

Erhoffte Rückschlüsse auf die Bildungsgeschwindigkeit oder das Umsatztempo von C′3 sind unseren Versuchen nicht zu entnehmen, weil mit höherer Zymosandosierung sowohl ein schnellerer C′3-Schwund als auch ein schnelleres Wiedererscheinen von C′3 im Blut verbunden ist. Man wird also dem Schluß nicht ausweichen können, es hierbei mit einer Freisetzung von schon von vornherein vorhandenem C′3 zu tun zu haben, sei es aus noch unbekannten Speichern, sei es aus dem C′3-inaktiven Komplex aus Zymosan, Properdin und C′3.

Die C′3-Ausschaltung ist nicht die einzige Wirkung der Zymosan- oder Inulininjektionen. Es treten vielmehr bei höheren Dosen sehr ernste Nebenerscheinungen auf mit Bluteindickung und Capillarspasmen, die bei Dosen über 60 mg pro Kg Körpergewicht zum Tode der Tiere führen können. In der Zymosanmethode kann daher nicht mehr als ein heuristisches Prinzip gesucht werden, wobei wir hoffen, auch andere gleichwirksame C′3-Inaktivatoren ohne deren klinische Nebenwirkungen zu finden.

Literatur

Leon, M. A.: Quantitative Studies on the properdin-complement system. II. kinetics of the reaction between properdin and zymosan. J. exp. Med. **105,** 403 (1957).

Pillemer, L., u. A. O. Ross: Alterations in serum properdin levels following injection of Zymosan. Science **121,** 372 (1955).

Rother, K.: Experimentelle Untersuchungen über das Komplement-System in vitro und in vivo. Habil. Schrift. Universität Freiburg i. Br., Jan. 1960.

Rother, K., U. Rother u. M. A. Leon: Quantitative Studies of Rabbit Complement II. The Reaction Between the Complex EARaC′A and Rabbit C′3. Z. Immun. Forsch. **118,** 395 (1959).

60. E. Macher-Marburg: Über die Reaktion der regionären Lymphknoten beim tierexperimentellen allergischen Kontaktekzem.

Das Dinitrochlorbenzolekzem des Meerschweinchens kommt nicht zustande, wenn vor oder kurz nach dem experimentellen Allergen-Haut-Kontakt die regionären Lymphknoten exstirpiert werden. Mit diesem Experiment haben Frey u. Wenk die pathogenetische Schlüsselstellung der regionären Lymphknoten für das tierexperimentelle Kontaktekzem überzeugend nachgewiesen.

In eigenen Untersuchungen ließ sich zeigen, daß Ekzemantikörper oder — vorsichtiger ausgedrückt — daß das sensibilisierende Prinzip bei geringem Allergenangebot nur in den regionären Lymphknoten, nicht dagegen in den übrigen lymphatischen Organen nachweisbar ist. Die passive Übertragung der Überempfindlichkeit auf unsensibilisierte Tiere gelang unter der Voraussetzung, daß die Schranke der regionären Lymphknoten nicht durch zu reichliches Allergenangebot durchbrochen wurde, nur mit Zellen aus den regionären Lymphknoten selbst, nicht dagegen mit lymphatischen Zellen aus der Milz oder anderer Herkunft.

Obwohl Andreasen u. Haxthausen, Rostenberg u. Best, Frey u. Wenk histologisch im regionären Lymphknoten keine reaktiven Veränderungen feststellen konnten, die in ihrer Spezifität und Prägnanz denjenigen bei der Allergie gegen Bakterien- und Eiweißantigene gleichzusetzen sind, haben wir uns erneut der Frage zugewandt, ob der spezifischen Leistung des Lymphknotens nicht auch eine spezifische Form seiner Elemente entspricht. Wir haben zu diesem Zweck insgesamt 330 Meerschweinchen in der Weise sensibilisiert, daß der Allergenkontakt mit Dinitrochlorbenzol epicutan auf einer Hautregion erfolgte, die das alleinige Abflußgebiet des Lymphozentrum subiliacum bildet. Hierauf wurden die regionären Lymphknoten in steigendem Zeitintervall herauspräpariert und gewichtsmäßig, histologisch und cytologisch mit denen der gegenüberliegenden, unbehandelt gebliebenen Körperseite verglichen.

Bereits bei einmaligem Kontakt mit einer 5%igen alkoholischen Dinitrochlorbenzollösung entwickelte sich eine signifikante Lymphknotenschwellung, die am 6. Tag ihren Höhepunkt erreichte und am 12. Tag praktisch wieder abgeklungen war.

Viel deutlicher wurde diese Reaktion, wenn die Haut zweimal täglich mit dem Allergen in Berührung gebracht wurde. Das Reaktionsausmaß ist hierbei um so bemerkenswerter, weil die Konzentration der Allergenlösung nur $^1/_4\%$ betrug und somit unter unseren Versuchsbedingungen keine primär toxische Hautreizung hervorrief. Bis zum 10. Tag blieb die Kontaktstelle völlig reizlos, erst danach trat infolge der Reizsummation eine lokale Hautentzündung auf. Bis zu diesem Zeitpunkt also ist die Lymphknotenschwellung sicher keine unspezifische Antwort auf die Hautentzündung, sondern höchstwahrscheinlich eine spezifische Reaktion auf die epicutane Allergenzufuhr.

Histologisch erwies sich die Organvergrößerung als umschriebene Hyperplasie der Lymphknotenrinde. Es waren hier die von Hellmann so benannten Rindenknoten, welche Ehrich als Pseudosekundärknötchen bezeichnet hat, die sich unter weitgehender Aufsaugung des Lymphknotenmarkes zu mächtigen Gebilden entwickelten. Diese Rindenknoten sind nicht zu verwechseln mit den Sekundärknötchen oder Keimzentren von Flemming, welche bei dieser Art Lymphknotenreaktion keine regelhafte Beteiligung erkennen ließen, wie schon Andreasen u. Haxthausen feststellten.

Die Rindenknoten setzen sich zum überwiegenden Teil aus reifen oder reifenden Lymphocyten zusammen. Dazwischen liegen in ziemlich gleichmäßiger Verteilung und fast immer in der Einzahl großkernige Zellen mit pyroninophilem Cytoplasma.

Sie verfügen meist über mehrere, ebenfalls pyroninophile Nucleolen und sind von den Keimzentrenzellen deutlich zu unterscheiden. Es spricht einiges dafür, daß diese undifferenzierten, ihren morphologischen Eigenschaften nach mit der Eiweißsynthese beschäftigten Zellen Mutterzellen von Lymphocyten sind.

Im Zustand der Hyperplasie nach Dinitrochlorbenzolkontakt zeigten diese Zellen eine flüchtige Vermehrung und waren jetzt häufig in Zellgruppen anzutreffen. Dieses Stadium war jeweils nur 2 Tage vor Eintritt der allergischen Reaktionslage zu beobachten.

Bei quantitativer Auswertung von Objektträgerausstrichen der frischen Lymphknotenschnittfläche fand sich ebenfalls 2 Tage vor der Reaktionsumstellung ein Häufigkeitsgipfel von Zellen mit basophilem, oft vacuolärem Plasma und lockeren Kernen mit multiplen, großen Nucleolen. Wir glauben, daß diese Zellen mit den genannten der histologischen Präparate identisch sind. Weder cytologisch noch histologisch ließ sich eine Vermehrung von Plasmazellen nachweisen.

Vor der Deutung der Befunde sei kurz rekapituliert, daß bei der anaphylaktischen Form der Allergie gegen Eiweiß- oder Bakterienantigene Antikörper von Globulincharakter frei im Serum auftreten, die durch Agglutination oder Präcipitation nachweisbar und mit dem Serum auf unsensibilisierte Individuen passiv übertragbar sind. Die Bildung dieser Antikörper geschieht in den lymphatischen Organen, und zwar in den Plasmazellen oder deren Vorstufen.

Bei der Ekzemallergie, die eine Unterform der Tuberkulintypallergie darstellt, treten dagegen keine freien Antikörper im Serum auf, Agglutinationsreaktionen versagen und die passive Übertragung der Überempfindlichkeit nie mit Serum, wohl aber mit einer genügenden Anzahl lymphatischer Zellen. Dieses mit den Zellen übertragbare sensibilisierende Prinzip ist von den Zellen nicht zu trennen. Die Übertragung gelingt nur mit lebensfrischen, funktionstüchtigen reifen Lymphocyten. Unter diesem Aspekt ist der Lymphocyt selbst der Antikörper, das sensibilisierende Prinzip ist Teil seiner Integrität.

Diese sensibilisierende Eigenschaft kann er aber nicht als reife Zelle erworben haben, da er nicht phagecytosefähig ist und weder ein endoplasmatisches Reticulum noch einen Golgi-Apparat besitzt. Sie muß vielmehr auf ihn von der Mutterzelle her übergegangen sein. Den Erwerb dieser neuen Eigenschaft halten wir für eine Leistung der undifferenzierten Stammzelle in den Rindenknoten. Bei ihr entsteht durch Kontakt mit dem Allergen eine spezifische Änderung der Zellfunktion, die auf die nachfolgenden Generationen von Tochterzellen übertragen wird und dort anhält. Morphologischer Ausdruck für diesen Vorgang ist die flüchtige Vermehrung solcher proteinsynthetisierenden Zellen in den Rindenknoten 2 Tage vor Eintritt der allergischen Reaktionslage. Von nun an werden von hier Lymphocytengenerationen mit neuen Eigenschaften ausgesandt, welche bei entsprechender Quantität die andersartige Reaktion mit dem Allergen herbeiführen.

Die Plasmazellen oder ihre Vorstufen in den Marksträngen sind an der Bildung des Ekzemantikörpers in diesem Sinne unbeteiligt. Bildungsort für anaphylaktische Antikörper und Bildungsort für Ekzemantikörper sind also nicht identisch, wenn sie auch im gleichen Organ nahe benachbart liegen. Welche Gründe maßgebend sind, daß verschiedene Antigene verschiedene Wege im Lymphknoten einschlagen, um an verschiedenen Orten verschiedene Antikörper zu erzeugen, ist noch ungeklärt. Es erscheint nicht ausgeschlossen, daß die unterschiedliche Löslichkeit der Antigene hierbei eine wichtige Rolle spielt.

Zusammengefaßt führt epicutaner Allergenkontakt mit Dinitrochlorbenzol zu einer lymphatischen Hyperplasie der Lymphknotenrinde. In den Rindenknoten ist dabei eine kurzfristige, weniger vom Ausmaß der Hyperplasie selbst als vom Zeitpunkt der Reaktionsumstellung abhängige Vermehrung undifferenzierter lymphatischer Stammzellen zu beobachten. Wir halten dies für den morphologischen Ausdruck einer funktionellen Anpassung an das Allergen, welche auf die nachfolgenden Lymphocytengenerationen als sensibilisierendes Prinzip oder „Ekzemantikörper" übergeht und unlösbar an deren Funktionstüchtigkeit gebunden bleibt.

Aussprache

J. Lindner-Hamburg: Zu Ihren schönen Untersuchungen möchte ich drei Fragen stellen, die freilich nur Details betreffen, nicht die prinzipielle Schlußfolgerung, welche Sie aus Ihren Befunden gezogen haben. Zur 1. Frage: Wir haben vor Jahren sehr eingehend das Schicksal verschiedener makromolekularer Substanzen (speziell Kohlenhydrate und Eiweiße — körpereigene und körperfremde) besonders im Tierexperiment verfolgt und dabei ihre Aufnahme in den Lymphknoten nach Injektion in dessen Zuflußgebiet geprüft. Dabei konnten wir — entsprechend den Beobachtungen in der allgemeinen und speziellen Humanpathologie — fast stets feststellen, daß die Substanzen zunächst in den Randsinus, danach in den Marksinus vorliegen, teils intra-, teils extracellulär, nachdem sie zu einer sehr raschen Proliferation von Reticuloendothelien mit Stoffaufnahmen etc. Anlaß gaben. Ich habe auf Ihren Bildern derartige Vorgänge in den Sinus nicht gesehen. Fehlten sie?

Die 2. Frage ist die nach der Ursache der vermehrten Anfärbbarkeit des Cytoplasma einiger Zellen mit Pyronin. Haben Sie die üblichen histochemischen Kontrollen zur Frage des RNS-Gehaltes gemacht? Vor allem aber möchte ich Sie fragen, ob Sie diese Zellen als Plasmazellen bezeichnen wollen, oder nicht besser als plasmocytoide Zellformen, worunter Zellen mit morphologischen, färberischen und histochemischen Ähnlichkeiten mit den Plasmazellen verstanden werden, z. B. unreife und andere Formen einer Entwicklungsreihe, an deren Ende schließlich die klassische Zelle von Marschalko steht. Ich bin nicht der heute vormittag von Ehrich vorgetragenen Meinung, daß das Auftreten dieser Plasmazellformen mit dem Stattfinden einer Antigen-Antikörper-Reaktion identisch ist. Vielmehr findet man plasmocytoide Zellformen bei ganz banalen Polypeptid-Aufnahmen durch mesenchymale Zellen der Stoffverarbeitung und Umformung. Die strukturellen und histochemischen Feinbefunde der Plasmazellen sind erst in der Endform „spezifisch", davor aber mit vielen funktionsgesteigerten, Stoff-verarbeitenden Bindegewebszellen gemeinsam. — Die 3. Frage schließlich betrifft das Schicksal der von Ihnen gezeigten Knötchen.

61. E. Schwarz-Berlin: Experimentelle Untersuchungen zum Chromatekzem.

Die Entwicklung eines Kontaktekzems setzt das Eindringen allergener Substanzen in die lebende Haut voraus. Wir hofften daher, durch quantitative Studien der percutanen Resorption von Radiochrom Hinweise für die Pathogenese des Chromatekzems zu erhalten. Bekanntlich ist die Kontaktekzem-Sensibilisierungspotenz des anionischen Chromats also des sechswertigen Chroms um ein Vielfaches größer als die des dreiwertigen. Im Tierversuch gelang eine Chromatkontaktallergie auch nur mit Hilfe eines Netzmittels, mit Natrium Laurylsulfat. Es hätte daher durchaus erwartet werden können, daß sich Unterschiede der percutanen Resorption zwischen drei- und sechswertigem Chrom bzw. eine Resorptionsverbesserung durch das genannte Detergens gezeigt hätten.

In Bild 1 sollte uns die im Urin ausgeschiedene Radioaktivität als Maß der percutanen Resorption dienen. Es handelte sich um über mehrere Tage und Wochen laufende Resorptionsstudien. Die Meßwerte der einzelnen Urinmengen jedes Tieres sind in Prozent der auf der Haut angebotenen Aktivität angegeben und halblogarithmisch in Säulen dargestellt worden. Bei den Tieren, denen Radiochrom als Cr_3 bzw. als Cr_6 angeboten wurde, zeigen sich etwa vergleichbare Werte, *also anscheinend keine signifikanten Unterschiede der Resorptionsquoten.* Diese betragen mit einer Ausnahme weniger *als 1%/0 des* Angebotenen. Demgegenüber finden sich bei den Tieren, denen Radiochrom als Cr_6 zusammen mit Laurylsulfat angeboten wurde, *mehrere, bei denen deutlich mehr Aktivität im Urin* ausgeschieden wurde, einmal *fast 22%/0 des Angebotenen,* so daß die Annahme einer Resorptionsverbesserung durch das Detergens viel Wahrscheinlichkeit hat.

In den schwarz aufgesetzten Säulen ist bei den letzten Tieren jeder Gruppe die im Organismus mit Ausnahme der Applikationsstellen gefundene Aktivität dargestellt worden. Sie ist im Vergleich zu der im

Urin ausgeschiedenen Menge klein, *aber* gerade diese Menge war Gegenstand weiterer Untersuchungen. Wir versuchten nämlich durch Bestimmung der Radioaktivität einzelner Organe *besondere Verteilungstendenzen* in den genannten drei Gruppen zu eruieren. Besonderes Augenmerk schenkten wir dabei den hautdrainierenden *axillären und inguinalen* Lymphknoten im Hinblick auf die von Frey u. Wenck herausgestellte Bedeutung der regionären Lymphknoten für die Entwicklung eines Kontaktekzems.

Es handelt sich um ca. 20 Std dauernde Resorptionsstudien. In Bild 2 ist die in den einzelnen Organen, und zwar in Milz, Leber und Nieren, ist die durchschnittlich gefundene Aktivität in Prozent der in den Lymphknoten gefundenen wiedergegeben. Es zeigten sich zum Teil beträchtliche individuelle Streuungen, die durch die hohl aufgesetzten Säulen dargestellt sind. Man erkennt trotzdem ohne weiteres *eine deutlich bevorzugte* Aufnahme von Radiochrom in den Lymphknoten, die die anderer Organe, selbst so großer Organe wie der Leber und der Nieren noch bei weitem übersteigt. Die in diesem Zusammenhang besonders interessierende *Milz zeigte nur relativ geringe Radiochromaufnahmen.* Besonders überraschend ist — im Hinblick auf die unterschiedliche Sensibilisierungspotenz —, daß sich wiederum keine signifikanten Unterschiede in der Verteilung des resorbierten Radiochroms bei allen drei Gruppen zeigten. Die bevorzugte Aufnahme in den hautdrainierenden Lymphknoten steht in guter Übereinstimmung mit den von Frey u. Wenck erhobenen Befunden. Allerdings standen die regionären Lymphknoten bei isolierter Messung der einzelnen Lymphknotengruppen nicht in dem erwarteten Ausmaß im Vordergrund. Immerhin fand sich auch bei uns eine Reihenfolge abnehmender Aktivität: regionäre, translaterale, homolaterale und diagonale Lymphknoten.

Bei einer bleibenden Sensibilisierung darf nach Crampton u. Haurowitz das Verbleiben eines Antigenrestes erwartet werden, da die Antikörpersynthese eine modifizierte Proteinsynthese in Gegenwart des Antigens darstellen soll. Länger laufende Resorptionsstudien — maximal bis über 2 Monate — sollten uns hierfür Hinweise bringen. Wir fanden eine bevorzugte Speicherung des Cr_{51} in den hautdrainierenden Lymphknoten, ähnlich der bevorzugten Aufnahme bei kurzfristiger Resorption. Auch hierbei ergaben sich keine Unterschiede in den drei Gruppen. Allerdings wird der Wert dieser Befunde eingeschränkt, da erhebliche Radioaktivität an der Hautapplikationsstelle als eine Art Hautdepot zurückgeblieben war, aus der letztlich eine dauernde Resorption stattgefunden haben könnte.

Interessant ist vielleicht noch das Verhältnis der Aktivitäten der Lymphknoten und der Milz in Gegenüberstellung bei kurzfristigen und langfristigen Untersuchungen.

In Bild 3 sind wieder die durchschnittlichen Aktivitätswerte der Milz mit Streuung in Prozent der Aktivität der Lymphknoten angegeben, und zwar für die kurzfristigen Versuche in schwarzen Säulen, in den gestrichelten für die langfristigen Versuche. Es zeigt sich, daß das Verhältnis der Aktivität Lymphknoten-Milz eine Verschiebung zugunsten der letzteren bei den langfristigen Untersuchungen erfährt. Man könnte daraus vielleicht einen Hinweis für die Annahme von Frey u. Wenck ableiten, daß außer den regionären Lymphknoten auch noch andere Organe eine bleibende Kontaktekzem-Sensibilisierung unterhalten können.

Es darf abschließend aber betont werden, daß Ausmaß und Verweildauer einer bestimmten Substanz in den regionären Lymphknoten keineswegs in Korrelation zur Stärke ihrer Sensibilisierungspotenz stehen müssen. Als Beispiel sei die Aufnahme nichtantigenen Silicats oder Kohlenstaubs in Hilusdrüsen genannt. Lediglich eine gewisse Haftquote, die hinsichtlich ihres für eine Sensibilisierung erforderlichen Minimalwertes unbekannt ist, ist offensichtlich Voraussetzung für eine Ekzemsensibilisierung. Unsere Resorptionsstudien konnten daher an sich nur bedingt Aussagen zur Pathogenese des Chromatekzems machen, und unsere Ergebnisse können daher nur im Zusammenhang mit der übrigen Kontaktekzemforschung Bedeutung erlangen.

Für unsre Untersuchungen stand uns das Radioisotop Cr^{51} zur Verfügung. Die Applikation der Radiochromlösungen erfolgte auf der geschorenen Haut von Meerschweinchen in einem auf die rechte Flanke geklebten Gummiring.

Aussprache

A. Schmidt-Marburg (Vorsitzender): Frage.

E. Schwarz-Berlin: Es ist sicherlich mit einer zumindest partiellen Transformation oder, besser gesagt, mit einem partiellen Valenzwechsel Cr_3 zu Cr_6 und umgekehrt zu rechnen. Daß im Organismus Cr_6 zu Cr_3 reduziert werden kann, wissen wir z. B. durch die alten Untersuchungen von O. Eichler in Hefter-Heubeners Handbuch der experimentellen Pharmakalogie, 1934. Bei unseren Aktivitätsbestimmungen fand sich sowohl bei Angebot von Cr_3 wie bei Angebot von Cr_6 auf der Haut jeweils Radioaktivität in den gewaschenen Erythrocyten sowie auch im Serum. Da Cr_6 eine vorzugsweise Bindung an Erythrocyten, Cr_3 dagegen an Serum aufweist, deuten diese unsere Befunde bereits auf einen zumindest partiellen Valenzwechsel hin. Die bessere Sensibilisierungspotenz des Cr_6 gegenüber dem Cr_3, übrigens eine reine Erfahrungstatsache, ist keineswegs einfach zu erklären. Die Anwendung der Eiweißkonjugathypothese hinsichtlich der Komplettierung zum Vollantigen stößt bei dem anionischen Chromat als Hapten auf Schwierigkeiten, da bekanntlich $Chrom_6$ erst in hohen Konzentrationen Eiweiß fällt und in vitro elektrophoretisch keine Bindung etwa an Serumproteine oder an Hornschichteiweiß nachweisbar war. Cr_3 dagegen weist eine große Affinität zu Proteinen auf. Der Schluß liegt also durchaus nahe, daß Cr_6 lediglich die besser resorbierbare Zustandsform des Chroms darstellt, als eigentliches Hapten aber Cr_3 anzusehen ist. Gegen diese plausible Theorie sprechen aber doch unsere Befunde, die eben keine Differenz in der Resorptionsquote Cr_6 zu Cr_3 fanden. Es käme theoretisch noch ein anderer Inhaltsstoff der Epidermis für die Bindung von Chromat in Frage, und zwar die Lipoide der Epidermis. Chromat zeigt bekanntlich eine Bindung an Phosphorlipoide, und die histochemische Darstellung der Phosphorlipoide im Gewebe nach der Methode von BAKER läuft bekanntlich über eine Chromierung derselben. Man könnte also eventuell Lipoide oder Lipoproteide als den komplettierenden Inhaltsstoff der Haut bei der Chromatkontaktallergie vermuten. Bei einzelnen Analysen des sogenannten Hautdepots, also des an der Hautapplikationsstelle zurückgebliebenen Radiochroms, das — wie ausgeführt — nur zu einem Teil abspülbar ist, zeigten sich — wenn auch geringe Mengen — Chrom, die lipoidlöslich waren oder zumindest im Lipoidlösungsmittel, wie Tetrachlorkohlenstoff, Alkoholäther und ähnlichem, übergingen. Diese Untersuchungen konnten wir aber noch nicht zu einem genügenden Abschluß bringen, so daß es verfrüht wäre, hierüber Aussagen zu machen.

W. Leppin-Hamburg: Die bei langzeitiger Exposition von ^{51}Cr auftretende verstärkte Milztätigkeit könnte einfach durch Abbau von Erythrocyten, die mit dem experimentell aufgebrachten ^{51}Cr intravasal markiert würden, entstanden sein.

62. H. Krüger-Berlin-Britz: Das Trisymptom von Gougerot im Rahmen der allergischen Vasculitis.

Zahlreiche Autoren haben in den letzten Jahren über die klinischen und histologischen Kennzeichen allergischer Gefäßprozesse mit vorwiegend cutaner Lokalisation berichtet. So ist MIESCHER 1956 in Wien in seinem Hauptreferat auch auf die Vasculitiden der Arteriolen und Capillaren näher eingegangen. Er hat bei dieser Gelegenheit die von GOUGEROT nach klinisch-morphologischen Gesichtspunkten aufgestellte „Maladie trisymptomatique" mit der Arteriolitis bzw. Vasculitis allergica cutis RUITER und dem von ihm und STORCK als leukoklastischem Mikrobid bezeichneten Krankheitsbild verglichen.

Allen gemeinsam ist das schubweise Auftreten maculopapulöser und hämorrhagischer Efflorescenzen, deren Substrat akut entzündliche Gefäßprozesse, vorwiegend im Bereich der Arteriolen und Capillaren, sind. Die Art der Efflorescenzen ist nach GOUGEROT abhängig von der Tiefe der angegriffenen Hautschichten.

Charakteristisch ist die dichte Durchsetzung der Gefäßwand und ihrer Umgebung mit Leukocyten und Leukocytentrümmern. Die Gefäßwand kann dabei intakt bleiben oder eine Schwellung der Endothelien aufweisen. Sie kann aber auch Zeichen von Schädigungen bis zur Nekrose zeigen und das angrenzende Bindegewebe mit einbeziehen.

Hämorrhagien treten vor allem dann in Erscheinung, wenn sich der Prozeß an den Capillaren abspielt.

Derzeit erscheint die von RUITER gewählte Einteilung, die unter Betonung klinisch-morphologischer *und* feingeweblicher Merkmale die verschiedenen Erscheinungsformen gefäßallergischer Hautaffektionen zusammenfaßt, als beste Lösung. Er unterscheidet drei klinische Varianten

der Vasculitis allergica cutis, nämlich den hämorrhagischen, den poly-
morph-nodulären und den papulo-nekrotischen Typ. Während die erst-
genannte Variante mit der anaphylaktoiden Purpura zu identifizieren
wäre, entspricht der polymorph-noduläre Typ dem Gougerotschen
Trisymptom, das durch das schubweise, sich oft über Jahre hinziehende
gleichzeitige Auftreten von erbsgroßen, harten, hautfarbenen Knötchen,
punkt- und fleckförmigen Purpuraherden und erythemato-papulösen
Efflorescenzen gekennzeichnet ist. Es stellt gewissermaßen einen Mittelpunkt im weiten Feld der sogenannten nodulären dermalen Allergide
dar. Dieser Typ wird offenbar seltener als die anderen Varianten beobachtet, so daß es berechtigt erscheint, einen bezüglich des klinisch-
morphologischen und histologischen Bildes, wie der Symptomatologie
und des Verlaufs klassisch ausgeprägten Fall einer kasuistischen Mitteilung zuzuführen.

Bei unserem Fall handelte es sich um einen 54jährigen Mann, der seit
früher Jugend an einer Paradentose mit granulomatösen Taschen-
bildungen litt. Vor mehreren Jahren war ein periproktitischer Absceß
inzidiert worden, und außerdem hatte er eine Hepatitis durchgemacht.
Bereits über einen Zeitraum von $1^1/_2$ Jahren waren gelegentlich Schmerzen
an den Zehenballen sowie Juckreiz und Rötung an den Handflächen und
flüchtige rheumatoide Beschwerden in der Wadenmuskulatur, den Knie-
und Fußgelenken bei vorangehender bzw. gleichzeitiger Abgeschlagenheit aufgetreten. Das seit 3 Monaten mit einer Verstärkung dieser
Beschwerden einhergehende schubweise Auftreten von Hautveränderungen in Verbindung mit Temperaturerhöhungen führte ihn in unsere
Klinik. Zu dieser Zeit bildete sich erneut ein periproktitischer Absceß
aus.

Die folgenden Bilder zeigen den charakteristischen Hautbefund mit
vorzugsweisem Befall der Extremitäten. Das dichte Exanthem setzt sich
aus klein-erbsgroßen, runden, harten Knötchen, erythemato-papulösen
Elementen und punkt- bzw. fleckförmigen Hämorrhagien zusammen.
Die vereinzelt urticariell anmutenden Knötchen waren ungewöhnlich
derb, und die zum Teil gyrierten, circinären erythemato-papulösen Herde
zeigten vielfach eine hämorrhagische Randzone. Daneben fanden sich
reine petechiale Blutungsherde, besonders an den Händen und Füßen.

Histologisch waren, wie für diese Fälle typisch, Capillaren, Arteriolen
und Venolen vorwiegend des Stratum subpapillare, aber auch des
tieferen Corium und der oberen Subcutisschichten vom Erkrankungs-
prozeß ergriffen. Neben Schwellung und Dissoziation der Endothelien
zeigte sich eine ödematöse Auffaserung und fibrinoide Verquellung der
Gefäßwände und der angrenzenden Gewebspartien. Darüber hinaus
bestand eine entzündliche Gefäßwandinfiltration mit histiocytären und
leukocytären, auch eosinophilen Zellelementen und Leukoklasie. Als

Folge der Gefäßwanddehiszenz lagen vielfach Erythrocytenextravasate in der Umgebung vor.

Unter Dexamethason und Penicillin kam es zur völligen Rückbildung der Hautveränderungen, im Anschluß an eine positiv ausgefallene Intracutantestung mit den herdeigenen Bakterien (Mikrococcus catarrhalis und Bacterium coli) jedoch unter erneutem Fieberanstieg zu einem Rezidiv, das durch eine gleichzeitig durchgeführte Fokalsanierung an den Zähnen noch verstärkt wurde.

Das Hautbild dieses Rezidivs erinnerte mit seinen urticariellen annulären und kokardenförmigen, ebenfalls zum Teil hämorrhagischen Rundherden an ein Erythema exsudativum multiforme.

Hinzugesellt hatte sich eine Thrombose eines Seitenastes der Arteria retinae links mit multiplen strich- und lachenförmigen Blutungen in der gesamten oberen Fundushälfte.

Nach erneuter Dexamethasonzufuhr wiederum Abklingen der Hauterscheinungen.

An sonstigen Befunden sind eine für diese Fälle offenbar charakteristische Vermehrung der α II- und γ-Globuline, die stark erhöhte BSG, eine Leukocytose und ausgeprägte Linksverschiebung zu erwähnen. Der Antistreptolysintiter betrug über 800 E.

Bezüglich der Ätio-Pathogenese des Krankheitsbildes ist festzustellen, daß sich bei fast allen bisher publizierten Fällen Herdinfekte wie Sinusitiden, eitrige Gingivitiden, chronische Tonsillitiden, Zahngranulome usw. fanden. Der hier beschriebene Fall läßt ebenfalls vermuten, daß es sich bei den Hautveränderungen um den Ausdruck eines gefäßalterierenden, infektionsbedingten, allergischen Streuphänomens handelt. Da diese Auffassung auch für die anderen Varianten der allergischen Vasculitis cutis vertreten wird, erhebt sich die Frage, warum es nur in einem Teil der Fälle zu so ausgesprochen polymorphen Hautveränderungen kommt. Bisher kann diese Frage nur mit der Erklärung GOUGEROTS beantwortet werden, der in der Intensität der Ausprägung und in der Polymorphie der Hautveränderungen das Zeichen einer besonders guten Abwehrlage des Organismus sah.

Aussprache

C. E. Sonck-Abo/Finnland

H. W. Spier-Berlin: Von Fokalsanierung induzierter Schub spricht unseres Erachtens (SPIER und RÖCKL) sehr für ätiopathogenetische Bedeutung des Focus bei der betreffenden Vasculitis.

H. Krüger-Berlin (zu SONCK): Keine Anhaltspunkte für Vorliegen anlagebedingter Allergiebereitschaft. (Zu SPIER): Das Trisymptom von GOUGEROT ist sicher — wie aus der Literatur zu entnehmen — seltener als die anderen Varianten der allergischen Vasculitis allergica. Die bessere Bezeichnung dürfte polymorph-nodulärer Typ (RUITER) sein.

63. K. Wulf, K.-H. Meyer zum Büschenfelde und **K. Ullerich**-Hamburg: **Experimentelle Untersuchungen zur Keratoconjunctivitis photoallergica.** Mit 1 Textabbildung.

Die menschliche Keratoconjunctivitis photoallergica (K. ph.) ist charakterisiert durch eine pathologische Reaktion von Haut und Bindehaut auf langwelliges Ultraviolettlicht (U.V.A.). Als klinische Symptome dominieren bei dieser Hornhaut-Bindehautentzündung

a) extreme Lichtscheu, die schon normales Tageslicht meiden läßt und

b) schnelle Besserung bei Aufenthalt in abgedunkelten Räumen oder vollkommenem Lichtabschluß der Augen.

Alle bisher bekannten, einschlägig erkrankten Menschen hatten Umgang mit photodynamisch wirksamen Substanzen gehabt, meist waren ihnen diese als Medikamente zugeführt worden (z.B. Sulfonamide, Phenothiazine, Paraaminosalicylsäure). — Kann man nun experimentell am Tier der menschlichen K. ph. ähnliche Veränderungen hervorrufen?

Der grundsätzlichen Klärung dieser Frage dienten umfangreiche Untersuchungen an verschiedenen Tierarten und mit unterschiedlichen photodynamisch wirksamen Substanzen.

Durch folgende *Versuchsanordnung* konnten eindrucksvolle Ergebnisse erzielt werden:

30 Wistarratten wurden mittels Pipette 5—6 Tropfen einer $2^0/_0$igen Lösung von N-(3′ Dimethylamino-propyl)-3-chlorphenothiazin, P_{H7}) in den Conjunctivalsack geträufelt. Diese Behandlung der Tiere erfolgte 15mal innerhalb von 40 Tagen jeweils morgens. Am Behandlungstag wurde dann die eine (stets die gleiche) Hälfte der Tiere (15) für 2—3 Std der Mittagssonnenbestrahlung (20. 10. bis 29. 11. 58) ausgesetzt; die andere Hälfte verblieb als Kontrolle im Dunkeln.

Das *Verhalten der Tiere nach dem Einträufeln der Substanz* ist durch einen etwa einstündigen schlafähnlichen Zustand charakterisiert.

Die stets im Dunkeln belassenen Tiere erwachen nach dieser Zeit und verhalten sich wie unbehandelte Kontrollen.

Die für die Belichtung vorgesehenen Tiere, welche dem diffusen Tageslicht des Tierstalles ausgesetzt sind, zeigen nach dem Erwachen deutliche Unruhe, Putz- und Kratzbewegungen, unkontrollierte Sprünge, zuletzt versammeln sie sich in einer Käfigecke und versuchen ihre Köpfe unter die Körper der anderen Tiere zu stecken.

Das *Verhalten der Tiere während der Lichtexposition war* selbst unter der Hamburger Herbstsonne eindeutig und am eindrucksvollsten an den sonnigsten Tagen. Die Tiere versuchten durch „sinnloses" Umherlaufen und plötzliche Sprünge dem gläsernen Belichtungskäfig zu entfliehen. Meist lagen sie nach kurzer Zeit erschöpft und „ungeordnet" verteilt mit geschlossenen Augenlidern im Käfig herum. Der Kopf wurde nach vorn

32*

gestreckt auf den Boden gelegt. Ließ die Sonnenstrahlung nach oder war die Belichtungszeit zu Ende, so erholten sich die Tiere schnell. Anfangs bestand noch etwas Lichtscheu, am nächsten Tag verhielten sie sich wieder unauffällig.

Entzündliche Veränderungen an den Augen konnten wir bis zur 11. Behandlung und Bestrahlung in keinem Fall feststellen. Dann traten — erst vereinzelt — und bis zur 15. Behandlung bei allen Tieren

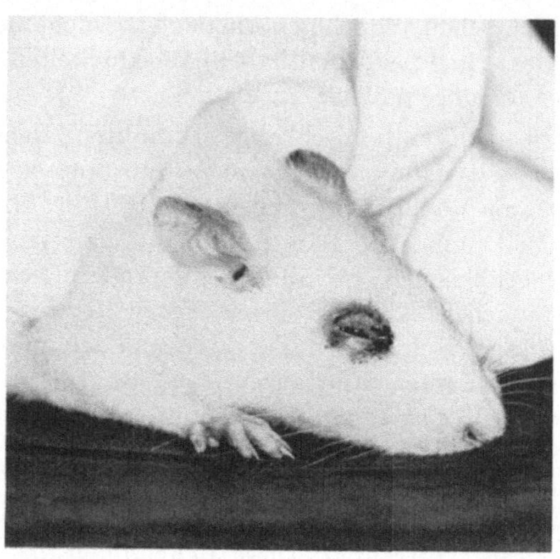

Abb. 1. Experimentell gegen Licht sensibilisiertes Rattenauge

Ödeme der Lider und umgebenden Haut auf; die Lidränder verklebten borkig, es bestand Tränenträufeln, nach Spreizen von Ober- und Unterlid wurde eine eindeutige Opalescenz der Cornea deutlich. Innerhalb des drei- bis viertätigen Behandlungsintervalls kam es dann jeweils nur zur geringgradigen Rückbildung. Das diffuse Tageslicht des Tierstalles reichte aus, um deutliche Lichtscheu, Tränenträufeln, Opalescenz der Cornea bei zwölf Tieren bleibend zu erhalten. Neun von ihnen zeigten bei späteren Kontrollen eine irreversible weiß-graue Corneatrübung im Lidspaltenbereich.

Blieben die Tiere dann 14 Tage lang unbehandelt, so klang die Keratoconjunctivitis langsam ab; erneute Lichtexpositionen führten aber zum Rezidiv (siehe Abb. 1).

Im nächsten Halbjahr behandelten und bestrahlten wir die Tiere jeweils einmal monatlich, die Keratoconjunctivitis konnte regelmäßig durch Belichtung erneut ausgelöst werden. Sonstige Hautveränderungen wurden nie beobachtet.

Die im Dunkeln belassenen Kontrolltiere, welche gleichhäufig behandelt worden waren, zeigten lediglich nach der jeweiligen Behandlung kurzdauernden, wohl mechanisch bedingten Tränenfluß. Alle blieben klinisch frei von einer Keratoconjunctivitis oder sonstigen pathologischen Haut- und Augenveränderungen.

Durch diese Versuche konnte der grundsätzliche Beweis dafür geführt werden, daß es möglich ist, mittels einer lokal angewandten photodynamisch wirksamen Substanz eine isolierte Lichtsensibilisierung am Tierauge hervorzurufen.

Literatur

ULLERICH, K., K. WULF u. A. WISKEMANN: Klin. Mbl. Augenheilk. **13**, 30, 131 (1957).

WULF, K.: In: GOTTRON-SCHÖNFELD: Dermatologie und Venerologie, Band III, Teil 1. Kap. Lichtdermatosen, S. 107 (1959).

Symposion 1

Donnerstag, den 19. Mai 1960

Nachmittags

im kleinen Vortragssaal der Kunsthalle

Zur Ätiologie, Diagnose und Therapie der Besnier-Boeck-Schaumannschen Krankheit

Leiter: C. Funk-Regensburg, K. W. Kalkoff-Marburg

64. C. Fr. Funk-Regensburg: Definition des Krankheitsbildes und Fragen zur Ätiologie*.

Das Tischgespräch über die Sarkoidose, wie kurz dem angelsächsischen Sprachgebrauch folgend die im Titel angeführte Krankheit genannt sei, soll keine Show und kein routinemäßiger Ablauf von Einzelvorträgen sein, es möge vielmehr in zeitlich geraffter Form und disziplinierter Aussprache eine Abklärung unseres Wissens bringen. Das Wesen der Sarkoidose ist schwierig in seiner Gesamtheit zu erfassen, und hinsichtlich seiner Ätiologie stellt uns diese Krankheit vor die schwierigsten Probleme.

Unabhängig voneinander brachten Löffler u. Behrens jr. im Handbuch der Inneren Medizin, Funk im Handbuch der Dermatologie und Venerologie und Fresen in Ergebnisse der gesamten Tuberkulose- und Lungenforschung die gestaltliche Betrachtung des Morbus Boeck eine im wesentlichen einheitliche Darstellung des Morbus Boeck. Begründet sind diese Stellungnahmen auf der Basis der persönlichen Erfahrung und der Erfassung des Schrifttums, wobei aber auch die Bedeutung der Conference on Sarkoid, US. National Research Council, February 1948 in Washington, nicht übersehen werden darf. Epstein definierte damals die Krankheitssyndrome.

---

* W. Löffler u. W. Behrens jr.: Handbuch der Inneren Medizin, IV. Auflage, Bd. IV/3. Berlin, Göttingen, Heidelberg: Springer 1956.

C. Fr. Funk: Handbuch Dermatologie und Venerologie, Band II/Teil 2. Stuttgart: Georg Thieme 1958.

O. Fresen: Ergebnisse der gesamten Tuberkulose- und Lungenforschung, Band XIV. Stuttgart: Georg Thieme 1958.

Die Teilnehmer am Symposion, von denen ich besonders mit herzlichem Dank die Herren Danbolt, Oslo, Putkonen, Helsinki, Birkhäuser, Basel, Mlczoch, Wien, neben unseren mittel- und westdeutschen Fachkollegen begrüßen darf, sind gleich dem Auditorium, das sich besonders zahlreich zu meiner Freude eingefunden hat, mit der Materie vertraut. Anbetrachts dieser Tatsache und den zahlreichen Einzelbeiträgen zum Thema halte ich es für erforderlich, auf eine spezielle Definition des Krankheitsbildes zu verzichten. Ebenso halte ich es aus zeitlichen Gründen für angebracht, der Diskussion breitesten Spielraum zu geben, und deshalb unterlasse ich es, ein Füllhorn von Problemen, die die Ätiologie uns auferlegt, auszuschütten. In medias res zu gehen, ist daher sinnvoller und zeitgewinnender, so daß im Rahmen der Diskussion eine tiefgründige Erarbeitung von Spezialfragen ermöglicht wird.

65. J. Meyer-Rohn-Hamburg: Untersuchungen zur Ätiologie des Morbus Boeck.

Bei Betrachtungen über die Ätiologie der Morbus Boeck kann an der Erregerfrage nicht vorbeigegangen werden. Nahezu alle Gruppen von Mikroorganismen sind als Erreger des M. B. in die Literatur eingegangen: Virusarten, Monilien, Fungi, Protozoen, Brucellen, Mycobakterien und andere. Ernsthaft zu diskutieren bleibt aber nur die tuberkulöse Ätiologie. Auf diese allein konzentriert sich auch nachfolgender Beitrag. Nur in Stichworten dürfen die Argumente des „Für und Wider" die Tuberkulose angeführt werden:

Für: 1. pathologisch anatomischer Befund
      2. Übergänge von M. B. in Tuberkulose und umgekehrt
      3. Nachweis von Tuberkelbakterien
      4. Nachweis von α-ε-Diaminopimelinsäure im Gewebe.
Wider: 1. Geringe oder fehlende Tuberkulinempfindlichkeit
        2. Kveim-Test
        3. mehr negative als positive Tuberkelbacteriumbefunde
        4. häufiges Versagen der Tuberkulostatica.

Der mikroskopische Nachweis von Tuberkelbakterien nach der Ziehl-Neelsen-Färbung, der zudem aus Gewebsmaterial nur selten gelingt — bei unseren zwölf Fällen einmal — genügt nicht, weil damit alle Stäbchen erfaßt werden und keine Aussage über die Art möglich ist. Für die exakte bakteriologische Diagnose sind vielmehr Kultur- und Tierversuche unabdingbar. Erfahrungsgemäß gelingt der Nachweis von Tuberkelbakterien aus Gewebe auch mit diesen Methoden nicht immer, vor allen Dingen, wenn es sich um Stämme mit langsamer Wachstunstendenz oder abgeschwächter Virulenz handelt.

Nun beweist auf der anderen Seite der positive Befund — auch wenn er in der Mindezahl ist — mehr als negative Befunde. Wir wissen, daß Lupusgewebe und tuberkulöses Narbengewebe sehr keimarm ist. Nach der Literatur schwanken hier die positiven Ausbeuten zwischen 59 und 83%.

Tabelle

	Zahl	% +	
SCHMIDT	220	59,7	Direktkultur
FUNK	140	70	Tierversuch, Kultur
DIETZ	234	76,1	Tierversuch, Kultur
LÜSEBRINK	175	82,3	Direktkultur
RÖCKL	88	83	Direktkultur, Mikrohomogenisator

U. E. können ätiologische Fragestellungen mit Gewebsmaterial nur mit Methoden bearbeitet werden, die positive Ausbeuten über 80% ermöglichen.

Wir haben uns seit 10 Jahren um eine Verbesserung des kulturellen Nachweises von Tuberkelbakterien speziell aus Gewebsmaterial bemüht und glauben, über brauchbare Methoden für unsere Fragestellung zu verfügen. Die positiven Ausbeuten aus nachweisbar positivem Gewebsmaterial erreichen bei unserem Verfahren die 90%-Grenze.

Methode. Das durch Excision entnommene Gewebsstück wird sofort nach der Operation mit steriler NaCl-Lösung im Ultrahomogenisator 3 min bei 40000 U/min homogenisiert. Das erhaltene Homogenisat wird in üblicher Weise mit 6% H_2SO_4 und wiederholten Auswaschen mit steriler NaCl-Lösung verarbeitet und schließlich mit der Pipette auf unsere Ho-Du-Nährböden gebracht. Das Nährmedium wird wie folgt hergestellt.

1. In etwa 80°C warmem Aqua dest. (500 ml) werden der Reihe nach einzeln aufgelöst:

Natr. phosphoric. NaH_2PO_4 nach SÖRENSEN	1,5
Kal. phosphoric. KH_2PO_4 nach SÖRENSEN	2,0
Magnesiumsulfat	0,3
Magnesiumcitrat	1,25
Alanin	2,0
Asparagin	3,0

Dazu kommen 60 ml Glycerin, zweimal im Dampftopf je 30 min sterilisieren.

2. In 50 ml dieses unter Ziffer 1 beschriebenen Basalmediums werden vor dem Gebrauch 5 ml einer $0,7\%$igen Malachitgrün-Lösung gegeben und danach 165 cm³ Eimischung (aus vier Eiern), die in einer sterilen Flasche mit Glasperlen durchgeschüttelt und homogenisiert werden, gebracht.

3. *Tween-80-Zusatz.* 0,12 ml „Tween 80" werden zu 10 ml n/20 NaOH gegeben und hiervon 5 ml je 100 ml der oben beschriebenen Nährlösung zugesetzt.

4. Abfüllen zu etwa 6 ml in sterile Kapsenberg-Röhrchen, die in schräge Lage gebracht und 2 Std bei 90°C in den Heißluftsterilisator gegeben werden, damit das Nährmedium koaguliert. Nach dem Abkühlen wird jedes Röhrchen noch mit 0,5 ml

einer von Bönicke modifizierten Lockemann-Lösung versehen, die folgende Zusammensetzung hat:

Asparagin 0,7
Dinatriumphosphat 0,092
    (0,46 g in 20 ml Aqua dest. lösen und 4 ml der Lösung nehmen)
Monokaliumphosphat 0,12
    (0,6 g in 20 ml Aqua dest. lösen und 4 ml der Lösung nehmen)
Natriumcitrat 0,9
Magnesiumsulfat 0,4
    (0,8 g in 20 ml Aqua dest. über der Flamme lösen und 10 ml der Lösung nehmen)
Ferriammoniumsulfat 0,0015
    (0,25 in 5 ml Aqua dest. lösen, 1 ml hiervon mit 9 ml Aqua dest. verdünnen; von dieser Verdünnung 0,3 ml nehmen)
Glycerin 20,0
Aqua dest., heiß 200,0

Seit 5 Jahren beimpfen wir das Material gleichzeitig auf einen von Bönicke modifizierten Nährboden nach Löwenstein-Jensen folgender Zusammensetzung:

| Salzlösung | 300,0 | Malachitgrünlösung 2 % | 10,0 |
| Kartoffelmehl | 15,0 | Eimasse | 500,0 |

Die Salzlösung enthält:

KH_2PO_4	1,2	Asparagin	1,8
$MgSO_4$	0,12	Glycerin	6,0
Magnesiumnitrat	0,3	Aqua dest.	300,0

Die Salzlösung wird bei 115° 30 min sterilisiert.

Fertigstellung des Nährbodens. 15 g Kartoffelmehl mit entsprechender Menge Malachitgrünlösung werden mit 75—100 ml der Salzlösung kalt aufgeschwemmt. Der Rest der Salzlösung wird aufgekocht und unter Schütteln der Aufschwemmung hinzugegeben. Die Emulsion wird nun bei 115° 30 min sterilisiert, dann im Wasserbad auf 55° temperiert und so der Eimasse zugegeben.

Eimasse. Für 500 ml Eimasse werden ca, 18 Eier benötigt. Die fertige Masse wird durchs Sieb gegeben und Schleimsäure (0,75 g/500 ml) „Merck" zugesetzt.

Dieser von Bönicke entwickelte Nährboden hat sich noch besser bewährt als unser Ho-Du. Das Kolonienwachstum ist kräftiger, die positiven Ausbeuten sind höher.

Mit dem Gewebshomogenisat werden 15—20 Röhrchen beimpft; diese werden dann zur Sedimentierung des Materials 48 Std schräg bei 37° gelagert und anschließend aufrecht stehend 4 Monate bei 37° bebrütet. In dieser Zeit wird zur Vermeidung von Austrocknungserscheinungen den Röhrchen wiederholt unter sterilen Kautelen o. a. Lockemann-Lösung zugegeben.

Gleichlaufend mit der Kultur wird der Tierversuch mit zwei Meerschweinchen angesetzt; nach 3 Monaten erfolgt Tötung und Beurteilung nach makroskopischem und kulturellem Befund. Der Tierversuch läuft mit anschließender Kultur also 7 Monate.

Wir haben bei einem Teil der aus Boeck-Gewebsmaterial isolierten Mycobakterien Typendifferenzierung im Kaninchenversuch, Resistenzanalysen gegenüber INH und Streptomycin, sowie Virulenzbestimmungen am Meerschweinchen durchgeführt.

Typ: bei zehn geprüften Stämmen Mycobact. tuberculosis var. humanus.

Resistenz. von zehn Stämmen waren zwei INH-resistent; bei Fall Reuter handelt es sich um eine induzierte und bei Fall Schmidt um eine der seltenen primären Resistenzen: die Patientin hatte laut Anamnese nie INH erhalten.

Virulenz. Am Meerschweinchen erwiesen sich die meisten Stämme als wenig virulent: bei keinem Tier sahen wir den stürmischen Verlauf, den wir sonst bei unseren Kontrolltieren im Chemotherapieversuch zu sehen gewohnt sind. Ein INH-resistenter Stamm zeigte stark abgeschwächte Virulenz. Bei zwei Fällen waren nur die Kulturen positiv: möglicherweise sind diese Befunde dadurch zu erklären, daß es sich um Stämme mit stark abgeschwächter oder gar verlorengegangener Virulenz gehandelt hat.

Insgesamt haben wir 35 Boeck-Patienten aus eigenem Krankheitsmaterial auf diese Weise untersucht. Bei 12 von diesen wurden kulturell Tuberkelbakterien nachgewiesen. Aus acht Gewebsproben, die wir von außerhalb zur Untersuchung zugeschickt bekommen hatten, konnten dagegen nur einmal Tuberkelbakterien isoliert werden.

Klinik. Einige der Patienten mit positivem Tuberkelbakterienbefund werden nun an Hand von Fotos und Röntgenbildern demonstriert, wobei sich nur auf die Wiedergabe der für die Diagnose wichtigen Punkte beschränkt werden soll.

Unter morphologischen Gesichtspunkten lassen sich an der Haut drei Formen unterscheiden: die großknotige, die kleinknotige und die circinäre Form. Während sich bei der großknotigen Form nicht selten auch Veränderungen am Skeletsystem im Sinne einer Ostitis cystoides finden, war ein solcher Befund bei den circinären Formen unserer Fälle niemals festzustellen.

Fall 1. Agnes Hagemann 57 J., seit 17 Jahren bestehend. Haut: cutan-subcutan gelegene livide Infiltrate. Streckseite der Oberarme. Lungen: außer mäßiger Hilusverbreiterung kein wesentlicher Befund. Skelet: cystische Aufhellungen Metacarpus II re., Mittelglied digt. III re. Tuberkulin: 1:100 ∅ (1 mg), 1:10 +) (10 mg).

Fall 2. Gisela Hagen, 32 J., seit 18 Jahren bestehend. Haut: relativ umschriebene erbs- bis Zweimarkstückgroße Infiltrate an Knie, Ober-, Unterschenkel, Rücken, Streckseiten Oberarme. Lungen: kleinfleckige Verdichtungen über beiden Lungen, re > li. Skelet: cystische Aufhellungen digit III li, digit II li, digit V re, digit II re. Tuberkulin: 1:10 ∅ (10 mg).

Fall 3. Gretchen Reuter, 42 J., seit 8 Jahren bestehend. Haut: livide, derbe Infiltrate an Nase, Wangen, Streckseiten der Oberarme. Lungen: Verbreiterung und Verdichtung der Hili, Fleckschatten in beiden Lungen. Skelet: zahlreiche cystische Aufhellungen an verschiedenen Fingern. Tuberkulin: 1:100+ (1 mg).

Fall 4. Gerda Schmidt, 29 J., seit 3 Jahren bestehend. Haut: diskrete, livide derbe Infiltrate an den Streckseiten der Oberarme und im Gesicht. Lungen: Vergrößerung beider Hili. Skelet: o. B. Tuberkulin: 1:100 ∅ (1 mg).

Fall 5. Else Hapke, 47 J., seit 6 Jahren bestehend. Haut: einzelne gyrierte Herde im Gesicht. Lungen: flügelförmig in die Lungenfelder hinein verbreiterte Hili. Beiderseits Fleckschatten diffus verteilt in beiden Lungenfeldern. Skelet: o. B. Tuberkulin: 1:10+ (10 mg).

Fall 6. Willi Hartkopp, 58 J., seit 22 Jahren bestehende Haut- und Lungenveränderungen. Haut: gyrierte Herde vorwiegend im Gesicht. Lungen: größere Fleckschatten in beiden Lungen; (1952) re. infraclaviculär Verdacht auf Höhlenbildung (verschieden gedeutet). Skelet: o.B. Tuberkulin: 1:10000 + (0,01 mg). Vielleicht Übergangsfall.

Fall 7. Rudolf Beeken, 29 J., seit 7 Jahren bestehend; als banale Tuberkulose angesprochen und ohne Erfolg behandelt. Haut: im Gesicht zahlreiche, braunrote leicht infiltrierte Herde. Lungen: fleckförmige Infiltrate in beiden Lungen. Skelet: o.B. Tuberkulin: 1:10 (10 mg) ∅.

Wir sind auf Grund unserer Untersuchungen der Ansicht, daß beim Morbus Boeck ein Teil der Fälle der Tuberkulose zugeordnet werden muß, vielleicht unter der Bezeichnung „Tuberkulose vom Typ Morbus Boeck". Freilich bleiben auch dann noch viele Rätsel: geringe oder fehlende Tuberkulinempfindlichkeit, Therapieversagen gegenüber tuberkulostatischer Behandlung. Vielleicht ergeben hier genauere Analysen der gefundenen Stämme mit enzymchemischen Untersuchungen (BÖNIKKE) neue Anhaltspunkte. — Wir werden unsere Versuche fortsetzen und würden eine von KALKOFF u. JORDAN vorgeschlagene Gemeinschaftsarbeit auf diesem Gebiet sehr begrüßen.

66. H. Röckl-München und **F. Ehring**-Münster-Hornheide: **Bakteriologische Untersuchung bei Sarkoid Boeck der Haut und Lymphknoten.**

Es wird vielfach behauptet, daß aus Boeck-Gewebe nur deshalb so selten Tuberkelbakterien gezüchtet bzw. im Tierversuch nachgewiesen werden können, weil die wenigen, im Gewebe vorhandenen, relativ avirulenten Bakterien in Histiocyten eingeschlossen seien und deshalb durch den üblichen Zerreibungsprozeß im Mörser nicht zum Nachweis freigesetzt würden. Diese Fehlermöglichkeit wurde von MEYER-ROHN u. STASCH (1955) insofern ausgeschaltet, als sie sich einer Methode der Gewebezerkleinerung bedienten, die eine weitgehende Zerstörung der Zellen bewirkt, ohne daß vorhandene Tuberkelbakterien dabei geschädigt werden, wie adäquate Vorversuche zeigten. Mit dieser Versuchsanordnung und der Beobachtung der Kulturen auf optimalen Nährmedien (Petragnani, zum Teil Löwenstein-Jensen mit und ohne Glycerin, Kirchner-Nährmedium, Substrat „30", Modifikation nach HERRMANN) über 4 Monate hinaus haben wir von 30 klinisch und histologisch einwandfrei belegten Boeck-Fällen Haut- und/oder Lymphknoten-Gewebe untersucht. Von excidierten Hautherden wurden im Einzelfall jeweils 14—61 Röhrchen beimpft, von Lymphknoten-Material in einem Falle 44 g auf 400, in einem anderen Falle 2,5 g auf 30 feste und flüssige Kulturröhrchen zur Züchtung verteilt.

Ergebnisse. Es ist uns in keinem der 30 Fälle, auch nicht in Subkulturen gelungen, Tuberkelbakterien nachzuweisen. In einem Falle wurden in dem in Borstel gleichzeitig untersuchten Lymphknoten-Material Tuberkelbakterien von humanen Typus nachgewiesen. — Im gleichen Zeitraum (1951—1954 Mörserzerkleinerung, ab 1955 Ultrahomogenisator) kamen bei uns in München insgesamt 129 Fälle von Tbc. cutis luposa (104) bzw. verrucosa (25) zur kulturellen Untersuchung. Von diesen konnten wir in 108 Fällen (84%) Tuberkelbakterien nachweisen. Davon fielen 56% auf den Typus humanus, 39% auf den Typus bovinus und in 5% konnte eine Mischinfektion festgestellt werden.

Unseres Erachtens sind wir bei dem Versuch der Klärung der Ätiologie des Boeckschen Sarkoids hinsichtlich der Frage: handelt es sich um eine Tuberkulose oder nicht? — an einem Punkt angelangt, wo die Untersuchung sarkoiden Gewebes auf Tuberkelbakterien, möge sie auch noch so fein sein, keine neuen Gesichtspunkte mehr erbringen kann. Weshalb? Es steht zweifelsfrei fest, daß bei klinisch und histologisch einwandfrei belegten Boeck-Fällen Tuberkelbakterien kulturell und im Tierversuch nur sehr, sehr selten nachgewiesen werden können; d. h. die überwiegende Mehrzahl der Untersucher hat über negative Ergebnisse berichtet. Positive Befunde sind (nach RÖCKL) nur verwertbar, wenn die Tuberkelbakterien entweder in der *Erstkultur* bzw. beim *Tierversuch* nicht erst nach mehreren, nicht selten monatelang durchgeführten Tierpassagen nachgewiesen werden. Der lediglich *mikroskopisch* gelungene Nachweis im sarkoiden Gewebe ist unbrauchbar, da, wie wir heute wissen, 1. Verwechslungsmöglichkeiten zu groß sind und 2. säurefeste Stäbchen saprophytischer Art überall vorkommen können.

Im übrigen gestattet der einwandfreie Nachweis von Tuberkelbakterien, wie wir heute weiterhin wissen, keine Aussage darüber, ob diese Tuberkelbakterien tatsächlich auch Ursache der Organveränderungen sind. Dies trifft in besonderem Maße zu für den Tuberkelbakteriennachweis in *Lymphknoten*, die bekanntlich, insbesondere im Abflußgebiet des Magen-Darmtraktes Bakterien enthalten können, ohne spezifisch zu erkranken. Dasselbe gilt auch für *Hautherde* im Hinblick auf die Untersuchungen von MIESCHER über das transitorische Vorkommen von Tuberkelbakterien im Gewebe als Zeichen einer inapparent verlaufenden Streuung von Bakterien bei Vorliegen einer bestimmten Streugröße einerseits und eines bestimmten immunisatorischen Gewebswiderstandes andererseits.

Aussprache

K. W. Kalkoff-Marburg

C. Funk-Regensburg: Wenn Herr MEYER-ROHN in 30% seiner Boeck-Fälle zu einem positiven Tb-Bakterienzüchtungsergebnis kommt, so ist dieser Erfolg nicht nur sensationell und aufsehenerregend zu nennen, sondern das Ergebnis überrascht alle diejenigen, die sich selbst seit Jahren mit dieser Aufgabe befassen. Da Herr

Röckl in Zusammenarbeit mit Herrn Ehring mit der gleichen Methodik (allerdings unter Verzicht auf Hamburger Nährbodenmischung) und unter Verwendung des Homogenisators ein negatives Resultat bei 30 Boeck-Fällen erzielte, steht man zunächst den Hamburger Kulturerfolgen mit Vorbehalt gegenüber. Fehlerquellen in der Züchtung von Tuberkelbacillen sind allzu bekannt; summarisch seien nur die Gefahr der Stallinfektion, Verschleppung von infektiösem Material durch Tierpfleger und im Laboratorium genannt; auch an zwischenzeitlich neuerkrankte Mitarbeiter (Tbc) als Bacillenträger usw. ist zu denken. Auch an Tücken des Objektes und ihrer Wertung (besonders bei Lymphknoten-Material und transitorischem Vorkommen von Tuberkelbakterien ohne pathologische Bedeutung im Sinne Mieschers) sei erinnert. Nicht zu vergessen ist, daß auch Aqua-dest.-Flaschen, die im Labor bei der Färbung zum Spülen verwendet werden, Pseudo-Tuberkelbakterien (Bact. pseudotuberculosis rodentium, hämolysierende Streptokokken der Gruppe C und sogenannte Heubacillen usw.) enthalten können. Ferner kennen wir Laboratoriumsirrtümer, die dadurch zustande kommen, daß treue und ergebene Mitarbeiter mithalfen, dem verdienten Meister den „verdienten" Erfolg zukommen zu lassen. Wenn auch die Qualität der Arbeit an der Hamburger Universitäts-Hautklinik über jeden Zweifel erhaben ist, so muß doch mit Nachdruck die Forderung erhoben werden, daß die Ergebnisse reproduzierbar sind. Es empfiehlt sich, eine „Arge" (Arbeitsgemeinschaft) zu bilden, die die Aufgabe hat, aus diagnostisch gesichertem Material an verschiedenen Laboratorien mit absolut gleicher Methodik Tuberkelbakterien nachzuweisen, um die Ergebnisse vergleichen und werten zu können. Gehen die Erfolgsquoten auseinander, dann wird sich auch die Fehlerquelle entdecken lassen.

J. Meyer-Rohn-Hamburg: Eingehend auf die Anregung von Kalkoff, Normalgewebe zu untersuchen, wird mitgeteilt, daß bei 50 Untersuchungen einmal Tbc-Bakterien gefunden wurden: Erythematodes.

O. Fresen-Düsseldorf: Die Kombination des Morbus Boeck mit einer anderen, auch tuberkulösen Krankheit läßt nicht grundsätzlich auf eine gemeinsame Ätiologie schließen; denn z.B. liegt in ca. 20% der Lymphogranulomatose-Kranken gleichzeitig auch eine aktive Tuberkulose vor. Eine Realisierung anatomisch und histologisch so differenter Reaktionsformen des Organismus auf eine gleiche Ursache ist nach den derzeitigen Kenntnissen unwahrscheinlich.

C. Funk-Regensburg: Beim Morbus Boeck steht immer die Frage des Auftretens einer banalen Tuberkulose zur Diskussion. Hierbei muß man sich stets vergegenwärtigen, welche Krankheiten eine verminderte Widerstandsfähigkeit gegen Tuberkulose erwarten lassen. Hier wären Silikose, Hodgkin, Diabetes, Leukämien (mit terminalen Miliartuberkulosen), Polyarthritis und die Still'sche Krankheit zu nennen. Der Morbus Boeck, der Hodgkin und der Diabetes wären nach Wertung des Literaturniederschlages mit 8,4—20% in der Koppelung mit einer Tuberkulose ranggleichwertig zu nennen. Es dokumentiert sich also bei diesen Krankheiten eine überdurchschnittliche Tendenz zu tuberkulösen Komplikationen; Löffler und Behrens jr. sehen darin nicht einen Stimmungsumschwung, sondern einen Zusammenbruch des Abwehrapparates — oft durch einen kleinen Anlaß. Das heißt der Morbus Boeck als eigenartige Phase der Tuberkulose gleitet nicht in eine floride banale Tuberkulose ab, sondern der Zusammenbruch des ganzen Abwehrapparates öffnet einer (banalen) Tuberkulose die hemmungslose Ausbreitung bis zur terminalen Katastrophe.

W. E. Ehrich-Philadelphia: Während wir in den USA früher auch geglaubt haben, daß Sarkoidose durch Tuberkelbazillen bedingt ist, glauben wir es bei der Haut

nicht mehr, nicht nur, weil wir gewöhnlich keine Tuberkelbacillen nachweisen kön‑
nen und die Tuberkulinreaktion gewöhnlich negativ verläuft — für die Ansicht, daß
es sich um eine anergische Reaktion handelt, fehlen alle Anhaltspunkte —, sondern
auch, weil Tuberkulose, auch die produktive Tuberkulose, auf Cortison mit Dissemi‑
nation (Miliartuberkulose) antwortet, Sarkoidose hingegen günstig beeinflußt
wird.

Da Sarkoidose im Gegensatz zu Tuberkulose heute bei uns hauptsächlich in
gewissen waldreichen Gebieten beobachtet wird, glauben wir, daß gewisse im Walde
erzeugte Stoffe oder dort ansässige Mikroorganismen dafür verantwortlich sind.

C. Funk-Regensburg: Die von dem Herrn Vorredner erwähnten Ergebnisse von
CUMINGS M. u. HUDGINS P. C.[1] beruhen darauf, daß sich Kieferpollen färberisch
säurefest wie das Tuberkelbacterium verhalten. Die Autoren isolierten eine säure‑
feste Lipoidfraktion und erhielten damit im Tierversuch Epitheloidzellgranulome.
Den Ergebnissen kommt meines Erachtens zunächst nur ein Indizienwert zu, und
ich darf in diesem Zusammenhang an die literarisch bekannten sarkoidähnlichen
Veränderungen bei Phosphorlipoiden (REFVEM), Talcum (REFVEM, LÖFGREN u. a.),
silicotischen Pseudotuberkulosen (SHATTOCH 1916), Glassplittern (KIND, AYRES,
BERMAN), Asbestose, Silurgestein (REFVEM) und Beryllium (SILVERMAN u. ERICH‑
SON) nennen. Sie scheiden bei der Betrachtung des Boeck als Infektionskrankheit
aus, da es sich um topisch gebundene Veränderungen handelt, die keine prospektive
Bedeutung besitzen.

G. Miescher-Zürich: Die sich völlig widersprechenden Resultate zweier quali‑
fizierter Laboratorien dürfen nicht zum Abbruch dieser wichtigen Untersuchungen
führen. Sie sollten an beiden Orten unter genau denselben Versuchsbedingungen
und — wenn möglich — auch an Tieren derselben Rasse durchgeführt werden.

H. Röckl-München

J. Meyer-Rohn-Hamburg: Nährböden spielen *doch* eine Rolle, ebenso die langen
Verschickungszeiten.

G. Meißner-Borstel: Im Tuberkulose-Forschungsinstitut Borstel wurden unter
146 Boeck-Materialien achtmal $= 5{,}5\%$ Tuberkelbakterien durch Kultur oder
Tierversuch gefunden: Die Zerkleinerung wurde dabei im Mörser, nicht im Homo‑
genisator, vorgenommen.

H. Röckl-München; **J. Meyer-Rohn**-Hamburg

F. Mlczoch-Wien: Bei parasitärem Bacillenbefund bei Sarkoidose-Patienten
muß gefragt werden, ob die Patienten nicht durch lange Zeit in einer Lungenheil‑
stätte gelegen haben, da dadurch die Möglichkeit einer Superinfektion gegeben ist
und ein positiver Bacillenbefund dann keine ätiologische Bedeutung für die Sar‑
koidose hat.

J. Meyer-Rohn-Hamburg; **C. Funk**-Regensburg; **K. Wurm**-Höchenschwand

---

[1] Chemical constituents of pine pollen and their possible relationship to sarco‑
idosis. Amer. J. med. Sci. **236**, 311—317 (1958).

67. H. Birkhäuser-Basel: Sarkoidose-artige Läsionen der Lunge nach BCG-Impfung.

Mit den folgenden Demonstrationen soll nicht der ausschließlich tuberkulösen Ätiologie der Sarkoidose das Wort gerecht werden. Das Auftreten von Lungenveränderungen, wie wir sie nach BCG-Impfung beobachten konnten, ist jedoch so eigenartig, daß außer an das *post hoc* auch an ein *propter hoc* gedacht werden muß.

Es sollen nun sogleich die Röntgenbilder von drei unserer bisher acht beobachteten Fälle projiziert werden.

Fall 1. 1926 geborene Frau. Juli 1951: BCG-Impfung. — Oktober 1951: Mantoux 100 E +. — November 1951: Röntgenbild zeigt Hilusdrüsenvergrößerung beiderseits und körnige Verdichtungen in den Mittelfeldern. — Zugleich Mantoux 10 E +. — Völliges Wohlbefinden. Keine Therapie. — April 1952: Röntgenbefund normalisiert. Mantoux jetzt *negativ*. Darauf zweite BCG-Impfung. — Juli 1952: Mantoux 100 E +. Dezember 1952: — Mantoux 10 E +. — August 1957: Mantoux 10 E +.

Fall 2. 1934 geborene Frau. Dezember 1953: BCG-Impfung. — März 1954: Mantoux 10 E +. — Juni 1954: Erythema nodosum, Fieber während 4 Tagen bis 38°, Blutsenkung 45/76 mm. — Juli 1954: Röntgenbild zeigt doppelseitige Hilusdrüsenvergrößerung und ein körniges Infiltrat re. Mitte außen, feinst auch li. oben. — Mantoux zugleich 100 E schwach +. — Sanatoriumsaufenthalt. Erhält INH und PAS. — Oktober 1954: Röntgenbild normalisiert. — Oktober 1955: Mantoux 100 E +. — 1960 gesund und leistungsfähig.

Fall 3. 1930 geborener Mann. Januar 1951: BCG-Impfung. — März 1951: Moro ++. — Februar 1954: Mantoux negativ, zweite BCG-Impfung. — April 1954: Mantoux 10 E +. — Herbst 1954: Husten, sonst wohl. — Dezember 1954: wegen Husten Röntgenbild: kleinfleckige Verschattung beider Mittelfelder. — Man wartet ab, da Husten verschwindet und Allgemeinzustand gut ist. — Mai 1955: Röntgenbild: Zunahme der Verschattungen. Zugleich Mantoux 100 E negativ. — Sanatoriumseinweisung. Dort INH, PAS, Cortison anfänglich 100 mg, später 75 mg/Tag während 3 Monaten. — Januar 1956: Röntgenbild weitgehend normalisiert. — April 1956: Ende der Sanatoriumskur. — Dezember 1956: Mantoux 100 E negativ. — 1960 gesund und arbeitsfähig.

Es ist anzunehmen, daß bei Patienten dieser Art ein *konstitutioneller Faktor* vorliegt, der sich beim Zusammentreffen mit gewissen Noxen — z. B. Tuberkelbacillen (als Fremdkörper?) — manifestiert. Daß sich dieser Faktor auch in Fällen auswirken kann, die man als *Tuberkulose* bezeichnen muß, sei am folgenden Beispiel gezeigt:

Fall 4. 1936 geborener Mann. Februar 1952: Umgebungsuntersuchung, da seine Schwester, mit der er im gleichen Haushalt lebt, an bacillärer Lungentuberkulose erkrankt ist. — Er erweist sich merkwürdigerweise als Mantoux negativ und wird mit BCG geimpft. — Juni 1957: Mantoux 100 E +. — Juli 1957: dichtes, handtellergroßes Infiltrat in der re. Infraclaviculargegend, feine Körnung li. Mitte. — Mantoux 100 E negativ. Tierversuch mit Magensaft +, Typus humanus. — September 1957: Einweisung in Sanatorium. Dort mit INH, PAS und Streptomycin behandelt. Während 3 Wochen Prednison. — Mai 1958: Austritt aus dem Sanatorium. — April 1959: Röntgenbild zeigt scharfe Indurationen von $^1/_3$ cm re. infraclaviculär. — 1960: gesund und arbeitsfähig.

Zum Abschluß sei ein Faktum ganz anderer Art gezeigt, das uns gleichfalls nahelegt, die soeben erwähnten Beobachtungen nicht aus den Augen zu verlieren: das Ergebnis von Reihenuntersuchungen bei BCG-Geimpften in Dänemark, welche Groth-Petersen, Knudsen u. Wilbek 1959 im Bulletin der World Health Organisation publizierten. Sie stellen fest, daß sich unter denjenigen älteren Personen, welche früher mit BCG geimpft und später wieder Tuberkulin-negativ geworden waren, wesentlich mehr abnorme Lungenherde fanden als bei den Tuberkulin-positiven, ob diese letzteren nun früher geimpft worden waren oder nicht. — 50% der suspekten Läsionen bei den negativen Geimpften betrafen die Hilusdrüsen.

Aussprache

K. W. Kalkoff-Marburg

H. Birkhäuser-Basel: Hinweis auf Neger in den USA, welche zehnmal häufiger Sarkoidose haben als die Weißen. Ferner fällt auf, daß bei ausschließlich *pulmonaler* Lokalisation Knochenläsionen höchst selten sind. Die erste Tatsache deutet auf einen konstitutionellen Faktor hin, die zweite vielleicht auf regionale Verschiedenheiten.

C. Funk-Regensburg: Die interessanten Röntgenbilder sind für den Dermatologen, der besonders visuell geschult ist, aufschlußreich. An den Herrn Vortragenden richte ich die Frage, bei wievielen Kranken der vorgezeigten Röntgenbilder auch histologisch ein Morbus Boeck gesichert wurde.

K. Wurm-Höchenschwand: Die Seltenheit der Knochenveränderungen kann ich an meinem großen internistischen Sarkoidose-Krankengut bestätigen. Sie finden sich nach meiner Erfahrung am häufigsten bei gleichzeitigen Hautlokalisationen. Knochenveränderungen und Hautveränderungen sind in der Mehrzahl *Spätmanifestationen* und bevorzugen Fälle mit besonders langer Krankheitsdauer.

Sarkoidose-Fälle nach BCG-Impfung verdienen unser besonderes Interesse in pathogenetischer und ätiologischer Hinsicht. Alle derartigen Fälle sollten daher mit besonderer Sorgfalt unter Kontrolle gehalten werden und speziell daraufhin geprüft werden, ob sie ebenfalls den für Sarkoidose charakteristischen Stadienverlauf aufweisen.

G. Miescher-Zürich; **C. Funk**-Regensburg; **G. Miescher**-Zürich; **C. Funk**-Regensburg; **K. W. Kalkoff**-Marburg

68. V. Aplas-Erlangen: Zum ätiologischen Problem des Morbus Boeck.

Nach wie vor wird bei der Erörterung der Ätiologie des Morbus Boeck das Mycobacterium tuberculosis als wahrscheinlicher Erreger dieser Krankheit ernsthaft in Erwägung gezogen, ja sogar teilweise als erwiesen betrachtet. Diese Annahme stützt sich im wesentlichen auf jene stattliche Zahl von ,,Boeck-Fällen'', bei denen es möglich war, unzweideutig, sei es mikroskopisch, kulturell oder im Tierversuch,

Tuberkelbakterien nachzuweisen. Die Beweiskraft dieses Untersuchungsmaterials ist aber insofern sehr eingeschränkt, als erfahrungsgemäß produktive Formen der Tuberkulose klinisch, histologisch und immunologisch häufig nicht sicher von einem Morbus Boeck abgegrenzt werden können, hier folgedessen diagnostische Irrtümer unvermeidlich sind. Man wird daher Boeck-Fälle mit einwandfrei gelungenem Tuberkelbakteriennachweis in diagnostischer Hinsicht mit größter Zurückhaltung begegnen, ja die Diagnose zugunsten einer, wie man sieht, sogar bakteriologisch bestätigten Tuberkulose revidieren müssen. Diesen sogenannten positiven Befunden (in der Literatur wird deren Zahl mit 25—50 angegeben) stehen nach LÖFFLER u. BEHRENS mindestens 360 Boeck-Kranke gegenüber, bei denen die Suche nach Tuberkelbakterien mit allen uns zur Verfügung stehenden Mitteln der mikroskopischen und bakteriologischen Diagnostik, die teilweise unter Einsatz einer phantastisch anmutenden Zahl von verschiedenartigsten Versuchstieren erfolgte, nicht zum Ziele führte.

SCHAUMANN, einer der hervorragendsten Kenner des Morbus Boeck, schreibt hierzu 1941 unter anderem wie folgt:

„As a matter of fact all investigators are agreed as to be impossibility of proving the existence of an infection agent in the tissue of lymphogranulomatosis benigna."

Diese entmutigende Feststellung von SCHAUMANN hielt uns nicht davon ab, nochmals den aussichtslosen Pfad des Erregernachweises beim Morbus Boeck zu betreten. Nach langwierigen Untersuchungen ist es uns gelungen, bei sechs Boeck-Kranken im intra vitam gewonnenen Excisionsmaterial anstatt Tuberkelbakterien morphologisch und histochemisch besonders gekennzeichnete zellparasitäre Einschlüsse aufzudecken. Es handelt sich bei ihnen um Elemente eines fast ausschließlich intracellulär wuchernden Mikroorganismus, über dessen Natur wir vorläufig noch nichts Endgültiges aussagen können. Doch spricht vieles dafür, daß wir es hier mit einer besonderen Species eines zellparasitären Pilzes zu tun haben und letzterer sehr wahrscheinlich dem eigentlichen kausalen Agens des Morbus Besnier-Schaumann entspricht. Demnach wäre das Wesen dieser Krankheit als Cytomykose des RES zu deuten.

Aussprache

K. W. Kalkoff-Marburg; **V. Aplas**-Erlangen

Th. Nasemann-München: Die Morphologie sollte nicht überfordert werden. Man kann bisher nur von gut angefärbten Granula sprechen, die sich mit verschiedenen Färbungsmethoden darstellen lassen. Die Erregernatur solcher Gebilde muß mikrobiologisch, nicht morphologisch bewiesen werden. Sollte es sich um Viren handeln, so müßten sie sich in Zellkulturen aus Geweben menschlicher Abkunft vermehren und der entstehende cytopathogene Effekt müßte sich durch Seren von Boeck-Patienten hemmen lassen (Neutralisationstest). Der Erreger müßte sich auch im explantierten Gewebe, das spezifische Veränderungen zeigt und durch Biopsie von den Patienten selbst gewonnen wurde, vermehren. Das ist technisch durchaus möglich. Im explantierten Boeck-Gewebe müßten sich die Aplasschen Granula vermehren — unabhängig davon, ob es sich um Viren oder Pilze handelt. Eine Vermehrung würde nicht eintreten, wenn es sich um Kunstprodukte handelt. Es sollte nicht vergessen werden, daß „Einschlüsse" auch chemisch in Zellen hervorgerufen werden können.

V. Aplas-Erlangen; **F. Nödl**-Homburg

W. E. Ehrich-Philadelphia: Ich glaube doch, daß man Herrn Aplas zur Hilfe kommen muß. Was diese Einschlüsse auch sein mögen, falls man sie nur bei Sarkoidose nachweisen kann, muß man diesen Beitrag als bedeutend bezeichnen.

V. Aplas-Erlangen

69. **F. Mlczoch** und **J. Kohout**-Wien: **Zur Gewebsreaktion der Sarkoidose**. Mit 2 Textabbildungen.

Rebuck und Crowley gaben 1955 eine Deckglasmethode an, mit der die lymphatische Reaktion des Hautgewebes nach artefizieller Hautläsion untersucht werden kann[2]. Wir führten diese Untersuchungen in der von Braunsteiner angegebenen Modifikation[1] bei bisher über 200 Patienten mit verschiedenen Krankheiten durch. Im folgenden werden Ergebnisse gebracht, die bei Patienten mit Lungen- und Drüsensarkoidose erhoben werden konnten.

Methode. An der Streckseite des Oberschenkels wird zunächst wie vor einer Operation die Haut in einer Fläche von 10×10 cm mit 70%igem Alkohol und Jodlösung desinfiziert. Anschließend wird die vorgesehene Stelle mit einem Chloräthylspray leicht vereist. Sodann wird mit einem Thiersch-Messer oder sterilem Skalpell eine Hautläsion im Ausmaß von ungefähr 20 mm Länge, 5 mm Breite sowie 1 mm Tiefe gesetzt, welch letzteres durch das Auftreten von kleinen Blutpunkten des Papillarnetzes des Coriums kenntlich wird. Unmittelbar auf die Stelle der Läsion werden dann gereinigte, sterile, etwas dickere Deckgläser von ungefähr 35 mm Länge mit einer sterilen Pinzette aufgesetzt, sterile Gaze darüber gelegt und mit Leukoplast fixiert. Die Patienten halten an den Tagen der Untersuchung Bettruhe, außerdem wurde, um gleichartige Bedingungen zu schaffen, immer um dieselbe Zeit (8 Uhr morgens) begonnen. Die Deckgläser werden sodann nach 2, 4, 5, 7, 10, 12, 14, 24 und 48 Std durch neue ersetzt, wobei jeweils Zellen aus der Gewebsflüssigkeit auf das Deckglas wandern. Die abgenommenen Deckgläser werden mit der die Zellen tragenden Seite nach oben auf Objektträgern montiert, wie Blutausstriche nach Giemsa gefärbt und mikroskopisch untersucht.

Es ergibt sich eine charakteristische Kurve der aufgewanderten Zellen (Abb. 1) die nach wenigen Stunden das ganze Deckglas mit einem dichten Schleier bedecken. Anfangs finden sich fast ausschließlich Granulocyten, darunter vereinzelt Eosinophile. Nach mehreren Stunden tritt eine beschränkte Zahl von Monocyten auf, die gelegentlich $5-10\%$

der Gesamtzahl betragen können. Nach 8—10 Std beginnt die Zahl der Granulocyten abzunehmen. Die Zellen schrumpfen, die Kernsegmentierung ist stärker ausgeprägt, und es finden sich Degenerationsformen. Gleichzeitig mit der Abnahme der Granulocyten kommt es zu einer immer mehr ansteigenden Einwanderung von Lymphocyten, die meist nach 12—14 Std das Bild beherrschen. Die Lymphoctyten zeigen am

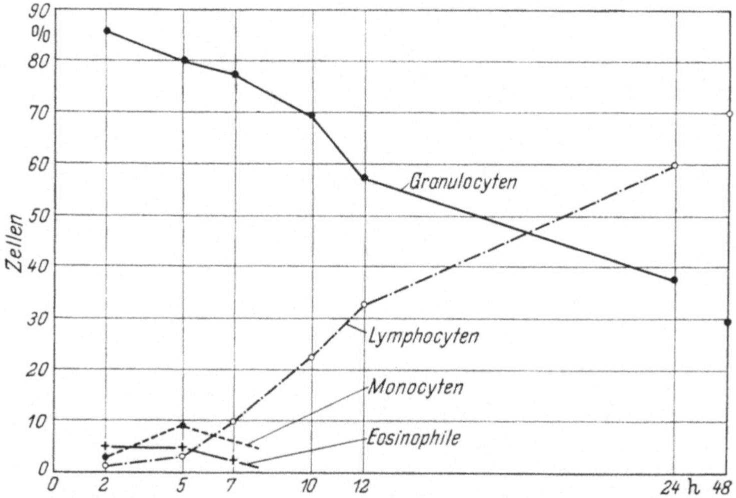

Abb. 1. Durchschnittskurve von 100 Patienten: die Zahl der Leukocyten nimmt im Verlauf der Untersuchung langsam ab, die der Lymphocyten und ihrer Wuchsformen entsprechend zu

Beginn das gewohnte Bild, nach 7—10 Std machen sie eine Umwandlung im Sinne einer Verbreiterung und zunehmenden Basophilie des Protoplasmas und einer Auflockerung des Chromatingerüstes des Kernes durch, wodurch monocytoide und epitheloidzellähnliche Formen entstehen. Schließlich kann es durch amitotische Kernteilung zum Auftreten von zwei-, drei- und mehrkernigen Riesenzellen kommen. Die Zellen erreichen mitunter eine Größe von 16 μ. Mitotische Zellteilungen werden nicht beobachtet. Ferner konnten wir in späteren Stadien das Auftreten von Plasmaausläufern von verschiedener Länge feststellen, so daß die Zellen mitunter ein „handspiegelartiges" Aussehen annehmen. Die Zellen zeigen darüber hinaus in späteren Stadien die Fähigkeit der Phagocytose, wir sehen nicht selten von ihnen umgeschlossene Erythrocyten und Granulocyten.

Die aus den einzelnen Präparaten erhaltenen Querschnitte nannten wir zusammenfassend „das Gewebsbild" und glauben, daraus einen Hinweis auf die Reaktionslage des Organismus und insbesondere des lymphocytären Systems finden zu können.

33*

Wir führten diese Untersuchungen, wie erwähnt, an über 200 Patienten mit verschiedenen Krankheiten durch, unter den Untersuchten befanden sich 25 Fälle von Sarkoidose, wobei wir in diesem Zusammenhang nur solche Fälle als Sarkoidose anführen, bei denen die Diagnose histologisch erhärtet werden konnte. Dabei zeigte sich, daß es in den Fällen des Stadiums I und II der Sarkoidose zu einer überaus frühzeitigen und starken Einwanderung von Lymphocyten auf das Deckglas

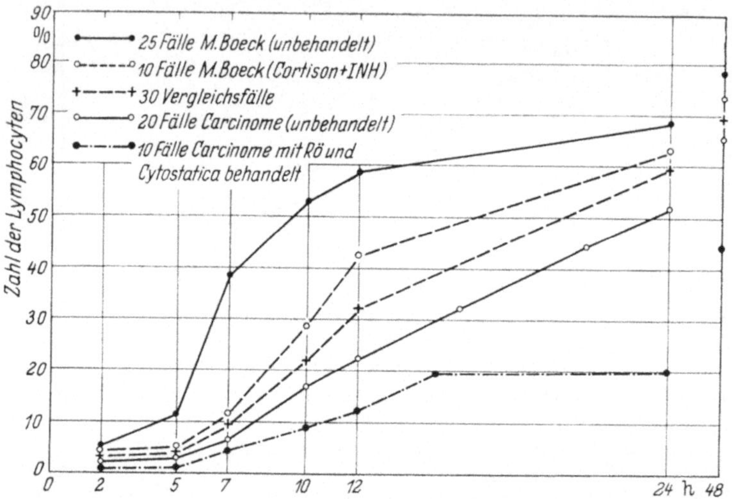

Abb. 2. Verhalten der Lymphocyten bei verschiedenen Erkrankungen vor und nach Behandlung: Bei Sarkoidose kommt es zu einer eindeutig früheren lymphocytären Reaktion als bei Normalfällen. Siehe Text

kommt (Abb. 2), manchmal findet sich auch eine Eosinophilie. Während auf der kurvenmäßigen Darstellung bei den Gesunden der Kreuzungspunkt der Granulocyten mit den lymphoiden Zellen zwischen 12 und 18 Std gesehen wird, liegt dieser bei den Sarkoidosefällen schon wesentlich früher, meist schon bei 6 Std. Diese „hyperergische" Reaktion steht in einem sicheren Gegensatz zum Gewebsbild bei anderen Erkrankungen, insbesondere auch bei der Tuberkulose, wobei diese Untersuchung in manchen Fällen für uns auch von entscheidender differentialdiagnostischer Bedeutung gewesen ist.

Eine ebenfalls frühzeitige und verstärkte, wenn auch fast nie in demselben Ausmaß wie bei der Sarkoidose — lymphocytäre Reaktionsweise konnten wir bei akuten Erkrankungen des sogenannten „rheumatischen Formenkreises", wie Polyarthritis, Endokarditis, Myokarditis, Perikarditis, Pleuritis, Polyserositis, Lupus erythematodes acutus usw. feststellen. Im Gegensatz dazu war der Eintritt der Reaktion bei malignen

Erkrankungen entsprechend der Hypoergie ein überaus später, was ebenfalls differentialdiagnostisch verwertet werden konnte.

Das Gewebsbild ändert sich unter dem Einfluß der Therapie. Die „hyperergische Reaktion" verschwindet unter dem Einfluß von Cortison, die „hypergische" nach Röntgen- und cytostatischer Therapie. Über diese Untersuchungen wird später berichtet werden.

Zusammenfassung

Mittels der von Rebuck u. Crowley angegebenen Deckglasmethode wurde das „Gewebsbild" bei 25 Patienten mit histologisch nachgewiesener Sarkoidose untersucht und mit dem von anderen Erkrankungen verglichen.

Es zeigte sich dabei eine charakteristische Reaktion, indem es zu einer wesentlich früheren Einwanderung von Lymphocyten auf das Deckglas kam als in Vergleichsfällen.

Diese Untersuchungen sprechen dafür, daß bei der Sarkoidose eine besondere Reaktionsweise des Organismus vorliegt.

Literatur

[1] Braunsteiner, H., J. Paertan and N. Thumb: Studies on lymphocytic function. Blood 13, 417 (1958).
[2] Rebuck, J. W., and J. H. Crowley: A method of studying leukocytic functions in vivo. Ann. N. Y. Acad. Sci. 59, 757 (1955).

70. N. Danbolt-Oslo: Über die Kveimsche Reaktion bei Boeckschem Sarkoid.

Boecksches Sarkoid oder Sarcoidosis Boeck ist eine Systemkrankheit, die in diesem Jahrhundert im Blickpunkt des größten Interesses gestanden hat. Dies, in erster Linie von dermatologischer Seite, und in den späteren Jahren auch im hohen Maße seitens der inneren Medizin. Im Laufe dieser Jahre sind eine Reihe wichtiger Beobachtungen im Hinblick auf die Symptomatologie und Histologie der Krankheit gemacht worden, aber bis heute hat man die Ursache der Krankheit noch nicht aufklären können.

Ich will hier nicht versuchen, einen Überblick über die vielen Theorien, die über die Ursache dieser eigenartigen Krankheit gemacht worden sind, zu geben. Eine Reihe der Forscher, die an diesem Symposium teilnehmen, werden in ihren Vorträgen sicher einen starken Eindruck der verschiedenen Auffassungen, die noch immer aktuell sind, und die sich auf Beobachtungen der vielartigen Symptome dieser Systemkrankheit stützen, vermitteln. Meine Aufgabe heute, ist, eine *Cutanreaktion, die Kveimsche Reaktion,* die meiner Meinung nach Ausdruck einer bedeutungsvollen Seite in der Pathogenese der Sarkoidose gibt, zu beschreiben.

Diese Cutanreaktion scheint nämlich spezifisch für die Sarkoidose zu sein. Sie hat große diagnostische Bedeutung, und gibt außerdem Grundlage für interessante theoretische Gesichtspunkte in der Ätiologie der Sarkoidose.

Die Amerikaner Williams u. Nickerson waren die ersten, die 1935 mitteilten, daß eine Suspension von Sarkoidgewebe in physiologischem Salzwasser, das bei vier Patienten mit Sarcoidosis intradermal injiziert wurde, eine Papel hervorrief, während das bei vier Kontrollen nicht der Fall war. Diese Forscher setzten jedoch ihre Untersuchungen nicht fort.

Von denselben Überlegungen ausgehend, wurden ähnliche Untersuchungen an der dermatologischen Universitätsklinik in Oslo vorgenommen, aber ohne daß man von Williams u. Nickersons Publikation Kenntnis hatte. Die Hypothese war, daß die Sarkoidose ähnlich wie das Lymphogranuloma inguinale, vielleicht auf einer Virusinfektion beruht, und daß ein Antigen aus pathologischem Gewebe auf dieselbe Weise wie die Freische Reaktion, eine Reaktionspapel bei Sarkoidose-Patienten hervorrufen könnte.

Der damals amtierende Oberarzt Kveim bekam die Aufgabe, die ersten Untersuchungen hierüber vorzunehmen, und 1941 konnte er seine Resultate vorlegen. Er zeigte, daß eine hitzesterilisierte Suspension von Sarkoidgewebe (von Lymphdrüsen) bei intracutaner Injektion bei Patienten mit Sarcoidosis eine Reaktionspapel hervorrief. In diesem Zusammenhang machte er zwei wichtige Beobachtungen: Die eine war, daß diese Injektionspapeln oft nach einer auffallend langen Latenz in Erscheinung traten, von 1—4 Wochen und länger, und weiter, daß solche Reaktionspapeln histologisch eine sarkoide Beschaffenheit zeigten, eine Struktur, die mit dem histologischen Aufbau einer spontan hervorgerufenen Sarcoidosis identisch sein könnte.

Dr. Kveim fand eine positive Reaktion bei 12 von 13 klinisch sicheren Fällen von Sarcoidosis. Dr. Kveim hat seine Versuche später nicht fortgesetzt. Die Versuche wurden aber weitergeführt von Danbolt und auch von einer Reihe anderer, wie Putkonen, Finnland, Nelson, New York, Geraint James und Thomson, England, und vielen anderen. Über diese Cutanreaktion liegt nun eine umfassende Literatur vor.

Das Antigen. Die besten Antigene werden aus sarkoiden Lymphdrüsen hergestellt. Das sarkoide Gewebe wird zerschnitten, und in einem Mörser zu einer Breimasse zerdrückt. Ein Teil des Sarkoidgewebes wird in zehn Teilen physologischem Salzwasser suspendiert und 2 Std lang auf 60°C erhitzt an zwei nacheinanderfolgenden Tagen. Man macht eine gewöhnliche Sterilitätskontrolle. (Vor der Behandlung des Sarkoidgewebes wird ein Stück histologisch untersucht und ein Stück einem Versuchstier eingeimpft.) Danach wird die Suspension mit gleichen Teilen sterilem und physiologischem Salzwasser mit einem Zusatz von $^1/_2{}^0/_0$ Phenol verdünnt. Das fertige Antigen ist dann eine Suspension von Sarkoidgewebe in Salzwasser 1:20 mit einem Zusatz von $^1/_4{}^0/_0$ Phenol. Das Antigen wird nicht verwendet, bevor die Versuchstierprobe negativen Befund ergeben hat.

Die klinische Ausführung der Kveimschen Reaktion. 0,20 des Antigens wird intracutan injiziert, am besten in die Beugeseite des Unterarmes. Man sollte den Abstand von der Ellbogenbeuge messen, oder den Abstand von einem Zeichen auf der Haut angeben, z.B. einem Nävus. Es ist nämlich wichtig, so genau wie möglich zu wissen, *wo* das Antigen injiziert ist, da es mehrere Wochen dauern kann, ehe sich die Reaktionspapel zeigt, und, weil eine spätere histologische Untersuchung der Haut, in der das Antigen injiziert war, aktuell werden kann.

Beurteilung der Reaktionspapeln. Eine positive Kveimsche Reaktion kann sich eine oder mehrere Wochen, nachdem das Antigen injiziert ist, zeigen. Meiner Erfahrung nach muß man folgende Forderungen an eine Reaktionspapel stellen, damit sie allein auf der Basis einer klinischen Untersuchung als positiv anerkannt werden kann: Nach einem Monat muß sich eine bräunlich-rote Reaktionspapel von einem Diameter von ca. 5 mm zeigen, und diese Papel muß weitere, viele Wochen zu sehen sein.

Falls eine kleinere oder eine unbedeutende Reaktionspapel entstanden ist, *kann* diese Ausdruck einer positiven Reaktion sein, falls eine *histologische Untersuchung* ein Granulationsgewebe vom Typ „Sarkoid Reaktion" aufweist.

Die diagnostische Bedeutung der Reaktion. In einer Serie von 61 Fällen von Boeckschem Sarkoid, in der die Diagnose nach klinischer Beurteilung sicher war, war die Kveimsche Reaktion bei 49 Patienten positiv, zweifelhaft positiv bei weiteren 5 Patienten, während bei 7 Patienten sich keine klinisch nachweisbare Reaktionspapel zeigte. Wäre hier eine histologische Untersuchung der Haut, in die das Antigen injiziert worden war, gemacht worden, ist es möglich, daß bei einzelnen dieser Patienten eine sarkoide Reaktion hätte nachgewiesen werden können, als Ausdruck dafür, daß die Reaktion trotzdem positiv gewesen wäre. Meinen Untersuchungen nach ist die Kveimsche Reaktion in mindestens $90^0/_0$ bei klinisch sicheren Fällen von Sarkoid positiv. Unspezifische Reaktionen kommen vor, aber kaum mehr als $5^0/_0$. PUTKONEN fand bei 33 von 42 Sarkoidose-Patienten positive Kveim Reaktion. NELSON positive Reaktion bei 11 von 15 „aktiven" Fällen von Sarkoid, und GERAINT JAMES u. THOMSON bei 12 von 16 Patienten mit Sarkoidose.

Diese Untersuchungen zeigen, daß die Kveimsche Reaktion einen hohen Grad der Spezifität bei der Boeckschen Sarkoidose hat. Dieser Test ist darum von großer diagnostischer Bedeutung.

Die Spezifität der Kveimschen Reaktion. Es sind eine Reihe Untersuchungen über die Reaktionsweise der Sarkoid-Patienten, gegenüber verschiedenen organischen und anorganischen Stoffen, die in die Haut eingeimpft wurden, ausgeführt worden.

Versuche mit anderen Gewebssuspensionen, Milz, normalen Lymphknoten, Drüsen bei Lymphogranuloma inguinale, koaguliertem Eiweiß usw. ergaben ein negatives Resultat. Das war auch der Fall bei experimentellen Versuchen mit intracutanen Injektionen von Suspensionen mit Kohlenstaub und Quarz (Refvem). Im ganzen kann man sagen, daß die experimentellen Versuche, eine eigenartige Reaktionsweise bei Sarkoid Patienten nachzuweisen, im großen und ganzen negativ ausgefallen sind. Auf der anderen Seite beobachtet man häufig, daß sarkoide Patienten einen Ausbruch der Krankheit in Narben, besonders in Narben entstanden nach Verletzungen, bei welchen wahrscheinlich corpusculäre Partikel in die Haut gerieben wurden, bekommen. Fremdkörpergranulome bekommen oft ein besonderes „sarkoides Gepräge", falls sie bei Sarkoid-Patienten auftreten.

Die hier erwähnten experimentellen Versuche sind auch bei gesunden Personen ausgeführt worden, ohne daß es hier gelang, eine Reaktionspapel von „sarkoidem" Typ hervorzurufen. Es kann deshalb kaum Zweifel darüber bestehen, daß die *sarkoiden Gewebssuspensionen* in eine Sonderklasse gehören hinsichtlich der Fähigkeit, bei sarkoiden Patienten Reaktionspapeln von sarkoidem Typ, hervorzurufen. Wie vorher erwähnt, kommt es bei $90^0/_0$ der Patienten mit sicherer Sarcoidosis vor, während ähnliche Reaktionspapeln nach einer Injektion von sarkoider Gewebssuspension bei kaum $5^0/_0$ von gesunden Kontrollpatienten auftreten.

Es liegt nahe, anzunehmen, daß die Ursache hierzu in einer allergischen Reaktionsweise bei sarkoiden Patienten zu suchen ist, und daß die allergische Reaktionspapel von gewissen Antigenen, die in den Sarkoidgewebesuspensionen enthalten sind, hervorgebracht werden.

Zum Schluß möchte ich noch erwähnen, daß die Kveimsche Reaktion in Norwegen in großem Maße auch von Internisten und Lungenspezialisten als diagnostisches Hilfsmittel angewandt wird.

Das Antigen für Kveimsche Reaktion ist von der dermatologischen Universitätsklinik in Oslo beschafft worden. In der letzten Zeit ist es schwierig geworden, geeignetes Material zur Herstellung genügender Mengen des Antigens zu beschaffen, so daß ich jetzt viele Anfragen um Zusendung von Antigen habe ablehnen müssen.

Ich möchte meine verehrten Herrn Kollegen darauf aufmerksam machen, daß die Antigenherstellung an sich sehr einfach ist, und daß sie in den Laboratorien der klinischen Abteilungen ohne Schwierigkeit vorgenommen werden kann. Man sollte darauf achten, wenn möglich Sarkoiddrüsen zu exstirpieren, um das Antigen selbst herzustellen.

Es wäre sehr wünschenswert, wenn mehr umfassende Untersuchungen über die Stoffe des Sarkoidgewebes, die für die positive Cutanreaktion bei Sarcoidosis verantwortlich sind, gemacht würden. Ein näheres Studium hierüber wird sicher dazu beitragen, neues Licht über die Pathogenese des Sarkoids zu werfen.

Literatur

DANBOLT, N.: Acta derm.-venereol. (Stockh.) **31**, 1 (1951).

DANBOLT, N.: Sarcoidosis, in Modern Trends in Dermatology (Mac Kenna). London 1954.

DANBOLT, N.: Hautarzt, **10**, 8 (1959).

GERAINT, JAMES D., and A. D. THOMSON: Quart. J. Med. **24**, 49 (1954).

KVEIM, A.: Nord. Med. **9**, 196 (1941).

NELSON, C. T.: J. invest. Derm. **13**, 81 (1949).

PUTKONEN, T.: Acta derm.-venereol. (Stockh.) **23**, Suppl. 10.

WILLIAMS, R. H., and D. A. NICKERSON: Proc. Soc. exp. Biol. (N.Y.) **33**, 403 (1935).

Aussprache

K. W. Kalkoff-Marburg

N. Danbolt-Oslo (zur Frage KALKOFF): Negative Resultate bei der Anwendung der Kveimschen Reaktion können darauf zurückzuführen sein, daß das angewandte Antigen nicht hinreichend wirksam ist. Es ist ohne Zweifel ein gewisser Unterschied in dem Vermögen der Gewebesuspension, eine positive Reaktion hervorzurufen. Da auch ein Meinungsunterschied über die Kriterien der Boeck-Diagnose besteht, kann es auch sicher vorkommen, daß ein Antigen von Lymphdrüsen, die nicht „sarkoid" sind, hergestellt wird, und dann wird das Antigen sich selbstverständlich als unwirksam erweisen. Ich bin überzeugt, wenn das Antigen von histologisch verifizierten, vergrößerten Lymphdrüsen einer Person mit einer Reihe der für Sarkoidose charakteristischen Symptomen (Multisymptomatische Sarkoidose) hergestellt wird, wird das Resultat der Kveimschen Reaktion mit einem solchen Antigen in den meisten Fällen positiv sein, aber nur dann, wenn der betreffende Patient wirklich eine Sarkoidose hat.

T. Putkonen-Helsinki: Die Kveim-Reaktion. An eigenem Material betrug die Ausbeute an positiven Reaktionen 20%. Die Antigene sind von verschiedener Wertigkeit; sie verlieren auch im Laufe der Zeit an Aktivität.

O. Fresen-Düsseldorf: Die Kveim-Reaktion kann für sich allein in diagnostischer Hinsicht kaum als spezifisch angesehen werden. Die Haut des Morbus-Boeck-Kranken reagiert in ähnlicher Weise auf einen Auszug leukotischer Lymphknoten (PAUTRIER) oder aus der Milz gesunder Menschen (NELSON). Diese andersartige Reaktionsbereitschaft, die Allergie schlechthin ohne zunächst nachweisbare spezielle Verursachung, kommt in der ganz unspezifischen lupoid-allergischen Reaktion (VOLK) zum Ausdruck, die bei intracutaner Injektion von Tusche usw. (RICHTER, NIEPER) epitheloidzellige Granulome aufschießen läßt. Obwohl also der Kveim-Reaktion ein Antigen-Antikörper-Mechanismus noch nicht zugesprochen werden kann, hat sie doch einen gewissen Wert als Test auf den M. B., denn falsche positive Ausfälle sind selten.

K. Wurm-Höchenschwand; **T. Putkonen**-Helsinki; **N. Danbolt**-Oslo; **K. W. Kalkoff**-Marburg; **K. Wurm**-Höchenschwand

H. E. Bock-Marburg (Frage an Danbolt und Putkonen): Wie lange bleibt beim Boeck-Kranken die Kveim-Reaktion positiv? Ist sie im Wiederholungsfalle beim gleichen Patienten immer wieder positiv? Wenn ja, mit gleicher Latenz bzw. Inkubation?

71. K. Wurm-Höchenschwand/Schwarzwald: **Die Bedeutung der Stadieneinteilung der Sarkoidose (Morbus Boeck).**

Die Grundlage der von uns (Wurm, Reindell u. Heilmeyer) vorgenommenen neuen Stadieneinteilung der Sarkoidose ist die im Röntgenbild erkennbare *formale Pathogenese*. Dadurch unterscheidet sie sich von der rein deskriptiven Einteilung anderer Autoren. Unsere Stadieneinteilung bringt die Dynamik des Krankheitsgeschehens, die Ausbreitungsweise und den zeitlichen Ablauf zum Ausdruck und ist durch eine Reihe besonderer Merkmale charakterisiert.

Die verschiedenen Stadien werden beschrieben und an Hand eines Schemas sowie an typischen einschlägigen Röntgenbildern demonstriert. Die neue Stadieneinteilung ist von Bedeutung:

1. In diagnostischer und differentialdiagnostischer Hinsicht. Einzelne Röntgenbilder können in so hohem Grade charakteristisch sein, daß unter Berücksichtigung der klinischen Befunde die Diagnose möglich ist. Mit großer Sicherheit ist die Krankheitsdiagnose vor allem aus der *Röntgenverlaufsserie* eines längeren Zeitraums zu stellen, da die Befundänderung sich in gesetzmäßiger Weise vollzieht. Differentialdiagnostisch kann als feststehende Regel gelten, daß es keine andere Krankheit gibt, die röntgenologisch einen mit der Sarkoidose identischen Verlauf aufweist.

2. In Fragen der Therapie. Die *Indikation* einer Corticoidtherapie bei Lungensarcoidose ist nach unserer Erfahrung weitgehend von Stadium und Verlaufstendenz abhängig. Darüber hinaus ergeben sich aus unserer Stadienlehre verläßliche Kriterien für die *Auswertung* irgendeiner Therapieform mit der Möglichkeit, die therapeutischen Beobachtungen verschiedener Autoren zu vergleichen.

3. Bezüglich Prognose. Die aus dem Stadienverlauf sich ergebenden Gesetzmäßigkeiten sind eine verläßliche Grundlage für die Prognosestellung.

4. In der Begutachtung. Die Berücksichtigung des Stadienablaufes erlaubt dem Gutachter oft wichtige Schlußfolgerungen bei Ermittlung des in Frage stehenden Zeitpunktes des Krankheitsbeginnes. Die Kenntnis gesetzmäßiger und der Krankheit eigentümlicher Befundänderungen bewahrt den Gutachter unter anderem vor fehlerhafter Bewertung äußerer Einflüsse im Sinne einer Krankheitsverschlimmerung.

5. Theoretische Bedeutung. Im pathologisch-anatomischen Geschehen ist eine so große Einheitlichkeit und Gesetzmäßigkeit erkennbar, daß angesichts der noch umstrittenen Krankheitsätiologie die Annahme einer Vielzahl verschiedener Noxen nicht möglich erscheint. Das scheint uns ein gewichtigtes Argument gegen die These einer Polyätiologie und eine wesentliche Stütze für die Annahme eines spezifischen Erregers zu sein.   (Autoreferat)

Literatur

Wurm, K.: Die Boecksche Krankheit (Sarkoidose) Ätiologie, Klinik und Therapie. Beihefte der Klin. Mbl. Augenheilk. Heft 27 (1957).

Wurm, K.: Sarcoidose als Schädigungsfolge aus der Sicht des Klinikers. (Referat auf der Tagung des ärztlichen Sachverständigen Beirates, März 1959 in Bonn.)

Wurm, K., H. Reindell u. L. Heilmeyer: Erfahrungen mit der Corticoidtherapie bei Lungenboeck. Verh. dtsch. Ges. inn. Med. **62**, 301 (1956).

Wurm, K., H. Reindell u. L. Heilmeyer: Der Lungenboeck im Röntgenbild. Stuttgart: Georg Thieme 1958.

72. H. E. Bock-Marburg: **Der Wert der Leberbiopsie für die Diagnose der Sarkoidose.**

Als Internist unterstreiche ich selbstverständlich das, was Herr Wurm gesagt hat. Wenn man hört, daß bei Erstbefall 40% Spontanremissionen auftreten, wenn man hört, wie schwierig die Kveimsche Reaktion ist, wenn man hört, wie wichtig die Frage der Begutachtung, die Erkennung ätiologischer oder zumindest pathogenetischer Zusammenhänge ist, dann sollte jedes Mittel, das die Erstdiagnose festigt, willkommen sein. Dazu gehört ohne Zweifel die Leberpunktion, auf die schon sehr frühzeitig Haex u. van Beek, wir selbst, Kalk, Heilmeyer u.a. hingewiesen haben. Ich wundere mich nur immer, wie wenig man davon Gebrauch macht. Wahrscheinlich, weil man die Methode für gefährlich hält und glaubt, eine nicht immer positive Auskunft gebende Reaktion nicht einsetzen zu können. Ich glaube, daß diese Sorge unberechtigt ist und möchte um so mehr Propaganda für die Erhärtung der Befunde durch Leberpunktion machen, als ja die blinde Leberpunktion ohne weiteres wiederholt werden kann und auf dem gleichen Organterrain — z.B. bei sich ändernder immunbiologischer Lage oder im Verlaufe einer Therapie — Gelegenheit gibt, Spontanverläufe zu studieren oder therapeutische Erfolge zu vergleichen. Als sichere histologische Grundlage sind ihre Ergebnisse bei Zusammenhangs- und Gutachtenfragen von hohem Wert. Bei 34 M. Boeck-Patienten, die ich einer blinden Leberpunktion zuführen konnte, wurden Tuberkelstrukturen allein elfmal, Tuberkelstrukturen plus Retothelknötchen ebenfalls elfmal gefunden, d. h. in 65%. Dabei ist das keine bis zur letzten diagnostischen Spitze getriebene Untersuchung; man könnte durch Entnahme von mehr Material, durch große Serienschnittuntersuchungen zweifellos noch viel höhere Prozentsätze herausholen. Meine Ergebnisse stellen das dar, was in einer inneren Klinik bei routinemäßigem diagnostischen Einsatz herauskommt. Über die nicht absolute Beweiskraft der histologischen Strukturen ist hier schon gesprochen worden. Das gilt noch mehr für die reinen Retothelknötchen, die aber immerhin als immunbiologische Erscheinungen, als allergische Manifestationen von Bedeutung sind. Retothelknötchen allein wurden in sieben Fällen von den 34, wenn wir von Prozentangaben sprechen wollen, also in 22%, gefunden. Ohne pathologischen Befund waren sieben Punktionen, d. h. wiederum 22%. Eine auffällige Sternzellenvermehrung, die natürlich gar keine Beweiskraft hat, wurde einmal gefunden. — Nun, ich glaube, daß man prima vista mit 56% positiver Befunde differentialdiagnostisch schon etwas anfangen kann. Ich möchte nur kurz noch anfügen, daß uns die Antwortbereitschaft bei Boeck-Kranken auf Antigene interessiert hat. Wir haben bei Hauttesten mit Streptokinase bei Boeck-Kranken mitunter einen ganz erstaunlich hohen Titer gesehen, was also beweist, daß sie nicht generell besonders abwehrschwach sind. Wichtig erscheint uns für gelegentlich differentialdiagnostisch auftauchende Fragen zu sein, daß mit dem Antistreptokinasetiter auch der Antistreptolysin-O-Titer in die Höhe geht. Wenn man z. B. einmal bei einer Boeck-artigen Lungenhilusschwellung ein Erythema nodosum findet — wie es ja gar nicht selten ist, — darf man nicht aconto eines hohen Antistreptolysintiters ein rheumatisches Erythema nodosum diagnostizieren, falls vorher (z. B. bei Gelegenheit einer Thrombosebehandlung) schon einmal Streptokinase verabfolgt wurde. Nicht jeder Boeck-Kranke reagiert allerdings bereits auf intracutane (Vor)-Testung mit Anstieg des Antistreptokinasetiters.

73. O. Fresen-Düsseldorf: Zur Pathogenese und Ätiologie des Morbus Boeck.

Im Rahmen des Symposion über den Morbus Boeck (M. B.) kann auch der Morphologe zur Diskussion über Pathogenese und Ätiologie dieser Krankheit beitragen.

Abgesehen von der Schwierigkeit den Beginn, die primäre Örtlichkeit und das Tempo des Ablaufes erkennen zu können, bekommt der M. B. seine Bedeutung durch die Tendenz zur Generalisierung. Die klinisch wiederholt beobachtete Ersterkrankung der cervicalen bzw. mediastinalen Lymphknoten ließe sich auch von anatomischer Seite als primäre

Lokalisation des M. B. werten, weil auch nach den autoptischen Befunden die paratrachealen Lymphknotengruppen am häufigsten befallen sind. Die Hautveränderungen sind aber zumeist schon Ausdruck einer weitergehenden Ausbreitung, weil diese Patienten bis zu $90^0/_0$ schon Röntgenbefunde über den Lungen bzw. Hiluslymphknoten aufweisen können; die meist doppelseitige Schwellung der Hiluslymphknoten zeigt dann bereits den Beginn einer Generalisierung an. Die Veränderungen an den inneren Organen können in der Hälfte der autoptisch kontrollierten Beobachtungen unerkannt bleiben. Sehr oft läßt sich daher das Krankheitsbild nur durch bioptische Untersuchungen (Haut, Lymphknoten, Bronchien, Leber) klären.

Der generalisierende M. B. führt in $30^0/_0$ der autoptisch untersuchten Beobachtungen durch Rechtsinsuffizienz des Herzens infolge weitgehender Durchsetzung und Sklerosierung der Lungen bzw. durch spezifische Myokarditis oder durch eine Beteiligung des Gehirns oder infolge Urämie bei ausgedehnten Nierenveränderungen zum Tode. Prognostisch gleichfalls ungünstig sind die Ruptur der stark vergrößerten Milz, die tödliche Purpura infolge splenomegaler Markhemmung oder aber auch die Zerstörung der Hypophyse bzw. der Nebennieren unter dem klinischen Bilde des Diabetes insipidus, der Simmondschen Kachexie bzw. des Morbus Addison. Praktisch können alle Organe befallen werden; denn der M. B. stellt keine Systemerkrankung etwa des lymphoretikulären Gewebes dar. Die Gegenüberstellung klinischer und pathologisch-anatomischer Befunde ergibt so eine Beteiligung der Haut in $52^0/_0$ bzw. $13^0/_0$, der Lymphknoten in $62^0/_0$ bzw. $86^0/_0$ und der Lungen in $84^0/_0$ bzw. $82^0/_0$. Leber ($74^0/_0$), Milz ($68^0/_0$) und Nieren ($25^0/_0$) sind weit häufiger histologisch mitbetroffen als klinisches Symptome vermuten lassen. In etwa $^1/_6$ aller verifizierten Boeck-Todesfälle erwies sich auch das Zentralnervensystem von Knötchen ergriffen, die nach Sitz und Größe der Herde unterschiedlich klinische Bilder hervorrufen; zweifellos gibt es einen auf das Zentralnervensystem beschränkten und vielleicht hier auch primär lokalisierten M. B. Der Umfang der Generalisierung ist ebenso unterschiedlich wie die Dauer des Krankheitsbildes und der Zeitpunkt, zu dem das anatomische Substrat zur Beobachtung gelangt.

Die Organveränderungen bleiben nach röntgenologischen Befunden und feingeweblichen Untersuchungen sicher über Jahre konstant. Das epitheloidzellige Granulom stellt die produktive Phase einer Entzündung dar, deren exsudatives Stadium in den frühen Vorgängen in den Lungenalveolen oder auch in der vorderen Augenkammer bei der Iridocyclitis faßbar wird. Die Verödung und die narbige Umwandlung der Knötchen führen zur anatomischen Abheilung des Einzelherdes und infolge der Multiplizität dieses Vorganges zum cirrhotischen Umbau des erkrankten Organs oder zur Entwicklung erheblicher Schwielenfelder. So ruft dieser

Krankheitsprozeß in den Lungen mit zunehmneder Karnifizierung außer der Gefahr des tödlichen Spontanpneumothorax bei bullösem Emphysem infolge des eingeschränkten Atemvolumens eine Ruhedyspnoe hervor und führt durch den sogenannten Alveolarcapillarblock über die pulmonale Hypertension zu einer Überlastung des begrenzt hypertrophierenden rechten Herzens und damit zur Insuffizienz des Cor pulmonale, das zudem auch noch in 23% histologisch eine knötchenförmige Myokarditis aufweisen kann. Die Leber ist bei stärkerer Durchsetzung vergrößert aber, infolge der Vernarbungstendenz der Knoten oft weitgehend cirrhotisch verändert. Die als spezifisch tuberkulös angesehenen Cirrhosen und die früher wiederholt beschriebene chronische tuberkulöse Leptomeningitis sind wohl auf solche Deutungsfehler des M. B. zu beziehen. Eine stärkere Durchsetzung der Nieren mit folgender Insuffizienz ist zwar selten; sie kann aber mit einer nicht als zufällig gewerteten Glomerulonephritis gekoppelt sein.

Die vielfältigen Bemühungen von klinischer, bakteriologischer, virologischer und anatomischer Seite um die Klärung der *Ätiologie* dieser eigentlichen Knötchenkrankheit haben noch nicht zu einem allgemein anerkannten oder zutreffenden Ergebnis geführt. Das negative Verhalten gegenüber den verschiedenen Tuberkulintesten ist auffällig, stellt aber keine grundsätzliche Ausnahme dar; doch ist es aufschlußreich für die Beurteilung des auch als „hard-tubercle" bezeichneten Substrates ätiologisch so differenter „sarcoid-like lessions"; seine weitgehende Isomorphie, beispielhaft gezeigt an der spezifisch behandelten Frühgeneralisation der Tuberkulose, erlaubt keinen Rückschluß etwa auf eine gemeinsame Verursachung. Denn trotz einer gewissen formalen Ähnlichkeit sind für den M. B. keine Beziehungen zu den Krankheitsstadien und den Ablaufsformen der Tuberkulose auszumachen. Die Abgrenzung des M. B. von der Tuberkulose ist nicht nur möglich, sondern unter Berücksichtigung der Pathogenese auch durchaus zu begründen. Freilich bleibt von dieser Feststellung die Frage nach der Ursache dieser Krankheit unberührt. Die Feststellung, daß das Granulom schlechthin nicht obligat gestaltlicher Ausdruck einer allergischen Reaktion sein muß, schließt nicht gleichzeitig aus, daß das epitheloidzellige sklerosierende Knötchen des M. B. doch das Ergebnis eines allergischen Prozesses sein kann. Boeck-Kranke weisen anamnestisch oft allergische Erscheinungen auf. Diese Andersreaktion könnte aber auch in einer konstitutionell gebundenen Antwort vermutet werden; dafür ergeben sich Hinweise aus der rassisch und familiär gebundenen Morbidität. Der Faktor der Realisierung einer solchen an sich unspezifischen „lupoid-allergischen" Reaktion oder einer sogenannten „Boeck-Diathese" kann vielleicht schon in einem beliebigen Fremdkörper gegeben sein, der zur örtlichen Manifestation der bereits latent vorhandenen Krankheit führt. Diese auch in Narben gesicherte heterogene Auslösung der geweblichen Reaktion ist nicht gleichzeitig die Ursache des M.B., sondern führt zu einem histologischen Substrat, das nach Anamnese, Symptomatik, Verlauf, Prognose und anatomisch-histologischem Gesamtbild einer offenbar selbständigen Krankheit entspricht. Im Rahmen einer solchen differenten Auslösungsmöglichkeit kann auch der banalen Tuberkulose sehr wohl eine Bedeutung zukommen, ohne den gemessen an der Häufigkeit des M. B. doch nur sehr selten erfaßten Tuberkelbacillen eine unmittelbare Ätiologie für den M.B. zusprechen zu müssen. Aus dieser Sicht könnte dann auch aus speziellen Umständen heraus die gutachtliche Bewertung eines M.B. als Folge einer Infektion mit Tuberkulose diskutiert werden.

Literatur

FRESEN, O.: Die gestaltliche Betrachtung des Morbus Boeck. Ergebn. ges. Tuberk.-Forsch. 14, 603 (1958).

74. M. Fröhlich-Karl-Marx-Stadt: Gravidität und Sarkoidose.

Ich möchte gleich zu Anfang eine Einschränkung machen, da ich nur über Fälle von Schwangerschaft und Sarkoidose der *Lungen* berichten kann. Von den nunmehr vier Fällen zeigte nur einer typische Hauterscheinungen, die von Prof. GERTLER-Leipzig, einwandfrei als solche festgestellt wurden. Dabei zeigte sich nun im Verlauf der Schwangerschaft, daß sich die Hauterscheinungen nicht oder kaum änderten, wohingegen das typische Lungenbild fast völlig verschwand, um einige Monate nach der Entbindung wie vorher aufzutreten. Dieser Fall wurde vor 10 Jahren beobachtet und auswärts unter der Diagnose „abheilende Miliar-Tbc." geführt, bis wir aus der histologischen Untersuchung von Haut und Lymphknoten die Diagnose „Sarkoidose" stellen konnten.

Im deutschen Schrifttum hat Herr WURM erstmals auf das geschilderte Phänomen hingewiesen. Von diesem wurden meines Wissens fünf und von Herrn HEILMEYER drei Fälle beobachtet bzw. veröffentlicht. Diese zeigten das gleiche Verhalten, wie die unsrigen: Unsere Fälle gehörten dem Stadium IIc der Heilmeyerschen Einteilung an, zeigten also Lungenstreuungen auf beiden Seiten von fein- bis grobmiliarem Typ. Während der Schwangerschaft fast völlige Rückbildung der Lungenschatten, Wiederauftreten dieser und sogar Zunahme einige Wochen bzw. Monate nach der Entbindung. Herr KALKOFF hat in seinen Arbeiten darauf hingewiesen, daß die rechte Lunge meist stärker befallen ist als die linke. Das war auch bei unseren Fällen zu erkennen.

HEILMEYER erklärt dieses eigentümliche Geschehen durch die in den ersten Schwangerschaftsmonaten einsetzende verstärkte Ausschüttung von ACTH aus dem Hypophysenvorderlappen, die ihrerseits zu einer vermehrten Bildung von Nebennierenrinden-Hormonen führt. Hiermit erklärt er auch die in manchen Fällen günstige Wirkung der Cortison-behandlung bei Lungen-Sarkoidose. Ob bei Sarkoidose der Haut oder anderer Organe diese Wirkung auch auftritt, entzieht sich meiner Beurteilung. Bei drei Hautfällen, gepaart mit Lungensarkoidose, sahen wir unter Cortisonbehandlung keine überzeugende Rückbildung der Hauterscheinungen.

Das Phänomen der Rückbildung der Lungenerscheinungen bei Sarkoidose ist also als gesichert anzusehen. Ja, es ist in besonderen Fällen differentialdiagnostisch wichtig. Es tritt bei einer Tbc., wo doch auch während der Schwangerschaft eine erhöhte ACTH-Ausschüttung stattfindet, nicht auf.

Ich zeige Ihnen hier einen Fall, wo sich das geschilderte Phänomen dreimal wiederholte. Der Fall ist meines Erachtens einmalig und bestätigt in dreimaliger Wiederholung die Richtigkeit der Beobachtung von Herrn Wurm. Der Fall ist insofern noch von Bedeutung als — wie bekannt — im Verlauf eine Tbc. hinzutreten kann. Herr Kalkoff spricht von „banaler Tbc.". In unserem Falle handelt es sich sogar um eine kavernöse Tbc., die sich aber so ausgezeichnet zurückbildet, daß von ihr heute fast nichts mehr zu sehen ist. — Im Endergebnis also auch — trotz Kaverne — ein recht gutartiger Verlauf.

Die Patientin war Krankenschwester und hatte im Herbst 1951 Augenbeschwerden: eine Iritocyclitis; der Augenarzt ließ röntgen; der Röntgenarzt stellte die Diagnose: Tbc. der Hiluslymphknoten. Stationäre Beobachtung in unserer Klinik. Eingehende Durchuntersuchung, auf die ich hier verzichten muß. Wichtig ist, daß alle Tuberkulinreaktionen von 1:100000 bis 1:10 negativ waren (auch mit Typ. bovinus und Typ. gallinaceus). Elektrophoretisch keine Erhöhung der Gamma-Globuline; leichte Erhöhung des Calciumspiegels — (11,2 mg-%). Der Befund der Augenklinik ergibt, daß Tbc. unwahrscheinlich, Morbus Boeck wahrscheinlich ist. Gynäkologische Untersuchung und Aschheim-Zondek ergeben eine Frühschwangerschaft.

Es folgen wiederholt klinische Behandlungen und eingehende Untersuchungen in den nächsten Jahren. Von 1949—1958 wurden sechs Schwangerschaften durchgemacht, von denen zwei aus falscher Diagnose (Tbc.) heraus und ohne unsere Kenntnis — unterbrochen wurden.

Im ganzen sehen wir also einen dreimal sich wiederholenden Vorgang bei Sarkoidose der Lungen mit der von Kalkoff nachgewiesenen möglichen „Übergangsform" und „Zwischenform" von manifester und bewiesener Lungentuberkulose. Dieser Vorgang ist für Sarkoidose typisch und differentialdiagnostisch wichtig zur Unterscheidung von der Tuberkulose der Lungen.

Aussprache

K. Wurm-Höchenschwand: In meinem Höchenschwander Krankengut konnte ich den Ablauf der Lungensarkoidose unter dem Einfluß einer Schwangerschaft bei 35 Frauen beobachten. Bei mehreren Patienten kam es während der jahrelangen Sarkoidose-Erkrankung zu *mehreren* Schwangerschaften. Bei einer Patientin dreimal! Bei dieser bestand ein Stadium I mit ungewöhnlich großen mediastinalen Lymphknotenschwellungen. Jedesmal kam es zu geringgradigen Rückbildungen. Post partum jedoch kam es zu zunehmenden Erscheinungen kardialer Dekompensation infolge *Myocardose*, der die Patientin im Verlauf einiger Monate erlag!

In keinem Falle kam es während der Schwangerschaft zu einer Verschlechterung der intrathorakalen Veränderungen. In einigen Fällen jedoch war eine Besserung des Röntgenbefundes während der Schwangerschaft nicht festzustellen. Wiederholt kam es post partum zu Rezidiven.

Daraus wird gefolgert, daß bei Lungensarkoidose eine Indikation zur Interruptio nicht gegeben ist, hingegen sollte die Lactation vermieden werden. (Ausführliche Publikation unserer Schwangerschaftsbeobachtungen ist in Vorbereitung.)

H. Röckl-München

C. Funk-Regensburg: Die Beurteilung der Gravidität und Sarkoidose spielt im Schrifttum seit langem (HARELL 1939) eine große Rolle (vgl. AYKAN u. JUSKOWITZ 1950; BERMAN u. RUSSELL 1951; ROGERS u. NETHERTON 1954; STUBBE 1949; GRAVESON 1940—1943 und vor allem LÖFGREN u. LUNDBÄCK, 29 Fälle 1952 u. a.). Eine eindeutige Beeinflussung des Grundleidens läßt sich nicht ohne weiteres erkennen. HEILMEYER u. Mitarb. deuten die Besserung der pulmonalen Befunde im Verlauf der Gravidität als Ausdruck einer hormonalen Umstimmung. In diesem Zusammenhang dürfte das Phänomen des Ictus (Stress) der zweiten Erkrankung erwähnenswert sein (Tbc löscht Boeck aus?!). Eine Schwangerschaft läßt auch bei einer Alopecia maligna die Haare wieder wachsen und post partum fallen sie wieder aus. E. LYON[1], Jerusalem, spricht von einem Anti-Boeck-Effekt bei Schwangerschaften. Er sieht darin generell einen physiologischen Cortisol-(Hydrocortison)-Einfluß mit antiphlogistischer und antiallergischer Wirkung. Bei längerer Einwirkung insbesondere hoher (therapeutischer) Dosierung wird die Entwicklung einer Infektionsimmunität gehemmt und eine bestehende infektionsgebundene Immunität wieder aufgehoben. Es führt zu weit und vom Thema ab, die Berührungspunkte der Therapie mit Cortisonen und Kombinationen der Tuberculostatica in diesem Zusammenhang zu beleuchten. Günstige Effekte des vermehrten körpereigenen Cortisols während der Gravidität finden nach LYON ihren Ausdruck in vorübergehender Besserung von Arthritis, Asthma bronchiale und Boeckscher Krankheit. Auch LINDIG beobachtete im Anschluß an die Entbindung eine Aktivierung (vorübergehend) der Boeckschen Krankheit.

75. W. Knoth und **W. Meyhöfer**-Gießen: **Die histologischen Veränderungen des Boeck-Granuloms unter der Corticosteroid-Therapie.** Mit 5 Textabbildungen.

Bei dem Bemühen die klinisch sichtbaren Rückbildungserscheinungen der Infiltrate des Morbus Besnier-Boeck-Schaumann an der Haut während der Corticosteroidtherapie auch histologisch zu erfassen, fielen

---

[1] Med. Klin. **1960**, 305—308.

uns Befunde auf, über die unseres Wissens bisher noch nicht berichtet wurde. Die Untersuchungen führten wir zunächst an zwei Patienten durch. Bei der ersten Kranken handelt es sich um eine 52 jährige Frau mit einem disseminierten, kleinknotigen und unter dem Bild einer Livedo racemosa manifesten Morbus Besnier-Boeck-Schaumann der Haut. Außerdem bestanden Lungenveränderungen, die dem Stadium IIb nach HEIL-MEYER, WURM u. REINDELL entsprachen. Wir konnten in diesem Falle

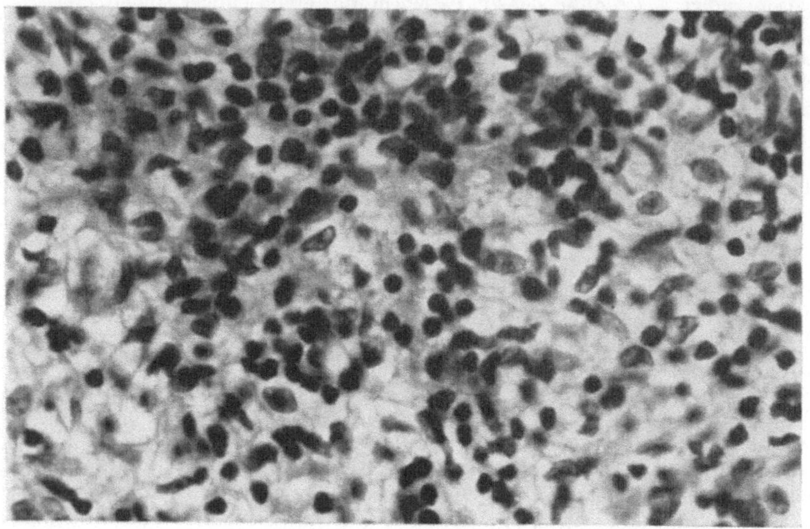

Abb. 1. Boeck-Granulom nach Behandlung mit 70 mg Dexamethason. H. E.-Färbung

zwei Probeexcisionen, eine vor und eine nach Abschluß der Therapie entnehmen.

Die zweite Patientin war 51 Jahre alt und erkrankte etwa 8 Wochen vor der stationären Aufnahme an einem disseminierten, großknotigen Morbus Besnier-Boeck-Schaumann der Haut bei gleichzeitigem Befall der Lungenhili und der perihilären Felder. Außer zur ersten histologischen Untersuchung, zwecks Feststellung der unbehandelten feingeweblichen Veränderungen, war sie bereit, sich noch insgesamt dreimal Hautgewebe während der Corticosteroidtherapie excidieren zu lassen.

Die histologischen Untersuchungsergebnisse werden im folgenden unter besonderer Berücksichtigung der Befunde von Fall 2 geschildert:

Erste histologische Kontrolluntersuchung nach 70 mg Dexamethason (JN 686/59 HK): Die knotigen und walzenförmigen Epitheloidzell-Granulome im Corium zeigen bereits eine Verschmälerung und eine veränderte Zellulation. Es finden sich vermehrt kompaktkernige lympho-cytoide Elemente und Zellen mit meist rundem oder gering ovalem Kern, die ein auffallend homogen-rotes Protoplasma aufweisen. Außerdem fallen Vacuolen in den Zelleibern der epitheloiden Elementen auf. Das Zellgefüge entspricht nicht mehr einer epithelähnlichen Lagerung. Protoplasmaausläufer verspannen sich feinnetzig mit der Nachbarzelle. Vereinzelt lassen sich in den Vacuolen punktförmige Kernreste oder Kernschollen nachweisen. Selten nur beobachtete man kleine blaßbräunliche Körnchen (Abb. 1).

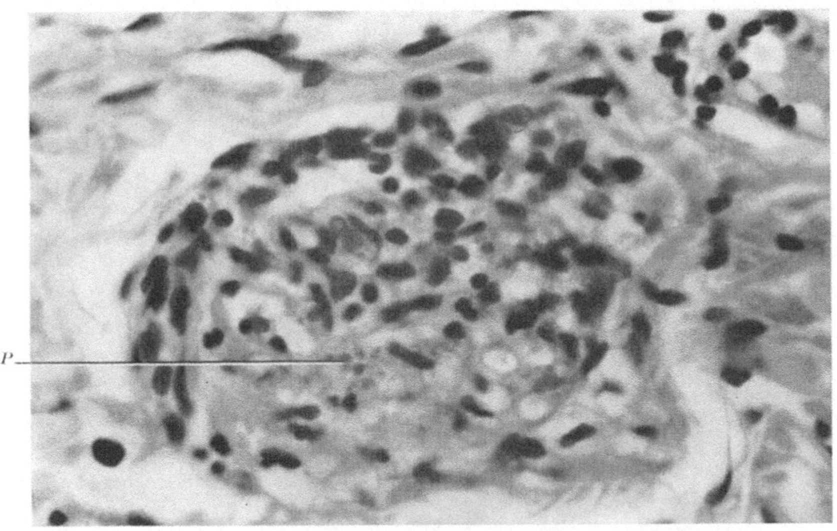

Abb. 2. Fall 2. Zurückgebildetes Boeck-Granulom nach Behandlung mit 78,5 mg Dexamethason. *P* bernsteinfarbene Pigmentkörper

Zweite histologische Kontrolluntersuchung nach 78,5 mg Dexamethason (JN 696/59HK): Der oben geschilderte Befund ist zum Zeitpunkt der jetzigen Untersuchung etwas stärker ausgeprägt. Das Corium erscheint noch relativ dicht gefügt, obwohl die Granulome nur noch strich- oder bandartig erkennbar sind. Eine Diagnose der vorliegenden Hauterkrankung läßt sich jetzt nur noch schwer stellen. Die Infiltratbänder erinnern zum Teil an angeschnittene Nervenfasern. Häufig fallen zu diesem Untersuchungszeitpunkt rundkernige, kompakte Elemente mit eosinrotem Protoplasma bei zentraler Kernlagerung auf. Einige Granulome erscheinen insgesamt gesehen in blaßrötlicher, wolkiger Farbtönung und zeigen bei Strukturverlust auch verdämmernde Gewebsabschnitte. Nur noch wenige typische Epitheloidzellen sind zu finden. Die Vacuolisierung ist weiter fortgeschritten, der Kernschwund mit Pyknose und Karyorrhexis deutlich. Die Ansammlung jetzt bernsteinfarbener, kleinster, gekörnter oder fast lymphocytenkerngroßer, homogener Pigmentkörper ist im veränderten Zelleib der Granulomzellen größer geworden (Abb. 2).

34*

Dritte histologische Kontrolluntersuchung nach 126 mg Dexamethason (JN 732/59 HK): Die Epidermis ist vermehrt gefältelt. Sie überzieht ein

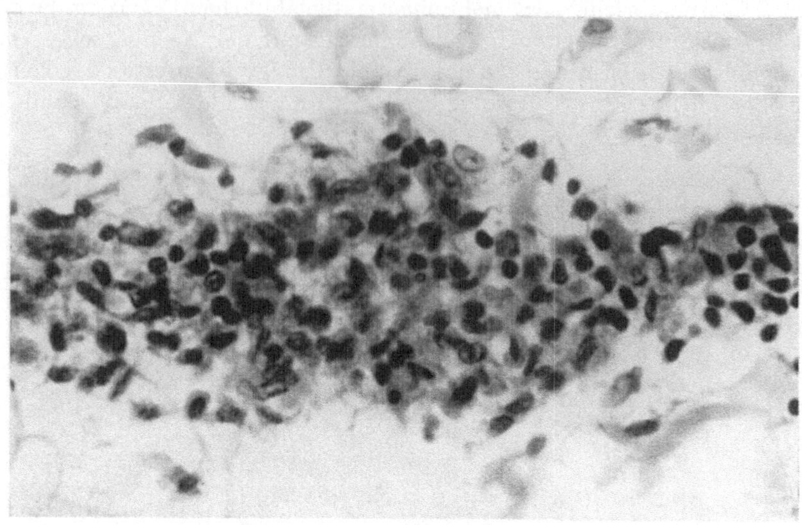

Abb. 3. Fall 2. Reste eines Boeck-Granuloms nach Behandlung mit 126 mg Dexamethason. Stark veränderte Granulomzellen mit wolkig-trübem, körnigem Protoplasma (Pigment). H-E-Färbung

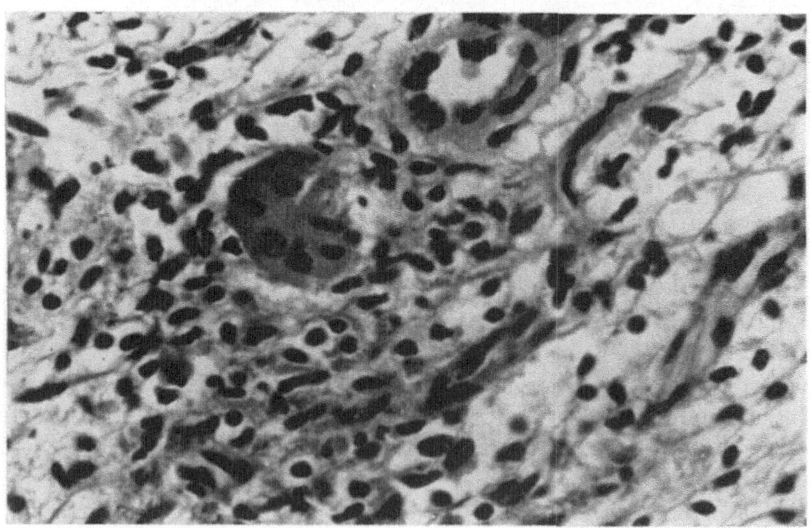

Abb. 4. Fall 2. Reste eines Boeck-Granuloms nach Behandlung mit 126 mg Dexamthason. Riesenzelle mit Kernhyperchromasie und rötlichem Protoplasma (im Bild dunkel gefärbt). H-E-Färbung

stark aufgelockertes Corium in dem teleangiektatisch erweiterte Gefäße auffallen. Das Fasergeflecht erscheint rarefiziert. An den Stellen, wo

früher Granulome waren, begegnet man spindeliggeformten Infiltrat-
ansammlungen, die meist im Bereich des Spindelbauches ein kleines Blut-
gefäß erkennen lassen. Die hier anzutreffenden Zellen scheinen verschiedener Abkunft zu sein. Man findet geschwänzte, bizarr-begrenzte
und ovale Kerne. Die letzteren zeigen oft ein ungleichmäßig verteiltes Chromatin, zum Teil aber auch ein Kernsubstanzgerüst, das an Plasmazellen erinnert, ohne jedoch weitere Zeichen dieser Zellform zu haben. Viele Zellen haben Vacuolen, die mit und ohne Pigmentkörper ausgestattet sind. Zellen mit eosin-rotem Cytoplasma sind selten (Abb. 3).

Zu diesem Untersuchungszeitpunkt fallen uns einige Riesenzellen besonders auf. Sie liegen nahe geschrumpfter, schmutzigaussehender Infiltrate oder isoliert im Gewebe, ohne Beziehung zu einem Infiltrat. Ihr Zelleib ist gleichmäßig rot gefärbt, die Kerne kleiner und in der Chromatinstruktur kompakter als normal. Cytoplasmatische Einschlüsse finden wir bei ihnen nicht (Abb. 4 und 5).

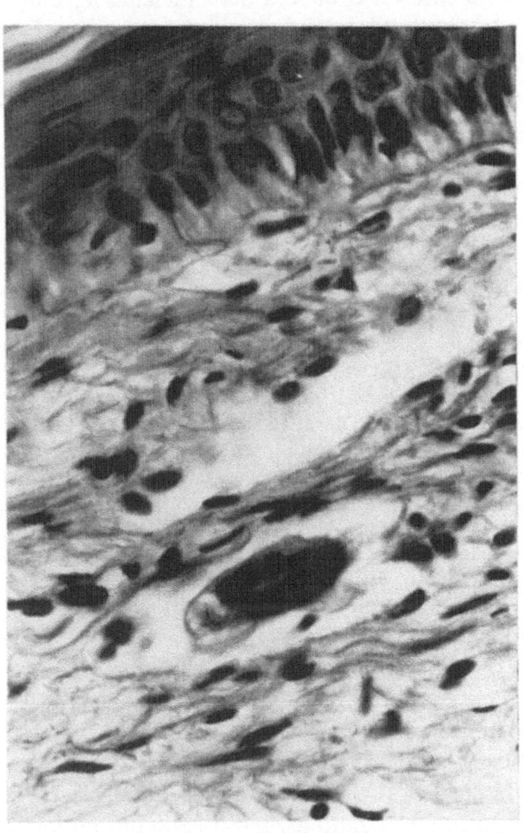

Abb. 5. Fall 1. Morbus Besnier-Boeck-Schaumann, klein-
knotige Form. Zustand nach Therapie mit 682 mg Prednisolon.
Isolierte Lagerung einer regressiv-veränderten Riesenzelle.
PE Unterschenkelhaut. H-E-Färbung

Die oben geschilderten Befunde konnten wir im Prinzip auch bei der
anderen Patientin (Fall 1), die wir nur einmal, und zwar nach Verabreichung von 682 mg Prednisolon kontrolluntersuchten, nachweisen.

Während der Auswertung der hier vorliegenden Ergebnisse bekamen
wir von außerhalb eine Patientin mit disseminierten, im Hautniveau
liegenden, linsengroßen, bräunlich-rötlichen Efflorescenzen am Stamm
vorgestellt, die wegen eines Morbus Besnier-Boeck-Schaumann der

Lungen mit Triamcinolon und Tuberculostatica behandelt wurde. Auch in diesem Fall fanden sich Veränderungen im histologischen Bilde, die wir zu den zuvor beschriebenen an die Seite stellen können.

Folgende feingeweblichen Zeichen waren bei den von uns bisher beobachteten drei Kranken gleichartig ausgebildet: Die Vacuolisierung der Epitheloidzellen, das Auftreten von Pigmentkörper im Zelleib der Granulomzellen, der Gestaltwandel der Riesenzellen und das Auftreten von einkernigen Zellelementen mit rotem Protoplasma und kompaktem, zentralgelegenem Kern.

Wird auf diese Veränderungen geachtet, so kann oft ohne Wissen der vorausgegangenen therapeutischen Maßnahmen, auf das Vorliegen eines, unter Corticosteroidbehandlung stehenden Boeck-Granuloms geschlossen werden. Nach unserem bisherigen Wissen verhält sich Prednisolon, Triamcinolon und Dexamethason in dieser Hinsicht gleich.

Berücksichtigt man die Arbeiten, die sich mit den histologischen Veränderungen der Tuberkulose unter Conteben und Neoteben beschäftigen (Braun-Falco u. Rathjens; Grütz; Kalkoff), so ist interessant, daß Marchonini, Spier u. Röckl ebenfalls das Persistieren von Riesenzellen nach Schwund des tuberkulösen Granuloms unter dem Therapeuticum JNH hervorheben. Ihre Abb. 17 könnte auch von einem unserer Patienten stammen. Nach Einwirkung von 472,5 mg ACTH findet Kalkoff einen hämatogenen Lupus vulgaris histologisch in folgender Weise gestaltet:

Die früheren, kompakten Epitheloidzellkomplexe sind schwammartig aufgelockert, spongiös; lymphoide Zellen und Fibroplasten beherrschen das Bild; Restinfiltrate aus Rundzellen mit Fremdkörperriesenzellen sind noch vorhanden. Uehlinger schreibt zur Cortisonwirkung auf das Boeck-Granulom: Die Epitheloidzellproliferation friert ein, die Lymphocyten verschwinden.

Wir entnehmen diesen Untersuchungen, daß offenbar die Riesenzellen wie auch bei unseren Fällen sich relativ „therapieresistent“ verhalten. Weiterhin stellen wir fest, daß Kalkoff bei einem Lupus vulgaris durch ACTH-ähnliche Phänomene am Granulom beobachten konnte, wie wir sie als Vacuolisierungseffekt und Aufhebung derepithelähnlichen Lagerung mit feinnetziger Verspannung beschrieben haben.

Über das Auftreten von Pigmentkörpern wird in den vorgenannten Arbeiten nicht gesprochen. Nach vorsichtiger Beurteilung unserer bisherigen histochemischen Untersuchung könnte es sich hierbei um Ceroidpigmente handeln.

Auf die weitere Ausdeutung der gesamten Befunde wollen wir aber vorerst verzichten, da wir glauben, daß noch ausgedehntere Untersuchungen unter Berücksichtigung der Grundsubstanz, der Gewebsfasern und der Granulomzellen notwendig sind.

Zusammenfassung

Das Boeck-Granulom verändert sich unter der Einwirkung von Prednisolon, Triamcinolon und Dexamethason in gleicher Weise. Man findet eine Vacuolisierung der Epitheloidzellen und das Auftreten von Pigmentkörpern im Zelleib der Granulomelemente. Unter zunehmendem Schwund des Granuloms werden Zellen mit rötlichem Protoplasma und kompaktem, zentral gelegenem Kern sichtbar. Die Riesenzellen bleiben am längsten erhalten, liegen am Ende oft isoliert im Gewebe und zeigen ebenfalls ein rötliches Protoplasma. In den Pigmentkörpern werden Ceroide vermutet, deren endgültige Bestimmung noch aussteht.

Literatur

Braun-Falco, O., u. B. Rathjens: Derm. Wschr. **127**, 390 (1952).
Funk, C. Fr.: Wien. med. Wschr. **108**, 905 (1958).
Grütz, O.: Derm. Wschr. **119**, 508 (1947).
Heilmeyer, L., K. Wurm u. H. Reindell: Beitr. Klin. Tuberk. **114**, 46 (1955).
Kalkoff, K. W.: Klin. Wschr. **30**, 330 (1952).
Kalkoff, K. W.: Beitr. Klin. Tuberk. **121**, 230 (1959).
Marchionini, A., H. W. Spier u. H. Röckl: Hautarzt **4**, 497 (1953).
Uehlinger, E.: Beitr. Klin. Tuberk. **114**, 17 (1955).

Aussprache

K. W. Kalkoff-Marburg; **W. Knoth**-Gießen; **K. W. Kalkoff**-Marburg

76. H. Zabel-Jena: Zur Behandlung der Sarcoidosis mit Na₂-EDTA.

Wie Ihnen allen bekannt ist, bestehen über die Ätiologie der Sarkoidose verschiedene Anschauungen: Einerseits konnten im Tierversuch und kulturell bei Sarkoidose-Kranken Tuberkelbakterien nachgewiesen werden[2], andererseits berichteten Shelley u. Mitarb.[6] über 36 bzw. 55 Substanzen, unter anderen, Verbindungen von Aluminium, Beryllium, Seltenen Erden, Mineralölen Schleimen und Chitin bzw. Cellulose, die das typische histologische Bild der Sarkoidose — das nackte Epitheloidzell-Granulom — hervorrufen können. Auch Löffler[3] hält in seinem Handbuchbeitrag die Auslösung einer Sarkoidose durch Metalle bei einer individuellen, noch unbekannten Disposition für möglich. Letztere besteht unter anderem darin, daß die Tuberkulin- aber auch die Trichophytin-, Lepromin- und Brucellinreaktionen bei den Sarkoidose-Kranken vermindert bzw. überhaupt negativ ausfallen. Übereinstimmend finden sich in ausgeprägten Krankheitsfällen Hypercalcämie und Gamma-Globulinvermehrung. Gerade in dieser Hypercalcämie sehen Rukavina u. Mitarb.[5] einen wesentlichen Faktor für die Sarkoidose, und aus diesem Grund behandelten sie drei Patienten mit einem Chelatbildner, nämlich der Äthylen-diamin-tetra-Essigsäure, im folgenden als EDTA bezeichnet, die das Calcium aus dem Organismus eliminiert. Diese Mitteilung war für uns der Anlaß, zunächst an der Universitäts-Hautklinik der Charité, Berlin, später auch in Jena, die Behandlung Sarkoidose-Kranker mit Infusionen von Na_2-EDTA aufzunehmen. Das Präparat wurde uns von der chemisch-pharmazeutischen Fabrik Weiss & Co., Döbeln, zur Verfügung gestellt.

Die Äthylen-diamin-tetra-Essigsäure vermag durch ihre komplexbildenden Fähigkeiten unter Übergang der Ketten- in die Ringform bestimmte Metalle zu binden. Diese Komplexone besitzen eine hohe Stabilität und können im Organismus nicht aufgespalten werden.

So werden Blei, Kupfer, Nickel, Kobalt, Zink, Calcium, Eisen, Mangan und Magnesium aber auch andere, seltene körperfremde Metalle und Metalloide, beispielsweise Cer gebunden, blutgängig gemacht und über die Nieren ausgeschieden; man benutzt deshalb EDTA zur Therapie von Metallvergiftungen.

Inzwischen haben sich Na_2-EDTA-Infusionen bei der Behandlung von primären und sekundären Calcinosen, z.B. bei der Akrosklerose und bei Hornhautverkalkungen bewährt[4]. In zu hohen Dosen verabreicht, kann die Substanz Nierenschäden, wie Tubulusnekrosen, hervorrufen.

Da die Resorption von EDTA aus dem Magen-Darm-Kanal leider nur minimal ist, muß die Substanz per infusionem bzw. injektionem appliziert werden.

Bei unseren Patienten führen wir Na_2-EDTA in 400 cm³ einer 5%igen Traubenzuckerlösung als vierstündige Tropfinfusion zu und verabreichen bei guter Verträglichkeit täglich 3 g. Wenn die Infusion sehr *schnell läuft*, klagen die Kranken über ziehende Schmerzen im Arm, die dem Verlauf der Infusionsvene entsprechen. Es ist deshalb auch darauf zu achten, daß der Arm bei der Infusion über die Horizontale erhoben wird. Zeichen von Tetanie, die eigentlich auf Grund des Wirkungsmechanismus von Na_2-EDTA zu erwarten wären, haben wir trotz wiederholter Überprüfung bei den Kranken weder während, noch nach den Infusionen beobachtet.

Den unmittelbaren Anlaß zur EDTA-Behandlung gab uns eine 50jährige Patientin, die in einer Feuerzeugfabrik 4 Jahre lang Feuersteine, die aus einer Cer-Fe-Legierung bestehen, auf ihre Zündfähigkeit überprüft hatte. Nach ihren Angaben entwickeln sich bei dieser Arbeit Rauche, die sie inhalierte.

Es bestand bei ihr ein kleinpapulöser Morbus Boeck des Gesichtes der oberen Brustpartie und der Unterarme. Die Diagnose konnte histologisch bestätigt werden. Die Röntgenaufnahmen zeigten weder an den Lungen noch am Handskelet pathologische Veränderungen im Sinne des Morbus Boeck. Die Blutsenkung betrug 13/36. Weiterhin fanden wir eine Leukopenie von 3800 Leukocyten und eine Erhöhung der a_1-Globuline im Serum bei y-Globulinwerten von 19,8 rel.-%.

Alttuberkulin 1:100000 negativ, Trichophytin 1:200 negativ. Calciumspiegel im Serum vor der Behandlung 9,4 mg-%, während der Na_2-EDTA-Infusionen 9,0 mg-%.

Da anamnestisch auf Grund ihres Berufes unter anderem an eine Cer-Resorption zu denken war, wurde im Institut für gerichtliche Medizin der Humboldt-Universität der 24 Std-Urin der Patientin wiederholt auf Cer untersucht: Während vor der EDTA-Therapie kein Cer festgestellt werden konnte, war nach der zweiten Infusion spektrografisch Cer nachweisbar.

Unter der Infusionsbehandlung bildeten sich die Hauterscheinungen unserer Kranken innerhalb von 4 Wochen zusehends zurück. Da nicht zu erwarten ist, daß nach fünf EDTA-Infusionen sämtliches, im Laufe einer vierjährigen Tätigkeit resorbiertes Cer ausgeschleust worden ist, soll beim Auftreten eines Rezidives diese Behandlung fortgesetzt werden.

Bei der zweiten Sarkoidose-Kranken handelt es sich um eine 57 jährige Hausfrau, die seit 1931 an einem histologisch gesicherten Morbus Boeck des Gesichtes leidet. Sie wurde unter anderem mit Röntgenstrahlen und Tuberkulostatica ohne Effekt behandelt. Während einer Prednisontherapie hatten sich die Hauterscheinungen vorübergehend zurückgebildet, waren jedoch nach Absetzen des Präparates binnen kurzem rezidiviert.

Röntgenologisch bestand das Bild einer produktiv-cirrhotischen Spitzenoberfeld-Tuberkulose, ohne daß während einer monatelangen Heilstättenbehandlung jemals Tuberkelbakterien gefunden wurden. Die gleichzeitig vorhandene chronisch rezidivierende Iridocyclitis wurde von den Ophthalmologen als sarkoidosebedingt angesehen. Die BSR betrug 22/67, Leukocytenzahl 4500, Gamma-Globulinvermehrung im Serum von 23 rel. %.

Diese Patientin erhielt insgesamt zehn i.v. Infusionen mit je 3 g Na₂-EDTA dreimal wöchentlich, was gut vertragen wurde. Bereits in der zweiten Behandlungswoche wurden die Infiltrate weicher und flacher und waren nach Abschluß der Therapie nicht mehr nachweisbar, jedoch blieb die livide Verfärbung der Nase unbeeinflußt.

Bei der dritten Patientin handelt es sich ebenfalls um eine 55 jährige Hausfrau. Sie bemerkte seit 1 Jahr braun-rote, linsengroße Flecke und Knötchen am Stamm und an den Streckseiten der Extremitäten. Das histologische Bild entsprach einem Morbus Boeck. Nach sieben Na₂-EDTA-Infusionen bildeten sich auch in diesem Falle die Hauterscheinungen zurück.

Im vierten Falle bestand bei einem 68 jährigen Schmied wegen eines Oedema perstans des Gesichtes klinisch der Verdacht auf eine Sarkoidose, zumal die Tuberkulinreaktionen negativ ausfielen, eine konstante Leukopenie und eine BSR von 20/40 sowie eine Gamma-Globulinerhöhung und ein Calciumspiegel von 11 mg-% vorlagen. Eine Probeexcision aus den tiefliegenden plattenförmigen, derben Infiltraten der Wange wurde jedoch histologisch als Erythematodes profundus angesehen, einem Krankheitsbild, auf das IRGANG[1] neuerdings hinwies und zu dem noch punktförmig eingezogene Närbchen und folliculäre, festhaftende Schuppen der Wangen- und Stirnhaut gehören. Bei diesem Kranken sahen wir nach sechs Na₂-EDTA-Infusionen innerhalb 1 Woche einen überraschenden Rückgang der Schwellung und der Infiltrate. Drei Wochen später kam es zu einem Rezidiv, das sich erst unter einer kombinierten Resochin-Prednisontherapie, die nach der histologischen Klärung der Diagnose durchgeführt wurde, langsam zurückbildete.

Trotz intensiven Bemühens waren wir — wie RUKAVINA u. Mitarb. — nicht in der Lage, mehr als diese drei histologisch gesicherten Boeck-Fälle mit EDTA-Infusionen zu behandeln. Wir mußten nämlich leider feststellen, daß schon lange Zeit als Sarkoidose behandelte Dermatosen histologisch der Lymphadenosis cutis benigna bzw. der Hauttuberkulose entsprachen. Die Nachprüfung der Erfahrungen von RUKAVINA mit der Na_2-EDTA-Behandlung ergab bei unserem allerdings nur kleinen Patientengut ermutigende Resultate.

Unseres Erachtens stellt bei den Fällen, die anamnestisch Hinweise für eine Provokation des Sarkoids durch Metalle oder Metalloide bieten, die Na_2-EDTA-Infusionstherapie einen Fortschritt gegenüber der bisherigen symptomatischen Prednisonbehandlung dar, weil es damit gelingt, die eigentlich auslösende und unterhaltende Ursache der sarkoiden Reaktion zu eliminieren.

Literatur

[1] IRGANG, S.: Dermatologica (Basel) **119**, 79 (1959).

[2] KALKOFF, K. W., u. H. J. MOHR: Arch. Derm. Syph. (Berl.) **188**, 202 (1949).

[3] LÖFFLER, W., u. W. BEHRENS: Handb. d. Inn. Med. IV/3, S. 464. Berlin, Göttingen, Heidelberg: Springer 1956.

[4] MÜLLER, S., L. BRUNSTING and R. WINKELMANN: Arch. Derm. Syph. (Chicago) **80**, 187 (1959).

[5] RUKAVINA, J. G., M. ORKIN and F. W. LYNCH: J. invest. Derm. **31**, 259 (1958).

[6] SHELLEY, W. B., and H. J. HURLEY: Brit. J. Derm. **70**, 77 (1958).

Aussprache

K. Wurm-Höchenschwand: Nach den Ausführungen des Vortragenden wurden speziell mit *Hypercalcämie* einhergehende Sarkoidose-Fälle mit Na_2-EDTA behandelt. Nun ist aber bekannt, daß gerade die mit Hypercalcämie einhergehenden Sarcoidose-Fälle besonders häufig mit Nierenkomplikationen (Nephrocalcinose bzw. Nephrolithiasis) einhergehen. Auf die häufige Mitbeteiligung der Nieren bei Sarkoidose hat eben auch Herr FREESEN hingewiesen. — Gegenüber einer Chelat-Therapie gilt nach den bisherigen Erfahrungen die *Nephropathie* als *Kontraindikation*. Danach erscheint mir die Anwendung von Chelaten bei Sarkoidose riskant. Da sie außerdem nicht als Dauerbehandlung in Betracht kommt, muß mit Rezidivierung gerechnet werden. Ich habe daher an den Herrn Vortragenden die Frage, wie sich bei den mit Chelaten behandelten Fällen der weitere Verlauf gestaltet hat?

H. Langhof-Jena: zum Vortrag WURM

Prednison + Cytostaticatherapie unterdrückt bei Sarkoidose nur die Gewebsproliferation, ohne bei symptomatischer Sarkoidose das provozierende Agens zu eliminieren, was Di-Na-EDTA vermag.

J. Meyer-Rohn-Hamburg: Bei EDTA-Therapie muß der Ca-Spiegel genau kontrolliert werden, da EDTA ein starker Ca-Mobilisator ist.

H. Langhof-Jena

77. P. Jordan und F. Ehring-Münster: Nachuntersuchungen über Beginn und Ende der Sarkoidose*.

Sie umfassen die Katamnesen möglichst vieler von den Sarkoidosekranken, welche der Univ.-Hautklinik Münster bzw. „Haus Hornheide" 1928—1960 bekannt geworden sind. Zum Teil handelt es sich um Patienten nach von KALKOFF, dessen Interesse für das Boecksche Sarkoid „Haus Hornheide", wo er 1939—49 Oberarzt war, zu einem Zentrum auch für diese Kranken gemacht hat. Die in Westfalen-Lippe ansässigen Kranken werden alljährlich im Rahmen der Fürsorge für Hauttuberkulose nachuntersucht. Die hiesigen Bestrebungen, die neuesten Nachuntersuchungen (von 1959/60) im Hinblick auf dieses Symposium so vollständig wie möglich vorzunehmen, hatten sich mit Anregungen von FUNK u. KALKOFF als Symposiumsleitern gedeckt.

Tabelle 1. *Zahl der Sarkoidosekranken nach Erfassungsjahren*

1928	1	1949—1953	27
1929—1933	1	1954—1958	31
1934—1938	6	1959	9
1939—1943	10	(Anfang 1960	1)
1944—1948	17		
			103

Die *Durchführung* der Untersuchungen lag in den Händen von EHRING in „Haus Hornheide", wie immer in Zusammenarbeit mit allen beteiligten Univ.-Kliniken Münsters[1].

1959/60 konnte bisher 103 Kranken nachgegangen werden.

Bei einer *Aufteilung* nach dem Jahr der Erfassung zeigte sich eine stetige langsame Zunahme der Fälle. Diese Zunahme dürfte im wesentlichen damit zusammenhängen, daß die Sarkoidose mit der Zeit in viel weiteren Ärztekreisen als früher bekannt geworden ist (Tab. 1).

Nachuntersucht werden konnten von den 103 Kranken 54: Zwei Drittel stationär, ein Drittel — in fast gleicher Weise — ambulant. Über weitere 23 wurden briefliche Auskünfte, in der Hauptsache von den behandelnden Ärzten, erhalten, welche die früheren Befunde in ausreichender Weise ergänzten. Von zehn Kranken fehlt bisher eine Antwort. 16 Kranke sind verstorben.

Zur Methodik. Bei der ambulanten Nachuntersuchung wurden berücksichtigt: In der Anamnese besonders die Beschwerden und Symptome, welche der Krankheit vorausgingen und welche sie einleiteten sowie welche Therapie wirksam war; der Status praesens der Haut, Schleimhäute, Lymphknoten, Lungen, Hand- und Fuß-

---

* Vorläufige Mitteilung. Spätere ausführliche Veröffentlichung in Aussicht genommen.

[1] Dem Westfälischen Verein für Krebs- und Lupusbekämpfung und seinem Vorsitzenden Dr. h. c. SCHULTZE-RHONHOF, 1. Direktor der Landesversicherungsanstalt Westfalen-Lippe, wird für die Ermöglichung der Untersuchungen auch hier gedankt.

wurzelknochen, der Spirometerwert, die Eiweißfraktionen und der Calciumgehalt des Blutserums, Leberfunktionsproben, Blutbild und Blutsenkung. Bei der stationären Untersuchung trat eine intracutane Tuberkulintestung, eine Nierenfunktionsprobe nach Volhard und eine fachklinische Untersuchung der Augen, wenn nötig auch Probeexcisionen an Haut und Lymphknoten hinzu.

Aus der *Literatur* seien hier von ähnlichen katamnestischen Untersuchungen die aus der Züricher Universitäts-Hautklinik (vorgenommen noch unter der Leitung von Miescher) von Ott[1] (1959) mit 28 vier und mehr (20 länger als zehn) Jahre verfolgten Patienten und die von Fagerberg[2] (1953) aus einer inneren Abteilung in Schweden genannt.

Leitsymptom waren entsprechend dem Krankengut einer dermatologischen Klinik die Hautveränderungen: Bei allen 103 Kranken hatte eine *cutane Sarkoidose* bestanden. (Näheres siehe Tab. 2.)

In 12 von den 103 Kranken waren die ersten Hautherde in *Narben* nach einer Verletzung aufgetreten. Das Intervall zwischen Verletzung und Sarkoidose hatte Monate bis 39 Jahre gedauert, im Durchschnitt lag es bei 12 Jahren. Die Ursache der Verletzung und damit die Art

Tabelle 2. *Formen der Hautsarkoidose*

	Fallzahl
großknotig	54
diffus-infiltrierend	23
kleinknotig	8
erythematös*	7
hypodermisch*	3
Mischformen**	8
	103

* In Anlehnung an Degos, „Dermatologie", Paris: Flammarion 1953—1959.
** Zweimal großknotig und diffus-infiltrierend, einmal kleinknotig und diffus-infiltrierend, zweimal großknotig und erythematös, dreimal großknotig und hypodermisch.

Tabelle 3
Alter bei Beginn der Sarkoidose

Alter	Männer	Frauen	insgesamt
0—15	1	1	2
16—30	19	22	41
31—45	7	29	36
46—60	5	15	20
61—75	—	1	1
fraglich	—	3	3
0—75	32	71	103

einer eventuellen Verschmutzung war nicht einheitlich. Meist handelte es sich um Unfälle. Bei einem Kranken war der Hautherd in einer Operationswunde entstanden, die von der Exstirpation eines an Sarkoidose erkrankten Lymphknotens 1 Jahr davor zurückgeblieben war. Meist waren nicht alle Narben befallen, z.B. Pockenimpfnarben nie. Keiner der Kranken war Bergmann, obwohl in dem zu Münster nahen Ruhrgebiet diese sehr zahlreich sind und fast immer viele Kohlen- und Steineinsprengungen in der Haut aufweisen.

Bei den Männern wie bei den doppelt so häufig erkrankten Frauen begann die Sarkoidose an der *Haut* im 16.—60. Lebensjahr. Vor dem

---

[1] Dermatologica (Basel) **118**, 95 (1959).
[2] Acta med. scand. **146**, 239 (1953).

15. Lebensjahr erkrankten zwei — ein Junge mit 10, ein Mädchen mit 12 Jahren. Der älteste Patient, eine Frau, war zu Beginn der Erkrankung 70 Jahre alt. (Vgl. hierzu Tab. 3.)

Was die *Frühsymptome* betrifft, so gab die Hälfte der Befragten schlechtes Allgemeinbefinden, auch Appetitlosigkeit und Schwitzen gerade im Beginn der Krankheit an. Bei einem Viertel bis einem Fünftel gehörten ein *Erythema nodosum* und Gelenkbeschwerden dazu, was

Tabelle 4. *Frühsymptome der Sarkoidose*

Symptom	ja*	nein**
Appetitlosigkeit	7	
Schlechtes Allgemeinbefinden	18	18
Schwitzen	6	
Erythema nodosum	9	40
Gelenkbeschwerden	8	

* Bei insgesamt 21 in der ersten bzw. 12 in der zweiten Gruppe.

** Bei 64 bzw. 51 Kranken ließen sich sichere Feststellungen nicht machen.

Tabelle 5
Dauer der Sarkoidose bis zur Heilung

Dauer in Jahren	Krankenzahl
1— 5	22
6—10	16
11—20	5
21—30	1
31—40	2
1—40	46

bekanntlich im Sinne einer infektallergischen Ursache der Sarkoidose gedeutet werden könnte (Tab. 4).

Wie *endet* die Sarkoidose? Etwas mehr als die Hälfte der 103 Kranken ist geheilt, fast die Hälfte dementsprechend bisher ungeheilt. Die Feststellung der Heilung erfolgte — klinisch, in Zweifelsfällen auch histologisch — an der *Haut* unter Berücksichtigung aller sonstigen Veränderungen[1]. Bei den Geheilten dauerte die Krankheit in etwa der Hälfte der Fälle bis 5 Jahre, beim Rest maximal bis 38 Jahre. An der Haut bleibt im allgemeinen eine leichte Atrophie zurück, oft tritt aber restitutio ad integrum ein. Gröbere Narben sind fast immer Therapiefolge (Tab. 5).

Therapeutisch wirksam waren, wenn auch nicht immer, Vitamin D (wobei aber strenge Nierenkontrolle notwendig ist) und Prednisonpräparate (bei letzteren nach Absetzen oft Rezidive). Örtlich helfen CO_2-Schnee, Kromayer- und Finsenbestrahlungen. Tuberculostatica sind wirkungslos. Nützlich ist fast immer eine langfristige allgemein-roborierende Kur.

Bei den Ungeheilten bestand in der Regel Neigung zur Besserung, seltener war ein langsames sich Ausbreiten vorhandener Herde (oft in Ringform), nur selten traten neue Herde auf.

---

[1] Besonderer Dank für die Lungenbefunde gebührt Privatdozent Dr. FRIEDRICH HEINE von der Medizinischen Universitäts-Klinik.

Wir haben keinen ganz sicheren Fall gesehen, der nach länger als dreijähriger Abheilung rückfällig geworden wäre[1]. Trotzdem sollte man 5 Jahre überwachen. Denn es ist an der Haut, noch mehr an den inneren Organen, schwierig, den genauen Zeitpunkt zu bestimmen, an welchem die Infiltrate verschwunden sind.

Die Statistik über die *Todesursachen* bei Sarkoidosekranken hat den Nachteil, daß in keinem der 16 Fälle eine Sektion vorgenommen worden ist (Tab. 6).

Der Cor pulmonale-Tod war eindeutig Sarkoidosefolge. Bei den zwölf unter anderen Todesursachen aufgeführten Kranken sind acht

Tabelle 6. *Todesursachen bei Sarkoidose*

Sarkoidose	0
Sarkoidosefolgen (Cor pulmonale)	2
andere Ursachen	12
nicht feststellbar	2
	16

streng genommen an einer, von der Sarkoidose aus gesehen, „zufälligen" Ursache gestorben, wenn auch in dem einen oder anderen dieser Fälle z.B. ein Herzversagen mindestens möglicherweise doch Folge der Sarkoidose gewesen ist. Vier Sarkoidosekranke starben an Tuberkulose.

Über das *Tbc.-Vorkommen bei* den *Sarkoidosekranken* fand sich in 93 Akten von 103 keinerlei ausreichend sicherer Vermerk. Zehn Kranke hatten klinisch Tuberkulose gehabt: davon Lungentuberkulose sechs, Knochentuberkulose zwei, Nierentuberkulose zwei. Von diesen zehn waren die oben erwähnten vier — drei an sicherer Lungentuberkulose, einer an einer Knochentuberkulose (trotz Beinamputation, bald nach dieser) — verstorben.

Bei den drei Lungentuberkulösen davon war der Bacillennachweis geführt worden. Fall 4 und 5 hatten eine später als die Sarkoidose aufgetretene „offene" Lungentuberkulose gehabt, die sich gut zurückgebildet hat. Der sechste Fall mit Lungensarkoid war als Kind, Jahre vorher, „wegen der Lunge in Davos und anderenorts in Heilstätten" gewesen.

Die eine der Kranken mit Knochentuberkulose leidet, wie schon seit Jahren, noch immer an Wirbelsäulentuberkulose, das ältere Hautsarkoid ist längst abgeheilt. Der zweite Fall mit einer Knochentuberkulose, die vom Becken ausgegangen war, ist der bereits erwähnte. Im neunten und zehnten Fall wurden Nierentuberkulose und die frühere Sarkoidose gut überstanden. Insgesamt gesehen, erwartet die Sarkoidosekranken eine Tuber-

---

[1] Ein früher doch (siehe Jordan u. Ehring 1960, S. 295) angeführter Rezidivfall erscheint bei erneuter Nachuntersuchung nicht ganz gesichert.

kulose häufiger als die durchschnittliche Bevölkerung sonst, jedoch hat man in der Regel nicht eigentlich den Eindruck eines Übergangs oder eines Abgleitens.

Auffallend war, daß die Tuberkulosen fast immer in den „schlechten ersten Nachkriegsjahren" aufgetreten sind, während in den letzten Jahren ein solches Zusammentreffen in dem eigenen Krankengut kaum mehr beobachtet wurde.

Literatur

JORDAN, P., u. F. EHRING: Klinik, Ätiologie und Therapie des Morbus Boeck. Fortschr. d. prakt. Dermatologie, III. Bd. Berlin, Göttingen, Heidelberg: Springer 1960.

Aussprache

R. M. Bohnstedt-Gießen (Frage): Welche Therapie wurde betrieben?

F. Ehring-Münster

G. Miescher-Zürich: MIESCHER macht auf die an der Zürcher Klinik durch OTT durchgeführten katamnesitischen Untersuchungen aufmerksam, aus denen hervorgeht, wie außerordentlich große Intervalle sich zwischen die einzelnen klinischen Etappen einschieben können. Nach unseren Erfahrungen ist die Prognose bei visceralem Beginn erheblich weniger günstig als bei cutanem Beginn.

P. Jordan-Münster; **H. Röckl**-München

Symposion 2

Donnerstag, den 19. Mai 1960

Nachmittags

im Hörsaal der Universitäts-Haut-/Augenklinik

a) Die Physiologie der Mastzelle

Leiter: D. REMY-Hamburg

b) Klinik und Therapie der Mastocytosen

Leiter: J. J. HERZBERG-Hamburg

78. J. J. Herzberg-Hamburg: **Einleitung.**

Zugleich im Namen von Herrn REMY darf ich sie recht herzlich begrüßen und mir einige Bemerkungen zum Thema erlauben. Der Unterschied zu den anderen Symposien dieses Kongresses scheint mir in der Tatsache zu liegen, daß die Dermatologie nur einen begrenzten Anteil an der hier zu behandelnden Materie besitzt. Die Mastzelle und jene Substanzen, welche in bzw. von dieser hochdifferenzierten Zelle synthetisiert, gespeichert (?) und sezerniert werden, interessieren ebenso sehr den Physiologen, den chemischen Physiologen, den Pharmakologen, den Pathologen wie den klinischen Internisten, den Hämatologen, den Röntgenologen und nicht zuletzt den Dermatologen, der ja den überwiegenden Teil der Kranken als erster zu beobachten Gelegenheit hat. Es ist also ein Gebiet, welches weit über den Rahmen unseres Faches hinausgreift. Wir haben diesem Punkt Rechnung getragen, indem Referenten und zur Diskussion aufgeforderte Vertreter fast all jener Disziplinen hier anwesend sind.

Zu der Doppelthematik, nämlich die Physiologie der Mastzelle und die Klinik der Mastocytosen, möchte ich sagen, daß wir bei der Vorbereitung des Symposiums bewußt von einer isolierten Bearbeitung entweder des einen oder des anderen Sujets abgesehen haben. Damit wird ebensosehr die Übertonung und Alleinbetrachtung der wichtigen, von der Mastzelle gelieferten Stoffe vermieden, wie andererseits der Zusammenhang der Histamino- und Heparinocyten mit dem Bindegewebe bei normalen und krankhaften Zuständen Beachtung finden. Ich darf dabei die moderne Hypothese von RILEY erwähnen, der sozusagen eine Renaissance der Auffassung von EHRLICH u. STAEMMLER herbeigeführt hat. Bezüglich des Heparins oder der heparinähnlichen Stoffe postuliert Riley folgenden interessanten Vorgang: Hyaluronsäure, von den Fibroblasten synthetisiert und für die Bündelung der kollagenen Fibrillen benötigt, fällt nach Abschluß des Ordnungsprozesses als überschüssiges Mucopolysaccharid an. Es wird auf enzymatischem Wege ausgeschaltet, indem es in kompakter Form mit Schwefelsäure verestert, dehydriert und als Heparin in den Mastzellen abgelagert wird. Damit wären diese, aus dem retikulären Bindegewebe stammenden Elemente in einer Funktion das, was Ehrlich mit dem Ausdruck „Mastzellen" umreißen wollte. Ihre Beziehung zur bindegewebigen Grundsubstanz, auf welche Staemmler schon 1921 hingewiesen hat, wäre wieder in den allgemeinen Blickpunkt gestellt.

79. D. Remy-Hamburg: **Die Physiologie der Mastzellen.** Mit 2 Textabbildungen.

Über die Mastzellen sprechen, heißt zunächst, Paul Ehrlichs zu gedenken, der als 23jähriger Medizinstudent am Freiburger Anatomischen Institut histologische Untersuchungen mit den damals neuen Anilinfarbstoffen durchführte und unter einer bereits von Waldeyer (1857) beschriebenen Gruppe von Plasmazellen zwei verschiedene Formen beschrieb

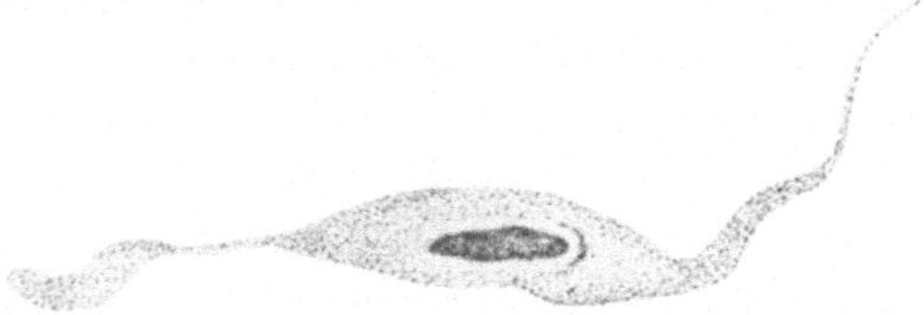

Abb. 1. Mastzelle nach der Zeichnung von Paul Ehrlich [Arch. mikr. Anat. **13**, 263 (1877)]

einen ungranulierten Typ und eine Zellgruppe mit deutlicher basophiler Granulierung. Diese Entdeckung im Jahre 1877 ist gleichzusetzen mit dem Geburtsjahr der Mastzellen, Geburt insofern, als sie durch diese Entdeckung in den Gesichtskreis der medizinischen Welt traten und seither in zunehmender Weise ein Lieblingskind anatomischer, biologischer und biochemischer Forschung geblieben sind (Abb. 1).

Daß dieser Findling besondere Charaktereigenschaften haben mußte, hat schon Ehrlich mit der Feststellung des eigenartigen Phänomens der Metachromasie vermutet, von der wir heute wissen, daß sie auf das Vorhandensein hochdifferenzierter und biologisch wichtiger Stoffgruppen zu beziehen ist. Der Bogen unserer Betrachtung über die Physiologie der Mastzelle wird sich also nach einer Einordnung in die Gruppe retikulärer Zellelemente und Beschreibung ihres Vorkommens von der

Morphologie bis zu den heute bekannten physiologischen Funktionen dieser Zellen spannen müssen. Die Untersuchungen über die Mastzelle geben hier ein klassisches Beispiel für die Entwicklung naturwissenschaftlicher Forschung überhaupt, die sich von einer primär deskriptiven, morphologischen Phase nach einer Aufklärung funktioneller Eigenschaften zu einem übergeordneten Sinnzusammenhang im Organismus zwischen Gestalt und Funktion oder auch zwischen zellphysiologischen und humoralen Problemen ausgebreitet hat.

Ihrem Wesen nach gehört die Mastzelle zu einer differenzierten Zellgruppe des retikulären Bindegewebes. Sie besitzt hier enge Beziehungen zu anderen Zellgruppen des Bindegewebes, wie den Endothelzellen, den Fettzellen, den Makrophagen, den Riesenzellformen, Plasmazellen Fibroblasten und Fibrocyten (Rohr 1949).

Die Mastzellen gehören zu einer im Tierreich weit verbreiteten Zellgruppe. Schon bei wirbellosen werden mastzellenähnliche Gebilde beobachtet, so z.B. bei Schwämmen (Cotte 1904) und bei Coelenteraten (Kollmann 1908), wo basophile Granulierung bei Bindegewebszellen beobachtet wird, die zum Teil bei einzelnen Arten später als freie Zellen in der primitiven Leibeshöhle erscheinen. Bei den Insekten treten noch typischere Mastzellenformen auf, auch schon in diesem Stadium häufig um die Wände kleiner Arterien verteilt. Eine weitere Eigenschaft der Mastzellen schon bei niederen Vertebraten ist eine gewisse begrenzte Wanderungseigenschaft an Schleimhaut- oder epithelialen Oberflächen (Duthie 1939). So sind auch bei Karpfen amöboide Mastzellen in den Schuppen beobachtet worden (Gabe u. Veil 1948). Auch bei Vögeln kommen häufig Mastzellen vor, besonders um die Gefäße herum gelagert, weiter in der Nähe der Spinalganglien und im Mesenterium.

Die Verteilung der Mastzellen bei Säugetieren ist weniger unterschiedlich als bei den niederen Vertebraten. Differenzen gibt es allerdings auch hier, z.B. hinsichtlich des Vorkommens in der Leber. So finden sich in der Leber von Rindern Mastzellen ausnahmslos in großen Exemplaren in der Kapsel (Holmgren u. Wilander 1937). Dagegen sind sie beim Hund morphologisch eher klein und diffus im Leberparenchym verstreut anzutreffen (Nagayo 1928). Sonst zeigen sie bei den Säugern eine typische Verteilung mit Bevorzugung der Haut und in Beziehung zu kollagenen Fasern, dann, wie schon betont, in enger Nachbarschaft zu kleinen Gefäßen, schließlich in den serösen Häuten parenchymatöser Organe.

Eine eigenartige kompensatorische Beziehung findet sich zwischen den Mastzellen und Blutbasophilen insofern, als z.B. Ratten, Mäuse und Katzen viele Mastzellen besitzen, aber kaum basophile Granulocyten, während z.B. bei Kaninchen die Zahl der Blutbasophilen (bis zu 20%) überwiegt und nur selten Mastzellen angetroffen werden (Michels 1938).

Beim Menschen treten Mastzellen erst verhältnismäßig spät in der Embryonalentwicklung auf. Wieder ist die Beziehung zum Gefäßsystem und zum Bindegewebe hervorzuheben. In der Haut finden sie sich oft in der Nähe von Haarfollikeln, Schweißdrüsen und kleinen Gefäßen (EHRLICH 1879 und SYLVEN 1941). Im Darmtrakt sieht man sie häufig in den Zotten, in den Lieberkühnschen Drüsen des Duodenum und verstreut in der Submucosa des Dünndarms (WESTPHAL 1891). Im Bindegewebe der weiblichen Brustdrüse (HIGUCHI 1930) und im muskulären Zwischengewebe von Uterus, Blase und auch der Zunge (STAEMMLER 1921) sind Mastzellen häufig vorhanden. Auch im Zentralnervensystem finden sich beim Menschen zum Unterschied von anderen Arten reichlich Mastzellen, so in den Meningen, um die Gefäße des Plexus Choroideus und im Hypophysenstiel (ROSENHEIM 1886, TSUSAKI 1951, GRAY 1935). Im peripheren Nervensysten kommen sie in den Nervenscheiden (HENSCHEN 1928) und selten in und um die vegetativen Ganglien herum vor (HERMANN 1952). Im menschlichen Knochenmark findet man bei bioptischer Untersuchung normalerweise nur sehr selten Mastzellen. Ihre Vermehrung läßt immer pathologische Markbefunde vermuten (BREMY 1950).

Es kann hier in unserem Zusammenhang nicht weiter auf die Unterschiede und Beziehungen zwischen den Gewebsmastzellen und den basophilen Leukocyten eingegangen werden. Zweifelsfrei ist, daß sie morphologische Unterschiede besitzen und wahrscheinlich auch genetisch verschiedener Herkunft sind. In funktioneller Beziehung scheinen sie aber äußerst große Ähnlichkeit zu besitzen, so daß ein großer Teil der hier besprochenen Funktionen der Mastzellen auch für die Blutbasophilen zutrifft.

Das Aussehen der Mastzellen ist zunächst durch ihre charakteristische Granulierung gekennzeichnet. Manche Zellen sind so granulareich, daß man Plasma und Zellkern kaum differenzieren kann. So scheint es berechtigt, die Granulierung zuerst zu beschreiben. Die Granula messen etwa 0,6—0,7 μ im Durchmesser und sind etwas kleiner als die Granulierung der Eosinophilen. Nur die Blutbasophilen sind durch meist einzeln gelegene, relativ große Granula gekennzeichnet. Für die Granula der Mastzellen ist nicht nur die bereits von EHRLICH festgestellte Metachromasie charakteristisch, sondern auch die leichte Lädierbarkeit. Bei der Pappenheim-Färbung in Knochenmarkausstrichen kann man gerade an solchen lädierten Zellen die Granulation besonders gut erkennen Abb. 2c. Eine physiologische Freisetzung von Granula ist vermutlich von großer Bedeutung, was BALLOWITZ (1891) nach der Beobachtung von Granula in Zellfortsätzen festzustellen meinte und was heute durch ultramikroskopische Beobachtungen (STOECKENIUS 1956) erhärtet werden konnte. Auf die übrige interessante und bemerkenswerte Ultrastruktur der Granula wird Herr GUSEK noch näher eingehen.

Der Zellkern ist bei reifen Zellen meist pyknotisch klein und rundlich und liegt zentral in der Zelle. Die Struktur erinnert an Lymphocytenkerne oder manchmal auch an Zellkerne von Plasmazellen. Bei jugendlichen Formen fällt eine etwas lockere Chromatinstruktur auf, die an retikuläre Zellelemente erinnert. Die Zelle selbst nimmt häufig eine langgestreckte geschwänzte Form an (Abb. 2a), daneben sieht man aber auch rundliche, ovale und birnenförmige Gebilde (Abb. 2b). Der Zelldurchmesser liegt etwa zwischen 10 und 20 μ.

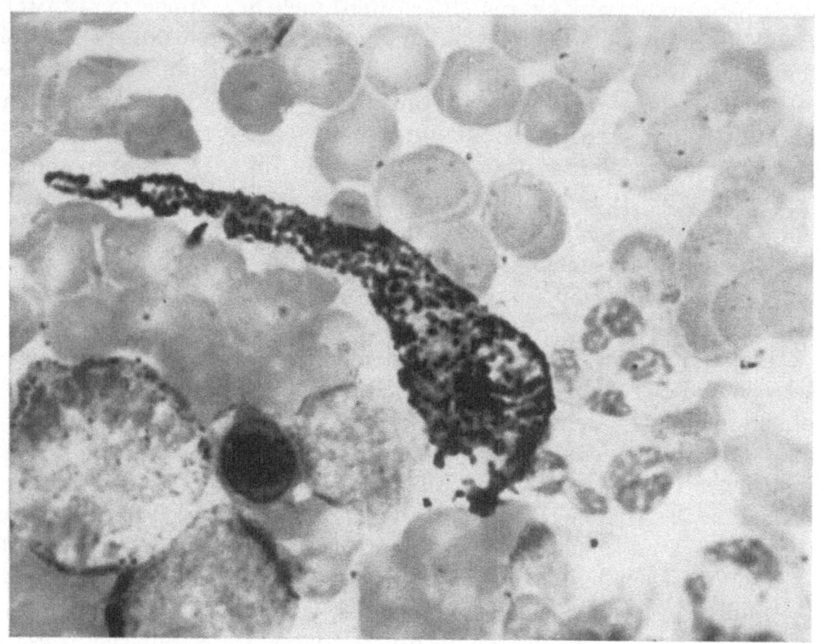

a

Abb. 2a—c. Mastzellen im menschlichen Knochenmark

Auch hinsichtlich des histochemischen Verhaltens der Zellen kann ich mich kurz fassen, da hierüber im Näheren berichtet werden wird. Den ersten auffälligen Nachweis einer histochemischen Reaktion erbrachte bekanntlich bereits EHRLICH mit dem Nachweis der Metachromasie. Eine wichtige Feststellung über bestimmte Eigenschaften der Mastzellengranula betraf ihre Anfärbbarkeit mit dem Schiffschen Reagens. Hierbei färbt sich nach Oxydation mit Perjodsäure die Granulierung mit dem Schiffschen Reagens (fuchsinschweflige Säure) rot, ähnlich wie Glykogen, Chitin, Mucoproteide, Glykoproteide und auch Hyaluronsäure (BRAUNSTEINER 1959). Heparin selbst gibt diese Reaktion nicht, wohl aber das Heparinmonosulfat. Man bemerkt außerdem bei der Schiffschen Färbung eine unterschiedliche Reaktion einzelner Granula, was für das

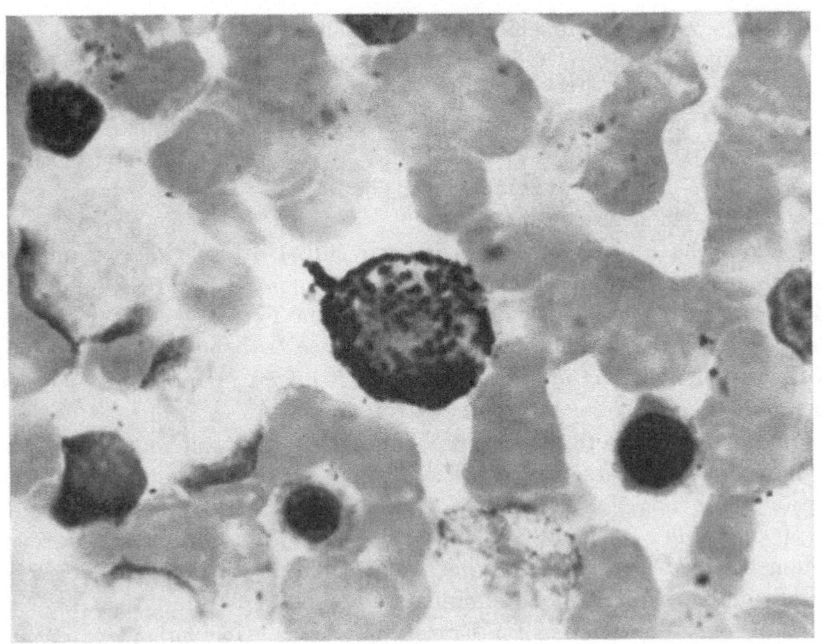

Abb. 2 b

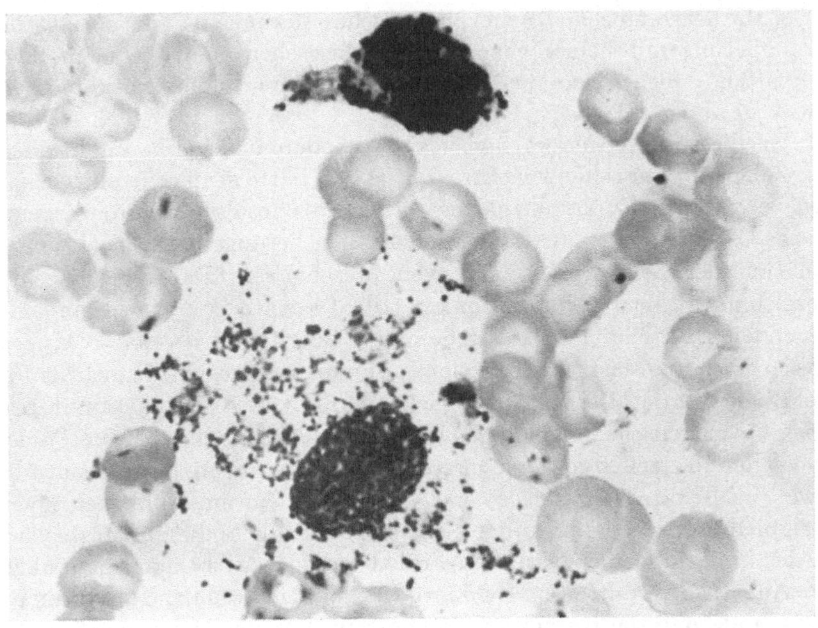

Abb. 2 c

Vorhandensein auch verschiedener chemischer Stufen spricht. So ist nach
Jorpes u.a. (1948) die Granula in jungen Mastzellen der Ratte Schiff-
pos., während die reiferen Granula eine zunehmend negative Reaktion
ergeben (Riley 1953). Auch mit der abgestuften Toluidinblau-Reaktion
nach Lennert u. Schubert (1959) ist die Granula in reifen und unreifen
Zellen unterschiedlich anfärbbar, was ebenfalls für Reaktionsvorgänge in
den Zellen spricht.

Alkalische Phosphatase konnten wir zum Unterschied von anderen
Untersuchern nicht in deutlichem Umfang nachweisen. Auch geben die
Zellen nur eine sehr schwache oder fehlende Fettreaktion bei Sudan-
schwarzfärbung. Schließlich ist auch kein wesentlicher Glykogengehalt
festzustellen, wie wir in weiteren Beobachtungen fanden. Die Gewebsmastzellen sind streng oxydasenegativ.

Faßt man die Befunde über Vorkommen und morphologische Eigenschaften in den Mastzellen zusammen, so lassen sich folgende prinzipielle
Feststellungen treffen:

1. Mastzellen oder mastzellähnliche Gebilde sind überall im Tierreich
schon bei niedrigen Entwicklungsstufen vorhanden. Ihre physiologische
Funktion ist nicht auf hochdifferenzierte Arten beschränkt.

2. Ihrem Vorkommen im Einzelorganismus nach haben sie engste
Beziehungen zum Bindegewebe und sind topisch in enger Anlehnung an
kleine Blutgefäße zu finden.

3. Ihr hervorstechendes morphologisches Merkmal ist eine spezifische
Granulierung mit bemerkenswertem färberischen und biochemischen
Verhalten, welches sich auch in einer besonderen submikroskopischen
Struktur äußert.

Aus diesen Kriterien war seit je auf besondere biologische Funktionen
der Zellgruppe zu schließen. Ehrlich (1877) hatte seinerzeit auf Grund
des vermehrten Vorkommens der Zellen in chronisch entzündlichem,
ödematösem Gewebe auf eine besondere Speicherungs- und Ernährungs-
funktion der Zellen im Bindegewebe geschlossen. Daher auch seine
Bezeichnung „Mast"zellen. Michels (1938) konnte in einer zusammenfassenden Darstellung über das damalige Schrifttum bereits 25 Hypothesen über die Mastzellenfunktion zusammenzählen, die jedoch kaum
mehr befriedigten als das ursprüngliche Ehrlichsche Konzept. Erst durch
neuere biochemische Forschungen konnte eine Aufhellung über die Funktionen der Mastzellen gewonnen werden, so daß wir heute ihre Bedeutung
etwa einzuschätzen wissen, so viel auch trotzdem an Problemen noch
übrigbleibt. Zwei Entdeckungen waren es vor allem, die die Mastzellen
wieder in das allgemeine Interesse rückten und neue Erkenntnisse über
ihre Aufgaben vermittelten. Im Jahre 1937 fanden Jorpes, Holmgren u.
Wilander, daß die metachromatische Substanz der Mastzellengranula
wahrscheinlich identisch mit Heparin war, und 1953 konnten Riley u.

WEST die Vermutung unterbauen, daß die Zellen auch Histamin enthalten. Ich kann mich heute nicht näher auf die sehr interessante Entdeckungsgeschichte und den Nachweis der beiden Mastzellenstoffe einlassen und insbesondere auch die interessante Rolle, die zur Aufklärung des Histamingehaltes die sogenannte Histaminliberatoren gespielt haben, muß hier unberücksichtigt bleiben (Literatur siehe bei RILEY 1959). Es darf aber heute als gesichert gelten, daß beide Substanzen, Heparin und Histamin, in den Mastzellen enthalten sind, wenn auch die Diskussion über die mögliche Bildung in den Zellen, über Vorstufen und ein gegenseitiges Bindungsverhältnis im Sinne eines Histaminheparinats noch nicht abgeschlossen ist. Ähnliches gilt auch für das Vorkommen von Hyaluronsäure in den Zellen, welche teils befürwortet (ASBOE-HANSEN 1950; ASTALDI u. Mitarb. 1953; VELICAN 1959), teils aber auch abgelehnt wird (JORPES u. YAMASHINA 1956; SYLVÉN 1957). Das Vorkommen von Serotonin ist nur bei bestimmten Tierspecies erwiesen, z. B. Ratte, Maus und anderen Nagern (BENDITT u. Mitarb. 1955; KELLER 1957). Beim Menschen scheinen keine Beziehungen zwischen Serotonin und Mastzellen zu bestehen (WEST u. PARRAT 1957).

Eine Deutung der Mastzellenfunktionen ist also heute im wesentlichen auf die biologischen Eigenschaften von Heparin und Histamin zu beziehen.

Heparin wurde bekanntlich erstmalig 1916 von MACLEAN aus mastzellenreicher Hundeleber gewonnen. Während man es zunächst für ein Phosphatid hielt, wurde es später als höhersulfurierter Polyschwefelsäureester identifiziert.

Die physiologische Bedeutung des Heparins im Gerinnungssystem ist überwiegend in einer Hemmung des Gerinnungsfermentes Thrombin zu suchen. Heparin wirkt sich sowohl in der ersten Gerinnungsphase als Anti-Prothrombin wie auch in der zweiten Phase als Anti-Thrombin aus. Seine Wirkung ist außerdem von der Thrombocytenzahl abhängig, da diese einen heparin-neutralisierenden Effekt besitzen. Damit ist eine indirekte Wirkung auf die Vorphase der Gerinnung anzunehmen. Schließlich darf eine Wirkung auf die dritte Phase angenommen werden, da Heparin die Retraktion des Blutgerinnsels wahrscheinlich über eine indirekte Beeinflussung der Thrombocyten hemmt. Zuletzt muß die eindeutige Hemmwirkung des Heparins auf die Fibrinolyse erwähnt werden. Es handelt sich also um einen nahezu ubiquitären Hemmstoff der Blutgerinnung.

Schon bei den ersten Untersuchungen über die Heparinwirkung (HOWEL u. HOLT 1918) wurde jedoch festgestellt, daß Heparin in einem isolierten Gerinnungssystem von gereinigtem Thrombin und Fibrinogen praktisch unwirksam ist. Man schloß daraus, daß ein Plasma-Co-Faktor erst gemeinsam mit Heparin den eigentlich wirksamen Thrombinhemmstoff bildet. Während dieser früher in der Albuminfraktion des Serums

vermutet wurde, sprechen neuere Ergebnisse dafür, daß er der Globulin-
fraktion III/3 nach COHN angehört (LITTLETON 1954; LOOMIS 1949).
Bemerkenswert ist, daß SNELLMANN, SYLVÉN u. JULEN (1950) aus
Gewebsmastzellen einen Heparin-Lipoprotein-Komplex mit unmittelbarer Antithrombinwirkung isolierten konnten. Seine Identität mit
dem Heparin-Co-Faktor ist jedoch noch nicht geklärt. Eine weitere
Deutung der Heparinwirkung besteht in der Annahme, daß es die Reaktion des Serum-Antithrombins (Antithrombin III nach SEEGERS) beschleunigt, welches Thrombin normalerweise nur sehr langsam in eine unwirk-
same Verbindung überführt. Bei einer Beschleunigung dieser Reaktion
durch Heparin würde also umgekehrt wie normalerweise die Thrombin-
Hemmstoff-Reaktion schneller ablaufen als die Thrombin-Fibrinogen-
Reaktion, so daß durch Heparin aktiviertes Serum-Antithrombin als Gerin-
nungshemmstoff wirksam würde. (MARKWARDT u. WALSMANN 1959). Es
besteht also hinsichtlich der Einwirkungsmöglichkeit des Heparins
auf das Gerinnungssystem noch keine einmütige Meinung. Die verschiedenen erörterten Wirkungsweisen sind aber auch für das Verständnis
von Hyperheparinämien, bzw. deren Auswirkungen, von Bedeutung.

Weitere Eigenschaften des Heparins sind in engen Beziehungen zu
Grundsubstanzen des Bindegewebes zu suchen. Bei einer chemisch
engen Verwandtschaft zu Hyaluronsäure — Heparin unterscheidet sich
lediglich in seinem Grundmolekül von der Hyaluronsäure durch den
Gehalt an Sulfatgruppen — besitzt Heparin eine klar objektivierbare
Antihyaluronidasewirkung (BRAUN-FALCO 1953). MORRIONE (1952) hat
durch Heparinzusatz in einer Verdünnung von 1:80000 die Wiederherstellung einer fibrillären Struktur aus einer homogenen Kollagen-
suspension beobachten können. Schon STAEMMLER (1921) hatte vermutet,
daß die Mastzellen in Verbindung zur Entstehung von Bindegewebsfasern zu bringen sind oder Substanzen abgeben, die der Bildung von
Fasern oder Grundsubstanz dienen. Ähnliche Vermutungen hat SYLVÉN
(1941, 1957) geäußert, der die Mastzellen für die Produktion der metachromatischen Grundsubstanz im Granulationsgewebe verantwortlich
macht. Es kann nach Beobachtungen von RILEY (1959), der von einem
Mastzellenzirkel spricht, vermutet werden, daß die Zellen oder ihre
Stoffwechselprodukte eine induktorische Wirkung auf Fibroblasten ausüben, die ihrerseits an der Bildung der Grundsubstanz beteiligt sind.
Hierfür sprechen auch Befunde von HIGGINBOTHOM, DOUGERTHY u.
JEE (1956), die eine Phagocytose von freigesetzten Mastzellengranula
durch in der Nähe befindliche Fibroblasten nachweisen konnten. Hier sind
jedoch noch viele Fragen offen, und man kann nur sagen, daß die Mastzellen eine Rolle in der Ablagerung, Resorption und Neubildung von
Fibrillen im Bindegewebe spielen (RILEY 1959). Es gibt jedoch mehr als
einen Anhaltspunkt dafür, daß bei einer weiteren Aufklärung der Rolle

der Mastzellen im Bindegewebe diese Funktion an Bedeutung diejenige des Heparins auf die Blutgerinnung übertreffen könnte. Eine besondere Entdeckung über die Wirkung des Heparins bestand darin, daß es in der Lage war, durch Aktivierung eines Klärfaktors im Serum Chylomikronen aufzulösen (HAHN 1943). Nach Heparineinwirkung ergibt sich so eine Verschiebung der Lipoproteide zugunsten von Fraktionen mit niederer Dichte. Das Lipopherogramm wird dadurch entgegengesetzt zu den Veränderungen verschoben, wie sie bei der Arteriosklerose vorkommen (REMY 1957).

So ist auch bei Tieren mit mastzellreichen Geweben (z.B. bei der Ratte) eine Arteriosklerose selbst mit cholesterinreicher Kost nicht zu erzielen, während mastzellenarme Species, wie das Kaninchen, auch spontan dazu neigen (BRAUNSTEINER 1959). Nach fettreicher Ernährung oder reiner Ölkost kann man demgegenüber eine Verminderung der Mastzellzahl feststellen (FODOR u. Mitarb. 1958; SCHOULDERS u. MENG 1957; SPEIRS 1955).

Es kann weiter vermutet werden, daß die bei Mastzellenreticulosen zu beobachtende Thrombocytenverminderung auf die Wirkung des Heparins zurückgeht. Neben der Tatsache, daß die Thrombocyten eine heparinneutralisierende Wirkung haben, worauf wir schon hinwiesen, ist von PLANCHERELL (1952) beobachtet worden, daß nach längerer Verabreichung von Depot-Heparin Thrombocytenstürze auftreten können.

Die zweite Hauptgruppe von Wirkungen der Mastzellen beim Menschen ist durch ihren Histamingehalt bedingt. Die Meinungen, ob die Zelle Histamin bildet oder nur speichert, sind geteilt. WERLE u. AMANN (1956) vermißten den Nachweis von Histidindecarboxylase, während Untersuchungen mit radioaktiv markiertem Histidin die Umwandlung in radioaktives Histamin sowie die Anwesenheit von Histidindecarboxylase in den Mastzellen ergaben (SCHAYER u. Mitarb. 1955; SCHAYER 1956). Unterschiedliche experimentelle Bedingungen mögen diese Divergenzen erklären, zumal die Reaktionsfähigkeit der Zelle außerordentlich pH-abhängig zu sein scheint. Die Beobachtung von WEST (1958), daß radioaktives Histamin nicht vermehrt in mastzellreichen Organteilen aufgenommen wird, spricht ebenfalls dafür, daß die Zelle nicht nur eine Speicherfunktion besitzt.

Die physiologische Bedeutung des Histamins liegt in seiner Wirkung auf dem Ablauf der allergischen Vorgänge. Wie die Freisetzung von Histamin vor sich geht, ob es sich dabei um einen fermentativen Vorgang handelt oder ob ein im Ablauf der Antigen-Antikörperreaktion entstehendes Polypetid zur Entgranulierung der Mastzellen führt, ist noch nicht endgültig geklärt.

Histamin wirkt auf die kleinen Gefäße und führt bei lokaler Applikation zur Quaddelbildung mit erhöhter capillarer Durchlässigkeit und

Quellung des Gewebes mit proteinreicher Flüssigkeit. An Allgemein-reaktionen kommt es bei unmittelbarer Gabe in die Blutbahn zu Haut-rötungen mit Flush-Syndrom, schockartigem Blutdruckabfall und gelegentlichen Temperatursteigerungen. Schließlich regt Histamin die Magensaftsekretion an und erhöht die Phagocytenfähigkeit des RES und der Leukocyten.

Bei der Bedeutung der Mastzellen, die sie nach heutiger Auffassung im Ablauf allergischer Reaktionen besitzen, kann die Rolle der eosino-philen Leukocyten nicht ganz unerwähnt bleiben. Diese Zellen wurden bekanntlich lange Zeit für die Hauptquelle des Histamin gehalten (CODE 1952). Das Auftreten der Eosinophilen geht jedoch nicht dem Histamin-gehalt der entsprechenden Gewebe parallel, wie es bei den Mastzellen der Fall ist. Dieser liegt im Gegensatz dazu bei Eosinophilie niedrig. Es gibt Anhaltspunkte dafür, daß die Eosinophilen mehr mit der Ent-giftung von Gewebshistamin zu tun haben, als mit seiner Erzeugung (EHRLICH 1953; ARCHER 1956). Es ist daher auch möglich, daß die Eosinophilen im Zusammenhang mit Mastzellen auftreten, was auch bei pathologischen Bedingungen, z.B. bei Mastocytosen, immer wieder beobachtet wird. Immer ist das in Situationen der Fall, in denen die Mastzellen Histamin bereits abgegeben haben (RILEY 1959). VERCAU-TEREN konnte außerdem Antihistamin-Eigenschaften der eosinophilen Granula nachweisen.

Ich habe versucht, Ihnen einen Überblick über die physiologischen Eigenschaften der Mastzellen zu geben. Nicht nur die morphologische Struktur, nicht nur ihr Vorkommen in weiten Bereichen der lebenden Organismen, nicht nur die weitreichenden physiologischen Wirkungen der Mastzellen verdienen unser Interesse, sondern auch die überaus bemerkenswerte Tatsache, daß so unterschiedliche Substanzen, wie Heparin mit Säureeigenschaften und Histamin als Base, in einer Zelle, ja in oder auf einem Granula (WEST 1955; KÖKSAL 1953) Platz finden. Daß beide Substanzen sich antagonistisch verhalten, Histamin die Heparinwirkung im Gerinnungssystem abschwächt, Heparinzufuhr die Histaminfreisetzung unterdrückt (PRAKKEN u. WOERDEMANN 1954), ja tödliche Gaben von Histaminliberatoren (Phenylalkamin 48/80) durch Heparingaben im Tierversuch aufgefangen werden können, läßt vermuten, daß wir in einer Zelle antagonistische Substanzen haben, die möglicher-weise auch regulatorisch abgegeben werden können. Auch am RES manifestieren sich diese gegensätzlichen Wirkungen durch aktivierende Vorgänge, wie die Phagocytosesteigerung mittels Histamin und blockie-rende Eigenschaften des Heparins (ANTALOSZY 1955).

Die Besonderheit unserer Mastzellen wird aber nicht nur mit der passiven Aufnahme der beiden unterschiedlichen Substanzen ausreichend beschrieben, sondern eine Reihe von Beobachtungen — unterschiedliche

Schiff-Reaktion der Granula (RILEY 1953), ihr differierendes Verhalten bei der abgestuften Toluidinblau-Reaktion (LENNERT u. SCHUBERT 1959), die Aufnahme von markiertem Schwefel (JORPES 1953), die Resorption von markiertem Histidin und Umwandlung in markiertes Histamin (SCHAYER 1956) — lassen darauf schließen, daß in der Mastzelle eigene stoffwechselaktive Prozesse mit Umwandlung und Synthetisierung hochdifferenter Stoffe ablaufen und daß die Zelle besonders auch auf osmotische Reizung hin fähig ist, sich dieses ihres Inhaltes auch zu entledigen.

Literatur

ANTALOCZY, Z.: Zbl. ges. inn Med. **10**, 443 (1955).

ARCHER, R. K.: J. Path. Bact. **72**, 87 (1956).

ASBOE-HANSEN, G.: Acta derm. venereol. (Stockh.) **30**, 338 (1958).

ASTALDI, G., E. G. RONDANELLI et E. BERNADELLI: Rev. Hémat. **8**, 105 (1953).

BALLOWITZ, E.: Anat. Anz. **6**, 135 (1891).

BENDITT, E. P., R. L. WONG, M. ARASE and E. ROEPER: Proc. Soc. exp. Biol. (N. Y.) **90**, 303 (1955).

BRAUN-FALCO, O.: Arch. Derm. Syph. (Berl.) **197**, 1 (1953).

BRAUNSTEINER, H.: Physiologie u. Pathophysiologie der weißen Blutzellen. Stuttgart: Thieme 1959.

BREMY, P.: Die Gewebsmastzellen im menschlichen Knochenmark. Stuttgart: Thieme 1950.

CODE, C. F.: Physiol. Rev. **32**, 47 (1952).

COTTE, J.: Bull. Soc. belge **38**, 420 (1904).

DUTHIE, E. S.: J. Anat. (Lond.) **73**, 396 (1939).

EHRICH, W. E.: Science **118**, 603 (1953).

EHRLICH, P.: Arch. mikr. Anat. **13**, 263 (1877).

EHRLICH, P.: Arch. Anat. Physiol. (Lpz.) **3**, 166 (1879).

FODOR, J., P. FABRY u. Z. LOJDA: Experientia (Basel) **14**, 184 (1958).

GABE, M., u. C. VEIL: J. Physiol. (Paris) **40**, 187 (1948).

GRAY, J. H.: J. Anat. (Lond.) **69**, 153 (1935).

HAHN, P. F.: Science **98**, 19 (1943).

HENSCHEN, F.: Acta path. microbiol. scand. 5. Suppl. **34** (1928).

HERZBERG, J. J.: Arch. klin. exp. Derm. **208**, 559 (1959).

HERMANN, H.: Klin. Wschr. **30**, 87 (1952).

HIGGINGBOTHAM, R. D., TH. F. DOUGHERTY and W. S. S. JEE: Proc. Soc. exp. Biol. (N. Y.) **92**, 256 (1956).

HIGUCHI, K.: Folia haemat. (Lpz.) **41**, 401 (1930).

HOLMGREN, H., u. O. WILANDER: Z. mikr.-anat. Forsch. **42**, 242 (1937).

HOWELL, W. H., and E. HOLT: Amer. J. Physiol. **47**, 328 (1918).

JORPES, J. E., H. HOLMGREN u. O. WILANDER: Z. mikr.-anat. Forsch. **42**, 279 (1937).

JORPES, J. E., B. WERNER and B. ÅBERG: J. biol. Chem. **176**, 277 (1948).

JORPES, J. E., E. ODEBLAD u. H. BOSTRÖM: Acta haemat. (Lpz.) **9**, 273 (1953).

JORPES, J. E., u. J. YAMASHINA: 7. Colloq. Ges. Physiol. Chem. Berlin, Göttingen, Heidelberg: Springer 1956.

KELLER, R.: Helv. physiol. pharmacol. Acta **15**, 371 (1957).

KÖKSAL, M.: Nature (Lond.) **172**, 733 (1953).

KOLLMANN, M.: Ann. Sci. nat. **8**, 1 (1908).

LENNERT, K., u. J. C. F. SCHUBERT: Frankfurt. Z. Path. **69**, 579 (1959).

LITTLETON, J. W.: Biochem. J. **58**, 15 (1954).

Loomis, E. C.: J. Lab. clin. Med. **34**, 631 (1949).

Markwardt, F., u. P. Walsmann: Hoppe-Seylers Z. physiol. Chem. **317**, 64 (1959).

McLean, J.: Amer. J. Physiol. **41**, 250 (1916).

Michels, N. A.: The Mast Cells, in Handbook of Haematology, Vol. 1, S. 232. New York: Hoeber 1938.

Morrione, T. G.: J. exp. Med. **96**, 107 (1952).

Nagayo, M.: Zbl. allg. Path. path. Anat. **43**, 289 (1928).

Plancherel, P.: Z. klin. Med. **150**, 213 (1952).

Prakken, J. R., u. M. J. Woerdemann: Dermatologica (Basel) **108**, 361 (1954).

Riley, J. F.: J. Path. Bact. **65**, 461 (1953).

Riley, J. F.: The Mast Cells. Edinburgh and London: Livingstone 1959.

Riley, J. F., and G. B. West: J. Physiol. **120**, 528 (1953).

Remy, D.: Dtsch. med. Wschr. **82**, 719 (1957).

Rohr, K.: Das menschliche Knochenmark. Stuttgart: Thieme 1949.

Rosenheim, T.: Arch. Psychiat. Nervenkr. **17**, 820 (1886).

Schayer, R. W.: Amer. J. Physiol. **186**, 199 (1956).

Schayer, R. W., Davis u. Smiley: Ciba Symposion Histamin (1955).

Shoulders, H. H., and H. C. Meng: Fed. Proc. **16**, 371 (1957).

Snellmann, O., B. Sylvén u. C. Julen: Biochim. biophys. Acta **7**, 98 (1950).

Speirs, R. L.: Ann. N.Y. Acad. Sci. **59**, 706 (1955).

Staemmler, M.: Frankfurt. Z. Path. **25**, 391 (1921).

Stoeckenius, W.: Exp. Cell Res. **11**, 656 (1956).

Sylvén, B.: Act. chir. scand. **87**, Suppl. 66 (1941).

Sylvén, B.: Connective Tissue, Symp. London: Blackwell 1957.

Tsusaki, T., K. Eriguchi and Y. Kojo: Yokohama med. Bull. **2**, 110 (1951).

Velican, C., u. D. Velican: Acta haemat. (Lpz.) **21**, 108 (1959).

Vercauteren, R.: Enzymologia **16**, 1 (1953).

Waldeyer, W.: Arch. mikr. Anat. **11**, 176 (1875).

Werle, E., u. R. Amann: Klin. Wschr. **34**, 624 (1956).

West, G. B.: J. Pharm. (Lond.) **7**, 80 (1955).

West, G. B.: zit. nach Herzberg.

West, G. B., u. J. R. Parrat: Arch Derm. Syph. (Chicago) **76**, 336 (1957).

Westphal, E.: In Ehrlich, P.: Farbenanalytische Untersuchungen, S. 17. Berlin 1891.

80. G. Niebauer-Wien: Die Bedeutung der Mastzellen innerhalb des neurovegetativen Systems.

Schon in den weiter zurückliegenden Publikationen über die von Ehrlich (1877) beschriebene Gewebsmastzelle (MZ) werden Vermutungen über eine spezifische Funktion dieser Zellen auf das Gefäß-Bindegewebssystem geäußert[7,42,45,50,71]. Doch erst die grundlegenden Untersuchungen von Jorpes, Holmgren u. Wilander (1937[36]) über den Zusammenhang extrahierbarer Heparinmenge aus dem Gewebe und seinen Gehalt an MZz brachte die Forschung auf diesem Gebiete auf eine reale Basis. Seither ist die Kenntnis der morphologisch-biochemischen Eigenschaften der MZz durch experimentelle Untersuchungen in drei Richtungen hin ganz wesentlich erweitert worden:

1. Durch den Nachweis von Stoffen und Stoffgruppen, die im Cyto-plasma der MZz gespeichert sind: das sind die *Mucopolysaccharide* Heparin (das 2,7—4,6% des Mastzellvolumens der Ratte ausmacht[5b] und im Gegensatz zu den Befunden von SYLVÉN intragranulär verankert ist[24,38]), Proheparin und wahrscheinlich auch Hyaluronsäure*[3,77], *Lipoide*[59], ein (Heparin-)*Lipoidproteinkomplex*[33,70], *Ribonucleinsäure*[46], *Disulfidgruppen*[48], *Histamin*[60,62], das von SCHAUER u. WERLE[64] in den MZz auch histochemisch nachgewiesen wurde und in den Granula der MZz gespeichert wird[25,44,82a] (BENDITT[5b] errechnete bei der Ratte die Histaminquantität mit 1,1% des Mastzellvolumens) und *5-Hydroxy-tryptamin*[5a,53,60e,74] (5-HT, Serotonin), das wahrscheinlich in der inter-granulären Substanz enthalten ist und bisher nur in den MZz von Ratten und Mäusen in hoher Quantität nachgewiesen wurde (nach BENDITT[5b] beträgt die Serotoninquantität bei der Ratte 0,06% des Mastzellvolu-mens). Weiters wurden im Cytoplasma der MZz mittels histo-chemischer und biochemischer Methoden eine Reihe von *Fermenten* nachgewiesen: unspezifische Esterase[40,72], Chymotrypsin[5a,c] alkalische und saure Phosphatase[46,60a], Cytochromoxydase und Peroxydase[13,47,51], Succin-oxydase[65], Phosphoramidase, Leucin-Aminopeptidase[8], Histidin-De-carboxylase[60,61,62a], 5-Hydroxytryptophan-Decarboxylase[39,40a].

2. Durch den Nachweis der Synthese von Stoffen und Stoffgruppen im Cytoplasma der MZ: der Nachweis der Synthese von Mucopolysacchari-den mit Sulfatresten in den MZz wurde vor allem durch autoradiographi-sche Untersuchungen erbracht[3f,4,6,14,37,51a]. Auch der Nachweis der Biosynthese von Heparin[38] und Histamin[65] im Cytoplasma der MZ erfolgte durch Anwendung markierter Substanzen. Angeblich haben die MZz der Ratte und Maus auch die Fähigkeit, 5-HT selbständig zu syntheti-sieren.

3. Durch den Nachweis der Sekretion von Stoffen und Stoffgruppen aus der MZ. SYLVÉN[76a] beschrieb bei seinen Untersuchungen über das Vor-kommen hochmolekularer Esterschwefelsäuren im Granulationsgewebe und bei der Epithelregeneration die Sekretion der MZ-Granula an die-jenigen Teile des Gewebes, wo ein Wachstum vor sich geht. JORPES[35] entwickelte eine Hypothese, nach der die MZz als „einzellige endokrine Drüsen", die rund um die Blutgefäße lokalisiert sind, ihr Produkt Heparin in den Blutstrom ausschütten. Nach der These von ASBOE-HANSEN[3] sezernieren die MZz die mesenchymalen Mucopolysaccharide (also auch Hyaluronsäure). Kenntnisse über die Rolle der MZz im Rahmen des Histaminstoffwechsels verdanken wir vor allem experimentellen Unter-suchungen mit Histaminliberatoren, welche durch ihre Affinität zu den Zellen diese degranulieren und das Histamin freisetzen[18,20,60]. Diese

---

* Von GLICK u. Mitarb.[22] wurde in den Mastzellgranula ein Hyaluronidase-hemmstoff nachgewiesen, der mit Heparin identisch sein dürfte.

unter extremen Bedingungen (bis zur Zerstörung der Zelle) gemachten Beobachtungen geben gewisse Hinweise auf das Verhalten der Zellen bei pathologischen Reaktionen. Schon im normalen Gewebe kommt es zur Degranulation und Vacuolenbildung[28,54], allerdings nur in sehr geringem Ausmaß. Bei Stress (toxisch oder allergisch) kommt es zu ähnlichen Veränderungen der MZz wie bei Einwirken eines Histaminliberators. Wie allerdings diese Reaktionen im Detail verlaufen, wissen wir derzeit nicht. Wahrscheinlich führt die Aktivierung bestimmter lytischer Fermente[31] zur Degranulation der Zelle und wird Histamin durch Ruptur der Granula freigesetzt[24]. Physiologisch dürfte eine Abgabe des Histamins allerdings auch ohne morphologische Änderung der MZ möglich sein[68a].

Die Kenntnis der chemischen Organisation der MZ, die im histologischen Präparat nachweisbare, enge Beziehung dieser Zellen zum Gefäß-Bindegewebsapparat und vor allem auch das regelmäßige Verhalten der MZz auf verschiedene Reize sind Ausgangspunkt zahlreicher — zum Teil allerdings noch rein spekulativer — Überlegungen über die *Funktion der MZz bei physiologischen und pathologischen Vorgängen*. Das Hauptinteresse galt bisher vor allem den engen Beziehungen zwischen Heparin-, Histamin- (und Serotonin-) Stoffwechsel und den MZz als jene zentralen Elemente, welche diese Stoffe bilden, speichern und sezernieren.

Diese vielfach im Tierversuch gewonnenen Befunde dürfen allerdings nicht ohne weiteres verallgemeinert werden. Die MZz zeigen sowohl morphologisch als auch biochemisch ein unterschiedliches Verhalten bei den einzelnen Tiergattungen. Einige Resultate sind das Ergebnis der Aufarbeitung sogenannter Mastzelltumoren; auch in diesen Fällen dürfen die Eigenschaften von Tumorzellen nur als bedingte Hinweise auf das Verhalten der normalen Zelle gelten. Die besondere Hervorhebung der MZ in Verbindung mit Heparin und Histamin (Heparinocyt, Histaminocyt) hängt bis zu einem gewissen Grad mit der besonders gründlichen Kenntnis der Pharmakologie dieser Stoffe zusammen. In der MZ ist aber noch eine Reihe anderer Stoffe nachgewiesen worden, — z.B. Enzyme und Spurenelemente —, über deren physiologische und pathologische Bedeutung wir derzeit nur mangelhaft unterrichtet sind. Es ist anzunehmen, daß sich die sekretorische Leistung der MZ auch auf diese Stoffgruppen erstreckt.

So ist durch Versuche belegt[5a], daß aus den MZz Proteinasen freigesetzt werden, zum Beispiel bei der Anwendung von Histaminliberatoren, bei anaphylaktischen Reaktionen usw.; dasselbe gilt auch für den sogenannten „spreading factor". Obgleich der depolymerisierende Effekt dieser Substanzen auf das Zwischengewebe hinreichend bekannt ist, kann die Bedeutung dieser und anderer Faktoren für den Ablauf von Entzündungsvorgängen derzeit noch nicht voll abgeschätzt werden.

Ob die MZz tatsächlich Bindegewebsgrundsubstanz-Bildner sind, (wie z.B. Asboe-Hansen annimmt) ist zu bezweifeln. Sicher jedoch greifen diese Zellen durch Abgaben wirksamer Stoffe in den Stoffwechsel des Gefäß-Bindegewebssystems regulierend ein: sie steuern über das Sekret Heparin das System Hyaluronsäure-Hyaluronidase[9,32,35], sie regulieren den Wasserhaushalt des Bindegewebes[15], sie erfüllen eine lokal entgiftende Funktion auf Grund der Eigenschaft der sauren Mucopolysaccharide [12,76], sie beeinflussen die Gerinnungsbereitschaft des Blutes und greifen auch in den Stoffwechsel der Serumlipoproteide regulierend ein [26]; wahrscheinlich haben die heparinähnlichen Substanzen der MZz auch für die Kollagenfaserbildung Bedeutung [49].

Die zahlreichen Hinweise auf Beziehungen zwischen Mastzellveränderungen und Bindegewebserkrankungen einerseits und Gefäßerkrankungen andererseits runden das Bild über die Funktion der MZ im Rahmen des Mucopolysaccharidstoffwechsels weiter ab. Phänomene wie Thromboseneigung mit zunehmendem Lebensalter [26,29,75] und Atheroskleroseentstehung werden durch das Studium der MZz pathogenetisch genauer definiert. Der geschlechtliche Unterschied in der Verteilung der MZz bis zum 40. Lebensjahr (ihre Zahl ist bei Frauen höher als bei Männern) ist ein weiterer Befund [58], der das unterschiedliche Verhalten der Geschlechter bei Gefäßkrankheiten erklären könnte. Die Anfälligkeit nur gewisser Tiergattungen für Arteriosklerose bei Cholesterinernährung, während z.B. Ratten auf diese Belastung nur wenig ansprechen, wird mit der speciesabhängigen Verteilung der „Heparinocyten" im Gefäß-Bindegewebssystem erklärt. Bei fortgeschrittener allgemeiner Arteriosklerose des Menschen sind die MZz weitgehend vermindert, während sie im ödematösen Anfangsstadium vermehrt sind. POLLAK [56] erblickt darin die unmittelbare pathogenetische Verbindung zwischen den Aufgaben der MZz und der Atherogenese (Verbrauch der Zellen zum Abbau der Lipoproteide und zur Hemmung der Fibrinausfällung). Andere Autoren [10,55,57] lieferten interessante Beiträge über das Verhalten der MZz bei Erkrankungen der Herzkranzgefäße.

Vor allem die zentrale Stellung, welche die MZz im Stoffwechsel des Histamin (und 5-HT) einnehmen, haben zur Analyse der Kausalzusammenhänge des Entzündungsvorganges beigetragen*; Reize, welche zur Degranulation der Zellen führen, setzen die in den Zellen gespeicherten, pharmakologisch wirksamen Stoffe frei. Es kommt auf Reiz zur sekretorischen Leistung der Zelle und damit zur Abgabe *mehrerer* wirksamer Substanzen, die erst in ihrer Gesamtheit zu Gewebsreaktionen wie Ödem, Entzündung und letztlich Abwehr beitragen. Erst bei Berücksichtigung dieser Tatsache ist die Rolle des Histamins im Ablauf entzündlicher Erscheinungen besser zu verstehen.

Untersuchungen über das Verhalten der MZz bei Antigen-Antikörperreaktion [11,80] brachten den einwandfreien Nachweis, daß bei dieser Reaktion die Zellen fast augenblicklich (explosiv) degranulieren und die in den Zellen enthaltenen Stoffe freigesetzt werden (es werden also die Wirkstoffe als Folgeerscheinung einer sich primär abspielenden Antigen-Antikörperreaktion [an der Zelloberfläche?] freigesetzt). Bei voller Gültigkeit der „Histamintheorie" müßten durch Ausschaltung der

---

* Dabei ist allerdings zu berücksichtigen, daß die Speicherung von 5-HT und die Freisetzung dieses Inkrets aus den MZz bisher nur bei bestimmten Tiergattungen nachgewiesen wurde. Für die Humanmedizin dürften Beziehungen zwischen MZz und 5-HT-Stoffwechsel keine Bedeutung haben. Allerdings ist die Kenntnis dieser speciesabhängigen MZ-Eigenschaft insofern wichtig, als Ergebnisse gewisser experimenteller Untersuchungen bei diesen Tieren (wie z.B. das Studium anaphylaktischer und anaphylaktoider Reaktionen, Rattenpfotenödem, Schultz-Dalesche-Reaktion usw.) erst bei Berücksichtigung dieser Tatsachen richtig gedeutet werden.

Wirkung des freiwerdenden Histamins mit Hilfe von Antihistaminica allergische und anaphylaktische Symptome völlig unterdrückt werden können. Tatsächlich ist dies aber nicht der Fall, da außer Histamin noch eine Reihe anderer Mediatstoffe an der Auslösung der Reaktion beteiligt sind. Die Abhängigkeit der Intensität allergischer Reaktionen vom H-Gehalt des Gewebes stimmt gut mit dem Verteilungsmuster der MZz überein und dürfte auch für die Häufigkeit ekzematöser Hautreaktionen in bestimmten Regionen Bedeutung haben. Gaben von Largactil, Phenergan und Urethan führen zur Degranulation der Zellen und zum Rückgang der Entzündungserscheinungen[52b,84]. Beim akuten Kontaktekzem (und bei der akuten Entzündung überhaupt) kommt es zum Verbrauch der Zelle; die metachromatischen Granula werden ausgestoßen, die Zellen sehen wie ausgeleert aus (sogenannte „ghost cells") und ihre Zahl ist scheinbar verringert; beim chronischen Ekzem (und bei der chronisch-hyperergischen Entzündung überhaupt) sind diese Zellen mit meta-chromatischem Material wie angeschoppt, ihre Zahl ist vermehrt[52b].

Versucht man, das bisher aufgezeigte, ungemein vielfältige Bild der MZ-Funktion auf ein gemeinsames biologisches Prinzip zu vereinfachen, so resultiert als *gemeinsame Aufgabe der MZz eine regulierende Funktion auf das Gefäß-Bindegewebssystem durch Sekretion wirksamer Stoffe*. Diese biologische Aufgabe der MZz erfordert ein übergeordnetes System, das steuernd auf den Stoffwechsel dieser Zellen wirkt. Die Beobachtungen rechtfertigen insgesamt die Vorstellung, daß eine vegetativ-endokrine Regulation erfolgt. Es ist nun merkwürdig, daß über die endokrine Beeinflussung des Mastzellsystems zahlreiche Untersuchungen[3,41,69,79] durchgeführt wurden (die Steuerung erfolgt über das Nebennieren-Schilddrüsen-Hypophysensystem), während über die neurovegetative Regulation dieser Zellen weniger bekannt ist. In der Literatur finden sich nur einzelne Hinweise auf anatomische Beziehungen zwischen Nerven-fasern und MZz[27,28,81].

1950 hat Wiedmann[83] erstmals auf Grund der Ergebnisse von Silber-färbungen und parallel dazu ausgeführten Spezialfärbungen über ein besonderes argyrophiles granuläres Zellsystem in der Haut des Menschen berichtet. Diese Zellen stehen mit ihren Fortsätzen in Kontakt mit der neurovegetativen Peripherie und besitzen histochemische Eigenschaften, die auf eine inkretorische Funktion schließen lassen, weshalb sie von Wiedmann als „neurohormonale Zellen" bezeichnet werden. In weiteren Untersuchungen[52a] wurde nachgewiesen, daß Zellen, die auf Grund ihrer allgemeinen, histologischen und histochemischen Eigenschaften als Mast-zellen zu bezeichnen sind, diesem neurohormonalen Zellsystem angehören. Es konnte gezeigt werden, daß die metachromatischen Granula der MZz bei Färbung mit Chromhämatoxylin „gomoripositiv" sind*, also ein gleiches färberisches Verhalten zeigen wie die neurosekretorischen Zellen des ZNS. Weiters wurde gezeigt, daß im Cytoplasma dieser Zellen reichlich argyrophile Körnchen enthalten sind und die Fortsätze dieser Zellen mit den vegetativen Endformationen im engsten Kontakt stehen*. Ob diese Eigenschaften für alle, als MZz bezeichneten Elemente zutreffen, wissen wir noch nicht; für die um die Gefäße gelegenen, mehr langgestreckten Zellen konnte der Nachweis erbracht werden. Die histochemische Identität der gomoripositiven Granula in den MZz mit den neurosekretorischen Zellen wurde auch von WALLRAFF[78] bestätigt (diese färberische Eigenschaft der MZz hat insoferne Bedeutung, als die gomoripositive Substanz des ZNS als „Trägersubstanz" eine Vermittlerrolle zwischen Nervenbahn und der sekretorischen Weiterleitung des Inkrets hat und angenommen werden kann, daß sie auch in der Peripherie eine ähnliche Funktion erfüllt). Auch Silberfärbungen (BIELSCHOFSKY-GROS, JABONERO, BODIAN), welche mit Toluidinblau oder Kresylechtviolett gegengefärbt werden, zeigen die engen anatomischen Beziehungen zwischen MZz und neurovegetativer Peripherie*. Man beobachtet die schon von HIRT und HERZOG beschriebene Anhäufung der MZz im Bereich der entlang den Gefäßen ziehenden, sympathischen Endformationen. Die schlauchförmigen, mit metachromatischen Granula erfüllten Fortsätze der MZz erstrecken sich oft über weite Distanzen und lassen sich einerseits bis knapp unter das Endothel der Blutgefäße bzw. bis an die Basalzellen der Epidermis verfolgen und nehmen andererseits Kontakt auf mit den Fibrillen, Vacuolen und Granula führenden Strängen der neurovegetativen Peripherie. Innerhalb dieser sekretführenden Fortsätze sind die Granula weniger im Zentrum, mehr am Rande, knapp unter der Membran, oft perlschnurartig dicht hintereinander angeordnet; man beobachtet den Übertritt von Granula aus einer Formation in die andere. Das metachromatische Sekret liegt dann in den Maschen des die Stränge durchziehenden, neurofibrillären Reticulums. Es bilden somit als MZz bezeichnete Elemente mit der neurovegetativen Peripherie eine anatomische Einheit, ein Befund, der in Anbetracht der vorhin angeführten, biologischen Leistungen dieser Zellen besondere Bedeutung hat.

Seit der von DALE (1910) u.a. vertretenen Grundkonzeption vom Freiwerden des Wirkstoffes Histamin im Rahmen bestimmter Reaktionen sind im Laufe der letzten 50 Jahre eine ganze Reihe weiterer Stoffe als Überträger- und Wirksubstanzen beschrieben worden[17] (wie Anaphylaktoxin, Acetylcholin, proteolytische Fermente, Eiweißspaltprodukte und in neuester Zeit das Serotonin), so daß heute Entzündungsreaktionen als Folge der Wirkung einer komplexen Kombination von Mediatstoffen anzusehen sind; dabei gewinnt die Kenntnis einer „peripheren Neurosekretion" immer mehr an Bedeutung. GEIGER u. ALPERS[21] z.B. haben erst vor kurzem an Hand der klassischen Versuchsanordnung von SCHULTZ-DALE die funktionelle Zusammengehörigkeit des peripheren Nervensystems und jenes Zellsystems,

---

* Demonstration von Farbdiapositiven; entsprechende Abbildungen finden sich in den Arbeiten von WIEDMANN u. NIEBAUER[51a,52a,b,84].

das die Wirkstoffe deliberiert, pharmakologisch nachgewiesen und dabei auf die Bedeutung der MZz entlang der Nervenfasern hingewiesen.

Zahlreiche experimentelle Untersuchungen wurden zur Frage der Abhängigkeit anaphylaktischer Reaktionen (und der Entzündungsvorgänge überhaupt) vom peripheren Nervensystem angestellt[16]. Eine ausschließliche kausale Bedeutung des Nervensystems für diese Reaktionen ist eher auszuschließen. Die bedeutende regulierende Mitbeteiligung des vegetativen Nervensystems am Ablauf der Vorgänge ist sichergestellt. Das Studium der anatomischen und biochemischen Grundlagen der peripheren Neurosekretion gewinnt damit zunehmend an Bedeutung.

Zusammenfassung

Systematische Darstellung der wichtigsten biochemischen Eigenschaften der Mastzellen: Synthese und Sekretion von Heparin, Proheparin, anderen Mucopolysacchariden, Histamin und 5-Hydroxytryptamin. Durch Abgabe der Wirkstoffe erfüllen die Mastzellen regulierende Funktionen, die vor allem für den Stoffwechsel des Gefäß-Bindegewebssystems besondere Bedeutung haben. Diese Zellen können sowohl morphologisch als auch funktionell in den Bauplan der vegetativ-nervösen Peripherie mit eingeschlossen sein („neurohormonale Zellen"). Sie sind ein wesentliches Element der peripheren Neurosekretion.

Literatur

[1] Alberty, J., and R. Takkunen: Int. Arch. Allergy **10**, 285 (1957).

[2] Archer, G. T.: Nature (Lond.) **182**, 726 (1958).

[3a] Asboe-Hansen, G.: Ann. rheum. Dis. **9**, 149 (1950).

[3b] Asboe-Hansen, G.: J. invest. Derm. **15**, 25 (1950).

[3c] Asboe-Hansen, G.: Acta derm.-venereol. (Kbh.) **30**, 221 (1950).

[3d] Asboe-Hansen, G.: Proc. Soc. exp. Biol. (N. Y.) **80**, 677 (1952).

[3e] Asboe-Hansen, G.: Int. Rev. Cytol. **3**, 399 (1954).

[3f] Asboe-Hansen, G.: Cancer Res. **13**, 587 (1953).

[3g] Asboe-Hansen, G.: Connective tissue in health and disease, Copenhagen 1954.

[4] Belanger, L. F.: Anat. Rec. **118**, 755 (1954).

[5a] Benditt, E. P.: Fed. Proc. **15**, 507 (1956).

[5b] Benditt, E. P.: Ann. N. Y. Acad. Sci. **73**, 204 (1958).

[5c] Benditt, E. P.: J. exp. Med. **110**, 451 (1959).

[6] Boström, A., E. Odeblad u. U. Frieberg: Acta path. scand. **32**, 1 (1953).

[7] Brack, E.: Folia haemat. (Lpz.) **31**, 202 (1925).

[8] Braun-Falco, O., and K. Salfeld: Nature (Lond.) **183**, 51 (1959).

[9] Burkl, W.: Wien. klin. Wschr. **64**, 411 (1952).

[10] Cairns, A., and P. Constantinides: Science **120**, 31 (1954).

[11] Carter, P. B., R. D. Higginbotham and Th. F. Dougherty: J. Immunol. **79**, 259 (1957).

[12] Caselli, P. B., u. H. Schumacher: Z. ges. exp. Med. **130**, 265 (1958).

[13] Compton, A. S.: Amer. J. Anat. **91**, 301 (1952).

[14] Curran, R. C., and J. S. Kennedy: J. Path. Bact. **70**, 449 (1955).

[15] Degos, R., et F. Cottenot: Bull. Soc. franç. Derm. Syph. **64**, 548 (1957).

[16] Engelhardt, G., u. L. Lendle: Klin. Wschr. **37**, 867 (1959).

[17] Engelhardt, G., u. U. Schwabe: Klin. Wschr. **38**, 145 (1960).

[18] Fawcett, D. W.: J. exp. Med. **100**, 217 (1954). — Anat. Rec. **121**, 29 (1955).
[19] Feldberg, W., and A. A. Loeser: J. Physiol. (Lond.) **126**, 286 (1954).
[20] Feldberg, W., and J. Talesnik: J. Physiol. (Lond.) **120**, 550 (1953).
[21] Geiger, W. B., H. S. Alpers and S. A. Texas: J. Allergy **30**, 316 (1959).
[22] Glick, D., R. Ottoson and P. R. Edmondson: J. biol. Chem. **233**, 1241 (1958).
[23] Gulden, K., u. G. Niebauer: Wien. klin. Wschr. **68**, 52 (1956).
[24] Hagen, P., R. J. Barrnett and F. L. Lee: J. Pharmacol. exp. Ther. **126**, 91 (1959).
[25] Halpern, B. N.: Acta allerg. (Stockh.) **12**, Suppl. 5, 21 (1958).
[26] Hellström, B., u. Hj. Holmgren: Acta anat. (Basel) **10**, 81 (1950).
[27] Herzog, E.: Klin. Wschr. **26**, 641 (1948).
[28] Hirt, A.: Anat. Anz. **87**, 97 (1938/39).
[29] Hjelmman, G.: Comm. Biol. Soc. Scient. Fenn. **15**, 2, 4 (1954). — Anat. Anz. **102**, 396 (1956).
[30] Hjelmman, G., u. O. Wegelius: Comm. Biol. Soc. Scient. Fenn. **15**, 6, 9 (1954).
[31] Högberg, B., u. B. Uvnäs: Acta physiol. scand. **41**, 345 (1957); **44**, 157 (1958).
[32] Holczinger, L., u. J. Dévényi: Acta morph. Acad. Sci. hung. **5**, 37 (1955).
[33] Horváth, L.: Acta morph. Acad. Sci. hung. **2**, 35 (1952); **9**, 35 (1959); **9**, 179 (1960). — Nature (Lond.) **183**, 1067 (1959).
[34] Humphrey, J. H., and J. Mota: Immunology **2**, 31 (1959).
[35] Jorpes, E.: Heparin in the traetment of Thrombosis. London: Oxford Univ. Press 1946, 2. Auflage.
[36] Jorpes, E., H. Holmgren u. O. Wilander: Z. mikr.-anat. Forsch. **42**, 279 (1937).
[37] Jorpes, E., E. Odeblad u. H. Bergström: Acta haemat. (Lpz.) **9**, 273 (1953).
[38] Korn, E. D.: J. biol. Chem. **234**, 1321, 1325 (1959).
[39] Lagunoff, D., K. B. Lam, E. Roeper and E. P. Benditt: Fed. Proc. **16**, 363 (1957).
[40] Lagunoff, D., and E. P. Beneditt: Amer. J. Physiol. **196**, 993 (1959a). — J. Histochem. Cytochem. **7**, 286 (1959b).
[41] Larsen, G.: Amer. J. Ophthal. **47**, 509 (1959).
[42] Lehner, J.: Ergebn. Anat. Entwickl.-Gesch. **25**, 67 (1924).
[43] Mc Govern, V. J.: J. Path. Bact. **69**, 283 (1955); **71**, 1 (1956).
[44] Mc Intosh, F. C.: Ciba Foundation Symposium on Histamin, p. 20. London: Churchill 1956.
[45] Michels, N. A.: Cellule **33**, 339 (1923).
[46] Montagna, W.: The Structure and Function of Skin. New York: Academic Press Inc. 1956.
[47] Montagna, W., and C. R. Noback: Science **106**, 19 (1947). — Anat. Rec. **100**, 535 (1948).
[48] Montagna, W., A. Z. Eisen u. A. S. Goldman: Quart. J. micr. Sci. **95**, 1 (1954).
[49] Morrione, T. G.: J. exp. Med. **96**, 107 (1952).
[50] Nagayo, M.: Zbl. allg. Path. path. Anat. **43**, 289 (1928).
[51] Niebauer, G.: Wien. klin. Wschr. **68**, 447 (1956). — Acta neuroveg. (Wien) **18**, 297 (1958).
[51a] Niebauer, G.: Acta histochem. (Jena) Suppl. **1**, 260 (1958). — Klin. Wschr. **38**, 673 (1960).
[52a] Niebauer, G., u. A. Wiedmann: Acta neuroveg. (Wien) **18**, 280 (1958).
[52b] Niebauer, G., u. A. Wiedmann: Ann. ital. Derm. Sif. (im Druck).
[53] Padawer, J., and A. S. Gordon: J. Geront. **11**, 268 (1956). — Proc. Soc. exp. Biol. (N.Y.) **88**, 29 (1955). — Anat. Rec. **121**, 411 (1955).
[54] Paff, G. H., and D. D. Mergenthaler: Anat. Rec. **121**, 579 (1955).
[55] Paterson, J. C., and J. Mills: A.M.A. Arch. Path. **66**, 335 (1958).

56 POLLAK, O.: Circulation **6**, 1084 (1957).
57 POMERANCE, A.: J. Path. Bact. **76**, 55 (1958).
58 RATSCHOW, M.: Einfluß endokriner Faktoren auf Durchblutungsstörungen, in „Angiologie" von M. RATSCHOW. Stuttgart: Thieme Verlag 1959.
59 RHEINGOLD, J. J., and G. B. WISLOCKI: Blood **3**, 641 (1948).
60a RILEY, J. F.: J. Path. Bact. **65**, 461, 471 (1953).
60b RILEY, J.F.: Science **118**, 332 (1953).
60c RILEY, J. F.: Proc. Soc. exp. Biol. (N.Y.) Dundee meeting, 1953b.
60d RILEY, J. F.: Pharmacol. Rev. **7**, 267 (1955).
60e RILEY, J. F.: Experientia (Basel) **14**, 141 (1958).
61 RILEY, J. F., and J. M. DRENNAN: J. Path. Bact. **61**, 245 (1949).
62 RILEY, J. F., u. G. B. WEST: J. Physiol. (Lond.) **117**, 72P (1952); **120**, 528 (1953). — J. Path. Bact. **69**, 269 (1955). — Arch. Derm. Syph. (Chicago) **74**, 471 (1956).
62a ROTHSCHILD, A.M., u. R. W. SCHAYER: Biochim. biophys. Acta **34**, 392 (1959).
63 ROWLEY, D. A., and E. P. BENDITT: J. exp. Med. **103**, 399 (1956).
64 SCHAUER, A., u. E. WERLE: Z. ges. exp. Med. **131**, 100 (1959).
65 SCHAYER, R. W.: Amer. J. Physiol. **186**, 199 (1956). — Fed. Proc. **15**, 347 (1956).
66 SCHEIFFARTH, F.: Ergebnisse der med. Grundlagenforschung I, Der gegenwärtige Stand der Allergieforschung, S. 445—506. Stuttgart: Thieme Verlag 1956.
67 SCHEIFFARTH, F., L. ZICHA, M. GEMÄHLICH u. E. SCHMID: Allergie u. Asthma **4**, 80, 87 (1958).
68a SMITH, D. E.: Science **128**, 207 (1958).
68b SMITH, D. E.: Amer. J. Physiol. **193**, 573 (1958).
69 SMITH, D. E., and Y. S. LEWIS: Proc. Soc. exp. Biol. (N.Y.) **82**, 208 (1953); **85**, 306 (1954); **87**, 515 (1954); **88**, 631 (1955). — Experientia (Basel) **14**, 335 (1958a). — Anat. Rec. **132**, 93 (1958b).
70 SNELLMAN, O., B. SYLVÉN and CHR. JULÉN: Biochim. biophys. Acta **7**, 98 (1951).
71 STAEMMLER, M.: Frankfurt. Z. Path. **25**, 391 (1921).
72 STEIGLEDER, G. K., u. K. SCHULTIS: Arch. klin. exp. Derm. **205**, 196 (1957).
73 STERN, P.: Arch. int. Pharmacodyn. **105**, 279 (1956). — Acta neuroveg. (Wien) **18**, 237 (1958).
74 STOLK, A.: Nature (Lond.) **182**, 1177 (1958).
75 SUNDBERG, M.: On the mast cells in the human vascular wall. A quantitative study on changes at different ages. Helsinki: Tilgmann 1955.
76a SYLVÉN, B.: Acta chir. scand. **86**, Suppl. 66 (1941).
76b SYLVÉN, B.: Acta radiol. (Stockh.) **21**, 206 (1940), Suppl. **59**, (1945).
76c SYLVÉN, B.: Exp. Cell Res. **1**, 492 (1950); **2**, 252 (1951).
77 VELICAN, C.: Acta anat. (Basel) **36**, 240 (1959).
78 WALLRAFF, J.: Verh. anat. Ges. (Jena) **103**, 152 (1956).
79 WEGELIUS, O., u. G. ASBOE-HANSEN: Acta endocr. (Kbh.) **22**, 157 (1956).
80 WEGELIUS, O., G. HJELMMAN u. G. WASASTJERNA: Acta path. microbiol. scand. **36**, 309 (1955).
81 WERLE, E., u. A. SCHAUER: Z. ges. exp. Med. **127**, 16 (1956).
82a WEST, G. B.: J. Pharm. (Lond.) **7**, 80 (1955).
82b WEST, G. B.: J. Pharm. (Lond.) **11**, 513 (1959).
82c WEST, G. B.: Int. Arch. Allergy **10**, 257 (1957).
82d WEST, G. B.: Brit. J. Derm. **70**, 409 (1958).
83 WIEDMANN, A.: Acta neuroveg. (Wien), **1**, 617 (1950); **3**, 354 (1951). — Hautarzt **3**, 249 (1952); **4**, 125 (1953). — Derm. Wschr. **129**, 631 (1954).
84 WIEDMANN, A., u. G. NIEBAUER: Hautarzt **10**, 16 (1959).

81. R. Amann-Frankfurt/M.: Zur Physiologie und Biochemie der Mastzellen[*]. Mit 5 Textabbildungen.

Seit den Untersuchungen von Jorpes, Holmgren u. Wilander[11] wissen wir, daß die metachromatisch färbbaren Granula der Ehrlichschen Gewebsmastzellen Heparin enthalten. Entsprechende Untersuchungen über Blutmastzellen stammen von Martin u. Roka[17,18] sowie von Behrens u. Taubert[5]. Diese Autoren fanden in Blutmastzellen ein thermostabiles Antithrombin. Wir selbst konnten kürzlich zusammen mit Martin[2] in Phenol/Wasser-Extrakten aus Leukocyten von Kranken mit chronisch myeloischen Leukämien ein stark wirksames thermostabiles und mittels Protamin inaktivierbares Antithrombin isolieren, das mit Toluidinblau metachromatisch färbbar ist und papierchromatographisch ebenso läuft wie handelsübliches Heparin. Die Bildungsstätte des Heparins sind die Mastzellen selbst, wie die Untersuchungen von Jorpes, Odeblad u. Bostroem[12] an Hand der Aufnahme von radioaktivem Schwefel in Gewebsmastzellen, sowie Arbeiten von Magnusson u. Larsson[16], Korn[13] und von Spolter u. Marx[29,30] durch die Heparinbildung in Mastocytomen ergeben haben. Auch die färberische Darstellung von Mastzellen mit gepufferten Toluidinblau-Lösungen, wie sie von Lennert u. Schubert[14,15,28] durchgeführt wurde, ergab hierfür wertvolle Hinweise.

Riley u. Mitarb.[21-24] konnten zeigen, daß in den Gewebsmastzellen nicht nur Heparin enthalten ist, sondern auch der weitaus überwiegende Teil des Gewebs-Histamins. Schauer u. Werle[25] wiesen in Rattenmastzellen das Histamin neuerdings auch histochemisch nach. Die Untersuchungen von Schayer u. Mitarb. mit radioaktiv markiertem Histidin ergaben, daß die Mastzellen auch Histamin bilden[26,27]. Es fragt sich nun, wie Heparin und Histamin gegen das große Konzentrationsgefälle in den Mastzellen verankert sind. Wir konnten früher zusammen mit Werle[4,33,34] zeigen, daß Heparin und Histamin unter geeigneten Bedingungen einen Komplex bilden, der auch präparativ gewonnen werden kann. Neuere quantitative Untersuchungen haben ergeben, daß der Histamingehalt des Heparin-Histamin-Komplexes 19,8 $^0/_0$ beträgt, bezogen auf Histamin-Base. Dieser Komplex ist in Wasser gut löslich und hat in 1 $^0/_0$ iger Lösung eine schwach saure Reaktion (pH 5,3). In der Bindung an Heparin ist Histamin nicht dialysabel und durch Diaminoxydase (Histaminase) nicht angreifbar[34]. Wenn man den Heparin-Histamin-Komplex in aqua dest. löst und ihn gegen Wasser dialysiert, so sind nach 48 Std nur Spuren von Histamin im Außendialysat nachweisbar. Allerdings führen bei dieser Versuchsanordnung Fremdionen zu rascher Dissoziation des Komplexes.

---

[*] Mit Unterstützung durch die Deutsche Forschungsgemeinschaft.

Unsere Vorstellungen über die Bindung des Histamins in den Mastzellgranula gegen ein großes Konzentrationsgefälle sind folgende: Wie oben erwähnt, werden Heparin und Histamin in den Mastzellen selbst gebildet. Offenbar werden die entstehenden sauren Valenzen des Heparins jeweils durch Histamin besetzt, wodurch ein neutral bis schwach sauer reagierender Komplex entsteht. Dieser kann unter mannigfachen Einflüssen, die die Mastzelle treffen, dissoziieren und Histamin in Freiheit setzen. Das Heparin scheint — von Species zu Species wechselnd — mehr oder weniger fest strukturgebunden zu sein, sonst wäre ein färberischer Nachweis der Mastzellengranula mit wäßrigen Toluidinblau-Lösungen schwer denkbar. Tatsächlich finden sich erhebliche Speciesunterschiede in der Empfindlichkeit der Mastzellengranula gegenüber wäßrigen Färbelösungen. So sind die Gewebsmastzellen von der Ratte, der Maus und auch vom Menschen verhältnismäßig wenig wasserempfindlich, während vor allem die des Hundes, aber auch die von Meerschweinchen und Kaninchen, nur mit alkoholischen Färbelösungen oder nach Anwendung besonderer Fixationsmethoden — z.B. mit basischem Bleiacetat — einer histologischen Darstellung zugänglich sind. Dem entspricht auch, daß im Schockblut von Hunden große Heparinmengen nachweisbar sind, während z.B. bei Ratten unter vergleichbaren Bedingungen kein Heparin im Blut zu finden ist. Kaninchen und Meerschweinchen nehmen eine Mittelstellung ein.

Eine Freisetzung von Histamin aus Mastzellen findet unter recht verschiedenartigen Bedingungen statt. Bei der Urticaria pigmentosa reicht hierzu bereits eine leichte mechanische Reizung der befallenen Hautpartien aus. Im übrigen führen thermische, aktinische und chemische Reize zur Freisetzung von Histamin. Auch bei therapeutischer Anwendung von Streptomycin und anderen basischen Streptomyces-Antibiotica konnten wir eine Histaminfreisetzung nachweisen [1,3,20]. Schließlich findet man eine massive Histaminausschüttung bei anaphylaktischen und anaphylaktoiden Reaktionen. Experimentell kann man eine Histaminausschüttung, verbunden mit Desintegration der Mastzellen, durch recht unterschiedliche Maßnahmen erzielen. Zu einer Histaminausschüttung vermögen nicht nur Antigen-Antikörper-Reaktionen, und Anaphylatoxin zu führen, sondern auch Dextran, Schlangengifte, basische Polypeptide, wie Histon oder Protamin, und eine ganze Reihe niedermolekularer basischer Körper, wie die Substanz 48/80*, Polymyxin B, Octylamin, Stilbamidin, Morphin, Curare, und nach unseren Untersuchungen auch die basischen Streptomyces-Antibiotica (siehe [1,3,20]). Dabei haben die niedermolekularen basischen Histamin-Liberatoren alle — wie das Protamin — die Eigenschaft, Heparin zu fällen.

---

    * Kondensationsprodukt von p-Methoxy-phenyläthylmethylamin mit Formaldehyd, das in einer Mischung der dimeren, trimeren und tetrameren Form vorliegt.

Tatsächlich kann man im Modellversuch zeigen, daß bei Zugabe dieser basischen Substanzen zu unserem vorhin erwähnten Heparin-Histamin-Komplex eine Freisetzung von Histamin erfolgt (Abb. 1). Diese Beobachtung legt bereits die Vermutung nahe, daß es sich bei der Histaminfreisetzung um eine Kationen-Austausch-Reaktion handelt. Erfolgt die Histaminfreisetzung aus Mastzellen — z. B. durch 48/80 — nun wirklich auf dem Wege einer „Verdrängung" vom Heparin der Mastzellengranula,

so müßte deren Färbbarkeit durch Farbstoffe wie Toluidinblau nachlassen. Wir behandelten Rattenmesenterium als mastzellenreiches Gewebe mit dem Histamin-Liberator 48/80. Hierbei ergab sich neben einer teilweisen Auflösung der Mastzellen mit Austreten der spezifischen Granula aus dem Zellverband eine deutliche Abnahme der Färbbarkeit dieser

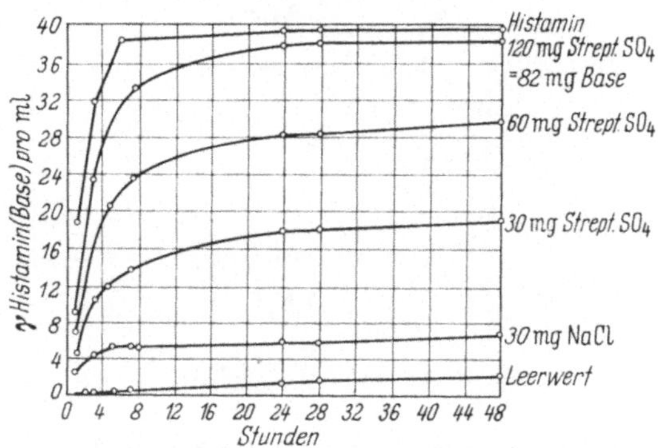

Abb. 1. Dialyse-Versuch (1 % Essigsäure). Einfluß von Streptomycin auf die Freisetzung von Histamin. Im Innendialysat befanden sich 13,25 mg Histamin. 2 HCl, entsprechend 8 mg Histamin-Base sowie 64 mg Heparin. Als Kontrollversuch wurde Histamin ohne Heparinzusatz verwendet. Unmittelbar nach Versuchsbeginn wurden 30, 60 bzw. 120 mg Streptomycin-Sulfat den Ansätzen zugegeben. Leerwert ohne Zugabe von Streptomycin

Granula mittels Toluidinblau (Abb. 2 und 3). Diese Beobachtung wurde früher auch schon von RILEY[24] gemacht und die mangelhafte Färbbarkeit der Mastzellen als „ghost cells" bezeichnet. Dem entspricht im Modellversuch, daß Heparin, das mittels 48/80, Polymyxin B oder Protamin präcipitiert wurde, durch Toluidinblau kaum mehr anfärbbar ist. Da die Histamin-Liberatoren mit denselben Sulfogruppen reagieren, an die sich Toluidinblau anlagert, ist eine Reaktion von Toluidinblau nicht mehr möglich. Die Histaminfreisetzung aus Gewebspräparaten in vitro durch Wasser dürfte auf osmotischer Schädigung der Mastzellen beruhen, die Freisetzung durch verdünnte Laugen kann sowohl durch allgemeine Zellschädigung wie durch Eindringen der Lauge in die Mastzellen und dadurch bedingte Kationen-Austausch-Reaktion erklärt werden.

Unsere Ergebnisse stehen in einem gewissen Gegensatz zu den interessanten Vorstellungen von UVNÄS u. Mitarb.[9,10,31,32] über den Histamin-Freisetzungsmechanismus durch 48/80 und andere basische Histamin-Liberatoren. Diese Autoren nehmen an der Oberfläche der Mastzellen ein lytisches Ferment (Lecithinase A) an, das normalerweise inaktiv ist, da die aktive Gruppe durch einen Inhibitor blockiert ist.

Wenn dieser Inhibitor durch Verbindung mit 48/80 oder einem anderen passenden basischen Stoff entfernt wird, so wird das Ferment aktiv und greift die Zellmembran an. Diese Hypothese stützt sich auf Versuche am isolierten Rattenmesenterium mit histologischer Beobachtung der auf-

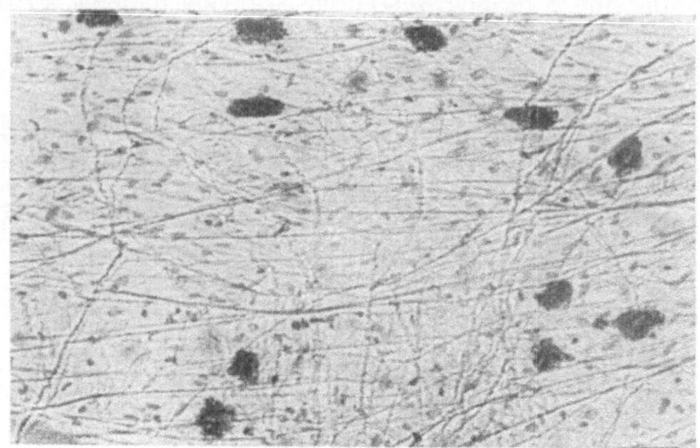

Abb. 2. Rattenmesenterium. 20 min Vorinkubation in Tyrodelösung bei 37° C, anschließend Färbung mit 0,1% Toluidinblau in 3,8% wäßriger Formalinlösung

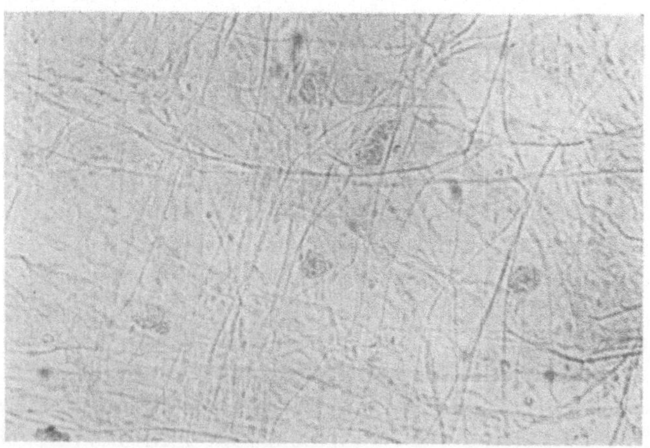

Abb. 3. Rattenmesenterium. 20 min Vorinkubation in Tyrodelösung bei 37° C mit einem Zusatz von 100 γ 48/80 pro ml. Anschließende Färbung mit 0,1% Toluidinblau in 3,8% wäßriger Formalinlösung

tretenden Veränderungen, sowie auf Durchströmungsversuche an isolierten Katzenpfoten mit Bestimmung des Histamingehaltes der Durchströmungsflüssigkeit. Während aber Lecithinase zwar zur Degranulierung der Rattenmastzellen führt, setzt sie bei der Durchströmung der Katzenpfote kein Histamin frei. Ferner wird die Wirkung von 48/80 auf die Mastzellen durch Temperaturen zwischen 45 und 50°C blockiert, während Lecithinase A auch bei 60° noch aktiv ist. Ferner fällt bei den Versuchen von Uvnäs auf, daß Lysolecithin als Reaktionsprodukt der Lecithinase ziemlich inaktiv ist. Es sind hiervon nämlich 500 γ/ml erforderlich, um denselben Effekt auf Mastzellen zu erzielen wie mit 5 γ/ml 48/80. Die Arbeiten von Uvnäs gingen von der Beobachtung aus, daß ein besonders zubereiteter Extrakt aus Hagebuttenkernen (hip seed compound = HSC) die Wirkung von 48/80 und anderen Histamin-Liberatoren auf die Degranulierung von Mastzellen und auf die Histaminfreisetzung hemmt. Dies wurde dahingehend gedeutet, daß HSC die Receptoren eines lytischen Fermentes blockiert, so daß die Histamin-Liberatoren nicht mehr wirksam werden können. Wir haben HSC nach den Vorschriften von Uvnäs hergestellt und konnten die bereits von Uvnäs vermutete Pectinnatur dieses Stoffes bestätigen. Nach unseren papierchromatographischen Untersuchungen liegt im HSC ein Polysaccharid aus Galaktose, Fructose, Glucose und einer bisher noch nicht identifizierten Säure vor. Dieser Körper bildet Komplexe mit 48/80, Polymyxin und Protamin. Bei der Incubation von Rattenmesenterium mit 48/80 in Gegenwart von HSC wird also 48/80 aus dem Reaktionsgemisch entfernt.

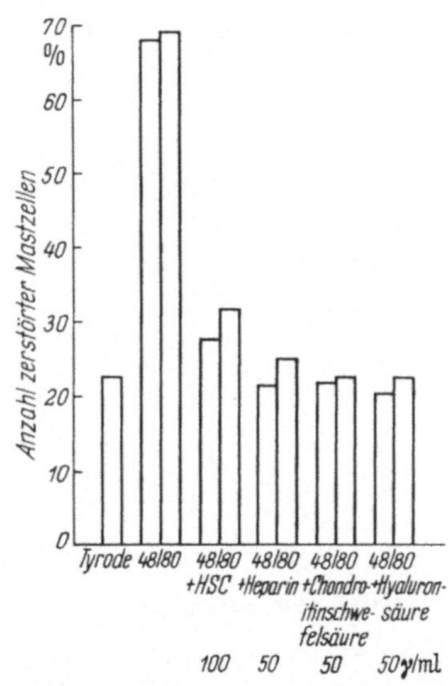

Abb. 4. Einfluß von HSC und Mucopolysacchariden auf die Ruptur von Mastzellen in Rattenmesenterium. Isolierte Stücke von Mesenterium wurden in den folgenden Lösungen suspendiert. Ansätze: Jeweils 5 ml Tyrodelösung, enthaltend 4 γ/ml (linke Säule) bzw. 8 γ/ml (rechte Säule) von dem Histamin-Liberator 48/80-zusätzlich die angegebenen Substanzen

Das gleiche Verhalten sieht man bei Zugabe anderer Komplexbildner mit 48/80, wie Heparin, Chondroitinschwefelsäure und Hyaluronsäure (Abb. 4). Die Histaminfreisetzung durch basische Histamin-Liberatoren ist nun freilich temperaturabhängig und bei 37°C deutlich stärker ausgeprägt als bei 0°C (Abb. 5). Das gleiche gilt für die Degranulierung der Mastzellen im Rattenmesenterium. Diese Tatsache spricht dafür, daß fermentative Vorgänge bei der Histaminfreisetzung eine Rolle spielen. Auf Grund weiterer Beobachtungen nehmen wir jedoch an, daß es sich dabei um keinen spezifischen fermentativen Prozeß handelt. Vielmehr dringt der Histamin-Liberator nicht einfach nach den Gesetzen der Diffusion und Adsorption an Zellbestandteile in Zellen ein, sondern es scheint sich um einen aktiven Transportmechanismus zu handeln, wie er heute allgemein für Aminosäuren, Zucker und sogar für

Natrium und Kalium angenommen wird. Um diese Vorstellungen zu stützen, haben wir Versuche mit 48/80 an anderen Zellen als Mastzellen durchgeführt. Wir wählten hierzu Leukocyten von Kranken mit chronisch myeloischer Leukämie sowie Ascites-Tumorzellen der Maus. Die bisherigen Versuche verliefen völlig gleichsinnig für leukämische Leukocyten wie Ascites-Tumorzellen: Bei Inkubation mit 48/80 fand sich eine Quellung der Zellen, eine deutliche Abnahme der Konzentration an

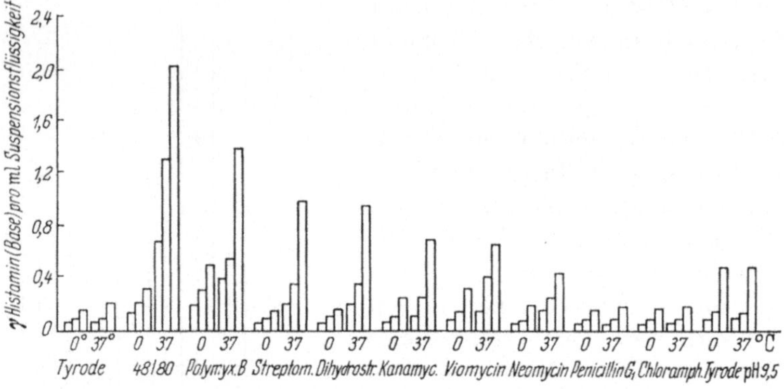

Abb. 5. Histaminfreisetzungsversuche aus Rattenhaut bei 0 und 37° C. Es wurden jeweils 12 g Rattenhaut in 50 ml Tyrodelösung suspendiert. Die Konzentration der Histamin-Liberatoren betrug 20 γ/ml. Nach 5, 15 und 60 min wurden jeweils 2 ml zur Histaminbestimmung am isolierten Meerschweinchendarm entnommen. Die Säulen entsprechen den freigesetzten Histaminmengen nach 5 min (links), 15 min (Mitte) und 60 min (rechte Säule)

48/80 in der Suspensionslösung und morphologisch (Zellausstriche mit Färbung nach Pappenheim) eine von der Konzentration an 48/80 abhängige Schwellung und schließlich Lyse der Zellen, wobei die Basophilie von Zellbestandteilen und Kern deutlich nachließ und bei höheren Konzentrationen von 48/80 sogar in Eosinophilie umschlug. Ganz ähnliche Verhältnisse fanden übrigens Fischer u. Mitarb.[6-8] bei der Behandlung von Zellen mit basischen Proteinen. Nach Michaelis[19] beruht die Anfärbung der nucleinsäurehaltigen Zellbestandteile mit basischen Farbstoffen darauf, daß die kationischen Gruppen des Farbstoffmoleküls mit Phosphorsäureresten der Nucleinsäuren eine salzartige Bindung eingehen. Diese Phosphorsäure-Gruppen sind im lebenden Zellkern mit weniger stark basischen Gruppen (vermutlich von Histonen) verbunden. Die Färbung ist demnach eine Kationen-Austausch-Reaktion. Im vorliegenden Falle ist anzunehmen, daß die „Haftpunkte" für den basischen Farbstoff durch die vorherige Behandlung mit 48/80 bereits besetzt waren, wie das vorhin für die Mastzellen in analoger Weise beschrieben wurde.

Zusammenfassung und Diskussion

Unsere bisherigen Untersuchungen machen es sehr wahrscheinlich, daß basische sogenannte „Histamin-Liberatoren" aktiv in Zellen aufgenommen werden und sich dort auf Grund ihrer stark basischen Valenzen an saure Strukturelemente anlagern. Hierbei kann es zur Verdrängung zellständiger Kationen — beim Beispiel der Mastzelle vor allem des Histamins — kommen. Es erscheint durchaus möglich, daß auch bei Antigen-Antikörper-Reaktionen basische Körper frei werden, die dann ihrerseits in Zellen eindringen und den beschriebenen Mechanismus auslösen. Dadurch ist es auch verständlich, daß die Histaminfreisetzung bei solchen Prozessen nur einen Teil der ablaufenden Vorgänge darstellt, der besonders eindrucksvoll ist und sich leicht erfassen läßt. Es werden aber sicher auch eine Reihe anderer zellständiger Kationen freigesetzt, die ebenfalls ihre biologische Wirksamkeit entfalten, wodurch das komplexe Bild bei anaphylaktischen und anaphylaktoiden Reaktionen entsteht.

Literatur

[1] AMANN, R.: Unveröffentlichte Ergebnisse (1960).

[2] AMANN, R., u. H. MARTIN: Blutmastzellen und Heparin. Acta haemat. (Basel) (im Druck).

[3] AMANN, R., and K. L. RADENBACH: Role of tissue mast cells in reactions during treatment with basic streptomyces antibiotics. Excerpta. med. (Amst.), Sect. special issue, 3. Internat. Congr. Allergology, No. 149, Paris 19—26 Oct. 1958.

[4] AMANN, R., u. E. WERLE: Über Komplexe von Heparin mit Histamin und anderen Di- und Polyaminen. Klin. Wschr. 34, 207—209 (1956).

[5] BEHRENS, M., u. M. TAUBERT: Der Nachweis von Heparin in den basophilen Leukocyten. Klin. Wschr. 30, 76—78 (1952).

[6] FISCHER, H., u. H. BRANDIS: Die Wirkung basischer Proteine auf Bakteriophagen und Bakterien. Naturwissenschaften 41, 533 (1954).

[7] FISCNER, H., L. KREUZER u. H. ARGENTON: Die Bedeutung niedermolekularer Eiweißkörper für die Entstehung von Kreislaufschock und für die Hemmung der Blutgerinnung. Thrombose und Embolie. I. Internat. Tagg. Basel 1954, B. Schwabe & Co., S. 136—141.

[8] FISCHER, H., u. L. WAGNER: Die Wirkung niedermolekularer (basischer) Proteine auf Zellen und Organismen. Naturwissenschaften 41, 532—533 (1954).

[9] HÖGBERG, B., G. SÜDOW, I.-L. THON and B. UVNÄS: The inhibitory action of a compound obtained from hip seeds on the release of histamine and the disruption of mast cells produced by compound 48/80 and extracts from jellyfish (Cyanea capillata) and eelworm of swine (Ascaris lumbricoides). Acta physiol. scand. 38, 265—274 (1957).

[10] HÖGBERG, B., and B. UVNÄS: The mechanism of the disruption of mast cells produced by compound 48/80. Acta physiol. scand 41, 345—369 (1957)

[11] JORPES, J. E., H. HOLMGREN u. O. WILANDER: Über das Vorkommen von Heparin in den Gefäßwänden und in den Augen. Z. mikr.-anat. Forsch. 42, 279—300 (1937).

[12] Jorpes, J. E., E. Odeblad and H. Boström: An autoradiographic study on the uptake of S^{35}-labelled sodium sulphate in the mast cells. Acta haemat. (Basel) **9**, 273—276 (1953).

[13] Korn, E. D.: The synthesis of heparin in mouse mast cell tumor slices. J. Amer. chem. Soc. **80**, 1520—1521 (1958).

[14] Lennert, K., K. Lennert u. J. C. F. Schubert: Zur Histochemie der Gewebsmastzelle im menschlichen Lymphknoten. Frankfurt. Z. Path. **69**, 591—595 (1959).

[15] Lennert, K., u. J. C. T. Schubert: Untersuchungen über die sauren Mucopolysaccharide der Gewebsmastzellen im menschlichen Knochenmark. Frankfurt. Z. Path. **69**, 579—590 (1959).

[16] Magnusson, S., and B. Larsson: Uptake of ^{35}S-labelled sulfate in the heparin of a dog mastocytoma. Acta chem. scand. **9**, 534—535 (1955).

[17] Martin, H., u. L. Roka: Beeinflussung der Blutgerinnung durch Leukocyten. Klin. Wschr. **29**, 510—512 (1951).

[18] Martin, H., u. L. Roka: Zur Frage des Heparin-Gehaltes der Blutmastzellen des Menschen. Acta haemat. (Basel) **10**, 26—31 (1953).

[19] Michaelis, L.: The nature of the interaction of nucleic acids and nuclei with basic dyestuffus. Cold Spr. Harb. Symp. quant. Biol. **12**, 131—142 (1947).

[20] Radenbach, K. L., u. R. Amann: Medikamentöse Beeinflußbarkeit der akuten Streptomycin-Nebenwirkungen. Beitr. Klin. Tuberk. **121**, 235—239 (1959).

[21] Riley, J. F.: The effects of histamine-liberators on mast cells of the rat. J. Path. Bact. **65**, 471—479 (1953).

[22] Riley, J. F., and G. B. West: Histamine in tissue mast cells. J. Physiol. (Lond.) **117**, 72 P (1952).

[23] Riley, J. F., and G. B. West: The presence of histamine in tissue mast cells. J. Physiol. (Lond.) **120**, 528—537 (1953).

[24] Riley, J. F., and G. B. West: Tissue mast cells. Studies with a histamine-liberator of low toxicity (compound 48/80). J. Path. Bact. **69**, 269—282 (1955).

[25] Schauer, A., u. E. Werle: Zur histochemischen Darstellung des Histamins der Mastzellen. Z. ges. exp. Med. **131**, 100—104 (1959).

[26] Schayer, R. W.: Formation and binding of histamine by free mast cells of rat peritoneal fluid. Amer. J. Physiol. **186**, 199—202 (1956).

[27] Schayer, R. W., J. Davis and K. L. Smiley: Binding of histamine in vitro and its inhibition by cortisone. Amer. J. Physiol. **182**, 54—56 (1955).

[28] Schubert, J. C. F.: Differenzierungsmethode metachromatischer Zellen nach ihrem Säuregrad. Experientia (Basel) **12**, 346 (1955).

[29] Spolter, L., and W. Marx: In vitro incorporation of S^{35}-sulfate into heparin. Fed. Proc. **17**, 314 (1958).

[30] Spolter, L., and W. Marx: Transfer of radioactive sulfate from phosphoadenosine phosphosulfate to heparin. Biochim. biophys. Acta **32**, 291—292 (1959).

[31] Uvnäs, B.: The mechanism of histamine-liberation. J. Pharm. (Lond.) **10**, 1—13 (1958).

[32] Uvnäs, B.: Histamine release from mast cells by lecithinases A and C. J. Pharm. (Lond.) **10**, 336 (1958).

[33] Werle, E., u. R. Amann: Über eine Bindung des Histamins an Heparin. Naturwissenschaften **42**, 583 (1955).

[34] Werle, E., u. R. Amann: Zur Physiologie der Mastzellen als Träger des Heparins und Histamins. Klin. Wschr. **34**, 624—630 (1956).

82. W. Gusek-Hamburg: **Elektronenoptische Untersuchungen über die Ultrastruktur von Mastzellen.** Mit 8 Textabbildungen.

Funktion und Morphologie synthesiologisch zu verbinden ist man in jüngerer Zeit um einen Schritt näher gekommen, seitdem mit Hilfe des Elektronenmikroskopes eine neue morphologische Cytologie betrieben werden kann.

Es erhebt sich also die Frage nach Beitrag der Ultramikroskopie zum Mastzellenproblem, wobei vom Methodischen her der Anwendungs-

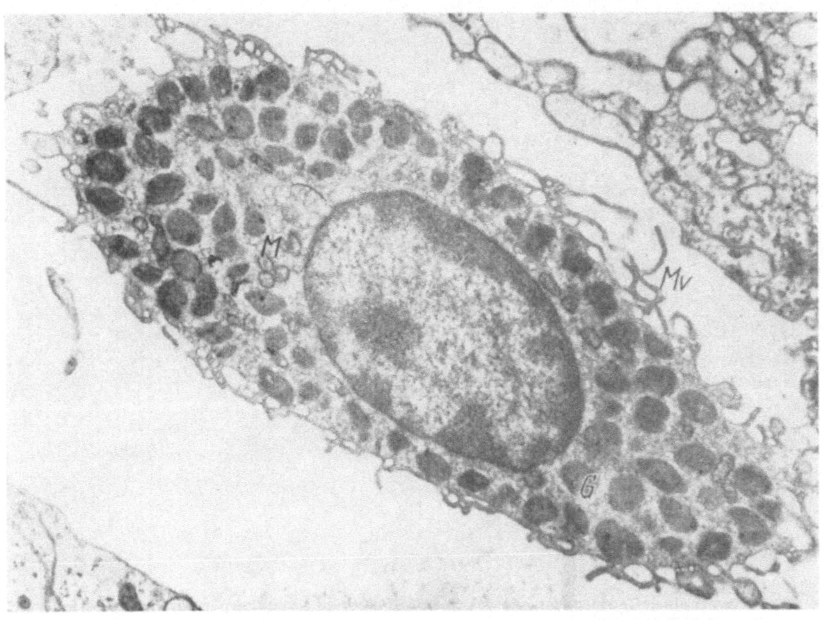

Abb. 1. Mastzelle aus einem Meningiom des Menschen. Ovaler Zellkern mit breiter randständiger Chromatinverteilung: *M* Mitochondrien; *G* Granula; *Mv* Mikrovilli. 12000:1

bereich allein in der Lösung einzelner qualitativer morphologischer Fragen zu suchen ist.

Die Literatur verfügt auch bereits über eine Reihe von Mitteilungen. Ich verweise hier auf die Arbeiten von Bloom u. Mitarb. (1955/58), Rogers (1956), Stoeckenius (1956), Smith u. Lewis (1957), Braun-steiner (1959) u. a.

Im Vordergrund der Fragestellung steht jedoch nach wie vor die Suche nach der Feinstruktur der Mastzelle allgemein, nach der Feinstruktur ihrer physiologisch wichtigen spezifischen Granula sowie deren morphologischer Beziehung zu den Granula der Blutbasophilen, und insbesondere ist die Frage der Granulagenese auch elektronenmikroskopisch

bis jetzt keiner eindeutigen Klärung unterworfen worden, auf die
wir deshalb besonders eingehen möchten.

Die folgenden Darstellungen beziehen sich auf Befunde an Gewebsmastzellen der Ratte und des Menschen; das menschliche Untersuchungsgut entstammt zum Teil einer Mastocytose der Haut[1].

Der Zellkern der Mastzelle ist überwiegend längsoval (Abb.1),
manchmal auch mit unregelmäßiger Oberfläche; das Karyoplasma zeigt

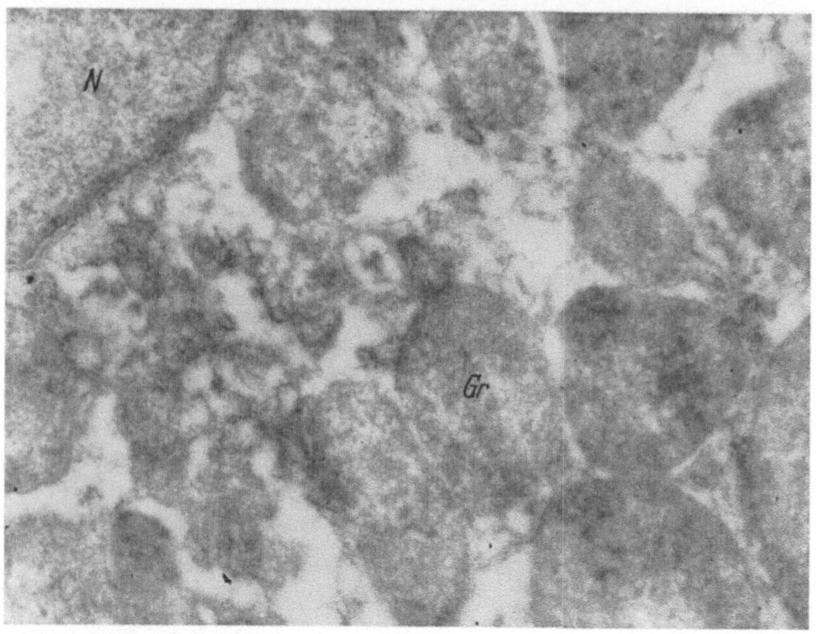

Abb.2. Ausschnitt einer Gewebsmastzelle aus einem subcutanen Fremdkörpergranulom bei der Ratte.
Links oben im Bild Teil des Zellkernes (*N*) mit deutlicher doppelter Kernmembran. Wabig-granulär-
retikuläre Granula (*Gr*)

sich feingranulär mit scholliger und oft randständiger Chromatinverteilung, ein Nucleolus kann vorhanden sein und ist dann meist groß,
die Kernmembran ist doppeltkonturiert. Auch die äußere Zellform wechselt, sicherlich in Abhängigkeit vom Gewebszusammenhang, Schnitt-
richtung und Funktionszustand; jedoch ist sie überwiegend längsoval.
Fast immer findet man aber an reifen Mastzellen zahlreiche finger-
förmige Zellausläufer (vgl. Abb.1, Bloom u. Mitarb.; Rogers; Stoeckenius). Solche Mikrovilli sind als Ausdruck einer Oberflächenvergrößerung
zu werten, bilden eine Struktureigenschaft resorbierender Zellen und
finden sich an mesenchymalen Zellelementen häufig bei hochaktiven
Makrophagen (Gusek 1958/60).

---

[1] Das Untersuchungsmaterial verdanke ich Herrn Privatdozent Dr. Remy.

Neben den spezifischen Granula, die das gesamte Cytoplasma ausfüllen (Abb. 1), enthält das Cytoplasma ein feinvesiculäres Hohlraumsystem der glatten und rauhen Form, das sogenannte endoplasmatische Reticulum PORTERS und PALADES.

Mitochondrien finden sich in wechselnder Zahl und Größe (Abb. 1). An menschlichen Mastzellen besteht häufig besonders eine perinucleäre Lagerung von Mitochondrien (Abb. 1), die auch BLOOM u. Mitarb.

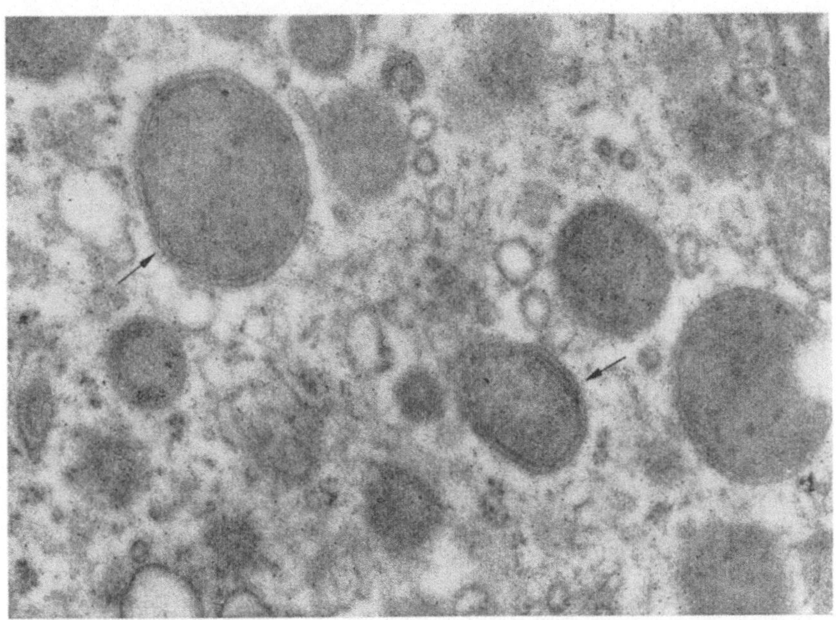

Abb. 3. Ausschnitt einer Gewebsmastzelle der Ratte. Dichte ovale Granula, die noch schattenhaft Innenmembranen erkennen lassen. Diese Granula zeigen äußere Doppelmembranen; die etwa 50 Å breiten osmiophilen Lamellen sind noch einmal in je zwei osmiophile Membranen mit heller Zwischenschicht unterteilt, so daß eine bis sechsfache Lamellierung erkannt werden kann. 23000 : 1. (Pfeile)

(1956 und 1958) beim Mastocytom des Hundes erwähnen. Die Feinstruktur der Granula zeigt sich bei der Ratte überwiegend wabig-filamentär (Abb. 2, siehe auch ROGERS 1956; SMITH u. LEWIS 1957), manchmal finden sich auch dichte ovale Körper, die bei stärkerer Vergrößerung zarte osmiophile Außen- und Innenlamellen aufweisen (Abb. 3). Zarte wirbelartige Doppellamellensysteme zeigten sich oft an menschlichen Mastzellengranula (Abb. 4 und 8), jedoch etwas weniger ausgeprägt als am Untersuchungsmaterial von STOECKENIUS (1956). Ebenfalls erwähnen BLOOM u. Mitarb. eine geschichtete Struktur. Da diese feinlamelläre Schichtung, die auf eine Anreicherung von Lipoproteinen zurückgeführt werden kann, von einigen Untersuchern (GREY u. BIESELE 1955; PEASE 1956; BRAUNSTEINER 1957) ebenfalls an den Granula der im übrigen morphologisch differenten Blutbasophilen gefunden wurde, ergeben sich nach Braunsteiner (1959) submikroskopisch-morphologische Beziehungen zwischen beiden Zellsystemen, die zu diskutieren bleiben.

Die Anzahl der Granula wechselt von Zelle zu Zelle. In ausgeprägten Fällen ist das gesamte Cytoplasma ausgefüllt, Mitochondrien fehlen dann

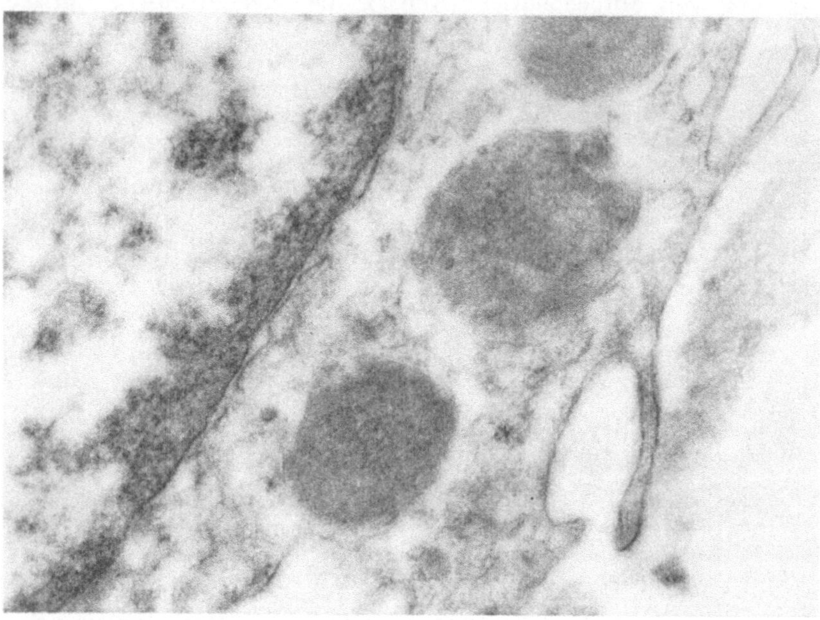

Abb. 4. Ausschnitt einer menschlichen Gewebsmastzelle. Links im Bild Teil des Zellkernes. Granulum mit randständiger Lamellierung. 57300 : 1

meist, und bei der Ratte weisen derartige Zellen einen mangelhaften Zustand auf, den auch Bloom, Friberg, Larsson u. Åberg (1955) erwähnen.

Dabei liegen die metachromatischen Granula innerhalb weiter maschiger Hohlräume, die in ausgeprägten Fällen nur durch granulärfädige Brücken voneinander abgegrenzt werden. Beim Menschen ist diese Vacuolisierung meist weniger ausgeprägt, führt aber auch zu Bildern (Abb. 5), die eine Entstehung der Granula in den Hohlräumen annehmen lassen könnten; nach Burton u. Bensley (1958) entstehen nämlich die Granula durch Anhäufung und Kondensation granulären Materials in Vacuolen des endoplasmatischen Reticulum. Gegen eine solche Annahme spricht die Tatsache, daß z.B. auch auf unseren Aufnahmen (Abb. 5) die Grenzmembranen des endoplasmatischen Reticulum meist fehlen und daß sich schon normalerweise phasenkontrastmikro-

skopisch ein heller Hof um die Granula beobachten läßt (siehe bei BRAUN-
STEINER 1959 und ROGERS 1956). PFAFF u. MERGENTHALER (1955)
nahmen deshalb an, daß sich die Granula in diesen Hohlräumen allmählich auflösen, und ebenfalls konnten BLOOM, LARSSON u. SMITH
(zit. nach BRAUNSTEINER 1959) unter dem Einfluß von Histamin-
liberatoren eine Vermehrung der Vacuolen und zum anderen ein Auflösen

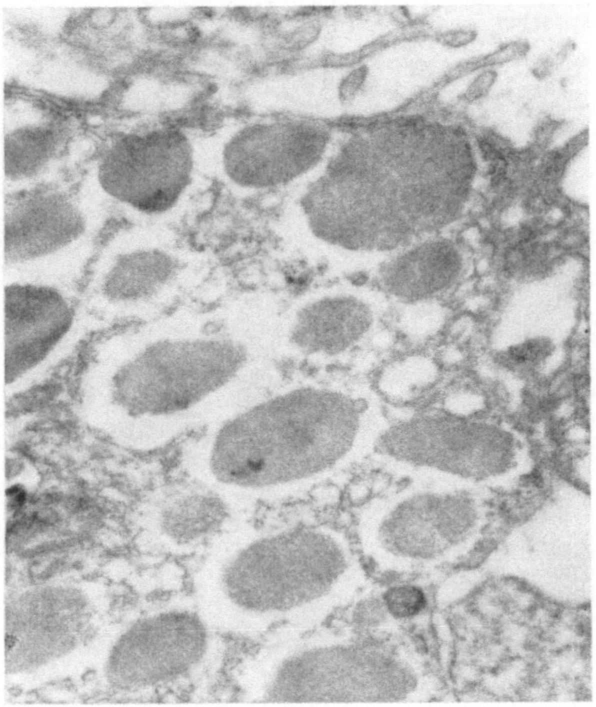

Abb. 5. Ausschnitt einer Mastzelle bei menschlicher Mastocytose. Vacuolisierung des Cytoplasmas.
Innerhalb der unscharf begrenzten Vacuolen liegen die ebenfalls wenig scharf abgesetzten Granula.
32 000 : 1

der Granula innerhalb dieser Vacuolen nachweisen, so daß die vermehrte
Vacuolisierung wie in anderen Fällen aktiver Mesenchymzellen (siehe bei
GUSEK 1959/60; GUSEK u. LINDNER) das morphologische Zeichen eines
stimulierten Funktionszustandes darstellen könnte (vgl. auch BLOOM
u. a. 1958; BRAUNSTEINER 1959).

In menschlichen Mastzellen bei Mastocytose fanden wir häufig einen
großen lamellären Golgi-Komplex (siehe auch ROGERS 1956), der auch
in Tumormastzellen vorkommt (BLOOM u. Mitarb. 1958).

Obwohl BLOOM u. FRIBERG (1953) mit ZOLLINGER der Meinung sind,
daß die Mastzellgranula auf Grund ihrer physikalisch-chemischen

Eigenschaften als eine spezialisierte Form von Mitochondrien zu betrachten seien, haben sie selbst bis heute keinerlei Zeichen einer Transformation von Mitochondrien in Granula sehen können (siehe Bloom u. Mitarb. 1958).

Braunsteiner (1957/59) postuliert nun zwar die Produktion der Granula durch den Golgi-Apparat, obwohl bis heute entsprechende ein-

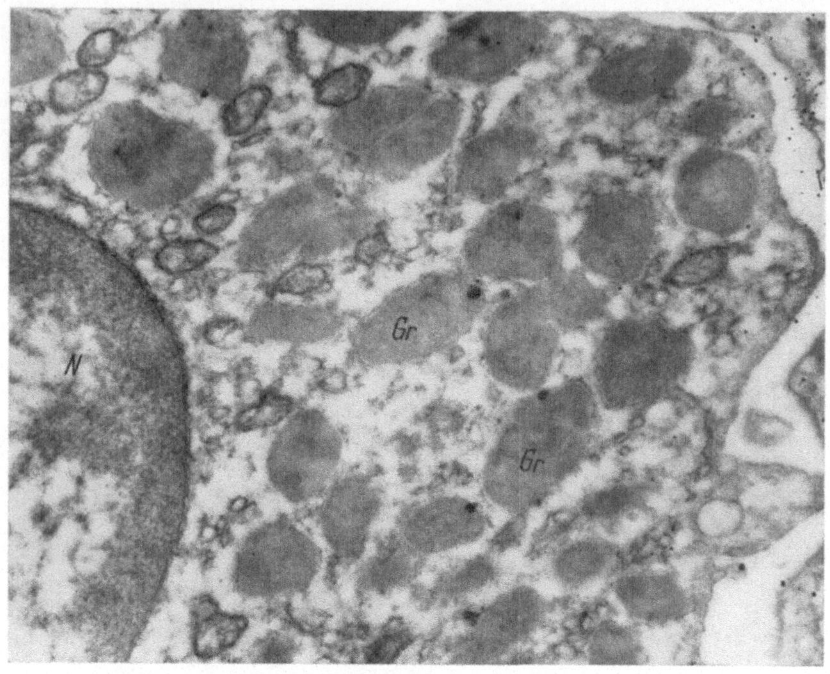

Abb. 6. Ausschnitt einer Mastzelle aus einem Meningiom des Menschen. Links im Bild der Zellkern (*N*) mit scharf doppelt konturierter Kernmembran. Die spezifischen Granula zeigen über einem schmalen Zwischenraum eine partiell unterbrochene äußere Hüllmembran, die an die äußere Grenzmembran von Mitochondrien erinnert. Innerhalb mehrerer spezifischer Mastzellgranula (*Gr*) intensiv osmiophile Körnchen, wie sie in Mitochondrien vorkommen (vgl. Abb. 7). 30 000 : 1

deutig beweisende Bilder dafür fehlen. Es finden sich in der Tat auch bei eigenen Untersuchungen enge topographische Beziehungen zwischen Granula und Golgi-Komplex, die sich aber als unspezifisch erweisen, da auch eindeutige Mitochondrien eine gleiche Lagerung einnehmen können.

Man sieht aber wiederholt innerhalb der spezifischen Granula ein bis zwei sehr elektronendichte, etwa 200 Å messende osmiophile Körnchen (Abb. 6), welche eine morphologische Eigenschaft zahlreicher metachromatischer Granula der Mastzellen darstellen. Bei diesen Körnchen handelt es sich aber völlig um die bekannten Mitochondriengranula, die nach Weiss (1955) Ansammlungen von Kationen darstellen könnten (vgl. POCHE 1958/59). Ohne daß ihre chemische Natur hier geklärt zu werden braucht, sei in diesem Zusammenhang nur auf diese Tatsache ihrer Anwensenheit hingewiesen, die für die Granulagenese außerordentlich wichtig ist. Es zeigt sich nämlich, daß die osmiophilen Mitochondriengranula auch in noch intakten Mitochondrien der Mastzellen nachweisbar sind (siehe Abb. 7). Diese Befunde allein machen schon die

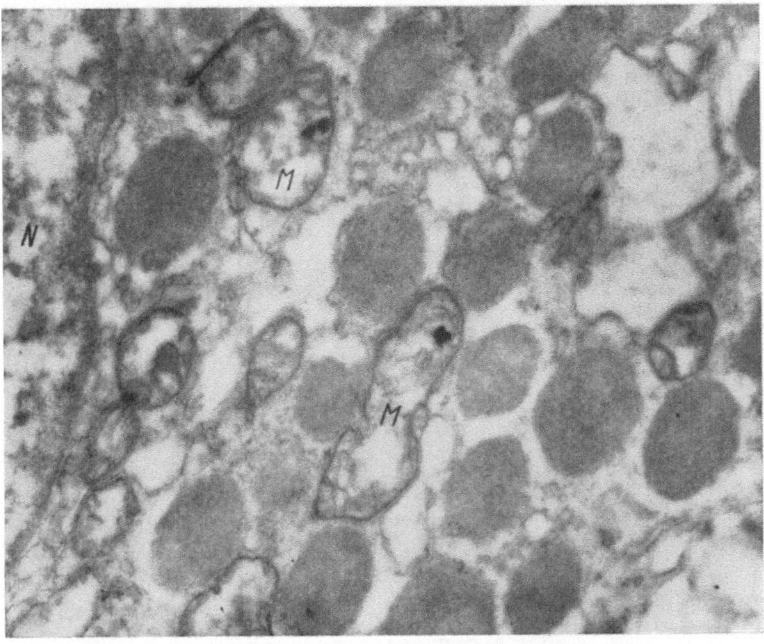

Abb. 7. Mastzelle aus einem menschlichen Menigiom. *N* Zellkern; *M* Mitochondrien mit intensiv osmiophilen Körnchen (vgl. Abb. 6). 30 000 : 1

Umwandlung von Mitochondrien in Mastzellengranula hochwahrscheinlich. Darüber hinaus konnten wir diese Annahme bekräftigen, indem sich sogar innerhalb einer einzigen Zelle (Abb. 8) zahlreiche Übergangsstufen von geschwollenen und rupturierten Mitochondrien zu laufend dichter werdenden typischen granulierten und lamellierten Mastzellgranula finden lassen.

Zusammenfassung

Wie der Vergleich eigener elektronenmikroskopischer Befunde untereinander und mit den Beobachtungen anderer Autoren gezeigt hat, ist die Morphologie der Mastzelle und ihrer spezifischen Granula unterschiedlich und selbst an derselben Tierart inkonstant. In diesem Zusammenhang gewinnen unseres Erachtens die Untersuchungen von LENNERT u. Mitarb.

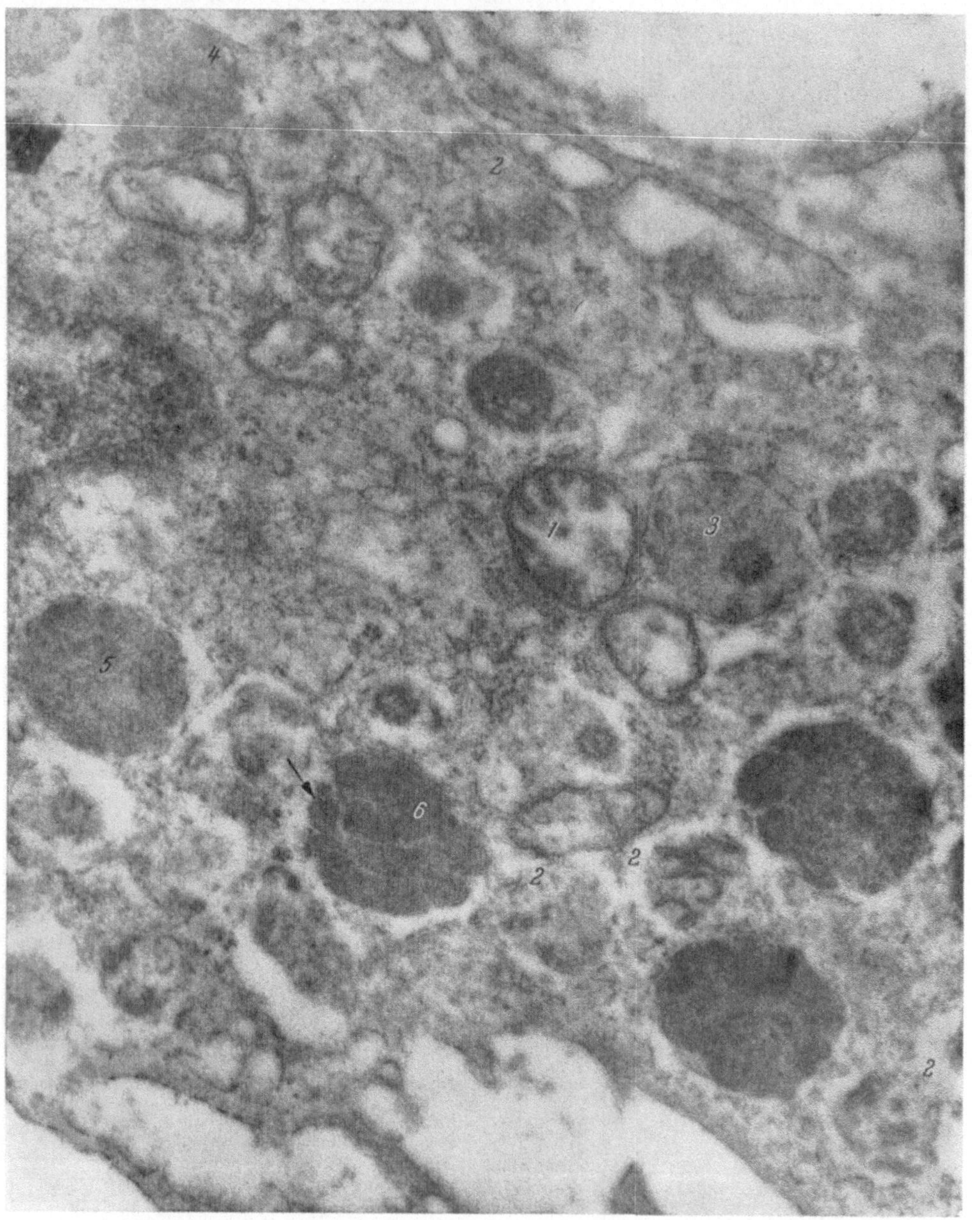

Abb. 8. Ausschnitt einer Gewebsmastzelle aus der Umgebung eines menschlichen Epithelkörperchen-
adenoms. Grobgranuläre und sehr elektronendichte spezifische Granula, die schattenhaft Doppel-
membransysteme erkennen lassen. Es zeigen sich mehrere Übergangsstufen geschwollener und
offenbar rupturierter Mitochondrien zu den zunehmend dichteren Granula (numeriert). 42000:1

Sonderdruck aus
Archiv für klinische und experimentelle Dermatologie, Bd. 213 (1961) S. 582
Bericht über die 25. Tagung der Deutschen Dermatologischen Gesellschaft
in Hamburg vom 19. bis 22. Mai 1960

Springer-Verlag Berlin Heidelberg

83. L. Craps-Brüssel: Verhalten der cutanen Mastzellen unter physikalischen, chemischen, entzündlichen und allergischen Einflüssen.

Die Physiologie der Mastzelle kann von verschiedenen Gesichtspunkten aus betrachtet werden, welche den dieser Zelle zugeschriebenen Hautfunktionen entsprechen. So sieht man dieselbe als Vorläufer der Grundsubstanz des Bindegewebes an, oder — ein ganz anderes Ziel verfolgend — kann die Mastzelle ebenso als Träger von leicht freisetzbaren vasomotorischen Wirkstoffen gedacht werden.

Diese letztere Auffassung wird uns heute ausschließlich beschäftigen. In Gefäßumgebung angesammelt, setzen die Mastzellen unter verschiedenen Umständen vasodilatatorische Substanzen in wechselnden Mengen frei. Der Experimentierung in diesem Gebiet haben die Beiträge von Riley u. West (1953), welche als erste Histamin in den Mastzellen lokalisierten, einen besonderen Aufschwung gegeben. Später wurde in den metachromatischen Körnchen bei bestimmten Gattungen (z. B. der Ratte) neben Histamin, auch Serotonin (5-Hydroxytryptamin) entdeckt (Benditt 1955). Durch Liberierung von diesen gefäßerweiternden Stoffen, als Antwort auf äußerliche Noxen, nehmen die cutanen Mastzellen teil an der Bekämpfung gegen dieselben.

Das Ziel der vorliegenden Arbeit liegt im Vergleich der Wirkungen auf die cutanen Mastzellen von verschiedenen banalen (Unterfrierung, Entzündung) bzw. spezifischen (Histamin-Liberatoren, proteolytische Fermente, lokale anaphylaktische Reaktion) Noxen.

Methodik

Es wurden parallel zwei Versuchsmethoden verwendet.

Das *morphologische Verfahren* erlaubte, das mikroskopische Bild der Läsionen sowie die Intensität der Mastzell-Degranulierung an der Versuchsstelle zu präzisieren.

Durch *pharmakologische Techniken* gelang es, einerseits die Stärke der cutanen Gefäßerweiterung infolge der gesetzten Hautschädigung zu messen und andererseits den Prozentsatz der Freisetzung von vasomotorischen Wirkstoffen (Histamin, Serotonin) durch Bestimmung der restlichen Quantität im Gewebsextrakt ebenfalls am Versuchsort zu eruieren.

Histologie. Die Schnitte wurden mit Hämatoxylin-Eosin (Demonstration von eventuell vorhandenen entzündlichen Zellinfiltraten und Gefäßerweiterung), sowie mit Polychrom-Methylenblau (Mastzellen) gefärbt. Die letztere Färbung erlaubte, den sogenannten „Mastzell-Index" zu berechnen (Craps u. Inderbitzin 1957). Dieser Index ergibt sich aus der durchschnittlichen Mastzell-Auszählung in einem die ganze Hautdichte einnehmenden Feld und entspricht der Intensität der Degranulierung.

Pharmakologie. Die Zunahme der Gefäßpermeabilität wurde durch intravenöse Einspritzung von Pontaminblau (0,2 cm³ einer 5 %igen physiologischen Kochsalzlösung) sichtbar gemacht, wobei der Läsionsdurchmesser auf der internen Hautseite gemessen wurde. Zum Teil wurden die Tiere mit Antihistaminica (Pyrilaminmaleat, 50 mg pro kg Körpergewicht), resp. Serotonin-Antagonisten (BOL 148, 4 mg pro kg Körpergewicht) vorbehandelt.

Histamin bzw. Serotonin wurden durch Säure-Hydrolyse bzw. Aceton extrahiert und biologisch dosiert (CRAPS u. INDERBITZIN 1957; INDERBITZIN u. CRAPS 1957). In der normalen Haut kann die Menge des extrahierten Wirkstoffes nach Gewichtseinheit des Gewebes berechnet werden. Dagegen wäre dieser Zusammenhang in der experimentell geschädigten Haut wertlos, da die letztere meist ödematös verändert ist. Deshalb ergibt sich die Notwendigkeit der Berechnung nach einer Oberflächeneinheit, welche durchwegs stabil bleibt.

Zu diesen Versuchen wurden zwei verschiedene Tiersorten, und zwar weiße Ratten (120—150 g) und Meerschweinchen (250—300 g) gewählt, da die Mastzellen bei den ersteren reichlich, bei den zweiten rar in der Cutis vorhanden sind. Weil die Mastzellen in der Hautoberfläche ungleich verteilt sind, wurden die Reaktionen immer an derselben Stelle (Abdomen) ausgelöst. Die Excisionen wurden durchwegs am Versuchsort und zugleich symmetrisch im normalen Gewebe — als Kontrolle dienend — durchgeführt. Auf diese Weise werden Irrtümer, von individuellen Variationen des Mastzellgehaltes abhängig, auch ausgeschaltet.

Auflösung der Reaktionen. *1. Physikalische Einflüsse.* Als physikalischer Eingriff wurde die Hautunterfrierung durch Chloräthyl gewählt. Die Anwendung erfolgte bis zur völligen Verhärtung der Haut. Die Chloräthyl-Unterfrierung wirkt durch zwei Mechanismen, eine intensive und kurzdauernde Kälteeinwirkung, verbunden mit der mechanischen Reizung des Chloräthyl-Strahles auf die Hautoberfläche. Die Excisionen erfolgten nach 30 min bis zu mehreren Tagen, je nach der Versuchsgruppe.

2. Entzündliche Einflüsse. Es wurden beim Meerschweinchen Terpentin (0,1 cm³ einer 10 %igen öligen Lösung; 0,1 cm³ reines Terpentin), Cantharidin (0,1 cm³ rein) und Staphylokokken-Vaccine (0,1 cm³) intradermal eingespritzt. Die Excisionen wurden nach 12 Std bis zu 2 Tagen durchgeführt.

3. Spezifisch-chemische Einflüsse. a) *Histamin-Liberatoren.* Compound 48/80 wurde lokal (2 γ in 0,05 cm³ physiologischem Kochsalz gelöst), sowie parenteral (eine promillige Lösung; tägliche Dosen vom 1. bis zum 10. Tage: 100, 150, 200, 250, 300, 350, 400, 500, 600, 700 γ pro 100 g Körpergewicht) verabreicht.

b) *Proteolytische Fermente.* Es wurden Trypsin (1—16 γ in 0,05 cm³ Kochsalz gelöst), sowie Streptokinase (500—5000 Christensen-Einheiten in 0,1—0,5 cm³ Kochsalz gelöst) intradermal injiziert.

4. Allergische Einflüsse. Zu diesen Versuchen wurde die passiv induzierte Arthus-Reaktion nach der Technik von OVARY (passiv-cutane Anaphylaxie) benützt (INDERBITZIN u. CRAPS 1957). Die intradermal eingespritzten Antiovalbumin-Kaninchen-Antikörper betrugen 20—160 γ. 3 Std später wurde eine 50 mal höhere Dose von Ovalbumin intravenös verabreicht (1—8 mg), um lokal die anaphylaktischen Reaktionen auszulösen.

Resultate

A. Normale Haut. Die *Mastzellen* sind nicht homogen in der Cutis verteilt, sondern in einer größeren Frequenz in Gefäßnähe zu finden. Bei der Ratte sind sie im Papillarkörper, wo sie weniger von metachromatischen Körnchen durchsetzt sind, reichlich vorhanden, ganz besonders zahlreich und dicht aber in der Subcutis. Gleich verteilt, sind die Mastzellen beim Meerschweinchen viel weniger zahlreich als bei der Ratte. Der *Mastzell-Index* der Rattenhaut (17 bis 42,2; Durchschnitt: 24,1) ist durchschnittlich zehnmal höher als derjenige des Meerschweinchens (2 bis 3; Durchschnitt: 2,4). In den beiden Gattungen sind bedeutende individuelle Schwankungen feststellbar.

Der *Histamin-Gehalt* der Haut läuft bei beiden Tierarten mit dem Mastzell-Index streng parallel. Die normalen durchschnittlichen Werte betragen bei der Ratte 30 γ Histamin, d.h. ca. 50 γ Histamin-Dichlorhydrat, und beim Meerscheinchen 3 γ Histamin, d.h. ca. 5 γ Histamin-Dichlorhydrat pro Gramm abdominaler Haut. Das gleiche Verhältnis von 10:1 ist also zwischen beiden Tierarten, sowie für den Hauthistamingehalt als auch für den Mastzell-Index zu finden.

Der *Serotonin-Gehalt* der Haut ist viel niedriger als derjenige des Histamins. Bei der Ratte beträgt er 1,5 γ Serotonin, d.h. ca. 3 γ 5-Hydroxytryptamin-Creatinin-Sulfat pro Gramm abdominaler Haut. Beim Meerschweinchen konnte keine dosierbare Serotonin-Menge aus der normalen Haut extrahiert werden.

B. Experimentelle geschädigte Haut. *1. Physikalische Einflüsse* (Tab. 1). *Kurz nach der Hautunterfrierung* ist eine sehr ausgeprägte Mastzell-Degranulierung festzustellen, deren Intensität von der Dauer der

Tabelle 1. *Mastzell-Index und Histamin-Gehalt der Haut nach Kälteeinwirkung; durchschnittliche Abweichungen von normalen Werten*

	Ratte			Meerschweinchen		
	MZ-I. %	H-G %	%MZ-I. —%H-G.	MZ-I. %	H-G. %	%MZ-I. —%H-G.
3 Std	—74,4	—66	— 8,4	—30	—24,4	— 5,4
6—12 Std	—48,7	—43,3	— 5,4	—35	—33	— 2
1—3 Tage	—79	—50	—29,1	—33	+42	—75

Kälte-Einwirkung abhängig ist. Diese Degranulierung ist mit einer leicht ödematösen Infiltration der Cutis verbunden. Der Histamin-Gehalt der Haut sinkt parallel mit dem Mastzell-Index; die durchschnittliche Abweichung des letzteren ist größer, da ein Teil des Histamins — ca. 10% bei der Ratte, ca. 50% beim Meerschweinchen — mit den Mastzellen nicht gebunden ist und als Grundstoff im Gewebe ständig vorhanden bleibt.

Während das Ödem sich zurückbildet, entwickelt sich *nach einigen Stunden* ein diskretes, entzündliches, perivasculäres Infiltrat, aus polymorphkernigen Leukocyten bestehend. Der Mastzell-Index bleibt unverändert. Das Gewebshistamin aber nimmt wieder progressiv zu. Diese Zunahme wird durch Einlagerung des entzündlichen Infiltrates verursacht. Sie ist beim Meerschweinchen viel deutlicher als bei der Ratte zu beobachten, da der normale Histamin-Gehalt der Haut beim ersteren viel geringer ist. Es handelt sich also bei dieser Einlagerung nicht um Mastzell-Histamin, sondern um einen stark gebundenen, wahrscheinlich nicht freisetzbaren Grundstoff.

Das durch die Kälte freigesetzte Mastzell-Histamin erneuert sich nur langsam wieder. Nach 10 Tagen ist dasselbe bei der Ratte noch deutlich herabgesetzt. Beim Meerschweinchen ist diese langdauernde Verminderung durch die Ansammlung von Blutzell-Histamin maskiert. Schon nach etwa 20 Std ist die initiale Verminderung des totalen Gewebs-Histamins durch eine Zunahme ersetzt, welche mit dem entzündlichen Infiltrat zurückgeht.

Bemerkung. Da die Stärke der Unterfrierung mit Chloräthyl bei jeder Anwendung etwas verschieden ist, sind die Prozentsätze der Mastzell-Degranulierung, resp. der Histamin-Freisetzung nicht in allen Versuchsgruppen gleich, obwohl jede erwähnte Zahl dem Durchschnitt von mehreren Bestimmungen (2 bis 9) entspricht. Wichtiger zu beurteilen ist das Verhältnis zwischen beiden Prozentsätzen beim gleichen Tiere ($\%$ MZ—I. — $\%$ H—G.), sowie der Vergleich zwischen dem Verhalten der Ratte- und der Meerschweinchenhaut.

2. Entzündliche Einflüsse (Tab.2). Zur Unterstützung der eben erwähnten Hypothese, nach welcher die vom ersten bis zum dritten Tage

Tabelle 2. *Durchschnittliche Abweichungen des Histamin-Gehaltes in der entzündeten Meerschweinchenhaut*

Reizstoff	Zunahme im Vergleich mit dem normalen Histamin-Gehalt	
	an der Injektionsstelle $\%$	an 2 cm $\%$
Terpentin, 10 $\%$ige Lösung, 0,1 cm³	+ 75	0
Terpentin, rein, 0,1 cm³	+200	+118
Cantharidin, rein, 0,1 cm³	+112,5	+ 87,5
Staphylokokken-Vaccine, rein, 0,1 cm³	+ 21	0

nach der Haut-Unterfrierung beobachtete Histamin-Zunahme die Folge eines entzündlichen Prozesses darstellt, wurden in die Meerschweinchenhaut entzündungserregende Stoffe eingespritzt. Die dabei erreichte Erhöhung des Histamin-Gehaltes ist tatsächlich abhängig vom Entzündungsgrad, welches mikroskopisch beurteilt worden ist. Ist das entzündliche Infiltrat genügend verbreitet, kann eine deutliche Histamin-Zunahme noch bis auf 2 cm der Injektionsstelle entfernt konstatiert werden. Dabei haben die Mastzellen keine Rolle zu spielen.

3. Spezifisch-chemische Einflüsse. a) Histamin-Liberatoren. Parenteral verabreicht, erzeugen die Histamin-Liberatoren eine allgemeine Mastzell-Degranulierung, sowie Histamin-Verlust, wobei alle Mastzell-enthaltenden Organe erreicht werden. Die Mastzell-Degranulierung, resp. Histamin-Freisetzung entsprechen den injizierten Dosen, ohne daß in der Haut mehr als ca. 90$\%$ bei der Ratte und ca. 50$\%$ beim Meerschweinchen des totalen Gewebshistamins liberiert werden kann. Wenn das ganze freisetzbare Histamin die Haut verlassen hat, ist die Degranulierung der Mastzellen vollständig. Das übrige Histamin ist als Grundstoff des Gewebes anzusehen.

Spritzt man die Histamin-Liberatoren direkt in die Haut ein, so ist eine vollendete Mastzell-Degranulierung an der Injektionstelle zu beobachten, welche nach der Peripherie zu progressiv abnimmt. Auch hier ist eine enge Beziehung zwischen Histamin-Gehalt und Mastzell-Index festzustellen, da kein entzündliches Infiltrat sich entwickelt.

Die durch den Histamin-Freisetzer provozierte Erhöhung der Gefäßpermeabilität wird durch Vorbehandlung der Tiere mit Histamin- und Serotonin-Antagonisten völlig blockiert.

b) Proteolytische Fermente. Sofort nach der lokalen Einspritzung von proteolytischen Stoffen ist eine leichte Abnahme des Mastzell-Indexes und des Histamin-Gehaltes, sowie bei der Ratte des Serotonin-Gehaltes zu finden. So hoch die Dose auch sei, überschreitet die Histaminresp. Serotonin-Freisetzung nie 30% des initialen Wertes, und die Mastzell-Degranulierung bleibt gering und schwierig zu demonstrieren. Nach einigen Stunden stellt sich ein entzündliches Infiltrat ein, infolge dessen das Gewebshistamin wieder steigt. Die schon erwähnte Vorbehandlung bleibt ohne Einfluß auf die proteolytisch bedingte Gefäßpermeabilitätserhöhung.

4. Allergische Einflüsse. Der Histamin- resp Serotonin-Verlust, sowie die Mastzell-Degranulierung der schockierten Haut entsprechen denjenigen durch Proteolyse bedingten. So heftig die anaphylaktische Reaktion auch ausfällt, bleibt der Histamin-Verlust gering im Vergleich mit demjenigen durch Kälteeinwirkung verursachten. Im Moment, wo die entzündliche Reaktion sich bildet, nimmt der Histamin-Gehalt wieder zu. Die Mastzell-Degranulierung ist mit der Mastzell-Index-Berechnung schwierig zu beurteilen. Mitten im Infiltrat verbleiben zahlreiche Mastzellen. Ebenfalls wie in den proteolytischen Reaktionen, zeigen sich die üblichen Antagonisten auf die Verhütung der Gefäßpermeabilitätserhöhung unwirksam, was vermuten läßt, daß neben Histamin und Serotonin andere Faktoren für die anaphylaktisch bedingte Gefäßpermeabilitätsstörung verantwortlich gemacht werden müssen. Diese Frage wurde bereits anläßlich des letzten Kongresses besprochen (Craps u. Inderbitzin 1958).

Schlußfolgerungen

In der normalen Haut sowie unter den verschiedensten Einflüssen ist ein Zusammenhang zwischen der Anzahl der Mastzellen und dem Histamin- und eventuell Serotonin-Gehalt zu beobachten. Es müssen aber dabei andere Faktoren berücksichtigt werden:

1. Ein Teil des Gewebshistamins läßt sich unter keinen Umständen freisetzen. Es handelt sich um einen Grundstoff des Gewebes und nicht um einen Mastzell-Wirkstoff.

2. Bleibt der Histaminverlust gering (niedriger normaler Hauthistamin-Gehalt), ist er leicht durch ein eventuelles entzündliches Zellinfiltrat ausgeglichen und sogar dann meist durch eine Zunahme ersetzt.

Die studierten Einflüsse unterscheiden sich als Histamin-Freisetzer durch ungleiches Verhalten:

1. Die Chloräthyl-Unterfrierung übt eine starke, aber wechselnde Freisetzung aus (Unregelmäßigkeit der Kälteeinwirkung). In einzelnen Fällen kann die Mastzell-Degranulierung vollständig sein.

2. Die Histamin-Liberatoren, parenteral oder lokal verabreicht, setzen Histamin und eventuell Serotonin je nach der Dosierung frei. Die Histamin-Liberierung sowie die Mastzell-Degranulierung können ebenfalls vollständig sein. Die so bedingte Gefäßpermeabilitätserhöhung wird durch die spezifischen Antagonisten blockiert.

3. Hingegen üben die proteolytischen Fermente nur eine geringe Freisetzung auch bei hoher Dosierung aus. Sie rufen ein polymorphkerniges Zellinfiltrat hervor, welches inaktivierbares Histamin enthält. Die beobachtete Gefäßpermeabilitätserhöhung wird in diesem Falle durch die üblichen Antagonisten nicht verhütet.

4. Die lokale anaphylaktische Reaktion zeigt ähnliche Eigenheiten: relativ mäßig Histamin-Liberierung, polymorphkerniges Infiltrat, nicht blockierbare Gefäßpermeabilitätserhöhung.

Zusammenfassung

Das unter den verschiedensten Einflüssen freigesetzte Histamin ist mastocytären Ursprunges. Die Hautunterfrierung und die parenterale, resp. lokale Histamin-Liberatorenverbareichung führen zu einer ausgeprägten, sogar totalen Mastzell-Degranulierung, verbunden mit einer parallel verlaufenden Histaminfreisetzung. Die Gefäßpermeabilitätserhöhung wird von Histamin- und Serotonin-Antagonisten verhütet. Entzündliche Prozesse rufen mit dem Zellinfiltrat inaktivierbares Histamin hervor. Die proteolytischen und anaphylaktischen Reaktionen üben eine mäßige Mastzell-Degranulierung und Histamin- bzw. Serotonin-Freisetzung aus, sind von einer nicht blockierbaren Gefäßpermeabilitätsstörung begleitet und rufen ein inaktivierbares Histamin-enthaltendes polymorphkerniges Infiltrat hervor.

Literatur

BENDITT, E. P., R. L. WONG, M. ARASE and E. ROEPER: Proc. Soc. exp. Biol. (N.Y.) 90, 303—304 (1955).
CRAPS, L., et TH. INDERBITZIN: Arch. belges Derm. 13, 1—19 (1957).
CRAPS, L., u. TH. INDERBITZIN: 24. Kongreß der D.D.G., Düsseldorf, 1958.
INDERBITZIN, TH., et L. CRAPS: Dermatologica (Basel) 114, 208—218 (1957).
RILEY, J. F., and G. B. WEST: J. Physiol. (Lond.) 120, 528—537 (1953).

Aussprache

H. Rorsman-Lund/Schweden: Seitdem es sich erwiesen hat, daß Mastzellen und basophile Leukocyten größere Mengen Histamin enthalten, hat man sich mit der Frage beschäftigt, ob Histamin in diesen Zellen auch gebildet wird. Schayer hat bei Mastzellen von Ratten eine Histaminbildung nachweisen können. Wir haben in Lund mit Schayers Methode bei einem Mastocytom eines Hundes, in den pathologischen Hautveränderungen eines Patienten mit Urticaria pigmentosa sowie im Blut bei sieben Patienten mit myeloischer Leukämie und Basophilie eine Bildung von Histamin aus C^{14}-Histidin durch Histidindecarboxylase nachweisen können. Diese Ergebnisse deuten darauf hin, daß die Mastzellen auch im Menschen und Hund bzw. die basophilen Leukocyten im Blut vom Menschen nicht nur Histamin enthalten, sondern auch Histamin bilden.

84. J. Lindner-Hamburg: **Die Mastzelle** (ein Diskussionsbeitrag). Mit 9 Textabbildungen.

Über Morphologie und Funktion, Chemie und Histochemie, Vorkommen und Verteilung sowie weitere, in diesem Kolloquium interessierende Mastzell-Fragen bestehen trotz — oder wegen der großen Fülle an Beiträgen der verschiedensten Forschungsrichtungen — zusammenfassend gesehen — keine einheitlichen Vorstellungen. Im Gegenteil — durch die Vielseitigkeit dieser merkwürdigen Zellform wird die Übersicht erschwert, für den Spezialisten wie für den Nicht-Spezialisten. Ersterer hat es oft schwerer. Er sieht seine jeweiligen Spezialprobleme, muß sie einordnen, in Beziehung setzen und weiß nicht, ob die Ordnungs- oder Beziehungspunkte ausreichend gesichert sind. Gelegentlich muß er sogar feststellen, daß sie auf Voraussetzungen *seines* Spezialgebietes beruhen, die er selbst inzwischen widerlegt, zumindest verändert oder erschüttert hat.

So schien mir die sinnvolle Aufgabe dieses Kolloquium zu sein, die verschiedenen Vorstellungen, Ansichten, Begriffe und Befunde zusammen zu besprechen und zu erklären.

Ich beginne mit dem *Vorkommen der* Mastzellen.

Die bisherigen, oft nur bruchstückhaft bekannten Kenntnisse werden am besten in der Tab. 1 zusammengefaßt, die weitere Erklärungen unnötig macht.

Ebenfalls unvollständig sind häufig die Vorstellungen oder Kenntnisse über die *Verteilung* der Mastzellen in den verschiedenen Geweben und Organen des Menschen und besonders bei den am meisten gebräuchlichen Versuchstieren, woraus sich manche Fehlschlüsse erklären lassen.

In der Tab. 2 wurden daher die entsprechenden Ergebnisse eigener Untersuchungen — kontrolliert, korrigiert und notfalls ergänzt durch die Befunde anderer Autoren — zusammengestellt. Die mit einem Bindestrich versehenen Spalten kennzeichnen Gewebe und Organe, welche auf ein Vorkommen von Mastzellen *nicht* genügend geprüft sind. Die mit einem doppelt starken Kreuz markierten Spalten geben einen auffällig reichlichen Mastzellgehalt in den betreffenden Organen der einzelnen Species an. Da es sich bei dieser Zusammenfassung um die normale Verteilung unter *physiologischen* Verhältnissen handelt, die natürlich bei Mensch und Tier gewisse Schwankungsbreiten aufweist, sind bei der Feststellung *pathologischer* Mastzellvermehrungen, Verteilungsänderungen usw. Vorsicht und Kritik notwendig. Außerdem ist die Darstellung geeignet, dem biochemisch oder pharmakologisch arbeitenden Kollegen zu zeigen, wodurch z. B. Unterschiede bei der Bestimmung einzelner Stoffkomplexe aus Mastzellen in den gleichen Geweben verschiedener

Tabelle 1. *Mastzellvorkommen*

Invertebraten		Niedere Vertebraten		Höhere Vertebraten
Best. Bakter. Algen, Pilze Volutin-Granula z.B. Hefe	NS-, MPS-, MZ-Granula?	Fische und Reptilien Amphibien	Magen-Darmtrakt	Viele GMZ Fledermaus Schaf Ratte Schwein Katze Kuh, Ochse Hund Pferd Ziege
Schwämme Coelenteraten	Reifere MZ-Formen?	Knochen-fische Stör Schwanz-lurche	Herz- und Blutgefäße	Wenig GMZ Maus, Kaninchen, Hase, Meerschweinchen Igel: GMZ auch im ZNS
Echino-dermaten	Unreifere MZ-Vorstufen	Versch. Fische	Niere und Geschl.-Organe	Verschiedene Größe der MZ-Granula:
Arthropoden	Perivasc. MZ?	Schwanz-lurche bestimmte Froscharten	Leber	Amphibien: staubfeine Granula Vögel: feine Granula Ratte, Maus: grobe Granula

Tiere begründet sein können. Ich sage „können", denn nicht genügend bekannt ist vielen die Tatsache, daß die Mastzellen der verschiedenen Species offenbar erhebliche qualitative und quantitative *Unterschiede im chemischen Aufbau* aufweisen. Es ist einfach falsch, zu meinen, daß man ohne weiteres die Mastzellen der verschiedensten Species zusammen besprechen kann. Sie sind nicht identisch. *Mastzelle ist nicht gleich Mastzelle.* Diese triviale Feststellung trifft aber nicht nur für den Vergleich der Zellen verschiedener Species miteinander zu, sondern auch für die Mastzellen einer Tierart (Stamm-, Geschlechts-, Alters-, Organ- usw. Variationen, worauf zum Teil später eingegangen wird). Zunächst zu den Species-Unterschieden: Ich habe die Ergebnisse der Gruppe von WEST, RILEY u. Mitarb. in den folgenden 3 Abbildungen zusammengefaßt:

Die Abb. 1 stellt die genannten species-abhängigen Unterschiede des *Mastzell-* und zugleich des *Histamin-* und *Serotonin*-Gehaltes eines bei allen Species gleichmäßig entnommenen Organgebietes, nämlich der Bauchhaut dar. Man sieht *mit einem Blick* das, was die biochemisch und pharmakologisch arbeitenden Spezialisten zur Genüge kennen, anderen Spezialisten aber keineswegs so bekannt ist, nämlich die oft erhebliche Diskrepanz zwischen dem feststellbaren Mastzell- und Histamingehalt bzw. die Tatsache, daß bisher nur bei Ratte, Maus und Hamster mit genügender Sicherheit (d. h. quantitativ ausreichend) *der* Stoff nachgewiesen wurde, welcher die derzeitige Mastzell-Literatur (im Verhältnis dazu) über Gebühr beansprucht: Es ist das *Serotonin.* (Das soll keine Polemik, Überheblichkeit, Problemverkennung usw. — sondern nur ein Versuch sein, die tatsächlichen Verhältnisse zu klären.)

Tabelle 2. *Verteilung der Mastzellen*

		Mensch	Maus	Ratte	Meer-schwein-chen	Kanin-chen	Hamster
Haut	Cutis-Anhangsgeb.	+	+	+	(+)	(+)	+
	Subcutis/Gef./B.T.	+	+	+	(+)	(+)	+
Lympho-reticuläres Gewebe	Milz	(+)	(+)	+	(+)	○	+
	Lymphknoten	+	(+)	+	(+)	○	+
	Tonsillen	+	—	—	—	—	—
	Thymus	+	(+)	+	(+)	○	+
	Knochenmark	+	(+)	+	+	(+)	+
Gefäße	pericapillar	(+)	(+)	+	(+)	○	+
	periarteriell	+	+	+	○	(+)	+
	Adventitia	(+)	○	+	○	○	+
Serosa	Peritoneum	+	+	+	(+)	○	+
	Pleura	(+)	(+)	(+)	○	—	—
	Leberkapsel	+	○	+	○	○	+
Verschiedene Organe	Leber	○	(+)	(+)	○	○	(+)
	Magen/Darm (subm.)	+	+	+	(+)	(+)	+
	Zunge	+	+	+	○	(+)	+
	Lunge	+	○	(+)	○	○	(+)
	Niere	○	○	○	○	—	—
	Harnblase	+	—	+	—	—	—
	Mamma	+	+	+	—	—	+
	Uterus	+	+	+	+	+	+
ZNS	Plexus chor.	○	○	(+)	○	○	—
	Meningen	+	○	+	○	○	—
	Choreoidea	+	○	+	○	○	—
	periph. Nerven	+	(+)	+	○	○	—

Für die angeschnittene Frage morphologischer, funktioneller und chemischer Unterschiede der Mastzellen in den verschiedenen Geweben allein eines Tieres dient die vorerwähnte Zusammenfassung der Ergebnisse von West et al. als Beispiel:

Es wird deutlich, daß neben dem Serotonin- und Histamin- auch der *Heparingehalt* der Mastzellen starke Unterschiede — nicht nur zwischen den einzelnen Species — sondern auch in verschiedenen Organen und Organteilen einer Tierart, sogar eines einzelnen Tieres aufweist. Das wird meines Erachtens bei vielen Überlegungen nicht genügend berücksichtigt. Auf Einzelheiten dazu kann ebensowenig wie zu anderen Feststellungen eingegangen werden. Wichtig ist zunächst nur die Übersicht. Dazu gehört schließlich auch die dritte Zusammenstellung nach West, in welcher die species-abhängigen *Mastzell-Beeinflussungen* am Beispiel der

Mastzellzerstörung, Histamin- und Serotoninfreisetzung dargestellt sind (natürlich auch sehr vereinfacht und schematisch):

Es ergibt sich, daß *kein übergeordnetes Reaktionsprinzip* zu erkennen ist, von welcher Seite man auch derartige Erklärungen unter Berücksichtigung aller in Frage kommenden morphologischen, pharmakologischen

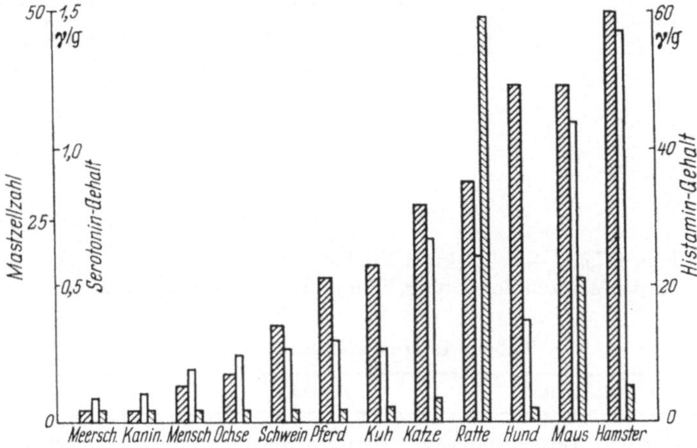

Abb. 1. Vergleich zwischen dem Mastzell- ▨, Histamin- ☐ und Serotonin-Gehalt ▩ der Bauchhaut verschiedener Species

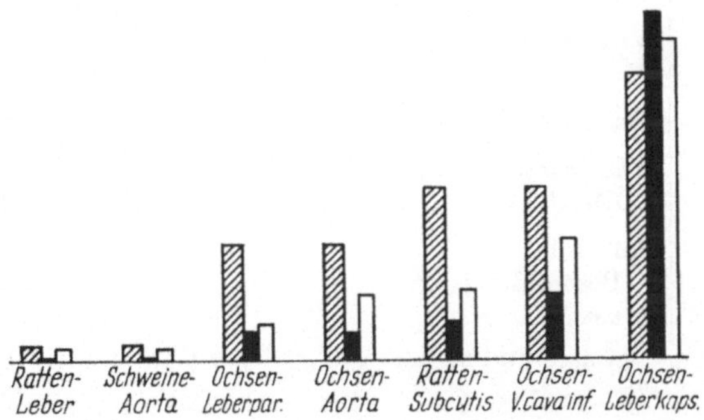

Abb. 2. Vergleich zwischen dem Mastzell- ▨, Heparin- ■ und Histamin-Gehalt ☐ verschiedener Organe, bzw. Organteile und Species

und physikalisch-chemischen Gesichtspunkte zu machen versucht. Dieser Befund ist also auch den Spezialisten nicht befriedigend erklärbar, so daß sie selbst stellenweise bereits die Meinung vertreten, es handelt sich dabei um keine spezifischen Mastzell-Beeinflussungen, sondern nur um das *unspezifische* Ergebnis von Allgemeinreaktionen.

Wir können diese Frage selbst natürlich nicht entscheiden — man sollte es zur Zeit auch nicht. Notwendig erscheint mir nur, die Sicherheit, mit der von manchen Mastzell-Autoren mit dem Begriff „spezifisch" gearbeitet wird, unter Hinweis auf diese und andere Sachverhalte in Frage zu stellen, damit die so gut in Fluß geratene Mastzellforschung nicht vorzeitig in fixierte Schemata gepreßt wird und erstarrt.

Tabelle 3. *Species-abhängige Mastzellbeeinflussung*

Tierart	Anaphylaxie			Histamin-Liberatoren		
	MZ	Histamin	Serotonin	MZ	Histamin	Serotonin
Maus	+	+	+	+	+	+
Ratte	+	+	+	+	+	+
Hamster	O	O	O	+	+	+
Meerschweinchen	+	+	+	+	+	O
Kaninchen	+	+	+	+	+	+
Hund	+	+	O	+	+	+

O = kein Effekt, + = geringer Effekt,
+ = starke Mastzell-Zerstörung, Histamin- und Serotonin-Freisetzung.

Tabelle 4. *Mastzelldegranulierung*

unspez. Agentien		Fermente	Hormone	sog. Hist. Lib.
Aq. dest. (steril)	Terpentinöl usw.	Hyaluronidasen	*NNR*	*48/80*
NaCl-, Tyrode-, Hank- u. a. Lösungen	Toluidin, Thionin u. a.	Trypsin	ACTH	*Protamin*
versch. Puffer	Vitaminmangel (C)	Papain	*Thyroxin*	Stilbamidin
SiO$_2$- u. Kohlen-staub-Lösun-gen usw.	Endotoxine	Pepsin	*Oestrogene*	*Propamid*
Kobaltsalze	*Pharmaka (M, Res.)*	(Amylasen)		Polymyxin
	Rö-, Ra-Bestrahlung *usw.*			Diaminodecan
				Pepton
				Alkali u. a. Proteine und Histone

Lokale und zum Teil allgemeine Wirkungen

Ein besonders eklatantes Beispiel für diese Kritik einseitiger Betrachtungweisen ist der leidige Begriff der sogenannten „*Mastzelldegranulierung*".

Dazu habe ich in der Tab. 4 die Substanzen zusammengestellt, welche nach Beobachtungen der verschiedensten Autoren (zum Teil auch nach eigenen Befunden) zur Degranulierung führen:

Man sieht eine außerordentlich bunte und große Reihe von Stoffen und Stoffgruppen, die keineswegs alle in diesem Zusammenhang genannten Substanzen enthält. Diese an sich grobe Übersicht wendet sich in erster Linie gegen Autoren, die nur den einen oder anderen Stoff untersuchen und aus seiner degranulierenden Wirkung pharmakologische, biochemische oder noch umfassendere Schlußfolgerungen zur Morphologie und Funktion der Mastzellen ziehen. (Ein Beispiel dafür sind die

Fehlschlüsse aus intravitalen Degranulierungsstudien mit verschiedenen Substanzen bei gleichzeitiger Toluidinblauzugabe.) Die Mastzelldegranulierung ist für sich allein betrachtet sicher eine sehr allgemeine Reaktion dieser speziellen Zellform und tritt normalerweise in vivo, selten in *der* Form auf, welche durch zahlreiche der hier zusammengestellten Substanzen künstlich in forcierten Tierversuchsanordnungen hervorgerufen wird. Ich glaube nicht, daß heute noch Untersuchungen zweckmäßig sind, welche nur auf die Frage abzielen, ob ein Stoff zur Mastzelldegranulierung führt. Dagegen sind die speziellen Untersuchungen, z.B. über den *Ablauf* des Degranulierungsvorganges (über die Rolle *proteolytischer Fermente* usw.), sinnvoll und versprechen bessere Einblicke in die noch ungeklärten Mastzellfunktionen als die vorgenannten Versuche.

Vielleicht ergibt sich dabei ein geeigneterer Ansatzpunkt zur Prüfung des Einflusses besonders interessierender Stoffgruppen (aus der Tab.4). Die Frage nach der Beziehung zwischen diesen Substanzen und der Mastzellfunktion bzw. bestimmten Teilfunktionen ist der eigentliche Sinn vieler Degranulierungsversuche. In diesem Zusammenhang besonders wichtig ist die *Wirkung von Hormonen auf Mastzellen*, welche ich daher in der Tab.5 darstelle:

Es handelt sich dabei um eigene Ergebnisse, kontrolliert, korrigiert und ergänzt durch die Befunde anderer Autoren (speziell die Ergebnisse an Mensch, Hamster und Hahn). Folgende Erklärungen sind notwendig: Appl. = Applikationsart, Op. = Operation (+ = Exstirpation der jeweiligen Drüsen innerer Sekretion, — = kein Eingriff; Einzelheiten über eigene Versuche, dazu siehe frühere Mitteilung). Zwei Zeichen nebeneinander (z.B. —/o) bedeuten, daß verschiedene Autoren zu verschiedenen Ergebnissen kamen; in diesem Zusammenhang ist: — = keine Veränderung feststellbar, + = bedeutet: Zunahme der Mastzellenzahl. Die Tab. 5 ist unvollständig, sie enthält nur eindeutige eigene bzw. fremde Aussagen zu der angeschnittenen Frage. Diese ist — wie die Übersicht zunächst deutlich erkennen läßt, nicht ohne entsprechende Aufgliederung zu beantworten. Mit anderen Worten: Es gibt keine generellen Wirkungen z.B. von Cortison oder Testosteron usw. auf „die Mastzelle". Vielmehr ist die Hormonwirkung sehr abhängig von Tierart, Stamm, Geschlecht und Alter, von der Ausgangslage usw., andererseits deutlich vom chemischen Aufbau (Charge) und der Applikationsart des einwirkenden Hormones usw. Auch in diesem Fall soll die Übersicht nur davor bewahren, kurzeilige Schlußfolgerungen aus Einzel- oder Detailbefunden (oft an inhomogenem Material mit verschiedener Methodik gewonnen) zu ziehen und zu verallgemeinern, wie es in der Bindegewebsforschung — unter deren Aspekt ich das Mastzellproblem sehe — leider nicht selten geschieht.

Geht man von dieser breiteren Basis aus auf die hier zu diskutierenden Fragen zu, so steht man ständig unter dem Eindruck der außerordentlich vielfältigen Zusammenhänge zwischen den Einzelbestandteilen des Bindegewebes (Zellen, Fasern und Grundsubstanz), denen auch die Mastzellen unterworfen sind und von denen sie nicht ohne Gefahr isoliert betrachtet werden können.

Damit komme ich zur Darstellung der *Mastzellfunktionen*, wie ich sie unter Berücksichtigung und vorsichtiger Bewertung der inzwischen vorliegenden Kenntnisse (und der zuvor gemachten Einschränkungen) sehe, übersichtlich zusammengefaßt in der Tab.6. Es handelt sich also nur um eine Zusammenfassung. Der von manchen Autoren behandelte Gehalt der Mastzellengranula an Vorstufen der Faserproteine ist nicht erwiesen

und nicht wahrscheinlich (siehe auch fehlender Prolin- und Hydrolysen-
prolingehalt in Tab. 8a).

Um auf die mir besonders wichtig gewordene Frage nach der Mastzellfunktion im *Grundsubstanzstoffwechsel* einzugehen, möchte ich zunächst

Tabelle 5. *Hormonwirkungen auf Mastzellen*

Hormon	Art	Appl.	Op.	MZ-Zahl	MZ-Größe	Degran.
Cortison	Ratte	s.c.	NN −	−/0	−/0	0
	Ratte	s.c.	NN +	−/0	−/0	0
	Ratte	i.m.	NN −	0	0	0
	Ratte	i.m.	NN +	0	0	+/0
	Hamster	s.c.	NN −			+
	Hamster	i.m.	NN −			+
	Homo (Sgl.)	s.c.	NN +			+
Hydrocortison	Hamster	s.c.	NN +			+
Desoxycorti- costeron	Ratte	i.m.	NN −	0/−	0	0
	Ratte	i.m.	NN +	0	0	0
Hypophyse	Ratte	—	Hyp. −/HL+	+	+	
Somatotropin	Hamster	i.m.		+		
ACTH	Hamster	i.m.				+
Thyreotropin	Hamster	i.m.		+		
Testosteron	Ratte	i.m.		0	0	0
	Hamster	i.m.		0		
	Hahn	i.m.		0		
	Ratte	—	Hoden −	0	0	0
	Ratte	s.c./i.m.	Hoden −	0	0	0
	Ratte	s.c./i.m.	Hoden +	0	0	0
Oestrogen	Maus	i.m.	Ovar +	+/0 Ut.−	0	0
	Ratte	s.c./i.m.	Ovar +	+/0	+/0	+/0
	Ratte	s.c./i.m.	Ovar −	+/0	+/0	+/0
	Ratte	—	Ovar −	+/0	+/0	+/0
	Hamster	i.m.	Ovar +	0		
Progesteron	Hamster	i.m.	Ovar +	0		
	Ratte	s.c./i.m.	Ovar +	0	0	0
	Ratte	s.c./i.m.	Ovar −	0	0	0
Thyroxin	Ratte	i.m.		−/0	+/0	
	Mensch	i.m.		−	+	

zur Beziehung zwischen den *Mitochondrien* und den *Granula* der Mastzellen Stellung nehmen.

Wir haben ebenso wie andere Autoren systematische histochemische
Untersuchungen der Mastzellen durchgeführt. Das Ergebnis zeigt —
zusammengefaßt — die Tab. 7.

Sie enthält eine Gegenüberstellung der Befunde an den Granula der
Mastzellen und der *Eosinophilen*, die hier nicht interessiert. Für die
konkrete Frage ist dagegen der *Nachweis zahlreicher Fermente* im Bereich

Tabelle 6. *Mastzellfunktionen*

Verschiedene Funktionen im *Binde-gewebs*-Kohlenhydrat-*Stoffwechsel*	Rolle im *Schwefelstoffwechsel*
Aufnahme (Phagocytose) bzw. *Aufbau*, *Umbau* und *Abgabe* sowie Stabilisierung von *Grundsubstanz* (und anderen Pufferfunktionen gegenüber bas. Proteinen)	*Heparinabgabe* mit den zahlreichen Heparinwirkungen (Gerinnung, Clearing, Fibrinolyse usw.)
Freß- und *Speicherzellen*	Auf- und Abbau von *Lipoprotein*-Strukturen
MPS-Bildung und -*Abgabe* Mono-, Di-, Triheparine Hyaluronate und Mucoitine?	cytotoxische, antitrypt. und versch. enzymatische Eigenschaften
	Bildung, Bindung und Abgabe von *Histamin* und *Serotonin* mit entsprechenden Wirkungen dieser Stoffe

Tabelle 7. *Histochemie der Mastzell- und Eos. Granula*

Hauptgruppen	Untergruppen	M.Z.	Eos.
Polysaccharide	Einf. und kompl. saure MPS	+ +	+ (+)
	Muco- und Glykoproteine	+	+
	Glykolipide	(+)	(+)
Lipide	Lipoproteide	(+)	+
	saure Lipide	+	○
	Phospholipide	+	(+)
	Lipide (neutrale usw.)	(+)	+
Proteine	basische Proteine	+	+
	aromatische A.S.	+	+
	SH-Gruppen	+	+
	NH_2-Gruppen	+	+
	Arginin	+	+
Fermente	alk. Phosphatase	+	○
	saure Phosphatase	+	(+)
	Phosphoamidase	+	(+)
	5-Nucleotidase	+	○
	Lipase	+	(+)
	Esterase	(+)	(+)
	Sulfatase	+	○
	Aminopeptidase	+	(+)
	β-Glucuronidase	+	○
	Peroxydase/Oxydase	○/(+)	+

der Mastzell-Granula von Bedeutung. Eine derartige umschriebene
Fermentkonzentration findet man sonst nur an den Hauptfermentträgern
der Zelle, den Mitochondrien.

38*

Es erschien daher zweckmäßig, die Befunde chemischer Bausteinanalysen verschiedener einschlägiger Mitochondrienfraktionen (spezielle von Mastzellmitochondrien gibt es nicht) und von Mastzellgranula miteinander zu vergleichen. Das Ergebnis enthält die Tab. 8.

Tabelle 8a. *Vergleichende Bausteinanalysen I*

		Mitochondrien	M.Z.Gran.	M.Z.-Cyt.	Eos.-Gran.
Aminosäuren	Glycin	+	+	+	+
	Alanin	+	+	+	+
	Serin			+	
	Threonin	+	+	+	
	Methionin			+	
	Valin	+		+	
	Norvalin				
	Leucin	+	+	+	+
	Isoleucin			+	
	Phenylalanin		+	+	
	Tyrosin	+	+	+	+
	Cystein				
	Asparaginsäure	+	+	+	
	Glutaminsäure	+	+	+	+
	Arginin	+	+	+	+
	Lysin	+	+	+	+
	Cystin		+	+	
	Histidin		+	+	
	Prolin				
	Oxyprolin				
	Tryptophan			+	
	Asparagin				
	Glutamin				
Zucker	Glucose	+	+	+	+
	Fructose				
	Galaktose		+		
	Ribose	+	+		+
	Fucose	+	+	+	+
	Glucuronsäure		+	+	
	Galakturonsäure		+	+	
Aminozucker	Glucosamin		+	+	
	N-Acetyl-Glucosamin		+		
	Galaktosamin		+		
	N-Acetyl-Galaktosamin		+		

In Tab. 8a sind die *niedermolekularen* Bausteine aufgeführt, auch die des Mastzell-Cytoplasma (M. Z.-Cyt.) und der eosinophilen Granula (Eos.-Gran.), welche hier nicht interessieren.

In Tab. 8b sind die *höhermolekularen* Bausteine zusammengestellt. Man erkennt die prinzipielle Übereinstimmung zwischen dem biochemisch ermittelten Fermentstatus der Mitochondrien und dem der Mastzellgranula. Was wir an anderer Stelle detailliert ausgeführt haben, kann hier nur zusammengefaßt werden: Mit verschiedenen Autoren sind wir der Meinung, daß derartige Befunde ein Beweis für die *Genese der* betreffenden *Granula aus Mitochondrien* sind. Aufbau, Umbau und Abbau

Tabelle 8b. *Vergleichende Bausteinanalysen II*

		Mitochondrien	M.Z.-Gran.
Lipide	Gesättigte und ungesättigte Fettsäuren	+	+
	Phosphatide	+	+
	Cholesterin	+	?
Proteine	SH- + SS-Gruppen	+	+
	Basische Proteine	+	+
Polysaccharide	Ribonucleotide	+	+
	Glykoproteide	—	+
Vitamine	A, B, C	+	—
Fermente *Oxydoreduktasen*	Succinodehydrogenase	+	+
	Cytochromoxydase	+	+
	Cytochrom C	+	+
	d-Aminosäure-Oxydase	+	+
	Milchsäuredehydrase	+	—
	Oxalessigsäuredehydrase	+	—
	Coenzym A	+	+
	Pseudoperoxydase	—	+
Hydrolasen	Arginase	+	+
	Esterase	+	+
	Lipase	+	+
	Alk. Phosphatase	+	+
	Saure Phosphatase	+	+
	Glucose-6-Phosphatase	+	+
	ATP-ase	+	+
	Aminopeptidase	+	+
	5-HT-Decarboxylase	—	+
Transferasen	Transaminase	+	+
	Phosphokinasen	+	+
		+	+

intracellulär aufgenommenen Materials geschieht in großem Maße im unmittelbaren Bereich der fermenttragenden Mitochondrienstrukturen. Diese können dabei durch eine Anreicherung makromolekularer Substanzen überdeckt, umgeformt oder aufgelöst — jedenfalls unsichtbar werden. Die Granula enthalten jedoch noch die bei diesem Prozeß stark aktivierten Mitochondrienfermente. Auch die sich ergebenden Analoga zur *Cytosomenbildung* und deren morphologische und biochemische Beurteilung ist anderen Orts von uns ausführlicher besprochen, worauf hier nur verwiesen werden kann.

Wichtig ist an dieser Stelle die Feststellung, daß biochemische, histochemische und nun auch elektronenmikroskopische Untersuchungen Beweise für eine Genese der Mastzellgranula aus Mitochondrien ergeben haben und noch ergeben (wie Herr Gusek für die Elektronenmikroskopie eben gezeigt hat).

Diese Beziehungen zwischen den Mastzellmitochondrien und -granula sind aber von besonderer Bedeutung für die konkrete Frage nach der Entstehung der Mastzellgranula, wozu ich einen weiteren Beitrag vorlegen möchte, ohne an dieser Stelle frühere Ergebnisse zu referieren. Auf Grund meiner nun über zehnjährigen Beschäftigung mit der Bindegewebs-Grundlagenforschung bin ich zu der Auffassung gekommen, daß für die Säugetier-Mastzellen *verschiedene Entstehungsarten* existieren.

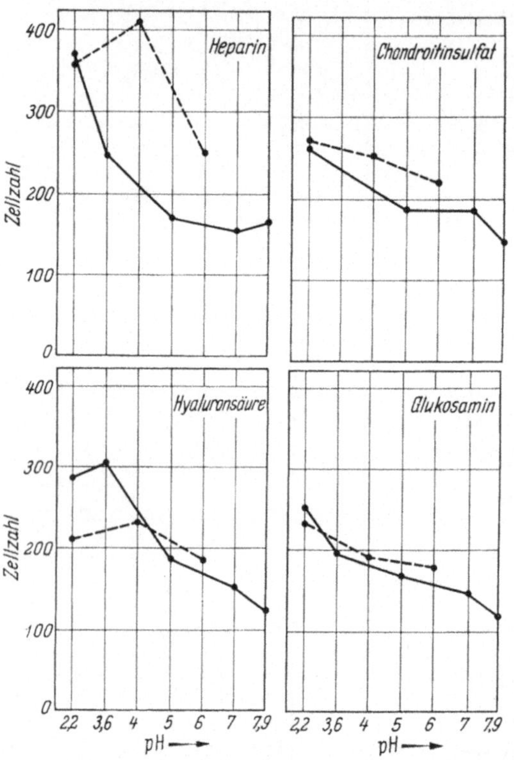

Abb. 3. *Mastocytoide Zellformen* 40 min nach Injektion von MPS in die Rattencutis, —— vor und — — — nach Sulfatierung

Neben einem Aufbau der Mastzellen-Granula aus niedermolekularen Bausteinen, die als solche geliefert oder von der Zelle aus kleineren Einheiten selbst bereitgestellt werden, entstehen offensichtlich Mastzellformen durch Aufnahme und Umformung höhermolekularer Bestandteile der Grundsubstanz bei den mannigfaltigsten Entmischungszuständen derselben. An dieser Stelle nur ein einziges konkretes *Beispiel aus der Dermatologie:* Chronische Erythrodermien führen gelegentlich zu dem bekannten Krankheitsbild der sogenannten *lipomelanotischen Reticulose.* Wir wissen heute, daß es sich dabei um keine Reticulose im eigentlichen Sinne, sondern um eine Reaktion zunächst der regionären Lymphknoten auf die chronische Entzündung in ihrem Zuflußgebiet handelt. Auch wir haben früher durch sorgfältige histologisch-histochemische Untersuchungen zeigen können, wie der chronische Gewebsumbau in allen Hautschichten zum Abtransport von Abbauprodukten in die Lymphknoten, zur Anreicherung in den Rand- und Intermediärsinus und zur Aufnahme dieser Stoffe in reticulo-endotheliale Zellen führt. Dem Namen entsprechend sind besonders Fette und Melanin, aber auch reichlich Grundsubstanz-Abbauprodukte nachweisbar, letztere in einer *Zellreihe,* die von Elementen mit einzelnen morphologischen, färberischen und histochemischen Ähnlichkeiten mit Mastzellen

bis zur typischen Mastzelle führt. Wir sprachen daher von *mastocytoiden* Zellformen.
Der bekannte (erst kürzlich auch von LENNERT mitgeteilte) Mastzellreichtum bzw.
die Anwesenheit unreifer und reifer Transformations- und Modultationsformen der

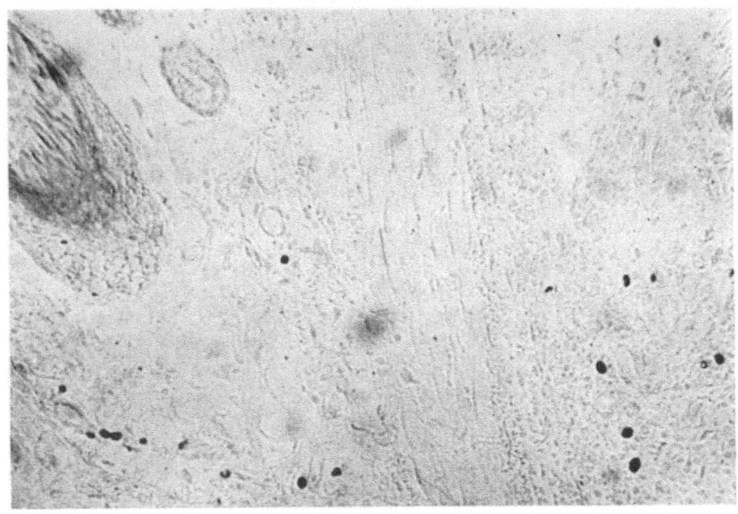

a

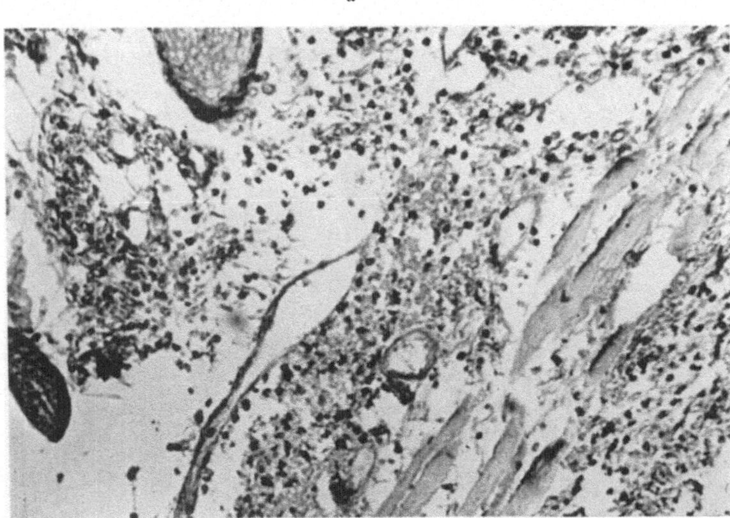

b

Abb. 4a und b. Beispiele für histologisch-histochemische Befunde an Mastzellformen nach
Hyaluronsäure-Injektion (Einzelheiten siehe Text)

Mastzellen in den Lymphknoten der lipomelanotischen Reticulose ist unserer
Meinung nach somit erklärt. Dieser Zusammenhang einer Vermehrung von Mastzellformen mit Grundsubstanzentmischungen, Ab- und Umbauvorgängen usw. ist

nur ein Beispiel von zahlreichen, oft viel eindrucksvolleren in der Bindegewebsforschung (von der Entzündung bis zum Geschwulststroma und dem parablasto-
matösen Bindegewebe). Es lag somit nahe, neben unseren früheren experimentellen

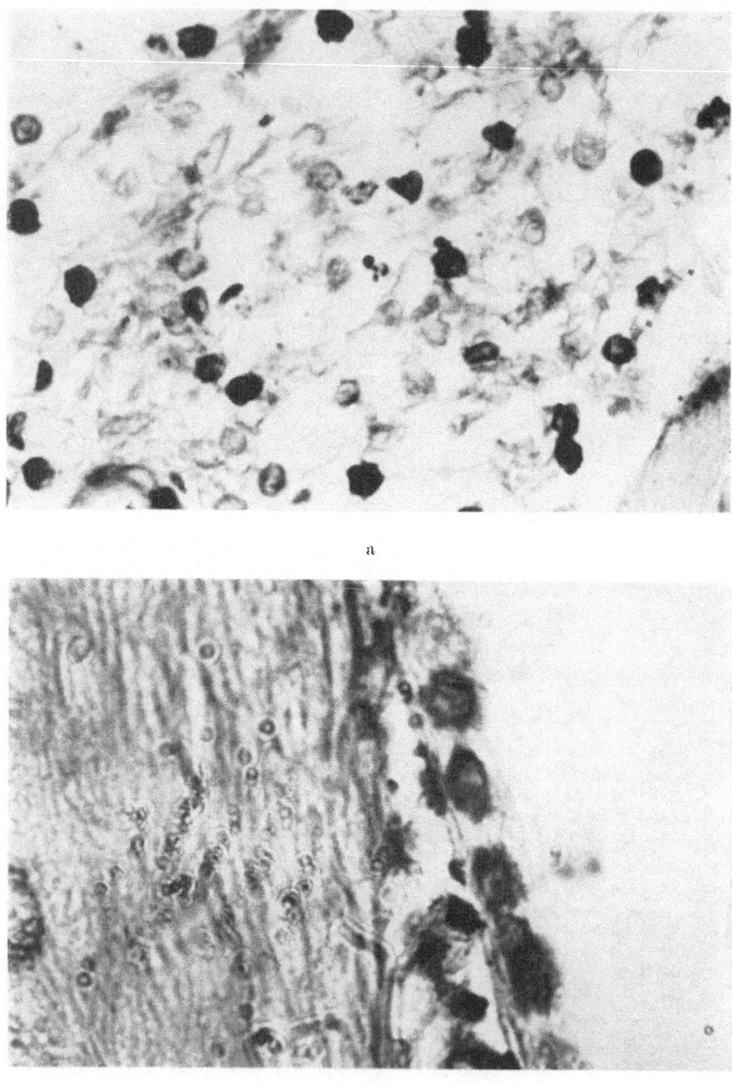

a

b

Abb. 5a und b. Ausschnittsvergrößerungen der Abb. 4a und b (Einzelheiten siehe Text)

Untersuchungen zu dieser Frage eine Anreicherung von Grundsubstanzbestand-
teilen, z. B. durch intracutane Injektion derselben hervorzurufen, und auf diese
Weise eine Proliferation mit Stoffaufnahme der lokalen Mesenchymzellen zu provozieren. Das gelang nach Injektion von Aminozuckern ebenso wie nach *Injektion*

aminozuckerhaltiger Polysaccharide. 40 min nach der Injektion war bereits eine Zunahme dieser mastocytoiden Zellformen festzustellen.

In Abb. 3 ist das Ergebnis der üblichen Mastzellzählung an Schnitten zu sehen, die mit $0,01\%$ig wäßrigem Toluidinblau (p_H-Reihe 2,2—7,9) jeweils *vor und nach Sulfatierung* gefärbt sind. Ohne hier auf Einzelheiten eingehen zu können, ist festzustellen, daß in charakteristischer Weise stets die höchsten Zellzahlen bei p_H 2,2 und daß nach Sulfatierung mehr Mastzellformen als vor Sulfatierung gezählt wurden.

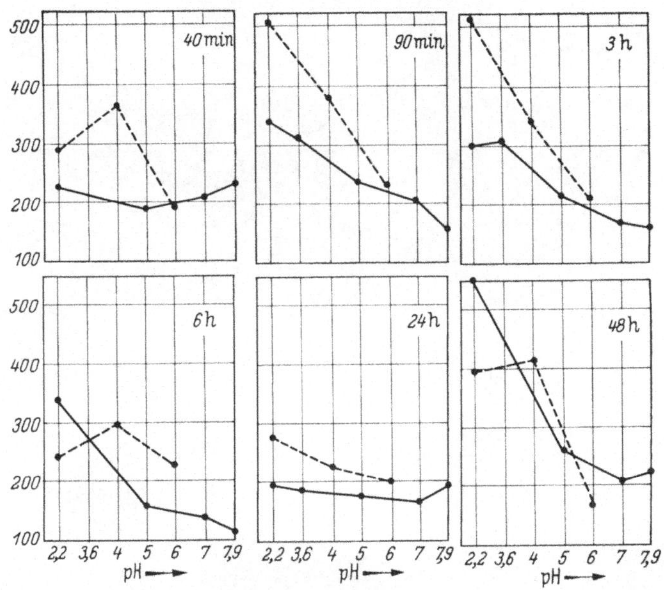

Abb. 6. Mastzellvermehrung nach Hyaluronsäure-Injektion (Einzelheiten siehe Text)

Als Beispiel für die (im Kolloquium in größerer Zahl vorgewiesenen Farbdias) zeigt Abb. 4a den Befund der Toluidinblaufärbung bei p_H 4, 24 Std nach Gabe von *Hyaluronsäure* ohne — und Abb. 4b mit vorheriger Sulfatierung. Ausschnittvergrößerungen dieses Bildes zeigen die Abb. 5a (verschiedene Mastzellformen im cutanen Bindegewebe) und 5b (entsprechende Zellentwicklung an den Haarbälgen).

Eine übersichtliche Zusammenfassung dieser Befunde — mit Angabe der Zellzahl (Ordinate) in der Toluidinblau-p_H-Reihe (Abszisse) vor (——) und nach (— —) Sulfatierung zeigt die Abb. 6 für die Verhältnisse nach *Hyaluronsäureinjektion.*

Demgegenüber ist die Vermehrung mastocytoider Zellformen nach Injektion von Chondroitinsulfat größer, nach Injektion von Heparin kleiner.

Als Beispiel dafür ist in Abb. 7 die starke Vermehrung mastocytoider Zellformen um ein Cutisgefäß 12 Std nach *Heparininjektion* zu sehen, in

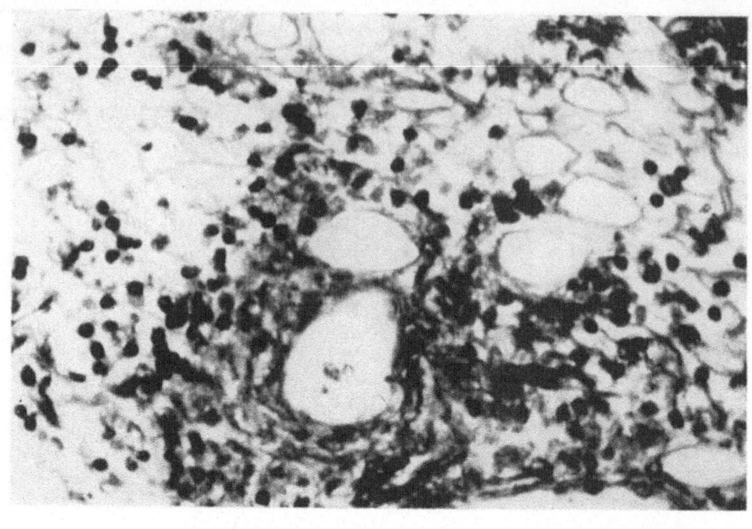

a

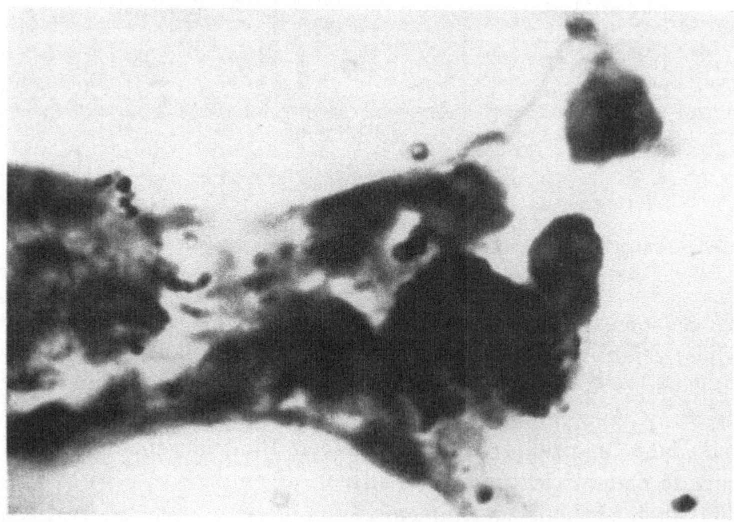

b

Abb. 7a und b. Beispiele für histologisch-histochemische Befunde an Mastzellformen nach Heparin-Injektion (siehe Text)

Abb. 7b eine Vergrößerung daraus mit den charakteristischen cytologischen und cytochemischen Details.

Die entsprechende Übersicht für die Befunde 40 und 90 min, bzw.
3, 6, 24 und 48 Std nach der Heparininjektion zeigt Abb. 8 (mit Bezeichnungen wie in Abb. 6, die 12 Std-Werte sind nicht eingetragen).

Was besagen diese Befunde? Nicht mehr und nicht weniger, als daß
die Bindegewebs-Mastzelle keine einheitliche Zellform ist. Sie hat wahrscheinlich verschiedene Entstehungsarten. Eine davon ist die zuletzt

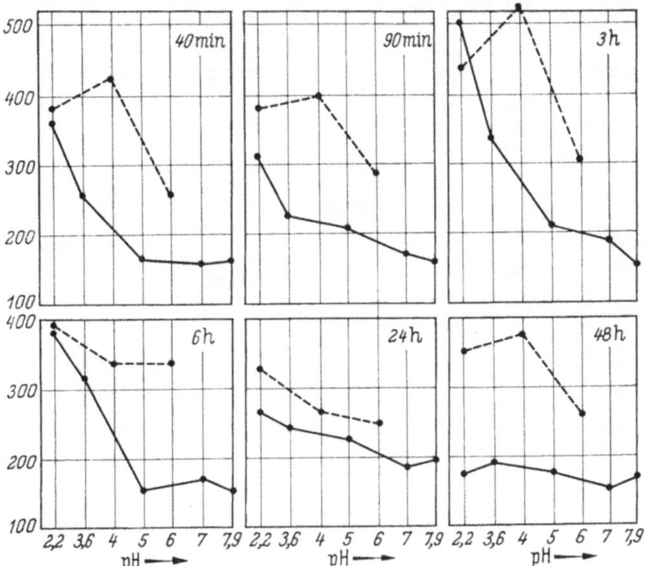

Abb. 8. Mastzellvermehrung nach Heparininjektion (Einzelheiten siehe Text)

besprochene. Sie gehört in die Gruppe der schon früher von uns mitgeteilten *Modulationsmöglichkeiten* mesenchymaler Zellen nach *Phago-*
cytose von Polysacchariden. Diese führt selbstverständlich zunächst nur
zur Ausbildung mehr oder weniger großer Makrophagen, in deren Cytoplasma histochemisch Polysaccharid-Material und aktivierte Ferment-
systeme nachweisbar sind. (Elektronenmikroskopisch haben wir dazu
bereits mit Herrn GUSEK einzelne Vergleichsbefunde gesammelt.)

In Abhängigkeit von bestimmten, noch nicht genügend geklärten Voraussetzungen können diese Zellen die morphologischen, färberischen und histochemischen
Eigenschaften von *Mastzellformen* annehmen. Das hängt nicht entscheidend davon
ab, ob die Kohlenhydrate bei der Phagocytose schon sulfatiert sind oder nicht,
welche makromolekularen Eigenschaften das Polysaccharid besitzt, in welcher
Konzentration es in der Zelle vorliegt, welchen Funktionszustand diese besitzt,
woraus sie entstand (siehe Abb. 9a und b) usw. Diese Faktoren spielen eine Rolle,
aber es ist nicht klar, welche Faktoren zusammentreffen müssen, um eine Poly-
saccharid-enthaltende Zelle zur Mastzelle umzugestalten.

Denn die Verdichtung des aufgenommenen Materials im Bereich der Mitochondrien ist ein allgemeiner, nicht Mastzell-spezifischer Vorgang. Er ist als eine uniforme

Reaktionsweise vieler Zellen bei der Verarbeitung aufgenommenen makromolekularen Materials bekannt. Dagegen stellt die Umformung des zunächst wie üblich an den Mitochondrien homogen angereicherten Materials in reife Mastzell-Granula mit der typischen finger-print-Innenstruktur einen Mastzell-*spezifischen* Prozeß dar. Einzelheiten seines Ablaufes sind noch zu klären (z. B. der genaue Lipoproteid-Anteil an dieser besonderen Strukturbildung, die Frage intragranulärer

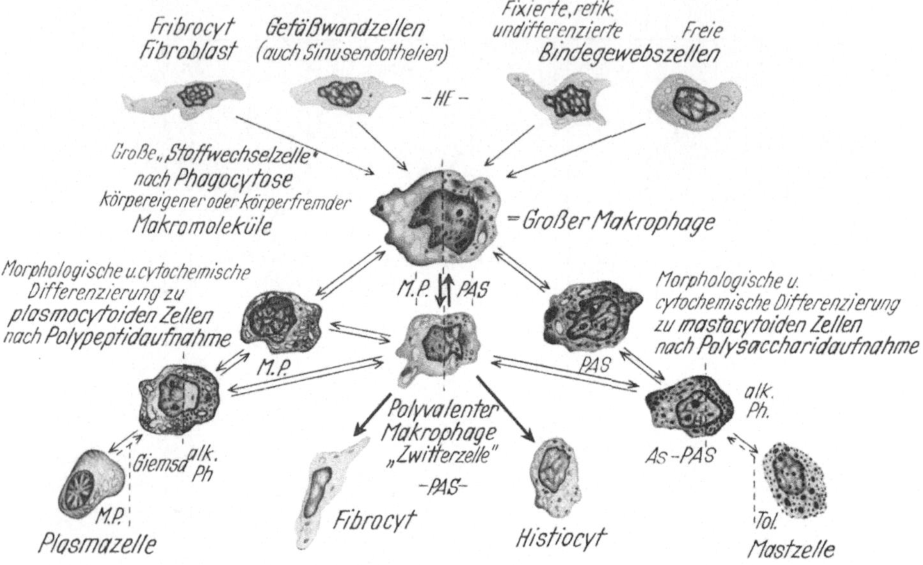

Abb. 9a und b. Zusammenfassende (schematische) Darstellung unserer bisherigen Kenntnisse über die Entwicklungsmöglichkeiten mesenchymaler Zellen nach Aufnahme körpereigener, körperverwandter und körperfremder makromolekularer Substanzen von Polysacchariden und Proteinen mit Modulationen, Transformationen und Differenzierungen der Zellen bis zur Bildung mastocytoider bzw. plasmocytoider Zellformen (siehe Text)

Sulfatierungsvorgänge usw.). — Schließlich ist natürlich zu sagen, daß wir nicht wissen, ob Mastzellgranula auch im endoplasmatischen Reticulum ohne direkten oder indirekten Kontakt mit den Mitochondrien entstehen können. Letzteres ist jedoch nach den bisher vorliegenden einschlägigen Befunden der verschiedenen Autoren wenig wahrscheinlich.

Wir stehen damit vor der prinzipiell gleichen Situation, wie bei der *Plasmazellbildung.* Auch hier werden die charakteristischen morphologischen und histochemischen (auch die ultramikroskopischen) Befunde der Plasmazelle in einer Entwicklungs*reihe* mesenchymaler Zellen gesehen, und zwar nach *Polypeptid*aufnahmen.

Auch die reife Plasmazelle ist nur ein Glied in dieser Zellreihe — wie die Mastzelle in ihrer Reihe. Es ist unter Berücksichtigung aller zur Zeit vorliegenden Kenntnisse ebenso irreführend, die Plasmazelle nur mit der speziellen Eiweiß-Stoffwechsel-Leistung der Antigen-Antikörper-Reaktion zu identifizieren, wie es sich als unrichtig erwiesen hat, die Gewebsmastzelle auf den Begriff „Heparinocyt" einzuengen. Eine Teilfunktion,

eine Sonderaufgabe ist in den Vordergrund getreten und verhindert die
Betrachtung der anderen Funktionen, der Zusammenhänge und ihrer
Einordnung in die vielfältige Ganzheit des Bindegewebes.

Wenn ich Ihnen abschließend in Abb. 9a den cytologisch-cytochemischen Ent-
wicklungsgang und in Abb. 9b die entsprechenden elektronenmikroskopischen

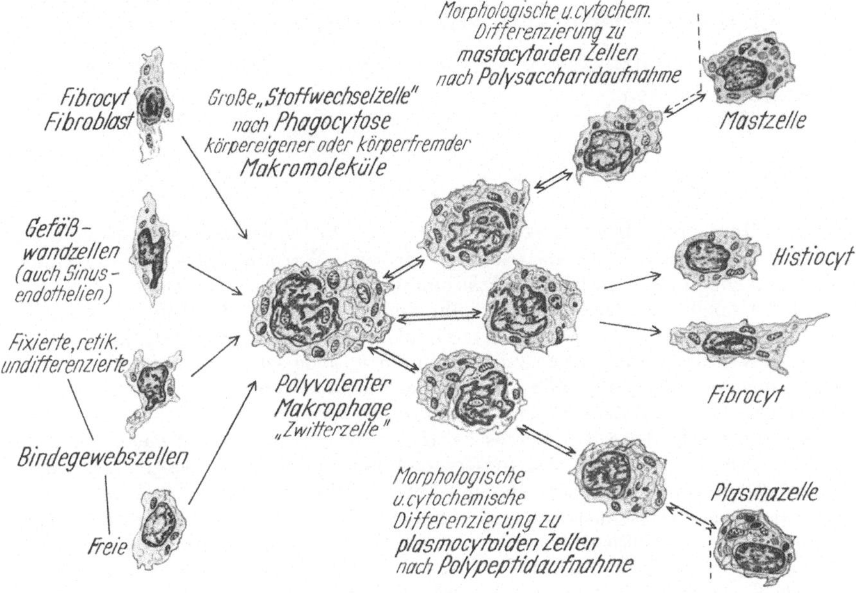

Abb. 9 b

Strukturen dieser Zellformen — soweit sie bekannt sind — zeige, so bitte ich,
diese Übersicht als ein Schema zu verstehen, welches Entwicklungs*möglichkeiten*
anzeigt, die beobachtet wurden. Auf diesem Wege *können* Mastzellen bzw. Plasmazellen entstehen, dafür sprechen zahlreiche Befunde. Aber diese Entstehungsart ist
nur *eine unter anderen.* Das Schema bedeutet also *nicht,* daß Mastzellen (oder
Plasmazellen) *nur so* entstehen oder daß eine auf diesem Weg befindliche Zelle bis
zur Endform läuft. Dagegen betone ich nochmals, daß es falsch erscheinen muß, nur
diese Endformen bei der Betrachtung der hier zahlreich angeschnittenen Probleme
zu sehen. Denn gerade die modernen morphologischen Verfahren, speziell die
Histochemie und Elektronenmikroskopie haben durch die Aufklärung von Detailbefunden die „künstliche Isolierung" der Endformen aufgehoben, ihre strukturellen
und chemischen Gemeinsamkeiten mit anderen (nicht nur mesenchymalen) Zellformen aufgezeigt und damit eine sachliche *Kritik an Identität- und Analogieschlüssen,* aber auch an zu starken *Spezifizierungstendenzen* hervorgerufen. Weil die
hier dargestellten und diskutierten Probleme noch zu wenig geklärt sind, sehe ich
die größte Gefahr in einer vorzeitigen Erstarrung der Fronten, d. h. der *Fragen* nach
den Ursachen, Zusammenhängen usw., der Auseinandersetzung der verschiedenen
Fachrichtungen miteinander an Hand ihrer verschiedenen Ergebnisse usw. In der
Mastzellforschung — und damit knüpfe ich an meine einleitenden Worte an — ist die
Tendenz zu stark, in den eingefahrenen Gleisen (speziell des Heparin, Histamin und

Serotonin) (fest) zu fahren und dadurch die Realität einzuengen, indem jeder neue Befund nur gilt, wenn er in dieses Schema paßt.

Ich meine immer, daß Ehrlich mit seiner Auffassung *vom Wesen der Mastzelle* der Wirklichkeit näher war als wir heute — mit unseren inzwischen dank großartiger methodischer Möglichkeiten gewonnenen Ergebnissen. Wir sollten diese daher ausnutzen, auswerten und neuen Erkenntnissen gegenüber aufgeschlossen sein.

Das sehr umfangreiche *Literaturverzeichnis* kann vom Verfasser angefordert werden.

Aussprache

J. J. Herzberg: Herrn Lindner ist für die kritische Diskussionsbemerkung ganz besonders zu danken, insbesondere für seine Warnung, voreilige Identitäts- oder Analogieschlüsse im jetzigen Stadium der Forschung zu ziehen.

Daß man die Mastzelle wieder mehr vom Standpunkt des Bindegewebes als Ganzem betrachten sollte, ist auch der Trend der Dermatologie. Ihren Niederschlag findet diese Anschauung unter anderem in der nosologischen Einordnung der verschiedenen, mit Mastzellproliferation einhergehenden Krankheiten durch Degos. Wir selbst stehen auf dem Boden dieser Klassifikation.

In Anbetracht der schon fortgeschrittenen Zeit möchte ich auf meinen Beitrag zur Klinik und Therapie der Mastocytosen (45) verzichten, und zwar mit dem Hinweis, daß wir vom solitären Mastocytom bis zur diffusen cutanen bzw. zur cutanvisceralen Mastocytose instruktive Beispiele auf der Krankendemonstration zeigen werden. Die sehr ausführlichen Untersuchungsergebnisse geben dabei Auskunft über abwegige, teils auf Histamin-, teils auf Heparinausschüttung beruhende Reaktionen. Unsere Therapie besteht in der Verabfolgung von Glucocorticoiden in kleinen Dosen, wodurch einzelne Symptome sowie die krankhaften Veränderungen auf der Haut unterdrückt oder gemildert werden.

Herr Lennert wird nunmehr vom Standpunkt des Pathologen über seine Begriffsbestimmung und Einordnung der pathologischen Mastzellproliferationen und über Untersuchungen mit einer besonderen Methodik (im pH abgestufte Toluidinblau-Färbungen) berichten.

85. K. Lennert-Heidelberg: Zur Pathologischen Anatomie der „Mastocytosen", mit einigen Bemerkungen zur Cytochemie der Mastzellen. Mit 10 Textabbildungen.

Wir haben eben viel gehört, mit welchen Substanzen Mastzellen zu zerstören sind und wie man sich den Mechanismus dieser Zerstörung vorstellen kann. Zu diesen Fragen ist von pathologisch-anatomischer Seite nur wenig beizutragen. Dagegen dürfte es nützlich sein, die bisher vorliegenden morphologischen Befunde über die Mastzellenproliferationen zusammenzutragen und zu ordnen. Freilich sind unsere Kenntnisse darüber noch sehr dürftig und zum Teil erst wenige Jahre alt. Dies rührt daher, daß der Pathologe routinemäßig solche Färbungen nicht dürchführt, mit denen die Mastzellen sichtbar gemacht werden können; d.h. er färbt nicht mit Giemsa-, Toluidinblau- oder entsprechenden Lösungen.

Das beifolgende Schema (Tab.1) stellt einen Versuch dar, die verschiedenen bekannten Mastzellproliferationen des Menschen zu ordnen. Danach unterscheiden wir zunächst tumorförmige und diffuse Mastzellproliferationen. Die *tumorförmigen Mastzellproliferationen* können gut-

Tabelle 1. *Mastzellen-Hyperplasien und -Neoplasien*

Tumorförmig: a) *gutartig:* *Mastocytom* der Haut („Naevus")
                   b) *bösartig:* *Mastocytosarkom* (im Rahmen der Mastzellenreticulose)

Diffus: a) *reaktiv (gutartig)* = *Mastocytose* (Mastzellen-Hyperplasie)
                   1. lokalisiert
                   2. generalisiert (im RHS)
                        Beispiele: hyperergische Entzündung (z.B. parasitär)
                                      granulierende Entzündung (bei Faserbildung!)
                                      aplastische Anämie
                                    Makroglobulinämie Waldenström
                  + *Urticaria pigmentosa ohne Generalisationszeichen* (reaktiv? Naevus?)
        b) *Urticaria pigmentosa mit Skeletveränderungen*, ohne sonstige Generalisationszeichen
           zum Teil zu a), zum Teil zu c) ??
        c) *neoplastisch (bösartig)* = *Mastzellenreticulose*
           keine Grundkrankheit!
           + Generalisationszeichen (innere Organe!)
           + Cytologische Malignitätszeichen
           ± Skeletveränderungen
           ± Urticaria pigmentosa
           ± Ausschwemmung ins Blut (leukämische Mastzellenreticulose)

---

und bösartig sein. Das gutartige Mastocytom tritt meines Wissens beim Menschen nur in der Haut auf und wird von dermatologischer Seite den Naevi zugeordnet (BEARE 1958, Lit.). Ob dies richtig ist, sei dahingestellt. Die maligne tumorförmige Mastzellproliferation ist meines Wissens bisher nur im Rahmen der Mastzellenreticulose (siehe HISSARD u. Mitarb. 1950/51; DEGOS u. Mitarb. 1951; MALLARMÉ 1955) beobachtet worden. Auch bei den *diffusen Mastzellproliferationen* gibt es (häufig) gutartige und (selten) bösartige Formen. Hier ist eine scharfe begriffliche Trennung dringend angezeigt, damit wir bei den Mastzellproliferationen nicht in ähnliche Schwierigkeiten geraten wie bei der Reticulose. Und eine solche begriffliche Trennung ist sehr einfach: Wir bezeichnen die gutartige, meist oder stets reaktive Mastzellproliferation als *Mastocytose,* die maligne generalisierte diffuse Mastzellproliferation als *Mastzellenreticulose.* Dies geschieht in Analogie zu der früher[1] geforderten Trennung

---

[1] LENNERT u. ELSCHNER (1954).

von Reticulocytose (reaktiv) und Reticulose (neoplastisch) entsprechend den Begriffen Leukocytose (reaktiv) und Leukose (neoplastisch). Wir kommen noch auf die Begriffsbestimmung der Mastzellenreticulose zurück.

Die gutartige diffuse Mastzellproliferation, die *Mastocytose*, tritt im allgemeinen reaktiv, und zwar entweder lokalisiert oder generalisiert in weiten Teilen des RHS, auf. Eine örtlich begrenzte stärkste Mastocytose sahen wir in einem Lymphknoten bei Filariose (LENNERT u. ILLERT 1959). Gleichzeitig waren die Eosinophilen in Lymphknoten und Blut dieses Kranken maximal vermehrt, so daß klinisch eine eosinophile Leukämie diagnostiziert worden war. Auch bei anderen hyperergischen Entzündungen mit Eosinophilien sind meist die Mastzellen vermehrt. Weiterhin finden wir immer dann eine stärkere Mastocytose, wenn Bindegewebe (speziell Bindegewebsfasern!) neugebildet wird (STAEMMLER 1921 u. a.). Daher ist Granulationsgewebe meist mastzellreich. Die Mastocytose bei Makroglobulinämie Waldenström und bei verschiedenen Formen von Anämien, speziell aplastischen Anämien, bedarf noch der Interpretation. Sie ist nicht auf das Knochenmark beschränkt.

Die bösartige diffuse Mastzellproliferation, die *Mastzellenreticulose*, stellt die Hämoblastose der Gewebsmastzelle dar. Wir bezeichnen sie als Mastzellenreticulose aus zwei Gründen: Erstens um sie von der Hämoblastose der Blutmastzellen, der Mastzellenmyelose („Mastzellenleukämie", „basophile Leukämie" etc.) zu unterscheiden; denn die Mastzellenmyelose ist eine Erkrankung des myeloischen Gewebes, nicht des RHS, und läßt sich cytologisch und cytochemisch von der Neoplasie der Gewebsmastzellen scharf abgrenzen. Zweitens sprechen wir von einer Mastzellenreticulose, weil es sich um die maligne Neoplasie einer Funktionsform des Reticulums handelt; denn die malignen Neoplasien retikulärer Zellen und ihrer Funktionsformen verdienen allein die Bezeichnung Reticulose. Für diese Einengung des Begriffs Reticulose haben sich FRESEN (1954) und viele bedeutende deutsche Pathologen ausgesprochen. Wir stellen uns damit in bewußten Gegensatz zu ROBB-SMITH (1947) und anderen Fachkennern, die unter dem Begriff Reticulose zahlreiche heterogene Erkrankungen der blutbildenden Organe zusammenfassen.

Vier Bedingungen müssen erfüllt sein, wenn man eine Mastzellenreticulose diagnostizieren will:

1. Es darf keine Grundkrankheit bestehen, die zu einer reaktiven Mastocytose geführt haben könnte.

2. Die Mastzellproliferation muß mehr oder weniger generalisiert sein, d. h. wenigstens Knochenmark, Leber und Milz sowie eventuell Lymphknoten betreffen.

3. Die gewucherten Zellen müssen Malignitätszeichen aufweisen. Als solche sind neben den aus der allgemeinen Pathologie bekannten Krite-

rien (Zell- und Kernatypien, Verschiebungen der Kernplasmarelation zugunsten des Kernes, große Nucleolen und dergleichen) vor allem die folgenden bemerkenswert: Während bei der reaktiven Mastocytose Mitosen so gut wie nie vorkommen, sind sie bei der Mastzellenreticulose nicht selten, zum Teil sogar in großer Zahl nachweisbar. Gelegentlich kommt es zur Bildung von ein- und mehrkernigen mastocytären Riesenzellen (Polyploidisierung). Die an sich wasserunlöslichen Granula der Gewebsmastzellen können im Rahmen der Mastzellenreticulose wasserlöslich werden (BRINKMANN 1959). Die Toluidinblau-p_H-Reihe (SCHUBERT 1955; LENNERT u. SCHUBERT 1959) zeigt eine Unreife der Granula an, d.h. die SO_4-Veresterung der sauren Mucopolysaccharide ist unvollständig.

4. Die Erkrankung führt trotz etwaiger Remissionen (durch Cortison u. dgl.) in relativ kurzer Zeit zum Tode. In den Fällen der Literatur betrug die Lebenserwartung nach Diagnostizierung 2—48 Monate (Tab.2).

Die Mastzellenreticulose ist erst seit wenigen Jahren bekannt und durch mehrere Autopsien gesichert (siehe Tab.2). Sie kann mit einer Urticaria pigmentosa verbunden sein, muß es aber nicht. Wir haben im Jahre 1955 den ersten Fall veröffentlicht, bei dem eine ausgedehnte Mastzellproliferation in Knochenmark, Leber, Milz und abdominalen Lymphknoten bestanden hatte, die Haut aber frei von Infiltraten geblieben war. Die Mastzellenreticulose kann weiterhin verbunden sein mit Skeletveränderungen, die denjenigen der Urticaria pigmentosa sehr ähnlich oder identisch mit diesen sind. Endlich kann auch — selten — eine Ausschwemmung von neoplastischen Gewebsmastzellen ins Blut erfolgen (HISSARD u. Mitarb. 1950/51; DEGOS u. Mitarb. 1951; ASBOE-HANSEN u. KAALUND-JØRGENSON 1956; BRODEUR u. GARDNER 1956; FRIEDMAN u. Mitarb. 1958; BRINKMANN 1959), so daß ein leukämisches Bild entsteht. Wir sprechen dann aus den oben erwähnten Gründen besser von einer leukämischen Mastzellenreticulose als etwa von einer Mastzellenleukämie.

Der pathologisch-anatomisch auffälligste Befund der Mastzellenreticulose ist die rege Gitter- und Kollagenfaserbildung an den Orten der Mastzellproliferation (LENNERT 1955). So sahen wir in dem 1955 veröffentlichten Fall eine deutliche Lebercirrhose, Milzfibrose und eine starke Lymphknotenfibrose. Im Knochenmark bestand eine hochgradige Fibrose in scharf begrenzten, oft perivasculären Herden, wo die Mastzellen gewuchert waren. In den platten Knochen lagen die mastocytären Fibroseherde meist um die Spongiosabälkchen herum und gaben hier Anlaß zu einer erheblichen Knochenverdickung mit Bildung gut ausgereiften lamellären Knochens. Auch in dem Fall von BRINKMANN (1959) konnten wir Leber und Knochenmark untersuchen und eine geringe

Tabelle 2. *Zusammenstellung der Fälle von Mastzellenreticulose mit (obere Spalte) und ohne Urticaria pigmentosa (untere Spalte)* Die Fälle von Touraine, Solente u. Renault (1933), Balbi (1949), Sagher, Cohen u. Schorr (1952), Stobbe (1956), Krautwald u. Kunz (1957), Beare (1958) sowie Brogren u. Mitarb. (1959) sind in der Tabelle nicht aufgeführt

Nr.	Autoren	Alter (Jahre)	Geschlecht	Urticaria pigmentosa	Milz		Leber			Lymph-knoten		Knochen-marksinfiltr.	Skelet-veränd.	Mz.-Vermehrung im Blut	Dauer		Sichere Mz.-Reticulose?
					Vergr.	Mz.-Infiltr.	Vergr.	Mz.-Infiltr.	Fi-brose	Vergr.	Mz.-Infiltr.				vor Dia-gnose	nach Dia-gnose	
1	Bertelotti 1943	49	♂	+	+	−	−	−	+	∅ ?	+	+	−	∅	6 J.	−	−
2	Ellis 1949	1	♂	+	+	+	−	+	+	+	+	+	∅ ?	∅	connatal		+
3	Clyman u. Rein 1952 I	40	♀	+	∅	−	∅	−	−	∅	−	End-ost! ∅	+	∅	5 J.	−	−
4	Clyman u. Rein 1952 II	3	♀	+	−	−	−	−	−	−	−	−	+	∅	33 M.	−	−
5	Bluefarb u. Salk 1954	30	♂	+[1]	+	−	∅	−	−	∅	−	∅	+	∅	19 J.	−	+
6	Reilly, Shintani u. Goodman 1955	34	♂	+	+	−	+	+	+	−	−	+	+	∅	viele Jahre	−	+
7	Berlin 1955 = Loewenthal, Schen, Berlin u. Wechsler 1957	71	♂	+	+	+	+	+	(+)	∅	(+)	+	∅	∅	4 M.	~4 J.	+
8	Brodeur u. Gardner 1956	5	♂	+	+	−	+	−	−	−	+	+	∅	+ (keine Zahlen)	5 J.	−	+

Nr.	Autoren	Alter	Geschl.														
9	Stark, van Buskirk u. Daly 1956	54	♂	+	∅	—	∅	—	—	∅	—	+	+ Osteo-skl.	∅	einige Wo.	—	+
10	Edelstein 1956	6 W.	♂	+	∅	—	∅	—	—	∅	—	—	+	∅	connatal		—
11	Deutsch, Ellegast u. Nosko 1956	50	♂	+	—	—	—	—	—	—	—	+	+	∅	~13 J.	—	+
12	Sagher, Liban, Ungar u. Schorr 1956	55	♀	+	—[2]	∅	—[2]	∅	∅	—[2]	∅	+	+ Osteo-skl.	∅ (Monoc. Leuk.!)	~ 5 J.	2 J.	+
13	Asboe-Hansen u. Kaalund-Jørgenson 1956	35	♂	+	—	—	+	+	∅	∅	—	+	—	bis 9,5% b. 5600 Leukoc.	—	—	+
14	Remy 1957	ca.50	♂	+	+	—	+	—	—	∅	—	+	+	∅	—	—	+
15	Zak, Covey u. Snodgrass 1957	58	♀	+	+	—	+	∅	∅	∅	—	+	+	∅	6 J.	—	+
16	Hasselmann u. Scholder-Oehmichen 1957	23 M.	♂	+	∅	—	∅	—	—	∅	—	∅	+	∅	connatal		—
17	Waters u. Lacson 1957	9 M.	♂	+	+	+	+	+	∅	+	+	+	∅	einzelne Mzz.	9 M.	53 M.	+
18	Jensen u. Lasser 1958	68	♀	+	+	—	+	∅	∅	—	—	∅	+ Osteo-skl.	∅	9 J.	—	—

[1] Nicht ganz typisch!
[2] Vergrößert durch leukämische Infiltration (Monocytenleukämie!), keine Mastzellvermehrung.

Tabelle 2 (Fortsetzung)

Nr.	Autoren	Alter (Jahre)	Geschlecht	Urticaria pigmentosa	Milz Vergr.	Milz Mz.-Infiltr.	Leber Vergr.	Leber Mz.-Infiltr.	Leber Fibrose	Lymphknoten Vergr.	Lymphknoten Mz.-Infiltr.	Knochenmarksinfiltr.	Skeletveränd.	Mz.-Vermehrung im Blut	Dauer vor Diagnose	Dauer nach Diagnose	Sichere Mz.-Reticulose?
19	Hissard u. Mitarb. 1950/1951 Degos u. Mitarb. 1951	51	♂	$\varnothing$ [3]	+	+	+	—	—	+	+	+	—	1—47 % bei 4000 Leukoc.	1 J.	über 4 J.	+
20	Lennert 1955	60	♂	$\varnothing$	+	+	+	+	+	+	+	+	+ Osteoskl.	$\varnothing$	1 M.	21 M.	+
21	Albov u. Sergel 1956	54	♂	$\varnothing$	+	+	+	+	—	+	+	+	—	$\varnothing$	—	∼3 M.	+
22	Efrati, Klajman u. Spitz 1957	52	♀	$\varnothing$ [4]	+	+	+	+	—	$\varnothing$	—	+	+ Osteoskl.	bis 50360 /mm³	1 M.	13 M.	+
23	Ende u. Cherniss 1958	35	♂	$\varnothing$ flush	+	+	—	(+)	(+)	+	+	$\varnothing$	—	$\varnothing$	2 J.	—	+
24	Friedman, Will, Freiman u. Braunstein 1958	34	♀	$\varnothing$	165 g	+	+	+	÷	mediast. paraort. + Mz. in Sinus		bis 90 %	$\varnothing$	bis 100000 davon bis 64 % Mzz.	1 Tg.	2¹/₂ M.	+
25	Brinkmann 1959	51	♀	$\varnothing$ flush	+	+	+	+	+	?	++		+ Osteoskl.	terminal über 70000 Leukoc., davon 20—25000 Mzz. u. Eos.	∼15 M.	∼6 M.	+

[3] Keine typische Urticaria pigmentosa, wohl aber große tumorartige Mastzellinfiltrate.
[4] Hautveränderungen vorhanden, aber nicht charakteristische Urticaria pigmentosa.

Lebercirrhose sowie eine erhebliche Knochenmarksfibrose mit starker Spongiosklerose beobachten.

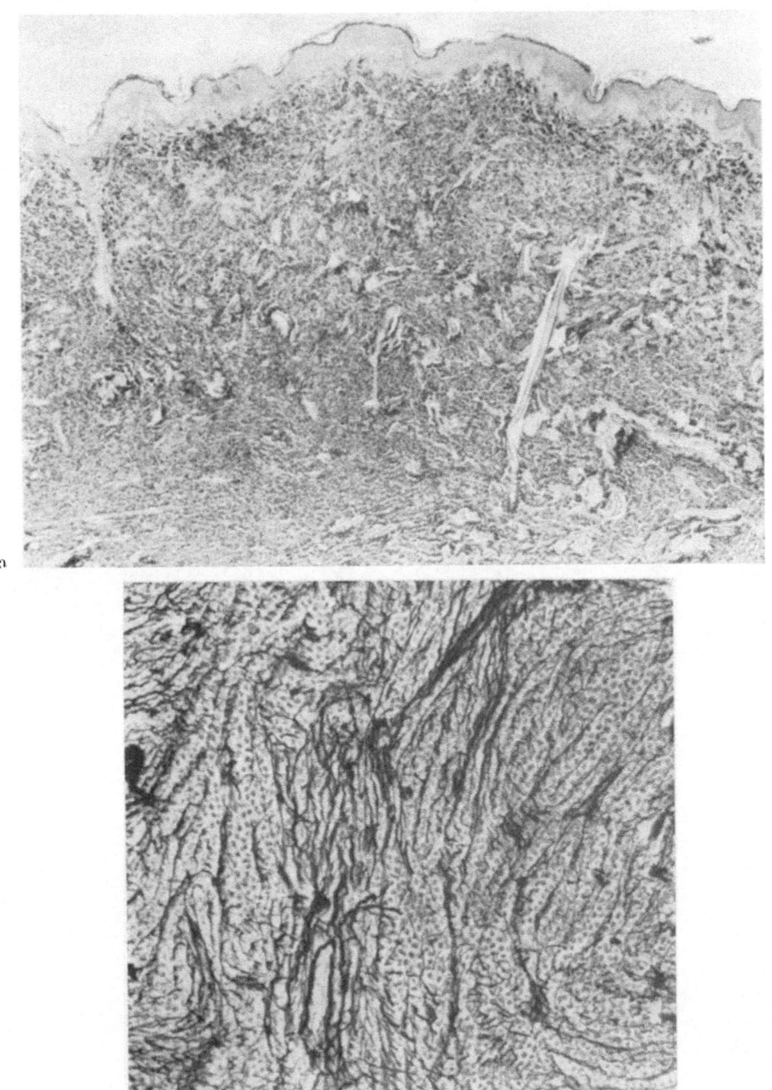

Abb. 1a und b. Mastocytom der Haut. a Giemsa, etwa 50×; b Bielschowsky-Gomori, etwa 125×

Die morphologische Stellung der *Urticaria pigmentosa* innerhalb der Mastzellproliferationen ist noch nicht genügend geklärt (neue Übersicht bei NICKEL 1957). Sicherlich ist die nicht generalisierte, auf die Haut

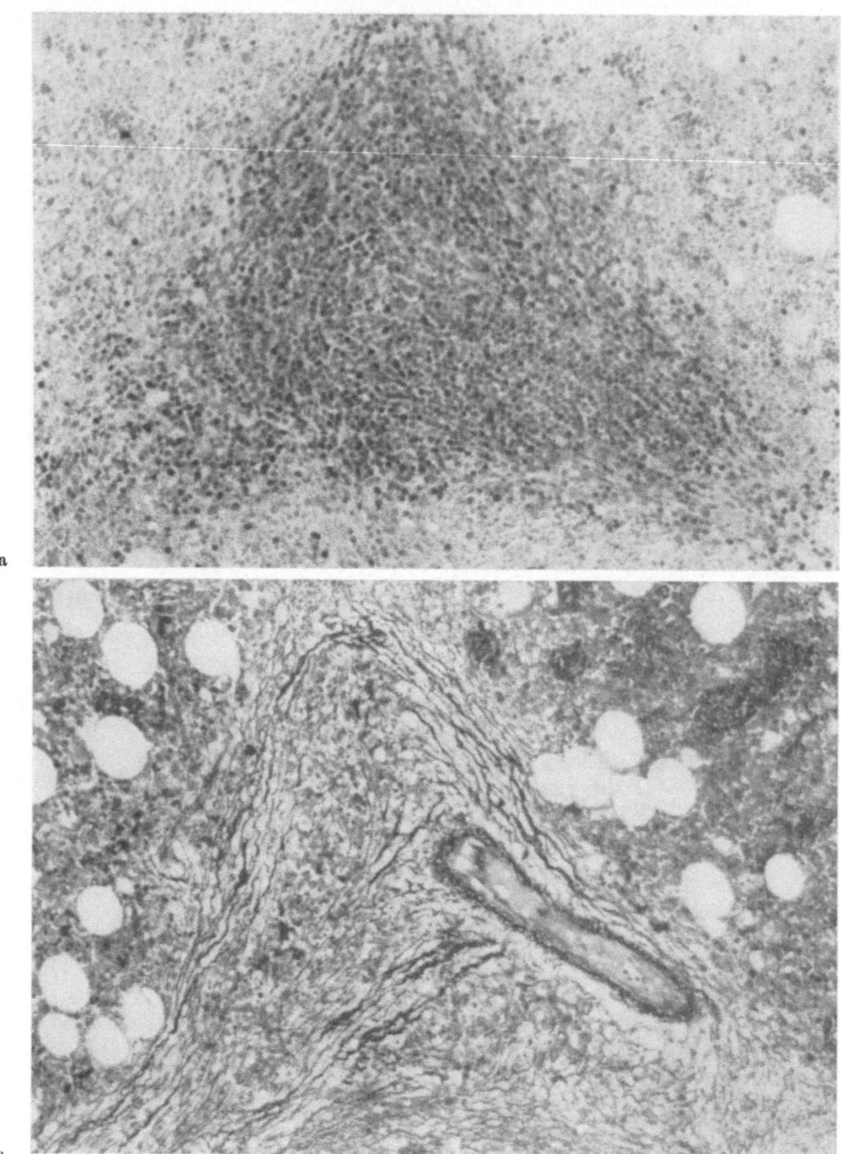

Abb. 2a und b. Mastzellenreticulose. Eigene Beobachtung (Lennert 1955). Femurmark. Perivasculär starke Mastzellansammlung. a Giemsa, etwa 125 × ; b Bielschowsky-Gomori, etwa 125 ×

beschränkte Mastocytose als gutartige Hyperplasie aufzufassen. Ob sie ein reaktives Geschehen darstellt, sei dahingestellt. Schwieriger ist die Bewertung der Urticaria pigmentosa mit Skeletveränderungen, jedoch

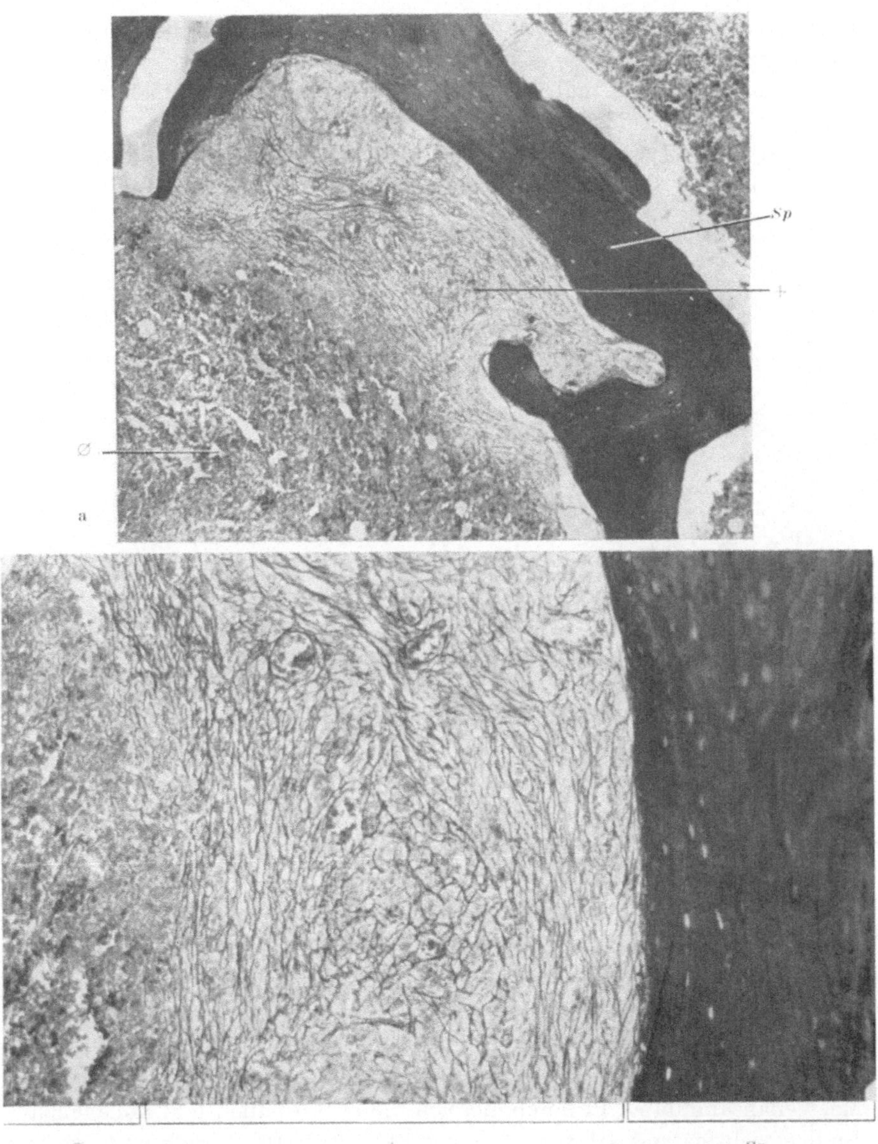

Abb. 3a und b. Mastzellenreticulose. Gleicher Fall wie Abb. 2. Wirbelmark. Um die verdickte Spongiosa (*Sp*) auf der einen Seite starke Mastzellwucherung mit Fibrose (+). Das hyperplastische übrige Markparenchym (∅) ist mastzellen- und faserarm. Bielschowsky-Gomori. a 50 × ; b 125 ×

ohne weitere Generalisationszeichen, über die vor allem SAGHER (1956), SAGHER, COHEN u. SCHORR (1952), SAGHER u. SCHORR (1956) berichtet haben. Wir möchten noch offen lassen, ob diese Form der Urticaria

pigmentosa ganz oder teilweise zur gutartigen Mastzellenhyperplasie oder
zur Mastzellenreticulose gehört. Nur wenn weitere Zeichen der Generalisation vorliegen, darf man Fälle von Urticaria pigmentosa schon heute
zur Mastzellenreticulose zählen.

Nach dieser grundsätzlichen Erörterung der Mastzellproliferationen
seien noch einige *Beispiele für die Morphologie der Mastzellen-Neubildungen*

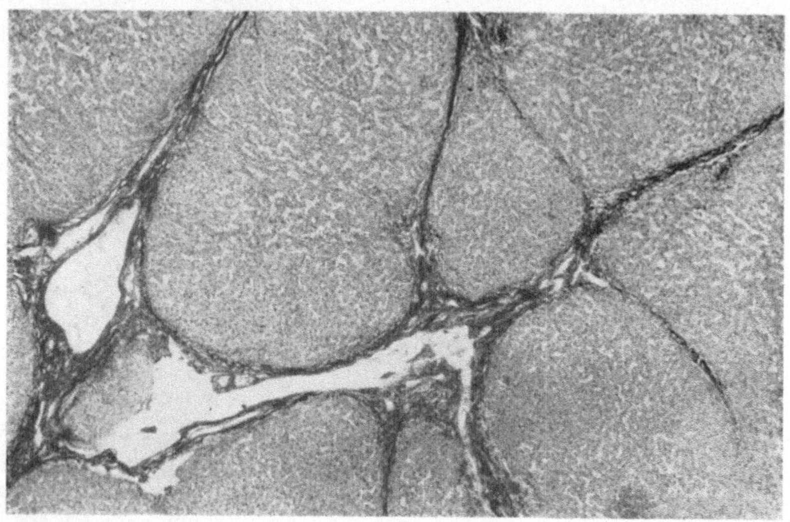

Abb. 4. Mastzellenreticulose. Gleicher Fall wie Abb. 2. Leber. Bild der Cirrhose. van Gieson, 40 ×

angefügt. Auch möchte ich als Diskussionsbeitrag zu den vorangegangenen Vorträgen noch einige Bemerkungen über die Cytochemie
der Mastzellen machen.

In Abb. 1 ist ein Mastocytom der Haut dargestellt. Beachten Sie
den hohen Gehalt an Gitterfasern, welche vielfach parallel angeordnet
sind. Dazwischen liegen reihenförmig oder in schmalen Strängen die
neugebildeten Mastzellen. Die Abb. 2—6 stammen von der eigenen
Beobachtung einer Mastzellenreticulose ohne Hautbeteiligung (Lennert
1955). Die Abb. 2 zeigt Femurmark mit einer zum Teil perivasculären
Mastzellansammlung, in deren Bereich die argyrophilen und kollagenen
Bindegewebsfasern stark vermehrt sind (Abb. 2b). Abb. 3 stellt im Wirbelmark eine dichte Mastzellproliferation auf der einen Seite eines Spongiosa-
bälkchens dar. Hier (nur hier!) ist es zu einer starken Faservermehrung
gekommen, das restliche Mark enthält Fasern in regelrechter Menge und
nur locker eingestreute Mastzellen. Das Spongiosabälkchen der Abb. 3 ist
im Bereich des Fibroseherdes stark verdickt und zeigt lamelläre Struktur.
Als Beispiele für die Fibrose in den übrigen Organen mit Mastzellwucherung sehen Sie in Abb. 4 die Leber mit dem Bild einer Cirrhose und

in Abb. 5 einen Lymphknoten mit einer ebenfalls starken Faservermehrung. Abb. 6 soll Ihnen den Typus der neoplastischen Mastzellen vor Augen führen. Beachten Sie die Polymorphie der Zellen und die schüttere

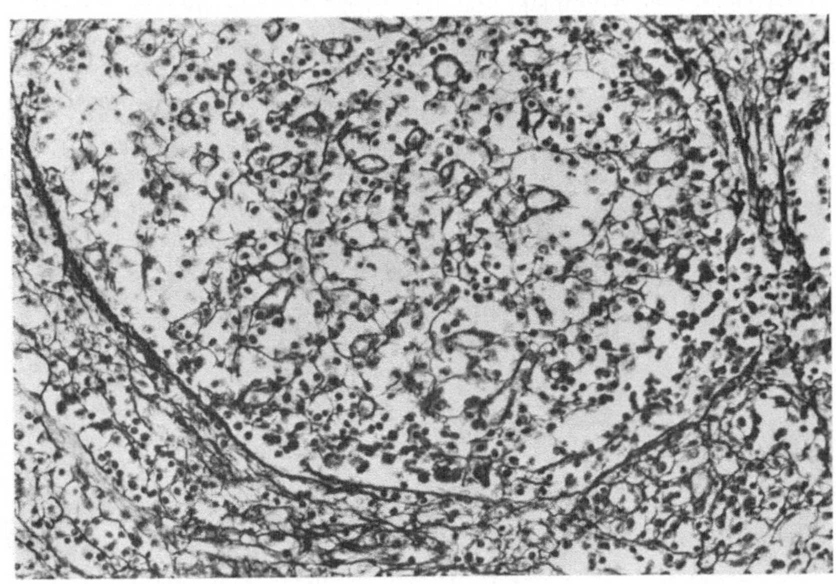

Abb. 5. Mastzellenreticulose. Gleicher Fall wie Abb. 2. Lymphknoten. Starke Faservermehrung. Bielschowsky-Gomori, 125 ×

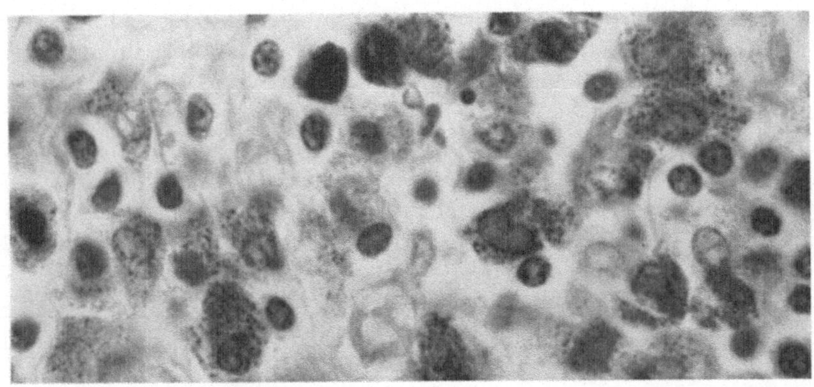

Abb. 6. Mastzellenreticulose. Gleicher Fall wie Abb. 2. Lymphknoten. Zahlreiche atypische Mastzellen. Toluidinblau pH 4,33. 1000 ×

Granulierung. In nicht-neoplastischen Mastzellen ist der Kern im allgemeinen durch die dichte Granulation verdeckt! Abb. 7 stellt den Brinkmannschen Fall einer Mastzellenreticulose dar, und zwar im Wirbelmark (a) und im Sternalausstrich (b). Die Mastzellen liegen in dichten

Haufen zusammen und sind argyrophil (!). Um die verdickten Trabekel
besteht eine deutlich akzentuierte Fibrose.

Abb. 8 und 9 sollen die Skeletveränderungen bei *Urticaria pigmentosa*
wiedergeben. Sie stammen von dem 1956 veröffentlichten Fall von
Sagher, Liban, Ungar u. Schorr[1]. Die Veränderungen sind einzigartig
und lassen gewisse Vermutungen über die Entstehung der Spongiosklerose bei der Urticaria pigmentosa zu. Die Knochenverdickung scheint

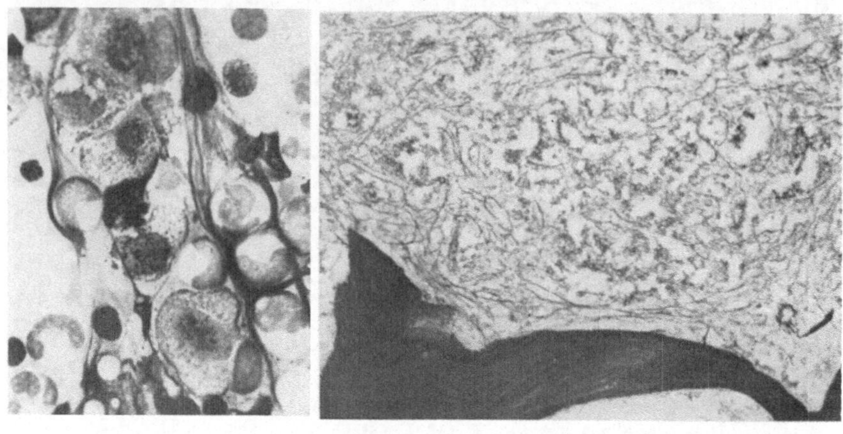

a   b

Abb. 7a und b. Mastzellenreticulose. Fall BRINKMANN. a Sternalausstrich; b Schnitt vcn Wirbelmark
bei Bielschowsky-Gomori. a Etwa 600 × ; b 50 ×

nur an den Orten zu erfolgen, wo eine Markfibrose besteht. Abb. 8a und 9
zeigen dies ganz eindrücklich. Die faserreichen Bezirke enthalten offenbar
auch die gewucherten Mastzellen; doch sind die Mastzellen in den überlassenen Schnitten — offenbar wegen der vorausgegangenen Entkal-
kung — nicht mehr sicher zu identifizieren. Im Anschluß an die Markfibrose folgt eine verschieden breite osteoide Zone, die den Knochenbälkchen angelagert ist. Sie besteht aus einem wirren Geflecht von kollagenen Fasern und einer stark vermehrten Grundsubstanz; sie stellt sich
bei van Gieson rotviolett (im Gegensatz zu den leuchtend roten Knochenbälkchen!), bei Goldner-Färbung grün und bei Giemsa-Färbung rötlich
dar. Zwischen den Fasern und der Grundsubstanz sieht man verschieden
große Zellen, die zum Teil in weiten Höhlen liegen, so daß eine oberflächliche Ähnlichkeit mit Knorpelzellen entsteht. Die osteoiden Säume
grenzen zum Teil an regelrechten lamellären Knochen. An manchen
Stellen schließt sich jedoch neugebildeter Faserknochen an, der sich bei
Giemsa blauviolett im Gegensatz zu dem rot getönten lamellären Knochen
färbt.

---

[1] Für die freundliche Überlassung von Schnitten bin ich den Herren Prof. Dr.
Sagher und Prof. Dr. Ungar, Jerusalem, zu großem Dank verpflichtet.

Danach kann man sich die Knochenneubildung bei der Urticaria pigmentosa wohl so vorstellen: Durch die Mastzellenwucherung wird

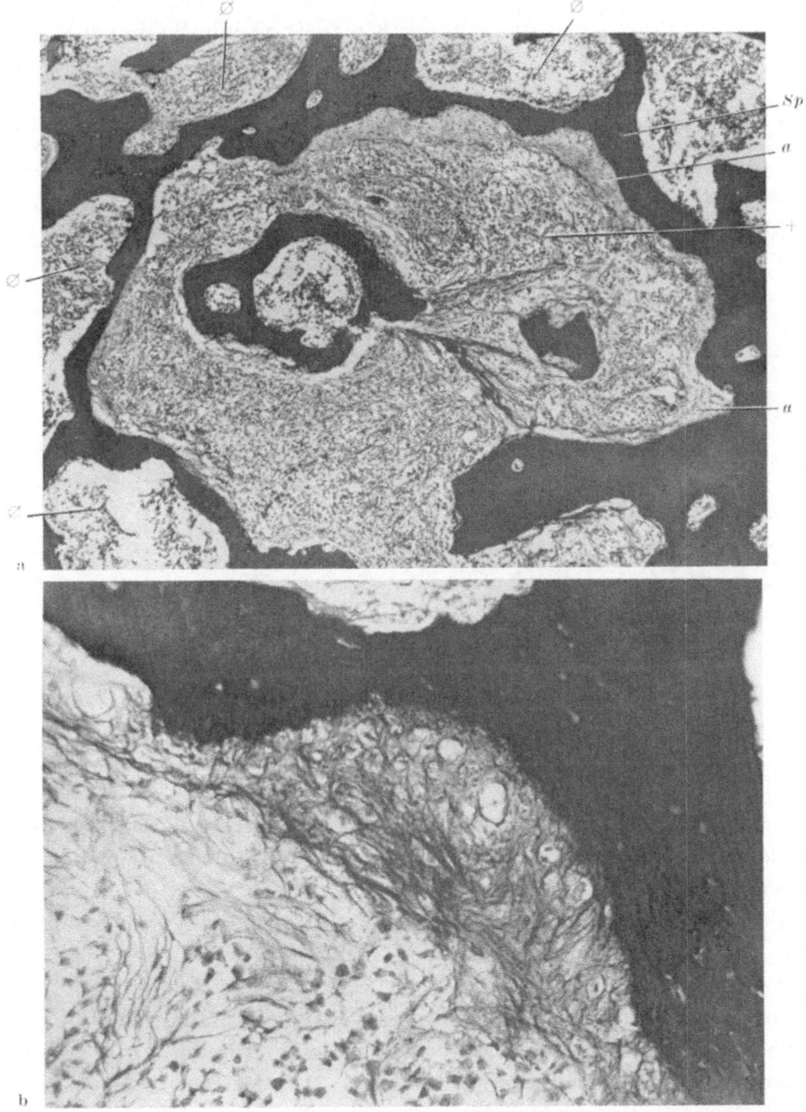

Abb. 8 a und b. Skeletveränderungen bei Urticaria pigmentosa. Präparat Prof. Dr. SAGHER. Verdickte Spongiosa (*Sp*) mit osteoiden Säumen (*a*) im Bereich der mastzellen- und faserreichen Bezirke (+). Die faserarmen Bezirke (∅) gehen nicht in osteoide Säume über. a Goldner, 50 × ; b van Gieson, 500 ×

eine starke Fibrose induziert — der Einfluß der normalen Mastzellen auf die Faserbildung ist allerdings ebensowenig aufgeklärt wie der von neoplastischen Mastzellen —, die Fasern liegen peritrabekulär am dichtesten und werden hier mit den aus den Mastzellen stammenden anflutenden sauren Mucopolysacchariden umspült. So entstehen die osteoiden Säume, aus denen dann durch Einlagerung von Kalksalzen zuerst

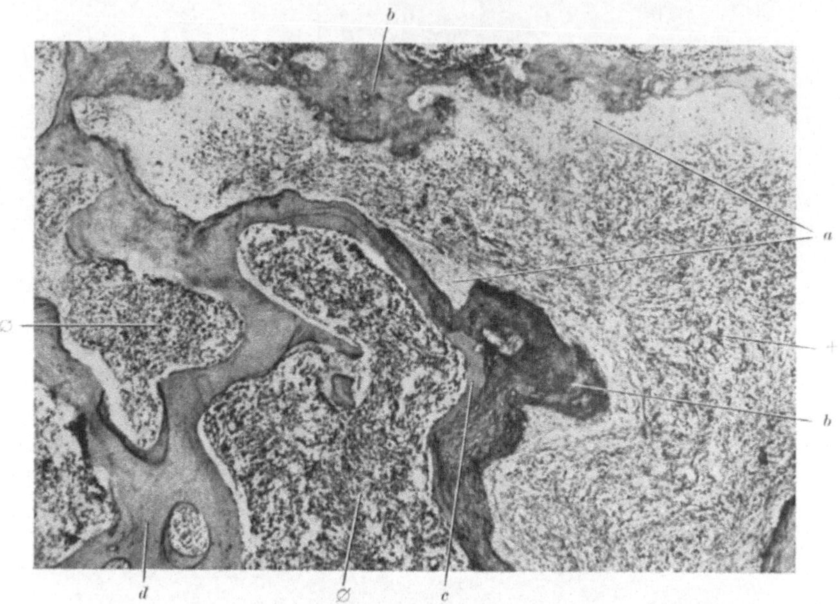

Abb. 9. Skeletveränderungen bei Urticaria pigmentosa. Präparat Prof. Dr. Ungar. Breite knorrige Auflagerungen von basophilem Faserknochen (b) auf dünnen Resten von lamellärem Knochen (c). Diese Knochenneubildung erfolgt nur im Bereich faserreicher Mastzellproliferationen (+), die ohne scharfe Grenze in zellarme, faser- und grundsubstanzreiche „osteoide" Säume (a) übergehen. Wo keine Faserbildung erfolgt ist (∅), kommen auch keine „osteoiden" Säume vor. Bei d verdickter bereits angedeutet lamellärer Knochen. Hämatoxylin-Eosin, 50 ×

Faserknochen, später lamellärer Knochen gebildet wird. Die Kalksalze werden vielleicht den anliegenden präexistenten Knochenbälkchen entzogen.

Zur Cytochemie der Mastzellen. Cytochemische Eigenschaften von Blut- und Gewebsmastzellen sind in Tab. 3 aufgeführt. Sie sehen, daß Blut- und Gewebsmastzellen Lipide, PAS-positive Substanzen, saure Mucopolysaccharide, saure Phosphatase, unspezifische Esterase und Adenosintriphosphatase enthalten. Es bestehen jedoch zwei Unterschiede zwischen den beiden Mastzellarten: Die Blutmastzellen besitzen wasserlösliche, peroxydase-positive Granula, die Gewebsmastzellen nicht. Daraus geht bereits hervor, daß Blut- und Gewebsmastzellen zwei verschiedene Zellarten darstellen. Dieses wird weiter unterstrichen durch ihre morphologischen Differenzen, die in Tab. 4 dargestellt sind.

Die weithin übernommene Angabe von Undritz (1946), daß die Blutmastzellen nicht Wasser-, sondern Methanol-lösliche Granula besitzen,

Tabelle 3

	Blut-Mz.	Gewebs-Mz.
Wasserlöslichkeit	$+$	$\varnothing$
Sudanschwarz B	$+$	$+\,-$ (je nach Methode)
PAS	$+\ (98\,\%)$	$+\ (98\,\%)$
Toluidinblau-p_H-Reihe	Mehr Mzz. mit stark sauren Granula	Weniger Mzz. mit stark sauren Granula
Peroxydase	$+\ (100\,\%)$	$\varnothing$
Saure Phosphatase	$+$	$+$
Alkalische Phosphatase	$\varnothing$	$\varnothing$
Unspezifische Esterase (N-AS und α-N-acet.)	$+$	$+$ (N-AS$>\alpha$-N-acet.)
ATP-ase	$+$	$+$

Tabelle 4. *Unterschiede zwischen Blut- und Gewebsmastzellen des Menschen*

		Blut-Mz.	Gewebs-Mz.
Zellgröße		kleiner	größer
Kern		unregelmäßig, oft segmentiert	rund
Plasma		relativ schmal	breit
Granula	Dichte	geringer	stärker
	Größe	ungleich	gleich
	H_2O-Löslichkeit	$+$	$\varnothing$
Peroxydasereaktion		$+$	$\varnothing$

Tabelle 5
Zahl der färbbaren Blutmastzellen nach Methanol in verschiedener Konzentration

Sekt. Nr.	Normal/ leukäm.	Fixierung	30′ Einwirkung von Methanol Konzentration in Prozent									
			100	90	80	70	60	50	40	30	20	10
214/54	normal	96\% Äthanol	9	8	3	1	0	0	0	0	0	0
438/54	normal	96\% Äthanol	7	10	7	2	0	0	0	0	0	0
1169/54	normal	bas. Bleiacetat	$+++$	$+++$	$+++$	$++$	$+$	$(+)$	0	0	0	0
974/54	leukäm.	96\% Äthanol	430	270	460	490	380	30	0	0	0	0

ist durch eigene Untersuchungen mit BORSTELL widerlegt (Tab. 5): Wenn man auf Knochenmarkschnitte 30 min lang Methanol in steigender Verdünnung einwirken läßt, ist schon bei einem Wassergehalt von 40% keine Blutmastzelle mehr färbbar, während gering verdünnte Methanollösungen die Zahl der darstellbaren Blutmastzellen nicht vermindern.

Die Toluidinblau-pH-Reihe (Schubert 1955; Lennert u. Schubert 1959, 1960) gibt uns ein Maß für die Granulareifung in die Hand (siehe Abb. 10). Man färbt einen Schnitt mit Toluidinblaulösungen von fallender Wasserstoffionenkonzentration und bestimmt den Prozentsatz

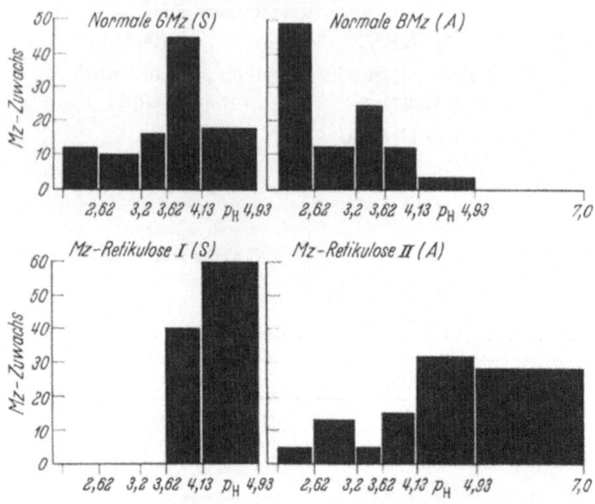

der bei jeder pH-Stufe neu erfaßbaren Mastzellen. Dabei ergibt sich, daß die Granula bei der Mastzellenreticulose vorwiegend oder ausschließlich gering sauer sind, d. h. SO_4-arme Mucopolysaccharide enthalten, ja daß im Ausstrich Mastzellen vorkommen können, die sich erst bei einem pH zwischen 4,93 und 7,0 anfärben lassen. Wir haben bisher nur einen Fall von Urticaria pigmentosa der Haut ohne Generalisationszeichen mit dieser Methode untersucht und dabei

Abb. 10. Toluidinblau-pH-Reihe bei normalen Gewebsmastzellen des Knochenmarkschnittes (oben links) und bei normalen Blutmastzellen des Blutausstriches (oben rechts), sowie bei Mastzellenreticulose. Eigener Fall, Schnitt: unten links. Fall Brinkmann, Sternalausstrich: unten rechts

eine gute Ausreifung der Granula festgestellt. Es erscheint uns möglich, daß mit dieser einfachen Färbemethode generalisierte und lokalisierte Formen von Urticaria pigmentosa bereits im Hautexcisat zu unterscheiden sind, und daß mit dieser Methode vielleicht eine Aussage über Prognose und morphologische Einordnung des Einzelfalles von Urticaria pigmentosa ermöglicht wird.

Literatur

Albov, N. A., u. O. S. Sergel: Problem der subakuten basophilen Leukämie. (Russ.) Klin. Med. (Mosk.) **37**, 88—90 (1956).

Asboe-Hansen, G., and O. Kaalund-Jørgensen: Systemic mast cell disease involving skin, liver, bone marrow, and blood associated with disseminated xanthomata. Acta haemat. (Basel) **16**, 273—279 (1956).

Balbi, E.: Ricerche intorno alla patogenesi dell'urticaria pigmentosa. G. ital. Derm. Sif. **90**, 82—100 (1949).

Beare, M.: Urticaria pigmentosa and allied disorders. Brit. J. Derm. **70**, 418—425 (1958).

Berlin, Ch.: Urticaria pigmentosa as a systemic disease. Arch. Derm. Syph. (Chicago) **71**, 703—712 (1955).

Bertelotti, L.: L'urticaria pigmentosa come reticoloendoteliosi sistemica ad orientamento monomorfo. G. ital. Derm. Sif. **1943**, 698—717.

BLUEFARB, S. M., and M. R. SALK: Urticaria pigmentosa with bone lesions, gastrointestinal symptoms, and splenomegaly. Arch. Derm. Syph. (Chicago) **70**, 376—378 (1954).

BRINKMANN, E.: Mastzellenreticulose (Gewebsbasophilom mit histaminbedingtem Flush und Übergang in Gewebsbasophilen-Leukämie). Schweiz. med. Wschr. **1959**, 1046—1048.

BRODEUR, P., and L. I. GARDNER: Urticaria pigmentosa as a problem in diagnosis: Report of two cases, one with systemic involvement. New Engl. J. Med. **254**, 1165—1168 (1956).

BROGREN, N., H. DUNER, B. HAMBRIN, B. PERNOW, G. THEANDER and J. WALDEN-STRÖM: Urticaria pigmentosa (Mastocytosis). A study of nine cases with special reference to the excretion of histamine in urine. Acta med. scand. **163**, 223—233 (1959).

CLYMAN, S. G., and C. R. REIN: Urticaria pigmentosa associated with bone lesions. A survey and report of 8 cases. J. invest. Derm. **19**, 179—185 (1952).

DEGOS, R., E. LORTAT-JACOB, J. MALLARMÉ et R. SAUVAN: Réticulose à mastocytes. Bull. Soc. franç. Derm. Syph. **58**, 435—440 (1951).

DEUTSCH, E., H. ELLEGAST u. L. NOSKO: Knochen- und Blutgerinnungsveränderungen bei Urticaria pigmentosa. Hautarzt **1956**, 257—260.

EDELSTEIN, A. J.: Urticaria pigmentosa with bone changes. Arch. Derm. Syph. (Chicago) **74**, 676 (1956).

ENDE. N., and E. J. CHERNISS: Splenic mastocytosis. Blood **13**, 631—641 (1958).

EFRATI, P., A. KLAJMAN and H. SPITZ: Mast cell leukemia? — Malignant mastocytosis with leukemia-like manifestations. Blood **12**, 869—882 (1957).

ELLIS, J. M.: Urticaria pigmentosa. A report of a case with autopsy. Arch. Path. (Chicago) **48**, 426—435 (1949).

FRESEN, O.: Die Pathomorphologie des retothelialen Systems. Verh. dtsch. Ges. Path. **37**, 26—85 (1954).

FRIEDMAN, B. I., J. J. WILL, D. G. FREIMAN and H. BRAUNSTEIN: Tissue mast cell leukemia. Blood **13**, 70—78 (1958).

HASSELMANN, C. M., u. CH. SCHOLDER-OEHMICHEN: Zum Problem der Urticaria pigmentosa. Arch. klin. exp. Derm. **205**, 261—271 (1957).

HISSARD, R., L. MONCOURIER et J. JACQUET: Étude d'une nouvelle hématodermie: la mastocytose. Presse méd. **1951**, 1765—1767.

JENSEN, W. N., and E. C. LASSER: Urticaria pigmentosa associated with widespread sclerosis of the spongiosa of bone. Radiology **71**, 826—832 (1958).

KRAUTWALD, A., u. G. KUNZ: Seltene cytologische Befunde bei Erkrankungen des hämatopoetischen Systems und bei malignen Tumoren. Demonstration auf dem Europ. Hämatologen-Kongreß 1957, Kopenhagen.

LENNERT, K.: Eine mastocytoide Osteomyeloreticulose (Mastzellenreticulose). V. Kongr. Europ. Ges. f. Hämatol, Freiburg Sept. 1955, S. 573—575. Berlin, Göttingen, Heidelberg: Springer 1956.

LENNERT, K., u. K. BORSTELL: zit. bei LENNERT, K., u. J. C. F. SCHUBERT 1960.

LENNERT, K., u. H. ELSCHNER: Zur Kenntnis der lipomelanotischen Reticulo(cyt)-ose. Frankfurt. Z. Path. **65**, 559—577 (1954).

LENNERT, K., u. E. ILLERT: Die Häufigkeit der Gewebsmastzellen im Lymphknoten bei verschiedenen Erkrankungen. Frankfurt. Z. Path. **70**, 121—131 (1959).

LENNERT, K., u. J. C. F. SCHUBERT: Untersuchungen über die sauren Mucopolysaccharide der Gewebsmastzellen im menschlichen Knochenmark. Frankfurt. Z. Path. **69**, 579—590 (1959).

LENNERT, K., u. J. C. F. SCHUBERT: Zur Cytochemie der Blut- und Gewebsmastzellen. Verh. dtsch. Ges. inn. Med. **66**, 1061—1065 (1960).

Loewenthal, M., R. J. Schen, Ch. Berlin and L. Wechsler: Urticaria pigmentosa with systemic mast cell disease. Arch. Derm. Syph. (Chicago) **75**, 512—516 (1957).

Mallarmé, J.: L'adénogramme des sarcomes ganglionnaires. Sang **26**, 553—568 (1955).

Nickel, W.: Urticaria pigmentosa. Mastocytosis. A consideration of various manifestations. Arch. Derm. Syph. (Chicago) **76**, 476—498 (1957).

Reilly, E. B., J. Shintani and J. Goodman: Systemic mastcell disease with urticaria pigmentosa. Arch. Derm. Syph. (Chicago) **71**, 561—569 (1955).

Remy, D.: Die Mastocytose. Dtsch. med. Wschr. **1957**, 719—722.

Robb-Smith, A. H. T.: The lymph node biopsy. In: Recent Advances in Clinical Pathology. S. 350—370. London: J. a. A. Churchill Ltd. 1947.

Sagher, F.: Mast cell disorders: The changing aspect of urticaria pigmentosa from a pure cutaneous to a systemic disease. Excerpta med. (Amst.), Sect. XIII **10**, 311—313 (1956).

Sagher, F., Ch. Cohen and S. Schorr: Concomitant bone changes in urticaria pigmentosa. J. invest. Derm. **18**, 425—432 (1952).

Sagher, F., E. Liban, H. Ungar and S. Schorr: Urticaria pigmentosa with bone involvement. Mast cell aggregates in bones and myelosclerosis found at autopsy in a case dying of monocytic leukemia. J. invest. Derm. **27**, 355—368 (1956).

Sagher, F., and S. Schorr: Bone lesions in urticaria pigmentosa. Report of a central registry on skeletal X-ray survey. J. invest. Derm. **26**, 431—434 (1956).

Schubert, J. C. F.: Differenzierungsmethode metachromatischer Zellen nach ihrem Säuregrad. Experientia (Basel) **12**, 346 (1955).

Stark, E., F. W. van Buskik and J. F. Daly: Radiologic and pathologic bone changes associated with urticaria pigmentosa. Arch. Path. (Chicago) **62**, 143—148 (1956).

Stobbe, H.: Persönl. Mitteilung 1956.

Waters, W. J., and P. S. Lacson: Mast cell leukemia presenting as urticaria pigmentosa. Report of a case. Pediatrics **19**, 1033—1042 (1957).

Zak, F. G., J. A. Covey and J. J. Snodgrass: Osseous lesions in urticaria pigmentosa. New Engl. J. Med. **256**, 56—59 (1957).

86. C. L. Meneghini und M. F. Hofmann-Mailand: Urticaria Pigmentosa. Klinische und pathogenetische Beobachtungen bei 14 Fällen.

Die Kenntnisse über die Urticaria pigmentosa (u. p.) haben sich in den letzten 10 Jahren durch zahlreiche klinische und experimentelle Erfahrungen bereichert, und zwar vor allem, seit sich das allgemeine Interesse den komplizierten biochemischen Funktionen der Mastzelle zugewandt hat, die ja das grundlegende histopathologische Element dieser Erkrankung darstellt.

Außer den typischen pathologischen Erscheinungen dieser Krankheit sind in der Literatur klinische Bilder von cutaner Mastocytose mit besonderen Aspekten beschrieben worden, wie z. B. die u. p. haemorrhagica (Asboe-Hansen, Ten Berg u. Hermans), die Mastocytosen mit einem einzigen nodulären Herd (Degos; Byrt u. Nickerson; Burks u.

CHERNOVSKY; CHARGIN u. SACHS; KAMINSKY u. Mitarb. usw.) oder Fälle, die auch andere Organe und Organsysteme einbeziehen.

An frühere Beobachtungen einiger Verfasser (BIZZOZERO; CASSAR, JANSELME u. TOURAINE; TOURAINE, SOLENTE u. RENAULT), welche die u. p. auf Grund des Vorhandenseins in ihren Fällen von Hepatosplenomegalie, Lymphopathie, Leukämie-ähnlichen Erscheinungen und anderen in die Gruppe der Hämatodermien eingliedern, reihen sich in letzter Zeit zahlreiche andere (DE GRACIANSKY u. PARAF; NIEBAUR u. Mitarb.; DEGOS; LORTAT JAKOB u. Mitarb.; REILLY u. Mitarb.; BERLIN). Es sind sogar Fälle von u. p. bei Erwachsenen mit Exitus durch Leukämie (SAGHER; LOEWENTHAL u. Mitarb.; EFRATI u. Mitarb.) oder mit Amyloidose (RUKAVINA; DICKINSON u. CURTIS) beschrieben worden.

Nach den ersten Beobachtungen von SAGHER u. Mitarb. (1952) wurden den Alterationen des Knochengerüstes besondere Beobachtung geschenkt, die als mehr oder weniger circumskripte Osteoporose oder Osteosklerose hauptsächlich beim Erwachsenen (BEARE: 1 von 11 Fällen; SAGHER u. SCHORR: 19 von 55 untersuchten Fällen; GRUPPER: drei von neun Fällen; DEUTSCH, ELLERGAST u. NOSKO: sieben Fälle), seltener beim Kinde (CLYMAN u. REIN; GRUPPER; SHAIR u. CASPER; EDELSTEIN; GATTO) beschrieben wurden. Diese vielgestaltigen Aspekte haben die Schwierigkeiten der Klassifikation und Interpretation dieser Hauterkrankung vermehrt, die stets als eine Dermatose mit benignem Verlauf, mit einer Tendenz zur langsamen spontanen Resolution und vorwiegender, wenn nicht ausschließlicher cutaner Lokalisation angesehen worden war.

DEGOS, der sich dem Studium dieser Erkrankungen besonders gewidmet hat, schlägt folgende Klassifikation der Mastocytosen vor: Mastzellen-Tumoren (Mastocytome); noduläre und papulöse, manchmal auch nicht pigmentäre Mastocytosen; bullöse Mastocytosen, diffuse cutane Mastocytosen; cutano-viscerale Mastocytosen. Auch die Kenntnisse der funktionellen biochemischen Eigenschaften der Mastzelle haben sich in den letzten Jahren erweitert. Seit den Mitteilungen von JORPES u. Mitarb. wird der Mastzelle die Bildung des Heparin zugeschrieben. Diese Annahme stützt sich vor allem auf die metachromatischen Eigenschaften der Mastzellengranula, auf die Möglichkeit, eine gewisse Quantität von Heparin aus Mastzellen-reichen Geweben zu extrahieren, auf das quantitative Verhältnis zwischen Gehalt an Mastzellen und Schwefelestern eines Gewebes und auf die Tatsache, daß sich zahlreiche Mastzellen in den Gefäßwänden befinden.

Andererseits nimmt ASBOE-HANSEN an, daß die Mastzellen für die Bildung von mesenchymalen Mucinsubstanzen, und zwar Hyaluronsäure, verantwortlich ist, deren Vorhandensein in der Haut als proportional zur Zahl der Mastzellen angenommen wird. RILEY u. WEST haben nachgewiesen, daß zwischen Histamingehalt und Anzahl der Mastzellen ein gewisses Verhältnis besteht, ein Befund, der später durch mehrere andere Verfasser bestätigt wurde (RILEY; CRAPS u. INDERBITZIN; MENEGHINI u. LEVI u. a.).

Auch das 5-Hydroxy-triptamin scheint bei gewissen Tierarten an dieses Zellelement gebunden zu sein (BENDITT u. ROWLEY).

Außer diesen grundlegenden Kenntnissen über den Biochemismus der Mastzelle, gehen aus experimentellen Beobachtungen der neueren Literatur folgende Daten hervor:

1. Bindegewebszellen können metachromatisches Material fixieren, das direkt in die Haut eingeführt wird (Heparin: ASPLUND, BORELL u. HOLMGREN; BALBI; MENEGHINI; HISSARD u. Mitarb.; ORMEA, ZINA u. BONU; ANTALOCZYX — Andere Mucopolysaccharide: MENEGHINI; PASCHOUD; HIGGINBOTHAM), sowie i.v. injiziertes Heparin (DEGOS u. COTTENOT).

2. Extrakte erkrankter Haut von u. p.-Patienten können eine gerinnungshemmende Wirkung ausüben (CACCIALANZA u. CAMPANI; ORMEA, ZINA u. BONU; MELCZER), ein Befund der von CORNBLEET u. BURCKHARDT nicht bestätigt werden konnte.

3. Abreiben der Haut von u. p.-Patienten soll eine Zunahme der Heparinaktivität im Blut hervorrufen (URBACH, BELL u. JAKOBSON; ANTALOCZY; NÉKAM u. UDVARDY).

4. Durch verschiedene Stimuli kann es bei den Mastzellen zur Ruptur und zu Vacuolenbildung kommen, wie HISSARD, MONCOURIER u. JAQUET in der klinischen Pathologie, DRENNAN bei u. p. und RILEY nach histaminfreisetzenden Reizen im Tierexperiment beobachten konnten. Letzteres konnte von FAWCETT und von BRAUN-FALCO durch i. p. Injektion von 48/80 bei Ratten bestätigt werden. Die einzelnen Phasen der Degranulierung der Mastzellen wurden in Bindegewebskulturen in vitro mittels Mikro-Kinomatographie verfolgt: die freigesetzten Granula werden von Makrophagen und von Fibroblasten phagocytiert. Dieses Phänomen ist besonders deutlich nach Injektion von 48/80, von Schlangengift oder von Histamin (DOUGHERTY u. SCHNEEBELI).

5. Die Zentrifugierung von Mastzellen-reichen Geweben ergibt drei verschiedene Fraktionen, von denen zwei (die supernatante Fraktion und diejenige, welche die Mikrosomen enthält) eine Heparinaktivität ausüben (SYLVÉN), während die dritte, die aus Granula besteht, Histamin enthält (MOTA, BERALDO, FERRI u. JUNQUEIRA).

6. Mastzellen werden vermehrt in den peripheren Strukturen von Granulomen, in Entwicklung begriffenen Tumoren (SYLVÉN), experimentellen Kieselsäuregranulomen (PERNIS, SAFFIOTTI u. TOMMASINI DEGNA) angetroffen. Sie häufen sich bei Antigen-Antikörper Gewebsreaktionen im Unterhautgewebe der Maus (CARTER, HIGGINBOTHAM u. DOUGHERTY). Bei den letzteren beiden experimentellen Beobachtungen wurden zahlreiche degranulierte Zellen festgestellt.

7. Die Fibroblasten können metachromatisches granuläres Material aufnehmen, welches infolge pathologischer Stimuli aus den Mastzellen ausgetreten ist (WEGELIUS u. ASBOE-HANSEN; HIGGINBOTHAM).

8. Die Mastzellen der Maus enthalten Serotonin (BENDITT u. ROWLEY), die der u. p. dagegen scheinbar keine signifikanten Mengen (SJOERDSMA, WAALKES u. WEISSBACH), was auch auf die Mastzellen der Milz-Mastocytose zutrifft (ENDE u. CHERNISS; GARDNER u. TICE).

9. Vom morphologischen Gesichtspunkt aus gesehen werden bei der menschlichen u. p. zwei Haupttypen von Mastzellen unterschieden: rundliche Zellen vom histiocytären Typus und Fibroblasten-ähnliche Zellen (vgl. MENEGHINI; MONTAGNA u. MELARAGNO) mit Merkmalen, die sich auch bei tierischen Mastzellen wiederfinden.

10. Auf Grund der morphologisch-funktionellen Merkmale teilt PRUNEIRAS die Mastzellen in zwei Klassen ein: die aktiven, d. h. differentierte Bindegewebszellen, die ein mehr oder weniger sulfuriertes Mucopolysaccharid bilden, und die passiven, die Makrophagen sind und mehr oder minder sulfurierte Mucopolysaccharide oder auch andere Substanzen (z. B. Lipoide) in sich aufgenommen haben.

HIGGINBOTHAM u. DOUGHERTY unterscheiden außer einer normalen Mastzelle von rundlicher Form und einer Fibroblasten-ähnlichen mit unregelmäßigen Granula („Quasi-Mastzelle") eine degranulierte Mastzelle mit verschwommenen Zellgrenzen und reichlichen Granula im umgebenden intersitiellen Gewebe.

In Hinblick vor allem auf diese vielen verschiedenen Eigenschaften, die der Mastzelle zugeschrieben werden, haben wir klinische und experimentelle Daten bei einem Krankengut von u. p.-Patienten gesammelt, das wir in den letzten 10 Jahren an der Dermatologischen Universitätsklinik in Mailand beobachten konnten. Es handelt sich um sechs Fälle von u. p. bei Erwachsenen und um acht Fälle bei Kindern.

Klinische Beobachtungen

Die anamnestischen und objektiven Angaben von Bedeutung sind in der nachfolgenden Tabelle zusammengefaßt (Tab. 1).

Die klinischen Erscheinungsformen der Krankheit stehen in enger Korrelation mit dem Erkrankungsalter; die u. p. infantilis kann schon bei der Geburt oder wenige Wochen nach der Geburt auftreten; beim Erwachsenen zeigt sie sich in verschiedenen Lebensaltern. Die Krankheitserscheinungen bevorzugen die Haut des Stammes, die bei all unseren Fällen mitbeteiligt war, während die Haut der Extremitäten, besonders distal, wie auch die Kopfhaut seltener befallen waren. Es ist außerdem interessant, daß es uns nie möglich war, einen eventuellen pathogenetischen Zusammenhang mit vorangegangenen oder aktuellen Krankheiten zu eruieren. Bei den infantilen Fällen bestand auch kein

40*

Tabelle 1

Kasuistik	Alter	Geschlecht	Erkrankungsalter	Anamnese	Art des Auftretens	Juckreiz	Hauptsächliche Lokalisation
dall'A. G.	18 J.	W.	Schulalter	o.B.	langsam und progressiv	schwach	Rumpf, Hals
G. A.	21 J.	M.	16 J.	Blinddarmentzündung mit 7 Jahren	langsam und progressiv	keiner	Rumpf, obere Gliedmaßen proximal
B. A.	32 J.	W.	28 J.	o.B.	in mehreren Schüben	episodisch	generalisiert (mit Ausnahme der Kopfhaut)
C. R.	35 J.	W.	28 J.	exsudative Pleuritis 18 J. rheum. Poliartr. 35 J. Appendicectomie 19 J. Fibrom 32 J.	langsam und progressiv	keiner	Rumpf Gliedmaßen proximal
di G. A.	47 J.	M.	37 J.	o.B.	langsam und progressiv	schwach	generalisiert
M. G.	51 J.	M.	45 J.	o.B.	langsam und progressiv	schwach	Rumpf, Gliedmaßen
M. A.	7 J.	W.	bei der Geburt	Tonsillektomie 5 J.	einziger Schub	keiner	Rumpf, Gliedmaßen
S. A.	3 J.	M.	4 M.	o.B.		keiner	Rumpf, Gliedmaßen proximal
S. C.	2 J.	W.	2 M.	o.B.		keiner	Rumpf, Hals, Gliedmaßen
C. M.	19 M.	W.	bei der Geburt	o.B.	langsam und progressiv	schwach	Rumpf, Kopf, Gliedmaßen
M. E.	12 M.	M.	$1^1/_2$ M.	o.B.	einziger Schub	keiner	generalisiert
C. Mr.	5 M.	W.	$1^1/_2$ M.	o.B.	einziger Schub	keiner	Rumpf, Gliedmaßen
N. M.	5 M.	M.	2 M.	o.B.		keiner	Rumpf, Hals, untere Gliedmaßen
B. V.	2 M.	M.	bei der Geburt	o.B.	in mehreren Schüben	schwach	Rumpf, Hals, Gliedmaßen

Tabelle 1

Morphologie der Hauterscheinungen	Farbton	Schwellung auf mech. Reiz	Hämorrh. Diatese	Lympho Adenopythie	Veränder. Innerer Organe	Knochenveränderungen
papulo-lentikulär	rotbraun	+	keine	keine	o.B.	keine
papulo-lentikulär (zum Teil verrukös)	bräunlich	±	keine	keine	o.B.	keine
papulo-lentikulär	bräunlich	++	keine	schwach krural u. Achselhöhlen	o.B.	leichte Osteoporose der Schädelknochen
papulo-lentikulär	rotbraun	+	keine	keine	o.B.	in Hüft- und Beckenknochen kleine verdichtete Herde
papulo-lentikulär und plattenförmig	rotbraun	+	keine	keine	o.B.	keine
papulo-lentikulär	rotbraun	+	keine	leichte Mikropoliadenopathie	Rippenfellverschwartung, verkalkte Lungenknötchen	keine
maculo-lentikulär leicht infiltriert	bräunlich	++	keine	schwach inguinal	o.B.	keine
ödematös-infiltrierte, zum Teil konfluierende Herde	rötlichgelb	++	keine	keine	o.B.	leichter Rachitismus
ödematös-infiltrierte zum Teil konfluierte Herde	rötlichgelb	++	keine	keine	o.B.	keine
ödematös-infiltrierte konfluierende Herde	rötlichgelb	++	keine	keine	o.B.	keine
wenige disseminierte xantelasmoide Knötchen	rötlichgelb	++	keine	keine	o.B.	keine
ödematös-infiltrierte zum Teil konfluierte Herde	rötlichgelb	++	keine	keine	o.B.	keine
wenige papulonoduläre xantelasmoide Elemente	rotbraun zum Teil bräunlich	++	keine	schwach retroauriculär	o.B.	keine
infiltrierte und bullöse Herde	intensiv	+++	keine	inguinal	o.B.	keine

Zusammenhang mit der Ernährung (die Hälfte der Kinder waren Brustkinder, die andere Hälfte war in gemischter Weise ernährt worden). Der Juckreiz war stets wenig ausgeprägt, oftmals fehlte er vollkommen.

Die Art des Auftretens der Krankheitserscheinungen bei Kindern bestand häufig in nacheinander auftretenden Schüben ohne Beeinträchtigung des Allgemeinbefindens. Beim Erwachsenen zeigten sich die Erscheinungen in langsamer Progression. Vom klinisch-morphologischen Gesichtspunkt aus gesehen, beobachteten wir die stärkste Polymorphie der Manifestationen bei den jugendlichen Fällen: noduläre Formen in recht ausgedehnten Herden, von infiltrativem erythematösen quaddelförmigen Aussehen, manchmal auch bullös (Blasen mit trübem, serösem Inhalt). Bei anderen Fällen wiederum knötchenförmige Xanthelasmoïde Efflorescenzen, deren bräunlich-gelbe Knötchen an eine eruptive Xanthomatose erinnerten.

Beim Erwachsenen waren die morphologischen Bilder eher monomorph: Die Elemente hatten gewöhnlich papulo-lentikuläres Aussehen von bräunlich-roter Färbung. Die Quaddelbildung auf traumatische Reize war beim Kind weit ausgeprägter als beim Erwachsenen. Was den Verlauf der Krankheit betrifft, so konnten wir einige unserer Kranken während 3, 5 und mehr Jahre beobachten.

Die Hauterscheinungen bilden sich gewöhnlich spontan, jedoch sehr langsam zurück. Es ist nicht uninteressant, daß die u. p. der Kleinkinder wahrscheinlich doch immer innerhalb der Pubertätsjahre regrediert, denn keiner unserer erwachsenen Patienten hat ein Erkrankungsalter aufzuweisen, das in die Kindheit zurückreicht. Die entzündlichen erythematöse und bullöse Komponente regrediert als erste: die Rückbildung der einzelnen Herde geht über eine erythematöse hell pigmentierte Phase bis zu bräunlichem oder gelblichem Aspekt der Flecken. Diesen Verlauf konnten wir sowohl bei Kindern als auch bei Erwachsenen beobachten. Während der Dauer unserer Beobachtungen gelang es uns allerdings nicht, eine komplette Remission der Erscheinungen zu sehen.

Keiner unserer Fälle wies viscerale Symptome von Bedeutung auf: nie sahen wir einen Hepato- oder Splenomegalie. Bei keinem Patienten bestanden Anzeichen einer hämorrhagischen Diathese. Die genaue röntgenologische Untersuchung des Skeletes deckte keine bemerkenswerten pathologischen Veränderungen auf, wenn man von den bescheidenen Anzeichen einer Ostheoporose oder Ostheosklerose absieht, wie wir sie bei zwei Erwachsenen gesehen haben.

Die verschiedenen therapeutischen Versuche, wie wir sie vor allem in diesen letzten Jahren im long term treatment mit Corticosteroiden durchführten, haben das klinische Bild und den Verlauf der Krankheit nicht wesentlich beeinflußt.

Experimentelle Beobachtungen

1. Zur Studie der eventuellen Variationen der Blutgerinnungsfaktoren unter besonderer Berücksichtigung des Heparinfaktors haben wir folgende Untersuchungen durchgeführt:

Prothrombinzeit (Quick)	Zählung der Blutplättchen
Prothrombin-Aktivität	Koagulationszeit in siliconierten
Recalcifizierungszeit (Howell)	Röhrchen
Heparin-Toleranz	Capillarresistenzproben
Heparin-Aktivität (mit Toluidin-	Blutgerinnungszeit
blau)	

Außerdem haben wir die Versuche von URBACH, BELL u. JACOBSON wiederholt, welche bei sechs von acht Kranken mit u. p. eine bemerkenswerte Zunahme der Heparin-Aktivität nach einer energischen Massage der Hautoberfläche beobachteten, aber bei nur zwei Fällen eine geringe Zunahme der Koagulationszeit feststellten. CORNBLEET hingegen sah nach Massieren bei zwei Kranken keinerlei Veränderungen der Koagulationszeit.

2. Um eine eventuelle gerinnungshemmende Eigenschaft von Homogenaten von u. p. Efflorescenzen nachzuweisen, sind wir bei sieben Fällen nach der Methode vorgegangen, wie sie von CACCIALANZA u. CAMPANI angewendet wurde,

und zwar: Biopsie der Hautläsionen nach Lokalanaesthesie mit Scurocain ohne Adrenalinzusatz, Entfernung von ca. 200—300 mg Haut, von der ein Teil zur Untersuchung von Heparinsubstanzen, der andere für andere Untersuchungen verwendet wurde.

Schnelle Zubereitung des Homogenats in physiologischer Lösung (2 cm³ physiologische Lösung je Gramm Homogenat im Homogenisator von POTTER).

Zentrifugierung des Homogenats. Messung der Koagulationszeit eines gesunden Blutes, unter Hinzufügung von 0,2 cm³ der so gewonnenen supernatanten Flüssigkeit zu 0,8 cm³ des erwähnten Blutes. Kontrolle unter gleichen Voraussetzungen von Homogenaten gesunder Haut von Personen gleichen Alters und Kontrolle der Gerinnungszeit des Blutes der Kontrollpersonen als solche.

3. Bei der Dosierung des Histamins sind wir folgendermaßen vorgegangen:

In drei Fällen Dosierung des freien Histamins in Homogenaten von Hautefflorescenzen und von Hautfragmenten gesunder Kontrollpersonen. Die Dosierung erfolgte biologisch direkt am atropinisierten Meerschweinchen-Ileus.

Bei acht weiteren Patienten wurde nach erfolgter Extrahierung nach CODE u. MCINTIRE die gleiche direkte biologische Methode zur Dosierung des totalen Histamins (frei und gebunden) durchgeführt. Bei dieser zweiten Gruppe untersuchten wir mit der beschriebenen Technik auch gesunde Hautfragmente der u.p.-Patienten.

An Hautefflorescenzen dieser letzten acht Kranken wurden gleichlaufend die Zählung der Mastzellen an histologischen Schnitten vorgenommen, welche in Carnoy-Flüssigkeit fixiert und mit Toluidin-blau, sei es auf pH 5,4 als auch auf pH 7 gepuffert, gefärbt waren.

Bei einigen Fällen wurde außerdem mit der oben erwähnten Technik das Total-Histamin im Blut bestimmt und die zirkulierenden basophilen Zellen mit einer auf pH 7 gepufferten Toluidinblau-Lösung unter Zusatz von Saponin ausgezählt (vgl. Rorsman, Meneghini u. Levi).

Bei drei Fällen wurde die Histaminopexie des Blutserums geprüft, wobei wir die Methode von Parrot, Urquia u. Laborde anwendeten.

Resultate

Die Resultate der verschiedenen Laboratoriums-Untersuchungen sind in der Tab. 2 zusammengefaßt. Bei keinem unserer Patienten konnten wir humorale Veränderungen eruieren, und es war uns auch nicht möglich,

Tabelle 2. *Laboratoriumsbefunde*

Blutsenkung	normale Werte
Serumproteine	normale Werte
Serumlabilitätsproben (Ucko, Hanger, Wunderly u. Wuhrmann)	negativ
Reaktives Protein C	negativ
eosinophile \ neutrophile } Granulocyten im Blut basophile /	normale Werte normale Werte normale Werte
Gerinnungszeit silikonierte Röhrchen unsilikonierte Röhrchen	$19''$—$30''$ $5''$— $8''$
Retraktion des Gerinnsels	vorhanden und komplett
Prothrombinzeit (Quick)	$14''$—$19,5''$
Prothrombinaktivität	$58\,{}^0/_0$—$100\,{}^0/_0$ (mittlerer Wert=$92\,{}^0/_0$)
Recalcifikationszeit (Howell)	$54''$—$150''$ (mittlerer Wert =$100''$)
Heparintoleranz	normal
Capillarresistenzprüfungen	negativ
Blutplättchen (6 Fälle)	normale Werte
Faktor V und VII (zwei Fälle)	normal

eventuelle Variationen der Blutgerinnungsfaktoren festzustellen. Die Koagulationszeit, die Heparin-Toleranz und die Prothrombinzeit erwies sich bei allen Fällen in den Grenzen der Norm.

Die Untersuchung der Capillarresistenz hat bei keinem Fall Zeichen von hämorrhagischer Diathese gezeigt.

Es ist immerhin bemerkenswert, daß bei den von uns darauf getesteten Patienten die Werte der Gerinnungszeit keine signifikante Veränderung nach 15 minütigem energischen Reiben der totalen Hautoberfläche der Kranken erfuhren.

Die Untersuchungen, welche bezweckten die Existenz eines eventuell gerinnungshemmenden Faktors in wäßrigem Extrakt von Haut mit reichen Mastzellenanhäufungen bei unseren Kranken abzuklären, haben negative Resultate ergeben: Tatsächlich bewirkte nur bei einem von

Tabelle 3

Konzentration freier histaminähnlicher Substanzen (unter Bezugnahme auf das Grundhistamin in γ/g) der Haut von Gesunden und der Efflorescenzen von u.p.-Patienten

Kasuistik	Alter	Geschlecht	Sitz der Probeexzision	Diagnose	γ/gr
1. M. E.	18 J.	W.	Bauchhaut	gesund	0,603
2. B. P.	34 J.	M.	Bauchhaut	gesund	1,507
3. V. M.	5 M.	M.	Bauchhaut	gesund	0,603
					0,904 = Dw*
1. D. G.	18 J.	W.	Bauchhaut	u.p.	30,150
2. R. C.	35 J.	W.	Bauchhaut	u.p.	4,221
3. C. A.	5 M.	W.	Bauchhaut	u.p.	12,060
					15,476 = Dw*

* Dw = Durchschnittswert.

Tabelle 4. *Histamingrundwerte im Blut und in der Haut von Patienten mit Urticaria pigmentosa, Mastzellenwerte im histologischen Präparat (Felder von 787×, Durchschnittswert mindestens fünf Auszählungen in verschiedenen Schnitten) und im Blut*

Kasuistik	Alter	Geschlecht	Sitz der Probeexzision	Histamingehalt Haut γ/gr	Histamingehalt Blut γ/100 ml	Mastzellen Haut	Mastzellen Blut (Basoph. pro mm³)	Histaminopexie %
1. S. C.	3 J.	W.	Rücken	15,305	5,43	120	20	
2. C. Mr.	5 M.	W.	Rücken	29,555		95		
3. C. M.	2 M.	M.	Bauch	16,205	6,54	105	30	
4. G. A.	21 J.	M.	Bauch	7,500	4,30	5,7	44	
5. B. A.	30 J.	W.	Bauch	20,090	9,45	35	50	20
6. N. M.	5 M.	M.	Rumpf	155,100		138		
7. D. G.	44 J.	M.	Bein	44,110	3,68	72	40	22
8. M. M.	7 J.	F.	Rumpf	34,250	2,80	85	45	18,5
9. B. V.	1¹/² M.	M.	Bauch		9,75		22	

sieben Fällen das Homogenat der Hautefflorescenzen eine leichte Verlängerung der Gerinnungszeit des Blutes eines Gesunden (von 22 auf 27 min mit der Methode der siliconierten Röhrchen bei 37°C).

Viel interessanter sind die Befunde über die Dosierung des freien sowohl als auch des kombinierten Histamins der Haut (Tab. 3 und 4). Bei den drei Fällen von u. p., bei denen das freie Histamin dosiert wurde, waren die Werte im Vergleich zu den Kontrollen an gesunden Menschen deutlich erhöht. Das gleiche kann man vom totalen Histamin sagen, welches im Vergleich zum Normalen bei den acht geprüften Patienten stets vermehrt, manchmal sogar bis zu zehnfach erhöht war.

Diese Zunahme des Histamingehaltes steht, grob gesprochen, in einem gewissen quantitativen Verhältnis zur Zahl der Mastzellen, die in den histologischen Präparaten ausgezählt wurden, welche wir von den gleichen Probe-Excisionen hergestellt hatten, die für die erwähnte Dosierung des Histamins verwendet wurden. Der niedrigste unserer Histaminwerte (Fall 4 = 7,5 γ/g) entspricht auch einem geringeren Gehalt von Mastzellen in der Haut des Patienten.

Die Histaminämie unterschied sich im allgemeinen nicht von den Werten von gesunden Kontrollpersonen: Nur bei zwei Fällen (Fall 5 und 9) lagen die Konzentrationen knapp über der oberen Grenze der Norm. Das Auszählen der basophilen Zellen im Blut ergab bei allen Patienten normale Werte.

Das energische Reiben der gesamten Hautoberfläche bei drei Patienten führte zu keiner signifikanten Variation der Histaminämie noch der Anzahl der basophilen Zellen im Blut.

Die Histaminopexie im Serum, welche bei drei Fällen untersucht wurde, hat folgende Ergebnisse gezeigt: 18,5—20—22$^0/_0$. Die mittleren Werte liegen dabei nur leicht unter den Durchschnittswerten beim Gesunden (23$^0/_0$) (Tab. 4).

Die histologischen Präparate unseres Patientenguts wiederholen die bekannten Aspekte der u. p., d.h. bescheidene Veränderungen der Oberhaut mit Acanthose, leichter Hyperkerathose und Zunahme von basalen Melanocythen. Imponente mastocytäre Anhäufungen in der oberen und mittleren Cutis, sowie perivasculär und periadnexial, charakterisieren die papulo-noduläre Form. Der klinisch als maculo-lentikulär imponierenden Form entsprachen histologisch Mastzellen-Infiltrate in kleineren Häufchen oder aber mit band- oder schnürchenförmiger Anordnung mit dem gleichen Sitz im Derma wie bei der oben beschriebenen Form. Die Mastzellen entsprachen im allgemeinen zwei morphologischen Typen: a) fibroblastähnliche verlängerte Mastzellen, oder b) histiocytenähnliche rundliche oder polygonale Mastzellen mit dichter angehäuften Granula im Zell-Leib.

Wir konnten keine wesentlichen Unterschiede zwischen den bei p_H 5,4 und den bei p_H 7 angefärbten Mastzellen beobachten. Die Anzahl der metachromatischen Granulationen, sei es endocellulär als auch extracellulär, ändert sich je nach Art des Fixierens: sie erscheinen zahlreicher beim Fixieren mit der Flüssigkeit von Carnoy.

Schlußfolgerungen

Unsere Kasuistik enthält die paradigmatischen klinischen Formen der diffusen cutanen Mastocytose, und zwar die papulo-pomphoïde und maculöse, die bullöse und die xanthelasmoïde Form des Kindesalters und die papulo-lentikuläre Form der Erwachsenen. Die u. p. in diesen verschiedenen Krankheitsbildern ergab keine klinischen oder Laboratoriumsbefunde, welche auf eine signifikante viscerale Kompromission, Knochenalterationen oder humorale Änderungen schließen ließen. Aus diesem Grund und wegen des gutartigen Verlaufes und der spontanen Heilungstendenz nach einer mehr oder weniger langen Zeit sollte die u. p. von den extremen Bildern der sogenannten leukämischen Mastocytose, wie sie von einigen der bereits erwähnten Autoren beschrieben wurden, scharf getrennt werden. Bei der leukämischen Mastocytose handelt es sich um Krankheitsbilder, die wegen der ernsten visceralen Beteiligung und ihres tödlichen Ausganges den wirklichen Leukämien angehören. Übrigens trennt auch DEGOS in seiner Klassifikation die cutanviscerale Mastocytose von der diffusen cutanen Mastocytosen und den Mastocytomen.

Unsere experimentellen Resultate gestatten einige Schlußfolgerungen. Bei den 14 Fällen, die wir beobachtet haben, fehlten die probativen hämatologischen Zeichen einer Zunahme des Heparins im Kreislauf. Wenn auch einige Autoren in ganz vereinzelten Fällen hämatologische Befunde, die für eine Zunahme der gerinnungshemmenden Faktoren sprechen, gefunden haben, so gibt es doch viele andere, die Modifikationen in diesem Sinne abstreiten (DEGOS; GATE u. Mitarb.; CORDERO; DEUTSCH u. Mitarb.; ALLEGRA u. a.).

Es ist wahrscheinlich, daß die sauren sulfurierten Mucopolysacchariden vom Heparin-Typus sich nicht leicht aus diesen Geweben befreien, die so reich an Mastzellen sind. Dies gilt besonders in bezug auf die Haut, in der sie wahrscheinlich chemisch an andere Substanzen gebunden sind (HERZBERG), wie wir später noch ausführen werden.

Es wäre auch denkbar, daß diese Mucopolysacchariden wohl frei würden, ihre Aktivität aber nicht entwickeln könnten, da es sich entweder um zu geringe Mengen Heparin (GRUNEBERG u. Mitarb.; CONRAD u. WINKLER) oder um ein biologisch inkomplettes Heparin handelt. Was das quantitative chemische Verhältnis zwischen Heparin und Histamin betrifft, so haben WERLE u. AMANN eruieren können, daß ein Molekül Heparin mit seinen etwa 45—50 SO_3H-Gruppen 22 Moleküle Histamin zu binden vermag.

Während wir mit Hauthomogenaten von u. p.-Exflorescenzen eine erhöhte Kontrakturwirkung auf den Meerschweinchenileus (welche auf einen erhöhten Gehalt an Histamin und freien histaminähnlichen Substanzen zurückzuführen sind) feststellen konnten, war es uns nicht möglich, eine durch freie heparinoide Stoffe hervorgerufene gerinnungshemmende Wirkung nachzuweisen, abgesehen von einem Fall, bei dem diese Wirkung nur äußerst gering war.

Wir sind uns vollkommen bewußt, daß es die angewandte Methode nicht gestattet, mit Sicherheit das eventuelle und variierende Vorhandensein von gerinnungshemmenden Substanzen mit Sicherheit auszuschließen, da ein Gewebshomogenat als solches antiheparinoide Faktoren (erhöhtes Gewebsthromboplastin oder ähnliches) enthalten kann. Wahrscheinlich sind außerdem die chemischen Bindungen dieser Substanzen in der Zellstruktur äußerst stabil, so daß ein Freiwerden derselben nur in ganz besonderen Fällen und unter besonderen Umständen möglich ist (vgl. die Fälle von CACCIALANZA-CAMPANI; ORMEA u. Mitarb.; MELCZER).

Das totale Histamin kann in großen Mengen aus der Haut mit Mastocytose extrahiert werden. Der durchschnittliche Gehalt ist ca. 30mal höher als der Normalwert. Dies scheint uns von großer Bedeutung, da dadurch die geringen Literaturdaten bestätigt werden.

Das Histamin wird sicherlich als Aminobase mit den sauren Mucopolysacchariden kombiniert, da es vorhanden, aber physiologisch inaktiv ist. Man könnte sonst das Fehlen der klinischen Hautzeichen (in bezug auf einen Histamin-Überschuß) und vor allem des Juckreizes, welcher in den wenigen Fällen, in denen er vorhanden war, ziemlich unbedeutend war und nur episodisch auftrat, bei der u.p. nicht erklären. Es ist außerdem zu betonen, daß bei den Patienten mit u.p. unter normalen Umständen allgemein symptomatologische Zeichen des anaphylaktischen Typus, wie z.B. hypotensive Krisen, Hämicranie usw., von besonderen Fällen abgesehen (HERZBERG; BLOOM u. Mitarb.) fehlen. Hingegen können traumatische Reize (Reiben) oder physische Reize (Wärme usw.) Nesselbildung und Juckreiz hervorrufen. Dies steht wahrscheinlich mit dem Freiwerden metachromatischer Granula, die aktives Histamin enthalten, in Beziehung (BRAUN-FALCO).

Die glaubenswürdigste Hypothese über die Funktion der Mastzellen scheint uns folgende: Es handelt sich um reticulo-endotheliale Zellen, die große Bedeutung im metabolischen Geschehen des Bindegewebes haben (ASBOE-HANSEN; HIGGINBOTHAM; PRUNIERAS; DEGOS u. COTTENOT). Die Mastzellen haben, vom funktionellen Standpunkt aus gesehen, verschiedene Eigenschaften, wie z.B. die Pexie und das Freisetzen (Austausch) von mucopolysaccharidischem Material (vgl. RILEY), welches in der Zelle selbst an für den Organismus mehr oder weniger schädliche Substanzen, wie z.B. Histamin, gebunden ist.

Nach HIGGINBOTHAM sind die Mucopolysacchariden Substanzen, die mit Ionenaustausch funktionieren, indem sie Histamin selbst und histaminfreisetzende Substanzen binden können: die u.p. sollte demzufolge nicht als eine Heparino-Dermie (JORPES u. Mitarb.; MELCZER u.a.) angesehen werden, sondern als eine mehr oder weniger systemische mastocytäre Reticulo-Histocytose. Die mastocytären Infiltrate könnten als eine

Hyperplasie der Zellen des r.e.s., die auf die Anhäufung verschiedener mucopolysaccharidischer Substanzen zurückzuführen wäre, ausgelegt werden. Unter diesen Substanzen wäre eventuell auch das heparinoïde Prinzip, welches an andere Substanzen und unter diesen hauptsächlich und wahrscheinlich an Histamin gebunden ist. Es könnte sich also um einen metabolischen Fehler des Bindegewebes handeln, der sowohl frühzeitig (Wichtigkeit der nävoïden Faktoren — MENEGHINI; MELCZER; HASSELMANN u. SCHOLDER-OEHMICHEN u.a.) als auch beim Erwachsenen auftreten kann und so unter dem Aspekt einer Haut-Thesaurismose seinen Ausdruck fände.

Das ausschlaggebende, auslösende pathologische Moment können wir allerdings nicht eruieren [anaphylaktische Krise (?), Infektion (?)].

Literatur

ALLEGRA, F.: G. ital. Derm. Sif. **100**, 461 (1959).

ANTALOCZY, Z., L. NÉKÁM u. J. KONSÁROMY: Erwähnt von MELCZER.

ASBOE-HANSEN, G.: Acta derm.-venereol. (Stockh.) **30**, 3, 159 (1950).

ASPLUND, J., U. BORELL u. H. HOLMGREN: Z. mikr.-anat. Forsch. **49**, 16 (1939).

BALBI, E.: G. ital. Derm. Sif. **90**, 82 (1949).

BENDITT, E. P., and D. ROWLEY: J. exp. Med. **103**, 399 (1956).

BEARE, M.: Brit. J. Derm. **70**, 418 (1958).

BERLIN, C.: Arch. Derm. Syph. (Chicago) **71**, 703 (1955).

BIRT, A. R., and M. NICKERSON: Arch. Derm. Syph. (Chicago) **80**, 311 (1959).

BIZZOZERO, E.: Ann. Derm. Syph. (Paris) **2**, 385 (1911).

BLOOM, G., H. DUNER, B. PERNOW, J. WINBERG, u. R. ZETTERSTRÖM: Acta paediat. (Uppsala) **47**, 152 (1958).

BRAUN-FALCO, O.: Arch. Derm. Syph. (Berl.) **199**, 197 (1955).

BURCKHARDT, W.: Dermatologica (Basel) **112**, 559 (1956).

BURKS, J. W., and M. E. CHERNOSKY: Arch. Derm. Syph. (Chicago) **75**, 812 (1957).

CACCIALANZA, P., u. M. CAMPANI: Hautarzt **2**, 356 (1951).

CARTER, P. B., R. D. HIGGINBOTHAM and T. F. DOUGHERTY: J. Immunol. **79**, 259 (1957).

CASSAR, A.: Erwähnt von JANSELME u. TOURAINE.

CHARGIN, L., and P. M. SACHS: Arch. Derm. Syph. (Chicago) **69**, 345 (1954).

CLYMAN, S. G., and C. R. REIN: J. invest. Derm. **19**, 179 (1952).

CODE, C. F., and F. C. McINTIRE: Methods of Biochemical Analysis, Interscience Publ. Inc., New York 3, 49, 1956.

CORDERO, A.: Minerva derm. (Torino) **29**, 55 (1954).

CORNBLEET, TH.: Arch. Derm. Syph. (Chicago) **70**, 347 (1954).

CRAPS, L., u. TH. INDERBITZIN: Arch. belges Derm. **13**, 1, 113 (1957).

DEGOS, R.: Arch. belges Derm. **11**, 10 (1955). — Acta Dermo Sif. **46**, 759 (1955).

DEGOS, R., et F. COTTENOT: Bull. Soc. franç. Derm. Syph. **64**, 549 (1957).

DEGOS, R., E. LORTAT-JACOB, J. HEWITT u. B. OSSIPOWSKI: Bull. Soc. franç. Derm. Syph. **58**, 435 (1951); **59**, 247 (1952).

DEUTSCH, E., H. ELLERGAST u. L. NOSKO: Hautarzt **7**, 257 (1956).

DOUGHERTY, T. F., u. G. L. SCHNEEBELI: Fed. Proc. **17**, 37 (1958).

DRENNAN, J. M.: J. Path. (Chicago) **63**, 513 (1951).

EDELSTEIN, A. J.: Arch. Derm. Syph. (Chicago) **74**, 676 (1956).

EFRATI, P., A. KLAJMAN and H. SPITZ: BLOOD **12**, 869 (1957).

ENDE, N., and E. J. CHERNISS: Amer. J. Clin. Path. **30**, 35 (1958).

Fawcett, D. W.: J. exp. Med. **100**, 217 (1954).

Gardner, L. I., and A. A. Tice: Pediatrics **21**, 805 (1958).

Gate', J., D. Colomb et A. Tissot: Bull. Soc. franç. Derm. Syph. **63**, 233 (1956).

Gatto,: Pediatria 429 (1938).

Graciansky, P. de, et A. Paraf: Les Hématodermies, Masson Ed., Paris 1949.

Grüneberg, Th., W. Kaiser u. V. Müller: Hautarzt **6**, 342 (1955).

Grupper, C.: Erwähnt von Beare.

Hasselmann, C. M., u. Chr. Scholder Oehmichen: Arch. klin. exp. Derm. **205**, 261 (1957).

Herzberg, J. J.: Arch. klin. exp. Derm. **208**, 559 (1959).

Higginbotham, R. D.: Int. Arch. Allergy **15**, 195 (1959).

Higginbotham, R. D., and T. F. Dougherty: Proc. Soc. exp. Biol. (N.Y.) **92**, 493 (1956).

Hissard, R., L. Moncourier et J. Jacquet: Presse méd. **59**, 1765 (1951).

Janselme, E., et A. Touraine: Bull. Soc. franç. Derm. Syph. **24**, 426 (1913); **27**, 98 (1919).

Jorpes, J. E.: Heparin in the treatment of thrombosis. London: Oxford. Univ. Press 1946.

Jorpes, J. E., H. Holmgren u. O. Wilander: Z. mikr.-anat. Forsch. **42**, 279 (1937).

Kaminsky, A., J. Daitsch y J. Abulafia: Arch. argent. Derm. **7**, 247 (1957).

Konrad, J., u. A. Winkler: Hautarzt **4**, 119 (1953).

Loewenthal, M., R. J. Schen, Ch. Berlin and L. Wechsler: Arch. Derm. Syph. (Chicago) **75**, 512 (1957).

Melczer, N.: Derm. Wschr. **129**, 5 (1954).

Meneghini, C. L.: G. ital. Derm. Sif. **91**, 93 (1950).

Meneghini, C. L., e L. Levi: G. ital. Derm. Sif. **100**, 449 (1959).

Montagna, W., and H. P. Melaragno: J. invest. Derm. **20**, 257 (1953).

Mota, J.,W. Beraldo, A. Ferri and L.C. Jungueira: Nature (Lond.) **174**, 698 (1954).

Nékam, L., u. M. Udvardy: Erwähnt von Melczer.

Ormea, F., G. Zina e G. Bonu: Minerva derm. (Torino) **29**, 46 (1954).

Parrot, J., D. A. Urquia et Cl. Laborde: J. Physiol. (Paris) **44**, 310 (1952).

Paschoud, J. M.: Dermatologica (Basel) **108**, 361 (1954).

Pernis, B., U. Saffiotti et A. Tommasini Degna: La med. del Lavoro **49**, 405 (1958).

Prunieras, M.: Rev. lyon. Méd. **5**, 1 (1956).

Reilly, E. B., J. Shintani and J. Goodman: Arch. Derm. Syph. (Chicago) **71**, 561 (1955).

Riley, J. F.: J. Path. Bact. **65**, 471 (1953).

Riley, J. F., and G. B. West: J. Physiol. (Lond.) **120**, 528 (1953).

Riley, J. F., and G. B. West: Arch. Derm. Syph. (Chicago) **74**, 471 (1956).

Rorsman, H.: Acta derm.-venereol. (Stockh.) **37**, 121 (1957).

Rukavina, J. G., G. Dickison and A. C. Curtis: J. invest. Derm. **28**, 243 (1957).

Sagher, F., C. Cohen and S. Schorr: J. invest. Derm. **18**, 425 (1952).

Sagher, F., E. Liban, H. Ungar and S. Schorr: J. invest. Derm. **27**, 355 (1956).

Sagher, F., and S. Schorr: J. invest. Derm. **26**, 431 (1956).

Shair, H. M., u. S. L. Casper: Erwähnt von Beare.

Sjoerdsma, H., T. P. Waalkes and H. Weissbach: Science **125**, 1202 (1957).

Sylvén, B.: Exp. Cell Res. **1**, 492 (1950); **2**, 252 (1951).

Ten, Berg J.A.G., et E. H. Hermans: IX Congr. Ass. Derm. et Syph., Lausanne 1956.

Touraine, A., G. Solente et P. Renault: Bull. Soc. franç. Derm. Syph. **40**, 1691 (1933).

Urbach, F., W. N. Bell and C. Jacobson: J. invest. Derm. **25**, 211 (1955).

Wegelius, O., u. G. Asboe-Hansen: Acta rheum. scand. **3**, 18 (1957).

Werle, E., u. R. Amann: Klin. Wschr. **34**, 624 (1956).

Aussprache

J. J. Herzberg: Zu den Fragen Hyperheparinämie, maskierte Hyperheparinämie wäre noch einiges zu sagen, was zusammenfassend Herr Landbeck, der auch unsere Fälle in dieser Hinsicht untersucht hat, nach dem Vortrag von Herrn Braun-Falco tun wird.

87. O. Braun-Falco und **J. Jung**-Mainz: **Über klinische und experimentelle Beobachtungen bei einem Fall von diffuser Haut-Mastocytose. Mit 7 Textabbildungen.**

Ein Fall von diffuser Haut-Mastocytose gab uns Gelegenheit zur Beobachtung bemerkenswerter klinischer Begleitsymptome und Veranlassung zu klinisch-experimentellen Studien des Effektes ausgedehnter Mastzellenirritation.

Zunächst der *Fallbericht. F. A., Vater.* Vor 3 Jahren starke Nesselsucht. Ist dunkel pigmentiert, bräunt im Sommer sehr leicht. Bei einmaliger Untersuchung fällt *urticarieller Dermographismus* auf, sonst kein Anhalt für Urticaria pigmentosa.

Mutter. Vom 5. bis 8. Lebensjahr *chron. Diarrhoe* mit Schleimabgang. Vom 6. Lebensjahr an zunehmende diffuse Braunverfärbung der Haut um den Mund, an Hals und Achselhöhlen. Um das 20. Lebensjahr habe sich die Braunfärbung der Haut zurückgebildet, sei aber auch jetzt noch sichtbar.

Jetziger Hautbefund (1958). Diffuse Hyperpigmentierung der Haut von Hals, Achsenfalten, der Periumbilical- und Submentalregion. Zahlreiche Naevi pigmentosi an Handrücken und Unterarmen. Starker *urticarieller Dermographismus*. Kein Anhalt für Urticaria pigmentosa. Hyperhidrosis axillarum et manuum.

E. A. Erstes Kind; bei Geburt normale helle Hautfarbe bis auf die auffällig dunkle Haut des Hodensackes. Seit dem 3. Lebensmonat zunächst fleckige mehr und mehr konfluierende Bräunung der Haut des Hodensackes, dann des Unterbauches, des Halses und der Kinnfurche, später der ganzen Haut. Die Haut habe sich dicker angefühlt. Außer mäßigem Juckreiz keine Beeinträchtigung des AZ und gutes Gedeihen. Im 6. Lebensmonat erstmals Auftreten von Blasen nach Kratzen. Der Mutter fiel auf, daß die Blasen im Anschluß an scheuerndes Kratzen auftreten und sich auf „geschwollener" Haut bilden. Zunehmende Blasenbildung, vom Hautarzt als Pemphigus interpretiert.

Befund bei Klinikaufnahme. 6 Monate alter, stark übergewichtiger Junge von 68 cm Länge.

Hautbefund. Mit Ausnahme von Handinnenflächen, Fußsohlen, Gesicht — bis auf die Kinnfurche — und Capillitium ist diffus das ganze Hautorgan befallen. Die Haut wirkt pastös verdickt, lederartig, wie ein aufgeblasener Schlauch. Abhebung der Haut ist nur in groben Falten möglich. Die normalen Hautfalten sind vertieft, das Hautoberflächenrelief wirkt vergröbert. Besonders am Rumpf ist die vergröberte, an Lichenifikation erinnernde Hautfelderung auffällig und hat vergleichsweise einen orangenhautähnlichen Aspekt. Gleichermaßen auffällig ist die diffuse braune Hyperpigmentierung der erkrankten Haut, die dem Kind einen negroiden Aspekt verleiht. Der Braunfarbton entspricht generell einer intensiveren café-au-lait-Farbe. Eine auffällige Vertiefung des Braunfarbtones findet man in Hautarealen, die chronisch eigener oder auch fremder (Reinigungsprozeduren!) Scheuerung ausgesetzt sind: Gelenkfalten, Ano-Genitalregion, Innenseiten der Oberschenkel, im Rücken bilateral von der Wirbelsäule (Auflageflächen), Kinnfurche,

Nabel. Auffällig ist darüber hinaus die tief-braunschwarze Verfärbung der Scrotal-
und der Nabelhaut (Abb. 1). Blasen sind nicht vorhanden, wohl aber zahlreiche

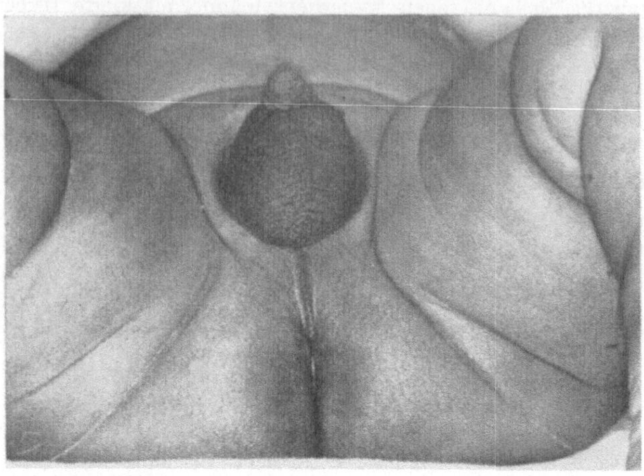

Abb. 1. Diffuse Mastocytose der Haut. Orangenhautähnlicher Aspekt der Haut mit tiefen Hautfalten
und besonders starker Hyperpigmentierung der Scrotalhaut und der Perianalregion

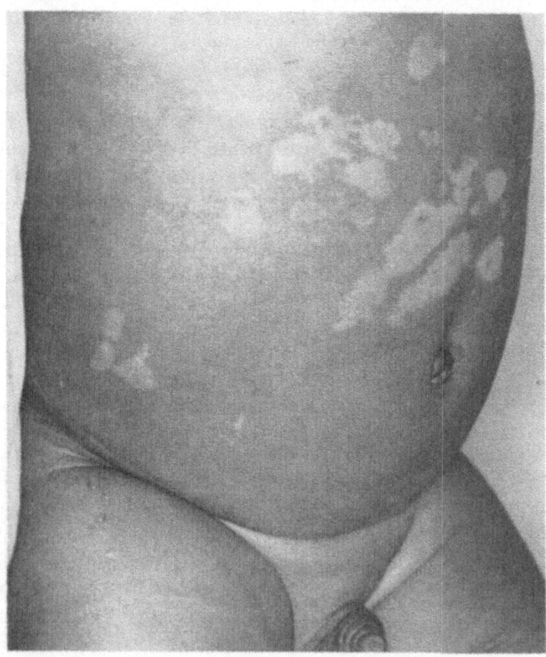

Abb. 2. Diffuse Mastocytose der Haut. Depigmentierte Herde nach Blasenbildung im Bereich des
Rumpfes. Frische Blaseneruptionen innerhalb eines Kratzstriches am rechten Oberschenkel

Residuen — besonders am Bauch — in Form scharfbegrenzter erythematöser,
depigmentierter Stellen, die von einer dünnen Epidermis überzogen sind. Kratz-

effekte sind nicht zahlreich (Abb. 2). Beim Streichen über die Haut mit dem Fingernagel massiver, zunächst erythematöser, dann urticarieller Dermographismus mit starkem Juckreiz. Später Entwicklung kleiner wasserklarer Blasen in den Kratzstrichen.

Klinische Organuntersuchung. Schwankende *Temperaturerhöhung* um 38°. *Schleimhäute* o. B., *Schilddrüse* o. B., *Herz:* Töne rein, Aktion regelmäßig, *Puls:* Tachykardie mit 130—180/min, gut tastbar, *RR* 110/70. *Atmungsorgane: spastische Bronchitis. Bauch:* weich, keine tastbaren Resistenzen. *Leber:* ein Querfinger unter dem Rippenbogen, *Milz* o. B. *ZNS:* keine Bewußtseinsstörungen, geistige Entwicklung altersentsprechend. Normaler Tonus der *Extramitäten*muskulatur. *PSR* normal auslösbar,

Röntgenologische Untersuchung des *Knochensystems* o. B., der *Thoraxorgane:* Herz nicht sicher verbreitert, Lungenzeichnung unauffällig, Mediastinum mäßig dilatiert. *EKG:* Sinusrhythmus, Störung des Erregungsrückganges, keine Erregungsverspätung, Pulswellengeschwindigkeit 6,5—5,1 m/sec.

Laborbefunde. **A.** *Blutbefunde, Blutbild:* Hb 74%, Ery 4,2 Mill., F. J. 0,9, Leuko 11400, davon Eos 2%, jugendl. Neutrophile 2%, stabkernige Neutrophile 10%, segmentkernige Neutrophile 55%, Lympho 31%.

Beurteilung. Linksverschiebung bei mäßiger Leukocytose.

Gesamteiweiß. 6,96 g-%, *Eiweißelektrophorese:* Albumine 70 rel.-%, α1 4,5 rel.-%, α2 17,0 *rel.-%,* β 7,0 rel.-%, γ 3,0 rel.-%.

Beurteilung. starke α2-Globulinvermehrung bei starker γ-Globulinverminderung.

BSG nach Westergreen 20/40. *Blutzucker* (nüchtern) 108 mg-%. Natrium 328,8 mg-%, Chlor 351,2 mg-%, Kalium 21,06 mg-%, Calcium 10,1 mg-%, Phosphor 5,6 mg-%, Cholesterin 173,6 mg-%, *Seroreaktionen* auf Lues $\varnothing$, *Thorn-Test* normal.

Blutgerinnung. Thrombocyten zwischen 68 und 105000. Rumpel-Leede und Kneifphänomen: negativ. Blutungszeit (Lee-White): 3 min 60 sec. Gerinnungszeit: 5 min und 50 sec. Prothrombinzeit (Quick): gering verlängert. Plasmagerinnungszeit: normal. Retraktionszeit: normal. Recalcificierungszeit: normal. Prothrombinkonsumptionszeit (Soulier): normal (nach 3 Std unter 10%). Fibrinogen 328 mg-%. Heparin-Toleranztest (Soulier, mod. n. Sigg):

$$0,1 \text{ E Heparin} - 3 \text{ min } 4 \text{ sec (normal } 2^{1}/_{2} \text{ min)}$$
$$0,3 \text{ E Heparin} - 6 \text{ min } 52 \text{ sec (normal } 5 \text{ min)}$$
$$0,5 \text{ E Heparin} - 11 \text{ min} \qquad \text{(normal } 7 \text{ min)}$$
$$0,6 \text{ E Heparin} - 60 \text{ min} \qquad \text{(normal } 10 \text{ min).}$$

Beurteilung. Blutgerinnung und Prothrombinkomplex noch im Bereich der Norm. Heparintoleranz pathologisch, im Sinne einer *Hyperheparinämie* deutbar.

B. *Urinbefunde.* Urinstatus o. B., 17-Ketosteroide nach Zimmermann 0,6 mg/ 24 Std (normal). Eisenchlorid-Reaktion (5-Oxyindolessigsäure) +/0.

C. *Hautfunktionsteste.* I. a) 0,1 cm³ Vetren (10 IE Heparin) i.c. bzw. 0,1 cm³ (500 IE) Liquemin i.c., b) Kontrolle 0,1 physiol. NaCl-Lösung i.c.

Reaktion. In allen Arealen kommt es zur urticariellen Reaktion. Heparin-Quaddel stärker als NaCl-Quaddel, nach 3 min von erythematösem Hof umgeben. Beide Teste bei gesundem Kontrollkind negativ. (Gleicher Befund wie von GRÜNEBERG et al.[30]) festgestellt.

Beurteilung. Als Heparin-Überempfindlichkeit *nicht* deutbar, da auch bei NaCl-Kontrolle urticarielle Reaktion. Sicherlich Reaktion auf lokalen mechanischen und osmotischen Reiz (Degranulation der MZ mit urticarieller Reaktion).

II. *Erythemschwelle:* gegenüber der Norm faßbar erhöht.

III. *Bei chron.-mechanischer Reizung (Reiben):* urticarieller Dermographismus mit späterer Blasenbildung. Auch im Bereich von Heftpflasterauflagen später Blasenbildung in loco.

D. *Histologischer Befund der Hautveränderungen. Epidermis* ohne auffällige Veränderungen. Streckenweise geringfügige Orthohyperkeratose Im übrigen Epidermis streckenweise bandartig-schmal ohne Retezapfen, streckenweise Retezapfen; gering acanthotisch, zur Tiefe zu spitzkegelig, verbreitert. Im Str. basale und unterem Str. spinosum stellenweise sehr reichlich intracelluläres, meist supranucleäres Melanin. Glycogen fehlt in der Epidermis.

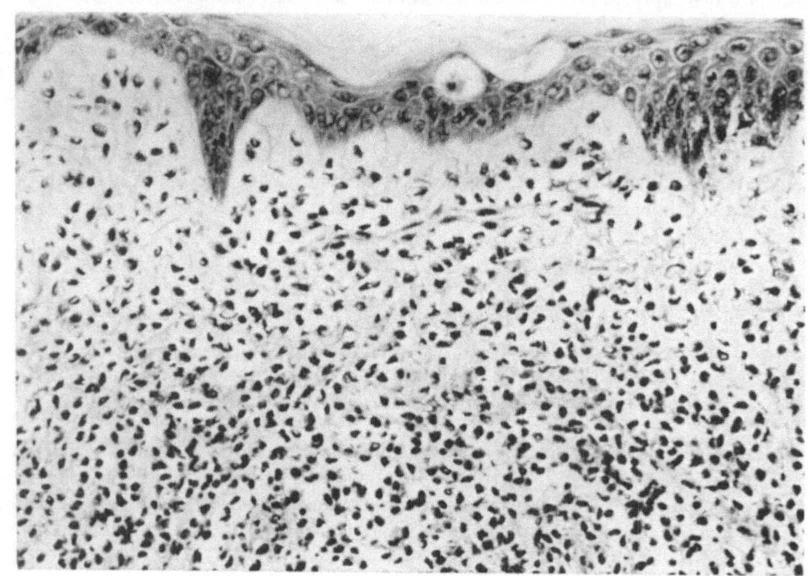

Abb. 3. Diffuse Mastocytose der Haut, das Mastzellen-Infiltrat bei mittlerer Vergrößerung zeigend. Zur Epidermis hin Auflockerung des Infiltrates. Toluidinblau. Mikroskopische Vergrößerung 300fach

Subepidermaler PAS-reaktiver Grenzstreifen durchlaufend bei Betrachtung unter geringerer Vergrößerung als deutlicher roter Streifen nachweisbar. Bei stärkerer Vergrößerung stellenweise Verlust der homogenen PAS-reaktiven Komponente; dadurch feinfibrillärer Aspekt mit vertikalem Verlauf der PAS-reaktiven, argyrophilen Gitterfasern in die Cutis.

Die obere Cutishälfte ist unter auffällig scharfem horizontalem Absetzen gegen die normale untere Cutishälfte Sitz eines dichten Infiltrates, das die präexistenten bindegewebigen Faserstrukturen weitgehend vernichtet hat. Nur noch Reste von Kollagenfasern sind besonders bei Versilberung oder PAS-Reaktion als kurze balkige Strukturen sichtbar. Elastische Fasern fehlen völlig. Die epithelialen Hautanhangsgebilde sind nicht faßbar alteriert. Das Infiltrat wirkt im ganzen gleichmäßig dicht verteilt, obwohl man den Eindruck hat, daß die Infiltratzellen oft mantelartig in massiverer Häufung den Capillarwänden anliegen und so den Verlauf von Capillaren gewissermaßen markieren.

Es existiert keine durchgehende subepidermale bandartige freie Infiltratzone, obwohl dort die Intensität des Infiltrates deutlich geringer ist und die Zellverbände viel aufgelockerter erscheinen. Die Infiltratzellen sind als sternförmige, drei- oder vieleckige, mit zipfeligen Cytoplasmaausläufern untereinander in Verbindung stehende Zellelemente, somit als typische Mastzellen anzusprechen. Das Cytoplasma ist zart eosinophil und homogen. Die runden, zipfeligen, stäbchenförmigen oder polygonalen Zellkerne wirken stets kompakt, sind tief basophil und lassen intranucleäre Strukturen nicht erkennen. In Beziehung zum Cytoplasma wirken die Zellkerne groß und liegen besonders in Gefäßnähe und durch schmale Cytoplasmasäume getrennt oder dicht aneinander. Auch Lymphocyten, Neutrophile, Histiocyten, Fibrocyten und vereinzelt Plasmazellen sind zu finden. Subepidermal stellenweise vereinzelte melaninführende Melanophoren. Bei Gomori-Versilberung ist ein argyrophiles Gitterfasernetz nicht darstellbar. Lediglich in der subepidermalen Zone und entsprechend den Capillarwänden findet man argyrophile Faserelemente.

PAS-Reaktion. Die Mastzellen reagieren größtenteils PAS-positiv. Besonders deutlich sind die Zellgrenzmembranen und die Kernmembranen hervorgehoben. Die Kerne selbst sind PAS-negativ. Intracytoplasmatisch findet sich ebenfalls eine diffus wirkende nicht den Mastzellengranula zuzurechnende PAS-Positivität. Mastzellengranula sind meist negativ, nur an wenigen Stellen als sicher PAS-positiv zu identifizieren.

Toluidinblau (pH 3,5). Bei Übersichtsvergrößerung zeigt sich eine dem Infiltratbereich entsprechende intensive metachromatische Reaktion, die der örtlichen Infiltratdichte parallel geht (Abb. 3). Bei stärkerer Vergrößerung erkennt man, daß die Metachromasie den feinen dichtgepackten Mastzellengranula zuzuordnen ist, die stellenweise auch extracellulär anzutreffen sind. Die Zellkerne sind homogen tiefdunkelblau bis schwarzblau. Die Metachromasie ist nicht Hyaluronidase(Hoden)-sensibel.

Die gleichen Strukturen kommen auch bei *$KMnO_4$-Aldehydfuchsin-Reaktion* sehr gut zur Darstellung, die sich ausgezeichnet zur *selektiven Mastzellen-Darstellung* eignet, da sonst nur Keratin und elastische Fasern angefärbt werden[13,15].

HALE-PAS-Reaktion. Die intracytoplasmatischen Heparin-haltigen Mastzellengranula sind tiefblau gefärbt. Zell- und Kernmembranen PAS-positiv.

Saure Phosphatase (α-Naphthylphosphat). Keine positive Reaktion der Infiltratzellen.

Unspezifische Esterasen (α-Naphthylacetat). Nur gering-positive intracytoplasmatische Reaktion.

Aminopeptidase (Leucyl-β-naphthylamid nach Burstone). Intensiv-positive intracytoplasmatische Reaktion (siehe auch BRAUN-FALCO u. SALFELD[16].

Da sich das Kind über 8 Wochen unter klinischer Kontrolle befand, war es möglich, eine ganze Reihe von klinischen Beobachtungen im Verlaufsbild zu registrieren, die kurz angeführt seien.

Auffällig war die *konstante Erhöhung der Körpertemperatur* auf subfebrile Werte und eine fortlaufende *Tachykardie* mit Werten, die stets über 100/min lagen. Zum ersten Male traten zwischen 8. bis 12. Klinikstag *starke Diarrhoen* in Erscheinung; dabei *spontane Blasenbildung* auf urticariell-elevierten, aber auch nicht-elevierten Hautarealen mit intensivem Juckreiz unter Entwicklung eines pemphigoiden Bildes. Das Kind war sehr *unruhig.* Die Blasen haben stets serösen Inhalt und lassen sich durch Reiben leicht provozieren, wobei zunächst beetartige Urticae, später Bullae entstehen. Nach geringer Besserung trat als weiteres Symptom eine chronisch-intermittierende *spastische Bronchitis* teils mit *Dyspnoe* auf, die etwa 21 Tage anhielt, um später wiederholt zu rezidivieren. Auch im weiteren Verlauf konnten wir die Feststellung machen, daß Verschlimmerungen im Hautzustand (vermehrter Juckreiz, Blaseneruption) stets mit den genannten Symptomen, allerdings in unterschiedlicher Schwere kombiniert waren. Auffällig war ferner die relativ *niedrige 24 Std-Urinmenge* mit relativ hohem spez. Gewicht.

Bezüglich der therapeutischen Beeinflußbarkeit der Hauterscheinungen wurden folgende Feststellungen erhoben: *Prednison-Therapie* (anfänglich 6 × 1, später 3 × 1 Tbl. Decortin à 5,0 mg) hatte eine günstige Wirkung. Die Blaseneruptionen sistierten. Der Juckreiz war geringer. Bei mechanischer Hautreizung (Reiben) Auftreten gering-urticarieller Herde ohne Blasenbildung, gering-urticarieller Dermographismus. Die *spastische Bronchitis* blieb indessen nur weniger-positiv beeinflußbar. Ein Einfluß auf die *Hyperpigmentierung* war nicht faßbar.

Unter *Megaphen-Atosil-Behandlung* sind die mechanisch induzierten Hauterscheinungen wesentlich geringer. Der Dermographismus ist völlig negativ. Der *Juckreiz* wurde allerdings nicht wesentlich geringer.

Das Kind wurde in gebessertem Zustand nach Hause entlassen. Nach 4 Wochen sei es — wie die Mutter berichtet — wieder zu multipler Blasenbildung gekommen. Das Kind wurde unruhiger, habe häufig *Gesichtsrötungen* bekommen. Dazu gesellte sich *Erbrechen* und *Diarrhoen*. Auch die Hautverfärbung sei intensiver geworden. Daher wurde das schwerkranke Kind noch einmal für 8 Wochen in der Klinik behandelt. Aus dem *Aufnahmebefund* sind erwähnenswert die lederartige Verdickung der Gesichtshaut, Flush-artige aber mehr hellere und mehr konstante Gesichtsrötungen, Zunahme der Orangenhaut an Unterbauch und Extremitäten, hohe Tachykardie (Puls zwischen 160—180/min), Hypertonie (RR bis 150/90). Oxyindolessigsäure im Harn gegenüber der ersten Aufnahme bei grober Prüfung (Eisenchloridprobe) stark vermehrt (tief-burgunderrote Farbe). Unter Megaphen-Luminal bereits Besserung des schweren Zustandes (Abfall der Pulsfrequenz und des Blutdruckes, Nachlassen des Juckreizes). Auffällige Besserung der Haut- und Allgemeinerscheinungen unter einem Antiserotonin-Präparat.

Die geschilderte Krankenbeobachtung entspricht klinisch und histologisch dem von der Urticaria pigmentosa abgetrennten Bild der diffusen Haut-Mastocytose [22,24,25,34], die neuerdings von Grüneberg et al. [30] und von Herzberg [33] beobachtet und ausführlich beschrieben wurde. Es wird als sicher unterstellt, daß wir es in diesen Fällen mit einer mastzellig differenzierten (reaktiven?) Reticulose zu tun haben, die Haut und innere Organe befallen kann. Wir sind der Meinung, daß diese Fälle und die seltene leukämische Erscheinungsform * die schwersten Verlaufsformen von mastocytärer Reticulose darstellen, unter denen die Urticaria pigmentosa als relativ harmlose Form zahlenmäßig das größte Kontingent der Patienten darstellt. So nimmt es nicht Wunder, daß man vor allem in den letzten Jahren Organveränderungen und allgemeinklinische Symptome bei ausgedehnter Urticaria pigmentosa und den schwerer verlaufenden Mastocytosen Aufmerksamkeit geschenkt hat. Hingewiesen sei auf die Übersichten von Remy [2], Beare [4] und Herzberg [33].

Unter den häufiger beobachteten klinischen Symptomen sind zu nennen: 1. *Vasomotorische Krisen* in Form generalisierter Erytheme nach Art eines Histamin-Flush **, *Kollapsneigung*, besonders nach heißem Bad [8,17,33] und *Tachykardie* [34,47]. 2. *Gastroenteritische Symptome* mit Diarrhoen, Koliken und Erbrechen ***. 3. *Lymphdrüsen-, Leber- und Milzbeteiligung* mit Mastzellenproliferation, Lebercirrhose etc., aber auch diffuse

---

* 17,28,36,46,53.   ** 4,17,19,20,23,31,38,47.   *** 6,10,17,29,30,41.

Fibrosen*. 4. *Skeletveränderungen* (Übersichten[4,19,35,42]) in Form umschriebener Herde oder *diffuser Osteosklerose*. 5. *Hämorrhagien*, selten, bei hämorrhagischen Varianten[1,11] oder im Verlauf pemphigoider Verlaufsprozesse[30]. 6. *Teleangiektasien* (haben zur Abtrennung der Teleangiektasie macularis eruptiva perstans als Variante der Urticaria pigmentosa durch PARKES-WEBER[54,55] geführt).

Wenn man diese bei schweren Fällen von Mastocytose aufgefundenen Symptome betrachtet, wird man ohne weiteres dahingelenkt, *diese Symptome auf die funktionelle Aktivität der Mastzellenproliferation zu beziehen*.

Ob Mastzellen *Hyaluronsäure* bilden, wie ASBOE-HANSEN[2] vermutete, scheint sehr fraglich. Sichergestellt ist dagegen — kürzlich auch durch Versuche mit markiertem C^{14}-Histidin und $Na_2S^{35}O_4$[2,9] —, daß Mastzellen Heparin und Histamin bilden. Der Histamingehalt der Haut geht mit dem Gehalt an Mastzellen parallel. Im übrigen sei auf die Monographie von RILEY[44] verwiesen. Ob Mastzellen beim Menschen wie bei der Ratte[5] 5-Oxytryptamin produzieren, ist noch nicht sicher erwiesen. Aus Gründen der Zeitkürze sei bezüglich 5-Oxytryptamin und Mastzellen auf die Übersichten von PAGE[39] und das 5-Oxytryptamin-Symposion[40] aufmerksam gemacht.

Freisetzung von Heparin, Histamin und eventuell 5-Oxytryptamin aus Mastzellen bei Urticaria pigmentosa sollte faßbare Wirkungen hinterlassen. Klinisch eindrucksvolle Lokal- und Allgemeinsymptome wird man vor allem in Fällen mit ausgedehnter Mastzellenproliferation erwarten können und nach Irritation der Mastzellen, die zu ihrer Degranulierung führt. So wird heute als sicher unterstellt, daß die urticarielle „Erektilität" der pigmentierten Flecke bei Urticaria pigmentosa durch Histamin bedingt ist[12,30], welches im Verlauf physikalisch (Reiben, Hitze, Kälte, Rö.-Strahlen) bedingter, morphologisch faßbarer Mastzellendegranulierung[12,26] freigesetzt wird. In der Tat findet man auch in den Mastzellen-Infiltraten Histaminmengen, die das normale Maß um das 200fache überschreiten können (Übersichten[33,44]). Im gleichen Sinne sprechen bei schweren Urticaria pigmentosa-Fällen die Befunde massiver Histaminurie[18] und der Nachweis des Histaminmetaboliten Imidazolessigsäure im Harn[32]. Daß auch Heparin abgegeben wird, zeigt sich aus den Veränderungen der Blutgerinnung und der Thrombocytenzahl und der verminderten Heparin-Toleranz (Übersicht[30,33]). Über eine Bildung und Abgabe von 5-Oxytryptamin aus den Mastzellen bei menschlicher Mastocytose ist bisher nichts bekannt. Im Gegensatz zur charakteristischen Hyperhistaminurie konnte eine pathologische Vermehrung des 5-Oxytryptamin-Metaboliten 5-Oxyindolessigsäure im Urin bislang bei einigen Fällen von Urticaria pigmentosa nicht nachgewiesen werden[19]. Allerdings konnten wir in Blasenflüssigkeit bei einem früheren Fall von Urticaria pigmentosa bullosa neben Histamin 5-Oxytryptamin in einer

---

* 3,6,7,10,18,24,25,28,30,34,37,41—43,45,48,57.

Konzentration von 0,1—0,5 γ/cm³ am atropinisierten und antihistamini-
sierten Rattenuterus feststellen[14]. Aber auch angesichts der Prägung der
klinischen Begleitsymptomatik, wie sie bei schweren Verlaufsformen
faßbar ist, wird man nicht umhin können, eine auffällige Parallelität zur
5-Oxytryptamin-bedingten Symptomatik bei Dünndarmcarcinoiden
(Carcinoid-Syndrom) festzustellen. Auch im beschriebenen Falle war
diese Parallelität besonders eindrucksvoll, wie Tab. 1 zeigt.

Tabelle 1. *Klinische Symptome bei Carcinoid-Syndrom, die auf 5-Oxytryptamin-
Wirkung bezogen werden*

Die mit (x) versehenen Symptome wurden im beschriebenen Fall beobachtet
  I. *Gefäßsystem*
     Flush (x), Hitzewallung (x), Tachykardie (x), Hypertonie (x), Teleangiekta-
     sien, petechiale Blutungen, Ödeme
 II. *Intestinale Hypermotalität*
     Diarrhoen (x), Erbrechen (x)
III. *Antidiurese*
     Oligurie (x)
 IV. *Bronchialspasmen*
     Asthma-artige Anfälle, spast. Bronchitis (x), Dyspnoe (x)
  V. *Fibrosen* (Stenosen der Herzklappen, Endocarditis fibroplastica, ausgedehnte
     Bindegewebsfibrosen)
 VI. Thrombocytose
VII. Lebervergrößerung
VIII. *Fieberzustände* (x), *Leukocytose* (x), *erhöhte BKS* (x) (bei metastasierenden
     Carcinoiden)
 IX. Vermehrte Ausscheidung von 5-Oxyindolessigsäure (x) im Urin.

Wenn die klinischen Symptome durch Ausschüttung von Heparin,
Histamin und eventuell von 5-Oxytryptamin bedingt sind, muß es
möglich sein, sie durch physikalische Degranulation der Mastzellen zum
mindesten teilweise zu erzeugen. Einen Anhalt in der Richtung liefern
Beobachtungen schwerer Kollapszustände bei kindlicher Mastocytose
nach heißen Bädern infolge massiver Histaminausschüttung[9,33].

Der hier vorgestellte Fall mit diffusem cutanen Mastzellen-„panzer"-
und seiner reichlichen auf vermehrte Histamin- bzw. 5-Oxytryptamin-
ausschüttung hinweisenden Symptomatik schien uns besonders geeignet
für derartige Studien. Nach vorsichtigen Versuchen zeigte es sich, daß
eine urticariogene Hautfrottierung der vorderen Rumpfpartie für das
Kind ohne nachhaltige Folgen war. Sie löste eine starke Rötung der Haut,
speziell der Gesichtshaut mit Aussparung des perioralen Bereichs aus,
die dem Histamin-Flush von Waldenström et al.[52] entsprach. Dazu trat
universeller Juckreiz und starke Unruhe, gelegentlich Brechreiz. Später
kam es stellenweise zu bullöser Reaktion. Die Folgen der mechanisch-
bedingten Mastzellenirritation zeigen die Tab. 2 und Abb. 4—6. In der

Tat konnten Veränderungen durch die urticariogene Reibeprozedur hervorgerufen werden, die dafür sprechen, daß es unter diesen Versuchsbedingungen zu einer Freisetzung von Heparin, Histamin und 5-Oxytryptamin aus den Mastzelleninfiltraten kommt. Dieser Freisetzungsprozeß ist mit einer faßbaren *Zunahme der Leucinaminopeptidase* (LAP) (Tab. 2) verbunden. Offenbar kommt es bei dem Degranulationsprozeß der LAP-reichen Mastzellen[16] auch zu einer

Tabelle 2
Einfluß von urticariogenem Frottieren der Rumpfvorderseite auf die Aktivität der Leucinaminopeptidase im Blutserum

Vorher y/ml	nach Frottieren	
	30 min y/ml	60 min y/ml
428	552	708
456	416	530

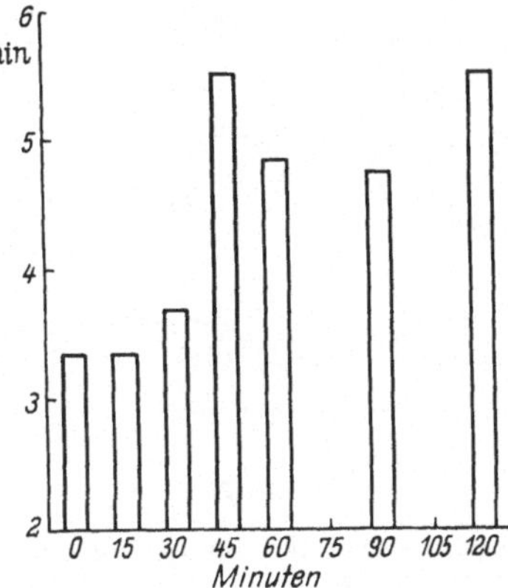

Abb. 4. Einfluß von urticariogenem Frottieren der Rumpfvorderseite auf die Blutgerinnungszeit

Freisetzung von LAP, wofür auch tierexperimentelle Befunde sprechen[16]. Inwieweit dieser Enzymkomplex mit der Freisetzung von Histamin, Heparin und 5-Oxytryptamin zu tun hat, wie UNGAR[50] behauptet, ist bisher noch nicht geklärt und soll hier nicht besprochen werden. Möglicherweise ist der Juckreiz auch durch die lokale Wirkung freigesetzter proteolytischer Enzyme mitbedingt.

Die *Verlängerung der Blutgerinnungszeit* (Abb. 4) muß auf die Ausschüttung von Heparin bezogen werden. Als Ausdruck einer Histaminwirkung ließ sich ein deutlicher *Anstieg* der *freien Magensalzsäure und der Gesamtacidität* (Abb. 5) nachweisen, ferner die universelle, speziell am Gesicht sehr starke helle Hautrötung (*Histamin-Flush*). Leider war es uns nicht möglich, Histaminbestimmungen im Urin durchzuführen. Die Wirkung auf den Blutdruck war in drei Versuchen nicht ganz einheitlich. In einem Versuch kam es zu einem charakteristischen *Blutdruck-Anstieg* (Abb. 6), während dies bei einem zweiten Versuch nicht der Fall war (Überlagerungseffekt von Histamin und 5-Oxytryptamin?). In Zusammenhang mit der *Pulsfrequenzzunahme* (Abb. 7), einem gutgefüllten Puls und der *5-Oxyindolessigsäureausscheidung* muß man sehr an die Auswirkung einer 5-Oxytryptaminfreisetzung denken, da diese Beobachtungen mit einer Histaminwirkung nicht ganz in Einklang zu bringen sind. Auch die klinischen Begleit-Symptome unserer Beobachtung: gehäuft Erbrechen, Diarrhoen, spastische Bronchitis und Oligurie sind in diesem Sinne verwertbar.

Wie sich mit der allerdings nicht spektrophotometrisch ausgewerteten und daher nicht spezifischen Eisenchloridprobe auf *5-Oxyindolessigsäure*[49] erkennen läßt, kommt es nach urticariogenem Reiz in der Tat zu einer deutlich faßbaren Vertiefung der Reaktion in Form einer burgunderroten

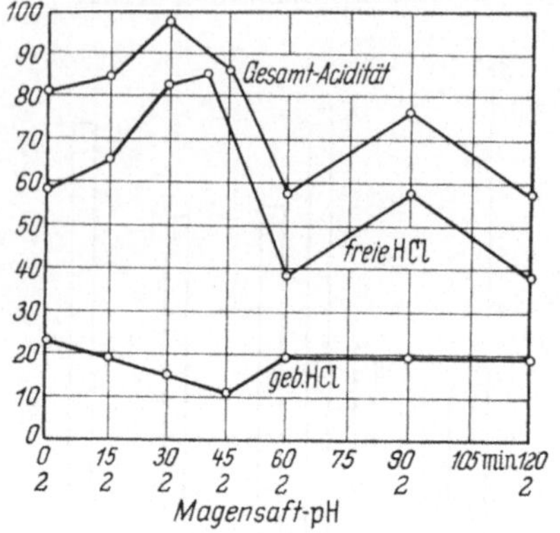

Abb. 5. Einfluß von urticariogenem Frottieren der Rumpfvorderseite auf Gesamtacidität, freie und gebundene Salzsäure sowie pH des Magensaftes

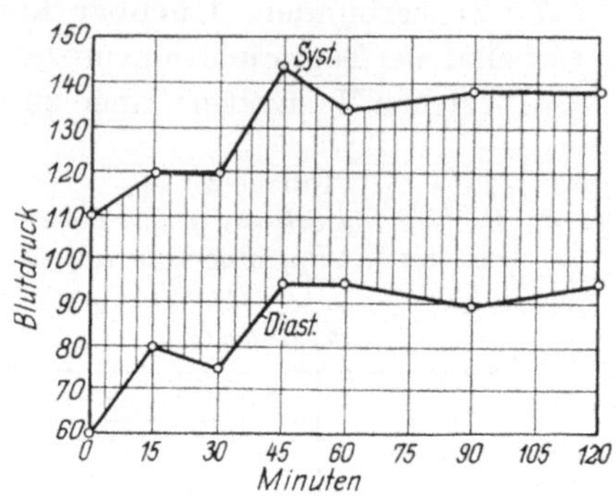

Abb. 6. Einfluß von urticariogenem Frottieren der Rumpfvorderseite auf den Blutdruck

Farbintensivierung, die für eine vermehrte Ausscheidung des 5-Oxytryptaminabbauproduktes 5-Oxyindolessigsäure spricht.

Da Bananen eine nicht unbeträchtliche Menge 5-Oxytryptamin enthalten[52,56], wurde ein *Bananenversuch* durchgeführt. Das Kind erhielt

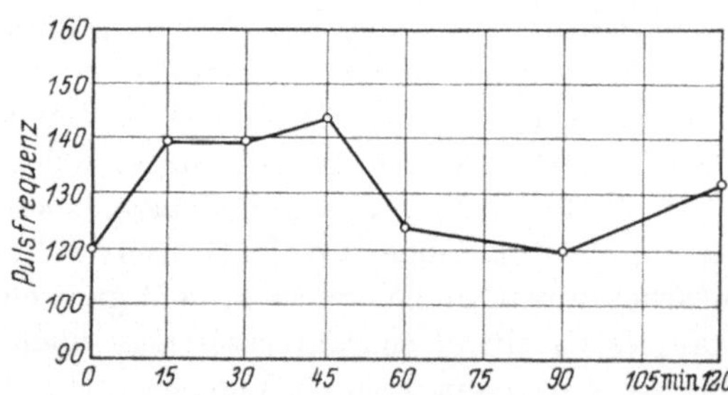

Abb. 7. Einfluß von urticariogenem Frottieren der Rumpfvorderseite auf die Pulsfrequenz

über mehrere Tage zwei bis drei Bananen pro Mahlzeit. Einen sicheren Einfluß auf das klinische Bild, auf die bereits bestehende Tachykardie und Blutdruckerhöhung konnten wir *nicht* feststellen. Möglicherweise wird die fehlende akute 5-Oxytryptaminsymptomatik durch eine zu langsame Resorption erklärt. Die Eisenchloridreaktion indessen wurde außerordentlich intensiv positiv, tief burgunderrot.

Die mitgeteilten Untersuchungen zeigen zum ersten Male, daß es durch urticariogene Friktionen, d.h. durch Mastzellenirritation in weiten Hautgebieten bei diffuser Hautmastocytose gelingt, faßbare Heparin-, Histamin- und 5-Oxytryptamin-Wirkungen zu erzeugen. Darüberhinaus legen es die klinischen Allgemeinsymptome dieses, aber auch früher beobachteter Fälle (siehe oben) nahe, für die klinisch sehr an Carcinoid-Synchrom erinnernden Symptome eine bisher experimentell beim Menschen noch unbewiesene Ausschüttung von 5-Oxytryptamin aus den Mastzellen zu fördern und verantwortlich zu machen. Einen weiteren Anhalt in dieser Richtung liefert das Verhalten der Eisenchloridprobe, der 5-Oxytryptamin-Nachweis in Blasenflüssigkeit bei Urticaria pigmentosa bullosa und das gute symptomatische Ansprechen der klinischen Erscheinungen auf 5-Oxytryptamin-Inhibitoren wie z.B. Megaphen- (Atosil).

Literatur

[1] ASBOE-HANSEN, G.: Acta derm.-venereol. (Stockh.) **30**, 159 (1950).

[2] ASBOE-HANSEN, G.: Ann. rheum. Dis. **9**, 149 (1950).

[3] ASBOE-HANSEN, G., u. O. KAALUND-JØRGENSEN: Acta haemat. (Basel) **16**, 263 (1956).

[4] BEARE, M.: Brit. J. Derm. **70**, 418 (1958).

[5] BENDITT, E. P., R. L. WONG, M. ARASE and E. ROEPER: Proc. Soc. exp. Biol. (N.Y.) **90**, 303 (1955).

[6] BERLIN, CH.: Arch. Derm. Syph. (Chicago) **71**, 703 (1955).

[7] BERTELOTTI, L.: G. ital. Derm. Sif. **84**, 698 (1943).

[8] BLOOM, G., H. DUNER, B. PERNOW, J. WINBERG u. R. ZITTERSTRÖM: Acta paediat. (Uppsala) **47**, 152 (1958).

[9] BLOOM, G., B. LARSSON u. B. ABERG: Acta allerg. (Kbh.) **12**, 199 (1958).

[10] BLUEFARB, S. M., and M. R. SALK: Arch. Derm. Syph. (Chicago) **70**, 376 (1954).

[11] BOLGERT, M., et M. LE SOURD: Bull. Soc. franç. Derm. Syph. **56**, 353 (1949).

[12] BRAUN-FALCO, O.: Arch. Derm. Syph. (Berl.) **199**, 197 (1955).

[13] BRAUN-FALCO, O.: Acta histochem. (Jena) **2**, 264 (1956).

[14] BRAUN-FALCO, O.: XI. Internat. Dermat. Congr. Stockholm 1957 (im Druck).

[15] BRAUN-FALCO, O., u. B. RATHJENS: Acta histochem. (Jena) **1**, 82 (1954).

[16] BRAUN-FALCO, O., and K. SALFELD: Nature (Lond.) **183**, 51 (1959).

[17] BRINKMANN, E.: Schweiz. med. Wschr. **89**, 1046 (1959).

[18] BRODEUR, P., and L. I. GARDNER: New Engl. J. Med. **254**, 1165 (1956).

[19] BROGREN, N., H. DUNER, B. HAMRIN, B. PERNOW, G. THEANDER u. J. WALDEN-STRÖM: Acta med. scand. **163**, Fasc. 3, 223 (1959).

[20] CHATARD, H., et G. CAU: Bull. Soc. franç. Derm. Syph. **66**, 743 (1959).

[21] DAVIS, M. J., J. C. LAWLER and R. S. HIGDON: Arch. Derm. Syph. (Chicago) **77**, 224 (1958).

[22] DEGOS, R.: Arch. belges Derm. **11**, 10 (1955).

[23] DEGOS, R.: **1955** u. **1957**; zit. nach CHATARD, H., u. G. CAU: Bull. Soc. franç. Derm. Syph. **66**, 743 (1959).

[24] DEGOS, R., E. LORTAT-JACOB, J. HEWITT et B. OSSIPOWSKI: Bull. Soc. franç. Derm. Syph. **59**, 247 (1952).

[25] DEGOS, R., E. LORTAT-JACOB, J. MALLARMÉ et R. SAUVAN: Bull. Soc. franç. Derm. Syph. **58**, 435 (1951).

²⁶ DRENNAN, J. M.: J. Path. (Chicago) **63**, 513 (1951).
²⁷ EDER, M., u. P. SCHAUER: Beitr. path. Anat. **121**, 375 (1959).
²⁸ EFRATI, P., A. KLAJMAN and H. SPITZ: Blood **12**, 869 (1957).
²⁹ ELLIS, J. M.: Arch. Path. (Chicago) **48**, 426 (1949).
³⁰ GRÜNEBERG, TH., W. KAISER u. U. MÜLLER: Hautarzt **6**, 342 (1955).
³¹ HAMRIN, B.: Lancet **1957**, 867.
³² HANSON, H.: Naturwissenschaften **44**, 110 (1957).
³³ HERZBERG, J. J.: Arch. klin. exp. Derm. **208**, 559 (1959).
³⁴ HISSARD, R., L. MONCOURIER et J. JAQUET: Presse méd. **59**, 1765 (1951).
³⁵ JENSEN, W. N., and E. C. LASSER: Radiology **71**, 826 (1958).
³⁶ LENNERT, K.: Verh. dtsch. Ges. Path. 39. Tgg., 257 (1956).
³⁷ LOEWENTHAL, M., R. J. SCHEN, CH. BERLIN and L. WECHSLER: Arch. Derm.
     Syph. (Chicago) **75**, 512 (1957).
³⁸ MARTEN, R. H.: Brit. J. Derm. **69**, 151 (1957).
³⁹ PAGE, I. H.: Physiol. Rev. **38**, 277 (1958).
⁴⁰ PAGE, I. H.: 5-Hydroxytryptamine. Hrsg. von G. P. LEWIS. London: Pergamon
     Press 1958.
⁴¹ REILLY, E. B., J. SHINTAI and J. GOODMAN: Arch. Derm. Syph. (Chicago) **71**,
     561 (1955).
⁴² REMY, D.: Dtsch. med. Wschr. **82**, 719 (1957).
⁴³ RIDER, T. L., A. A. STEIN and S. W. ABBUHL: Pediatrics **19**, 1023 (1957).
⁴⁴ RILEY, J. F.: The Mast Cells. Edinburgh u. London: E. u. S. Livingstone Ltd.
     1959.
⁴⁵ SAGHER, F., E. LIBAN, H. UNGAR and S. SHORR: J. invest. Derm. **27**, 355 (1956).
⁴⁶ SHORR, S.: J. invest. Derm. **27**, 355 (1956).
⁴⁷ STRASSER, E.: Hautarzt **10**, 123 (1959).
⁴⁸ TOURAINE, SOLENTE et P. RENAULT: Bull. Soc. franç. Derm. Syph. **40**, 1691
     (1933).
⁴⁹ UDENFRIEND, S., and H. WEISSBACH: J. biol. Chem. **215**, 337 (1955).
⁵⁰ UNGAR, G.: Ciba-Foundation Symposion (Histamine). London 1956.
⁵¹ WAALKES, T. P., A. SJOERDSMA, C. R. CREVELING, H. WEISSBACH and S. UDEN-
     FRIEND: Science **127**, 648 (1958).
⁵² WALDENSTRÖM, J., B. PERNOW u. H. SILVER: Acta med. scand. **156**, 583 (1955).
⁵³ WATERS, W. J., and P. S. LACSON: Pediatrics **19**, 1033 (1957).
⁵⁴ WEBER, F., PARKES and R. HELLENSCHMIED: Brit. J. Derm. **42**, 374 (1930).
⁵⁵ WEBER, F., PARKES u. H. RAST: Acta derm-venereol. (Stockh.) **16**, 216 (1935).
⁵⁶ WEST, G. B.: J. Pharm. (Lond.) **10**, 589 (1958).
⁵⁷ ZAK, F. G., J. ALCOVEY and J. J. SNODGRASS: New Engl. J. Med. **256**, 56 (1957).

Aussprache

J. J. Herzberg: Die gleiche Symptomatik haben wir gemeinsam mit Herrn
REMY bei dem Fall einer ausgedehnten cutan-visceralen bzw. einer ausschließlich
visceralen Mastocytose beobachtet. Ich glaube, daß dazu Herr BRINKMANN Stellung nehmen wird. Im übrigen halten wir dafür, daß die einzelnen, von Herrn
BRAUN-FALCO dargestellten und dem Carcinoid so ähnlichen Erscheinungen ausschließlich auf eine Histaminausschüttung zurückzuführen sind und nicht auf eine
Mobilisation von Serotonin, welches wir niemals haben nachweisen können.

88. G. Landbeck-Hamburg: Zum Thema „Klinik und Therapie der Mastocytose".

Zur Frage von Blutgerinnungsstörungen bei der Mastocytose durch Hyperheparinämie möchten wir über gerinnungsanalytische Befunde bei sieben Patienten mit einer Purpura pigmentosa berichten, die wir in Zusammenarbeit mit der Hautklinik und II. Medizinischen Klinik des Universitätskrankenhauses Hamburg-Eppendorf untersucht haben. Die einzelnen Befunde sind in der folgenden Tabelle zusammengefaßt:

Tabelle

	1. F.D., w.	2. G.B., w.	3. K.B., w.	4. G.H. ml	5. K.E., w.	6. W.M., m.	7. F.U., w.
Blutungszeit	+	n	(+)	n	n	n	n
Quick-Wert	69%	98%	59%	63%	89%	86%	57%
Prothrombin	98%	—	79%	86%	100%	98%	87%
Faktor V	100%	—	96%	82%	110%	82%	102%
Faktor VII	96%	—	78%	80%	100%	85%	81%
Recalcifizierungszeit	151,3″	91,4″	176,2″	86,1″	132,2″	148,5″	111,7″
Prothrombin-Verbrauch	(+)	n	(+)	n	n	(+)	n
Heparin-Toleranz	+	+	+	(+)	+	+	+
Heparin-Protamin-Titration	+	+	—	n	+	+	+
Plasmathrombokinase- Bildungstest	in allen sieben Fällen Aktivität der Plasmathrombokinase vermindert und rasche Inaktivierung der gebildeten Thrombokinase						

(+) = leicht pathologisch, + = pathologisch, n = normal.

Zur Methodik. Quick-Wert nach der Originalmethode. Einzelbestimmungen der Faktoren Prothrombin, Faktor V, Faktor VII nach SCHULTZE u. SCHWICK. Recalcifizierungszeit nach SCHULTZE u. SCHWICK. Prothrombinverbrauchstest nach QUICK. Heparin-Toleranztest nach SOULIER. Heparin-Protamin-Titration nach MARBET u. WINTERSTEIN. Plasmathrombokinase-Bildungstest nach BIGGS u. DOUGLAS in eigener Modifikation.

Wir konnten also bei allen Patienten eine leichte Aktivitätsminderung und sehr rasche Inaktivierung der gebildeten Plasmathrombokinase nachweisen. Im gleichen Sinne spricht auch die leicht verlängerte Recalcifizierungszeit in vier Fällen, der gering verminderte Prothrombinverbrauch in drei Fällen und der verminderte Quick-Wert bei normaler Aktivität der Einzelfaktoren Prothrombin, Faktor V und VII in vier Fällen. Nach dem pathologischen Ausfall der Heparintoleranz-Prüfung sowie zum Teil auch der Heparin-Protamin-Titration ist diese Störung durch Vermehrung heparinartiger Antikoagulantien im Blut dieser Patienten zu erklären. Bemerkenswert ist dabei jedoch, daß in diesen sieben Fällen anamnestisch kein sicherer Hinweis für eine Blutungsneigung zu finden war.

Aussprache

E. Brinkmann-Braunschweig: Im Gegensatz zu den Ausführungen von Herrn BRAUN-FALCO konnten wir bei einer Mastzellenreticulose weder in Braunschweig noch in Hamburg bei mehrfachen Untersuchungen 5-Hydroxyindolessigsäure im Harn nachweisen. Bei dieser 50jährigen Patientin, an deren Untersuchung auch die Herren REMY und LENNERT beteiligt waren und deren manifeste Krankheitsdauer etwa 1 Jahr betrug, ging im letzten Vierteljahr die Reticulose in eine Leukämie über, mit über 70000 kernhaltigen Zellen im Blut (überwiegend Mastzellen), Anämie und Thrombopenie. Ich möchte Ihnen aus dieser Phase einige Bilder von Blut und Knochenmark zeigen — die Mastzellen weisen Kernatypien, Polyploidie und Erythrophagocytose auf, auf die letztere ist meines Erachtens die schnelle Anämisierung der Patientin mindestens teilweise zurückzuführen. Die Giemsa-Präparate zeigen auch deutlich die erhöhte Wasserlöslichkeit der Granula in den pathologischen Mastzellen.

J. J. Herzberg: Abschließend möchte ich den Referenten sowie Diskussionsrednern und nicht zuletzt auch dem Auditorium für die Bemühungen danken, daß auf diesem Symposium ein so weiter Kreis von Problemen und Fragen, wenn auch — der begrenzten Zeit wegen — nicht erschöpfend, so doch in anregender und zu weiterer Arbeit verpflichtender Form abgehandelt werden konnte.

Symposion 3

Freitag, den 20. Mai 1960

Nachmittags

im kleinen Vortragssaal der Kunsthalle

Die neuzeitliche Erkennung und Behandlung der Dermatomykosen unter besonderer Berücksichtigung der Therapie mit Griseofulvin

Leiter: J. Tappéiner-Wien, G. Riehl-Wien

89. J. Tappeiner-Wien: Einleitung

Im letzten Jahr haben wiederholt Symposien und Umfragen über Dermatomykosen und Griseofulvin stattgefunden. Dieses Interesse an der neuen Therapie ist verständlich, wenn man bedenkt, daß dadurch eine Revolutionierung in der Behandlung der Pilzkrankheiten der Haut eingetreten ist. Gelingt es nun doch auch bei dieser so wichtigen und umfangreichen Krankheitsgruppe in der Dermatologie durch eine ätiotrope Allgemeinbehandlung eine bisher nicht für möglich gehaltene Heilung in vielen Fällen zu erreichen. Die oft so schwierige, zeitraubende und vor allem für den Patienten umständliche, überwiegend symptomatische Lokaltherapie mit bei bestimmten Pilzaffektionen manchmal recht fraglichen Erfolgen läßt sich am besten mit der lokalen Gonorrhoetherapie in der Vorsulfonamid- und Vorantibioticazeit vergleichen, die in ihrer medikamentösen und instrumentellen Kompliziertheit sowie der langen Dauer und der nicht befriedigenden Ergebnisse uns Älteren noch gut in Erinnerung ist.

Dieses Symposion über Pilzkrankheiten ist vom Vorstand der DDG wohl aus zwei Gründen in das Programm aufgenommen worden: erstens um die zunehmende Bedeutung der Mykosen und der mykologischen Forschung herauszustellen und ferner um die geradezu dramatische Änderung in der Therapie der Dermatomykosen durch die Möglichkeit der oralen Medikation mit Griseofulvin auf breiterer Basis zu erörtern und die vielen, zum Teil noch in Fluß befindlichen, bzw. noch ungelösten Fragen zu diskutieren. Damit werden wir auch ein übersichtliches Bild über den gegenwärtigen Stand unseres Wissens auf diesem Gebiete erhalten. Wenn uns auch die mykologisch-dermatologische Forschung des vergangenen Jahres wichtige Erkenntnisse vermittelt hat, bleiben doch noch viele Fragen offen.

Wir werden in diesem Symposion in Form von Kurzvorträgen von verschiedenen Fachleuten Referate über aktuelle Fragen hören, wobei wir die Auswahl der Themen vor allem nach praktisch wichtigen Gesichtspunkten ausgerichtet haben.

Götz, München, wird uns einleitend über die moderne Nomenklatur und die Klassifizierung der Pilze, Rieth, Hamburg, über das interessante Gebiet der Isolierung pathogener Pilze aus dem Erdreich und von Tieren unterrichten. Fragen der Serologie der Mykosen werden von Janke, Marburg, erörtert. Über Biochemie des Griseofulvin und seine Wirkungsweise hören wir ein Referat von Sternberg u. Mitarb., Los Angeles. Die Laboratoriumsdiagnostik und die Kulturmethoden als grundlegend wichtige Voraussetzung für die Erkennung der Mykosen bringt der Vortrag von Koch, Hamburg. Mit besonderer Freude begrüßen wir Herrn Gentles aus Glasgow, der über „Pharmakologische und biologische Probleme des Griseofulvin" sprechen wird. Seine Publikation im August 1958 hat ja eigentlich die klinische Forschung mit Griseofulvin auf der ganzen Welt erst veranlaßt. Ich glaube, wir sollten Dr. Gentles für seine Entdeckung der Wirksamkeit des Griseofulvins bei für den Menschen pathogenen Pilzinfektionen am Tier mit einem Sonderapplaus begrüßen. Er konnte zeigen, daß Griseofulvin peroral in kleinen Dosen gegeben, experimentelle Hautinfektionen mit Tr. mentagrophytes bei Meerschweinchen zur Heilung bringt. Auch gelang ihm und seinen Mitarbeitern der Nachweis dieses Antibioticums in Extrakten aus den Haaren entsprechend behandelter Meerschweinchen. Übergehend auf klinische Fragen hören wir von Fegeler, Münster, eine Übersicht über das heutige Erscheinungsbild der Dermatomykosen und ihrer Erreger sowie anschließend von Polemann, Köln, die „Allgemeine Therapie der Pilzkrankheiten". Riehl, Wien, der als erster Griseofulvin beim Menschen angewendet hat, wird uns über seine ausgedehnten klinischen Erfahrungen, unter Einbeziehung des einschlägigen Krankengutes meiner Klinik, berichten. Die Onychomykosen — bisher eine wahre crux dermatologica — und ihre Behandlung mit Griseofulvin beinhaltet der Vortrag von Grimmer, Berlin. Van der Meiren u. Mitarb., Brüssel, bringen uns ihre Erfahrungen mit Griseofulvin zur Kenntnis. Die an Bedeutung immer mehr zunehmende Candidamykose, ihre Pathogenese, bzw. Klinik und Therapie sollen abschließend von Kärcher, Heidelberg, bzw. Winkler, Hamburg, erörtert werden.

Wenn wir auch heute wissen, das Griseofulvin fungistatisch und nicht fungicid wirkt und die Beeinflussung der mykotischen Infektion durch Inkorporation dieses Mittels im Keratin zustande kommt, so ist doch seine Absorption, Ausscheidung und Wirkungsweise nicht völlig klar. Die Frage, ob man auch alle oberflächliche Mykosen damit behandeln bzw. ob man überhaupt lokale Therapie treiben soll, ist noch nicht einheitlich entschieden. Bezüglich der Beeinflussung des Wachstums von Bakterien und Candida albicans durch Griseofulvin ist anscheinend das letzte Wort noch nicht gesprochen. Die Möglichkeit der Resistenzbildung von Pilzen, die in so ausgedehntem Maß bei Staphylokokken gegenüber den klassischen Antibioticis besteht, bedarf noch intensiven Studiums und längerer Beobachtungszeit. Wenn auch die akuten Nebenwirkungen an Zahl sehr gering und keinesfalls bedrohlich sind, darf doch eine mögliche *chronische* toxische Schädigung bei der oft monatelangen Anwendung nicht außer acht gelassen werden.

Einer der größten Vorteile dieser neuen Therapie darf meines Erachtens wohl darin gesehen werden, daß bei den Kopfpilzkrankheiten der Kinder die klassische Röntgenepilation, die, abgesehen von der schwierigen technischen Durchführung, ja doch latente Gefahren in sich barg, überflüssig geworden ist. Ob auch die Nagelmykosen, deren Therapie bisher recht unbefriedigend war, durch Griseofulvin in allen Fällen geheilt werden können, wird erst die Zukunft zeigen. Inwieweit auch andere Dermatosen bisher ungeklärter Genese damit beeinflußt werden können, ist ebenfalls noch eine offene Frage. Allerdings darf dieser epochale therapeutische Fortschritt nicht darüber hinwegtäuschen, daß damit die diffizile, langdauernde lokale Behandlung der Dermatomykosen durch den Dermatologen wahrscheinlich weitgehend überflüssig wird und sein therapeutisches Tätigkeitsfeld neuerlich um eine bedeutende Gruppe von Dermatosen eingeschränkt wird. Damit hat die Dermatologie, wie schon wiederholt in den letzten beiden Jahrzehnten, neuerlich an materieller Substanz, vor allem in der Praxis, verloren. Allerdings kann nicht eindringlich genug davor gewarnt werden, dieses wirksame Mittel indikationslos anzuwenden, sondern es wird noch mehr als früher nötig sein, nur auf Grund einer exakten, auf entsprechende Befunde aufgebauten Diagnose die gezielte Therapie, vorläufig noch durch den Facharzt, einzuleiten.

Ich darf abschließend die Referenten wie auch das Auditorium herzlich willkommen heißen und mit Rücksicht auf das überreiche Arbeitsprogramm, das wir zu bewältigen haben, den ersten Referenten zu seinem Vortrag bitten.

90. H. Götz-München: Allgemeine Mykologie (Botanik, Nomenklatur).

Die Klassifizierung der Dermatophyten war seit den Erstentdeckungen und Beschreibungen des Achorion schönleinii, des Mikrosporum audouinii und anderer Pilze im Laufe der Zeiten ständigen Veränderungen unterworfen. Wenn ich daher über die gegenwärtig gebräuchlichste Nomenklatur der Dermatophyten berichte, so bedeutet auch dies sicherlich keinen endgültigen Schlußstrich unter die bisherigen Diskussionen.

über die empfehlenswertesten Pilzbenennungen. Trotzdem verdient festgehalten zu werden, daß wir gegenüber den noch von Bruhns u. Alexander im Handbuch für Haut- und Geschlechtskrankheiten so minuziös aufgezählten Pilzbezeichnungen (es sind dort über 100 Dermatophyten bzw. Varianten beschrieben) in der Beurteilung der tatsächlich existierenden Pilzarten erhebliche Fortschritte gemacht haben. Wir berücksichtigen nämlich heute weit mehr als in der Vergangenheit die außerordentliche Neigung der Dermatophyten zur Variabilität und sind daher sehr zurückhaltend geworden, die Entdeckung neuer Dermatophytenarten zu postulieren. Wie Sie wissen, wurden die von Sabouraud verwendeten Pilzbezeichnungen sehr von klinischen Gesichtspunkten beeinflußt. Die Pilze, die nur die glatte Körperhaut befallen, erhielten den Namen ,,Epidermophyten". ,,Mikrosporum"-Pilze erzeugen um das Haar eine mikroide Sporenscheide, und Scutulumbildung berechtigte zur Annahme eines ,,Achorion"-Pilzes. Die ,,Trichophyten" befallen das Haar in Endothrix- oder Endo-Ektothrix-Form. Wenn auch die mykologische Forschung in enger Beziehung zur Klinik stehen soll, so hat die Überbewertung klinischer Gesichtspunkte bei der Differenzierung der Pilzarten letztlich den Fortschritt doch lange Zeit gehemmt. Im Grundsätzlichen erkannte dies Grigorakis schon 1929 und empfahl zur Klassifizierung in erster Linie die Reproduktionsorgane der gezüchteten Dermatophyten heranzuziehen, was aber auf heftigen Widerspruch beispielsweise von Bruhns u. Alexander stieß. Nachdem aber aus den Untersuchungen von Langeron u. Milochevitch hervorging, daß unter geeigneten Versuchsbedingungen wohl alle Dermatophyten Spindelsporen zu bilden vermögen (ausgenommen bisher das Trichophyton ferrugineum), war es 1934 Emmons, der eine Differenzierung der Pilze auf Grund mikromorphologischer Strukturen in Kombination mit dem makroskopischen Aussehen der Kultur durchführte. Von dem französischen Sprachkreis abgesehen, hat sich diese Auffassung heute weitgehend in der Welt durchgesetzt. Außerordentlich wichtig ist hierbei der Grundsatz, die Bestimmung eines gezüchteten Pilzes möglichst mit der Erstkultur durchzuführen, um nicht etwa spätere, zu Irrtümern Anlaß gebende Variationen oder gar Mutationen beurteilen zu müssen. Nach Emmons unterscheiden wir drei Pilzgenera, die sich im wesentlichen jeweils durch ihre Makrosporen oder Spindelsporen (fuseaux) abgrenzen lassen.

Mikrosporum: an den Enden spitz zulaufende Form, also wirkliche Spindelform, teils mit Protuberanzen versehen, mehr dickwandig, vielkammerig.

Trichophyton: langgestreckte, wurstartige Form, d.h. mit stumpfen Enden, dünnwandig.

Epidermophyton: keulenartige Form, dickwandig, geringkammerig.

Wenn hinsichtlich der Einteilung unserer Dermatophyten in diese drei Genera auch weitgehende Übereinstimmung besteht, so sind andererseits die Diskussionen über die Zugehörigkeit der einen oder anderen Pilzart zu einem dieser drei Genera durchaus noch nicht abgeschlossen. Die noch von BRUHNS u. ALEXANDER sowie anderen Autoren anerkannten Dutzende von Pilzarten mußten überprüft und eingeordnet werden. Hier sind nun in erster Linie amerikanische Mykologen anzuführen, nämlich EMMONS, ferner CONANT sowie GEORG, die sich um die Vereinfachung der Nomenklatur sehr verdient gemacht haben. In zahlreichen Untersuchungen wiesen sie nach, daß viele der in der Literatur publizierten Arten Varianten bestimmter Grundtypen sind. Auf dem Internationalen Dermatologenkongreß in Stockholm 1957 empfahl daher GEORG die folgende Klassifizierung (Tab. 1).

Tabelle 1. *Nomenklatur nach Georg*
(11. Internationaler Dermatologenkongreß, Stockholm 1957)

A. Mikrosporum Gruby, 1843.
  1. M audouinii Gruby, 1843.
  2. M. canis Bodin, 1902.
  3. M. gypseum (Bodin) Guiart u. Grigorakis, 1928.
B. Trichophyton Malmsten, 1845.
  1. T. concentricum Blanchard, 1896.
  2. T. equinum (Matruchot u. Dassonville) Gedoelst, 1902.
  3. T. ferrugineum (Ota) Langeron u. Milochevitch, 1930.
  4. T. gallinae (Megnin) Silva u. Benham, 1952.
  5. T. megninii Blanchard, 1896.
  6. T. mentagrophytes (Robin) Blanchard, 1896.
  7. T. rubrum (Castellani) Sabouraud, 1911.
  8. T. schoenleinii (Lebert) Langeron u. Milochevitch, 1930.
  9. T. sudanense Joyeux, 1912.
  10. T. tonsurans Malmsten, 1845.
  11. T. verrucosum Bodin, 1902.
  12. T. violaceum Sabouraud apud Bodin, 1902.
C. Epidermophyton Sabouraud, 1910.
  1. E. floccosum (Harz) Langeron u. Milochevitch, 1930.

In dieser Aufstellung ist das Trichophyton quinckeanum, bekanntlich der Erreger des Mäusefavus, allerdings unter den Tisch gefallen. Genauer gesprochen, es wurde von CONANT und GEORG als Variante des Trichophyton mentagrophytes angesehen. Mit dieser Auffassung haben wir uns nicht einverstanden erklären können, wie auch VANBREUSEGHEM, BLANK, RIETH und andere Autoren abweichender Meinung sind. BLANK versuchte in einer gründlichen Studie nachzuweisen, daß dieser Pilz Spindelsporen vom Typus Mikrosporum bildet, infolgedessen er in das Genus Mikrosporum einzuordnen sei. Er beruft sich dabei unter anderem auf QUINCKE selbst, der seiner Arbeit 1886 eine Abbildung beifügte, die

in der Tat spitz auslaufende Makrosporen aufweist. Aus eigenen Untersuchungen frisch von Mäusen isolierter Stämme geht aber hervor, daß
wir gerade bei diesem Pilz sowohl Makrosporen vom Typus Mikrosporum wie auch vom Typus Trichophyton, selbst vom Typus Epidermophyton finden können. Die Vielfalt der Spindeltypen scheint uns gerade
die Besonderheit dieser Pilzart zu sein. Da aber die Makrosporen vom
Typus Trichophyton überwiegen (nur am Rande sei vermerkt, daß wir
auch niemals durch das Trichophyton mentagrophytes Scutulabildung
beobachtet haben), ordnen wir diesen Pilz dem Genus Trichophyton als
spezielle Pilzart unter (siehe Tab. 2).

In der nächsten Tab. 2 sehen Sie nun unsere eigene Einteilung, wie
wir sie in Anlehnung an CONANT sowie GEORG auf Grund der mikro-
morphologischen Besonderheiten, und bei den Trichophyten zusätzlich

Tabelle 2. *Überblick über die in München geübte Klassifizierung der bei Menschen
anzutreffenden Dermatophyten*

A. Genus Mikrosporum Gruby, 1843.
    1. M. audouinii Gruby, 1843.
    2. M. canis Bodin, 1902.
    3. M. gypseum (Bodin) Guiart u. Grigorakis, 1928.
    4. M. distortum Di Menna u. Marple, 1954.

B. Genus Trichophyton Malmsten, 1845.
    I. Kulturen mit faviformem Wachstum.
        1. T. schönleinii (Lebert) Langeron u. Milochevitch, 1930.
        2. T. concentricum Blanchard, 1896.
        3. T. violaceum Sabouraud apud Bodin, 1902.
        4. T. verrucosum Bodin, 1902.
        5. T. ferrugineum (Ota) Langeron u. Milochevitch, 1930.
    II. Kulturen mit crateriformem Wachstum.
        1. T. tonsurans Malmsten, 1845.
    III. Kulturen mit roter Pigmentbildung.
        1. T. rubrum (Castellani) Sabouraud, 1911.
        2. T. megninii Blanchard, 1896.
        3. T. gallinae (Megnin) Silva u. Benham, 1952.
    IV. Kulturen mit gelblich bzw. rötlich pigmentierter flaumiger Oberfläche.
        1. T. quinckeanum Zopf, 1890.
        2. T. sudanense Joyeux, 1912.
    V. Kulturen mit unpigmentierter granulöser oder flaumiger Oberfläche.
        1. T. mentagrophytes (Robin) Blanchard, 1896.
        2. T. equinum (Matruchot u. Dassonville) Gedoelst, 1902.

C. Genus Epidermophyton Sabouraud, 1910.
        1. E. floccosum (Harz) Langeron u. Milochevitch, 1930.

des makroskopischen Aussehens der Pilzkulturen, zusammengestellt
haben. Die mykologisch tätigen deutschen Autoren wie RIETH, JANKE,
FEGELER, PFISTER, POLEMANN, GRIMMER, LANGER und andere pflegen

im wesentlichen in ihren Pilzbenennungen ebenfalls auf den neueren
Erkenntnissen der amerikanischen Autoren aufzubauen, so daß wir
erfreulicherweise zu einer besseren internationalen Verständigung auf
mykologischem Gebiete beigetragen haben.

Zunächst ist bei der Genusbezeichnung Mikrosporum festzuhalten,
daß wir aus Gründen der Priorität, d.h. in Übereinstimmung mit den
Internationalen Regeln der Botanischen Nomenklatur, nicht wie bisher
in Deutschland üblich von „Mikrosporon", sondern von „Mikrosporum"
sprechen müssen. Erstmalig verwendete nämlich GRUBY 1843 die
Bezeichnung Mikrosporum für einen Pilz, den er irrtümlich als den
Erreger der Alopecia areata ansprach; es handelte sich aber um die
bekannte Mikrosporie. Erst in seiner zweiten Arbeit 1844 findet sich die
Schreibweise „Mikrosporon". Wie gesagt, ist nach den internationalen
Regeln der Botanischen Nomenklatur nur die zuerst veröffentlichte
Benennung, also „Mikrosporum" gültig. Hier ist auch auf die Schreibweise „audouinii", ferner beim Genus Trichophyton auf „schönleinii"
und „megninii" hinzuweisen. Nach Artikel 82 (Empfehlung 82 C, b)
müssen dem als Speciesbezeichnung dienenden Eigennamen zwei „i"
hinzugefügt werden, sofern dessen letzte Silbe auf einen Konsonanten
(ausgenommen „er") ausläuft. Als Nr. 4 finden wir in der Tab. 2 das
Mikrosporum distortum angeführt, das erst 1954 von DI MENNA u.
MARPLE entdeckt wurde. Es handelt sich um einen Mikrosporiepilz,
dessen Existenz 1956 auch in den USA nachgewiesen wurde. Das Charak-
teristicum dieser dem Genus „Mikrosporum" zugehörigen Makrosporen
sind deren asymetrisch gestalteten Kammern mit Ausbuchtungen und
Einschnürungen der Wände. Sehr wahrscheinlich handelt es sich hier
um eine Mutante des Mikrosporum canis. Denn es gelang uns gelegentlich,
mit letzterem bei ungünstigen Nährbodenverhältnissen ganz ähnliche miß-
gestaltete Makrosporen in geringer Zahl zur Entwicklung zu bringen,
nur erwiesen sich diese Veränderungen als inkonstant, stellten also in
unserem Fall Varianten dar.

Zum Genus Trichophyton gehören 13 Pilzarten. Das Trichophyton
verrucosum ist den Älteren als Trichophyton faviforme bekannt. Seit der
Überprüfung der Nomenklatur von AINSWORTH u. GEORG müssen wir
diesen Erreger aber als Trichophyton verrucosum bezeichnen, da BODIN
der erste Autor war, der diesen faviformen Pilz beschrieb und ihm 1902
das Adjektiv „verrucosum" und somit Anspruch auf internationale
Anerkennung gab. Es ist natürlich jedem Untersucher unbenommen, zur
Speciesbezeichnung im Einzelfall var. album, var. ochraceum, oder var.
discoides hinzuzufügen.

Dem Trichophyton tonsurans werden alle jene Pilzarten unter-
geordnet, die bislang als Trichophyton acuminatum, cerebriforme oder
crateriforme anerkannt waren. Hierzu zählt auch das in Deutschland so

gut wie unbekannte Trichophyton sulfureum, das aber unter anderem nach Meinung englischer Autoren als besondere Art erhalten bleiben sollte.

Unter den Kulturen mit roter Pigmentbildung ist als häufigste das Trichophyton rubrum zu nennen. Dieser Pilz ist identisch mit der in Deutschland jahrzehntelang gebrauchten Bezeichnung Epidermophyton rubrum Castellani. Hier ist auch das Trichophyton mentagrophytes aus der Untergruppe B V anzuführen, das identisch ist mit der alten Benennung Epidermophyton interdigitale Kaufmann-Wolf. Beide Epidermophyten sollten nach der alten Auffassung von Sabouraud nur die Epidermis, nicht aber das Haar befallen. Im Ausland war diese Auffassung schon länger als unhaltbar angesehen worden, bis dann im deutschsprachigen Kulturkreis Janke, ferner Schulz, Rieth u. Schirren, sowie Fischer und andere Autoren auf den auch durch diese Pilze möglichen, wenn auch seltenen Haarbefall hinwiesen. Infolgedessen mußten diese zwei Erreger zur Gattung Trichophyton gezählt werden, wie das jetzt in dieser Aufstellung geschehen ist. Wir wollen aber nicht verhehlen, daß biologisch doch Unterschiede bestehen zwischen einem Trichophyton mentagrophytes, das aus der Fußsohle isoliert wurde, und einem Trichophyton mentagrophytes (dem alten Trichophyton gypseum), das aus einem Barthaar gezüchtet immer granulös wächst. Sicherlich ist hier in der Einteilung noch nicht das letzte Wort gesprochen. Da vieles dafür spricht, daß es sich bei der flaumigen Form des Trichophyton mentagrophytes um eine modifizierte Variante der granulösen Form handelt, empfiehlt es sich, den gezüchteten Erreger jeweils näher zu definieren wie z.B.: „Trichophyton mentagrophytes var. interdigitale", wenn es sich um die flaumige Form handelt, bzw. „Trichophyton mentagrophytes var. granulosum", wenn die granulöse Form vorliegt.

Schließlich möchte ich in dem Genus Epidermophyton noch auf die jetzt allgemein üblich gewordene Bezeichnung Epidermophyton „floccosum" aufmerksam machen. Sicherlich kennen Sie noch die bislang in Deutschland gebräuchliche Benennung Epidermophyton inguinale, die von Sabouraud stammt. Wiederum aus Gründen der Anwendung der Internationalen Regeln der Botanischen Nomenklatur müssen wir aber jenes Adjektiv verwenden, das der Erstbeschreiber des Pilzes Harz im Jahre 1870 zur Species-Kennzeichnung heranzog, nämlich „floccosum". Schon 1930 wurde indessen von Langeron u. Milochevitch die Benennung Epidermophyton floccosum in richtiger Weise durchgeführt, nur wurde sie nicht genügend beachtet.

Zum Schluß noch eine kurze Bemerkung zur geeigneten Bezeichnung der klinischen Krankheitsbilder. Diese Nomenklatur ist einfach, wenn wir uns nach dem bislang geltenden Prinzip richten, die Krankheit in Übereinstimmung mit dem ursächlichen Erreger zu benennen (Tab.3).

Trichophyten rufen eine Trichophytie, Mikrosporum-Pilze eine Mikrosporie und Epidermophyten eine Epidermophytie hervor. Als Besonderheit halten wir an der durch Tradition geheiligten Bezeichnung „Favus" und „Mäusefavus" fest, die ja letztlich auch Trichophytien darstellen. Bei dieser Auffassung müßten wir aber folgerichtig jede Fußmykose, die ja nach der neuen Nomenklatur in Deutschland zu 99% durch das

Tabelle 3. *Nomenklatur der durch Dermatophyten hervorgerufenen klinischen Bilder*

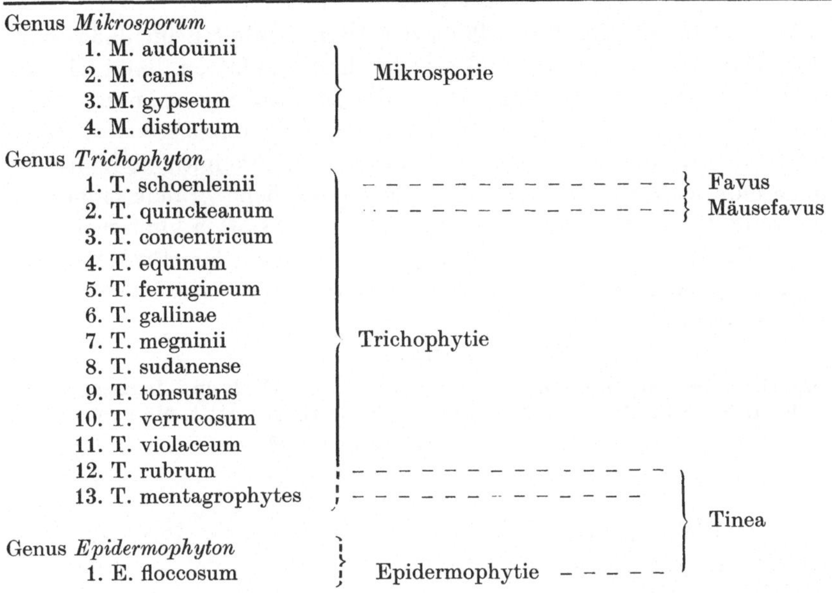

Trichophyton rubrum bzw. mentagrophytes hervorgerufen wird, als Trichophytie bezeichnen. Da aber ihr klinisches Bild (vesiculöse, squamöse, intertriginöse Läsionen von mehr ekzemartigen Charakter) im auffallenden Gegensatz steht zu dem jedem Dermatologen geläufigen Bilde der Trichophytia superficialis corporis (Akuität, münzenförmige, zum Teil konfluierende, gyrierte, schuppende Herde und randständige Bläschen bzw. Pusteln und abblassendes Zentrum), behagt es uns vom Standpunkt des Klinikers nicht, die früher als Epidermophytie bezeichnete Mykose und die Trichophytia superficialis in einen Topf mit der Aufschrift: „Trichophytie" zu werfen. Zudem kann man aus den klinischen Fußläsionen nicht erkennen, ob als Erreger das selten gewordene Epidermophyton floccosum oder eines der zitierten Trichophyten in Frage kommt. Aus diesem Grunde haben wir an Stelle der alten Bezeichnung Epidermophytie den neutralen Ausdruck Tinea (sinngemäß mit Pilzflechte zu übersetzen) vorgeschlagen, der hinsichtlich des ursächlichen

Erregers keine Präjudizierung beinhaltet. *Wir sprechen daher von Tinea pedum, Tinea unguium, Tinea manuum und verstehen darunter das alte Krankheitsbild der Epidermophytie.* Eine „echte" Epidermophytie würde nur dann vorliegen, wenn wir im Pilzlaboratorium tatsächlich das Epidermophyton floccosum nachweisen. Die seit Jahrzehnten in Deutschland gebräuchlichen klinischen Bezeichnungen Mikrosporie, Trichophytia superficialis oder profunda sowie Favus bleiben davon unberührt.

Zusammenfassung

Verglichen mit der Darstellung der Dermatophyten im Jadassohnschen Handbuch für Haut- und Geschlechtskrankheiten, Band XI, von Bruhns u. Alexander — 1928, hat die gegenwärtige gebräuchlichste Nomenklatur eine erhebliche Vereinfachung erfahren. Ihre wesentlichsten Merkmale werden geschildert. Die neueren Erkenntnisse haben die Epidermophyten (bis auf das sehr selten gewordene „Epidermophyton floccosum") verschwinden lassen, so daß statt des alten klinischen Ausdrucks Epidermophytie die hinsichtlich des ursächlichen Erregers nicht präjudizierende Bezeichnung „Tinea" vorzuziehen ist (also Tinea pedum, unguium etc.).

Literatur

Götz, H.: „Dermatomykosen" im Ergänzungsband IV/2 des Jadassohnschen Handbuches für Haut- und Geschlechtskrkh. Hrsg. von A. Marchionini u. H. Götz. Berlin, Göttingen, Heidelberg: Springer (im Druck).

91. H. Rieth-Hamburg: Die Isolierung pathogener Pilze aus dem Erdreich und von Tieren. Mit 7 Textabbildungen.

Der Erdboden als Reservoir für pathogene Pilze spielt schon seit langem bei epidemiologischen Überlegungen eine bedeutende Rolle. Immer wieder ist versucht worden, derartige Pilze in der Erde nachzuweisen. In den meisten Fällen scheitert der Versuch jedoch daran, daß die Nährböden von den sehr rasch wachsenden Schimmelpilzen überwuchert waren, bevor die langsamer wachsenden pathogenen Pilze sich entwickeln konnten. Von Bedeutung ist auch die Frage des Antagonismus der verschiedenen Erdmikroben untereinander (Ettig), die es ratsam erscheinen läßt, exakt zu prüfen, inwieweit pathogene Pilze im Erdboden eine Chance zum Leben haben.

Die Isolierung keratinverwertender Pilze gelingt mit Hilfe der *Haarködermethode* von Vanbreuseghem zuverlässig und sicher, da nur Pilze am Haar gedeihen, die keratinolytische Enzyme besitzen. Die Zahl der infolge Sporenflugs oder aus andern Ursachen trotzdem noch auftretenden Verunreinigungen ist sehr gering. Allerdings werden nicht nur Dermatophyten isoliert, sondern auch bestimmte Schimmelpilze, die ebenfalls Keratin spalten können, wie z.B. Scopulariopsis und Cephalosporium (KOCH u. Mitarb.).

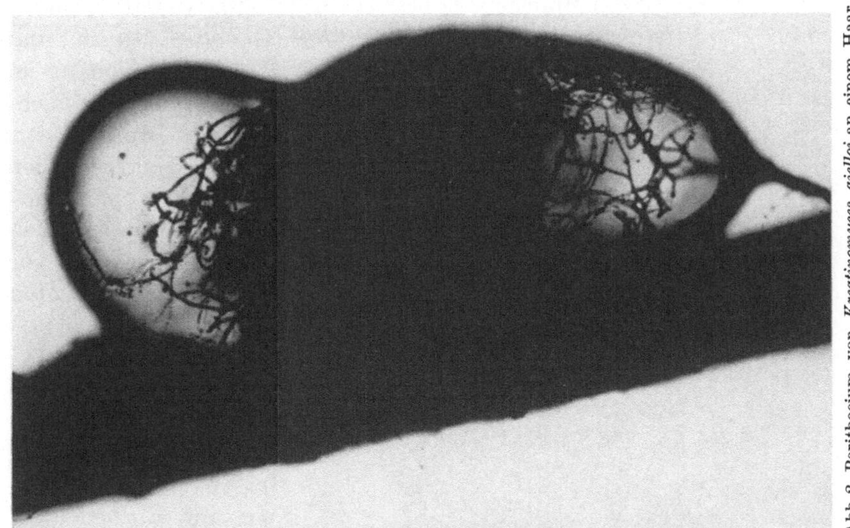

Abb. 2. Perithecium von *Kreatinomyces ajelloi* an einem Haar

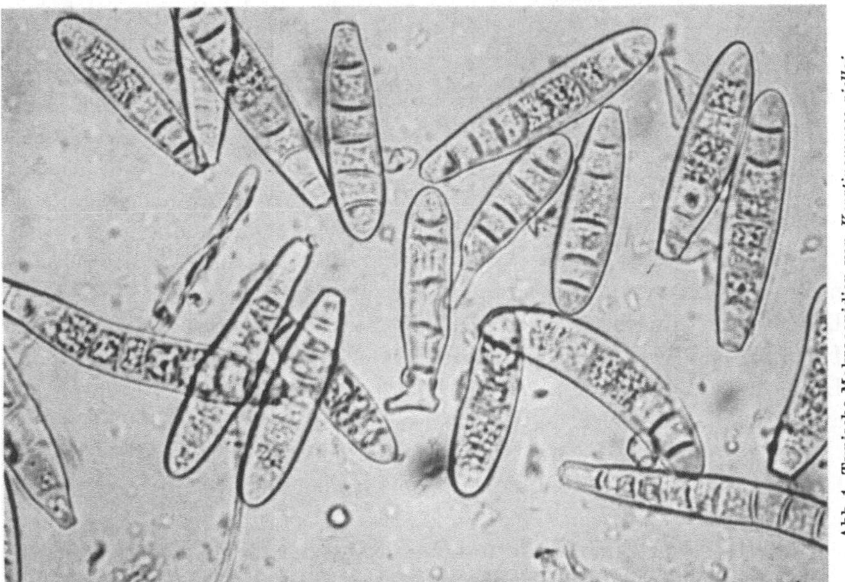

Abb. 1. Typische Makroconidien von *Keratinomyces ajelloi*

Am häufigsten wird *Keratinomyces ajelloi* isoliert (Abb. 1), ein Pilz, der 1953 von VANBREUSEGHEM im Erdboden entdeckt und beschrieben worden ist.

Keratinomyces ajelloi ist in verschiedenen Ländern bereits nachgewiesen worden, unter anderem auch in Deutschland von Polemann in Köln und von Götz in München. Er besitzt eine fakultative Pathogenität, die für *Pferd* (Rieth u. El-Fiki), *Eichhörnchen* (Georg u. Mitarb.) und *Mensch* (Evolceanu u. Alteras) bereits nachgewiesen worden ist. Seine Makroconidien sind sehr charakteristisch, Mikroconidien kommen aber auch vor und unter bestimmten Bedingungen sogar *perfekte Fruchtformen*. Besonders leicht bilden sich diese sexuellen Fruktifikationsorgane an Haaren (Abb. 2), die man auf Erdboden in Petri-Schalen legt.

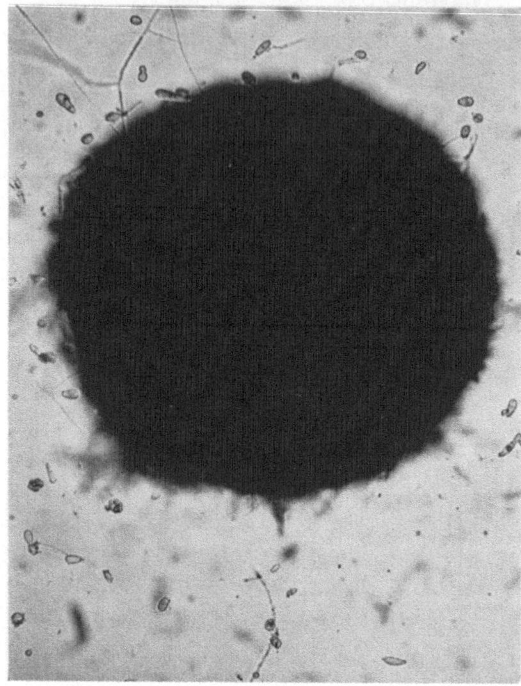

Abb. 3. Birnenförmige Mikroconidien und Asci mit je acht Ascosporen um ein Perthecium herumliegend

Die Perithecien haben eine feste Wand, die von sklerosierten Hyphen gebildet wird, und sind allseitig geschlossen (Cleistothecium). An der Außenwand befinden sich Spiralen und Makro- und Mikroconidien. Das Innere ist erfüllt von ascogenen Hyphen, an denen sich die Asci bilden. Der Ascus ist durchsichtig und enthält acht Ascosporen von rundlicher Form (Abb. 3 und 4). Die Größe eines Ascus entspricht ungefähr der Länge der Mikroconidien (Abb. 4), das sind etwa $2{-}3\,\mu$. Durch Druck aufs Deckglas läßt sich der Inhalt des Pertheciums herausquetschen.

Die Struktur der Pertheicienwand unterscheidet sich deutlich von der lockeren Hyphenhülle, durch die die Perithecien von Ctenomyces serratus charakterisiert sind.

Mit Hilfe von Einsporkulturen konnte nachgewiesen werden, daß die aus Erdboden isolierten Perithecien tatsächlich die perfekten Fruchtformen von Keratinomyces ajelloi darstellten, womit eine ähnliche Beobachtung von Dawson u. Gentles bestätigt wurde.

Die Perithecien keimten in völlig unverletztem Zustand aus; damit ist bewiesen, daß die aus den Ascosporen hervorgehenden Hyphen die

Perithecienwand durchbrechen. Nach langem Suchen konnten auch die *Kopulationsäste* aufgefunden werden, aus denen die sexuellen Fruchtkörper entstehen (Abb. 5).

Bei Untersuchungen des Erdbodens im Gebiet von Hamburg und im südlichen Teil von Schleswig-Holstein, die gemeinsam mit MEINHOF u. THIANPRASIT durchgeführt wurden, konnten *die bisher nicht bekannten Perithecien von Trichophyton terrestre* nachgewiesen und in Agarkulturen (Testagar nach KIMMIG) immer wieder reproduziert werden.

Außer einer nicht beschriebenen zweiten Keratinomyces-Art wurde ferner in mehreren Erdproben *Mikrosporum gypseum* gefunden. Die Haarködermethode erwies sich damit allen bereits vorher angewendeten Verfahren überlegen, war es doch trotz vieler Versuche bisher niemals im norddeutschen Raum gelungen, einen echten Dermatophyten im Erdboden nachzuweisen.

An den Haarködern bilden sich die typischen spindelförmigen Makroconidien in großen Mengen

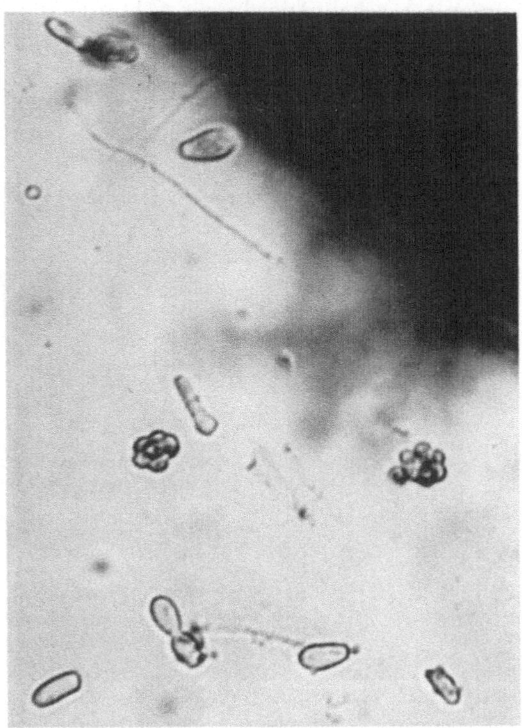

Abb. 4. Ascosporen und Mikroconidien von Keratinomyces ajelloi am Rand eines Peritheciums (Ausschnitt von Abb. 3)

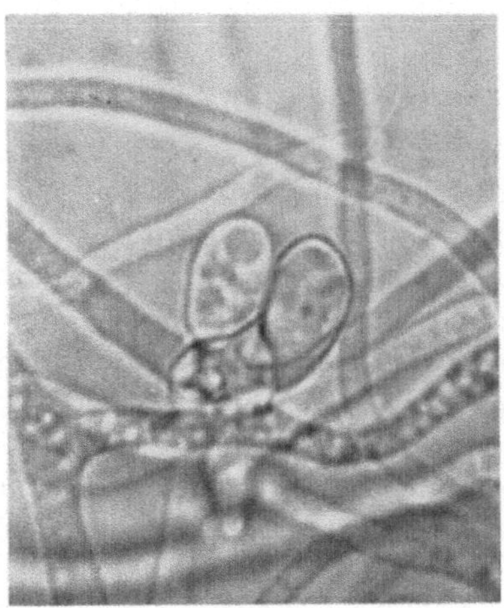

Abb. 5
Kopulationsäste, die ersten Gebilde der sexuellen Vermehrung

und in typischer Anordnung (Abb. 6). Die Haare selbst werden nach
einigen Wochen von einem dichten weißlichen Mycelflaum umgeben
(Abb. 7). In einigen Kulturen bildeten sich gelbliche kugelige Mycel-
verdichtungen, die eine Größe von etwa $0,5-2\,\mu$ hatten und mit un-
bewaffnetem Auge gut zu erkennen waren.

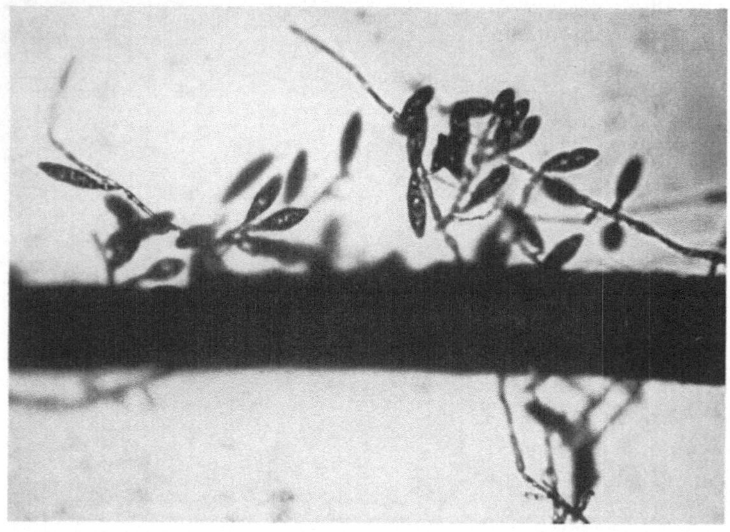

Abb. 6. Haar mit Mycel und typischen Makroconidien von Mikrosporum gypseum

Die Gebilde sahen makroskopisch aus wie Perithecien. Bei genauerer
Untersuchung mit dem *Mikromanipulator* stellte sich jedoch heraus, daß
sich im Inneren dieser Kugeln keinerlei ascogene Hyphen, keine Asci und
keine Ascosporen befanden, sondern nur Mikroconidien und Makroconidien. Diese *pyknidienartigen* Formen, von einem lockeren Geflecht
sklerosierter Hyphen umgeben, waren früher schon in etwa 12 Monate
alten Kulturen von Mikrosporum gypseum auf *Kimmig-Agar* beobachtet
worden (Ito u. Rieth).

Bei weiteren Untersuchungen (zusammen mit Schirren) konnten
jedoch auch die *echten Perithecien* von Mikrosporum gypseum aufgefunden werden. Darüber wird an anderer Stelle berichtet.

Tiermykosen haben in den letzten Jahren erheblich an Bedeutung
zugenommen. Bei systematischer Erfassung bisher als pilzfrei geltender
Tierbestände stellte sich überraschender Weise heraus, daß nicht nur
Haustiere (Schirren) und wild lebende Tiere (Kaplan; Georg; Ajello),
sondern vor allem *Laboratoriumstiere* (Koch; Kaffka; El-Fiki; Rieth)
in ungewöhnlichem Ausmaß mit Pilzsporen verseucht sind und viel
häufiger, als angenommen wird, als Infektionsquelle für Erkrankungen
beim Menschen in Betracht kommen.

Kaninchen, Meerschweinchen, Hamster und Ratten sind genauso befallen wie Mäuse. Da die Krankheitserscheinungen fast immer wieder ohne Behandlung abheilen, werden sie vom Pflegepersonal häufig verkannt (meist als Räude aufgefaßt oder als Bißstellen). Nach Abheilen der Pilzherde bleiben die Pilzsporen jedoch noch lange Zeit im Fell infektionstüchtig. Es kommt hinzu, daß sich darüber hinaus im Fell der Tiere Pilzsporen befinden, die aus der Umgebung, z. B. aus dem Erdboden stammen, und imstande sind, bei geeigneter Gelegenheit Infektionen auszulösen. Es kommt vor, daß die experimentelle Infektion eines Tieres den locus minoris resistentiae schafft, an dem *nicht der geimpfte Pilz*, sondern der, dessen Sporen schon vor der Impfung im Fell auf eine Gelegenheit warteten, den positiven Ausfall des Experimentes vortäuscht.

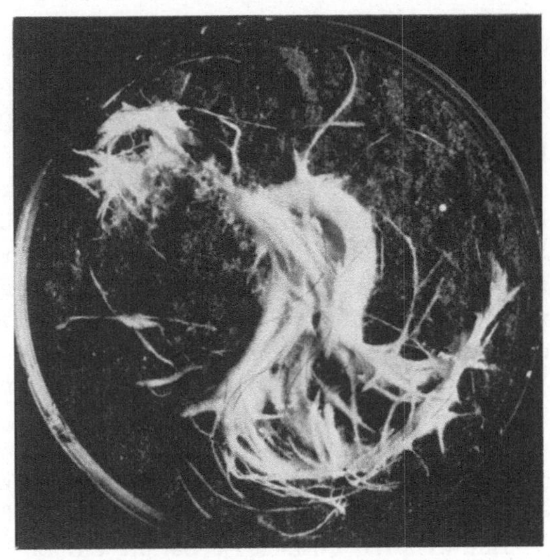

Abb. 7. Pilzbewachsene Haare (Mikrosporum gypseum) auf Erdboden in einer Petri-Schale

Es wird nützlich sein, daß das Problem der Tiermykosen in enger *Zusammenarbeit mit den Tierärzten* und unter Berücksichtigung der Pilzreservoire im Erdreich mehr als bisher beachtet wird, zumal sich bereits herausgestellt hat (GENTLES), daß aus dem Erdboden isolierte Dermatophyten weniger griseofulvinempfindlich sind als die schon länger angepaßten Stämme.

92. D. Janke-Marburg a. d. Lahn: Serologie der Mykosen.

Seit den grundlegenden Untersuchungen über die Immunbiologie der Mykosen durch BLOCH wurden erst in den letzten 15 Jahren hauptsächlich von amerikanischen Autoren Fortschritte auf dem Gebiete der mykologischen Serodiagnostik erzielt, die SEELIGER 1958 in einer Monographie zusammenfassend dargestellt und durch eigene Untersuchungen erweitert hat.

Den derzeitigen Stand der mykologischen Serodiagnostik möchte ich Ihnen kurz umreißen und an Einzelbeispielen erläutern.

Die interessierenden Fragestellungen lassen sich folgendermaßen formulieren:

1. Unter welchen Voraussetzungen werden im Modellversuch humorale Antikörper gegen Pilze gebildet?

2. Welche Untersuchungsmethoden sind geeignet?

3. Sind die Reaktionen spezifisch und wo liegt die Grenze der Spezifität?

4. Eignen sich serologische Methoden zur Erkennung, zur Art- und Typenbestimmung von Pilzen?

5. Sind Seroreaktionen in der Praxis zur Diagnostik und Beurteilung bestimmter Mykosen brauchbar?

Die methodischen Fortschritte der mykologischen Serodiagnostik beziehen sich auf die Antigenherstellung und auf die Antiserumgewinnung. Salvin beobachtete beim Wachstum gewisser Pilze einen von der Züchtungstemperatur, von der Nährbodenzusammensetzung, vom p_H und von der Sauerstoffspannung abhängigen Dimorphismus: eine Mycel- und eine Hefephase. Das Hyphomycetenstadium entspricht der saprophytären Wachstumsphase und die Hefephase der parasitären Gewebephase.

Aus der Hefephase lassen sich wirksamere Antigene herstellen.

Die antigene Wirkung der einzelnen Pilze ist weiterhin abhängig von dem Vorhandensein von Polysaccharidkapseln, vom Wachstum in schleimiger Form bzw. als Rauh- oder Glattform.

Ein weiterer Fortschritt beruht auf der verbesserten Möglichkeit, Pilzsuspensionen zu homogenisieren, und zwar durch Ultraschall, durch Anwendung von Netzmitteln, wie z. B. Tween 80, und durch Verwendung von Homogenisatoren.

Die mykologische Serodiagnostik verfügt heute über folgende Untersuchungsmethoden, auf deren Einzelheiten im Rahmen dieses Vortrages nicht eingegangen werden kann.

1. Die *Agglutination* mit Vollantigenen. Bei der Mischung von nicht spontan agglutinablen Aufschwemmungen lebender oder abgetöteter Pilzelemente mit Serumverdünnungen tritt eine Zusammenballung der Pilzzellen ein.

2. Die *Agglutination mit sensibilisierten Teilchen* wird bei Pilzen angewendet, die keine agglutinierbare Formen bilden. Lösliche Pilzantigene werden an die Oberfläche serologisch-neutraler Kolodiumpartikel adsorbiert.

3. Bei der *Hämagglutination* werden mit Pilzantigenen sensibilisierte Schafblutkörperchen als agglutinables Antigen benutzt.

4. Die *Hämagglutinations-Hämolyse-Reaktion* nach Middlebrook zeigt besonders günstige Ablesemöglichkeiten, da infolge von Komplementzusatz die stattgehabte Antigen-Antikörperreaktion durch Hämolyse angezeigt wird.

5. Pilze mit Kapselbildung, z. B. Cryptococcus neoformans, zeigen bei Kontakt mit Immunseren eine der Neufeldschen Kapselreaktion entsprechende mikroskopisch sichtbare Veränderung der Lichtdurchlässigkeit im Kapselbereiche.

6. Weniger empfindlich als die Agglutinationsmethoden, dafür aber spezifischer, insbesondere bei Verwendung von polysaccharidreichen und eiweißarmen Antigenen sind die *Präcipitationsreaktionen*, die im Überschichtungs- oder Mischungsverfahren und neuerdings auch im Agar-Diffusionstest durchgeführt werden.

7. Die *Komplementbindungsreaktionen* werden technisch analog der Wassermannschen Reaktion durchgeführt. Vollantigene aus der gesamten Pilzkultur hergestellt, bzw. deren wäßrige Auszüge, sogenannte Waschwasserantigene sind am besten geeignet.

8. Die von uns entwickelte *Serumfungistasereaktion* beruht auf dem Nachweis eines pilzhemmenden Faktors im Wirtsserum bei verschiedenen Pilzinfektionen. Diese Technik möchte ich kurz an einer schematischen Darstellung erläutern:

Von einer Pilzsporenaufschwemmung in physiologischer Kochsalzlösung werden konstante Mengen in aktives Serum von Probanden und Normalserum gebracht und bei 37°C bebrütet. Nach 24 und 48 Std werden jeweils 0,05 ml des Pilzsporen-Serumgemisches gleichmäßig auf Nährbodenschälchen ausgestrichen. Ein Fungistaseeffekt ist durch spärliches Einzelkoloniewachstum gegenüber flächenhaftem Normalwachstum der Kontrollkulturen erkennbar. Bei kleinen Serummengen kann auch eine Mikromethode durchgeführt werden, die eine mikroskopische Lebendbeobachtung unter Deckgläschen gestattet.

Bilddemonstration des Fungistaseeffektes 1. für Trichophyton, 2. für Candida albicans.

9. Die fluorescenz-serologische Methode nach Coons erwies sich in jüngster Zeit als brauchbare spezifische Antigen-Antikörperreaktion und kann nach Kunz wahrscheinlich als Schnelltest bei der Sporotrichose des Menschen verwendet werden. Mit den an Fluorescein gekoppelten Immunglobulinen konnten die Sporotrichumzellen sowohl in Kulturausstrichen als auch in Gefrierschnitten und Abstrichpräparaten spezifisch angefärbt werden.

Hinsichtlich ihrer Spezifität werden die angeführten immunbiologischen Methoden von den verschiedenen Autoren unterschiedlich beurteilt.

Es ergeben sich nun folgende Anwendungsmöglichkeiten: Die Anwendung serologischer Methoden zur Erkennung, zur Art- und Typenbestimmung von Pilzen sollen nur erwähnt werden, da mein Thema ja Serologie der *Mykosen* lautet, wofür jedoch die Serologie der Pilze grundlegende Voraussetzungen schafft.

Die Untersuchungen haben gezeigt, daß die derzeitige, vorwiegend auf morphologischen und biochemischen Merkmalen aufgebaute Systematik der Pilze unter serologischen Gesichtspunkten, insbesondere mit Hilfe von Agglutination und Präcipitation, überprüft und verbessert werden kann. Eine serologische Differenzierung von Actinomyceten, Nocardien und Streptomyceten ist möglich; die Ergebnisse sprechen für die nahe Verwandtschaft mit Mykobakterien und Corynebakterien.

Serologische Untersuchungen bei Hefen, deren Klassifizierung so große Schwierigkeiten bereitet, lassen eine komplexe Antigenstruktur für Kapselantigene wie auch für somatische Antigene erkennen, was häufig zu Kreuzreaktionen führt. Es zeigen sich Gruppen mit serologischer Eigenstellung und solche mit Verwandtschaftsreaktionen. Bei der besonders interessierenden Candidagruppe scheinen die biologisch abgrenzbaren Arten serologisch in sich einheitlich zu sein. Unter den Hyphomyceten wurden hauptsächlich Pilze mit dimorphem Wachstum serologisch untersucht: Sporotrichum, Blastomyces dermatitidis und Histoplasma capsulatum. Auf Grund der serologischen Identität früher verschieden benannter Sporotrichumstämme wird heute nur noch das Sporotrichum Schenckii anerkannt. Kreuzreaktionen zwischen Histoplasma capsulatum, Blastomyces dermatitis und Blastomyces brasiliensis zeigen deren nahe Verwandtschaft; artsspezifische Antigene konnten bisher noch nicht dargestellt werden.

Bestehende Verwandtschaftsreaktionen zwischen Trichophyton, Epidermophyton und Mikrosporum erlauben noch keine serologische Differenzierung der Dermatophyten, die durch weitere Antigenanalysen bzw. durch Herstellung speziell abgesättigter Seren eines Tages möglicherweise erreicht werden kann. Die Erfahrung von Seeliger, daß die Serologie bei der Pilzidentifizierung durch ihre Schnelligkeit vielen anderen Verfahren überlegen ist, sollte gerade im Hinblick auf die Griseofulvinbehandlung das Interesse für derartige Untersuchungen wecken.

Ich komme nun zur speziellen Serologie der Mykosen mit Beantwortung der Frage: Sind Seroreaktionen in der Praxis zur Diagnostik und Beurteilung bestimmter Pilzinfektionen brauchbar?

Auf antigene Reize durch Pilzinfektionen antwortet der Organismus mit sessilen und humoralen Antikörpern, die nach verschieden langen Zeitintervallen gebildet werden. Die Gewebsallergie, wie sie fast regelmäßig im Laufe aller Pilzinfektionen auftritt und mit entsprechenden Extrakten im Hauttest nachgewiesen wird, sowie humorale Antikörperbildung können gleichzeitig nachweisbar sein, wobei die einmal erworbene Überempfindlichkeit meist lange Zeit bestehenbleibt, was den diagnostischen Wert der Hautteste zum Nachweis einer bestehenden Mykose einschränkt. Humorale Immunkörper können in signifikanter Menge meist nur während der Krankheit und der Rekonvaleszenz nachgewiesen werden. Da das Zusammenspiel humoraler und cellulärer Abwehrreaktionen in bestimmten Fällen prognostische Aussagen über die Pilzkrankheit gestattet, sollten Seroreaktionen und Intracutanteste immer gemeinsam vorgenommen werden.

Lokalisation, Ausdehnung und Dauer der Pilzinfektion sind für den Zeitpunkt des Auftretens von humoralen Antikörpern und ihre Persistenz bestimmend.

Die oberflächlichen Dermatomykosen, führen im allgemeinen nur zu einer Allergisierung der Haut und selten zur Produktion humoraler Antikörper. Diese treten meist bei tieferen Prozessen mit ausreichender Reizung des RES besonders regelmäßig und relativ früh bei generalisierten Systemmykosen, wie z.B. Sporotrichosen, Candidamykosen, Nord- und Südamerikanischen-Blastomykosen, Coccidioidomykosen und Histoplasmosen, auf.

Beim Menschen wie auch bei Versuchstieren sind verschiedene Arten von Serumantikörpern nachweisbar, die sich gegen die verschiedenen Antigenbestandteile wie Polysaccharide, Eiweiße, Lipoide oder deren Komplexe richten und in bestimmten Krankheitsstadien in wechselnder Menge in Erscheinung treten.

Präcipitine, Agglutinine und fungistatische Serumfaktoren können oft schon bei lokalisierten Prozessen nachgewiesen werden. Agglutinine bzw. Sensitine werden relativ leicht gebildet und sind häufig unspezifisch. Präcipitine treten meist früher als komplementbindende Antikörper in Erscheinung und verschwinden oft rasch mit zunehmender Abheilung der Krankheitsprozesse. Das Auftreten von Präcipitinen und komplementbindenden Antikörpern in hohen Titern spricht für eine bestehende Pilzinfektion. Das gleiche gilt nach eigenen Erfahrungen für die Ausbildung fungistatischer Serumfaktoren, die im allgemeinen nach klinischer Heilung nicht mehr nachweisbar sind. In besonderen Fällen erlauben die Seroreaktionen auch prognostische Aussagen. Plötzliche Titerstürze bei Fortbestand der Krankheitsveränderungen kündigen oft einen ungünstigen Verlauf an, desgleichen das Negativwerden der Hauttestproben bei bestehenbleibenden Antikörpertitern.

Bei den fakultativ-pathogenen Pilzen, wie z.B. Candida albicans, ist auf Grund unserer eigenen Erfahrungen der Nachweis fungistatischer Serumfaktoren in Verbindung mit komplementbindenden Antikörpern und höheren Agglutinationstitern bei entsprechenden klinischen Krankheitszeichen für die Diagnosestellung einer Candidamykose innerer Organe verwertbar.

Bisherige Untersuchungsergebnisse lassen erkennen, daß mit den unterschiedlichen Seromethoden verschiedenartige Serumantikörper erfaßt werden. Um ein möglichst breites Spektrum der Antikörperbildung zu erfassen, empfiehlt es sich, Agglutinations-, Präcipitations-, Komplementbindungsreaktionen und Fungistasetest nebeneinander anzustellen. Diese serologischen Untersuchungen sollten möglichst quantitativ und gegen eine Vielzahl von Erregern unter Benutzung verschiedener Antigenbereitungen durchgeführt werden. An Hand von Beispielen möchte ich nun die serologischen Erfahrungen erläutern, wobei die Beurteilung des Fungistasetests im Vordergrund steht, um dessen Weiterentwicklung, insbesondere hinsichtlich quantitativer Auswertung wir bemüht sind.

Zusammenfassend läßt sich sagen, daß die neueren immunbiologischen Untersuchungsmethoden in Verbindung mit klinischen und kulturellen Befunden eine Bereicherung unserer diagnostischen Möglichkeiten darstellen und daß bei breiterer Anwendung weitere Fortschritte zu erwarten sind. Um unterschiedliche Ergebnisse verschiedener Laboratorien als Folge ungleichwertigen Ausgangsmaterials und verschiedenartiger Methoden auszuschließen, ist es empfehlenswert, international anerkannte und in ihren Eigenschaften konstantgehaltene Erregerstämme zur Herstellung von Antigenen und zur Gewinnung von Immunseren zu verwenden und die Methoden weitgehend zu standardisieren.

Bilddemonstrationen eigener Untersuchungsergebnisse

1. Wie bereits erwähnt, wurden hauptsächlich diejenigen Mykosen serologisch bearbeitet, deren Erreger ein dimorphes Wachstum — in Mycel- und Hefephase — zeigen, da aus der Hefephase besonders hochwertige Antigene hergestellt werden können.

Sie sehen das Hyphomycetenstadium von Histoplasma capsulatum auf Sab.-Maltose-Agar bei 22°C als flaumige, weiße Kultur mit septierten Hyphen, Mikroconidien und für Histoplasma typischen dickwandigen höckerigen Chlamydosporen. Die Hefephase in Form von zähschleimigen halbkugeligen Kolonien trat in Erscheinung, als wir den Pilz unter anaeroben Bedingungen bei 37°C auf Blutböden züchteten. Die hefeähnlichen Rundzellen entsprechen den im menschlichen Gewebe nachgewiesenen Parasiten.

2. Sie sehen die Hautveränderungen von afrikanischer Histoplasmose, die sehr einem Basalioma cicatricans ähneln bei einem 52jährigen Patienten, der sich kurzfristig in Kamerun und Belgisch-Kongo aufhielt. Kulturell und histologisch konnte in den Hautveränderungen Histoplasma duboisii nachgewiesen werden. Die in Zusammenarbeit mit Seeliger noch laufenden serologischen Untersuchungen mit stark positiver Präcipitation sichern die Diagnose einer Histoplasmose wahrscheinlich mit Beteiligung innerer Organe. Wir hoffen, durch Behandlung mit Amphotericin B die häufig letal verlaufende Pilzkrankheit beherrschen zu können.

3. Die seltene gleichzeitige Beobachtung von Mycel- und Hefephase von Sporotrichum Schenckii in der Originalkultur aus Hautherden einer von Theissing u. Schmidt 1957 in Ludwigshafen beobachteten Sporotrichose der Nasennebenhöhlen, Mundhöhle und des Endokraniums mit letalem Ausgang nach generalisierter hämatogener Pilzaussaat. Die damals durchgeführten serologischen Untersuchungen ergaben regelmäßig positive Fungistasereaktionen mit Sporotrichum Schenckii, jedoch negative Reaktionen für Candida und Trichophyton.

4. Mit dem Serum von tiefen und halbtiefen Trichophytien, alle verursacht durch T. verrucosum, konnten wir positive Fungistasereaktionen für Trichophytonpilze und in keinem Falle für Candida beobachten. Wie die serologischen Verlaufs-

kurven bei allen neun Patienten zeigen, war zum Zeitpunkt der klinischen Heilung der fungistatische Effekt im Serum nicht mehr nachweisbar.

5. Da sich auch bei ausgedehnten Epidermophytien keine Antikörper im Serum nachweisen lassen, versuchten wir in Zusammenarbeit mit ENGELHARDT den Nachweis von Pilzantikörpern im Cantharidenblaseninhalt. Bei einem 18jährigen Mann mit dyshidrotischer Epidermophytie an beiden Füßen kam es zu folgender interessanten Beobachtung: Während die serologischen Untersuchungen auf Pilzantikörper im Fungistasetest wiederholt negativ verliefen, ergab die gleiche Untersuchung der Blasenflüssigkeit vom Epidermophytieherd auf der Fußsohle ein stark positives Ergebnis. Weitere Untersuchungen mit dem Inhalt von künstlich erzeugten Cantharidenblasen zeigten, daß mit Hilfe des Fungistasetestes in den herdnahen Blasen am Fuß und Unterschenkel Pilzantikörper nachweisbar waren, während die herdfernen Cantharidenblasen am Oberarm entsprechend den serologischen Untersuchungen negative Resultate ergaben. Diese Ergebnisse sprechen für das Vorliegen von lokalen Immunitäten und können bei weiterer Bestätigung möglicherweise eine brauchbare immunbiologische Methode zur Diagnostik mykotischer Prozesse an Händen und Füßen abgeben.

6. Vom gleichen Patienten sehen Sie die positive Fungistasereaktion für T. mentagrophytes mit Cantharidenblaseninhalt, entnommen von der mit Epidermophytie befallenen Fußsohle; eine schwach positive Fungistasereaktion mit Blaseninhalt vom herdnahen Unterschenkel und eine negative Reaktion mit Blaseninhalt vom Oberarm entsprechend der Kontrolle bei nichtpilzkranken Patienten.

Eine besondere diagnostische Bedeutung kommt den serologischen Untersuchungen bei den fakultativ pathogenen Candidapilzen zu, da der kulturelle Nachweis von Candida albicans noch nicht das Vorliegen einer Candidamykose beweist. Zunächst einige Beispiele von dermatologischen Krankheitsbildern.

7. Ein erosiver Unterschenkelherd mit lamellöser Randschuppung (kultureller Nachweis von Cand. alb.) zeigte generalisierte Aussaat papulo-pustulöser Erscheinungen besonders an Handrücken und im Gesicht. Der wiederholt positive Fungistasetest zeigte an, daß eine Candidamykose mit sekundärem Candidid vorlag.

8. Candidide können unter dem klinischen Bild der Pityriasis rosea in Erscheinung treten. Nachweis von Cand. alb. in Stuhlproben, positiver Hauttest und Nachweis humoraler Antikörper gegen Candida können die Diagnose Candidid mit wahrscheinlichem Primärherd des Magen-Darm-Traktes sichern. Bei einem Pityriasis-rosea-ähnlichem Candidid konnten wir den zeitlichen Verlauf der Seroreaktionen verfolgen. 3 Wochen nach Abklingen der Hauterscheinungen konnte der Hemmfaktor gegen Cand. alb. im Serum nicht mehr nachgewiesen werden; in Stuhlproben wurde Cand. alb. bei Bestehen der Hautveränderungen in Reinkultur isoliert, später als Einzelkolonien neben der normalen bakteriellen Mischflora. In zeitlicher Folge wurden klinische Abheilung, 3 Wochen später serologische Sanierung und nach weiteren 14 Tagen Normalisierung der kulturellen Stuhlbefunde beobachtet.

9. Die seltene follikuläre Candidamykose an der Oberlippe eines 58jährigen Patienten, ausgehend von einer Candidamykose der Mundschleimhaut und Zunge bei bestehender Glossitis granulomatosa als Beispiel dafür, daß sich die Candidamykose häufig einer Grundkrankheit auflagert und ein Hinweissymptom für bestimmte Krankheiten wie Diabetes, Blutkrankheiten, Tuberkulose oder Carcinom darstellt.

10. Die über 12 Monate lang kontrollierten Seroreaktionen zeigten einen positiven Fungistasetest nur zurZeit des Bestehens der follikulären Candidamykose, während KBR und Hämagglutination für längere Zeit in höheren Titern positiv blieben und zur Zeit eines späteren Rezidivs der Candidabeläge auf der Zunge mit positiven Schwankungen reagierte.

11. Schwieriger wird die diagnostische Verwertung serologischer Befunde bei der Candidamykose der Lunge, die meist nicht als primäre Mykose auftritt, sondern chronisch verlaufenden Grundkrankheiten aufgelagert ist.

Bei zehn Fällen von Candidamykose der Lunge, die wir mit Alslev und Gessler von der Medizinischen Universitäts-Klinik Kiel gemeinsam bearbeiten konnten, lag dreimal eine reine Candidamykose der Lunge und in sieben Fällen eine sekundäre Candidamykose bei Lungentuberkulose, chronischer Pneumonie, Asthma bronchiale und Wabenlunge vor.

Sie sehen Verlaufskurven der Fungistasereaktion bei einer miliaren Candidamykose der Lunge und bei drei sekundären Lungencandidosen. Die beobachteten ungesetzmäßigen Schwankungen zwischen positiv und negativ erfordern häufige und regelmäßige serologische Untersuchungen. Die Diagnose der Lungencandidose ist nicht vom Serologen, sondern nur vom Kliniker nach sorgfältigem Ausschluß anderer Lungenkrankheiten unter Zuhilfenahme der mykologisch-kulturellen und serologischen Befunde zu stellen.

12. Auch die Zuhilfenahme verschiedener serologischer Methoden läßt die Diagnose einer Lungencandidose allein von serologischer Seite nicht zu. Sie sehen die vielfältigen Schwankungen sowohl für die Fungistasereaktion als auch für KBR und Hämagglutination bei einer über Jahre beobachteten sekundären Lungencandidose bei Lungentuberkulose, die nach langzeitiger Moronalbehandlung abklang und in allen drei Reaktionen negativ wurde, nachdem die Lungentuberkulose durch Neotebenbehandlung in ein stationäres produktives Stadium gebracht werden konnte.

13. Abschließend zeige ich Ihnen die serologischen Befunde bei einer granulomatösen Hautaspergillose mit Aspergillus fumigatus als Erreger, die wir gemeinsam mit der Universitäts-Hautklinik Halle beobachteten und demnächst mit Theune publiziert wird. Ein seit 1944 bestehender kleinhandtellergroßer Herd an der Brust entsprach dem klinischen Bild einer Tuberculosis cutis colliquativa. Als Einschlüsse von Riesenzellen konnten wir die verschiedenen parasitären Formen von Aspergillus fumigatus nachweisen. Die über 9 Monate lang kontrollierten Seroreaktionen ergaben positive KBR und Hämagglutination mit Aspergillin und schwach positive Fungistasereaktionen mit Trichophyton als Gruppenreaktion. Diese serologischen Befunde waren zunächst nicht vereinbar mit dem klinischen Befund eines lokalisierten Prozesses, der nach operativer Entfernung zunächst abheilte. Vor wenigen Wochen erhielt ich die Nachricht aus Halle, daß jetzt 2 Jahre nach der operativen Behandlung ein Rezidiv mit lymphogener Ausbreitung im Halsbereich aufgetreten sei.

93. T. H. Sternberg und **E. G. McNall**-Los Angeles: **Griseofulvin: Seine biologische Chemie und Aktivität.** Mit 1 Textabbildung.

Griseofulvin wurde von Oxford, Raistrick u. Simonette (1939) zum ersten Mal isoliert und erwies sich nachher als identisch mit dem sogenannten „curling factor" der Penicillium Kulturen. Janczswski[3,5,9]. Seine chemische Struktur wurde festgestellt und seine Wirksamkeit gegen verschiedene Fungi beschrieben[1,2,4,6,12].

Die Wirksamkeit dieser Substanzen bei systematischer Behandlung von Dermatophyteninfektionen der Menschen und Untersuchungstiere wurde von einigen Forschern beschrieben, nachdem Gentles seine Aktivität nach oraler Verabreichung der dermatophytisch infizierten

Meerschweinchen entdeckt hatte[1,4,11,12]. Seither haben zahlreiche Forscher in vielen Ländern die Wirksamkeit von Griseofulvin als systematisches Fungizid bei der Behandlung dermatophytischer Infektionen bestätigt.

Es sind viele Beobachtungen über die Wirksamkeit des Griseofulvins, sowohl auf den Wirts- wie auch auf den infizierenden Organismus gemacht worden. Es scheint klar zu sein, daß Griseofulvin per os das Wachstum der Dermatophyten in vivo inhibiert, ohne auffällig widrige Wirkungen auf Menschen oder Untersuchungstiere hervorzurufen. Wenn man dieses Antibioticum i.v. in Dosen von 10- bis 20mal der normalen therapeutischen Dosis bei einigen Rattentypen injiziert, wird beobachtet, daß die Mitose in der Metaphase arretiert wird[10]. Es wurden ähnliche Wirkungen bei Pflanzenzellen beobachtet[10]. Diese Arbeit gibt Daten über Blutspiegel und Gewebsspiegel von Griseofulvin, gemessen auf radioaktivem, chromatographischem und spektrophotometrischem sowie auf direktem biologischem Wege, und über die partielle Umkehrung der Griseofulvinaktivität durch Nucleinsäure-Bestandteile.

Methoden und Material

Griseofulvin-Untersuchungsmethoden mit Tritium: $1^1/_2$ g Griseofulvin wurde auf das Geradewohl mit Tritium markiert durch Aussetzung des wasserfreien Antibioticums unter 0,39 Atm. Tritiumgas bei 25°C für 2 Wochen. Die endgültige Aktivität des auf das Geradewohl markierten Stoffes nach Wiederkristallisierung war 0,19 Millicurie/mg. 25—30 g schweren Mäusen wurde mit Spritze und Plastiktuben eine orale Einzeldosis von Tritium markiertem Griseofulvin gegeben, die 10, 100 und 350 mg/kg entsprach. Um Erbrechen nachzuweisen wurden die Tiere für ungefähr 15 min beobachtet. 30 μl Vollblut wurden vom Schwanz entnommen und nach 0, 1, 3, 5, 6 und 24 Std in 0,5 ml distilliertes Wasser pipettiert. Nachdem 30 min Zeit für Hämolyse erlaubt wurden, extrahierte man das Blut mit 1,0 ml Toluol unter Schütteln. In den gleichen Zeitintervallen wurde auch Herzblut entnommen und 2 Std bei Zimmertemperatur zum Gerinnen stehengelassen. 0,1 ml des klaren nicht hämolysierten Serums wurde auf gleiche Weise behandelt.

Toluol in $^1/_2$ ml Aliquotmengen wurde aus jeder Probe entnommen und zu 4,5 ml der Scintillationslösung zugefügt. Die Zusammensetzung der Scintallationslösung und die Zählungsmethode sind in einer früheren Arbeit beschrieben worden[7].

8, 24 und 48 Std nach einer i.p. Einzelinjektion von 100 mg/kg Griseofulvin in erwachsene männliche Ratten wurden Gewebsstücke genommen und in einem Hochgeschwindigkeitsblender über 30 min mit 3 Volumina Toluol homogenisiert. Die Gewebsstücke wurden dann wieder mit zwei weiteren Volumina Toluol extrahiert und die Radioaktivität mit früher beschriebenen Methoden gemessen[7].

Chromatographische Untersuchungen wurden bei Zimmertemperatur mit der Umkehrungsphase „*reverse phase*"-Methode in verschiedenen Lösungsmittelsystemen auf Schl. & Sch. Filterpapier Nr. 470 durchgeführt.

Die stationäre Phase bestand aus einer von verschiedenen unpolaren Lösungsmitteln. Das Papier wurde mit diesem Lösungsmittel vorbehandelt, befleckt und entwickelt und die mit dem Lösungsmittel behandelte Seite markiert. Das Vorhandensein von Griseofulvin wurde durch Fluorescenz festgestellt. Der fluorescierende

Streifen wurde vor dem Trocknen ausgeschnitten, wenn nachfolgende spektrophotometrische Proben durchgeführt wurden.

Mikrobiologische Methoden. Die Konzentration des Griseofulvin in der Körperflüssigkeit wurde bestimmt durch das Messen der Wachstumshemmung eines Griseofulvin empfindlichen Organismus nach einer früher beschriebenen Methode[8].

Experimentelle Ergebnisse

Die Griseofulvinproben in Blut und Serum mit dem Tritiummarkierten Antibioticum sind empfindlich und genau. Nach einer einzelnen oralen Verabreichung sind die Spiegel des Antibioticums bei

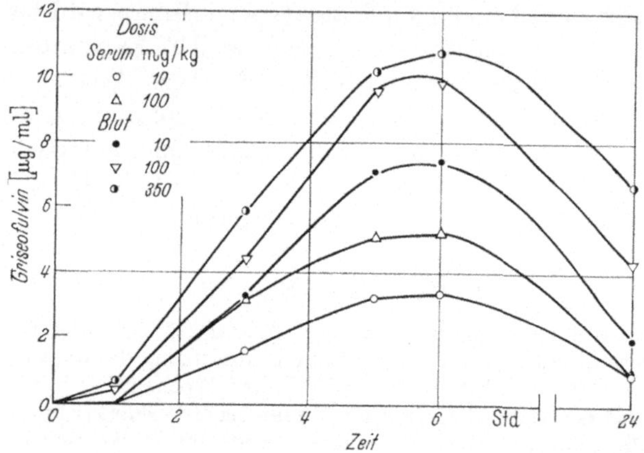

Abb. 1. Griseofulvin im Gesamtblut und Serum nach einer peroralen Einzeldosis

Mäusen äußerst niedrig während der ersten 2—3 Std und erreichen einen Höchstwert nach 5—6 Std. Nach 24 Std hat die Konzentration von Griseofulvin entsprechend der Höhe der ersten Dosis abgenommen (siehe Abb. 1). Aus Abb. 1 ist ersichtlich, daß die Konzentration von Griseofulvin in Vollblut die Doppelte von der im Serum ist. Die Griseofulvinspiegel in Blut und Serum nehmen nicht proportionell zu, sondern konstant weniger als addierend. Griseofulvin ist in vielen Geweben deponiert nach einer Einzelinjektion (i.p.) in Ratten (Tab. 1). Nach 8 Std können kleine Mengen dieses Antibioticums in Leber, Muskeln, Haut und Fettgewebe entdeckt werden. Nach 24 Std erhöhen sich diese Spiegel in allen untersuchten Geweben und verringern sich danach auf ungefähr die Hälfte des 24 Std-Spiegels. Griseofulvin kann in einer Menge von Lösungsmittelsystemen chromatographiert werden. Infolge seiner Wasserunlöslichkeit und stark polaren Lösungsmittel hat sich die Umkehrungsphase-Chromatographie als die nützlichste erwiesen (Tab. 2).

Griseofulvin kann auf dem Chromatogrammpapier sichtbar gemacht werden durch seine ultraviolette Fluorescenz. Die Grenze des sichtbaren

Nachweises liegt bei ungefähr 5—10 mg/cm². Griseofulvin wurde quantitativ entzogen und bestimmt durch Messen seiner Absorbierbarkeit bei 289 mμ in Chloroform oder anderen unpolaren Lösungsmitteln (Tab. 2).

Diskussion

Die verhältnismäßig langsame Akkumulation des oral verabreichten Griseofulvin in Blut und Serum kann vermutlich zum größten Teil seiner niedrigen Löslichkeit in wäßrigen Lösungen zugeschrieben werden.

Tabelle 1
Griseofulvin in Rattengeweben nach einer Einzelinjektion (I. P.) von 100 mg/kg

Gewebe	Griseofulvin (μg/g Rattengewebe)		
	8 Std	24 Std	48 Std
Leber	0,21	0,47	0,28
Haut	0,24	0,24	0,16
Skeletmuskulatur	0,14	0,30	0,11
Fettgewebe	0,31	0,28	0,18

Tabelle 2
Messungen von Griseofulvin in Körperflüssigkeiten nach Chromatographie

Körperflüssigkeit	Griseofulvin mg/ml	
	Zugegeben	Nachgewiesen
Vollblut	1,0	0,97
	2,0	1,93
	3,0	2,89
Serum	1,0	1,0
	2,0	1,94
	3,0	2,96
Urin	1,0	0,97
	2,0	2,00
	3,0	2,98

Griseofulvinspiegel beim Menschen haben sich nach einer einzelnen oralen Dosis von 1,0 g größenordnungsmäßig ähnlich erwiesen als die, die wir bei Mäusen beobachteten[7]. Die Höchstwerte erscheinen jedoch beim Menschen eher, obwohl wir beträchtliche individuelle Schwankungen im Absorptionsmuster finden. Letzteres könnte Unterschieden in der Diät, Darmtätigkeit und anderen Faktoren zugeschrieben werden, die in unserer früheren Arbeit diskutiert wurden. Die erhöhte Menge von Griseofulvin im Vollblut kann dem hohen Lipoidgehalt der Erythrocytenzellwand und der bekannten Löslichkeit von Griseofulvin in Fett zugeschrieben werden. Es ist wichtig, die Erythrocyten bald vom Vollblut zu trennen, um die Ansammlung von Griseofulvin in den roten Blutkörperchen auf ein Minimum zu beschränken.

Griseofulvin sammelte sich in allen Geweben an, die wir untersuchten. Die hervorragende Löslichkeit des Antibioticums in Toluol hat seine Extraktion aus diesen Geweben erleichtert. Griseofulvin wird sehr schnell in der Leber zerstört, deshalb präsentieren die in Tab. 1 für die Leber angegebenen Daten Minimalwerte. Die Halbwertszeit von Griseofulvin in den Geweben ist nicht gemessen worden. Es ist jedoch ersichtlich aus Studien, die sich mit der Ausscheidung befaßten, daß Griseofulvin mobilisiert und durch den Urin ausgeschieden wird.

Direkte spektrophotometrische Proben von Griseofulvin sind in ihrer Spezifität begrenzt infolge der Anwesenheit von Komponenten, die

im selben Gebiet absorbiert werden wie der Absorbtionssäure-Höchst-
wert von Griseofulvin. Unter den Komponenten, die auf diese Art
störend einwirken, sind PABS, α- und β-Tocopherol und die ultra-
violett absorbierenden Spitzen einiger der natürlich vorkommenden
Carotinoide. Fluorescenzspektroskopische Analysen sind auf ähnliche
Weise begrenzt infolge der Anwesenheit obiger Substanzen in physiologischen Flüssigkeiten, die im Ultravioletten absorbieren und in

Griseofulvin

Colchicine

Purine Riboside

demselben Spektralgebiet ausgestrahlt werden wie Griseofulvin. Chromatographie von Extrakten physiologischer Flüssigkeiten mit nachfolgenden spektrophotometrischen Messungen des entzogenen Griseofulvin gibt genauere Angaben (siehe Tab. 2).

Wie Griseofulvin das Wachstum der Dermatophyten inhibiert, ist
schon vielen Spekulationen unterworfen worden. Wir haben festgestellt,
daß die Wachstumshemmung der Dermatophyten durch Nucleinsäure-
Komponenten teilweise umgekehrt werden kann, besonders durch solche,
die Purine enthalten. Eine mögliche Erklärung dafür ist in den strukturellen Ähnlichkeiten der beiden Substanzen zu suchen. Die intra-
molekularen Entfernungen zwischen dem Sauerstoff am Benzolring und
der Ketogruppe am Spiranring sind ähnlich dem Abstand von Stick-
stoff- und Sauerstoffatomen in Purinnucleotiden, gekennzeichnet als R_1
und R_2 und der endständigen, primären Hydroxylgruppe (Schema).
Stickstoff oder Sauerstoff mit ihrem freien Elektronenpaar befinden sich
in entfernungsmäßig analogen Positionen in Griseofulvin und dem

Purinribosidanteil der Nucleotide. Diese strukturellen Ähnlichkeiten weisen stark darauf hin, daß Griseofulvin als ein kompetitives Analog auf einer oder mehreren Stufen in der Biosynthese der Nucleinsäuren wirken kann.

Die innere Verwendung von Griseofulvin wurde erheblich verzögert durch die von PAGET u. WALPOLE gemachte Beobachtung, daß parenterale Verabreichung von Griseofulvin in großen Dosen eine antimitotische Wirkung hat, die sie als eine colchicinartige Wirkung beschrieben haben[10]. Wenn man einige Rattenstämme i.v. mit etwa 10—20 mal der üblichen oralen Dosis (100—200 mg/kg) von Griseofulvin injiziert, kommt es zum Stillstand der Mitose in der Metaphase. Die am stärksten betroffenen Gewebe sind diejenigen, in welchen der mitotische Index und Nucleinsäure-Umsatz unter den höchsten im Säugetierkörper ist, nämlich Knochenmark, Epithelzellen der Mucosa und Samenkanälchen des Hoden. Deshalb befürchteten die früheren Forscher, daß Griseofulvin Spermien- und weiße Blutkörperchenzellen widrigerweise beeinflussen könnte. Daß diese möglichen Komplikationen nicht zustande gekommen sind, war eigentlich mehr oder weniger vorauszusehen, denn die Dosis von Griseofulvin bei Menschen war wesentlich kleiner und überdies ist der Mechanismus der mitotischen Arretierung des Colchicins ganz anders.

Griseofulvin veranlaßt die Arretierung von Pflanzen und Säugetierzellen in der Metaphase, wahrscheinlich durch eine Hemmung in der Nucleinsäuresynthese. Colchicine im Gegenteil, das chemisch in seiner Struktur nicht mit Griseofulvin verwandt ist, scheint die Mitose in der Metaphase zu hemmen, indem es mit der Orientierung der Spindelfibrillen interferiert und zur Bildung der polyploiden Zellen führt. Von Interesse ist die Tatsache, daß obwohl Griseofulvin und Colchicine beide Arretierung der Mitosis in der Metaphase verursachen, Colchicine das Wachstum der Dermatophyten nicht inhibiert, selbst bei sehr hohen Konzentrationen (500 mg/ml).

Schlußfolgerung

Die Menge von Griseofulvin in physiologischen Flüssigkeiten und Geweben kann auf verschiedenem Wege gemessen werden. Die Konzentrationen von Grisofulvin in Blut und Serum von Mäusen sind bekanntgegeben worden und scheinen im Vollblut höher zu sein als im Serum. Die Menge von Griseofulvin in einer Anzahl von Rattengeweben bestätigt seine ausgedehnte Verteilung im Tierkörper. Die Hemmung von Griseofulvin empfindlichen Pilzen kann teilweise umgekehrt werden durch Nucleinsäurebestandteile. Die Ergebnisse der letzteren Feststellungen wurden im Sinne einer Hemmung der Nucleinsäuresynthese diskutiert.

Literatur

[1] BLANK, H., and F. J. ROTH: A. M. A. Arch. Derm. Syph. **79**, 259—266 (1959).
[2] BRIAN, P. W.: Ann. appl. Biol. **39**, 434—438 (1952).
[3] BRIAN, P. W., P. J. CURTIS and H. C. HEMMING: Trans. Brit. Mycol. Soc. **29**, 173—187 (1946).
[4] GENTLES, J. C.: Nature (Lond.) **182**, 476—477 (1958).
[5] GROVE, J. F., and J. C. McGOWAN: Nature (Lond.) **160**, 574 (1947).
[6] GROVE, J. F., J. MACMILLAN, T. P. C. MULHOLLAND and M. A. TH. ROGERS: J. chem. Soc. (Lond.) 1952, part III, 3977—3987.
[7] McNALL, E. G.: A. M. A. Arch. Derm. Syph. **81**, 657—661 (1960).
[8] McNALL, E. G.: Antibiot. Ann. (in press) (1960).
[9] OXFORD, A. E., H. RAISTRICK and P. SIMONART: Biochem. J. **33**, 240—248 (1939).
[10] PAGET, G. E., and A. L. WALPOLE: Nature (Lond.) **182**, 1320—1321 (1958).
[11] RIEHL, G.: Hautarzt **3**, 136 (1959).
[12] WILLIAMS, D. I., R. H. MARTEN and I. SARKANY: Lancet **1958**, 1212—1213.

94. H. Koch-Hamburg: Laboratoriumsdiagnostik und Kulturmethoden.

Die Tatsache, daß die verschiedenartigen pathogenen Pilze sehr unterschiedlich auf eine antimykotische Behandlung ansprechen, zwingt uns heute zu einer exakten mykologischen Diagnostik. Aus dem klinischen Bild allein ist die Art des Erregers nicht mit der notwendigen Sicherheit zu diagnostizieren. Es bedarf deshalb stets der ergänzenden Untersuchungen in einem mykologischen Laboratorium. Welche Möglichkeiten hat nun der in der Praxis tätige Dermatologe? Welche mykologischen Untersuchungen lassen sich in den Laboratorien kleiner Hautabteilungen mit einfachen Mitteln durchführen? Diese beiden Fragen will ich zunächst zu beantworten versuchen. Welche diagnostischen Möglichkeiten in einem großen mykologischen Labor zusätzlich zur Verfügung stehen, möchte ich anschließend erörtern.

Die wichtigste Grundlage für eine exakte Diagnostik im Labor bildet die *Abnahme des zu untersuchenden Materials* an geeigneter Stelle und unter geeigneten Bedingungen. Auf diesem Gebiet werden leider noch viele Fehler gemacht. Zur Desinfektion des erkrankten Hautbezirkes oder Nagels verwendet man am besten Äthylalkohol. Das Schuppenmaterial wird vom Rand des Krankheitsherdes mit einem scharfen Löffel oder Skalpell abgekratzt und in einem Röhrchen aufgefangen. Haare werden mit einer Epilationspinzette ausgezupft. Man wähle aber Haarstümpfe oder Haare, die schon makroskopisch irgendwelche Auflagerungen erkennen lassen, für die Untersuchung aus. Mit der Schere abgeschnittene Haare zur Untersuchung zu geben, wie wir das immer wieder erleben, ist bei Verdacht auf Trichophytie, Mikrosporie oder Favus völlig zwecklos. Hier bedürfen vor allem die Hilfskräfte, wie Schwestern und Pfleger, ständiger Belehrung und Kontrolle. Zur

Untersuchung des Nagels auf Pilze muß — am besten mit einem Skalpell — ein Geschabsel von dem befallenen Teil der Nageloberfläche, die noch glatt und fest ist, gewonnen werden. Eine Untersuchung des bröckeligen Materials von der Nagelunterseite ist meistens zwecklos. Wund- und Schleimhautabstriche werden mit einem Watteträger vorgenommen und so schnell wie möglich zum Zwecke der Anreicherung in Bierwürze gebracht. Blut, Liquor, Urin, Kot, Magensaft, Eiter usw. sind in geeigneten Gefäßen (Glasröhrchen) aufzufangen.

Die Frage, ob in einem Präparat Pilze vorhanden sind, läßt sich sehr oft schon — vor allem bei positivem Ausfall — durch das *Nativpräparat* entscheiden. Das abgenommene Schuppen- bzw. Nagelmaterial wird so weit wie möglich zerkleinert und auf einem Objektträger mit 10- bis 30%iger Kalilauge unter einem Deckglas aufgeweicht und aufgehellt. Nach 30—60 min sind die meisten Pilzfäden dann leicht mit starkem Trockensystem zu erkennen. Haare werden ebenso untersucht, jedoch vorher nicht zerkleinert.

Auf die Verwechslungsmöglichkeit von Pilzfäden mit den sogenannten Mosaikfungi, bei denen es sich nach GÖTZ um aus Hautschuppen extrahierbare Lipoide handelt, sei besonders hingewiesen. Auch Pflanzenfasern oder Wattefädchen können manchmal einen positiven Pilzbefund vortäuschen.

Das zur Untersuchung gewonnene flüssige Material (wie Urin, Liquor, Wundeiter, Vaginalsekret, Speichel usw.) wird direkt oder nach Verdünnung mit Kochsalzlösung unter dem Mikroskop untersucht.

Die Pilzart läßt sich nicht aus dem Nativpräparat erkennen, auch nicht, ob es sich um den Krankheitserreger oder um eine sekundäre Besiedlung handelt.

Färbungen und *Tuschepräparate* helfen hier nicht weiter. Die *kulturelle Isolierung* des Pilzes ist deswegen unerläßlich. Glücklicherweise sind für den einfachen kulturellen Pilznachweis keine speziellen Nährböden erforderlich, so daß ihn auch der Praktiker durchführen kann. Das Grundprinzip eines Nährbodens ist die Anwesenheit von organischem Kohlenstoff und Stickstoff, z.B. in Form von einer geringen Menge Traubenzucker und Bouillon. Zur Festigung kann man Gelatine oder Agar-Agar verwenden.

Die Nährbodensubstanzen werden in entsprechender Menge Wasser aufgekocht und danach in sterile Kölbchen, Röhrchen oder Petrischalen ausgegossen. Nach dem Erkalten und Festwerden können sie dann mit Hautschuppen, Haaren, Nagelmaterial, Sputum usw. an mehreren Stellen beimpft werden. Es empfiehlt sich, dem Nährboden nach Abkühlen auf 45°C Antibiotica, z.B. Penicillin oder Streptomycin in einer Dosis von 10—50 E/cm³ zuzusetzen, um bakterielle Verunreinigungen zu vermeiden.

Bei uns wird folgender Nährboden verwendet:

Glucose	10,0	Vit. B.-Kompl.	einige gtt.
Pepton	5,0	Aqua dest.	ad 1000,0
Agar-Agar	20,0		

Außerdem setzen wir neben Penicillin oder Streptomycin bei zu erwartender Verunreinigung durch Schimmelpilze dem Nährboden Actidion zu.

Nach 1, 2 und 3 Wochen wird dann nachgesehen, ob ein Pilzwachstum stattgefunden hat oder nicht. Bei positivem kulturellen Befund erfolgt nun die makroskopische und in vielen Fällen auch mikroskopische Beurteilung, ob es sich um einen Dermatophyten, einen Schimmelpilz oder eine Hefe handelt. Von den Dermatophyten sind für die Praxis das Trichophyton rubrum und Tr. mentagrophytes die wichtigsten.

Tr. rubrum und Tr. mentagrophytes machen nach unserer Erfahrung über 90% der aus Krankheitsherden gezüchteten Dermatophyten aus. Tr. rubrum erkennt man an der Wuchsform und an seinem in den Agar diffundierenden Farbstoff. Tr. mentagrophytes, wozu auch der flaumig wachsende Kaufmann-Wolf-Pilz gehört, hat ebenfalls ein typisches Aussehen, einige Stämme können rötlichen Farbstoff bilden.

Ergeben sich Schwierigkeiten bei der diagnostischen Klärung, so empfehlen wir, die isolierten Hefen, Schimmelpilze oder Dermatophyten zur weiteren Identifizierung an ein größeres mykologisches Labor weiterzuleiten.

Die *Identifizierung der Dermatophyten* ist nicht ganz einfach. Die isolierten Stämme werden auf Pepton- und Glucose-Agar überimpft und im Laufe der folgenden Wochen bezüglich ihrer Wuchsform, Farbstoffausscheidung, Makro- und Mikroconidienbildung beurteilt und identifiziert.

Erwähnen möchte ich die differentialdiagnostische Unterscheidungsmöglichkeit zwischen Mikrosporon canis und Mikrosporon Audouini auf körnig gekochtem Reis ohne jeden Zusatz. Während M. canis unter Bildung von gelben Farbstoff üppig auf den Reiskörnern wächst, ist das Wachstum von M. Audouini nur sehr spärlich.

Die *Hefediagnostik* nimmt einen großen Raum ein. (Siehe dazu die Übersicht auf S. 683.)

Die *Identifizierung von Schimmelpilzen*, wie Mucor, Aspergillus, Penicillium erfolgt vorwiegend durch die morphologische Beurteilung. Zur Erkennung der Feinstruktur hat sich die Agar-Blockmethode nach Kaden besonders bewährt: Aus einer etwa 1 mm dünnen Agarschicht wird ein kleines Quadrat herausgeschnitten und auf einen Objektträger gebracht. Die Beimpfung erfolgt an den vier Seiten, dann wird ein Deckglas darüber gelegt. Bebrütung in der feuchten Kammer. Als Nährboden wird sonst im allgemeinen der Czapek-Dox-Agar verwendet.

Beim Ablesen von Pilzkulturen geschieht es nicht selten, daß man bereits makroskopisch, manchmal aber auch erst mikroskopisch oder bei der Prüfung physiologischer Eigenschaften zwei bis drei verschiedene

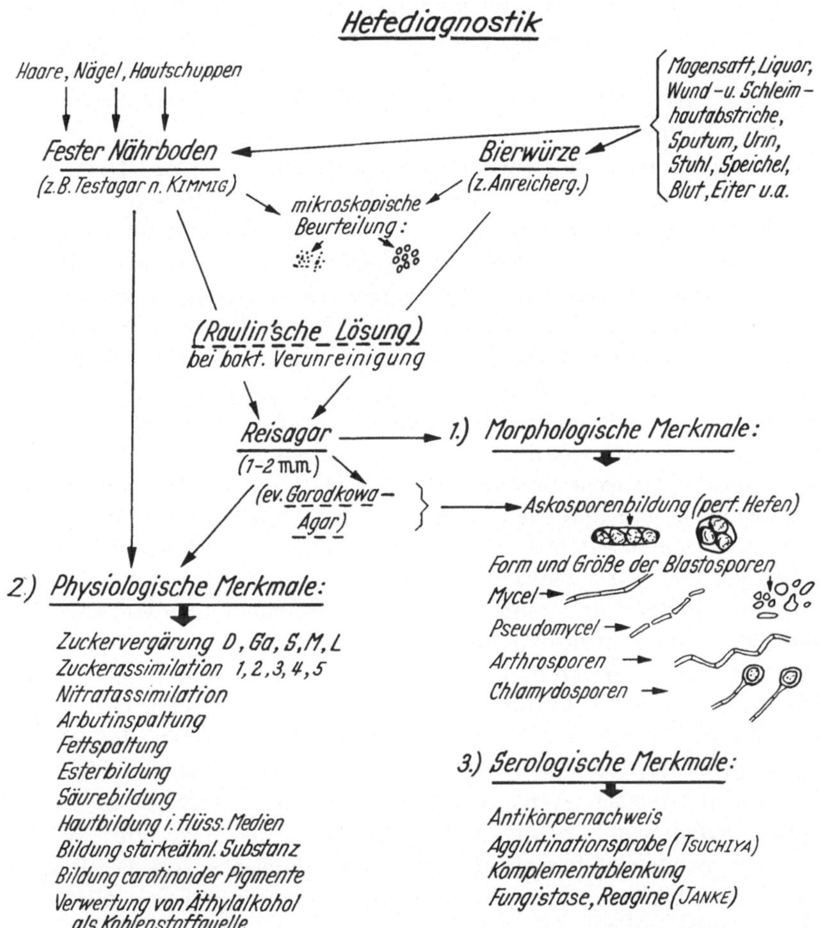

Pilzarten, sogenannte *Mischkulturen* feststellt, wobei es sich um verschiedene Dermatophyten, verschiedene Hefepilze oder Gemische von beiden handeln kann.

Schimmelpilze werden meistens schon rechtzeitig als Verunreinigungen erkannt. Man muß immer wieder versuchen, die Stämme durch häufiges Überimpfen zu trennen, was in manchen Fällen erst mit Hilfe eines Mikromanipulators gelingt, womit man dann zu völlig reinen sogenannten Einsporkulturen gelangt.

Der Vollständigkeit halber möchte ich noch auf zwei sehr wichtige Aufgabengebiete eines mykologischen Laboratoriums kurz eingehen, nämlich auf die *Pathogenitätsprüfung* und die Sensibilitätstestung auf Antimycotica.

Unter „pathogen" verstehen wir die Fähigkeit, am befallenen Organismus krankhafte Veränderungen zu verursachen. Am besten läßt sich diese Fähigkeit natürlich am lebenden Organismus prüfen. Die Frage nach der Pathogenität ist vor allem bei den fast unübersehbar vielen Hefepilzarten in den meisten Fällen noch nicht endgültig entschieden. Der praktisch tätige Dermatologe hat aber meines Erachtens ein Recht darauf, auch zu erfahren, was hinter manchem kaum lesbaren, geschweige denn aussprechbaren Pilznamen in seinem Befundbericht nun wirklich steckt, d.h. ob hier ein pathogener Keim vorliegt oder nicht. Die mykologischen Laboratorien sollten ihre herausgehenden Pilzbefunde vielleicht mit einem entsprechenden kleinen Vermerk versehen — soweit etwas über die Pathogenität ausgesagt werden kann — und darüber hinaus weitere tierexperimentelle Untersuchungen an Mäusen, Meerschweinchen und Kaninchen, dem vielleicht geeignetsten Versuchsobjekt, zur Frage der Pathogenität anstellen. Auch der Chorionallantoistest hat bei den Pathogenitätsprüfungen verschiedener Pilze in letzter Zeit größere Bedeutung gewonnen, wie die Untersuchungen von Götz u. Nasemann sowie Schirren u. Mitarb. gezeigt haben.

Erwähnenswert sei an dieser Stelle, daß wir bei der keratolytischen Prüfung zur Frage der Pathogenität einiger Dermatophyten vermittels Haarköder die überraschende Feststellung machen konnten, daß einige Pilze, die gemeinhin zu den gewöhnlichen, überall vorkommenden Schimmeln gerechnet werden — nämlich Cephalosporium acremonium, Streptomyces griseus und Scopulariopsis brevicaulis —, imstande waren, totes Haar genauso zu verwerten, wie Dermatophyten es tun. Die Frage, ob Keratinase bildende Pilze unbedingt pathogen sein müssen, erscheint daher in einem anderen Licht.

Nach Einführung von Griseofulvin in die Therapie von mykotischen Erkrankungen hat nicht nur die kulturelle Diagnostik, sondern auch die *Sensibilitätsprüfung* der verschiedenen Pilzstämme gegenüber Griseofulvin und anderen Antimycotica einen großen Auftrieb bekommen. Als Methoden stehen vor allem das Blättchen- und das Lochtestverfahren, wie es kürzlich auch Adam bei seinen Griseofulvin-Experimenten anwandte, das Plattentestverfahren, bei dem die zu untersuchende Substanz in einer Verdünnungsreihe jeweils gleichmäßig im Agar verteilt ist, und der Röhrchentest mit flüssigem Nährboden zur Verfügung.

Für die zu untersuchende Substanz muß jeweils ein geeignetes Lösungsmittel gefunden werden.

Außerdem läßt sich die antimykotische Wirksamkeit einer Substanz auch im Tierexperiment durch die Behandlung künstlich erzeugter Mykosen beurteilen.

Abschließend möchte ich noch erwähnen, daß wir bei unseren Sensibilitätsuntersuchungen mit Hefepilzen gegenüber Griseofulvin feststellen konnten, daß auch Candida albicans bei Verdünnungen von 1:100 bis 1:500 im Wachstum noch erkennbar gehemmt, aber keineswegs stimuliert worden war, wie von manchen angenommen wird.

Ich habe versucht, kurz und zusammenfassend die Aufgaben und Möglichkeiten der medizinisch-mykologischen Laboratoriumsdiagnostik zu erörtern. Manche spezielle Frage konnte bei der Kürze der zur Verfügung stehenden Zeit leider nicht angesprochen werden. Ich hoffe aber, vor allem den praktisch tätigen Dermatologen einige Anregungen gegeben zu haben, und sei es nur die, den Kontakt mit einem mykologischen Labor aufzunehmen.

95. J. C. Gentles-Glasgow: Pharmacological and Biological Aspects of Griseofulvin.

Griseofulvin, a metabolic product of several species of Penicillium, was first isolated by Oxford, Raistrick and Simonart (1939) but it was not until it was re-isolated by Brian, Curtis and Hemming (1946) and a detailed study of its properties was made by Brian (1949) that its possible uses as an antifungal agent were fully appreciated.

The antibiotic is fungistatic to many fungi, causing distinctive and characteristic morphological changes in the fungal hyphae. Low concentrations cause the hyphae to grow in a waving or curling manner and as the concentration of the drug is increased the hyphae become stunted, swollen and frequently branched. Because of this characteristic response useful bio-assay techniques for griseofulvin, using fungi such as *Botrytis* and *Alternaria* as test organisms, have been developed (Brian 1949; Napier and Rhodes 1959; personal communication). Brian (1949) showed that the effect of griseofulvin is confined to the zones of new cell-wall formation at the hyphal tips and that there is no translocation of the drug within the hyphae. The parts of a fungal colony not in contact with griseofulvin are therefore unaffected by it and fungi remain viable after quite long exposure to high concentrations. Because of the absence of a fungicidal effect, susceptible fungi are capable of restricted growth on media containing griseofulvin and it has been shown that as growth proceeds the concentration of the drug is reduced

(AYTOUN 1959, personal communication; BRIAN 1960). The work of ABBOT and GROVE (1959) indicates that this removal of griseofulvin from the medium is a result of its breakdown by enzymic action of the fungi. BRIAN (1960) reports that if *Botrytis allii*, which is inhibited by 5 μgm/ml griseofulvin, is grown on a medium containing this concentration for some weeks the growth rate increases at the end of this period and if subcultures are then made to increasingly higher concentrations the fungus can be induced to grow well on a medium containing 20 μgm/ml griseofulvin. Other workers have been able to obtain similar results with dermatophytes. This increased resistance is however, purely a temporary adaptation, and if fungi with such increased resistance are transferred to griseofulvin-free media they revert to their original sensitive state. Mutation under natural conditions to a permanent resistance has not so far been reported.

Many fungi which cause disease of higher plants are sensitive to griseofulvin and it was for control of plant disease that the antibiotic was first investigated. It has not fulfilled its early promise in this field but certain interesting observations have been made. BRIAN, WRIGHT, STUBBS and WAY (1951) showed that it is absorbed by the roots and passed by way of the translocation stream to all parts of the plant. It is known that breakdown of griseofulvin occurs in plant tissue (BRIAN 1960) but there is clear evidence that much of it reaches the distal parts of the plant unchanged (AYTOUN 1956; BRIAN 1960).

All the ringworm fungi are sensitive to griseofulvin and are almost completely inhibited *in vitro* by concentrations in the region of 2 μg/ml. The inhibitory concentration is related to the time of observation, temperature, level of inoculum, and to the type (liquid or solid) and nutritive value of the medium (AYTOUN, CAMPBELL, NAPIER and SEILER 1960). For the dermatophytes therefore, inhibitory concentrations of griseofulvin ranging from 0.2 μg/ml to approximately 2 μg/ml have been quoted, depending on the experimental conditions.

When used topically for the treatment of ringworm griseofulvin gave very disappointing results and it was not until treatment by the oral route (GENTLES 1958) was investigated that its potential in this field was realised. The drug has a remarkably low toxicity when given by mouth, doses of 50 g/kg have failed to kill mice, and at one time it was believed that it was not absorbed. None of the effects reported by PAGET and WALPOLE (1958) to occur in animals given large doses intravenously or intraperitoneally have been observed when the drug is given orally.

A major difficulty in determining the fate of griseofulvin in the body has been the lack of a suitable method of assay for the antibiotic in tissue. Recently however, BEDFORD, CHILD and TOMICH (1959 c) have developed a spectrophotofluorometric assay which enables them to rapidly identify and determine the level of griseofulvin in blood and body tissues. By means of this method they have shown that after a single oral dose the level of griseofulvin in the blood reaches a peak at approximately 4 hours and thereafter declines until it cannot be detected about 24 hours after administration. It was found that the blood level was related to the dose but that a very large increase in the dose did not give a proportionately increased blood level and it was postulated that absorption is self-limiting, some mechanism other than passive diffusion being involved. Absorption was shown to take place mainly from the duodenum, jejunum and ileum and evidence that griseofulvin is distributed throughout the body tissues was obtained (BEDFORD et al. 1960).

A substance with griseofulvin-like activity was extracted from the hair of guinea-pigs after a period of oral dosing (GENTLES, BARNES and FANTES 1960) and further investigations, in which the spectrophotofluorometric assay was used, have confirmed that this substance is unchanged griseofulvin (GENTLES and BARNES 1960). These studies on the recovery of griseofulvin from hair have also produced evidence indicating that some of the drug which is recovered is incorporated within the keratin and some of it is present on the outside of the hair where it has probably been deposited from skin secretions. What part, if any, this latter portion plays in the clearance of infection is not certain.

It has been shown (BEDFORD et al. 1960) that liver tissue is capable of degrading griseofulvin *in vitro* and there can be no doubt that metabolites of griseofulvin are formed in the body. There is no evidence however that such metabolites take any part in the clearance of ringworm infections. It would seem clear that griseofulvin acts by entering and persisting in the keratin and thus rendering it resistant to attack by dermatophytes. ROBINSON et al. (1960) have suggested that since only small amounts of griseofulvin are detectable in blood the therapeutic response is probably not related to blood level. The amount of griseofulvin recovered from hair is also small in amount. However, as has been pointed out, the inhibitory level of griseofulvin *in vitro* varies considerably according to conditions of culture and the restricted nature of dermatophyte growth in keratin *in vivo* will clearly be inhibited by concentrations much lower than one finds effective in artificial culture.

During the past few months it has become apparent that certain sites in a few individuals (NEVES 1960; personal communication) and the fourth toe cleft in a high proportion of cases (WILLIAMS 1959; personal communication) continue to harbour dermatophytes after quite lengthy periods of treatment. The reason for this is not yet known but it is possibly associated with abnormal keratinization or microbial breakdown of the drug. It is quite certain, from sensitivity tests of isolates, that the failure of therapy in such cases does not result from the development by the fungi of a permanent resistance to griseofulvin. In this connection it is perhaps of interest to note that the non-pathogenic fungi, *Keratinomyces ajelloi* and *Trichophyton terrestre*, which are close relatives of dermatophytes and common inhabitants of soil are approximately 5 times as resistant to griseofulvin as dermatophytes. On the other hand *Microsporum gypseum*, also common in soil, and a single pathogenic strain of *K. ajelloi* are as sensitive to griseofulvin as other dermatophytes. It would be fortunate indeed if this indicated a relationship between pathogenicity and griseofulvin sensitivity and if the development of a permanent increased resistance to griseofulvin by a dermatophyte resulted in a comparable reduction in its ability to parasitize keratin.

References

Abbott, M. T. J., and J. F. Grove: Exp. Cell Res. 17, 105 (1959).

Aytoun, R. S. C.: Ann. Bot. 20, 297 (1956).

Aytoun, R. S. C., A. H. Campbell, E. J. Napier and D. A. L. Seiler: Paper A.M.A. Arch. Derm. Syph. 81, 650 (1960).

Bedford, C., D. Busfield, K. J. Child, I. MacGregor, P. Sutherland and E. G. Tomich: A.M.A. Arch. Derm. Syph. 81, 735 (1960).

Bedford, C., K. J. Child and E. G. Tomich: Nature (Lond.) 184, 364 (1959c).

Brian, P. W.: Ann. Bot. 13, 59 (1949).

Brian, P. W.: Trans. Brit. Mycol. Soc. 43, 1 (1960).

Brian, P. W., P. J. Curtis and H. G. Hemming: Trans. Brit. Mycol. Soc. 20, 173 (1946).

Brian, P. W., J. M. Wright, J. Stubbs and A. M. Way: Nature (Lond.) 167, 347 (1951).

Gentles, J. C.: Nature (Lond.) 182, 476 (1958).

Gentles, J. C., and M. J. Barnes: A.M.A. Arch. Derm. Syph. 81, 703 (1960).

Gentles, J. C., M. J. Barnes and K. H. Fantes: Nature (Lond.) 183, 256 (1959).

Oxford, A. E., H. Raistrick and P. Simonart: Biochem J. 33, 240 (1939).

Paget, G. E., and A. L. Walpole: Nature (Lond.) 182, 1320 (1958).

Robinson, R. V. C., T. N. Ferciot and H. M. Robinson: A.M.A. Arch. Derm. Syph. 81, 681 (1960).

96. F. Fegeler-Münster: Zum heutigen Erscheinungsbild der Dermatomykosen und ihren Erregern. Mit 2 Textabbildungen.

Die klinischen Bilder der Dermatomykosen sind uns allen vertraut. Was das heutige Erscheinungsbild besonders charakterisiert, ist die Häufigkeit der Pilzerkrankungen, ihr Häufigkeitsverhältnis zueinander, sowie das Hervortreten bestimmter Erscheinungsformen nach dem II. Weltkrieg.

In welchem Umfang die Dermatomykosen zugenommen haben, ist schwer zu sagen. Sicher ist, daß sie sehr häufig sind und daß bestimmte Formen dominieren. In Deutschland, auf das sich die Darstellung beschränken soll, sind es vor allem die Epidermophytien und Onychomykosen, von denen eine Zunahme gegenüber früher sicher ist. Sie kann gleichsam als Tribut für zivilisatorische Errungenschaften angesehen werden. Seltener geworden sind demgegenüber die Trichophytien, obwohl auch dies regional verschieden ist und von dem Anteil der ländlichen Bevölkerung im Krankengut abhängt. Auch die Mikrosporien und der Favus sind zum Teil seltene Erkrankungen geworden.

Als praktisch neu hinzugekommene Erkrankung ist die follikuläre Trichophytie der Unterschenkel zu erwähnen, die heute noch oft verkannt wird. Sie kam, wenn auch weit seltener, wohl immer schon vor, aber seit MIESCHER (1953) erneut auf sie hingewiesen hat, wird sie häufig beobachtet und beschrieben.

Weiterhin kennzeichnend für die heutige klinische Situation ist noch die Bedeutung der Pilzkrankheiten, besonders der Epidermophytien, für bestimmte Berufskrankheiten sowie das Manifestwerden von Dermatomykosen durch die Therapie mit Antibiotica, insbesondere mit Penicillin, das als Extrakt aus einem Hyphomyceten auch parallergische Reaktionen hervorruft.

Was die *Erreger* betrifft, so ist auch hier ein Wandel in dem Häufigkeitsverhältnis zueinander eingetreten. Besonders auffallend in den Vordergrund getreten ist in ganz Deutschland eine Pilzart, das T. rubrum. Es ist der dominierende Erreger bei den hartnäckigen, einer äußeren Behandlung nur schwer zugänglichen Mykosen, den tylotischen und hyperkeratotischen Epidermophytien, den Onychomykosen und auch den follikulären Trichophytien.

Nun einige Beobachtungen an dem Krankengut der Hautklinik Münster, die aber auch für die Verhältnisse in anderen Teilen Deutschlands weitgehend typisch sein dürften. Neben den Allergodermien gehören auch hier die Dermatomykosen zu den *häufigsten* Erkrankungen. Die Vielzahl antimykotisch wirksamer Externa und verschiedene Bekämpfungsmaßnahmen gegen die Verbreitung haben bisher noch keine entscheidende Änderung herbeigeführt. So suchten z.B. von 1957—1959 von 15842 Patienten 2252 die Poliklinik wegen einer Dermatomykose oder wegen Hauterscheinungen auf, als deren Ursache eine Pilzerkrankung in Frage kam; das sind 14,3%, eine Zahl, die besonders ins Gewicht fällt, wenn man berücksichtigt, daß hierbei nicht die Fälle einbegriffen sind, bei denen eine Mykose als Nebenbefund bestand.

Die Epidermophytien stehen hierbei weitaus an der Spitze und machen zusammen mit den Onychomykosen 87,1% aus (Tab. 1). Nach einem Bericht von P. W. SCHMIDT betrugen diese Pilzerkrankungen 1934 in Münster nur 50% der Dermatomykosen. Allgemein bekannt ist die Abnahme der oberflächlichen und tiefen *Trichophytien*; unter der ländlichen Bevölkerung in Westfalen sehen wir sie aber noch ziemlich oft. Nahezu immer findet die Übertragung von erkrankten Rindern statt. Als „neue"

Krankheit relativ häufig wurde die follikuläre Trichophytie der Unterschenkel beobachtet. Die *Barttrichophytien* sind infolge der Selbstrasur und der Rasierstubenhygiene wesentlich zurückgegangen. Bei uns wurden sie fast ausschließlich noch bei Melkern und Landwirten beobachtet. Der Übertragungsmodus war der gleiche wie bei anderen Trichophytien. Den *Favus* und die *Mikrosporie* konnten wir seit 1953 nur noch sporadisch

Tabelle 1. *Aufteilung der von 1953—1959 durch Nativpräparat und Kultur bestätigten Dermatomykosen der Universitäts-Hautklinik Münster nach ihren klinischen Erscheinungsformen*

Art der Mykosen	Nativpräparat		Kultur	
	Anzahl der Mykosen	%	Anzahl der Mykosen	%
Epidermophytie (Füße)	1296	52,1	1162	56,1
(Hände)	120	4,8	114	5,4
Onychomykose (Füße)	504	20,4	348	16,5
(Hände)	239	9,8	174	8,2
Summe %		87,1		86,2
Eczema marginatum	58	2,3	51	2,4
Foll. Trichophytie (U-Schenkel)	72	2,9	72	3,4
Trichophytia superficialis	98	4,0	81	3,8
Trichophytia profunda	26	1,2	26	1,1
Trichophytia barbae	21	0,8	22	1,0
Favus	15	0,6	15	0,7
Mikrosporie	29	1,1	29	1,4
Summe %		12,9		13,8
Gesamt	2478	100,0	2094	100,0

bzw. endemisch beobachten. Unter 15 Favusfällen war zweimal eine Familieninfektion von je fünf Mitgliedern. Insgesamt 29 Mikrosporiefälle wurden bei vier kleinen Endemien dreimal in einem Kinderheim und einmal in einem Auswandererlager beobachtet.

Unter den gezüchteten *Erregern* stehen entsprechend der Zusammensetzung des klinischen Krankengutes diejenigen Dermatophyten, die vorwiegend Epidermophytien und Onychomykosen verursachen, an erster Stelle, nämlich das T. mentagrophytes und das T. rubrum (Tab. 2). Wie in allen anderen Gegenden Deutschlands ist die Zunahme des T. rubrum und die entsprechende Abnahme des E. floccosum der bemerkenswerteste Befund. Häufigster Erreger von oberflächlichen und tiefen Trichophytien ist das T. verrucosum. Bei den Favusfällen konnte immer ein T. Schoenleini, bei allen Mikrosporiefällen im Gegensatz zu anderen Gegenden Deutschlands ausschließlich M. Audouini gezüchtet werden.

Während bei den *Epidermophytien* der Füße zur Zeit noch das T. mentagrophytes der dominierende Erreger ist, wurde bei den Epidermophytien der Hände das T. rubrum häufiger gezüchtet (Tab. 3). Auch nach unseren Beobachtungen verursacht das T. mentagrophytes mehr die akuteren dysidrotischen Formen, während das T. rubrum überwiegend die chronischen squamös-hyperkeratotischen Formen hervorruft.

Die allgemein als pathognomonisch für eine Pilzerkrankung angesehene Schuppung der Zwischenzehenräume erlaubt höchstens den Verdacht auf eine Epidermophytie. Das zeigt eindeutig das folgende eingehender untersuchte Kollektiv.

Von 130 vorwiegend wegen berufsallergischer Ekzeme begutachteten Patienten zeigten 120 = 92,3 % eine auf eine Pilzerkrankung verdächtige Schuppung der Zwischenzehenräume. Bei allen wurde eine Untersuchung auf Pilze durchgeführt, aber nur bei 40 der Untersuchten (30,7 %) wurden im Nativpräparat oder in der

Tabelle 2. *Kulturell gezüchtete Dermatophyten* (1953—1959)

Arten	Anzahl	%	
T. mentagrophytes	942	51,3	
T. rubrum	712	38,9	91,6
E. floccosum	26	1,4	
T. verrucosum	91	4,9	
T. rosaceum	5	0,3	5,25
T. tonsurans	1	0,05	
T. Schoenleini	15	0,8	0,85
T. Quinckeanum	1	0,05	
M. Audouini	29	1,6	1,7
M. gypseum	2	0,1	
Sonstige	11	0,6	
Gesamt	1835	100,0	

Tabelle 3. *Kulturell nachgewiesene Erreger bei Epidermophytien der Hände und Füße*

Dermatophyten	Füße		Hände	
	Anzahl	%	Anzahl	%
T. mentagrophytes	696	67,0	33	36,3
T. rubrum	320	31,0	53	58,2
E. floccosum	16	1,5	2	2,2
Sonstige	6	0,5	3	3,3
Gesamtzahl	1038	100,0	91	100,0
Candida albicans	144	12,0	23	25,2

Kultur Fadenpilze oder Candida albicans nachgewiesen. Dieser Befund spricht zwar einerseits für die Bedeutung der Faden- und Sproßpilze bei den Berufsdermatosen (Parallergie), andererseits wird erkenntlich, wie wenig der klinisch verdächtige Befund einer Schuppung der Zwischenzehenräume mit der Diagnose Epidermophytie gleichgesetzt werden darf. Es wäre auch nicht einzusehen, warum gerade in den Zwischenzehenräumen intertriginöse und mikrobische (bakteriell bedingte) Ekzeme so viel seltener sein sollen als an anderen intertriginösen Körperstellen. Daß gerade auch in den Zwischenzehenräumen Bakterien gegenüber den Pilzen eine antagonistische Wirkung entfalten, wurde bereits früher von uns an Hand experimenteller Untersuchungen gezeigt. Die Bakterien spielen neben der Candida albicans für die Schuppung der Zwischenzehenräume eine große Rolle. Der Erregernachweis ist für die sichere Diagnose immer wichtig.

44*

Bei den *Onychomykosen* wurde überwiegend das T. rubrum gefunden, und zwar am häufigsten in den Fingernägeln (Tab. 4).

Im allgemeinen zu wenig beachtet wird die an sich bekannte Tatsache, daß für die Entstehung der Nagelpilzerkrankungen nahezu immer eine individuelle Disposition Voraussetzung ist. Im wesentlichen sind es

Tabelle 4. *Kulturell nachgewiesene Erreger bei Onychomykosen der Hände und Füße*

Dermatophyten	Füße		Hände	
	Anzahl	%	Anzahl	%
T. mentagrophytes	145	47,5	26	24,0
T. rubrum	153	50,0	81	74,0
E. floccosum	2	0,5	0	—
Sonstige	7	2,0	2	2,0
Gesamtzahl	307	100,0	109	100,0
Candida albicans	41	11,8	65	37,5

Tabelle 5. *Geschlechtsverteilung bei Epidermophytien und Onychomykosen*

Art der Mykosen	Männer		Frauen	
	Anzahl	%	Anzahl	%
Epidermophytie (Füße)	581	65,5	306	34,5
Epidermophytie (Hände)	39	67,0	19	33,0
Onychomykose (Füße)	106	31,0	236	69,0
Onychomykose (Hände)	31	22,5	106	77,5

Durchblutungsstörungen, meist funktioneller Art. Die Aufteilung der Epidermophytien und Onychomykosen nach Geschlechtern zeigt, daß die *Nagelpilzerkrankungen* bei *Frauen* ganz offensichtlich häufiger vorkommen, obgleich *Epidermophytien* bei *Männern* häufiger beobachtet werden (Tab. 5). Auch Durchblutungsstörungen kommen bekanntlich bei Frauen häufiger vor, wurden von uns aber auch bei Männern mit Nagelpilzerkrankung nachgewiesen.

Experimentell können diese Durchblutungsstörungen durch sphygmographische Untersuchungen bestätigt werden. Die Abb. 1 zeigt einen normalen Volumenpuls bei einer gesunden Patientin an sämtlichen zehn Fingern gemessen. In der Abb. 2 ist das Ergebnis der Messung bei einer Patientin mit einer Nagelpilzerkrankung dargestellt. Der Volumenpuls ist kaum erkennbar. Der offensichtlich vorliegende Spasmus der Gefäße kann nach einem Warmwasserbad weitgehend aufgehoben werden. Eine ähnliche „Spasmolyse" läßt sich auch durch das Griseofulvin erreichen.

Daß auch bei Nagelveränderungen die Diagnose einer Onychomykose durch den Pilznachweis bestätigt werden muß, steht außer Zweifel, denn auch hier kann das klinische Bild täuschen. Für die Griseofulvinbehandlung ist besonders der Ausschluß von Nagelerkrankungen durch Candida albicans wichtig.

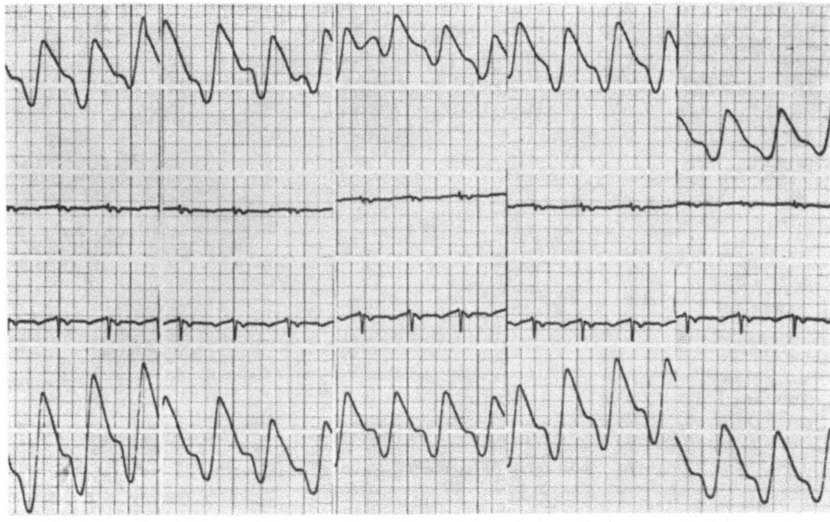

Abb. 1. Volumenpulse mit normaler Pulsamplitude bei einer gesunden Versuchsperson an den Fingern beider Hände. Vorlaufgeschwindigkeit 25 mm/sec

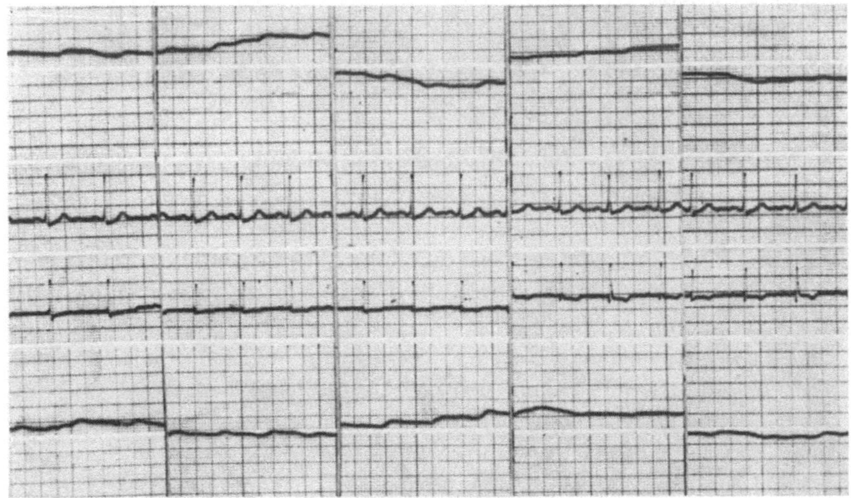

Abb. 2. Stark spastisch eingestellter peripherer Volumenpuls bei einer Patientin mit kulturell nachgewiesener Onychomykose. Vorlaufgeschwindigkeit 25 mm/sec

Mehr noch als bei den Onychomykosen scheinen ausgesprochen dispositionelle Faktoren für die Entstehung der *follikulären Trichophytie der*

Unterschenkel Voraussetzung zu sein. Wenn auch früher öfter verkannt und als banale Follikulitis, papulonekrotisches Tuberkulid, Erythema induratum Bazin, allergische Vasculitis und andere Erkrankungen angesehen, ist sie sicher in den letzten Jahren häufiger geworden. Für die Ansiedlung der Pilze ist ganz offensichtlich ein bestimmtes Terrain Voraussetzung, wobei ebenfalls oft Durchblutungsstörungen im Sinne von

Tabelle 6. *Kulturell nachgewiesene Erreger bei (I) Eczema marginatum und (II) Folliculärer Trichophytie der Unterschenkel*

Dermatophyten	I		II	
	Anzahl	%	Anzahl	%
T. mentagrophytes	5	9,8	11	15,6
T. rubrum	37	72,5	58	83,0
T. rosaceum	—	—	1	1,4
E. floccosum	6	11,8	—	—
Sonstige	3	5,9	—	—
Gesamtzahl	51	100,0	70	100,0

Tabelle 7. *Kulturell nachgewiesene Erreger bei Trichophytia superficialis (I), Trichophytia profunda (II) und Trichophytia barbae (III)*

Dermatophyten	I		II		III	
	Anzahl	%	Anzahl	%	Anzahl	%
T. mentagrophytes	25	28,3	1	3,9	2	9,1
T. rubrum	8	9,9			2	9,1
T. verrucosum	50	61,8	25	96,1	16	72,7
T. rosaceum	—	—	—	—	2	9,1
Gesamtzahl	83		26		22	

Acrocyanose, Erythrocyanosis crurum puellarum und Pernionen die Grundlage darstellen. Ausschlaggebend sind aber wohl modische „Errungenschaften", zu denen die Perlonstrümpfe gehören. Bekanntlich fördern sie das Schwitzen, werden meist nur ungenügend gereinigt und begünstigen die im allgemeinen bestehende Disposition zu Kältetraumen. Mit Ausnahme von zwei Fällen unter dem Bilde einer oberflächlichen Trichophytie der Unterschenkel durch T. verrucosum bei Landarbeitern, konnten wir follikuläre Trichophytien der Unterschenkel in typischer Form nur bei Frauen beobachten. Bemerkenswerterweise werden sie bei Frauen durch Erreger verursacht (Tab. 6), die überwiegend *nicht* die Haare und Follikel befallen, nämlich das T. rubrum und T. mentagrophytes.

Auch beim *Eczema marginatum*, früher fast ausschließlich durch das E. floccosum verursacht, findet man heute überwiegend das T. rubrum.

Die oberflächlichen und tiefen *Trichophytien* sowie die Barttrichophytie werden zur Zeit vorwiegend durch das T. verrucosum, den häufigsten Erreger der Rinderflechte, hervorgerufen (Tab. 7).

Die Ursachen für den Wandel im klinischen Erscheinungsbild sind weitgehend bekannt. Veränderungen der hygienischen Verhältnisse (Einrichtung von Duschräumen, Badenanstalten usw.) und der modisch bedingten Fußbekleidung (Perlonstrümpfe, Kreppsohlen) dürften wesentliche Faktoren für die Zunahme der Epidermophytien und Onychomykosen sein. Hinzu kommt, daß gerade diese Mykosen schwer auszuheilen sind und somit immer wieder Infektionsherde darstellen. Demgegenüber haben die verbesserten hygienischen Verhältnisse und die bessere ärztliche Versorgung der Bevölkerung zu einer Abnahme der Trichophytien und Kopfpilzerkrankungen geführt.

Ohne Zweifel werden auch in Zukunft Änderungen im klinischen Bild und in der Zusammensetzung der Erreger zu erwarten sein. Dies besonders durch die Anwendung pilzwirksamer Antibiotica. Ähnlich wie bei der antibiotischen Behandlung bakterieller Infektionen müssen wir auch hier mit einem Resistentwerden bzw. Mutation von Erregern rechnen.

Aussprache

N. Klüken-Homburg/Saar: Bei Mykosen bzw. bei Nagelmykosen sollte man die Diagnose „periphere Durchblutungsstörungen" präzisieren. Bei den pathogenetisch so unterschiedlichen peripheren Gefäßleiden dürfte es von Interesse sein, bei welchen Erkrankungsgruppen Nagelmykosen auftreten. Man kann auch nicht in der allgemeinen Form sagen, daß Frauen häufiger an peripheren Durchblutungsstörungen erkranken als Männer. Frauen erkranken zwar häufiger an Angioneuropathien. Angioorganopathien sind aber ausgesprochene Männererkrankungen.

F. Fegeler-Münster: Bei den bei Onychomykosen vorkommenden Durchblutungsstörungen handelt es sich fast ausschließlich um Angioneuropathien. Der demonstrierte Spasmus der Gefäße läßt sich durch eine Warmwasserbehandlung weitgehend lösen. Auch durch Griseofulvin ist eine erhebliche Spasmolyse zu erreichen.

Forck-Münster: Zur Kreislaufwirksamkeit des Griseofulvins bei der Behandlung von Onychomykosen.

Gemessen wurde nach einer modifizierten, im Prinzip von MATTHES angegebenen Methode mit Hilfe von Fotozellen, Vorverstärker und Direktschreiber. Aufgezeichnet wurden die Volumenpulse.

Meßstellen waren: Alle Fingerendglieder, gleichgültig, ob mykotische Veränderungen nachzuweisen waren oder nicht. Um einen Anhalt über den Gefäßtonus zu erhalten, wurde methodisch folgendermaßen vorgegangen:

1. Messung ohne jede Beeinflussung,
2. Messung nach Eintauchen beider Unterarme in 8 l kaltes Wasser von 15° für 3 min,
3. Messung nach Eintauchen beider Unterarme in 8 l warmes Wasser von 40° für 3 min.

Ausgewertet wurde das Amplitudenverhältnis der geschriebenen Pulse zueinander. Der Durchschnittswert bei insgesamt 37 Patienten vor der Behandlung mit Griseofulvin betrug 4:2:10.

Bei 19 Patienten wurden zum Teil mehrfache Kontrollmessungen in der oben angeführten Methodik während der Medikation von Griseofulvin in üblicher

Dosierung durchgeführt. Die Auswertung der Pulsamplituden ergab folgendes Verhältnis: 11:4:15.

Da nach Matthes die Höhe der Pulsamplituden im allgemeinen ein Maß für die Durchblutung darstellt, erscheint es bei Vergleich der obengenannten Verhältniswerte mehr als wahrscheinlich, daß dem Griseofulvin eine gewisse durchblutungsfördernde Komponente zuzusprechen ist.

Sowohl bei früheren ähnlichen Untersuchungen als auch bei den jetzigen fiel auf, daß der periphere Puls bei Patienten, die an einer Nagelmykose leiden, praktisch immer spastisch eingestellt ist, die Hauttemperatur erniedrigt und die Hautfarbe blaß-bleich oder blaß-bläulich ist. Möglicherweise stellt diese spastische Einstellung der peripheren arteriellen Gefäße die Voraussetzung für einen Befall mit Pilzen dar.

Ob die Wirksamkeit des Griseofulvins lediglich in der Peripherie zu suchen ist oder ob es zentral angreift, vermag noch nicht eindeutig beantwortet zu werden. Auffallend war jedoch bei einem Patienten, der seit Jahren an pektanginösen Beschwerden litt, das Verschwinden dieser Erscheinungen nach Verabfolgung von Griseofulvin.

97. G. Polemann-Köln: Zur allgemeinen Therapie der Pilzkrankheiten. Mit 4 Textabbildungen.

Als die Griseofulvin-Ära begann, war zunächst auf Grund der Literaturberichte und der eigenen ersten überraschenden Erfolge vielfach die Meinung vertreten, dieses Antibioticum würde dem Penicillin bei der Gonorrhoe entsprechend, Pilzkrankheit, Komplikation und Begleiterscheinung beseitigen. Inzwischen wissen wir, enthebt auch das Griseofulvin nicht der Mühe diagnostischer und therapeutischer Feinheiten.

Abgesehen davon, daß das Antibioticum nur gegen Fadenpilze wirkt, nicht aber gegen Hefen und viele andere Mikroorganismen, ist eine allgemeine Behandlung, sofern man sie von der spezifischen abgrenzen will, vor allem bei lokalisierten oder generalisierten Id-Reaktionen einschließlich des mykotischen Ekzems und bei stärker entzündlichen Pilzinfektionen erforderlich. Das Griseofulvin greift hier nur indirekt in diese Vorgänge ein, da es direkt nur die Rolle einer Fokalsanierung übernimmt. Hierbei ist der mitunter zu beobachtende unbefriedigende Verlauf der Griseofulvin-Behandlung bei den Hand- und Fußmykosen besonders bedauerlich.

Gehen wir den Gründen nach, so wirkt das Griseofulvin dort am besten, wo Pilze mit dem Wachstum der Haut und seiner Anhangsgebilde nach außen befördert werden. Das ist bei den Pilzinfektionen der Haare und Nägel der Fall. Gerade diese Mykosen zeigten sich gegenüber den früher üblichen Therapeutica besonders hartnäckig, während die tiefen Trichophytien auf Grund ihrer spontanen Heilungstendenz kein therapeutisches Problem darstellten.

Auch bei den Mykosen der glatten Haut ist unter Griseofulvin-Medikation eine gute Heilung zu erwarten. Die Pilze werden mit dem Zellwachstum vom Stratum basale her zum Stratum corneum geschoben.

Das Antibioticum verhindert dabei durch seine fungistatische Wirkung die erneute Invasion von Pilzelementen. Es ist nun erforderlich, die Entfernung der oberflächlichen Hornschichten, Schuppen oder dgl. durch eine geeignete Lokalbehandlung zu unterstützen. Bei der Mikrosporie geht man sehr einfach vor, indem die pilzführenden Haare abgeschnitten, die Schuppen durch Sylicylsalbe abgelöst und durch Waschen entfernt

Tabelle. *Auf antimycetische Wirkung untersuchte Cortine*

Substanzen		Ester	Löslichkeitsbedingung
Desoxycorticosteron	4-Pregnen-21-01-3,20-dion	Acetat	Lutrol unter Erwärmen
Cortison	4-Pregnen-17α, 21-diol-3,11,20-trion	Acetat	Lutrol unter Erwärmen
Hydrocortison	4-Pregnen-11β,17α,21triol-3,20-dion	Acetat freier Alkohol	Lutrol unter Erwärmen
Prednisolon	1,4-Pregnandien-11β,17α, 21-triol-3,20-dion	Na-tetra-hydro-phtalat	wasserlöslich
Fluorhydrocortison	9α-Fluorhydrocortison	Acetat	Lutrol unter Erwärmen
Triamcinolon	9α-Fluor-16α-Hydroxyprednisolon	Acetat	Lutrol unter Erwärmen
Dexamethason	9α-Fluor-16α-Methylprednisolon	Na-tetra-hydro-phtalat	wasserlöslich
Chlorprednison	6α-Chlorprednison	Acetat	Lutrol unter Erwärmen

werden. Bei der squamös-herperkeratotischen Zwischenzehenmykose kann man beispielsweise keinen sicheren Erfolg bei Griseofulvin-Behandlung erwarten, wenn die Schuppen nicht entfernt werden.

Die Pilzerkrankung verhält sich anders, wenn die Pilzelemente unter das Stratum basale vorgedrungen sind. Bekanntlich hat MEMMESHEIMER bei Fußmykosen Pilze unterhalb der Papillarschicht nachgewiesen. Diese Persistenz der Pilzelemente im Corium ist früher immer wieder für das Versagen der spezifischen Lokalbehandlung verantwortlich gemacht und als Begründung für ein intern verabreichbares antimycetisch wirkendes Mittel herangezogen worden. Es muß hier in Erwägung gezogen werden, ob diese Vorgänge nicht auch ein Versagen der Griseofulvin-Behandlung bedingen können. Da es sich um ein fungistatisches und nicht um ein fungizides Antibioticum handelt, reduzieren zwar die im Corium liegenden Pilze ihren Stoffwechsel, stellen ihn jedoch nicht völlig ein. Von den in der Cutis liegenden Pilzelementen selbst geht also weiter eine Fremdkörperreaktion und Antigenwirkung aus, letztere auch von den Toxinen. Die Wechselwirkung zwischen Id-Reaktion und

Primärherd braucht also durch das Griseofulvin nicht unbedingt durchbrochen zu werden, besonders wenn es sich um hochgradig hyperergische Erscheinungen handelt.

Bei der Behandlung von Id-Reaktionen und entzündlichen Veränderungen exacerbierter Mykosen leisten die Cortine ausgezeichnete Hilfe.

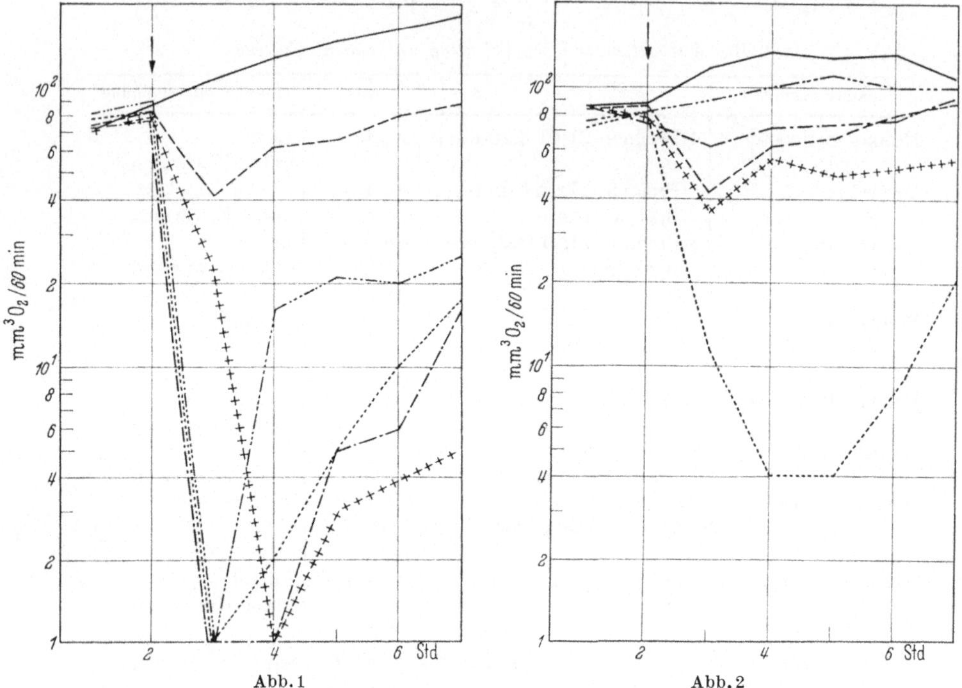

Abb. 1   Abb. 2

Abb. 1. Wirkung von Desoxycorticosteronacetat auf den O_2-Verbrauch von Microsporum gypseum. 7 Tage alte Kultur. Warburg-Temperatur 30°C. ———— Leerversuch H_2O, - - - - - Leerversuch-Lutrol, · · · · · · · · · Desoxycorticosteronacetat 1:50, — · — · Desoxycorticosteronacetat 1:100, + + + + Desoxycorticosteronacetat 1:500, — ·· — ·· — Desoxycorticosteronacetat 1:1000

Abb. 2. Wirkung verschiedener Glukocortine auf den Sauerstoffverbrauch von Microsporum gypseum. 5 Tage alte Kultur. Warburg-Temperatur 30°C. ———— Leerversuch-H_2O, - - - - - Leerversuch-Lutrol, - · - · - · - Hydrocortisonacetat 1:100, · · · · · · · · Hydrocortison (freier Alkohol) 1:100, + + + + Fluorhydrocortisonacetat 1:100, — ·· — ·· — Dexamethason-Na-tetra-hydrophtalat 1:100

Die Griseofulvin-Behandlung kombinieren wir meist bis zum Abklingen der Entzündungserscheinungen mit peroralen Gaben von Dexamethason, Triamcinolon, oder lokal setzen wir den Dermatica 0,5—1,0 % Hydrocortison zu. Von diesem Corticosteroid stehen für die Rezeptur der freie Alkohol und das Acetat zur Verfügung. Ersteres übt auf Grund seiner Lipoidlöslichkeit einen sofortigen Effekt aus, während das schwerlösliche Acetat langsamer und damit langanhaltender wirkt. Da es nicht auf die schnelle Penetration für das Wirkungsoptimum ankommt, sondern mehr auf die kontinuierliche Wirkung, ist in dieser Hinsicht das Acetat vorzuziehen.

Da entzündliche Begleiterscheinungen mykotischer Infektionen auf die Cortintherapie ansprechen, haben wir es mit einem antimykotischen Steroid-Effekt zu tun, auch wenn er unspezifisch ist. Die Frage, ob die Cortine auch antimycetisch wirken, wird in der Literatur nicht einheitlich beantwortet. Wir haben deshalb die in der Tabelle aufgeführten Substanzen auf ihre Pilzwirksamkeit mittels der Warburg-Methodik geprüft. Als Testorganismus verwandten wir Microsporum gypseum (Methodik, siehe POLEMANN). Von allen von uns untersuchten Corticosteroiden zeigte das Desoxycorticosteron den besten Effekt. Wie Abb.1 zeigt, nimmt der Sauerstoffverbrauch in linearer Funktion ab bei den Konzentrationen 1:50, 1:100 und auch noch 1:1000; die Atmung wird völlig inhibiert, steigt kurze Zeit später aber an, was anzeigt, daß der Testorganismus in eine Proliferationsphase übergeht. Es handelt sich demnach um eine Teilfungizidie, von SCHULER dem Kurvenverlauf nach als Remissionstyp bezeichnet. Diese Wirkung fand er beispielsweise bei dem Einfluß von Sublimat und organischen Hg-Verbindungen auf den Sauerstoffverbrauch von Staphylococcus aureus.

Abb.2 demonstriert den Effekt verschiedener Glukocortine auf die O_2-Aufnahme von Microsporum gypseum, wobei besonders auf die Differenz zwischen dem Acetat-Ester des Hydrocortisons und seinem freien Alkohol zu achten ist. Während letzterer wohl auf Grund seiner besseren Lipoidlöslichkeit bei einer Verdünnung von 1:100 einen antimycetischen Effekt vom Remissionstyp aufweist, ohne jedoch den Sauerstoffverbrauch von Microsporum gypseum völlig inhibiert zu haben, findet sich beim Hydrocortisonacetat keine vom Lösungsmittel signifikant abweichende Wirkung (vgl. Lutrol-Leerversuch). Das Fluorhydrocortison besitzt nur einen geringen antiymcetischen Einfluß. Keine Hemmwirkung war beim wasserlöslichen Dexamethason-Na-tetra-hydro-phthalat und den anderen in der Tabelle aufgeführten Substanzen festzustellen.

Die Untersuchungen zeigen, daß — wie auch nicht anders zu erwarten — der Einfluß auf den Sauerstoffverbrauch des Testorganismus nicht mit der hormonellen Wirksamkeit übereinstimmt, die beim Dexamethason bekanntlich 40mal über der des Hydrocortisons liegt. Fluorierung oder Chlorierung ist in 9er bzw. 6er Stellung bei den Cortinen scheinbar ohne Belang für die Pilzwirkung. Bei den Phenolen wissen wir, daß die Halogensubstitution eine große Rolle bei der Fungizidie in Abhängigkeit von der Stellung am Ringsystem spielt. Es wäre falsch, wollte man an der unterschiedlichen Konfiguration der untersuchten Steroide die Pilzwirkung ablesen, da nicht einzelne Gruppen, sondern das gesamte Molekül für diesen Effekt verantwortlich sind.

Was einen Vergleich unserer Untersuchungsergebnisse mit den von G. JAHNKE im Plattentest ermittelten betrifft, so fand dieser bei einem Nährbodenzusatz von 12 mg-$^0/_0$ (ca 1:830) Desoxycortisocosteronacetat nach 12 Tagen noch kein Wachstum von Microsporum gypseum, wogegen bei 28 mg-$\%$ (ca. 1:350) Cortison-Zugabe ein Kulturdurchmesser von 36 mm zu verzeichnen war. Der Kulturdurchmesser der Kontrollen

Digitogenin

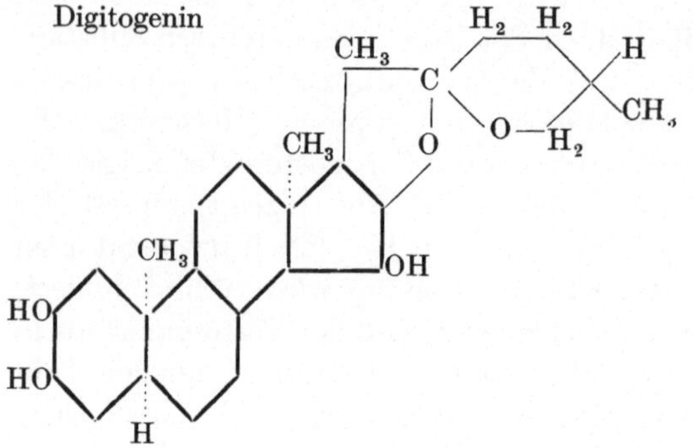

Digitonin =
Digitogenin + 2 Mol Glucose
              + 2 Mol Galaktose
              + 2 Mol Xylos

Tomatidin

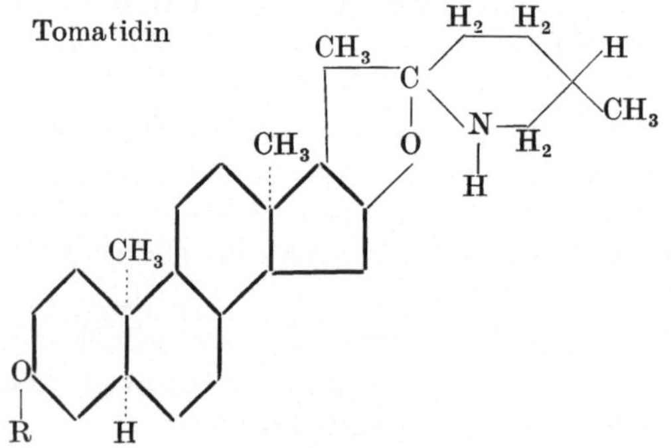

Tomatin =
Tomatidin + Tetrasaccharid

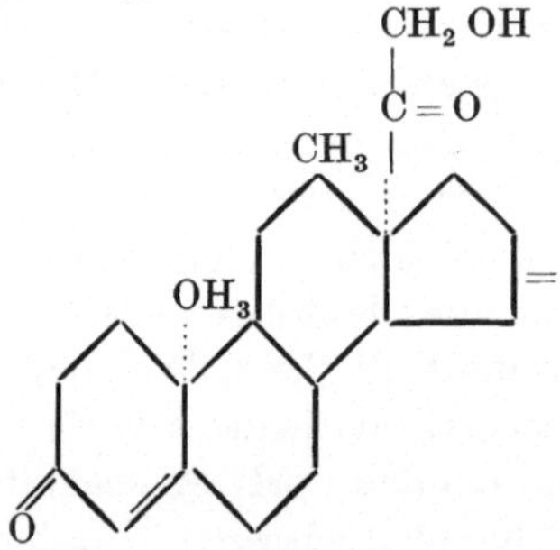

= Desoxycorticosteron

betrug zum gleichen Zeitpunkt 52 mm. Auch wir stellten beim Desoxycorticosteronacetat den stärksten antimycetischen Effekt fest, fanden aber beim Cortison keine signifikante Abweichung vom Lösungsmittel. Es ist aber möglich, daß die geringe Hemmwirkung des Cortisons der des Lutrols entspricht.

Den untersuchten Cortinen ist der Cyclopentanophenanthrenring gemeinsam. Ergänzend prüften wir deshalb noch zahlreiche andere Stoffe mit gleichem Kohlenstoffgerüst auf ihre antimycetische Aktivität. Aus

der Reihe der Sterine, Gallensäuren, Sexualhormonen, pflanzlichen Herz-
giften, Saponinen usw. fanden wir nur zwei Stoffe, die Beachtung verdienen. Es handelt sich dabei um das Digitonin und das Tomatin, die die

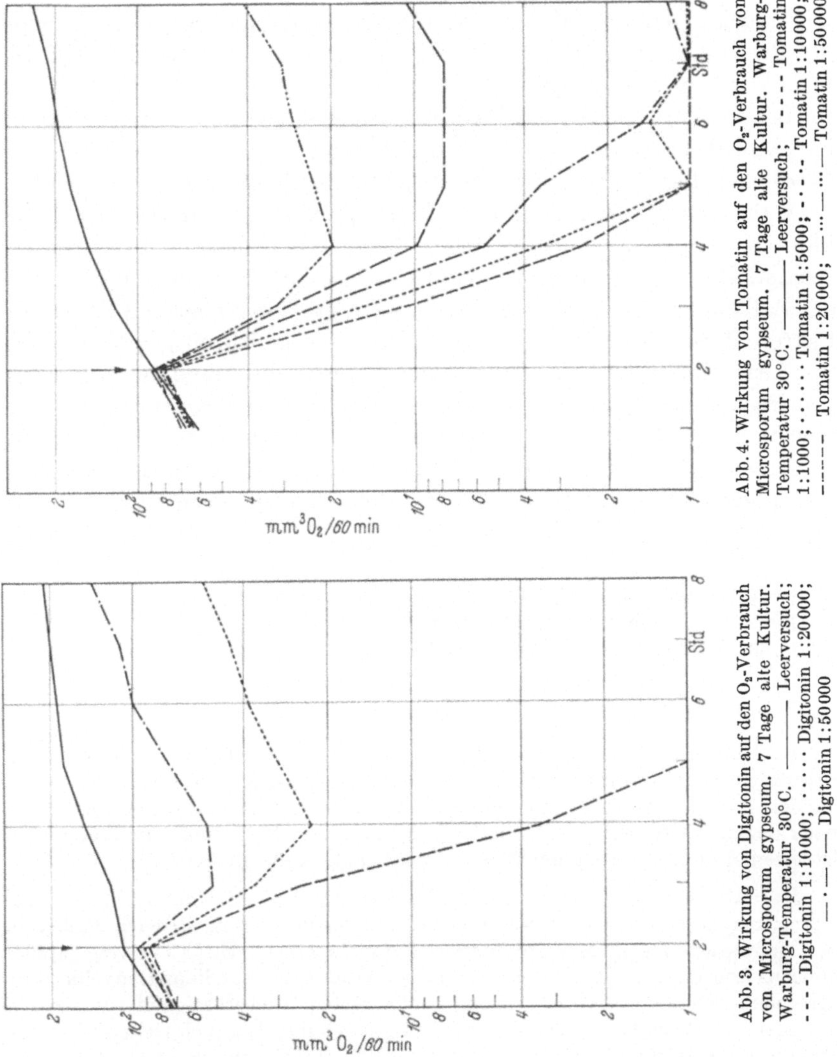

Abb.4. Wirkung von Tomatin auf den O_2-Verbrauch von Microsporum gypseum. 7 Tage alte Kultur. Warburg-Temperatur 30°C. —— Leerversuch; - - - - Tomatin 1:1000; · · · · · Tomatin 1:5000; - · - · - Tomatin 1:10000; - · · - · · - Tomatin 1:20000; —— · —— Tomatin 1:50000

Abb.3. Wirkung von Digitonin auf den O_2-Verbrauch von Microsporum gypseum. 7 Tage alte Kultur. Warburg-Temperatur 30°C. —— Leerversuch; - - - - Digitonin 1:10000; · · · · · Digitonin 1:20000; —— · —— Digitonin 1:50000

gleiche Grundstruktur wie Desoxycorticosteron aufweisen, sich aber
davon durch einen Tetrahydrofuranring sowie einen Pyranring beim
Digitonin und einem Piperidinring beim Tomatin unterscheiden.

Wie Abb.3 und 4 zeigen, wirken Digitonin und Tomatin in einer Konzentration von 1:10000 fungizid. Die antimycetische Aktivität des aus

Tomatenblättern gewonnenen Tomatins ist bekannt, wogegen auf die
Pilzwirkung des Digitonins bisher nicht hingewiesen worden ist. Wenn
auch beiden Substanzen wegen ihrer Toxizität nicht für eine innere Verabreichung in Frage kommen, so glauben wir doch auf Grund unserer
Untersuchungen mit Substanzen auf Steroidbasis, daß es für die Therapie
der Pilzkrankheiten interessant sein dürfte, sich mit diesen Stoffklassen
in Zukunft zu beschäftigen.

Bei der Verwendung des Hydrocortisons bei der allgemeinen Behandlung von Mykosen ist also nicht nur mit einem unspezifischen auf die entzündlichen Begleiterscheinungen gerichteten Effekt zu rechnen, sondern
auch mit einer antimycetischen Wirkung. Wie weit aber die Befunde
klinisch verwertbar sind, bedarf noch einer eingehenden Prüfung. Die
Kombination von Hydrocortison „freier Alkohol" mit „Acetat-Ester" in
der Salbenrezeptur bevorzugen wir wegen der sofortigen und der prota-
hierten Wirkung der beiden Substanzen. Bei gleichzeitiger Medikation
von Griseofulvin und Corticosteroiden ist noch die Frage der gegenseitigen Beeinflussung auf die Pilzelemente zu klären. Untersuchungen, die
wir in dieser Hinsicht unternommen haben, erbrachten aber hierfür
keinen Anhalt, was für die Verwendung beider Mittel in der speziellen
und allgemeinen Behandlung der Mykosen wichtig erscheint.

Literatur

JAHNKE, G.: Mykosen **2**, 7 (1959).
MEMMESHEIMER, A. M.: Arch. Derm. Syph. (Berl.) **187**, 134 (1949).
POLEMANN, G.: Arch. klin. exp. Derm. **204**, 70 (1957).
SCHULER, W.: Experientia (Basel) II/8 (1946).

Aussprache

H. Grimmer-Berlin: Zeigt ein Diapositiv, welches ein Beispiel einer Candida-
superinfektion im Sinne einer Paronychia candidamycetica in zwei Fällen bietet, wo
auf dem Boden einer durch Hyphomyceten bewirkten Onychomykose einige Wochen
nach Beginn die Superinfektion auftrat. Durch äußere Nystatinbehandlung konnte
letztere bei Weiterführung der Griseofulvintherapie gebannt werden.

D. Janke-Marburg (Lahn): Bei zahlreichen kulturellen Untersuchungen von
Dermatomykosen unter Griseofulvinbehandlung beobachteten wir nach Säuberung
der Hautläsionen von Dermatophyten ein zunehmendes Wachstum von Candida
albicans und in einem Falle sogar die Provokation einer Candidaparonychie. Entsprechend den unter PC-Behandlung beobachteten Exacerbationen bzw. Provokationen von Candidamykosen lag die Vermutung nahe, daß auch Griseofulvin eine
stimulierende Wirkung auf Candida ausüben könnte. Bei in vitro-Untersuchungen
zu dieser Fragestellung ließ sich keine simulierende Wirkung gegenüber Candida
albicans nachweisen. Als Test diente der Kulturdurchmesser der anwachsenden
Kolonien nach konstanter Einsaat von Candida albicans auf Nährböden mit steigendem Griseofulvinzusatz. Die Ablesung erfolgte nach 1, 2 und 3 Tagen. Bei Vergleich
mit Kontrollkulturen auf Griseofulvinfreien Nährböden zeigte sich, daß die geprüften Konzentrationen eine geringgradige, klinisch bedeutungslose Wachstumshemmung von Candida albicans bewirken.

98. G. Riehl-Wien: Klinische Erfahrungen mit der Griseofulvintherapie.

Seit Sommer 1958, zu welchem Zeitpunkt die ersten Fälle in der Humanmedizin an meiner Abteilung mit Griseofulvin, das bis dahin ausschließlich an Tieren versucht worden war, zu behandeln begonnen wurden, sind in fast allen Ländern der Erde ausgedehnte Erfahrungen mit dem Mittel gesammelt worden, so daß nur eine Gesamtübersicht über alle publizierten Fälle ein richtiges Bild über die Wirksamkeit desselben ergeben würde. Knapp nach unseren ersten Versuchen folgte in England D. Williams und in den USA. H. Blank, die Mehrzahl weiterer Autoren in größerem zeitlichen Abstande. Laufend erscheinen nun weitere Arbeiten über dieses peroral anwendbare Antimykoticum und die klinischen Berichte haben die Zahl 100 schon weit überschritten. Viele dieser Arbeiten, meist kasuistischer Art, liegen vielfach noch nicht lange genug zurück, um über Endgültiges auszusagen. Es erscheint daher im gegenwärtigen Zeitpunkt noch nicht zweckmäßig, einen Überblick über die bisher vorliegende gesamte Literatur zu geben, vielmehr soll an Hand unseres eigenen Krankengutes aus Österreich und der wichtigsten Publikationen aus anderen Ländern ein kurzes Übersichtsreferat über die klinischen Wirkungen bei den verschiedenen in Betracht kommenden Krankheitsbildern gegeben werden, das wir bewußt als noch nicht endgültig auffassen.

Um zunächst unser *eigenes Krankengut* zu besprechen, seien folgende Zahlen, nach Krankheitsbildern aufgeteilt, genannt (Nomenklatur Kalkoff u. Janke):

I. Epidermophytie

1. Epidermophytia plicarum corporis (Eczema marginatum Hebra). Gesamtzahl: 28 Fälle. Sämtliche Patienten haben rasch angesprochen und heilten in kurzer Zeit ab, zum Teil mit Restitutio ad integrum, zum Teil mit länger dauernder Nachpigmentierung. Ähnlich lauten die Berichte aus der übrigen Literatur. Auch viele Jahre lang bestehende, bisher gegen andere Therapie resistente Fälle sprachen sofort an. Mehrere Patienten meldeten schon in den ersten Tagen Schwinden des jahrelangen Juckreizes.

Die Nachkontrollen ergaben in vier Fällen Rezidive, in einem Fall nach 4 Monaten, in zwei Fällen nach 7 Monaten und in einem Fall nach 14 Monaten. Bei zwei dieser Patienten wurde erneut eine Griseofulvinbehandlung durchgeführt, auf welche sie in gleich guter Weise ansprachen.

2. Epidermophytia pedum et manum. Gesamtzahl 135 Fälle, darunter etwa $^1/_3$ mit Nagelbeteiligung. Unter Berücksichtigung der Einteilung von Kalkoff u. Janke seien kurz die Wirkungen auf die drei Typen der Hand- und Fußmykosen besprochen:

a) Die *intertriginöse Form* spricht sehr gut auf Griseofulvin an.

b) Die *hyperkeratotisch-squamöse Form* reagiert ebenfalls günstig, doch ist hier fast immer eine beträchtlich längere Behandlungszeit notwendig, wobei die Fußherde die hartnäckigeren sind. Eine zusätzliche Lokalbehandlung mit schälenden Mitteln kann hier wesentlich Zeit einsparen. Offenbar bedeutet die Dicke der Hornschicht, ähnlich wie bei den Nägeln, das verzögernde Moment. Die intertriginösen Hyperkeratoseschichten enthalten oft noch monatelang lebende Pilze.

c) Bei der *dyshidrotischen Form* müssen für die Beurteilung der Griseofulvinwinwirkung die *nicht* mykotisch bedingten Fälle ausgeschlossen werden. Abgesehen von den a priori nicht mykotischen Formen, sagt auch manchmal ein positiver Pilzbefund nichts, da das Krankheitsbild durch Ekzematisation („Mykotisches Ekzem" im weitesten Sinne) oder durch bakterielle Superinfektion weiter unterhalten werden kann. Gelegentlich mag auch eine Candidainfektion bzw. eine Schimmelpilzinfektion die Ursache des Versagens der Therapie sein. Das dyshidrotische Mykid spricht nicht unmittelbar auf Griseofulvin an, sehen wir doch sogar Mykide während der Behandlung auftreten (Herxheimersche Reaktion).

3. Follikuläre papulöse und nodöse Dermatomykose der Unterschenkel. Die von uns behandelten fünf Patienten haben durchwegs ausgezeichnet angesprochen, obwohl bei drei von ihnen das Krankheitsbild schon seit vielen Jahren bestanden hatte. Tappeiner berichtete über vier solche Fälle, die mit besten Erfolg behandelt wurden. Wegen der mit anderen Mitteln oft schwierigen Beeinflußbarkeit dieses Krankheitsbildes stellt unseres Erachtens hier die Griseofulvinbehandlung einen besonderen Fortschritt dar. Bei einem unserer Patienten kam es nach 6 Monaten zu einem Rezidiv, das offenbar von einer nicht abgeheilten Onychomykose ausging.

4. Onychomykose. Wie kürzlich am Kongreß für ästhetische Medizin in Wien mitgeteilt, haben wir 120 Patienten dieser Art behandelt. Sämtliche Fälle haben gut angesprochen und kamen bei ausreichender Dosierung zur Abheilung.

70 Fälle wurden *ohne* Nagelextraktion behandelt. Bei ihnen betrug die Behandlungsdauer bis zur Abheilung zwischen 90 und 210 Tagen. Bei 50 Fällen wurden die Nägel extrahiert, bei 30 davon eine zusätzliche lokale antimykotische Behandlung durchgeführt. Die *Extraktion allein* verkürzte die Behandlungsdauer nicht wesentlich, bei *zusätzlicher Lokalbehandlung* ist es möglich, mit einer Behandlungsdauer von 42—70 Tagen auszukommen. Fräsung statt Extraktion kann durchgeführt werden. Vielen Patienten scheint Vermeidung der Extraktion äußerst wichtig. Schon hier sei auf die Notwendigkeit der Vermeidung von Reinfektionen hingewiesen. Zu berücksichtigen ist auch, daß das Fußnagelwachstum ein viel langsameres ist als das der Handnägel. Wir beobachteten vier

Rezidive, die sich immer nur auf die Wiedererkrankung einzelner Nägel beschränkten und bei denen keine Prophylaxe durchgeführt worden war. Candida scheint nach unserer und anderer Erfahrung außer Paronychiehie und da auch Nagelbefall zu verursachen.

Die Weltliteratur bestätigt im allgemeinen das gute Ansprechen der Onychomykosen auf Griseofulvin, wenn auch hier die genügend lange Nachbehandlungszeit vielfach fehlt. Es sei besonders hervorgehoben, daß bei unserem Krankengut die große notwendige Menge des Mittels keinerlei ernstere Nebenerscheinungen hervorrief.

II. Trichophytie

1. Oberflächliche Trichophytie: 15 Fälle. Sämtliche sprachen gut an und heilten ab; unter diesen Fällen fand sich eine Trichophytie der Bartgegend. Röntgenepilation an Herden des behaarten Kopfes erübrigt sich, was als unschätzbarer Vorteil zu werten ist.

2. Tiefe Trichophytie: An unserer Abteilung kam in diesen 2 Jahren kein Fall zur Beobachtung, doch berichtet TAPPEINER über vier Fälle (ein Fall Bart, drei Fälle Capillitium) aus der Wiener Klinik, KONRAD aus der Innsbrucker Klinik über 13 Fälle, MUSGER aus der Grazer Klinik über 13 Fälle (8 behaarte Kopfhaut, 2 Bart, 3 Nacken). Alle Fälle sprachen sehr gut an, die meisten sind bereits abgeheilt, drei noch in Behandlung. Heftige Lokalreaktion scheint hier die Regel zu sein.

III. Favus

Über diese Erkrankung liegen in Österreich keine Erfahrungen vor, doch zeitigten unter anderen M. SIMON (Debrecen) und F. FEGELER u. H. FRYDRYCHOWICZ (Münster) prompte Erfolge mit Griseofulvin (3 Wochen klinische, 7 Wochen mykologische Behandlungsdauer). Gleichlautende Berichte aus Frankreich (DE GOS) und der übrigen Weltliteratur liegen vor. MITCHELL u. MITCHELL aus Irland haben schon im August 1959 über Heilerfolge bei Favus berichtet. Im Irak sah PETTIT über 100 Fälle, die er, soweit kontrollierbar, mit bestem Erfolg behandelte.

IV. Mikrosporie

Wir haben sechs Fälle von Microsporia corporis (M. canis) beobachtet, die sämtlich in kürzester Zeit abheilten. Es handelt sich um eine Familieninfektion durch eine kranke Katze, die ebenfalls mit Griseofulvin geheilt wurde. TAPPEINER (Wien) konnte sieben Fälle von Microsporia capitis (M. Audouini) anstandslos zur Abheilung bringen. Gleiche Erfahrungen sind aus der Weltliteratur ersichtlich.

V. Andere griseofulvinempfindliche Pilzerkrankungen

LATAPI (Mexiko) berichtet über Erfolge bei *Nocardiosis brasiliensis*. Auch *Sporotrichose* (Sp. schenkii) spricht nach seiner Angabe gut an. Endemisch in Neuguinea massenhaft vorkommende Tinea imbricata, die zum Teil von diesem Pilz hervorgerufen wird, spricht nach Mac Leannan gut an, doch sei eine Eindämmung bisher kaum möglich. Wenn sich auch nur ein Teil der gefürchteten tropischen Pilzkrankheiten als griseofulvinempfindlich erweist, so ist dies als außerordentlich wichtig hervorzuheben.

Gegen Griseofulvin *nicht* empfindliche Pilze sind vor allem die *Candida*gruppe, *Nocardia minutissima* (Erreger des Erythrasma) und *Malassezia furfur* (Pityriasis versicolor). *Histoplasma capsulatum* (Erreger der Histoplasmose), *Blastomyces dermatitidis* (Erreger der nordamerikanischen Blastomykose), sowie die *Actinomyces*gruppe sind refraktär gegen Griseofulvin.

Bei einem Fall, der klinisch weitgehend einem Herpes tonsurans corporis ähnelte und bei dem wir wiederholt *Scopulariopsis brevicaulis* züchteten, erzielten wir mit Griseofulvin keinen Erfolg.

Dosierung. Im allgemeinen dosieren wir stoßartig, beginnend mit 1—2 g in Tabletten zu 0,25 g verteilt über den Tag, doch scheint die Art der Verteilung irrelevant zu sein. Nach 1 Woche verringern wir die Dosis zunächst auf 1 g, nach 2 weiteren Wochen auf 0,75 g bis zur klinischen Heilung, worauf noch einige Wochen 0,5 g weitergegeben wird. Die Onychomykosen bilden insofern eine Ausnahme, als wir schon nach 3—4 Wochen auf 0,5 g übergehen können, diese Dosis jedoch noch etwa 1 Monat nach Wiederherstellung der Nagelplatte weitergeben.

Nebenwirkungen. Die *besonders geringe Toxicität* des Mittels wird von den meisten Autoren mit nur wenigen Ausnahmen betont. Wir beobachteten in ganz vereinzelten Fällen Kopfschmerzen, die manchmal trotz Weiterbehandlung zurückgingen, in einigen Fällen Magendarmstörungen mäßigen Grades (Übelkeiten, in einem Fall Diarrhoen). Genauest durchgeführte vielseitige Laboratoriumsuntersuchungen, die wir regelmäßig durchzuführen gewohnt sind, ergaben bei uns niemals pathologische Befunde. Die in der Literatur ganz vereinzelt beschriebenen Knochenmarks- und Leberschädigungen konnten wir *niemals* bestätigen. Calnan konnte beim Londoner Symposium zeigen, daß bei Vergleichsserien von mit Griseofulvin- bzw. Placebotabletten Behandelten, letztere zum Teil häufiger über Nebenerscheinungen klagten als erstere. Hauterscheinungen, wie Mykide bzw. toxische oder allergische Exantheme, gehören zu den Seltenheiten, ebenso Herdreaktionen, die jedoch bei tiefen Formen der Mykosen die Regel zu sein scheinen.

Erreger. Die in vitro gefundene verschiedene Empfindlichkeit der einzelnen Fadenpilzstämme gegen Griseofulvin, konnten wir klinisch nicht beobachten.

Eine *Resistenzentwicklung* war bei uns bisher klinisch in keinem Falle zu finden. Rezidive haben gleich gut angesprochen, ebenso einzelne Onychomykosen, bei denen wegen temporären Tablettenmangels unterschwellige Dosen durch einige Zeit gegeben werden mußten. Unsere eigenen Erfahrungen beziehen sich auf die Trichophytonarten, Mikrosporonarten und Epidermophyton floccosum.

Trotz des bisherigen Fehlens von Resistenzentwicklung gegen Griseofulvin, muß darauf in Zukunft ganz besonders geachtet werden, um nicht eine ähnliche Situation, wie sie derzeit bei bestimmten bakteriellen Antibioticis besteht, heraufzubeschwören. Hierzu ist unbedingt zu fordern, daß:

1. vor Einleitung der Therapie eine genaue klinische und kulturelle Diagnose gestellt wird,

2. daß bei mit den bisher verwendeten Lokalmitteln beherrschbaren Fällen Griseofulvin nur ausnahmsweise verwendet werde,

3. eine Verzettelung der Griseofulvintherapie bzw. ungenügende Dosierung streng vermieden wird.

4. Wir müssen uns bewußt sein, daß die Griseofulvintherapie allein nicht Wunder wirken kann und müssen daher gegebenenfalls alle Hilfsmethoden heranziehen, wie Lokaltherapie, Reinfektionsprophylaxe im weitesten Sinne usw.

Aus den eben erwähnten Punkten ergibt sich der zwingende Schluß, *daß die Griseofulvintherapie ausschließlich in die Hand des Dermatologen gehört.*

Anschließend sei neben dem großen praktischen Wert des Griseofulvins das prinzipiell Neue dieser chemisch so einfach aufgebauten Substanz hervorgehoben, nämlich ihre antimykotische Wirkung auf hämatogenem Wege. Wir verdanken diese Kenntnis vor allem den Untersuchungen Gentles'.

Wenn wir die ungeahnte Weiterentwicklung der bakteriellen Antibiotica seit Entdeckung des Penicillins bedenken, so scheinen sich uns auch auf unserem Gebiet der Bekämpfung der Pilzkrankheiten nicht nur in der Dermatologie — neue Möglichkeiten zu erschließen.

Aussprache

G. **Riehl**-Wien (auf die Frage von Heite-Marburg): Bisher scheitert die Feststellung der Heilung daran, daß eine neuauftretende Erkrankung durch latente Keime nicht sicher unterschieden werden kann von Reinfektionen.

99. H. Grimmer-Berlin: Histopathologie der Onychomykose und ihre Bedeutung für die Griseofulvintherapie.

Es wird zu der Frage Stellung genommen, ob die wiederholt ausgesprochene Behauptung, daß die Behandlung einer Onychomykose mit Griseofulvin 4—6 Monate dauern würde, in dieser Verallgemeinerung zutrifft. Diese Angabe berücksichtigt augenscheinlich nur die Wachstumsgeschwindigkeit der Nagelplatte, die zwar erheblichen individuellen und geschlechtsgebundenen sowie altersabhängigen Schwankungen unterliegt, aber durchschnittlich mit 0,1 mm p.d. angesetzt werden kann. Es muß aber zu Fehlschlüssen in der Vorausberechnung der Heilungsdauer einer Nagelmykose führen, wenn deren anatomische Lokalisation unberücksichtigt bleibt. An einigen Diapositiven wird gezeigt, daß der Begriff Onychomykose eigentlich nicht ganz genau ist insofern, als mit diesem Begriff die isolierte Pilzinfektion der Nagelplatte bezeichnet wird, die zweifellos vorkommt, nicht aber die Regel ist, da die Pilzinvasion in der Mehrzahl der Fälle unterhalb der seitlichen Begrenzungen der Nagelplatte (Nagelfalz) und dem Bereich zwischen Sohlenhorn und freiem Nagelrand beginnt, so daß die aus diesem Infektionsmodus sich ergebende Erkrankung eine subunguale Mykose darstellt. Bei längerem Bestand wird auch die Nagelplatte von der ventralen Fläche her von Pilzelementen erst sekundär durchsetzt.

Bei der klinischen Beobachtung hat sich ergeben, daß die Abheilung der Onychomykose länger dauert als der Reproduktionszeit der Nagelplatte entsprechen würde. Dies hat seinen Grund darin, daß bei subungualer Lokalisation der Mykose die Nagelplatte nach Art eines Gletscherprinzips über das pilzinfizierte Hyponychium hinweggleitet und somit eine zeitliche Interferenz zwischen Reproduktion der Nagelplatte und Abheilung der Mykose zustandekommt. Es wurde auch beobachtet, daß der subunguale Pilzherd sich nicht von der Stelle bewegt hat, nachdem die Nagelplatte sich in der ganzen Länge bereits reproduziert hatte. An Hand einer schematischen Skizze und einiger klinischer Bilder wird dieser Tatbestand demonstriert. So kann eine genaue Voraussage über die Heilungsdauer einer Nagelmykose nicht sicher gemacht werden, da diese von dem Ausmaß der Veränderungen im infizierten subungualen Bereich abhängig ist. Lediglich bei den selteneren isolierten Nagelplattenmykosen stimmt die Heilungsdauer mit der Reproduktionszeit des Nagels überein.

Aus diesen Beobachtungen wurde hinsichtlich der Therapie der Standpunkt abgeleitet, daß der Griseofulvinbehandlung aus wirtschaftlichen und Gründen der Verkürzung der Behandlungszeit die chirurgische Nagelextraktion vorausgeschickt werden sollte, weil mit dieser Methode die Sanierung des mykotisch infizierten Nagelbettes ausgeführt werden kann. Die mit dem Tage der Extraktion einsetzende Griseofulvinbehandlung (8 Wochen hindurch täglich 750 mg) beugt nicht nur einer Reinfektion vor, sondern führt zu einer erheblichen Verkürzung der Behandlungszeit, indem nunmehr die Abheilungszeit gleich der Reproduktionszeit des Nagels ist.

Autoreferat. Ausführlich erschienen in Z. Haut- u. Geschl.-Kr. **28,** 365 (1960).

Aussprache

H.-J. Heite-Marburg: Eigene Messungen der Nagelwachstumsgeschwindigkeit haben sehr erhebliche Streuungen ergeben, nicht nur zwischen den verschiedenen Fingern, sondern auch zwischen lateralem und mittlerem Anteil der gleichen Nagelplatte. Das sind jene Fälle von Onychomykose, bei denen die bröcklige Nagelveränderung an einem Rande liegt. Trotz Wachstums des größten, insbesondere mittleren Anteiles der Nagelplatte können die Ränder stark im Wachstum zurückbleiben und so therapieresistent gegenüber Griseofulvin bleiben.

H. Grimmer-Berlin zu Heite: Bestätigt die Untersuchungen Heites, daß — wie eigene Untersuchungen ergeben haben — hinsichtlich der Wachstumsgeschwindigkeit der Nägel Differenzen bestehen: 1. Geschlechtsunterschiede, 2. Lokalisationsunterschiede (Handnägel schneller wachsend als Fußnägel), 3. Altersunterschiede. Danach ergibt sich nach eigenen Messungen ein Durchschnittswert von 0,1 mm pro die.

P. Jordan-Münster.

100. L. van der Meiren und L. Craps-Brüssel: Bisherige Erfahrungen mit Griseofulvin.

Seit seinem Übergang von der Landwirtschaftskunde (Brian 1949) zur Tiermedizin (Gentles 1958), und vor allem seit den ersten therapeutischen Versuchen beim Menschen (Williams 1958), hat sich das Griseofulvin überraschend schnell und allgemein als außerordentlich wirksames Antibioticum gegen Dermatophyten bewährt, so daß es heute uns nicht mehr notwendig erscheint, seine wertvollen Eigenschaften, Wirksamkeit und Harmlosigkeit zu betonen. Die anfänglichen hohen peroralen Gaben [tägliche Dosen von 2 g (Williams 1958) und sogar 5 g (Blank 1959)] haben erfolgreiche Resultate ergeben und wurden von den Patienten meist gut ertragen. Die späteren klinischen Erfahrungen mit kleineren Dosen (1 g täglich für Erwachsene — 70 kg Körpergewicht — halbe Dosierung für Kinder), die mit den experimentellen Versuchen beim Meerschweinchen (Gentles, 15 mg/kg) übereinstimmen, haben ebenso gute Ergebnisse gebracht und nur selten leichte Nebenwirkungen hervorgerufen.

Unsere bisherigen Erfahrungen begrenzen sich auf die Mykosen des behaarten Kopfes und der Nägel, da bei den anderen Lokalisationen die weniger kostspieligen äußerlichen Fungizidmittel in der Regel befriedigend sind. Doch konnten wir die Wirkung des Griseofulvins auf der befallenen Körperhaut bei gleichzeitig bestehender Haarpilzkrankheit verfolgen.

Bevor wir uns mit der Griseofulvinbehandlung auseinandersetzen, wäre es vielleicht nicht überflüssig, die frühere Methode und deren Ergebnisse kurz zu erwähnen.

Mikrosporum canis (lanosum), welcher in den letzten Jahren in unserem Lande weitaus als am häufigsten verzeichnet wurde, sprach auf die äußerliche Anwendung von 5 %igen Chlorexedinpräparaten (Tinktur und Salbe), mit gleichzeitiger manueller Epilierung unter Wood-Licht, im großen Teil der Fälle gut an, so daß eine Röntgenepilation nur ausnahmsweise erforderlich war. Die Heilung — d. h. wöchentliche Kulturen während 3 Wochen negativ — erfolgte nach 5 Wochen bis 5 Monaten, durchschnittlich nach 2 Monaten. Im Verlaufe der lokalen Desinfizierung wurden oft entzündliche, sich bis zu eitrigen Erhebungen entwickelnde Veränderungen, deren Zurückbildung die Abheilung begleitete, beobachtet. Diese häufige Komplikation schien die Heilung zu begünstigen.

Die folgende zusammengefaßte Kasuistik zeigt einerseits, daß *M. canis* gewöhnlich sehr empfindlich ist und auf die Lokalbehandlung schnell anspricht, andererseits aber, daß die alte Therapie gelegentlich außerordentlich langwierig sein konnte. Sie betont ebenfalls die oben erwähnte Neigung dieser Pilze, einen Kerion hervorzurufen, wenn die Umwelt ihrem Wachstum ungünstig geworden ist.

St. Myriam, dreieinhalbjährig. — Zwei seit 1 Woche bestehende haarlose Herde. Zuerst während 14 Tagen ambulante Behandlung mit Asterol, dann Hospitalisation; tägliche manuelle Epilationen und 5 %ige Chlorexedintinktur und -salbe (Sterilon). Die Fluorescenz blieb 2 Monate lang bestehen, die mikroskopischen Untersuchungen fielen während 3 Monaten und die Kulturen während 4 Monaten positiv aus. 7 Wochen nach Behandlungsbeginn, Auftreten lebhafter eitriger Veränderungen, welche nach 2 Monaten abklangen. Bis zur Abheilung waren somit bei diesem Kinde 5 Monate notwendig. Im Gegensatz ergibt sich aus dem nächsten Beispiel, wie befriedigend die mit den neuen fungiziden Mitteln durchgeführte Lokalbehandlung schon geworden war, so daß für die durch M. canis verursachte Haarpilzerkrankung eine Röntgenepilation vor der Griseofulvinanwendung schon entbehrlich war.

Se. Rita, fünfjährig. — Zahlreiche disseminierte, seit mehreren Monaten bestehende Herde am behaarten Kopf. Seit 3 Wochen von den Eltern mit Schmierseife erfolglos behandelt. Während 6 Wochen mit Chlorexedin und Pinzettenepilation gepflegt. Schon 14 Tage nach Behandlungsbeginn fielen die Kulturen negativ aus. Kein Rezidiv.

Hingegen zeigte sich *Mikrosporon Audouini* viel hartnäckiger, so daß die Röntgenepilation in der Regel erforderlich blieb. Diese Mikrosporieform tritt aber in Belgien nur noch ausnahmsweise epidemisch auf, seitdem die Volksgesundheitspflege sich ausgebreitet hat.

Auch sind die Haartrichophytien selten geworden, mit Ausnahme bei Einwanderern und Kolonialen. Ebenso rar geworden, machte uns der Favus die größten Sorgen. Seinen immer wieder kommenden Rezidiven standen wir sozusagen machtlos gegenüber. Ein ebenfalls schwieriges, jedoch alltägliches therapeutisches Problem stellte die Onychomykose dar. Nach Entfernung der Nägel und sehr ausdauernder lokaler Behandlung konnte nur ein Teil der Fälle definitiv besiegt werden.

Wenn wir unsere heutigen Resultate der peroralen Griseofulvintherapie (Kinder: 2×250 mg, Erwachsene: 4×250 mg täglich) berücksichtigen, so ergibt sich unbestreitbar die von allen Autoren anerkannte außerordentlich gute Wirksamkeit und allgemeine Toleranz dieses Medikamentes. An Hand einiger ihrer Besonderheiten wegen ausgewählte Fälle möchten wir nur Einzelheiten näher besprechen. Die folgenden Notizen berichten als Beispiele über die Krankengeschichten hospitalisierter und folglich vollständig beobachteter Patienten. Vor Behandlungsbeginn, und dann wöchentlich, wurden bei den Haarpilzkranken Kontrollen durch Wood-Licht, mikroskopische Untersuchungen und Kulturen systematisch durchgeführt. Wie früher wurden die Kinder erst nach drei negativen Kontrollen als geheilt erklärt nach Hause entlassen, blieben aber unter Aufsicht, um eventuelle Rezidive rechtzeitig zu erfassen. Folgende prophylaktische Maßnahmen wurden regelmäßig angewendet: Wood-Licht-Untersuchung der Geschwister sowie sämtlicher Schulkameraden; Suche nach cutanen Herden bei den Eltern und nach Haustiermykosen in der Umgebung.

Mikrosporum canis (lanosum) scheint paradoxalerweise der hartnäckigste geworden zu sein und benötigt die längste Beobachtungsdauer. Jedoch, wie sich aus der untenstehenden Kasuistik ergibt, sind die therapeutischen Fortschritte bei dieser Mikrosporieform auch ausgezeichnet.

Se. Chantal, vierjährig — Mikrosporie des behaarten Kopfes. Griseofulvin kombiniert mit Vioformsalbe während 3 Wochen. Abheilung.

Se. Susy, sechsjährig — Schwester des vorherigen Kindes. Sehr ausgebreitete Mikrosporie des behaarten Kopfes und zahlreiche disseminierte Körperlokalisationen. Griseofulvin kombiniert mit Whitefield-Salbe, während 4 Wochen. Abheilung. Ma. Claude, elfjährig — Mikrosporie des behaarten Kopfes (vier Herde). Griseofulvin kombiniert mit $5^0/_0$igem Chlorexedrin und Rasur während 6 Wochen. Negativierung sämtlicher Kontrollen 4 Wochen nach Behandlungsbeginn. Keine Nebenerscheinungen (normale Leukocytose).

Se. Jean-Louis, viereinhalbjährig — Mikrosporie des behaarten Kopfes (zwei Herde). Griseofulvin kombiniert mit Neosabenyl und Rasuren während 6 Wochen. Progressives Verschwinden der Fluorescenz, Negativierung der mikroskopischen Untersuchung und der Kultur innerhalb von 2 Wochen. Nebenerscheinung: Hyperleukocytose mit Lymphocytose ab 2. bis 5. Woche (max. 36 000, $74^0/_0$ Lymphocyten); dann Normalisierung, keine spätere Leukopenie.

Sy. Philomène, zweijährig — Mikrosporie des behaarten Kopfes (drei Herde). Griseofulvin mit Jodalkohol und Rasuren während 7 Wochen. Verschwinden der Fluorescenz 3 Wochen, Negativierung der mikroskopischen Untersuchung 3 Wochen, der Kultur 4 Wochen nach Behandlungsbeginn. Nebenerscheinung: leichte Hyperleukocytose ab 2. bis 6. Woche (max. 17 000), dann Normalisierung.

Pu. David, zweijährig — Mikrosporie des behaarten Kopfes (ein großer und zahlreiche kleine Herde). Griseofulvin kombiniert mit $5^0/_0$iger Chlorexedinlösung und -salbe und Rasuren während 2 Monaten. Die Wood-Fluorescenz wurde progressiv schwächer, und 3 Wochen nach Anfang der Behandlung verschwunden. Mikroskopische Untersuchung ebenfalls nach 3 Wochen und Kultur nach 5 Wochen negativ. Nebenerscheinung: Hyperleukocytose ab 2. bis 6. Woche (max. 20000), dann Normalisierung.

He. Viviane, dreieinhalbjährig — Mikrosporie des behaarten Kopfes (acht Herde). Anfänglich nur Lokalbehandlung während eines Monates (Asterol, Chlorexedin). Daraufhin Griseofulvin kombiniert mit Neosabenyl während 9 Wochen. Negativierung der Fluorescenz, sowie der mikroskopischen Untersuchung 1 Monat nach Übergang auf Griseofulvin. Die Kultur blieb jedoch noch während eines Monates positiv. Fortführung des Griseofulvins 3 Wochen nach Negativierung der Kultur. 1 Monat nach Beendigung dieser Behandlung Rezidiv, oder wahrscheinlicher erneute Ansteckung (Bruder). Abheilung durch Röntgenpilation und Lokalbehandlung.

Mit Ausnahme dieses letzten Falles, bei welchem es sich scheinbar um eine neue Ansteckung handelte, sind alle Patienten nach Beendigung der ersten Griseofulvinkur erscheinungsfrei geblieben. Die häufigste Nebenerscheinung bestand in einer vorübergehenden Hyperleukocytose von der 2. bis zur 6. Woche nach Behandlungsbeginn. Die Einführung des Griseofulvins hat erlaubt, die durchschnittliche Behandlungsdauer auf ca. 1 Monat herabzusetzen. Die sonst so typische Neigung des M. canis entzündliche Veränderungen, speziell nach lange bestehender Lokalbehandlung hervorzurufen, wurde seit dem Griseofulvingebrauch nicht mehr beobachtet. In mehreren der beschriebenen Fälle wurde als Vorsichtsmaßnahme das Griseofulvin 2—3 Wochen nach Negativierung der Kultur, welche am längsten der verschiedenen Kontrollen positiv bleibt, verabreicht. Diese Verlängerung der Behandlung scheint uns heute jedoch überflüssig, insofern eine sorgfältige lokale Desinfizierung und regelmäßige Rasuren, um die angesteckten Haarenden und Schuppen auszuschalten, vorgenommen werden. Die erste Rasur sollte erfolgen, wenn der Haaransatz durch das Antibioticum imprägniert ist.

Auch die Lokalbehandlung der Körperveränderungen scheint die Heilung durch Desinfizierung der oberflächlichen Schichten und Schuppen sehr zu begünstigen. Die kombinierte Behandlung hat den Vorteil, eine promptere Heilung, sowie eine bessere Prophylaxe zu erreichen.

Diese Bemerkungen gelten auch für die Haar-Trichophytien, welche auf Griseofulvin besonders gut ansprechen.

Le. Patrick, siebenjährig, ein vom Kongo zurückkehrendes Kind, von einer generalisierten Trichophyton-ferrugineum-Infektion seit 4 Monaten befallen, wurde innerhalb einer fünfwöchigen Griseofulvinbehandlung vollständig geheilt. Die mikroskopischen Untersuchungen und die Kulturen der Haare blieben nach der 3. Woche ab Behandlungsbeginn negativ. Die Körperläsionen, welche nach 1 Woche ausschließlicher Griseofulvinverabreichung unverändert waren, traten rasch unter dem Einfluß der kombinierten Behandlung zurück. Auch in diesem Falle war als Nebenerscheinung nur eine leichte vorübergehende Hyperleukocytose (max. 14800) zu beobachten.

Gleiche ausgezeichnete Ergebnisse sind bei dem früher so schwierig heilbaren Favus mit Griseofulvin zu erreichen.

Al. Maria-Cornelia, dreijährig, wurde nach einer sechswöchigen kombinierten Behandlung (Griseofulvin plus Unguentum undecylenicum) geheilt. Bis heute kein Rezidiv. Auch bei diesem Kinde war eine vorübergehende Hyperleukocytose (max. 19800) festzustellen.

Al. Angela, sechsjährig, Schwester der vorherigen Patientin und deren Ansteckungsquelle, heilte nach 7 Wochen der gleichen Therapie. Die Leukocytenzahl blieb unverändert.

Bei diesen beiden Favusfällen ist besonders interessant zu erwähnen, daß die Kulturen schon nach 1 Woche negativ ausfielen, währenddem jedoch die mikroskopischen Untersuchungen viel länger positiv blieben (3 resp. 5 Wochen).

In einer jahrelang lokalbehandelten Familie, wobei die Mutter und vier der sieben Kinder erkrankt waren, wirkte das Griseofulvin auch rasch überzeugend. Doch mußte die Behandlung bei einem der Kinder wegen Albuminurie unterbrochen werden.

Unsere Erfahrungen bei der Onychomykose stehen im Einklang mit denjenigen anderer Autoren: Notwendigkeit einer während mehrerer Monate durchzuführender Behandlung — ca. 5 Monate für die Hände, ca. 7 Monate für die Füße —, Möglichkeit der Rezidivierung einer Hautmykose, solange die Nägel nicht vollständig geheilt sind.

Zusammenfassend stellen wir fest, daß die Einführung des Griseofulvins die Prognose der durch Dermatophyten verursachten Mykosen, besonders der früher so schwierig zu behandelnden und zum Teil so rezidivierenden Haarpilzkrankheiten und Onychomykosen völlig verändert hat. Die Röntgenepilation sowie die chirurgische Entfernung der Nägel gehören der Vergangenheit an. Diese früher üblichen Techniken bleiben nur noch ausnahmsweise bei individuellen Fällen notwendig.

Die früher hartnäckigste Erkrankung, der Favus, antwortet am besten auf die neue Behandlung. Im Gegensatz zeigt sich Mikrosporum canis, wenn heute rascher besiegt, jedoch weniger empfindlich. Die Nebenerscheinungen bei den üblichen Dosen von 0,5 bzw. 1 g sind abwesend oder gering. Die häufigste besteht in einer vorübergehenden Hyperleukocytose mit Lympho- oder Neutrocytose, welche wahrscheinlich eine toxische Wirkung auf das hämatopoietische System darstellt. Das Blutbild ist also während der Behandlung regelmäßig zu kontrollieren.

Auf die Notwendigkeit einer strengen Lokalbehandlung und wiederholter Rasuren, um Rezidive durch Autoinfizierung und weitere Ansteckungen zu verhüten, kann man jedoch nie genug beharren. Das Griseofulvin erleichtert die Behandlung sehr, ändert aber die unentbehrlichen prophylaktischen Maßnahmen nicht.

101. K. H. Kärcher-Heidelberg: Zur Pathogenese der Candida-Mykose.

Der Handbuchartikel über die Soormykose von Buschke u. Joseph behielt bis zur Einführung der Antibiotica in die Therapie der Infektionskrankheiten unverändert Gültigkeit. Die Zunahme derartiger Krankheitsfälle nach dem 2. Weltkrieg führte zu einer Belebung der klinischen und experimentellen Forschung auf dem Gebiet der Hefeerkrankungen. Nicht allein die Zunahme der Soormykosen wurde der Antibioticatherapie zur Last gelegt, sondern auch eine Pathogenitätsänderung angenommen. Zahlreiche Untersuchungen scheinen diese Auffassung zu bestätigen. Es sei nur auf die Fähigkeit, Keratin zu spalten, hingewiesen (Kapika u. Blank). Auch serologische Methoden wurden verbessert und führten zu ähnlichen Ergebnissen (Seeliger).

Wenn man die Gesamtheit der Vielzahl einzelner Untersuchungsergebnisse zusammenfaßt, ergeben sich folgende Möglichkeiten des Zustandekommens einer Candida-Mykose.

1. Verschlechterung der allgemeinen Körperabwehr, Stoffwechselkrankheiten, Hormonwirkung, Vitaminmangelsyndrom.

2. Stimulierung des Wachstums durch Antibiotica.

3. Unterdrückung der normalen Bakterienflora durch Antibiotica und damit Verbesserung der Lebensbedingungen der C. a.

4. Mykide nach Sensibilisierung durch den Pilz, ausgelöst durch Antigengemeinschaft mit Antibiotica.

Autoreferat. Der Vortrag selbst wurde in der Beilage Mykosen zur Zeitschrift für Hautkrankheiten Band III, 31, 1960 veröffentlicht.

102. A. Winkler-Hamburg: Klinik und Therapie der Candida-Mykose.

Von den vielfältigen morphologischen Erscheinungsbildern der Candidiasis werden die weniger bekannten Formen, das Granuloma candidamyceticum, die chronische Candidiasis der Mundschleimhaut, die Balanitis und Vulvovaginitis, von den Organveränderungen die infolge antibiotischer Therapie nunmehr häufiger zu beobachtende Candidiasis der Lunge angeführt.

Für die *Therapie* der Candida-Mykose stehen infolge der in den letzten Jahren entdeckten antibiotischen Antimykotica nunmehr wirksame Arzneimittel zur Verfügung, die besonders bei schweren Fällen der Organcandidiasis entscheidende Bedeutung gewinnen. Andererseits besteht für diese Antimykotica auch besonderes Interesse, da bekanntlich das gegen Fadenpilze wirksame Griseofulvin gegen pathogene Hefen keine Wirkung aufweist.

Nystatin (Mykostatin, Moronal) aus Streptomyces noursei gewonnen, besitzt eine fungizide Wirkung gegen pathogene Hefen und hemmt in vitro bei 3 γ/ml das Wachstum von Candida albicans. Eine bakterielle Wirkung ist nicht vorhanden, so daß im Darm keine Schädigung der Begleitflora erfolgt. Die geringe Resorption des Mittels durch den Darm erklärt den niedrigen Blutspiegel und damit die Notwendigkeit, das Medikament möglichst an den Erkrankungsherd heranzubringen (z. B. als Spray bei Lungencandidiasis).

Das aus Japan stammende Antibioticum Trichomycin (Trichosept) aus Streptomyces hachijoensis gewonnen, zeigt bei guter Verträglichkeit eine wirksame Hemmung gegen Hefen, vor allem gegen Candida albicans, wobei in vitro bei 0,078 γ/ml eine Wachstumshemmung bewirkt wird. Das Trichomycin wirkt gegen Hefen als Enzymgift. Das Mittel erreicht allerdings nur einen geringen Blutspiegel, es wird jedoch in keratinhaltigem Gewebe angereichert und entfaltet hier bei genügend langer Medikation eine ausreichende Hemmwirkung. Gegen verschiedene Fadenpilze zeigt Trichomycin nur in stärkerer Konzentration Wirksamkeit. Hervorzuheben ist noch die Wirkung gegen Trichomonas vaginalis. Trichomycin kommt für die Behandlung der Candida-Paronychie und Candidiasis der Nägel, sowie bei genitaler Candida-Infektion in Betracht. Eigene Versuche erbrachten eine Heilung, die in der Kultur bestätigt werden konnte, bei Candida-Paronychien und gleichzeitiger Candidiasis der Nagelplatten bei einer Behandlungsdauer von 12—20 Wochen, bei einer Tagesdosis von 6 Tabletten in den ersten 4 Wochen, später 4 Tabletten zu 50 000 E.

Das Antibioticum Amphothericin besitzt eine sehr beachtliche fungizide Wirkung, ist jedoch bei i.v. Verabreichung infolge Entstehung von Phlebitiden nicht unbedenklich. In besonderen Fällen der Organcandidiasis und Candida-Sepsis findet das Mittel wegen seines durchgreifenden Effekts trotz seiner Nebenwirkungen mitunter Anwendung.

Von den lokal wirkenden Mitteln haben verschiedene Syndet-Seifen infolge ihres überraschend guten keimhemmenden Effektes praktische Bedeutung. Die Prüfung natriumverseifter Sulfonate von gesättigten Fettsäuren verschiedener Kettenlänge (C_8—C_{18}) ergab die intensivste Hemmwirkung bei Kettenlängen von C_{12} und C_{14}. Dies ist offenbar auf die starke Oberflächenaktivität sowie auf die intensive Permeationswirkung der Laurin- bzw. Myristin-Säure zurückzuführen.

Experimentell wurde geprüft, ob die beiden Antibiotica Nystatin und Trichomycin imstande sind, das Angehen einer experimentellen massiven Candida-Infektion bei Labortieren zu verhindern. 2 Tage nach peroraler Medikation von Nystatin bzw. Trichomycin wurden in einer Serie Kaninchen, in einer zweiten Serie Meerschweinchen mit einer Suspension von Candida albicans geimpft. Von den Kaninchen erhielten je fünf Exemplare 15 Mill. Candida-Keime i.v. Die tägliche Menge des Antimykoticums betrug 1 Mill. E Nystatin bzw. 100 000 E Trichomycin.

Sämtliche Kaninchen gingen innerhalb von 10 Tagen an Organcandidiasis bzw. Candidasepsis zugrunde. — Die Meerschweinchen wurden
intrakardial mit 1,5 Mill. Keimen von Candida albicans geimpft. Die
tägliche Menge des Antimykoticums betrug 500000 E Nystatin bzw.
25000 E Trichomycin. Das Ergebnis war bei beiden Antibiotica annähernd gleich, wobei innerhalb von 28 Tagen sechs Tiere bei Verabfolgung von Nystatin bzw. sieben Tiere bei Verabfolgung von Trichomycin
zugrunde gingen. Die restlichen überlebenden Tiere zeigten bei der
Sektion nach 56 Tagen lokalisierten Organbefall durch Candida, insbesondere der Niere und des Perikards. Es gelang somit mit beiden Antibiotica nicht, das Angehen einer massiven experimentell gesetzten
Candida-Infektion bei Kaninchen bzw. Meerschweinchen zu verhindern.

(Autoreferat).

**103. H. Teller-Berlin: Beobachtungen bei der Mikrosporietherapie mit
Griseofulvin. Mit 1 Textabbildung.**

Die Mikrosporie — gleichgültig ob durch Mikrosporon Audouini oder
-canis hervorgerufen — ist durch Griseofulvin heilbar.

Unterschiedlich sind bei Audouini-Infektionen die Angaben des
Schrifttums über die benötigten Behandlungszeiten und Dosierungen.
KRIK u. AJELLO sahen bei ihren 70 Patienten Heilungen schon nach
14 Tagen unter 250 mg täglich, in anderen Fällen benötigten sie wesentlich höher dosierend bis zu 100 Tagen. Als erfolgversprechendste Dosierung empfehlen sie mindestens 20 mg pro Kilogramm täglich.

PETTKER u. RIETH vermerken Behandlungszeiten von 18—40 Tagen
bei einer Tagesdosis von etwa 12,5 mg/kg.

Beeinflußt wird die Behandlungsdauer unter anderem durch Unterschiede im Ausmaß der Erkrankungsherde, in der Wachstumsgeschwindigkeit der Kopfhaare, der Dosierung sowie Abweichungen bei der
Heilungsbeurteilung. Während nämlich PETTKER u. RIETH bis zum
Schwinden der Fluorescenz im Wood-Licht behandelten, führten KRIK
sowie REISS und ihre Mitarb. die Therapie bis zum Vorliegen zweier in
wöchentlichem Abstand gewonnener negativer kultureller Befunde.
Negative Wood-Lichtbefunde erwiesen sich ihnen nicht als gleichbedeutend mit mykologischer Heilung. Dies können wir bestätigen, fanden wir doch bei zwei kindlichen Audouini-Infektionen des behaarten
Kopfes nach zehnwöchiger Therapie bei klinischer Heilung in im Wood-
Licht nicht fluorescierenden, sondern nur grau-weiß punktförmig auf-
leuchtenden *Kolbenhaaren* mikroskopisch leicht formveränderte Sporen
und Hyphen.

In dem einen Fall ließ sich daraus der Pilz kulturell anzüchten. Dieser
Befund wiederholte sich mikroskopisch bei dem einen Kind auch nach

erneuter dreiwöchiger Likudenbehandlung. Diesmal waren die Formveränderungen an den Pilzelementen (rechteckige Fragmentierung der Hyphen, unregelmäßig gestaltete und vergrößerte Sporen) noch auffälliger.

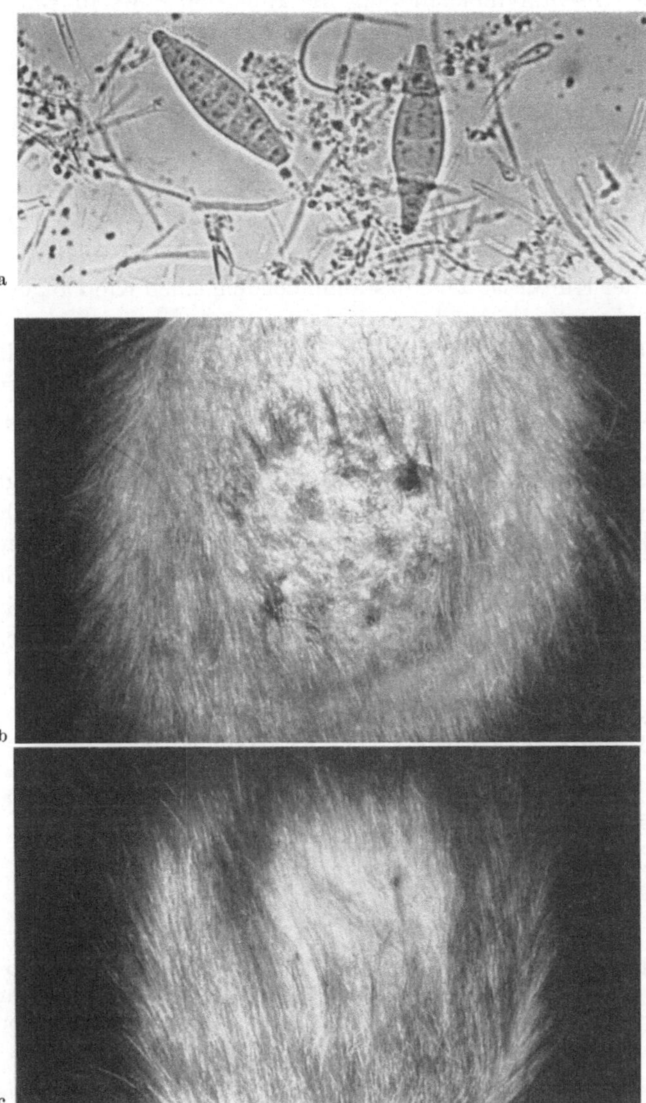

Abb. 1 a—c. Mikrosporon canis-Infektion des behaarten Kopfes a Kulturpräparat. Vielkammerige Spindelsporen; b Kopfherd vor Griseofulvin; c Kopfherd 6 Wochen nach Griseofulvin geheilt

Eine Erklärung für das Sistieren des Pilzbefalls in den Kolbenhaaren ergibt sich aus der Tatsache, daß diesen der entscheidende antimykotische Einfluß durch griseofulvinhaltige, gesund nachwachsende Haarsubstanz fehlt. Bei langsamen Haarwachstum kann die Ausstoßung solcher pilzhaltigen Beethaare bis zu 3 Monaten dauern. Erfolgt noch unter der Griseofulvinbehandlung die Infektion eines in Entwicklung begriffenen Beethaares, so können diese 3 Monate überschritten werden. Zur Auffindung derartiger Restherde ist eine sehr gründliche Kontrolle unerläßlich.

Unter dem Eindruck der besonders günstigen Ergebnisse von PETTKER u. RIETH, die ihre Fälle 3 Monate nach Behandlungsabschluß rezidivfrei sahen, *stellt sich die Frage, ob die bei unseren Patienten nach 10- bzw. 13 wöchiger Behandlungsdauer beobachteten, mit degenerativen Pilzelementen durchwachsenen Kolbenhaare die Fortführung der Behandlung erfordert hätten.* In der Kultur ist der Pilzstamm bei dem einen Kind angewachsen. Ob er auch in vivo imstande gewesen wäre, ein infektionsfähiges Rezidiv herbeizuführen, muß offenbleiben. KRIK u. AJELLO sahen allerdings Fälle, die im Wood-Licht wieder positiv wurden und neue Erkrankungsherde zeigten. Wir haben aus Sicherheitsgründen so lange behandelt, bis sich auch die pilzbefallenen Kolbenhaare abgestoßen hatten.

Die besonders günstigen Erfahrungen des Schrifttums bezüglich der Mikrosporon canis-Infektionen, bei denen ziemlich einheitlich sechswöchige Behandlungszeiten vermerkt werden, können wir in einem Fall (Abb. 1 a—c) bestätigen. Da diese Mikrosporieform eine erhebliche Selbstheilungstendenz hat, stellt sie für die noch immer recht kostspielige Griseofulvinbehandlung keine eindeutige Indikation dar.

Literatur

PETTKER, K., u. H. RIETH: Z. Haut- u. Geschl.-Kr. **28**, 177 (1960).
REISS, F., L. KOMBLEE, B. GORDON u. J. VILLAFANC: im Druck.
RIETH, H.: Mycosen **2**, 89 (1959).
TELLER, H., u. F. SCHÖNKNECHT: Z. Haut- u. Geschl.-Kr. **28**, 160 (1960); hier auch
  weiteres Schrifttum.

Aussprache

E. Langer-Berlin: Bestätigung der Befunde von TELLER an Hand eigener Beobachtungen an 17 Mikrosporie-Fällen (M. Audouini). In der 12. Behandlungswoche (4 × $^1/_2$ Tbl.) sind noch immer pilzhaltige Kolbenhaarstrümpfe vorhanden, die sich bei der Wood-Lichtuntersuchung als leuchtende Punkte manifestieren.

F. Doepfmer-Bonn: Wir behandelten zwölf Kinder mit nur durch Mikrosporum Audouini hervorgerufener Mikrosporie in einem Krüppelheim. Vor der Griseofulvin-Ära waren diese Kinder zum Teil stationär mehrere Monate lang erfolglos mit wiederholten Röntgenepilationen oder Thalliumepilationen behandelt worden. Wir verabreichten nur 28 Tage lang 2 × 250 mg Griseofulvin täglich und sahen bei 5 Monate langer, alle 4 Wochen vorgenommener Nachkontrolle in diesem Krüppelheim nur eine Neuinfektion und eine Reinfektion.

104. H. Rieth, H. Schreiner, W. Meinhof, M. Thianprasit, K.-H. Höf-ling und **H. H. Heunert**-Hamburg/Göttingen: **Wachstums- und Frucht-bildungsvorgänge bei Sproß- und Fadenpilzen.** (Film.)

Im ersten Teil sind die typischen Wachstumsvorgänge und die Sporenbildung bei folgenden Cryptococcaceenarten im Zeitrafferverfahren dargestellt: Cryptococcus neoformans, Candida albicans und Trichosporon cutaneum. Die Aufnahmegeschwindigkeit beträgt in den meisten Fällen zwischen ein und vier Bildern pro Minute, die Vorführgeschwindigkeit ist 24 Bilder pro Sekunde.

Die sogenannten ,,tanzenden Innenkörperchen'' sind mit Normalfrequenz (24 Bilder pro Sekunde) aufgenommen und lassen deutlich die Protoplasmaströmungen erkennen.

Es läßt sich gut erkennen, wie sich aus den runden bis ovalen Blastosporen die langgestreckten Pseudomycelzellen bilden und wie sich schließlich echtes Mycel entwickelt, in dessen röhrenartigen Fäden sekundär Septen entstehen.

Die einzelnen Phasen der Chlamydosporenbildung sind in allen Einzelheiten dargestellt und lassen die zeitlichen Abläufe wie die Relation der Strukturen zueinander wesentlich besser begreifen, als es in unbewegten Darstellungen der Fall sein kann.

Im zweiten und dritten Teil waren Ausschnitte aus Filmen über *Mikrosporum* gypseum und *Aspergillus fumigatus* zu sehen, die noch in Arbeit sind und die vegetative Vermehrung zum Gegenstand der kinematographischen Untersuchung haben.

Symposion 4

Sonnabend, den 21. Mai 1960

Nachmittags

im Hörsaal der Universitäts-Haut- und Augenklinik

Die klinische Bedeutung der Biochemie des Spermaplasmas

Leiter: W. Nikolowski-Tübingen; W. Kiessling-Heidelberg

105. W. Nikolowski-Tübingen: Einleitung.

Die Tatsache, daß in den Kulturländern der Erde etwa 10—20 % aller Ehen ungewollt kinderlos bleiben und daß in 30—50 % aller Fälle einer derartigen Kinderlosigkeit ursächlich der männliche Partner in Frage kommt, ist wohl ein wesentlicher Grund dafür gewesen, daß gerade während der Nachkriegsjahre die Fragen der Fertilität des Mannes von den verschiedensten Seiten und in ständig sich mehrendem Umfange bearbeitet werden[18].

Nach einer Auskunft des statistischen Bundesamtes gab es im Zeitpunkt der Volkszählung vom 13. 9. 1950 im Bundesgebiet (ohne Berlin und ohne Saarland) 10787000 Ehen — davon 2449000 = 22,7 % ohne lebend geborene Kinder. Ende 1957 wurden in der Bundesrepublik (ohne Berlin und Saarland) 13903000 Männer im Alter zwischen 18 und 60 Jahren, davon 6627000 Männer zwischen 20 und 40 Jahren gezählt. Legt man die Geburtenzahlen zugrunde, so wäre das Maximum der Zeugungsfähigkeit der Altersgruppe um 29 Jahre zuzuordnen; denn hier treffen 124,6 Geburten auf 1000 Männer.

Wenn man von den genannten Zahlen ausgeht und schätzt, daß etwa bei 5 % aller Männer die Zeugungsfähigkeit aufgehoben oder zumindest beeinträchtigt ist, so ergibt sich für die bezüglich der Fortpflanzung wichtigste Altersgruppe der 20—40 Jährigen, daß sicherlich mehr als 300000 Männer in der Bundesrepublik behandlungsbedürftig sind und daß hiervon etwa 10 % = 30000 durch geeignete therapeutische Maßnahmen bis zur Befruchtungstüchtigkeit gebracht werden könnten.

Die Forderung, daß in sterilen Ehen nicht nur die Frau, sondern auch, und zwar nach Möglichkeit zuerst, der Mann untersucht und gegebenenfalls behandelt wird, genießt heute wohl allgemeine Anerkennung, und die Zusammenarbeit zwischen Gynäkologen, Endokrinologen, Urologen und Dermato-Venerologen kann in Deutschland als gut bezeichnet werden.

Obwohl sich die Fertilität bzw. Sterilität beim Manne in der Regel leichter und einfacher feststellen läßt als bei der Frau, hat sich doch die einschlägige Untersuchungsmethodik während der letzten Jahrzehnte so ausgeweitet und differenziert, daß zumindest eingehende Untersuchungen an Spezialkliniken gebunden sind.

Unterteilt man das Beobachtungsgut der zwecks Untersuchung auf Zeugungsfähigkeit die Klinik aufsuchenden Männer, so ergibt sich für die Jahre 1946 bis 1959 in Tübingen etwa folgende Aufgliederung nach Ursachen[19].

A. Hodendysfunktion — ca. 70%
  1. exkretorische Insuffizienz — ca. 67%
    a) Allgemeinkrankheiten — 3— 5%
      davon Zustand nach Dystrophie (nur bis 1951/52) — >50%
    b) Infektionskrankheiten — 30—40%
      davon Mumps — >25%
    c) Traumen — 8—10%
      davon Sportverletzungen — ~ 10%
    d) Rö-, UV- oder Wärmeschäden ca. — 1%
    e) Operationen in der Genitalregion — 10—12%
      davon Hernien-Operationen — >90%
    f) zentralnervöse Schädigungen — 10—15%
      v. a. Hirnverletzungen (seit 1954/55 im Abnehmen)
    g) Sonstiges — 1— 2%
  2. inkretorische Insuffizienz — ca. 1%
  3. exkretorisch-inkretorische Insuffizienz — ca. 1— 2%

B. Entzündliche (Rest-) Zustände in den abführenden Samenwegen — ca. 5%
  1. spezifisch — ca. 1%
  2. unspezifisch — ca. 4%

C. Obliteration — ca. 25%
  1. kongenitale Fehlbildungen — ca. 0,1%
  2. Tuberkulose — ca. 1%
  3. Gonorrhoe (in ständiger Abnahme) — ca. 6%
  4. unspezif. Infektionen (in Zunahme) — ca. 15%
  5. nach Vasektomie — ca. 3%

Wenn wir auch gleich von vornherein feststellen wollen, daß in der überwiegenden Mehrzahl der Fälle aller Männer, die uns wegen Kinderwunsches aufsuchen, die Diagnose an Hand von Anamnese, klinischem und Ejaculatbefund gestellt werden kann und allenfalls noch die Hinzunahme einer Hodenbiopsie zu erwägen ist, so bleibt doch eine Reihe von Fällen übrig, bei denen lediglich biochemische Untersuchungen des Seminalplasmas die gegebene Abwegigkeit aufklären[31]. Ganz abgesehen von diesem bereits heute für die Praxis nicht unwichtigen Gesichtspunkt kommt den Untersuchungen über den Chemismus des Seminalplasmas auf alle Fälle eine große zukünftige Bedeutung zu. Hoffen wir doch, gerade auf diesem Wege — unter gleichzeitigem Einbezug einer verfeinerten endokrinologischen Diagnostik — zukünftig einmal unsere Prognostik und unsere Therapiemöglichkeiten verbessern zu können.

Die morphologischen Daten des normalen und abnormen Ejaculates sind hier zu übergehen, während einige physikalische Daten doch wohl der kurzen Erwähnung verdienen, da sich gewisse Beziehungen zur Biochemie ergeben[7,19,32,33].

Die durchschnittliche Ejaculatmenge des im 3. und 4. Lebensjahrzehnt stehenden Mannes liegt bei 3,39 ml und schwankt zwischen 2,0 und 6,0 ml[16,17]. Gerade für die erste Orientierung wie auch für denjenigen, dem kein Laboratorium zur Verfügung steht, ist es wichtig zu wissen, daß das Volumen — ähnlich wie die Fructose, Phosphatase, Citronensäure usw. — mehr oder weniger androgenabhängig ist, — mit anderen Worten: gerade der praktische Arzt kann sich an Hand von Ejaculatmenge und Größe, Konsistenz sowie Oberflächengestaltung der Prostata ein ungefähres Urteil darüber bilden, ob die Produktion des männlichen Hormons normal ist.

Das färberische Verhalten des Ejaculates erlaubt solche Rückschlüsse wohl nicht — eher schon der Geruch; denn es ist doch immer wieder sehr auffällig, wie unter einer Testosteronmedikation der auf das Sperminphosphat zu beziehende kastanienblütenartige Geruch intensiviert wird.

Hinsichtlich der Konsistenz wäre nur zu sagen, daß sowohl ein von vornherein sehr dünnflüssiges als auch ein nach etwa 20 min noch völlig unverflüssigtes Ejaculat den Schluß auf eine mangelnde Befruchtungstüchtigkeit zulassen. Der für das normale Sperma so charakteristische Konsistenzwechsel ist vorerst in biochemischer Hinsicht wohl noch nicht hinreichend untersucht (vgl. z. B. Oettlé[28]: Keine Gerinnung *nach* der Ejaculation; Kaulla u. Shettles[8]: Fibrinolytisches System im Samen; dieselben[9]: sehr hohe thromboplastische Fähigkeit der Samenflüssigkeit; vgl. auch[1]).

Die Wasserstoffionenkonzentration liegt bei einem p_H von 7,2—7,39, wobei sich jedoch bei längerem Stehen wie bei jedem organischen Substrat eine Verschiebung zum Alkalischen — späterhin durch die bei der Fructolyse auftretende Milchsäure wiederum eine rückläufige Änderung bemerkbar macht, weswegen bei den Bestimmungen der Fructolyse ein Phosphatpuffer zuzugeben ist. Joel schlägt vor, die Wasserstoffionenkonzentration bei der Differentialdiagnose der Aspermie zur Anwendung zu bringen. Bei Verschluß bzw. Aplasie der ableitenden Samenwege liegen die Werte bei einem p_H von 6,3—6,5, gleichen also denen des Prostatasekretes, während sie bei der exkretorischen Insuffizienz der Norm entsprechen.

Das spezifische Gewicht beträgt 1020—1040.

Über die chemische Zusammensetzung wissen wir bis heute etwa das folgende[10,11]: Die Trockensubstanz beträgt 10—20%, wovon 1—2% Salze, 8—10% organische Substanzen, 2—6% Proteine und 0,21% ätherlösliche Substanzen darstellen.

Proteine finden sich zwischen 1,58—1,80 g, Aminosäuren zu 31 bis 56 mval/l, Reststickstoff 55—88 mg-%, Harnstoff bei 70 mg-%; Kohlenhydrate: Glucose bei 10 mg-%, Fructose bei 120—400 mg-%, Inosit bei 100—200 mg-%; organische Säuren 400—600 mg-%; Milchsäure zwischen 30—50 mg-%; Citronensäure zwischen 140—650 mg-%; Cholesterin bei 80 mg-%.

Des weiteren findet man Phosphor, Chloride, Calcium, Natrium, Kalium, Kohlendioxyd und schließlich Hyaluronidase und Phosphatase.

Es ist Sinn und Aufgabe dieses Symposiums, über alle genannten und gegebenenfalls auch über nicht erwähnte Substanzen und deren Bedeutung für die Klinik frei zu diskutieren. Jedoch wurden zu den wichtigsten Punkten einige mit der betreffenden Materie besonders vertraute Kollegen ausdrücklich zur Diskussion gebeten. Das gilt namentlich bezüglich des Fructose- und Inositgehaltes, bezüglich der glykolytischen Fermente, des Citronensäure-, Eiweiß-, Aminosäure- und Zinkgehaltes, der Wasserstoffionenkonzentration und der Phosphataseaktivität.

Gerade letztere, nämlich die Bestimmung der sauren Phosphatase im Seminalplasma wurde in Tübingen bereits 1946 in Zusammenarbeit mit OHLMEYER, Physiologisch-chemisches Institut (Direktor: Prof. Dr. BUTENANDT) aufgenommen und — abgesehen von einer Fülle von Sammelejaculaten — 248 genau auswertbare Einzelejaculate, davon 26 bei wiederholter Untersuchung und 166 mit vollständigen anamnestischen und klinischen Daten sowie 15 Spermatocelen- und 2 Hydrocelenpunktate untersucht.

Methodik. Das Ejaculat wird 10 min bei 4000 Touren zentrifugiert, dekantiert, mit Wasser 1:700 verdünnt und in den Bestimmungsansatz gegeben.

Ansatz. 0,03 mol glycerin-phosphorsaures Kalium (Merck) 0,3 cm³, 0,03 mol Citrat-HCl-Puffer (gleiche Teile von 0,7 cm³, 105,04 g Citronensäure + 100 cm³ n NaOH auf 500 cm³ H_2O einerseits sowie andererseits n 10 HCl, so daß ein p_H von 3,7 gewährleistet ist). Ejaculat 0,1 cm³, Aqua. dest. 1,4 cm³, Gesamtvolumen 2,5 cm³, Temperatur 37,0°, Reaktionszeit 30 min.

Anschließend colorimetrische Bestimmung des durch das Ferment aus Glycerin-Phosphat abgespaltenen Phosphor mit dem Photozellen-Colorimeter (HELLIGE) nach Zugabe von Eikonogen, schwefelsaurem Ammonium-Molybdat und Wasser zum Reaktionsgemisch, wobei Blaufärbung erfolgt. Als Ergebnis werden diejenigen Mengen Phosphor, ausgedrückt in γ P_2O_5 angegeben, die unter diesen Bedingungen als Mittelwert aus mindestens vier Einzelbestimmungen gefunden werden.

Es handelt sich um eine Phosphormonesterase, die ihr Wirkungsoptimum bei einem p_H von 5,0 bis 5,5 entfaltet, die sich durch Magnesiumionen aktivieren und durch Fluorionen hemmen läßt.

Die Phosphatasebildung in der Prostata steht in Korrelation zur inkretorischen Funktion des Hodens. Der Phosphatasegehalt der Prostata steigt von präpuberalen Werten von etwa 5 ($= 0,3\ \gamma\ P_2O_5$) während der Reifejahre auf etwa 75 King-Armstrong-Einheiten ($= 5\ \gamma$ P_2O_5) und beträgt beim Erwachsenen 500—2500 KE-E ($= 30—150\ \gamma$ P_2O_5) (vgl. Anmerkung).

Der Phosphatasegehalt der Vorsteherdrüse übersteigt damit bei weitem die entsprechenden Werte aller anderen Organe[14,29]. Im Ejaculat werden noch höhere Werte (bis 4000 KE-E $= 250—300\ \gamma\ P_2O_5$) gemessen, was wohl durch die Beimengungen von in den Bläschendrüsen gebildeten Phosphatasen bedingt sein dürfte[3-6,12,13].

Es läßt sich bestätigen, daß die höchsten Phosphatasewerte bei Männern im 4. Lebensjahrzehnt gefunden werden[2], daß ein fehlender Ejaculatgeruch namentlich bei niederen Phosphatasewerten auftritt, dagegen nicht, daß besonders große Ejaculatmengen mit einer hohen Phosphataseaktivität einhergehen. Konsistenzwechsel und Farbe lassen keine Beziehungen erkennen[20,21].

Hinsichtlich der Motilität ergibt sich, daß Aufhebung oder starke Beeinträchtigung der Bewegungsäußerungen namentlich bei einer niedrigen Phosphataseaktivität gesehen werden, während ein Zusammenhang zwischen Phosphatasegehalt und Gesamtzahl der Spermien nicht feststellbar ist.

Im morphologischer Hinsicht ist es immerhin bemerkenswert, daß am wenigsten abnorme Formen bei Mittelwerten gefunden werden, während abweichende und abnorme Spermienformen mit fallender oder steigender Phosphataseaktivität deutlich vermehrt gesehen werden[4].

Es wird immer wieder betont, daß der Phosphatasegehalt des Individuums — abgesehen von dem oben erwähnten Anstieg während der Reifejahre — relativ konstant bleibt, wenn keine Medikation erfolgt. Diese Angabe besitzt aber offenbar keine für eine klinische Diagnostik gegebenenfalls verwertbare allgemeine Gültigkeit, wie dies aus den eigenen Untersuchungen hervorgeht[22,27]. Auch tritt nach Gabe von männlichem Keimdrüsenhormon entgegen der Erwartung keineswegs stets ein deutlicher Anstieg ein. Ähnliches gilt für die Verabfolgung von Tokopherol. Bei kurz aufeinander folgenden Ejaculationen findet man

---

Anmerkung. Eine Umrechnung der verschiedenen für die Phosphataseaktivität angegebenen Einheiten ist nur annäherungsweise möglich (vgl. Übersicht im Biochemischen Taschenbuch). Es ergibt sich für die hier angewandte Methode etwa folgende Beziehung: $100\ \gamma\ P_2O_5 \sim 500$ Bodansky-Einheiten $\sim 1250—1500$ King-Armstrong-Einheiten[30].

hinsichtlich der Spermien im II. Ejaculat kaum einen quantitativen und qualitativen Abfall, da eben die Samenspeicher entleert werden, während bei einer III. Ejaculation doch eine deutliche quantitative und qualitative Minderung erfolgt. Die Phosphataseaktivität sinkt demgegenüber bereits bei der II. Ejaculation deutlich ab und hat sich nach 24 Std noch nicht, sondern etwa erst nach 72 Std, normalisiert. Abnahme der Ejaculatmenge, Verminderung des spezifischen Geruches und Minderung der Phosphatase sprechen doch wohl für eine vorübergehende Erschöpfung des Prostataparenchyms, was man gerade bei Ratschlägen zur vita sexualis in der Zeit des Konzeptionsoptimums nicht vernachlässigen sollte.

Der Phosphatasegehalt des Ejaculats zeigt des weiteren eine Abhängigkeit von örtlichen entzündlichen Krankheitszuständen. Im akuten Stadium kann man sowohl erhöhte als auch erniedrigte Werte finden, im chronischen Stadium offenbar stets nur niedrige Zahlen, z.B. auch bei der Prostatorrhoe[23]. Beachtlich erscheint, daß bei Erkrankung an Parotitis epidemica um so geringere Werte gefunden werden, in je jüngerem Alter die Mumpsorchitis auftrat, mit anderen Worten, daß bei Mumps im Erwachsenenalter — wie wohl allgemein anerkannt — praktisch nie ein inkretorischer Dauerschaden resultiert[25].

Fernerhin scheinen besonders hohe Werte auch bei zentralnervösen Krankheitszuständen vorkommen zu können. Das eigene Beobachtungsgut stützt sich hier allerdings nur auf Einzelfälle[25].

Schließlich ist noch die Phosphataseaktivität im Punktat von Spermatocelen und Hydrocelen zu erwähnen. Sie lag bei den eigenen Untersuchungen zwischen $0-7\,\gamma\,P_2O_5$ (gegenüber durchschnittlich $100-200\,\gamma\,P_2O_5$ im Ejaculat). Da in mehreren Fällen lebhaft bewegliche Spermien nachgewiesen werden konnten, dürfte hiernach wohl eine unmittelbare Beziehung zwischen Motilität und Phosphataseaktivität nicht bestehen[26].

Die Bedeutung der Prostata- bzw. Ejaculatphosphatase ist bis heute noch nicht aufgeklärt. Vermutlich spielt sie eine wesentliche Rolle beim Befruchtungsvorgang. Als gesichertes Wissen kann gelten, daß die (saure) Phosphatase aus der Adenosintriphosphorsäure die gesamte Phosphorsäure abspalten kann, während sie offenbar diphosphorylierte Hexosen und Pyrophosphat nicht oder kaum angreift. Vielleicht besteht ihre Hauptaufgabe darin, die den Samenblasen entstammende Cholinphosphorsäure aufzuspalten[15]; denn innerhalb von 20 min nach der Ejaculation steigt der Wert an freier Phosphorsäure im Spermaplasma von 10 auf 60 mg-%.

Zusammenfassend ist daher bezüglich der Phosphataseaktivität des Spermaplasmas festzustellen, daß ihrer Bestimmung zunächst eine klinische Bedeutung nicht zuerkannt werden kann, da die erhaltenen

Werte eine zu große Schwankungsbreite aufweisen. Allein bei der chronischen Prostatitis kann die Bestimmung als zuverlässiges Hilfsdiagnosticum Verwendung finden.

Unabhängig hiervon sollten derartige Untersuchungen aber wenigstens an einzelnen Instituten fortgesetzt werden, da sicherlich für die Fertilitätsforschung insgesamt hier unter Umständen wesentliche Ergebnisse zu erwarten sind. Es dürfte doch wohl kaum ein Zufall sein, daß ausgerechnet die Vorsteherdrüse das phosphatasereichste Organ des menschlichen Körpers darstellt.

Literatur

[1] Bunge, R. G., and J. K. Sherman: Fertil. and Steril. **5**, 353 (1954).

[2] Burgen, A. G.: Lancet **1947** I, 329.

[3] Gutman, A. B., and E. B. Gutman: Amer. J. Cancer **28**, 485 (1936).

[4] Gutman, A. B., and E. B. Gutman: Proc. Soc. exp. Biol. (N.Y.) **39**, 529 (1938).

[5] Gutman, A. B., and E. B. Gutman: Proc. Soc. exp. Biol. (N.Y.) **41**, 277 (1939).

[6] Gutman, A. B., and E. B. Gutman: Endocrinology **28**, 115 (1941).

[7] Joel, Ch. A.: Studien am menschlichen Sperma. Basel: B. Schwabe 1953.

[8] Kaulla, K. N., and L. B. Shettles: Proc. Soc. exp. Biol. (N.Y.) **83**, 692 (1953).

[9] Kaulla, K. N., and L. B. Shettles: Fertil. and Steril. **7**, 166 (1956).

[10] Kimmig, J.: Die Biochemie d. menschl. Spermaplasmas. In: 1. Symposion d. Dtsch. Ges. Endokrin. Berlin, Göttingen, Heidelberg: Springer 1955.

[11] Kimmig, J.: Fertilität d. Mannes u. Fragen d. künstl. Insemination. Z. Urol., Sonderband 1955.

[12] Kirk, J. E.: J. Geront. **3**, 98 (1948).

[13] Kirk, J. E., A. Eisenstein and C. M. Mc. Bryde: J. clin. Endocr. **12**, 338 (1952).

[14] Kutscher, W., u. H. Wolbergs: Hoppe-Seylers Z. Physiol. Chem. **236**, 239 (1935).

[15] Lundquist, F.: Acta physiol. scand. **25**, 178 (1952).

[16] MacLeod, J.: Fertil. and Steril. **1**, 347 (1950).

[17] MacLeod, J.: Fertil. and Steril. **2**, 115 (1951).

[18] Nikolowski, W.: Medizinische **1953**, 531.

[19] Nikolowski, W.: Die Zeugungsfähigkeit des Mannes und ihre Störungen. In: Dermatologie u. Venerologie, hrsg. von Gottron u. Schönfeld. Stuttgart: Thieme (z.Z. im Druck).

[20] Nikolowski, W.: Derm. Wschr. **120**, 132 (1949).

[21] Nikolowski, W.: Derm. Wschr. **120**, 237 (1949).

[22] Nikolowski, W.: Z. Urol. **43**, 94 (1950).

[23] Nikolowski, W.: Z. Urol. **43**, 233 (1950).

[24] Nikolowski, W.: Dtsch. med. Rdsch. **1950**, 85.

[25] Nikolowski, W.: Med. Wschr. **3**, 843 (1949).

[26] Nikolowski, W.: Z. Urol. **42**, 110 (1949).

[27] Nowakowski, H., u. H. Schmidt: Schweiz. med. Wschr. **1959**, 1204.

[28] Oettlé, A. G.: Fertil. and Steril. **5**, 227 (1954).

[29] Ohlmayer, P.: Hoppe-Seylers Z. Physiol. Chem. **282**.

[30] Rau, N.: Biochemisches Taschenbuch. Hrsg. von Rau. Berlin, Göttingen, Heidelberg: Springer 1956.

[31] Schirren, C.: Derm. Wschr. **141**, 228 (1960).

[32] Tonutti, E., O. Weller, E. Schuchardt u. E. Heinke: Die männliche Keimdrüse. Stuttgart: Thieme 1960.

[33] Vasterling, H. W.: Praktische Spermatologie. Stuttgart: Thieme 1960.

106. W. Kiessling-Heidelberg: Einleitung.

Zweifellos hat von allen biochemischen Untersuchungen des Ejaculates die Bestimmung der Initialfructose und des Fructoseverbrauches (die sogenannte Fructolyse) bisher die größte und unumstrittenste klinische Bedeutung gewonnen.

Nur vereinzelte Autoren, wie Tulzer für den Bereich der Humanmedizin sowie Ullner u. Schmitz als Veterinärmediziner beurteilen die praktische Bedeutung der Fructosebestimmung in der Samenflüssigkeit als gering.

Tulzer gibt der morphologischen Untersuchung, insbesondere dem Nativpräparat, allenfalls in Verbindung mit dem sogenannten Postcoital-Test nach Sims-Huhner und dem sogenannten Invasionstest nach Miller-Kurzrock den Vorzug.

Offenbar verfügt aber Tulzer hinsichtlich der Fructosebestimmung nicht über ein so großes und vielfältig ausgewertetes Material wie andere Autoren, besonders Eichenberger u. Goossens; Gropper u. Nikolowski; Kimmig; Schirren u. Nowakowski.

Eigene Untersuchungen mit 1300 Fructosebestimmungen bestätigen im wesentlichen die Ergebnisse dieser Autoren.

Mann konnte 1946 nicht nur nachweisen, daß es sich bei dem im Samenplasma vorkommenden Zucker um Fructose (Methylphenyl-Fructoseosazon) handelt, sondern er zeigte weiterhin, daß *beim Menschen* die Fructose hauptsächlich in den Samenbläschen synthetisiert wird und daß ihre Bildung von der Anwesenheit des männlichen Keimdrüsenhormons Testosteron abhängig ist.

In diesem Zusammenhang verdient eine eigene Beobachtung Erwähnung, die zeigt, daß offenbar auch die NNR-Androgene in der Lage sind, an der Fructosynthese mitzuwirken. Voraussetzung ist, daß sie in pathologisch gesteigerter und vielleicht auch veränderter Form auftreten. Bei unserem Fall handelt es sich um einen 34jährigen Mann mit adrenogenitalem Syndrom (AGS) als Folge einer angeborenen NNR-Hyperplasie, der den Endokrinologen der Medizinischen Poliklinik Heidelberg, Bahner u. Schwarz, seit langem bekannt ist. Seine Schwester leidet ebenfalls an einem AGS. Der Patient, dessen 17-Ketosteroidausscheidung hoch ist, zeigte im Ejaculat bei wiederholter Untersuchung Spermienzahlen um 30 Mill./ml. Die Fructosewerte lagen zwischen 1100—1200 γ/ml. Eine Hodenbiopsie konnte bisher nicht durchgeführt werden. Wenn die Annahme der Endokrinologen, daß bei derartigen Fällen die Leydig-Zellfunktion darniederliegt, richtig ist, bleibt eigentlich nur der obengenannte Schluß übrig. Dann wäre der diagnostische Wert der Fructosebestimmung allerdings etwas eingeschränkt.

Soweit heute bekannt, ist die physiologische Aufgabe der Fructose im Ejaculat die eines *Energiespenders* für die Bewegung der Samenzellen.

Aus den vom Biochemiker erarbeiteten Grundlagen zogen Kliniker — vorwiegend die oben zitierten Autoren — folgende Schlüsse:

1. Der *initiale Fructosegehalt* der Samenflüssigkeit (spätestens 1 Std nach der Ejaculation und frühestens nach vollständiger Verflüssigung des Ejaculates bestimmt) erlaubt einmal eine Beurteilung des Funktionszustandes der Bläschendrüsen und gibt weiter — da die Produktion des männlichen Keimdrüsenhormons durch die Leydigschen Zwischenzellen als erwiesen gelten kann — Auskunft über die Funktion dieser Zellen. Neben dem klinischen Befund (sekundäre Geschlechtsmerkmale, Genitale, Prostatagröße) und der Ejaculatmenge, die ja auch Rückschlüsse auf die Androgenproduktion zuläßt, ist die Bestimmung der Initialfructose eine für die Erfassung der *endokrinen* Hodenfunktion unerläßliche und relativ einfach durchzuführende Untersuchungsmethode, die auch nicht durch Hormonanalysen im Urin ersetzt, sondern nur ergänzt werden kann. Wichtig erscheint dabei der Hinweis von Heinke (siehe bei Tonutti), daß relativ kleine Androgenmengen für eine maximale Stimulierung der Samenbläschenfunktion ausreichen. Eine quantitative Aussage über die Höhe der Androgenproduktion wäre demnach nicht möglich.

2. Die in verschiedenen Zeitabständen, einmalig oder mehrmals *wiederholte Fructosebestimmung* — z.B. nach 1—5 Std — hat eine völlig andere Bedeutung. Sie läßt durch Messung des Fructoseverbrauches — der sogenannten Fructolyse — den Motilitätsgrad der Samenzellen ziemlich exakt definieren. Ein sogenannter „Fructolyseindex" gibt den Fructoseabbau durch eine bestimmte Spermienmenge in einer bestimmten Zeiteinheit an. Durchschnittlich werden in 1 Std von 40 Mill. Spermien/ml etwa 50—60 γ, von 40—100 Mill. Spermien/ml etwa 140 γ und von über 100 Mill. Spermien/ml bis über 270 γ/ml Fructose verbraucht.

C. Schirren fand bei Untersuchungen an über 1300 Patienten mit Oligo-, Hypozoo- und Normospermie, daß zur Fructolyse nur morphologisch normalkonfigurierte Samenzellen befähigt sind.

Soweit wir sehen, haben sich eine Reihe von Klinikern dazu entschlossen, die wiederholte Fructosebestimmung in die andrologische Untersuchung einzubeziehen, obwohl damit natürlich ein größerer zeitlicher und labortechnischer Aufwand verbunden ist als mit der einmaligen Bestimmung der Initialfructose.

Unsere eigenen Untersuchungen zeigten, daß zur Bestimmung der Initialfructose die einfachere, auch von Gropper u. Nikolowski verwendete, auf der colorimetrischen Fruchtzuckerfarbreaktion von Seliwanoff basierende Methode von Roe, ausreicht. Voraussetzung für die Verwertbarkeit ist die alsbaldige Verarbeitung nach der Verflüssigung des Ejaculates.

Da sich aus dieser Bedingung Schwierigkeiten im heutigen, durch Personalmangel gekennzeichneten Routinebetrieb ergeben können, arbeitete GROPPER eine Methode aus, die es ermöglicht, Ejaculate aufzuheben, zu sammeln und zu einem Zeitpunkt der Wahl zu verarbeiten. Er konnte zeigen, daß durch Einfrieren der Ejaculate im Dewar-Gefäß mittels festem Kohlensäure-Alkoholgemisch bei einer Temperatur von -70 bis $-80°C$ der Fructosegehalt auch nach 120 Std noch dem Initialwert entsprach. Die Auftauung erfolgte in einem Wasserbad von $20°C$. Nachuntersuchungen anderer Autoren mit dieser Methode sind uns noch nicht bekannt geworden.

Zur Bestimmung der Fructolysewerte ist die auf dem grundsätzlich gleichen Prinzip der colorimetrischen Fruchtzuckerfarbreaktion beruhende Modifikation von DAVIS/MC CUNE erforderlich. Ein Zusatz von 0,5 mg kristallinem Penicillin und 0,1 cm³ $^1/_4$ Mol Phosphatpuffer auf 1 ml Sperma zur Erhaltung eines konstanten p_H-Wertes von 7,4 erweist sich dabei als unerläßlich. Auf methodische Einzelheiten kann in diesem Rahmen nicht eingegangen werden, nur soviel sei gesagt:

Auf den Penicillinzusatz kann nicht verzichtet werden, da sonst durch Bakterienwachstum eine Fructolyse eintritt, wie EICHENBERGER u. GOOSSENS schon 1950 feststellten. Allerdings waren sie der Meinung, daß sich die bakterielle Fructolyse erst nach 8—10 Std manifestiere, während nach der Auffassung von SCHIRREN schon in den ersten Stunden eine bakterielle Fructolyse stattfinden kann. Der Phosphatpuffer verhindert die eingangs erwähnte Verschiebung des p_H-Wertes durch die bei der Fructolyse entstehende Milchsäure. Vergleichende Fructoseuntersuchungen mit abgestuften p_H-Werten liegen unseres Wissens aber noch nicht vor.

Die Aufbewahrung des Samens zur Fructolysebestimmung geschieht im Wasserbad oder Brutschrank bei $37—38°C$ in sterilen Sedimentröhrchen.

Diese Fructose- und Fructolysebestimmung wird von einer routinierten technischen Assistentin mit einem Zeitaufwand von etwa *1 Std* durchgeführt. In einem Arbeitsgang können bis zu zehn Bestimmungen angesetzt werden. Die Berechnung der Fructose im Ejaculat erfolgt in Milligrammprozent oder in γ/ml. In der letzten Zeit haben wir uns der Meinung C. SCHIRRENs angeschlossen, der aus Zweckmäßigkeitsgründen die Angabe in Milligrammprozent ablehnt, weil die Ejaculatmenge ja nur wenige Milliliter beträgt.

Bei der Angabe der Fructose-Normalwerte ist eine Berücksichtigung des Alters des Patienten angezeigt. Unter Außerachtlassung des Altersfaktors schwanken die Normwerte nämlich etwa zwischen 300 und

5000 γ/ml, als Durchschnittswerte müssen wohl 1200—4000 γ/ml angenommen werden.

Mit dem Problem der physiologischen Involution der männlichen Keimdrüsen im zunehmenden Alter und speziell der für eine Beurteilung der inkretorischen Hodenfunktion wichtigen Fructosebestimmung haben sich NOWAKOWSKI u. H. SCHMIDT (1957) sowie jüngst C. SCHIRREN befaßt. Sie konnten — erstere an 83 Patienten, SCHIRREN an 523 Patienten — einen kontinuierlichen und statistisch gesicherten Abfall der Initialfructose im Ejaculat von Normospermikern in vier bis fünf Altersgruppen nachweisen. Sie fanden folgende Durchschnittswerte in γ/ml:

Altersgruppe	NOWAKOWSKI	SCHIRREN
20—30	2800	2844
31—40	2000	2396
41—50	1800	1778
51—60	1300	2006 (!)
61—70	800	—

Auf die Divergenz von etwa 700 γ/ml in der Altersgruppe vom 51. bis 60. Lebensjahr muß hingewiesen werden.

Aus diesem Absinken des Fructosespiegels kann man auf eine Abnahme der Androgenproduktion der Leydig-Zellen mit zunehmendem Alter schließen, was erstens mit den erhobenen anatomischen Befunden einer Abnahme der Zahl und Größe dieser Zellen im Alter und zweitens mit der Feststellung übereinstimmt, daß durch Testosterongaben eine Normalisierung der Ejaculatfructose möglich ist.

Gleichzeitig stellten die genannten Autoren aber fest, daß diese „physiologische Altersinvolution" ausschließlich die inkretorische Hodenfunktion betrifft, während die Tubulusfunktion, gemessen an der Quantität und Qualität der Spermien weitgehend intakt bleibt.

Unseres Erachtens ist es daher nicht angebracht, von einem „*Klimakterium virile*" zu sprechen, zumal wohl jeder von uns eine Anzahl von Patienten in hohem Alter beobachtete, die auf Grund der andrologischen Untersuchung als zeugungsfähig bezeichnet werden mußten. DOEPFMER hat gerade jetzt über derartige Fälle berichtet.

Letzten Endes handelt es sich natürlich darum, wie man den Begriff „Klimakterium" („Wechseljahre") überhaupt definieren will. Falls er sich auf die Fortpflanzungsfunktion bezieht, die ja bei der Frau gesetzmäßig zwischen 40. und 55. Lebensjahr erlischt, beim Mann aber bis zum Tode erhalten bleiben kann, wäre es nicht geschickt, die Begriffe durch eine derartige Nomenklatur zu verwischen. Man müßte dann eben für die männlicheAltersinvolution eine andere Bezeichnung finden, sofern überhaupt ein Bedarf dafür besteht. In einem ähnlichen Sinne äußerte sich 1956 BELONOSCHKIN.

Anläßlich seiner Untersuchungen an *1742 Patienten* fand SCHIRREN darüber hinaus einen Zusammenhang zwischen Fructosegehalt und Samenzellenzahlen im Ejaculat, der sehr interessant ist. Der Fructosegehalt sank nämlich mit steigender Spermatozoenzahl in signifikanter Weise, besonders auffällig von 150 Millionen Spermien pro ml ab aufwärts. Während der durchschnittliche Fructosegehalt z.B. bei Spermienzahlen von 51—100 Mill./ml 2596 γ/ml betrug, war er zwischen 151 und 250 Mill./ml auf 1879 γ/ml abgesunken. Wichtig wäre in diesem Zusammenhang unseres Erachtens eine Untersuchung über die Beziehung zwischen Ejaculatgesamtmenge, Spermiengesamtzahl und Fructosegesamtwert.

Als Ursache für diesen Befund wird ein erhöhtes Angebot von Oestrogenen im Sperma mit Rückwirkung auf die Leydigschen Zwischenzellen diskutiert.

Eine Korrelation zwischen Fructosewert und Ejaculatmenge ergibt sich aus der Bedeutung des Keimdrüsenhormons für beide.

Andere Autoren, wie EICHENBERGER u. GOOSSENS sowie VASTERLING, konnten keinen Zusammenhang zwischen Anteil der beweglichen Spermien, Spermienmorphologie, Spermienzahl und der Initialfructose feststellen. GROPPER u. NIKOLOWSKI fanden bei einem hohen prozentualen Anteil normal geformter Spermien höhere und höchste Fructosewerte.

Naheliegend ist die Frage nach einem möglichen Zusammenhang zwischen *Blutzuckerspiegel* und dem Fructosespiegel im Ejaculat. Nach MANN u. PARSONS sowie VASTERLING ist die Fructosebildung in den Samenblasen indirekt auch vom Blutzuckerspiegel abhängig. Bei Diabetikern soll der Fructosespiegel synchrom mit dem Blutzuckerspiegel ansteigen, um nach Insulingaben wieder abzusinken.

Bei einem 39jährigen Diabetiker mit einem Blutzuckerspiegel von 250 mg-$^0/_0$ fanden wir einen hohen Fructosewert von 6000 γ/ml im normalen Ejaculat. Nachuntersuchungen an zehn Diabetikern mit verschieden hohem Blutzuckerspiegel zeigten dann allerdings keine gesetzmäßige Beziehung zwischen Fructose- und Blutzuckerspiegel.

Für eine endgültige Aussage sind ausgedehnte Untersuchungen an einem großen Krankengut erforderlich, z.B. in Zusammenarbeit mit einer Diabetiker-Zentrale. Theoretisch ist ein Einfluß des Blutzuckers auf die Fructosesynthese in den Samenblasen vorstellbar, wenn es zutrifft, daß das Epithel der Samenblasen durch ein Enzymsystem Glucose in Fructose umwandelt.

SCHÖFFLING untersuchte bei 36 Diabetikern mit *gestörter Keimdrüsenfunktion* die Fructose und fand bei 50$^0/_0$ sichere Erniedrigung der Fructosekonzentration im Ejaculat, woraus auf eine *inkretorische Hodeninsuffizienz* dieser Kranken geschlossen wurde, zumal eine Reihe von ihnen weitere klinische Zeichen einer derartigen Insuffizienz aufwiesen.

Bekanntlich waren vor der Insulinära Störungen der Potentia coeundi et generandi besonders regelmäßige Symptome des Diabetes mellitus und ein Diabetiker, der ein Kind zeugte, war selten. Wie die Untersuchungen von Schöffling zeigen, ist dieses Problem auch heute noch nicht gelöst. Bei 30 % seiner Fälle mußte auf Grund von Spermaanalysen und Hodenbiopsien auch auf eine Störung der *exkretorischen Hodenfunktion* geschlossen werden. Es ist allerdings dabei zu berücksichtigen, daß er nur *48 Patienten* untersuchte, die anamnestisch über eine *Störung der Sexualfunktionen* klagten. Von 358 diesbezüglich befragten Diabetikern unter 60 Jahren waren dies insgesamt 160 (51 %). Auf weitere Einzelheiten kann an dieser Stelle nicht eingegangen werden.

Jedenfalls scheint die *Verminderung der Fructosekonzentration* neben dem Nachlassen der Facultas coeundi das wichtigste *Frühsymptom* einer inkretorischen Hodenfunktionsstörung beim Diabetiker zu sein, so daß die Forderung berechtigt ist, bei allen Diabetikern im zeugungsfähigen Alter regelmäßige Ejaculatkontrollen durchzuführen. Da es sich offenbar vorwiegend um eine ICSH-Mangelsituation handelt, ist nämlich eine Behandlung mit Testosteron oder Gonadotropin bzw. eine Kombination von beiden angezeigt und erfolgversprechend.

In diesem Zusammenhang muß auf die Fälle von isoliertem postpuberalem ICSH-Mangel mit daraus resultierender Leydig-Zellinsuffizienz hingewiesen werden, über die schon 1956 Nowakowski u. Schirren berichteten. Kimmig teilte jüngst Untersuchungs- und Behandlungsergebnisse an 39 derartigen Patienten mit.

Bei diesen Kranken wird die Unerläßlichkeit der Fructosebestimmung im Ejaculat evident, denn die bis auf Werte zwischen 280 und 500 γ/ml erniedrigte Fructosekonzentration — ein Defizit also von durchschnittlich 1000 γ/ml — ist das einzige objektiv erfaßbare Symptom bei Normospermie und normalem histologischen Bild des Hodens. Subjektiv klagen die Patienten in der Regel über Potenzstörungen und vor allem reicht offenbar der Befund zu einer Fertilitätsstörung aus. Sie suchen den Arzt wegen kinderloser Ehe auf.

Für die Richtigkeit der therapeutischen Konsequenz spricht einer von unseren bisher beobachteten drei Fällen, ein 39jähriger Mann mit quantitativ normalem Ejaculatbefund und auf 350 γ/ml erniedrigter Fructose. Bei seiner Ehefrau kam es nach der Behandlung mit Normalisierung der Fructose zur Konzeption. Nach Zufuhr von Choriongonadotropin (dreimal wöchentlich 4000—6000 E) oder Methyltestosteron (täglich 5—10 mg peroral) über mehrere Wochen kann es bereits nach 14 Tagen zu einer Normalisierung der Fructosewerte kommen.

Eine Beziehung zwischen Fructosespiegel im Ejaculat und Dauer der Karenz stellten Gropper u. Nikolowski 1954 fest. Bei 29 Patienten fanden sie Fructosewerte unter 2000 γ/ml nur bei Karenzzeiten unter

4 Tagen und von über 2000 γ/ml bei Karenzzeiten über 4 Tagen. Der Fructosegehalt schien demnach mit der Dauer der Enthaltsamkeit zuzunehmen.

Literatur

Belonoschkin, B.: Münch. med. Wschr. **43**, 1468 (1956).

Doepfmer, R.: Dtsch. med. Wschr. **85**, 427 (1960).

Eichenberger, E., u. O. Goossens: Schweiz. med. Wschr. **40**, 1073 (1950).

Gropper, H.: Ärztl. Forsch. **8**, I/500 (1954).

Gropper, H., u. W. Nikolowski: Dtsch. med. Wschr. **1954**, 1926.

Joel, Ch. A.: Studien am menschl. Sperma, 2. Aufl. Basel: Schwabe Verlag 1953.

Kimmig, J.: Erstes Symposium der Dtsch. Gesellsch. f. Endokrinolog., S. 171. Berlin, Göttingen, Heidelberg: Springer 1953.

Kimmig, J.: Klin. Wschr. **37**, 1165 (1959).

Kimmig, J.: Z. Urol., Sonderband 87—113 (1957).

Mann, T.: Nature (Lond.) **157**, 79 (1946).

Mann, T.: Zuchthyg. Fortpfl. Störung und Besamung d. Haustiere **1**, 138 (1957).

Mann, T., and N. Parsons: Biochem. J. **46**, 440 (1950); zit. bei Tonutti u. Mitarb., S. 61.

Nowakowski, H., u. H. Schmidt: 5. Sympos. der Dtsch. Gesellsch. f. Endokrinolog., S. 207—212. Berlin, Göttingen, Heidelberg: Springer 1957.

Nowakowski, H., u. C. Schirren: Klin. Wschr. **1956**, 19.

Oettle, A. G.: Fertil. and Steril. **5**, 227 (1954); zit. bei Tonutti u. Mitarb., S. 59.

Schirren, C.: Medizinische **1955**, 872.

Schirren, C.: Derm. Wschr. **141**, 228 (1960).

Schöffling, K.: Beiträge zur Sexualforschung. Störungen der Keimdrüsenfunktion bei männlichen Zuckerkranken. Stuttgart: Enke-Verlag 1960.

Tonutti, E., O. Weller, E. Schuchardt u. E. Heinke: Die männliche Keimdrüse. Stuttgart: Thieme 1960.

Tulzer, H.: Wien. klin. Wschr. **1957**, 861.

Ullner, W., u. B. Schmitz: Berl. Münch. tierärztl. Wschr. **71**, 171 (1958).

Vasterling, H. W.: Praktische Spermatologie. Stuttgart: Thieme 1960.

107. S. Borelli-München: Basen und Choline im Spermaplasma.

Unter den charakteristischen Eigenschaften, die den Samen von anderen Gewebs- und Körperflüssigkeiten unterscheiden, ist das Vorkommen gewisser N-haltiger Basen, meist Betaine, die beim Tier relativ selten gefunden werden, auffällig. Die am längsten bekannte ist das Spermin, eine später entdeckte das Ergothionin.

Das Spermin wurde 1924 durch chemische und kristallographische Untersuchungen identifiziert. Die Formel ist $C_{10}H_{26}N_4$. Abgesehen von den charakteristischen unlöslichen Phosphaten kann Spermin (besonders leicht) als Pikrat identifiziert werden, das man aus Phosphat oder direkt aus dem Samen präparieren kann.

CH$_2$—CH$_2$—CH$_2$ CH$_2$—CH$_2$—CH$_2$

NH$_2$ NH—CH$_2$—CH$_2$—CH$_2$—CH$_2$—NH   NH$_2$

(Formel des Spermins)

Spermidin bleibt nach Trennung vom Spermin-Phosphat in der Mutterlauge zurück und kann ebenfalls isoliert werden. Die Zusammensetzung des Spermidins ähnelt der des Spermins.

$$NH_2—CH_2—CH_2—CH_2—NH—CH_2—CH_2—CH_2—CH_2—NH_2$$
(Formel des Spermidins)

Es zeigt ebenfalls die Pyrrol-Reaktion und das gleiche Verhalten gegenüber Präcipitinen. Die enge chemische Verwandschaft des Spermins mit dem Spermidin legt die Vermutung nahe, daß sie metabolisch verwandt sind.

Choline. Verglichen mit anderen Sekreten ist der Samen eine der cholinhaltigsten Ausscheidungen. Beim Menschen werden Werte von über 2000 mg/100 ml im Samen gefunden. Der Samen enthält unmittelbar nach der Ejaculation praktisch kein freies Cholin; sondern es häuft sich erst während der Konservierung laufend an.

Die Eigenschaften der Phosphorverbindungen im Samen, die nach der Ejaculation Cholin freiwerden lassen, sind das Thema vieler Arbeiten gewesen. Mit Trichloressigsäure enteiweißter Samen enthält 110 mg säurelöslichen Phosphor/100 ml, davon 10 mg/100 ml anorganische Phosphate. Nach Neutralisation mit Bariumhydroxyd und Präcipitation mit Äthanol wurden $60—70^0/_0$ des Phosphors aus dem Filtrat gewonnen. Daraus wiederum ergibt sich durch Ausfällung mit Quecksilberchlorid eine Fraktion, die Stickstoff und Phosphor im Verhältnis 1:1 enthält. Die Phosphorverbindung erweist sich einer Säure-Hydrolyse gegenüber als widerstandsfähig und gibt kein Cholin frei. Unter dem Einfluß von Prostatasekret jedoch konnten aus der Verbindung äquivalente Mengen von Cholin und anorganischen Phosphaten gewonnen werden, wie die Untersucher berichten. Die Verbindung wurde gekennzeichnet als Phosphorylcholin.

(Cholin)   (Phosphorylcholin)

Die Verteilung von Phosphorylcholin in den menschlichen Fortpflanzungsorganen befindet sich noch in der Klärung, aber es besteht Grund zur Annahme, daß der Hauptanteil des im menschlichen Samen gefundenen Phosphors vom Samenbläschensekret herrührt und daß das Phosphorylcholin in den Samenbläschen gebildet wird. Die Phosphorylierung während der Ejaculation wird auf den Kontakt des Prostatasekrets mit saurer Phosphatase und des Bläschensekrets mit Phosphorylcholin zurückgeführt.

Frühere Untersuchungen haben sich bereits mit dem möglichen Vorhandensein anderer Verbindungen als Vorläufer des freien Cholins im Samen, neben dem Phosphorylcholin, beschäftigt. So gelang es französischen Untersuchern, eine Vorstufe des Cholins, das Glycerylphosphorylcholin darzustellen (KEPHANE u. LEVY; LUNDQUIST; DIAMENT.)

$$
\begin{array}{l}
H_2C{-}OH \\
HC{-}OH \qquad O \\
H_2C{-}O{-}\overset{\|}{\underset{|}{P}}{-}O{-}CH_2{-}CH_2{-}N^+{-}CH_3 \\
\qquad O \qquad\qquad CH_3\ CH_3
\end{array}
$$

(Glycerylphosphorylcholin)

Ergothionin

$$
\begin{array}{c}
\overset{H}{\underset{H}{(}} \\
CH{-}\!\diagup\diagdown\!{-}CH \\
N{-}C{-}CH_2{-}CH{-}COO^{(-)} \\
\qquad\qquad\qquad N^+{-}CH_3 \\
\qquad\qquad CH_3\ CH_3
\end{array}
$$

Bis zur Entdeckung des Ergothionins machte man die Ascorbinsäure für die reduzierende Wirkung im Samen verantwortlich. Im Experiment wurde festgestellt, daß die im Samen enthaltene Ascorbinsäure bestimmten Reagentien gegenüber in ihrer reduzierenden Wirkung nachließ. Diese Diskrepanz wurde besonders bei Untersuchungen mit Samen und Bläschensekret vom Eber deutlich. Es ergab sich, daß die reduzierende Wirkung verschiedener Bestandteile des Bläschensekrets beim Eber parallel lief mit der zweier anderer chemischer Eigenarten, nämlich der roten Diazo-Reaktion und der Anwesenheit organisch gebundenen Schwefels, der dabei zu anorganischem Sulfat oxydiert wurde. Diese Eigentümlichkeit führte zu der Annahme, daß die reduzierende Substanz Ergothionin sein könnte. Der notwendige Beweis wurde erbracht, als die Substanz im Sekret isoliert und in Form von reinen Kristallen einer chemischen Analyse unterzogen wurde. Ergothionin ist das Betain des Thiohistidins. Es kommt im Blut vor, wo es einen Gehalt von 6 mg-$^0/_0$ nicht überschreitet. Beim Menschen findet man es in unbedeutender Menge — < 1 mg/100 ml (LUNDQUIST; MacLEOD).

Weitere organische Basen, die in der menschlichen Samenflüssigkeit gefunden wurden, sind Adrenalin (1,0—2 mg/ml), Noradrenalin, Kreatin und Kreatinin (MANN).

Die Darstellung der Verhältnisse hinsichtlich Basen und Cholinen im Spermaplasma wurde gegeben, um die Thematik des Symposions zu ergänzen und abzurunden. Die Bedeutung der einzelnen Faktoren erscheint bislang weitgehend ungeklärt. Es besteht die Absicht und ist wünschenswert, diese Problematik in zukünftigen Untersuchungen weiter zu verfolgen. Das Studium der Literatur über das Spermaplasma erbringt bislang immer wieder die Tatsache, daß unsere Forschungen in diesem Sektor noch am Anfang stehen.

108. E. Landes-Frankfurt M.: Die Bedeutung des p_H-Wertes für das Spermatozoon. Mit 1 Textabbildung.

Es ist für jeden, der sich mit der Frage der Fertilitätsstörungen beschäftigt, eine bekannte Tatsache, daß in nicht geringer Zahl sterile Ehen vorkommen, bei denen sowohl die Untersuchung des Mannes als auch der Frau zunächst keinerlei Zeichen einer Fertilitätsstörung ergeben. In einer Reihe solcher Fälle wird im Postcoitaltest eine Akinese der Spermatozoen festgestellt. Uns hat daher die Frage interessiert, inwieweit die Wasserstoff-Ionen-Konzentration in der Vagina einen Einfluß auf die Motilität des Spermatozoons haben kann. Während der p_H-Wert des normalen Spermaplasmas konstant etwa um 7,2—7,6 ist, sind die p_H-Verhältnisse in der Vagina unterschiedlich, und zwar im vorderen Scheidengewölbe sauer, etwa um p_H 3,5, im hinteren Scheidengewölbe (nach Angaben von MILLER u. KURZROCK) im Bereich des Cervicalschleimpfropfs alkalisch zwischen 8 und 9,6. Untersuchungen von GOSSLER, EMMENS, BLACKSHAW u. EMMENS u. a. haben gezeigt, welchen Einfluß unterschiedliche p_H-Verhältnisse auf die Motilität des Säugetier-Spermatozoons und des menschlichen Spermatozoons haben. GOSSLER kam zu dem Ergebnis, daß die Motilität in p_H-Bereich von 1—3 völlig sistiert, ein Optimum an Beweglichkeit bei p_H 5 und 10, ein Minimum bei p_H 6 bei Säugetieren vorhanden ist. EMMENS hat bereits in p_H-Bereichen unter 5,8 beim *menschlichen* Spermatozoon *keine* Beweglichkeit mehr festgestellt. Allerdings konnten die Spermien mit Baker-Lösung wieder beweglich gemacht werden. Ein Optimum der Beweglichkeit beim menschlichen Spermatozoon liegt bei p_H-Werten von 8,5 — die Lebensfähigkeit liegt hier bei 32 Std — im Gegensatz zum Bullen- und Kaninchen-Spermatozoon, bei dem eine optimale Beweglichkeit bei p_H-Wert 7,5 festgestellt wurde.

Nach Angaben von EMMENS ist ein wesentlicher Unterschied in der Motilität menschlicher Spermatozoon im 6 Std-Test zwischen p_H-Bereichen von 6,7 und 8,5 nicht vorhanden.

Diese im Experiment gewonnenen Tatsachen legen es nahe, festzustellen, ob und inwieweit die pH-Werte im hinteren Scheidengewölbe Schwankungen unterworfen sind bzw. welche Ursachen pH-Wert-Veränderungen im hinteren Scheidengewölbe verursachen können, die einen Einfluß auf die Motilität des Spermatozoons haben können. Sicher ist, daß alkalische pH-Werte vom Spermatozoon wesentlich besser vertragen werden als saure.

MILLER u. KURZROCK haben bereits festgestellt, daß bei infiziertem Cervicalschleim eine Migration der Spermien in diesen nicht eintritt, da der pH-Wert nach der sauren Seite verschoben ist.

Untersuchungen an 32 Patientinnen in konzeptionsfähigem Alter ergaben folgende pH-Werte im hinteren Scheidengewölbe (siehe Tabelle). — Gleichzeitig wurden Kulturuntersuchungen durchgeführt.

Es zeigte sich, daß fast 50% zumindest zum Zeitpunkt der Untersuchung pH-Verhältnisse im hinteren Scheidengewölbe haben, die einen raschen Motilitätsverlust

Tabelle

pH-Wert	Zahl
unter 5	∅
5—6	4
6—7	15
	(9 unter 6,5 pH)
7—8	5
8—9	8
über 9	∅
Gesamt	32

für das Spermatozoon bedingen. Bakteriologisch konnte keine bestimmte Besiedlung etwa für einen begrenzten pH-Bereich festgestellt werden. — Bei allen Personen bestand Fluor.

BLACKSHAW u. EMMENS konnten ebenfalls zeigen, daß *hypo*tone Lösungen einen ungünstigeren Einfluß auf die Beweglichkeit des Spermatozoons haben als hypertone. Wir konnten elektronenmikroskopisch den Einfluß hypo- und hypertoner Lösungen auf den Bewegungsapparat des Spermatozoons studieren. Während der Spermatozoenkopf praktisch jeder Behandlung gegenüber immun ist — wir konnten es bei unseren Versuchen, mit konzentrierten Salzlösungen die Nucleinsäure zu extrahieren, wie es FELIX beim Forellen-Spermatozoon gelang, feststellen — ist der Bewegungsapparat relativ empfindlich. Hier spielen osmotische Vorgänge eine entscheidende Rolle, wie es auch DOEPFMER bei seinen Untersuchungen über die Motilität von Hodenspermatozoen angenommen hat. Wird eine Spermatozoensuspension in Aqua dest. gebracht, so tritt nach einer kurz dauernden Bewegungsintensivierung ein Bewegungsstillstand ein. Die Schwänze ringeln sich auf. Zwar fangen nach längerer Beobachtungszeit einzelne Spermatozoen wieder an sich zu bewegen, aber eine Progression findet nicht mehr statt. Nach länger dauernder Suspension wird die Aufringelung des Schwanzteils stärker und man sieht, daß sich Membranen ablösen. Außerdem sieht man innerhalb der Membranen Fibrillen, welche die einzelnen Fibrillen des Axialfilamentes darstellen (Abb. 1). Bei einzelnen Spermatozoen trennt sich der Kopf vom Bewegungsapparat ab. Man kann dem nachhelfen, indem man eine Zentrifugierung der Suspension durchführt. Der Zusatz hypertoner Lösungen zeigt keine elektronenoptisch wahrnehmbare Veränderung des Spermatozoons.

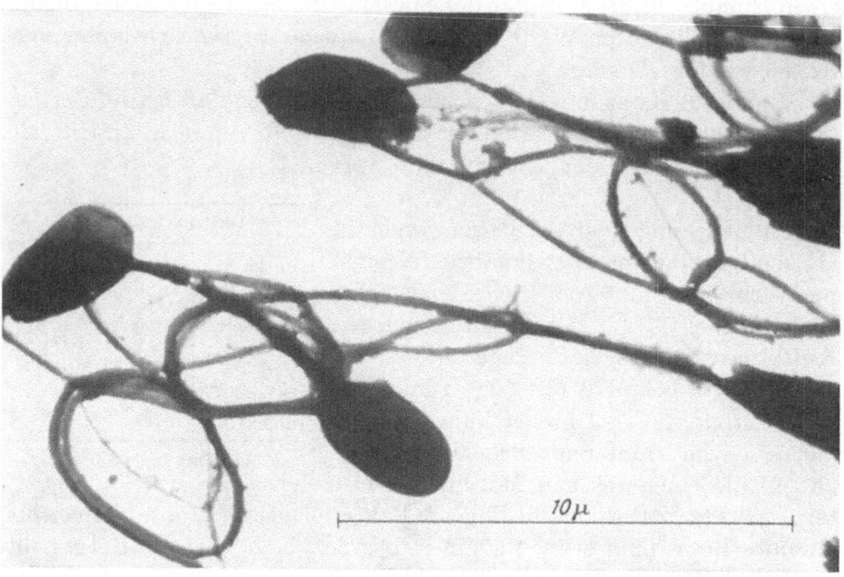

Abb. 1. Membranbildung in den aufgeringelten Schwänzen und Hervortreten der Axialfibrillen. Vergrößerung: 6000. OsO4 fixiert.

Während die letzteren Untersuchungen mehr von wissenschaftlichem Interesse sind, zeigen die ersteren, daß man bei Sterilität der Ehe bei sonst normalen Befunden den p_H-Verhältnissen im hinteren Scheidengewölbe Beachtung schenken sollte. In einem derartig gelagerten Fall wurde übrigens eine erfolgreiche homologe Insemination durchgeführt.

Aussprache

H. W. Vasterling-Göttingen (zu LANDES): Anfrage nach der p_H-Meßmethodik.

E. Landes-Frankfurt/Main: Die Messungen wurden mit Indicatorpapier vorgenommen. Zeitpunkt der Untersuchung war etwa die Mitte des Menstruationscyclus.

C. Schirren-Hamburg: Hinweis, daß ein Ejaculat·p_H von 6,3—6,6 in eigenen Untersuchungen niemals bei einer Aspermie aufgefunden wurde.

W. Nikolowski-Tübingen: Bestätigt die Angaben von SCHIRREN und erklärt, daß die von ihm gemachte Angabe lediglich ein Zitat nach JOEL sei.

R. Doepfmer-Bonn: Wir sahen wiederholt im Ejaculat p_H-Werte unter 6,8 bei Mißbildungen der samenausführenden Wege und der Bläschendrüsen.

C. Schirren-Hamburg (zu NIKOLOWSKI): Unter Bezug auf umfangreiche eigene Phosphataseuntersuchungen mit gleicher Methodik wird auf Patienten mit postpuberaler Leydig-Zell-Insuffizienz verwiesen, bei denen mit Testosteronzufuhr ein Abfall der Phosphataseaktivität bei gleichzeitigem Anstieg der Fructosewerte beobachtet werden konnte.

D. Perschmann-Stuttgart-Z.: Welcher objektive Untersuchungsbefund läßt heute mit genügender Sicherheit, die auch vom Gericht in einem Ehescheidungsprozeß anerkannt werden kann, auf eine herabgesetzte Potentia coeundi schließen. Den Grund meiner Anfrage bildet ein von mir gefordertes Gutachten über einen „45 jährigen eunuchoiden Mann, der seit Jahren aspermisch ist und dessen schon immer nur schwache Potenz jetzt ganz geschwunden ist, so daß nunmehr von der erst 20 jährigen Ehefrau die Scheidung beantragt wurde!" Ich dachte vor allem an eine biologische Untersuchung des Harns auf Androgene. Wohin kann man da den Urin schicken zur Untersuchung und unter welchen Bedingungen und Vorsichtsmaßregeln?

C. Schirren-Hamburg: Die Impotentia coeundi — darum handelt es sich ja im Falle Ihres Patienten — kann immer nur auf eine subjektive Angabe des Patienten zurückgehen. Nur in seltenen Fällen läßt sich die Impotentia coeundi durch Untersuchungsbefunde objektivieren, wie z. B. durch die Fructosebestimmung im Ejaculat. Eine Androgenhormonbestimmung ist nur dann sinnvoll, wenn die 17-Ketosteroide fraktioniert werden, da $2/3$ der im Urin ausgeschiedenen 17-Ketosteroide aus der Nebennierenrinde stammen. Ich würde vorschlagen, den Patienten an eine Hautklinik zu überweisen, an der die entsprechenden Untersuchungen vorgenommen werden. Für Sie in Stuttgart kämen meines Erachtens Tübingen, Heidelberg, München und Ludwigshafen in Betracht.

H. W. Vasterling-Göttingen: Anfrage nach Häufigkeit der postpuberalen Leydig-Zell-Insuffizienz und therapeutischen Möglichkeiten.

C. Schirren-Hamburg berichtet unter Vorweisung zahlreicher Tabellen und Abbildungen aus den eigenen Untersuchungen zum Fructosekapitel. Er geht dabei besonders auf die Beziehungen zwischen Fructose und Lebensalter, sowie Fructosegehalt und Spermatozoenzahl ein. Die Normospermie mit postpuberaler Leydig-Zell-Insuffizienz wird herausgestellt und als selbständiges Krankheitsbild erläutert. Behandlungsresultate mit Methyltestosteron und Gonadotropin werden wiedergegeben. Es wird betont, daß an der Hamburger Hautklinik zur Zeit 58 derartige Fälle beobachtet wurden, von denen $2/3$ etwa behandelt wurden; in 20 Fällen sind Graviditäten beobachtet. Das Krankheitsbild ist häufiger, als gemeinhin angenommen wird.

D. Perschmann-Stuttgart-Z.: Ich möchte Herrn SCHIRREN fragen, ob das von ihm erwähnte Krankheitsbild der „postpuberalen Leydig-Zell-Insuffizienz" auch äußerlich irgendwie in Erscheinung tritt und so auch klinisch erkennbar ist.

C. Schirren-Hamburg: Das Besondere der postpuberalen Leydig-Zell-Insuffizienz besteht darin, daß man *klinisch*, d. h. nach dem Aspekt keinerlei Verdacht auf das Vorliegen dieser Störung hat. Die Patienten haben einen vollkommen normalen Habitus und normale Körperproportionen, da die Störung ja *nach* der Pubertät (*post*puberal) auftritt. Die Diagnose kann sich nur aus der morphologischen und biochemischen Untersuchung des Spermas ergeben.

W. Nikolowski-Tübingen: Unterstreicht die Bedeutung der biochemischen Untersuchungen für die Diagnostik der postpuberalen Leydig-Zell-Insuffizienz.

H. W. Vasterling-Göttingen: Anfrage nach Fructoseschwund bei Fructosemangel und Aspermie.

W. Kiessling-Heidelberg (Schlußwort): 1. Die Behandlung von Patienten mit postpuberaler Leydig-Zell-Insuffizienz kann erfolgreich sein, wie die Fälle von Schirren und der eigene zitierte Fall zeigen. Eine Konzeption war dabei nachgewiesen. 2. Fructolyse bei Aspermie oder Azoospermie — die ja selten ist — haben wir nie beobachtet.

H. W. Vasterling-Göttingen: Fragt nach Beziehungen zwischen dem initalen Fructosespiegel und dem Fructoseabfall.

C. Schirren-Hamburg: Die Fructolyse ist streng abhängig von der Anzahl der Spermatozoen pro Milliliter Ejaculat. Bei postpuberaler Leydig-Zell-Insuffizienz liegt ein herabgesetzter Fructosespiegel vor; entsprechend muß der Fructolyseindex niedriger sein.

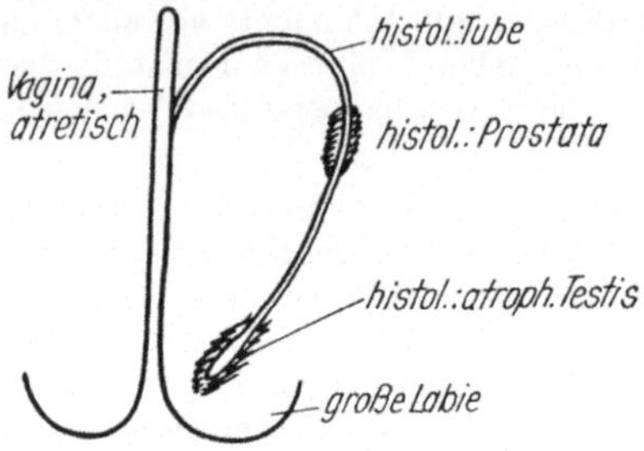

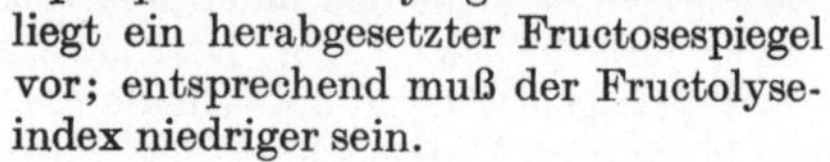

Abb. 1

W. Kiessling-Heidelberg: Der Fructoseabfall ist streng linear und von der Anzahl der Spermatozoen abhängig.

O. Gans-Frankfurt a. M.; **W. Kiessling**-Heidelberg; **O. Gans**-Frankfurt a. M.; **R. Doepfmer**-Bonn; **O. Gans**-Frankfurt a. M.

W. Schöldgen-Düsseldorf: (Mit 1 Textabbildung): Demonstration einer schematischen Zeichnung mit der Topographie eines beobachteten Zwitters (siehe Abb. 1); 30jähriger Patient. Biochemisch konnte in der ejaculierten Flüssigkeit mit pH 9,0 Fructose + Phosphatase nachgewiesen werden; 17-Ketosteroidausscheidung 6,7 mg/600 ml. Ein Ovar konnte bei einer zweiten Operation histologisch nachgewiesen werden.

C. Schirren-Hamburg: Für die Diagnose eines Zwitters ist der histologische Nachweis beider Keimdrüsen (weiblich *und* männlich) notwendig.

W. Schöldgen-Düsseldorf: Eine spätere Untersuchung hat das Vorliegen von Ovar und Testis ergeben.

109. C. Schirren-Hamburg: Inosit und Citronensäure im Spermaplasma.

Citronensäure kommt in relativ großen Mengen im Spermaplasma vor. Sie wurde erstmals durch Scheele (1784) in kristalliner Form aus dem Citronensaft isoliert und von Schersten (1929) im Sperma nachgewiesen.

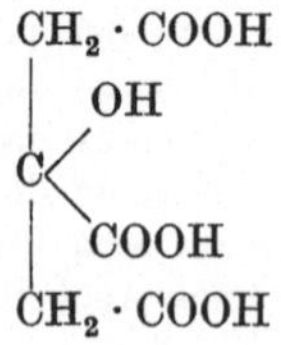

$$CH_2 \cdot COOH$$
$$\underset{\underset{CH_2 \cdot COOH}{|}}{\overset{|}{C}}\diagdown\begin{array}{l}OH\\COOH\end{array}$$

Formel für Citronensäure

Um die Bestimmung der Citronensäure im Sperma hat sich vor allem Mann mit seiner Schule verdient gemacht. Von ihm konnte der

Zusammenhang zwischen Testosteronproduktion und Citronensäuregehalt des Spermas herausgearbeitet werden, so daß MANN einen sogenannten „Citronensäuretest" als Funktionsprüfung entwickelte. Auf die klinische Bedeutung dieses Tests für den Menschen wird abschließend noch einzugehen sein.

Die am Menschen gewonnenen Ergebnisse bei der Bestimmung der Citronensäure im Sperma gehen aus nachstehender Tab. 1 hervor:

Bei den eigenen Untersuchungen konnten folgende Citronensäurewerte (Mittelwerte) ermittelt werden; die Werte sind entsprechend den morphologischen Spermiogrammdiagnosen aufgeschlüsselt worden (Tab. 2).

Während alle Diagnosegruppen eine Übereinstimmung der Citronensäurewerte zeigen — selbstverständlich müssen dabei methodische, Schwankungen mitberücksichtigt werden; die verwendete Methodik (nach HARVEY) erwies sich für den klinischen Gebrauch jedoch ausreichend — liegen lediglich die Werte bei Prostatitis/Epididymitis extrem niedrig. Dieser Befund geht darauf zurück, daß durch die Entzündung der Prostata — und

Tabelle 1. *Citronensäure verschiedener Autoren*

Autoren	Citronensäurewerte (mg-%)	
HUGGINS u. NEAL	140— 637	(15 Fälle)
HARVEY	0—2340	(371 Fälle)
SCHIRREN	0—1800	(375 Fälle)

Tabelle 2. *Citronensäurewerte im Spermaplasma unter Berücksichtung der morphologischen Diagnose*

Klinische Diagnose	Citronensäurewert (mg-%)
Normospermie	306
Normospermie mit postpub. Leydig-Zell-Insuffizienz	298
Hypozoospermie	309
Oligospermie	262
Azoo-, Aspermie	312
Prostatitis/Epididymitis	106

auch bei doppelseitiger Epididymitis ist die Prostata mitbeteiligt — die Bildungsstätte der Citronensäure erheblich in ihrer Funktion eingeschränkt ist. Ähnliche Beobachtungen haben wir bereits bei der Fructosebestimmung in Fällen von Prostatitis und Epididymitis mitteilen können.

Eine Teilnahme der Citronensäure am aeroben oder anaeroben Stoffwechsel der Spermatozoen erfolgt nach unseren Untersuchungen nicht. Von einer „Citrolyse" — in Analogie zur Fructolyse — kann daher keine Rede sein.

Der von MANN auf Grund tierexperimenteller Erfahrungen entwickelte „Citronensäuretest" kann für den Menschen nicht ohne weiteres übernommen werden. Es besteht zwar kein Zweifel darüber, daß die Citronensäure erst mit Einsetzen der Pubertät (Einsetzen der Testosteronproduktion der Leydigschen Zwischenzellen) im Sperma festzustellen ist; ihr Auftreten geht mit der Kastration zurück und kehrt bei Testosteronsubstituierung zu den ursprünglichen Werten wieder zurück.

Für den geschlechtsreifen Mann lassen sich die aus der Fructose-
forschung bekannten Relationen zwischen Fructosegehalt des Spermas
und Leydig-Zellfunktion nicht auf die Citronensäure erweitern. Vergleichen wir einmal die Verhältnisse bei der postpuberalen Leydig-Zell-
Insuffizienz, deren Diagnosestellung aus dem Sperma auf Grund der
Fructosebestimmung wir nachweisen konnten, dann ergibt sich, daß die
Citronensäurewerte bei diesen Fällen *niemals* herabgesetzt waren. Dessen
ungeachtet ergab sich in Fällen von ausgesprochener Prostataatrophie
eine deutliche Herabsetzung der Citronensäurewerte. Die Citronensäurewerte waren bei den Fällen von postpuberaler Leydig-Zell-Insuffizienz auch nicht etwa gegenüber der Norm erhöht, sondern lagen in dem
von uns als Norm angesehenen Bereich, so daß aus der Citronensäurebestimmung beim geschlechtsreifen Mann, der an einer mit anderen
Methoden (Fructosebestimmung) faßbaren Leydig-Zell-Insuffizienz litt,
die Diagnose eines androgenen Defizits nicht möglich war. Es resultiert
damit, daß der Citronensäuretest als Funktionstest für die endokrino-
logische Diagnostik von Störungen der Keimdrüsenfunktion des Mannes
nicht geeignet ist.

Für die Diskrepanz zwischen Fructose- und Citronensäuretest muß
man wohl hauptsächlich die Bildungsstätten dieser beiden Substanzen
heranziehen. Während die Fructose in den Bläschendrüsen gebildet wird,
geschieht die Synthese der Citronensäure in der Prostata. Beide Organe
differieren in ihrer Größe so erheblich voneinander, daß man schon
hierin wohl ein entscheidendes Kriterium wird suchen müssen.

Inosit ist eine in der Natur sehr weit verbreitete Substanz, die von
kohlenhydratähnlicher Beschaffenheit und wohl auch von kohlenhydratähnlicher Bedeutung ist. Sie wurde erstmals im Ochsenmuskel nachgewiesen (Scherer 1850). Bei Tieren konnte man den Nachweis einer
indirekten Inositsynthese durch Darmbakterien erbringen. Inositmangel
führt im Tierexperiment zu Haarausfall, vermindertem Wachstum und zu
Lactationsstörungen. Beim Menschen wird Inosit in der Prostata gebildet.

Inosit wurde im Eberspermaplasma von Mann (1951) nachgewiesen.
Die Bedeutung dieser Substanz für das Sperma ist in allen Einzelheiten
noch nicht aufgeklärt. Für das Ebersperma — hier kommt Inosit in
relativ großen Mengen (ca. 2000 mg-$^0/_0$) vor — wird von Mann angenommen auf Grund des Fehlens von NaCl, daß Inosit für die Aufrechterhaltung des osmotischen Gleichgewichtes notwendig ist. Für den Menschen
kann diese Deutung nicht ohne weiteres übernommen werden, zumal der
Natriumgehalt des Spermas mit etwa 300 mg-$^0/_0$ fast dem des Blutserums entspricht, während Inosit nur in Mengen von 1000—2000 γ/ml
nachgewiesen werden konnte.

In eigenen Untersuchungen mit Adam u. Kügler-Podelleck
konnten Inositbestimmungen bei 219 Patienten durchgeführt werden.

Dabei ergaben sich Werte zwischen 114 und 2500 γ/ml. Ein Zusammenhang zwischen Leydig-Zell-Funktion und Inositspiegel ließ sich bei Normo-, Hypozoo-, Oligo- und Aspermie nicht nachweisen; dagegen konnten Zusammenhänge zwischen Leydig-Zell-Funktion und Inositspiegel bei der postpuberalen Leydig-Zell-Funktion und bei idiopathischem Eunuchoidismus nachgewiesen werden. Wie bereits in dem Citronensäurekapitel ausgeführt, gehen die herabgesetzten Inositwerte bei Entzündungen von Prostata und Nebenhoden auf eine direkte Funktionseinschränkung dieser Organe zurück. Dabei konnten einige bemerkenswerte Beobachtungen gemacht werden: eine Kontrolle dieser Patienten über längere Zeit zeigte stets einen schnelleren Anstieg der Fructosewerte im Spermaplasma, während die Inositwerte auch $^1/_4$ Jahr nach akutem Stadium noch weit unter der Norm lagen (Tab. 3).

Tabelle 3

Fructose- und Inositwerte im Spermaplasma bei akuten und chronischen Entzündungen von Prostata, Bläschendrüsen und Nebenhoden

Diagnose	Fructosewert (γ/ml)	Inositwert (γ/ml)
Akute Epididymitis	256	474
Akute Epididymitis	960	225
Chron. Epididymitis/ Proatatitis	2680	330
[1]	2760	785
[2]	2600	345
	2600	225
	1500	225
	1200	513
	1500	1050
	3400	1100
	3040	1200
	2940	1050
	2500	814
	2400	750
	2220	740
	2220	890
	1760	1040
	1150	1050

[1] Vor 10 Wochen akuter Befund.
[2] Vor 12 Wochen akuter Befund.

Besonders beachtenswert sind weiterhin Untersuchungen über den Inositgehalt im Ejaculat eines Eunuchen. Dieser Patient wurde mit Testosteroncyclopentylpropionat behandelt. Die regelmäßige Bestimmung von Inosit und Fructose in achttägigen Intervallen ergab zunächst einen Anstieg der Inosit- und Fructosewerte nach 100 mg Testosterondepot; nach 250 mg Testosterondepot des gleichen Präparates stiegen die Fructosewerte weiterhin an, während die Inositwerte kontinuierlich abfielen, um erst nach 2—3 Wochen einen Anstieg zu zeigen. Dieses Phänomen konnte auch ein zweites Mal bei demselben Patienten festgestellt werden. Es handelt sich hier nicht etwa um eine Einzelbeobachtung, sondern die gleichen Feststellungen konnten auch bei zwei Patienten mit primärer Hodenhypoplasie gemacht werden.

Es ist auf Grund unserer bisherigen Kenntnisse nicht möglich, dieses Phänomen zu interpretieren. Möglicherweise bietet sich eine Erklärung in den Angaben von MANN, der sehr enge Beziehungen zwischen Inosit und Fructose annimmt, wie sie z.B. auch aus der chemischen Struktur dieser beiden Substanzen hervorgeht.

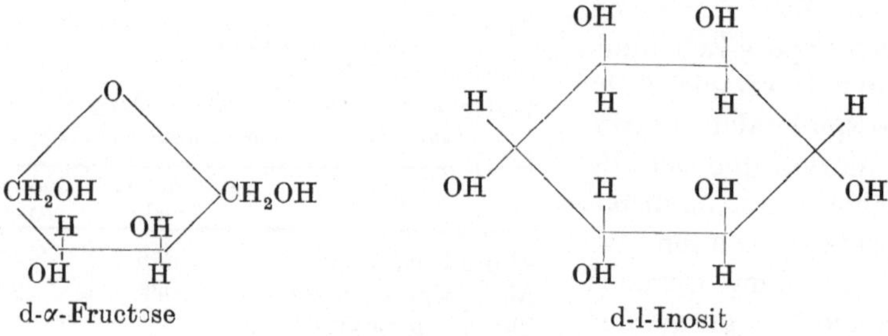

Für die Normospermie mit postpuberaler Leydig-Zell-Insuffizienz konnten ebenfalls herabgesetzte Inositwerte nachgewiesen werden, wie aus nachstehender Tab. 4 hervorgeht:

Tabelle 4. *Fructose- und Inositwerte bei Normospermie und postpuberaler Leydig-Zell-Insuffizienz*

Nr.	Inositwert (γ/ml)	Fructosewert (γ/ml)	Nr.	Inositwert (γ/ml)	Fructosewert (γ/ml)
1.	1259	640	4.	114	168
2.	1164	920	5.	1058	640
3.	895	640	6.	1579	168

Wir glauben, mit diesen Untersuchungen am menschlichen Spermaplasma auch für Inosit den Zusammenhang mit der Testosteronproduktion der Leydigschen Zwischenzellen beim Menschen wahrscheinlich gemacht zu haben. Darüber hinaus war eine Störung der Inositsynthese bei akuten und chronischen Entzündungen von Prostata und Nebenhoden festzustellen.

Literatur

SCHIRREN, C.: Fertilitätsstörungen des Mannes. Diagnostik, Biochemie des Spermaplasmas, Hormontherapie. Stuttgart: Ferdinand Enke 1961.

110. H. Niermann-Münster: Bestimmung der Citronensäure bei Männern mit Fertilitätsstörungen.

Nach einer von OTTO modifizierten Methode von NATELSON, LUGOROY u. PINCUS wurden im Sperma und im Blut Citronensäurewerte bestimmt (Normalwerte: 1,5—2,7 mg-% im Serum; 250—650 mg-% im Sperma). Bezüglich Beurteilung der sonstigen Samenbefunde siehe bei JORDAN u. SEIPP. Die festgestellten Werte an Spermacitrat betrugen bei 64 Patienten 154—1174 mg-%, Durchschnittswert 482,8 mg-%. Neun von

23 Patienten hatten erhöhte Serumwerte und zwei von ihnen auch erhöhte Spermacitratwerte (über 650 mg-$^0/_0$). Drei Patienten zeigten vermehrt Citronensäure im Sperma, zwei mit erhöhten Serumwerten. Zwei von 13 Patienten mit Citronensäurewerten unter 250 mg-$^0/_0$ wiesen eine Spermamenge unter 2,0 cm^3 und zwei Patienten mit geringem Volumen erhöhte Citratwerte auf. Bei 13 von 15 Patienten mit erhöhten Citronensäurewerten wurden normale p_H-Werte und bei zwei Patienten erniedrigte p_H-Werte (unter 7,2) beobachtet. Elf von 13 Patienten mit Citronensäurewerten unter 250 mg-$^0/_0$ hatten normale und zwei erniedrigte p_H-Werte.

Bei 13 von 64 Spermacitraten mit Werten unter 250 mg-$^0/_0$ lag siebenmal eine Oligospermie 3. Grades, zweimal eine 2. Grades, zweimal eine 1. Grades und zweimal eine Normospermie vor. Andererseits wurden bei 15 Samen Citronensäurewerte über 650 mg-$^0/_0$ festgestellt und viermal eine Aspermie, fünfmal eine Oligospermie 3. Grades, einmal eine 2. Grades, viermal eine 1. Grades und einmal eine Normospermie beobachtet. Bei den 13 Samen mit Citronensäurewerten unter 250 mg-$^0/_0$ zeigten zehn Ejaculate eine herabgesetzte und nur drei Samen eine normale Beweglichkeit der Spermien. Zehn von 21 Samen mit herabgesetzter Motilität hatten auch niedrige Citratwerte. Eine vermehrte Zahl von Samenfehlformen fand sich im Ejaculat von vier Patienten bei insgesamt 13 Patienten mit niedriger Citronensäure, allerdings war bei diesen vier Patienten auch die Motilität der Spermien eingeschränkt.

Gonadotropinbestimmungen wurden bei acht Patienten durchgeführt, bei einem Patienten mit sekundärem hypogonadotropen Hypogonadismus und somit niedrigem Gonadotropinwert war auch der Citronensäuregehalt erniedrigt. Sonst hatten bei normalen Gonadotropinwerten vier Patienten normale, zwei Patienten erniedrigte und ein Patient erhöhte Spermacitrate. Die 17-Ketosteroidwerte lagen bei acht Patienten im Bereich der Norm und waren unabhängig von der Höhe der Citronensäure. Nach einer Anteron-Testoviron-Behandlung war bei vier von zehn Patienten das Spermacitrat erhöht, fünf der übrigen sechs Patienten zeigten ohne Veränderung des Spermacitrats eine Vermehrung der Samenfadenzahl.

Bisher läßt sich — bei der allerdings noch kleinen Zahl von Untersuchungen — sagen, daß keine eindeutige Relation zwischen Spermacitrat und Serumcitrat, Zahl und Form der Spermien, Volumen und p_H-Wert des Spermas besteht. Niedrige Citronensäurewerte können mit einer herabgesetzten Spermienmotilität einhergehen. Zwischen den Gonadotropin- und 17-Ketosteroidwerten im Urin zur Citronensäure im Sperma besteht nicht immer eine klare Beziehung. Während die Fructosewerte beim Menschen und die Citronensäurewerte bei Tieren gute Anhaltspunkte für die Leydig-Zellfunktion geben, sind nach den bisherigen Untersuchungen die Citratwerte im menschlichen Sperma kein so empfindlicher Indicator für die Androgenproduktion des Menschen. Weitere Untersuchungen sind vorgesehen.

Literatur

Harvey, C.: Proc. Soc. Study Fertil. **3**, 56 (1951).

Huggins, C., and W. Neal: J. exp. Med. **76**, 527 (1942).

Humphrey, G. F., and T. Mann: Nature (Lond.) **161**, 352 (1948).

Jordan, P., u. W. Seipp: Fortsch. d. prakt. Dermatologie, 2. Bd., S. 286. Berlin, Göttingen, Heidelberg: Springer 1955.

Kimmig, J.: 1. Sympos. Dtsch. Ges. für Endokrinologie, S. 171. Berlin, Göttingen, Heidelberg: Springer 1955.

Mann, T.: The biochemistry of the semen. London: Methuen u. Co. 1954.

Natelson, S., J. K. Luguroy and J. B. Pincus: J. clin. Invest. **27**, 446 (1948).

Schersten, B.: Skand. Arch. Physiol. **58**, 90 (1929).

Schirren, C.: Derm. Wschr. **141**, 231 (1960).

111. W. Schöldgen-Düsseldorf: Glykolytische Fermente im Seminalplasma. Mit 1 Textabbildung.

In Fortsetzung der Untersuchungen über Fermentaktivitäten im Seminalplasma, die von Wüst begonnen wurden, habe ich meine besondere Aufmerksamkeit dem glykolytischen Enzym Milchsäuredehydrogenase (MDH) zugewandt. Dieses Ferment ist an der Endstufe des Fructoseabbaues beteiligt, indem es die Umwandlung der Brenztraubensäure in Milchsäure — in reversibler Richtung — katalysiert; es kann im Seminalplasma in einer Konzentration nachgewiesen werden, die das 5—100fache der normalen Aktivität im menschlichen Serum ausmacht. Die Reaktion läuft in der Form ab, daß die Brenztraubensäure im Beisein der MDH unter gleichzeitiger Oxydation des als Wasserstoffdonator fungierenden reduzierten Diphosphopyridinnucleotids (DPN-H) in Milchsäure umgewandelt wird.

$$\begin{array}{c} CH_3 \\ | \\ C{=}O \\ | \\ COOH \end{array} + DPN{-}H \;\xrightarrow{\text{MDH}}\; \begin{array}{c} CH_3 \\ | \\ CHOH \\ | \\ COOH \end{array} + DPN$$

Diese in vitro in der gleichen Weise zu imitierende Reaktion kann spektralphotometrisch verfolgt werden (Warburg), da DPN-H bei einer Filterung von 360 mμ eine maximale Absorption besitzt, mit einem Extinktionskoeffizienten von $3{,}6 \cdot 10^6 \cdot cm^2 \cdot Mol^{-1}$ bei einer Schichtdicke von 10 mm. Weitere methodische Einzelheiten bei Horn u. Amelung sowie Drobnitzky.

Frühere Ergebnisse (DROBNITZKY) schienen die Möglichkeit erkennen zu lassen, eine direkte Beziehung zwischen dem Aktivitätsgrad dieses Enzyms und der Spermienkonzentration im Ejaculat anzunehmen, allerdings mit einer gewissen Streubreite, die keine absolut genaue Zuordnung zu bestimmten morphologischen Fertilitätsgraden erlaubte. Zum mindesten wurde die Fermentaktivität im spermienfreien Ejaculat als deutlich niedriger befunden gegenüber spermienhaltigen Seminalplasma.

Zur Sicherung dieser Befunde haben wir inzwischen zahlreiche Ejaculate unserer Fertilitäts-Sprechstunde auf ihre Fermentaktivität

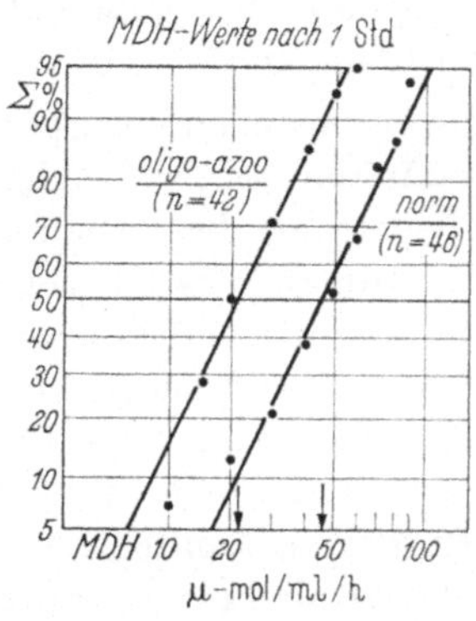

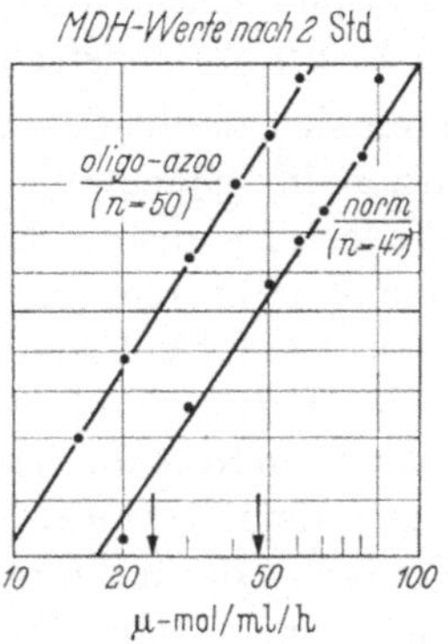

Normospermie C = 46 (T$_{90}$ = 17—100)   Normospermie C = 47 (T$_{90}$ = 17—120)
Oligo-Azoospermie C = 22 (T$_{90}$ = 6—54)   Oligo-Azoospermie C = 24 (T$_{90}$ = 9—64)

Abb. 1. Im Wahrscheinlichkeitsnetz wurden die Untersuchungsergebnisse aufgetragen, und zwar getrennt die Ergebnisse, die 1 bzw. 2 Std nach der Ejaculation gewonnen wurden. Weitere Einzelheiten im Text

hin untersucht, und zwar unter möglichst genauer Einhaltung der Zeitabstände — 1 bzw. 2 Std nach der Samengewinnung —, die nach den Vorversuchen als wesentlich erschienen. Es konnte aus unterschiedlichen Gründen die Aktivität nicht in allen Ejaculaten zweimal bestimmt werden, jedoch erscheint das bisherige Ergebnis durchaus ausreichend, um zusammenfassende Aussagen über den Wert der Bestimmung der MDH im Ejaculat zu machen.

Untersucht wurden insgesamt 185 Samenproben, 88 nach 1 Std, 97 nach 2 Std. Es handelte sich um 46 Normo- und 42 Oligo-, Azoo- und Aspermien nach der 1. Std, um 47 Normo- bzw. 50 Oligo-, Azoo- und Aspermien nach der 2. Std nach der Ejaculation. Bei der Auftragung der Werte im Wahrscheinlichkeitsnetz (Abb. 1) läßt sich ablesen, daß zwischen den Bestimmungen der MDH nach 1 bzw. 2 Std keine wesentlichen Unterschiede bzw. Verschiebungen bestehen. Die Unterschiede liegen vielmehr zwischen den Gruppen der Normo- bzw. der zusammengefaßten Oligo- und Azoospermien, die zwei deutlich voneinander abgrenzbare Kollektive darstellen. Dabei liegt in den Bestimmungen nach 1 bzw. 2 Std auch zwischen diesen beiden Kollektiven kein wesentlicher Unterschied, wie sich aus den Mittelwerten erkennen läßt. So gilt für die Normospermie nach 1 Std der Mittelwert $C = 46$ ($T_{90} = 17 - 100$), nach 2 Std $C = 47$ ($T_{90} = 17 - 120$) gegenüber den Mittelpunktswerten für die Oligo- bzw. Azoospermien: $C = 22$ ($T_{90} = 6 - 54$) nach 1 Std und $C = 24$ ($T_{90} = 9 - 64$) nach 2 Std. Infolge der Überschneidung der Werte beider Gruppen in beiden Bestimmungszeiträumen ist es also nicht möglich, Aktivitätswerte der MDH, die in den Bereichen von etwa 20—50 bzw. 60 μ-Mol/ml/Std liegen, mit Sicherheit dem einen oder anderen morphologischen Fertilitätsgrad zuzuordnen. Außerhalb der genannten Enzymwerte ist eine solche Zuordnung sicher möglich.

Es lassen sich damit deutliche Beziehungen zwischen der Spermienkonzentration im Ejaculat und der Aktivität der MDH ebendort annehmen. Jedoch ist unseres Erachtens die Bedeutung dieser Befunde im Rahmen der Fertilitätsuntersuchung, da die Aufgabe des Fermentes im Ejaculat bisher nicht bekannt ist, noch nicht abschließend zu beurteilen. Die Rolle des Fermentes könnte z.B. ebenso in der Ermöglichung des Abbaues der Fructose im Seminalplasma liegen wie in einer Energielieferung aus dem Cervicalsekret der Frau, womit eine Verbindung geschaffen wäre zu der unter anderem von Gropper u. Nikolowski nachgewiesenen ernährenden Funktion des Cervicalsekretes. Auch die Ergebnisse von Schuster könnten zur Stützung einer solchen Annahme herangezogen werden. Es werden deshalb entsprechende Untersuchungen durchgeführt.

Zusammenfassung

Untersuchungen über die Aktivität der MDH im Seminalplasma in bestimmten Zeitabständen nach der Ejaculation lassen deutliche Unterschiede zwischen den verschiedenen morphologischen Fertilitätsgraden erkennen, die zu zwei Kollektiven zusammengefaßt werden können. Infolge der Überschneidung dieser Kollektive ist eine sichere Zuordnung mittlerer MDH-Werte nicht möglich.

Literatur

Drobnitzky, F. J.: Untersuchungen über die Milchsäuredehydrogenase im menschlichen Samen. Dissertation. Düsseldorf 1959.
Gropper, H., u. W. Nikolowski: Dtsch. med. Wschr. **79**, 1926 (1954).
Horn, H. D., u. D. Amelung: Dtsch. med. Wschr. **82**, 619 (1957).
Schöldgen, W.: Über die wechselnde Aktivität glykolytischer Fermente im Seminalplasma. Vortrag Tgg. d. Dtsch. Ges. z. Studium der Fertilität und Sterilität, Lindau/B. 30. 9. 1959.
Schuster, A.: Arch. Gynäk. **187**, 231 (1955).
Wüst, H.: Arch. klin. exp. Derm. **205**, 351 (1957).

Aussprache

J. Kühnau jr.-Hamburg: Bei unseren in der Eppendorfer II. Med. Klinik durchgeführten Untersuchungen über Ejaculatcitronensäure fanden wir verschiedentlich dort extrem hohe Citronensäurekonzentrationen, wo die Ejaculatfructose stark vermindert war. Diese Befunde ließen sich durch Kontrolluntersuchungen sichern. In einer größeren Zahl von Fällen mit testiculären Störungen zeigten sich darüber hinaus bei erniedrigter oder niedrig-normaler Fructosekonzentration die Citronensäurewerte deutlich erhöht: sie lagen mit über 10000 γ/ml oberhalb des bei uns gefundenen Streubereiches der Normalwerte. — Besonders interessant sind zwei Patienten mit Leydig-Zell-Insuffizienz, bei denen wir das Verhalten der Ejaculatfructose und -citronensäure längere Zeit unter Substitution mit Methyltestosteron verfolgen konnten. In einem Fall zeigte sich bei vorübergehendem Absetzen des Hormons der Rückgang des Fructosespiegels von einem starken Citronensäureanstieg begleitet, im anderen Fall sieht man, daß die hohe Citronensäurekonzentration, die vor Therapiebeginn bestanden hatte, nach Testosteronzufuhr abfällt, während gleichzeitig die Fructosekonzentration pro Milliliter Ejaculat ansteigt. Dieses Phänomen läßt sich vielleicht als Verdünnungseffekt erklären, d.h. der Fructoseanstieg kann Ausdruck einer unter Testosteronzufuhr einsetzenden vermehrten Samenblasensekretion sein, die dann durch Verdünnung des stark citronensäurehaltigen Prostatasekrets eine Verminderung der Citronensäurekonzentration im Ejaculat bewirkt.

Es besteht aber möglicherweise bei den Patienten mit hohen Citronensäure- und niedrigen Fructosewerten neben Testosteronmangel auch ein Defizit der beim Manne ebenfalls überwiegend in den Leydigschen Zwischenzellen gebildeten Oestrogene, so daß (unter Berücksichtigung der Ergebnisse der Arbeitskreise von Villee und Talalay in den USA) die DPN-gebundene Isocitricodehydrogenase, die Citronensäure und Isocitronensäure zu α-Ketoglutarsäure oxydiert und für die Oestradiol und in geringerem Maße auch Testosteron als Coenzym erforderlich sind, nicht voll wirksam werden kann. Es bestände dann also bei mangelhafter Oestrogen- und Testosteronbildung durch die Leydig-Zellen der Zustand, daß in den Samenblasen vermindert Fructose gebildet wird, und sich die Citronensäure des Prostatasekrets aufhäuft, da sie durch mangelnde Isocitricodehydrogenaseaktivität nicht weiter abgebaut werden kann. Natürlich sind diese Erklärungsversuche unserer Beobachtungen recht spekulativ und können beim derzeitigen Stand unserer Ergebnisse noch keinerlei Anspruch auf Verbindlichkeit erheben.

C. Schirren-Hamburg (zu Kühnau jr.): Auf Grund der vorgelegten Untersuchungsbefunde muß daran gedacht werden, daß es sich um einen reinen Verdünnungseffekt bei der Senkung des Citronensäurespiegels handeln kann, da die Spermatozoenzahlen mit Einsetzen der Hormonbehandlung von ca. 300—400 Mill. Sp./ml auf 80—100 Mill. Sp./ml abfallen.

H. W. Vasterling-Göttingen: Fragt nach der Notwendigkeit der Citronensäurebestimmung für die Praxis.

C. Schirren-Hamburg (zu Vasterling): Man muß für die von uns durchgeführten Untersuchungen fordern, daß biochemische Untersuchungen in jeder nur möglichen Weise vorgenommen werden, da nur so geklärt werden kann, welche Substanzen im einzelnen eine Bedeutung für die Fertilitätsuntersuchung haben. Zur Zeit kann man nicht sagen, daß die Citronensäurebestimmung eine besondere Bedeutung hat. Auf Grund der bisherigen Befunde muß aber die Fructosebestimmung obligat für jede Fertilitätsuntersuchung gefordert werden.

H. W. Vasterling-Göttingen

H. Niermann-Münster (zu Vasterling): Unsere Untersuchungen beziehen sich bisher auf eine kleine Zahl von nur 64 Patienten. Die bisherigen Ergebnisse vor allem bezüglich der Relation zwischen Spermacitrat und Motilität der Spermien, aber auch zu Gonadotropinen lassen die Fortsetzung der Untersuchungen als angebracht erscheinen.

C. Schirren-Hamburg: Hinweis auf die Notwendigkeit biochemischer Untersuchungen, da der in der Praxis geübte „Blick ins Mikroskop" für viele Fälle nicht ausreichend ist.

C. G. Schirren sen.-Kiel: Unterstreicht die von Gans gegen die Beseitigung einer Zeugungsunfähigkeit bei Diabetikern erhobenen Bedenken und berichtet von der schweren seelischen Belastung, in die er dadurch geraten sei, daß sich bei einer erfolgreich behandelten Infertilität ein Jahr nach der Geburt eines Kindes bei dem Vater eine Epilepsie offenbart habe, die erst später als eine nicht genuine, sondern nur symptomatische, nicht erbliche Epilepsie erkannt worden sei.

Vor Einleitung jeder Infertilitätsbehandlung sollte daher stets nach Erbkrankheiten geforscht werden!

Bei aller Anerkennung der Anwendung der modernsten, nur in Speziallaboratorien durchführbaren biochemischen Untersuchungsmethoden darf die Bedeutung des in der Praxis tätigen Andrologen nicht unterschätzt und unterbewertet werden. Schwerste Fertilitätsstörungen bedürfen selbstverständlich der Hormonanalyse und der Hodenbiopsie auf einer andrologischen Abteilung, und in kinderlosen Ehen, bei denen trotz eingehender Untersuchungen weder beim Ehemann, noch bei der Frau ein krankhafter Befund erhoben werden kann, sollte zum Ausschluß einer postpuberalen Leydig-Zell-Insuffizienz stets der Fructosegehalt des Spermas bestimmt werden.

In den meisten Fällen kann aber auch der in der Praxis tätige Androloge mit der klinischen Untersuchung des Patienten, der makroskopischen Untersuchung des Ejaculates, sowie mit der Bestimmung der quantitativen und qualitativen Beweglichkeit der Anzahl pro Kubikzentimeter und der Morphologie der Spermatozoen durchaus eine eindeutige Diagnose stellen und eine erfolgreiche Therapie durchführen.

Beweis: In eigener andrologischer Praxis, in der nach obiger Methode bisher 320 Männer auf ihre Fertilität hin untersucht wurden, ist es in einem Drittel derjenigen Fertilitätsstörungen, die nach Kimmig behandelt wurden, zur Geburt eines Kindes gekommen.

H. Bauer-Erlangen: Es wird die Frage gestellt, ob bei vermutlich fertilem Ehepartnern, die ohne Nachwuchs bleiben, routinemäßig (bei Mann und Frau) nach Trichomonas vaginalis gefahndet wird.

C. Schirren-Hamburg (zu Bauer): Die Untersuchung auf Trichomonaden stellt eine Routine-Methode jeder Fertilitätsuntersuchung dar.

Elste-Berlin: Bei Rekanalisationsversuchen Erfolg ca. 5% (Fehler der kleinen Zahl). Bei ca. 15 Biopsien drei Fälle bds. noch ohne Atrophiegrade trotz nachgewiesenem Verschluß.

R. Doepfmer-Bonn (zur Frage Bauer): 1. Im Gegensatz zur Veterinärmedizin spielt die Trichomoniasis beim Menschen und besonders beim Manne als Ursache einer Subfertilität oder Infertilität keine wesentliche Rolle, obwohl wir in 3% der untersuchten Ejaculate Trichomonaden nachweisen konnten.

2. Anfrage über „Befruchtungsunfähigkeit" eines „normalen" Ejaculats im Hinblick auf Menge des Samens, Zahl, Motilität und Morphologie der Spermien:

Diese Tatsache wurde durch eine Beobachtung des amerikanischen Gynäkologen Seymoor bekannt. Bei einem 11 Jahre kinderlos verheirateten Mann zeigte sich eine „Normospermie" (Zahl 94 Mill./cm³; gute Motilität, normale Morphologie). Mit den Ejaculaten dieses Mannes wurde bei 17 verschiedenen Frauen erfolglos eine heterologe Samenübertragung vorgenommen. Hingegen konnte bei den gleichen 17 Frauen durch Spendersamen eines anderen Mannes eine Schwangerschaft erzielt werden. Von 13 hierbei entbundenen Kindern waren 11 Knaben und nur 2 Mädchen.

H. Sprafke-Hohenstein/Ernstthal: Wie erklärt sich biochemisch, daß zwei Ehepartner jahrelang kinderlos bleiben, aber nach der Scheidung und in neuer Ehe sofort fertil sind?

C. Schirren-Hamburg (zu Sprafke): Biochemisch kann man dieses Phänomen, das als sogenannter „Spermawechsel" bezeichnet wird, unter Umständen mit einer Spermaallergie erklären. Entsprechende Literaturmitteilungen hierüber liegen vor. Morphologisch sieht man eine Verklumpung der Spermatozoen im Nativpräparat.

Schmitt-Hamburg: Notwendig ist eine Aufklärung der gesamten Ärzteschaft über die Anwendung von Testoviron, über die Spezialuntersuchungen in Fragen sexueller Insuffizienz usw. in einer weitverbreiteten ärztlichen Zeitschrift, z.B. den „Ärztlichen Mitteilungen", Köln.

R. M. Bohnstedt-Gießen; **C. G. Schirren sen.**-Kiel

112. R. Doepfmer und **G. Krampitz**-Bonn: **Die Aminosäuren im menschlichen Ejaculat.** Mit 1 Textabbildung.

Unsere Untersuchungen galten der Frage, ob der Gehalt der verschiedenartigen Aminosäuren ähnlich wie der Gehalt der Fructose, oder der Gehalt des Inosits von einer normalen Funktion der Leydig-Zellen abhängig ist. Die Aminosäuren des menschlichen Ejaculats werden in den Bläschendrüsen und in der Prostata gebildet. Über die quantitative Mengenverteilung der Aminosäuren in Abhängigkeit von der Dauer der sexuellen Karenz, dem Alter der Patienten und insbesondere über die Mengenverhältnisse in kurzen Zeitabständen nach der Ejaculation liegen bisher keine Ergebnisse an einem größeren Untersuchungsmaterial vor. Seit etwa 15 Jahren ist eine stürmische Entwicklung auf dem Gebiet der Aminosäurenanalytik zu beobachten, nachdem Consden, Gordon u. Martin sehr erfolgversprechende Versuche zur Auftrennung von Eiweißbausteinen auf Filterpapierbögen vornahmen.

Die heute zur Verfügung stehenden Verfahren zur Trennung und Bestimmung von Eiweißbausteinen im Sperma sind folgende:

1. Mikrobiologische Methoden. Hierbei wird das Wachstum bestimmter Testbakterien geprüft, die zu ihrer Exsistenz gewisse, von Art zu Art verschiedene Aminosäuren benötigen. Bei Zugabe eines biologischen, Aminosäuren enthaltenden Gemisches wird das Wachstum der Testbakterien proportional der Konzentration dieser Aminosäuren gesteigert. Dieses sehr empfindliche und spezifische Verfahren ist besonders für Reihenuntersuchungen geeignet. Diesen Vorteilen stehen als Nachteile unübersichtliche Faktoren (Hemmstoffe und Wuchsstoffe), unnatürliche Isomeren der Aminosäuren, seltene Aminosäuren und Änderung der Spezifität der Testorganismen gegenüber.

2. Papierchromatographische Methoden. Diese Verfahren sind in erster Linie für rein qualitative Untersuchungen geeignet. Sie bieten gute Ergebnisse zur Orientierung über die im Biologischen vorhandenen Komponenten. Für quantitative Bestimmungen eigenet sich die Papierchromatographie jedoch weniger. Nach Kofranyj liegt die Fehlerbreite der einzelnen Methoden bei etwa $\pm 30\,{}^0/_0$. Wenn auch hin und wieder von erfolgreichen quantitativen Bestimmungen mit dieser Methodik berichtet wird, so ist doch zu überlegen, ob die Leistungsfähigkeit der papierchromatographischen Methoden nicht überfordert wird. Die Vorteile der Papierchromatographie liegen besonders in ihrer einfachen und schnellen Durchführbarkeit und in ihrem geringen Sach- und Personalaufwand und somit in der Eignung für Routineuntersuchungen.

3. Säulenchromatographische Methoden. Nach den heutigen Kenntnissen wird man sich für quantitative exakte und reproduzierbare Ergebnisse für die Ionenaustauschertechnik nach Moore u. Stein entschließen müssen. Das Prinzip dieses Verfahrens besteht darin, daß praktisch alle Aminosäuren an einem sauren Kationenaustauscherharz adsorbiert und anschließend mit Pufferlösungen von steigendem p_H-Wert eluiert werden. Die aus den mit dem genannten Harz gefüllten Säulen austretenden Aminosäurenzonen können entweder mit Hilfe eines Fraktionssammlers portionsweise aufgefangen werden, oder in einer von uns verwendeten automatischen Apparatur quantitativ bestimmt werden. Dabei wird in das Eluat kontinuierlich eine Ninhydrinlösung eingespritzt und das Gemisch von Eluat und Ninhydrinlösung durchläuft eine auf $100°\,C$ erhitzte Teflonspirale; dort entwickelt sich die typische blau-violette Färbung bei Anwesenheit von Ninhydrin-positiven Substanzen. Die gefärbte Lösung fließt anschließend durch Durchlaufküvetten mit verschiedener Schichtdicke in einem Spektralfotometer, wobei die Farbintensität fortlaufend gemessen ist. Die Meßimpulse werden direkt auf einen Mehrfachschreiber übertragen und in Form von Kurven registriert. Die Genauigkeit der Methode liegt nach unseren Erfahrungen bei $\pm 1\,{}^0/_0$. Das hohe Auflösungsvermögen der Ionenaustauschersäulen, gestattet es, bis zu 50 Ninhydrin-positive Komponenten zu trennen und quantitativ zu bestimmen. Der entscheidende Nachteil dieses Verfahrens liegt aber in seinem hohen Kosten- und dem riesigen Zeitaufwand.

Zur Durchführung einer Vollanalyse von komplizierten Aminosäurengemischen, wie sie im Sperma vorliegen, benötigt man 2 Tage. Die Kosten für eine Analyse betragen etwa 110,— DM.

Tabelle 1. *Die Aminosäuren im menschlichen Ejaculat und Blutplasma*

Amphotere Aminosäuren mg/cm³	KEUTEL u. GABSCH Normospermie	eigene Untersuchungen Normospermie	Oligospermie	Azoospermie	Aspermie bei Mißbildung der Bläschendrüsen und Prostata	Blutplasma
Glutathion	0,17	*	—	—	—	—
Methionin	0,047	0,038	0,021	0,007	0,011	0,0008
Cystin	11,7	0,034	0,002	0,006	0,015	0,010
Cystein	9,0	**	—	—	—	—
Taurin	19,8	***	—	—	—	0,004
Glycin	6,4	0,589	0,251	0,230	0,071	0,018
Oxyprolin	11,6	—α	—	—	—	—
Alanin	0,52	0,291	0,141	0,096	0,043	0,036
Prolin	2,2	0,269	0,100	0,139	—	0,016
Tyrosin	0,8	0,514	0,207	0,232	0,101	0,009
Valin	0,8	0,498	0,240	0,134	0,100	0,037
Phenylalanin	0,15	0,282	0,146	0,164	0,112	0,009
α-γ-Diaminobuttersäure	0,55	β	—	—	—	—
Threonin	4,15	0,477	0,282	0,190	0,115	0,012
Tryptophan	0,076	γ	—	—	—	—
Serin	0,75	1,116	0,560	0,429	0,104	0,010
β-Alanin	—	0,360	0,109	0,158	0,152	—
β-Amino-Iso-Buttersäure	—	0,317	0,171	0,053	—	—
Isoleucin D	0,3	0,624	0,259	0,191	0,087	0,023
Leucin D		0,967	0,506	0,332	0,228	0,013
	69,013	6,426	2,995	2,361	1,139	0,1978
Saure Aminosäure mg/cm³						
Asparaginsäure	5,6	0,998	0,458	0,336	0,187	0,007
Glutaminsäure	0,95	1,797	1,193	1,152	0,397	0,094
	6,55	2,795	1,651	1,988	0,584	0,101
Basische Aminosäuren mg/cm³						
Arginin	1,88	0,790	0,310	0,295	0,094	0,014
Lysin	0,8	1,521	0,587	0,580	0,183	0,027
Ornithin	0,47	δ	—	—	—	0,007
Histidin	1,97	1,091	0,443	0,378	0,079	0,014
	5,12	3,402	1,340	1,773	0,356	0,062

* hydrolysiert, ** wird als Cystin bestimmt, *** Bestimmung ungenau.
α nicht gefunden, β nicht gefunden, γ bei Hydrolyse zerstört, δ nicht gefunden.

Adam u. Korting, Jacobsson und Lundquist bestimmten die Aminosäuren im menschlichen Sperma *qualitativ* und Keutel u. Gabsch quantitativ mit der papierchromatographischen Methode. Sakar, Luecke u. Duncan bestimmten die Aminosäuren mikrobiologisch.

Eigene Untersuchungen

4—6 Std nach der Ejaculation versetzten wir das Ejaculat mit einem Überschuß an 1 %iger Pikrinsäure, um die vorhandenen Proteine zu entfernen. Nach Abzentrifugieren des Niederschlages wurde das Überstehende quantitativ durch ein Kieselgurfilter geklärt. Dann entfernten

Tabelle 2

Die Aminosäuren im menschlichen Ejaculat nach den Ergebnissen verschiedener Autoren

	KEUTEL u. GABSCH	SAKAR, LUECKE u. DUNCAN	LUNDQUIST	ADAM u. KORTING	eigne Untersuchungen
Methionin	+	+	—	—	+
Cystin	+	—	+	—	+
Cystein	+	—	—	—	+
Taurin	+	—	—	—	—
Glycin	+	—	+	+	+
Oxyprolin	+	—	+	—	—
α-Alanin	+	—	+	+	+
β-Alanin	—	—	—	—	+
Prolin	+	—	+	—	+
Tyrosin	+	—	+	+	+
Valin	+	+	+	+	+
Phenylalanin	+	+	+	—	+
α,γ-Amino-buttersäure	+	—	—	—	+
Threonin	+	+	+	+	+
Tryptophan	+	+	—	+	—
Serin	+	—	+	+	+
Leucin	+	+	+	+	+
Isoleucin	+	+	+	+	+
Asparaginsäure	+	—	+	+	+
Glutaminsäure	+	+	+	+	+
Arginin	+	+	+	+	+
Lysin	+	+	—	—	+
Ornithin	+	—	—	—	—
Histidin	+	+	—	+	+
Glutathion	+	—	—	—	+

wir die überschüssige Pikrinsäure mit Hilfe eines basischen Anionenaustauscherharzes. Orientierende Vorversuche mittels Papierchromatographie zeigten, daß eine Reihe von nicht identifizierbaren Peptiden mit freien Aminsosäuren vergesellschaftet vorhanden waren. Die Aufklärung der genannten Peptide stellte uns vor ein nicht zu bewältigendes Arbeitsprogramm. Deshalb entschieden wir uns für die hydrolytische Aufspaltung der Peptide in der eiweißfreien Spermaflüssigkeit. Die Hydrolyse erfolgte mit 6 n HCl am Rückflußkühler. Dabei nahmen wir allerdings den Verlust von Tryptophan in Kauf. Nach der Hydrolyse wurde die Salzsäure im Vakuum entfernt und das Hydrolysat über Amberlite IR-120-Säulen chromatographiert. Die Registrierung der Ergebnisse erfolgte automatisch.

In der Tab. 1 sind unsere Ergebnisse bei einem Durchschnitt von zehn Patienten mit Normospermien, fünf mit Oligo-Astheno-Teratospermien, fünf mit Azoospermien und einem Patient mit Aspermie infolge Mißbildung der samenabführenden Wege und Bläschendrüsen den Ergebnissen von Keutel u. Gabsch sowie den Befunden im Blutserum gegenübergestellt. Unsere im Sperma ermittelten Aminosäuren unterschieden sich auch qualitativ von den Ergebnissen Keutels u. Gabschs, Sakars u. Mitarb., Lundquists sowie Adams u. Kortings. In der Tab. 2 sind die qualitativen Ergebnisse verschiedener Autoren gegenübergestellt. Die Resultate von Keutel u. Gabsch wichen im Vergleich zu unseren Ergebnissen in folgenden Punkten ab:

1. Das Peptid Glutathion erfaßten wir nicht, da es bei der HCl-Hydlyse in seine Bausteine zerlegt wurde.

2. Cystein wurde nach dem von uns verwendeten chromatographischen Verfahren als Cystin erfaßt.

3. Die Taurinwerte führten wir nicht auf, da Taurin auf der Eluierungskurve von einer anderen bisher unbekannten Ninhydrin-positiven Komponente überlagert wurde.

4. Tryptophan geht bei der Hydrolyse verloren.

5. Oxyprolin, α,γ-Diaminobuttersäure und Ornithin konnten wir nicht feststellen.

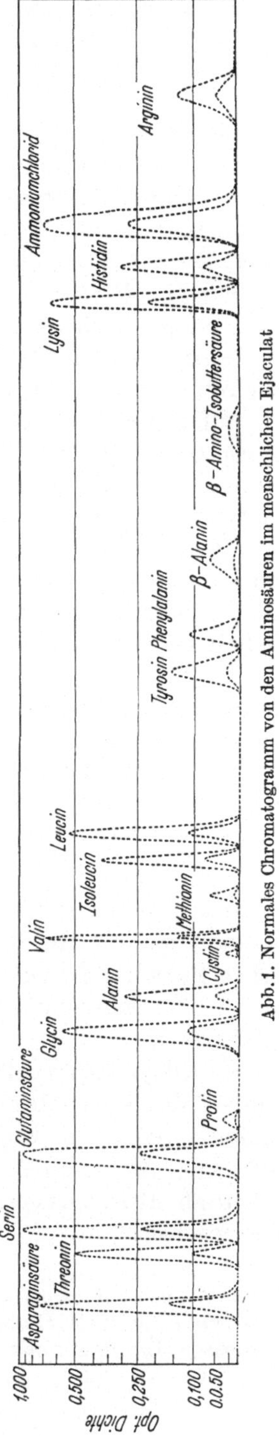

Abb. 1. Normales Chromatogramm von den Aminosäuren im menschlichen Ejaculat

6. Dagegen trennten wir β-Alanin und β-Amino-Isobuttersäure und wiesen diese beiden Aminosäuren quantitativ nach.

In der Abb. 1 ist ein Chromatogramm bei einer Normospermie dargestellt.

Besonders hohe Werte fanden wir bei Serin, Leucin, Glutaminsäure, Asparaginsäure, Lysin und Histidin.

Die Durchschnittswerte zeigten bei fast allen Aminosäuren von der Normospermie zur Oligo- und Azoospermie eine allgemein fallende Tendenz. Die eine Beobachtung mit einer Aspermie, bei der kein Verschluß, sondern eine Mißbildung der samenabführenden Wege vorlag, zeigte eine ausgeprägte Ähnlichkeit mit den Ergebnissen der Azoospermie.

Normale und pathologisch veränderte Werte der Initialfructose und der Aminosäuren gingen nicht immer parallel.

Auf Grund unserer Ergebnisse können wir aussagen, daß bei Azoospermien die Mengen der verschiedenartigen Aminosäuren gegenüber Normospermien wesentlich herabgesetzt waren. Es liegt daher die Vermutung nahe, daß die Produktion der Aminosäuren in den Bläschendrüsen und in der Prostata ebenso wie die Produktion des Inosits oder der Fructose von einer normalen Funktion der Leydig-Zellen abhängt. Möglicherweise spielen bei der Asthenospermie der unterschiedliche Gehalt von amphoteren, sauren und basischen Aminosäuren eine Rolle.

Bei primären Hodenschäden besteht zwischen dem Aminosäurengehalt im Ejaculat und der Zahl und Morphologie der Spermien kein Zusammenhang.

In den ersten 12 Std nach der Ejaculation steigt der Aminosäuregehalt auf Grund einer proteolytischen Fermentfunktion deutlich an und nach 24 Std nur noch geringgradig.

Zusammenfassung

Mit Hilfe der säulenchromatographischen Methode bestimmten wir erstmals quantitativ die verschiedenartigen Aminosäuren im menschlichen Ejaculat. Unsere Ergebnisse wichen wesentlich von den Ergebnissen Keutels und Gabschs mit der papierchromatographischen Methode ab.

Bei Oligo-Astheno-Teratospermien und Aspermien infolge Mißbildungen der samenabführenden Wege zeigten die verschiedenartigen Aminosäuren einen deutlichen Abfall gegenüber Normospermien. Der Gehalt der Aminosäuren hängt von einer normalen Funktion der Leydig-Zellen ab. Bei gleichen Individuen zeigten die Aminosäuren eine weitgehende Konstanz.

Literatur

Adam, W., u. G. W. Korting: Dtsch. med. Wschr. **1955**, 249.
Consden, R. A., A. H. Gordon and J. P. Martin: Biochem. J. **38**, 224 (1944).
Jacobsson, L.: Acta. physiol scand. **20**, 88 (1950).

Keutel, H. J., u. H. C. Gabsch: Urol. int. (Basel) **6**, 206 (1958).
Kofranyj, E.: Z. Hoppe-Seylers physiol. Chem. **289**, 129 (1955).
Krampitz, G.: Z. Tierphysiol. **15**, 40 (1960).
Lundquist, F.: Acta physiol. scand. **25**, 178 (1952).
Moore, S., and W. H. Stein: J. biol. Chem. **192**, 663 (1951).
Moore, S., D. H. Spackman and W. H. Stein: Analyt. Chem. **30**, 1185 (1958).
Sakar, B. C. R., R. W. Luecke and C. W. Duncan: J. biol. Chem. **171**, 463 (1947).
Spackman, D. H., W. H. Stein and S. Moore: Analyt. Chem. **30**, 1190 (1958).

113. H. Dorn-Berlin: Elektrophorese des Spermaplasmas.

Nach der Trennung von Spermien und Spermaplasma durch Zentrifugieren und mehrfaches Suspendieren in Ca-freier Ringer-Lösung läßt sich im abgeheberten Seminalplasma mittels der Hochspannungspapier-Elektrophorese eine Reihe von Fraktionen unterscheiden. Hierbei erwies sich in Anlehnung an die Erfahrungen durch Schneider, Nowakowski u. Voigt, daß eine 48—62 Std währende Verweildauer des Spermaplasmas im Eisschrank zwischen Ejaculation und Elektrophoresebeginn eine besonders günstige Ausgangsbasis für die Untersuchungen bietet. Die Verdünnung des Spermaplasmas erfolgt mit einem Veronalpuffer (Michaelis-Puffer) von p_H 8,7 und einer Ionenstärke von 0,045, so daß eine 4—5%ige Eiweißlösung entsteht; 0,02 ml (= 1 mg Eiweiß) dieser Lösung werden auf die 4 cm breiten, mit Puffer durchtränkten Elektrophoresestreifen (Whatman-I-Papier) in 7 cm Abstand von der auf dem Kathodenbehälter befindlichen Glasleiste aufgetragen; die Spannung beträgt 380 Volt, die Elektrophoresedauer 3 Std. Anschließend erfolgt die Trocknung bei 100° C. Die Darstellung der Eiweißfraktion geschieht mit Amidoschwarz 10 B, die der Mucopolysaccharide mit modifizierter Schiffscher Färbung und die der Lipoproteide mit Sudanschwarz 10 B.

Bei normalem Spermaplasma lassen sich 5—7 Fraktionen nachweisen, wobei sich die Fraktionen 1—4 in ihrer Wanderungsgeschwindigkeit wie die Serumglobuline verhalten. Auf Grund von entsprechenden Untersuchungen an 20 normalen Spermaplasmen lassen sich etwa die nachstehenden Durchschnittswerte angeben: Albumine 6,3—6,5%. Globuline: α: 15,0—16,0%, β: 22,5—23,5%, γ: 41,0—42,0%, 0: 12,7 bis 13,5%. Gesamt-Eiweiß (nach Kjeldahl): 3,5—5,5 g-%. Vergleichende Untersuchungen des Spermaplasmas mit Humanseren ergaben allerdings gleich den Beobachtungen Obés und Herrmanns keinen sicheren Anhalt für eine Identität der betreffenden Spermaplasma- und Serumfraktionen. Albumin ist in normalem Spermaplasma nur in relativ kleiner Menge nachweisbar, lediglich pathologische Spermaproben (Azoospermie, Aspermie) weisen vermehrt Proteine auf, deren Wanderungsgeschwindigkeit dem Serumalbumin entsprach; auch hierbei ist es noch ungeklärt, ob es sich tatsächlich um Albumin oder aber um andere

Proteine, eventuell Glykoproteine, handeln könnte. Der Hauptanteil der letzteren ist gewöhnlich in Bande II nachweisbar. Weiterhin läßt sich auf elektrophoretischem Wege die Reinheit mehrerer mit chemischen und physikalischen Methoden getrennter Fraktionen nachprüfen. Neben einer isolierten, nicht an Eiweiß gebundenen und elektrophoretisch nicht wandernden Formazanbande, bei der es sich offenbar um Fructose handelt, sind elektrophoretisch mehrere trennbare fluorescierende Substanzen im Spermaplasma nachweisbar, während Lipoproteine nicht zu beobachten waren.

Von besonderer Bedeutung scheint, worauf besonders C. Schirren hinwies, die Elektrophorese des Spermaplasmas für Fälle mit Androgenmangel, d.h. Patienten mit Normospermie und postpuberaler Leydig-Zellen-Insuffizienz zu sein, da sich hierbei signifikante Abweichungen von der Norm, insbesondere eine Erhöhung der β-Fraktion bis auf 50 % nachweisen läßt. Erst durch Testosterongaben konnte in zwei beobachteten Fällen eine zunächst nicht mögliche Auftrennung in die einzelnen Fraktionen und darüber hinaus eine weitgehende Normalisierung der Spermaplasma-Pherogramme herbeigeführt werden.

Leicht pathologisches Spermaplasma (Oligospermie) weist im allgemeinen keine größere Abweichung von der Norm auf; Beziehungen zwischen Spermienanzahl, Motilität, Spermiocytogramm und Eiweißzusammensetzung des Spermaplasmas sind gewöhnlich nicht zu verzeichnen. Lediglich bei einem Verschluß der samenabführenden Wege, insbesondere des Ductus deferens, aber auch der Glandulae vesicales fehlen im Elektrophoresediagramm die sonst kathodisch liegenden Fraktionen 1—3. Nur vereinzelt gelangen bei vergleichenden Untersuchungen von Ejaculat und isoliertem Spermaplasma quantitative Unterschiede der einzelnen Fraktionen zur Beobachtung.

Abschließend sei noch kurz auf eine überprüfende tierexperimentelle Untersuchung über die Eignung der Elektrophorese zur Trennung der männchen- und weibchen-bestimmenden Spermien beim Kaninchen eingegangen. Im Gegensatz zu den Ergebnissen der russischen Forscherin Vera Schröder, die mit dieser Methode bis zu 80 % des gewünschten Geschlechtes bei den Nachkommen von Kaninchen erzeugen zu können glaubte, konnte in sechs eigenen Fällen in Analogie zu den Ergebnissen Kordts eine derartige willkürliche Geschlechtsdetermination auf dem Wege der elektrophoretischen Trennung dieser Spermien nicht erreicht werden.

Literatur

Joel, C. A., A. Katschalsky, O. Keden and N. Sternberg: Elektrophoretic mensurements of normal and pathological human spermatozon. Ann. Ostet. Ginec. **73**, 894 (1951).

Keller, M., u. R. Tschumi: Elektrophoretische Studien am menschlichen Sperma-plasma. Gynaecologia (Basel) **135**, 92 (1953).

Kordts, E.: Untersuchungen über die Eignung der Elektrophorese zur Trennung der männchen- und weibchen-bestimmenden Spermien beim Kaninchen. Z. Tierzücht. **60**, 221 (1952).

Obé, G., u. G. Hermann: Papierelektrophoretische Untersuchungen am Sperma-plasma, Ejakulat und Prostataexprimat. Z. Urol. **47**, 393 (1954).

Schirren, C.: Untersuchungen zur Biochemie des menschlichen Spermaplasmas. Derm. Wschr. **141**, 9, 228 (1960).

Schneider, W., H. Nowakowski u. K. D. Voigt: Die Papierelektrophorese von menschlichem Spermaplasma. Klin. Wschr. **1954**, 865.

114. H. W. Vasterling-Göttingen: **Der Zinkgehalt menschlicher Ejaculate.**

Zink gehört zu den unentbehrlichen Spurenelementen. In den einzelnen Klassen des Tier- und Pflanzenreiches ist das Zinkbedürfnis unterschiedlich groß, ohne daß viel über die Funktion des Zinks bekannt ist. Bei der Synthese bestimmter Fermente hat es mit Sicherheit eine wichtige Aufgabe.

In den meisten menschlichen Organen findet man Zink in einer Menge von $10-200\,\gamma$ pro Gramm Frischgewicht. Ein Zinkgehalt bis etwa $50\,\gamma/g$ Frischgewicht läßt sich in den zinkarmen Organen Gehirn, Lunge, Pankreas, Uterus, Ovar und Milz nachweisen; Muskel, Niere und Leber enthalten etwa doppelt soviel Zink. In $100\ cm^3$ Blut sind $700-800\gamma$ Zink, vor allem in den Erythrocyten, vorhanden. Der Serumzinkspiegel wird mit $100-160\,\gamma\text{-}^0/_0$ angegeben. Die Gesamtmenge des Zinks im menschlichen Organismus beträgt etwa 2 g. Aufgenommen werden pro Tag 10—15 mg Zink. Die größte Ausscheidung erfolgt im Kot[4,14,17,22,24,26,27].

Auffallend zinkreich sind die dorsolateralen (nicht die ventralen) Prostataanteile, die pro Gramm Frischgewicht etwa $300\,\gamma$ Zink enthalten[7,20,25]. Pro Gramm Trockengewicht wurden hier $682-859\,\gamma$ Zink nachgewiesen[15]. Der Zinkgehalt der Samenblasen, Nebenhoden und Hoden ist 10—20 mal niedriger als die Zinkkonzentration in der Prostata[17,22]. Im menschlichen Sperma ist ein Zinkgehalt von $1998\,\gamma$ pro Gramm Trockengewicht festgestellt worden[1,13,14].

Im Tierversuch führt Zinkmangelernährung unter anderem zur Degeneration der Hoden, zur Schrumpfung der Samenblasen und der Prostata und zur Verminderung der Spermien in den Nebenhoden, die ebenfalls kleiner werden[2,19,22]. Diese Erscheinungen treten nicht auf, wenn während der Zinkmangelernährung Testosteron zugeführt wird[2,8]. Testosteron verhindert auch das Absinken der Zinkeinlagerung in die Prostata, das nach einer Kastration oder Hypophysektomie beobachtet wird[6,8,9].

Oetrogene bewirken eine Abnahme der Zinkaufnahme[10]. Bei infantilen Ratten verstärkt Zink die Wirkung zugeführten Testosterons und applizierter Gonadotropine[3,12,18,21]. Zinkmangel kann bei jungen Kühen eine Sterilitätsursache sein, die durch Zinkoxydgaben beseitigt zu werden vermag[23]. Die Entfernung von Zink aus dem Ejaculat durch Prostataexstirpation soll die Fertilität dieser Tiere nicht beeinträchtigen.

Welche Bedeutung dem hohen Zinkgehalt der Prostata zukommt, ist noch unklar. Die in der Prostata vorkommende Carboanhydrase kann für die große Zinkkonzentration nur in einem sehr geringen Maße verantwortlich sein, da sie nur 0,3 % Zink enthält[11]. Im Spermaplasma ist nur 0,05 % des vorhandenen Zinks auf dieses Zinkenzym zu beziehen[14,16]. Die positive Wirkung von Testosteron- und Gonadotropingaben bei Zinkmangeltieren weist darauf hin, daß diese Hormone bei Zinkmangel vermindert produziert werden[22].

Für die, zusammen mit Volkmann, vorgenommenen Zinkbestimmungen in menschlichen Ejaculaten und weiblichen Genitalorganen ist die Dithizonmethode nach Wolff verwendet worden[27,28]. Die Zinkkontrollen erfolgten in den Ejaculaten von klinisch offenbar gesunden Männern, deren Zeugungsfähigkeit wegen des unerfüllten Kinderwunsches überprüft werden mußte. Bei 108 Ejaculatuntersuchungen sind der Zinkgehalt/cm³, die Spermienzahl/cm³, die quantitative Motilität, der prozentuale Anteil der pathologischen Formen, die initiale Fructose/cm³, der Fructoseverbrauch und der Citronensäuregehalt/cm³ bestimmt worden.

Der durchschnittliche Zinkgehalt betrug 489 γ/cm³ Ejaculat (Grenzwerte: 220—768 γ/cm³). Aus 24 spermienhaltigen Ejaculaten sind die in 1 cm³ enthaltenen Spermien abzentrifugiert, gewaschen und auf ihren Zinkgehalt untersucht worden. Es wurde ein Durchschnittswert von 74 γ ermittelt (Grenzwerte: 36—122 γ).

Der Zinkgehalt eines Ejaculats zeigt keine festen Beziehungen zur Spermienzahl, zur Spermienmotilität oder zu dem Prozentsatz der pathologischen Spermienformen. Bei Azoospermien und bei Oligozoospermien werden gleichgroße Zinkmengen gefunden wie in normalen Spermaproben. Die initiale Fructosekonzentration eines Ejaculates und der Fructoseabbau stehen nicht in Korrelation mit dem Zinkgehalt des Samenplasmas oder der Spermien. Auch ist keine strenge Beziehung zwischen dem Citronensäuregehalt und der Zinkkonzentration der Ejaculate vorhanden, doch werden bei niedrigen Citronensäuremengen häufiger niedrige Zinkmengen gefunden als bei höheren Citronensäurevorkommen.

Die Bedeutung des Zinks im Spermaplasma und in den Spermien ist noch nicht geklärt. Es ist unbekannt, ob das Zink etwa für Hormon- oder Fermentwirkungen auf die Spermien und für ihren Stoffwechsel wichtig ist. Vielleicht wird man durch vergleichende Zinkbestimmungen in Spermaproben sicher fertiler und infertiler Männer der Klärung näherkommen.

Literatur

[1] Bertrand, G., et R. Vladesko: C. R. Acad. Sci. (Paris) **173**, 176 (1921).
[2] Elcoate, P. V., et al.: J. Physiol. (Lond.) **129**, 53 (1955).
[3] Fevold, H. L., F. L. Hisaw und R. Grey: Amer. J. Physiol. **117**, 68 (1936).
[4] Griffith, G. C., et al.: Ber. Physiol. **174**, 200 (1955).
[5] Gunn, S. A., and T. C. Gould: Amer. J. Physiol. **193**, 505 (1958).
[6] Gunn, S. A., and T. C. Gould: J. Endocr. **16**, 18 (1957/58).
[7] Gunn, S. A., and T. C. Gould: Anat. Rec. **128**, 41 (1957).
[8] Gunn, S. A., and T. C. Gould: Endocrinology **58**, 443 (1956).
[9] Gunn, S. A., T. C. Gould, S. S. Ginori und J. G. Morse: Proc. Soc. exp. Biol. (N.Y.) **88**, 556 (1955).
[10] Kar, A. B., W. F. R. Pover und B. J. Boscott: Acta endocr. (Kbh.) **22**, 390 (1956).
[11] Keilin, D., and T. Mann: Biochem. J. **34**, 1163 (1940).
[12] Leathem, J. H.: Amer. J. Physiol. **145**, 128 (1945).
[13] Mann, T.: The Biochemistry of Semen. London: Methuen & Co. Ltd. 1954.
[14] Mawson, C. A., and M. J. Fischer: Biochem. J. **55**, 696 (1953).
[15] Mawson, C. A., and M. J. Fischer: Canad. J. med. Sci. **30**, 336 (1952).
[16] Mawson, C. A., and M. J. Fischer: Arch. Biochem. **36**, 485 (1952).
[17] Mawson, C. A., and M. J. Fischer: Nature (Lond.) **167**, 859 (1951).
[18] Millar, M. J., et al.: Canad. J. Biochem. **36**, 557 (1958).
[19] Reen, R. van: Arch. Biochem. **46**, 337 (1953).
[20] Rixon, R. H., and J. F. Whitefield: J. Biochem. Cytochem. **7**, 262 (1959).
[21] Urbain, A., et al.: C. R. Acad. Sci. (Paris) **207**, 941 (1939).
[22] Vallee, B. L.: Physiol. Rev. **39**, 443 (1959).
[23] Vallee, B. L., and M. D. Altschule: Physiol. Rev. **29**, 370 (1949).
[24] Weitzel, G.: Angew. Chem. **68**, 566 (1956).
[25] Weitzel, G., u. A. M. Fretzdorff: Hoppe-Seylers Z. physiol. Chem. **292**, 212 (1955).
[26] Weitzel, G., u. A. M. Fretzdorff: Hoppe-Seylers Z. physiol. Chem. **307**, 14 (1957).
[27] Wolff, H.: Klin. Wschr. **34**, 409 (1956).
[28] Wolff, H.: Biochem. Z. **325**, 267 (1954).

115. W. Meyhöfer-Gießen: Über ultraviolettmikroskopische Untersuchungen an Spermatozoen unter besonderer Berücksichtigung der quantitativen Nucleinsäurebestimmung an der Einzelzelle. Mit 1 Textabbildung.

Der Bau eines UV-Mikrospektrographen in unserer Klinik (Herrmann) ermöglicht es uns Fragen, die den Zellaufbau und Zellstoffwechsel betreffen, durch Absorptionsmessungen an der Einzelzelle zu bearbeiten. Ergänzend zu unserer Mitteilung über den Gehalt an Nucleinsäuren in Spermatozoen (Meyhöfer, Knoth u. Herrmann) soll heute im einzelnen von Absorptionsmessungen an Spermatozoen aus Ejaculaten mit Normospermien und ausreichenden qualitativen und quantitativen Motilitätsverhältnissen sowie mit hochgradigen Oligospermien und stark veränderten Motilitätsverhältnissen die Rede sein. Außerdem wollen wir zu

Meßergebnissen an Spermatozoen im Hodenbiopsieausstrich Stellung nehmen. Über die Art der Aufarbeitung der Spermien im Ejaculat vor der UV-spektrographischen Messung berichteten wir bereits in unserer oben angegebenen Arbeit. Das bei der Hodenbiopsie entnommene Gewebe wurde dünn auf einen Quarzobjektträger ausgestrichen und sofort gefriergetrocknet.

Die bei der Wellenlänge 265 mμ gemessenen Absorptionen im Spermienkopf entsprechen dem Gehalt an Nucleinsäure (DNS), deren Absorptionsmaximum zwischen den Wellenlängen 260—265 mμ zu finden ist. Durch Messungen nach Ribonuclease-Behandlung konnte SANDRITTER zeigen, daß der Gehalt an Ribonucleinsäure (RNS) in Spermienköpfen so gering ist, „daß er praktisch vernachlässigt werden kann". Wir ermittelten den Gehalt an DNS an Hand absuchend und automatisch integrierend gemessener Spermienköpfe. Zur Auswertung gelangten 150 Meßkurven bei den Wellenlängen 265, 280, 296, 303, 313 mμ. Die quantitativen Bestimmungen des DNS-Gehaltes (errechnet nach SANDRITTER) ergaben bei den Normospermien Werte, die zwischen 2,5 und 3,5 · 10^{-12} g pro Spermienkopf lagen. Die Schwankungsbreite der DNS-Werte in den einzelnen Ejaculaten dieser Gruppe war gering. Bei hochgradigen Oligospermien mit stark veränderter Morphologie der Spermienköpfe dagegen lag bei der überwiegenden Mehrzahl der gemesssenen Spermatozoenköpfe der DNS-Gehalt zwischen 0,259 und 1,5 · 10^{-12} g. Nur einzelne Spermienköpfe zeigten Werte zwischen 2,0 und 2,5 · 10^{-12} g DNS. Die Schwankungsbreite der gemessenen Spermatozoenköpfe dieser Gruppe im DNS-Gehalt war auch bei Spermien aus demselben Ejaculat groß. LEUCHTENBERGER u. Mitarb. haben nach UV-mikrospektrophotometrischen Untersuchungen bei fertilen und infertilen Männern festgestellt, daß bei den ersteren der DNS-Gehalt der Spermatozoenköpfe sehr konstant im Gegensatz zu den letzteren ist, wo größere Schwankungen des DNS-Gehaltes beobachtet wurden. SANDRITTER führt die Variationsbreite des DNS-Gehaltes von Spermien auf einen Mangel bzw. eine Vermehrung von Gensubstanzen zurück und weist außerdem auf seine Untersuchungsergebnisse hin, die zeigen, daß Zellen mit haploidem Chromosomensatz die Hälfte der DNS von diploiden Zellen besitzen.

Bei Patienten, bei denen ein Verschluß der samenableitenden Wege bestand, und deren histologisches Hodenbild nicht wesentlich verändert erschien, fanden wir Spermatozoen, die uns durch ihre geringen Absorptionen bei der Wellenlänge 265 mμ auffielen. Bei der quantitativen Bestimmung der DNS errechneten wir Werte von 0,5—1,5 · 10^{-12} g pro Spermienkopf. Wir können zur Zeit nicht beurteilen, auf welche pathologischen Störungen der gefundene geringe DNS-Gehalt bei diesen Zellen zurückzuführen ist. Weitere Untersuchungen an Hodenbiopsiematerial von Mensch und Tier sind zur Klärung dieser Frage bei uns im Gange.

Die im monochromatischem Licht bei der Wellenlänge 265 und 296 mμ photographierten Spermatozoen können uns hier nur die Lokalisationen der verschiedenen Absorptionsintensitäten darstellen. Im gezeigten Diapositiv 1 sieht man eine Spermatozoe, die bei der Wellenlänge 265 mμ photographiert wurde. Man erkennt deutlich in der Spitze eine erheblich geringere Absorptionsintensität als im halsnahen Teil, was auch unseren Meßergebnissen entspricht. (Im oberen Drittel des Spermatozoenkopfes ist die Absorption bei dieser Wellenlänge relativ gering, in den übrigen zwei Drittel besitzt sie ihr Maximum.) Bei der Photographie derselben Spermatozoe bei der Wellenlänge 296 mμ erkennt man ein Absorptionsband im Bereich des Kernrandes, das besonders in den halsnahen Teilen stärker ausgeprägt erscheint, aber in schwächerer Form den ganzen Kopf umzieht. Außerdem kann man im halsnahen Teil des Kernes eine v-förmig angeordnete Absorption sehen. In diesem Zusammenhang soll auch die bei unseren Messungen festgestellten auffallend hohen Absorptionen im Bereich der Spermienköpfe bei der Wellenlänge 280 mμ hingewiesen werden. Wir werden an anderer Stelle auch auf diese Ergebnisse noch näher eingehen (siehe hierzu auch SANDRITTER). Im gezeigten Diapositiv 2 sehen wir eine Spermatozoe aus einem der oben beschriebenen Biopsieausstriche. Wiederum bei den Wellenlängen 265 und 296 mμ photographiert. Nur eine kleine Spitze im Kopf zeigt bei der Wellenlänge 265 mμ eine Aufhellung. Im halsnahen Teil findet man eine deutliche Absorptionsintensitätsverstärkung. Bei der Wellenlänge 296 mμ erkennt man einen Randsaum, der hier nun fast in gleicher Intensität den ganzen Kopf umschließt.

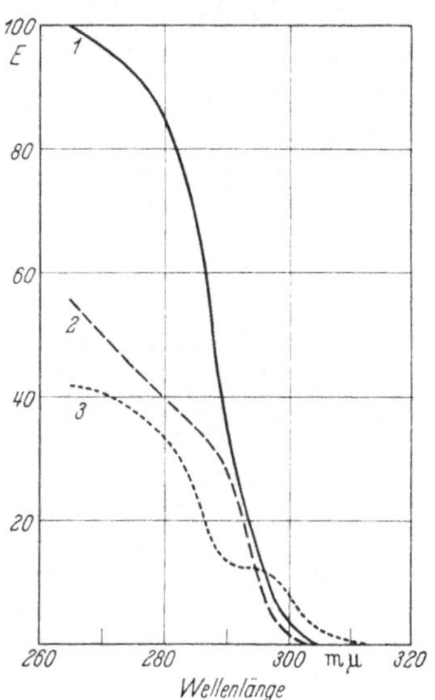

Abb. 1. UV-Absorptionskurven
1 Menschliche Spermatozoe aus Ejaculat bei Normospermie; *2* menschliche Spermatozoe aus Hodenbiopsieausstrich bei Verschluß der samenableitenden Wege; *3* menschliche deformierte Spermatozoe aus Ejaculat bei Oligospermie. Abszisse: Wellenlänge in mμ; Ordinate: Integral der Extinktion in relativen Einheiten (E)

LANDES u. KAPPESSER haben bei ihren elektronenmikroskopischen Untersuchungen festgelegt, daß der Kern der Spermatozoe von der Basis des Kopfes verjüngend bis zur Spitze hinzieht und sich dort mit der Galea capitis verbindet. Sie nehmen an, daß diese pfeilspitzenartige Struktur Nucleoproteidsubstanzen entspricht. Nach unseren Untersuchungen trifft diese Annahme für einen Teil der Spermatozoen zu.

Zusammenfassung

Es wird über UV-spektrographische Untersuchungen an Spermatozoen bei Normo- und Oligospermie sowie an Spermatozoen nach Hoden-
gewebsausstrichen bei Verschluß der samenableitenden Wege berichtet.

Die DNS-Werte der Oligospermien und derjenigen bei Verschluß sind
ähnlich. Zur Verteilung der DNS-Substanzen im Spermienkopf werden
photographische Abbildungen beigebracht, die im UV-Licht aufgenommen wurden.

Die Deutsche Forschungsgemeinschaft unterstützte die Untersuchungen durch
Sachbeihilfen.

Frau Dr. R. RUPPEL danken wir für die Mithilfe bei den Messungen.

Literatur

CASPERSSON, T.: Cell growth and cell function. New York: N. W. Norton and
Comp. 1950.

HERRMANN, R.: Acta histochem. (Jena) 7, 235 (1950).

LANDES, E., u. W. KAPPESSER: Dermatologica (Basel) 119, 332 (1959).

LEUCHTENBERGER, C., D. R. WEIR, F. SCHRADER and L. MURMANIS: J. Lab. clin.
Med. 45, 851 (1955).

MEYHÖFER, W., R. HERRMANN u. W. KNOTH: Arch. klin. exp. Derm. 209, 637—642
(1960).

SANDRITTER, W.: Ultraviolettspektrophotometrie. In Handb. d. Histochemie von
W. GRAUMANN u. K.-H. NEUMANN, Bd. I/1, S. 220—338. Stuttgart: Fischer 1958.

SANDRITTER, W., D. MÜLLER u. H. G. SCHIEMER: Verh. dtsch. anat. Ges. 55. Vers.,
Frankfurt a. M., S. 146 (1958).

Aussprache

W. Knoth-Gießen: zum Vortrag VASTERLING

Es wird angefragt, ob der Gehalt an Zink des Pankreas demjenigen der Prostata
nahekommt. Besonders das Inselorgan ist deutlich zinkhaltig.

H. W. Vasterling-Göttingen: Der Zinkgehalt des Pankreas ist wesentlich
niedriger als die in der dorsolateralen Prostata festgestellte Zinkkonzentration. Im
Pankreas findet sich pro Gramm Frischgewicht eine Zinkmenge von etwa 25 γ. Nur
im Inselgewebe ist eine Zinkanreicherung auf 500—1000 γ/g Frischgewicht nachweisbar [siehe G. WEITZEL: Angew. Chem. 68, 566 (1956)].

C. Schirren-Hamburg: Die Befunde von Herrn DORN stellen eine wertvolle
Bestätigung der von mir bereits früher publizierten Untersuchungsergebnisse dar.
Auch wir haben nur in ganz wenigen Fällen (primäre Hodenhypoplasie) aus dem
Elektrophoresebefund eine Aussage ableiten können. In der überwiegenden Mehrzahl der Fälle eignete sich die Spermaplasmaelektrophorese jedoch nicht für
diagnostische Aussagen. Vielleicht kann man später unter veränderter Spannung
weiterkommen. — Unter Vorweisung von verschiedenen Diapositiven wird auf die
im Sperma eines Eunuchen immer wieder beobachteten „Schleimbanden" hingewiesen, deren chemischer Charakter als Mucopolysaccharide ermittelt werden
konnte. Eine Auftrennung des Spermas in einzelne Fraktionen gelang erst nach
zweimaligem hochtourigen Zentrifugieren (2 $\times$ 15000 U/min $\cdot$ 30 min).

W. Nikolowski-Tübingen: (Schlußwort).

Symposion 5

Sonnabend, den 21. Mai 1960

Abends

im Hörsaal der Universitäts-Haut- und Augenklinik

Neuere Erkenntnisse über das Klinefelter-Syndrom

Leiter: H. Nowakowski-Hamburg

116. H. Nowakowski-Hamburg: Einleitung.

Als Klinefelter-Syndrom bezeichnen wir heute eine Sonderform des primären männlichen Hypogonadismus mit doppelseitiger Hodenhypoplasie, Aspermie und erhöhter Gonadotropinausscheidung im Harn, wozu die Gynäkomastie, Intelligenzdefekte und bei gestörter inkretorischer Hodenfunktion noch früh- oder späteunuchoide Zeichen mit allen Folgeerscheinungen des Androgenmangels hinzutreten. Schon Heller und Nelson war die große Variabilität der klinischen Erscheinungen aufgefallen, welche die Abgrenzung des Syndroms von anderen Formen des primären Hypogonadismus so schwierig machte. Niemand wußte genau zu sagen, wodurch die Mannigfaltigkeit der klinischen Erscheinungen bedingt war.

Überraschend war die Feststellung, daß diese Patienten in Blut- und Mundschleimhautabstrichen, wie auch in allen übrigen Körperzellen, chromatinpositive Zellkerne aufwiesen. Aus dem positiven Chromatinbefund wurde zunächst der naheliegende Schluß gezogen, daß diese Patienten genetisch weiblich seien, hier also eine fast vollkommene Stufe der sexuellen Inversion vorliege. Auf Grund der Beobachtungen von Störungen des Rot-Grün-Sehens bei drei Klinefelter-Patienten gelangten wir aber zu der Auffassung, daß das chromosomale Geschlecht dieser Patienten weder weiblich noch männlich sein könne. Mit Herrn Lenz und Herrn Parada haben wir daher im Juli 1958 die Vermutung ausgesprochen, daß sich hinter dem positiven Chromatinbefund beim Klinefelter-Syndrom nicht einfach ein doppeltes X-Chromosom, sondern eine Chromosomenanomalie verbergen müsse. Diese Vermutung veranlaßte uns, Kontakte mit Herrn Bergman und Herrn Reitalu in Lund aufzunehmen, wo im Herbst 1958 begonnen wurde, die Chromosomen von Patienten mit Klinefelter-Syndrom zu analysieren.

Im Januar 1959 teilten Jacobs und Strong mit, daß sie in Knochenmarkskulturen eines Patienten mit Klinefelter-Syndrom 47 anstatt der

Tabelle

Gruppe	Nr.	Name	Alter	Schulbildung	Beruf	Intellekt	Anomalien	Chromosomenzahl						Gruppencharakter	Alter der Eltern bei Geburt	
								45	46	47	48	49	Σ		Mutter	Vater
I	1	Cor.	19	Vs, Ms	Banklehrling	n IQ 115				54			54	Keine oder geringe Abweichungen	27	31
	2	Moeb.	22	Vs	Kaufm. Angest.	n IQ 97	Klumpfuß			50	1		51		31	34
	3	Heim.	37	Vs (1 ×), Ms	Landwirt	n IQ 102	Protanopie			48			48		37	42
	4	Küp.	15	Vs (2 ×)	Schüler	↓ IQ 78	Vorhofsseptumdefekt (?)			53			53		24	29
II	5	Ja.	44	Vs (1×)	Klempner	↓			1	29	2		32	Abweichung in positive *und* negative Richtung	38	45
	6	Grie.	21	Hs (3×)	Lehrling	↓ IQ 80	Cerebrales Anfallsleiden Myopischer Astigmatismus		3	53	6		62		38	36
	7	Wa.	34	Vs. Ms	Buchhalter	n IQ 112	Lumbalisation 12. BWK hochgradige Myopie		2	43	5	1	51		28	30

III	8	Lis	22	Vs	Arbeiter	↓ IQ 89				51	19	2	72		33	33
	9	Plö.	53	Vs (2 ×)	Bote	↓ IQ 71 debil	Blockwirbel D 10—12 Myopischer Astigmatismus			48	8		56	Abweichung in positive Richtung	39	46
	10	Br.	38	Hs	Gärtner	↓ debil IQ 60	Lumbalisation 12. BWK Sakralisation 5. LWK			78	8		86		40	53
	11	Geh.	30	Vs	Hotelier	n (?)	Myopie			70	5		75		32	33
IV	12	Hö.	51	Hs	Hilfs-arbeiter	↓ debil	Retinitis pigmentosa hochgradige Myopie	4	25	52		1	82	Abweichung in negative Richtung	38	42
	13	Kre.	18	Vs	Matrose	n			7	53			60		32	36

Erläuterungen: IQ Intelligenzquotient ↓ herabgesetzte Intelligenz BWK = Brustwirbelkörper.
Ms Mittelschule LWK = Lendenwirbelkörper.
Vs Volksschule (2 ×) 2 × sitzen geblieben
Hs Hilfsschule
n normale Intelligenz.

normalen Zahl von 46 Chromosomen gefunden hatten, daß das überzählige Chromosom mit großer Wahrscheinlichkeit ein X-Chromosom ist, so daß die Geschlechtschromosomenkonstitution dieser Individuen XXY sein müsse. Damit schien die Frage, welcher Art die Chromosomenanomalie beim Klinefelter-Syndrom ist, im wesentlichen geklärt. Unsere ursprüngliche Vorstellung von einem Chromosomenbruch eines X-Chromosoms, die wir uns auf Grund des Vorkommens von Rot-Grün-Schwäche vor Bekanntwerden der cytologischen Befunde gebildet hatten, war damit widerlegt. Auch die XXY-Chromosomenkonstitution erklärt in befriedigender Weise das Vorkommen von rot-grün-schwachen chromatinpositiven Klinefelter-Patienten.

Mit der Entdeckung von Jacobs und Strong, die auch noch anderenorts bestätigt wurde, schien die Entwicklung zunächst abgeschlossen zu sein. Man hatte gelernt, welche Folgen abnorme Geschlechtschromosomenkombinationen für die Entwicklung der indifferenten Gonadenanlage besitzen.

Etwa zur gleichen Zeit beobachteten Lejeune und seine Mitarb. auch bei Mongoloiden ein überzähliges Chromosom, das aber kein Geschlechtschromosom, sondern ein Autosom der Gruppe 21 oder 22 war. Kurz darauf beschrieben Ford und seine Mitarb. einen Fall von Klinefelter-Syndrom *mit* Mongolismus, der 48 Chromosomen hatte, wobei das eine überzählige Chromosom wieder ein X-Chromosom, das zweite aber ein kleines Autosom der Gruppe 21 oder 22 war.

In der Zwischenzeit hatten wir, zusammen mit Herrn Bergman und Herrn Reitalu, unsere Untersuchungen fortgesetzt und gelangten dabei zu Resultaten, über die Herr Bergman ausführlicher berichten wird.

Als uns diese Chromosomenbefunde von 13 Klinefelter-Patienten vorlagen, stellten wir uns die naheliegende Frage, ob sich die abnormen Karyotypen in irgendeiner Weise zu den klinischen Befunden, die — wie ich schon einleitend erwähnte — so außerordentlich variieren, in Beziehung setzen lassen. Dabei fiel auf, wie aus der Tabelle erkennbar, daß die abnormen Chromosomenbefunde vorzugsweise bei Patienten mit niedriger Intelligenz nachzuweisen waren, vorwiegend in Gruppe II, III und IV. Die niedrige Intelligenz ist mit Pfeilen gekennzeichnet. In drei Fällen (Nr. 9, 10 und 12) bestand eine Debilität, deretwegen die Kranken vor Jahren sterilisiert wurden. Es sei besonders hervorgehoben, daß keiner unserer Kranken mongoloide Züge aufwies. Einige der Patienten mit abnormen Karyotypen hatten, wie aus der nächsten Spalte ersichtlich, noch andere Mißbildungen, speziell von seiten der Wirbelsäule und der Augen.

Besonders interessant ist der Fall 12: Ein 51jähriger Hilfsarbeiter, wo neben dem Klinefelter-Syndrom gleichzeitig eine schwere Debilität und dazu noch eine Retinitis pigmentosa bestand.

Es sieht nach den vorgetragenen Befunden so aus, als ob die XXY-Konstitution allein für die Störung der Gonadenentwicklung, d.h. die Hodenhypoplasie und ihre Folgen verantwortlich ist, die begleitenden Chromosomenanomalien dagegen für den Schwachsinn und vielleicht noch für weitere Begleitmißbildungen. Damit aber eröffnen sich vom Klinefelter-Syndrom aus weitere Ausblicke, die über den Rahmen der reinen Pathologie der Geschlechtschromosomen und der Geschlechtsdifferenzierung in völliges Neuland führen und dessen weitere Erforschung zweifellos wichtige neue Erkenntnisse bringen wird.

117. S. Bergman und J. Reitalu-Lund: Chromosomenbefunde beim Klinefelter-Syndrom.

Seit einigen Jahren arbeiten wir in Lund mit humanen Gewebekulturen und deren Chromosomenverhältnissen. Für diesen Zweck haben wir spezielle Methoden ausgearbeitet: Das Gewebe wird trypsiniert und auf Objektgläsern kultiviert. In einen Rahmen, der von 2%igem Agar hergestellt ist, wird die Gewebesuspension nach dem Trypsinieren ausgesät. Nach zweistündigem Anheften auf dem Glas in horizontaler Lage wird diese Gewebesuspension nach Entfernung des Agarrahmens in Hellenthalcuvetten eingesetzt und in kohlensäurehaltigem Milieu bei 37° kultiviert. In jeder Hellenthalcuvette kann man 15 Objektgläser kultivieren.

Unser Interesse war hauptsächlich auf das Studium der Chromosomenverhältnisse bei normalen Menschen, speziell natürlich auf die Lokalisierung der Geschlechtschromosomen gerichtet. Erst 1956 konnten Levan u. Tjio in zwei nebeneinander gelegenen Zimmern des Genetischen Instituts in Lund zeigen, daß der Mensch 46 Chromosomen hat. Im Sommer 1958 kam Herr Nowakowski zu uns nach Lund und sagte, daß er viele Patienten mit Klinefelter-Syndrom (K.S.) habe. Wir glaubten, daß es einfach wäre, Zellkulturen von Hautstückchen zu bekommen. Es zeigte sich jedoch sehr bald, daß es erforderlich war, dafür spezielle Vorkehrungen zu treffen. — Die Hautbiopsien wurden hier in Hamburg mit einem speziellen Instrument entnommen. Ihre Größe ist etwa 3×3 mm. Die Proben wurden in Nährlösung per Flugzeug nach Lund geschickt. Die Zeit zwischen der Probeentnahme und der Kultivierung betrug etwa 6 Std. In Lund werden die Biopsien trypsinisiert und in Carrel-Flaschen kultiviert und nach 3—5 Wochen auf die oben beschriebenen Objektgläser überführt. Auf diesen werden sie 2 Tage kultiviert und danach mit Colchicin behandelt, fixiert und mit Orcein gefärbt.

Wir können hier über 13 Patienten mit K.S. berichten. Die Proben wurden von beiden Körperhälften und bei einigen Patienten auch zu verschiedenen Zeitpunkten entnommen. Eine große Anzahl von Mitosen wurden von jedem Patienten analysiert. Nachdem eine genügende Anzahl Proben von jedem Patienten analysiert worden waren, zeigten sich individuelle Verschiedenheiten betreffs der Fixierungsqualität, Colchicinempfindlichkeit und der Tendenz zu Chromosomenbrüchen. Diese individuellen Merkmale erstreckten sich auch auf die Verteilung der Chromosomenzahlen. Nach den Chromosomenmerkmalen haben wir die Patienten in der Tabelle geordnet:

Tabelle

Gruppen-Nr.	Nr.	Name	Chromosomenzahl						Gruppen-Charakter
			45	46	47	48	49	Σ	
I	1	Cor.			54			54	keine oder
	2	Moeb.			50	1		51	geringe
	3	Heim.			48			48	Veränderung
	4	Küp.			53			53	
II	5	Ja.		1	29	2		32	Veränderung in
	6	Grie.		3	53	6		62	Plus- und Mi-
	7	Wa.		2	43	5	1	51	nus-Richtung
III	8	Lis.			51	19	2	72	Veränderung in
	9	Plö.			48	8		56	Plus-Richtung
	10	Br.			78	8		86	
	11	Geh.			70	5		75	
IV	12	Hö.	4	25	52		1	82	Veränderung in
	13	Kre.		7	53			60	Minus-Richtung

Die erste Gruppe, welche vier Patienten umfaßt, zeigt eine so gut wie konstante Chromosomenzahl von 47 mit der wahrscheinlichen Geschlechtschromosomenkonstitution XXY.

Die zweite Gruppe zeigt Patienten, deren Chromosomenzahl sowohl in *positiver als negativer* Richtung variiert, ausgehend von der typischen Anzahl 47. Außer dieser Variation der Chromosomenzahl findet man bei den zwei ersten Patienten dieser Gruppe auch eine hohe Frequenz von Chromosomenbrüchen.

Die dritte Gruppe ist durch eine Variation in die *positive* Richtung gekennzeichnet, d.h. in einem großen Teil der Zellen findet man 48 Chromosomen. Das 48. Chromosom ähnelt in seiner Struktur dem Chromosom des 15. Paares.

Die vierte Gruppe enthält Patienten, deren Chromosomenzahl in *negativer* Richtung abweicht. Hier liegt die Chromosomzahl zwischen 45 und 47 und ist durch Variationen des XXY-Komplexes bedingt.

Nach verschiedenen Berichten haben Fälle von K.S. eine Chromosomenzahl von 47 und die genetische Konstitution XXY. Die zahlreich vorkommenden Variationen wurden auf eine mangelnde Technik zurückgeführt. Auch bei unseren Untersuchungen fanden sich Variationen der

Chromosomenzahlen. Es scheint jedoch in unserem Material eine etwas unterschiedliche Tendenz vorzuliegen, wobei es so aussieht, als ob die Variationen der Chromosomenzahl möglicherweise eine Korrelation zu dem klinischen Befund zeigen. Da die Proben von beiden Körperhälften stammen und bei einigen Patienten auch zu verschiedenen Zeitpunkten entnommen worden sind, können technische Gründe zur Erklärung der verschiedenen Chromosomenzahlen nicht herangezogen werden.

Auf die klinischen Befunde bei den untersuchten 13 Patienten ist Herr Nowakowski näher eingegangen.

Aussprache

C. Schirren-Hamburg: Die Untersuchungsergebnisse von Herrn Nowakowski hinsichtlich des Intelligenzgrades von Patienten mit Klinefelter-Syndrom werden auf Grund eigener Untersuchungen gemeinsam mit Rasch bestätigt. Hierauf wurde bereits auf der Düsseldorfer Tagung 1958 hingewiesen. Allerdings liegen bisher keine Chromosomenanalysen der Patienten vor, die jedoch bereits in Angriff genommen worden sind.

W. Lenz-Hamburg: Unter 350 von Herrn Friese in Hamburg untersuchten Hilfsschülern fanden sich drei Klinefelter-Patienten.

W. Rasch-Hamburg: Neun Fälle von Klinefelter-Syndrom zeigten bei eingehender psychiatrischer Untersuchung, die nach Überweisung durch Herrn Schirren, Hautklinik, erfolgte, ein recht auffälliges psychopath. Bild mit Infantilität, Neigung zu Verstimmungen, zum Teil egozentrisch-anspruchsvolle Haltung. Zwei waren unterdurchschnittlich intelligent, einer debil. Zwei waren wiederholt durch Straftaten in Erscheinung getreten. Der Nachweis der Chromosomenanomalie bei diesen Patienten bedeutet — allgemein gesehen — für die Psychiatrie eine Einengung des Psychopathie-Begriffes. Den erhobenen schweren bis leichteren patholog. EEG-Befunden kommt hier besondere Bedeutung zu.

H. Niermann-Münster; **S. Reitalu**-Lund; **H. Nowakowski**-Hamburg.

W. Lenz-Hamburg: Obwohl die Identität des Geschlechtschromatins mit den heterochromatischen Abschnitten der beiden X-Chromosomen cytologisch nicht gesichert ist, bleibt die Erfahrungstatsache bestehen, daß Geschlechtschromatin nur gefunden wird, wenn zwei X-Chromosomen vorhanden sind.

S. Bergman-Lund; **H. Nowakowski**-Hamburg; **S. Bergman**-Lund.

118. W. Lenz-Hamburg: Zur Ätiologie des Klinefelter-Syndroms.

Als Klinefelter, Reifenstein und Albright im Jahre 1942 ein Syndrom beschrieben, das durch Gynäkomastie, Aspermie bei normaler Ausbildung der Leydigschen Zellen und vermehrte Ausscheidung von follikelstimulierendem Hormon gekennzeichnet ist, konnten sie zur Ätiologie nur sagen: „Nichts ist bei diesen Patienten gefunden worden, was die Hodenstörung erklären könnte. Es bleibt einem nur der Schluß übrig, daß die Störung eine degenerative unbekannter Ätiologie ist, die früh im Leben beginnt." Es lag nahe, eine genetische Ätiologie zu vermuten, und Klinefelter u. Mitarb. wiesen auf eine Mitteilung von Bedor aus dem Jahre 1812 hin, in der zwei Brüder mit beiderseitiger Gynäkomastie und kleinen Hoden beschrieben worden waren. In der Folgezeit wurde familiäres Vorkommen des sogenannten Klinefelter-Syndroms mehrfach beschrieben. Nachdem aber im Jahre 1956 durch die Anwendung der Chromatinbestimmung das echte, chromatin-positive Klinefelter-Syndrom schärfer definiert worden war, zeigte sich, daß nur das falsche, chromatin-negative Klinefelter-Syndrom familiär vorzukommen schien. Das Interesse konzentrierte sich jetzt vorwiegend auf das echte Klinefelter-Syndrom.

Die familiären, chromatin-negativen Fälle sind aber auch von beträchtlichem Interesse. Im allgemeinen spricht familiäre Häufung für eine entscheidende Verursachung durch ein einziges Gen, damit aber für einen letzten Endes umschriebenen chemischen Defekt. Der klinisch-chemischen Forschung ist hiermit noch ein fesselndes Problem gestellt. Auch die Hodenanomalien der dystrophischen Myotonie bieten unter diesem Gesichtspunkt immer noch aktuelles Interesse. Wo liegt der Basisdefekt, welcher den Muskelveränderungen, der Katarakt, den psychischen Veränderungen und der Hodenstörung zugrunde liegt? Hiervon soll aber heute nicht die Rede sein, sondern nur von der Ätiologie des echten, chromatin-positiven Klinefelter-Syndroms.

Im wesentlichen kann die Ätiologie des Klinefelter-Syndroms als geklärt bezeichnet werden. Diese Aufklärung war nur möglich durch die Anwendung neuer cytologischer Methoden. Das Klinefelter-Syndrom beruht auf einer abnormen Konstitution der Geschlechtschromosomen, dem XXY-Typ. Die Konstellation XXY führt offenbar beim Menschen zur Entwicklung von Hoden.

Wenn auch die entscheidende Problematik der Ätiologie des Klinefelter-Syndroms durch die Chromosomenbefunde geklärt ist, so läßt sich das Bild doch durch andere Untersuchungen in wichtigen Punkten erweitern. Zunächst will ich aber kurz zu zwei Befunden aus Familienuntersuchungen Stellung nehmen, die verwirren könnten. Stewart, Ferguson-Smith, Lennox u. Mack hatten ein auffallendes Überwiegen der männlichen Geschwister bei den Vätern ihrer Fälle gefunden, doch umfaßte ihre Serie nur neun Fälle. Inzwischen sind weitere Daten hinzugekommen. Wenn ich die Zahlen von Niermann, Nowakowski, Prader, Schirren und meine eigenen zusammenstelle, so finde ich bei 95 Patienten mit verwertbaren Familienanamnesen weder bei den Geschwistern der Patienten, noch bei den Geschwistern der Väter oder der Mütter der Patienten eine signifikante Abweichung vom Geschlechtsverhältnis der Normalbevölkerung. Auch die Angabe von Stewart

u. Mitarb., daß sich auf der väterlichen Seite auffallend häufig kinderlose Onkel fänden, läßt sich an dem größeren Material nicht bestätigen. Es spricht also nichts dagegen, daß das Geschlechtsverhältnis in den Familien der Patienten normal ist, und nichts dafür, daß das Klinefelter-Syndrom familiär gehäuft vorkommt.

PASQUALINI, VIDAL u. BUR haben bei 31 Patienten mit Klinefelter Syndrom in elf Fällen einen Intelligenzquotienten unter 80 gefunden. Sie meinen, daß auch unter den Verwandten Schwachsinn gehäuft vorkomme. In ihren Untersuchungen erfaßten sie 250 Familienangehörige, von denen 17, das sind 6,8 % als schwachsinnig bezeichnet wurden. Bei ihren Patienten wählten PASQUALINI u. Mitarb. einen Intelligenzquotienten von 80 als obere Grenze des Schwachsinns. Wenn man diese Grenze wählt, so ergeben Intelligenzuntersuchungen bei der gewöhnlichen Bevölkerung ebenfalls in rund 6 % Schwachsinn, so in den Termanschen Untersuchungen in Kalifornien und in der großen Untersuchung an allen schottischen elfjährigen Kindern. Für eine besondere familiäre Häufung von Schwachsinn bei Klinefelter-Syndrom gibt es also keine zuverlässigen Anhaltspunkte, vielmehr kann man die Pasqualinischen Untersuchungen dahingehend interpretieren, daß sich in den Familien von Klinefelter-Patienten Individuen von geringer Intelligenz nur in der üblichen Häufigkeit finden.

Dennoch sollte man nicht zu dogmatisch bezüglich des familiären Vorkommens von Klinefelter-Syndrom sein. Beim Mongolismus kann man zwar vom praktisch-prognostischen Gesichtspunkt aus sagen, daß die geringe familiäre Häufung ohne Bedeutung ist, sie ist aber doch an großen Zahlen nachzuweisen und von theoretischem Interesse. Beim Ullrich-Turner-Syndrom, der dritten häufigeren Chromosomen-Anomalie wurden familiäre Beobachtungen nur von KAIJSER publiziert, augenblicklich hat aber Herr BOEHNCKE in Hamburg ein Mädchen mit einem chromatin-negativen Turner-Syndrom in Beobachtung, dessen ältere Schwester vor einigen Jahren ebenfalls mit einem chromatin-negativen Turner-Syndrom in der Universitäts-Kinderklinik Hamburg lag. Wenn einmal ein Klinefelter-Syndrom bei zwei Brüdern beobachtet werden sollte, so kann es sich natürlich um ein zufälliges Zusammentreffen handeln. Es könnte aber auch daran denken lassen, daß manche Frauen besonders zu Nondisjunction in der Reifungsteilung disponiert sind. Es gibt einen bestimmten Genotyp bei Drosophila, der zu einer abnormen Beschaffenheit des Eiplasmas führt, die ihrerseits zur Folge hat, daß verschiedenartige Störungen der normalen Chromosomenverteilung auftreten können. Schließlich wäre auch an die Möglichkeit zu denken, daß eine Frau mit 3-X-Chromosomen einmal fruchtbar wäre. Diese Frau würde zur Hälfte Eizellen mit einem X-Chromosom, zur Hälfte Eizellen mit 2 X-Chromosomen produzieren. Die einzige bisher beobachtete 3-X-Frau war allerdings sekundär amenorrhoisch, geschlechtlich unterentwickelt und hatte nur spärlich Follikel in den Ovarien. Der Ausdruck Superfemale ist also irreführend. Im Prinzip muß man aber durchaus mit der Möglichkeit rechnen, daß ein Individuum mit einer abnormen Chromosomen-Konstitution fruchtbar sein kann. Viermal ist beobachtet worden, daß eine mongoloide Mutter ein mongoloides Kind bekam.

Die Tatsache, daß bisher keine familiären Fälle von echtem Klinefelter-Syndrom beobachtet worden sind, spricht dafür, daß im allgemeinen jeder Fall durch eine neue Genom-Mutation entsteht. Diese Mutation kann nicht weiter vererbt werden, weil die Patienten steril sind. Dagegen können sie sich ungeschlechtlich fortpflanzen. Dies ist aber nur in den ersten Furchungsstadien des befruchteten Eies noch möglich. Wenn hier eine Teilung eintritt, so bilden sich eineiige Zwillinge mit konkordantem Klinefelter-Syndrom (Holub u. Grumbach). Die Sicherung der Eineiigkeit erfolgte durch Bestimmung der verschiedenen Blutfaktoren und durch eine reziproke Hauttransplantation, die reaktionslos einheilte.

Grundsätzlich wäre denkbar, daß die Non-disjunction, das Nicht-Auseinandertreten der Geschlechtschromosomen, das zum Klinefelter-Syndrom führt, in der Spermiogenese oder in der Eireifung stattfindet. Positive Anhaltspunkte liegen bisher nur für Non-disjunction in der Oogenese vor. Und zwar sprechen hierfür zwei verschiedene Beobachtungen. Erstens war bei den drei bisher publizierten Fällen von Rotgrünschwäche beim Klinefelter-Syndrom die Herkunft der beiden X-Chromosomen von der mütterlichen Seite dadurch gesichert, daß nur auf der mütterlichen Seite Rotgrünschwäche vorkam, die Väter aber normal farbensichtig waren. Zweitens zeigte sich, daß die Mütter bei der Geburt der Klinefelter-Patienten etwa drei- bis viermal so oft 40 Jahre alt oder älter waren als Mütter der Normalbevölkerung. Das Alter des Vaters scheint dagegen keine Rolle zu spielen. Wenn man jedoch die mütterliche Altersverteilung beim Klinefelter-Syndrom mit derjenigen beim Mongolismus vergleicht, so springt der Unterschied sofort in die Augen. Der Einfluß des mütterlichen Alters beim Mongolismus ist wesentlich ausgeprägter. Es sieht so aus, als ob die Altersverteilung der Mütter der Klinefelter-Patienten im wesentlichen derjenigen in der Allgemeinbevölkerung entspricht, daß aber ein gewisser Teil der Fälle vom mütterlichen Alter abhängig ist. An dem Alterseffekt an sich kann man kaum mehr zweifeln, nachdem die Serien von Niermann, Nowakowski, Penrose, Prader und Schirren alle übereinstimmend einen auffallend hohen Prozentsatz von Müttern über 40 zeigten.

Obwohl bisher also nur für eine Non-disjunction in den mütterlichen Eizellen sichere Hinweise vorliegen, sollte auch die Möglichkeit einer Non-disjunction bei der Reifungsteilung der Spermatocyten diskutiert werden. Außer der fehlenden Übereinstimmung der Altersverteilung der Mütter zwischen Mongolismus und Klinefelter-Syndrom weisen noch zwei Tatsachen auf die Möglichkeit einer Non-disjunction in den Samenzellen: Erstens erfolgt beim Turner-Syndrom die Non-disjunction der Geschlechtschromosomen offenbar gewöhnlich in den väterlichen Samenzellen. Wieder sind hierfür die Beobachtungen über Rotgrünschwäche maßgebend. Bei den bisher beobachteten XO-Patienten mit Rotgrünschwäche wurde Rotgrünschwäche immer nur auf der mütterlichen Seite gefunden. Das einzige vorhandene X-Chromosom stammte also von der Mutter. Die Zelle ohne Geschlechtschromosom muß daher die väterliche Samenzelle gewesen sein. Zweitens gibt die relative Seltenheit der 3-X-Frauen zu denken. Wenn das Klinefelter-Syndrom immer durch eine Non-disjunction der beiden X-Chromosomen in der Eizelle bedingt wäre, dann würden Eier mit 2 X-Chromosomen entstehen, diese würden ebenso häufig durch Y-Spermien befruchtet werden können wie durch X-Spermien. Im ersten Fall würde ein Klinefelter-Syndrom, im zweiten eine 3-X-Frau entstehen. Eine Non-disjunction der Samenzelle könnte dagegen nur zu einem Klinefelter-Syndrom führen.

Die für das Klinefelter-Syndrom, das Ullrich-Turner-Syndrom und den Mongolismus verantwortlichen Genom-Mutationen sind um etwa zwei Zehnerpotenzen häufiger als die bis vor 2 Jahren allein beim Menschen bekannten Gen-Mutationen. Wir wissen noch wenig über das Zustandekommen dieser Anomalien. Wir haben aber begründete Aussicht, durch statistische Untersuchungen über die Häufigkeit des Klinefelter-Syndroms, über seine Abhängigkeit vom Alter der Mutter, über etwaiges gemeinsames Vorkommen mit anderen Chromosomen-Anomalien und über das Vorkommen von Rotgrünschwäche in absehbarer Zeit ein recht vollkommenes Bild von den Bedingungen zu bekommen, die zu Genom-Mutationen führen. Ich möchte anregen, daß alle diejenigen, die Gelegenheit haben, Klinefelter-Patienten in größerem Umfange zu sehen, diese nicht ungenutzt für die genetische Forschung vorübergehen lassen.

119. H. Niermann-Münster: **Über Farbsehstörungen bei Patienten mit Klinefelter-Syndrom.**

Durch die Untersuchungen von Ford u. Mitarb. wurde nachgewiesen, daß Patienten mit einem Klinefelter-Syndrom Geschlechtschromosomen in einer XXY-Anordnung haben. Entweder beim Vater oder bei der Mutter unterbleibt während der Reifeteilung eine Trennung homologer Chromosomen. Es entstehen dann Keimzellen mit XY- oder XX-Chromosomen, die in dieser Kombination entweder vom Vater oder von der Mutter auf den Klinefelter-Patienten übergehen. Lenz u. Mitarb. wiesen darauf hin, daß an Geschlechtschromosomen gebundene Merkmale wie Rot-Grün-Farbsehstörungen Anhalte geben können, bei welchem Elternteil diese Non-disjunction auftrat.

Unter 128 auf Farbsehtüchtigkeit geprüften Klinefelter-Patienten fanden sich bisher drei mit einer Rot-Grün-Sehschwäche (Lenz u. Mitarb.): Bei einem Probanden war die Mutter homozygot deuter-anomal. Von ihr gingen die homologen, nicht getrennten XX-Chromosomen auf den Patienten über. Bei den anderen beiden waren die Mütter farbsehtüchtig. Da aber männliche Verwandte der Mütter Farbsehstörungen hatten, konnten die Mütter Konduktorinnen mit einem heterozygot befallenen X-Chromosom sein. Voraussetzung für das Auftreten einer Farbseh-störung beim Klinefelter-Patienten ist, daß seine beiden XX-Chromo-somen homozygot für Farbsehstörung sind. Lenz u. Mitarb. haben nun angenommen, daß aus dem heterozygoten X-Chromosom homozygote XX-Gameten durch Faktorenaustausch bei Crossing-over entstünden. Beide Erbgänge weisen darauf hin, daß die Chromosomen-Aberration der X-Chromosomen bei der Mutter aufgetreten war.

In *eigenen Untersuchungen* wurde bei 21 Patienten mit Klinefelter-Syndrom ihre Farbsehtüchtigkeit mittels der Stillingschen Farbtafeln geprüft bzw. bei einigen eine verfeinerte Prüfung am Anomaloskop von der Universitäts-Augenklinik Münster (Professor Riehm) erbeten. Dabei wurden zwei Klinefelter-Fälle mit einer Farbsehstörung gefunden (Nier-mann u. Mitarb.).

Bei dem einen Probanden wurde am Anomaloskop eine ausgeprägte Deuter-Anomalie festgestellt, bei seiner Mutter lag eine solche geringeren Grades vor. Der Vater war im 2. Weltkrieg gefallen. Da er aber seinerzeit bei der Reichsbahn tätig gewesen war, konnte, da dort alle Beschäftigten auf Rot-Grün-Sehstörungen untersucht zu werden pflegen, mit aus-reichender Sicherheit vermutet werden, daß er farbtüchtig gewesen war. Zudem ist dem Probanden weder von dem Vater selbst noch von seinen Verwandten bekannt gewesen, daß sie Farbsehanomalien gehabt hätten. Somit war auch im vorliegenden Fall die Deuter-Anomalie und dement-sprechend die XX-Chromosomen-Aberration offenbar von der homozygot farbsehgestörten Mutter erworben. Es handelte sich um den gleichen Erbgang wie in dem einen der Fälle von Lenz u. Mitarb.

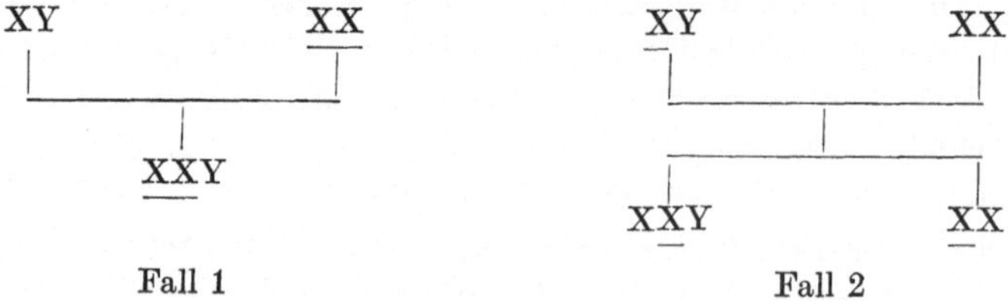

Bei dem zweiten eigenen Patienten wurde die Farbsehstörung mittels Farbsehtafeln festgestellt, am Anomaloskop ließ sich eine allerdings nur geringgradige Farbsehstörung in Richtung zur Protanomalie beobachten. Der Vater war protanop, die Mutter und die einzige Schwester des Patienten waren farbsehtüchtig. Es war nicht bekannt, daß andere Familienangehörige mütterlicherseits Farbsehstörungen hatten. Hier mußte gefolgert werden, daß der Proband seine Farbsehstörung mit dem X-Chromosom des Vaters ererbte und die Non-disjunction beim Vater aufgetreten war.

Das Vorkommen einer Farbsehstörung bei Heterozygotie deuten wir folgendermaßen: Beim heterozygoten Befall ist im allgemeinen das normale Gen dominant über das abweichende Gen. Von mehreren Autoren wie BRUNNER, FLEISCHER, FRANCESCHETTI, v. PLANTA und WIELAND wurde aber berichtet, daß auch Konduktorinnen Farbsehstörungen hatten. Nach VON VERSCHUER und MONJÉ u.a. ist gerade das Gen für Protoformen in heterozygotem Zustand nicht immer vollständig rezessiv gegenüber dem normalen. Bei dem eigenen zweiten Probanden wurde somit das vom Vater erworbene befallene Gen im X-Chromosom von dem nicht befallenen X-Chromosom der Mutter nicht völlig überdeckt, so daß bei ihm tatsächlich eine geringgradige Farbsehstörung vorliegen könnte. *Es dürfte dies der erste Fall sein, bei dem ein Übergehen der XY-Chromosomen-Aberration vom Vater auf den Klinefelter-Sohn anzunehmen ist.*

Literatur

BRUNNER, W.: Albrecht v. Graefes Arch. Ophthal. **124**, 1 (1930).

FLEISCHER, B.: Klin. Mbl. Augenheilk. **66**, 561 (1921).

FORD, C. E., P. A. JACOBS and L. G. LAJTHA: Nature (Lond.) **181**, 1565 (1958).

FORD, C. E., K. W. JONES, O. J. MILLER, U. MITTWOCH, L. S. PENROSE, W. A. BLANC and E. T. ENGLE: J. clin. Endocr. **17**, 703 (1957).

FRANCESCHETTI, A.: In: KURZ: Handb. d. Ophthalmologie, Bd. I, S. 764. Berlin: Springer 1930.

LENZ, W., H. NOWAKOWSKI, A. PRADER u. C. SCHIRREN: Schweiz. med. Wschr. **89**, 727 (1959).

MARCHESANI, O.: In: GRÜTT, A.: Handb. d. Erbkr., Bd. 5, Erbleiden des Auges. Leipzig: Thieme 1938.

MONJÉ, M.: In: K. VELHAGEN: Augenarzt, S. 416. Stuttgart: Thieme 1958.

NIERMANN, H., u. L. SCHOELLER: Z. menschl. Vererb.- u. Konstit.-Lehre **35**, 396 (1960).

NOWAKOWSKI, H., W. LENZ u. J. PARADA: Klin. Wschr. **36**, 683 (1958).

NOWAKOWSKI, H., W. LENZ u. J. PARADA: Acta endocr. (Kbh.) **30**, 296 (1959).

PLANTA, P. v.: Albrecht v. Graefes Arch. Ophthal. **120**, 253 (1928).

POLANI, P. E., P. M. F. BISHOP, M. A. FERGUSON-SMITH, B. LENNOX and J. S. S. STEWART: Lancet II, **1957**, 637.

POLANI, P. E., P. M. F. BISHOP, M. A. FERGUSON-SMITH, B. LENNOX, J. S. S. STEWART and A. PRADER: Nature (Lond.) **182**, 1092 (1958).

RIEGER, H.: In: VELHAGEN, K.: Augenarzt, S. 228. Stuttgart: Thieme 1958.

VERSCHUER, O. v.: Genetik des Menschen, S. 297. München, Berlin: Urban & Schwarzenberg 1959.

WIELAND, M.: Albrecht v. Graefes Arch. Ophthal. **130**, 441 (1933).

Aussprache

W. Lenz-Hamburg

H. Nowakowski-Hamburg: Hinweis auf Behandlungsmöglichkeiten beim Klinefelter-Syndrom (Osteoporose). Der Schwachsinn dieser Patienten kann durch eine Hormonbehandlung nicht gebessert werden. Bei ausgeprägtem Schwachsinn wird von einer Hormonsubstitution abgeraten, da die Hormongabe häufig zu einer Steigerung der Sexualität führt.

W. Rasch-Hamburg: Behandlung von Klinefelter-Syndrom-Patienten mit männlichem Keimdrüsenhormon kann zur Förderung dranghafter Verstimmungen führen. Bei primärer Hypersexualität war sie ohne Wirkung.

W. Lenz-Hamburg: Fordert alle Teilnehmer auf, bei den von ihnen publizierten Klinefelter-Patienten stets das Alter der Eltern anzugeben. Für die orientierende Farbtüchtigkeitsuntersuchung ist die Prüfung des Farbsinns an den bekannten Farbtafeln ausreichend.

H. Niermann-Münster; **W. Lenz**-Hamburg; **H. Nowakowski**-Hamburg.

S. Bergman-Lund: Fragt an, ob Fälle bekannt sind, in denen der Proband auf dem einen Auge rot-grün-blind und auf dem anderen Auge normalsichtig ist.

W. Lenz-Hamburg: Führt als Bestätigung eine Beobachtung von TRENDELENBURG an; theoretisch wäre es denkbar, daß z. B. das linke Auge y—o und das rechte Auge x—y besitzt.

C. Schirren-Hamburg: Demonstration von histologischen Abbildungen zum Problem der Histologie beim Klinefelter-Syndrom. In ihnen wird deutlich gemacht, daß bei einem Patienten (chromatin-positiv) in einem Hoden das Bild einer germinalen Aplasie nachgewiesen werden konnte, während auf der Gegenseite bei der Hodenbiopsie Zeichen einer aktiven Spermiogenese mit Auftreten von Spermatozoen gefunden werden konnten. Die Besonderheit dieses Befundes wird diskutiert.

H. Nowakowski-Hamburg (Schlußwort).

Zur Ätiologie und Therapie der nichtgonorrhoischen Urethritis

Leiter: A. M. MEMMESHEIMER-Essen

120. A. M. Memmesheimer-Essen: Die nichtgonorrhoischen Harnröhrenentzündungen des Mannes.

Für das heutige Thema haben wir bewußt den Sonntagmorgen gewählt, obwohl wir damit mit den Krankenvorstellungen kollidieren. Aber die unspezifische Urethritis ist von besonderer Bedeutung für den Praktiker, weil er sich mit dieser Erkrankung täglich abgeben muß und er aus einem Symposion vielleicht Gewinn schöpfen könnte. Deshalb bitten wir alle Teilnehmer, den Ausführungen kritisch zu folgen, sie durch Fragen aufzuhellen, zu ergänzen und jede Scheu dabei fallen zu lassen. Die nichtgonorrhoischen Harnröhrenentzündungen umfassen alle, wie der Name ja schon sagt, die nicht durch Gonokokken hervorgerufen werden. Als frühere Bezeichnungen sind hier Urethritis non specifica, Urethritis simplex, abakterielle Urethritis, Urethritis blennorrhoides, Parablennorrhagie, Pseudogonorrhoe, Urethritis Typ Waelsch, Urethritis Typ Hecht, Urethrite non microbienne zu erwähnen. Wir alle wissen, daß diese Krankheitsgruppe nach Zurückgehen der Gonorrhoe zu einer erhöhten Bedeutung gelangte und daß sich in den letzten Jahren zahlreiche Kongresse und Symposien mit ihr beschäftigt haben. Vor allem aber hat die Union Internationale contre le Péril vénérien auf vielen Tagungen das Krankheitsbild besprechen lassen.

Ich möchte zuerst einige Zahlen über die Verbreitung der Erkrankung nennen. HARKNESS u. Mitarb. fanden, gemessen an der Gesamtzahl der Urethritiden, in der Zeit von 1921—1939 17—21 $^0/_0$, von 1939—1947 bis 31 $^0/_0$ und ab Juli 1948 bis 48 $^0/_0$ nichtgonorrhoischer Erkrankungen.

PROPPE machte 1943 die Feststellung, daß die unspezifische Urethritis bei der Truppe ebenso häufig vorkäme wie Lues und Gonorrhoe. WILLCOX hat in den Jahren 1951—1953 in England mit Wales 45 203 Gonorrhoen und 31 351 nichtgonorrhoische Harnröhrenentzündungen gezählt. DUREL u. SIBOULET sahen in Paris neben 805 gonorrhoischen Harnröhrenentzündungen 472 nichtgonorrhoische. In HUNTS Patientengut waren 1953 25 $^0/_0$

aller Urethritisfälle nichtgonorrhoische. In Italien haben Midana u. Serri bei einer Zählung in 14 Städten 1346 gonorrhoische Harnröhrenentzündungen und 1054 nichtgonorrhoische festgestellt. 1952—1953 beobachteten sie unter 6250 Patienten 2710mal, also in 44,1 %, die Erkrankung. Eingehende statistische Erhebungen von Grisolia, Bellanti u. Vannugli sowie Cottini haben in den Jahren 1950—1956 zuerst eine geringe Abnahme, später eine deutliche Zunahme ergeben. Auf eine Zahl von 100 Gonorrhoen kamen 1950 67,1, 1951 51,2, 1952 38,8, 1953 45,4, 1954 50,8 und 1955 71,5 nichtgonorrhoische Erkrankungen. Cuilleret u. Pellerat sahen 1951 ebenso häufig nichtgonorrhoische wie gonorrhoische Harnröhrenentzündungen, bei Marinesoldaten sogar dreimal so häufig nichtgonorrhoische Erkrankungen. Aus USA liegt eine Zusammenstellung von Ambrose vor, der bei der Marine neben 657 gonorrhoischen Harnröhrenentzündungen im gleichen Zeitraum 756 nichtgonorrhoische fand. In Breakeys Krankengut ist das Verhältnis der Gonorrhoe zur Nichtgonorrhoe wie 1:12. Während in unserer Klinik 1954 das Verhältnis der gonorrhoischen zu den nichtgonorrhoischen Erkrankungen noch 1,4:1,2 betrug, änderte sich das Verhältnis von 1955 an deutlich. Es beträgt heute 0,9:1,5—1,2. Man nimmt ganz allgemein jetzt auf 100 Harnröhrenentzündungen des Mannes 60 nichtgonorrhoische an. In manchen Kliniken erhöht sich diese Zahl auf 70—80 % aller beobachteten Urethritiden.

Interessant sind hier noch die Zahlen der Beratungsstelle Essen. Im Jahre 1958 wurden unter 3193 Patienten 171 Lueskranke, 890 Gonorrhoeerkrankte und 1002 nichtgonorrhoische Urethritiden gefunden. Ähnlich sind die Zahlen vom letzten Jahr. Auf eine Gesamtzahl von 3115 Patienten ließen sich 1050 nichtgonorrhoische Harnröhrenentzündungen des Mannes diagnostizieren. Diese Zahlen beleuchten die große soziale Bedeutung der Erkrankung: Länger bestehende Arbeitsunfähigkeit und Lohnausfälle besonders bei Komplikationen, Infektionsgefahr für die Umgebung und hohe Behandlungskosten. Diese Tatsachen bedingen eine energische Bekämpfung.

Das Vorkommen der Erkrankung scheint weder durch Rasseneinflüsse noch durch regionale Verhältnisse beeinflußt zu werden. Auch nicht durch die Jahreszeiten, das Alter der Befallenen und ihre sexuellen Gewohnheiten. Manche Autoren haben geglaubt, die Trichomonadenerkrankung sei bei der schwarzen Rasse häufiger. Ob die Anwendung der Antibiotica bei der Häufigkeit eine Rolle spielt, ist noch nicht sicher. Gewiß wurde seit Beginn der antibiotischen Ära eine Zunahme der Erkrankungen beobachtet. Es mag aber daran liegen, daß Harnröhrenentzündungen, bei denen Antibiotica und Sulfonamide nicht wirken, leichter als nichtgonorrhoische erkannt werden als früher. Ob die Einwirkung der Antibiotica bzw. Sulfonamide selbst ein Wachstum anderer Erreger in der Harnröhre begünstigt, ist noch nicht bekannt.

Auch über die Inkubationszeit der nichtgonorrhoischen Urethritis sind die Angaben verschieden. Vielleicht ist sie länger als die der gonorrhoischen Erkrankungen. Sicher geben gewisse auslösende Ursachen wie Alkohol und sexuelle Excesse die Möglichkeit des Wiedererwachens latenter Infektionen, oder Infektionsherde werden durch die genannten Einflüsse aktiv und lassen dadurch eine Harnröhrenentzündung in Erscheinung treten. Die Bedeutung der Prostata scheint aber eine besonders große zu sein. Vielleicht kann uns Kollege WILDE etwas darüber sagen. Individuen mit Mißbildungen der Harnröhre z.B. mit Hypospadie scheinen besonders gefährdet. Nicht ganz geklärt ist noch die Frage, inwieweit bei den einzelnen Erkrankungsformen Frauen als Partner eine Rolle spielen. Darüber werden uns die Referenten berichten.

Primär nichtgonorrhoische Urethritiden können die verschiedensten Ursachen haben. In einer geringen Zahl sind sie physikalisch bedingt. Häufiges Bougieren oder Auspressen der Harnröhre, Reiten, Rad- oder Motorradfahren, Eindringen von Fremdkörpern aus den verschiedensten Ursachen, Fliegen in großer Höhe ohne Druckausgleich (Unterdruckurethritiden), Verhalten von Steinkonkrementen sind hier zu nennen. Als chemische Reize kommen antikonzeptionelle Mittel bei Männern oder Frauen in Frage, die zur Veränderung der p_H-Werte, solche der Schleimdrüsen oder der Prostata führen und dadurch die Ansiedlung bestimmter Keime ermöglichen. Auch die Anwendung zu konzentrierter oder ungeeigneter prophylaktischer Mittel kann zu einer Schleimhautentzündung führen. Vielleicht haben auch gewisse Nahrungsmittel wie Spargel, Kresse, Wild, Austern, junges Bier und manche Mineralwässer bei Disponierten einen derartigen Einfluß. Dasselbe gilt für Medikamente (Arsen, Jodkali, Quecksilber, Phenolphtalien und andere). Auf die allergischen Urethritiden hat NARDELLI hingewiesen, er wird uns mehr darüber sagen. Alkoholabusus wurde bereits genannt. Thermische Reize spielen eine geringe Rolle bei der Auslösung einer Urethritis. Dagegen werden sexuelle Reize (häufige Erektionen, Flirten), andere Hautkrankheiten, psychische Einflüsse wie Depressionen, Reflexe bei juckenden Hautkrankheiten als solche genannt. Über den Einfluß, den die Erkrankung auf den Patienten in psychischer Hinsicht ausübt, hat AGOSTINI interessante Untersuchungen veröffentlicht.

Verhältnismäßig häufig werden Bakterien und Bacillen als Erreger einer nichtgonorrhoischen Urethritis angeschuldigt. Dabei ist nicht zu vergessen, daß einige der zu nennenden Erreger, auch ohne Reizerscheinungen zu machen, in der Harnröhre leben. So konnte KLIKA bei 50 ganz gesunden Männern aus der ersten Harnportion in 50% Staphyl. albus, in 18% Staphyl. aureus und in 2% Bact. alcaligenes und anderes mehr finden. Als angeschuldigte Erreger nenne ich: Pneumokokken, Streptokokken, Staphylokokken, Enterokokken, Micrococcus catarrhalis, Proteus, Escherichia coli, Bac. crassus, Pseudomonas pyocyanea, Bac. diphtheriae, pseudodiphtheriae, Koch, Friedländer, influenzae, Salmonellen, ferner Spirochaeten, Treponemen, Pilze wie Candida albicans, die später zu besprechenden Protozoen und Viren (Mumps, Herpes und andere).

Zudem kann eine Urethritis bei Allgemeinerkrankungen (Typhus, Paratyphus, Grippe, Tuberkulose, Lepra, Windpocken, Hepatitis und andere mehr) auftreten, ohne daß die betreffenden Erreger in der Harnröhre festzustellen sind, ferner bei cystischen Veränderungen, bei Meatustumoren, vor allem bei Herdinfektion. In letzteren Fällen kommt es zu einer metastatischen Prostatitis und von hier aus zu einer Urethritis (Prostataurethritis). Auch die Reitersche Erkrankung ist hier zu erwähnen.

Über die Häufigkeit der einzelnen Infektionsmöglichkeiten habe ich keine größeren Zusammenstellungen und Schriften finden können. Durel u. Mitarb. gaben bei ihrem Krankengut 12—15% Trichomoniasis, ca. 4,5 Chlamydozoen und ca. 12% L-Formen an. Nitschke konnte in 12% Trichomonas finden. In dem Krankengut meiner Klinik der letzten 2 Jahre wurden folgende Zahlen eruiert: Die Trichomoniasis fand ich bei Männern in 2,5%, bei Frauen in 32%. Einschlußkörperchen konnten bei Männern in 10%, bei Frauen in 18% nachgewiesen werden. Diese Zahlen sind sicherlich Mindestzahlen, denn nicht jeder Assistent sieht die Präparate mit gleicher Sorgfalt, gleicher Dauer und gleichem Interesse durch. Es ist möglich, daß bei Männern die Prozentzahlen höhere sind.

Von den für die sogenannte Sterilisation der Harnröhre verantwortlichen Faktoren sollen der Harnfluß, der rein mechanisch die Harnröhre reinigt und der pH-Wert des Urins von Wichtigkeit sein. Da diese beiden Faktoren keine wesentliche Bedeutung für die Entstehung einer unspezifischen Urethritis haben, wurde der Frage der Harninhibine besondere Aufmerksamkeit geschenkt. Sie wurde 1941 erstmalig von Dold u. Deek bearbeitet. Diese Autoren stellten im frischen menschlichen Harn aktive antibakterielle Wirkstoffe fest, die auf das Wachstum zahlreicher Mikroorganismen eine wachstumshemmende Wirkung ausüben. Durch Zusatz steril entnommenen Harns zu einer gleich großen Menge 3%igen Agars konnten Dold u. Deek ein verlangsamtes, sowie ein geringeres Wachstum als bei Kontrollen beobachten. Der gleiche Effekt war zu erzielen, wenn man an Stelle des frischen einen Harn nahm, der im Wasserbad bis zu 100° erhitzt wurde. Unter den zahlreichen Bakterienarten, die zu den Versuchen benutzt wurden (Staphylokokken, Streptokokken, Vibrionen), wurden dabei Smegmabacillen nicht nur zeitlich, sondern auch quantitativ am stärksten gehemmt. 1947 bestätigte Dold diese Befunde. Er fand auch eine bakteriostatische Wirkung gegenüber Tuberkelbacillen. Cottini u. Sapuppo haben in

Versuchen mit Staphylococcus albus im Harn von Patienten mit Urethritis non gonorrhoica wesentlich stärkeres Wachstum als im Harn Gesunder gefunden. Dasselbe sahen wir bei Smegmabacillen. Danach sind im Harn von Urethritispatienten die Inhibine deutlich vermindert, der Gehalt an wachstumsfördernden Substanzen ist dagegen mäßig erhöht. Bei eigenen Nachprüfungen wurde wie folgt vorgegangen: Vom steril entnommenen Urin wurde ein Teil 1 Std lang im Wasserbad gekocht, ein Teil gelangte frisch zur Untersuchung. Die Urine wurden mit der gleichen Menge Nährboden gemischt (je ein Teil mit flüssigem und ein Teil mit festem). Der p_H-Endwert wurde auf 7,2 gebracht. Zur Prüfung auf Inhibine wurde ein langsam wachsender Staphylococcus albus und Smegmabacillen verwandt. Bei der Untersuchung von Urethritispatientenurin wurde Urin Gesunder mituntersucht, außerdem lief zur Kontrolle eine Kultur mit, bei der der Urin durch Ringer-Lösung ersetzt war. Die Ablesung erfolgte nach 8, 24, 48 und 72 Std. Beurteilt wurden Schnelligkeit und Dichte des Wachstums.

Die Untersuchung des Urins Gesunder (59) ergab bei 20,3% (12) schnelles und starkes Wachstum (Verminderung der Inhibine). Der Rest zeigte deutlich gehemmtes Wachstum. Die Untersuchung der Urine von 31 Patienten mit Urethritis (Trichomonas, Einschlußkörperchen, PPLO) ergab bei 54,8% (17) schnelles und starkes Wachstum. Zeigten die mit Urin beschickten Kulturen schnelleres Wachstum als die mit Ringer-Lösung, so wurde dies, wie auch von den vorher genannten Autoren, als Vermehrung der wachstumsfördernden Stoffe gedeutet (bei Gesunden in 1%, bei Urethritiden in 4%).

Smegmabacillenkulturen ließen sich besser beurteilen, als Staphylokokkenkulturen. Erstere sind also zur Prüfung auf Inhibine geeigneter. Der Unterschied zwischen gekochtem und frischem Urin war gering. Man darf also das Fehlen von Inhibinen bei Urethritispatienten sehr oft annehmen. Vielleicht erklärt sich in einer Reihe von Erkrankungsfällen dadurch die ursächliche Bedeutung einer Anzahl von sonst harnlosen Erregern bei Entstehung der Erkrankung.

Überlegungen über die psychische Seite der Krankheitsentstehung hat MANGANOTTI angestellt. Nach ihm besteht kein Zweifel, daß bei manchen Menschen die Drüsen und Schleimhäute auf verschiedene Gefühlssituationen reagieren und dadurch einen günstigen Boden schaffen für das Haften von Erregern oder die Einwirkung chemischer und physikalischer Faktoren.

FLARER hat vor mehreren Jahren hervorgehoben, daß es bei der nichtgonorrhoischen Urethritis noch zahlreiche Probleme gibt, die einer wissenschaftlichen Durchforschung bedürfen. Vielleicht geben uns die Ausführungen der nun folgenden Vortragenden die eine oder andere Lösung.

Aussprache

Th. Nasemann-München: Die Inkubationszeit der Einschlußurethritis beträgt im Durchschnitt 5—12 Tage. Man kennt die Dauer der Inkubation bei Infektionen durch das Chlamydozoon oculogenitale besonders gut durch das Beispiel der Einschlußblenorrhoe der Neugeborenen. Letztere infizieren sich beim Durchtritt durch den Geburtskanal (wenn die Mutter an einer Einschlußcervicitis leidet) und erkranken dann zwischen dem 5. und 9. Lebenstag.

K. Schoderer-Hamburg: Es wird angefragt, ob die behauptete Zunahme der unspezifischen Urethritis nur eine relative ist, d.h. durch Abnahme der genorrhoischen Urethritis bedingte ist, oder ob es sich um eine absolute Zunahme handelt.

A. M. Memmesheimer-Essen: Nur relative Zunahme, keine absolute Zunahme.

121. A. Musger-Graz: Therapie der nichtgonorrhoischen Urethritis beim Mann.

Wenn die nichtgonorrhoische Urethritis des Mannes heute eines der besonders aktuellen Probleme unseres Fachgebietes darstellt, so hat dies nicht nur in der vielerorts beobachteten Zunahme dieser Erkrankung, sondern vielmehr auch darin seinen Grund, daß sie dem Arzt bis auf den heutigen Tag sowohl in diagnostischer wie in therapeutischer Hinsicht oft große Schwierigkeiten macht. Die Erkennung ist deshalb oft schwierig, weil das klinische Hauptsymptom dieser Erkrankung, der Harnröhrenausfluß, durch verschiedene, zum Teil noch ungeklärte Ursachen bedingt sein kann, und die Behandlung ist heute noch oft wenig zufriedenstellend, weil die modernen Chemotherapeutica und Antibiotica nicht jene schlagartigen Heilungserfolge gebracht haben, die wir von der Therapie der Gonorrhoe her kennen. Gerade deshalb erscheint es aber geboten, dem Fachkollegen in der Praxis eine Übersicht über die heute mehr oder weniger erprobten Behandlungsmaßnahmen zu geben.

Die erste Vorbedingung für eine rationelle Behandlung der nichtgonorrhoischen Urethritis (n.g.U.) ist neben einer genügenden Kenntnis der in Frage kommenden Ursachen eine möglichst klare Diagnose und eine sorgfältige Untersuchung des Kranken.

Nach den verschiedenen Entstehungsmöglichkeiten der n.g.U. haben Frühwald, Gottron, Marchionini u. Röckl, Schönfeld u.a. mehrere Formen unterschieden. Ich verwende folgende Einteilung:

A. Primäre Urethritiden
1. traumatische durch mechanische Reize, chemische Schädigungen, thermische Reize
2. infektiöse durch Bakterien, Trichomonaden, Pilze, Vira, PPLO?
3. allergische

B. Sekundäre Urethritiden
1. Urethritis bei anderen Erkrankungen der Harnröhre

2. U. b. prim. Prostatitis oder Entz. anderer Urogenitalorgane
3. Urethritis bei Allgemeinerkrankungen.

Natürlich ist auch diese Einteilung unvollkommen. Ist es doch unmöglich, die Vielheit der sich zum Teil noch kombinierenden Ursachen in einem Schema darzustellen. Eine wenn auch unvollkommene Einteilung ist aber erforderlich, denn nur aus der Berücksichtigung der jeweiligen Ursache der n.g.U. ergeben sich die Richtlinien für eine rationelle Therapie.

Bei der Aufnahme der *Anamnese* wird man sich nicht nur nach den Krankheitserscheinungen in der Urethra, sondern ebenso eingehend nach Symptomen von seiten der anderen Urogenitalorgane und des übrigen Körpers erkundigen. Um im besonderen rasch eine Auskunft über den bisherigen Krankheitsverlauf zu erhalten, ist der Kranke nach der Art und dem Sitz seiner Beschwerden, nach der Beschaffenheit des Harnröhrenausflusses, nach der Art und Weise der Harnentleerung und nach dem Aussehen des Harnes zu befragen. Und schließlich wird man nach früheren Krankheiten, insbesondere nach venerischen Infektionen und ihren Erscheinungen fragen. Schon eine genaue Anamnese kann zur Auffindung der Ursache wesentlich beitragen.

Bei der *Untersuchung* des Kranken darf man sich nicht auf eine Untersuchung des Harnröhrenausflusses, des Harnes und der äußeren Geschlechtsteile beschränken. Immer soll man auch Prostata und Samenblasen untersuchen und den Allgemeinstatus überprüfen. Dabei ist vorerst die Frage zu beantworten, ob eine *Gonorrhoe* vorliegt oder nicht. Bei akuten Harnröhrenausflüssen wird die Entscheidung meist nicht schwer sein. Bei chronischen hingegen wird man nur mit Hilfe des bakteriologischen Kulturverfahrens und wiederholter mikroskopischer Untersuchungen, besonders nach Provokationen, Fälle von sogenannten latentem Tripper oder symptomarme Rückfälle ausschließen können.

A.

1. Erst nach dem Ausschluß einer Gonorrhoe geht man an die eigentliche Frage nach der Ursache der n.g.U. heran. Von den meist unter dem Bild einer akuten Erkrankung verlaufenden traumatischen Urethritiden werden sich die durch *mechanische Traumen* verursachten Entzündungen oft schon aus der Vorgeschichte erkennen lassen. *Direkt* auf die Harnröhre wirkende mechanische Reize, wie z.B. forcierte oder wiederholte instrumentelle Eingriffe, Fremdkörper, Harnsteine oder häufiges Abgehen von Steinchen oder auch nur von feinstem Kristallsand bei der Phosphat- und Oxalurie, rufen in der Regel eine Urethritis anterior hervor. Auch *indirekt* die Harnröhre treffende Traumen, wie oft wiederholtes Auspressen der Harnröhre — man kann es bei Männern, die eine Ansteckung befürchten, und bei Patienten mit einer schon längere

Zeit bestehenden Urethritis beobachten, die immer wieder nachsehen wollen, ob sie noch Ausfluß haben — können eine Schleimhautreizung bewirken bzw. unterhalten und unter Umständen eine Bakterienbesiedlung fördern, die ihrerseits eine chronische Urethritis anterior bedingt. Dagegen beginnen Harnröhrenentzündungen, die ebenfalls durch indirekt, aber vom Damm her auf die Urethra wirkende Traumen, z.B. durch unvorsichtiges, heftiges Aufsetzen beim Turnen auf Bock oder Pferd in der Regel als Urethritis posterior. Die oft vertretene Meinung, daß derartige Harnröhrenentzündungen auch durch kleinere, aber länger dauernde und wiederholte Traumen, wie übermäßiges Reiten, Rad- und Motorradfahren, verursacht werden könnten, wird heute von Übelhör, Wildbolz u.a. entschieden abgelehnt. Die in solchen Fällen in der Pars posterior urethrae und auch in der Prostata feststellbaren und übrigens noch öfter durch häufige sexuelle Mißbräuche, vor allem durch Masturbation und Coitus interruptus ausgelösten Veränderungen entsprechen einer chronischen Reiz-Hyperämie ohne Entzündung, einer Harnröhren- und Prostatakongestion; eine kongestive Urethritis und Prostatitis gibt es nicht. Bei der Urethroskopie findet man in der hinteren Harnröhre, besonders in der Umgebung des Colliculus seminalis, ein Erythem mit einer mächtigen, schon von Scherber erwähnten Schwellung der Schleimhaut. Auf eine Mitbeteiligung der Prostata weisen Schwellung und Druckempfindlichkeit des Organs und eine vermehrte Sekretion hin, also Symptome, die jenen der Prostatitis sehr ähnlich sind; indessen zeigt das Prostatasekret höchstens vereinzelte Leukocyten und einen normalen Gehalt an Lecithinkörnern und ermöglicht dadurch den Ausschluß einer Prostatitis.

Eine Behandlung der mechanischen Urethritis wird sich in der Regel erübrigen. Denn nach der Beseitigung oder Fernhaltung der auslösenden Ursache pflegen die entzündlichen Veränderungen spontan abzuklingen. Bei etwas hartnäckigeren Fällen wird man zur Vermeidung einer sekundären Bakterienbesiedlung zunächst die banalen Harndesinfizienzien, wie Salol, Urotropin, Uvalysat oder Uropurat, verordnen und mit dem Patienten die allgemeinen Verhaltungsregeln besprechen; zu den von mancher Seite empfohlenen vorsichtigen Harnröhrenspülungen mit stark verdünnten Kaliumpermanganat- oder Oxycyanatlösungen würde ich mich nur ungerne entschließen. Bei tiefergreifenden Verletzungen oder Komplikationen in Form von periurethralen Infiltraten oder Eiterungen ist eine stationäre Behandlung notwendig.

Auch die *chemischen Urethritiden* werden dem Erfahrenen meist keine diagnostischen Schwierigkeiten machen. Dies gilt wenigstens für jene vorwiegend die Pars anterior betreffenden Fälle, die nach Verwendung antikonzeptioneller Präparate, nach prophylaktischen oder therapeutischen Spülungen mit zu stark konzentrierten oder ungeeigneten

Mitteln oder nach Einspritzungen verschiedener Stoffe zu Simulationszwecken entstanden sind und verhältnismäßig viel häufiger als die mechanischen Entzündungen einen stürmischeren Verlauf nehmen können. Manche Autoren meinen, daß auch bestimmte Nahrungs- und Genußmittel, wie z.B. Pfeffer, Paprika, Senf und Kren oder junges Bier, unvollständig vergorener Wein, Liköre und Mineralwässer, seltener Arzneimittel und selbst bestimmte Tabaksorten eine Urethritis erzeugen können; dagegen vertritt WILDBOLZ den Standpunkt, daß solche Mittel bzw. Reizstoffe, die mit dem Harn oder vielleicht über den Blutweg an die Harnröhrenschleimhaut herankommen, wohl eine Hyperämie und Brennen beim Harnlassen, aber nie eine wirkliche Urethritis erzeugen können.

Auch bei den leichten Fällen von chemischer Urethritis ist eine besondere Behandlung nicht erforderlich. Nur in Fällen mit starken Schmerzen wird man Bettruhe, kühlende Umschläge um das Glied zur Linderung der Spontanschmerzen und Einschränkung der Flüssigkeitszufuhr zwecks Herabsetzung der Zahl der schmerzhaften Miktionen verordnen; gegen sehr starke Miktionsschmerzen kann man Einspritzungen mit einer 2%igen Novocainlösung, gegen Erektionen Antiaphrodisiaca geben.

Die *thermische Urethritis* spielt kaum eine Rolle. Ich habe sie im letzten Krieg und vorher nur einige Male nach galvanocaustischen Eingriffen in der vorderen Harnröhre gesehen. Sie kann auch nach Spülungen mit zu heißen Lösungen und nach endourethralen Eingriffen mit zu wenig abgekühlten Instrumenten entstehen.

Die entzündlichen Reizerscheinungen klingen in der Regel spontan ab, eine Behandlung ist also meist überflüssig. Vorsicht erspart spätere Unannehmlichkeiten.

2. Im Gegensatz zu den traumatischen Urethritiden, die sich in der Regel leicht erkennen lassen, bereiten jene Fälle, bei denen schon die Vorgeschichte oder das Ergebnis der ersten Untersuchung den Verdacht auf eine Ansteckung lenken, fast immer Schwierigkeiten. Findet man bei solchen Fällen im gefärbten Harnröhrenausstrich neben mehr oder weniger zahlreichen Leukocyten auch reichlich Bakterien, dann ist man natürlich versucht, eine *bakterielle Urethritis anzunehmen*. Indessen lehrt die Erfahrung immer wieder, daß mit dem Nachweis von Bakterien im Sekret noch kein Beweis dafür erbracht ist, daß diese Keime nun wirklich die Erreger der Harnröhrenentzündung sind. Hat man doch aus der Urethra von Männern mit n.g.U. Bakterienarten gezüchtet, die auch in der gesunden Harnröhre vorkommen. Daher stellt sich in solchen Fällen die Frage, ob den vorhandenen Bakterien eine pathogene Wirkung zukommt oder nicht. Hier geben die mit eigenen Erfahrungen gut übereinstimmenden Ergebnisse vergleichender bakteriologischer Unter-

suchungen der Flora in der Urethra gesunder wie an n.g.U. erkrankter
Männer durch Röckl wertvolle Hinweise. Darnach wird man nur dann
eine ausschließlich bakteriell bedingte Urethritis annehmen dürfen, wenn
sich aus dem Harnröhrensekret Reinkulturen von Escherichia coli,
Enterokokken, Pyocyaneusbakterien oder von Bakterien züchten lassen,
die in der gesunden Urethra in der Regel nicht vorkommen; auch
hämolysierende Staphylokokken und Streptokokken und — nach Übelhör — auch Proteus vulgaris-Keime können pathogene Wirkungen entfalten, vielleicht aber nur neben anderen Ursachen als sogenannter
Unterhaltungsfaktor; apathogen scheinen Sarzinen und gramnegative
Diplokokken zu sein, sicher apathogen sind dissoziierte Staphylokokken
und die grampositiven Kurzstäbchen („Smegmabacillen"). Nach dem
Gesagten ist es verständlich, daß wirklich bakteriell bedingte n.g.U.
verhältnismäßig selten vorkommen.

Für die *Behandlung* dieser n.g.U. sind die modernen Chemotherapeutica und Antibiotica die Mittel der Wahl. Natürlich muß sich im
einzelnen Fall die Auswahl des Mittels nach der Art des Erregers und
seiner Empfindlichkeit gegenüber den in Aussicht genommenen Mitteln
richten. Daher soll in jedem Fall die kulturelle Untersuchung des Harnröhrensekretes und die Prüfung der gezüchteten Keime auf ihre Empfindlichkeit durchgeführt werden. Für die perorale Behandlung möchten
wir die Breitbandantibiotica aus der Gruppe der Tetracycline und das
Sulfonamidpräparat Gantrisin empfehlen; Übelhör bevorzugt bei Coli-
und Enterokokkeninfektionen das Furadantin (Nitro-Furfuryliden-
aminohydantoin), sonst die Tetracycline. Die genannten Präparate
werden viermal täglich durch 5 Tage gegeben. Bleibt auch nach einem
Wechsel des Präparates ein Behandlungserfolg aus, dann geht man zur
Lokalbehandlung über und verwendet dazu eine 1%ige Argentum
nitricum-Lösung oder das Antibioticum-Kombinationspräparat Baci-
tracin-Neomycin; die Lapislösung und die in physiologischer NaCl-
Lösung aufgelöste Bacitracin-Neomycin-Trockensubstanz werden täglich einmal oder — je nach dem Fall — jeden 2. oder 3. Tag in die
Harnröhre instilliert.

In anderen Fällen ist es schon das Aussehen des Harnröhrensekretes,
das — dünnflüssig, weißlich und schaumig — sofort den Verdacht auf
eine *Trichomonadeninfektion* lenken wird. An der fakultativen Pathogenität des Erregers — Trichomonas vaginalis — ist heute nicht mehr zu
zweifeln. Die Trichomonadeninfektion des Mannes kann nur die Harnröhre oder auch Blase, Prostata und Samenblasen befallen. Die Diagnose
muß durch den Nachweis des Erregers gesichert werden. Dazu genügt in
der Praxis ein Nativpräparat; es wird aus dem Morgenharnsediment, aus
Epithelschabseln aus der Tiefe der Harnröhre und aus dem Prostatasekret angefertigt und mit Hilfe eines mittleren Trockensystems bei

abgeblendetem Licht oder im Dunkelfeld untersucht; eine sorgfältige Durchmusterung des Präparates ist nötig, weil nur wenige Trichomonaden vorhanden sein können. Da die Infektion des Mannes wohl ausschließlich durch den Geschlechtsverkehr erfolgt, muß zur Vermeidung einer sogenannten Ping-Pong-Infektion auch die Ehefrau oder die Partnerin mituntersucht werden. Trichomonadeninfektionen sind nach den Erfahrungen verschiedener Autoren keineswegs selten, sie werden wohl öfter übersehen.

Die Therapie der Trichomonaden-Urethritis ist verhältnismäßig schwierig, ein in jedem Fall wirksames Mittel ist noch nicht bekannt. In Frage kommen lokale und parenterale Maßnahmen. Zur Lokalbehandlung kann man tägliche Spülungen mit wäßriger Pyoktaninlösung (in Konzentration von 0,02 bis 0,1%) oder Oxycyanatlösung (in einer Konzentration von 0,25%) verwenden; auch tägliche Instillationen von Silbernitratlösungen in steigenden Konzentrationen von 1:5000 bis 1:500 werden empfohlen. Für die von manchen Autoren bevorzugte perorale Behandlung eignen sich die Tetracycline, die man in der üblichen Dosierung durch 5—7 Tage gibt; WIEDMANN verordnet Atebrin und läßt täglich dreimal 0,1 durch 5 Tage und zweimal 0,1 durch weitere 5 Tage geben. Das neue Imidazolpräparat Flagyl steht noch in Erprobung (BAUER, RÖCKL). Sind die männlichen Adnexe mitbefallen, so muß dies — wir kommen noch darauf zurück — berücksichtigt werden. Auf jeden Fall muß aber aus dem schon genannten Grund die Ehefrau oder die Partnerin mitbehandelt werden.

Nicht allzu selten findet man bei einer n.g.U., aber auch im Harn gesunder Menschen Candida albicans-Pilze. Es gibt also anscheinend apathogene Stämme. Daß der Soorpilz unter Umständen auch eine Harnröhrenentzündung verursachen kann, beweisen die Fälle von *Soorurethritis*, die man bei Diabetes mellitus und bei allgemeiner Moniliasis beobachtet hat.

Für die Therapie der Soorurethritis sind die üblichen Chemotherapeutica und Antibiotica ungeeignet, ja geradezu kontraindiziert. Da eine rationelle Behandlung dieser Harnröhrenentzündung die Bekämpfung der Grundkrankheit voraussetzt, gehen wir später bei der Erörterung der sekundären n.g.U. darauf ein.

Schließlich gibt es Fälle, bei denen auch eine gründliche Untersuchung weder für eine traumatische Genese noch für eine Infektion durch Trichomonaden oder Bakterien einen Anhalt ergibt. Es handelt sich meist um chronische Fälle. Hier wird man an eine *Virusinfektion* denken. Aus der Gruppe dieser Mikroorganismen kommt das Herpes simplex-Virus und das Chlamydozoon oculogenitale in Frage. Hat nicht schon das gleichzeitige Vorhandensein von gruppierten Bläschen oder Erosionen in der Umgebung des Meatus an der Glans, am Präputium oder an der

Penisschafthaut den Verdacht auf das Vorliegen einer *Urethritis herpetica* auftauchen lassen, dann kann man nach Nasemann in einem nach der Giemsa-Methode gefärbten Ausstrich vom Harnröhrensekret wenigstens in einem Teil der Fälle neben Leukocyten, Epithelien, Schleim und in der Regel nur spärlichen Mengen von meist extracellulär gelegenen Bakterien multinucleäre epitheliale Riesenzellen und damit einen ersten Hinweis auf eine mögliche Herpes simplex Virus-Infektion finden. Die Diagnose kann durch die Isolierung des Herpes simplex-Virus gesichert werden, ist aber kompliziert und deshalb Sache des mikrobiologischen Laboratoriums einer Klinik. Da die Urethritis herpetica gelegentlich mit starkem Ausfluß, hohem Fieber, heftigen Schmerzen und Rückfällen verläuft und sogar zu Komplikationen, z.B. zu Harnröhrenstrikturen oder Lymphangitiden und Entzündungen der abführenden Lymphbahnen führen kann, sollte man gegebenenfalls auch an diese Form der n.g.U. denken. — Ebenfalls schwierig ist die Erkennung der sogenannten *Einschluß-Urethritis*. Über die Häufigkeit ihres tatsächlichen Vorkommens gehen die Meinungen auseinander. Der Erreger, das Chlamydozoon oculogenitale, gehört zu den großen Virusarten; es kann, wie schon der Name besagt, auch Bindehautentzündungen erzeugen; beim Säugling sind sie als Einschlußblenorrhoe bekannt, beim Erwachsenen hat sie Lindner als Paratrachom bezeichnet. Die klinischen Symptome dieser schleichend beginnenden und äußerst chronisch verlaufenden Urethritis sind in der Regel geringfügig und nicht charakteristisch; hingegen kann man in Epithelschabseln aus der Harnröhrenschleimhaut paranucleäre Einschlüsse und bei der Endoskopie der Pars anterior die schon von Klingar beschriebenen hirsekorn- bis stecknadelkopfgroßen, grau- bis graugelblichen, etwas durchscheinenden Knötchen auf einem entzündlichen Erythem sehen. Da diese Urethritis durch ihren hartnäckigen Verlauf den Patienten sehr belästigt und überdies zu Komplikationen, wie Cystitis, Prostatits und Epididymitis führen kann, sollte man sie in unklaren Fällen nach Ausschluß der bisher besprochenen Formen doch auch in Erwägung ziehen; eine etwa gleichzeitig bestehende Conjunctivitis (Paratrachom) dürfte die Diagnose erleichtern.

Eine kausale Behandlung der herpetischen Urethritis gibt es noch nicht; auch die Antibiotica sind hier wie bei allen Infektionen durch kleinere Virusarten wirkungslos. Dennoch obliegt uns eine doppelte Aufgabe: Einmal die Vorbeugung oder Beseitigung einer bakteriellen Superinfektion. Dazu genügen in der Regel lokale Maßnahmen. So kann man Herpesläsionen am Meatus oder in der Fossa navicularis täglich mit Pyoktaninlösung (0,01—0,1 %) pinseln und bei Läsionen im vorderen Teil der Harnröhre nach einem Vorschlag von Nasemann täglich mehrmals etwas Terracortril- oder Leukomycinsalbe einstreichen; gelegentlich kommen auch Spülungen mit Kaliumpermanganatlösungen oder Borwasserumschläge um das Glied in Frage. Bei starker bakterieller Sekundärinfektion sind entsprechende Antibiotica angezeigt. Die zweite, viel schwierigere Aufgabe ist der Versuch, in hartnäckig rezidivierenden Fällen weitere Rückfälle zu verhindern. Dazu gibt es zwei Methoden. Durch die schon von Schirren u.a. empfohlene und auch von uns benützte Röntgennahbestrahlung kann man zwar Rückfälle nicht sicher verhindern; man hat aber den Eindruck, daß sie seltener und weniger akut als früher auftreten und in einigen Fällen gänzlich ausgeblieben sind. Über das Ergebnis von Impfungen mit Herpes-Antigenen habe ich keine eigene Erfahrungen. Biberstein u. Jessner verwenden dazu das „Herpin", ein Antigen aus Gehirnen von Meerschweinchen, die nach cornealer Beimpfung an Encephalitis herpetica erkrankt waren; Nasemann prüft die therapeutische Brauchbarkeit einer Herpes-Vaccine, die aus beimpften Eimembranen angefertigt wird. Vor einer therapeutischen Pockenschutzimpfung muß gewarnt werden. — Der Erreger der Einschluß-Urethritis, das Chlamydozoon oculogenitale, ist als Vertreter der sogenannten großen Virusarten gegen Sulfonamide und Tetracycline empfindlich. Diese Mittel sind daher für die Behandlung der Einschluß-Urethritis geeignet.

Nur in einem mikrobiologischem Laboratorium mit besonderer Erfahrung können *PPLO (pleuropneumonieähnliche Organismen)* nachgewiesen und auf ihre noch umstrittenen pathogenen Wirkungen geprüft werden. Da diese Mikroorganismen, wie Röckl zeigen konnte, zwar verhältnismäßig häufig im Urogenitaltrakt vorkommen, aber sicherlich keine obligat menschenpathogene Wirkung haben, sondern vielleicht nur unter bestimmten, bisher noch unbekannten Bedingungen katarrhalische Veränderungen auslösen können, kann ich sie hier übergehen.

Hinzugefügt sei nur, daß die PPLO gegen Tetracycline, Streptomycin und Badional empfindlich sind. Gegen Penicillin sind sie resistent.

3. Damit kommen wir zur *allergischen Urethritis*. Wie Nardelli mit Recht bemerkt, wäre es keineswegs verwunderlich, daß sich so wie in anderen Schleimhäuten auch in der Schleimhaut der Harnröhre allergische Reaktionen abspielen. In praxi wird aber wohl noch zu wenig daran gedacht. Als Allergene, die direkt von außen oder mit dem Harn in die Urethra gelangen können, kommen besonders Medikamente (Phenolphthalein, Chinin, Arsen, Quecksilber, Jodkali und andere) sowie Stoffe in Nahrungs- und Genußmitteln (z.B. Erdbeeren, Crustaceen) in Frage. Eine sichere Entscheidung, ob toxische oder allergische Reaktionen vorliegen, dürfte in der Praxis auf Schwierigkeiten stoßen und deshalb Sache der Fachklinik sein. Immerhin kann man aber aus dem Verlauf der Harnröhrenentzündung Verdacht schöpfen, wenn sie akut und in wiederholten, dem Eindringen des Allergens folgenden Schüben auftritt und wenn sich im Ausstrich vom Harnröhrensekret, das nur wenige oder keine Bakterien

enthält, reichlichst polymorphkernige Leukocyten finden, von denen ein
Großteil Eosinophile sind.

Eine allergische Urethritis bedarf in der Regel keiner Behandlung,
nach der Auffindung des Allergens und seiner Beseitigung oder Meidung
hört sie von selbst auf. Nötigenfalls wird man die üblichen Antiallergica
verordnen.

B.

In der Besprechung der sekundären nichtgonorrhoischen Urethritiden
kann ich mich kurz fassen. Verhältnismäßig wenige Schwierigkeiten
wird, wenn man nur daran denkt, die Diagnose einer Harnröhrenentzündung *bei anderen Erkrankungen der Urethra* bereiten. Hier kann man mit
Hilfe des Urethroskopes z. B. spitze Condylome, Papillome, Strikturen oder
Divertikel leicht erkennen und wird auch Urethralvaricen, syphilitische
Primäraffekte, Tuberkulose der Harnröhre oder andere Affektionen nicht
übersehen.

Mit der Bekämpfung des primären Harnröhrenleidens hört auch die
sekundäre Urethritis auf. Sie bedarf an sich keiner Behandlung.

Von größerer praktischer Bedeutung ist die sekundäre n.g.U. bei
Entzündungen anderer Organe des Urogenitalsystems. Hier sind es insbesondere die Entzündungen der Prostata und Samenblasen, die wegen
ihrer engen anatomischen und funktionellen Nachbarschaft bei heftigen
oder länger dauernden Entzündungen meist gemeinsam erkranken und
die Folge oder die Ursache einer Harnröhrenentzündung sein können. Die
Ursache einer Prostatitis oder Vesiculitis sind, wie WILDBOLZ betont,
immer Bakterien. Sie gelangen von der Urethra her oder über den Blutweg, ganz selten durch die Lymphbahnen in das Drüsengewebe und entfalten hier vor allem dann pathogene Wirkungen, wenn das Gewebe
durch vorangehende oder andauernde Reize eine „Terrainveränderung"
erfahren hat. Wie WILDE herausgestellt hat, ist eine primäre chronische,
nichtgonorrhoische Urethritis häufig mit einer Prostatitis vergesellschaftet, eine chronische Prostatitis hingegen seltener von einer sekundären
Urethritis begleitet. Bei unklaren Fällen von n.g.U. wird man also auch
an die Möglichkeit des Vorliegens einer chronischen Entzündung der
Prostata denken und diese — und die Samenblasen — sorgfältig
untersuchen. Auch Erkrankungen der oberen Harnwege und der Niere
können Ursache einer sekundären n.g.U. sein. Sie gehören in das Fachgebiet des Urologen.

Die Behandlung der chronischen Prostatitis bzw. dieser und der
Vesiculitis kann im Gegensatz zu den uns hier nicht interessierenden
akuten Entzündungsformen in der Regel ambulant durchgeführt werden.
Sie ist langwierig und erfordert vom Arzt und Patienten viel Geduld. Sie
kann nach dem früher Gesagten nicht nur auf die Bekämpfung der

Infektion zielen, sie muß auch versuchen, die „Terrainveränderung" zu beheben. Zur Bekämpfung der Infektion wird man nach der Züchtung und Prüfung der Keime auf ihre Empfindlichkeit die entsprechenden Antibiotica oder aber die schon früher genannten Chemotherapeutica nehmen. Gleichzeitig wird eine Umstimmungsbehandlung z.B. mit Omnadin eingeleitet. Zur Förderung der Resorption der entzündlichen Infiltrate wird Wärme am besten mittels heißen Sitzbädern und Diathermie mit rectaler Elektrode verwendet, eine Sekretstauung wird durch vorsichtige Massagen der Prostata behoben. Immer soll auch nach venösen Rückstauungen im kleinen Becken gefahndet und ihre Ursache behoben werden. Der Patient ist zu belehren, daß übermäßige sexuelle Betätigung, Alkoholabusus, Reizungen durch bestimmte Nahrungs- und Genußmittel sowie große körperliche Anstrengungen gemieden werden müssen. Und schließlich wird man gerade bei längerer Krankheitsdauer daran denken müssen, daß nervöse bzw. neurotische Momente als Unterhaltungsfaktor wirken können und deshalb den Patienten auch seelisch so führen, daß er kein Sexualneurastheniker wird.

Zum Schluß sei noch kurz die dritte Gruppe von sekundären n.g.U. erwähnt, nämlich jene, die im Verlauf von *Allgemeinerkrankungen* auftreten können. So hat man vom GV vollkommen unabhängig entstandene Harnröhrenentzündungen bei allgemeinen *Infektionskrankheiten* wie Masern, Typhus, Morbus Bang und anderen beobachtet. Bekannt ist auch die Urethritis im Rahmen der *Reiterschen Krankheit*, die neben einer Conjunctivitis und Poly- oder Monarthritis zu den drei Hauptsymptomen gehört und in der Häufigkeit dieser Symptome an dritter Stelle steht. Größere praktische Bedeutung kommt unter den bei *Stoffwechselkrankheiten* vorkommenden Urethritiden die Soorurethritis zu. Schon früher hat man sie gelegentlich bei Patienten mit Diabetes mellitus beobachtet, und es war GOTTRON, der gelegentlich eines eigenen Falles darauf hinwies, daß nicht der Diabetes mellitus als solcher, sondern der mit ihm einhergehende labile Hypertonus den wesentlichen Faktor darstelle. In letzter Zeit haben die Fälle von allgemeiner Moniliasis als Folge der modernen Breitband-Antibioticatherapie stark zugenommen und auch Fälle von Urogenitalinfektion mit Candida albicans wurden häufiger beschrieben.

Die Behandlung solcher Fälle erfordert stationäre Behandlung. Ich kann die einzelnen Maßnahmen hier übergehen.

Zweck meiner Ausführungen war es, Ihnen eine Übersicht über die Therapie der nichtgonorrhoischen Urethritis beim Mann zu geben. Die Behandlung ist, wie Sie sehen konnten, mit Schwierigkeiten verbunden und erfordert viel Geduld. Die heutigen Behandlungsmöglichkeiten geben uns aber Chancen, die wir nützen sollen.

Aussprache

H. J. Burmester-Uelzen: a) Hinweis auf Fluor urethralis nonspezifica bei Tbc der Harnwege, daher Tierversuch! b) empfohlen gegen Urethritis nonspezifica: aa) i.v. Reverin; bb) urethral: Aristosept, Moronallösung 1:1.

122. H. Bauer-Erlangen: Die urogenitale Trichomoniasis, insbesondere die Trichomonadenurethritis des Mannes.

Im Rahmen eines kurzen Referates ist es naturgemäß leider sehr unvollkommen möglich, die urogenitale Trichomoniasis des Menschen zu behandeln, auch wenn man sich auf die urogenitale Trichomoniasis (ugt. T.) des Mannes und hierbei wieder nur auf diejenigen Fälle beschränken würde, welche als Trichomonaden-Urethritis bezeichnet werden bzw. unter diesem Namen bekannt sind.

Es ist Ihnen sicher erinnerlich, daß vielfach, besonders unter Gynäkologen, der Trichomonas vaginalis (T. v.) keine pathogene Bedeutung zugesprochen wurde; der Tr.-Befall wurde bei der Frau als ein relativ harmloser, sozusagen saprozootischer Nebenbefund erachtet, der sich bei Behebung der anderweitig verursachten Störung der lokalen biologischen Verhältnisse, also bei Wiederherstellung einer normalen Scheidenbiologie, wie man sich vielfach ausdrückte, von selbst wieder beheben soll, allenfalls wurde den Tr. eine die bestehende Entzündung verschlimmernde Rolle zuerkannt, die oft einer angenommenen Symbiose mit bestimmten oder unbestimmten Bakterienarten zugeschrieben wurde. Die Herkunft der Tr. wurde entweder im Darm vermutet, für unbekannt erklärt oder als nur ausnahmsweise sexuellen Ursprungs betrachtet, ein Aszensionsvermögen in Abrede gestellt, Harntraktbefall als eine Ausnahme betrachtet, die Infektion des Mannes schließlich als eine Seltenheit deklariert, gegenteilige Mitteilungen wurden als Übertreibungen bezeichnet usw., kurzum, man hängt offenbar auch heute da und dort aus nicht klar ersichtlichen Gründen noch Anschauungen an, die etwa dem Stande der Zeit von 1916 bis etwa 1930 entsprechen, also der Zeit, in der man sich „festlegte", ohne auch nur im geringsten von den inzwischen erzielten Fortschritten und den seither gewonnenen Ergebnissen Kenntnis zu nehmen. Das ist ein bemerkenswerter Zustand besonders angesichts der Ergebnisse der Arbeitszentren in aller Welt, die ihren Niederschlag im Ersten Internationalen Trichomoniasis-Symposium gefunden haben, welches Symposium 1957 von der Französischen Gesellschaft für Gynäkologie veranstaltet wurde. [Wie die 33. Deutsche Gynäkologen-Tagung (München, Oktober 1960) zeigte, bahnt sich eine Revision bisheriger Anschauungen an. Anmerkung bei der Korrektur.]

Eingangs darf ich in rascher Folge einige Bilder — von den 36 Projektionen (darunter zahlreiche Farb-Dias) können hier aus Raumgründen nur 7 Tabellen wiedergegeben werden — projizieren, die uns zeigen sollen:

a) eine schematische Abbildung der im Urogenitaltrakt des Menschen vorkommenden T.v. im Vergleich mit der Mundtrichomonade T. tenax und der Darmtrichomonade T. hominis (nach WESTPHAL; POWELL; WENRICH; MANDOUL);

b) eine Reihe von relativ gut gefärbten Präparaten, welche T.v. von Frauen aus der Vagina, Skene und Cervix zeigen, auch relativ gut gefärbte Präparate vom Manne, aber auch

c) das übliche Bild, welches T.v. vom Manne bei der unter einfachen Bedingungen in der Praxis durchführbaren Routinefärbung zeigt.

Aufnahmen lebender Tr. aus Nativpräparaten kann ich Ihnen leider nicht demonstrieren, Sie können sich die Tr. lebend jeden Tag in Ihrer Sprechstunde vor Augen führen. Es ist jedoch ein Unterschied, ob man ein Scheidenpräparat ansieht oder ob man ein Urethralpräparat zu beurteilen hat. Wer die Tr. in einem Scheidenpräparat erkennt, wo sie meist zahlreich und gut beweglich vorhanden sind, kennt T.v. deshalb noch nicht im Urethralpräparat. Wenn eine Frau sich täglich eine nur einmalige Scheidenspülung mit gewöhnlichem Wasser macht, werden Sie große Schwierigkeiten haben, T.v. nativ in der Vagina nachzuweisen oder es gelingt Ihnen überhaupt nicht. Die Urethra wird aber täglich mehrmals vom Harn gespült, dessen Konzentration und p$_H$ wechselnd und für T.v. keineswegs optimal sein müssen usw.; daher die Schwierigkeit des Nachweises, natürlich besteht diese Schwierigkeit nicht immer. Für die Sprechstunde ist die Nativmethode daher nur dann zweckmäßig, wenn viele Trichomonaden vorhanden sind, diese sind meist rasch erkennbar; sind aber wenige Tr. vorhanden, muß man unter Umständen auch bei großer Übung das ganze Präparat sofort nach Entnahme durchsehen, das hält zu lange auf, auch kann man nur ein zur Gänze durchmustertes Präparat, wenn man keine Tr. gefunden hat, als negativ weglegen. Deshalb bin ich aus Zeitmangel zur Färbung übergegangen, man muß sich hierbei erheblich lange und gründlich einarbeiten. Die beste Nachweismethode ist zweifellos die Kultur, doch ist sie in der Praxis kaum durchführbar. Wenn möglich untersuche ich nativ und gefärbt. Ehe ein negativer Befund angenommen werden darf, sind wiederholte Untersuchungen notwendig, auch von verschiedenen Lokalisationen (Harnröhre, Prostataexprimat, Harnbodensatz oder -Zentrifugat, Harnflocken usw.) und an verschiedenen Tagen. Heilungsausspruch vollends darf im Sinne parasitologischer Heilung — und nur diese darf unter „Heilung" verstanden werden — erst nach sehr eingehenden Nachuntersuchungen ausgesprochen werden. Die Abstriche sollten sowohl für Nativpräparat wie für das gefärbte Präparat nicht nur von evtl. vorhandenem Sekret gemacht werden, sondern auch vom Schleimhaut-, z.B. Urethralgeschabsel, welches mit der Öse gewonnen werden kann. Adäquate Temperatur ist bei der Nativuntersuchung zu beachten, bei der Färbung darf keine Hitzefixierung der Abstriche erfolgen.

Warnen möchte ich davor, im Nativpräparat T.v. zu diagnostizieren, wenn man nicht Geißeln und/oder undul. Membran plus ev. zusätzlich typische Ortsbewegung zweifelsfrei erkennt. Ist Ortsbewegung vorhanden, sind auch die Geißeln und die undul. Membran zu erkennen. Bewegt sich nur die undul. Membran, liegt T.v. still, auch bei sehr verlangsamten Geißelschlag. Gewiß kann der sehr erfahrene Untersucher Tr. im Nativpräparat bei gewöhnlicher — abgedunkelter — Hellfeld-Mikroskopie auch ohne Ortsbewegung und ohne erkennbare Beweglichkeit der lokomotorischen Organellen *vermuten*, aber zur nativen Diagnose reicht das nicht aus. Im gefärbten Präparat sind andere Erkennungskriterien maßgeblich. Praktisch braucht man — von seltenen Ausnahmen abgesehen — im Urogenitaltrakt mit anderen Protozoen, die mit T.v. verwechselt werden könnten, kaum zu rechnen. Darauf kann allenfalls in der Diskussion eingegangen werden.

Soviel zunächst zur Nachweismethodik.

Da wir uns nun davon überzeugt haben, wie das Protozoon aussieht, lassen Sie mich Ihnen noch — vorwegnehmend und in erheblichem Gegensatz zu da und dort noch geltenden Meinungen oder Privatansichten — zusammenfassend hinsichtlich der ugt. T. den gegenwärtigen Stand umreißen, wie er sich — auf den erarbeiteten Ergebnissen erfahrener Untersucher fußend — hinsichtlich einiger Punkte darbietet:

1. Im Urogenitaltrakt kommt natürlicherweise nur T. v. vor. Andere Trichomonadenspecies ließen sich dort nicht ansiedeln. Insbesondere besteht kein Zusammenhang zwischen der in unseren Breiten seltenen Darminfektion mit T. hom. und der urogenitalen Infektion mit T. v.

2. T. v. ist pathogen. Mit bakterienfreien T.v.-Kulturen ließen sich bei gesunden Frauen Vaginitiden, bei gesunden Männern Urethritiden hervorrufen.

Die Pathogenität ist eine potentielle oder fakultative, was das gleiche besagt.

Die Infektiosität von T.v. im Urogenitaltrakt ist bei beiden Geschlechtern erstaunlich hoch, auch nahezu gleich hoch.

3. Die T.v.-Infektion (oder: -Infestation oder Befall) ist bei beiden Geschlechtern im geschlechtsfähigen Alter häufig, wenn schon Geschlechtsverkehr ausgeübt wurde. Andernfalls ist die Infektion selten bis extrem selten. Kein infizierter Mann negavit coitum.

Die Infektion ist beim Manne, wenn eine geeignete Untersuchungstechnik angewandt wird und Erfahrung in der Untersuchung des Mannes besteht, nur wenig seltener als bei der Frau nachweisbar. Bei Männern gibt es passagere Infektionen, die allerdings vermutlich viel seltener sind, als von verschiedenen Autoren angenommen wird bzw. wurde. Passagere Infektionen, d.h. Spontanheilungen, kommen übrigens auch, allerdings offenbar selten, bei Frauen vor.

4. Die ugt. T. ist die verbreitetste Protozoeninfektion des Menschen in der gemäßigten Zone.

5. Die ugt. T. des Menschen ist eine venerische Parasitose.

Diese Bezeichnung schließt nicht aus, daß auch extrasexuelle Übertragungen vorkommen können und vorkommen. Sie besagt, daß in der — vermutlich sehr erheblich — überwiegenden Mehrzahl der Fälle die Akquisition auf sexuellem Wege erfolgt; beim Manne erfolgt sie wohl ausnahmslos auf diesem Wege.

Es ist für Venerologen nicht einsehbar, warum eine beim Manne allgemein als auf sexuellem Weg erworben betrachtete urogenitale Infektion, von der auch nach allem, was wir wissen, ein anderer Infektionsweg gar nicht vorstellbar ist, bei der Frau einen anderen Infektionsweg nehmen soll, zumal es sich um denselben Erreger, dieselbe befallene Region handelt und die Infektion, wie wir nicht erst seit gestern wissen, beim Manne häufig ist. Abgesehen davon haben andere Infektionstheorien der mannigfachsten Art keinerlei Beweise für ihre Richtigkeit erbracht, für die sexuelle Übertragung gibt es eine ganze Reihe von Beweisen und Indizien.

Natürlich bestätigen auch hier die Ausnahmen die Regel (z.B. die seltenen vaginalen Infektionen neugeborener Mädchen von infizierten Müttern, die extrem seltenen Infektionen bei Knaben, die deutlich selteneren — als bei geschlechtsreifen Mädchen — als Schmierinfektion annehmbaren Infektionen kleiner Mädchen usw. Bezüglich der Infektion bei Virgines ist Kritik am Platze, worauf allenfalls in der Diskussion eingegangen werden kann!).

6. Die ugt. T. ist die häufigste bisher bekannte geschlechtliche Erkrankung; sie ist auch häufiger als die als Geschlechtskrankheiten bezeichneten übrigen Krankheiten (Gonorrhoe, Syphilis, Ulc. molle etc.) zusammengenommen, aber nicht etwa erst jetzt nach dem Rückgang der erwähnten Geschlechtskrankheiten unter dem Einfluß der Antibiotica, sondern dies war auch früher schon der Fall, z.B. während des letzten Krieges.

Sie werden mir zustimmen, daß diese Sätze in einigem Gegensatz zu dem stehen, was man darüber da und dort zu lesen findet. Und Sie werden Beweise erwarten. Als einen von weiteren möglichen Beweisen für die Punkte 3—6 darf ich Ihnen eine von mir 1957 zusammengetragene unausgewählte Addition erreichbarer Untersuchungsreihen an Personen beiderlei Geschlechts aus der Weltliteratur projizieren. Es handelt sich um insgesamt 96204 untersuchte weibliche und 20521 männliche Personen. Außerdem darf ich eine ergänzte Zusammenstellung über den Harntraktbefall bei der Frau zeigen, und schließlich eine Zusammenstellung der publizierten Männerfälle bis zum Jahre 1955 bzw. 1956 (seither habe ich das Addieren aufgegeben) (Tab.1—4).

Die ugt. T. des Mannes im besonderen hat nun eine zweifache Bedeutung, nämlich a) in epidemiologischer Hinsicht und damit auch für die Behandlung der Frau bzw. der Partnerin(nen) und für die Unterbrechung der Infektionsketten, für die Verhütung der ping-pong-Infektionen (nicht nur „la blennorragie se contracte à deux et se guérit à deux", sondern meist auch die Trichomoniasis, wenn konstante Partner!), und b) im Rahmen der U.n.g.

Diese Tr.-Urethritis hat uns hier in erster Linie zu beschäftigen, d.h also U.n.g.-Fälle, bei welchen der Nachweis von T.v. gelingt, womit natürlich noch nicht gesagt ist, daß die betreffende Urethritis durch T.v. verursacht sein muß.

Diese nichtgonorrhoische Urethritis ist in den letzten Jahren ein venerologisches Problem geworden (— siehe die Symposien in Monte Carlo, Washington, Catania, Neapel, Stockholm, London, Montreal usw.

Tabelle 1. *Tabellen zur Häufigkeit der urogenitalen Trichomoniasis*[1]
I. Weibliches Geschlecht

Untersuchungsgut	Unter-sucht Zahl	T.v. + Zahl	% + i.M.	% + max.	% + min.
Neugeborene Mädchen	143	2	1,4	4,8	0,0
Weibliche Säuglinge, Kleinkinder u. Mädchen	11780	129	1,09	72,2	0,0
Jungfrauen	210	3	1,4	1,9	0,0
Ledige	287	138	48,0	48,0	48,0
Verheiratete (von ident. Autoren untersucht)	1508	425	28,1	30,8	28,0
Schwangere	4724	1849	39,1	66,6	15,1
Nichtschwangere (von ident. Autoren unters.)	6744	2198	32,6	43,4	4,5
Schwangere	10109	2474	24,4	77,5	3,0
Nichtschwangere (von div. Autoren unters.)	5635	1514	26,8	38,3	3,2
Frauen mit Ausfluß, Kolpitis etc. (nichtvenerolog. Klientel)	9406	4028	42,8	72,6	13,0
Frauen mit Ausfluß, Kolpitis etc. (venerolog. Klientel)	3298	1715	52,1	72,2	32,6
Geschlechtskranke Frauen (Gonorrhoe oder/und Syphilis)	1914	820	42,8	80,0	15,2
Frauen in der Menopause (weiße/w u. farb./f Rasse) w	965	54	5,5	14,8	2,9
f	583	122	20,9	33,3	12,3
Frauen (gemischtes Untersuchungsgut; Vagina)	26931	8523	31,6	54,7	12,4
Weiße/w u. farbige Fr. (USA; von ident. Autoren unters.) w	4949	1000	20,2	27,7	2,9
f	4859	1852	38,1	48,1	12,3
Ehefrauen oder Partnerinnen T.v.-positiver Männer	222	193	86,9	100,0	41,3
Prostituierte (aller Kategorien)	2937	1105	37,6	80,0	0,0
		Gon. o./u. Lues			
T.v.-positive Frauen	2472	504	20,4	68,1	0,8

[1] Teilw. publ. Gynéc. prat. 8, 6, 373—375 (1957).

in den Jahren 1954—1959 —) aber die U.n.g. ist keine neue Krankheit. Man konnte auch während des letzten Krieges sehr viele Fälle sehen, — ich habe darauf 1942 und 1943 hingewiesen —. Sie ist auch nach dem

Kriege nicht etwa erloschen, aber man hat doch den Eindruck, daß sie in den letzten Jahren wieder vermehrt, auch in Deutschland, aufgetreten ist. Leider bestehen darüber in Deutschland keine offiziellen statistischen

Tabelle 2. *Tabellen zur Häufigkeit der urogenitalen Trichomoniasis*[1]
II. Männliches Geschlecht

1. *Knaben:* soweit ersichtlich, wurden bisher in der Literatur sieben Fälle beschrieben bzw. erwähnt. Alter der Knaben: 3, 4, 4, 9 Jahre bzw. drei Knaben „unter 6 Jahren"

2. *Männer*

Untersuchungsgut	Unter-sucht Zahl	T.v. + Zahl	% + i.M.	% + max.	% + min.
A. Gesunde					
a) untersucht in urol., ven. Kliniken	710	69	9,7	33,3	0,0
b) untersucht in Kasernen, Be-trieben	619	53	8,5	47,0	0,5
B. Fälle von Urethritis non-gonor-rhoica. Untersuchungsmethode:					
a) Nativpräp. von Urethral-Sekret bzw. -Geschabsel	6429	2351	36,5	74,0	2,2
b) gefärbtes Präp.	3809	355	9,3	16,4	7,4
c) Harnuntersuchung	461	46	9,9	11,6	5,0
d) kombinierte U.-Meth.	3713	360	9,7	28,5	3,0
e) kulturell	7	3	(42,8)		
f) unbekannt	150	23	15,4	28,8	4,0
C. Ehemänner bzw. Partner T.v.-positiver Frauen (versch. Unt.-Methoden)	1517	367	24,2	100,0	0,0
D. Weiße/w u. farbige M. (von ident. Aut. unters.)					
a) Gesunde w	125	4	3,2	4,0	0,0
f	87	21	24,1	27,4	16,0
b) Urethritis w	401	63	15,7	28,7	11,2
f	391	144	36,8	39,0	28,4
E. Gonorrhoefälle	2102	64	3,1	10,0	0,4
		Gc + Zahl			
T.v.-positive Männer	758	82	10,8	36,3	0,0

[1]Teilw. publ. Gynéc. prat. 8, 6, 373—375 (1957).

Angaben, man wird aber unschwer an Hand klinischen Materials diesen Eindruck der Praxis, der sich mit ausländischen statistischen Angaben deckt, verifizieren können, wie dies unser Herr Vorsitzender ja auch an Hand seines klinischen Materials dartun konnte. Ich habe mich nicht nach den Verhältnissen in anderen dermato-venerologischen Praxen meiner

Gegend erkundigt, aber in meiner eigenen machen die U.n.g.-Fälle derzeit ein Mehrfaches der Gonorrhoefälle aus. Innerhalb der U.n.g. kann ich

Tabelle 3. *Trichomoniasis urogenitalis beim weiblichen Geschlecht*
Vaginaler und/oder Harntrakt-Befall

Autor(en)	T.v. pos. Total	Vag. pos.	Vag. allein pos.	HR o./u. Sk o./u. Bl-H. allein pos.	Harn-trakt und Vag. pos.	% Tot. (x)	% Vag. (y)
Beutter	23	13	9	10	4	60,8	107,6
Ackermann	60	60	25		35	58,3	58,3
Bland u. Rakoff	248	248	177		71	28,6	28,6
Larsen u. Larssen	89	87	37	2	50	58,4	59,7
Jirovec u. Mitarb.	23	23	6		17	73,9	73,9
Kucera u. Kral	55	55	26		29	52,7	52,7
Silva-Inzunza (H)	26	26	21		5	19,2	19,2
Whittington	17	13	5	4	8	70,6	93,3
Bedoya (Prostit.)	22	9	9	13		59,1	144,4
Ottolenghi-Preti (Prostit.)	14	9	6	5	3	57,1	88,8
Kean	45	38	5	7	33	88,5	105,2
	622	581	326	41	255	47,6	50,9
Ergänzung							
Fukushima	17	17	6		11	64,7	64,7
Grau	31	31	18		13	31	41,9
Janissowa, Libermann u. Kahn	64	62	20	2	42	68,7	70,9
Käser	121	121	80		41	33	33
Schellenberg	24	24	14		10	41,6	41,6
Nicol, Gallagher u. King	30	30	22		8	26,7	26,7
Kean	75	72	7	9	60	92,0	95,8
Bedoya	50	50	2		48	96,0	96,0
Whittington	32	32	7		25	78	78
Caro (Harn)	56	56	45		11	20	20
Pattyson (Harn)	250	250	198		52	20,8	20,8
Allen u. Baum (H)	176	176	136		40	22,7	22,7
Allen u. Butler (H)	234	234	185		49	21	21
Depoorter	26	26	14		12	53,8	53,8
Kostić	655	634	519	21	115	20,7	21,4
	2463	2396	1599	73	792	35,1	36,1

(x) = Prozentsatz der Harntraktinfektionen bezogen auf Gesamtzahl der Positiven
(y) = Prozentsatz der Harntraktinfektionen bezogen auf Zahl der vaginalen Inf.
    % Tot.: Maximum 92,0; Minimum 19,2
    % Vag.: Maximum 144,4; Minimum 19,2 (H) = alleinige Harnuntersuchung!

dagegen eine Zunahme der Tr.-Fälle nicht feststellen, ich habe eher den — zwar durch einige Faktoren beeinflußten — Eindruck, daß die

ugt. T. z. B. während des Krieges und in der ersten Nachkriegszeit noch
etwas häufiger war, als sie es jetzt ist. Mit genauen Zahlen kann ich aller-

Tabelle 4. *Urogenitale Trichomoniasis der Frau*
Harntraktbefall

Autor(en) Jahr der Publikation	Untersuchungsmethode	Art des Untersuchungsgutes	Tv+ Tot.	Vag.+	Vag. allein +	Urethra o./u. Sk o./u. BlH allein +	Harntrakt und Vag. +	% Tot.	% Vag.
JANISSOWA, LIBERMANN u. KAHN (1938)	unbek.	gyn.?	64	62	20	2	42	68,7	70,9
LARSEN u. LARSSEN (1939)	Nativ	gyn.?	89	87	37	2	50	58,4	59,7
BEUTTER (1940)	Nativ (Dklfld)	Prost.	23	13	9	10	4	60,8	107,6
KEAN (I) (1955)	Nativ	gyn.?	45	38	5	7	33	88,5	105,2
WHITTINGTON (1957)	Nativ und Kult.	ven.	17	13	5	4	8	70,6	93,3
BEDOYA (1957)	Nativ (hTr)	Prost.	22	9	9	13	—	59,1	144,4
KEAN (II) (1957)	Nativ	gyn.? urol.?	75	72	7	9	60	92,0	95,8
OTTOLENGHIPRETI (1957)	Nativ	Prost.	14	9	6	5	3	57,1	88,8
BAUER (1960)*	MGrGLgztFärbg.	derm.vener. Praxis	27	22	5	4	17 (18)	81,5	100,0
			376	325	103	56	217	72,8	84,3
KOSTIĆ (1959)	Kult. und Nativ	gyn.	655	634	519	21	115	20,7	21,4

* Unter der Gesamtzahl von 27 Fällen mindestens 18 chronische Infektionen.

Tv positiv Total	27		
Vagina positiv	22		
Vagina allein positiv	5		
Urethra positiv	21	Skeneitiden :	9
Urethra (+ Sk) all. pos.	4	Skeneitis Tv +	8
Harntrakt *und* Vag. pos.	17	Cervix Tv +	6
bzw.	(18) :	(von 10 in der	
: 1 Frau: Vag. neg.		Cervix Untersuchten)	
Cerv. pos.			
Urethra susp.			
Skene li. pos.			

dings nicht aufwarten, werde aber mein Material bei passender Gelegenheit und Zeit in dieser Hinsicht auswerten.

Über die mannigfachen möglichen Ursachen einer U.n.g. hat die Einführung durch den Herrn Vorsitzenden bereits unterrichtet und werden im einzelnen die Herren Coreferenten berichten. Das Gros der uns jetzt begegnenden Urethritiden, die häufig — wenigstens bei mikroskopischer Untersuchung nach Orificiumreinigung — abakteriell sind, scheint nach der Ansicht amerikanischer, englischer und französischer Urethritisexperten infektiöser Natur zu sein, wenn wir auch bisher in der Masse der Fälle die Ursache nicht kennen. Es dürfte keinem Zweifel unterliegen, daß unter den übertragbaren nichtgonorrhoischen Urethritiden die häufigste bekannte Ursache T.v. ist; diese Feststellung kann als Ergebnis der internationalen Urethritis-Konferenz 1954 Monte Carlo gebucht werden.

Wenn auch die ugt.T. des Mannes nicht immer unter dem Bilde einer „klinischen" Urethritis verläuft, so sollen doch in diesem Rahmen diejenigen Punkte rasch besprochen werden, die bei dieser Urethritisform für die Praxis von Belang sind.

Die *Inkubationszeit* festzulegen, möchte ich mich hüten. Sie kann sehr verschieden lang sein und ist objektiv nur feststellbar, wenn man einen Patienten vor der Exposition wiederholt mit negativem Ergebnis untersucht, nach dem zeitlich festliegenden infektiösen Verkehr pausenlos weiter untersucht. Die Infektion kann nämlich schleichend und von dem Patienten unbemerkt beginnen und erst nach längerem Bestand ihm zu Bewußtsein kommen oder auch latent oder pseudolatent bis zu ihrer Entdeckung durch den Untersucher bleiben. Anamnestische Angaben sind also auch hier, obwohl meist eine Täuschungs- oder Verheimlichungsabsicht fehlt, mit Vorsicht zu verwerten. Eine akute Exacerbation einer schon lange bestehenden latenten Infektion kann eine rezente Infektion dem Patienten und dem Arzt vortäuschen. Man kann daher auch bei in Behandlung tretenden infizierten Geschlechtspartnern nur ausnahmsweise vermuten, wer wen infiziert hat. Aber nicht nur mit dieser Aussage — die Frage wird einem ja oft gestellt — ist bei bestimmten Patienten, z.B. Ehepaaren, größte Vorsicht und Takt am Platze, man wird gelegentlich — gegen seine Überzeugung — extrasexuelle Infektionsmöglichkeiten der Frau überbetonen, um nicht ohnehin häufig dräuende Ehekonflikte zu unterstützen. Gleichwohl wird man in geeigneter Weise versuchen, extramatrimonielle Partner(-innen) zu eruieren und, wenn möglich, zu untersuchen, gegebenenfalls zu behandeln.

Manchmal scheint eine wiederholte Exposition sowohl zum Haften der Infektion wie zum Auftreten von Erscheinungen notwendig zu sein. Oft wird die Inkubationszeit mit etwa 7—14 Tagen angegeben. Das mag für die akuten Fälle Gültigkeit haben, diese sind jedoch selten, in meinem Material betragen die akut verlaufenden Tr.-Urethritiden 12 % unter allen Formen männlicher ugt.T., Coutts u. Mitarb. fanden unter ihrem größeren Material 15,5 %, Durel u. Roiron 12,3 %.

Im eigenen Material von im Augenblick 160 Fällen von ugt. T. beim Manne verliefen rund 20% als latente, je 40% als pseudolatente bzw. manifeste Infektionen. Unter pseudolatenten Infektionen sind überwiegend Urethritiden zu verstehen, die in chronischer, oft chronisch-intermittierender Form verlaufen, manchmal mit nicht unerheblicher auspreßbarer Sekretmenge (nach längerer Miktionspause), immer mit urethritischen Zeichen bei der Gläserprobe, oft mit Prostatabefall bzw. Prostatitis einhergehend, dem Patienten aber keine wesentlichen, jedenfalls nicht auf die Urethra bezogene Beschwerden verursachen, oft auch gar keine Beschwerden auslösen, so daß die betreffenden Patienten gar nicht wissen, daß sie eine Urethritis haben, sie haben ihren Ausfluß bzw. ihre urethrale Sekretion glaubhafterweise nicht bemerkt. Oft ist in der Anamnese eine frühere urethritische Attacke oder sind wenigstens entsprechende Beschwerden einer früheren Urethritis eruierbar.

Unter „manifesten Infektionen" wären sinngemäß solche Fälle zu verstehen, welche Beschwerden haben und an sich selbst Erscheinungen — z.B. Ausfluß — bemerken, was diese Patienten zum Arzt führt. Jeder der viele Tr.-Urethritiden gesehen hat, kennt Fälle chronischer Urethritis von jahre-, ja selbst jahrzehntelangem Verlauf, die vielfältige Untersuchungen und Behandlungen hinter sich haben, ohne daß auch nur ein einziges Mal eine Untersuchung auf Trichomonas stattgefunden hätte.

Ein typisches Bild einer Tr.-Urethritis gibt es, wie aus dem Vorgesagten hervorgeht, nicht, aber die häufigste Form, welche manchmal als typisch bezeichnet wird und dafür gelten mag, ist die chronische, evtl. chronisch-intermittierende Urethritis. Besonders morgens, aber auch unter Tag ist nach längerer Miktionspause eine unter Umständen nicht unerhebliche Sekretmenge meist weißlich dünnflüssigen, aber auch gelblichen eitrigen bzw. schleimig-eitrigen Sekretes nachweisbar bzw. auspreßbar. Diese Fälle haben meist, aber nicht immer, ein bakterielles Sekret, oft mit buntester Mischflora. Akute Fälle haben häufiger ein abakterielles Sekret. Die Trichomonadenmenge und deren Motilität schwankt, manchmal ist sie konstant und enorm, in anderen Fällen mäßig bis gering und wechselnd, gelegentlich sind Tr. einmal passager überhaupt nicht nachweisbar, wenigstens mikroskopisch, um bei nächster Untersuchung wieder aufzutauchen.

Im eigenen Material hatten 16% der Fälle ein mikroskopisch abakterielles, 33% ein bakteriell mäßig, 51% ein sehr stark bakteriell mischinfiziertes Urethralsekret. Der Anteil bakterieller bzw. abakterieller Sekrete unter den von verschiedenen Autoren beobachteten Fällen differiert, manche Autoren sahen überwiegend abakterielle Fälle, andere Autoren sahen nur bakteriell mischinfizierte Sekrete.

Selbstverständlich kann man auch bei gonorrhoischen Urethritiden manchmal T. v. finden, häufiger bei sogenannten postgonorrhoischen

Urethritiden, da nach Abklingen der akuten Erscheinungen der Tr.-
Nachweis leichter gelingt. Coutts u. Mitarb. fanden unter penicillin-
behandelten Gonorrhoefällen mit postgonorrhoischer Urethritis T.v. in
39 %.

Verwechslungen von Tr.-Urethritiden mit Gonorrhoe kommen nicht
gerade selten vor, und zwar wegen oft gleichzeitig vorhandener Diplokokken. In meinem Material wurden während des letzten Krieges zehnmal häufiger Fälle von ugt.T. irrtümlich als Gonorrhoe eingewiesen, als
sich diese Doppelinfektion tatsächlich ergab. Schönfeld und ich haben
1942 bei der Tagung in Würzburg auf diese vorkommenden Fehldiagno-
sen hingewiesen.

Selbstverständlich sollte jede vermeintlich anderweitig verursachte
Urethritis auf das gleichzeitige Vorhandensein von T.v. untersucht werden, wie auch umgekehrt. Gegebenenfalls sind auch urologische Untersuchungsmethoden bei Fällen von ugt.T. heranzuziehen.

Eine konstante bakterielle Begleitflora existiert nicht, in bestimmten
Fällen ist jedoch ein Synergismus zwischen T.v. und Bakterien anzunehmen. Gelenks- oder Augenkomplikationen bei Tr.-Urethritis sind
bisher nicht bekannt geworden.

Befallen können beim Manne sein: der Vorhautsack und die Glans,
ohne, meist aber bei Bestehen balano-posthitischer Veränderungen der
mannigfachsten Art, auch erosiver und ulceröser Formen, bei Vorhandensein von Condylomata accuminata, eines Primäraffektes (eigene Beobachtung) usw.; ferner die vordere und hintere Harnröhre, die Prostata
und die Samenblasen, die Harnblase, die Nebenhoden und Hoden, die
Ureteren und die Nierenbecken. Die häufigsten Lokalisationen der Tr.-
Infektion sind die Harnröhre, die Prostata, und bei Bestehen einer Tr.-
Urethritis auch der Präputialsack, wobei es sich allerdings meist nur um
ein Überleben dorthin verschleppter Tr. handeln dürfte. Isolierte Prä-
putialsackinfektionen sind sicher erheblich seltener als solche Präputial-
sackinfektionen mit gleichzeitiger anderweitiger (urethraler) Tr.-Infek-
tion. Fälle von Balanitis xerotica obliterans mit gleichzeitiger urethraler
Tr.-Infektion chronischen Gepräges sah ich drei, ferner einen Fall von
Leukokeratosis glandis et praeputii mit gleichzeitiger urethraler, prostati-
scher usw. Tr.-Infektion.

Ein weites Orificium externum urethrae oder eine Hypospadie, die
von vielen Autoren als prädisponierend für die U.n.g. erachtet werden,
überwiegen in meinem Material bei Tr.-Urethritis nicht, im Gegenteil:
9,6 % der Fälle hatten ein großkalibriges Orificium, 60 % ein normales,
aber 30,4 %, ein ausgesprochen enges Orificium, teilweise sogar steno-
siertes Orificium (12,8 %).

Strikturen der Harnröhre wurden in 25,4 % der darauf untersuchten
Fälle festgestellt.

Den Harnröhrenschleimhautdrüsen ist — endoskopisch — besonderes Augenmerk zu schenken; Littreititiden und entzündlich gerötete, erweiterte Morgagnische Lacunen kommen gehäuft vor, wie auch sonstige endoskopische Veränderungen nach meinem bis 1945 untersuchten Material nicht selten sind. Es wird sich in der Zukunft erweisen müssen, ob diese Strikturen, wie oft behauptet wurde, auf frühere Gonorrhoen bzw. lokalbehandelte Gonorrhoen und Urethritiden, also allein auf die Lokalbehandlung oder doch auf bestimmte Urethritiden zu beziehen sind, wobei allerdings zu sagen ist, daß bei den von mir beobachteten Fällen von Striktur mit gleichzeitiger Tr.-Infektion immer ein bakterielles Urethralsekret vorlag. Immerhin ist die Möglichkeit der Verursachung von Strikturen durch T.v., vermutlich im Zusammenwirken mit Bakterien, gegeben. Es ist ja auch nicht so, wie oft behauptet wird, daß die Trichomonaden, um sich ansiedeln und vermehren zu können, immer eine Bakterienflora sozusagen als Wegbereiter benötigen, wenn sie sich auch in bakteriell verunreinigten Scheiden oder Harnröhren offenbar leichter etablieren. Es sprechen viele Beobachtungen dafür, daß umgekehrt die Trichomonadeninfektion in vielen Fällen die bakterielle Begleitinfektion nach sich zieht.

Bei der Frau wird ganz allgemein der Harntraktinfektion und hier besonders der Urethra und den Skeneschen Gängen, aber auch der Cervix, der Vulva und dem Perivulvarfeld zu wenig Beachtung geschenkt. Ascensionen in die höheren Genitalabschnitte kommen vielleicht häufiger vor, als bisher nachgewiesen wurden.

Paraurethralen Gängen ist beim Manne gleichfalls Beachtung zu schenken; einen solchen Fall beschrieb AYYANGAR. Tyssonitis oder Cowperitis mit Tr. im Sekret, in der Literatur vereinzelt erwähnt, habe ich selbst gleichfalls noch nicht gesehen.

Es bestehen viele Beobachtungen, die dafür sprechen, daß Schleimhautdrüsen und -krypten Schlupfwinkel des Parasiten sind.

Über die Häufigkeit des Befalles der einzelnen Organe (z.B. Harnröhre, Prostata, Harnblase) und die Symptomatologie der Erkrankung kann man etwas verschiedene Ansichten lesen, je nachdem ob der betreffende Autor Venerologe, Urologe oder Gynäkologe ist, welche Fachvertreter eben meist ein verschiedenes Material zu sehen bekommen. Der Harnröhre selbst schenkt naturgemäß der Venerologe in Kenntnis der Untersuchungsmethodik beim Manne mehr Aufmerksamkeit als der Gynäkologe, meist auch mehr als der Urologe. Man liest oft, die Infektion sitze nur in der Prostata, weil nach Expression derselben im Exprimat oder in der nach Massage gelassenen, zentrifugierten Harnportion Tr. gefunden wurden. In der Harnröhre wurde meist nicht untersucht. Die nach Prostataexpression „im Prostataexprimat" oder mit dem Urin ausgeschwemmten Tr. können sehr wohl aus der Urethra stammen. Isolierte

Prostatainfektionen ohne gleichzeitige urethrale Infektion kommen nach meinen Beobachtungen wohl nur ausnahmsweise und nur passager vor. Freilich sind Tr. im Prostatasekret oft leichter nachweisbar als in der Harnröhre, manchmal auch deutlich zahlreicher und mobiler.

Ein Kniff bei der Untersuchung von Männern mit eitrigem Urethralsekret oder bei solchen mit Prostatitis oder Cystitis und schließlich solchen Männern, die kurze Zeit vor der Untersuchung uriniert haben, ist, wenn man nativ oder färberisch untersucht, der, diese Männer urinieren zu lassen (wenn man vorher keine Trichomonaden gefunden hat) und sie sofort nach Beendigung der Miktion erneut zu untersuchen, d.h. einen der letzten Harntropfen auf den Objektträger zu bringen, mit der Öse Geschabsel von der Harnröhrenschleimhaut zu sammeln, in diesem Harntröpfchen zu suspendieren und anschließend sofort nativ zu untersuchen (Deckglas oder hängender Tropfen, abgedunkeltes Hellfeld, allenfalls, wenn vorhanden, Phasenkontrast). Man wird oft staunen, welche Mengen gut beweglicher oder wenigstens gut erkennbarer Trichomonaden jetzt — bei unter Umständen negativem Befund vor der Miktion — vorhanden sind. Man kann auch das Tröpfchen nach durchgeführter Nativuntersuchung oder ohne solche für die Färbung mit dem Deckglas ausziehen.

Die Geschabseluntersuchung ist nicht selten der Sekretuntersuchung allein deutlich überlegen, man kombiniert am besten beide.

Im Harn ergeben sich bei der geübten Zwei- oder Drei-Gläserprobe alle möglichen bekannten urethro-cystischen Befunde wie bei anderen Urethro-Cystitiden auch, jedoch ist ein Befund, auf den meines Wissens Lanceley als erster aufmerksam gemacht hat, häufig festzustellen, und zwar besonders bei längere Zeit bestehenden, chronischen Infektionen, das sind, meist nur in Glas I, gelegentlich auch in folgenden Portionen, kleine zarte schwebende Flöckchen, die sich nur sehr langsam zu Boden senken, zunächst aber zu verharren scheinen und damit an einen kleinflockigen, wenig oder mehr dichten, plötzlich in der Luft hängenbleibenden, quasi fotografierten, Schneefall erinnern. Diese kleinen Flocken bestehen meist aus Epithelien, allenfalls mit Leukocyten, oft sind sie mit vielen bis massenhaft Trichomonaden besetzt. Daneben können natürlich auch Filamente, Trübungen, Wolken usw. vorhanden sein. Die Epitheldesquamation ist bei der chronischen Trichomonadenurethritis vermehrt. Nach den Untersuchungen von Hogue scheint eine toxische Schädigung der Zellen durch T. v. zu erfolgen. Ein Gewebseinwanderer ist T. v. jedoch nicht, sie ist ein Schleimhautparasit. Eine Trichomonämie, wie von vereinzelten behauptet oder angenommen wurde, ist bei der T. v.-Infektion des Menschen nicht verifiziert und unwahrscheinlich.

Zum Unterschied von den am häufigsten gefundenen chronischen Urethritisformen mit ihrem meist mehr dünnflüssigen, weißlichen bis

gelblichen, gelegentlich etwas blasigen, manchmal übelriechenden Sekret
zeigen die akuten Urethritiden eine rascher einsetzende oder zunehmende
dünnflüssige, oft aber auch reineitrige und durchaus gonorrhoeähnliche,
aber oft abakterielle Sekretion. Bei diesen akuten Urethritiden durch
T.v. bestehen die üblichen urethritischen Beschwerden, wie Kitzeln,
Brennen, auch Juckreiz, Harndrang. Bei den chronischen Formen stehen
Jucken und Kitzeln im Vordergrund, wenn überhaupt Beschwerden bestehen, oder es sind solche vorhanden, die auf eine bestehende Prostata-
affektion zu beziehen sind.

Natürlich gibt es auch Urethritiden, bei welchen Trichomonaden
nachweisbar sind, ohne daß die bestehende Urethritis durch die Trichomonaden oder diese allein bedingt wäre; solche Fälle können auf eine
antibakterielle Therapie ausheilen.

Daß aber „Urethritiden *mit* Trichomonas" die Regel sind, d.h. daß
die Tr. bei Urethritiden immer nur ein Nebenbefund von höchstens
pathogenetischer, nicht aber ätiologischer Bedeutung sind, ist ein Trug-
schluß, wenngleich eine Reihe von Momenten eine solche Annahme nahelegt. Tatsächlich wissen wir nicht, warum es bei dem einen Mann nach
dem Haften der Tr. zu einer manifesten Urethritis kommt, bei dem anderen zu einer nur geringfügigen, eventuell nur mikroskopisch nachweisbaren Urethritis trotz dauerhaftem Tr.-Befund und bei anderen, wenigen
Männern zu einem nur kurzfristigen passageren Haften ohne urethritische
Zeichen der geringsten Art. Entzündliche Erscheinungen verschiedener
Intensität sind bei der weit überwiegenden Mehrzahl der Fälle eben doch
vorhanden. Die Infektion kann sich jahrelang ohne Reinfektion halten,
vermutlich sogar jahrzehntelang, besonders bei dauernder Exposition.

Über die Rolle der Re- oder der Superinfektion mit einem anderen
T.v.-Stamm, die Rolle der Größe und Virulenz des Inoculums weiß man
bisher praktisch wenig oder nichts. Offenbar — oder wenigstens anscheinend — gibt es auch Männer, welche die Infektion trotz Exposition
(einmaliger, wiederholter und sogar dauernder) nicht annehmen. Es ist
allerdings nicht auszuschließen, daß bei diesen Männern eine Infektionsimmunität vorliegt, die im Tierreich bei anderen Tr.-Infektionen beobachtet wurde. Es bleibt auf diesem Gebiete noch manches zu klären, ich
kann mich darüber nicht verbreiten. An dem Bestehen der „echten"
Tr.-Urethritis, also der Tr.-Urethritis nicht *mit* sondern *durch* T.v. kann
eigentlich kein ernsthafter Zweifel mehr bestehen, da sie bewiesen scheint
durch a) experimentelle Hervorrufung bei Gesunden durch bakterienfreie
T.v.-Reinkulturen, b) Behandlungsmißerfolge mit bisherigen Chemotherapeutica und Antibiotica, mit nicht protocider Lokalbehandlung,
c) Behandlungserfolge allein bei protocid bzw. trichomonadocid wirkender Behandlung und bei Ausrottung von bestimmten Infektionsherden,
d) zahlreiche Beobachtungen genau untersuchter Fälle durch besonders

erfahrene Urethritisfachleute und e) Ergebnisse der Behandlung mit modernen Mitteln, worauf ich noch zurückkommen werde.

Gelegentlich haben Patienten mit einer ganz frischen, klinisch nicht oder noch nicht in Erscheinung tretenden Infektion Beschwerden kitzelnden, juckenden Charakters in den distalsten Abschnitten der Urethra, das Gefühl von Wundsein in der Orificiums- oder Präputialregion, das Gefühl von „Rieseln" oder von Ausfluß, obwohl ein solcher nicht besteht, usw., kurzum Beschwerden, die man von Venerophoben zu hören gewohnt ist und die, bei fehlenden klinischen Zeichen einer venerischen Infektion, geradezu als typisch für Venerophobie betrachtet werden können. Natürlich hat nicht jeder derartige Venerophobe eine Tr.-Infektion, aber es dürfte sich bei solchen Fällen nach meinen Erfahrungen immer empfehlen, mittels geeigneter Technik nach T.v. zu fahnden, besonders bei Ehemännern (nach extramatrimonieller Exposition).

Wenn wir uns nun den Komplikationen der Tr.-Infektion zuwenden, so ist in erster Linie der Befall der *Prostata* mit palpatorisch erkennbarer Organveränderung oder ohne solche, aber mit gleichfalls meist vorhandenen entzündlichen Veränderungen im Exprimat (Leukocytenvermehrung, evtl. Bakterien, Erythrocyten usw.) zu erwähnen. Die Samenblasen können gleichfalls ergriffen sein. Die Prostatitis kann, wie die Urethritis, latent, akut oder chronisch sein, die häufigste Form der palpablen Prostatitis ist nach meinen Erfahrungen die chronische, sogenannte follikuläre Prostatitis mit ihrer wechselnden, teils matschen, teils höckerigen Oberfläche bzw. Konsistenz. Sie kann mit oder ohne Beschwerden verlaufen. Prostatabeteiligung ist — nach den verschiedenen Autoren — in etwa 40—70 % der Fälle anzunehmen. Cystitiden und Pyelitiden wurden nur vereinzelt beschrieben, eine Tr.-Pyelitis habe ich selbst nie gesehen.

Von besonderer Bedeutung ist das Vorkommen von Epididymitiden im Verlauf der Tr.-Infektion. Sie verlaufen meist in subakuter oder chronischer Form, meist afebril oder mit nur geringen Temperaturen, sind meist nur mäßig schmerzhaft, manchmal schmerzlos, einseitig, oder wenn doppelseitig, meist nicht gleichzeitig, sondern nacheinander auftretend, auch rezidivierend. Eine Deferentitis ist dabei meist palpabel. Im eigenen Material waren Epididymitiden in 8,5 % der Fälle vorhanden. Petscherskij fand sie in 10 %. Bei unspezifischen Epididymitiden fand Petscherskij jedoch T.v. (in der Urethra usw.) in 30 %, Saavedra in 20 %.

Nachweis von T.v. in exstirpierten Nebenhoden gelang Coutts u. Mitarb., Petscherskij und Keutel. Orchitiden scheinen nur ausnahmsweise vorzukommen. Keutel berichtet, T.v. auch in einem nach Epididymitis aufgetretenen Hodenabsceß gefunden zu haben.

Da in Einzelfällen von Epididymitis bei Trichomoniasis bakteriologische Untersuchungen an exstirpierten Nebenhoden durchgeführt wurden, welche — bei geglücktem Tr.-Nachweis — Sterilität ergaben, dürfte der Frage der Auslösung von Epididymitiden einige Bedeutung wenigstens zunächst zuzumessen sein, da man nach diesen Befunden vielleicht vermuten darf, daß T.v. Nebenhodenentzündungen hervorrufen kann.

Einen Gesichtspunkt aus der Vielzahl der nicht besprochenen darf ich wegen seiner Berührung mit der sonstigen U.n.g. noch streifen: das Lebensalter der Tr.-infizierten Männer (genauer: das Lebensalter der mit T.v. infizierten Männer zum Zeitpunkt des Nachweises der Infektion).

Die Altersverteilungen, welche seit wenigen Jahren einzelne Autoren bei den von ihnen beobachteten Fällen angeben, differieren etwas, je nachdem, ob nur Urethritiden oder auch andere ugt.T.-Fälle miterfaßt wurden und wohl auch darnach, welches Untersuchungsgut zur Verfügung stand. Immerhin läßt sich auch aus einzelnen anderen Zusammenstellungen die Merkwürdigkeit einer mehr oder weniger deutlichen Zweigipfeligkeit der Alterskurve der beobachteten Fälle ersehen, worauf ich 1943 hinwies.

Bezüglich Altersverteilung in eigenem und fremdem Material von ugt.T.-Fällen darf ich einige Tabellen und Kurven demonstrieren.

Es ist mir vollkommen klar, daß für eine statistische Auswertung das bisher vorliegende Material bei einzelnen Punkten nicht ausreicht. Auch lassen einzelne Daten verschiedene Erklärungen zu. Worauf man aber auf Grund des vorliegenden Materials mit einiger Berechtigung wird hinweisen können, ist eine unterschiedliche Altersverteilung bei Männern mit Gonorrhoe, Urethritis non gonorrhoica und ugt.T. bzw. Tr.-Urethritis. Die Daten lassen verschiedene Erklärungen zu. Immerhin wollte ich auf den obenerwähnten ersichtlichen Unterschied hingewiesen haben.

Für die Praxis am wichtigsten ist natürlich neben der Diagnose die *Behandlung*, und — was leider oft nicht genügend beachtet wird — eine gründliche und genügend oft wiederholte *Nachuntersuchung* hinsichtlich des Behandlungserfolges.

Darüber wird Herr Professor MUSGER berichten.

Ganz allgemein zur Behandlung darf ich sagen, daß man sich, bisher wenigstens, oft die Frage vorlegen mußte, ob es bei bestimmten Personen, z.B. hwG-Personen oder die Behandlung nicht peinlich durchführenden Frauen, häufig aus der Behandlung ausbleibenden Frauen usw., überhaupt einen Sinn habe, die Behandlung einzuleiten bzw. fortzusetzen. Dasselbe gilt natürlich auch für ähnliche männliche infizierte Individuen und für beide Geschlechter auch dann, wenn in der ersten Zeit nicht sexuelle Abstinenz, hernach nicht Prophylaxe eingehalten wird usw.

Natürlich fehlte es nicht an den mannigfachsten Therapieempfehlungen für lokale, perorale und parenterale Behandlungsmethoden, aber ich kann Sie versichern, daß sich keine dieser Methoden in komplizierten und ascendierten Fällen durchgesetzt hat. Therapeutischer Optimismus, verschiedentlich geäußert, war wirklich nicht am Platze, insbesondere nicht bei ambulanter Behandlung. Es war daher seit langen Jahren der Wunsch aller derjenigen, welche T. v.-infizierte Männer zu behandeln hatten und auch derjenigen, welche sich mit der ugt. T. der Frau eingehender befaßten, über ein Chemotherapeuticum (oder evtl. ein Antibioticum) zu verfügen, welches imstande wäre, die Trichomoniasis zu heilen. Dagegen hat neulich ein ziemlich bekannter ausländischer Gynäkologe geschrieben, es sei eine interessante Beobachtung, festzustellen, daß diejenigen pharmazeutischen Firmen, welche neue Mittel gegen Trichomoniasis auf den Markt brächten, eher die kleineren und weniger bekannten seien.

Ich möchte demgegenüber die Überzeugung aussprechen, daß auch Vertreter solcher Ansichten in dem Moment, in dem ein wirksames und unschädliches Chemotherapeuticum zur Verfügung steht, alsbald ihre bisherigen Behandlungsmethoden aufgeben werden. Die Reihe der seit Kriegsende empfohlenen Antibiotica und anderer Medikamente gegen die ugt. T. ist enorm, aus der letzteren Zeit sind vielleicht in Erinnerung das Trichomycin und das Aminitrozol oder Tritheon. Tritheon hat zweifellos einen ersten Schritt auf dem Wege der chemotherapeutischen Beeinflussung der ugt. T. dargestellt. Unter vielen Versagern konnte ich zwei sichere Erfolge, und zwar bei komplizierten Fällen, buchen, bei welchen ein spontanes Erlöschen der Infektion als unwahrscheinlich betrachtet werden kann. Das Tritheon hatte leider den Nachteil zu seltener Wirksamkeit, und daß andererseits häufig und bei erhöhter Dosierung unangenehme Nebenerscheinungen auftraten. Das Fazit aller bisherigen Literaturmitteilungen und eigener Erfahrungen ist, daß man das Mittel nicht generell empfehlen kann.

Trichomycin, mit dem ich schon 1955 perorale Therapieversuche anstellte und 1959 erneut bei erhöhter Dosierung arbeitete, hat peroral auf die Trichomoniasis des Mannes keine Wirkung (Durel, Bedoya u. Fernandez Ortega; Caterall u. Nicol; Barnes, Basch, Pye, Netter u. a.). Über die Wirkungslosigkeit von Trichomycin bei peroraler Verabreichung, auch bei erhöhter Dosierung und perlongierter Darreichung, auf sämtliche damit behandelten Männer mit ugt. T. verschiedener Prägung, welche Fälle vor, während und nach der „Kur" wiederholt exakt mikroskopisch untersucht bzw. kontrolliert wurden, habe ich in Montreal am Kanadischen Trichomoniasis- und Urethritis-Symposium im September 1959 berichtet (siehe Urologia Internat., Basel 1959).

Ebendort (in Montreal) haben Durel-Paris, Sylvestre, Gallai u. Ethier-Montreal sowie Fortier-Montreal über verblüffende Erfolge mit einem neuen Chemotherapeuticum, einem Imidazolabkömmling, berichtet (Durel übrigens auch schon früher — Januar 1959 — in der Franz. Ges. f. Gyn. und erneut im Oktober 1959 in London).

Tabelle 5. *Behandlung der urogenitalen Trichomoniasis mit „Bayer 5360"*

Perorale Behandlung bei Männern a); Perorale und vaginale Behandlung bei Frauen b)

Posologie a: $(2 \cdot 100 \text{ mg}) \cdot 1 + (2 \cdot 250 \text{ mg}) \cdot 10$ T.

Posologie b: $(2 \cdot 100 \text{ mg}) \cdot 1 + (2 \cdot 250 \text{ mg}) \cdot 10$ T. $+ 1$ Vag. Tab. à 500 mg tgl. 12 T. Mindestens 3 Wochen lang nachuntersuchte Männer, 6 Wochen lang nachuntersuchte Frauen. Untersuchungsmethode: May-Grünwald-Giemsa-Langzeitfärbung

Name (Nr.)	Dauer der Tr.-Inf.	Lok. der Tr.-Inf.	Tr.-Bfd vor Kur	Tr.-Befund während der Kur	Tr.-Befund nach Beendigung der Kur	Bemerkungen a) Erscheinungsform b) Leuko vor/nach Kur c) Sonstiges
M.						
St. A. (114)	8-10 J.	U, Pr	++	3. Tag — 5., 7., 10. Tag —	2 Tage, 1,3,5,7,8, 9,10,11, 13,15,17, 18 Wo.: neg.	a) PSL, Urethritis, Prost. Coli, Strepto-Mischinf. b) 5900/4650 c) Ehefr. neg., Steril. matr.
Sa. H. (158)	2 J. (?)	U	+	9. Tag —	1,7,10 Wo.: neg.	a) Latent b) 5400/4000
Be. T. (157)	1 W. (?)	U	++	4. Tag — 8. Tag —	3 Tage, 1,2,3 Wo.: neg.	a) Manifest, Urethritis b) 7000/∅ c) Ehefrau pos. behandelt, Zungenbelag a. E. d. K.
Re. A. (145)	2 J.	U, Pr	++++	5. Tag — 9. Tag —	2,5,7,8 Wo.: neg.	a) Lat./Manifest, Urethr. Pr. b) 5050/5600 c) Ster. matr., Normosp. Ehefrau pos. behandelt
Se. S. (160)	?	Pr Ves.ur? U?	++++	5. Tag —	1,2,8, 10 Wo.: neg.	a) man. ak. Prost./Cyst. b) 7700/8100 (10 T. n. d. K.!) c) 8 J. Ster. matr., Ehefr. pos., beh., jetzt gravid.
Ho. K. (159)	?	U	+	∅	1,2,5 Wo.: neg.	a) Lat. (Ehefr. pos., beh.) b) 10800/10900 c) Kopfschm. w. d. K. (Infekt)
We. K. (146)	2 J.	U	++	∅	2 Tage, 2,4,5,7 Wo.: neg.	a) manifeste Urethritis b) 4700/6750 (?), Ehefr. pos. c) bakt. Resturethritis
Si. H. (161)	7 M.	U, Pr (Epid?)	++++	3. Tag + 6. Tag — 8. Tag — 9. Tag —	2 Tage, 1, 2,3,6 Wo.: neg.	a) man. Ur., Pr., Epidid. bil.intraorif.Hyposp,. Ind. pen. pl. + Dupuytren usw., Hydrocele test. d.

Tabelle 5 (Fortsetzung)

Name (Nr.)	Dauer der Tr.-Inf.	Lok. der Tr.-Inf.	Tr.-Befund vor Kur	Tr.-Befund während der Kur	Tr.-Befund nach Beendigung der Kur	Bemerkungen a) Erscheinungsform b) Leuko vor/nach Kur c) Sonstiges
Ri.H. (163)	1 J. ?	U	+++	3. Tag — 9. Tag —	1,2,3,4 Wo.: neg.	b) 5500/8900, Ehefr. pos. b. c) Strept.. + Entk.-Rest-U. a) PSL Urethritis b) 5500/4400, Ehefr. neg.
Fr. H. Ha.	7 J.	U, V, C	+, ++++, +	2. Tag —	3,5,7,11, 13 Wo.: neg.	a) Fluor, Vaginitis b) 4550/(8800?) (3 M.sp.) c) jahrelg. versch. vergbl. B.
H. An.	1½ J.	U p. u. KG Vu V	+++ +++ +++ ++++	4. Tag — 9. Tag —	1,5,7,9 Wo.: neg.	a) Fluor b) 4800/(9000) nicht vwtb. c) jahrelg. verg. vorbeh. zusätzl. lokal CuSO4
R. Hi.	2 J.	U V	+++ ++++	9. Tag —	1,3,5,7, 10 Wo.: neg.	a) Fluor, Vaginitis b) 6200/(5150) (2 Wo. sp.)
K. Ur.	6 M.	U V	+++ ++++	7. Tag —	1,3,5,9, 11 Wo.: neg.	a) Fluor, Vaginitis b) 5400/(9300) (10 T.sp.)
S. Er.	x J.	U V	+ +++++	∅	3 Tage, 2,8,10 Wo.: neg.	a) geringer Fluor b) 18 600/6400 c) 8 J. Ster. matr., jetzt grav.
R. Al.	1 J.	U V	+ ++++	3. Tag —	4 Tage, 3,5,7 Wo.: neg.	a) „typ. Tr.-Kolpitis" b) 5350/3350 c) 1 J. vgl. vorbeh., Ster. matr.. Ehem. Normosp., pos., beh.

Die Tabellen mit den Behandlungsergebnissen der genannten Autoren darf ich projizieren.

Die eigenen Ergebnisse an Männern und Frauen darf ich gleichfalls tabellarisch zusammengefaßt projizieren (Tab. 5—7).

Bei den eigenen Untersuchungen konnte ich in der Praxis nicht kulturell vor- und nachuntersuchen, jedoch glaube ich dies weitgehend durch exakte mikroskopische Untersuchungen ausgeglichen zu haben.

Ich möchte auch nicht über die Demonstrationen der erzielten Erfolge hinausgehende Kommentare vorzeitig abgeben. Jedoch darf ich darauf hinweisen, daß meine sämtlichen Patienten eingehend hinsichtlich

Tabelle 6. *Behandlung der urogenitalen Trichomoniasis mit „Bayer 5360"*
Mindestens 6 Wochen lang nachuntersuchte Frauen

Name	Dauer der Tr.-Inf.	Lok. der Tr.-Inf.	Tr.-Befund vor der Kur	Tr.-Befund während der Kur	Tr.-Befund nach Beendigung der Kur	Bemerkungen a) Erscheinungsform b) Leuko vor/nach Kur c) Sonstiges
W. Gi.	2 J.	U	+ +	∅	2,3,5,7 Wo.: neg.	a) lat. Urethritis, fr.Tr.-Kolp. seit 2 J. kl. behdlt., Vag. seit 1 J. neg. b) 4550/(5800) (6 Wo. später!) c) rezid. Soor-Vaginitis
D. El.	5 J.	U re. Sk li. Sk V	+ + + + + + + + +	3. Tag —	2 Tage, 2,4,6 Wo:. neg.	a) Fluor, Kolpit., Urethritis, bds. eitr. Skeneitis b) 6150/8000 c) Virgo anat., Fl. seit C. a. p. anderw. u. seit hier J. vergebl. vorbehandelt

Weniger als 6 Wochen lang nachuntersuchte Frauen

Name	Dauer der Tr.-Inf.	Lok. der Tr.-Inf.	Tr.-Befund vor der Kur	Tr.-Befund während der Kur	Tr.-Befund nach Beendigung der Kur	Bemerkungen a) Erscheinungsform b) Leuko vor/nach Kur c) Sonstiges
F. Gr.	2 J.	U V	+ + + +	∅	3 Tage — 6 Tage —	a) Fluor, Vaginitis b) 6250/— c) am 8. T. n. d. K. n. USA verz.
B. Ed.	2 J.?	U li. Sk	+ + +	4. Tag — 10. Tag —	1 Wo.: neg.	a) lat. Urethr., Skeneitis li. Vag. neg. b) 6400/(7000) (12 T. sp.!) c) Appendektomie, ausgebl.
S. Ru.	3 M.?	U V	+ + + + +	8. Tag —	1 Tag, 2,5 Wo.:	a) Urethritis, Kolpitis b) 13 200/8000 c) schw. Desc. vag., zus. lok. Bhg.
S. Ge.	2 J.	V	+ +	8. Tag —	1,4 Wo.: neg.	a) Fluor, Kolpitis b) 3500/3750 c) Menopause seit 3 J.
Z. Sy.	x J.?	U V	+ + + + + + +	9. Tag —	1,3 Wo.: neg.	a) ger. Urethr., Fluor, Kolpitis b) 8100/7350: nicht verwertb. (19.1./1.4.60) c) Kur v. Pat. unterbr., vorher Gon., promisk.
W. An.	13 J.	U li. Sk V	+ + + + + + + +	3. Tag —	1,3,5 Wo.: neg.	a) eit. Skeneitis li., Fluor, Kolp. Cervicitis

Tabelle 6 (Fortsetzung)

Name (Nr)	Dauer der Tr.-Inf.	Lok. der Tr.-Inf.	Tr.-Befund vor der Kur	Tr.-Befund während der Kur	Tr.-Befund nach Beendigung der Kur	Bemerkungen a) Erscheinungsform b) Leuko vor/nach Kur c) Sonstiges
M.Li.	5 J.	C U li. Sk C	+ + +++ +	∅	1 Wo.: neg. ausgebl.	b) 7250/6150 c) erster u. letzter Coit. vor 13 J., 1 Wo. sp. Fluor, Cystopyelitis usw. a) Skeneitis re., Tr. neg. eitr. Sk. li., Urethritis, Cervicitis. Vag. trocken b) 6150/4150 c) vag. volle Dosis, oral 9 T. a. Ende d. K. Durchfall, bräunl. Zungenbelag, schl. Geschm. i. M. (Ehemann ähnl. Erscheinungen) fünfmal zusätzl. lokale Behdlg., seit 5 J. zeitw. Behdlg.

Reinfektionsmöglichkeiten und deren Verhütung belehrt wurden. Ich halte solche eindringliche Belehrungen für sehr wichtig.

Auch möchte ich schon heute bei der Niederschrift des Manuskriptes und noch ehe ich Unterlagen für meine Meinung in Händen habe, sagen, daß wir auch vom besten Chemotherapeuticum nichts Unmögliches verlangen dürfen, daß wir insbesondere nicht erwarten dürfen, vom Harnstrom oder Blutspiegel nicht bzw. nicht genügend erreichte „Foci", wenn ich mich so ausdrücken darf, ausrotten zu können. Ich möchte befürchten, daß es bei der Trichomoniasis solche Foci gibt, die nicht erreicht werden können, z.B. paraurethrale Gänge. Wir erleben ja bei der Gonorrhoe mit Penicillin (z.B. bei paraurethralen Gängen) dasselbe und können diese Versager nicht dem Penicillin zur Last legen. Stellt sich heraus, daß solche Foci gegenüber dem neuen Chemotherapeuticum renitent sind, werden die alten Lokalbehandlungsmaßnahmen ihnen gegenüber zu ergreifen bleiben (operative bzw. instrumentelle Behandlung).

Auch Fälle, bei welchen neben T.v. beim Manne bei der Urethritis noch ein anderes Agens im Spiele ist, werden einer zusätzlichen Behandlung bedürfen.

Gesetzt den Fall, wir hätten ein optimales Chemotherapeuticum gegen die ugt.T. in Händen, so wird es auch unter diesen Auspizien nicht gelingen, die ugt.T. völlig auszurotten. Sie wird in der Prostitution und ihren

Tabelle 7. *Behandlung der urogenitalen Trichomoniasis mit „Bayer 5360"*
Weniger als 3 Wochen lang nachuntersuchte oder noch in Behandlung stehende
Männer

Name (Nr.)	Dauer der Tr.-Inf.	Lok. der Tr.-Inf.	Tr.-Befund vor Kur	Tr.-Befund während Kur	Tr.-Befund nach Beendigung der Kur	Bemerkungen a) Erscheinungsform b) Leuko vor/nach Kur c) Sonstiges
Hö.W. (133)	5 J.	U Pr	++++ ++++	6. Tag —	3 Tage: neg.	a) PSL, Urethritis, Prostatitis b) 4150/3350 c) geringfg. bakt. Rest-Urethritis
Mü.E. (132)	5 J.	U	+++	5. Tag —	2 Wo.: neg. HR trock.	a) PSL, Urethritis b) 7600/6900 c) leichter Durchfall am Ende d. Kur, gelb-bräunl. Zungenbelag schl. Geschm. i. M. (Ehefrau dasselbe)
Fe. G. (166)	x J.?	U Pr	++++ ++++	3. Tag — 6. Tag —	3 Tage: neg.	a) PSL, Urethritis, Prostatitis b) 7000/5050 (Magen-resekt., Hypaz) c) intraorific. Hypo-spadie. Fr.: Nieren-blutungen. Ulz. Ure-terausgangsstenose
Lo. J. (167)	x J?	U Pr?	+++ +	2. Tag — 9. Tag — HR trock.		a) PSL, Urethritis b) 5400/5750 c) intraorif. Hypo-spadie. Ehefr. —
Hi.K. (165)	x J.	U Pr	++++ +++	2. Tag —		a) Man., Urethritis b) 4000/— c) noch in Behandlung. Alter 67 J., sex. akt.

Beschwerden und Nebenerscheinungen während der Kur mit „Bayer 5360"
(Behandelt: 13 Männer, 15 Frauen = 28 Personen)

	Männer	Frauen	Total
Blähungen, vermehrt	1 a	1 b	2
Kopfschmerzen	1		1
Zungenbelag	1 c	1 b	1
Zungenbelag und Durchfall	1 d	1 e	2
Erbrechen	1 c	1 f	1

1a: Verm. Blähungen auch unter Trichomycin. 1b: verm. Blähungen und Zungen-belag, Ehefrau von Mann 1c. 1c: Zungenbelag, Magenbeschwerden und Er-brechen; interkurrent Grippe. Chronischer Gastritiker, ähnliche Beschwerden (mit Erbrechen) treten oft auf. 1d und 1e: Ehepaar; 1f: Regelblutung, Psychopathie (unter anderem eingebild. Grav. etc.).

Insgesamt bei 7 von 28 Personen Beschwerden bzw. Nebenerscheinungen (alle afhg). (Durel, Roiron, Siboulet, Borel: bei 15 von 58 Personen.)

Äquivalenten ihre Schlupfwinkel behalten. Außerdem muß angesichts mitgeteilter exakter experimenteller Untersuchungen die Möglichkeit im Auge behalten werden, daß T.v. drogen-resistente Stämme entwickeln kann. Adler, Back u. Sadovsky vom Parasitologischen Institut der Universität Jerusalem haben nämlich 1952 bekanntgegeben, daß sie einen T.v.-Stamm, der anfangs 4,4'-diamidino-stilben nur in einer Konzentration von 1:70000 vertrug, durch wiederholte Kulturpassagen bei langsam steigenden Stilben-Konzentrationen an eine Konzentration von 1:5000 gewöhnen und den im UV-Licht fluorescierenden Stoff Stilben in den Flagellaten mikroskopisch nachweisen konnten. Bei Verwendung von Colchicin für gleiche Versuche gelang denselben Autoren eine Toleranzsteigerung von 1:16000 auf 1:600. Die erzielte Resistenz bewahrten diese T.v.-Stämme auch nach späterer monatelanger Züchtung in der viel geringeren Ausgangskonzentration. Diese Ergebnisse an T.v.-Stämmen bedürfen der besonderen Beachtung in der Zukunft bei der Therapie (Gefahren einer Unterdosierung oder verzettelter Darreichung!). Übrigens ist Professor Adler — zusammen mit seinem Mitarbeiter Pulvertaft — der erste gewesen, welchem die (1944 publizierte) bakterienfreie Reinzüchtung von T.v. mit Hilfe von Penicillin gelang. Diese Entdeckung wird irrtümlich oft dem bekannten Trichomoniasisforscher Trussell und seinen Mitarbeitern zugeschrieben, jedoch hat Trussell die Priorität von Adler u. Pulvertaft bestätigt. Trussell erhielt seinerzeit (1940 publiziert) einen bakterienfreien T.v.-Stamm durch spontane Selbstreinigung des ursprünglich nichtbakterienfreien Stammes. Seit 1944 wird nun in aller Welt unter Zusatz von Antibiotica (Pen., evtl. Pen. + Streptomycin) T.v. auf verschiedensten Nährböden relativ leicht bakterienfrei gezüchtet. Es wäre zu wünschen, daß diese nicht nur für experimentelle Untersuchungen, sondern auch in diagnostischer Hinsicht wichtige, zudem technisch relativ einfache Methodik überall dort, wo dazu die technischen Voraussetzungen gegeben sind, routinemäßig angewandt würde.

Trotz der obenerwähnten zu hegenden Befürchtungen hinsichtlich eventueller Resistenzentwicklung bei T.v. können wir aber jetzt doch, wie ich glaube annehmen zu dürfen, hoffnungsvoller bezüglich der Therapie in die Zukunft blicken und vielleicht einmal zu einer planmäßigen Bekämpfung dieses weit verbreiteten, lästigen und keineswegs immer harmlosen Übels kommen, was, wie ich glaube dargetan zu haben, in erster Linie ein venerologisches Anliegen darstellen dürfte.

Voraussetzung für eine solche planmäßige Bekämpfung würde allerdings sein:

a) die Deklaration der ugt.T. als Geschlechtskrankheit, wovor man sich in spezialisierten Kreisen bisher unter anderem besonders wegen des Fehlens eines durchschlagenden Behandlungsmittels scheute,

b) das Ausbleiben der Resistenz gegen das oder ein neues Chemotherapeuticum, und im Falle des Eintretens einer solchen Resistenz:

c) die Erfindung neuer Chemotherapeutica.

Hoffen wir auf die jetzt auch in dieser Richtung in Gang gekommene
pharmazeutische und chemische Forschung, die ja auch in diesem Hause
eine so bekannte Heimstatt hat!

Meine sehr verehrten Damen und Herren, ich hoffe Ihnen damit einen
kleinen Überblick über die reale Situation hinsichtlich der ugt. T. gegeben
zu haben, bin mir der Unvollständigkeit meiner Ausführungen vollkommen bewußt, danke Ihnen für Ihre freundliche Aufmerksamkeit und
Ihnen, Herr Vorsitzender, für die Aufforderung, vor der Deutschen
Dermatologischen Gesellschaft über ein bisher ziemlich vernachlässigtes
venerologisches Problem berichten zu dürfen.

Aussprache

H. Bauer-Erlangen: Eine spezifische Behandlung der urogenital-Trichomoniasis
scheint in „Bayer 5360" (= Flagyl) vorzuliegen. Erwähnung der guten Wirkung,
prompt, praktisch keine Nebenerscheinungen; Wirkung sowohl auf Tr. urethrae wie
auf urogenitale Tr. der Frau (hier auch lokale vaginale Behandlung).

H. Bauer-Erlangen: Wirkung von „Bayer 5360" auf Männer bei einer Dosierung
von 16 Tagen à 2 × 250 mg auch bei längeren Nachkontrollen sehr gut.

H. Röckl-München: Hinsichtlich Therapie der Trichomoniasis prüfen auch wir
seit einigen Monaten das Imidazol-Derivat „Flagyl" („Bayer 5360") bei Männern
und Frauen [siehe auch Hautarzt **11**, 188 (1960)]. Bislang konnten 43 Fälle damit
behandelt werden. Die optimale Dosierung scheint bei 2 × 250 mg täglich 5—7 Tage
lang zu liegen. Über Rezidivquoten können Aussagen noch nicht gemacht werden.
Unseres Erachtens erübrigt sich auch bei der Frau eine gleichzeitige lokale Applikation. Nebenerscheinungen konnten bislang nicht beobachtet werden.

123. L. Nardelli-Rom-Bozen: Allergische Entzündungen der Urethra.

Es besteht kein Grund, warum man annehmen sollte, daß die
Schleimhaut der Urethra keine allergischen Erscheinungen zeigen könnte.

Die mikrobischen Harnröhrenentzündungen sind doch auch die Folge
einer Antigen-Antikörper-Reaktion. Es fehlen jedoch oft, oder, besser
gesagt, fast immer, Immunisierungsphänomene.

Im Laufe der nichtgonorrhoischen Harnröhrenentzündungen kann
man oft Verschlechterungen und Rezidive beobachten, die nicht auf
Änderungen der Mikrobenflora oder deren Virulenz zurückgeführt
werden können. Manchmal ist auch die Entstehungsweise der Urethritis
nicht durch eine Ansteckung bedingt: man findet bei der Partnerin die
gewöhnliche Saprophytenflora, welche monate- oder jahrelang in keiner
Weise dem Manne geschadet hat.

Man könnte sich wohl in diesen Fällen denken, daß irgendeine andere Ursache dazu geführt habe, daß die Harnröhre für Mikroben empfänglicher wurde, die ihr andererseits früher nie geschadet hatten.

Wir wissen schon seit langem, daß die durch den Gonococcus bewirkte Entzündung oft einen guten Boden für die spätere Ansiedelung von banalen Keimen bietet, die dann ihrerseits die postgonorrhoischen Harnröhrenentzündungen unterhalten können.

Unsere jetzigen nicht gonorrhoischen Urethritiden unterscheiden sich nicht wesentlich von den schon längst bekannten postgonorrhoischen Urethritiden.

Nur eines fehlt dabei: die erste Ursache ihrer Entstehung und somit die Voraussetzung für die Empfänglichkeit der Urethra gegenüber Keimen, die für gewöhnlich, unter normalen Umständen, nicht krankheitserregend wirken. Es ist bekannt, daß Reizungen der Urethra durch verschiedentliche Ursachen bedingt sein können, wie z.B. die Zusammensetzung und die Konzentrierung des Harnes, die Anwesenheit von harten Bestandteilen, wie Phosphate und Urate. Reizend wirken oft auch Speisen (Spargel, Artischocken, Gewürze) und Getränke (Bier, Wein, Most, Champagner, Alkohol im allgemeinen); manchmal ist schon in solchen Fällen eine wirkliche Allergie vorhanden: es sind mir Fälle bekannt, bei welchen die Reizung als Folge von Genuß von Erdbeeren, Meeresfrüchten (Crostacea) und anderen bekannten allergisierenden Speisen entstanden war. Ich habe schon über eine allergische Urethritis durch Phenolphtalein referiert.

In anderen Fällen ist es mir gelungen, die Allergene mit Hautproben zu demonstrieren; jedoch gelingt das leider nicht oft, denn meistens handelt es sich um Komplexallergene, welche im Zwischenstoffwechsel entstehen; dies ist wohl gewöhnlich der Fall bei Nahrungsallergenen.

Eine besondere Konstitution und Disposition für allergische Krankheiten kann oft schon durch die Anamnese vermutet werden; als eine gute diagnostische Hilfe scheint hierbei die Probe der Histaminopexie nach Porrot zu sein.

Der therapeutische Versuch könnte wertvolle Hinweise geben, wenn wir eine sichere, für alle Fälle brauchbare, antiallergische Therapie zur Verfügung hätten; das ist allerdings leider nicht der Fall.

Von Fall zu Fall kann uns oft, wie gesagt, die Anamnese zur Hilfe kommen; die Antihistaminica sind oft von großem Nutzen: ihr Versagen spricht jedoch nicht gegen eine allergische Ätiologie. Die Cortisonica können für kurze Zeit in hoch akuten Entzündungsstadien indiziert sein. Natriumthiosulfat, Calcium, Magnesium zeigten oft gute Wirkung; auch Desensibilisierungs-Therapien habe ich mit Nutzen angewandt; Histamin und Peptone (auch intradermal), Casein, Milch und fiebererregende Vaccine, Schwefelpräparate, Vollmilch erscheinen mir dabei

sehr brauchbar. Diätetische Maßnahmen sowie Regelung der Darmtätigkeit ist fast immer von großer Wichtigkeit; manchmal habe ich
gute Erfolge mit leichten Darmdesinfizienten (Entero-Vioform, Kohlen-
präparaten und ähnliche) sowie leichten Abführmitteln gehabt.

Die verschiedenen Antibiotica können gleichzeitig mit den angegebenen antiallergischen Behandlungen ihre Verwendung finden; allerdings
muß, besonders in der Urethritis-Behandlung, auch ein Lebervitamin-
präparat verabreicht werden: denn dadurch sollte die Störung des
myco-mikrobischen Schleimhäutegleichgewichts durch die Antibiotica
vermieden werden. Vitamin C und Vitamin K sollten auch manchmal von
Nutzen sein.

Zusammenfassend glaube ich, daß eine nichtgonorrhoische Harnröhrenentzündung nur dann zustande kommen kann, wenn die Urethra-
Schleimhaut irgendwie geschädigt ist oder ihre Widerstandsfähigkeit
herabgesetzt ist: das kann z.B. mechanisch, durch eine gonorrhoische
Infektion, oder auch durch eine allergische Reizung zustande kommen;
vorangegangene, besonders massive Anwendung von Antibiotica kann,
wie schon erwähnt, in vielen Fällen Milieuveränderungen zur Folge haben
und somit die Wucherung von sonst unschädlichen Keimen begünstigen:
es kann sich in der Weise ein circulus vitiosus bilden und die Urethritis
chronisch werden.

124. H. Röckl-München: Bakterien und Pleuropneumonie-ähnliche Organismen (PPLO) und ihre Bedeutung für die nicht-gonorrhoische Urethritis.

1. Bakterien. Die Erfahrungen, die wir bei der Therapie der nicht-
gonorrhoischen Urethritis (n.g.U.) in den letzten Jahren gemacht haben,
zeigten uns, daß Antibiotica und Chemotherapeutica, gleich welcher Art,
in vielen Fällen zu keiner Heilung führen. Wir sehen die Ursache dieses
Mißerfolges darin, daß man die verschiedenartige Ätiologie der n.g.U. zu
wenig berücksichtigt und die Krankheit sehr häufig fast ausschließlich
als bakterielle Infektion betrachtet.

Um einen Vergleich zwischen der Bakterienflora der normalen und
der nicht-gonorrhoisch erkrankten Urethra zu erhalten, haben wir das
Urethrasekret von 115 gesunden Personen und 809 Patienten mit n.g.U.
mikroskopisch und kulturell untersucht (Tab. 1).

Bei Mikrococcus pyogenes var. albus ergab sich kein genügend großer,
bei var. aureus ein geringer Unterschied in der Häufigkeit des Vorkommens
bei beiden Personengruppen. Ein auffallender Unterschied fand sich bei
den hämolysierenden und vergrünenden Streptokokken und insbesondere
bei den Enterokokken, während sich nicht-hämolysierende Streptokokken etwa gleich häufig nachweisen ließen. Auffallend ist, daß auch aus

der gesunden Urethra hämolysierende Streptokokken gezüchtet werden konnten, ohne daß subjektiv oder objektiv entzündliche Erscheinungen vorhanden waren.

Keine ätiologische Bedeutung scheinen zu haben: Sarcinen, gramnegative Diplokokken, Proteus vulgaris und die sehr oft züchtbaren grampositiven kurzen Stäbchen, die früher offenbar der Anlaß waren, von einer „Stäbchen-Urethritis" zu sprechen und die unseres Erachtens Smegmabakterien sind. Escherichia coli und Pseudomonas pyocyanea konnten in der gesunden Urethra nicht nachgewiesen werden, um so bedeutungsvoller dürfte deshalb ihr Auftreten bei der nicht-gonorrhoischen Entzündung der Urethra sein. — Diese bakteriologischen Untersuchungen zeigen, daß eine Reihe von Bakterienarten bei Gesunden und Kranken etwa

Tabelle 1. *Bakterienflora der männlichen Urethra bei 115 Gesunden und 809 Patienten mit nicht-gonorrhoischer Urethritis*

Mikroorganismen	Gesunde in %	Patienten in %
M. pyog. var. albus	40	32
M. pyog. var. aureus	39	*60,5*
Streptococcus α-haemolyt.	5	*13,7*
Streptococcus β-haemolyt.	*8*	4,2
Streptococcus non-hämolyt.	7	9,8
Enterococcus	—	*2*
G. tetragena	2	2
Neisseria	1	1,5
E. coli	—	6
Proteus vulgaris	*10*	1
Ps. aeruginosa	—	*0,4*
grampos. Kurzstäbchen	41	43
Trichomonas	—	*8,4*
steril	2,6	4,2

gleich häufig vorkommt. In der gesunden Urethra können Staphylococcus aureus (haem.), hämolysierende und nichthämolysierende Streptokokken vorkommen, ohne daß diese zu entzündlichen Erscheinungen führen. Wir sind deshalb der Meinung, daß von einer ausschließlich bakteriell bedingten n.g.U. nur dann gesprochen werden kann, wenn sich im Sekret Reinkulturen von Enterokokken, Coli- und Pyocyaneus-Bakterien finden oder wenn sich aus dem Sekret Bakterien züchten lassen, die normalerweise in der Urethra nicht vorkommen. Befunden von Staphylococcus aureus (haem.) oder α- und β-hämolysierenden Streptokokken darf nicht in jedem Falle auch gleichzeitig eine ätiologische Bedeutung beigemessen werden. Dissoziierte Staphylokokken oder grampositive kurze Stäbchen sind sicherlich apathogen. Diese Befunde sollen zeigen, daß die bakterielle Genese bei der n.g.U. keineswegs die große Rolle spielt, die ihr oftmals zugeschrieben wird.

2. Pleuropneumonie-ähnliche Organismen (PPLO). Die in den letzten Jahren viel diskutierte Frage, ob den PPLO im Urogenitaltrakt des Menschen eine Pathogenität zukommt oder nicht, ist noch nicht befriedigend beantwortet. Darüber konnte weder auf dem internationalen, von der New York Academy of Sciences veranstalteten PPLO-Kongreß in New York im Januar 1959 noch auf dem internationalen Symposion über die nicht-gonorrhoische Urethritis im September in Montreal eine Einigung erzielt werden. Offensichtlich wird jedoch die pathogene Bedeutung der PPLO immer mehr in Zweifel gezogen. Die Meinungen gehen darüber zum Teil erheblich auseinander, und zwar scheinen die *Bakteriologen* unter Führung von DIENES u. KLIENEBERGER-NOBEL für die

Tabelle 2. *PPLO-Befunde in der Urethra bei gesunden Männern und Patienten mit nicht-gonorrhoischer Urethritis*

Autoren	Gesunde		Patienten	
	Zahl	Prozent der pos. PPLO-Kulturen	Zahl	Prozent der pos. PPLO-Kulturen
BEVERIDGE u. Mitarb.	67	0	70	*20*
SALAMAN u. Mitarb.	28	*14*	96	8
HARKNESS u. HENDERSON-BEGG	68	10	839	*16,8*
MELÉN u. LINNROS	60	17	61	18
NICOL u. EDWARD	110	13	140	*26*
RUITER u. WENTHOLT	—	—	32	25
SHEPARD	215	46	38	53
RÖCKL u. NASEMANN	115	19,1	222	25
KLIENEBERGER-NOBEL	100	3	82	*38*
DUREL u. SIBOULET	28	*18*	631	14
BERG u. Mitarb.	98	37	88	*52*
EDWARD	28	11	170	*26*

Pathogenität der PPLO einzutreten, während die *Kliniker* eher dazu neigen, sie als harmlose Saprophyten anzusehen. Fest steht, daß der Großteil der sich mit diesem Problem beschäftigenden Autoren die Pathogenität der PPLO heute ablehnt (BEVERIDGE, MELÉN, ODEBLAD u. LINNROS; SLINGERLAND; WARD; MORGAN). Nur wenige (z.B. DIENES; SMITH; KLIENEBERGER-NOBEL; BOREL) schreiben ihnen noch eine *obligat* krankmachende Wirkung zu, während wieder andere (MORTON; HARKNESS; BERG) die Ansicht vertreten, daß die PPLO, möglicherweise auch nur gewisse Stämme der PPLO, im Genitaltrakt nur unter ganz bestimmten, vorerst allerdings noch unbekannten Bedingungen katarrhalische Entzündungen hervorrufen können. Zu diesen besonderen Stämmen dürften in erster Linie die von RUITER u. WENTHOLT von einer primären fuso-spirochätären Penisgangrän und von einer Balanitis isolierten gehören. Auch SHEPARD glaubt, hinsichtlich Morphologie einen besonderen Stamm (T-Stamm) bei n.g.U. isoliert zu haben. Eine Reihe von Autoren hat vergleichende Untersuchungen hinsichtlich Vorkommen von PPLO in der Urethra gesunder und an nicht-gonorrhoischer Urethritis erkrankter Männer durchgeführt, um auf diesem Wege zu

versuchen, eine Klärung der strittigen Frage der Pathogenität herbeizuführen.

Tab. 2 zeigt, daß einen signifikanten Unterschied nur Beveridge,
Klieneberger-Nobel, Nicol u. Edward feststellen konnten. Bei allen
anderen fanden sich PPLO etwa gleich häufig in gesunder und entzündlich veränderter Urethra.

Wir selbst haben gemeinsam mit Nasemann 1954 und 1956 sowie
auf dem oben genannten Kongreß bzw. Symposion die pathogene Bedeutung der PPLO im menschlichen Urogenitaltrakt bezweifelt, und zwar
auf Grund der Ergebnisse unserer inzwischen fortgesetzten Untersuchungen.

Wir untersuchten insgesamt 758 Personen, davon 464 Männer, 252
Frauen und 42 Kinder (Tab. 3).

Tab. 3 zeigt, daß der prozentuale Unterschied der positiven PPLO-
Befunde bei Gesunden und männlichen Patienten mit n.g.U. ebensowenig
signifikant ist wie derjenige von gesunden Frauen und Frauen mit einer Gonorrhoe. Auffallend ist das bedeutend häufigere Vorkommen von PPLO im weiblichen Urogenitaltrakt. 61% von 198 „gesunden" Frauen hatten PPLO im Cervicalsekret. — Von 54 weiblichen Gonorrhoefällen

Tabelle 3

Zusammenfassung der Untersuchungsergebnisse auf PPLO bei verschiedenen Patientengruppen

	Zahl	Prozent der PPLO-positiven Kulturen
gesunde Männer	115	19,1
nicht-gonorrh. Urethritis	260	24
Prostatitis, Epididymitis	34	15
Gonorrhoe ♂	55	5,5
„gesunde" Frauen	198	61
Gonorrhoe ♀	54	72
gesunde Kinder	31	12,9
Vulvovaginitis (Kinder)	11	27

hatten 72 PPLO im Cervicalsekret und bei 31 Prostituierten fanden
wir in 74% PPLO im untersuchten Sekret.

Bei 31 Kindern ließen sich im nicht erkrankten Urogenitaltrakt
(Urethra- bzw. Urethra- und Vaginalsekret) in vier Fällen ($12,9\%$) und bei
elf Mädchen mit Vulvovaginitis in drei Fällen PPLO nachweisen. Etwa
20% der untersuchten Frauen hatten PPLO und Trichomonaden gleichzeitig und nicht selten konnten PPLO, Trichomonaden und Gonokokken
festgestellt werden. Das relativ häufige Vorkommen von PPLO im männlichen und weiblichen Urogenitaltrakt scheint zu zeigen, daß diese
Organismen mit großer Wahrscheinlichkeit harmlose Saprophyten des
Urogenitaltraktes des Menschen sind. Eine Bestätigung dieser Ansicht
liegt in der Tatsache, daß PPLO, ohne Symptome hervorzurufen, in der
gesunden männlichen Urethra vorkommen können und daß PPLO nicht
selten bei gesunden Kindern in der Urethra bzw. Vagina festgestellt
werden können.

Weitere Hinweise, daß PPLO anscheinend harmlose Saprophyten des Urogenitaltraktes sind, erhielten wir durch therapeutische Maßnahmen. In einem Falle von n.g.U., bei dem keinerlei Bakterien, jedoch zahlreiche PPLO gefunden wurden führte die Tetracyclin-Behandlung zwar zum Verschwinden der PPLO, die Urethritis besserte sich jedoch nicht. Bei einer Reihe von Patienten, die PPLO neben Bakterien im Urethrasekret hatten, kam es nach der Tetracyclin-Medikation nur zu einer interkurrenten Besserung, nach einigen Tagen trat der Ausfluß in gleicher Intensität und nunmehr ohne positiven PPLO-Nachweis wieder auf.

Des weiteren haben wir in den letzten 6 Monaten versucht, in *Selbstversuchen* durch Überimpfung von PPLO-Kulturen in die vordere Urethra eine Urethritis hervorzurufen. In Abständen von mehreren Wochen wurden dichte Kulturaufschwemmungen von insgesamt zehn PPLO-Stämmen mit Hilfe einer Kanüle in die Pars anterior urethrae gebracht. Die Stämme stammten von Fällen mit nicht-gonorrhoischer Urethritis, Gonorrhoe, Fluor, Prostatitis. — Obwohl die *Auto*infektion stets mit einer großen Menge Organismen erfolgte, ist es mir nicht gelungen, auch nur einen einzigen PPLO-Stamm in der Urethra zur Vermehrung zu bringen. Die nach Infektion an verschiedenen Tagen vorgenommenen Abimpfungen ergaben stets negative Resultate. Durch diese Versuche ist die Nicht-Pathogenität der PPLO naturgemäß keineswegs bewiesen; sie zeigen jedoch, daß 1. PPLO sicherlich keine obligate krankmachende Wirkung zukommt und 2. daß offenbar bestimmte uns vorerst unbekannte Bedingungen vorliegen müssen, um eine Ansiedlung und eine Vermehrung von PPLO in der gesunden männlichen Urethra zu erreichen. Schließlich haben Versuche, die Pathogenität unter Umständen auf laboratoriumstechnischem Wege mit Hilfe ihrer morphologischen Eigenschaften, ihrer Wachstumsbedingungen auf Nährböden oder ihrer Vermehrungsbedingungen beim Tier, sowie ihrer Antigen-Eigenschaften keine Anhaltspunkte für die Pathogenität der PPLO erbringen können.

Zusammenfassung

1. Die ausschließlich durch Bakterien hervorgerufene nicht-gonorrhoische Urethritis des Mannes ist nicht so häufig, wie früher allgemein angenommen wurde. Der Nachweis von Bakterien im Sekret ist noch kein absoluter Beweis für ihre obligat pathogene Bedeutung, denn auch in der gesunden Urethra der meisten Männer finden sich verschiedene Arten von Bakterien in einer von Fall zu Fall unterschiedlichen Menge.

2. PPLO im Urogenitaltrakt des Menschen dürften — *vorerst* von wenigen Ausnahmen abgesehen — als harmlose Saprophyten anzusehen sein. In Selbstversuchen mit zehn verschiedenen PPLO-Stämmen war es nicht möglich, in der Urethra eine Vermehrung der PPLO zu erreichen, geschweige denn eine Urethritis zu erzeugen.

125. Th. Nasemann-München: Die Bedeutung der Viren für die Ätiologie der nichtgonorrhoischen Urethritis.

Viren haben im Vergleich zu den übrigen ursächlichen Faktoren für die Ätiologie der nicht-gonorrhoischen Urethritis nur eine geringe Bedeutung. Harnröhrenentzündungen können das Chlamydozoon oculogenitale, das Lymphogranuloma inguinale-Virus, das Zoster- und Herpes simplex-Virus und der Erreger der spitzen Condylome verursachen. Unter den virusbedingten Harnröhrenentzündungen ist die Einschluß-Urethritis am häufigsten und daher am wichtigsten. Ihr Erreger, das Chlamydozoon oculogenitale, gehört zu den großen, bläschenförmigen Virusarten, den Cysticeten, die noch einen Reststoffwechsel besitzen. Dieser Eigenschaft wegen ist das Chlamydozoon durch Antibiotica zu beeinflussen. Seine Vermehrung wird am besten durch Tetracycline gehemmt.

Häufiger als die Einschlußurethritis des Mannes ist die Einschluß-cervicitis der Frau, die oft kaum Beschwerden oder nur einen leichten Fluor hervorruft. Männer können sich beim Verkehr mit Frauen, die an einer Einschlußcervicitis leiden, infizieren — ebenso wie Neugeborene, die Infektion beim Passieren des Geburtskanals erwerben und zwischen dem 5. und 9. Lebenstag an einer Einschlußblenorrhoe erkranken.

Die Einschlußurethritis des Mannes kann chronisch verlaufen, heilt aber — auch ohne Therapie in der Regel nach einigen Monaten von selbst aus. Werden Tetracycline (1 g pro die) appliziert, tritt die Heilung durchweg innerhalb von 4—6 Tagen ein. — Die Diagnose wird durch Nachweis der cytoplasmatischen Einschlußkörper in den Epithelien der Harnröhre gestellt, und zwar mit Hilfe der Giemsa- oder der Macchiavello-Färbung. Die Einschlüsse stellen sich purpurfarben dar und sind Feulgen-positiv.

Das Lymphogranuloma inguinale ist in Deutschland sehr selten geworden. Sein Erreger gehört in dieselbe Gruppe großer Viren wie das Chlamydozoon oculogenitale. Da außerdem die Primärläsion viel häufiger an anderen Stellen als in der Urethra auftritt, ist die lymphogranulomatöse Urethritis eine Seltenheit geworden. Sie kann hier vernachlässigt werden.

Ebenfalls sehr selten ist die Urethritis durch das Zoster-Virus. Vergleichsweise häufiger kommt die Urethritis herpetica vor, die durch das Herpes simplex-Virus ausgelöst wird. Sie befällt nur die Pars anterior der Harnröhre, meist nur die Fossa navicularis. Oft ist die herpetische Urethritis mit einem Herpes genitalis vergesellschaftet. Besonders gern siedeln sich dann Herpes-Bläschen um das Orificium urethrae externum herum an. Im Harnröhrenausstrich finden sich nach Giemsa-Färbung multinucleäre Riesenzellen. Im Gegensatz zum Zoster-Virus kann das Herpes simplex-Virus in Ei- und HeLa-Zellkulturen isoliert und auf die Kaninchencornea übertragen werden. Das Zoster-Virus vermehrt sich nur in Gewebekulturen aus Affennierenepithel aus menschlichem Amnionepithel und aus Haut-Muskelgewebe menschlicher Embryos.

Das Herpes simplex-Virus wird durch Antibiotica nicht beeinflußt. Ein Specificum gegen die Urethritis herpetica gibt es noch nicht. Antibiotica vermögen nur bakterielle Sekundärinfektionen abzuschirmen.

Abschließend sei erwähnt, daß Condylomata acuminata bei intraurethralem Sitz einen Fluor auslösen können. Dieser verschwindet, wenn der Urologe die Condylome kaustisch mit der Koagulationssonde entfernt hat.

126. H. Wilde-Gelsenkirchen: Die Bedeutung der chronischen Prostatitis für die chronische nicht-gonorrhoische Urethritis.

Dieses Thema wirft drei Fragen auf:

1. Wie häufig ist eine chronische nicht-gonorrhoische Urethritis vergesellschaftet mit einer chronischen Prostatitis?

2. Wie oft ist eine chronische Prostatitis begleitet von einer nicht-gonorrhoischen Urethritis?

3. Wie wirkt sich die chronische Prostatitis auf die Urethra aus?

Eine Abhandlung über Ätiologie, pathologische Anatomie und Diagnose der chronischen Prostatitis liegt außerhalb des gestellten Themas. Darüber ist in den letzten Jahren von vielen Autoren gearbeitet worden, deren Berichte leicht nachzulesen sind.

Bei Beantwortung der ersten Frage, wie oft eine chronische nicht-gonorrhoische Urethritis mit einer chronischen Prostatitis vergesellschaftet ist, müssen wir zunächst davon ausgehen, daß bei einer derartigen über längere Zeit bestehenden Urethritis in jedem Fall die Pars Prostatica der Harnröhre in den Krankheitsprozeß einbezogen ist. Mit oder ohne instrumentelle Maßnahmen wird sich die Entzündung, möge sie nun bakterieller oder mykotischer Natur, durch Trichomanaden, Spirochäten oder Viren bedingt sein, auf die Ausführungsgänge der Prostata ausdehnen oder aber auf lymphogenem Wege das Organ bedrohen können. Das Auftreten einer durch Urethritis bedingten Prostatitis hängt dann nur noch ab von einer später etwas eingehender zu würdigenden Terrainänderung, d.h. Terrainschwächung, die der Infektion erst ermöglicht, sich auf die Prostata auszudehnen. Da diese Terrainschwächung nach unseren Erfahrungen aber sehr häufig ist, wird nur selten eine längere Zeit bestehende chronische Urethritis nicht auf die Prostata übergreifen. Somit ist davon auszugehen, daß bei jeder nicht-gonorrhoischen Urethritis eine Prostatitis vorliegen kann. Wenn man daran denkt und nach ihr sucht wird man sie auch meist finden.

Wie oft ist nun zweitens eine chronische Prostatitis vergesellschaftet mit einer chronischen nicht-gonorrhoischen Urethritis?

Pelouze schätzt, daß 35% aller Männer über 55 Jahre eine chronische Prostatitis haben, die meist nichts mit einer Gonorrhoe zu tun hat. Nach Hogge ist die nicht-gonorrhoische Prostatitis etwa ebenso häufig wie die chronische Tonsillitis. Wesson behauptet daß praktisch genommen alle älteren Männer eine chronische Prostatitis haben, bei deren Entstehung dem Gonococcus eine besondere Bedeutung nicht zugesprochen werden könne.

Wir selbst deckten an der Memmesheimerschen Klinik unter 800 zur Beobachtung auf das Vorliegen einer Gewerbedermatose zugewiesenen Männern, die über keinerlei auf das uro-genitale Gebiet beziehbare Beschwerden klagten, 115mal eine chronische nicht-gonorrhoische Prostatitis auf.

Es sollte daran gedacht werden, daß selbst bei Knaben, wie Campbell (1951) mitteilte, chronische nicht-gonorrhoische Prostatitiden vorkommen. Er fand zweierlei: Einen relativ hohen Befall der Kinder an Prostatitis und ihre häufige Vergesellschaftung mit Pyelitis Cystitis und beachtenswerterweise Enuresis. Nach eigenen Erfahrungen kann nicht dringend genug angeraten werden, bei den genannten Veränderungen bei Knaben auch die Prostata in die Untersuchung einzubeziehen.

Erwähnen wir dazu noch die in den letzten Jahren wohl von allen sich häufiger mit Untersuchungen auf Zeugungsfähigkeit beschäftigenden Untersuchern gemachte Erfahrung, daß viele Männer, die keinerlei urogenitale Beschwerden haben, an einer chronischen Prostatitis leiden, so ist zu schließen, daß die chronische nicht-gonorrhoische Entzündung der Prostata — wenigstens beim Mann um vierzig und älter — weit häufiger ist, als noch allgemein angenommen wird. Sie läßt an Häufigkeit die chronische nicht-gonorrhoische Urethritis weit hinter sich.

Diese Häufigkeit der chronischen nicht-gonorrhoischen Prostatitis ist nach unseren Erfahrungen nicht so sehr ursächlich durch irgendwelche Erreger bedingt. Sie ist vielmehr in einer Vorschädigung dieses Organs zu sehen. An anderer Stelle bin ich ausführlich auf die besonderen anatomischen Verhältnisse des arteriovenösen Systems der Prostata eingegangen. Diese besonderen Gefäßregulationsmechanismen bieten eine Erklärung für die Anfälligkeit dieses Organs gegenüber äußeren Einflüsse wie Druck, Stoß, Erschütterungen, Kälte, Stauung (Hämorrhoiden) usw.

Diese Anfälligkeit der Gefäßregulationsmechanismen der Prostata gegenüber äußeren Einflüssen und Belastungen führen zu einer Terrainänderung, die erst die Ansiedlung von Krankheitskeimen in der Prostata zuläßt. Anzufügen wäre noch, daß eine derartige Terrainänderung auch stoffwechselbedingt sein kann, wie Stern mitteilte. Er beschreibt Prostatitiden bei Diabetikern, die sich unter antidiabetischer Behandlung zurückbildeten, nach deren Aussetzen dagegen wieder auftraten.

Somit wäre bei der chronischen Prostatitis das „Terrain" von zunächst wesentlicherer Bedeutung als der Keim, was KALKOFF ja auch für den Lupus vulgaris mit guten Gründen annimmt und GOTTRON und seine Schule uns so vielfach gezeigt haben.

Versuchen wir nun die zweite Frage zu beantworten, wie oft eine chronische Prostatitis von einer chronischen nicht-gonorrhoischen Urethritis begleitet wird, so müssen wir nach allem sagen, daß letztere, also die chronische nicht-gonorrhoische Urethritis nicht häufig, ja geradezu selten bei einer chronischen Prostatitis vorhanden ist.

Und damit kommen wir zur Erörterung unserer dritten Frage nach den Auswirkungen der chronischen Prostatitis auf die Urethra.

Naturgemäß gibt die infizierte Prostata fortlaufend Keime in die Urethra ab. Um so erstaunlicher ist die Seltenheit einer Urethritis bei Prostatitis. Das ist wohl meist, wenn nicht ausschließlich auf das gute, durch den Harnstrahl wesentlich unterstützte Selbstreinigungsvermögen der Urethra zurückzuführen. Aber auch diese Selbstreinigung versagt gelegentlich und besonders dann, wenn die Urethra übergroßen Belastungen ausgesetzt ist, als da sind: Exzesse sexueller und alkoholischer Art, Reizungen durch Nahrungs- und Genußmittel sowie durch Arzneien oder auch durch instrumentelle Eingriffe. Also wiederum eine Substratschwächung also eine Terrainänderung der Keimbesiedlung vorausgeht.

Wenden wir uns nun der Behandlung der chronischen nicht-gonorrhoischbedingten Prostatitiden zu, so wird sie durch das Krankheitsgeschehen geleitet. Deshalb kann eine Behandlung, die sich zunächst auf eine Vernichtung der Erreger beschränken würde, nicht zum Ziele führen, da das vorgeschädigte Terrain immer wieder Möglichkeiten für neue an das Organ gelangende Keime bietet. Somit muß die Prostata zunächst von Belastungen befreit werden, die die Keimbesiedlung begünstigen. Das sind vor allem die durch venöse Rückstauungen aus dem Pfortaderkreislauf stammenden Anschoppungen. Es ist also darauf zu achten, daß Leber- und auch Hämorrhoidalkreislauf untersucht und eventuell therapeutisch angegangen werden. Diesen venösen Belastungen des kleinen Beckens messen wir nach Erfahrungen, die wir bei Beobachtung der „Paraprostatopathie" gewonnen haben, erhebliche Bedeutung bei Entstehung und auch Behandlung der chronischen Prostatitis zu. Dazu muß versucht werden, die immer bei der chronischen Prostatitis vorhandene Sekretstauung in den Drüsenläppchen und ihren Ausführungsgängen zu beseitigen.

Hierzu eignet sich in Verbindung mit Wärme in jeder Form eine dem Krankheitsbild angepaßte *sachgemäße* Massage. Sehr gut sind abendliche warme bis heiße Sitzbäder, die — wenn anschließend gleich das Bett aufgesucht wird — für mehrere Stunden zu einer örtlichen Erwärmung führen. Dazu hat sich eine zweimal tägliche Zäpfchenbehandlung mit

Ichthyol-Belladonnazäpfchen bewährt, die bei starker Schmerzhaftigkeit des Organs eingeleitet werden kann mit einer drei- bis viertägigen Behandlung mit Irgapyrin- oder Ichthobellol comp.-Suppositorien.

Sind unter diesen Behandlungsmaßnahmen Besserung der Beschwerden und des Tastbefundes eingetreten, zeigen also Verkleinerung und Weicherwerden des Organs ein ausreichendes Abklingen der entzündlichen Veränderungen mit weitgehender Entleerung der Drüsenschläuche an, dann erst bieten chemotherapeutische und eventuell antibiotische Behandlungen Aussicht auf Erfolg, für den die in dieser Zeit der Vorbehandlung durchgeführte Testung der Keime maßgeblich ist. Sind Spirochäten im Prostatasekret nachweisbar, dann ist eine bis sechsmalige Behandlung mit 0,45—0,6 g Neosalvarsan aussichtsreicher nach unseren Erfahrungen als eine Penicillinbehandlung.

Mit dieser Behandlung lassen sich meist bakterielle und von Treponomen unterhaltene Prostatitiden ausheilen. Beim jetzigen Stande unserer therapeutischen Möglichkeiten sind aber schwerwiegender Infektionen mit Protozoen wie Endamöben, Trichomonas und Lamblien. Dazu scheinen Pilzinfektionen des uro-genitalen Systems häufiger zu sein, als bisher angenommen wurde. Sie können eine chronische Prostatitis unterhalten und eine Ausheilung beträchtlich erschweren. Über die Erfolgsquote hier einsetzbarer pilzwidriger Antibiotica kann ich mangels genügender eigener Erfahrung nichts mitteilen.

Zusammenfassend möchte ich sagen:

1. Eine chronische nicht-gonorrhoische Urethritis ist meist mit einer Prostatitis vergesellschaftet.

2. Eine chronische Prostatitis ist verhältnismäßig selten von einer chronischen nicht-gonorrhoischen Urethritis begleitet.

3. Eine erfolgreiche Behandlung der chronischen Prostatitis ist ohne eingehende Kenntnisse über den Zustand des von Mikroben befallenen Terrains und ohne bakteriologische Testung der Empfindlichkeit der aufgefundenen Erreger nicht möglich. Ohne Beseitigung der für die Terrainänderung maßgeblichen Ursachen kann durch eine allein auf den Erreger abgestellte Behandlung eine Dauerheilung der so rückfallfreudigen Prostatitis nicht erwartet und somit auch die Vorbedingung zur Ausheilung einer chronischen nicht-gonorrhoischen Urethritis bei chronischer Prostatitis nicht erfüllt werden.

Aussprache

O. H. Paetzold-Heidelberg: Wie wird die bakteriologische Untersuchung des Prostataexprimates beurteilt und wie wird technisch bei der Gewinnung des Exprimates vorgegangen, um die Harnröhrenflora möglichst weitgehend auszuschalten?

Elste-Berlin: Über zehn Fälle chron. rezidiv. bakt. Prostatitis mit Injektionen von zweimal wöchentlich 100 mg Reverin i.m., Nachkontrolle 17 Monate bis 2 Jahre. Gute Erfolge.

Freie Vorträge

Donnerstag, den 19. Mai 1960

Nachmittags

im großen Vortragssaal der Kunsthalle

127. F. Neuwald-Hamburg: Die neuen Salbengrundlagen im Nachtrag zum Deutschen Arzneibuch 6.

Die offizinellen Salbengrundlagen des Deutschen Arzneibuches 6. Ausgabe (1926) sind bisher Adeps benzoatus, Adeps Lanae anhydricus, Adeps suillus, Lanolinum, Unguentum Glycerini, Unguentum molle, Vaselinum album und Vaselinum flavum. Diese Grundlagen reichen für die heutige Salbentherapie nicht mehr aus. Insbesondere fehlte eine offizinelle Öl-in-Wasser-Emulsionsgrundlage, die eine Brücke von den feuchten Verbänden zu den Salben bildet und den Vorteil der Abwaschbarkeit mit Wasser besitzt. Die einzige wasserlösliche Schleimsalbengrundlage des DAB 6, die Glycerinsalbe, genügt dem heutigen Stand der Therapie nicht mehr. Es entsprach daher einem dringenden Bedürfnis, neuzeitliche Salbengrundlagen in den Nachtrag zum DAB 6 aufzunehmen und, soweit notwendig, die „alten" Grundlagen zu überarbeiten. Den dermatologischen Forderungen gemäß, wie sie vom Council on Pharmacy and Chemistry of the American Medical Association angenommen worden sind und ihren Niederschlag in der USP 1955 gefunden haben, ist festzustellen, daß nunmehr im Nachtrag zum DAB 6 (1959) vier verschiedene Typen von Salbengrundlagen und den entsprechenden Grundstoffen, zu denen auch die verschiedensten Emulgatoren gerechnet werden müssen, aufgeführt sind:

1. Hydrophobe fettartige Salbengrundlagen: Unter hydrophoben fettartigen Grundmassen werden wasserfreie, hydrophobe Grundlagen aus sowohl festen, halbfesten und flüssigen Paraffinkohlenwasserstoffen (Paraffinum durum, Vaselinum album und flavum, Paraffinum sub- und perliquidum) als auch festen, halbfesten und flüssigen Fettsäuretriglyceriden, den eigentlichen Fetten und Ölen sowie Wachsen und Fettalkoholen [Oleum Arachidis hydrogenatum, Oleylium oleinicum (Cetiol (R)), Alcohol cetylstearylicus (Lanette 0 (R))], verstanden. In derartig zusammengesetzten Salbengrundmassen können nur geringe Mengen Wasser oder einer wäßrigen Komponente eingearbeitet werden, und sie sind daher für wasserfreie Zubereitungen geeignet. Sie dienen vor allem

als Grundlagen für Decksalben, sind in Wasser unlöslich und mit Wasser allein nicht abwaschbar. Die Paraffinkohlenwasserstoffe sind als Grundmasse für Substanzen mit Reizwirkung (Cignolin, Chrysarobin) und, wenn eine oberflächliche Wirkung erwünscht ist (Salicylsäure, Schwefel). Nach den Schweizerischen Praescriptiones magistrales 2. Ausgabe 1956 (PM) werden als Vorteile genannt: Neutrale Grundmassen, chemisch indifferent, billig und fast unbegrenzt haltbar, angenehme Konsistenz. Nachteile sind: Verstopfen die Hautporen, geben die eingearbeiteten Arzneistoffe ganz ungenügend ab, nehmen kein Wasser auf und lassen sich insbesondere aus den Haaren schlecht entfernen. Die Fette eignen sich für fettlösliche Wirkstoffe, Jod und Derivate, Schwefel und Salicylsäure, sofern eine Resorption erwünscht ist. Ihre Vorteile sind gute Verträglichkeit, leichtes Eindringen in die Haut und genügende Freigabe der Arzneistoffe in die Tiefe. Nachteile sind ihr etwas zu niedriger Schmelzpunkt, ungenügendes Wasseraufnahmevermögen und begrenzte Haltbarkeit.

2. Hydrophile fettartige Salbengrundlagen: Die hydrophilen fettartigen Grundmassen sind an sich wasserfreie Salbengrundlagen, die vorwiegend aus fettartigen Grundstoffen, wie festen, halbfesten und flüssigen Paraffinkohlenwasserstoffen, festen und flüssigen Wachsen, fetten Ölen, Fetten und Fettalkoholen bestehen und natürliche oder synthetische Emulgatoren enthalten. Im Nachtrag zum DAB 6 sind wegen ihrer Bedeutung für die Salbentherapie als derartige Grundmassen Unguentum Alcoholum Lanae [Eucerin (R) anhydricum] und Unguentum emulsificans [Lanette (R)-Grundlage] aufgenommen. Diese Salbengrundlagen sind nicht neu, sondern werden in der Therapie schon seit Jahrzehnten verwendet und haben sich ausgezeichnet bewährt. Sie sind in Wasser nicht löslich und im engeren Sinne nicht abwaschbar. Sie haben das Wollfett (Wollwachs) des DAB 6, das dem gleichen Typ angehört, weitgehend ersetzt und weisen gegenüber den reinen Paraffinkohlenwasserstoff- und Fettgrundlagen durch ihren Gehalt an Emulgatoren folgende Vorzüge auf: Sie dringen im Vergleich zu den emulgatorfreien Grundmassen besser in die Haut ein und bringen daher eingearbeitete Wirkstoffe zu intensiverer Wirkung; die meisten Arzneistoffe werden aus diesen Grundmassen besser als aus reinen Kohlenwasserstoffgrundlagen absorbiert; sie weisen eine größere Haftfestigkeit nicht nur auf der Haut, sondern auch auf feuchten Schleimhäuten auf; da sie mehr als 100% Wasser oder wäßrige Lösungen aufzunehmen vermögen, lassen sich damit stabile Emulsionen bei Wollwachsalkoholsalbe vom Typ Wasser-in-Öl und bei „Emulgierender Salbe" vom Typ Öl-in-Wasser herstellen.

3. Emulsionsgrundlagen: Diese Grundlagen sind wasserhaltig und werden durch zwei Gruppen repräsentiert. Zur ersten Gruppe der Wasser-in-Öl-Emulsionsgrundmassen gehören die „Weiche Salbe" und das

Lanolin des DAB 6 und aus dem Nachtrag „Unguentum Alcoholum Lanae aquosum — Wasserhaltige Wollwachsalkoholsalbe" [Eucerin (R) cum Aqua]. Zur zweiten Gruppe der Öl-in-Wasser-Emulsionsgrundmassen, die im DAB 6 nicht vertreten war, gehört „Unguentum emulsificans aquosum — Wasserhaltige emulgierende Salbe" des Nachtrages. Aus beiden Emulsionstypen werden Arzneistoffe im allgemeinen besser als aus den „hydrophoben fettartigen Salbengrundlagen" von der Haut aufgenommen. Sie sind in Wasser nicht löslich, jedoch ist die Öl-in-Wasser-Grundlage leicht mit Wasser abwaschbar. Die Wasser-in-Öl-Grundlage dagegen ist im engeren Sinne nicht abwaschbar, d.h. sie ist relativ abwaschbar, aber hinterläßt einen „fettigen" Rückstand auf der Haut. Nach den PM 1956 sind die Emulsionen vom Typ Wasser-in-Öl (W/O) für fettlösliche Wirkstoffe geeignet und für wasserlösliche, wenn eine langsame, aber protrahierte Wirkung erwünscht ist. Als Vorteile werden genannt, daß die Emulsionsform eine feinere Dispersion der aktiven Prinzipien erlaubt, die Salben schön aussehen und beträchtliche Mengen Wasser aufnehmen. Nachteile sind gewisse Unverträglichkeiten mit Arzneistoffen (Phenol, Menthol, ätherische Öle, Lokalanaesthetica, quartäre Ammoniumverbindungen), die je nach Menge, Kombination und Wassergehalt der Salbe die Emulsion zum Scheiden bringen. Die Emulsionen vom Typ Öl-in-Wasser (O/W) eignen sich nach den PM 1956 für wasserlösliche Wirkstoffe. Ihre Vorteile sind, daß diese Salben gut vertragen werden, kühlend sind, wenig sichtbar und mit Wasser abwaschbar sind (daher für Kopfsalben geeignet) und die wasserlöslichen Arzneistoffe rasch und vollständig abgeben. Als Nachteile werden genannt: Sie trocknen schnell aus, vor allem in schlecht schließendem Topf; die Haltbarkeit ist ohne Konservierungsmittel beschränkt; die Stabilität variiert stark.

4. Wasserlösliche Salbengrundlagen: Dieser Typ, der im DAB 6 durch die dermatologisch und galenisch wenig befriedigende Glycerinsalbe vertreten ist, wird nunmehr durch „Unguentum Polyaethylenglycoli-Polyaethylenglykolsalbe" repräsentiert. Sie ist fett- und paraffinkohlenwasserstofffrei und in Wasser löslich. Es können daher nur geringe Mengen Wasser, etwa 6—8%, eingearbeitet werden, da sonst Verflüssigung eintritt. Nach den PM 1956 eignen sich die wasserlöslichen Grundlagen vom Typ der Polyäthylenglykole überall dort, wo Öl-in-Wasser-Emulsionen angezeigt sind.

Außer der Aufnahme neuer Salbengrundlagen und Salbengrundstoffe und der Überarbeitung der Monographien über die Paraffinkohlenwasserstoffe des DAB 6 ist auch der allgemeine Artikel „Unguenta — Salben" im Nachtrag einer gründlichen Revision unterzogen worden. Für die dermatologische Praxis ist darin besonders wichtig, daß nunmehr dem Apotheker vorgeschrieben ist: „Wird nichts anderes angegeben, ist als Salbengrundmasse *Wollwachsalkoholsalbe* zu verwenden. Ergeben sich bei der Anfertigung *wasserhaltiger Wollwachsalkoholsalben* Schwierigkeiten, kann eine andere, zweckentsprechende Salbengrundmasse des Arzneibuchs benutzt werden." Bisher war vorgeschrieben, daß, falls nicht anderes angegeben, „Unguentum molle — Weiche Salbe" als Salbengrundmasse zu verwenden war. Als wasserhaltige Emulsionsgrundlage hatten sich mit der „Weichen Salbe" in der Praxis verschiedentlich Unverträglichkeiten mit Arzneistoffen ergeben, die nunmehr durch die Verwendung einer wasserfreien hydrophilen fettartigen Grundmasse, der Wollwachsalkoholsalbe, vermieden werden.

Aussprache

A. Szakall-Hamburg: Es wäre erwünscht, bei Schaffung neuer Salbengrundlagen die neueren Erkenntnisse über die Permeation in und durch die Epidermis zu berücksichtigen. Es gibt Fette, die als Deckstoff auf der Hautoberfläche bleiben, es gibt solche mit guter Spreitung, die bis zur Barriere — sogar weiter — durchdringen. Selbst dünnflüssige, niedermolekulare Kohlenwasserstoffe vermögen die Hornschicht nicht zu entfetten, jedoch nach längerer Einwirkung zu verdrängen.

128. W. Schulze-Freiburg i. Br.: Über den „wahren" Zuckergehalt der Haut und die Unzulänglichkeit der bisherigen Untersuchungsmethoden.

Die ersten systematischen Untersuchungen über den Zuckergehalt der menschlichen Haut gehen auf URBACH zurück. Er hat über seine experimentellen Ergebnisse in mehreren Veröffentlichungen aus den Jahren 1928—1945 berichtet und eine Störung im intermediären Kohlenhydratstoffwechsel beschrieben, die von ihm als *Hautdiabetes* bezeichnet wurde. Das Besondere dieser Stoffwechselstörung besteht darin, daß sie sich ausschließlich auf die Haut beschränkt. Die klinische Bedeutung dieser isolierten Stoffwechselstörung der Haut sieht URBACH darin, daß sie Bedingungen schafft, die das Auftreten von Hautaffektionen begünstigen, wie sie vom Diabetes mellitus her bekannt sind. Im Gegensatz zum Diabetes mellitus sind aber beim Hautdiabetes die Blutzuckerwerte nicht erhöht.

Der normale Zuckergehalt der menschlichen Haut beträgt nach URBACH im Nüchternzustand durchschnittlich 58 mg/100 g Haut. Werte über 68 mg/100 g Haut werden nicht mehr als physiologisch betrachtet, sondern fallen schon, wenn der Blutzuckergehalt sich in normalen Grenzen bewegt, in den Bereich des Hautdiabetes.

Diese Befunde von URBACH sind bisher nicht angefochten worden. Im Gegenteil, es gibt eine ganze Anzahl Autoren (MONACELLI; RIBUFFO; MIHARA; LONGHI; CORNBLEET u. a.), die seine Methode übernommen haben und zu gleichen Ergebnissen gelangten. Alle diese Autoren haben ebenso wie URBACH für den chemischen Zuckernachweis die Blutzuckerbestimmungsmethode nach HAGEDORN-JENSEN bzw. die modifizierte Form von RAPPAPORT angewandt und sind von der Voraussetzung ausgegangen, daß diese Methode auch für die Zuckerbestimmung in der Haut zuverlässige Ergebnisse liefert. Nach den Untersuchungen von PILLSBURY u. KULCHAR scheint diese Annahme auch berechtigt zu sein.

Das ist aber nicht der Fall. Die Hagedorn-Jensen-Methode ist nicht spezifisch für den Zuckernachweis, sondern nur eine einfache Reduktionsmethode, die sich schon bei der Zuckerbestimmung im Schweiß (W. SCHULZE u. K. KUNZ) als gänzlich unbrauchbar erwiesen hat. Dieser Mangel an Spezifität fällt bei der Zuckerbestimmung in der Haut besonders stark ins Gewicht, weil die Haut während des Analysenganges einer Temperatur von 100°C ausgesetzt wird und dabei beträchtliche Mengen reduzierender Substanzen abgibt, die bei der Hagedorn-Jensen-Methode als Zucker mitbestimmt werden.

Ein weiterer Einwand richtet sich gegen die Zubereitung der Haut, die dem chemischen Zuckernachweis voraufgehen muß. URBACH hat für seine Untersuchungen anfangs 100 mg, später 30—50 mg Haut verwendet. Er hat ein Hautstück von entsprechender Größe mit der Rotationsstanze entnommen und — nach Entfernung des subcutanen Fettgewebes und Feststellung des Gewichtes — mit der Schere fein zerschnitten. Eine Zerkleinerung der Haut in dieser Form bietet aber, wie aus Tab. 1 hervorgeht, keine Gewähr dafür, daß der Zucker quantitativ extrahiert wird.

Tabelle 1

Bestimmung des Zuckergehaltes der Haut nach der Methode von Hagedorn-Jensen

Ausgangsmaterial	Meerschweinchenhaut mg/100 g Haut			Schweinehaut mg/100 g Haut		
bei 0° C homogenisierte Haut	150	165	180	127	115	155
feingeschnittene Haut	99	105	119	77	63	81
Zunahme durch Homogenisieren	52%	57%	51%	65%	83%	91%

In der Tab. 1 sind die Ergebnisse gegenübergestellt, die man erhält, wenn man für die Zuckerbestimmung nach HAGEDORN-JENSEN fein geschnittene Haut verwendet und gleichzeitig ein Homogenat untersucht, das aus einem größeren Stück derselben Haut (4—5 g) durch Homogenisieren mit der 20fachen Menge Wasser bei 0°C hergestellt wird. Dazu wurde der Bühler-Homogenisator benutzt, der ein mit 40 000—50 000 Touren/min rotierendes Vierflügelmesser besitzt. Es gelingt damit, die Haut so weit zu zerkleinern, daß eine milchartige Flüssigkeit entsteht.

Solche Versuche, die jeweils einige Gramm Haut erfordern, können natürlich nicht mit menschlicher Haut, sondern nur mit tierischer Haut durchgeführt werden. Das ist aber für die vorliegende Fragestellung, bei der es sich nur um die Methodik handelt, ohne Belang.

Aus der Tabelle ist zu entnehmen, daß man durch Homogenisieren der Haut sehr viel höhere Werte erhält. Der Unterschied gegenüber geschnittener Haut beträgt bei den angeführten Beispielen für Meerschweinchenhaut (Bauchhaut) über 50 %, für Schweinehaut (von der Innenseite des Ohres) 60—90 %.

Das einfache Zerschneiden der Haut mit der Schere genügt also nicht, sondern es ist unbedingt erforderlich, die Haut zu homogenisieren, wenn man eine optimale Extraktion erreichen will.

Hinzu kommt, wie bereits erwähnt, der Fehler, der bei der Zuckerbestimmung nach HAGEDORN-JENSEN dadurch entsteht, daß die Haut während des Analysenganges zur Extraktion und Eiweißfällung im siedenden Wasserbad auf 100°C erhitzt wird. Dieser Fehler läßt sich nachweisen, wenn man außer der homogenisierten Haut noch einen Hautextrakt verwendet, der aus einem Teil des Homogenats durch Zentrifugieren bei 0°C gewonnen wird. Beide Ansätze — die homogenisierte Haut und der dazugehörige hautfreie Extrakt — kommen nach Zusatz des Eiweißfällungsmittels für 3 min in ein siedendes Wasserbad und werden gemeinsam nach der Methode von HAGEDORN-JENSEN analysiert. Dabei ist nur in dem einen Fall, beim Homogenat, die Haut der Wärmeeinwirkung ausgesetzt, während der Ansatz mit dem Extrakt ja nur die wasserlöslichen Hautbestandteile enthält.

Tabelle 2. *Temperatureinfluß auf die Bestimmung des Zuckergehaltes der Haut bei der Eiweißfällung im siedenden Wasserbad*
Hagedorn-Jensen-Methode

Ausgangsmaterial (hergestellt bei 0°C)	Meerschweinchenhaut mg/100 g Haut			Schweinehaut mg/100 g Haut		
homogenisierte Haut	173	168	180	124	155	130
Hautextrakt	105	104	104	87	125	90
Differenz	68	64	76	37	30	40

Osazonmethode

homogenisierte Haut	83	84	84	80	95	69
Hautextrakt	67	79	78	72	90	64
Differenz	16	5	6	8	5	5

Vergleicht man die Ergebnisse, die in Tab. 2 aufgeführt sind, dann stellt man fest, daß die Werte für die homogenisierte Haut sehr viel höher liegen als diejenigen, die für den Hautextrakt erhalten werden. Man könnte nun zunächst annehmen, daß die höheren Werte für die homogenisierte Haut dadurch bedingt sind, daß die Extraktion während des Homogenisierens bei 0°C nicht vollständig war und ein Teil des Zuckers in der Haut zurückgeblieben ist, der erst nachträglich während des Analysenganges unter der Einwirkung der höheren Temperatur erfaßt wird.

Wäre das der Fall, dann müßte sich die gleiche Differenz ergeben, wenn man eine Methode anwendet, die für den Zuckernachweis weitgehend spezifisch ist. Ich habe dazu die *Osazonmethode* benutzt und sie so modifiziert, daß der Analysengang in seinem ersten Teil genau den Bedingungen der Hagedorn-Jensen-Methode entspricht und erst nach der bei 100°C durchgeführten Eiweißfällung in eigener Richtung weiter verläuft.

Auch mit der Osazonmethode werden für die homogenisierte Haut höhere Werte gefunden als für den Extrakt, aber dieser Unterschied ist nur gering. Damit ist der Nachweis erbracht, daß beim Erhitzen der homogenisierten Haut auf 100°C Substanzen in Lösung gehen, die nur zu einem kleinen Bruchteil aus Zucker[1] bestehen. Es sind fast ausschließlich andere chemische Substanzen, die aber bei der Hagedorn-Jensen-Methode als Zucker mitbestimmt werden.

Würde man also die Methode von HAGEDORN-JENSEN zugrunde legen, dann käme man für die homogenisierte Haut auf Zuckerwerte, die mit einem Fehler behaftet sind, der für Schweinehaut 50—90%, für Meerschweinchenhaut über 100% beträgt (Tab. 2a).

Es ist klar, daß man unter solchen Umständen mit der *Hagedorn-Jensen-Methode* gar nichts anfangen kann. *Sie erfüllt in keiner Weise die Voraussetzungen, die es erlauben, Aussagen über den Zuckergehalt der Haut zu machen. Damit ist aber auch die Existenz des Hautdiabetes im Sinne von Urbach in Frage gestellt.*

Tabelle 2a

Der „wahre“ Zuckergehalt der Haut nach Untersuchungen an homogenisierter Haut

	Meerschweinchenhaut mg/100 g Haut			Schweinehaut mg/100 g Haut		
Hagedorn-Jensen-Methode	173	168	180	124	155	130
Osazonmethode	83	84	84	80	95	69
Fehler der Hagedorn-Jensen-Methode	108%	100%	114%	55%	63%	89%

Den gleichen Einwänden unterliegen die neueren Befunde, die von italienischen Autoren über den Zuckergehalt der Haut bei Psoriatikern erhoben wurden. MONACELLI u. Mitarb. untersuchten die erscheinungsfreie Haut von Psoriatikern und konnten darin als regelmäßigen Befund einen erhöhten Zuckergehalt nachweisen, den sie auf eine mangelnde Fermentaktivität beim Phosphorylierungsvorgang zurückführen. Sie betrachten die Hyperglykodermie bei der Psoriasis aber nicht als identisch mit dem Hautdiabetes, der von URBACH als eine isolierte, auf die

---

[1] Dabei ist es nicht einmal sicher, ob dieser Anteil wirklich als freier Zucker in der Haut vorhanden war und nicht vielmehr den komplexen Kohlenhydratverbindungen der Haut zuzuschreiben ist.

Haut beschränkte Störung der Insulinfunktion aufgefaßt wird, sondern bringen sie mit einer Insuffizienz der Nebennierenrinde in Zusammenhang. Monacelli u. Mitarb. benutzten aber für den chemischen Zuckernachweis ebenfalls die Hagedorn-Jensen-Methode. *Daher können ihre Befunde nicht als ein Beweis dafür angesehen werden, daß die Annahme eines erhöhten Zuckergehaltes in der erscheinungsfreien Haut des Psoriatikers zu recht besteht.*

Urbach hat nicht nur Versuche an menschlicher Haut durchgeführt, sondern auch den Zuckergehalt tierischer Haut bestimmt. Er stellte dabei fest, daß die Haut vieler Säugetiere, z.B. auch die des Meerschweinchens, einen höheren Zuckergehalt aufweist als das Blut. Auch dieses Ergebnis ist von anderer Seite mehrfach bestätigt worden, obwohl es sich nur schwer mit der Vorstellung vereinbaren läßt, daß das Niveau des Zuckergehaltes der Haut durch einen Diffusionsvorgang zwischen Blut und Gewebe aufrecht erhalten wird. Nur von einem Autor (Cornbleet) liegen Befunde vor, die nicht mit denen von Urbach übereinstimmen.

Tabelle 3. *Bestimmung des Zuckergehaltes im Blut, in feingeschnittener und in homogenisierter Haut*
Versuche an Meerschweinchen nach 24 Std Nahrungsentzug

	Hagedorn-Jensen-Methode			Osazonmethode		
Ausgangsmaterial	mg/100 g Haut bzw. mg/100 ml Blut					
Blut	117	118	109	99	95	93
feingeschnittene Haut	110	118	119	67	63	68
homogenisierte Haut	173	168	180	83	84	84

Nach meinen eigenen Untersuchungen (Tab. 3) am Meerschweinchen, die 24 Std unter Nahrungsentzug standen, kann es bei Anwendung der Urbachschen Methode tatsächlich vorkommen, daß die für die Haut gefundenen Werte so hoch liegen, daß sie die Blutzuckerwerte übertreffen. Bei Verwendung von homogenisierter Haut ist es sogar regelmäßig der Fall. Wie es sich aber in Wirklichkeit verhält, zeigen erst die Ergebnisse, die mit der Osazonmethode erhalten werden. Hier sind die Hautzuckerwerte stets niedriger als die Blutzuckerwerte. Das gilt nicht nur für geschnittene Haut, sondern auch für das Homogenat. *Also auch diese Ergebnisse von Urbach halten einer kritischen Nachprüfung nicht stand. Sie zeigen wiederum mit besonderer Deutlichkeit, daß man bei der Bestimmung des Zuckergehaltes der Haut ohne die Anwendung spezifischer Methoden nicht auskommen kann.*

Ich habe mich bei meinen Untersuchungen nicht auf die Osazonmethode beschränkt, sondern noch zwei weitere Methoden angewandt, denen ebenfalls eine hohe Spezifität für den Zuckernachweis zugesprochen wird, und zwar die Kupfermethode nach FRANK u. KIRBERGER [1] und den enzymatischen Zuckernachweis mittels Glucoseoxydase unter Verwendung des Glucosereagens von Boehringer. Ich habe diese für den Blutzuckernachweis bestimmten Methoden entsprechend den Erfordernissen für den Zuckernachweis in der Haut umgearbeitet und Paralleluntersuchungen an Hautextrakten durchgeführt. Bei diesen beiden Methoden wird im Gegensatz zur Osazonmethode die Eiweißfällung nicht im siedenden Wasserbad, sondern bei Raumtemperatur vorgenommen.

Tabelle 4. *Bestimmung des Zuckergehaltes im Hautextrakt unter gleichzeitiger Anwendung der Hagedorn-Jensen-Methode, der Osazonmethode, der Kupfermethode und der enzymatischen Methode in mg/100 g Haut*

Ausgangsmaterial	Hagedorn-Jensen-Methode	Osazon-methode	Kupfer-methode	enzymatische Methode
Schweinehaut	105	69	63	75
	103	60	69	65
	96	62	57	71
	92	65	57	74
Meerschweinchenhaut	105	67	84	40
	104	78	90	67
	104	79	89	59
	101	70	80	59

Theoretisch wäre für den gleichen Hautextrakt eine vollständige Übereinstimmung der mit diesen drei Methoden erhaltenen Ergebnisse zu erwarten, wenn jede von ihnen den Anspruch auf Spezifität im vollen Umfange erfüllt. Betrachtet man daraufhin die Untersuchungsergebnisse in der Tab. 4, dann stellt man fest, daß die mit der Kupfermethode und der Osazonmethode für die Schweinehaut erhaltenen Werte innerhalb einer Fehlerbreite von 5—10 mg/100 g Haut übereinstimmen. Bei der Meerschweinchenhaut lagen die mit der Kupfermethode gefundenen Zuckerwerte durchweg höher. Der enzymatische Zuckernachweis mittels Glucoseoxydase, bei dem für die Indicatorreaktion als Wasserstoffdonator o-Dianisidin verwendet wird, ergab für Schweinehaut etwas höhere, für die Meerschweinchenhaut niedrigere Werte als die beiden anderen Methoden. Hier sind zur Klärung der den Zuckernachweis beeinflussenden Faktoren noch weitere Untersuchungen erforderlich, über die zu einem späteren Zeitpunkt berichtet werden soll.

Zusammenfassung

Durch systematische Überprüfung der von URBACH eingeführten Methode zur Bestimmung des Zuckergehaltes der Haut konnte der Nach-

---

[1] Die Kupfermethode ist zwar auch nur eine Reduktionsmethode, durch die Eiweißfällung mit Natriumwolframat in isotonischer Kupfersulfat-Natriumsulfatlösung wird jedoch der weitaus größte Teil der reduzierenden Nichtzuckersubstanzen eliminiert.

weis erbracht werden, daß diese Methode für den vorgesehenen Zweck unbrauchbar ist.

Schon die Extraktionsbedingungen sind unzureichend, wenn die Haut nicht homogenisiert, sondern nur mit der Schere fein zerschnitten wird, wie es nach dem Vorgehen von Urbach geschieht. Hinzu kommt, daß die für den chemischen Zuckernachweis benutzte Hagedorn-Jensen-Methode nur eine einfache Reduktionsmethode darstellt. Bei ihrer Anwendung auf die Zuckerbestimmung in der Haut fällt dieser Mangel an Spezifität besonders stark ins Gewicht, weil die Haut während des Analysenganges einer Temperatur bis zu 100°C ausgesetzt wird und dabei sehr beträchtliche Mengen anderer Substanzen abgibt, die fälschlich als Zucker miterfaßt werden.

Die Anwendung dieser fehlerhaften Methodik entwertet die von Urbach erhaltenen Ergebnisse über den Zuckergehalt der menschlichen Haut, die zu der Aufstellung des Begriffes „*Hautdiabetes*" geführt haben.

Der gleiche Einwand richtet sich gegen die von Monacelli u. Mitarb. unter Verwendung der Hagedorn-Jensen-Methode erhaltenen Befunde, nach denen die erscheinungsfreie Haut des Psoriatikers einen erhöhten Zuckergehalt aufweisen soll.

Auch die Feststellung von Urbach, daß bei vielen Säugetieren, unter anderem auch beim Meerschweinchen, der Zuckergehalt der Haut höher liegt als der des Blutes, konnte, soweit es das Meerschweinchen betrifft, nicht bestätigt werden.

Der Deutschen Forschungsgemeinschaft, mit deren Unterstützung die vorliegenden Untersuchungen durchgeführt wurden, und Herrn Prof. Dr. A. Lüttringhaus, dem Direktor des Chemischen Institutes der Universität Freiburg, der mir in bereitwilligster Weise ein Laboratorium zur Verfügung stellte, bin ich zu großem Dank verpflichtet.

Literatur

Cornbleet, Th.: Arch. Derm. Syph. (Chicago) **41**, 193 (1940).
Longhi, A.: Arch. ital. Derm. **25**, 97 (1952).
Mihara, J.: Jap. J. Derm. **67**, 381 (1957).
Monacelli, M.: Relazione XXVIII. Congr. SIDES, 1933.
Monacelli, M., u. A. Ribuffo: Hautarzt **1952**, 498.
Monacelli, M., u. A. Ribuffo: Gaz. sanit. (Milano) **1953**, 10.
Pillsbury, D. M., and G. V. Kulchar: J. biol. Chem. **106**, 351 (1934).
Rappaport, F.: Mikrochemie des Blutes. Wien: Emil Haim Co. 1936.
Ribuffo, A.: Atti del XXXIII Congr. SIDES, Vol. I, 1951.
Ribuffo, A.: G. ital. Derm. Sif. Fasc. **1**, (1957).
Schulze, W.: Arch. Derm. Syph. (Berl.) **181**, 471 (1940).
Schulze, W., u. K. Kunz: Arch. Derm. Syph. (Berl.) **181**, 486 (1940).
Urbach, E.: Klin. Wschr. **1929**, 2094.
Urbach, E.: J. Amer. med. Ass. **129**, 438 (1945).
Urbach, E., u. E. Fantl: Biochem. Z. **196**, 471 (1928).
Urbach, E., and J. W. Lentz: Arch. Derm. Syph. (Chicago) **52**, 301 (1945).
Urbach, E., u. K. Rejtoe: Arch. Derm. Syph. (Berl.) **166**, 478 (1932).
Urbach, E., u. G. Sicher: Arch. Derm. Syph. (Berl.) **157**, 160 (1929).

Aussprache

G. Leonhardi-Frankfurt: Wir haben uns vor einigen Jahren ebenfalls mit dem Zuckernachweis in der Epidermis befaßt. Wir stellten wäßrige Gewebsextrakte her, die wir papierchromatographisch untersuchten. Dabei konnte niemals ein Zucker nachgewiesen werden. — Es wird vorgeschlagen, eine spezifische enzymatische Methode für den Nachweis von Zucker anzuwenden.

P. Zierz-Ludwigshafen: Frage, ob vom Vortragenden auch Hautzuckerbestimmungen an Diabetikern vorgenommen wurden. In eigenen Versuchen an alloxandiabetischen Tieren konnten mit dem erhöhten Blutzucker auch ein Ansteigen der Hautzuckerwerte beobachtet werden, die sich häufig später als die Blutzuckerwerte normalisierten.

W. Schulze-Freiburg (Schlußwort): Eine 100%ig spezifische Methode stellt auch die enzymatische Zuckerbestimmung mittels Glucoseoxydase nicht dar, da durch die Anwesenheit von Glykogen und bestimmten reduzierenden Substanzen fehlerhafte Ergebnisse auftreten können. Im übrigen wurde bei den eigenen Untersuchungen nicht nur die Osazonmethode, sondern auch der enzymatische Zuckernachweis und die Kupfermethode von KIRBERGER und FRANK angewandt. — Untersuchungen an diabetischen Tieren wurden nicht durchgeführt, es ist aber keine Frage, daß bei diabetischen Blutzuckerwerten auch der Zuckergehalt der Haut erhöht ist, ebenso wie nach Sacharingaben eine Senkung des Blutzuckers mit einem Hautzuckerabfall einhergeht. — Hinweis, daß bei den Untersuchungen von URBACH für den Zuckergehalt der erscheinungsfreien Haut von Psoriatikern keine erhöhten Werte aufgeführt sind und von LONGHI nur bei 30% der Psoriatiker eine Erhöhung des Hautzuckergehaltes festgestellt werden konnte.

129. G. Leonhardi-Frankfurt a. M.: Die Beeinflussung von Atmung und Glykolyse der Haut durch verschiedene Pharmaka.

Man nimmt heute an, daß die meisten Krankheiten auf lokalen oder allgemeinen Stoffwechselstörungen beruhen. Diese kommen zustande durch mangelhaftes Zusammenwirken oder den Ausfall von Enzymen, die den normalen Ablauf des Stoffwechsels katalysieren. Ein solcher Mechanismus wird auch für zahlreiche Hautkrankheiten angenommen. Man konnte jedoch diese Störungen im Hautstoffwechsel bisher noch nicht lokalisieren. Um diesem Ziel näher zu kommen, haben wir den Einfluß verschiedener Pharmaka auf den krankhaft veränderten Stoffwechsel der Haut durch Bestimmung von Atmung und Glykolyse zunächst bei der Psoriasis und der Neurodermitis untersucht. Dieser Weg wurde gewählt, da der umgekehrte Vorgang, nämlich der Übergang des normalen in den krankhaften Stoffwechsel, z.B. bei der Psoriasis, offenbar so rasch vor sich geht, daß er methodisch nur schwer oder gar nicht erfaßt werden kann.

Atmung und Glykolyse sind der Ausdruck von Abbauvorgängen im Stoffwechsel, die letzten Endes der Energielieferung dienen. Die dabei gewonnene Energie wird zur Synthese neuer Zellbausteine aus den Nährstoffen benötigt und dient somit der Erhaltung der normalen Zellfunktionen.

Unter *Glykolyse* versteht man den Abbau von Glucose unter aeroben Bedingungen zu Brenztraubensäure und unter anaeroben Bedingungen zu Milchsäure. Dabei wird eine Kette von ungefähr 20 Reaktionen durchlaufen, wobei jede Stufe durch ein besonderes Enzym katalysiert wird. Zum Abbau von Glucose zu Milchsäure bzw. Brenztraubensäure wird kein Sauerstoff benötigt. Diese anaerobe Glykolyse kann in vitro im überlebenden Gewebe gemessen werden, indem man die Milchsäurebildung bzw. die durch Milchsäure freigesetzte Kohlensäure unter Ausschluß von Sauerstoff manometrisch im Warburg-Apparat bestimmt.

Unter *Atmung* werden Stoffwechselvorgänge verstanden, die mit Sauerstoffverbrauch einhergehen. Der Sauerstoffverbrauch eines Gewebes ist das Maß für die sich darin abspielenden Oxydationsvorgänge. In erster Linie werden damit die Oxydationsreaktionen gemessen, die im Citronensäurecyclus ablaufen. Derartige Messungen werden ebenfalls manometrisch im Warburg-Apparat, diesmal in Sauerstoffatmosphäre, durchgeführt.

Der *Citronensäurecyclus* umfaßt den oxydativen Abbau der bei der Glykolyse gebildeten Brenztraubensäure. Aus der Brenztraubensäure entsteht aktivierte Essigsäure, die eine zentrale Stellung im Stoffwechsel einnimmt. Sie ist das Zwischenprodukt sowohl der Synthese als auch des Abbaues von Fetten, Eiweißen und Kohlenhydraten. Die aktivierte Essigsäure wird im Citronensäurecyclus in acht Stufen vollständig oxydiert. Die Oxydation erfolgt durch Dehydrierung der Substrate, d.h. es wird Wasserstoff abgespalten.

Jede Dehydrierung, die im Verlauf des Citronensäurecyclus auftritt, ist der Ausgangspunkt einer sogenannten *Atmungskette*. Hier findet die eigentliche biologische Oxydation statt. Diese besteht darin, daß der vom Substrat abgespaltene Wasserstoff in einer Kette von sechs Stufen auf Sauerstoff übertragen wird, wobei Wasser entsteht.

Bei dem stufenweisen Abbau der Substrate wird *Energie* gewonnen, die zum größten Teil zur Synthese energiereicher Phosphatbindungen benutzt wird. Der Vorgang besteht in der Übertragung von anorganischem Phosphat auf Adenosindiphosphat, wobei Adenosintriphosphat (ATP) entsteht. ATP stellt die unmittelbare Energiequelle der meisten biochemischen Reaktionen im Organismus dar. Da die größte Energieausbeute bei den oxydativen Abbauvorgängen erhalten wird, spricht man auch von einer *oxydativen Phosphorylierung*.

Mit der Atmung eines überlebenden Gewebes werden also sehr komplexe Vorgänge gemessen:

1. Die Reaktionen beim Abbau der Kohlenhydrate, Eiweiße und Fette, bei denen aktivierte Essigsäure entsteht.

2. Die Endoxydation der aktivierten Essigsäure im Citronensäurecyclus.

3. Die stufenweise Übertragung von Wasserstoff auf Sauerstoff in der Atmungskette und

4. die Bildung energiereicher Phosphatbindungen.

Dabei muß berücksichtigt werden, daß diese Vorgänge enzymatisch gesteuert werden und reversibel sind.

Der Ausfall oder die verminderte Aktivität eines der Enzyme bzw. der Mangel oder der Überschuß eines der Substrate wird einen Einfluß auf die Atmung bzw. die Glykolyse einer Zelle haben. Diese Stoffwechselgrößen werden entweder vermehrt oder vermindert sein. Fällt z.B. ein Glied der Atmungskette aus, so muß die Zellatmung zum Stillstand kommen. Werden demgegenüber die energieliefernden Phosphorylierungsprozesse entkoppelt, so nimmt die Atmung zu als kompensatorische Reaktion auf die geringe bis fehlende Energieausbeute. Alle Störungen im gesamten Bereich dieser Stoffwechselvorgänge können demnach mit der Messung von Atmung und Glykolyse erfaßt werden. Bevor man die Aktivität einzelner Enzyme analysiert, sollte man sich zunächst erst einmal mit dieser Methode über Veränderungen in dem Gesamtablauf der enzymatischen Reaktionen orientieren.

Die Atmung von gesunder und kranker Menschenhaut wurde 1928 zuerst von GANS untersucht. Seine Ergebnisse wurden später von zahlreichen Autoren bestätigt. Die Atmung ist erhöht in der entzündeten Haut, beim Lupus vulgaris und bei der Neurodermitis, eher vermindert beim Lichen ruber und bei verschiedenen Hauttumoren. Besonders hohe Werte wurden bei der Psoriasis erhalten. Die Glykolyse war bei allen Hauterkrankungen vermehrt, besonders deutlich wieder bei der Psoriasis.

In eigenen Untersuchungen wurde die Änderung dieser Stoffwechselgrößen in der normalen und pathologisch veränderten Haut unter dem Einfluß verschiedener Pharmaka gemessen. Aus der Änderung der verschiedenen Stoffwechselgrößen sollte man ersehen, an welcher Stelle das betreffende Pharmakon angreift und damit auf den Sitz der betreffenden Störung schließen können.

Zunächst wurde die Atmung von normaler *Rattenhaut* nach Zusatz von bzw. lokaler Behandlung mit verschiedenen Pharmaka untersucht. Die Atmung der normalen Rattenhaut wird nicht geändert:

1. nach lokaler Behandlung mit Vitamin A und

2. nach Zusatz der Vitamine B_6 (Pyridoxalphosphat), Pantothensäure, C, Nicotinsäureamid sowie Salicylsäure und Resochin.

Dagegen wird die Atmung gehemmt:

3. nach Zusatz von Isonicotinsäurehydrazid in steigenden Konzentrationen und

4. nach lokaler Behandlung mit verschiedenen Teerarten (Steinkohlen- und Holzteer).

Im Hinblick auf später mitzuteilende Ergebnisse bei Psoriasis und Neurodermitis wurde in der Rattenhaut auch die Wirkung von Cortison und Vitamin A untersucht. Nach lokaler Anwendung einer 1 %igen Hydrocortisonsalbe war die Atmung um 20—35 % und die Glykolyse um 17 und 23 % gehemmt. Nach Zusatz eines wasserlöslichen Hydrocortisonesters wurde eine Hemmung von Atmung und Glykolyse in der gleichen Größenordnung beobachtet. Cortison und Vitamin A hatten dagegen keinen Effekt auf die Atmung (Tab. 1).

Weitere Analysen wurden an der gesunden und kranken Menschenhaut durchgeführt. Zunächst soll über Untersuchungen bei der *Psoriasis* berichtet werden. In Übereinstimmung mit den Ergebnissen von GANS fanden wir in der Psoriasispapel die Atmung stets erheblich gesteigert. Stark erhöhte Werte wurden auch bei der Glykolyse gemessen.

Wir haben erwogen, ob die Atmungssteigerung möglicherweise dadurch zustande kommt, daß bei der Psoriasis die oxydative Phosphorylierung entkoppelt wird. Experimentell läßt sich die oxydative Phosphorylierung von der Atmungskette durch Zugabe von Dinitrophenol entkoppeln. Sollte die oxydative Phosphorylierung bei der Psoriasis von vorneherein schon entkoppelt sein, dann dürfte Dinitrophenol nicht wirken. Unsere Versuche haben jedoch gezeigt, daß Dinitrophenol in der

Tabelle 1. *Beeinflussung von Atmung und Glykolyse der normalen Rattenhaut durch verschiedene Pharmaka*

lokal behandelt mit	$Q\,O_2$		Hemmung	$Q\,\dfrac{N_2}{CO_2}$		Hemmung	Steigerung
	unbehandelt	behandelt	%	unbehandelt	behandelt	%	%
Hydrocortison	1,92	1,24	35	4,08	3,15	23	—
1% Salbe	1,80	1,18	35	5,89	4,91	17	—
	2,09	1,67	20	—	—	—	—
	2,80	2,24	20	—	—	—	—
Zum Vergleich: Zusatz von							
Hydrocortison-	3,15	2,12	33	9,06	6,25	30	—
diäthylaminoacetat	3,94	3,66	10	9,06	8,28	10	—
10^{-4} m zur Inkubationslösung							
Cortison 1% Salbe	3,02	3,24	—	5,5	8,5	—	50
	2,64	2,90	—	—	—		
Vitamin A Emulsion	2,30	2,25	—	4,95	4,50	—	—
	3,50	3,00	—	6,35	6,90	—	—

Tabelle 2. *Beeinflussung von Atmung und Glykolyse der Psoriasispapel durch verschiedene Pharmaka*

lokal behandelt mit	$Q\,O_2$		Hemmung	$Q\,\dfrac{N_2}{CO_2}$		Hemmung
	unbehandelt	behandelt	%	unbehandelt	behandelt	%
Cignolin	3,95	2,81	30	11,4	11,1	—
	4,10	1,37	66	13,2	5,5	58
	3,99	3,31	17	6,59	4,15	37
Triamcinolon	4,10	3,19	25	13,2	9,35	29
	3,99	2,73	31	6,59	4,87	26
Hydrocortison	4,15	4,55	—	—	—	—
	—	4,76	—	—	—	—
Cortison	4,15	4,0	—	—	—	—

psoriatisch veränderten Haut ebenso wie in der normalen Haut wirksam ist. Die Atmungssteigerung bei Psoriasis kommt also nicht durch Entkoppelung der oxydativen Phosphorylierung zustande.

Nach lokaler Behandlung der Psoriasis mit Cignolin und Triamcinolon waren Atmung und Glykolyse deutlich gehemmt, während Hydrocortison und Cortison keinen Einfluß hatten (Tab. 2). Dies stimmt auch mit den klinischen Erfahrungen überein, wonach Cignolin und Triamcinolon im Gegensatz zu Hydrocortison und Cortison bei der Psoriasis therapeutisch wirksam sind.

In letzter Zeit wurde mehrfach über therapeutische Erfolge bei der Psoriasis mit Folsäure berichtet. Gleichzeitig sind in Amerika Behandlungserfolge mit Aminopterin beschrieben worden. Aminopterin ist aber im Stoffwechsel der Antagonist der Folsäure. Die Wirkung dieser Verbindungen im Stoffwechsel muß demnach eine gänzlich verschiedene sein.

Die Folsäure ist zur Übertragung von C_1-Körpern notwendig. Dies ist besonders bei der Synthese von Nucleotiden, den Bausteinen der Nucleinsäuren, von Bedeutung. Um wirken zu können, muß sie im Organismus erst in ihre biologisch aktiven Formen umgewandelt werden. Dieser Übergang wird durch Aminopterin blockiert, wodurch im Organismus entsprechende Mangelerscheinungen auftreten. Aminopterin hemmt die Epithelproliferation und die Keratinbildung und führt zur Alopecie und Stomatitis. Insbesondere aber unterdrückt es die Neubildung von Blutzellen und wurde deshalb bei der Leukämie gegeben. Wegen dieser toxischen Eigenschaften muß die interne Anwendung von Aminopterin bei der Psoriasis abgelehnt werden, zumal der therapeutische Effekt zweifelhaft ist.

Wir haben den Einfluß beider Substanzen auf die Atmung der psoriatisch erkrankten Haut untersucht. Es konnte jedoch keine Veränderung nachgewiesen werden. Folsäure hemmte die Atmung erst in unphysiologisch hohen Dosen. Versuche mit Rattenhaut erbrachten das gleiche Ergebnis. Wir haben uns daraufhin überlegt, ob die Folsäure in der Haut vielleicht deshalb nicht wirken kann, weil sie im Organismus, z.B. in der Leber, erst in die wirksame Form umgewandelt werden muß, wozu die Haut selbst nicht in der Lage ist. Es wurden deshalb Rattenleberschnitte mit Folsäure inkubiert und anschließend in der Inkubationslösung die Atmung von Rattenhaut gemessen. Hier ließ sich jedoch ebenfalls kein Effekt nachweisen. Wenn der Folsäure bei der Psoriasis überhaupt eine Bedeutung zukommt, dann handelt es sich wohl eher um eine pharmakologische Wirkung als um eine Substitutionstherapie.

Weiterhin haben wir Atmung und Glykolyse bei der *Neurodermitis* untersucht. Auch hier fanden wir erhöhte Werte, wenn auch nicht in dem Ausmaß wie bei der Psoriasis. Nach lokaler Behandlung mit Triamcinolon und Liantral waren die beiden Stoffwechselgrößen vermindert. Hydrocortison zeigte eine stärkere Hemmung als Cortison (Tab. 3). LEIBSOHN fand nach Zusatz von Hydrocortison eine Atmungsverminderung. Diese Ergebnisse stimmen ebenfalls mit den klinischen Erfahrungen überein.

Die Resultate zeigen, daß die therapeutisch wirksamen Pharmaka in allen Fällen eine Senkung der gesteigerten Stoffwechselgrößen bewirken. Atmung und Glykolyse werden immer gleichsinnig beeinflußt. Man kann annehmen, daß keines der genannten Pharmaka eine spezifische therapeutische Wirkung besitzt — weder bei der Psoriasis noch bei der Neurodermitis. Die erkrankte Haut wird sicherlich auch nicht dadurch normalisiert, daß diese Verbindungen direkt in den Stoffwechsel einbezogen werden, sondern daß diese Verbindungen offenbar nur indirekt wirken. Es erhebt sich ferner die Frage, ob der jeweilige Sitz der Erkrankung in den mit Atmung und Glykolyse gemessenen Stoffwechselprozessen primär zu suchen ist oder ob die Steigerung lediglich Ausdruck

Tabelle 3. *Beeinflussung von Atmung und Glykolyse der pathologisch veränderten Haut durch verschiedene Pharmaka bei Neurodermitis*

lokal behandelt mit	QO_2		Hemmung	$Q_{CO_2}^{N_2}$		Hemmung
	unbehandelt	behandelt	%	unbehandelt	behandelt	%
Cortisonsalbe	—	2,44	—	—	—	—
Hydrocortison-salbe	—	1,85	—	—	—	—
Triamcinolon-salbe	3,20	2,55	20,3	6,51	6,11	6,2
Liantral	3,20	2,43	24,1	6,51	4,77	26,7

des erhöhten Energiebedarfes eines möglicherweise sogar sauerstoffunabhängigen Prozesses ist. Diese Frage kann vorläufig noch nicht beantwortet werden. Der weitere Weg sollte sein, außerhalb dieses Systems ablaufende Stoffwechselprozesse zu messen und diese mit den Veränderungen von Atmung und Glykolyse zu vergleichen

Aussprache

J. Kimmig-Hamburg: Hemmung INH-Mechanismus — Folsäure-Funktion — keine Wirkung bei Psoriasis.

G. Leonhardi-Frankfurt (zu Kimmig): 1. Isonicotinsäurehydrazid hemmt alle Enzymreaktionen, an denen Pyridoxalphosphat beteiligt ist, wie z.B. Transaminasen, Decarboxylasen und die Enzyme des Tryptophanabbaues. Vermutlich kann es nicht nur im Tuberkelbacillus, sondern auch in der lebenden Zelle Nicotinsäureamid aus Diphosphorpyridinnucleotid verdrängen.

2. Triamcinolon unterscheidet sich vom Prednisolon dadurch, daß es in 9-α fluoriert ist und in 16-α eine Hydroxylgruppe trägt. Es muß vorläufig als sehr wahrscheinlich angesehen werden, daß die Fluor-Gruppe für den Effekt bei Psoriasis spezifisch ist. Hierüber sind weitere Untersuchungen im Gange.

130. G. Pascher-München: **Die wasserlöslichen Vitamine des Stratum corneum und deren Einfluß auf Bakterien im Rahmen der gesamten wasserlöslichen Hornschichtbestandteile**[1].

Die Arbeit besteht aus zwei Teilen: 1. Bestimmung der wasserlöslichen Vitamine im wäßrigen Hornschichteluat (Substrat: durch Ab-

---

[1] Erscheint ausführlich gemeinsam mit H. Röckl im Arch. klin. exp. Derm. **210**, 485, 531 (1960).

schaben mittels Gilettemesser gewinnbarer Teil des Stratum disjunctum vom Rücken Hautgesunder) und 2. Prüfung des Einflusses dieser Vitamine im Rahmen sämtlicher analytisch erfaßter wasserlöslicher Hornschichtbestandteile auf fünf Bakterienstämme.

1. Die Vitaminbestimmung wurde grundsätzlich an Sammelschabseleluaten — bei Riboflavin, Aneurin und Pantothensäure zur Ermittlung der physiologischen Schwankungsbreite außerdem an Einzeleluaten — durchgeführt.

Während die Vitamine des *B-Komplexes* nach mikrobiologischen Methoden bestimmt wurden, analysierten wir die *Ascorbinsäure* (Vit.C) nach zwei verschiedenen chemischen Methoden: und zwar einerseits nach STEWART u. SHARP (basierend auf der Reduktionskraft der Asc. nach Ausschaltung der im Eluat vorhandenen, die Analyse störenden Substanzen) und nach WYCHRAM (Kupplung der zu Dehydroascorbinsäure oxydierten Asc. mit 2,4-Dinitrophenylhydrazin).

Der wasserlösliche Anteil des Sammelschabsel enthält folgende Vitaminmengen (bezogen auf Schabsel-Nativgewicht):

Aneurin (B_1): 19 γ-%; *Riboflavin* (B_2): 54 γ-%; *Pantothensäure:* 100 γ-%; *Nicotinsäure* bzw. *Nicotinsäureamid:* 161 γ-%; *Pyridoxin* (B_6): 48 γ-%; *Biotin:* 0,041 γ-%; *Cobalamin* (B_{12}): 0,0038 γ-%; *Folsäure:* 0,1 γ-%; *Gesamt-Ascorbinsäure* (= Ascorbinsäure + Dehydroascorbinsäure): 700 γ-%.

2. Im Anschluß an unsere gemeinsam mit SPIER u. RÖCKL durchgeführten Versuche[1] zur Klärung des Einflusses der wasserlöslichen Hornschichtbestandteile (WL) auf Bakterien prüften wir nun, welche Änderungen die Bactericidie des wasserlöslichen Hornschichtanteiles durch Hornschicht — analoge Vitamin- und Zuckerzusätze erfährt.

Es wurde in in vitro-Versuchen der Einfluß von a) natürlichem Eluat, b) Gesamtmodell (enthaltend sämtliche analytisch erfaßten wasserlöslichen Bestandteile außer Vitaminen und Zuckern), c) Gesamtmodell + Hornschicht-analoger Vitaminszusatz und d) Gesamtmodell + Vitamin- + Zucker (Glucose, Ribose)-Zusatz auf folgende Bakterienarten geprüft: Staph. aureus (häm.), Staph. albus, Enterococcus, Escherichia coli und Pseudomonas pyocyanea.

Der Zusatz der oben erwähnten Vitamine zum „vorläufigen" Gesamtmodell ergab keine bemerkenswerte Änderung der bereits in der I. Mitteilung beschriebenen relativ geringen bactericiden Eigenschaften des „vorläufigen" Gesamtmodells. Der Zusatz von Vitaminen + Zuckern hingegen hat merkwürdigerweise eine wesentliche Erhöhung der bacterciden Eigenschaften des Mediums zur Folge, es wurde hier eine deutliche Annäherung an die bactericiden Eigenschaften des natürlichen Eluates festgestellt.

---

[1] Veröffentlicht im Arch. klin. exp. Derm. **205**, 420 (1957).

Aussprache

J. Kimmig-Hamburg: Frage nach der Bestimmung von PAB und Protsäure.

131. Th. Grüneberg-Halle (Saale) und **A. Szakall**-Hamburg: **Die Bedeutung des Überganges von Pentosen, energiereichen und freien Phosphaten in die Hornzellen bei normaler und pathologischer Verhornung.** Mit 1 Textabbildung.

Die Entdeckung und die Analyse des Nichtkeratinanteiles der sogenannten wasserlöslichen Inhaltstoffe (W.L.) der Hornschicht oder präziser gesagt, der Hornzellen, war ein wesentlicher Fortschritt bei der Schaffung von Grundlagen für die normale und pathologische Physiologie der Haut. Gleich wurde von der Möglichkeit Gebrauch gemacht, die physiologischen Verhältnisse mit den pathologischen zu vergleichen. Verständlicherweise wandten wir uns den extremen Arten der Verhornungsanomalien zu, vor allem der Psoriasis. Da angenommen wurde, daß bei normaler Verhornung die wasserlöslichen Inhaltstoffe aus dem zerfallenen Zellinhalt der Epidermiszellen herrühren, war es naheliegend, zu untersuchen, wie sich diese Inhaltstoffe bei den vorwiegend persistierenden psoriatischen Zellkernen verhalten, wenn solche überhaupt nachweisbar sind.

Deshalb haben wir als erstes die Gesamtmenge der W.L. in dem normalen Str. corneum conjunctum und in Psoriasis-Schuppen untersucht. Diese Untersuchungen ergaben, daß die Gesamtmenge der W.L. bei Normalen 42%, bei Psoriasis-Schuppen nur 7%, also $^1/_6$ beträgt. Der quantitative Aminosäurespiegel ist dabei in beiden wäßrigen Extrakten gleich, nur die Gesamtmenge an freien Aminosäuren ist in den Psoriasis-Schuppen wesentlich geringer. Dieser Befund steht mit der Tatsache der persistierenden, parakeratotischen Zellkerne in Übereinstimmung.

Anders verhält sich die zweite, ebenfalls zuerst von uns untersuchte Stoffgruppe, die Pentosen. Bei normaler Verhornung sind Pentosen im Str. conjunctum und disjunctum in freier wie in gebundener Form nur in geringen Mengen enthalten. Eluieren wir aber die Hautoberfläche fortlaufend in kürzeren Zeitintervallen mit Wasser, so steigt der Gehalt an freien Pentosen an (Tabelle). Neben dem direkten analytischen Nachweis wurde der indirekte Beweis für eine echte Zunahme der Pentosen durch Einengung der Eluate bei 70—90°C erbracht, die bei fortdauernden Extraktionen immer saurer wurden. Die Ursache der Säuerung ist die Kondensation der Pentosen mit freien Aminosäuren, die z.B. im Falle des Glykokoll einen p_H-Wert von 3,9 ergeben. Als Quelle der neu erschienenen extrahierbaren Pentosen sind in früheren Arbeiten das Str. granulosum oder sogar möglicherwiese die darunter gelegenen Zellagen des Rete ermittelt worden. Man kann z.B. von der in situ freigelegten Barrierefläche mit kurzen, 10—30 minütlichen Unterbrechungen fortgesetzten wäßrigen Extraktionen erhebliche Mengen an W.L. entziehen, ohne den Bestand herabzusetzen. Dies ist nur möglich, wenn von den darunter gelegenen Schichten der Epidermis Nachschub geliefert wird. In Psoriasis-Schuppen liefert die in vitro durchgeführte Extraktion mit Wasser einen sehr hohen Gehalt an freien Pentosen. Dieser Befund muß als um so auffälliger registriert werden, als diese Stoffe ja infolge Persistenz der Zellkerne in den Schuppen in viel geringerer Menge vorkommen mußten als im normalen Str. corneum conjunctum. Der Befund ist inzwischen von BRAUN-FALCO, FLESCH und ESODA bestätigt worden. Der außerordentliche Pentosereichtum der parakeratotischen Hornschicht bedeutet demnach einen Widerspruch zu den erhaltenen Zellkernen. Daß die Pentosen in den Zellkernen nicht eingebaut sind, ist zuerst in einer gemeinsamen Arbeit mit WEBER nachgewiesen worden. Ein Teil der Pentosen liegt gebunden in schwer hydrolysierbarer Form vor, der Rest als freie Pentosen. Nach FLESCH und ESODA beträgt die Menge der freien Pentosen nur $^1/_6$ der gebundenen.

Tabelle

Versuchsperson	Alter	Gehalt an Pentosen Milligramm in je 100 g Extrakt			
		I	II	III	IV
		Extrakte (20 min Zwischenpausen)			
1	20	403	576	545	545
2	32	281	427	472	479
3	46	419	490	529	517
4	59	303	375	431	463

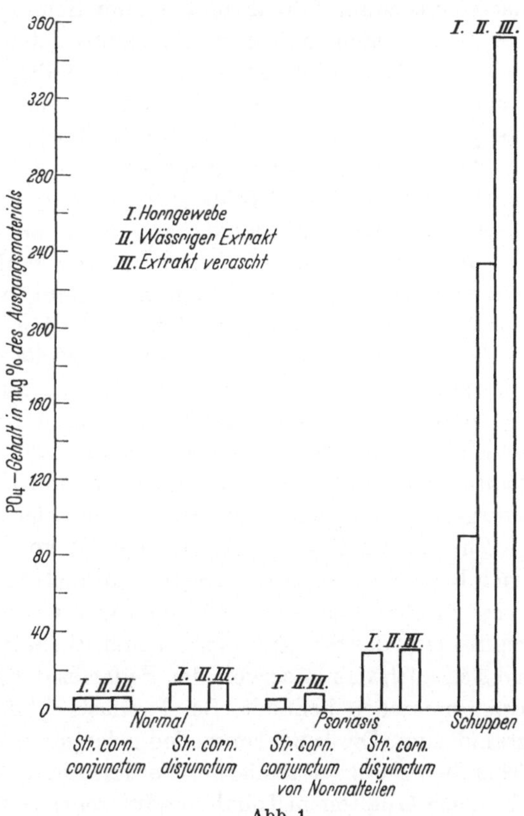

Abb. 1

Die dritte der untersuchten Stoffgruppen betrifft die Phosphate. Die Substrate sind von 28 Gesunden und 250 Psoriatikern (unvorbehandelt) gewonnen.

In dem normalen, wie auch in dem von normal aussehenden Hautregionen von Psoriatikern stammenden Str. corneum conjunctum ist der Gehalt an PO_4 mit 5 mg-% sehr gering. Wäßrige Extrakte von Psoriatikern enthalten die Phosphate ausschließlich gebunden, so daß sie erst nach Veraschung in Erscheinung treten. Das Str. disjunctum enthält bei Normalen bereits mehr Phosphat. Ihre Menge stimmt mit den von SPIER und PASCHER sowie mit von BRAUN-FALCO festgestellten überein. Bereits im Str. disjunctum normal aussehender Teile der Haut von Psoriatikern steigt der PO_4-Gehalt auf das Doppelte. In den Extrakten sind in beiden Fällen nur gebundene Phosphate nachweisbar, die erst nach Veraschung fällbar sind. In den Schuppen ist ein enormer Anstieg des gebundenen und freien Phosphatgehaltes nachweisbar. Bei den Schuppen-Extrakten ist die gefundene PO_4-Menge auf die nur 7% betragenden wasserlöslichen Inhaltstoffe berechnet, deshalb die enorme Menge von fast 300 mg-% an freien Phosphaten (vgl. Abb. 1).

Wir versuchten nach Hydrolyse der extrahierten Schuppen (18 Std mit 0,3 n KOH), Nucleotide chromatographisch zu isolieren, um organisch gebundenes Phosphat nachweisen zu können. Das gelang nicht. Mit der Lösungsfront wanderten nur anorganische Phosphate. Diese sind demnach unter den gegebenen Bedingungen entweder in leicht spaltbarer oder in ungebundener Form enthalten.

Wir wissen also nichts über die Rolle und die Bindungsart von Phosphaten in organischen Verbindungen bei Psoriasis.

Interpretieren möchten wir nur den enormen Reichtum an Pentosen und Phosphat der parakeratotischen Zelle. Der augenfälligste Unterschied zwischen normaler und psoriatischer Epidermis ist das Fehlen des Str. granulosum und der Barriere bei der letzteren. Beim normalen Geschehen regelt diese den Durchtritt von Pentosen und Phosphaten nach Bedarf, die im Str. corneum conjunctum zu hornschichtspezifischen, synthetischen Leistungen herangezogen werden. Die Quelle dieses Nachschubs sind das Str. granulosum und die Saftspalten der Stachelschicht, wo sich auch das Reservoir des Bedarfes der sich ständig vermehrenden Epidermiszellen befindet. Bei Psoriasis fehlt die Barriere und ein Str. granulosum. Die Epidermiszellen gelangen mit erhaltenem Inhalt, wahrscheinlich infolge stürmischer Verhornung mit ihrem morphologisch und chemisch erhaltenem Inhalt, undifferenziert auf die Hautoberfläche. Sie bringen gleichzeitig alle Merkmale des Stoffwechsels einer stürmischen Entweichung mit sich, von welchen bis jetzt bezüglich der Pentosen und Phosphate nachgewiesen wurde, daß sie in Überschuß bleiben, da sie von der Zelle zu synthetischen und energetischen Leistungen nicht verwertet werden können.

Aussprache

H. W. Spier-München: Da der Vortragende anorganisches Phosphat in Barriere-bzw. Schuppen-Chromatogrammen bei Nichtpsoriatikern nicht oder nur andeutungsweise gefunden hat, kommt diesem Nachweis bei der Psoriasis offenbar eine diagnostische und pathogenetische Bedeutung zu.

J. Kimmig-Hamburg: Frage: Es muß ja eine Adenosin-Phosphorsäure sein. Es gibt doch hochaktive Phosphorsäuren, die Carbamin-Phosphorsäure zum Beispiel, die jüngst isoliert wurde, die im Schwefelstoffwechsel bei der Sulfid- und Sulfatbildung eine wichtige Rolle spielen. Liegt dies nicht vor?

A. Szakall-Hamburg: Adenosin ist chromatographisch nachweisbar, jedoch ohne Phosphat.

132. K. Meinicke-München: Properdinbestimmung bei Dermatosen.

In den letzten 6 Jahren hat ein Serumprotein für die Feststellung der unspezifischen Blutbactericidie immer mehr an Bedeutung gewonnen, dessen Entdeckung wir dem Amerikaner Pillemer verdanken. Dieser Faktor des Serums ist unter anderem nur in Verbindung mit Komplement wirksam.

Es ist heute möglich, mit verschiedenen präparativen Methoden vier Komplementfaktoren aus dem Serum zu isolieren. Diese vier Faktoren werden mit C_1, C_2, C_3 und C_4 bezeichnet.

Seit 1907 kannte man auf Grund der Untersuchungen von Ferrata und Sachs zwei Bestandteile des Komplements, und zwar das sogenannte Mittel- und das Endstück. Diese Komplementkomponenten enthalten zwar jeweils C_1 und C_2, jedoch daneben auch noch andere Komplementfraktionen. Die erstmalige Isolierung von C_1 und C_2 konnten Pillemer u. Mitarb. 1941 durchführen. Ritz gelang 1912 der Nachweis eines dritten Komplementfaktors C_3, dessen Inaktivierung durch Cobratoxin schon 1902 von Flexner u. Noguchi, jedoch ohne Kenntnis der verschiedenen anderen Komplementfaktoren, beschrieben wurde. Coca stellte 1914 fest, daß die Zerstörung der Komplementfunktion nach Zusatz von Hefe ebenfalls auf einer Inaktivierung von C_3 beruht. Die vierte Komplementkomponente wurde 1926 von Gordon, Whitehead u. Wormall gefunden. Sie konnten nachweisen, daß C_4 durch NH_3 inaktiviert wurde.

Pillemer bemühte sich in den Jahren 1953/54 gemeinsam mit seinen Mitarbeitern, die dritte Komponente des Komplements C_3 zu isolieren. Im Jahre 1954 berichtete er erstmals über ein weiteres Protein, das im Normalserum von Menschen und Tieren zu finden war, und das nach Hefezusatz zum Serum bei der Inaktivierung von C_3 mitwirkte. Er nannte dieses Protein, nachdem er seine bactericide Wirkung festgestellt hatte, Properdin. Die Bezeichnung wird von pro perdere = zu zerstören, abgeleitet. Pillemer konnte nachweisen, daß Properdin mit Polysaccchariden reagierte, und zwar wahrscheinlich in stöchiometrischen Proportionen. Die Isolierung von Properdin aus dem Serum gelang ihm nach Zusatz des wasserunlöslichen Polysaccharids Zymosan, das in der Zellmembran der Hefe enthalten ist. In gleichsinniger Weise wie die Bindung des Properdins an Zymosan tritt auch eine Bindung dieses Proteins mit polysaccharidhaltigen Komplexen ein, die die Zellmembran zahlreicher Mikroorganismen bilden. Man nimmt heute an, daß diese Properdin-Polysaccharid-Komplexe durch zusätzliche enzymatische Destruktion, bei der das Komplementsystem beteiligt ist, beeinflußt werden. So erklärt sich auch, daß Properdin nur in einem Serummilieu bactericide Wirkung zeigt, in dem Magnesiumionen in einer Mindestkonzentration von $5 \cdot 10^{-5}$ mol und die vier Komplementkomponenten enthalten sind.

Der Properdinspiegel, der schon beim Gesunden gewissen Schwankungen unterliegt, kann künstlich im Sinne eines Absinkens oder Steigens beeinflußt werden. So führt eine intensive Ganzkörper-Röntgenbestrahlung bei Tieren zu einem Absinken des Properdinspiegels. Pillemer, Blum, Lepow, Ross, Todd u. Wardlaw konnten nach Ganzbestrahlung von Ratten feststellen, daß der Properdintiter bis unter 1 E/cm³ absank. Nach Linder, Isliker u. Zuppinger betrug der Properdinspiegel schon 3 Tage nach der Bestrahlung der Tiere nur die Hälfte, nach 8 Tagen nur $^1/_3$ des Ausgangswertes. Pillemer und auch Isliker konnten Mäuse durch intravenöse Gaben von Polysacchariden, die einen Properdinanstieg bewirkten, vor dem Bestrahlungstod schützen. Es ist in diesem Zusammenhang interessant zu konstatieren, daß Bond, Marcus u. Donaldson, Parkins u.a. schon Jahre vor der Entdeckung des Properdins feststellten, daß eine hochdosierte Bestrahlung eine Minderung der bactericiden Kraft des Blutes bewirkte. Miller, Hammond u. Tompkins beobachteten schon vor 1954, daß die Bakteriämie nach hoher und ausgedehnter Rö-Bestrahlung von den Bakterien des unteren Intestinaltractus ausging. Wenn man auch einen Zusammenhang zwischen Properdinabfall und Strahlenschäden sichern konnte, so dürfen nach H. Schmidt doch nur gewisse Frühschäden als Folge endogen entstandener Bakteriämie auf die durch Properdinabnahme verminderte Abwehrfähigkeit zurückgeführt werden.

Auch nach ausgedehnten Verbrennungen wurde ein zum Teil völliger Properdinschwund festgestellt. Stressreaktionen und Zuführung von Bakterien-Polysacchariden im Sinne einer unspezifischen Reizkörpertherapie können nach einem anfänglichen Abfall zu einem späteren deutlichen Anstieg des Properdintiters führen. Der Properdingehalt des Serums gesunder Personen beträgt nach der Methode von Pillemer und der Modifikation von Schulze u. Mitarb. 4—10 E/cm³. Interessant sind die Ergebnisse von Fumarola, Koch, Schultze u. Schwick, die übereinstimmend feststellen konnten, daß der Properdingehalt im ersten Vierteljahr des Lebens deutlich herabgesetzt ist und daß im zweiten Halbjahr nach der Geburt bereits normale Werte erreicht werden.

Die Properdintiterbestimmung tierischer Sera stößt auf gewisse technische Schwierigkeiten. Es ist jedoch auffallend, daß PILLEMER, SCHULTZE, KENT u. a. feststellten, daß Affen und Ratten einen besonders hohen Properdinspiegel aufweisen, der den Properdinspiegel des Menschen um das Sechs- bis Zwanzigfache übersteigt. Schafe und Meerschweinchen besitzen nach PILLEMER einen verhältnismäßig niedrigen Properdinspiegel. Diese großen Unterschiede im Properdingehalt tierischer Seren erklären, zumindest in mancher Hinsicht, die unterschiedliche Anfälligkeit der Versuchstiere gegen Infektionen.

Wir haben gemeinsam mit SCHREIBER die verschiedenen Methoden der Properdinbestimmung kritisch untersucht und sind zu dem Schluß gekommen, daß die Angaben über den Properdinspiegel bei Kranken und Gesunden je nach der benutzten Methode differieren. Bedeutungsvoll erscheinen auch die Ergebnisse von SOULIER und ISLIKER, die einen *Hemmfaktor* feststellen konnten, der sich bei der Properdinbestimmung mancher Seren störend auswirkte. Wir werden über unsere Untersuchungen, die sich eingehend mit den verschiedenen Methoden der Properdinbestimmung befassen, an anderer Stelle ausführlich berichten. Wir möchten hier nur kurz das Prinzip der Properdinbestimmung im Serum skizzieren.

Der Zusatz des Polysaccharids Zymosan zum Serum ergibt einen Properdin-Zymosan-Komplex, der zu einer Inaktivierung der Komplementkomponente C_3 führt. Diesen Vorgang machte sich PILLEMER bei der Properdin-Titer-Bestimmung zunutze. Eine Einheit Properdin ist nach PILLEMERS Definition diejenige Menge, die nach optimalem Zymosanzusatz 120 ± 30 E C_3 in 1 cm³ RP Serum (removed Properdin = RP) während einer Inkubation von 60 min bei 37° C inaktiviert. Wir benutzten für unsere Untersuchungen die Modifikation der Pillemerschen Methode von SCHULTZE, SCHWICK, FRITZSCHE u. FISCHER. Diese Modifikation besitzt gegenüber der Originalmethode von PILLEMER zwei wesentliche Vorzüge. So wird erstens der C_3-Zuwachs durch das Testserum im Gegensatz zur Pillemerschen Methode bei dieser Modifikation berücksichtigt. Zweitens wird die Titrierung bei 50%iger Hämolyse und nicht bei kompletter Lyse des hämolytischen Systems durchgeführt. Wir selbst haben gemeinsam mit SCHREIBER die Methode von SCHULTZE u. Mitarb. in einigen Punkten geändert, worauf wir jedoch an dieser Stelle nicht näher eingehen können.

Durchführung der Methode

Reagentien und Geräte. Für unsere Versuche benutzten wir Reagentien der Behringwerke, und zwar

54*

    1. RP Trockenserum Nr. 56 G und Nr. 61

    2. R_3 Trockenserum (C_3-freies Serum) Nr. 57 C und Nr. 58 E

    3. Zymosan Nr. 23 A und Nr. 27.

Weiterhin stellten wir selbst

    4. einen Michaelis-Puffer und

    5. ein hämolytisches System her.

Die photometrischen Messungen der Extinktion wird mit einem Eppendorf-Spektralphotometer bei einer Wellenlänge von 546 mμ in optischen Spezialküvetten von 10 mm $\varnothing$ durchgeführt.

Versuchsanordnung. Vor Ansetzen der eigentlichen Versuchsserie nahmen wir RP-Eignungsprüfungen vor, die bei beiden Chargen einwandfreie Werte ergaben. Es wurden Verdünnungen des jeweiligen Patientenserums mit physiologischer NaCl-Lösung angesetzt und anschließend ein properdinfreies RP-Serum hinzugefügt. Sämtliche Ansätze wurden doppelt ausgeführt, und zwar jeweils mit und ohne Zymosan. Nach einer Inkubation von 60 min bei 37°C wurde das Zymosan abzentrifugiert und von jedem Ansatz die C_3-Aktivität nach Zugabe von konstanten Mengen R_3, gepufferter NaCl-Lösung und hämolytischem System nach einer weiteren Inkubation von 30 min bei 37°C bestimmt. Der Hämolysegrad in den abzentrifugierten Proben wurde jeweils mit Hilfe des Eppendorf-Spektralphotometers bewertet.

Berechnung der Properdin-Einheiten. Nach Schultze u. Mitarb. werden die Properdin-Einheiten nicht nach der C_3-Abnahme in 1 cm³ RP-Serum berechnet, sondern auf die Abnahme des C_3 in 1 cm³ Testserum in Gegenwart von optimalen Mengen Zymosan und 0,25 cm³ RP-Serum während einer Inkubationszeit von 60 min bei 37°C bezogen. Eine Einheit Properdin ist nach dieser Methode die Menge, die in 1 cm³ Testserum unter den oben angegebenen Bedingungen 50⁰/₀ der C_3-Einheiten inaktiviert. Nach Schultze u. Mitarb. werden die den einzelnen Testserumverdünnungen entsprechenden Properdin-Einheiten graphisch bestimmt. Wir fanden jedoch bei unseren Versuchen, daß die verschiedenen graphisch ermittelten Werte meist nicht auf einer Geraden lagen. Wir bestimmten deshalb die Properdin-Einheit im Kubikzentimeter nach einem Vorschlag von Lang nicht graphisch, sondern rechnerisch.

Ergebnisse der Properdinbestimmung bei verschiedenen Dermatosen

Über die Höhe des Properdintiters bei einzelnen Erkrankungen der inneren Organe finden sich in der Literatur bereits zahlreiche Hinweise. Es handelt sich meist um Mitteilungen von Autoren über Einzelbeobachtungen, deren Ergebnisse sich auf Grund unterschiedlicher Technik der Properdinbestimmung nur schwer vergleichen lassen. Mitteilungen über Properdinbestimmungen bei Dermatosen konnten wir im deutschen Schrifttum bisher nicht ausfindig machen. In der angelsächsischen Literatur fanden wir lediglich einen Bericht von Newcomer, McNall u. Mitarb. über Properdinwerte bei verschiedenen Fällen von Hautkrankheiten. Bei Pemphigus, Erythematodes, Herpes Zoster und Neurodermitis beobachteten die Autoren im allgemeinen normale oder geringfügig erniedrigte Werte. Da McNall u. Mitarb. für die von ihnen durchgeführten Properdinbestimmungen statt Zymosan Inulin benutzten, können die gefundenen Werte nicht mit den Ergebnissen nach der Pillemerschen Methode bzw. der Modifikation von Schultze u. Schwick gleichgesetzt werden.

Auswahl der Patienten. Da die Properdinbestimmungen sehr kostspielig und zeitraubend sind, führten wir zunächst Untersuchungen bei Dermatosen durch, die mit ausgedehnten Hauterscheinungen einhergingen. Weiterhin bemühten wir uns, möglichst mehrere Kranke mit

Tabelle 1. *Properdinbestimmung bei Dermatosen*

	Patient	Alter Jahre	Diagnose	Properdineinheiten
1.	S. A.	57	Alterspemphigus (Bull. Pemphigoid)	11,52
2.	B. J.	45	Alterspemphigus (Bull. Pemphigoid)	8,0
3.	Sch. L	9	Epidermolysis bullosa hereditaria simplex	12,4
4.	Sch. S.	5	Epidermolysis bullosa hereditaria simplex	10,3
5.	B. J.	25	Erythema exsudativum multiforme	6,3
6.	W. H.	69	Erythema exsudativum multiforme	5,0
7.	H. W.	21	Erythema exsudativum multiforme	9,6
8.	P. J.	64	Mycosis fungoides	7,0
9.	R. J.	40	Sclerodermia diffusa progressiva	5,4
10.	H. K.	63	Furunkulose	6,56
11.	H. K.	55	Furunkulose	14,2
12.	P. K.	26	Acne conglobata	15,6

gleichen Dermatosen auszuwählen, um Vergleichsmöglichkeiten zu haben. Im einzelnen führten wir Properdintiterbestimmungen bei zwei Patienten mit Alterspemphigus, zwei Kindern mit Epidermolysis bullosa hereditaria simplex, bei zwei jüngeren und einem älteren Patienten mit ausgedehnten Erscheinungen von Erythema exsudativum multiforme, bei zwei Patienten mit jahrelang bestehender Furunkulose und bei je einem Patienten mit Acne conglobata, Mycosis fungoides und Sclerodermia diffusa progressiva durch. Die Ergebnisse sind in Tab. 1 aufgeführt.

Bei allen Patienten wurde gleichzeitig mit der Blutabnahme für die Properdinbestimmung die Blutkörperchensenkung festgestellt. Das Ergebnis der Vergleichsuntersuchungen ist in Tab. 2 aufgeführt.

Tabelle 2
Vergleich der Blutkörperchensenkung mit den gefundenen Properdinwerten

	Patient	Properdineinheiten	BKS
1.	S. A.	11,52	70/85
2.	B. J.	8,0	5/11
3.	Sch. L.	12,4	8/2
4.	Sch. S.	10,3	14/24
5.	B. J.	6,3	55/85
6.	W. H.	5,0	15/38
7.	H. W.	9,6	20/40
8.	P. J.	7,0	35/80
9.	R. J.	5,4	15/28
10.	H. K.	6,56	18/38
11.	H. K.	14,2	13/35
12.	P. K.	15,6	18/42

Diskussion

Wir fanden bei einem Fall von bullösem Pemphigoid Properdineinheiten, die an der oberen Grenze der Norm lagen bzw. leicht erhöht waren. Der andere Patient mit bullösem Pemphigoid zeigte einen

Properdintiter im Bereich der Norm. Die Properdinwerte bei beiden Kindern mit Epidermolysis bullosa hereditaria simplex waren gering erhöht. Bei den Patienten mit Erythema exsudativum multiforme, Mycosis fungoides, Sclerodermia diffusa progressiva und einem Patienten mit Furunkulose fanden wir Werte, die als normal anzusehen sind. Bei einem weiteren Patienten mit ausgedehnter Furunkulose und einem Patienten mit Acne conglobata stellten wir eindeutig *erhöhte Properdinwerte* fest. Bei der von uns benutzten Methode liegen Properdinwerte zwischen 5 und 10 E im Bereich der Norm. Die beiden zuletzt angeführten Patienten mit erhöhtem Properdintiter litten seit Jahren an ausgedehnten Hauterscheinungen. Es war nie zu einem Stillstand oder völligen Abheilung der Furunkel- bzw. Acne conglobata-Herde gekommen. Eine Umstimmungstherapie mit Bakterien-Polysacchariden war bisher nicht durchgeführt worden, so daß eine Erhöhung des Properdintiters, die hiermit in ursächlichem Zusammenhang stehen könnte, ausgeschlossen werden darf. Bei den drei weiteren Patienten mit leicht erhöhten Properdinwerten im Serum bestanden die Hauterscheinungen schon seit Jahren und waren häufig stark sekundär infiziert. Ob die langjährigen, mikrobiell bedingten Reize für eine Erhöhung der unspezifischen Baktericidie des Blutes verantwortlich gemacht werden können, müßte durch weitere Untersuchungen geklärt werden. Wir möchten hypothetische Folgerungen aus den Ergebnissen unserer Versuche vermeiden.

Weiterhin konnten wir eindeutig konstatieren, daß zwischen dem Ausfall der Blutkörperchensenkung und den gefundenen Properdinwerten im Serum keine Korrelation besteht. Auch hohes Fieber, das bei drei Patienten zur Zeit der Blutabnahme bestand, hat wahrscheinlich keinen Einfluß auf die Höhe des Properdinspiegels.

Wie auch H. Schmidt betont, liegen im ganzen noch wenige systematische Untersuchungen über das Verhalten des Properdins beim Menschen unter dem Einfluß verschiedener infektiöser- und Stoffwechselerkrankungen akuter und chronischer Art vor. Barandun u. Isliker berichteten über Properdinuntersuchungen bei Tuberkulösen in verschiedenen Stadien. Sie stellten fest, daß zu Beginn der Erkrankung normale Properdinwerte vorlagen. Erst bei weiterem Fortschreiten des tuberkulösen Prozesses beobachteten sie ein Absinken des Properdinspiegels. Die Feststellung von Dressler, daß der Properdintiter eines gesunden Individuums innerhalb verschiedener Zeiten des gleichen Tages und auch innerhalb von Tagen bis 3 Wochen sehr konstant ist, führt Schmidt zu der Folgerung, daß sich beim Studium eines Zusammenhanges zwischen dem Properdintiter und einer Krankheit und deren Behandlung nur dann etwas aussagen läßt, wenn die Titerbestimmungen über einen längeren Zeitraum, am besten bis zur völligen Genesung, durchgeführt werden.

Zusammenfassung

Nach einem kurzen Überblick über die Geschichte der Entdeckung der verschiedenen Komplementkomponenten wird auf die Bedeutung des von PILLEMER (1954) gefundenen Properdins für die Serumbaktericidie eingegangen. Die Technik der Methode von SCHULTZE u. Mitarb., die für unsere eigenen Untersuchungen angewandt wurde, wird in den wesentlichen Grundzügen geschildert. Die Ergebnisse der Properdinbestimmung bei verschiedenen Dermatosen werden angeführt und besprochen. Bei langjähriger Acne conglobata und Furunkulose wurden deutlich erhöhte Werte, bei Epidermolysis bullosa hereditaria simplex und bei einem Fall von Alterspemphigus gering erhöhte Werte gefunden. Die Properdintiter bei Patienten mit Erythema exsudativum multiforme und einigen anderen Dermatosen lagen im Bereich der Norm.

Literatur

BARANDUN, S., u. H. C. ISLIKER: Vortrag 284, Europ. Ges. f. Hämatologie. Kopenhagen 1957.

BOND, V. P., M. S. SILVERMAN and E. P. GRONKITE: Radiat. Res. **1**, 389 (1954).

COLA, A. F.: Z. Immun.-Forsch. **21**, 604 (1914).

FERRATA, A.: Berl. klin. Wschr. **1907**, 366.

FLEXNER, S., u. H. NOGUCHI: zit. nach SCHMIDT, H.: Das Komplement. Darmstadt: Steinkopf 1959.

FRITZSCHE, W., H. FISCHER, G. SCHWICK u. H. E. SCHULTZE: Klin. Wschr. **1958**, 100.

FUMAROLA, B.: Boll. Ist. sieroter. milan. **37**, 87 (1958).

GORDON, J., H. B. WHITEHEAD and A. WORMALL: Biochem. J. **20**, 1029 (1926).

KENT, J. F., A. J. TOUSSAINT and W. H. HOOK: Proc. Soc. exp. Biol. (N.Y.) **96**, 676 (1957).

KOCH, FR., H. E. SCHULTZE u. G. SCHWICK: Klin. Wschr. **1958**, 17.

LANG, W.: Münch. med. Wschr. **1959**, 8.

LEON, M. A.: J. exp. Med. **103**, 285 (1956).

LINDER, E., H. ISLIKER u. A. ZUPPINGER: Helv. physiol. pharmacol. Acta **14**, 74 (1956).

MARCUS, S., and D. M. DONALDSON: Proc. Soc. exp. Biol. (N.Y.) **83**, 184 (1953).

MCNALL, E. G.: Proc. Soc. exp. Biol. (N.Y.) **94**, 399 (1957).

MCNALL, E. G., V. D. NEWCOMER and T. H. STERNBERG: J. invest. Derm. **32**, 423 (1959).

MEINICKE, K., u. F. SCHREIBER: Hautarzt (im Druck) (1961).

MILLER, C. P., C. W. HAMMOND and M. TOMPKINS: Science **111**, 540 (1950).

PARKINS, E. H., D. M. DONALDSON and S. MARCUS: J. Immunol. **76**, 169 (1956).

PILLEMER, L., L. BLUM, E. W. TODD and I. H. LEPOW: Fed. Proc. **13**, 508 (1954).

PILLEMER, L., L. BLUM, I. H. LEPOW, O. A. ROSS, E. W. TODD and A. C. WARDLAW: Science **120**, 279 (1954).

PILLEMER, L., E. E. ECKER, J. L. ONCLEY and E. J. COHN: J. exp. Med. **74**, 297 (1941).

RITZ, H.: Z. Immun.-Forsch. **13**, 62 (1912).

ROSS, O. A., A. R. MORITZ, C. J. WALKER, L. WURZ, E. W. TODD and L. PILLEMER: Fed. Proc. **14**, 496 (1955).

SACHS, H., u. H. TERUUCHI: Berl. klin. Wschr. **1907**, 16.

SCHMIDT, H.: Das Properdin. Darmstadt: Steinkopf 1959.

SCHMIDT, H.: Fortschritte der Serologie. Darmstadt: Steinkopf 1955.

SOULIER, J. P.: Rev. franç. Ét. clin. biol. **1**, 443 (1956).

SOULIER, J. P.: Acta haemat. (Basel) **20**, 260 (1958).

Aussprache

J. Kimmig-Hamburg: Macht auf einen Casus in der Krankenvorstellung aufmerksam, der seit 6 Jahren in der Klinik beobachtet wird: Chronisch-vegetierende Pyodermie, die jetzt langsam zur Ausheilung kommt. Es handelt sich um einen Patienten, bei dem noch nie Properdin im Serum nachgewiesen werden konnte.

133. Th. Nasemann-München: Über Herpes progenitalis et urethralis und die Mikrobiologie des Herpes simplex-Virus.

Kürzlich wurden zusammen mit Nagai in der Münchner Medizinischen Wochenschrift drei Fälle von Urethritis herpetica publiziert, die in der Universitäts-Hautklinik München beobachtet werden konnten. Inzwischen ist die virologische Aufarbeitung der drei isolierten Herpesstämme erfolgt, über die hier berichtet werden soll. Es ging hierbei vor allem um die Beantwortung der beiden folgenden Fragen:

1. Sind die vom Genitale und aus der Urethra isolierten Stämme mit denen identisch, die aus Hauteruptionen gezüchtet wurden?

2. Was leistet das Viruslaboratorium für die Differentialdiagnose der durch Viren verursachten „nicht-gonorrhoischen" Urethritiden?

Zunächst eine kurze Beschreibung des klinischen Bildes der Herpesurethritis! Letztere setzt akut ein, oft 1—2 Tage nach einem Geschlechtsverkehr, und zwar mit Brennen beim Wasserlassen und einem Fluor urethralis von glasig-schleimiger oder gelblich-eitriger Beschaffenheit. Der Fluor ist nicht immer vorhanden und stellt sich wohl nur bei Vorhandensein zahlreicher Läsionen und stärkerer Entzündung der Urethra ein. Oft ist die Urethritis herpetica mit einem Herpes genitalis vergesellschaftet. Fast immer finden sich zumindest einige Herpesbläschen um das Orificium urethrae externum herum angeordnet. In der Harnröhre wird nur die Pars anterior befallen, vielfach allein die Fossa navicularis. Es finden sich mehrere scharfbegrenzte, tiefrote, rundliche, etwa erbsgroße erodierte Bläschen mit später weißlich-gelblichem Belag auf einer diffus geröteten Schleimhaut, die außerdem kleine hämorrhagische Pünktchen zeigen kann. Die Herpesurethritis heilt gewöhnlich innerhalb von 2—3 Wochen ab. Die Schleimhautläsionen bilden sich synchron mit den Bläschen im Bereich von Glans, Präputium oder Penishaut zurück. Die Urethritis herpetica neigt zu Rezidiven, doch sind letztere nicht die Regel. Sitzen die Läsionen nur in der Urethra, dann kann der Fluor eventuell das einzige Symptom sein.

Die herpetische Urethritis kann in primärer Form als Herpes-Erstlingsinfektion und als sekundäre Herpeseruption (Rezidiv-Herpes) auftreten. Für eine primäre Form sprechen folgende Daten: negative Herpes-Anamnese, bekannte Exposition, nicht sehr ausgeprägte Gruppierung der Efflorescenzen, Ausgedehnterer Befall, schwerer Verlauf mit

Fieber, mit eventuell ziehenden Schmerzen in der Leistengegend und mit Schwellung der regionalen Lymphknoten und als wichtigstes Argument: Ein beweisender Anstieg der komplementbindenden Antikörper im Serum der Patienten von 0 auf Werte von 1:32, 1:64 und mehr. Für eine sekundäre Form der herpetischen Urethritis sprechen: Rezidive in der Anamnese, leichterer Verlauf, deutlichere Gruppierung der Efflorescenzen und eine Titerpersistenz der Antikörper, d.h. vor und nach der Erkrankung bewegen sich die Antikörperspiegel auf gleicher Höhe.

Nach neueren Untersuchungen von Söltz-Szöts gilt die Titerpersistenz nur für die V-Antikörper, (die gegen das an das Virus gebundene V-Antigen gebildet werden), nicht aber für die S-Antikörper. Söltz-Szöts fand, daß dem Auftreten eines Rezidivs ein Absinken des S-Titers vorausgeht. — Wir prüfen zur Zeit die Frage, ob durch wiederholte subcutane Impfungen mit einer Herpesvaccine aus infizierten Chorionallantoismembranen, die sowohl reichlich lösliches S- als auch Virus-gebundenes V-Antigen enthalten, bei Patienten mit Herpes recurrens die S-Antikörpertiter längere Zeit ansteigen und Rezidive so verhindert werden können. Über Resultate kann jetzt noch nicht berichtet werden.

Nun zur Beantwortung der beiden anfangs aufgeworfenen Fragen!

Bereits Schönfeld hatte in seinem Handbuchbeitrag 1928 die Annahme einer besonderen Ätiologie für den sogenannten Herpes venereus von Besnier, die Lipschütz vertrat, eindeutig abgelehnt. In der kürzlich veröffentlichten Arbeit mit Nagai konnten wir an Hand von Untersuchungen mit beimpften Bruteiern die Ansicht Schönfelds bestätigen. Die Herde auf der Chorionallantoismembran, die durch Haut- und durch Genitalstämme hervorgerufen wurden, waren makroskopisch und mikroskopisch identisch. Außerdem entsprachen sich Infektionsverlauf und Generalisationstendenz völlig, ebenfalls die Veränderungen in den Organen der Hühnerembryonen.

Inzwischen konnten diese Resultate durch weitere Untersuchungen gestützt werden. Haut- und Genitalstämme besitzen in HeLa-Zellkulturen einen analogen cytopathogenen Effekt und bilden identische eosinophile, Feulgen-positive Einschlüsse in den Kernen der infizierten Zellen. In Ultraschnitten Herpes-beimpfter Allantoismembranen konnten die Elementarkörper des Herpes simplex-Virus elektronenoptisch dargestellt werden. Auch hier zeigten sich keine morphologischen Unterschiede zwischen Haut- und Genitalstämmen. An der Identitätsthese von Schönfeld bestehen demnach keine Zweifel.

Was leistet nun das Viruslaboratorium für die Differentialdiagnose der Virus-bedingten Urethritiden? Zu letzteren zählen außer der Urethritis herpetica die seltene Harnröhrenentzündung bei Zoster der Harnblase und die durch das Chlamydozoon oculogenitale verursachte Einschluß-urethritis. Im Giemsa-gefärbten Harnröhrenausstrich sieht man bei der

Urethritis herpetica multinucleäre Riesenzellen, die nicht mit den Leuko-
cyteneinschlüssen in Epithelien verwechselt werden dürfen. Mitunter
können in den Kernen der Riesenzellen Einschlußkörperchen beobachtet
werden; (uns gelang dies bisher jedoch noch nicht). Bei der Einschluß-
urethritis sieht man im Ausstrich keine vielkernigen Riesenzellen, wohl
aber cytoplasmatische Einschlüsse in den Epithelien.

Ein Zoster der Harnröhre und des gesamten Genitalbereiches läßt
sich vom Herpes simplex mikrobiologisch leicht abgrenzen. Das Herpes
simplex-Virus vermehrt sich im Brutei auf der Allantoismembran, es
kann im Grüterschen Cornealversuch auf die Hornhaut von Kaninchen
übertragen werden (Keratitis dendritica, Kerneinschlüsse) und es ruft in
HeLa-Zellkulturen einen cytopathogenen Effekt hervor (auch hier
Kerneinschlüsse). — Das Zostervirus vermehrt sich hingegen nicht in
Ei- und HeLa-Zellkulturen und kann nicht auf die Kaninchencornea
übertragen werden. Einen cytopathogenen Effekt besitzt das Zostervirus
nur in Zellkulturen aus Affennierenepithel, aus menschlichem Amnionepithel und aus Haut-Muskelgewebe menschlicher Embryonen. Die Frage
,,Herpes simplex oder Zoster" kann das Viruslaboratorium meistens
innerhalb von 2 Tagen beantworten.

Freitag, den 20. Mai 1960

Nachmittags

im großen Vortragssaal der Kunsthalle

134. A. Crosti und **F. Gianotti**-Mailand: **Weitere Beobachtungen über
die eruptive papulöse infantile Akrodermatose.** Mit 2 Textabbildungen

Diese von uns in Mailand in den Jahren 1953—1956 beschriebene
Dermatose wurde in den folgenden Jahren in Italien ein wenig von
überall gemeldet: von Turin (Dogliotti 2 Fälle), Genua (Bessone
3 Fälle), Neapel (Cerutti 2 Fälle), Bozen (Torchi u. Galantini 2 Fälle),
Siena (Spagnoli 1 Fall), Ferrar a(Puccinelli 1 Fall), Rom (Cavalieri u.
Muscardin 1 Fall), Rieti (Voglino 1 Fall), Cagliari (Contini 6 Fälle).

In Paris wurde sie zweimal von Duperrat u. Puissant und einmal
von Guilane u. Puissant beobachtet, in Lausanne wurde ein weiterer
Fall von Chapuis beschrieben.

Zu diesen Fällen sind noch zwei Kranke hinzuzufügen, die in Mailand
in einer nicht dermatologischen Klinik (Kinderklinik, Spital von Vialba)

beobachtet wurden, sowie 30 neue eigene Befunde während der letzten 2 Jahre an der Dermatologischen Universitätsklinik Mailand selbst.

Die klinische Erfahrung über diese Krankheit stützt sich also nunmehr auf die Beobachtung von über 60 Fällen, die im allgemeinen ein so typisches und gleichförmiges Erscheinungsbild aufweisen, daß man es leicht an seiner klinischen Individualität erkennen kann.

Die Dermatose hat keine klare Epidemiologie, obwohl sie in der letzten Zeit mit größerer Häufigkeit beobachtet wurde; sie taucht unregelmäßig und sporadisch auf, mit einer gewissen jahreszeitlich bedingten erhöhten Frequenz, besonders in den Monaten von Mai bis Juli.

In unserer Poliklinik ist es mehrfach vorgekommen, daß mehr als ein Fall dieser Dermatose innerhalb weniger Tage vorstellig wurde, obwohl die einzelnen Fälle aus ganz verschiedenen Stadtteilen oder Regionen stammten. Man kann diese Krankheit nicht als ansteckend bezeichnen: in kinderreichen Familien befällt sie stets nur eines der Kinder. Trotzdem haben wir auf der Kinderstation unserer Klinik einmal den Befall eines kleinen Mädchens 14 Tage nach der Aufnahme eines an dieser Dermatose erkrankten Kindes feststellen müssen.

Das klinische Krankheitsbild wurde stets nur bei Kindern im Alter zwischen 9 Monaten und 12 Jahren beobachtet, nur selten bei älteren Kindern (Fall von Puccinelli 15 Jahre). Die Dermatose scheint Kinder im Alter zwischen 2 und 4 Jahren, insbesondere männlichen Geschlechts, zu bevorzugen.

Normalerweise läßt sich die Inkubationszeit der Krankheit durch die klinische Beobachtung nicht feststellen; desgleichen entwickeln sich die ersten Phasen der Dermatose unbemerkt. Die Kinder werden erst mit vollkommen ausgebildeter Dermatose zu uns gebracht. Bei dem oben erwähnten Fall, der sich in unserer Kinderabteilung entwickelte, wurde anfänglich ein masernartiger erythematöser „Rash" beobachtet, der insbesondere die Haut der Gliedmaßen und des Gesichts betraf, also den typischen Sitz der späteren papulösen Eruption. Bei einem anderen Kind, welches sozusagen unter den Augen des Arztes erkrankte, war die Eruption sofort am Anfang der Krankheit papulös und akrolokalisiert und wurde von einer flüchtigen Splenomegalie begleitet.

Die Eruption entwickelt sich schnell, sie komplettiert sich in wenigen Tagen; das progressive Auftreten erfolgt meist von distal nach proximal und ascendent. Das Gesicht wird als Letztes befallen. Sobald sich die Dermatose erst einmal stabilisiert hat, kann sie wohl kongestive Episoden aufweisen, aber keine Zunahme an neuen Manifestationen. Bei den gewöhnlichen und typischen Krankheitsbildern besteht das Exanthem aus monomorphen erythematopapulösen Elementen mit 2—3 mm $\varnothing$ und hat eine kupferrote oder weinrote Färbung; es tritt stets symmetrisch auf. Die eruptiven Elemente haben meist eine follikuläre Lokalisation und

bleiben scharf voneinander getrennt, auch wenn sie zahlreich und sehr
dicht gesät sind. Diese Elemente treten typisch peripherisch auf, an den
distalen Bezirken der Gliedmaßen, am Hals und im Gesicht, stets mit
einer klaren Demarkationslinie zwischen Rumpf (der selbst *nie* davon
befallen wird) und den Wurzeln der Gliedmaßen. Sie sind dichter gehäuft in
den extensorischen Haut-bezirken und können in den Hautfalten vollkommen feh-len (Abb. 1).

Sie sind durch ein Trauma reproduzierbar (positives Köbnersches Phänomen wäh-rend der eruptiven oder prä-eruptiven Phase). Sie können auch eindeutigen purpuri-schen Charakter haben. An den befallenen Hautflächen besteht eine vasculäre Fragi-lität. Die Dermatose ist nicht pruriginös und nicht rezidi-vierend. Sie dauert durch-schnittlich von 25 bis zu 60 Tagen und klingt nach und nach unter schwacher lamellärer Abschuppung ab ohne Zeichen zu hinterlassen. Die Schleimhäute werden da-von verschont, nur einmal wurde ein vorübergehendes Enanthem beobachtet.

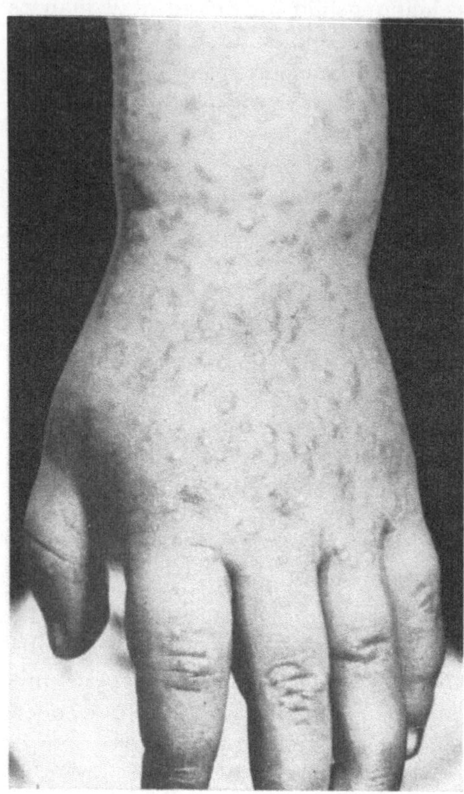

Abb. 1. 14 Tage alte erythemato-papulöse Eruption bei einem 3jährigen Kind

Das Hautbild wird fast konstant von einer oberflächlichen diffusen
Mikropolyadenopathie und einer leichten Hepatomegalie begleitet.

In einigen Fällen wurden Eruptionen beschrieben, die etwas poly-
morpher waren, mit größeren unregelmäßigen konfluenten Herden, auch
hier stets akrolokalisiert. Puccinelli stellt bei seinem Fall eine kaum
angedeutete Vesikulation fest. Es ist nicht ausgeschlossen, daß der
typischen Symptomatologie ein erythematöser exanthematischer flüch-
tiger und diffuser Rash vorangeht.

Bei Kindern kann die Dermatose einen zufälligen Befund bei schein-
barem allgemeinen Wohlbefinden darstellen. Die Eruption wird jedoch
oft von Asthenie, Appetitlosigkeit, Unwohlbefinden, leichtem Fieber,

Rhinopharyngitis und gastroenterischen Störungen begleitet. Bei manchen Fällen wurde gleichzeitig eine erythematöse oder follikuläre Angina, zweimal eine Gelbsucht und einmal eine Parotitis beschrieben. Duperrat u. Puissant wiesen auf einen Zusammenhang zwischen dem

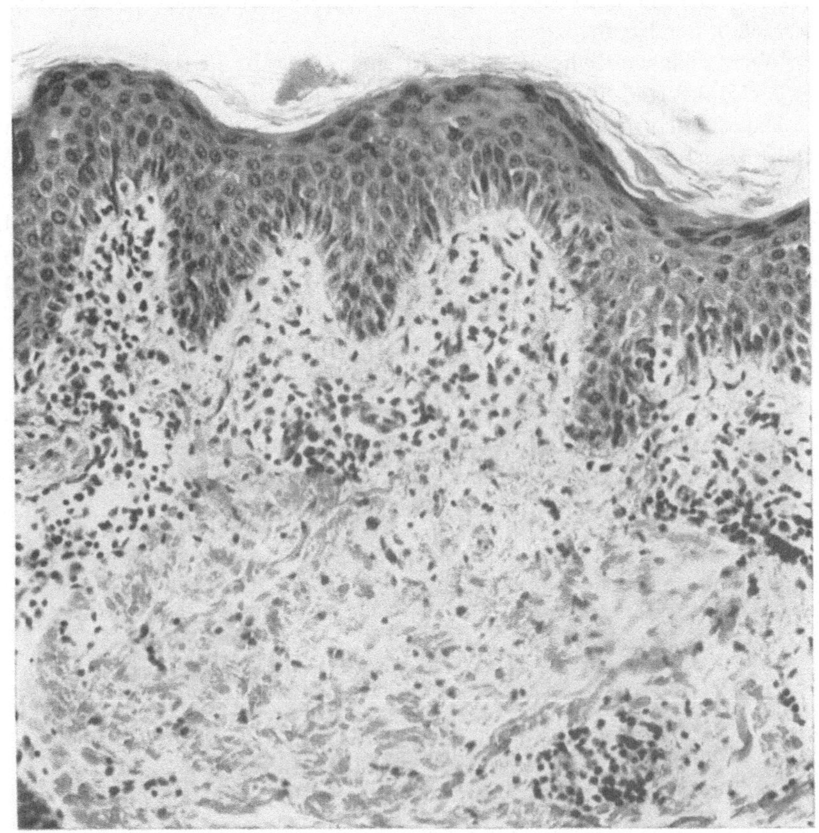

Abb. 2. Histologischer Aspekt einer Efflorescenz

Auftreten der Eruption und der Kuhpockenimpfung hin. Ein solcher Zusammenhang konnte bei keinem unserer Fälle festgestellt werden, nicht einmal bei Antipolio-Impfungen.

Das histologische Bild der Dermatitis ist charakterisiert durch eine Capillaritis des Derma mit Ödem und lymphomonohistiocytären diffusen Infiltrationen, insbesondere im Papillarkörper (Abb. 2). Die bescheidene epidermische Beteiligung ist nur sekundärer Art.

Die Laboratoriumsbefunde führten zu folgenden Resultaten: hypochrome Anämie; Fehlen einer Leukocytose; relative Lymphomonocytose mit Anwesenheit von Monocyten mit histiocytärem Charakter im Blut

(Virocyten?) in einem Verhältnis von etwa $5-20\%$ der weißen Blutzellen
je nach der Phase der Beobachtung. Auch das Myelogramm weist den
gleichen Charakter auf. Im Serum besteht eine Zunahme der α_2 und der
β-Globuline. Die Paul-Bunnel-Davidsonsche Reaktion ist negativ. Keine
Kälteagglutinine sind nachweisbar. Die Blutsenkung liegt meist in den
Bereichen der Norm.

Wenn gleichzeitig keine andere Affektion besteht, ist die Kutisreaktivi-
tät auf Bakterien und ihre Toxine vom hypoergischen Typus.

Die Hämokulturen zum Nachweis von Bakterien sind negativ:
allerdings isolierte Dogliotti bei einem komplizierten Fall einen
Staphylococcus.

Der Versuch der Isolierung eines Virus verlief bis jetzt ergebnislos, obwohl man es auf chorionallantoiden Membranen, KB Tumorzellen,
Affen- und Menschennierenzellen, mit Blut, Hautextrakten, Harn, Stuhl
und Speichel versucht hat (Crosti-Gianotti; Bessone; Spagnoli).

Die von uns mehrmals versuchte Inoculation von Markblut bei gesunden Kindern ist ohne klinisches Resultat geblieben.

Unseres Erachtens nach ist dieses klinische und pathologische Bild
als eine reaktive subakute Reticuloendothelitis aufzufassen mit papulöser
akrolokalisierter Hauteruption, auf einen allgemeinen infektiösen
Stimulus, wahrscheinlich viraler Natur zurückzuführen.

Literatur

Bessone, L.: Minerva Derm. (Torino) 32 suppl. al **12**, 109 (1957).
Bessone, L.: Minerva Derm. (Torino) **33**, 333 (1958).
Cavalieri, R. e L. Muscardin: Cronache dell' I. D. I. **14**, 166 (1959).
Cerutti, P.: Minerva Derm. (Torino) 34 suppl. al 4 e 8, 616 (1959).
Chapuis, H.: Rev. méd. Suisse rom. **79**, 136 (1958).
Contini, D.: G. Ital. Derm. Sif. **101**, 53 (1960).
Crosti, A., e F. Gianotti: Minerva Derm. (Torino) 31 suppl. al **12**, 483 (1956).
Crosti, A., e F. Gianotti: Dermatologica (Basel) **115**, 671 (1957).
Crosti, A., e. F. Gianotti: Acta derm.-venereol. (Stockh.) Proc. IIth Intern. Congr.
    Derm. **2**, 146 (1957).
Dogliotti, M.: Minerva Derm. (Torino) **32**, 81 (1957).
Duperrat, B., et A. Puissant: Presse méd. **66**, 1862 (1958).
Gianotti, F.: G. Ital. Derm. Sif. **96**, 678 (1955).
Guilaine, J., et A. Puissant: Presse méd. **68**, 403 (1960).
Puccinelli, V.: Minerva Derm. (Torino) **34**, 395 (1959).
Spagnoli, U.: Dermatologia (Napoli) **9**, 272 (1958).
Torchi, M., e B. Galantini: Atti Soc. Med. Bolzano **6**, 341 (1959).
Voglino, A.: Cronache dell' I. D. I. **14**, 284 (1959).

Aussprache

J. J. Herzberg-Hamburg: Anfrage, ob die Acrodermatitis papulosa infantilis
nicht eine Abart des Erythema infectiosum variabile sei, was bezüglich Art und
Lokalisation der Erscheinungen, Blut- und sonstiger Befunde durchaus diskutiert
werden müßte.

H. Ippen-Düsseldorf: Beim Erythema infectiosum variabile finden sich — wenn überhaupt — nur wenige „Virocyten". Dagegen sind beim Pfeifferschen Drüsenfieber (Mononucleosis infectiosa) relativ lange bestehende Exantheme bekannt. Es wird deshalb nach dem Ausfall der Paul-Bunnel-Reaktion gefragt.

135. E. Ludwig-Hamburg: Pathognomonische Haarbefunde bei Thallium-Vergiftung und deren Deutung.

An Hand von drei Fällen wird bestätigt, daß es möglich ist, eine Thalliumvergiftung allein auf Grund der erstmalig von WIDY (1957) beschriebenen Haarveränderungen[1] zu diagnostizieren. Pathognomonisch für die Thalliumvergiftung sind Haare mit einem — bei durchfallendem Licht — tiefdunklen, spitzen oder stumpfen proximalen Ende.

Es wird gezeigt, daß solche typischen Thalliumhaare, die sich hauptsächlich zu Beginn des Haarausfalles finden, durch *intrafollikulären Haarbruch* zustande kommen. Die Tatsache, daß ein großer Teil der Haare unter der Thalliumwirkung nicht ausfällt, sondern abbricht, erklärt die häufigen Rezidive die früher bei Mykosen des behaarten Kopfes nach der Thalliumepilation beobachtet wurden.

Es wird nachgewiesen, daß es sich bei der tiefdunklen Zone, dicht oberhalb des Haarkolbens, in deren Bereich die meisten Haare abbrechen, *nicht* um ein unter dem katalytischen Einfluß minimaler Thalliummengen gebildetes *Melanin*, sondern um *Luft* handelt. Der Luftgehalt (Porosität) der Haare erklärt den intrafollikulären Haarbruch, der als Haarausfall imponiert.

Veröffentlichung des Vortrages im Wortlaut im „Hautarzt" vorgesehen.

Aussprache

G. Miescher-Zürich: Fragt, ob ein histologischer Schnitt gemacht worden ist.

E. Ludwig: Ja, aber nicht, um Melanin, sondern um das Verbleiben von Haarstümpfen in den Follikeln nachzuweisen.

136. H. Ippen-Düsseldorf: Beobachtungen bei der Aderlaßbehandlung der Porphyria cutanea tarda[2].

Abgesehen von Spurenelementen wie dem Kobalt oder organischen Katalysatoren wie der Folsäure, basiert die Bildung des roten Blutfarbstoffes Hämoglobin auf drei Säulen: dem Eisen, dem Porphyringerüst und Eiweiß. Untersucht man den Tarda-Patienten in dieser

---

[1] Siehe Hautarzt [10], 216—218 (1959).

[2] *Anmerkung bei der Korrektur.* Weitere Einzelheiten siehe Dtsch. med. Wschr. **86**, 127 (1961).

Richtung, so stellt man fest, daß alle drei Komponenten in seinem Stoffwechsel in normaler oder sogar vermehrter Menge vorhanden sind.

Der Eisengehalt ist nicht nur im Serum normal oder in der Mehrzahl sogar erhöht, vielmehr zeigt auch die Leber eine mehr oder weniger beträchtliche Einlagerung eisenhaltiger Farbstoffe bis zu Bildern, die der Hämochromatose ähneln.

Die erhöhte Bildung von Tetrapyrrolkörpern, die als Protoporphyrin-Gerüst im Blutfarbstoff enthalten sind, drückt sich in der pathognomonisch erhöhten Porphyrin-Ausscheidung mit dem Urin aus.

Schließlich ist auch die Eiweißbildung beim Spät-Porphyriker eher erhöht als erniedrigt. Denn der Gesamteiweißgehalt des Serums ist hochnormal oder in vielen Fällen eindeutig vermehrt.

Bei einem solchen Reichtum an Rohstoffen für die Bildung des Blutfarbstoffes überrascht es kaum, wenn man beim Tarda-Patienten nicht nur normale oder erhöhte Hämoglobinwerte des peripheren Blutes, sondern auch eine gesteigerte Erythropoese des Knochenmarkes finden kann.

Die nächstliegende Konsequenz aus diesen Beobachtungen, eine solche Überproduktion durch Entzug von Endprodukten zu drosseln, wurde wohl deshalb bisher nicht gezogen, weil alle Porphyrien als Störungen der Hämoglobinsynthese aufgefaßt wurden, wobei entweder parallele Bildung pathologischer, also nicht verwertbarer Tetrapyrrole mit hämolytischer Anämie bei der Güntherschen Congenita oder aber Störungen in der Bildung der für den Blutfarbstoff notwendigen III-Porphyrine oder des Eiseneinbaues in diese für die anderen Porphyrien angenommen wurde.

Die Annahme eines gestörten Eiseneinbaues schien die überschießende Porphyrinbildung bei der späten Hautporphyrie wenigstens solange befriedigend zu erklären, wie weder das häufigere Vorkommen eines erhöhten Hämoglobingehaltes des peripheren Blutes, noch die gesteigerte Erythropoese des Knochenmarkes bekannt war.

Als diese Tatsachen aber festgestellt wurden und gleichzeitig Leberbiopsien, Hyperpigmentierung oder das häufige Vorkommen von Diabetes oder seinen Vorstadien die Porphyria cutanea tarda in die Nähe der Hämochromatose, des Bronzediabetes, rückten, mußte die bisherige Konzeption der späten Hautporphyrie als Hämoglobin-Bildungsstörung verlassen und auf einen Entzug von Hämoglobin und damit von Eisen, Tetrapyrrolen und notgedrungen auch Eiweiß übergegangen werden.

Die erfolgreiche Behandlung der Hämochromatose mit Aderlässen ergab dabei Anhaltspunkte für die Art und Weise des therapeutischen Vorgehens. Doch wurden mit Rücksicht auf die meist geringere Siderose der Leber keine so großen Blutmengen abgenommen. Die Behandlung beschränkte sich vielmehr auf ein Initialstadium mit der Entnahme von

2 l Blut im Verlauf von 4 Wochen, d.h. allwöchentlich einem $^1/_2$ l, und einer Dauerbehandlung mit Entnahme von einem $^1/_2$ l Blut alle 4—6 Wochen. Die gleich noch zu behandelnden Beobachtungen sprechen dafür, daß nach Entzug von insgesamt 5—6 l Blut die Abstände zwischen zwei Aderlässen von 4—6 auf 6—8 Wochen verlängert werden können.

Mit dieser Therapie wurden bisher zehn Tarda-Patienten behandelt und, abgesehen von einem weiteren Fall, bei allen nicht nur ein Verschwinden der subjektiven Beschwerden, wie Kopfschmerzen, Obstipation oder gastritischen Erscheinungen, sondern vor allem ein Verschwinden der Hautveränderungen, insbesondere der leichten Verletzbarkeit beobachtet.

Am auffälligsten war das Verhalten der Porphyrinausscheidung mit dem Urin, die konstant auf 10—20$^0/_0$ der ursprünglichen Werte besonders auf Kosten der Uroporphyrine zurückging und damit manchmal Werte erreichte, die kaum noch über der normalen Porphyrinausscheidung lagen.

Wie die laufende Verfolgung der Blut- und Urinwerte zeigt, führen die ersten Aderlässe zu stärkeren Schwankungen der täglichen Porphyrinausscheidung, wobei häufig zunächst besonders hohe Werte gesehen werden. Erst nach Entnahme von 2—3 l kommt es dann zu einem allmählichen, ziemlich gleichmäßigen Absinken der Porphyrinausscheidung, die sich dann anscheinend ungefähr asymptotisch einem Endwert von $^1/_5$—$^1/_{10}$ der ursprünglichen Porphyrinausscheidung nähert. Kommt in diesem signifikanten Abfall die Heranziehung der pathologisch vermehrten Tetrapyrrolbildung für die Neubildung des entzogenen Hämoglobins zum Ausdruck, so zeigen weder die Hämoglobin-, noch die Eiweißwerte im Blut ein Absinken, das für eine Überbeanspruchung des erythropoetischen Systems sprechen könnte.

Alle so behandelten Patienten sind bei ambulanter Durchführung der Aderlässe arbeitsfähig und haben das Frühjahr wenigstens bisher ohne irgendwelche Zeichen eines Rezidivs überstanden.

Zum Schluß muß aber kurz auf einen Sonderfall verwiesen werden. Und zwar handelt es sich um eine bereits andernorts[1] beschriebene Patientin mit einer congenita-artigen Spätporphyrie, bei der vor der Behandlung eine Anämie mit 60$^0/_0$ Hämoglobin und einem Serumeisenwert von 90 γ-$^0/_0$ vorlag. Trotz dieser Werte wurde ein Aderlaß von 200 cm³ durchgeführt, weil sich bei einigen Patienten gezeigt hatte, daß scheinbar normale Eisenwerte nach dem ersten Aderlaß offenbar durch Depotmobilisation stark anstiegen. Doch trat dies hier nicht ein, so daß keine weiteren Aderlässe durchgeführt wurden.

Zur Erklärung dieser bisher einzigen Ausnahme kommt entweder die Annahme einer besonderen Spät-Porphyrie-Form, für die das so ganz

---

[1] Arch. klin. exp. Derm. **208**, 223 (1959).

abweichende klinische Bild sprechen würde, oder aber die Annahme eines primären Lebercarcinoms in Betracht, da diese Patientin eine bereits fortgeschrittene Cirrhose hatte und die besonders häufige Entwicklung von Lebercarcinomen in der porphyrischen Cirrhose ja bekannt ist.

Insgesamt ergibt sich aus den bisherigen Beobachtungen aber, daß die Aderlaßbehandlung der Porphyria cutanea tarda zu einer bisher über 1 Jahr verfolgten, entscheidenden Besserung der Krankheit in allen faßbaren Symptomen, insbesondere der Haut und des Urins, führt.

137. E. Aronis* und H.-J. Bandmann-München: Kritische Bemerkungen zum Differentialspermiogramm. Mit 3 Textabbildungen.

Zur Auswertung eines Spermiocytogramms gehört unter anderem die Feststellung der Zahl und Art pathologischer Zellformen. Die Frage, welche hierzu von vornherein gestellt werden muß, lautet: Sind auch

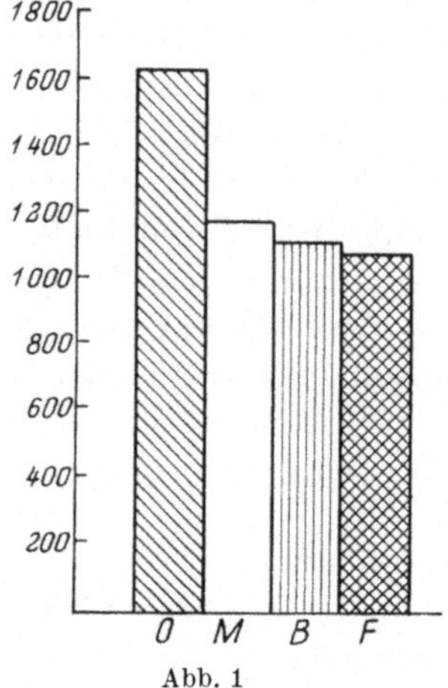

Abb. 1
Pathologische Zellen (insgesamt 53 Patienten)

Tabelle

Fixierung durch[1]:
2% Osmiumsäure
Methanol
Bouin[2]
4% Formol

[1] jeweils 10 min.
[2] Bouin-Gemisch
= gesättigte wäßrige Pikrinsäure 15 cm³, Formol 5 cm³, Eisessig 1 cm³.

schon Unterschiede beim Differentialspermiocytogramm durch die Verwendung verschiedener Fixationsmittel gegeben? Dazu haben wir die gefärbten Ejaculatausstriche von 53 Patienten vergleichend geprüft. Die zur Fixation ausgewählten Mittel zeigt die Tabelle.

Bei Verwendung von Osmiumsäure erfolgte die Fixation der Ejaculatstropfen durch Räucherung (nach Romeis). Nach 24stündiger Lufttrocknung wurden die Ausstriche mit Hämalaun-Eosin gefärbt. Die Osmiumpräparate sind wegen Osmiumablagerungen vorwiegend in den Fetten und lipoiden Substanzen der Spermien etwas dunkler gefärbt. Es wurden jeweils pro Präparat 100 Zellen ausgezählt. Die Ergebnisse der Differenzierung sehen wir auf Abb. 1. Die durch Osmiumtetroxyd fixierten Präparate ergaben eine größere Anzahl von veränderten Spermien.

---

* Stipendiat der Alexander von Humboldt-Stiftung.

Es wurden durchschnittlich $9^0/_0$ pathologische Zellen mehr festgestellt als in den Präparaten, die mit Methanol, Bouin oder Formol fixiert worden waren. Ist diese Erhöhung dadurch gegeben, daß überhaupt mehr pathologische Zellformen feststellbar werden oder nur dadurch, daß eine bestimmte Abart häufiger angetroffen werden kann? Die Antwort findet sich in Abb. 2 und 3.

Die Zahl der pathologischen Formen der sogenannten Alters- und degenerativen Gruppen war bei allen vier Fixierungen fast dieselbe.

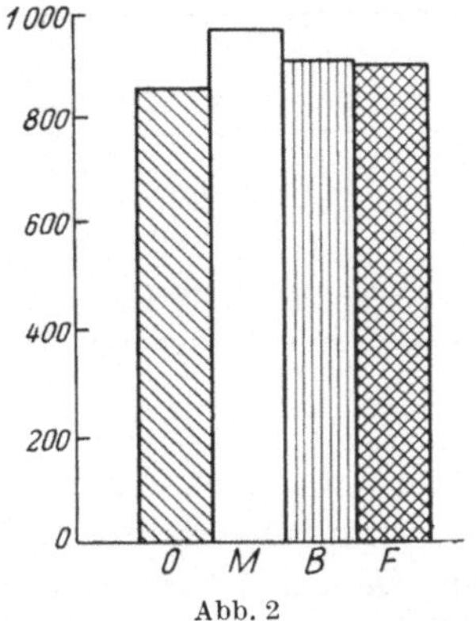

Abb. 2

Pathologische Zellen außer den Veränderungen am Mittelstück

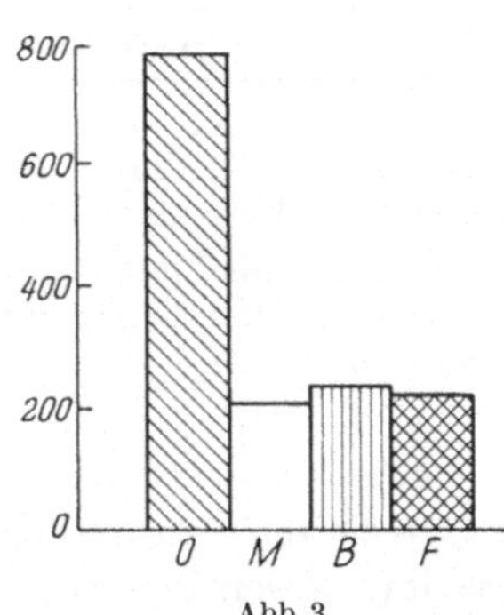

Abb. 3

Veränderungen am Mittelstück

Außer den biologischen und den minimalen Differenzierungsschwankungen konnten keine wesentlichen Unterschiede festgestellt werden. Der Anstieg der Zahl der pathologischen Formen bei OsO_4-Fixierung betraf lediglich die Gruppe der Jugendformen. Es wurde eine Vermehrung der Veränderungen am Mittelstück im Sinne einer Deformation oder eines verdickten cytoplasmatischen Anhanges aufgefunden. Es waren etwa $10^0/_0$ mehr cytoplasmatische Anhänge vorhanden als bei den anderen drei angewandten Fixationen. Das Osmiumtetraoxyd hat sich in unseren Vergleichsstudien als ein gutes Fixationsmittel erwiesen. Die cytoplasmatischen Anhänge am Mittelstück blieben unverändert. Es ist deshalb für jede Studie der Jugendformen der Spermien als ein ausgezeichnetes Fixierungsmittel im Gegensatz zur Methanol-Bouin- und Formol-Fixierung angezeigt.

138. W. Braun-Heidelberg: **Die Behandlung der Psoriasis vulgaris mit Sulfonylharnstoffen.**

Seit 1958 ist im Schrifttum mehrfach über die Behandlung der Psoriasis vulgaris mit oralen Antidiabeticis berichtet worden (Neumann; Kabelitz u. Kappel; Wolfram u.a.). Die Nachprüfung dieser Befunde

wurde von uns in der Weise vorgenommen, daß 4—8 Wochen lang zwei-
bis dreimal täglich eine Tablette Artosin (= D 860, Rastinon, Tolbut-
amide) nach dem Essen gegeben wurde. Die Lokaltherapie bestand in der
Verabfolgung von $^1/_2$—1$^0/_0$ Salicylvaseline bzw. Ungt. molle. Alle Kranken wurden vor, während und nach der Behandlung fotographiert. Das
Ergebnis, das etwas schlechter war als das der bisher in der Literatur angegebenen Erfolge, ist in der folgenden Tabelle zusammengefaßt.

Tabelle. *Ergebnis der Artosinbehandlung der Psoriasis vulgaris*

| | Besserung | | | | | |
	100—90 %	75 %	50 %	Verschlechterung	Versager	Gesamt
Männer	5	6	8	2	7	28
Frauen	5	3	4	1	5[1]	18
Gesamt	10	9	12	3	12	46

[1] Eine Kranke mit Psoriasis Typ inversus war innerhalb von 8 Monaten auch
mit keiner anderen Behandlungsmethode (Corticosteroide, Cignolin, Teer, Röntgen)
zu bessern.

Bemerkenswert sind die in drei Fällen beobachteten Exacerbationen. — Durch zusätzliche lokale Cignolinbehandlung konnte das
Resultat wesentlich verbessert werden. Danach ist Artosin zur Unterstützung der Lokaltherapie zu empfehlen und kann möglicherweise
an Stelle der cancerogenen anorganischen As-Verbindungen treten.

Rezidive treten mindestens ebenso auf wie bei allen anderen Methoden
der Psoriasisbehandlung.

[Ausführlich erschienen in Med. Klin. **52**, 2327 (1960).]

Aussprache

E. Landes-Frankfurt a. M.: Untersuchungen, die an der Frankfurter Klinik
gemeinsam mit der Marburger Klinik über die Wirksamkeit der Folsäure im doppel-
ten Blindversuch durchgeführt wurden, haben gezeigt, wie vorsichtig man bei der
Beurteilung interner Behandlung der Psoriasis sein muß. Die Erfolgsquote der mit
Placebos abgeheilten war etwa ebenso hoch wie bei den mit Folsäure behandelten.
Man muß die Spontanheilung, die — wie SIEMENS betont hat — bei 30$^0/_0$ der
Psoriasisfälle eintritt, berücksichtigen. Im allgemeinen überschreiten Therapieerfolge mit internen Mitteln diese Quote nicht. Wir konnten in Frankfurt a. M.
keine nennenswerten Besserungen von Psoriasis durch orale Antidiabetica fest-
stellen.

Bild-Demonstrationen

W. Born-Freiburg: Dermatologischer Beitrag zur Verminderung der Gonadenbelastung durch die medizinische Anwendung ionisierender Strahlen.

A. Wiskemann-Hamburg und G. A. Schleicher-Aschaffenburg: Strahlenfolgen in der Dermatoröntgentherapie.

B. Spiessl-Hamburg, W. Hellriegel-Frankfurt, G. A. Schleicher-Aschaffenburg und A. Wiskemann-Hamburg: Heilung von Röntgenfolgen durch plastische Operation.

J. Harff-Hamburg: Möglichkeiten zur Korrektur strahlenbedingter Knochenwachstumsstörungen (Demonstration von Röntgenbildern).

J. W. H. Mali-Nijmwegen: Pathogenese des Chromatekzems.

C. Schirren-Hamburg: Das histologische Bild beim Klinefelter-Syndrom.

S. Bommer-Greifswald: Cephalosporiose.

N. Klüken-Homburg-Saar: Seltene Dermatosen und dermatologische Eindrücke aus Afrika.

R. T. Kinacigil-Izmir: Verschiedene Dermatosen.

E. Ludwig und J. J. Herzberg-Hamburg: État pséudopeladique und andere narbige Alopecien.

B. Rohde-Hamburg: Viruseffekte in Gewebekulturen und auf der Eihaut.

H. E. Schreiner und B. Rohde-Hamburg: Mikrophotographische Aufnahmen von a) Hühnerembryofibroblasten und b) menschlichen Melanomen nach Bestrahlung bis zu 12000 r.

Sonntag, den 22. Mai 1960

Vormittags

Klinische Demonstrationen

Mit 11 Textabbildungen

Vorsitzender: J. KIMMIG-Hamburg

Schriftführer: J. J. HERZBERG-Hamburg

I. Aus der Universitäts-Hautklinik und Poliklinik Hamburg-Eppendorf (Direktor: Prof. Dr. Dr. J. Kimmig)

1. Sch., Hans-Jürgen, 12 J.: *Dermatomyositis.*
Beginn der Erkrankung vor etwa 2 Jahren mit Adynamie, Muskelschwäche, Muskelatrophie besonders im Oberarm- und Schulterbereich, nachdem mehrfache Infekte diesem Zustand vorausgegangen sind: Furunkulose, eitrige Mandelentzündung, Erysipeloid. *Status.* Weinerlicher Gesichtsausdruck (SCHUERMANN).
Poikilodermatische Veränderungen im oberen Gesichts-, seitlichen Stirn- und Wangenbereich. Blau-rötliche, geringfügig infiltrierte und festhaftend schuppende, teilweise zart atrophische, bis kleinhandtellergroße Herde über der Streckseite beider Oberarme bis über den Ellbogen. Punktförmige Teleangiektasien auf beiden Oberlidern sowie in der Nagelfalz einzelner Fingernägel. Positives Heuk-Gottron-Zeichen über den Streckseiten der Mittelglieder der re.>li. Hand. Deutlich sichtbare Atrophie der Muskulatur des Schultergürtels, der Oberarme und Oberschenkel. *Laborbefunde.* LE-Z. mehrfach negativ. Erhöhung der γ-Globuline auf 22 rel-$^0/_0$. Normaler Kreatininblutspiegel (0,97 mg-$^0/_0$). Kreatininausscheidung im 24 Std-Urin 102 mg-$^0/_0$. *Therapie.* 50 mg Terramycin/die, Vitamine, Pernexin, Bewegungs- und Massagebehandlung, Schwimmunterricht.

Vorstellung: Herr JÄNNER.

2. W., Peter, 2 J.: *Gerodermie.*
Keine Konsanguinität der Eltern. Normale Geburt. Eine ältere Schwester mit 3 Monaten offenbar an Teratom verstorben. Ab 2. Lebensmonat Ausbildung der derzeit noch vorhandenen, ständig rezidivierenden Pusteln über dem Gesäß, im Gesicht und auf dem behaarten Kopf. (In einem von drei Abstrichen sind Hefen gefunden worden, Nystatin äußerlich nur von mäßigem Behandlungserfolg.) Auffallende Faltenbildung und schlaffe Haut im 13. Lebensmonat bemerkt. *Status.* Gewicht und Größe dem Alter entsprechend (12,2 kg; 0,93 m). Testes von normaler Größe, im Scrotum tastbar. Greisenhafter Gesichtsausdruck, rauhe Stimme. Trockene, welke, gelblich-bräunliche, tief-faltige Haut in den Axillen, an den Ellbogen, über dem Gesäß, an der Innenseite der Oberschenkel und über den Knien. Die Haut auf der Innenseite der Oberarme, an der Hüfte und im Bereich der oberen Brustapertur zeigt stecknadelkopf- bis linsengroße, bräunliche, grübchenförmige Vertiefungen. Behaarter Kopf, Stirn, Schläfe, Genitale und Gesäß, Leistengegend sind übersät von Pusteln in allen Stadien der Entwicklung. *Laborbefunde.* Histologie: Nur fleckförmige Anfärbung der Elastica im Bereich der Cutis. Größere

Teile zeigen keinerlei oder doch nur sehr rudimentäre, feinste, frakturierte elastische Fäserchen. Hale-PAS- und Alzianblau-Färbungen, Toluidinblau-Färbung: ohne Besonderheiten. — Minorscher Schweißversuch: positiv. Glucosebelastung nach STAUB-TRAUGOTT: regelrecht. Plasmacorticoide: Nach Vorbehandlung mit Pred-

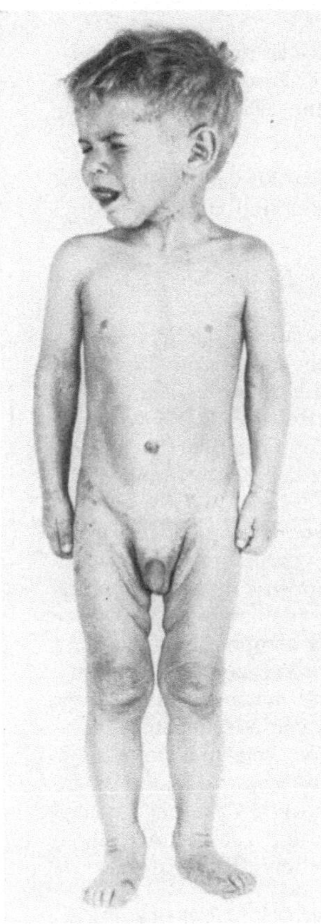

Abb. 1 a

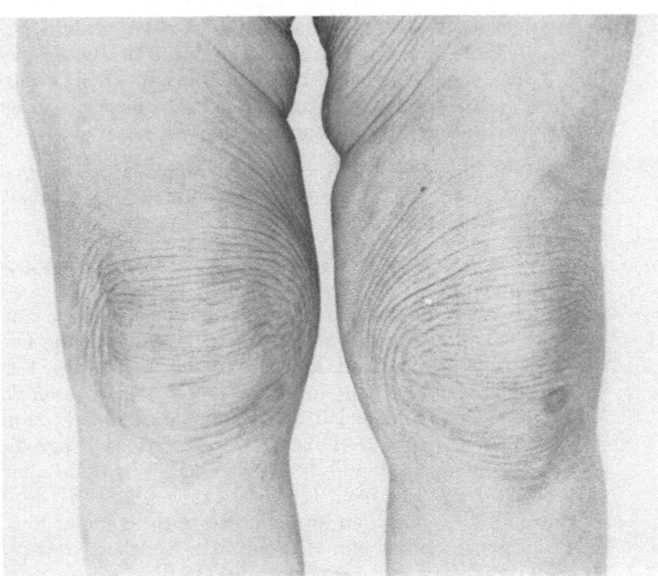

Abb. 1 b

Abb. 1 a. W., Peter, 2 J.: *Gerodermie*. Alter, fast greisenhafter Gesichtsausdruck. Ungewöhnlich faltenreiche, von Grübchen durchsetzte Haut. Pusteln auf dem behaarten Kopf, im Gesicht, am Hals, am Genitale (Candida albicans einmal, Staphylokokken mehrfach positiv, therapieresistent gegenüber Nystatin und antibiotischen Mitteln). (Elastica fehlend bis weitgehend rarefiziert)

Abb. 1 b. W., Peter, 2 J.: *Gerodermie*. Horizontale Faltenbildung über den Kniescheiben, tiefe, dem Leistenband parallele Furchen an der Innenseite beider Oberschenkel. (Elastica fehlend bis weitgehend rarefiziert)

nison mit 16,5 γ-⁰/₀ normal. Regelrechter Anstieg auf 26,5 γ-⁰/₀ nach Belastung mit 60 IE Depot-ACTH/m² Körperoberfläche. *Sonstige Befunde*. Kieferorthopädie: Kein pathologischer Befund. Augenklinik: Sklerosierende Keratitis und Zustand nach Iritis. Hals-Nasen-Ohrenklinik: Foetides, eitrig-borkiges Sekret in der Nase (vergrünende Streptokokken, Staph. aur. hämolyt.). Atrophische Nasenschleimhaut. Trommelfelle stark retrahiert. Skelet: o. B.

Vorstellung: Herr WISKEMANN.

Aussprache

H. GOTTRON-Tübingen

J. J. HERZBERG-Hamburg: Histologisch findet sich nur eine Rarefizierung bis fehlende Elastica in den mittleren Teilen der Cutis, während die Oberhaut und die Cutis sonst keine Atrophie aufweisen.

H. Gottron-Tübingen

G. Weber-Mainz: Da die Haut der betroffenen Partien erschlafft und nicht atrophisch ist, ähnelt der vorgestellte Fall eher einer Cutis laxa als einer Gerodermie im Sinne der Progerie oder Akrogerie. Im Hinblick auf die seit Geburt bestehenden pustulösen Veränderungen und früher beobachtete blutige Stühle wird auch eine Acrodermatitis enteropathica zur Diskussion gestellt.

J. Kimmig-Hamburg: Eine Akrodermatitis enteropathica ist mit Sicherheit auszuschließen. Wir haben mit Herrn Danbolt, der ja anwesend ist, ausführlich über diesen Fall gesprochen, und er vertritt unsere Auffassung. Eine Progerie oder Acrogerie kann damit ausgeschlossen werden.

3. P., Johannes, 52 J.: *Erythrokeratodermia figurata variabilis vom Typ Mendes da Costa.*   Vorstellung: Herr Wulf und Herr Koch.
(Nicht erschienen.)

4. D., Ingo, 19 J.: *Xeroderma pigmentosum.* (Vergleiche Nr. 36, Schwester des Probanden.)

Mutter und Großmutter mütterlicherseits Träger von reichlich Epheliden. E. A.: Seit dem 8. Lebensjahr im Bereich der Hände und im Gesicht auftretende Pigmentflecken, denen alsbald kleine Wärzchen folgten. Verschlimmerung der Hauterscheinungen im Frühjahr und Sommer, Hinzutreten von Rötungen. Die warzigen Efflorescenzen bilden sich teilweise spontan zurück, zum Teil vergrößerten sie sich erheblich. Bis zum 16. Lebensjahr nur mäßige Progredienz der Erscheinungen. In den Sommern 1957 und 1958 erhebliche Zunahme aller Veränderungen und Vergrößerung der warzigen, zeilweise exulcerierten Herde, besonders auf dem Nasenrücken. *Status.* Befallen ist das gesamte Integument mit Bevorzugung von Gesicht, Handrücken, Brust und Rücken. Man findet an diesen Partien zahllose braun bis schwärzlich verfärbte Flecken, die Größe eines Glasstecknadelkopfes kaum überschreitend. Daneben weißliche, depigmentierte, narbig-atrophische Flecken, Teleangiectasien und ebenso zahlreiche flachwarzige Efflorescenzen bzw. Hyperkeratosen. Bis kirschkerngroße Knoten auf beiden Handrücken. Exulcerierter Tumor auf dem Nasenrücken. Noch keine Lymphknotenveränderungen. *Laborbefunde.* Die mehrfachen therapeutischen Gewebsentnahmen zeigen histologische Strukturen, von der Keratosis senilis bis zu bowenoiden Plattenepithel-Carcinomen reichend. — Im Urin Porphyrine und Lichtbandstoff (Kimmig) ∅. *Therapie.* Entfernung der jeweils größten Tumoren. Versuch mit Resochin und Lichtschutzsalben ohne erkennbaren Behandlungserfolg.   Vorstellung: Herr Vogel.

4a. S., Klaus, 24 J.: *Pemphigus Gougerot/Hailey-Hailey. (Pemphigus chronicus familiaris benignus.)*

Vater, Großmutter, Urgroßmutter väterlicherseits waren an einem „Ekzem" der Inguinal- und Axillar-Region erkrankt. E. A.: Erstmaliges Auftreten der seitdem nicht geschwundenen Hautveränderungen 1955/56. Auf gesunder Haut des Rückens schießen zunächst Bläschen auf, welche rasch aufplatzen, sich entzünden und zu serpiginösen Herden zusammenfließen. Exacerbation stets im Sommer, nach Sonnenbestrahlung und Schwitzen. *Status.* Ausschließlicher Befall der oberen Rückenpartien. Man sieht, bis zur Schulterhöhe re. heraufreichende, nach unten etwa in Höhe des 10. B.W.D. begrenzte, unregelmäßige, bis kleinhandtellergroße, weißlich depigmentierte, *nicht* atrophische Herde, welche von einem unvollständigen Saum entzündlich geröteter, schuppender bzw. verkrusteter Efflorescenzen, hie und da noch Reste von Bläschen oder intakte Bläschen aufweisend, umgeben sind. *Laborbefunde.* Typische Histologie für dem Pemphigus Gougerot/Hailey-Hailey. *Therapie.* Innerlich Glucocorticoide, äußerlich Antibioticasalben.

Vorstellung: Herr Herzberg und Herr Herrmann.

5. Kl., Adolf, 44 J.: *Acrodermatitis chronica atrophicans, chronische Polyarthritis, Doppelseitige Stauungspapille.*

I. Beginn rheumatischer Beschwerden 1945/46 mit Schwellung der Zehengelenke, der Gelenke des rechten Beines. 1948 Gelenkschwellungen an beiden Beinen. Rezidive in kurzen Abständen. 1953 Gelenkbefall an den oberen Extremitäten. Gewichtsabnahme um 25 Pfd. Langsames Eintreten von Gelenkdeformierungen. Anfälle von Tachykardie. Internistische Diagnose: chronische Polyarthritis.

II. Haut: Rotblauverfärbung von Ellbogen und Ulnarkanten re. >li. 1947/48. Zunahme dieser Erscheinungen seit 1950, Übergreifen auf Handrücken, Unterarme, Füße.

III. Zentralnervensystem: (Neurologische Abt. des Krankenhauses Braunschweig) Papillenschwellung re. 4 Dioptrien, li. 3 Dioptrien. Liquor 50/3 Zellen. Pneumoencephalogramm: Vergrößerung des re. Seitenventrikels, Angiographie unauffällig. EEG: Fokale Dysrhythmien li. temperoparietal. *Status.* Typische Acrodermatitis chronica atrophicans Herxheimer an beiden unteren Extremitäten (ohne Atrophie), über den Ellbogen, den Ulnarkanten sowie beiden Handrücken. Geringfügige, feinfältelige Atrophie über den Handrücken. — Deformierungen der Grundgelenke der Finger und Zehen (Ulnardeviation, in Mittel- und Endgelenken extreme Streckschwellung). Großzehen in Valgusstellung. — Augenhintergrund: Stauungspapille beiderseits. *Laborbefunde.* Hypoproteinämie mit G.E.-Werten von 5,0 g-$^0/_0$. Vorübergehende Vermehrung der α_2-Globuline. Sideropenie von 46 γ-$^0/_0$, anacider Magensaft. *Therapie.* Drei Kuren zu je 10 Mega Novocain-Penicillin im Abstand von jeweils 4 Wochen. Eisenzuführung, Magensalzsäuresubstitution. Darunter Besserung der Hauterscheinungen, Zurückbildung der Stauungspapillen (!) zunächst auf 1 Dioptrie, jetzt Normalzustand. Wesentliche Besserung der Gelenkbeschwerden, so daß Patient nach Versorgung mit orthopädischem Schuhwerk ab 1959 in seinem Beruf als Feinmechaniker wieder arbeitsfähig ist. Normalisierung der Eiweißbefunde im Serum, Gewichtszunahme um 25 Pfund.

Vorstellung: Herr SCHULZ.

Aussprache

E. LUDWIG-Hamburg

W. JADASSOHN-Genf: Erwähnt einen Fall von Acrodermatitis chron. atroph. mit ungeklärter Chorioiditis (Augenklinik Genf).

K. WULF-Hamburg: In Ergänzung zum Hinweis von SIEMENS auf beobachtete Augenveränderungen bei der A.c.H. wird auf die bei diesem Fall vorliegende Stauungspapille aufmerksam gemacht. Dieses Symptom wurde durch die Penicillinbehandlung parallel mit den Hautveränderungen günstig beeinflußt.

H. GÖTZ-München: Ein Überblick über die bisherigen in der Weltliteratur veröffentlichten Acrodermatitis-atrophicans-Fälle läßt erkennen, daß es wohl kaum eine Krankheit gibt, die nicht schon einmal in Kombination mit dem Herxheimerschen Leiden beobachtet worden wäre. Ob aber in diesen Fällen tatsächlich eine gemeinsame Ätiologie vorliegt, ist noch keinesfalls bewiesen und bedarf daher gewichtigerer Indizien, als sie uns bis dato zur Verfügung stehen.

E. LANDES-Frankfurt a.M.: Bei dem von Prof. GANS und mir 1951 beschriebenen Krankheitsbild der Acrodermatitis arthropathica glaubten wir, die Hautatrophie als sekundäre Veränderung bei Rheumatismus auffassen zu müssen; sie sind nicht mit denen der Acrodermatitis chronica atrophicans identisch.

6. B., Helmut, 22 J.: *Erythrokeratodermia figurata variabilis vom Typ Mendes da Costa.* (Vergleiche Nr. 7, Tochter von Nr. 6.)

Vater soll verhornende, strichförmige Hautveränderungen an Händen (?) und Ellbogen gehabt haben. Mutter und zwei Brüder o. B. E. A.: 14 Tage nach der Geburt

wird das Auftreten umschriebener Hautrötungen am Körper des Kindes bemerkt.
Im 6. Lebensmonat traten zu diesen „wechselnden" Rötungen stärker verhornte
Bezirke hinzu. Die damals hyperkeratotischen Erscheinungen haben sich bis jetzt
zwar verstärkt, sie sind jedoch bezüglich des Sitzes im Gegensatz zu den Erythemen
konstant geblieben. Kein Juckreiz. Das Auftreten neuer Erytheme ist von einem
geringen Gefühl des Unbehagens begleitet, wie wenn er an dieser Stelle „schmutzig"
wäre. *Status.* An beiden Ellbogen, Knien, Füßen, an den Unterschenkeln sowie um den
Nabel bis zu 1 cm das Niveau der Haut überragende, grünlich-bräunlich-schwärz-
liche Hyperkeratosen, welche leicht abbröckeln. Beide Handteller und Fußsohlen
flächenhaft hyperkeratotisch (gelblich) verdickt. Besonders am Stamm, aber auch
an den Extremitäten, innerhalb von mehreren Stunden bis zu Tagen wechselnde
pfennigstück- bis handtellergroße, oft bogig und scharf begrenzte, unterschiedlich
hell bis satt-rot getönte Erytheme. An den inneren Organen, am Zahn- und Skeletsystem keine Besonderheiten. *Laborbefunde.* Carotin im Blut: $35\,\gamma\text{-}^{0}/_{0}$. Kein
Vitamin A nachweisbar. *Therapie.* 3×50000 E Vitamin A täglich seit Oktober
1959, Salicylvaseline und Kochsalzbäder.

Vorstellung: Herr WULF und Herr SCHULZ.

7. B., Sybille, 1 J.: *Erythrokeratodermia figurata variabilis vom Typ Mendes da
Costa.* (Vergleiche Nr. 6.)

Patientin ist Tochter von 6. Normale Geburt. Normale körperliche und geistige
Entwicklung. Etwa seit dem 4. Lebensmonat Auftreten roter Flecken an den Ober-

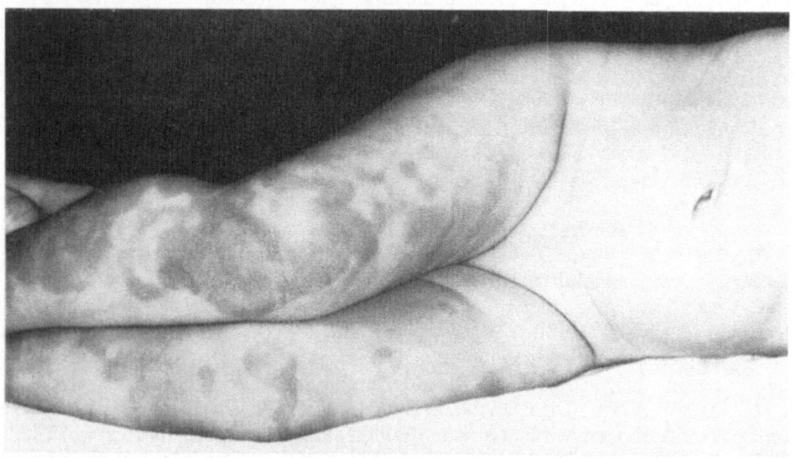

Abb. 2. B., Sybille, 1 J.: *Erythrokeratodermia figurata variabilis.* Landkartenförmig begrenzte, rötliche (frische Herde) bis bräunliche, verschieden große, scharf von normal verfärbter Haut abgesetzte
Herde mit leichter Vergröberung der Hautoberfläche. Über dem linken Knie sieht man, als Anzeichen
der schnellen Wanderung und des Wechsels der Erytheme, einen frischen, birnenförmigen Herd
inmitten einer älteren bräunlichen Efflorescenz. Noch keine Hyperkeratosen

schenkeln, Unterschenkeln, Armen, am Gesäß und im Gesicht. Die Flecke *wechseln*
ihre Gestalt und Lokalisation oft innerhalb weniger Stunden. Seit einigen Wochen
färben sich die Herde an Knien, Unterschenkeln, Ellbogen zunehmend grau-braun.
Sie werden rauh. *Status.* Befallen sind beide Beine, das Gesäß, beide Arme, Gesicht und Ohren. Handteller, Fußsohlen (bis auf ein kleines Gebiet an der Hacke),
Haare und Nägel sind frei von Erscheinungen. Man sieht landkartenförmige, scharf

begrenzte, rötliche bis grau-bräunliche Herde, deren Lokalisationswechsel innerhalb von Stunden zu beobachten ist. Abweichung der Beine im Kniebereich im X-Sinne, li. > re. Plattfüße. *Therapie.* 20000 E Vitamin A täglich.

Vorstellung: Herr Koch.

Aussprache

Siemens-Leiden: Siemens ist der Meinung, daß sich das vorgestellte Kind von den autochthonen Fällen dieses „Morbus neerlandicus" einigermaßen unterscheidet: Es zeigt weniger Schuppen und eine mehr retikulierte Anordnung an Stelle der Ringe und Gyri, durch die die Veränderlichkeit der Krankheitsherde zu einem so deutlichen Ausdruck kommt. Er schlägt darum vor, daß der Kollege, der die Hamburger Fälle bearbeitet, mit seinen Befunden nach Leiden kommt, um sie mit den holländischen Fällen zu vergleichen. Es wäre zu prüfen, ob sich nicht auch hier wie bei anderen dominant erblichen Krankheiten feststellen läßt, daß das zugrunde liegende Gen in den verschiedenen Familien eben doch nicht genau dasselbe ist.

K. Wulf-Hamburg: Trotz gewisser, eindeutig vorhandener morphologischer Unterschiede zwischen den niederländischen und unseren Krankheitsfällen glauben wir uns nicht berechtigt, unsere Kranken als Sonderform abzugrenzen.

8. H., Kurt, 11 J.: *Peutz-Jeghers-Syndrom.* (Siehe auch Nr. 9, Bruder zu 8.)
Mutter 1956 Darmoperation, dabei Darmpolypen festgestellt. 4. 1. 1957 Magenoperation. 9. 4. 1958 Exitus. Es soll sich um „cancerisierte" Darmpolypen bei Polyposis intestini gehandelt haben. Mutter hat ähnliche Pigmentflecken perioral und auf der Nase gehabt wie der Proband und zwei weitere Brüder sowie eine Schwester des Falles Nr. 8.

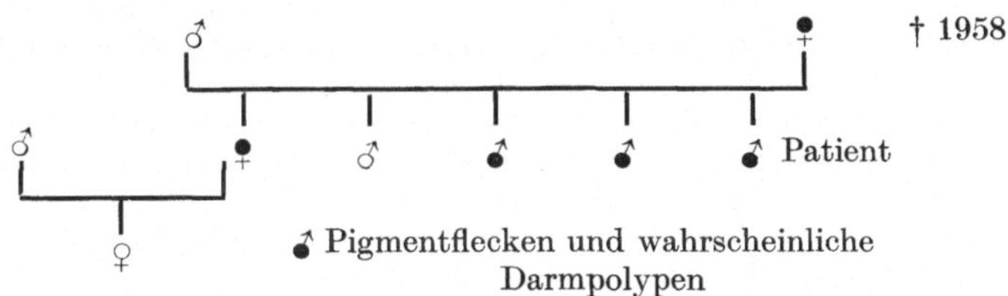

Auftreten der Pigmentflecken im Säuglings- bzw. Kleinkindesalter. *Status.* Normal entwickelter Junge. Zahlreiche, bis glasstecknadelkopfgroße, dunkelbraune Pigmentflecke am Lippenrot, in der Umgebung des Mundes und der Nase.

Röntgenuntersuchung des Magen-Darm-Kanales: Im ganzen Kolongebiet finden sich zahlreiche Aussparungen von Kirschkerngröße. Polypen nicht sicher auszuschließen (Prof. Prévôt). *Laborbefunde.* Blut im Stuhl ⌀. 5-Oxyindolessigsäure im Harn ⌀.

Vorstellung: Herr Schulz und Herr Schreiner.

9. H., Gerd, 14 J.: *Peutz-Jeghers-Syndrom.* (Siehe Nr. 8, Bruder zu 9.)
Vorgeschichte wie bei Nr. 8. *Status.* Am Lippenrot, in der Umgebung des Mundes, an der Nase zahlreiche, stecknadelkopfgroße, dunkelbräunliche Pigmentflecken. — Röntgenuntersuchung des Magen-Darm-Traktes: Kirschkerngroße rundliche Aussparungen im Colon descendens, transversum und im Coecum (Prof. Prévôt).

Vorstellung: Herr Schulz.

Aussprache

W. Jadassohn-Genf: Im Fall Peutz mit Nasenpolypen in der Familie (zufälliges Zusammentreffen ?).

J. Kimmig-Hamburg: Nasenpolypen findet man sehr viel häufiger als das Peutz-Jeghers-Syndrom. Wir glauben nicht, daß eine isolierte Papillomatosis der Nasenschleimhaut als Abortiv-Form eines Peutz-Jeghers-Syndroms aufzufassen ist.

G. F. Klostermann-Göttingen: Unter Bezugnahme auf die Familienanamnese der demonstrierten Geschwister, deren Mutter an einem krebsig entarteten Polypen gestorben sei, wird darauf hingewiesen, daß bilogisch echte Krebse beim Peutz-Syndrom noch nicht nachgewiesen wurden und die histologische Krebsdiagnose an den Polypen des Syndroms aus andernorts erörterten Gründen sehr problematisch ist. Es würde in allen krebsig beurteilten Fällen interessieren, ob die angenommene Entartung in Zusammenhang mit der Todesursache zu bringen ist (z. B. Metastasen!) bzw. ob die Sektion zerstörendes oder metastasierendes Krebswachstum bestätigte oder ob der Tod — wie bisher stets — durch Invagination und Ileus infolge des polypösen Gewächses verursacht wurde, das lediglich histologisch krebsig beurteilt wurde. Die Klärung der Entartungsfrage der Peutz-Polypen wäre für die Art des chirurgischen Vorgehens von großer Bedeutung. — Zur Anfrage Prof. Jadassohn: Nasenpolypen sind schon von Peutz bei einem der ersten Fälle erwähnt. In der Gesamtheit der bisher mitgeteilten ca. 130 Fälle scheinen sie jedoch sehr selten auf, so daß zufälliges Zusammentreffen nicht auszuschließen ist und die Zugehörigkeit von Nasenpolypen zum Syndrom zweifelhaft erscheint.

G. Weber-Mainz: Diskutiert wegen der nicht nachgewiesenen Polyposis intestini eine centrofaciale Lentiginose von Touraine.

J. J. Herzberg-Hamburg: Verweist auf die Schwierigkeiten, bei Kindern eine — noch wenig ausgeprägte — Polyposis intestini röntgenologisch nachzuweisen.

F. Nödl-Homburg: Mitbefallensein der Fingerrücken, wenn auch diskret, spricht gegen Lentiginosis centrofacialis und für Peutz-Syndrom.

P. Jordan-Münster

P. G. Hesse-Weimar: In der Fallbeschreibung taucht der unzweckmäßige Begriff „Lippenrot" auf. Dieser Begriff ist aus rassekundlichen Gründen abzulehnen, da durchaus nicht die Lippen aller Menschenrassen rot sind. Auch vergleichend anatomisch ist der Begriff nicht aufrecht zu erhalten, da „Lippenrot" kaum für Tierlippen zutreffend ist. — Die Lippe wird besser eingeteilt in die Pars glabra und die Pars villosa. Beide Lippenbezirke sind gut erkennbar, haben ihre eigene Histologie und Pathologie. In den vorliegenden Fällen sind z. B. die Efflorescenzen nur an der Pars glabra. — Die Bezeichnung „Lippenrot" sollte völlig aus dem dermatologischen Sprachgebrauch verschwinden, da sie ungenau ist.

10. S., Heinrich, 32 J.: *Morbus Pringle.*
Das Hautleiden kann über drei Generationen zurückverfolgt werden:

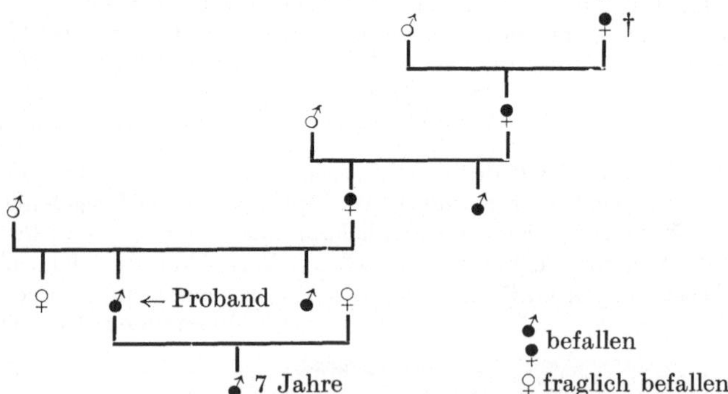

Etwa im 15. bis 16. Lebensjahr haben sich seitlich der Nase, später auch an Stirn, in der Umgebung der Augen und am Rücken kleine Knötchen von gelblicher Farbe entwickelt, die keinerlei Beschwerden verursachten. *Status.* Befallen sind das Gesicht, besonders in den Nasen-Lippenfurchen, die Umgebung der Augen, die

Stirn sowie der Rücken. Man sieht zahlreiche, zum Teil konfluierte, bis reiskorngroße, halbkugelige, transparente Knötchen, deren Farbe von Weißlich-gelb bis Rosa schwankt. Auf der sonst normalen Oberfläche der Knötchen finden sich feine, ektatische Capillaren. Röntgenaufnahmen des Schädels o. B. Neurologischer Befund regelrecht, überdurchschnittliche Intelligenz. *Augenklinik.* Beiderseits sogenannte chorioiditische Herde, wie sie in der Literatur als Augenbefund bei der tuberösen Hirnsklerose beschrieben werden. Drüsenpapille li. ebenfalls typisch für dieses Krankheitsbild. *Laborbefunde.* Histologie: Adenoma sebaceum mit Differenzierung in Haarkeime und Talgdrüsen. Zweites Präparat: Trichoepitheliom-ähnliche Strukturen. *Therapie.* Elektrokaustische Abtragung der besonders kosmetisch störenden Efflorescenzen. Vorstellung: Herr KOCH.

Aussprache

W. THIES-München: In Anbetracht des Fehlens cerebraler Symptome (Rö-Schädel: o.B.) wird unter Berücksichtigung des klinischen Bildes und des histologischen Substrats im Sinne eines Trichoepithelioms die Bezeichnung „Naevobasaliom" vorgeschlagen.

10a. D., Gottfried, 54 J.:
Familiäre Osteolyse (Akroosteolyse-Syndrom,Giaccai-Syndrom)

Vater im Alter von etwa 30 Jahren mit den ähnlichen Erscheinungen an den Füßen erkrankt wie der Proband. Geschwister mit 16, ein Halbbruder mit 20 Jahren tödlich verunglückt. Zwei gesunde Kinder. — Etwa im gleichen Lebensalter wie der Vater, d.h. mit 30 Jahren, Eiterung und Blutung der großen Zehen, verbunden mit gleichzeitiger Schwellung der Leistenlymphknoten. Dieser, von Fieber, Lymphangitis und Lymphadenitis begleitete Vorgang wiederholte sich häufig. Etwa 4 Wochen nach solcher Attacke waren die Zehen abgeheilt. Seit 1941 besteht ein Ulcus im Bereich der Beugeseite der re. Großzehe, welche sich langsam vergrößerte. Ein gleichartiger

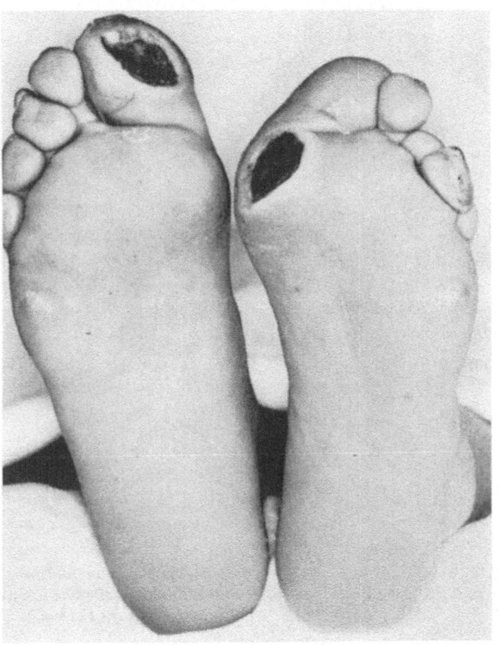

Abb. 3. D., Gottfried, 54 J.: *Familiäre Osteolyse.* Große, ovaläre, tief unter das Hautniveau reichende, blutverkrustete Ulcerationen am großen Zeh re. (Beugeseite) und über dem Großzehenballen li. Aus diesen Ulcerationen entleeren sich ständig Knochensplitter

Herd befindet sich seit 1949/1950 unterhalb des li. Großzehenballens. Aus beiden Geschwüren, deren Größe wechselt, stoßen sich immer wieder Knochensplitter ab. Die Ulcerationen sind nicht sehr schmerzhaft. *Status.* Guter E. u. K. Z. Örtlicher Befund siehe Abb. 3. Fußpulse, Oscillogramm bds. o. B. Neurologisch keine Ausfallserscheinungen, keine dissoziierten Empfindungsstörungen. Rö.-Aufnahmen: Osteolytische Veränderungen an den Knochen der Phalangen sowie im distalen Anteil der Metatarsalia, besonders li. Im Fibularbereich beiderseits Periostitis

ossificans. *Laborbefunde.* Wa.R. und Neben-R. o.B.; Bluzuckert 89 mg-%, Nüchtern-
wert. Mäßige Gammaglobulinvermehrung auf 24 rel.-%. Sonst keinerlei pathologische Werte. *Therapie.* Symptomatisch, Infektbekämpfung.

Vorstellung: Herr JÄNNER

Aussprache

H. LANGHOF-Jena: Hinweis auf Publikation von KLEINSORGE u.a. in D.M.W.
(1957?), der zentralnervöse Veränderung in der beschriebenen Familie und Gefäßveränderungen in den Acren fand.

11. J., Gerhard, 13 J.: *Keratoma hereditarium mutilans.*
Mütterliche Familie o.B. Vater unbekannter Besatzungssoldat. Schon seit der
Geburt starke Verdickung der Hornhaut an Handtellern und Fußsohlen. Salben-

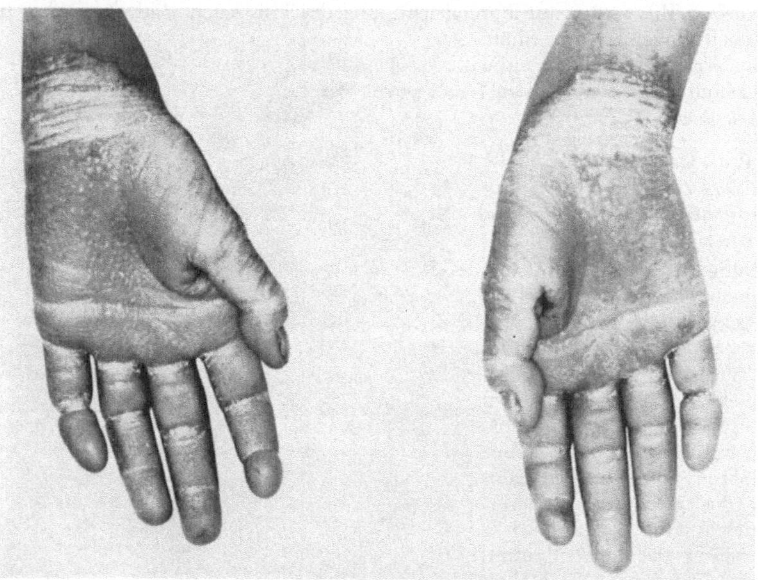

Abb.4a. J., Gerhard, 13 J.: *Keratoma hereditarium mutilans.* In Höhe des Mittelgelenkes verläuft eine
zirkuläre, etwa 1 mm breite, $^1/_2$ mm tiefe Schnürfurche um alle Finger. Die Schnürfurche ist besonders
ausgeprägt an beiden 5. Fingern

behandlung nur von vorübergehendem Erfolg begleitet. Vor 3 Jahren Abnahme der
5. Zehe li. Besucht die 5. Schulklasse, einmal sitzengeblieben. *Status.* Spitzbogen-
gaumen, vorstehender Oberkiefer, verwaschene Sprache, psychisch und motorisch
ungehemmt. Psychiatrische Untersuchung: Debilität, distanzlos, schnell verstimmt,
unaufmerksam. Schlechte Leistungen im Intelligenztest nach HAMBURG-WECHSLER.
Die Haut der Finger, Zehen sowie der Handteller und Fußsohlen ist verdickt und
eigentümlich hellgelblich verfärbt. Das Relief wird bestimmt durch zahlreiche,
dichtstehende Vertiefungen. An den Füßen greifen die Hyperkeratosen strichförmig
auf die Fußränder und die Achillessehne über, gestricktes Aussehen (Abb.4a). Auf
dem Fußrücken punktförmige Hyperkeratosen, 1,5 mm breite, $^1/_2$—1 mm tiefe
Schnürfurchen, circulär oder größere Teile von Finger und Zehen in Höhe des
Mittel-, am 5. Zeh des Endgliedes umfassend (ebenso am 5. Finger), (Abb.4b) haben

zu einer bedrohlichen Abschnürung geführt, welche am ausgeprägtesten die 5. Finger bzw. Zehen betrifft (Amputation li. 5. Zehe). Einzelne, warzige Efflorescenzen über beiden Kniescheiben. Ellbogen frei. Kieferorthopädie: Kieferkompression mit lückiger Protrusion bei Distalbiß. Röntgen: Skelet: Atypischer Wachstumsspalt am Mittelglied der 3. Zehe re. Am Mittelglied der 3. Zehe li. fehlt eine Epiphyse. *Therapie.* Symptomatisch, Salicylvaseline.

Vorstellung: Herr WISKEMANN.

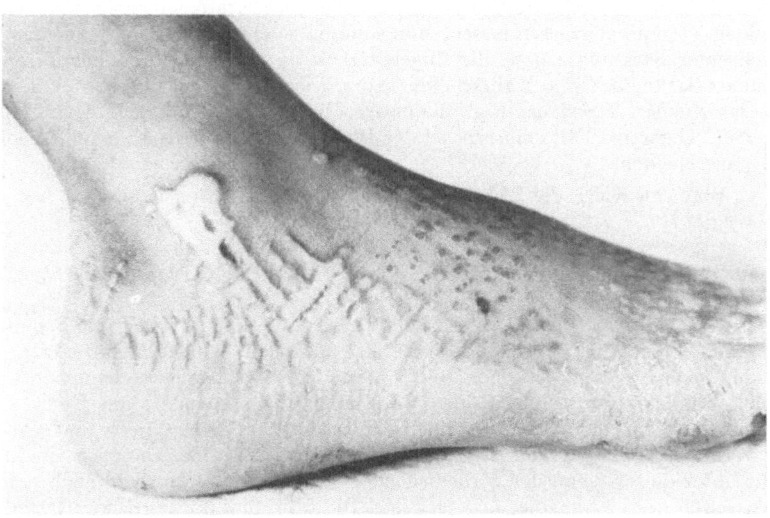

Abb. 4 b. J., Gerhard, 13 J.: *Keratoma hereditarium mutilans*. Re. Fuß, lateral, mit rippenförmiger und papulöser Ausprägung der hellgelblichen Hyperkeratosen

Aussprache

H. GOTTRON-Tübingen

12. N., Siegfried, 7 J.: *Morbus Boeck.*
(Wird wegen außergewöhnlicher Befunde publiziert.)

Vorstellung: Herr WISKEMANN.

Aussprache

C. FUNK-Regensburg

J. KIMMIG-Hamburg: Bei dem von uns vorgestellten Fall handelt es sich um ein Kind. Es gibt in der Literatur kaum Angaben über entsprechende Befunde bei Kindern. GOTTRON hat ein 7jähriges Kind beschrieben. An der Diagnose *Morbus Boeck* besteht für uns kein Zweifel.

(Nachbemerkung über weiteren Verlauf [29. 7. 60]: Das Kind hat mit seinen Hauterscheinungen ausgezeichnet auf eine kombinierte Decortin-INH-Behandlung angesprochen und zeigt eine deutliche Abflachung der Herde, die zum Teil bereits unter Pigmentierung abgeheilt sind)*.

K. W. KALKOFF-Marburg: Vor Ausbruch der Sarkoidose war die Tuberkulinprobe verschiedentlich negativ. Meines Erachtens spricht eine derartige Beobachtung deshalb nicht gegen die etwaige pathogenetische Bedeutung [vgl. Beitr. Klin.

---

* Zur Zeit (1961) hat sich das Krankheitsbild in einen fast universellen Haut-Drüsen-Boeck gewandelt!

Tuberk. 114, 3 (1955)] einer der Sarkoidose vorangehenden banalen Tuberkulose, weil es auch kurzdauernde tuberkulinpositive und dann nicht immer erfaßbare Stadien nach erfolgter Tuberkuloseinfektion gibt.

Die genuine Sarkoidose, d. h. der Morbus Besnier-Boeck-Schaumann im eigentlichen Sinn — im Gegensatz zur sarkoiden Reaktion auf verschiedenartige belebte und unbelebte Noxen — kann einwandfrei nur mit dem Nachweis verschiedener Manifestationen dieser „generalisierten" Krankheit verifiziert werden. Es dürfte allerdings Fälle dieser Krankheit geben, in denen sich Krankheitserscheinungen nur an einem Organ nachweisen lassen. Man sollte in solchen Fällen, in denen das Vorliegen einer Sarkoidose bzw. die Zugehörigkeit der Krankheitserscheinungen zur genuinen Sarkoidose zwar wahrscheinlich aber eben doch nicht sicher ist, von *monosymptomatischer Sarkoidose* [vgl. KALKOFF, Beitr. Klin. Tuberk. 114, 14 (1955)] sprechen. Derartige Fälle müssen bei der Diskussion ungeklärter Fragen (Ätiologie usw.) ausscheiden.

G. WAGNER-Kiel: Pat. ist nach INH-Behandlung abgeheilt. Post hoc oder propter hoc?

13. H., Bernd, 9 J.: *Hydroa vacciniformia ähnliche Lichtdermatose ohne Porphyrie.*

Mutter leidet an Rosacea. E. A. unauffällig. Seit 1956, jährlich mit Beginn des Frühjahrs auftretende sphärische, genabelte Bläschen, die rasch aufplatzen, sich mit blutigen Krusten bedecken und unter Hinterlassung von depigmentierten Narben abheilen. *Status.* An beiden Ohrmuscheln, insbesondere am Helix, sowie über beiden Wangen, an der Nasenspitze zahlreiche, zum Teil erodierte und schwärzlich verkrustete Blasen von Stecknadel- bis Hirsekorngröße. Daneben rundliche, leicht unter dem Niveau der Haut liegende, depigmentierte Narben, auch auf den Streckseiten der Unterarme. *Laborbefunde.* Blutbild unauffällig. Keine Rotfluorescenz der Erythrocyten. Normales Elektropherogramm. Leberfunktionsproben einschließlich Galaktosebelastung o. B. Im Urin: Gallenfarbstoffe ∅. Kein Porphyrin, im Kot normale Darmflora. Kimmig-Lichtband positiv. *Therapie.* Lichtschutzmittel.   Vorstellung: Herr WISKEMANN.

Aussprache

H. GOTTRON-Tübingen

H. IPPEN-Düsseldorf: Historisch gesehen war der Begriff Hidroa vacciniformia von BAZIN klar umrissen worden. Auch MC CALL ANDERSON sprach nur von „H. vacc. *kompliziert* durch Porphyrinurie". Erst seit PAYENNEVILLE setzte offenbar die Zusammenfassung der Bazinschen Hidroa mit der Porphyria congenita, dem Morbus Günther, ein. — Bei beiden Fällen (13 und 14) handelt es sich nun eindeutig um H. vacc. im Bazinschen Sinne mit schubweisem Auftreten genabelter Bläschen und „vacciniformen" Narben. Eine Porphyria congenita scheidet deshalb auch morphologisch aus.

Die Bedeutung einer Porphyrin-Photosensibilisierung für die Entstehung von Lichtdermatosen erscheint sehr fraglich. Bereits 1913 wies H. FISCHER auf den Widerspruch „Porphyrinurien ohne Lichtempfindlichkeit — Lichtdermatosen ohne Porphyrinurien" hin. Die Beobachtungen über die vom Bild der Porphyrien erheblich abweichenden Erscheinungen der experimentellen Porphyrin-Photosensibilisierung der Haut und die Unmöglichkeit, bei Porphyrikern auch nur häufiger, geschweige denn regelmäßig Porphyrine in der Haut nachzuweisen, sollten die Bedenken gegen eine größere kausale Rolle der Porphyrin-Photosensibilisierung nur noch vermehren. Wegen weiterer Gesichtspunkte zu diesem Problem muß auf eine ausführliche, im Druck befindliche Arbeit verwiesen werden.

J. Kimmig-Hamburg: Es besteht kein Zweifel, daß die bei der Hydroa vacciniformia auftretenden Porphyrine der Gruppe I entscheidend für die Lichtsensibilisierung der Haut sind.

J. J. Herzberg-Hamburg (zu Ippen): Entgegen der geäußerten Meinung wird darauf verwiesen, daß die Fluorescenz der Erythrocyten als Zeichen der Porphyrinstoffwechselstörung eigentlich beweist, daß der lichtsensibilisierende Stoff in genügender Menge auch in die Haut transportiert wird!

G. Wagner-Kiel

14. Schr., Hans-Dieter, 8 J.: *Hydroa aestivale ohne Porphyrinurie.*

Vater soll „narbiges" Gesicht gehabt haben. Eigene Vorgeschichte unauffällig. Vom 4. Lebensjahr ab treten, jeweils im Frühjahr und Sommer rezidivierend, an Wangen und an den Ohren (dort geringfügiger) varioliforme Bläschen auf, die mit depigmentierten Narben abheilen. Im Winter keine Erscheinungen. *Status.* Isoliert auf beiden Wangen und an der re. Ohrmuschel multiple, etwa linsengroße, mäßig eingesunkene, stellenweise depigmentierte Narben. Dazwischen, zum Teil auf die narbigen Bezirke übergreifend, stecknadelkopf- bis erbsgroße, varioliforme Bläschen mit deutlicher zentraler Eindellung im Eruptionsstadium. Mäßig geröteter Blasengrund. *Laborbefunde.* Keine Fluorescenz der Erythrocyten oder der Zellen des Sternalmarkes. Kimmigsches Lichtband im Urin: ∅ — III. Porphyrine, gelegentlich Coproporphyrine vermehrt nachweisbar, meist jedoch ∅. Erythemschwelle normal. Aus dem Bläscheninhalt im virologischen Labor einmal „infektiöses Agens" gezüchtet (Rohde). Keine Rotfluorescenz der Zähne. *Therapie.* Lichtschutzmittel, ohne Effekt.   Vorstellung: Herr Wulf.

Aussprache

H. Langhof-Jena: Vorschlag, Epidermis fluorescenzmikroskopisch auf fluorescierende Substanzen zu untersuchen. Eventuell auch Erythrocyten auf Rotfluorescenz untersuchen (vgl. Kosenow).

K. Wulf-Hamburg: Demonstration der Fälle von Hydroa aestivale ohne Porphyrinurie erfolgte auch im Hinblick auf die schwierige therapeutische Beeinflußbarkeit gerade dieser seltenen Formen der Lichtdermatosen. Frage nach erfolgreich angewandter Therapie bleibt vom Auditorium unbeantwortet. Möglichkeit der Spontanheilung wird diskutiert.

15. D., Claus-Uwe, 21 J.: *Ichthyosis connata.*

Zwei Geschwister sind an derselben Krankheit als Kleinkinder verstorben. Konsanguinität der Eltern ∅. Der Pat. leidet an seiner Hautkrankheit seit Geburt. *Status.* Befallen ist das gesamte Integument einschließlich der Gelenkbeugen. Die primäre und sekundäre Behaarung ist bis auf Reste ausgefallen. Hochgradiges Ectropium beider Augenunterlider. Krokodilhaut am gesamten Körper, besonders ausgeprägt im Gesicht. Subunguale Hyperkeratosen, aufgesplitterte Fuß- und Fingernägel. *Laborbefunde.* Im histologischen Präparat sieht man unter der stellenweise unterbrochenen Granulosaschicht größere, helle, perinucleär „leere" Zellen. Sonst Superorthokeratose, eingestreute parakeratotische Inseln, Acanthose, banalnetzündliches Infiltrat subbasal. Nebenbefund: Lues latens seropositiva. *Therapie.* Symptomatische Salbenpflege.   Vorstellung: Herr Herrmann.

16. F., Ingo, 23 J.: *Pityriasis rubra pilaris, Erythrodermie.*

F. A.: o. B. 1952 bemerkt der Pat. eine geringfügige Schuppung am Stamm, über den Ellbogen und Knien. Schnelle Entwicklung zur Erythrodermie 1958. Zu diesem Zeitpunkt wird auch über das Auftreten kleiner knötchenförmiger, harter Efflorescenzen auf den Streckseiten der Finger und über den Handrücken berichtet. *Status.* Erythrodermie. Ectropium der Unterlider. Gelblich-rötliche Verfärbung der im Gesicht mehlartig schuppenden, sonst mehr groblamellös abschuppenden Haut. Hornstacheln aufweisende Knötchen über den Streckseiten der Finger (nicht Endglied) und auf dem Handrücken; ebensolche, geringere Veränderungen an den Zehen und am Fußrücken. Handteller und Fußsohle zeigen eine zusammenhängende, dicke, gelbliche Hornschicht. Aufgeworfene Finger- und Zehennägel, undurchsichtig, quere Aufwölbung und Längsfurchung zeigend. *Laborbefunde.* Carotin- und Vitamin A-Werte im Blut bei mehrfacher Kontrolle mit und ohne Belastung normal. Alle übrigen Befunde normal. *Therapie.* Abblassung der Erythrodermie unter Prednison-Vitamin A-Behandlung. Wesentliche Besserung der Hauterscheinungen bei Kuraufenthalt an der Nordsee.   Vorstellung: Herr JÄNNER.

17. F., Lorenz, 20 J.: *Ehlers-Danlos-Syndrom.*

(Nicht erschienen.)   Vorstellung: Herr HERRMANN.

18. G., Wilhelm, 66 J.: *Knochennekrose nach Röntgen- und Kobalt-60-Bestrahlung wegen Morbus Bowen.*

Eine banale Verletzung am li. Daumen (1947) heilte nicht wieder vollständig ab. Der zunächst stecknadelkopfgroße Restherd vergrößerte sich langsam. 1953 wird der inzwischen auf 2-DM-Stück-Größe angewachsene, scharf begrenzte, schuppende Herd über der Streckseite des Daumengrundgliedes außerhalb der Klinik als Ekzem mit 100/60/60 r ED, 7 mm GHWT behandelt. Da keine Besserung, der Universitäts-Hautklinik zugeführt. Dort histologisch, 1953, ein *Morbus Bowen* diagnostiziert. *Therapie.* Juli 1953: 60 Co-Plastobalt-Moulage, einzeitig, 2400 r in 3 mm Gewebstiefe in 26 Std. 3 Monate danach Abheilung. — Mai 1954: Rezidiv. Juli 1954 Röntgenbestrahlung des Rezidivherdes mit 4500 r OD, fraktioniert zu 300 r, teils aus 5 cm FHA nach Chaoul, teils aus 20 cm FHA mit 90 kV, 0,5 mm Al = 1,2 mm Al — HWS. Ulcusbildung. 1957 Abheilung des Strahlenulcus nach Abstoßung eines Knochensplitters unter Versteifung im Endgelenk, narbiger Hautveränderung, jedoch noch leidlich guter Greiffunktion.   Vorstellung: Herr WISKEMANN.

19. H., Willi, 58 J.: *Morbus Boeck.*

Nach schwerer Grippe 1928 persistierender Hustenreiz. 1930 Feststellung einer geschlossenen Lungentuberkulose. Fünf Heilstättenbehandlungen, Tuberkulose-Fürsorge-Überwachung. Gleichzeitig mit der Lungenerkrankung treten 1930 Hautveränderungen auf, welche bei circinärer, halbkreisbogenförmiger und gyrierter Anordnung und nach Ausbreitung dieser Veränderungen auf weite Bezirke des Gesichtes ab 1939 als *Morbus Boeck* gedeutet werden. Auch der li. Oberarm zeigte ähnliche Erscheinungen. — Der zur Zeit der Vorstellung auf der Haut völlig erscheinungsfreie Patient bot folgende Labor- und Röntgenbefunde: Tuberkulin-Reizschwelle 1952: 1:10 Mill. +, 1959: 1:10000 (+). Abstriche vom Kehlkpof, aus dem Magensaft und Sputum: Tbc negativ. Kveim-Test 1953, 1960: ∅. Tbc-Kultur aus Excisat: positiv. Positive Eiweißlabilitätsproben. Ca im Serum 8,7 %-mg. 29 rel.-% Gammaglobuline bei erhöhtem Gesamt-E. von 8,5 g-%. — Histologie: Nackte Epitheloidzellgranulome, die Cutis füllend. Keine zentralen Nekrobiosen. Röntgen-Skelet: keine Veränderungen. Röntgen-Lunge (1952): In beiden Ober- und Unterfeldern ausgedehnte, spezifische Veränderungen. Auf Narbenbildung verdächtige Aufhellung re. infraclaviculär. 1960: Ausgedehnte narbige Veränderungen an beiden Hili und perihilär sowie im re. Oberfeld. Zwerchfell- und pleuperikardiale Adhäsionen. Kuppenschwiele li. *Therapie.* 1952—1953 insgesamt 150 g INH. Rückbildung und Neubildung von Herden im Gesicht. 2. INH-Kur von 115 g in der Heilstätte Königstein/Taunus führt 1956 zum vollständigen Abklingen aller Hautveränderungen.   Vorstellung: Herr KOCH.

20. B., Rudolf, 28 J.: *Morbus Boeck.*

1948 Lymphknotenschwellung in der re. Schlüsselbeingrube. Lungenbefund, deshalb 1948 und 1954 Heilstättenbehandlung. 1954 erstmalig geröteter Herd an der Nase, bald danach ähnliche Herde an der Stirn. Trotz INH-Behandlung Auftreten neuer Hautherde. *Status.* Über das ganze Gesicht verteilt, besonders auf Stirn und Schläfen, zahlreiche, fingernagel- bis 5-DM-Stück-große, umschriebene, leicht infiltrierte Herde von bräunlich-livider Farbe. Die geringfügig randbetonten Efflorescenzen weisen stellenweise eine zentrale Atrophie auf. Ähnliche Herde auf der Nasenspitze sowie an beiden Unterschenkeln, dort münz- bis kleinhandtellergroß. Glasspatelprobe positiv. *Laborbefunde.* Erhöhte γ-Globulinwerte von 21 rel.-%. Histologisch: In der Cutis zahlreiche runde, ovale oder bandförmige Epitheloidzellgranulome mit geringer Lymphoidzellbemischung. *Bakteriologie.* Von zehn mit excidiertem Gewebsmaterial angesetzten Röhren sind fünf mit Mycob. tuberculosis, Typus humanus bewachsen. INH-Sensibilität: $1:10^6$. Geringe Virulenz im Tierversuch. *Tuberkulin-Reizschwelle.* Mantoux: $1:10$ ∅. Röntgen-Skelet: o. B. Röntgen-Lunge: Über beiden Lungen ausgedehnte dichte, fleckige Verschattungen. Hili beiderseits verbreitert. Im re. Oberfeld eine vom Mediastinum ausgehende dichte Verschattung. *Therapie.* Vom 14. 10. 1957 bis Oktober 1958 110 g N-Acetylglucosaminyl-INH. Abblassen der Herde. Vorstellung: Herr MEYER-ROHN.

21. K., Hans, 36 J.: *Strahlenschaden nach Röntgendurchleuchtung.*

1943 Granatsplitterverletzung am Rücken. 1956 wegen überhandtellergroßer, typischer Strahlenveränderungen der Haut über dem Sterno-claviclargelenk li., der Unterschlüsselbeingrube li., und den vorstehenden Partien des Halses (Atrophie, Depigmentation, massenhaft Teleangiektasien) zur Untersuchung überwiesen.

Der sehr geordnet denkende Pat. negiert jegliche Röntgenbestrahlung. Erst bei der Betrachtung der Rückenhaut wird eine kleine Operationsnarbe neben weiteren Narben nach Granatsplitterverletzung entdeckt, die von einer 1954 in Narkose erfolgten Splitterentfernung herrührt. Die Splittersuche ist mit der Siemens-Röntgenkugel vorgenommen worden. Noch am Operationstag (!) bemerkte der Patient — nun auf die Zusammenhänge aufmerksam gemacht — einen brennenden und juckenden Fleck im Bereich des jetzigen Strahlenschadens. Epitheliolyse. Narbige Abheilung nach 3 Monaten (Behandlung als Erysipel!). Laufend Ulcerationen und Erosionen im Gebiet der Radiodermitis. 1959 gerichtliche Anerkennung des Strahlenschadens als Folge der bei der Operation durchgeführten Granatsplittersuche mittels Rö-Kugel. *Therapie.* Vorschlag: Plastische Deckung des operativ zu entfernenden Gebietes der Strahlenschädigung.

Vorstellung: Herr WISKEMANN.

22. G., Friedrich, 36 J.: *Pemphigus seborrhoicus (Senear-Usher-Syndrom).*

Im Frühjahr 1954 bemerkte Pat. einen juckenden und schuppenden Herd am Kinn, kurze Zeit später einen erythrosquammösen Herd von DM-Stück-Größe auf dem Nasenrücken. Weitere Efflorescenzen, darunter auch schlaffe Blasenbildungen, im Bereich der Schläfe li. Bis 1959 keine Ausbreitungstendenz der Erscheinungen, welche vom Arzt und vom Patienten selbst auf seine Arbeit als Elektroschweißer zurückgeführt wurden. ACTH-Behandlung und Lichtschutzmittel ohne Erfolg. Januar 1959 erstmalig neue Herde (Erytheme, Bläschen) in der Gürtellinie sowie Ausbreitung der schon seit 5 Jahren bestehenden Hautveränderungen. Zugleich (April 1959) Sodbrennen, Inappetenz, Obstipation und Diarrhoen wechselnd, Durstgefühl (2—3 l Flüssigkeitsaufnahme/die), Kopfschmerz, Juckreiz. *Status.* Befallen sind die Kopfhaut, die Nasenwurzelregion der retroauriculäre Raum, Schulter-Brust-Rückenbereich, Ober-Unterbauch und Kreuzbeingegend. Es handelt sich dabei um „seborrhoische", teils trocken schuppende (massiv) Auflagerungen auf der

Kopfhaut, teils feucht schuppende, unscharf begrenzte, groblamellöse Auflagerungen von grauer Frabe auf dem Nasenrücken, teils gelblich-fettig-feucht schuppende und krustöse Efflorescenzen, diffus verstreut am Stamm. Eine gewisse Massierung in der hinteren Schweißrinne zeichnet sich ab. Positives Nikolski-Zeichen. Keine eigentliche Bläschenbildung zu beobachten. Nachdem klinisches Bild und feingewebliche Struktur die Diagnose eines Pemphigus seborrhoicus sichergestellt haben und eine ACTH-, später Prednison- (30 mg/die) bzw. Fortecortin-(9 mg/die)-Therapie eingeleitet worden war, erfolgt eine *Generalisation* des Prozesses, welche unter stärkster Beeinträchtigung des Allgemeinbefindens in wenigen Tagen fast zu einer Erythrodermie (dem Pemphigus foliaceus ähnlich) führt. Begleitet wird dieser Schub von einer *Conjunctivitis* re., einer doppelseitigen Blepharitis, Inappetenz, erosiven *Mundschleimhauterscheinungen*, Schüttelfrost. Applikation von 2×24 mg/die Urbason ebenfalls ohne Erfolg. Erst tägliche Zufuhr von 300 mg Cortison CIBA über Wochen, langsamer Abbau, führt zur langsamen Rückbildung der Erscheinungen. *Laborbefunde.* Eiweißlabilitätsproben (anfänglich) negativ. Erheblicher Anstieg der β-, mäßiger der γ-Globuline bei Abfall der Albumine auf 39 rel.-$^0/_0$. Blutzuckerwerte auch nach Belastung o.B. Alkalischer Magensaft. Röntgenbefunde des Magen-Darmtraktes während der Generalisierung: Schwere Faltenwulstung im Magen und Duodenum. Schleimhautschwellung, Sekretvermehrung im Magen, später kleine Nischenbildung im Bulbus. Kimmig-Lichtband $+++$. Porphyrin $\varnothing$, Koproporphyrin $\varnothing$. *Therapie.* Bis Mai 1960 erhielt Pat. insgesamt 160 E ACTH, 300 mg Decortin, 54 mg Fortecortin, 200 mg Urbason, 1,8 g Cortison CIBA i.m. und 2,8 g Cortison CIBA peroral, 240 mg Volon. Der Pat. steht derzeit unter 8—16 mg Triamzinolon/die und ist erscheinungsarm arbeitsfähig.

Vorstellung: Herr VOGEL.

23. K., Hans, 53 J.: *Pemphigus seborrhoicus (Senear-Usher-Syndrom)*. Nebenbefunde: *Lichen ruber planus* der Mundschleimhaut, *Onychomykose* der Finger- und Fußnägel, *Biliäre Lebercirrhose*.

Herbst 1958 erscheinen heftig juckende, rote Hautstellen auf Brust und Rücken, welche unter antimykotischer Therapie außerhalb der Klinik auch auf Arme und Beine übergreifen. *Status.* Befallen sind der behaarte Kopf, die Brust, der Rücken, die Mittellinie bevorzugt, aber nicht ausschließlich befallen, die Streckseiten der oberen Extremitäten unter Freilassung der Hände. Es handelt sich um bis kleinhandtellergroße, unscharf begrenzte, vorwiegend aber daumennagelgroße krustösfeucht schuppige, graue bis gelblich-bräunliche Herde. An einzelnen Stellen ist die Haut erodiert. Randständig heben sich die Auflagerungen deutlich von der Unterlage ab. Kein eigentliches Flottieren. Auf dem behaarten Kopf sieht man nur erosivkrustöse Herde. An den Extremitäten überwiegen eher kleine bis erbsgroße, durchweg erosive (starker Juckreiz) Efflorescenzen der gleichen Art. Mit Pigmentierung abgeheilte Herde allenthalben verstreut neben den schuppentragenden Efflorescenzen. Schleimhäute — bis auf Nebenbefund — frei. Sonstige Befunde: Ältere, inaktive Lungentbc. Biliäre Lebercirrhose, reduzierter E.u.K.Z. *Laborbefunde.* Histologie: Acantholyse im Bereich der Granulosaschicht. Tzanck-Zellen in einer Blase $+$. Alkalische Phosphatase, mehrfach geprüft: 24,65 KAE. *Therapie.* In Anbetracht der ständigen Oberbauchbeschwerden (Tumor trotz zweimaliger Probelaparatomie nicht ausgeschlossen) und der Lungenanamnese: 10 mg Prednison/die und 250 mg Resochin. Stationärer Befund.

Vorstellung: Herr HERZBERG.

24. D., Paul, 52 J.: *Psoriasis pustulosa.*

1958 erstmaliges Auftreten pustulöser Herde im Genitalbereich, gefolgt von einer in wenigen Wochen sich abspielenden Generalisation mit erheblicher Verschlechterung des Allgemeinbefindens. Während der stationären Aufnahme 1958

(6 Monate) und 1959 (4 Monate) werden nacheinander an den Zehen die Erscheinungen einer Acrodermatitis continua Hallopeau, am Stamm diejenigen einer Impetigo herpetiformis, einer Erythrodermie und im Abklingen eine kleinfleckige Psoriasis vulgaris beobachtet. Keine Schleimhautveränderungen. *Status.* Bei der Vorstellung ist der Patient bis auf wenige typische Psoriasis-vulgaris-Herde an den Ellbogen und über dem Kreuzbein frei von Erscheinungen. *Laborbefunde.* Vorübergehender Steroiddiabetes. Moon-face, Striae-Bildung. Keine Hypocalcämie. *Therapie.* Während des ersten stationären Aufenthaltes werden 16,125 g Hydrocortison, teilweise unter Antibiotica-Schutz sowie AT 10 verabfolgt. Die Gesamtmenge der Cortisonapplikation beträgt am Ende des zweiten stationären Aufenthaltes 12,950 Cortison CIBA und 1320 E ACTH. Der Steroiddiabetes wird diätetisch und mit 10—16 E Lente-Insulin behandelt. Erhaltungsdosis derzeit 37,5 mg Cortison peroral.

Vorstellung: Herr ROHDE.

Aussprache

G. LEONHARDI-Frankfurt a.M.: Wir glauben, aus den pustulösen Hauterkrankungen eine besondere Gruppe herausheben zu können, die auf einem Calciummangel beruht. Hierher gehört in erster Linie die Impetigo herpetiformis *Hebrae* [vgl. Arch. klin. exp. Derm. **207**, 251 (1958)]. Dieses Krankheitsbild ist gekennzeichnet durch ein pustulöses Exanthem, das morphologisch und histologisch an eine Psoriasis erinnert, ein oft schwer gestörtes Allgemeinbefinden, Tetanie und eine Hypocalcämie (Pustulosis hypocalcämica psoriasiformis). Die Erkrankung heilt unter alleiniger Behandlung mit hohen Dosen AT 10 in ganz kurzer Zeit vollständig ab und rezidiviert nur, wenn erneut Calciummangel auftritt. In der Zwischenzeit sind die Pat. völlig erscheinungsfrei, insbesondere sind keinerlei Zeichen nachweisbar, die an eine Psoriasis erinnern. Es ist uns niemals gelungen, eine Psoriasis mit AT 10 in der gleichen günstigen Weise zu beeinflussen. Die Calciumwerte im Serum sind bei der Psoriasis gewöhnlich normal. Wir haben nur einen einzigen Fall von Psoriasis vulgaris mit Hypocalcämie beobachtet.

Das Ziel der Behandlung solcher Zustände ist, den Calciumstoffwechsel im Organismus zu normalisieren. Unter AT 10 steigen die Calciumwerte im Serum an. Die Serumwerte sind aber kein sicheres Kriterium für den Calciumgehalt des Gewebes. Der Calciumstoffwechsel kann z.B. in der Schwangerschaft erheblich gestört sein, ohne daß die Serumwerte besonders erniedrigt zu sein brauchen. Es wäre also möglich, daß AT 10 den Calciumspiegel im Serum normalisiert, ohne daß entsprechende Regulationen in den Organen parallel gehen. Dies würde auch angebliche Versager erklären, die ganz besonders dann auftreten, wenn AT 10 nicht genügend hoch und lange dosiert wurde. AT 10 fördert die Calciumresorption aus dem Darm. Damit es wirken kann, muß deshalb zusätzlich reichlich Calcium per os zugeführt werden.

In diese Gruppe gehören möglicherweise auch leichtere Fälle mit Pustulosis, die schubweise über Jahre verlaufen. Hierüber sind weitere Untersuchungen im Gange.

J. J. HERZBERG-Hamburg: Dieser Fall von Psoriasis pustulosa zeigte im Krankheitsverlauf Hautveränderungen, welche ebensogut als Acrodermatitis Hallopeau bzw. als Impetigo herpetiformis hätten gedeutet werden können, entsprechend der einheitlichen Auffassung, welche GOTTRON von diesen drei, bislang getrennt eingeordneten Krankheitsbildern geprägt hat.

J. KIMMIG-Hamburg; H. GOTTRON-Tübingen; J. KIMMIG-Hamburg; K. MEINICKE-München

H. E. KLEINE-NATROP-Dresden: Erwähnung eines Falles von Acrodermatitis Hallopeau, der unter Prednisontherapie generalisierte und das Bild der Psoriasis pustulosa annahm und ad exitum kam. Man hat den Eindruck, daß die Prednisontherapie an der Generalisation des Krankheitsbildes nicht unbeteiligt ist.

H. W. Spier-Berlin: AT 10-Erfolg spricht nicht gegen Psoriasis, sahen doch Schmitz, Schreus von AT 10 auch bei Psoriasis vulgaris Gutes.

K. W. Kalkoff-Marburg: Auch wir haben den Übergang einer lange Zeit am Daumen lokalisierten typischen Acrodermatitis continua Hallopeau in eine schwere disseminierte Aussaat nach Art einer Psoriasis pustulosa bei einem Mann erlebt, bei dem zeitweise einige allerdings wenig typische Psoriasisherde in der Glutealregion auftraten und bei dem sich ein Streptomycinexanthem psoriasiform äußerte. Mit Prednison — leider machte eine hohe Erhaltungsdosis eine Dauerbehandlung unmöglich — gelang es, die Krankheitserscheinungen zu unterdrücken.

H. E. Kleine-Natrop-Dresden: Zugegeben, daß auch in unserem Fall zeitweilige Besserung durch die Prednisontherapie erfolgte und daß auch die Generalisation natürlich ohne Prednisonzufuhr möglich und bekannt ist.

P. Jordan-Münster; J. Kimmig-Hamburg

H. Niermann-Münster: Bis Mai 1958 wurde in der Literatur über 206 Pat. mit Acrodermatitis continua Hallopeau und über 131 Pat. mit Impetigo herpetiformis berichtet. Nur bei einer Pat. mit Impetigo herpetiformis wird in der Familienanamnese das Auftreten einer Psoriasis vulgaris erwähnt. 13 von 208 Pat. mit Psoriasis pustulosa hatten weitere Familienangehörige mit einer Schuppenflechte, was eher der sonst bei Psoriasis vulgaris gefundenen familiären Häufigkeit entspricht. Auf Grund von erbbiologischen Überlegungen kann man die ersten beiden Krankheitsbilder nicht als mit der Schuppenflechte identisch ansehen.

H. W. Siemens-Leiden

F. Nödl-Homburg: Zwei Fälle: Beginn mit Acrodermatitis continua, Generalisierung über das Integument, keine Steroidbehandlung, AT 10 ohne Einfluß, auch tödlicher Verlauf. Bemerkenswert, daß in beiden Fällen hochgradige Durchblutungsstörungen auftraten, die zur Teilamputation der unteren Extremitäten führten.

W. Jadassohn-Genf: Erwähnt einen Fall von Impetigo herpetiformis, bei dem Prednison unwirksam war, Triamcinolon außerordentlich wirksam. Für die Differentialdiagnose Psoriasis pustulosa — Impetigo herperiformis Erregernachweis abwarten.

H. Götz-München: Von wesentlicher Bedeutung ist die Tatsache, daß der von Meinicke-München beobachtete Fall an einer Magenperforation mit nachfolgender Peritonitis ad exitum kam. Es hat sich eben doch um eine Psoriasis pustulosa (keine Impetigo herpetiformis) gehandelt. Zudem gehen die Gefahren einer langdauernden und hochdosierten Corticosteroidtherapie aus diesem Casus klar hervor.

K. Meinicke-München

J. Kimmig-Hamburg: Die Acrodermatitis continua suppurativa Hallopeau ist wohl identisch mit der Psoriasis pustulosa. Therapie. AT 10 mit Prednisolon bzw. fluoriertem Prednisolon.

25. A., Emil, 48 J.: *Casus pro diagnosi; (eosinophiles Granulom, Mycosis fungoides).*

1935: Appendectomie; 1941: rechtsseitige Radikal-Operation wegen Otitis media; 1946: Ruhr; 1946—49: Dystrophie, russische Gefangenschaft; 1947: Malaria; 1948: Gelbsucht; 1955: Leberschwellung. Seit 1955 multiple, blaßrote Flecke mit geringer Schuppung über den Beugeseiten beider Arme und am vorderen Rippenbogenrand. Etwa zur selben Zeit entsteht eine markstückgroße, höckerige Geschwulst am Übergang vom harten zum weichen Gaumen. Geringer Juckreiz auf Haut und Schleimhaut. Die Histologie vom Gaumen sprach für Mycosis fungoides. Eine Röntgenbestrahlung blieb jedoch erfolglos. 1959 Hauterscheinungen spontan abgeheilt. Gaumenveränderungen bestehen weiter. Zweite Röntgenbestrahlung (3 × 500 r, Dermopan, Stufe IV) ohne Effekt. Patient trägt keine Prothese mehr, nachdem diese zunächst ursächlich in Betracht gezogen worden ist. *Status.* Mäßiger

A. und E. Z. Kein Icterus. Röntgen: Thorax und Magen-Darm o. B. Leber um drei Finger breit unter dem Rippenbogen tastbar. *Schleimhaut.* In ca. DM-Stück-Größe befindet sich am Übergang vom harten zum weichen Gaumen eine um etwa 1—2 mm prominente, höckerige, derbelastische Wucherung, über welche die normal verfärbte Schleimhaut hinwegzieht. Die Proliferation ist indolent. *Laborbefunde.* Im Bereich des Normalen. *Therapie.* Dexamethason 2 × 0,5 mg verbessert zwar das Allgemeinbefinden, hat jedoch keinen Einfluß auf die Schleimhautaffektion.

Vorstellung: Herr Panscherewski.

Aussprache

W. Nikolowski-Tübingen: Bei dem vorgestellten Fall wird man wohl zunächst an eine Mycosis fungoides der Schleimhaut oder auch an ein eosinophiles Granulom denken. Jedoch spricht die strenge Symmetrie bis zu einem gewissen Grade dagegen. Das Bild der gyrierten papillomatösen Vegetationen dürfte vielmehr als reaktiv, d. h. als durch Prothesendruck verursacht anzusehen sein [vgl. Fröhlich: Dtsch. zahnärztl. Zschr. 7, 107 (1952)]. Gerade ein ogivaler Gaumen scheint für vegetierende Schleimhautformationen prädestiniert zu sein.

F. Nödl-Homburg: Anamnese und Mitbefallensein des Zungenrückens sprechen gegen Einfluß der Prothese.

G. Wagner-Kiel zu Nikolowski: Hinweis auf die gleichzeitig bestehende Gingivitis hypertrophicans.

26. M., Walter, 51 J.: *Onychomykose der rechten Hand und beider Füße.*
Kultur: Trichophyton rubrum. *Therapie.* Griseofulvin.

Vorstellung: Herr Meinhof.

27. N., Hans, 57 J.: *Onychomykose der Hände, Dermatomykose der Extremitäten und des Gesäßes.*
Kultur: Trichophyton rubrum. *Therapie.* Griseofulvin.

Vorstellung: Herr Meinhof.

28. B., Dieter, 19 J.: *Onychomykose der Hände und Füße.*
Kultur: Trichophyton rubrum. *Therapie.* Griseofulvin.

Vorstellung: Herr Meinhof.

29. N., Renate, 16 J.: *Thalliumvergiftung.*
Familienvorgeschichte ohne Besonderheiten. In Narkoanalyse wird von der Psychiatrischen Universitätsklinik Hamburg (Dir. Prof. Dr. Bürger-Prinz) festgestellt, daß die vorliegende Thalliumvergiftung der zweite Suicidversuch des jetzt 16jährigen Mädchens ist. Zuvor war der Stiefvater wegen Verdachtes auf Giftmord verdächtigt worden. Psychiatrisch kann ein depressives Verstimmungsbild festgestellt werden. *Status.* Typisches Bild der Thalliumvergiftung mit Ausfall (Abbrechen!) der Kopfhaare, Abgeschlagenheit, Taubheitsgefühl in den Fingerspitzen, Erbrechen, Juckreiz auf dem Kopf. Daneben bestanden als Zeichen der Vergiftung: Schwindelgefühl, Flimmern vor den Augen, Gewichtssturz, kalte, feuchte Hände, links Kopfschmerz über dem Auge. Neurologisch: Herabsetzung der groben Kraft, besonders in den distalen Muskeln der unteren Extremitäten, Hypaesthesie aller Finger, gesteigerter Dermographismus, leicht angedeutetes Zeichen von Chvostek. Subjektiv: Polyurie, Ein- und Durchschlafstörungen, Inappetenz. Schwellung der Lymphknoten im Bereich der Leistenregion und am Hals beiderseits. Weitere Symptome, unter der Th. mobilisierenden Therapie mit Natriumthiosulfat auftretend: Tachykardien um 140/min, Schweißausbrüche, Erytheme im Gesichtsbereich, Schwächegefühl. Psychisch: kurzfristige hysterische Sensationen, gereiztes Zustandsbild. *Laborbefunde.* Bei 600 g Urin-Tagesmenge am 15. 2. 1960 3,819 mg

Thalliumausscheidung (Bestimmung nach FREDWURST u. LOCHMANN, Gerichts-
medizinisches Institut der Universität Hamburg). Am 18. 2. 1960: Bei 1450 g Urin-
Tagesmenge 1,45 mg Thallium. *Therapie.* Sulfhydril: 2 × 10,0 i.v./die, 3 l Trink-
flüssigkeit, Betabion 500 mg, Roborantia. 3 Monate nach der Vergiftung Auftreten
Meess'scher Nagelbänder im proximalen Drittel der Nagelplatten.

Vorstellung: Herr VOGEL.

30. Z., Anni, 53 J.: *Myxoedema tuberosum circumscriptum.*

Seit Weihnachten 1957 Schwellung am li. Unterschenkel und Knöchel, zunächst
des Nachts noch rückbildungsfähig. Mitte 1958 gleiche Erscheinungen re., leichter
Juckreiz. *Status.* Symmetrische Struma, derb, geringfügiger Exophthalmus.
Befallen sind die untere Hälfte des li. Unterschenkels ventral, der obere Anteil des
li. Fußrückens sowie der re. Unterschenkel in gleicher Höhe ventral. Es handelt sich
um eine blau-grau-bräunliche Schwellung derb-teigiger Art mit Umwandlung der
Haut in eine peau d'orange. *Laborbefunde.* Histologie: Ablagerung, kleinstknotig,
von metachromatisch sich anfärbender Substanz in das breit-lockermaschige Gewebe der oberen $^2/_3$ der Haut. Die metachromatische Substanz ist Hale-positiv.
Grundumsatz: $+10^0/_0$. Radiojod: Aufnahme $^2/_{48}$ Std = 11,4 ($17^0/_0$). Utilisations-
index = über $15^0/_0$. Urteil: Befund spricht für lokalisiertes Myxödem. Der intra-
thyreoidale Jodumsatz ist stark erhöht. Es handelt sich um eine erhebliche thyreo-
trope Stimulation bei nur geringer Manifestation im Sinne einer endokrinen Oph-
thalmie. *Therapie.* Sedierung, ACTH täglich 10 E (insgesamt 180 E) und abbauend
3 × 0,1 Thyreoidea sicca. Keine wesentliche Beeinflussung der Hauterscheinungen.

Vorstellung: Herr SCHREINER.

31. E., Renate, 21 J.: *Morbus Darier.*

Mutter ebenfalls am Morbus Darier erkrankt. Eine Halbschwester debil, mit
16 Jahren im Heim verstorben. Seit 1958 wegen Zyklothymie und Debilität mehrfach in stationärer psychiatrischer Behandlung. Angeblich sei der Hautausschlag
erstmalig 1958 aufgetreten. Diese Angabe und die Angaben der Mutter sind jedoch
wegen Debilität schwer zu bewerten. *Status.* Befallen sind Brust, Rücken, Oberschenkelstreckseiten, Unterschenkel. Es handelt sich um isoliert stehende, flacherhabene, grau-braune, bis hirsekorngroße Knötchen, Schleimhaut und Fingerbeeren frei von Erscheinungen. *Laborbefunde.* Histologisch: Typischer Morbus
Darier. *Therapie.* Wegen Debilität ambulant nicht durchführbar. Stationär nach
Gaben von täglich 150000 E Vitamin A Besserung.

Vorstellung: Frau JANNASCH.

32. B., Ingrid, 11 J.: *Epidermolysis bullosa hereditaria simplex.*

Erstmalige Beobachtung der traumatischen Bullosis mit 11 Monaten, als das
Kind anfing zu laufen. *Status.* An den Fußsohlen re. >li. sechs bzw. fünf große
Blasen, daneben eingetrocknete Blasen. Keine Nageldystrophie. Erblichkeit:

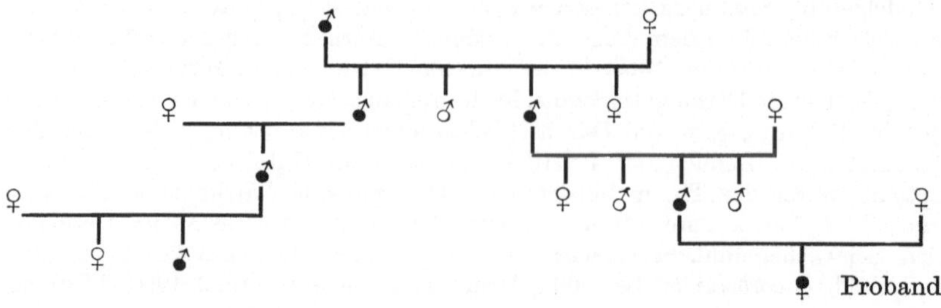

Therapie. Tanninbäder, Vitamin D$_2$ (zweimal wöchentlich ein Dragee Vigorsan), Decortin (zweimal täglich eine Tablette a 1 mg) ohne Effekt auf die Bullosis mechanica.   Vorstellung: Frau HAUG.

Aussprache

H. NIERMANN-Münster: Bei dem Mädchen waren Zahnstellungsanomalien und an vereinzelten Körperstellen Narben nach Blasen vorhanden. Der 34jährige Vater hat Blasen an mechanisch belasteten Körperstellen, die ebenfalls — nach Angaben der anwesenden Ehefrau — unter Narbenbildung abheilen. Diese drei Faktoren lassen in Erwägung ziehen, daß nicht die einfache Form, sondern eine Epidermolysis bullosa hereditaria hyperplastica (TOURAINE) vorliegt.

E. LANDES-Frankfurt a. M.: Es handelt sich um ein sogenanntes Cockaine-Weber-Syndrom — eine milde Verlaufsart der Epidermolysis bullosa —, da die Veränderungen ebenso wie beim Vater der Patientin fast ausschließlich im Sommer an Händen und Füßen auftreten.

H.-J. HEITE-Marburg: In zwei Fällen von Epidermolysis bullosa konnte durch tägliche Injektion von 40 mg Thioctsäure die Neigung zur Blasenbildung deutlich herabgesetzt werden. Bei der Bestimmung der Blasenschwelle mittels intracutaner Harnstoffinjektion mit verschiedener Konzentration ließ sich dieser Befund objektivieren. Es wird angeregt, diese kasuistischen Beobachtungen nachzuprüfen, da bei einer Bestätigung hierin die erste Möglichkeit einer gewissen therapeutischen Beeinflussung des sonst völlig therapieresistenten Krankheitsbildes gegeben wäre.

S. BOMMER-Greifswald: In einem Falle eines Jungen außerhalb Injektion von mütterlichem Urin deutliche Besserung in der Klinik, mit Injektionen von Eigenurin kein Einfluß.

J. KIMMIG-Hamburg: Frage nach Dosierung und Nebenerscheinungen der Thioctsäure.

33. St., Eva, 21 J.: *Halbseitiger, systematisierter naevus pigmentosus et verrucosus.*
Status. Der seit Geburt bestehende, große Flächen der li. Körperhälfte bedeckende systematisierte Naevus ist in mehreren Sitzungen mit der hochtourigen Schleife nach SCHREUS behandelt worden. Zufriedenstellendes Ergebnis bis auf einige keloidiform verdickte Narben im li. Brust-Halsbereich.
                                        Vorstellung: Herr BUCHBINDER.

Aussprache

H. IPPEN-Düsseldorf: Die mit 20000 Touren durchgeführte Schleifbehandlung erfolgte offenbar mit einem Stein, der wegen seiner schlechten Wärmeleitung für die Behandlung so ausgedehnter Naevi im Gegensatz zu den von SCHREUS angegebenen Metallfräsen ungeeignet ist.

34. W., Irene, 6 J.: *Keratosis multiformis idiopathica Siemens (auch als Pachonychia congenita Jadassohn-Lewandowski bezeichnet).*
Ausführliche Veröffentlichung vorgesehen.
                                        Vorstellung: Herr WISKEMANN.

Aussprache

H. W. SIEMENS-Leiden: SIEMENS weist darauf hin, daß diese Dermatose ursprünglich als Pachonychie beschrieben wurde, während er später die Keratosis follicularis acneiformis als das Leitsymptom des Syndroms aufgefaßt hat. Charakteristisch ist, daß alle einzelnen Symptome wie bei einem Würfelspiel auseinanderfallen können. Im vorliegenden Fall fehlt das eigentlich spezifische Symptom, die acneiforme Follikularkeratose, während Pachonychie (an den Füßen), Palmoplantarkeratose und Lingua plicata vorhanden sind; daneben finden sich Furchen an den

Wangen in der Gegend der Mundwinkel, gewissermaßen eine „Bucca plicata", und Koilonychie an den Händen. Auf der letzten Leidener Dermatologentagung wurde dagegen ein Patient demonstriert, bei dem die Follikularkeratose ganz im Vordergrund stand, während Nagelveränderungen nur angedeutet waren und Schleimhautveränderungen völlig fehlten. Es war also gewissermaßen ein Komplementärfall zu dem hier demonstrierten Patienten; nur Palmoplantarkeratosen waren bei beiden vorhanden. Dies illustriert die erstaunliche Lockerheit, mit der die Symptome dieses Syndroms miteinander verbunden sind.

J. Kimmig-Hamburg

35. M., Christa, 18 J.: *Pityriasis rubra pilaris.*

E. A.: Fußnägel schon im 5. Lebensjahr verdickt, leicht gelblich. Im gleichen Alter Beginn der Verdickung der Haut an Handtellern und Fußsohlen, Schuppenbildung auf dem behaarten Kopf. 1956 mit Verschlechterung der bereits bestehenden Hautveränderungen Auftreten knötchenförmiger, bräunlicher Verdickungen der Haut im Gesicht, in beiden Axillae. Schwankungen im Ausmaß der Erscheinungen, Besserungen im Sommer, Verschlechterungen im Winter. Langsame Entwicklung zur Erythrodermie mit flächenhaft gelblich-rot schuppender Haut auf Brust und Rücken, dort psoriasiforme Erscheinungsbilder. Mai 1958 wird, während des ersten klinischen Aufenthaltes, das Fehlen von Vitamin A im Blutserum festgestellt. Substitution, über Monate, kombiniert mit Prednison ohne wesentlichen Erfolg. Weitgehende Rückbildung aller Erscheinungen während einer Kur in Norderney. *Status.* Trockene, kleinlamellös abschuppende, rötlich-braun bis gelbliche Haut fast des gesamten Körpers. Erhebliche Keratose der Handteller und Fußsohlen, knötchenförmige Efflorescenzen in den Axillen, starke Schuppung des behaarten Kopfes, angedeutetes Ectropium. Scharf begrenzt zu den befallenen Bezirken an Stamm und Rücken, an den Extremitäten, fallen kleinere, normale Hautinseln auf. Fehlen der typischen Knötchen an den Streckseiten der Finger und Zehen. Schleimhäute frei von Erscheinungen, Lymphknoten o. B. Gelblich verdickte Nägel. *Laborbefunde.* Histologisch: unspezifisch chronisch dermatitischer Prozeß. Vitamin A-Spiegel (nach langfristiger Zufuhr) April/Mai 1959: 200 und 125 IE/100 ml Serum. Carotine 105, 80 und 130 γ-$^0/_0$ bei verschiedenen Untersuchungen. *Therapie.* Klimatherapie. Vorstellung: Herr Buchbinder.

Aussprache

G. Miescher-Zürich: Die Pityriasis rubra pilaris zeigt im Verlauf oft die Tendenz zu spontanen Regressionen und Progressionen, was einen außerordentlichen Wechsel im klinischen Bild zur Folge hat und die Beurteilung eines Behandlungserfolges sehr erschwert.

W. Thies-München: Hinweis auf gute therapeutische Erfahrungen mit unspezifischer Reizkörpertherapie bei der erythrodermatischen Form der Pityriasis rubra pilaris.

H. Reich-Münster: Auf Grund des (vordem deutlicheren) klinischen Bildes, das an die Erythrokeratodermia figurata variabilis erinnert, sowie des Verlaufes möchte ich die Diagnose „Congenitale ichthyosiforme Erythrodermie" (C.i.E) für wahrscheinlicher halten. Bezüglich des (stellenweise ausgeprägt) ichthyosiformen Charakters sei daran erinnert, daß früher mehrfach Fälle von C.i.E. als „außergewöhnliche Form von Ichthyosis" vorgestellt wurden. Der Beginn an Handtellern und Fußsohlen in Form von diffuser Rötung ist weitgehend charakteristisch für die C.i.E. Daß das Leiden erst im Alter von 5 Jahren begann (möglicherweise liegen die ersten Anfänge länger zurück), steht nicht im Widerspruch zu dem Beiwort „congenital". — Im übrigen ist die Abgrenzung der Pityriasis rubra pilaris (P.r.p.) gegenüber der C.i.E. in Einzelfällen keineswegs leicht. Wie Brocq mitteilte, hat selbst

Besnier — einer der besten Kenner der P.r.p. — sich gelegentlich zugunsten einer P.r.p. entschieden, wo in Wirklichkeit eine C.i.E. vorlag.

H. Gottron-Tübingen

J. Kimmig-Hamburg: Die vorgestellte Patientin weist die charakteristischen Symptome einer Pityriasis rubra pilaris auf, so daß an dieser Diagnose kein Zweifel besteht.

R. Doepfmer-Bonn: Wir sahen bei hohen Dosen und lange Zeit verabreichtem Vitamin A keine Besserung der Pityriasis rubra pilaris.

J. J. Herzberg-Hamburg: Anfrage an Reich (Münster), inwieweit die Erythrodermie ichthyosiforme Brocq auf klimatische Reize reagiert. Im vorliegenden Fall Versagen der kombinierten Vitamin A-Glucocorticoidtherapie, auffallende Besserung bis Erscheinungsfreiheit bei längerem Aufenthalt an der Nordsee, entsprechend den Erfahrungen von Beerbaum, Berlin.

H. Reich-Münster; H. Gottron-Tübingen zu Herzberg; H. W. Siemens-Leiden; H. Reich-Münster zu Siemens; H. Gottron-Tübingen zu Siemens

R. Ehring-Münster/Hornheide: Eine congenitale ichthyosiforme Erythrodermie mit Vitamin A wesentlich gebessert.

36. D., Elfi, 15 J.: *Xeroderma pigmentosum* (Vgl. Nr. 4, Schwester.)

Als Kleinkind auffällig viele „Sommersprossen" im Gesicht. Im Laufe der Jahre Ausbreitung der Pigmentflecken auch auf Brust, Rücken und Extremitäten. Im 9. Lebensjahr erstmalig warzige Efflorescenzen im Gesicht, im 10. Jahr Excision von Carcinomen, Röntgenbestrahlung. *Status.* Dichte Aussaat stecknadelkopf- bis linsengroßer Pigmentflecke über fast das gesamte Integument, ausgenommen Füße, Handteller und behaarter Kopf. Spärliche Teleangiektasien auf beiden Handrücken. Im Gesicht zahlreiche, kaum hirsekorngroße knötchen- und warzenförmige Veränderungen auf gerötetem Grund, Teleangiektasien, depigmentierte Narben. Bunte Haut. Zustand nach elektrokaustischer Abtragung größerer Carcinome an der Nasenspitze, am Nasenrücken und an dem angrenzenden Wangenteil. *Laborbefunde.* Mehrfache Excisate und Tumorentfernungen: Polymorphzellige Plattenepithel-Carcinome. Kimmigsches Lichtband im Urin: +++. Porphyrin ⊘, Koproporphyrin ⊘. Keine Fluorescenz. *Therapie.* Lichtschutz und operative Entfernung größerer Tumoren.   Vorstellung: Herr Wiskemann.

37. W., Elisabeth, 30 J.: *Eruptives, symmetrisch angeordnetes, eosinophiles Granulom.* [Arch. klin. exp. Derm. **212**, 282 (1961).]

Vorstellung: Herr Herzberg.

Aussprache

H. W. Spier-Berlin: Eosinophile imponieren als akzidentell. Falls (wohl nicht bekannte) Transformation einer Urticaria pigmentosa abzulehnen ist, wird Frau Walther zugestimmt.

F. Nödl-Homburg: Reticulohistiocytäre Wucherung mit zeitweiliger Histioeosinophilie und deutlicher epitheloidzelliger Transformation. Einordnung nicht möglich.

H. Gottron-Tübingen

J. J. Herzberg-Hamburg (zu Gottron): Ich möchte dieses, mir bisher unbekannte Krankheitsbild in Beziehung setzen zu den durch ein mehr/minder eosinophil leucocytär durchsetztes Granulom gekennzeichneten Krankheitsbildern: Morbus Hand-Schüller-Christian, Granuloma eosinophilicum verum, Granuloma faciale und zwar als eine differenzierte granulomatöse Reticulose, dem Verlauf nach schubförmig, nach 12 Jahren Bestandsdauer langsam abklingend, keine Knochen-

veränderungen, kein Diabetes insipidus, keine Augenveränderungen, keine Stoff-
wechselanomalien, als disseminierte Form dem Granuloma eosinophilicum simplex
an die Seite zu stellen.

H. GOTTRON-Tübingen zu HERZBERG

F. NÖDL-Homburg: Ob Fettfärbungen gemacht wurden? Man sollte die Diagnose
offen lassen, zumal zeitweilige Histo-Eosinophilie auch der Mastzellenreticulose,
Xanthomatose und andere eigen ist.

D. WALTHER-Frankfurt a. M.

J. J. HERZBERG-Hamburg zu Frau WALTHER: Keine inneren Leiden bisher
festzustellen. Die Frage, ob reaktive oder neoplastische Proliferation ist jetzt noch
nicht zu klären. Fette sind histologisch und polarisationsoptisch nicht festzustellen.

. . . zu SPIER: Sicher kein Anhalt für vorausgegangene oder im Verlauf jemals
aufgetretene Urticaria pigmentosa.

O. BRAUN-FALCO-Mainz: Bei dem von GOTTRON erwähnten Falle einer eosinophilen Reticulose kam es unter ACTH-Gaben zu einer urticariellen Reaktion innerhalb
der Herde, die histologisch mit Degranulation + Zerfall von Eosinophilen einherging. Später entwickelte sich eine Xanthomatisation (Reaktion auf die freigesetzten
Lipoide aus den Eosinophilen). Es wäre interessant zu wissen, ob auch im vorliegenden Fall ACTH zu urticarieller Sofortreaktion führt.

38. Sp., Anna, 70 J.: *Granuloma eosinophilicum simplex.*

Beginn der Erkrankung etwa 1950. Knötchen auf li. Gesichtshälfte welche —
als Morbus Boeck diagnostiziert — 1954 in Amerika mit 2000 r röntgenbestrahlt
worden sind. Seit 1954 teils ambulant, teils stationär in der Klinik behandelt, nachdem das histologische Untersuchungsergebnis ein histiocytäres, großzelliges
Infiltrat von massenhaft Eos begleitet, ergeben hat. Kein Anhalt für Systemerkrankung (Knochen, Knochenmark). Häufige Rezidive, die stets auf Röntgentherapie (1957, 1958, 1959, ein- bis zweimal 300 r, Chaoul oder 90 kV, 20 und 30 cm
FHA, 1 mm Al Filter) angesprochen haben. *Status.* Befallen ist jetzt die li. Gesichts-
hälfte zwischen Jochbogen und Kieferwinkel. Es handelt sich um derbe, zum Teil im
Niveau, zum Teil halbkugelig dieses überragende, gelblich-rötlich-bräunliche, erbs-
große Knötchen. Zwei Knötchen am Hals li. Kein Befall der Schleimhaut, kein
Diabetes insipidus. *Laborbefunde.* Blutbild unauffällig. *Therapie.* Unter intensiver
Cortisontherapie verschwinden die Knötchen, um unmittelbar nach Absetzen dieser
Behandlung zu rezidivieren. Diese Behandlung ist deswegen — und wegen schwerer
Myocardschwäche und Hypertonie, teilweise mit erheblicher Dekompensation —,
aufgegeben worden zugunsten der Röntgenbestrahlung.

Vorstellung: Frau JANNASCH.

39. K., Maria, 60 J.: *Erythema anulare centrifugum.*

Beginn der Erkrankung 1936. Vorwiegend an Armen und Beinen bildeten sich
ringförmige Erytheme aus, welche im Laufe einiger Wochen nach peripherer Vergrößerung aufplatzen und langsam verschwanden. Durch konfluiren zweier Erytheme
kommt es zur Bildung von Landkarten- oder Girlandenformen. 1948—1957 Erscheinungsfreiheit nach Extraktion sämtlicher Zähne. Rezidiv im Sommer 1957,
angeblich nach Einnahme von Schlafmitteln und schmerzstillenden Medikamenten
(Phanodorm, Doriden, Togal, Novalgin-Chinin). *Status.* Befallen sind beide Arme,
beide Oberschenkel, das Gesäß, die Schultergegend. Man sieht an diesen Stellen
stark randbetonte Erytheme (Kordelschnur!) von verschiedener Größe und in allen
Stadien der Entwicklung. — Starker Dermographismus. Röntgenologisch: Thorax
o. B. Alkalischer Magensaft. Knochenmark o. B. Halsrippe. *Laborbefunde.* Normal.
Histologie: Dichte perivasculäre Infiltratmäntel, dem Randwall entsprechend, um
Endarteriolen, deren Intima proliferiert ist (RR 130/90 mm Hg), um Capillaren mit

eingeengtem Lumen sowie um Venolen und Venen der Subcutis, deren Wand infiltriert ist. Dort auch Endothelablösung und aufgelagerte Thromben. Im Infiltrat reichlich Eos neben Lymphoiden. Begrenzte Leukocytoclasie. Die Elastica intima der Arteriolen ist aufgefasert, stellenweise ist das Gefäß obliteriert. Diagnose: End- und periarteriolitische, periphlebitische, teilweise zu Gefäßokklusion führende, möglicherweise gefäßallergische Prozesse. *Therapie.* Absetzen aller im Hausgebrauch üblichen Medikamente — Tests wegen zu starker Urticaria factitia unmöglich — Pyrexal-Injektion, Prednison. Alles ohne Erfolg.

Vorstellung: Herr KOCH.

40. Sch., Sigrid, 24 J.: *Morbus Boeck.*

1944 Lungenverschattung festgestellt, später röntgenologisch o. B. 1952, 1956 Tonsillarabsceß, 1954 Appendektomie, 1959 Tonsillektomie, 1958 drei Knoten über der Schienbeinkante aufgetreten. Schmerzen zwischen den Schulterblättern, trockener Husten. Januar 1959 Auftreten zahlreicher, 5-DM- bis kleinhandtellergroßer lividroter, schmerzhafter Infiltrate an den Streckseiten der Unterschenkel. Knie- und Fußgelenke geschwollen. Rückbildung unter Butazolidin, Rezidiv nach Absetzen der Medikation. März 1959: Schneeflockenlunge, doppelseitige Hilusschwellung röntgenologisch festgestellt. Heilstättenbehandlung. Dort Morbus Boeck pulmon. II/III festgestellt. *Status.* Über den Kniescheiben, in der re. Kniekehle und am re. Unterschenkel außen sowie an der Stirnhaargrenze li. und an der re. Schläfe stecknadelkopf- bis hirsekorngroße, infiltrierte, auf Glasspateldruck positive Infiltrate. *Laborbefunde.* Histologie: Nackte, ovaläre bis walzenförmige Epitheloidzellgranulome. Mendel-Mantoux: 1:1000 $\varnothing$. Kveim-Test: $\varnothing$. Ca im Serum 4,5 mäq. Vermehrung der γ-Globuline auf 21 rel.-%. *Therapie.* Prednison (20 mg), IHN (150 mg) täglich.   Vorstellung: Herr JÄNNER.

41. M., Martha, 70 J.: *Riesiges Rumpfbasaliom.*

Seit 1937 bestehendes, langsam eine Größe von 20×30 cm einnehmendes Basaliom in dreieckiger Form, etwa in Rückenmitte. *Therapie.* Elektrokaustische Entfernung in zwei Sitzungen. Beseitigung eines kleinen Randrezidives in einer dritten Operation. Narbige Abheilung.   Vorstellung: Herr BUCHBINDER.

Aussprache

F. EHRING-Münster/Hornheide: Wegen Größe und Lokalisation Warnung vor Dermopan-Bestrahlung.

H. GOTTRON-Tübingen

42. M., Maria, 81 J.: *Epithelioma planum cicatrisans.*

Seit 1952 bestehendes, große Teile des behaarten Kopfes über dem os frontale, parietale einnehmendes, zentral narbig-alopezisch abheilendes, randständig laufend rezidivierendes Basaliom. *Therapie.* Elektrokaustische Maßnahme. In letzter Zeit und mit Rücksicht auf das Alter wird die Chlorzinkätzung erfolgreich durchgeführt.

Vorstellung: Herr BUCHBINDER.

Aussprache

F. EHRING-Münster/Hornheide: Es empfiehlt sich Excision mit plastischer Deckung (Halbhautlappen).

H. E. KLEINE-NATROP-Dresden: Als gleichwertige Behandlungsmethode muß auch die Excochleation mit nachfolgender Chlorzinkätzung gewertet werden. Sie bringt beim E.pl.c. gleiche Erfolge wie die Schlingenbehandlung, bei analoger Zweckmäßigkeit.

H. GOTTRON-Tübingen; F. EHRING-Münster/Hornheide

J. J. Herzberg-Hamburg zu Kleine-Natrop: Chlorzinkätzungen sind neben elektrokaustischen Maßnahmen mehrfach vorgenommen worden.

H. Gottron-Tübingen; G. Miescher-Zürich

43. M., Anna, 60 J.: *Retothelsarkom*.

Seit 1959, im Zusammenhang mit einem Unfall (Bluterguß) auftretende Verhärtung auf der Streckseite des re. Oberschenkels. Behandlung zunächst durch Heilpraktiker. *Status.* Auf der Streckseite des re. Oberschenkels befindet sich ein kinderfaustgroßer, nicht druckschmerzhafter, braunroter, über die Oberfläche der Haut 2 cm hervorragender Tumor, der derb elastisch ist und sich schlecht auf der Unterlage verschieben läßt. Die Haut über der Geschwulst ist gespannt, verdünnt, glänzend. Am unteren Pol dieser Geschwulst besteht ein zweiter kirschgroßer Tumor. Drüsenvergrößerung in beiden Leistenbeugen. Drüsenschwellungen auch in den Axillen und am Hals li. *Laborbefunde.* Histologie: Retothelsarkom. Übrige Befunde o. B. *Therapie.* Nach 300 r Chaoul Tumor eingeschmolzen. Röntgentiefentherapie der Leistendrüsen beiderseits.   Vorstellung: Frau Haug.

44. H., Elfriede, 64 J.: *Leiomyome*.

Beginn des Leidens 1939. Langsame Zunahme der auf seitlichen Druck äußerst schmerzhaften Knötchen an der re. Wange/Halspartie. *Status.* Grobhöckeriges, durch dichtstehende, walzenförmige Tumoren verschiedener Größe bedingtes Relief der li. Wangen- und Halspartie. Einzelne Knötchen, sämtlich leicht bräunlichgelblich verfärbt und erheblich seitendruckschmerzhaft auf der Schulter li. und auf der Beugeseite des li./re. Oberarmes. *Laborbefunde.* Histologie: Leiomyome. *Therapie* ∅.   Vorstellung: Frau Haug.

Aussprache: G. Miescher-Zürich; H. Gottron-Tübingen

45. H., Gisela, 32 J.: *Morbus Boeck*.

Im Alter von 14 Jahren braunrote Herde an den Beinen bemerkt — zuvor Kontakt mit lungenkranker Freundin. Ähnliche Herde traten auch an den Oberarmen und am Rücken auf. Mit 18 Jahren Schwellungen einzelner Finger und Zehen. Röntgentiefenbestrahlung unter der Diagnose Knochentuberculose. Erst mit 29 Jahren wieder neuer Schub an Armen und Beinen. *Status.* Lungen: Röntgenbefund: Morbus Boeck, Stadium III. Ostitis Kreibich-Jüngling an den Phalangen zwei und fünf re., an den Großzehenknochen (Endphalanx, Mittelphalanx zwei li., Grundphalanx vier re.). Haut: An den Streckseiten von Oberarmen, Ober- und Unterschenkel, über den Kniegelenken, am Rücken finden sich erbs- bis über 2-DM-Stück-große, fleckförmige, livid-bräunliche Infiltrate, welche scharf gegen die Umgebung abgegrenzt sind. Glasspatelprobe positiv. Narbe über dem Schienbein re. Zustand nach Exulceration eines Infiltrates. *Laborbefunde.* Histologie: „Nackte" walzenförmige, Cutis und Teile der Subcutis füllende Epitheloidzellgranulome, die durch einige Lagen konzentrisch angeordneten Bindegewebes abgegrenzt sind. *Bakteriologie.* Sieben von zehn Röhrchen der Gewebskultur sind positiv: Typus humanus. INH-Sensibilität über 1:1 Million, Streptomycinsensibilität: 1:500000. Mendel-Mantoux 1:10 ∅. Ca im Serum: 10,3 mg-$^0/_0$. γ-Globulin auf 28 rel.-$^0/_0$, β_2-Globuline auf 18 rel.-$^0/_0$ erhöht, Hypalbuminämie von 39 rel.-$^0/_0$ Gesamteiweiß: 6,93 g-$^0/_0$ im Serum, übrige Befunde o. B. *Therapie.* INH-Therapie wegen Unverträglichkeit bei 10,0 abgebrochen. Ebenfalls Vigorsanbehandlung abgebrochen, da Patientin sich weigert, zu monatlichen Kontrolluntersuchungen zu kommen.   Vorstellung: Herr Meyer-Rohn.

46. M., Elisabeth, 54 J.: *Hauttuberkulose unter dem Bild eines Morbus Boeck*.

Als Kind Lymphknotenentfernung li. Halsseite. Anfang 1957 rote, indolente Hautstelle auf der re. Wange bemerkt, langsame Vergrößerung dieses Herdes, Hinzutreten neuer Herde. *Status.* Auf der re. Wange sieht man zwei halbkreisförmige, gerötete, eine feinlamellöse Schuppung aufweisende Herde. Glasspateldruck: positiv. Ähnliche, zumeist bogig konturierte, aber auch eingedellt, bräunlich-livide, daumennagelgroße, infiltrierte Efflorescenzen auf der Stirn, an der li. Wange, in der li. Augenbraue und auf der Nase li. *Laborbefunde.* Pseudocystenartige Aufhellung am os triquetum bds., kleines Narbenfeld im re. Obergeschoß der Lunge. Histologie. Konglomerattuberkel, aus zahlreichen einzelnen Epitheloidzellgranulomen aggregiert, in allen Lagen der Cutis. Mendel-Mantoux: 1:1 Mill. ⌀, Kveim-Test: ⌀. γ-Globuline: 21 rel.-% (Gesamt-E. 6,85 g-%). Bakteriologie: Excisionsmaterial: Alle zehn beimpften Röhrchen positiv: Typus humanus. Empfindlichkeit gegenüber INH und Streptomycin je 1:1 Mill. *Therapie.* INH mit Prednison.

Vorstellung: Herr JÄNNER.

47. G., Roswitha, 13 J.: *Dermatomyositis, Sklerodermia circumscripta.*

Seit frühester Kindheit bestehen Leibschmerzen, und es kam oft zu weißlichen schaumigen Durchfällen. 1955/56 erhebliche Verdickung des Leibes, Brechreiz und Erbrechen. Bauchoperation (Befund unbekannt, z.B. Bauchfelltbc.). 1959 erneut wegen prall gespannten Bauches und Unregelmäßigkeit in der Verdauung in die Kinderklinik, UKE, eingewiesen. Anfang 1959 sollen erstmalig die umschriebenen, histologisch als Sklerodermie nachgewiesenen Hautveränderungen aufgetreten sein. *Status.* 13jähriges Mädchen in erheblichst reduziertem A. u. E. Z. Der Leib ist stark vorgewölbt, gespannt. Röntgen: Darmpassage: Völlig atonischer Bulbus. Das Jejunum zeigt deutlich verbreiterte, querstehende Schleimhautfalten mit massenhaft Speiseretension in flüssiger Form. Sehr träge Passage. Die Ileocaecalgegend ist nach 5 Std noch nicht vom Kontrastmittel erreicht. Spiegelbildung. Rö.-WS.: Verdacht auf Morbus Scheuermann. L $^2/_3$, keine Osteoporose. Haut: Über Spina ilica ventralis re. sieht man einen verhärteten, bräunlich pigmentierten, in der Mitte etwas sternförmig zusammengezogenen Herd. Mehrere, einer Sklerodermia circumscripta klinisch ähnliche, fingernagelgroße Herde li. paravertebral, unterhalb der li. Scapula, Rückseite re. Oberschenkel. Die übrige Haut ist blaß, gelblich, trocken, turgorlos. Elektromyogramm: orientierend (da wegen zu großer Schmerzhaftigkeit nicht anders möglich: sogenanntes myopathisches, ungewöhnlich gutes Aktivitätsmuster der atrophischen Muskelgruppen). *Laborbefunde.* Tuberkulin-Reizschwelle 1:10 ⌀. Erhebliche Vermehrung der γ-Globuline auf 30 rel.-%, Kreatininausscheidung 7. 12. 1959: 138 mg-%, Kreatin 7. 12. 1959: 31,97 mg-%, Kreatininausscheidung 8. 12. 1959: 155 mg-%, Kreatin 8. 12. 1959: 22 mg-%. [Abb. 5 (Darm!)]

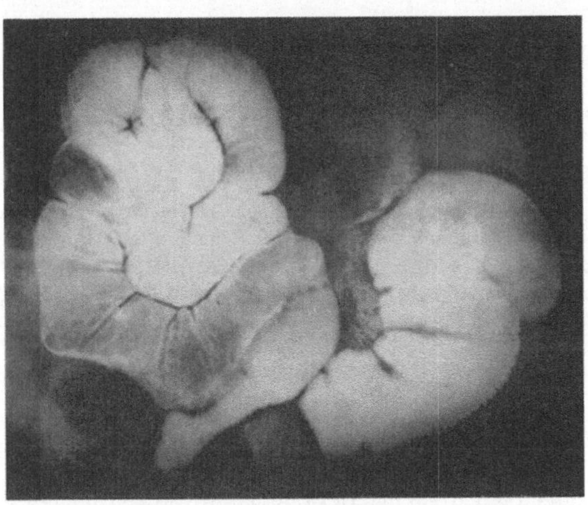

Abb. 5. G., Roswitha, 13 J.: *Dermatomyositis.* Röntgenpassage des Darmes: Das Jejunum zeigt deutlich, verbreiterte querstehende Schleimhautfalten mit massenhaft Speiseretention in flüssiger Form und sehr träger Passage. Spiegelbildung

Vorstellung: Herr JÄNNER.

Aussprache

H. Gottron-Tübingen

J. J. Herzberg-Hamburg: Es wird angefragt, ob eine derartige Darmatonie schon jemals mit der Dermatomyositis vergesellschaftet beobachtet worden ist. Die Universitäts-Kinderklinik hat diese, vorwiegend das Jejunum und Colon betreffende maximale Atonie keiner bekannten inneren Erkrankung zuordnen können.

H.-J. Heite-Marburg; H. Gottron-Tübingen

J. J. Herzberg-Hamburg (zu Heite): Universitäts-Kinderklinik kann diese Darmerscheinungen keinem bekannten Krankheitsbild zuordnen.

W. Jadassohn-Genf: Frage nach dem Elektromyogramm?

J. J. Herzberg-Hamburg

J. Kimmig-Hamburg: Ein Elektromyogramm konnte nur orientierend durchgeführt werden, da es für die 13jährige Patientin zu schmerzhaft war. Es ergab sich ein sogenanntes myopathisches, ungewöhnlich gutes Aktivitätsmuster der atrophischen Muskelgruppen. Serumfermente sind nicht bestimmt worden.

H. Langhof-Jena: Ähnliches Krankheitsbild beobachtet, das als circumscripter Erythematodes an beiden Armen (histologisch gesichert) begann, in eine subakute Dermatomyositis überging, als diffuse progressive Skleropathie und Darmatonie (Sklerodermiedarm) ad exitum kam.

H. Ippen-Düsseldorf: Sind die Serumfermente bei diesem Fall bestimmt worden?

J. J. Herzberg-Hamburg

48. W., Renate, 13 J.: *Chronische Dermatomyositis mit Calcinosis cutis.*
[Ausführlich publiziert: Arch. Derm. Syph. (Berlin) **199**, 507 (1955)].

Zwischenzeitlich Fortbestand des Leidens, gute altersmäßige Entwicklung unter 2×5 mg Prednison Dauertherapie, calciumeingeschränkte Kost, Heilgymnastik. Immer noch erhebliche Kreatininurie (bis 217 mg-$^0/_0$). Alkalische Phosphatase: 28,05 KAE.

Vorstellung: Herr Vogel.

Aussprache: H. Langhof-Jena

49. B., Birgit, 17 J.: *Chronische Dermatomyositis mit Calcinosis cutis.*
[Ausführliche Publikation: Arch. Derm. Syph. (Berlin) **199**, 507 (1955)].

Zwischenzeitlich Fortbestand des Leidens; gute altersmäßige Entwicklung unter täglich 1,5 mg Dexamethason, Stößen mit 4—3 mal täglich 250 mg Terramycin, Heilgymnastik, Massage. Calciumarme Diät. Kreatininurie zwischen 90,7. und 122,9 mg-$^0/_0$ (2,12 mg-$^0/_0$ im Serum). Kreatininquotient: 14,2; 13,2. Kreatin im Urin: 140 mg-$^0/_0$. Alkalische Phosphatase gefallen von 26,8 KAE, 1953 auf 7,45 KAE 1960. Ca-Werte im Serum stets normal.

Vorstellung: Herr Vogel.

Aussprache: H. Gottron-Tübingen

50. N., Gretchen, 56 J.: *Progressive Sklerodermie.*
Seit 1952 Akrosklerose, welche bisher keine weitere Verhärtung der Haut nach sich gezogen hat. Lediglich seit 1957 bemerkt die Pat. das Auftreten von „roten" Flecken im Gesicht, an der Streckseite der Arme, auf der oberen Brustapertur, welche sich langsam vergrößerten. *Status.* Typische Akrosklerose mit zahlreichen „späten" Teleangiektasien im Gesicht, auf der Streckseite der Unterarme, im Bereich der Brustapertur, dort in fleckig bräunlich pigmentierter Haut. *Laborbefunde.* LE-Zell-Tests, Latex-Tests $\varnothing$. Erhebliche, nach der Therapie absinkende γ-Globulinvermehrung (30 auf 21 rel.-$^0/_0$) bei 16,89 m Äqu/l Gesamteiweiß. Histologie: Übereinstimmend mit klinischer Diagnose. *Therapie.* 9 Tage lang, täglich, 2,5 g das

Calcium-Chelat des Di-natrium-äthylen-Diamintetraacetates in 500,0 isotonischer Glucoselösung als 4 Std-Dauertropf. Keine Nierenschäden. Abbruch der Therapie wegen der insgesamt nicht sehr großen Ausdehnung der Erkrankung. Entlassung bei besserer Fingerbeweglichkeit. Vorstellung: Herr BUCHBINDER.

Aussprache

G. LEONHARDI-Frankfurt a. M.: Das Dinatriumsalz von EDTA ist unter der Bezeichnung Titriplex III (Merck) im Handel. Es wird in physiologischer Kochsalzlösung gelöst, mit 1 n NaOH neutralisiert (p_H-Meter) und sterilisiert. Die Tagesdosis beträgt 2,5 g im Liter gelöst. Die körperwarme Lösung wird langsam innerhalb von 4 Std i.v. infundiert. Die Therapie wird 4 Wochen durchgeführt, pro Woche jeweils vier Infusionen und 3 Tage Pause. Bei der ersten Infusion können leichte Unverträglichkeitserscheinungen auftreten. Es empfiehlt sich, abzusetzen und am nächsten Tag die Dosis eventuell zu reduzieren. Der Calciumspiegel im Serum und die Calciumausscheidung im Harn sollten flammenphotometrisch gemessen werden. Ferner sind tägliche Kontrollen im Harn auf Eiweiß und granulierte Cylinder vorzunehmen. Sollten diese im Harn auftreten, so ist die Behandlung solange zu unterbrechen, bis der Harn wieder normal ist [vgl. z.B. J. G. RUKAVINA et al.: J. invest. Derm. **29**, 273 (1957)]. Die Therapie wird durch Massage und Bewegungsübungen unterstützt.

51. G., Elfriede, 46 J.: *Progressive Sklerodermie.*
Seit 1934 Raynaud-Phänomen an den Händen. 1935 Angina, rheumatische Gelenkbeschwerden, 1955 Panaritium li. Daumen. 1949 erstmalig Verhärtung und Verdickung der Fingerhaut bemerkt, ähnliche Veränderungen an den Zehen. Langsam griff die Hautveränderung auch auf das Gesicht über. 1953 erhebliche Spannung der Brust- und Rückenhaut, deshalb seit diesem Zeitpunkt häufiger stationär, zumeist mit i.v. Novocain behandelt. *Status.* Typische progressive Sklerodermie. Akrosklerose, Nasenzuspitzung, Lippenverschmälerung, Pigmentverschiebungen an der harten, kaum eindrückbaren Brusthaut. Keine Störung der Magen-Darmpassage. Keine Veränderungen von Herz, Lunge, Niere. *Laborbefunde.* Bis auf eine γ-Globulinvermehrung auf 25 rel.-$^0/_0$ bei 17,8 m Äqu/l Gesamteiweiß und leichter Hypalbuminämie o.B. Ca-Ausscheidung im Urin unter EDTA-Behandlung nicht erhöht = 0,32/die. *Therapie.* Insgesamt 52,5 g EDTA, jeweils 2,5 in 500,0 isotonischer Glucoselösung, über 4 Std i.v. infundiert. Gute Verträglichkeit bei Konstanz des Ca-Wertes im Serum (9,6 mg-$^0/_0$) und konstanter Ca-Urinausscheidung. Das Spannungsgefühl der Haut hat nachgelassen.

Vorstellung: Herr BUCHBINDER.

52. St., Thea, 30 J.: *Discoider, chronischer Erythematodes mit akuter Exacerbation.*
In der Vorgeschichte häufig Mandelentzündungen. 1947 Tonsillektomie. 1954 Kiefereiterung, anschließend Extraktion sämtlicher Zähne. Seit 1954 chronischdiscoider Erythematodes der Nasenspitze, sich langsam zu einer großen Schmetterlingsflechte ausdehnend. Wechselhafter Verlauf, auch unter insgesamt 190 g Resochin, Lichtschutz sowie örtlich Hydrocortisonsalben. Zuletzt chronisch-disseminierter Erythematodes, mit typischen Befunden auf der Nagelfalz sämtlicher Finger. *Status.* Am 22.1.1960 mit hohem Fieber, Gelenk- und Kopfschmerzen, Abgeschlagenheit, katarrhalischen Erscheinungen sowie einer erysipelartigen Rötung der Gesichtsherde erkrankt. Purpurische Umwandlung insbesondere der distalen Extremitätenherde, dort auch neue an den Fingerbeeren auftretend. Livideerythematöse, fleckige Veränderungen an Hohlhänden und Fußsohlen. Dyspnoe, Tachykardie, Splenomegalie, bronchopneumonische Herde, erhebliche Proteinurie (bis 1,5 $^0/_{00}$ Esbach), keine geformten Sedimentbestandteile. *Laborbefunde.*

Leukopenie: 3900, Absinken der Erythrocyten auf 3,44 Mill., des Hb auf
68 %. Gesamteiweiß 5,86 g-%. Elektropherogramm: Alb. 46,5 %, $\alpha 1$ Globuline 5,0;
$\alpha 2 = 8,0$; $\beta = 10,0$; $\gamma = 31,0 \%$. Stark positiver Eiweißlabilitätstest. Rest-N
= bleibend normal = 27, 22, 27 mg-%. Elektrolyte unverändert. Serologische
Reaktionen auf Syphilis $\varnothing$. Antistreptolysentiter: 320 E. Latex-Test: $+$. CRP-
Test: $\varnothing$. LE-Zellen: zahlreiche Untersuchungen: $\varnothing$. Kimmigsches Lichtband
(Januar 1960) $+++/+++$, Kimmigsches Lichtband (März 1960) $+/++/+$.
Uroporphyrin: $+$ bis $(+)$ bis $\varnothing$, Koproporphyrin: $+/+/+$, Porphyrine: $\varnothing/\varnothing/\varnothing$,
Indikan (Januar 1960) $+$, (März 1960) $\varnothing$. *Therapie*. Unter hoher, zum Teil i.v.
applizierter Prednisontherapie, geschützt durch Sigmamycin und Durabolin Ab-
klingen aller Erscheinungen zum Status quo ante innerhalb eines Monats.

Vorstellung: Herr VOGEL.

53. H., Agnes, 54 J.: *Morbus Boeck*.

Beginn mit einer Ostitis cystoides Kreibich-Jüngling 1942, 4. Finger re. 1943
gleiche Erscheinungen am re. Mittelfinger, dazu livid-verfärbte Hautveränderungen
an beiden Oberarmen. 1950 wird die Diagnose Morbus Boeck auf Grund der Haut-
und Knochenerkrankung gestellt. Außer dichten Hili in beiden Lungen keine
sonstigen pulmonalen Befunde. Tuberkulinreizschwelle bei 1:1000 $(+)$. Nach 600 g
Vigantol: Rückgang aller Erscheinungen. 1951: Rezidiv. 1953: 2. Vigantolbehand-
lung mit gleich gutem Ergebnis. Januar 1957 Rückfall. Eine INH-Therapie 1957/58
mit 120 g ohne Effekt. *Status*. An den Streck- und Außenseiten beider Oberarme in
handtellergroßem Umfang fleckförmige, livide, wie retikuliert aussehende Infiltrate.
Ein weiterer, etwa daumennagelgroßer Herd auf der re. Wange. Röntgen-Lunge:
Hili bds. verdichtet, gut abgesetzte Fleck- und Streifenzeichnung in beiden Lungen.
Röntgen-Skelet: Cystenförmige Aufhellung im Köpfchen des Metacarpus 2 re.,
im Mittelglied des 3. Fingers re. Augen o.B. *Laborbefunde*. Charakteristische oval
bis walzenförmige, nackte Epitheloidzellgranulome in allen Abschnitten der Cutis.
γ-Globuline mit 22,0 % erhöht. Ca im Serum: 8,7 mg-%. *Bakteriologie*. Zwei von
zehn mit Excisionsmaterial beschickte Kulturröhrchen zeigen Wachstum von
Mycobacterium tuberculosis, Typus humanus, mit herabgesetzter Meerschweinchen-
virulenz. INH-Sensibilität $1:10^6$, ebenso für Streptomycin. *Therapie*. Derzeit $\varnothing$.

Vorstellung: Herr MEYER-ROHN.

54. M., Anni, 34 J.: *Dermatomyositis*.

(Eingehend publiziert): Arch. klin. exp. Derm. **201**, 266—276 (1955).

Zwischenanamnese: Seit $1^1/_2$ Jahren Atemnot bei Anstrengungen, Druckgefühl
im Oberbauch, Widerwillen gegen fettes Fleisch. Diagnostik in der II. Medizinischen
Universitäts-Klinik, Eppendorf, anläßlich einer hochfieberhaften Bronchopneumonie. 1. Pulmonale Hypertension, 2. Dermatomyositis, 3. Zentrale Bronchopneumonie. *Status*. Keinerlei Hauterscheinungen mehr. Erhebliche Vermehrung der
γ-Globuline auf 52,0, Verminderung der Albumine auf 25,3 % bei 6,75 g-% Gesamteiweiß. Nach Überstehen des akuten Infektes, ohne weitere Behandlung einigermaßen zufriedenstellender Gesundheitszustand.

Vorstellung: Herr SCHREINER.

Aussprache

K. W. KALKOFF-Marburg: Die mir aus dem Jahre 1950 (Krankenhaus St.
Georg) bekannte Pat. in einem praktisch geheilten Zustand nach Terramycin-
behandlung (post? propter?) wiederzusehen, war für mich ein besonderes Erlebnis.
Es handelte sich damals um eine sehr schwere, hoffnungslos erscheinende Dermatomyositis mit erheblicher Behinderung des Gehens, der Atmung und des Schluckens
mit ausgedehnten Hauterscheinungen und schweren Fieberschüben. Eine leider nur

vorübergehende Besserung wurde damals nach ACTH und Penicillin erreicht [Hautarzt 2, 381 (1951)].

In einem anderen Fall hat sich eine ebenfalls schwere Dermatomyositis bei einem Mann unter Terramycin — viele Monate 250 mg/die — wesentlich gebessert, wenn auch nicht so vollständig wie in dem vorgestellten Fall. Offenbar ist die Prognose der Dermatomyositis ohne maligne Tumoren doch nicht so infaust, wie wir das zumindestens für schwere Fälle annehmen.

W. LINDEMAYR-Wien: Unter acht Fällen von Dermatomyositis, die im Laufe der letzten 10 Jahre an der II. Hautklinik in Wien beobachtet wurden, zeigten drei einen günstigen Verlauf mit vollständiger Abheilung von Haut und Muskelsymptomen (Nachbeobachtungszeit im längsten Fall: 5—6 Jahre).

55. B., Maria, 57 J.: *Erythematodes chronicus disseminatus cum exacerbatione acuta.*

Beginn des chronischen Erythematodes im Alter von 16 Jahren. Mehrfach stationär deswegen behandelt. Schwere Exacerbation im Herbst 1959. *Status.* Befallen sind das Gesicht, der behaarte Kopf, die obere mittlere Thoraxpartie, die Streckseiten der Oberarme, Unterarme und die Hände. Über die großenteils narbig atrophischen Herde des Gesichtes hat sich eine flächenhafte Rötung und Schwellung ausgebreitet. Exanthematische Aussaat von lebhaft bis lividroten, zum Teil infiltrierten Flecken an den oberen Extremitäten und im Brustbereich. Krustöse, lividrot verfärbte, zum Teil erodierte Efflorescenzen an den distalen Fingerenden und an den Fingerbeeren. Ähnliche Erscheinungen an den Zehen. *Laborbefunde.* LE-Zellen: mehrfach positiv. Im Urin: Eiweiß $++$, bis $2,5\,{}^0\!/_{00}$ Esbach; Leukos, granulierte Cylinder, vereinzelt Erythrocyten, Epithelien. Keine Leukopenie. Antistreptolysintiter: 320 E, Körpertemperatur um $38°$. Gesamteiweiß 8,09 g-${}^0\!/_0$ Abb. 34 ${}^0\!/_0$, $a\,1 = 4{}^0\!/_0$, $a\,2 = 12{}^0\!/_0$, $\beta = 11{}^0\!/_0$, γ-Globuline $39{}^0\!/_0$. *Therapie.* Zunächst hohe, langsam abfallende Dexamethasongaben i.v. (von 10 auf 1,5—0,5 mg) mehrfach täglich. Gleichzeitig antibiotischer Schutz. Darunter recht schnelle Besserung von Hautveränderungen, Temperatur, Blutwerten, sehr langsame Normalisierung des nephrotischen Syndroms. Kompressionsfraktur des 11 B.W. bei geringer Belastung am 17. 12. 1959 (bis dahin 271,5 mg Dexamethason). Die Pat. ist nach 6 Monaten mit Gipskorsett entlassen worden. Außer einem, ebenfalls abgeklungenen Vollmondgesicht keine weiteren Steroidschäden.

Vorstellung: Herr SCHULZ.

56. G., Elly, 62 J.: *Eosinophile Reticulose.*

Ausführliche Publikation des später als Hypereosinophilie-Syndrom bei Lungen-, Lymphknoten- und Wirbel-Tuberkulose diagnostizierten Falles ist vorgesehen.

Vorstellung: Herr MEYER-ROHN.

Aussprache

F. NÖDL-Homburg: Klinisch ursprünglich ein Erythema anulare centrifugum, später erst die Melanodermie hinzugetreten. Analoge Beobachtung in Göttingen.

W. KNOTH-Gießen: Schlägt vor, die Diagnose „eosinophile Reticulose" nicht zu verwenden. Histologisch fanden sich hier ausschließlich Eosinophile, keine Reticulo-Histiocyten. Es wird vorgeschlagen, von einem „Eosinophilen Leukämoid" (siehe Blutbild) mit melanodermatischen Hautveränderungen hier zu sprechen. Ein eigener Fall hatte eine chron. produkt. Lungentuberkulose mit eosinophilem Leukämoid und erythematös-papulösen Hauterscheinungen.

C. G. SCHIRREN-München: Eine genaue Durchmusterung des ausgestellten histologischen Präparates läßt den bereits klinisch gewonnenen Eindruck, daß hier eine reaktive reticulo-histiocytäre Veränderung, nicht aber eine primäre Reticulose vorliegt zur Gewißheit werden. — Unseres Erachtens entsprechen die Veränderungen genau dem, was PAUTRIER u. WORINGER 1926 als lipo-melanotische Reticulose beschrieben, wie sie als reaktive Veränderung bei generalisierten Dermatosen längerer Bestandsdauer (Ekzem, Psoriasis, Lichen ruber usw.) zu beobachten sind. Auch die hochgradige Eosinophilie vorliegenden Falles paßt gut in das Krankheitsbild hinein. Therapeutisch sind diese Fälle nach eigenen Erfahrungen mit Röntgen-Fernbestrahlungen der Haut oft günstig zu beeinflussen (3 × r pro Woche, Gesamtdosis 600 r pro Körperseite).

J. J. HERZBERG-Hamburg: An den inneren Organen — besonders Knochenmark — keine eosinophilen Infiltrate bisher festgestellt. Allerdings sind häufig pneumonische Infiltrate beobachtet worden. — Ein Lymphknoten ist noch nicht untersucht worden. Wird nachgeholt.

C. G. SCHIRREN-München (zu HERZBERG)

F. NÖDL-Homburg (zu HERZBERG): Auch beim Göttinger Fall erhebliche Hämoeosinophilie.

G. WAGNER-Kiel: Hinweis auf die Fälle von SÉZARY.

H. GOTTRON-Tübingen

W. JADASSOHN-Genf: „Pautrier-Woringer" ist keine Diagnose, sondern eine Symptomatologie, bedingt durch verschiedene Ursachen.

57. H., Frieda, 37 J.: *Endangiitis obliterans.*
Kein Anhalt für Angiopathien in der Familie. 1945—1954 Vorarbeiterin in der Fischkonservenindustrie. Hat stets Gummistiefel getragen, kalte und nasse Füße gehabt. Zigaretten: 1947—1956 etwa sechs Stück täglich, danach gelegentlich noch eine Zigarette bei besonderen Anlässen. Erste Anzeichen der Endangiitis 1954 mit Einschränkung der Gehstrecke auf 3 km. Taubes Gefühl am Vorfuß re., Nekrose re. Fußsohle. Weitere Nekrosen 1956 am re. Großzeh, an den Spitzen der 3., 4. und 5. Zehe re. 1957 blaurote Verfärbung an den Händen bemerkt. Gehstrecke nur noch 200 m. Nach Unterkühlung im Februar 1960 massive Nekrose fast des gesamten re. Vorfußes. *Status.* Stark reduzierter Allgemein- und Kräftezustand. Endangitis aller vier Extremitäten mit Nekrosen am re. Großzeh, 2. Zehe, 5. Zehe und Großzehenballen, rattenbißähnlichen Narben am Großzeh li., an der 3. Zehe li., über dem Großzehenballen und an den Nagelbetten des 3. Fingers li. und re. Stadium II, Ruheschmerzen. *Laborbefunde.* Es fehlen die Pulse beider AA. popliteae, dorsales pedis, tibiales, der A. radialis bds. und der A. ulnaris re. Positiver Ausfall der Ratschow-Lagerungsprobe. Gehstrecke: ∅. Oscillometrie: re. Unterschenkel ∅, li. wenig Ausschläge. Einschränkung der Ausschläge am Oberarm re. und li. Augenhintergrund: Kein Anhalt für Sklerose. Blutdruck: 140/100 mm Hg. Erhebliche Vermehrung der γ-Globuline auf 33,7 rel.-%. Hypalbuminämie von 38,6%. Antistreptolysintiter: 160 E. *Therapie.* 25 mg Prednison i.v. täglich, zweimal wöchentlich 40 E Depot-Padutin, täglich 1 Amp. Phosaden (20 mg), 3 Tabl. Ronicol. Anfangs bis zu 20,0 Alkaloide! Diese können rasch abgebaut werden. Reinigung der Nekrosen (trockene Behandlung), Abstoßung der nekrotischen Endglieder. Massage- und Bewegungsübungen. Vorstellung: Herr BUCHBINDER.

58. S., Ingrid, 25 J.: *Atrophie blanche.*
Häufig Anginen. Beginn des Leidens mit 18 Jahren, gleichzeitig Hämorrhoidalbeschwerden. Es bilden sich seit jener Zeit kleine weißliche Narben an beiden Unterschenkeln, deren Entstehung die Patientin nicht bemerkt. Seit einigen Jahren Anschwellen der Beine beim Laufen. Taubheitsgefühl, neuerlich kleine, sehr schmerzhafte Geschwüre an den Unterschenkeln. *Status.* Beide Fußrücken im proximalen Teil sowie die Gegend über den medialen Knöcheln sind übersät von polycyclisch begrenzten, kleinsten bis linsengroßen, ein Netzwerk bildenden, weißlich-atrophischen

Herden. Daneben zahlreiche rundliche Nekrosen der Haut. Livedo calorica. Keine oberflächlichen Varicen. Brodie-Trendelenburgscher Versuch: negativ. *Venographie.* Li. nicht gelungen; re.: pathologische Erweiterung der Rami communicantes. Fehlende Füllung der V. saphena parva sowie der tiefen Unterschenkelvenen im unteren Abschnitt. EKG: Linkstyp. Für das Alter ungewöhnlicher EKG-Typ. Sinustachykardie. Deutliche Belastungsreaktion mit Frequenzerhöhung und T-Abflachung in allen drei Extremitätenableitungen. *Laborbefunde.* Histologisch: Arteriolitis obliterans. Sonst keine pathologischen Befunde.

Vorstellung: Herr HERRMANN.

59. M., Emmy, 59 J.: *Nicht differenzierte Reticulose der Haut, Etat pseudopeladique.*

1955 Lichtung des Haares am Hinterkopf re., langsam zunehmend, Haare

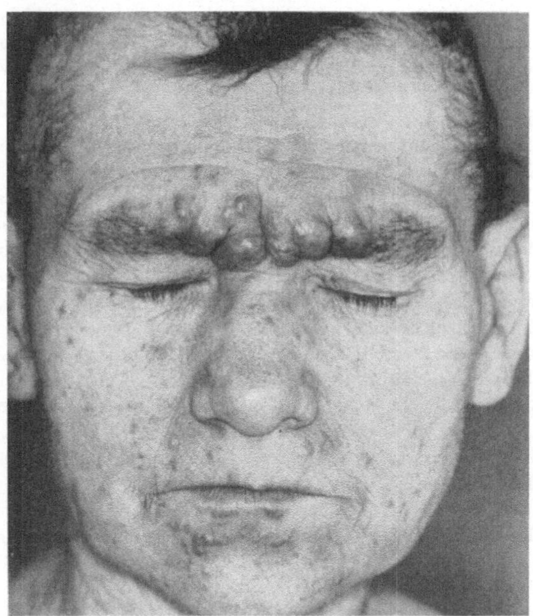

Abb. 6a

Abb. 6a. M., Emmy, 59 J.: *Nicht differenzierte Reticulose.* Bis haselnußgroße, unscharf begrenzte Knotenbildungen in den Augenbrauen und über der Nasenwurzel. Die Geschwülste sind bläulichrot verfärbt, derb-elastisch, auf der Unterlage verschieblich und zeigen eine glatte, etwas glänzend gespannte Oberfläche. Kleinere Knötchenbildungen am Kinn, an der Oberlippe, an den Wangen

Abb. 6b. M., Emmy, 59 J.: *Nicht differenzierte Reticulose (Etat pseudopeladique).* Unregelmäßig begrenzte, narbig atrophische Herde auf dem behaarten Kopf. (Feingeweblich: sekundäre Alopecia mucinosa bei spezifisch-perifolliculärem Infiltrat)

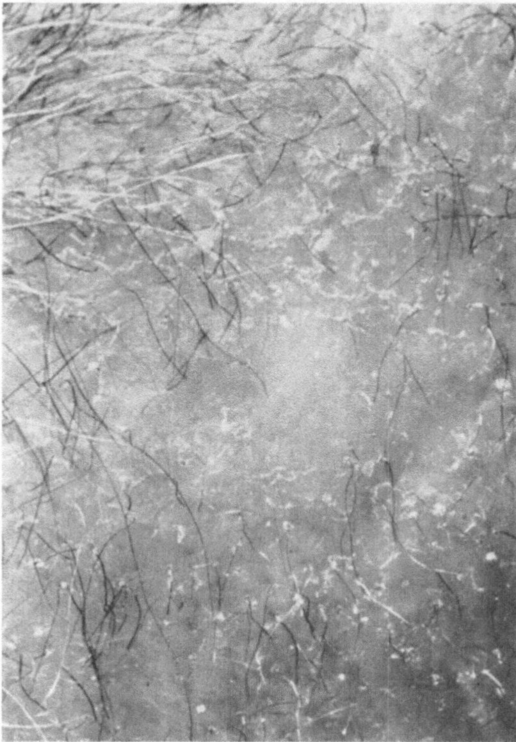

Abb. 6b

in verschiedener Länge abgebrochen, teilweise narbige Alopecie. Seit dieser Zeit in der Haarsprechstunde. Therapie, auch mit ACTH, ohne Effekt. Ende 1959 Auftreten knotenförmiger, blauroter Infiltrate im Gesicht sowie exanthematisch an beiden Oberarmen, am Stamm. *Status.* Am ganzen Körper, vorwiegend im Gesicht, in der Augenbrauengegend, an den Streckseiten der Extremitäten sowie am Stamm sieht man zahlreiche, unscharf begrenzte, erbsen- bis haselnußgroße, blaurötliche, oft stark prominente Infiltrate von derb-elastischer Konsistenz. Keine Ulceration, kein Berührungsschmerz. Tastbare Lymphknoten nicht verändert. Fast das gesamte Kopfhaar ist ausgefallen, bis auf ein dünnes, nachwachsendes Haarkleid. Haarfollikel zum Teil noch erhalten, größtenteils atrophisch. Geringe Schuppenbildung auf dem behaarten Kopf. *Laborbefunde.* 1. Knoten Oberarm: Histologie: Nicht differenzierte Reticulose. 2. Kopfhaut: Spezifische Perifollikulitis, sekundäre Mucinose. Sternalpunktat: Im ganzen unauffälliger Markausstrich. Sonstige Befunde nicht pathologisch verändert. *Therapie.* Eine eimalige Röntgenbestrahlung mit 300 r bringt sämtliche Knoten und Hautinfiltrate zum Schwinden (Zwischenzeitlich, Juni 1960, erstes Rezidiv).

Epikrise. Die Entwicklung der nicht differenzierten Reticulose der Haut, 1959, hat Veranlassung gegeben, die Kopfhautpräparate aus dem Jahre 1958 einer Revision zu unterziehen. Dabei ist festgestellt worden, daß das perifollikuläre und stellenweise intraepidermale Infiltrat mit dem Hautinfiltrat absolut identisch ist. Es handelt sich also um eine, noch durch symptomatische Mucinose der Haarbeläge (BRAUN-FALCO) verstärkten Etat pseudopeladique (DEGOS), der in diesem Fall das erste Symptom einer nicht differenzierten Reticulose gewesen ist und dieser um fast 5 Jahre vorausging.   Vorstellung: Herr PANSCHEREWSKI.

Aussprache

W. NIKOLOWSKI-Tübingen: Nach dem Erscheinungsbild und auf Grund des Verlaufes ist weniger mit einer (chronischen) Reticulose als vielmehr mit einer reticulären Hyperplasie zu rechnen (vgl. GOTTRON: Reticulosen. In: Dermatologie und Venerologie, Bd. IV, hrsg. v. GOTTRON und SCHÖNFELD. Stuttgart: Thieme, 1960) *.

60. Schw., Erich, 48 J.: *Pemphigus Gougerot/Hailey-Hailey.*
(Nicht erschienen.)   Vorstellung: Herr PANSCHEREWSKI.

60a. H., Gerd, 19 J.: *Elastoma intrapapillare perforans verrucosum (Miescher).*
(Wird publiziert.)   Vorstellung: Herr HERZBERG.

Aussprache

G. MIESCHER-Zürich: Die morphologische Analyse der Vorgänge beim Elastoma perforans verlangt ausgedehnte Schnittserien und Excision weit im Gesunden, da der Prozeß sprunghaft verläuft und nur so die Möglichkeit besteht, klinisch noch nicht erkennbare Anfangszustände, als welche eine massive Elasticavermehrung in einzelnen Papillen anzusehen ist, im histologischen Bild zu erfassen.

61. B., Albert, 61 J.: *Pemphigus vegetans.*
Beginn des Leidens 1945/46 mit Veränderungen der Mundschleimhaut. Danach traten Erscheinungen auf dem behaarten Kopf, im Gesicht (als Lues mit Neosalvarsan behandelt), später perianal auf. Keine wesentliche Störung des Allgemeinbefindens. *Status.* Befallen sind die Mundschleimhaut, das Lippenrot, die Leistenbeugen, das Scrotum, die Gegend des Dammes und die Umgebung des Afters. Man

---

* Die Pat. ist ein Musterbeispiel für die Schwierigkeit, bei Reticulosen zwischen *hyperplastischen* und *neoplastischen* Vorgängen zu unterscheiden. Sie befindet sich derzeit (1961) mit schweren Lymphknotenveränderungen (auch intra- und peritoneal, dort das gleiche feingewebliche Bild bietend) in erneuter stationärer Behandlung.

sieht an diesen Stellen teils erosive, schmierig belegte, bis kleinfingernagelgroße
Erosionen, teils münzgroße, stinkende, deutlich über das Hautniveau erhabene,
höckerige Granulationen, deren betonter Randsaum kleinste Bläschen erkennen
läßt. Charakteristische Läsionen befinden sich an Lippenrot mit Übergreifen auf die
Schleimhaut, am harten Gaumen und auf der Zunge. *Laborbefunde.* Histologie:
Pemphigus vegetans mit acantholytischen Zellen innerhalb der gewaltig verlänger-
ten, zentral eosinophile Abscesse aufweisenden Epidermiszapfen. *Therapie.* Hochdosierte Cortisonbehandlung, beginnend mit 400 mg/die, langsam auf eine Erhaltungsdosis abgebaut. Jetzige Dosis 0,75—1,0 mg Dexamethason, dabei noch einzelne Erosionen in der Mundschleimhaut und an den Zungenrändern. Gesteigerte
Infektionsanfälligkeit: Pyodermien, Bronchopneumonie.

Vorstellung: Herr SCHULZ.

62. M., Werner, 37 J.: *Dermatomyositis.*
Seit Kindheit empfindlich gegen Sonnenlicht, da rothaarig. Zahlreiche Epheliden. 1927 Appendectomie, 1949 und 1951: Operation einer Dermoidcyste am Hals.
1950 Cholecystektomie. Danach Jodüberempfindlichkeit. 1951 Nachoperation einer
Bauchfistel. 1958 Urticaria nach Erdbeergenuß. Beginn des Leidens 1958 mit Lid-
ödem, Schmerzen und Schwellungen der Arm- und Kniegelenke. 2 Monate nach der
Erdbeer-Urticaria weiteres Exanthem. Ende August 1958 wieder ein Hautausschlag,
nachdem schon seit Wochen ein ausgeprägtes Schwächegefühl in den Schultern,
Oberarmen, weniger in den Oberschenkeln bestanden haben soll. Dazu schmerzhafte Schwellungen der Gelenke. *Status.* Fast täglich wechselnde, heliotrop-farbene
Ödeme und Erytheme im Bereich beider Augenlider, der Wangen, des Halses und
der Thoraxapertur. Schwellung und Bewegungseinschränkung des re. Kniegelenkes.
Fleckförmige Rötungen über den Streckseiten der Finger, der Ellbogen, der Knie
papulöse Efflorescenzen über beiden Glutaeen. Verminderte K., guter EZ. Elektro-
myogramm: MM triceps, extensor, flexor digit., tibilais anterior): Myopathische
Schädigung, am stärksten am M. flexor digit. des li. Armes festzustellen. Die Veränderungen sind charakteristisch für eine sekundäre Myopathie. *Laborbefunde.*
Kreatininausscheidung im Urin: 240 mg-%, Kreatinausscheidung 41,0 mg-%.
Elektropherogramm: Vermehrung der β-Globuline auf 16%. Porphyrin $\varnothing$. Kimmigsches Lichtband +. Im Epicutantest: Positive Reaktion auf alle „Para"stoffe.
Histologie: Schwere Veränderungen der Muskulatur (Wade) im Sinne der Dermatomyositis. *Therapie.* Kombinierte Breitbandantibiotica-(50 mg/die)-Prednison-
behandlung (20 mg/die) bisher ohne wesentlichen therapeutischen Effekt.

Vorstellung: Herr ROHDE.

63. U., Christa, 35 J.: *Onychomykose der Füße und der rechten Hand. Myko-
tisches Handekzem.*
Kultur: Trichophyton rubrum.
Therapie. Griseofulvin.   Vorstellung: Herr MEINHOF.

64. Pf., Hertha, 42 J.: *Onychomykose der Fuß- und Fingernägel.*
Kultur: Trichophyton rubrum und Candida albicans.
Therapie. Griseofulvin. Nach 61,0 Griseofulvin Trichophyton rubrum nicht
mehr nachweisbar, die Candida-Art ist unbeeinflußt.

Vorstellung: Herr MEINHOF.

Aussprache: W. ADAM-Tübingen

65. I., Erika, 19 J.: *Onychomykose der Füße und der rechten Hand.*
Kultur: Trichophyton rubrum.
Therapie. Griseofulvin.   Vorstellung: Herr MEINHOF.

66. H., Helga, 26 J.: *Onychomykose der Hände und Füße.*
Kultur: Trichophyton rubrum.
Therapie. Griseofulvin.   Vorstellung: Herr MEINHOF.

67. B., Olga, 83 J.: *Melanocytoblastom, wahrscheinlich aus blauem Zellnaevus hervorgehend.*
[Siehe Arch. klin. exp. Derm. **212**, 158 (1961).] Vorstellung: Herr HERZBERG.

Aussprache

C. G. SCHIRREN-München: Da die Zahl der in der Weltliteratur beobachteten Fälle von *Melanomalignomen auf dem Boden eines Naevus caeruleus* kaum weit über zehn liegt, würde vorliegender Fall eine ganz besondere Rarität darstellen. Schwer mit dieser Diagnose vereinbar ist 1., daß die Pat. angibt, das Leiden habe sich erst vor einigen Jahren aus einem tiefschwarzen, nicht erhabenen (man habe die Veränderung nur sehen, *nicht aber fühlen* können!) Fleck entwickelt und 2., daß in dem histologischen Präparat bandartige Melanoblasten vermißt werden, sondern typisch dendritisch gestaltete Melanoblasten nachweisbar sind. Es ist daher wahrscheinlicher, daß hier ein *Melanomalignom auf dem Boden einer melanotischen Praecancerose* vorliegt.

68. M., Minna, 57 J.: *Knotiges Allergid unter dem Bilde eines Erythema elevatum diutinum.*
Ehemann 1951 positive Wa.R. im Liquor. Infektion lange vor der Ehe. Bei der Pat. zum gleichen Zeitpunkt ebenfalls positive Sero-Reaktionen festgestellt. Nie Haut- oder Genitalerscheinungen. Liquor: o.B. Fünf Penicillinkuren. Zwei gesunde Kinder, keine Fehlgeburten. Vor 4 Wochen Rötung der Nase. Gleichzeitig allgemeines Krankheitsgefühl, Durst, Durchfall. Weitere gerötete Hautstellen am li. Bein, an li. Wange, auf beiden Handrücken. Brennen und Schmerzen in den Efflorescenzen. Keine Brom- oder Jodmedikation. 2 Tage vor der Aufnahme in die Klinik Blasenbildung innerhalb der nun schon recht zahlreichen Herde, Fieber bis 39,1°. *Status.* Befallen sind das Gesicht, die Stirn-Haargrenze, die Schläfengegend, der Nacken, der Hals, Streck- und Beigeseiten (letztere weniger) der oberen, die Streckseiten der unteren Extremitäten. Im einzelnen handelt es sich um schon beim Aufschießen schmerzhafte, außerordentlich schnell sich vergrößernde, stellenweise zu Plaques konfluierte rötlich-bräunliche Herde, welche von einer stark exsudativen Papel ihren Ursprung nehmen, zentral erodieren und verkrusten und zu rundlichen, münzenförmigen, sehr derben, scharf randbetonten, 1—2 mm die Haut überragenden Efflorescenzen anwachsen. Alle Stadien der Entwicklung sind nebeneinander zu beobachten. Neben zentraler Blasenbildung sieht man auch zahlreiche Pusteln, sowohl auf den ,,erythema exsudativum multiforme''-ähnlichen Hauterscheinungen wie auf normaler Haut. Beim seitlichen Betasten hat man den Eindruck, daß die gesamte Efflorescenz gefaltet und von der Haut abgehoben werden kann. Auf dem Handrücken, auf Nase und Oberlippe sind die Efflorescenzen teilweise zu großen, derben, bräunlich-blauroten Plaques zusammengeflossen. Sie greifen auf die Streckseite der Finger, weniger die Gelenke bevorzugend als die Fingerglieder, über. Auch Daumen- und Kleinfingerballen sind ergriffen, die Hohlhände zeigen stecknadelkopfgroße, krustöse Herdchen. Größere Einzelherde finden sich an der Streckseite der Oberarme, teilweise konfluiert, teils noch einzeln stehend. Die Efflorescenzen im Gesicht und an der Stirnhaargrenze erinnern, da konfluiert, an den Erythematodes chronicus. — An den Unterschenkeln ist die Affektion mehr flächenhaft als knotig bzw. kleinknotig, wobei bis handtellergroße befallene, oft pustelbesetzte Partien auffallen. Die ,,Blasenbildung'' im Zentrum der Efflorescenz besteht häufig in einem extrem succulenten, exsudativen Bezirk in der Mitte der Efflorescenz, selten in einer echten Blase. Tastbare Lymphknoten unauffällig. *Laborbefunde.* Histologie:

Sub- und intracorneale Ansammlungen von Kerntrümmern, Leukocyten. In der acanthotischen Oberhaut Exoserose, Exocytose. Maximale Exsudation in den oberen Cutispartien, stellenweise zu großen, besonders subbasal, vakuolisierten, homogen-eosinophil tinigierten Cutispartien führend. Ein- und Umscheidung fast sämtlicher Capillaren der oberen $^2/_3$ der Cutis mit *leukocytär-leukocytoklasischen* Infiltraten, vereinzelt Makrophagen enthaltend. Auflockerung und Auffaserung des pericapillären Bindegewebes. Größere Gefäße an der Cutis-Subcutisgrenze o. B. Blutbild: 72 $^0/_0$ Hb, 4,9 Mill. Ery., 14800 Leuko, Linksverschiebung, keine Eos. Blutkulturen, auch nach Anreicherung steril. Antistreptolysintiter: 40 E. Eiweißlabilitätsproben o. B. Alkalische Phosphatase 14,05 KAE. Jod- und Bromnachweis im Urin $\varnothing$. Wa.R. $\varnothing$, MKR $++$, Citochol $+$, Cardiolipin $\varnothing$, Pallida-R. $\varnothing$. *Therapie.* 2 · 25 mg Prednison i.v. unterdrücken sofort — mit und ohne Antibioticaschutz — die Efflorescenzen. Schon beim Abbau der Dosis Rezidiv. Vorstellung: Herr HERZBERG.

Aussprache

H. W. SPIER-Berlin: Falls in Serienschnitten (bisweilen bis 50 erforderlich!) hyperergische Vasculitis als Primärprozeß genügend wahrscheinlich ist, ist dieser Fall ein guter Beleg für die Zugehörigkeit des E. elev. diut. zu der Arteriolitis allergica cutanea (RUITER).

K. W. KALKOFF-Marburg: Demonstration von Diapositiven eines zehnjährigen Mädchens mit Krankheitserscheinungen, die den von HERZBERG verschiedentlich demonstrierten Fällen von sogenannten intracellulärer Cholesterinose weitgehend ähnlich sind und bei denen es sich entsprechend der Deutung von HERZBERG um eine Variante des Erythema elevatum et diutinum handeln dürfte. Bemerkenswert ist in unserem Fall die schlagartige, durch Lederkyn bedingte, meines Erachtens in Analogie zur Dermatitis herpetiformis nicht an dessen antibakterielle Wirksamkeit gebundene Rückbildung sowohl der akut schubweise auftretenden, als auch der Xanthom- bzw. Granuloma anulare-ähnlichen, für das Erythema elevatum et diutinum so typischen persistierenden Erscheinungen. Wird das Erythema elevatum et diutinum im Sinne einer reaction cutanée durch verschiedene Ursachen ausgelöst, bzw. können sich andere Krankheiten — in dem heute hier vorgestellten Fall ein infektallergisches Geschehen, in meinem Fall eine Dermatitis herpetiformis — in ein Erythema elevatum et diutinum transformieren? (Erscheint in Derm. Wschr. 1960.)

J. KIMMIG-Hamburg zu KALKOFF: Wir sind nach wie vor der Ansicht, daß es sich bei den von URBACH beschriebenen Fällen um ein Erythema elevatum et diutinum handelte.

P. G. HESSE-Weimar: Der Ausdruck „Allergid" ist abzulehnen, da er präjudizierend ist. Es kann sich hier um eine der wenigen möglichen Reaktionsformen der Haut (im vorliegenden Fall polymorph bzw. anulär) auf toxische, metabolische oder nervale Faktoren handeln.

69. H., Hulda, 70 J.: *Pemphigus Gougerot/Hailey-Hailey.*
Beginn des Leidens mit 17 Jahren. Vater und eine Schwester ebenfalls erkrankt. *Status.* Ausgedehnter Befall der submammären Partien, der Axillae, der intertriginösen Bereiche, der Innenseite der Oberschenkel, der Beugeseiten der Oberarme, besonders der Ellbeugen. Zeitweise auch interdigitale Bläschen zwischen dem dritten und vierten Finger der re. Hand. Vorübergehend ist auch der Stamm zwischen vorderer und hinterer Axillarlinie befallen. Es handelt sich um flächenhaft bräunlich gerötete, grob schuppende, randständig Bläschen aufweisende, in den Axillaren und intertriginös macerierte, grob gefurchte Efflorescenzen, die große Partien des Integumentes bedecken. Die Begrenzung der einzelnen Herde ist nicht immer scharf. Schleimhäute frei. Lymphknotenschwellung submandibulär. *Laborbefunde.* Für Pemphigus Gougerot/Hailey-Hailey typische vertikale Acantholyse, vitale Zellen,

einzeln oder im Komplex losgelöst innerhalb der Risse. Vermehrung der β- und γ-Globuline auf 14 respektive 32 relative Prozent. *Therapie.* 20 mg Prednison/die. Lokal Globucidsalbe.   Vorstellung: Herr Jänner.

70. K., Martha, 60 J.: *Lichen sklerosus et atrophicus.*

Seit 1943 Juckreiz ad genitale, sechsmal mit Röntgenstrahlen behandelt. Danach sei die Menstruation ausgeblieben und ein erträglicher Zustand bis 1954 eingetreten. Rezidiv 1956. Besondere Verschlechterung der Genitalveränderungen 1959. Praktisch seit 1943 unverändert bestehen nicht juckende Hautveränderungen im Bereich des Schultergürtels und auf dem Beckenkamm. Diese Erscheinungen wären nie entzündlich verändert gewesen. *Status.* Innenseiten der großen Labien weißlich-atrophisch, von der re. kleinen, ebenso veränderten Labie fehlt der untere Anteil. Auch die li. kleine Labie ist weißlich verfärbt, verdickt, zeigt apfelsinenartige Oberfläche. Von den großen Labien zum Anus in ovalärer Linienführung hinziehend ein das Genitale einrahmendes atrophisch-weißlich, aus kleinsten Papeln bestehendes Band. Über dem Hüftkamm ventral, um die ebenfalls weißlich atrophische Blinddarmnarbe und in etwa linsengroßen Herden, zum Teil porzellanweiße, scharf begrenzte, an einer Stelle zu 5-DM-Stück-Größe konfluierte, fein-knitterig-atrophische, deutlich aus atrophischen Papeln zusammengesetzte Efflorescenzen. *Laborbefunde.* Feingewebliche Untersuchung der Körper- und Genitalherde. Lichen atrophicus et sklerosus. Die Elastica fehlt in dem homogenen, breiten subbasalen Streifen. Keine Metachromasie. Übrige Befunde: o. B. *Therapie.* Symptomatisch am Genitale mit Hydrocortisonsalbe und Bädern.

Vorstellung: Herr SCHREINER.

71. W., Adele, 48 J.: *Kartenblattförmige Sklerodermie.*

Seit 1958 an „Kraurosis vulvae" erkrankt. Gleichzeitig bemerkt Patientin eine ungewohnte „Sprödigkeit" der Haut. *Status.* Befallen ist fast der gesamte Stamm. Die Haut erscheint am Oberkörper etwas verdickt mit betonter Hautfelderung, fleckförmig depigmentiert, glänzend. Besonders an den Seiten des Rumpfes sind die Follikelmündungen betont als zum Teil schwärzliche Öffnungen mit und ohne Hornpfropf zu sehen. An der Brust re. und über beiden Schultern, dort mehr streifenförmig, an ersterer Stelle ovalär glänzend gespannte gelbliche, über 5-DM-Stück-große Herde, umgeben von einem Lilac-Ring. *Laborbefunde.* Unauffällig. Histologisch: Da die Elasticadarstellung deutliche Lücken wie beim White-Spot aufweist, in großen Partien jedoch normal ist, ergibt sich die Frage, ob die klinisch als Morphaea imponierenden Herde dazu gehören, ob zwei Krankheiten vorliegen, oder ob, was wir annehmen, es sich um eine circumscripte, teilweise kartenblattförmige Sklerodermie insgesamt handelt. *Therapie.* Penicillinkur.

Vorstellung: Herr SCHREINER.

72. T., Bertha, 62 J.: *Necrobiosis lipoidica sine diabete.*

Beginn des Leidens 1945 mit einem Herd am re. Oberschenkel. Die zunächst blauroten, etwa 5-DM-Stück-großen Efflorescenzen wären mit der Zeit in der Mitte eingesunken, hätten einen gelblichen Farbton dort angenommen und sich allmählich vergrößert. Patientin klagt über großen Durst. *Status.* Insgesamt sechs, zum Teil über handtellergroße Herde finden sich am re. Oberschenkel, am Unterbauch re., am li. Unterschenkel und auf der Außenseite des li. Oberschenkels (Abb. 7). Die scharf begrenzten, rundlichen Herde zeigen ein durchsichtig gelblich-atrophisches Zentrum mit Teleangiektasien und einem bräunlichen, etwa 1 cm breiten Randsaum. *Laborbefunde.* Hyperlipämie (Gesamtfette: 1,02 g/100 ml). Cholesterin 270 mg-%, Cholesterinester 235 mg-%. Phosphorlipoide 200 mg-%. Blutzucker nüchtern und nach Belastung o. B. Alkalische Phosphatase 14,05 KAE. Urinbefunde, Blutbefunde, Zirkulationssystem o. B. Histologisch ist das Bild mit der Diagnose vereinbar. Die cutanen Nekrobiosen sind abgegrenzt durch ein an Riesen- und Epitheloidzellen reiches, stellenweise auch lymphadenoides Granulationsgewebe, innerhalb dessen schwere Gefäßschäden an Arteriolen und Capillaren auffallen.

Vorstellung: Herr KOCH.

Aussprache

W. NIKOLOWSKI-Tübingen: Das vorliegende Bild entspricht sowohl makroskopisch, als auch mikroskopisch-klinisch weniger einer Dermatitis lipoides atrophicans als vielmehr der erstmals von GOTTRON (1934) beschriebenen Granulomatosis tuberculoides pseudosclerodermiformis symmetrica chronica [vgl. GOTTRON: Arch. Derm. Syph. (Berl.) **172**, 142 (1935); ausführliche Übersicht bei GERTLER: Derm. Wschr. **141**, 241 (1960)].

F. NÖDL-Homburg: Wie Fall 84 eine Granulomatosis disciformis, die histologisch eindeutig von der Dermatitis lipoides atrophicans abzugrenzen ist.

G. MIESCHER-Zürich: In beiden Fällen (Fall 72 und 84) dürfte es sich um Granulomatosis disciformis handeln. Dafür spricht im histologischen Bild die unregelmäßige Verteilung der granulomatösen Vorgänge mit einer deutlichen Beziehung zum tiefen cutanen Gefäßnetz, die reichlich vorhandenen und zum Teil isoliert gelagerten Riesenzellen und das Fehlen der für Necrobiosis charakteristischen Nekrosen.

H. GOTTRON-Tübingen

73. D., Martha, 77 J.: *Lichen ruber partim atrophicans (Kopf), partim pemphigoides (Zunge). Lassueur-Graham-Little-Syndrom.*

Zungenbrennen seit drei Jahren, es soll damals eine weißliche Veränderung auf der Zunge zu sehen gewesen sein. Rückfälle von Zungenbrennen 1957/1959. Kleine Bläschen auf der Zunge. Seit langer Zeit besteht Haarausfall. *Status.* 1. Mundhöhle: Lippenrot ödematös. Lippen- und Wangenschleimhaut mit schlaffen Bläschen auf gerötetem Grund

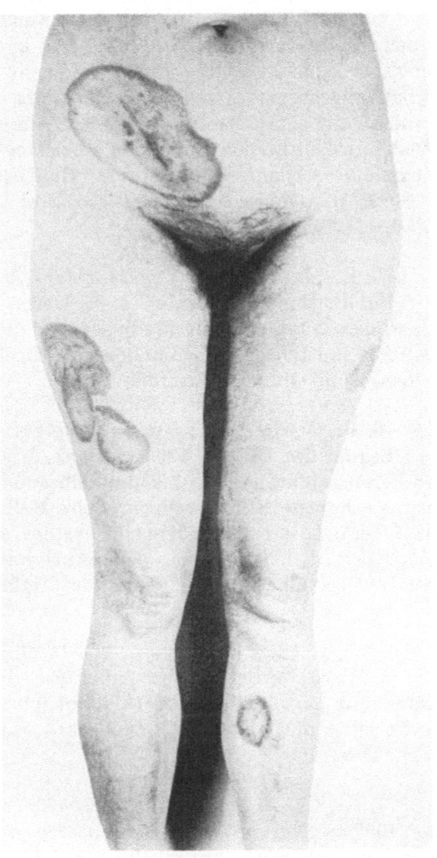

Abb. 7. T., Bertha, 62 J.: *Necrobiosis lipoidica, sine diabete.* Fünf große, ovaläre, bis über handtellergroße, zentral gelblich durchscheinende, von Teleangiektasien durchsetzte, atrophische, einen etwa 1 cm breiten bräunlichen Randsaum aufweisende Herde am Unterbauch rechts, und an der Außen- bzw. Innenseite beider unterer Gliedmaßen

sowie Erosionen bedeckt. Zunge geschwollen, von zahlreichen großen Bläschen, besonders an den Seitenkanten, bedeckt. Schleimhaut allgemein gerötet und von weißlichen Papeln bedeckt. Nach Unterdrückung der Blasenbildung sieht man einen aus anulären und streifigen Herden bestehenden Lichen ruber der Zungen- und Wangenschleimhaut. 2. Rücken, Mittellinie: Lichen ruber planus-

Herde, desgleichen submammär und ad genitale, dort im Sinne der sekundären Kraurosis vulvae als Folge eines atrophischen Lichen ruber. 3. Behaarter Kopf: Diffus angeordnete, kleinfleckige, narbige Alopecie: état pseudopeladique, DEGOS. *Laborbefunde.* Unauffällig. Histologie eines Herdes vom Rücken: Lichen ruber. *Therapie.* Unter 3 × 4 mg Methylprednisolon Sistieren der Blasenbildung im Munde.   Vorstellung: Frau JÄNNER.

74. M., Marie, 73 J.: *Lichen sclerosus et atrophicus.*
Vor zwei Jahren Auftreten eines weißlichen Hautbezirkes am Hals li., starker Juckreiz. Auch am Genitale habe sich in letzter Zeit ein erheblicher Pruritus bemerkbar gemacht. *Status.* Am Hals li. befindet sich ein knapp kleinhandtellergroßer, scharf abgegrenzter, weißlicher Herd, der eine atrophische, zigarettenpapierdünne, randständig gefältelte Haut aufweist. Am Genitale symmetrisch vom unteren Rand beider großen Labien zum Anus hinziehend, dort circulär-weißlich papulöse, scharf begrenzte stellenweise erodierte Hautfläche. Keine Kraurosis vulvae. *Laborbefunde.* Histologisch: Lichen sclerosus et atrophicans. Übrige Befunde unauffällig. *Therapie.* Symptomatisch.   Vorstellung: Frau JANNASCH.

75. E., Marion, 4 J.: *Diffuse, cutane Mastocytose.*
Publikation: Arch. klin. exp. Derm. **208**, 559 (1959). Unter einer Dauertherapie von täglich 5 mg Prednison sind die Erscheinungen, besonders an den distalen Abschnitten der Gliedmaßen zurückgegangen. Am Stamm Status idem. Kein Flush, keine Ohnmachtsanfälle mehr.   Vorstellung: Herr HERZBERG.

76. B., Gerda, 23 J.: *Urticaria pigmentosa.*
Beginn des Leidens 1957. *Status.* An Stamm und Extremitäten teils unscharf abgegrenzte, bräunliche bis dunkelbraune, fleckförmige, teils unter linsengroße, etwas erhabene Efflorescenzen. Beim Reiben entsteht eine hellrote Quaddel über dem Herd. *Laborbefunde.* Knochensystem röntgenologisch o. B. Leber und Milz nicht vergrößert. Leichte Zeichen einer Aktivitätserhöhung heparinartiger Hemmkörper bei der Gerinnungsanalyse. *Therapie.* Täglich einmal 5 mg Prednison.
                                                       Vorstellung: Frau HAUG.

Aussprache

H. W. SPIER-Berlin: Je ausgeprägter die bei U.p.-Patienten erstaunlich häufige Intoleranz gegenüber (Äthyl)Alkohol (ein empirischer Histaminliberator?), desto mehr sollte nach Knochenherden usw., d.h. nach generalisierter Mastocytose gefahndet werden.

77. K., Eva, 7 J.: *Kartenblattförmige Sklerodermie.*
1957 werden am Bauch verschieden große weiße Flecken festgestellt, daneben bestehen, unbemerkt bräunliche, nicht atrophische Flecken am Stamm. *Status.* Auf Brust und Bauch sieht man zahlreiche, über 5-DM-Stück-große, bräunliche Flecken, welche von unveränderter Haut bedeckt sind, daneben besteht in Höhe der zehnten Rippe eine etwa mandelgroße, weißlichgelbliche, kartenblattähnlich in die Haut eingelassene Verhärtung. Die pigmentierten Herde lassen keinerlei Infiltrat erkennen. *Laborbefunde.* Kartenblattförmige Sklerodermie auch histologisch wahrscheinlich (verhärteter Herd). *Therapie.* ∅.   Vorstellung: Frau HAUG.

Aussprache

H. REICH-Münster
O. BRAUN-FALCO-Mainz: Die hyperpigmentierten, leicht unter das Hautniveau eingesunkenen Herde weisen keine Sklerosierung auf. Sie bieten das typische Bild der Atrophodermia idiopathica progressiva Pasini.

77a. L., Günther, $2^{11}/_{12}$ J.: *Erythrodermie congénitale ichthyosiforme Brocq, bullöse Variante.*

Der Sohn eines Bruders vom Vater starb am gleichen Leiden unmittelbar nach der Geburt.

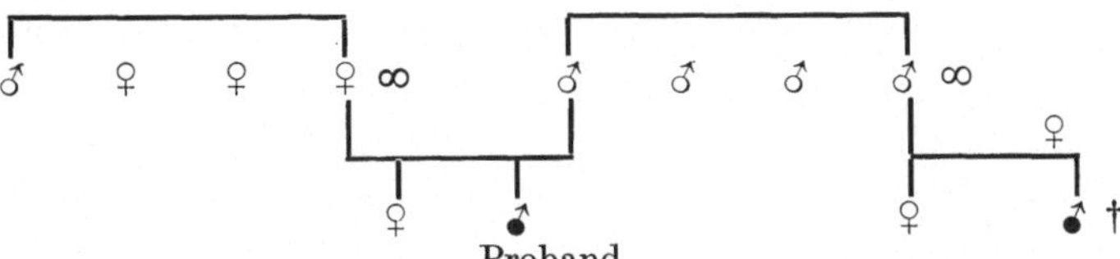

Proband

Geburt 4 Wochen nach Termin. Das Kind wurde bereits mit den Hautveränderungen geboren. Nach Berichten der Kinderklinik Bremen löste sich die „Epidermis" fetzig am ganzen Körper ab. Das Nikolski-Phänomen war stark positiv. Überall, wo der Säugling angefaßt wurde, glitt die Hand flächenhaft über der Unterlage ab. Auch dem Anschein nach unveränderte Hautbezirke zeigten gleiches Verhalten. Infektabwehr stark herabgesetzt. Seit 1958, September, prävalieren die Hyperkeratosen über das Ablösungsphänomen. *Status.* Ausreichender E. und K. Z. Normale Größe, normales Gewicht. Das Kind spricht kaum, macht einen etwas stumpfen Eindruck. Mit Ausnahme von Hand- und Fußrücken, Handteller und Fußsohlen, Lippen, Scrotum und Penis ist die gesamte Haut befallen. Auf dem behaarten Kopf groblamellöse, grauweißliche, wenig fette Schuppung. Normaler Haarwuchs. Im Gesicht finden sich zahlreiche, bis daumennagelgroße, scharf begrenzte Erosionen, deren Genese aus superficiellen Blasen evident ist. Vor und hinter den Ohren seborrhoische Schuppung. Buntes Bild am Stamm. Große Partien in scharfer polycyclischer Begrenzung erscheinen normal oder sind leicht gerötet, der Rest zeigt hyperkeratotische, bräunlichgraue, das Hautniveau deutlich überragende Auflagerungen, welche bei seitlicher Betrachtung aus leistenförmigen, unterglasstecknadelkopfgroßen, den Spaltlinien folgenden warzigen Gebilden bestehen. Diese Efflorescenzen haben teilweise einen wachsartigen Glanz. Deutlich an den großen Beugen betonte ichthyosiforme Veränderungen, welche das gleiche Bild der auf einer Leiste sitzenden warzigen Knötchen darbieten. Arme und Beine gleichen in der Buntheit den Erscheinungen am Rumpf. Mundschleimhaut, Lymph-

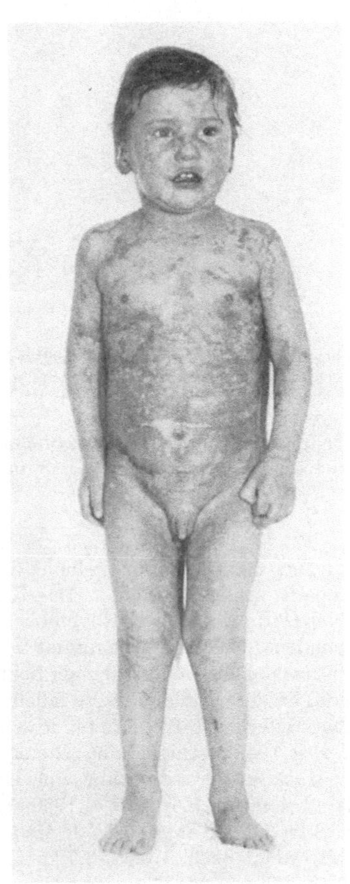

Abb. 8a. L., Günther, $2^{11}/_{12}$ J.: *Erythrodermie congénitale ichthyosiforme Brocq, bullöse Variante.* Übersicht. In ziemlich scharfer Begrenzung wechseln bräunliche, hyperkeratotische mit normal verfärbten Hautpartien ab, zahlreiche, von oberflächlicher Blasenbildung herrührende Erosionen

knoten o.B. Keine Dystrophie der distalen Extremitätenabschnitte. Internistisch,
ophthalmologisch o.B. Dem Alter entsprechende Zahnentwicklung. *Laborbefunde.*
Normale Vitamin A- und Carotinwerte im Serum (200 IE/100 ml Serum bzw.
130 γ-%). Histologie: Clivage in der Granulosazellschicht, die sich aus groß-
klumpigem Inhalt aufweisenden Zellen zusammensetzt. Perinucleäre Aufhellung

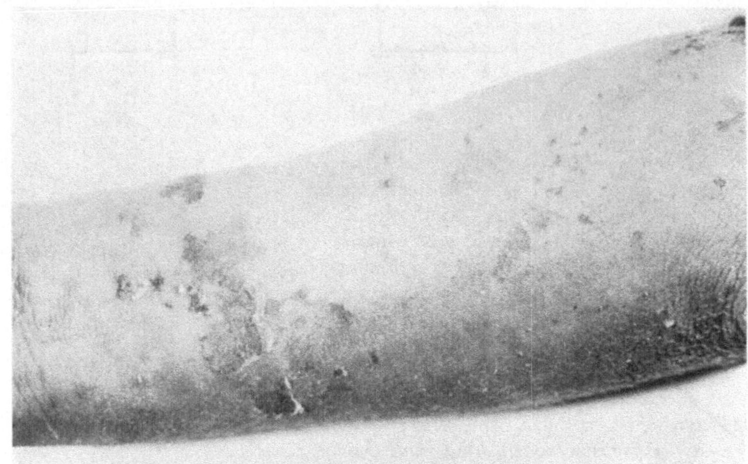

Abb. 8b. L., Günther, $2^{11}/_{12}$ J.: *Erythrodermie congénitale ichthyosiforme Brocq, bullöse Variante.*
Rechter Unterarm: Man sieht deutlich die Entstehung der Erosionen aus Blasen, die sich hier noch als
randständige Hautfetzen bemerkbar machen

der unter der Granulosaschicht befindlichen großen Retezellen (Theorie der epi-
trichialen Zellen!). *Therapie.* Symptomatisch, ohne Effekt.

Vorstellung: Herr HERZBERG.

77b. R., Gabriele, $2^{9}/_{12}$ J.: *Morbus Hand-Schüller-Christian.*
Seit Februar 1959 keine Gewichts- und Längenzunahme mehr, schlechter
Appetit, schlechter Schlaf. Das Kind sei unruhig und quängelig gewesen. Herbst
1959 *Otitis media* re. November 1959 weitere Verschlechterung des Allgemeinbefindens. Eine Mahlzeit nimmt 2—3 Std in Anspruch. Dezember 1959 Schmerzen
im Nacken, besonders abends beim Schlafengehen sowie beim Stoßen. Läßt den
Kopf häufig auf die re. Seite fallen. Gipsschlafbett ohne Erfolg. Gabriele klagt darüber, daß sie den Kopf kaum noch aufrecht halten kann. *Spezielle Symptomatik.* Im
Herbst 1959 erstmalig eine ,,Beule'' am Kopf bemerkt. Diese Stelle sei weich und
eindrückbar gewesen. Langsame Entwicklung eines ,,seborrhoischen Ekzems'' auf
dem behaarten Kopf. 15. 4. 1960 erstmalig für 2—3 min ohnmächtig gewesen. Verstärkter Durst. *Status.* $2^{3}/_{4}$ J. Mädchen, blaß, schwer krank aussehend, freundlich.
Sollgewicht nach Alter —3,7 kg; Sollgewicht nach Länge —1,45 kg; Sollänge —
10 cm. Verstärkte Venenzeichnung auf dem Kopf, angedeutete *Protrusio bulbi*
beiderseits. Nicht regelmäßig begrenzte *Knochendefekte* sowohl tastbar wie im
Röntgenbild der Schädelkalotte sichtbar. Verdacht auf beginnende Stauungspapille li.
Ophthalmologisch: *Protrusio bulbi li.* Leber zwei Querfinger, Milz einen Querfinger unter Rippenbogen tastbar. Neben den Knochendefekten der Schädelkalotte ebensolche im Orbital- und Keilbeinbereich, an den Rippen 6 und
7 sowie 10 und 11. *Haut.* Befallen ist der behaarte Kopf, die Gegend beiderseits der vorderen und hinteren Schweißrinne. Auf dem Kopf sieht man gelbliche

krustöse bis schuppende Auflagerungen, die sich nur schwer ablösen lassen. Brust und Rücken sind in etwa gleichmäßiger Ausdehnung befallen und weisen stecknadel- kopf- bis glasstecknadelkopfgroße, nur wenig über das Hautniveau erhabene, von Hämorrhagien durchsetzte, flohstichartige, zart gelbliche Papelchen auf, welche feinst abschuppen. Die Papeln sind weich elastisch und lassen sich eher durch Be- tastung als durch Besichtigung feststellen. Die dichtstehenden Efflorescenzen kon- fluieren nicht, der befallene Bereich grenzt sich nach caudal und apikal dreieckig mit Spitzen nach unten und oben ab. *Laborbefunde.* In der Hautstanze (Bauchhaut) wird, bei Fehlen einer Fettdarstellung, dicht subbasal ein zellreiches, monomorphes, aus polycyclischen Histiocyten bestehendes Infiltrat gesehen, welches bis in Höhe des zweiten Plexus reicht. Die Einzelelemente haben ein oder mehrere dicht kon- tourierte Kerne sowie ein abundantes, eosinophil tingiertes, grobschollig bis feinst- vakuolisiertes Cytoplasma. Perivasculär ausgetretene Erythrocyten. Einzelne mehrkernige histiocytäre Riesenzellen. Keine Eos. Die übrigen Untersuchungen, soweit sie bei dem schwerkranken Zustand überhaupt möglich waren, haben keinen vermehrten Blutfett- oder Cholesteringehalt, keinen Diabetes insipidus, keinen Diabetes mellitus erkennen lassen. *Therapie.* Hochdosierte Prednisonbehandlung ohne Erfolg. Verschwinden der Hauterscheinungen auf Röntgenstrahlen. Herde im Schädelknochen unbeeinflußt.

Vorstellung: Herr Grüttner, Univ.-Kinderklinik, und Herr Herzberg.

78. B., Martha, 42 J.: *Morbus Boeck.*
1957 Drüsenschwellung am Unterkieferwinkel li. Dabei „Lungentbc." fest- gestellt. Heilstättenbehandlung ohne Effekt (trotz erheblicher Zufuhr von Tuber- culostatica) auf den Lungenbefund, der sich darunter verschlechtert, während sich die Lymphome am Hals zurückbilden. Ebenfalls seit Herbst 1957 einzelne, erbs- große, bräunliche Knoten an den Armen, später auch an den Beinen, am Gesäß und am Unterkiefer li. *Status.* Rö-Pulmo: Lungen-Boeck. Rö-Skelet: Keine Ostitis cysto- ides. Das in der Heilstätte Groß-Hansdorf gezielt aus dem li. Oberlappenbronchus abgesaugte Bronchialsekret enthält Tuberkelbakterien, Typ humanus mit guter Sensibilität gegen INH und Streptomycin. An beiden Armen, vorwiegend den Außenseiten, linsen- bis erbsengroße, livid-bräunliche Knoten. Glasspateldruck: positiv. Weitere Herde im Bereich der Schulterblätter, am Unterkiefer li., am Unterbauch, in der Rima ani. *Laborbefunde.* Tuberkulinreizschwelle bei 1:1000 (+), Kweim-Test ∅. Histologisch: Epitheloidzelltuberkel mit zentraler Verkäsung sowie nackte, ovale bis walzenförmige Epitheloidzellgranulome ohne Verkäsung. *Therapie.* Prednison-INH-Therapie. Hauterscheinungen und Lungenveränderungen (Januar 1960), danach völlig zurückgebildet.   Vorstellung: Herr Koch.

79. R., Gretchen, 40 J.: *Morbus Boeck.*
1935 Rippenfellentzündung. 1948 erstmalig spontan sich zurückbildende Knoten an den Unterschenkeln bemerkt. Lividrote Knoten auch an Oberarmen. Behinde- rung der Nasenatmung 1950, Verdickung und rotblaue Verfärbung der Nase nach- folgend. 1952 Anschwellung des Grundgliedes des re. Zeigefingers. *Status.* Knotige, erhebliche Schwellung der blaurot verfärbten Nase. Unscharf netzig angeordnete lividrote Infiltrate auf der Außenseite der Oberarme. Röntgenologisch: Ostitis cystoides an den Phalangen mehrerer Finger sowie Verdickung beider Hili mit scharfer Begrenzung. Ausgedehnte endonasale Infiltrate an der Nasenscheidewand, an unterer und mittlerer Muschel. Ophthalmologisch o.B. Lymphknoten o.B. *Laborbefunde.* Schon im nach Ziehl-Neelsen gefärbten Nativpräparat des Homo- genisates (Excision) säurefeste Stäbchen nachweisbar. Kultur und Meerschweinchen- versuch positiv. Vermehrung der γ-Globuline auf 28 %, bei 8,09 g-% Gesamteiweiß. Calcium im Serum: 9,1 mg-%. Histologisch: nackte Epitheloidzellgranulome, binde-

gewebig abgegrenzt, in allen Lagen der Cutis. Tuberkulinreizschwelle 1:1000: +.
Therapie. Vitamin D_2 und INH, später ausschließlich INH (120,0 insgesamt). Darunter keine Besserung. Erst die Kombination 400 mg INH und 10 mg Prednison/die führt zur Rückbildung fast aller Symptome. Hauterscheinungen, Ostitis cystoides, Hilusverdickungen sind abgeklungen. Nur noch geringe streifige Verdichtung im li. Hilus.
Vorstellung: Herr SCHULZ.

80. J., Johann-Friedrich, 38 J.: *Klinefelter-Syndrom.*
Vorstellung: Herr SCHIRREN.

81. P., Gerhard, 27 J.: *Klinefelter-Syndrom.*
Vorstellung: Herr SCHIRREN.

82. B., Manfred, 22 J.: *Pseudo-Hermaphroditismus masculinus mit intersexuellem äußeren Genitale (partielle verticuläre Feminisierung).*
(Wird ausführlich publiziert.) Vorstellung: Herr SCHIRREN.

83. L., Joachim, 16 J.: *Hemiatrophia faciei, mit umschriebener Sklerodermie und hirnorganischen Anfällen.*
[Ist publiziert: Z. Haut- u. Geschl.-Kr. **28**, 319—325 (1960).]
Vorstellung: Herr HERRMANN.

84. K., Paul, 53 J.: *Necrobiosis lipoidica sine diabete.*
Vater mit 37 Jahren an Herzkrankheit, Mutter an Altersschwäche (79 Jahre), eine Schwester der Mutter an Diabetes mellitus verstorben. — Im Kindesalter Stoßverletzung li. Schienbein. Jahre später entstand dort ein kleiner roter Fleck, der allmählich zu 5-DM-Stück-Größe heranwuchs. Erst in den letzten 3—4 Jahren Zunahme auf jetzige Größe, bräunliche Verfärbung. Ein zweiter und dritter Herd, letzterer seit etwa 10 Jahren bestehend, sind hinzugekommen. *Status.* Beide Unterschenkel zeigen im mittleren bzw. unteren Drittel, li. zwei, re. einen über 5-DM-Stück- bis kleinhandtellergroßen, ovalären, randbetont bräunlichen, zentral gelblich atrophischen Herd. Im Zentrum ist die Haut papierdünn, transparent und läßt die Venen- und Capillarzeichnung gut erkennen. Bein- und Fußpulse vorhanden. *Laborbefunde.* Nüchternblutzucker 99 mg-%, Doppelbelastung nach Staub-Traugott normal. Cholesterinwerte normal. Tuberkulinreizschwelle unter 1:10000. Übrige Befunde o.B. *Histologie.* Herdförmige Nekrobiosen in der Cutis von einem epitheloidzellig differenzierten Granulationsgewebe, reich an Riesenzellen abgegrenzt. Intimaproliferation der Arteriolen, Capillaren unauffällig. *Therapie.* Prednison, Dexamethason ohne Effekt.
Vorstellung: Herr PANSCHEREWSKI.

Aussprache: F. NÖDL-Homburg; G. MIESCHER-Zürich: Siehe Fall 72.

85. B., Fritz, 54 J.: *Lichen ruber atrophicus et verrucosus.*
Status. Großer, seit 1940 bestehender Herd auf dem Handrücken re., übergreifend auf die Streckseiten der Finger II—V. Während proximal die Haut faltig atrophisch verändert ist, zeigen die progressiven peripheren Randteile, insbesondere die Gegend über dem Metacarpo-phalangealgelenk sowie die Streckseiten der Finger verruköse, graubraun-schwärzliche Auflagerungen, ohne roten Randsaum. *Laborbefunde.* Histologisch Lichen ruber verrucosus wahrscheinlich. Tbc-Kultur aus Gewebsmaterial: ∅. *Therapie.* Nach dreieinhalbmonatiger Behandlung mit täglich 400 mg INH vollständige Rückbildung der verrukösen Veränderungen.
Vorstellung: Herr ROHDE.

86. B., Herbert, 22 J.: *Granuloma eosinophilicum verum mit Diabetes insipidus.*
[Publiziert: Arch. klin. exp. Derm. **209**, 206—222 (1959).]
Vorstellung: Herr Koch.

87. B., Carry, 12 J.: *Turner-Syndrom.*
(Wird ausführlich publiziert.)   Vorstellung: Herr Schirren.

88. K., Ingrid, 27 J.: *Dermatolysis Alibert, Morbus v. Recklinghausen, Turner-Syndrom.*
[Ausführlich publiziert: Hautarzt **10**, 65—68 (1959).]
Vorstellung: Herr Schirren.

89. K., Max, 63 J.: *Vegetierende und ulcerierende Pyodermie.*
Seit 1955 stationär und ambulant in der Klinik behandelt. Beginn der Erscheinungen mit warzigen, nässenden Veränderungen am re. Oberlid. Unaufhaltsame Ausbreitung zum jetzigen Status. *Status.* Befallen sind die re. Augen-, Stirn-, Parietalpartie, Brust und Rücken. Randständig von zum Teil grabenartigem, zum Teil unterminierten Wall begrenzt, findet sich eine das re. Auge umgebende Narbenpartie, die sich, von noch einzelnen Erosionen unterbrochen, über die Stirn in zweihandtellergroßer Ausdehnung über den Kopf bis fast zum Hinterhaupt rechtsseitig erstreckt. Das re. Auge ist nach völliger Zerstörung der Augenlider und Bindehaut und Überwachsung durch ein rötliches Narbengewebe erblindet. Am li. Auge restieren nach Stillstand des Prozesses Narben am Unterlid, eine Tränengangstenose (unten). Glaukom li. Brust und Rücken sind eingenommen von fast körperpartiegroßen, weißlichen, an zahlreichen Stellen wieder erneut exulcerierten, scharf begrenzten Narbengebieten. Der Prozeß scheint nach insgesamt siebenjähriger Dauer langsam zum Stillstand zu kommen. *Laborbefunde.* Ausgeschlossen wurden tiefe Pilzkrankheiten (gelegentliche Besiedelung der Wundflächen mit Candida parapsilosis und albicans wird als Nebenbefund gedeutet). Ebenfalls ausgeschlossen Lues, Tbc. Carcinom. Auffallend ist das Fehlen von Properdin, welches auch nach Pyrexal nicht nachweisbar ist. *Therapeutisch* ist alles an antibiotischen Mitteln angewandt worden — die zahllose Male isolierten Keime: Hämolysierende Streptokokken, Staph. aureus m. Hämolyse, Pseudomonas aeruginosa, Proteus vulgaris —, sämtlich normal sensibel; es sind Fieberkuren, Hypophyseneinpflanzung durchgeführt worden. Corticosteroide haben sich als ebenso unwirksam erwiesen. Auch die lokale Applikation von Breitbandantibiotica und Antiseptica in verschiedenen Vehikeln hat keinen nachhaltigen Einfluß auf das Geschehen gehabt. Der *erste*, objektivierbare Anstoß zur Rückbildung (entscheidend für den Befall des li. Auges) ist 1957 ein Pfeiffersches Drüsenfieber gewesen. Weitere Beeinflussung scheint durch Applikation von Herpes-Vaccine erreicht zu sein, während Auto-, Hetero- und polyvalente Vaccinen anderer Art ohne Effekt geblieben sind. Derm. Wschr. **133**, 47 (1956). Wiedervorstellung siehe Derm. Wschr. **136**, 789 (1957).
Neue Vorstellung: Herr Schirren.

90. B., Karl, 65 J.: *Psoriasis vulgaris und Parapsoriasis.*
Mit 14 Jahren Psoriasis vulgaris erstmalig aufgetreten. Üblicher Verlauf. Seit Weihnachten 1959 neuer, vorwiegend am Stamm lokalisierter Schub — bisher waren nur die Extremitäten von der Schuppenflechte befallen. *Status.* Typische Psoriasis vulgaris am Kreuzbein, an den Ellbogen. Über der Beugeseite beider Oberschenkel, über dem Gesäß, am Rücken, an beiden Flanken, in unregelmäßiger, ziemlich dichter Anordnung fast gleichgroße (Linsengröße), rötlich-gelbliche, geringfügig papulöse Effloreszenzen, von denen zahlreiche eine Deckelschuppe tragen, die sich vom Rande her in toto ablösen läßt. Die Schuppung der psoriatischen und para-

psoriatischen Herde ist deutlich zu unterscheiden. *Laborbefunde.* Unauffällig. Histologisch können beide Diagnosen bestätigt werden. *Therapie.* 1% Salicyl-vaseline. Vorstellung: Herr HERZBERG.

91. K., Harry, 56 J.: *Diabetische Gangrän des rechten Fußes, Tbc. pulmonum, Nephrosklerose. Prednison-Behandlung der Gangrän.*

1941 Diabetes mellitus. 1947 Lungenentzündung. 1951 Lungentbc., Pneu, 4 Monate Heilstätte. 1952 Invalidisierung. 1956 Glaukom, beiderseits, Iridektomie. 1957 nach mechanischer Entfernung eines Clavus am zweiten Zeh re. langwierige Entzündung. Im Verlauf der Behandlung Kurzwellenverbrennung am re. Groß-zehenballen mit Blasenbildung. Ebenfalls langer Heilungsverlauf. — Oktober 1957 wiederum Blutblase am re. Großzeh, Entzündung, Eiterung. Wadenschmerzen beim Gehen. Unter erheblicher Verschlechterung des Allgemeinbefindens mit hohem Fieber, Erbrechen, Auftreten einer massiven Rötung/Schwellung, die den ganzen Vorfuß ergreift und an der lateralen Fußkante sowie auf der Fußsohle die Anzeichen der Gangrän bietet. *Status.* Foudroyante Gangrän des re. Vorfußes bei schlecht ein-gestelltem Diabetes mellitus und Rest-N-Werten um 52 mg-%, Proteinurie von 2‰ Essbach, (Nephrosklerose), zur Zeit ruhender Lungentbc., Glaukom und alter Magenanamnese. Innerhalb von zwei Tagen sind große Teile des lateralen Fußrandes und Teile der Fußsohle nekrotisch zer-

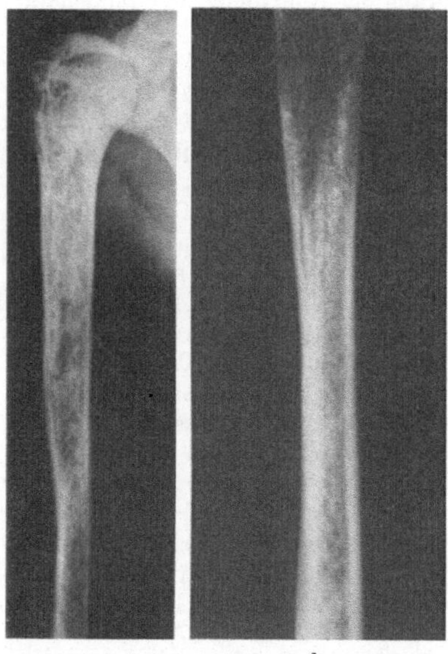
a　　　　　　　b

Abb. 9a und b. H., Gerhard, 48 J.: *Mastzellig differenzierte Reticulose mit Knochenver-änderungen.* Teils feinfleckige *Osteosklerose,* teils wabige *Erweiterung* der Markräume an dem Humerus und am Oberschenkelknochen

fallen. Lymphadenitis dextra. Schwerste Ruheschmerzen, fehlende Fußpulse re. *Therapie.* Trotz aller Kontraindikationen wird nach vierwöchigem Zuwarten und Versuch, durch Einstellung des Diabetes mellitus die Situation zu verbessern, eine i.v. Behandlung mit 25 mg Prednison be-gonnen. Nach 650 mg Soludecortin ent-wickelt sich ein Magenulcus. Die Gangrän ist jedoch nicht nur zum Stillstand gekom-men, die Gewebsdefekte haben sich ge-reinigt, das Allgemeinbefinden des zu An-fang fast Moribunden hat sich so weit gebessert, daß auch das Magengeschwür in kurzer Zeit überstanden wird. Seit 1959 versieht der Patient seinen Dienst als Pförtner und ist voll arbeitsfähig bei tief eingezogener narbiger Ausheilung der Gangrän. Vorstellung: Herr HERZBERG.

92. H., Gerhard, 48 J.: *Mastzellig dif-ferenzierte Reticulose mit Knochenverände-rungen.*

Seit 1942 Urticaria pigmentosa. In den letzten Jahren wird über intestinale, mit Diarrhoen einhergehende Störungen ge-klagt. 1951, anläßlich eines Kuraufenthaltes in Bad Bramstedt sind die aufgedeckten Knochenveränderungen bereits in Zu-sammenhang mit der Urticaria pigmentosa gebracht worden. *Status.* Befallen ist die gesamte Haut mit Ausnahme des Gesichtes, der Handteller- und Fußsohlen. In symmetrischer, außerordentlich dichter Aussaat finden sich nicht ganz scharf be-grenzte, ca. linsengroße, braunrötliche, ovaläre und rundliche, zumeist im Hautniveau liegende Efflorescenzen, die auf Reiben mit Quaddelbildung reagieren. Spontan geringer Juckreiz. In einzelnen Bezirken prävaliert die braune Pigmentierung. Man hat dort den Eindruck einer geringen Atrophie an der Stelle der Efflorescenzen. Röntgenologisch: Große Leber, große Milz. Röntgen: Knochensystem: Becken und Oberschenkel zeigen feinfleckige Osteosklerose, ebenso die untersten LKW und das Os sacrum. An den Unterschenkelknochen, besser noch dargestellt am Humerus beiderseits wabige Erweiterung der Markräume und Sklerosierung des Schaftes. Urteil: Feinfleckige *Osteosklerose* mit Erweiterung der Markräume im Sinne einer Rarefizierung am gesamten Knochensystem. *Laborbefunde.* Knochenmark o.B. Gerinnungsstatus o.B. Kein Anhalt für Hyperheparinämie, keine Histaminausscheidung im Urin. Histologie: Urticaria pigmentosa. *Therapie.* Prednisonkur mit täglich 10 mg (Abb. 9a und b).

Vorstellung: Herr HERZBERG und Herr VATER.

Aussprache

F. NÖDL-Homburg: Bemerkenswert ist das Zusammentreffen des klinischen Bildes der Mastzellenreticulose als „Teleangiectasia maculosa eruptiva perstans" mit hochgradigen Knochenveränderungen.

J. J. HERZBERG-Hamburg: Ist für Beibehaltung der Bezeichnung, um nicht die Verständigungsmöglichkeiten zu anderen, am Problem der Mastzellwucherungen sehr interessierten medizinischen Disziplinen zu erschweren.

93. K., Holger, 2 J.: *Mastocytom.*

Seit Geburt besteht in der Ellenbeuge ein ovalärer, bräunlich-gelblicher Fleck, der einen erheblichen Juckreiz verursacht. Auf Kratzen bildet sich ein Quaddelhof. *Status.* An der Innenseite des re. Unterarmes in Ellbeugennähe findet sich ein ovalärer, gelb-bräunlicher, flachkugeliger Tumor, der in der Mitte etwas blasser als am Rande erscheint. „Peau d'orange"-Aussehen der Haut über der derb-elastischen, auf der Unterlage verschieblichen, indolenten Geschwulst. Nach Reiben bildet sich eine etwa 2-DM-Stück-große Quaddel um den Tumor. Übrige Haut, auch nach Reiben o.B. *Laborbefunde.* Histologisch: Mastzelltumor mit massenhaft vieleckigen, mittelgroßen Mastzellen, welche den Raum zwischen Basalis und dem ersten Plexus ausfüllen. *Therapie.* Täglich 4 mg Methylprednison. Nach 320 mg insgesamt ist der Tumor abgeflacht und gibt keine Quaddelreaktion mehr.

Vorstellung: Herr KOCH.

94. St., Johann, 32 J.: *Klinefelter-Syndrom.*
(Wird ausführlich publiziert.) Vorstellung: Herr SCHIRREN.

Aussprache: H. NIERMANN-Münster

95. W., Herbert, 32 J.: *Klinefelter-Syndrom. (Deuteranomalie.)*
(Wird ausführlich publiziert.) Vorstellung: Herr SCHIRREN.

96. B., Reingart, 17 J.: *Nageldystrophie und Röntgenhaut nach Warzenbestrahlung.*

Warzen an den Fingern seit 1950. Röntgenbestrahlung der Streckseiten des dritten und vierten Fingers li. und des zweiten und dritten Fingers re. in Nähe des Nagelfalzes. Auf vier Felder wurden je 6×500 r $= 3000$ r, auf ein weiteres Feld 4×500 r $= 2000$ r bei 50 kV, 2 mA aus 20 cm FHA mit Philipskontaktbestrahlungsrohr appliziert. *Status.* An den Streckseiten der Endglieder der Finger 2 und 3 re. sowie 3 und 4 li. ca. pfennigstückgroße, bis an die Nagelfalz reichende,

58*

röntgenatrophische Hautbezirke. Die Nägel III und IV li. sind dystrophisch, längs-gefurcht, undurchsichtig. Subjektiv bestehen Schmerzen bei längerem Maschine-schreiben.
Vorstellung: Herr WISKEMANN.

97. W., Heike, 21 J.: *Knochenwachstumsstörung nach Hämangiombestrahlung.*
Im Alter von 6 Wochen Radiumbestrahlung der li. Hand wegen Hämangiom. Zurückbleiben des Knochenwachstums im Bereich des vierten und fünften Finger-strahles. Röntgenatrophie der lateralen Anteile der li. Hohlhand. *Status.* Vierter und fünfter Finger li. gegenüber re. — auch röntgenologisch ausgemessen — verkürzt. Atrophie der Weichteile mit Einziehung der Außenkante in Höhe des Metacarpo-phalangealgelenkes. Röntgenhaut im ehemaligen Bestrahlungsbereich.
Vorstellung: Herr WISKEMANN.

98. V., Frieda, 58 J.: *Plattenepithelcarcinome auf röntgengeschädigter Haut der Hände.*
Von 1924 bis wahrscheinlich 1938 häufige, in den genauen Daten nicht mehr her-anziehbare Röntgenbestrahlungen der Handrücken und Handteller bei verschiede-nen Ärzten und in verschiedenen Krankenhäusern unter der Diagnose: Ekzem. Ab 1947 Röntgenhaut mit langsamer Entwicklung (1954) von Tumoren, deretwegen der Daumen li. im Grundglied abgenommen und weitere Plattenepithelcarcinome stationär elektrokaustisch entfernt werden mußten (1959/1960). *Status.* Typische trockene, rhagadiform-hyperkeratotische, von einzelnen größeren Hyperkeratosen auf der Hohlhand bedeckte, von Teleangiektasien, Pigmentverschiebungen und Atrophien bunt verfärbte Röntgenhaut beider Hände. Lymphknoten regional ∅. *Laborbefunde.* Unauffällig. *Therapie.* Salbenpflege, jeweilige Abtragung der Tumoren.
Vorstellung: Herr BUCHBINDER.

99. S., Vimla, 30 J.: *Radiodermitis bullosa et ulcerosa (Zustand nach Röntgen-epilation eines Frauenbartes im Gesichts- und Halsbereich).*
Patientin, indische Studentin mit stark entwickeltem Damenbart, ließ sich eine Röntgenepilation applizieren, nachdem kurz zuvor eine nicht bekannte, ,,radio-aktive" Salbe zum gleichen Zweck mehrfach in die Gesichtshaut eingerieben worden war. Die Röntgenepilation wurde in einem Krankenhaus außerhalb Hamburg durchgeführt und zwar — ohne Augenschutz — am 15. 8. 1959 mit Müller RT 100, Tubus 7 × 7 cm, FHA 14 cm, Filter 0,78 Al, 55 kV, 10 mA, *pro Feld* 3000—4000 r OD, vier Felder insgesamt (je ein Feld im Bereich Kehlkopf-Kinnspitze, Kinnspitze-Unterlippe, beider Wangenregionen mit oberer Begrenzung durch den unteren Jochbeinrand). Die Dosishöhe ist durch Ablese- und Einstellungsfehler bedingt. Die Hauterscheinungen sowie die bleibende Alopecie eines Teiles der Supercilien, die vorübergehende und teilweise bleibende Alopecie der Cilien sprechen auch für Über-schreitung der Felder über den unteren Jochbeinrand hinauf. Unmittelbar, d.h. am Tage der Bestrahlung, erfolgt bereits eine heftige entzündliche Reaktion der be-strahlten Hautpartien, wobei die Möglichkeit einer Wirkung der ,,radioaktiven Enthaarungssalbe" mit in Betracht gezogen werden muß. *Status.* Schwerste acute ulcerierende Radiodermitis mit Gingivitis ulcerosa an der Lippenschleimhaut, permanenter Alopecie von Teilen beider Cilien (Augen!), der Supercilien li. sowie langsamer narbiger, nach fast einem Jahr noch nicht angeschlossener Abheilung der tiefen Nekrosen. *Therapie.* Die monatelange stationäre und noch fortdauernde am-bulante Behandlung besteht in Gaben von Cortison, antibiotischen Mitteln und sorg-fältigster Wundbehandlung. Kontrolle der Augen auf Linsenstar bisher günstig verlaufen.
Vorstellung: Herr VOGEL.

II. Aus der Hautabteilung des Allgemeinen Krankenhauses Hamburg-Heidberg (Chefarzt: Prof. Dr. G. Hopf)

100. Sp., Hans: *Erythematodes chronicus cum exacerbatione acuta.*
Vorstellung: Herr WINKLER.

101. Th., Heinrich: *Acneiformes Tuberkulid.*
53 jähriger Mann in gutem Allgemeinzustand, bisher keine bemerkenswerten Erkrankungen. Seit Anfang Dezember 1959 Auftreten von Knötchen und Pusteln im Gesicht, vereinzelt auch in der Bauchregion. Zunächst beim Praktiker als Folliculitis mit Oleandomycin lokal und intern behandelt. Im Laufe dieser Behandlung Auftreten einer Dermatitis und eines toxischen Arzneimittelexanthems, nach deren Abklingen die primär aufgetretenen Knötchen persistieren. Status lokalis: Im Gesichtsbereich, vereinzelt auch am Hals und in der Schulterregion, sowie an den Handgelenken liegen in follikulärer Anordnung braunrötliche hanfkorngroße Knötchen von eher weicher Konsistenz, deren Kuppe vielfach pustulös verändert ist. Auf Glasspateldruck zeigen die monomorphen Knötchen einen gelbbräunlichen Eigenfarbton. Mehrfach bestehen im Gesicht eingesunkene kleine Närbchen. Komedonen fehlen. — Histologischer Befund: Mäßiges reaktives Infiltrat um die Cutisgefäße und die Hautanhangsdrüsen, vorwiegend kleinrundzellig, plasmazellreich, mit einigen Neutrophilen und Eosinophilen. In den Lymphwegen an der Grenze zur Subcutis tuberkelartige epitheloidzellige Knötchen, vereinzelt mit Langhansschen Riesenzellen. — Laborbefunde: Blutbefunde unauffällig, BSG 34/60 (12. 1. 60), 18/40 (12. 4. 60), ATK 1:10000: neg., 1:1000: neg., 1:100 nach 48 Std + +, Lungenröntgen: o. B., Tierversuch mit Material aus einer excidierten Pustel: Keine tuberkulösen Veränderungen bei den Versuchstieren festzustellen. Kultur mit Pustelmaterial: Tuberkelbacillen neg. Behandlung: Unter gleichzeitiger Behandlung mit Prednison, abfallend von 30 mg auf 15 mg p. d. und INH (Rimifon) anfänglich 0,6 g später 0,3 g p. d. war eine Besserung der Hautveränderungen innerhalb von 6 Wochen festzustellen. Die Medikation wird noch fortgesetzt.
Vorstellung: Herr WINKLER.

Aussprache

K. W. KALKOFF-Marburg: Entsprechend der jetzt üblichen Nomenklatur sollte in diesem Fall von Lupus miliaris disseminatus faciei bzw. corporis gesprochen werden. Es sind bei dieser Krankheit verschiedene, vermeintlich geklärte Fragen auch jetzt noch offen; beispielsweise, ob Tuberkelbacillen wirklich die Erreger sind und ob die zentrale Verkäsung ein absolutes Kriterium für die Diagnose ist. Es sollte deshalb in geeigneten Fällen der Tuberkelbacillen-Nachweis versucht und durch mehrere Probeexcisionen geklärt werden, ob außer verkäsenden Tuberkulomen auch produktive Granulome ohne Verkäsung vorkommen. Sollte das der Fall sein, so spricht der fehlende Nachweis einer Verkäsung bei nur einer Probeexcision noch nicht gegen die Diagnose „Lupus miliaris disseminatus". Das wäre auch für die retrospektive Beurteilung entsprechender Falldemonstrationen von Bedeutung.
H. GOTTRON-Tübingen

102. Völ., Fritz: *Urticaria pigmentosa.*
57 jähriger, kräftiger Mann. Mit 49 Jahren erstmals Auftreten von flachen juckenden Knötchen im Bereich des Rückens. Zur Zeit liegen über der Rückenregion und über den seitlichen Stammpartien sowie über der Brustregion in reichlicher Dissemination vielfach in der Hautspaltrichtung angeordnete hanfkorn- bis linsengroße, flacherhabene, mäßig infiltrierte Knötchen von gelbbräunlichem Farbton vor. Teilweise sind die Efflorescenzen nur fleckförmig und zeigen ein helleres Kolorit mit unscharfer Abgrenzung gegen die normale Haut. Auf Bestreichen der

Knötchen tritt innerhalb von $1^{1}/_{2}$ min eine urticarielle Imbibition und lebhafte Rötung der flachen Knötchen sowie der umgebenden Haut ein, wobei subjektiv vermehrter Juckreiz empfunden wird. — Histologischer Befund: Mastzellenanhäufung in der für Urticaria pigmentosa kennzeichnenden Art. — Laborbefunde: Blutbild unauffällig. Blutungszeit 35 sec, Gerinnungszeit 2 min 5 sec, Thrombocyten: 390000, Serumelektrophorese: Gesamteiweiß 0,3 %, Alb.: 49 %, Globuline: α_1: 6 %, α_2: 9 %, β: 13 %, γ: 23 %.   Vorstellung: Herr WINKLER.

103. B., Otto: *Keratoma hereditarium dissipatum papulosum palmare et plantare (Brauer)*.

66 jähriger Seemann. An beiden Handtellern, in geringerer Dichte an der Beugeseite der Finger bestehen zahlreiche, bis zu 10 mm hohe kegelförmige, warzenartige Hyperkeratosen von bräunlich schwärzlichem Farbton, die gegen die normale Haut durch einen schmalen, lividen Saum abgesetzt erscheinen. Vereinzelt liegen — infolge mechanischer Entfernung der tief in die Haut eingelassenen verhornten Gebilde, auch kraterförmige Vertiefungen vor. An den Fußsohlen und Zehen bestehen dieselben Erscheinungen, außerdem flach in der Haut liegende hirse- bis hanfkorngroße verhornte Knötchen und an den Druckstellen lokalisierte plaqueförmige Hyperkeratosen. Hyperhidrosis der Füße und Hände. — Histologischer Befund: Starke Verlängerung und Verschmälerung der Papillen sowie Verbreiterung des Stratum spinosum zu kurzen verdickten Leisten. Kegelförmige Hyperkeratosenbildung in unveränderter Umgebung.   Vorstellung: Herr SCHMIDT.

104. H., Wilhelmine: *Calcinosis subcutanea postphlebitica (li. Unterschenkel) (Lindner)*.

79 jährige Frau, seit dem 40. Lebensjahr Anschwellung der Beine. 1959 trat im August nach Trauma am re. Malleolus ein Ulcus auf, von dem 9 Wochen später ein gangränöses Erysipel mit Venenthrombose unter schwersten Allgemeinsymptomen ausbrach. Stationäre Behandlung mit Antibiotica und Anticoagulantia. Nach Abstoßung des nekrotischen Gewebes liegen am re. Unterschenkel mehrere bis in die Fascie reichende Ulcera von Münz- bis Handtellergröße vor. — Anfangs Dezember 1959 werden erstmalig harte Konkremente in der Subcutis im Bereich des re. Unterschenkels getastet. Durch die Röntgenaufnahme können ausgedehnte strangförmige und fleckförmige Verkalkungen in der Subcutis des re. Unterschenkels nachgewiesen werden. Anfangs Februar 1960 erschienen an den Rändern des primär aufgetretenen Ulcus an der Innenseite des re. Unterschenkels mehrere zackige knochenharte Kalkkonkremente, die die weitere Abheilung hemmten. Daraufhin Entfernung der Kalkkonkremente im Ulcusbereich in Kurznarkose, die sich mit dem Granulationsgewebe fest verbacken und unter den Geschwürsrand hineinreichend erweisen. — Histologischer Befund: Gewebstückchen mit Kalkeinlagerung. Unspezifisches Granulationsgewebe mit Strängen von verkalktem nekrotischem Fettgewebe, das von fibrosierendem Narbengewebe kapselartig begrenzt wird. — Laborbefunde: Blutcalcium 8,9 mg-%, Blutkalium 16,2 mg-%. — Die chemische Untersuchung eines Kalkkonkrementes ergab das Vorliegen von Calciumphosphat, in geringem Prozentsatz auch von Calciumcarbonat. — Serumelektrophorese: Alb.: 34 %, Globuline: α_1: 6 %, α_2: 11 %, β: 18 %, γ: 31 %.

        Vorstellung: Herr WINKLER.

Aussprache: A. WINKLER-Hamburg; K. W. KALKOFF-Marburg; H. GOTTRON-Tübingen; C. FUNK-Regensburg

105. Bro., Maria: *Amyloidosis cutis nodularis atrophicans.*

73 jährige Hausfrau. Mit 51 Jahren Auftreten von indolenten kleinhaselnußgroßen Knoten an den unteren Extremitäten, in der Folgezeit geringfügige zahlen-

mäßige Zunahme. Gegenwärtig liegen in der Haut der unteren Extremitäten regellos disseminiert zahlreiche, scharf abgegrenzte linsen- bis haselnußgroße teigigweiche Knoten von stumpf gelblichem bis gelb bräunlichem Farbton und transparent-glänzender Oberfläche vor. Die Haut über den Knoten ist stark atrophisch und

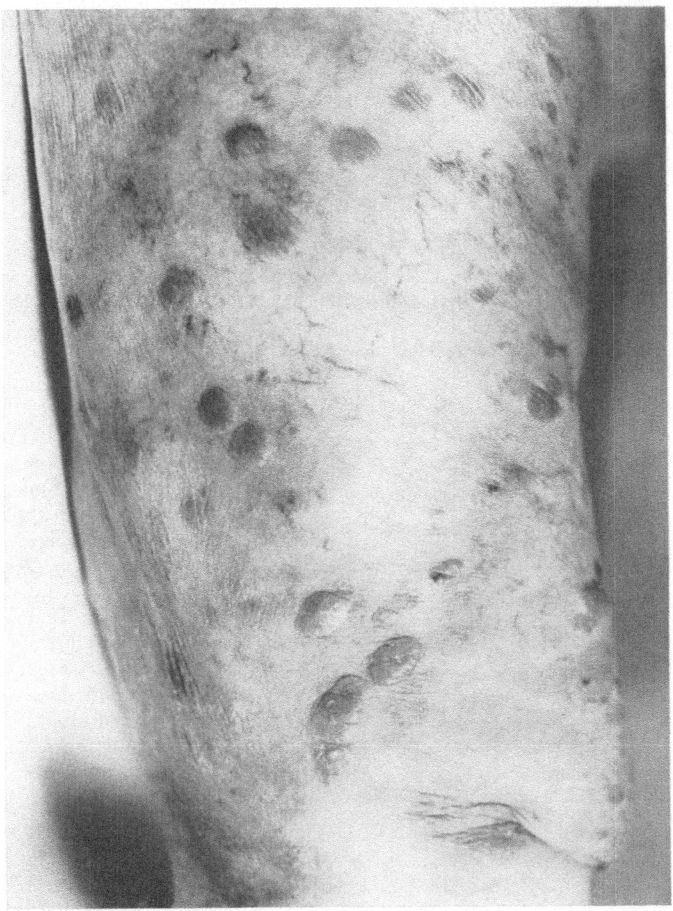

Abb. 10. Broe., Maria (Fall 105): *Amyloidosis cutis nodularis atrophicans*

durchscheinend dünn, in geringerem Maße ist auch die übrige Haut der unteren Extremitäten atrophisch, läßt sich zigarettenpapierartig fälteln und läßt die ober-flächliche Venenzeichnung erkennen. Vereinzelt sind im Bereich einiger Knoten Hautblutungen sichtbar. Mehrfach finden sich auch muldenförmig eingedellte bräunlich verfärbte fingernagelgroße Hautbezirke, die offenbar nach Rückbildung einzelner Knoten verblieben sind. — Eine vor 3 Jahren in einem Knoten injizierte Kongorotlösung ergab eine persistierende intensive Anfärbung, die zur Zeit noch gut sichtbar ist. — Als Nebenbefund findet sich ein seit 1942 bestehendes rezidivierendes Ulcus cruris varicosum des re. Unterschenkels. — Histologischer Befund: Schmale, keimleistenfreie, glatt-wellig begrenzte, lamellös orthokeratotisch abschuppende

Epidermis. Nicht infiltrativ eingescheidet großer Bezirk der oberen und mittleren
Cutis umgewandelt in eine glatte, amorphrote (HE), grobgebündelt faserige Masse,
welche sich in Einzelbruchstücke zerteilt. Fehlende Hautanhangsgebilde im Bereich
der abnormen Strukturen. Amorphrote, die Circumferenz der Capillaren innenfül-
lende Massen. Durch die Amyloidfärbung werden die amorphen Massen angefärbt,
ebenso die Gefäßintima. — Laborbefunde: Blutbild unauffällig, Rest-Stickstoff,
Bilirubin, Thymol, alkalische Phosphatase, Diastase und Cadmiumsulfatprobe im
Bereich der Norm. Serumelektrophorese: Alb.: 55%, Globuline: α_1: 5%, α_2: 10%,
β: 14%, γ: 16%.   Vorstellung: Herr STEGMANN.

III. Aus der Hautabteilung des Allgemeinen Krankenhauses Hamburg-St. Georg
(Leitender Oberarzt: Dr. med. Werner Müller)

106. Fr., Gisa: *Naevoxanthoendotheliome (McDonagh)*, Typus maculo-papulosus.
19 Monate altes Mädchen. F.A. leer. Normal-Geburt. Eutrophisches Säuglings-
alter. Im 9. Lebensmonat entwickelten sich bei Wohlbefinden regellos disseminiert
sehr zahlreiche zunächst röt-
liche dann gelblich-rot bis
braun-gelb, werdende Knötchen: Reiskorngröße, derb,
rund-oval, halbkugelig erhaben mit zentralen Einsen-
kungen und Kuppenkrusten.
Allmähliche Ausbreitung in
der Reihenfolge: Gesäß,
Rücken, Bauch, Gesicht, Extremitäten, Kopf. Schleimhäute frei. Keine Lymph-
knotenschwellungen. *Histologische Befunde* im 9. und
11. Lebensmonat ließen günstige Transformationstendenz
im Ablauf erkennen. Erst-
befund: unspezifische, chronisch-entzündliche Infiltrate.
Stellenweise tumorförmige
Reticulumzellwucherungen,
die die Cutis diffus durch-
setzen. Vereinzelte mehr-
kernige Riesenzellen. Im Bereich größerer tumorförmiger
Wucherungen ist das elastische Gewebe zerstört, Aniso-
cytose und relativ zahlreiche
Kernteilungen. — 2 Monate
später feingewebliches Bild
eines xanthomatösen Riesen-

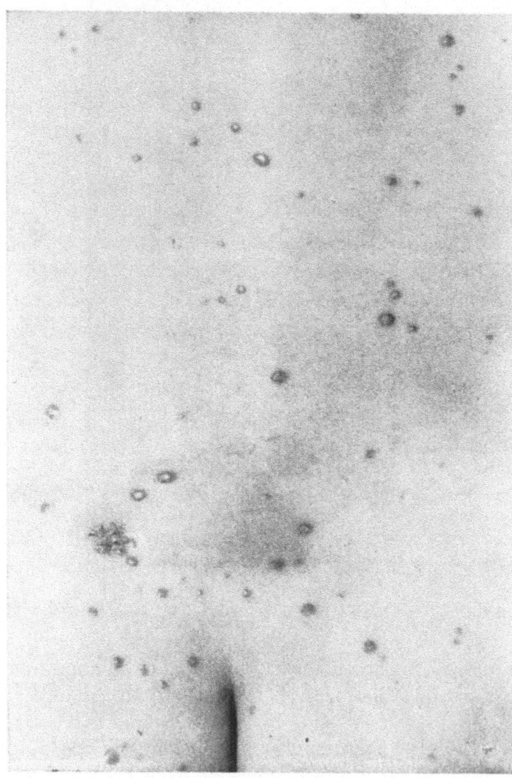

Abb. 11. Fr., Gisa (Fall 106): *Naevoxanthoendotheliome*

zellfibroms. Innerhalb des
zellreichen Tumors reichlich
Ablagerung von doppelbrechenden Fetten. Keine Eisenpigmentablagerungen.
Kein Anhalt für eine Beteiligung anderer Organe, Reticulose oder Speicher-
krankheit. Knochenmarks-Punktat: normales Markbild, keine Schaumzellen.

Röntgen: Lunge o.B., Schädel-Skelet: o. B. *Gesamt-Cholesterin: auf 129 bzw. 89 mg-⁰/₀ erniedrigt.* Gesamt-Lipide: mit 590 bzw. 370 mg-⁰/₀ im Normbereich. Elektrophorese: normale Fraktionen bei 6,85 g Gesamteiweiß.

Wegen der Neigung zu spontaner Involution wurde den Eltern regelmäßige Kontroll-Untersuchung bis etwa zum 6. Lebensjahr vorgeschlagen.

Aussprache

H. Gottron-Tübingen; W. Müller-Hamburg

F. Nödl-Homburg: Durchuntersuchung auf Beteiligung innerer Organe auch bei kleinknotiger Form regelmäßig vorzunehmen.

W. Müller-Hamburg

107. W., Elly: *Syndrom von Klippel-Trénaunay.*

50jährige Reinemachefrau. Keine Verwandtenehen. Keine Anomalien in der Blutsverwandtschaft. Seit Geburt allmählich abblassender *systematisierter Gefäß-Naevus* der li. unteren Extremität vom Gesäß bis zum Malleolus tibialis. Im Naevus-Bereich geschlängelte *Varicen.* Vom 7.—21. Lebensjahr verstärktes Wachstum des li. Beines. Das li. Bein ist *8 cm länger* und hat in der Wadengegend einen um *7 cm stärkeren Umfang.* Der li. Fuß ist *unbeteiligt* an dem partiellen angiektatischen Riesenwuchs. Vermehrte Linksbelastung. Beim Gehen und Stehen erhebliche Becken-Schiefstand und Zehenspitzengang mit dem kürzeren re. Bein. Gehen strengt weniger als Stehen an. In allen Beziehungen ist das li. Bein empfindlicher: Schmerzhaftigkeit, Temperatur-Empfindlichkeit, Schwellungsneigung, rasche Hämatombildung nach geringfügigen Traumen, stärkeres Wärmegefühl und stärkere Schweißbildung. Reflexe: li. gesteigert. Fußpulse: keine Seitendifferenzen. Haut-Temperaturen: Plantae: re. = 29°, li. = *31°.* Ab Unterschenkelmitte proximalwärts seitengleiche Temperaturen. *Skelet-Röntgen-Befunde. H.W.S.:* leichte linkskonvexe Skoliose. Verschmälerung des Bandscheibenraumes C 4/5, 5/6. Lordotische Knickbildung in Höhe des IVR C 5/6. Osteochondrose im Bereich der mittleren und unteren H.W.S. Spaltbildung im Bereich des 1. B.W.K. (Wirbelbogenspalt mit doppeltem Dornfortsatz). *B.W.S.:* Verknöcherung im vorderen Längsband. *L.W.S.:* rechtskonvexe Skoliose mit Drehung der W.K. und erheblichem Bandscheibenschaden L 3/4 und reakt. spondylotischen Randzackenbildungen an diesen W.K. *Becken. Asymmetrie:* die li. Beckenhälfte ist gegenüber re., besonders im Bereich des Darmbeines, vergrößert. Knochenstrukturen und Kalkgehalt normal. Im kleinen Becken bds. mehrere *Phlebolithen* von Hirsekorn- bis Kirschkerngröße. *Oberschenkel:* auffallende einseitige plumpe Beschaffenheit der Kondylen und des metaphysären Bereiches. *Unterschenkel:* deutlicher Größenunterschied. In der Mitte des li. Unterschenkels medial neben der Tibia mehrere *Phlebolithen.*

108. N., Thea: *Syndrom von Klippel-Trénaunay.*

26jährige Frau mit *hypertrophischer Angiomatose beider Beine.* Weder Mißbildungen noch Blutsverwandtschaft bekannt. Farbschwach gewordener *systematisierter Naevus planus angiomatosus* von der Kreuzbeingegend sich nach re. und li. über die Nates auf die fibularen Flächen der Beine erstreckend. Rechtsseitig sind auch Fuß- und Zehenrücken sowie die Planta vom Gefäßmal gezeichnet. Mehr oder minder scharfe Begrenzungen der landkartenähnlichen großflächigen zusammenhängenden und stellenweise inselförmig aufgelockerten Herde. Verstreute Naevus-Inseln mit unscharfer Begrenzung über dem Brustbein, in der dorsalen Schweißrinne, am li. Ober- und Unterarm. Einzelne Thrombenknötchen tast- und sichtbar. Ausschließlich im Gefäß-Naevus-Bereich gering geschlängelte *Varicen* seit dem 16. bis 17. Lebensjahr. Lediglich am li. Oberschenkel tibial Varicen unter normaler

Haut. Seit Juli 1959 fast ausschließlich im Bereich der planen Angiome zahlreiche kirschkerngroße *Thrombosierungen* mit Neigung zur Spontanperforation und Ulceration. Keine nennenswerte Längen- und Umfangsdifferenz der Beine. Der re. Oberschenkel ist geringfügig voluminöser. Seitengleiche Wadenumfänge. Das re. Bein erscheint gering länger und verursacht bei längerem Stehen stärkere Beschwerden. Die Fußpulse sind seitengleich schwach tastbar. Haut-Temperaturen: im Bereich des Naevus in der Gluteal-Region und am Oberschenkel gegenüber naevusfreien Bezirken um 2° erniedrigt (32°). An der Planta re. (unabhängig vom Naevusbereich) wurden 2° mehr als li. gemessen. Beidseitige Hyperidrosis.

Interne und neurologische Befunde: o. B.

Skelet-Gesamteindruck: Beide Beine erscheinen verhältnismäßig stärker entwickelt. *Röntgen-Befunde:* S-förmige *Skoliose.* Im unteren Teil der B.W.S. geringe linkskonvexe Ausbiegung. Im kleinen Becken mehrere hirsekorn- bis linsengroße, rundliche *Phlebolithen*-Schatten. Kein sicherer Anhalt für eine Osteohypertrophie am Becken, an Ober- und Unterschenkeln. Keine periostalen Auflagerungen. Zwischen Hautoberfläche und fibularer Kante der li. Tibia in den Weichteilen etwa handbreit oberhalb des oberen Sprunggelenkes längliche, scharf begrenzte, unregelmäßig kalkdichte Verschattung (Länge: 3 cm, Breite: 0,5 cm), die bei Streckung und Beugung des Fußes beweglich ist.

Aussprache

ZELGER-Innsbruck: Zum Morbus Klippel-Trénaunay gehört ein umschriebener Riesenwuchs. Da im vorgestellten Fall ein Halbseiten-Riesenwuchs nicht existiert, so bleibt noch die Möglichkeit des Vorliegens eines „bilateral-symmetrischen" Riesenwuchses (KRETSCHMER) beider Beine. Zur Verifizierung des letzteren empfiehlt sich eine anthropologische Vermessung.

C. G. SCHIRREN-München: Ohne jeden Zweifel handelt es sich in vorliegendem Fall um einen Morbus Klippel-Trénaunay. Die fehlende Knochenhypertrophie stellt diese Diagnose keineswegs in Frage. Sie kann — als fakultativ zum Krankheitsbild gehörige Mißbildung — durchaus einmal fehlen oder nicht nachweisbar sein. Gelegentlich wird auch eine Knochen*hypo*trophie beobachtet.

ZELGER-Innsbruck (zu SCHIRREN): Man sollte von einem „Morbus Klippel-Trénaunay" nur dann sprechen, wenn die *komplette* Symptomen-Trias: Umschriebener Riesenwuchs — Varicosis — Gefäßnaevus besteht, sonst zerfällt dieser Syndrombegriff vollkommen, da es zu viele Kombinationsmöglichkeiten derartiger „Mißbildungen" gibt.

G. WEBER-Mainz (zu SCHIRREN): Die Annahme einer Osteoatrophie beim Klippel-Trénaunay/P. Weber-Syndrom ist zumeist nicht berechtigt. In solchen Fällen handelt es sich um die gekreuzte dissoziierte Form, bei der die scheinbar „atrophische" Extremität mit Naevus und Varicosis in Wirklichkeit normal ist, während die andere Extremität von der Verriesung betroffen ist.

C. G. SCHIRREN-München (zu WEBER): Selbstverständlich kann beim Morbus Klippel-Trénaunay auch eine contralaterale Knochenhypertrophie vorkommen. Daß diese aber in allen bisher veröffentlichten Fällen eine Hypotrophie der vom Naevus flammeus befallenen Extremität vorgetäuscht hat, ist unwahrscheinlich und widerspricht den eigenen Fallbeobachtungen.

H. IPPEN-Düsseldorf: Was klinisch als Klippel-Trénaunay bezeichnet wird [systematisierter Naevus flammeus mit Varicen und (Gliedmaßen)-Hypertrophie], dürfte einen Extremzustand darstellen. Wahrscheinlich sind „formes frustes" viel häufiger, wobei besonders an die einseitigen Varicen zu denken ist, bei denen sich nicht selten röntgenologisch nachweisbare Mißbildungen der Lendenwirbelsäule finden.

109. Br., Gertrud: *Aurantiasis cutis Baelz. Carotinodermie.*

45jährige Hausfrau, deren Vater an Alters-Diabetes leidet. Nach einer zunächst fleischfreien Diät und einer darauffolgenden Periode sehr reichlichen Genusses von rohem Hackfleisch aß die Pat. von September 1959 bis Anfang April 1960 täglich ca. 1 kg rohe Karotten. Andere karotinhaltige Gemüsesorten und Früchte wurden in üblichen Mengen gegessen. Der trotz zeitweisem Widerwillen fast suchtähnliche Verzehr von Karotten wurde durch Krankenhausaufnahme abgebrochen. — Interne und neurologische Normbefunde. Bilirubin: 0,3 mg-$^0/_0$, Harn-Zucker: $\varnothing$. Vitamin A (Mai 1960): 200 E je 100 cm^3 Serum, Carotinoide (Mai 1960): 252,5 γ-$^0/_0$.

Universelle Xanthochromie ohne Juckreiz. Skleren, Conjunctiven und Mund-Schleimhaut: o.B. Während eines dreiwöchigen gynäkologischen Krankenlagers schwand die allgemeine Gelbfärbung allmählich durch Umstellung der Ernährung. Die intensive rötlich-bräunliche Gelbfärbung im Bereich der physiologischen Hyperkeratosen der Volae und Plantae beiderseits sowie aller Fingerbeugeflächen hielt sich wesentlich länger.

Aussprache

J. Kimmig-Hamburg: Es ist sehr bemerkenswert, daß Carotin in der Haut abgelagert wird. Ein Vitamin A-Nachweis in der Haut ist aber bisher nicht gelungen.

110. Ma., Erika: *Pterygia digitorum* manuum et peduum.

Keine andersartigen Fehlbildungen in der Familie. Im 20. Lebensjahr (!) ließ der Vater der Pat. einen enttäuschenden operativen Korrekturversuch seiner Schwimmhautbildung bis zu den distalen Gelenken der Finger 3 und 4 re. ausführen. Von seinen neun Kindern haben drei seit Geburt bestehende, anfangs hauchdünne, später sich verstärkende cutane Syndaktylien.

a) Demonstrierte 26jährige Maschinenführerin. Zwischen den Grundgliedern der Finger 3 und 4 beiderseits besteht eine jeweils bis zum proximalen Drittel der Mittelglieder reichende feste Hautbrücke. Operationswunsch wegen Einschränkung der Spreizmöglichkeiten:

Interdigital	1/2	2/3	3/4	4/5
rechts	35°	30°	10°	30°
links	45°	25°	15°	30°

Gleichartige Hautbrücken zwischen den Zehen 2 und 3 beiderseits. *Röntgen.* Skelet beider Füße und beider Hände: o.B.

b) Schwester: Finger 3 und 4 beiderseits, Zehen 3 und 4 beiderseits.

c) Bruder: Finger 3 und 4 li.

Aussprache

G. Wagner-Kiel: Hinweis auf den von Professor Schuchardt vor 2 Tagen demonstrierten Fall, der nach Spaltlappenplastik ein kosmetisch hervorragendes Resultat zeigte.

G. Weber-Mainz: Bei dem vorgestellten Fall besteht wegen der im Interdigitalraum segelförmig ausgespannten Hautduplikatur eine Schwimmhautbildung, nicht aber eine Syndaktylie, da diese zu einer cutanen Verschmelzung beider Finger geführt hätte. Eine operative Korrektur dürfte möglich sein.

111. Ma., Alfred: *Melanodermie bei idiopathischer Hämochromatose (Bronzediabetes).*

55jähriger Rentner, früher Kraftfahrer. Keine blutsverwandten Eltern. Als Kind Masern, Scharlach, rezidivierende Anginen. 1954 Herzinfarkt. 1958 *Diabetes mellitus,* beginnende Potenzstörungen. 1959 Fieberzustände bei unklaren abdominellen Beschwerden und erheblicher Gewichtsverlust führten zur Leistungsunfähigkeit innerhalb 1 Jahres. *Haut.* Schmutzig-graubraunes, *bronzeähnliches Kolorit* besonders an den Streckflächen der Extremitäten. Die Gegenden mit Neigung zu pyhsiologischer Hyperpigmentierung haben helleren (!) Farbton. Rötung von Stirn und Wangen durch feine netzartige Gefäßtransparenz. Trockene, nicht schuppende Haut ohne Fett-Unterpolsterung. Keine Petechien. Schleimhäute o. B. An der Brusthaut spinnenähnliche Gefäßzeichnungen. *Histologie.* In der Cutis frei liegend im Gewebe, in Zellen, in Schweißdrüsenwänden, in der Umgebung von Capillaren und in deren Endothelien streifige und feinkörnige Eisenpigmentablagerungen. Cor und Pulmo: RR: 120/55, Aortensklerose. *Leber. Hepatomegalie.* Drei Querfinger unterhalb des re. Rippenbogens tastbar, scharfkantiger, harter Leberrand. *Laparoskopie.* Beide Leberlappen vergrößert, besonders li., rötlich-bräunliche Farbe, Oberfläche feinhöckerig gefeldert, beide Leberlappen übersät mit stecknadelkopfgroßen, weißlichen Knötchen von etwas unterschiedlicher Größe. Unauffällige Gefäßfüllung im Bauchraum. *Histologie.* Ältere sehr hochgradige *atrophische Lebercirrhose.* Das Leberparenchym ist völlig umgebaut. Im Punktat nur noch Pseudoglobuli. Das periportale Bindegewebe ist entsprechend stark verbreitert und zeigt starke Gallengangswucherungen. In den Leberzellen und auch in den Wandungen von Gallengängen und Blutcapillaren enorme Mengen von Eisenablagerungen. Auffallend negative Leberfunktionsproben. — Cholecysto-Cholangiogramm: kein Konkrementnachweis. Magen-Darm-Kanal: keine Ösophagusvaricen. Magensaft: Gesamtacidität bis + 70; freie HCl bis + 60. *Keine Splenomegalie,* keine Nierensymptome. *ZNS.* o.B. *Genitale.* Normales Kolorit der Regio ano-genitalis. *Beidseitige Hodenatrophie.* Impotentia coeundi. Libido erloschen. Feminine Schambehaarung. Haarlose Axillen. *Augen.* Grau-braune Skleren, Retinopathia diabetica II. Grades. *Labor-Befunde. Serum-Eisen.* Schwankungen zwischen 189—323 γ-%. *Blutzucker.* Schwankend zwischen 131 mg-% und 250 mg-%. *Blutbild.* 60% Lymphocytose, sonst o.B. *BSG.* 16/36 mm, Gesamt-Cholesterin: 217 mg-%, Cholesterin-Ester: 94 mg-%, Gesamt-Lipide: 630, Lipoid-Phosphor: 8,7, Bilirubin: 0,6 mg-%, Takata: 100 und 90 mg-% ++++, dann ∅ bis 30 mg-%, Thymol-Trübungs-Test: ∅, Weltmann-Koagulationsband: 5, Bromthalein-Test: nach 45 min: 5,7 %, Alkalische Phosphatase: 14 KAE, Diastase: im Serum: 16 E; im Urin: 16 E.

Tabelle. *Serum-Eiweiß-Elektrophorese.* Hinweis auf Lebercirrhose

	relativ-%		absolut-%	
	13. 7. 59	30. 1. 60	13. 7. 59	30. 1. 60
Albumin	45,5	50,8	3,10	3,12
α_1-Globulin	3,8	3,7	0,26	0,23
α_2-Globulin	13,0	12,3	0,89	0,76
β-Globulin	13,6	10,6	0,75	0,65
γ-Globulin	24,2	22,8	1,64	1,41
Gesamt-Eiweiß	100%	100%		

Urin. Zuckerausscheidung zwischen 100,0 und 6,0 g, Urobilinogen: ∅/ (+), Sediment: o.B., qualitative Nachweisversuche von Porphyrinen, Koproporphyrin und Porphobilinogen: ∅, C_{17}-Ketosteroide: 0,38 mg-% = 6,4 mg/die. *Therapie.* Zur Zeit neben Diabetes-Diät bei 250,0 KH täglich 56 E. Depot-Insulin. Dabei täglich Urinzuckermengen von 0,8—1,2 %.

Aussprache

H. IPPEN-Düsseldorf: Leider sind bei diesem Fall die Porphyrine offenbar nicht bestimmt worden. Die Beziehungen zwischen der Porphyria cutanea tarda und der

Hämochromatose sind so eng, daß *klinisch* bei diesem Fall eine Entscheidung nicht möglich ist. Selbst in kleinen Symptomen besteht eine weitgehende Übereinstimmung. Es sei hier nur auf das nahezu regelmäßige Vorkommen hoher Werte für die mononucleären Elemente im peripheren Blut (hier 60% Lymphocyten!) verwiesen. Andererseits muß auf das offenbar häufige Vorkommen einer bezüglich der Hauterscheinungen „latenten" Spätporphyrie hingewiesen werden, um zu zeigen, daß eine Differentialdiagnose zwischen Hämochromatose und Tarda ohne Kenntnis der Urin-Porphyrin-Ausscheidung unmöglich sein kann.

112. Ma., Johannes: *Morbus Darier.*

F.A.: Verwandtenehen und andere Anomalien unbekannt. Vater (54) an Leukämie verstorben. Fünf Geschwister und eine Tochter gesund. Fraglicher Krankheitsbeginn bei einem 20 Jahre alten Sohn. Sichere Erkrankungsfälle bei Großvater väterlicherseits und einer Tochter. Letztere hatte Ersterscheinungen im 12. Lebensjahr in Form zahlreicher juckender Knötchen auf dem Handrücken. Auffallende Verschlechterung seit dem 13. Lebensjahr nach Scharlach, Diphtherie und Otitis media. Exacerbationen regelmäßig zur Sommerzeit durch Lichtexpositionen. Langsame Ausbreitungstendenz: Fußrücken, vordere Schweißrinne, submammär, Hals, palmar und plantar. Zur Zeit sehr zahlreiche — und dadurch großflächigen Befall der Rückenhaut vortäuschend — spitze Papeln mit eigenartigem, weißgelbem Farbton.

Der demonstrierte Pat. ist ein 58jähriger Polizeibeamter. Seit Kindheit Neigung zu Nasenbluten. Seit 1940 häufiger stationäre Behandlungen wegen chronischer Hepatitis mit Übergang in die bunte Höckerleber. 1951 Cholecystektomie und postoperative Pneumonie. Hämoptoe ungeklärter Ätiologie. 1952 anacide Gastritis. Seit 1953 Libido-Schwund, Erektionsschwäche und schließlich Impotentia coeundi. Früher konstantes Körpergewicht um 99 kg. Seit 1946 etappenweiser Gewichtsverlust, jetzt 69 kg.

Angaben über Beginn und Verlauf der Erbkrankheit sind nicht verwertbar. Schon immer feuchte Hände und stärkere Schweißbildung am Rücken. Seit dem 17. Lebensjahr störende Onychodystrophien. Fußsohlen- und Handteller-Keratosen wurden nur im Frühjahr und Herbst lästig. Zahlreiche kleine braune Erhabenheiten in der Gürtellinie und am Rücken seit dem 21. Lebensjahr. Spontane Befundwechsel mit langen erscheinungsfreien Intervallen. Anhaltende und progrediente *Haut-Symptomatik* etwa seit Herbst 1952: behaarte Kopfhaut, retroauriculär, Gesicht und Nasolabialfalten erscheinungsfrei. An beiden Unterlidern *Lidrand-Keratosen*, makroskopisch als flache bräunliche Papeln erkennbar. Eine größere bräunliche Papel am li. medialen Augenwinkel. Keine Bindehautknötchen. Die Conjunctiven der Unterlider haben je eine reiskorngroße Cyste.

Mund: Confluenz zahlreicher, scharf begrenzter, stippchenartiger, weißlicher Papeln an der Schleimhaut der Alveolarkämme und des harten Gaumens, die an der Rachenhinterwand zum Hypopharynx an Zahl und Größe abnehmen. Die Schleimhaut des Larynx ist frei. Weder Papillen-Hypertrophie noch abnorme Furchung der Zunge. Keine Zahn-Anomalien. *Stamm.* Mit auffallender Bevorzugung der Schweißrinnen und der Gürtellinie bestehen zahllose, dyskeratotische Papeln an den seitlichen Halspartien und dem Nacken, auf der Bauchhaut und auf dem Rücken bis etwa Kreuzbeinhöhe. Keine Geruchsauffälligkeit. Die Papeln sind stecknadelkopf- bis linsengroß, überwiegend rund, scharf begrenzt und flach erhaben. Sie zeigten festhaftende stärkere Hyperkeratosen von schmutzig grau-brauner Farbe wechselnder Intensität. Beim Ablösen der Schuppen zeigen sich reißzweckenartig in unauffällige Follikelöffnungen reichende zarte Fäden. — Nabel, Leisten, äußeres Genitale und After: o. B. Unauffällige Lymphknoten. *Histologie* (einer Papel vom Rücken).

Para- und Hyperkeratose, Papillomatose und Dyskeratose des Epithels. Lacunen-bildung direkt oberhalb des Basalzell-Lagers. Innerhalb der Lacunen einige para-keratotisch veränderte Zellen mit deutlichen Kernen *(grains)*. Im oberen Corium geringe perivasculäre rundzellige Infiltration.

Palmae. An den schweißfeuchten Hand- und allen Fingerbeugeflächen bis zu den Fingerkuppen zahlreiche feinste bis reiskorngroße, warzenähnliche Hornpfröpfe, die beim Ablösen kegelförmige Einbuchtungen hinterlassen. Die befallenen Flächen erscheinen hierdurch reibeisenartig und stellenweise schwielig.

Dermatogramm. Zahllose Unterbrechungen der Papillarlinien. Darstellungen der Hornkegel in Form farbloser Kreise mit zentralen farbstarken Punkten. *Histologie* (eines palmaren Hornkegels). Sehr starke Hyperkeratose. Die Retezapfen sind gering verlängert. Im Papillarkörper eine geringe chronisch-entzündliche Infil-tration.

Plantae. An den Fußsohlen gleichartige Veränderungen wie an den Händen mit stärkerer schwielenartiger Keratose und Abknickung prominenter Hornkegel durch Belastungsdruck.

Nägel. Die sehr dünnen Nägel aller Finger und der Großzehen beiderseits zeigen Platten-Dystrophien mit teilweise leicht welliger Oberfläche, starken Längs-rillen und längsgerichteten wallartigen Aufwerfungen. Die freien Nagelränder sind eingerissen und aufgesplittert.

Vitamin A: 225 E je 100 cm^3 Serum. Carotin: 102,5%.

Nebenbefunde: Status seborrhoicus: Alopecia und Verrucae seniles. Faciale Teleangiektasien und multiple senile Angiome am Stamm.

Internistisch. Reduzierter Allgemeinzustand. RR: 145/95. *Kein Zusammenhang zwischen Morbus Darier und posthepatitischer Leberdystrophie (Cirrhose).* Die gründ-liche Durchuntersuchung ergab sonst Normalbefunde.

Röntgen-Befunde. Sella, abgesehen von krümeligen Kalkschatten, o.B. Plexus-Verkalkungen. Keine Unterkiefer-Cysten. Keine pulmonale Infiltration. Lungen-emphysem. Zf.-Ausziehung re. parakardial. B.W.S.: Spondylosen, rechtskonvexe Skoliose. Keine Spina bifida. Gefäßverkalkungen der Aa. iliacae. Hirsekorngroße Cyste im Os triquetrum. Oesophagus: glatter Schluckakt. Gewellte Randkonturen im mittleren und unteren Teil. *Schleimhautbild zart und unauffällig.*

Neurologisch: o.B. Psychisch: verschlossen, egozentrisch, labil. Kein Anhalt für sekundäre Depressionen. Primär etwas schwernehmend. Braust leicht auf, ist dann aber auch schnell wieder darüber hin.

113. H., Jörn: *Acanthosis nigricans.*

18jähriger Schüler in unauffälligem guten Allgemeinzustand. Leere Familien-A. Alle Kinderkrankheiten. Als Kleinkind und 1950 Otitis media re. Bis vor 3 Jahren häufig rezidivierende Tonsillitiden. Keine auffallenden Änderungen des Körper-gewichtes. Die Achselhaare seien immer spärlich und kurz gewesen. Vor 3 Jahren Hidradenitis axillaris sinistra, nach deren Abklingen „Ekzem" der li. Axilla. Keine Behandlung mit sogenannten aktivierenden Medikamenten (Steroide). Über den Manifestations-Termin, Reihenfolge und Besonderheiten der Ausbreitung können keine verwertbaren Angaben erfragt werden. Die zunehmende grau-braune Ver-färbung der Haut um die Axillen wurde mit Neigung zur Verschmutzung erklärt. — Vor ca. 1 Jahr zunächst li., später auch re. in den Axillen sowie in der Anus-Damm-Region Rötung und Schwellung der Hautareale mit stellen- und zeitweisem Nässen und Jucken. Behandlung „als Mykose" sine effectu. Bei orientierender internistischer ambulanter Untersuchung kein Hinweis für eine die Hauterscheinungen stimulie-rende innere Erkrankung (innersekretorische Störungen, Neural-Faktoren, patho-logische Leberfunktionen, visceraler Tumor, Infektionskrankheit). Lymphknoten unauffällig. Genitale o.B., Genitalbehaarung viril, Brust haarfrei. Aufgelockerte Axillenbehaarung bis höchstens 2,5 cm Haarlänge. Noch zarte Barthaare.

Haut. Lokalisationen lassen die typische regionale Vorliebe und Symmetrie erkenen: Hals-Nacken-Gegend, Achselhöhlen mit Umgebung, vordere und seitliche Rumpfpartien, Nabelgegend, Schenkelhodenfurchen. Damm-After-Gegend, Ellenbeugen.

Kennzeichnende Veränderungen in Form unscharf sich verlierender, schmutzig grau-braun verfärbter Hautflächen mit netzförmiger Vergröberung, Felderung und Fältelung der Haut. Geringgradige Infiltrate. Oberflächen hyperkeratotisch und trocken, in Intertrigogegenden hingegen zeitweise nässend und gering juckend (After, Axillen) mit Macerationserscheinungen. In Arealen stärkeren Befalls, insbesondere den Axillen, Vergröberung des Hautreliefs durch leistenförmige fein papilläre und hyperkeratotische Oberflächenbeschaffenheit mit tiefer eingeschnittenen Furchen, deren hellerer Farbton bei Dehnung der Haut auffällt. Keine Schuppenauflagerungen. Schleimhäute frei. Keine palmaren und plantaren Hyperkeratosen. Normales Dermatogramm der Hohlhandflächen.

Histologie. Sehr starke Acanthosis der Epidermis und außerdem eine wechselnd starke Verhornung. In den Papillen und in der oberen Cutisschicht unspezifische chronisch-entzündliche Infiltrate. Die Schweißdrüsen sind größtenteils etwas erweitert. Weder grains noch corps ronds. Das elastische Gewebe ist weitgehend normal. Blutbild normal. BSG: 2/4, M.F.R.: ∅, Urin-Zucker: ∅, Farbtest auf Toxoplasmose nach Sabin-Feldmann: ∅.

Regelmäßige Untersuchungen und Vitamin A-Behandlung sind vorgesehen.

Aussprache

H.-J. HEITE-Marburg: Es wird darauf hingewiesen, daß jene gutartige Form der Acanthosis nigricans, die insbesondere bei adipösen und pigmentierten Menschen vorkommt und sich in einer über viele Jahre konstant bleibenden geringfügigen samtartigen Papillomatose in den Achselhöhlen und am Hals äußert, von Frau OLLENDORF-CURTH als „Pseudoacanthosis nigricans" herausgestellt, keineswegs selten vorkommt. Wenn man sorgfältig darauf achtet, pflegt man in kurzer Zeit mehrere Pat. dieser Krankheit zu beobachten, von der man bisher annahm, daß sie extrem selten sei.

J. KIMMIG-Hamburg

H. W. SPIER-Berlin: Wahrscheinlich hat die A.n.juv. schon längere Zeit als vom Pat. angegeben bestanden und wurde erst durch das sekundäre mikrobielle Ekzem (?) (Mykose ?) dem Pat. auffällig.

IV. Krankendemonstration aus der Allergieabteilung der Universitäts-Hautklinik Hamburg-Eppendorf (Direktor: Prof. Dr. Dr. J. Kimmig)

114. R., Walter, 46 J.: *Allergie auf Kunstharze.*

Vorstellung: Frau JANNASCH.

115. Sp., Peter, 22 J.: *Kontaktekzem auf Teakholz.*

Vorstellung: Herr VOGEL.

116. B., Wilhelm, 62 J.: *Allergie auf Marfanil.*

Vorstellung: Herr VOGEL.

117. W., Gustav, 39 J.: *Fixes Arzneimittelexanthem auf Pyramidon.*

Vorstellung: Herr HERRMANN.

118. Sch., Arthur, 56 J.: *Kontaktekzem auf Terpentin und terpentinhaltige Lösungsmittel.*   Vorstellung: Herr ROHDE.

119. N., Helmut, 32 J.: *„Cholinergische Urticaria".*
                                                        Vorstellung: Herr BUCHBINDER.

120. H., Horst, 27 J.: *Urticaria nach Gelonida antineuralgica.*
                                                        Vorstellung: Herr BUCHBINDER.

121. St., Dieter, 21 J.: *Urticaria nach Penicillin.*
                                                        Vorstellung: Herr BUCHBINDER.

122. B., Klaus-Dieter, 24 J.: *Kontaktekzem auf Kambala-Teakholz (Chlorophorinallergie).* (Nicht erschienen.)   Vorstellung: Frau JANNASCH.

123. Pf., Paul, 53 J.: *Kontaktekzem auf Thioglykolsäure-Glykolester.*
                                                        Vorstellung: Frau HAUG.

124. H., Wilhelm, 63 J.: *Kontaktekzem auf Chromate und Alterungsschutzmittel (Gummihandschuhe!).*   Vorstellung: Herr HERRMANN.

125. Sch., Manfred, 21 J.: *Kontaktekzem auf Chromate und Kobalt (Ofensetzer).*
                                                        Vorstellung: Herr HERRMANN.

126. H., Hedwig, 54 J.: *Keratoconjunctivitis photo-allergica.*
(Nicht erschienen.)   Vorstellung: Herr WULF,
                                                       Herr WISKEMANN,
                                                       Herr ULLERICH.

127. M., Friedel, 58 J.: *Kontaktekzem auf Thioglykolsäurehydrazid und Thioglykolsäureglykolester.*   Vorstellung: Frau HAUG.

128. Sch., Ursula, 31 J.: *Pelzallergie, Skleritis und Conjunctivitis.*
                                                        Vorstellung: Frau JANNASCH.

Nachtrag. Als chronische idiopathische *Skleritis* später festgestellt.

129. G., Margarete, 69 J.: *Allergisches und photoallergisches Ekzem nach Clorpromazin. Gruppenallergie gegen Phenothiazinderivate.*
                                                        Vorstellung: Herr SCHULZ.

130. R., Erna, 33 J.: *Kontaktekzem, polyvalente Allergie gegen Nickelsulfat, Terpentin, Terpentinersatz, P.-Phenylendiamin, Reinigungsmittel (mild).*
                                                        Vorstellung: Herr VOGEL.

Schlußwort

H. GOTTRON-Tübingen: Dankt abschließend den Herren WINKLER, MÜLLER und KIMMIG für die Krankendemonstrationen und drückt seine Freude über die ungemein rege Diskussion aus. Krankendemonstrationen sind ein wesentlicher Teil der dermatologischen Sitzungen, und sie werden — wie auch diesmal — bedeutend mehr von den in der Praxis tätigen Hautfachärzten besucht als die rein wissenschaftlichen Sitzungen. Die rege Diskussion, gerade durch die und mit den Praktikern, ist ebenso dankbar zu begrüßen wie die Demonstration der eindrucksvollen Fälle, die wissenschaftlich zu klären wir uns alle bemüht haben.

Autorenverzeichnis

Abkürzungen: V = Vortrag, D = Demonstration, A = Aussprache

AMANN, R. (Frankfurt/M.): Zur Physiologie und Biochemie der Mastzellen (V) 565

APLAS, V. (Erlangen): Zum ätiologischen Problem des Morbus Boeck (V) 512

ARONIS, E., u. H.-J. BANDMANN (München): Kritische Bemerkungen zum Differentialspermigramm (V) 866

BANDMANN, H.-J. (München): Ist die vésiculette primordiale (Civatte) oder die basale Spongiose (Miescher) das erste histologisch erfaßbare epidermale Zeichen eines allergischen Kontaktekzems? (V) 403
— s. ARONIS, E. (V) 866

BAUER, H. (Erlangen): (A) 750
— Die urogenitale Trichomoniasis, insbesondere die Trichomonadenurethritis des Mannes (V) 794
— (A) 817
— (A) 817

BECKER, J. (Heidelberg): Das akute Strahlensyndrom (V) 75

BEHRBOHM, P. (Berlin-Lichtenberg): (A) 445
— Zur Sensibilisierung durch Haptene und Vollantigene bei den Reaktionsformen der Neurodermitis (V) 455
— (A) 459

BERGMAN, S., u. J. REITALU (Lund/Schweden): Chromosomenbefunde beim Klinefelter-Syndrom (V) 769
— (A) 778

BIRKHÄUSER, H. (Basel): Sarkoidoseartige Läsionen der Lunge nach BCG-Impfung (V) 511
— (A) 512

BLOHM, S. G. (Stockholm): (A) 118
— Einige kritische Anmerkungen zum Läppchentest (V) 397

BOCK, H. E. (Marburg): Nebenwirkungen der Therapie mit Nebennierenrindenhormonen (V) 193
— (A) 522
— Der Wert der Leberbiopsie für die Diagnose der Sarkoidose (V) 523

BODE, H.-G. (Göttingen): Die Behandlung der Strahlenentzündung und der Strahlenfolgen in dermatologischer Sicht (V) 89

BÖKE, W. (Münster): Experimentelle Untersuchungen über die Wirkung der lokalen Corticoid-Applikationen am Auge (V) 250
— (A) 252

BOHNSTEDT, R. M. (Gießen): (A) 543

BOMMER, S. (Greifswald): Bild-Demonstration 869
— (A) 889

BORELLI, S. (München): Berufsbedingte Allergien in der Metallindustrie (V) 438
— (A) 470
— Basen und Choline im Spermaplasma (V) 733

BORN, W. (Freiburg i. Br.): Bild-Demonstration 869

BRAUN, W. (Heidelberg): Die Behandlung der Psoriasis vulgaris mit Sulfonylharnstoffen (V) 867

BRAUN-FALCO, O. (Mainz): (A) 241
— (A) 252
— (A) 270
— (A) 892
— (A) 908
— u. J. JUNG (Mainz): Über klinische und experimentelle Beobachtungen bei einem Fall von diffuser Haut-Mastocytose (V) 639

BRINKMANN, E. (Braunschweig): (A) 652

BUCHBINDER (Hamburg-Eppendorf): Halbseitiger, systematischer Naevus pigmentosus et verrucosus (D) 889
— Pityriasis rubra pilaris (D) 890
— Riesiges Rumpfbasaliom (D) 893
— Epithelioma planum cicatrisans (D) 893
— Progressive Sklerodermie (D) 896
— Progressive Sklerodermie (D) 897
— Endangiitis obliterans (D) 900

Sachverzeichnis

Abkürzungen: V = Vortrag, D = Demonstration, A = Aussprache